東醫寶鑑

第二卷　外形篇

동의보감 외형편

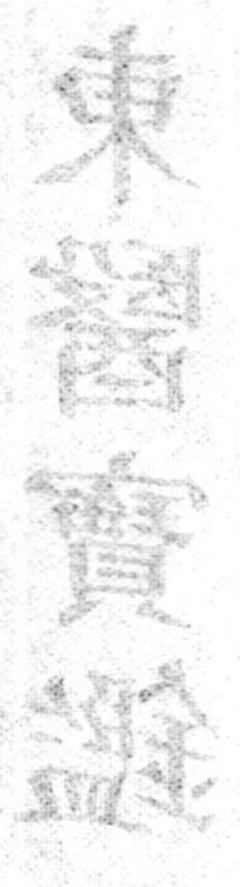

東醫寶鑑

第二卷 津液篇

東醫寶鑑

第二卷 外形篇

동의보감 외형편

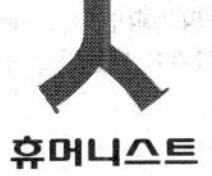

동의과학연구소 동의보감 편찬위원회

동의과학연구소 연구부 동의보감 편찬위원

위원장 : 박석준(한의사, 양재 동일한의원장, 동의과학연구소 소장, 고전아카데미 대표, (주)동의과학 대표)
위원 : 곽노규(한의사, 강남 동일한의원장), 김병삼(한의사, 원당한의원장), 김정현(한의사, 응암 푸른한의원장), 김주영(한의사, 보건복지부), 김진욱(한의사, 제영한의원장), 김태완(숭실대 동양철학 박사), 박양춘(한의사, 대전대 한의대 교수), 백근기(한의사, 명성한의원장), 백정흠(한의사, 야생초한의원장), 오영제(한의사, 오영제한의원장), 이동섭(한의사, 해와달한의원장), 이상복(한의사, 거제 자향한의원장), 이용래(해미 한서한의원장), 이은용(한의사, 세명대 한의대 교수), 이창우(한의사, 산본 예인한의원장), 정민영(한의사, 우신향한방병원)

1차번역

頭 : 김병삼
面 : 김병삼
眼 : 김주영
耳 : 김주영
鼻 : 김주영
口舌·牙齒 : 곽노규
咽喉 : 곽노규
頸項 : 곽노규
背 : 곽노규
胸 : 박양춘
乳·腹·臍 : 김병삼
腰 : 백근기
脇·皮·肉 : 김주영
脈 : 김주영
筋·骨·手 : 곽노규
足 : 이상복
毛髮 : 이은용
前陰 : 김병삼
後陰 : 오영제

역주 및 교열 박석준

교열·교정 참가자
구태환(숭실대 동양철학 박사), 김태완, 오재근(한의사, 대전대 한의대), 조남호(동양철학, 국제뇌교육종합대학원대학교 교수), 동의과학연구소『동의보감』편찬위원

동의과학연구소

고문
박인상(朴寅商, 양재 동일한의원장, 전 경희대 한의대 교수), 최용태(崔容泰, 최용태한의원장, 전 경희대 한의대 교수), 문준전(文濬典, 문준전한의원장, 전 동국대 한의대 교수), 안규석(安圭錫, 경희대 한의대 교수)

연구소장 | 박석준
우천임상연구부장 | 김병삼
학술부장 | 곽노규

동의과학연구소는 한의학의 임상, 특히 사상의학을 기초로 한의학의 철학을 연구하는 모임으로, 1992년 창립된 의철학연구회가 모태가 되었다. 동과연에서는 임상 실천을 하고 있는 한의사는 물론 동서양의 철학과 과학을 연구하는 다양한 연구자들과 함께 공부하고 있다.

동의과학연구소 Institute of East Asian Medicine & Science
137-881 서울특별시 서초구 서초동 1366-17 Tel. 82-2-3473-0143 Fax. 82-2-3473-0149 http://www.eastmedience.com

의학을 하는 사람들은 늘 허준과 『동의보감』을 말한다. 『동의보감』은 발간된 이래 수많은 의가醫家의 이론과 임상에 기준이 되어왔으나, 오늘날 본래의 모습을 찾기는 어렵다. 오히려 허준과 '동의보감'이라는 이름에 헛되이 의지해 『동의보감』 본래의 뜻은 희미해지고 나아가 진정한 한의학의 모습도 찾기 어렵게 되었다.

1. 번역은 시대의 흐름을 엮어가는 창조적 진화이다

『동의보감』이 본래의 모습을 찾기 위해서는 무엇보다 먼저 우리말로 된 번역이 이루어져야 한다. 그리하여 『동의보감』에서 말하고자 했던 바를 정확히 보아야 한다.

번역飜譯이란 말 그대로 뒤집는 것〔飜〕이며, 내 뜻을 갖고 가려서 고르는 것〔譯〕이다. 번역이 반역反逆이 될 수밖에 없는 것은 바로 이러한 점 때문이다. 그러므로 글과 말이 다른 원전 번역일 경우, 번역과 원전 사이에 숨겨진 괴리가 있을 수밖에 없다. 특히 뜻글자인 한문 원전일 경우 더욱 그러하다. 그래서 원전의 말뜻과 사유 구조를 우리말의 뜻과 사유 구조 속에 녹여내는 번역이 요구된다.

어떤 글을 원문으로 읽는다는 것은 그 원문의 사유 구조를 받아들이는 것이며, 마찬가지로 어떤 글을 우리말로 읽는다는 것은 우리말의 사유 구조를 받아들이는 것이다. 이 두 사유 구조는 같은 내용을 가지면서도 그것이 표현되고 전개되는 방식은 다를 수밖에 없다. 우리는 우리말로 의사가 소통되는 사회에 살고 있다. 그러므로 한문으로 이해한 글이 바로 현실에 적용될 수 있다고 생각하는 것은 착각이며, 우리말로 표현하지 못하는 글읽기는 원전의 내용을 제대로 이해하지 못하는 것과 다름없다.

언어적 소통인 말과 글에서 그러하거늘, 몸의 소통이 이루어지는 의료 임상을 다루는 한문 원전에서는 그 뜻의 번역이 더더욱 어려울 수밖에 없다. 한의학에서는 몸을 열린 체계로 본다. 몸 안의 여러 장부나 기관들이 경락을 통해 서로 열려 있을 뿐만 아니라 그것은 몸 안의 여러 구조들과 유기적으로 연관되어 겉으로 드러나게 된다. 더 나아가 몸 전체는 다시 자연의 일부로서 자연과 열린 방식으로 소통되고 있다. 그리고 똑같은 자연의 일부로서 환자와 의사가 열린 체계 속에서 서로 소통하고 있다. 그러나 오늘날 우리가 사용하는 말과 글, 그리고 사유 구조는 단절적이고 폐쇄적으로 구성되어 있거나 그렇게 이해되고 있다.

이런 경우 열린 체계와 폐쇄적인 체계 사이를 이어주는 번역어 선택은 불가능해 보인다. 그러나 그렇게 어렵기 때문에 원문의 뜻을 이해할 수 있도록 살아 있는 글로 풀어내는 번역이 더욱더 절실히 요구된다.

원래의 모습을 이어가기 위해서는 무엇보다도 수많은 인용으로 편찬된 『동의보감』의 인용문 출전을 밝히는 것이 중요하다. 모든 글에는 그 글이 쓰여진 시대적 배경과 문맥상의 의미가 담겨져 있다. 그래서 인용문은 단순히 인용의 정확도를 가리기 위해서만이 아니라 글을 인용하는 의도와 의미를 알기 위해서도 반드시 출전을 확인해야 한다. 그러나 불행히도 지금까지 인용문의 출전을 밝힌 『동의보감』 번역본은 없었다. 출전은 차치하고라도 번역의 저본底本이 되는 원문의 판본을 확정하고 교감校勘을 거친 『동의보감』이 없는 것은 말할 필요도 없다. 이런 작업은 어떤 고전이든 그것을 이해하는 첫 번째 작업이어야 함에도 불구하고 『동의보감』에 대해 이런 작업이 없었다는 것을 되새겨볼 때, 지금까지 우리가 이해한 『동의보감』이 과연 무엇인지를 반문하지 않을 수 없다.

과거의 사유 구조를 오늘의 사유 구조로 옮기는 과정에는 반드시 해결해야 할 문제가 생긴다. 그 해결 방법의 하나는 주注를 엄밀하게 다는 일이다. 말 그대로만 옮겨서는 그 뜻이 제대로 이해되기 어려운 부분을 풀어주고, 원문과 우리말의 서로 다른 사유 구조를 밝히기 위해서 반드시 주가 있어야 한다. 주를 다는 작업은 새로운 물길을 내는 것〔注〕이다. 그러므로 주에는 어떤 의미에서든 그 주를 단 사람의 주관적인 생각이 반영될 수밖에 없다. 이런 점에서 우리는 매우 조심스러울 수밖에 없었지만, 그것이 불가피할 뿐만 아니라 필요한 것이라는 점에서 『동의보감』에 주를 달게 되었다.

의학은 시대의 산물이다. 또한 의학은 사회의 권력이다. 『동의보감』이 조선이라는 사회의 정치적 장치〔'仁政', '中和位育'(『東醫寶鑑』 「序」)〕로서 기능했다면, 우리가 내놓는 역주본 『동의보감』은 오늘의 우리에게 어떤 의미가 있는 것일까? 오늘의 우리 사회는 더 이상 『동의보감』의 세계관과 방법으로 구성되어 있지 않다. 따라서 『동의보감』을 번역한다는 것은 『동의보감』의 모든 것을 그대로 오늘에 적용하기 위한 것은 아니다. 오히려 어떤 방식으로든 『동의보감』의 번역에는 피할 수 없는 시대적 탈태와 변용이 있을 수밖에 없다. 그리고 이것은 일차적으로는 역자의 몫이지만, 넓게는 모든 독자의 몫이기도 하다. 다만, 탈태와 변용을 위해서는 먼저 그 원래의 모습을 제대로 알아야 하며, 이를 바탕으로 오늘의 변화된 의료 현실을 보아야 비로소 미래를 위한 탈태와 새로운 변용이 가능해진다. 옛날의 『동의보감』 내용과 오늘의 『동의보감』 읽기 사이에는 현실적인 괴리가 크기는 하지만, 그럼에도 여전히 옛날의 『동의보감』에 매달리는 이유는 바로 한의학－동의학의 본질에 대한 이해와 더불어 그런 이해의 진보를 통해 세계 속의 우리 의학을 만들기 위해서이다.

2. 『동의보감』의 독자성과 보편성

『동의보감』의 가장 큰 특징은 첫째 그것이 '동의東醫'라는 점이다. 비록 「집례」에서 우리 나라가 동쪽에 '치우쳐 있다'는 지리적 이유로 '동의'라고 말했지만, 그것은 당시 우리 나라를 지칭해야 할 '본조本朝'라는 말이 명明 나라를 지칭할 수밖에 없었던 국제 정치의 역학 관계를 고려한 표현에 불과하다. '조선'이라는 나라의 이름조차 명 나라의 허락을 받아야 했던 당시의 역학 관계를 생각해볼 때, 허준이 위험을 무릅쓰고 '동의'라고 표현한 것은 단순한 민족적 자존심의 발로에 그치는 일이 아니었다. 그것은 그때까지의 모든 의서가 너무 허번虛繁했던 것을 '정기신精氣神'이라는 일관된 관점으로 정리해 단순한 지리적 차이에서 오는 변종이 아니라, 기존의 모든 의학 이론을 통일한다는 보편성의 발로이다. 이는 도교의 전통 속에서 『내경』의 정신을 이어 발전시킨 것이며, 보편성을 획득하지 못하고 지역적 혹은 개별적 임상 경험의 총괄 수준에 머물러 있던 금원金元 사대가四大家의 논의를 더 높은 수준의 의학 이론으로 정립한 것이다.

이러한 일이 가능했던 것은 『동의보감』이 의학사醫學史에서 유례를 찾기 힘든 독자적인 편제를 갖고 있기 때문이다. 이는 『동의보감』이 단순한 지역적 의학이 아니라 보편성을 갖는 의학 이론으로 발전할 수 있는 결정적 계기를 부여한 것이기도 하다. 그것은 바로 '정기신'이라고 하는 인체의 기본 구성 요소를 축으로 몸의 안을 비춰보고〔內景〕, 밖을 갈라서〔外形〕 이해함으로써 몸의 다양한 병적 변화를 일목요연하게 정리한〔雜病〕 편제이다. 이런 편제는 병증을 중심으로 본 중국의 기존 의서와는 달리, 정기신에 기초해 사람의 몸을 중심으로 보는 것이다. 이 같은 시도는 의학 역사상 한 번도 없었다. 오로지 『동의보감』에서만 최초로 시도되었다.

'내외잡內外雜'이라는 편제는 저 유명한 『장자』의 편제를 떠올리게 한다. 그러나 『장자』의 '내외잡'은 『동의보감』과 같이 '내'를 통해 '외'가 가려지고, 이를 기초로 '잡'이 전개되는 형식은 아니다. 이렇게 본다면 『동의보감』의 편제는 과거의 어떤 저술에서도 시도되지 않았던 독자적인 편제라고 할 수 있다. 『동의보감』은 이 편제를 택함으로써 "가리지〔취사 선택하지〕 않으면 정교하지 못하게 되고, 가려 뽑되 그것이 넓지 못하면 이치가 분명하지 않으며, 널리 전하지 못하면 혜택이 널리 미치지 못"(『동의보감』 「서」)할지도 모르는 일반적인 의서의 한계를 돌파할 수 있었다. 그래서 "이 책은 옛날과 오늘의 것을 두루 갖추어 묶고 여러 사람의 말을 절충해 근원을 탐구하고 원칙과 요점을 잡았으니, 상세하되 산만하지 않고 간결하되 포괄하지 않음이 없다"(『동의보감』「집례」)는 평가를 할 수 있었던 것이다. 이는 오로지 '정기신'과 '내외잡'이라는 편제를 따랐기 때문에 가능했던 것이다.

　두 번째로『동의보감』은 보편성 속에서 다시 우리의 특수성을 고려하고 있다. 고려 때부터 정리되어온 우리의 향약이 제시되어 있을 뿐만 아니라, 처방도 우리의 기품에 꼭 맞게 가감되어 있다. 처방을 고르는 데서도 지나치게 차가운 약이나 뜨거운 약, 강하게 깎아내리는 약을 피하면서도 효과가 분명하고 빠른 처방만을 실었다. 이는 충분한 임상 경험이 있지 않고서는, 또 그러한 임상 경험을 하나로 펠 수 있는 이론 없이는 불가능한 일이다.
　향약이 제시되어 있다는 것은 우리의 유구한 의약 전통을 보여주는 것이다. 다시 말해서 이름이 같은 '사삼沙參'이라도『동의보감』에서는 '더덕'을 쓰고 있다. 이는 사삼을 우리의 약으로 다시 '번역'한 것이다. 이는 고려 이래로 수많은 임상과 연구를 통해 정착된 우리의 선택이었다. 이런 점에서 이제 사삼을 잔대로 바꾸어야 한다는 요즘의 논란은 우리 의약의 수준을 고려 이전으로 되돌리려는 것에 불과하다. 우리는 고려 이후 더덕인 사삼으로 처방을 구성, 가감해왔다. 고려 이후의 모든 임상 경험을 되돌릴 수 있는 근거가 있다면 우리는 지금이라도 사삼을 잔대로 써야 할 것이다. 그러나 그런 근거는 어디에서도 찾아볼 수 없다.

　세 번째로『동의보감』은『내경』의 전통을 이었지만 더 중요하게는『내경』의 여러 측면 중에서 특히 외형과 신神의 관계에 주목하고 있다는 점, 그리고 병을 보는 데서 각 개별적인 몸의 허실에 기준을 두고 있는 점이다(특히「오장육부」). 변증에서 허실에 기초한다는 것은 개체를 중시한다는 것이다. 이는 자연스럽게 각 개체의 체질을 기준으로 변증을 하는 사상의학四象醫學이 생길 수 있는 시원을 미리 마련한 것이다.
　선조가 허준에게 내린 하교下敎는 이런 점을 잘 보여준다. "요즈음 중국의 의서를 보면 모두 용렬하고 조잡한 것만 모아놓아 볼 만한 것이 없다. 마땅히 여러 의서를 널리 모아 하나의 책으로 편집하라. 또한 사람의 질병은 모두 조리와 섭생의 잘못에서 생기는 것이므로 수양修養을 우선하고 약물은 그 다음이어야 한다. 여러 의서가 너무 방대하고 번잡하니 그 요점을 고르기에 힘쓸 것이다(『동의보감』「서」)." 모든 질병이 각 개인의 조리와 섭생의 잘못에서 생긴다는 관점은 병을 볼 때 개별적인 몸에 기준을 둔다는 말이다.
　또한 더욱 중요한 것은 몸의 형체와 장부를 제시하고 나서 사람마다 "형체와 색이 이미 다르고 장부도 역시 다르니, 비록 겉으로 보이는 증상이 같을지라도 치료법은 확연히 다르게 된다"("形色旣殊, 藏府亦異, 外證雖同, 治法逈別."「身形藏府圖」)는 말은 단순히 개별만을 강조하는 데서 그치지 않고 '형색形色'을 기준으로 각 개인의 장부의 차이를 구분했고, 나아가 그것을 장부의 차이를 갖는 개개인의 몸을 중심으로 의학을 재구성하려는 첫 시도로 볼 수 있다. 이는 바로 체질 의학의 관점이다.

400년 후 이제마의 『동의수세보원』이 『상한론』의 조문이나 『내경』의 내용을 거의 전적으로 『동의보감』에 의지하고 있다는 사실은 결코 우연이 아니다. 이 같은 『동의보감』의 시도가 있었기에 이제마는 수많은 의서를 물리치고 『동의보감』에 의지해 자신의 이론을 구성했던 것이다. 다만, 이제마는 『동의보감』에 인용되지 않은 『내경』의 일부 조문(사상의학과 연관이 깊은 『靈樞』「陰陽二十五人篇第六十四」와 「通天論第七十二」)을 더 인용하고 있다. 이는 『동의보감』의 개체를 중시하는 관점을 더욱 발전시킨 것이다.

이제마가 책의 이름에 '동의'를 붙인 것도 주목해야 할 부분이다. 그때까지 그리고 그 이후에도 오랜 기간 동안 한국의 의서에 '동의'라는 이름을 붙인 책이 없었다는 점은 쉽게 간과해서는 안 될 부분이다. 『동의보감』이 '동의'라는 말을 씀으로써 독자성과 더불어 보편성을 겨냥하고 있으며, 『동의수세보원』 역시 '동의'라는 말을 통해 보편적 체질 의학을 지향하고 있다는 점을 고려해보면 두 책의 연관성은 더욱 커진다. 또한 이제마가 의학사醫學史의 주요 저작으로 『상한론』, 『활인서活人書』 그리고 『동의보감』을 들고 있는 것, 성리학에 기초했다는 점에서 거리가 더 가까운 『의학입문』을 『동의보감』 다음으로 치고 있는 것(『東醫壽世保元』 「醫源論」)도 의미 있는 부분이다. 다만, 문제는 『동의수세보원』이 갖고 있는 성리학적인 색채와 『동의보감』의 도교적 색채 사이의 거리이다. 이 문제는 더 검토되어야 하겠지만, 아마도 『동의수세보원』이 성리학의 틀을 갖고 있음에도 보편성〔性〕보다는 개별성〔情〕을 더 강조하고 이에 기초해 이론을 전개하고 있다는 사실에 주목한다면 어느 정도 해결될 수 있지 않을까 생각된다. '情'은 바로 도교의 핵심적인 개념이기 때문이다. 이렇게 본다면 『동의보감』은 정기신에 기초한 의학 이론의 보편성을 획득하면서, 사상의학이라고 하는 독자적인 이론 체계를 성립하게 한 연원淵源으로 평가할 수 있다.

네 번째로 『동의보감』은 '술이부작述而不作' 전통을 따르면서도 수많은 인용을 통해 오히려 자신의 관점과 틀을 명확하게 제시하고 있다는 점이다. 이런 과정을 통해 개별적인 경험 수준의 의론이나 처방들이 상호 유기적인 관계를 갖게 된다. 이 점을 놓치면 『동의보감』은 그저 지금은 전하지 않는 의서들의 외형적인 정보만을 알게 해주는 참고 자료 혹은 지루할 정도로 수많은 의서들의 인용문을 열거한 '잡지雜誌'로밖에는 보이지 않게 된다. 『동의보감』을 '죽은 개' 정도로 치부하는 사람들은 바로 이런 점을 보지 못하고 있다. 『동의보감』은 『내경』과 여러 의서를 함께 인용함으로써 『내경』의 뜻을 분명히 하고 그 현실적 의미, 즉 임상적인 가치를 알게 해준다. 나아가 개별적으로 흩어져 있어 그저 '어떤 병증에 어떤 처방'이라는 식으로 처리될 여러 의서의 논의나 처방에도 이론과 임상의 관점에서 새로운 의미를 부여하고 있다. 개별적인 의론이나 처방이 『동의보감』에 인용됨으로써 비로소 전체와 연관을 갖는 유기적인 부분으로 변하는 것이다.

이런 목적을 위해 『동의보감』은 인용에서 여러 변용을 시도하고 있다. 번잡한 문장을 요약하기도 하고 설명을 구체적으로 바꾸기도 하며, 심지어는 의미가 정반대로 될 수 있는

'음'이나 '양'을 '양'이나 '음'으로 바꾸기도 한다. 따라서 『동의보감』의 인용은 원문 그 자체보다 그것이 어떤 맥락에서 그리고 어떤 의미로 인용되었는지를 보아야 할 것이다. 그렇기에 교감 작업에서도 원문과의 일치 여부를 확인하는 일은 당연히 필요한 것이지만, 더 중요한 것은 『동의보감』이라는 틀 속에서 그대로, 혹은 변용되어 인용된 문장이 갖는 상호 연관된 의미를 보는 것이다.

　『동의보감』이 양생을 중요시하고 있다는 점은 『동의보감』만의 독자적 특징으로 여겨지지 않았다. 이는 그 이전에도 양생에 관한 전문 서적이 많이 있었으며, 또 본초나 침구, 처방집과 같이 특정 분야의 전문서가 아닌 대부분의 종합성 의서에는 거의 양생 부분이 실려 있다는 사정을 감안해보면 그럴 수도 있을 것이다.

　『동의보감』이 병 자체가 아니라 병든 사람의 몸에 초점을 맞추고 있다는 점에서 '양생'을 강조한 것은 당연한 일일 수 있다. 그리고 앞에서도 언급했지만 『동의보감』의 편찬 동기 중 하나가 바로 양생을 강조하기 위한 것이었다.

　그러나 『내경』과 양생 전문서를 제외하고는 양생의 문제를 책의 첫머리에서 제기하고 이를 오장육부 등의 양생과 연관시켜 서술한 저작은 『동의보감』이 최초이다. 『동의보감』 이전의 의서는 아예 양생에 대한 언급 없이 곧바로 병증이나 변증에 관한 서술로 들어가거나 음양, 오행, 장부, 진단과 치료 등의 원리만 언급하는 경우가 대부분이었다. 『의학입문』처럼 양생에 관한 언급이 일부 나오기도 하지만 그것은 양생 자체일 뿐 다른 항목들과 직·간접적 또는 유기적으로 연관되지 않는다. 그러나 『동의보감』은 처음 제시한 양생의 원리가 이를테면 간장肝臟의 도인법(내경편)이나 코의 수양법(외형편) 등으로 이어지고 있다.

　하지만 이러한 『동의보감』의 특징이 오늘의 현실에서도 모두 그러하다는 의미는 아니다. 『동의보감』 이후 실용성과 전문성, 간편성 등에서 『동의보감』의 성과를 뛰어넘는 많은 저서가 국내외에서 출판되었을 뿐만 아니라, 오늘날은 당시에 비해 자연적 혹은 사회적 환경에 많은 변화가 생기기도 했다. 『동의보감』의 성과와 한계를 분명히 하고 그것을 발전적으로 극복하는 작업, 그래서 오늘날의 변화된 환경에 맞는 의서를 저술하는 일은 우리에게 남겨진 과제이기도 하다.

3. 『동의보감』의 현재성

　우리에게 중요한 것은 『동의보감』이 갖는 현재성이다. 오늘날 한의학은 많은 변화를 하고 있다. 의학이 시대의 산물인 이상 그러한 변화는 당연한 것이고, 또 반드시 필요한 것이기도 하다. 다만, 그 변화가 한의학의 본질과 어떤 관계인지를 분명히 해야 한다. 이는 다양한 경험과 기술의 축적에 따른 이론의 변화 및 발전 과정에서 나타날 수 있는 혼란과 방향성의 상실을 철학적으로 반성해 현실과 더욱 밀착된 새로운 이론을 창조하기 위한 필수적인 작업이다. 그렇기 때문에 한의학에서 새로운 기법으로 도입되고 있는 다양한 것들, 예를 들면 이침 耳鍼의 원리는 무엇인지, 약침에서 말하는 경락經絡과 경혈經穴이 무엇인지, 카이로프랙틱 은 어떤 원리에 의해 추나推拏로 환원될 수 있는 것인지, 인진茵蔯을 '간염' 치료의 주약主藥 으로 본다는 것은 무슨 뜻인지, 향기 요법이나 테이핑 요법과 같은 여러 신기법新技法들은 과연 기존의 한의학韓醫學 이론과 같은 것인지, 다르다면 어떤 점이 어떻게 다른 것인지, 동 씨침법董氏鍼法은 그저 대증 요법에 불과한 것인지, 아니면 독자적인 경락이나 변증 체계를 갖춘 것인지, 그것이 독자적이라면 서양 근대 의학의 해부학과는 어떤 관계가 있는지, 서양 근대 과학에 의한 실험실적인 연구는 한의학의 어떤 측면을 실험하는 것인지, 통계적인 방법 으로 간과되는 부분은 어떤 것인지, 진단과 병증의 표준화는 무엇을 표준화하는 것인지 등에 대한 반성적인 사고 없이는 한밤중에 배를 젓는 것과 같으며, 나아가 한의학의 핵심적 본질 을 파괴하는 일이 될 수도 있다. 또한 일반적인 상품 생산과 마찬가지로 개별성을 무시하고 보편성을 추구할 수밖에 없는 병원과 같은 대규모 의료 서비스라는 생산 체계가 가져올 문제 점은 없는지, 이론과 임상을 분리함으로써 본질적으로는 도제식徒弟式 교육으로 이루어질 수밖에 없는 한의학의 교육 체계와 현재의 대학 교육 사이에 필연적으로 나타나는 괴리는 어 떻게 해소되어야 하는지, 기본적으로 국가의 책임일 수밖에 없는 의료가 개인적인 차원에서 연구되고 임상이 이루어짐으로써 나타나는 문제를 해결하기 위한 노력은 어떠해야 하는지 등에 대한 고려 없이 한의학의 이론과 임상이 실천된다면 한의학은 영원히 제자리를 찾을 수 없게 될 것이다.

우리는 이러한 모든 문제를 해결하기 위한 이론적 시도로서 우선적으로 『동의보감』으로 돌아가야 한다고 믿는다. 『동의보감』을 통해 오늘의 임상 현실을 돌이켜보며, 미래의 한의학 을 엿볼 수 있어야 한다. 또 그럴 때만이 의료 현실의 변용과 탈태 역시 가능할 것으로 믿는 다. 『동의보감』을 우리말로 이해하고 거기에 인용된 문장들이 어떤 맥락에서 인용되었는지 를 헤아리는 것은 한의학과 현실을 보려는 출발점이다. 그 첫걸음으로 우리는 『동의보감』을 번역하고 또 거기에 자세한 주를 붙여 이제 첫 권을 내놓는다.

4. 새로운 의학, 새로운 사회

지난 10년 동안 지속적인 토론과 방대한 검색 작업을 함께 해왔던 동료 연구원들의 노력 으로 이루어진 역주본 『동의보감』의 출간은 끝이 아니라 오히려 시작일 뿐이다. 이는 역주본 『동의보감』 제1권이 나왔을 뿐이라는 점에서의 시작이 아니라, 임상은 물론이고 철학 사상 과 의학사의 통합을 지향하는 방식의 역주본이 『동의보감』에 그치지 않고 다른 고전에도 적 용되어야 하며, 이러한 작업이 한의학의 발전, 나아가 우리 사회의 발전으로 이어져야 한다 는 의미에서의 시작이기도 하다.

지금까지 한의학은 주로 서양의 근대 자연 과학적인 관심의 대상이었다. 수많은 약과 침 에 관한 서양의 근대 과학적 연구는 괄목할 만한 것이며, 또 일정한 성과를 거둔 것으로 보인다. 그러나 서로 궤를 달리하는 두 학문 체계를 어느 하나의 관점에서 재단하거나 연구하는 태도는 매우 편협한 것이다. 그것은 서로를 살리는 상생의 길이 아니라 서로를 죽이는 상극 相克의 길인 것이다. 진정한 상생의 길을 걸을 때 비로소 건강한 사회를 만드는 출발점이 될 수 있다. 이를 위해서는 서양의 근대 과학뿐만 아니라 동서양의 인문학이 한의학의 연구에 참여해야 한다. 푸코를 비롯한 서양의 여러 연구자들이 서양의 근대 의학에 바친 열정과 노력이 이제 한의학에도 기울여져야 한다. 우리는 한의학 임상 자체의 발전과 함께 서양의 근대 의학, 약학, 물리학 등 제반 과학과 철학, 그리고 동양의 철학과 과학이 한의학에 결합될 때 새로운 사회를 위한 새로운 의학의 기틀이 잡힐 것으로 믿는다. 이것이 우리가 역주본 『동의보감』을 세상에 내놓는 이유이다. 우리가 미처 찾지 못한 인용 출전에 대한 여러분의 많은 지적에 의해 우리는 다시 책을 만들어야 할 의무가 있음을 밝히고 싶다.

『동의보감』의 번역본을 출간하면서 감사의 말씀을 드려야 할 분들이 있다. 무엇보다도 동과연의 정신적 지주이면서 한의학의 길을 일러주시는 우천又川 박인상朴寅商 선생님께 감사 드린다. 우리는 선생님께 구체적인 임상을 배웠을 뿐만 아니라 어떻게 살아야 하는지에 대한 삶의 지침도 함께 배웠다. 또한 실질적으로 동과연의 모든 재정을 지원해주시기도 한다. 역주자의 한 사람인 박석준이 임상을 뒤로 하고 1년 이상 오로지 원고에만 매달릴 수 있었던 것도 선생님의 배려와 지원 때문이었다. 우천 선생님이 아니었다면 이 책은 세상에 나올 수 없었을 것이며, 또한 동과연 자체도 없었을 것이다.
또한 동과연의 초대 소장(1995년 9월~1999년 9월)을 맡아 초창기 어려움을 함께하시고, '동의보감 강독회'의 위원장을 맡아보신 안규석 교수(경희대 한의대 학장)께 감사의 말씀을 전한다.
김교빈, 최종덕, 이현구, 황희경, 조남호 선생은 동과연의 학문적인 길잡이이자 동과연의 기쁨과 슬픔을 함께한 고마운 분들이다. 구태환, 김시천 선생은 교열 과정에 적극 참여해 이 책의 값어치를 더해주었다. 특히 구태환 선생은 동과연 연구실에 나와 하루 종일 원고와 씨름하기도 했다. 구태환 선생의 꼼꼼한 교열이 없었다면, 그리고 김시천 선생의 격格 높은 안목이 없었다면 아마도 이 번역본의 출간은 더 오랜 시간이 걸렸을 것이다.
'동의보감 강독회' 일원이기도 하지만, 특별히 다음 회원들에게는 감사의 말을 전해야겠다. 백근기 선생은 오랫동안 『동의보감』을 연구한 성과와 학문에 대한 진지한 태도로 우리의 이해 수준을 높여주었다. 김병삼 선생은 성실한 자세와 우리말에 대한 애정을 갖고 늘 탐구하는 자세를 보여주어 다른 강독회 회원들에게 모범이 되었으며, 김주영 선생은 늘 부지런하면서 본초 등에 탁월한 견해를 제시해주었다. 곽노규 선생은 『동의보감』의 수많은 출전을 찾으면서 이제는 『동의보감』에 인용된 주요 문헌에 관한 한 거의 전문가의 수준에 이르렀다. 권보형, 이은용, 박양춘 선생은 학교에 몸담고 있으면서 방학을 이용해 바쁜 틈을 내어 발표를 맡고 있다. 그리고 이동관 선생은 우리가 지치고 힘들 때마다 활력을 불어넣어 주었다. 이

들의 동과연에 대한 관심과 애정에 깊이 감사한다.

이 책은 처음에 소나무 출판사에서 편집 작업을 시작했으나, 여러 가지 사정으로 휴머니스트에서 작업을 하게 되었다. 초기 편집 작업에서 기존 원본 『동의보감』의 아름다움을 따르려 수많은 가안을 만들며 토론하고 의견을 모았던 소나무 출판사의 유재현 사장님과 꼼꼼한 교정을 보아준 안혜련, 임혜선 편집자에게도 감사의 말씀을 전한다.

2001년 12월, 휴머니스트에서 새롭게 작업하면서 편집에 근본적인 변화가 있었다. 6개월 동안 새로운 편집 체제 연구와 세 번의 교정, 다양한 장정과 판형의 디자인 작업에 몰두한 휴머니스트의 선완규 편집장과 이준용 디자인 팀장, 그리고 박민애 씨께도 감사의 말씀을 전한다. 박민애 씨의 정성스런 교정이 아니었다면 놓쳤을 수많은 오자와 착오를 떠올리면 다시 한 번 감사의 말을 전하고 싶다. 이외에도 동과연 활동을 같이 하거나 지켜보면서 격려와 지원을 아끼지 않은 많은 분들께 감사드린다.

마지막으로 외람됨을 무릅쓰고 덧붙일 말이 있다. 가정을 지켜준 집사람에게 감사하며, 아이들에게는 미안한 마음을 전한다.

2001년 9월 17일 동의과학연구소 창립 기념일에 박석준은 삼가 쓰다.
2002년 6월 15일 박석준이 다시 고쳐 쓰다.

2008년 2월, 『동의보감』 내경편을 발간한 지 6년 만에 외형편을 발간하게 되었다. 내경편을 만드는 데 힘써준 사람들이 고맙게도 여전히 함께했다. 감사드린다. 시간만큼이나 그들도 달라졌다. 선완규 편집장은 편집주간으로, 박민애 씨는 편집장으로 위치가 바뀌었다. 특히 박민애 편집장은 2006년부터 2008년까지 2년 동안 정성을 다해 까다로운 교정을 마다하지 않았다. 고마운 마음을 어찌 다 전할 수 있을까.

2008년 2월 4일 외형편을 발간하며 박석준이 첨가하다.

동의보감 외형편 목차

面 얼굴

口舌 입

牙齒 아치

頸項 경항

背 등

臍 배꼽

筋 힘줄

手 팔

1. 이 책의 저본과 참고한 판본은 제일권과 같으며, 추가된 부분만을 보이면 다음과 같다.

   許浚 撰, 高光震 等 校釋, 『東醫寶鑑校釋』, 人民衛生出版社, 2001

2. 우리가 참고한 번역본은 북한의 동의학연구소에서 번역한 『동의보감』(여강출판사, 1992년 재편집판)과 원진희 譯, 『精校註釋 東醫寶鑑』(신우문화사, 內景篇, 2003, 外形篇, 2004, 雜病篇上, 2004, 雜病篇下, 2005, 탕액침구편, 2005)이다.

3. 원문의 전산 입력은 처음에는 자체적으로 하였으나 뒤에 경희대학교 한의과대학 제43기 졸업준비위원회에서 1996년에 입력한 『동의보감』 파일이 공개되면서 이 판의 도움을 받았다. 이 판은 남산당에서 나온 『동의보감』을 저본으로 하여 입력하였으며, 많은 노력이 들어간 뛰어난 판이다. 그리고 한의계 발전을 위해 자료를 공개하고 공유하려는 노력 역시 높이 평가해야 할 것이다. 다만, 번역과 교정 작업을 통하여 의외로 오자를 많이 발견하게 되었고, 검증되지 않은 자료를 공개하는 일이 반드시 긍정적인 것만은 아니라는 점도 배울 수 있게 되었다. 우리도 이 판본을 참고하였지만 역시 위의 여러 판본에 기초하여 교정, 보완하였다(『東醫寶鑑』 번역이 진행되어 원문 입력이 정리되는 대로 우리가 교정한 원문을 다시 공개할 예정이다). 그러나 이후 『東醫寶鑑』 이외의 여러 중요한 원문을 공개하는 일이 빈번하게 이루어져서 이들의 노력이 학문 발전에 큰 몫을 담당하였다고 평가하고 싶다. 이 자리에서 원문을 입력한 경희대 학생들의 노고에 다시 한 번 감사드린다.

4. 인용문과 원문이 다른 경우 내용상 큰 차이가 없거나 번역하는 과정에서 처리할 수 있는 사소한 차이는 무시하였으나, 명백한 오자는 교정한 문장에 따라 번역하였다. 다만, 글자가 달라지면서 뜻에 차이가 있을 수 있지만 『東醫寶鑑』 편자가 의도적으로 바꾼 것으로 생각되는 경우 최대한 『동의보감』의 원문을 존중하였다. 그리고 이런 내용은 독자가 알 수 있도록 주를 달았다. 그러므로 주에 인용문이 실려 있는 것은 거의 내용상의 차이가 있을 수 있는 구절들이므로 반드시 주를 참조하기 바란다.

5. 俗字나 略字, 誤字 등은 注를 통해 正字를 밝혔다. 약물 명은 가능하면 현재 통용되는 한자로 수정
하였다. 人名은 字나 號로 표기된 경우, 원문은 그대로 두되 번역문에서는 모두 인명으로 고쳤다.

6. 판본의 비교와 교감

판본의 비교와 교감은 郭靄春 等 校注, 『東醫寶鑑』(中國中醫藥出版社, 1996)에 많이 의존하
였다. 이 번역본에서 '嘉慶一本'처럼 어떤 판본을 지칭한 주는 모두 위의 책에서 인용한 것이다.
다만, 위의 책에서 교감을 한 경우에도 모두 그 출전을 확인하여 의미가 없는 부분(예를 들어 어떤
판본에서 '各一錢'이 '各二錢'으로 되어 있는 경우, 출전에 '各一錢'으로 되어 있을 때)은 밝히
지 않았다. 이 밖에 우리가 출전을 확인할 수 없는 경우는 위의 책에서 교감한 내용을 반영하였으
며, 우리가 사용한 『동의보감』 판본의 원문과 출전 내용이 같아도 다른 판본에서 바뀐 내용이 의미
가 있다고 판단되면 이를 밝혔다.

7. 구두점의 표기는 郭靄春 等 校注, 『東醫寶鑑』(中國中醫藥出版社, 1996)을 참고하였으나, 역자
의 견해를 우선시하였다.

8. 원문에는 없으나 문장을 이해할 때 도움이 되는 내용과 원문을 대조할 필요가 있는 경우에는 〔 〕
속에 넣었다.

9. 한자 표기가 필요한 경우 한글과 한자를 병기하였고, 뜻을 풀어 쓴 경우에는 〔 〕속에 한자를 넣었
다. 각주에서는 국한문을 혼용하였다.

10. 책의 이름은 가능하면 원제목을 모두 표기하였다. 예를 들어 『삼인방』은 『삼인극일병증방론』으로
적었다.

11. 원문에는 없지만, 본문을 이해할 때 필요한 그림을 일부 삽입하였다.

12. 郭靄春 等 校注, 『東醫寶鑑』에서 참고한 판본 목록

郭靄春 等이 校注한 『東醫寶鑑』은 1982년에 淸 嘉慶 十九年 完營重刊本을 縮影한 人民衛
生出版社本을 저본으로 하고, 여러 판본을 비교하여 교감한 것이다. 이 책에서 교감에 사용한 판
본은 다음과 같다.
1) 1694년 朝鮮 內醫院 校正 完營重刊本('完營一本'으로 簡稱)
2) 1814년 朝鮮 純祖 十四年 完營重刊本('完營二本'으로 간칭)
3) 1754년 朝鮮 內醫院 校正 嶺營開刊本('嶺營本'으로 간칭)
4) 1724년 日本 亨保 九年 京都刻本('亨保本'으로 간칭)
5) 1763년 淸 乾陵 二十八年 癸未刊本('乾陵一本'으로 간칭)

6) 1766년 淸 乾陵 三十一年 丙戌刊本('乾陵二本'으로 간칭)

7) 1796년 淸 嘉慶 元年 英德堂刻本('嘉慶一本'으로 간칭)

8) 1797년 淸 嘉慶 二年 丁巳刻本('嘉慶二本'으로 간칭)

9) 1831년 淸 道光 十一年 富春堂刻本('道光本'으로 간칭)

10) 1991년 韓國 南山堂 重版發行 新增版('南山堂本'으로 간칭)[1]

13. 원래 각 권마다 마지막 부분에 색인을 만들려고 하였지만, 전체적인 책의 편제상 불필요하다는 판단에 따라 책이 완간된 뒤 총색인을 만들기로 하였다. 대신 각 권의 마지막에 『동의보감』 활용 편을 두었다.

---

[1] 남산당본은 남산당 편집국의 權基周가 「刊行記」에서, 純祖 十四年(1814) 完營重刊 木板本을 저본으로 하여 간행한 것이라고 밝히고 있다. 원서는 四六倍版 各册 平均 一二六面, 二十五册, 總三一四六面으로 되어 있는데, 편집하면서 원서의 四面을 一面에 발라 縱橫 2분의 1로 축소하여 七八七面으로 줄이고, 글자가 선명하지 않은 부분은 수정하거나 改書하여 補正하였다고 한다. 또한 약간의 편차를 바꾸었다고 한다. 그러나 약간의 차이를 무시한다면 실질적으로 郭靄春 등이 간칭한 '完璧二本'에 해당한다.

■ 자字를 기준으로 한 길이 계산

치	자	간	리	미터
0.1	1	0.167		0.303
0.6	6	1		1.818
129.6	1,296	216	1	392.7
0.33	3.3	0.55		1
330.0	3,300	550	2.546	1,000
100.6	1,006	0.168		0.305
300.6	3,006	0.503		0.914
531.08	5,310.8	1,010.23	4.719	1,853

■ 돈[錢]을 기준으로 한 무게 계산

돈	근	관	그램
1	0.006	0.001	3.75
160	1	0.16	600
1,000	6.25	1	3,750
0.267	0.002	—	1
266.67	1.667	0.267	1,000
266.666	1,666.7	266.67	1,000.000
7.56	0.047	0.008	28.35
120.96	0.756	0.121	453.59

■ 넓이 계산

평	제곱미터
1	3.306
300	991.74
3,000	9,917.36
0.303	1
30.25	100
3.025	1,000
0.253	0.836
1,224.13	4,046.7

■ 홉[合]을 기준으로 한 용량 계산

홉	되	말	섬	제곱미터	리터
1	0.1	0.01	0.001	—	0.18
10	1	0.1	0.01	—	1.804
100	10	1	0.1	0.018	18.039
1,000	100	10	1	0.18	180.39
5,543.52	544.35	55.435	5.544	1	1,000
5.543	0.554	0.055		0.001	1

■ 환약 크기 계산

환약 크기	열매 크기					열매 크기로 환약을 만들었을 때			환약의 평균 질량(g)
	10개당 질량(g)	1개당 질량(g)	길이 (mm)	너비 (mm)	두께 (mm)	10개당 질량(g)	1개당 질량(g)	직경 (mm)	
감실대 (가시연밥)	3.2065	0.3206	8.52	8.10	8.10	3.8634	0.3863	7.90	0.4~0.5
계자황대 (달걀노른자위)	32.9500	3.2900	33.34	30.20	29.80	18.0000	180.0000	29.50	15~20
녹두대 (녹두)	0.4094	0.0409	4.60	3.70	3.60	0.3940	0.0394	4.20	0.02~0.04
대두대 (큰콩)	3.7190	0.3719	8.90	8.20	6.90	4.1610	0.4161	8.10	0.4~0.5
대조대 (대추)	20.8309	2.0830	24.26	16.72	16.72	64.9240	6.4924	22.60	5~7
마인대 (삼씨)	0.2494	0.0249	4.82	4.15	3.46	0.3348	0.03348	3.70	0.02~0.04
맥대 (밀)	0.2193	0.0219	6.30	3.10	2.90	0.4886	0.0488	4.60	0.05~0.08
산조인대 (메대추씨)	2.1600	0.2160	10.20	7.00	7.00	2.1053	0.2105	7.70	0.4~0.5
연자대 (연씨)	10.9707	1.0970	18.10	11.10	11.10	14.8708	1.4870	1.26	1~2
오매대 (매화열매)	31.5515	3.1551	24.50	20.80	16.60	33.7340	3.3734	19.00	3~4
오미자대 (오미자)	0.9542	0.0954	6.60	6.14	4.90	2.0450	0.2045	6.70	0.1~0.2
오자대 (벽오동씨)	0.6010	0.0601	6.80	6.80	6.80	3.1143	0.3114	7.10	0.3~0.4
적소두대 (팥)	1.6568	0.1656	4.90	6.40	4.70	1.5300	0.1530	5.70	0.1~0.2

* 탄자대 : 『동의보감』에서 탄자대는 오자대 열 개와 같다고 하였다. 『동의학사전』에서는 약의 종류에 따라 다르지만 보통 탄자대 한 알의 질량을 15~20g으로 보았다.

■ 중국 역대 도제 간표(中國歷代度制簡表)

時代	商	戰國	秦·西漢·新	東漢	三國·西晉	東晉·十六國·南北朝	南北朝·隋	唐
度制	1尺=10寸 1寸=10分	1丈=10尺 1尺=10寸 1寸=10分	1引=10丈 1丈=10尺 1尺=10寸 1寸=10分	1引=10丈 1丈=10尺 1尺=10寸 1寸=10分	1丈=10尺 1尺=10寸 1寸=10分	1丈=10尺 1尺=10寸 1寸=10分	1丈=10尺 1尺=10寸 1寸=10分	1丈=10尺 1尺=10寸 1寸=10分
換算 (cm)	1尺=15.8 1寸=1.58 1分=0.158	1丈=231 1尺=23.1 1寸=2.31 1分=0.231	1引=2310 1丈=231 1尺=23.1 1寸=2.31 1分=0.231	1引=2375 1丈=237.5 1尺=23.75 1寸=2.375 1分=0.2375	1丈=242 1尺=24.2 1寸=2.42 1分=0.242	1丈=245 1尺=24.5 1寸=2.45 1分=0.245	1丈=296 1尺=29.6 1寸=2.96 1分=0.296	小尺: 1丈=300 1尺=30 1寸=3 1分=0.3 大尺: 1丈=360 1尺=36

時代	宋·元	明	淸	中華民國	中華人民共和國
度制	1丈=10尺 1尺=10寸 1寸=10分	1丈=10尺 1尺=10寸 1寸=10分	1丈=10尺 1尺=10寸 1寸=10分	甲:1里=18引 1引=10丈 1丈=2步　1步=5尺 1尺=10寸 1寸=10分 1分=10厘 1厘=10毫 1米=3尺 乙:1公里=10公引 1公引=1公丈 1公丈=10公尺 1公尺=10公寸 1公寸=10公分 1公分=10公厘	市制:1市里=150市引 1市引=10市丈 1市丈=10市尺 1市尺=10市寸 1市寸=10市分 1市分=10市厘 1市厘=10市毫 公制:1公里=1000米 1米=10分米 1分米=10厘米 1厘米=10毫米 1毫米=10絲米 1絲米=10忽米 1忽米=10微米 1米=3市尺
換算 (cm)	1丈=312 1尺=31.2 1寸=3.12 1分=0.312	裁衣尺: 1丈=340 1尺=34 1寸=3.4 1分=0.34 量地尺: 1丈=327 1尺=32.7 1寸=3.27 1分=0.327 營造尺: 1丈=320 1尺=32 1寸=3.2 1分=0.32	裁衣尺: 1丈=355 1尺=35.5 1寸=3.55 1分=0.355 量地尺: 1丈=345 1尺=34.5 1寸=3.45 1分=0.345 營造尺: 1丈=320 1尺=32 1寸=3.2 1分=0.32	1丈=333.3 1尺=33.33 1寸=3.33 1分=0.33 1公尺=100 1公寸=10 1公分=1	1市丈=333.3 1市尺=33.33 1市寸=3.33 1市分=0.33 1米=100

時代	戰國								
	齊	秦	楚	魏	趙	韓	燕	中山	東周
量制	1鐘=10釜 1釜=5區 1區=5豆 1豆=5升 (1區=2鋪)	1桶(斛) =10斗 1斗=10升	1箈=5升	1齋 1斛=10斗 1斗=10盆	1齋 1斛=10斗 1斗=10升 1升=10盆	1齋 1斛=10斗 1斗=10升	1殼 =10觕	1斗=10升	1斛=10斗 1斗=10升
換算 (mL)	1鐘 =205800 1釜 =20580 1區=4116 1鋪 =2070 1豆=820 1升=205.8	1桶(斛) =20000 1斗 =2000 1升=200	1箈 =1110 1升=225	1齋 =7200 1斛 =22500 1斗 =2250 1盆=225	1斛 =17500 1斗 =1750 1盆=175	1齋 =7200	1殼 =1776 1觕 =177.6	1斗 =1800 1升=180	1斛 =19840 1斗 =1984 1升 =198.4

時代	秦	漢	三國·兩晉	南北朝	隋·唐	宋	元
量制	1斛=10斗 1斗=10升	1斛=10斗 1斗=10升 1升=10合 1合=2籥 1籥=5撮 1撮=4圭	1斛=10斗 1斗=10升 1升=10合	1斛=10斗 1斗=10升 1升=10合	1斛=10斗 1斗=10升 1升=10合	1石=2斛 1斛=5斗 1斗=10升 1升=10合	1石=2斛 1斛=5斗 1斗=10升 1升=10合
換算 (mL)	1斛 =20000 1斗=2000 1升=200	1斛 =20000 1斗=2000 1升=200 1合=20 1籥=10 1撮=2 1圭=0.5	1斛 =20450 1斗=2045 1升=204.5 1合=20.5	1斛 =30000 1斗=3000 1升=300 1合=30 1斛 =20000 1斗=2000 1升=200 1合=20 1斛 =60000 1斗=6000 1升=600 1合=60	大: 1斛 =60000 1斗=6000 1升=600 1合=60 小: 1斛 =20000 1斗=2000 1升=200 1合=20	1石 =67000 1斛 =33500 1斗=6700 1升=670 1合=67	1石 =95000 1斛 =47500 1斗=9500 1升=950 1合=95

時代	明·清	中華民國		中華人民共和國	
量制	1石=2斛 1斛=5斗 1斗=10升 1升=10合	甲: 1石=2斛 1斛=5斗 1斗=10升 1升=10合 1合=10勺 1公升=1升	乙: 1公秉=10公石 1公石=10公斗 1公斗=10公升 1公升=10公合 1公合=10公勺 1公勺=10公撮	市制: 1市石=10市斗 1市斗=10市升 1市升=10市合 1市合=10市勺 1市勺=10市撮	公制: 1升=10分升 1分升=10厘升 1厘升=10毫升 1升=1市升
換算 (mL)	1石=100000 1斛=50000 1斗=10000 1升=1000 1合=100	1斗=10000 1升=1000 1合=100 1公升=1000		1市斗=10000 1市升=1000 1升=1000 1分升=100 1厘升=10	

■ 중국 역대 형제 간표(中國歷代衡制簡表)

時代	戰 國						秦
	楚	趙	魏·韓	中山	秦	東周	
衡制	1斤=16兩 1兩=24銖 (鎰·銖는 고증 이 필요하다)	1石=120斤 1斤=12兩 1兩=24銖	1鎰=10斤 1鎰=20兩	1石=800刀	1石=4鈞 1鈞=30斤 1斤=16兩 1兩=24銖	1寽 =100家	1石=4鈞 1鈞=30斤 1斤=16兩 1兩=24銖
換算 (g)	1斤=250 1兩=15.6 1銖=0.65	1石=30000 1斤=250 1兩=15.6 1銖=0.65	1鎰=315 1斤=31.5 1斤=250 1兩=15.6 1銖=0.65	1石=9600 1刀=12	1石=30360 1鈞=7590 1斤=253 1兩=15.8 1銖=0.69	1寽=1260 1家=12.6	1石=30360 1鈞=7590 1斤=253 1兩=15.8 1銖=0.69

時代	西漢	新	東漢·三國·西晉	南北朝	隋	唐	宋(遼·金·東夏)·元
衡制	1石=4鈞 1鈞=30斤 1斤=16兩 1兩=24銖	1石=4鈞 1鈞=30斤 1斤=16兩 1兩=24銖	1石=4鈞 1鈞=30斤 1斤=16兩 1兩=24銖	1石=4鈞 1鈞=30斤 1斤=16兩 1兩=24銖	1石=4鈞 1鈞=30斤 1斤=16兩 1兩=24銖	1石=120斤 1斤=16兩 1兩=10錢 1錢=10分	1石=120斤 1斤=16兩 1兩=10錢 1錢=10分
換算 (g)	1石=29760 1鈞=7740 1斤=248 1兩=15.5 1銖=0.65	1石=28560 1鈞=7140 1斤=238 1兩=14.9	1石=26400 1鈞=6600 1斤=220 1兩=13.8 1銖=0.57	梁·陳 1斤=220 南齊 1斤=330 北魏·北齊 1斤=440 北周 1斤=660	大: 1石=79320 1鈞=19830 1斤=661 1兩=41.3 小: 1石=26400 1鈞=6600 1斤=220 1兩=13.8 1銖=0.57	1石=79320 1斤=661 1兩=41.3 1錢=4.13 1分=0.413	1石=75960 1斤=633 1兩=40 1錢=4 1分=0.4

時代	明	淸	中華民國		中華人民共和國	
量制	1石=120斤 1斤=16兩 1兩=10錢 1錢=10分	1石=120斤 1斤=16兩 1兩=10錢 1錢=10分	甲: 1斤=16兩 1兩=10錢 1錢=10分 1分=10厘 1厘=10毫 1公斤=2斤	乙: 1公 =10公石 1公石=10公衡 1公衡=10公斤 1公斤=10公兩 1公兩=10公錢 1公錢=10公分 1公分=10公厘 1公厘=10公毫 1公毫=10公絲	市制: 1市担 =100市斤 1市斤 =10市兩 (1959년 6월 이 전에는 옛 제도 대로 1市斤=16市 兩이었으나 7월, 지금의 제도로 고침) 1市兩=10市錢 1市錢=10市分 1市分=10市厘 1市厘=10市毫 1市毫=10市絲	公制: 1吨=10公担 1公担=100公斤 1公斤=1000克 1克=10分克 1分克=10厘克 1厘克=10毫克 1公斤=2市斤
換算 (g)	1石 =70800 1斤=590 1兩=36.9 1錢=3.69 1分=0.37	1石 =71616 1斤=596.3 1兩=37.3 1錢=3.7 1分=0.37	1斤=500 1兩=31.25 1錢=3.13 1公斤=1000		1市斤=500 1市兩=50 1市錢=5	

일러두기 3

인용된 문장의 출전을
밝힌 것으로, 이 책에
서는 별도의 색으로
표시하여 구분하였다.

『동의보감』의 '항項'에
해당하는 제목을 보여준다.

글자 바로 위의 숫자는 그
글자 혹은 앞의 구절과 연
관된 주注의 번호이다.

작은 글자는 인용된 원문
에 대한 注로, 『동의보감』
원문에는 두 줄의 할주割
注로 편집되어 있으나, 이
책에서는 작은 글자로 표
기하였다.

이 숫자는 본문에 붙어 있
는 번호에 대한 주注의 번
호이다.

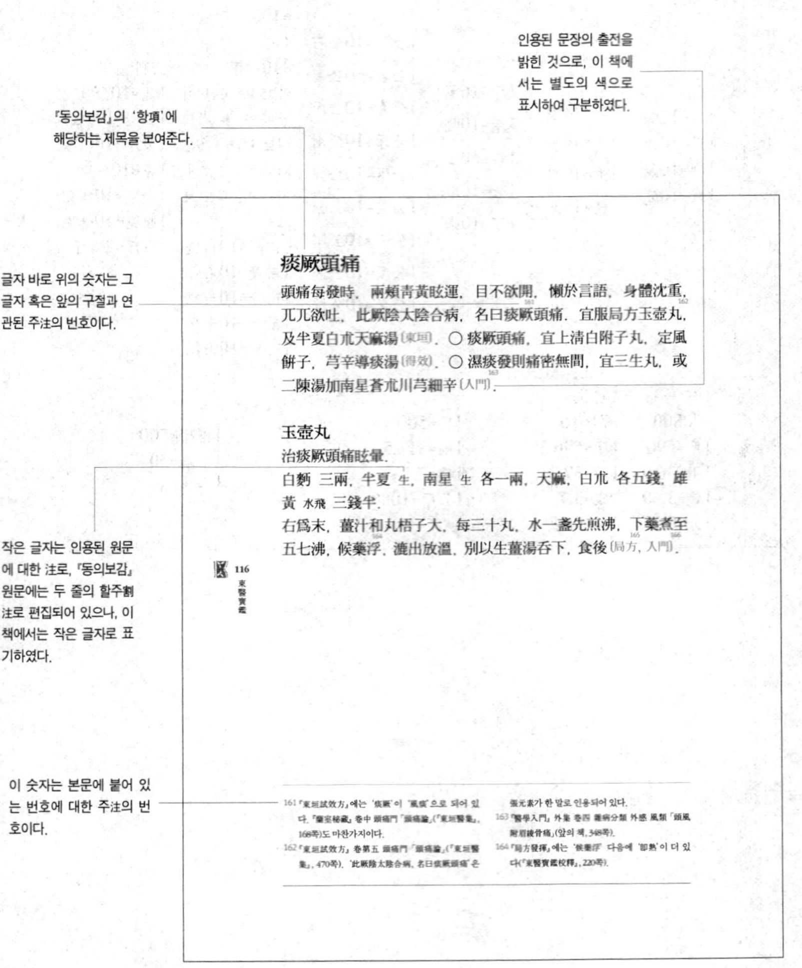

『동의보감』에서는 내용이 바뀌거나 인용된 서적이
바뀔 때 '○'을 사용하였다. 원문에는 하나의 항에
서는 모든 문장이 이어져 있으나, 이 책에서는 내용
의 변화나 편집의 필요에 따라 문단을 나누었다.

인용된 문장의 출전이 책인 경우,
『　』로 표기하였고, 줄인 말을 모두
풀었다. 출전을 확인할 수 없는
경우는 그대로 두었다.

담궐두통

머리가 아플 때마다 양쪽 뺨이 푸르면서 누르스름하며 어지럽고 눈을 뜨기가 어려우며 말하
기를 싫어하고 몸이 무거우며 이따금씩 토하려고 하는데, 이는 궐음과 태음의 합병으로 담궐두
통이라고 한다. 국방옥호환이나 반하백출천마탕을 쓴다(『난실비장』). ○ 담궐두통에는 상청
백부자환, 정풍병자, 궁신도담탕 등을 쓴다(『세의득효방』). ○ 습과 담이 생기면 잠시도 쉬지
않고 아픈데, 삼생환이나 이진탕에 남성 · 창출 · 천궁 · 세신을 더하여 쓴다(『의학입문』).

옥호환

담궐두통과 어지러운 것을 치료한다.

백면 석 냥, 반하(날것) · 남성(날것) 각 한 냥, 천마 · 백출 각 닷 돈, 웅황(수비한 것) 서
돈 반.

위의 약들을 가루내어 생강즙으로 쑨 풀로 반죽하여 오자대의 알약을 만든다. 서른 알씩
물 한 잔을 먼저 끓이다가 약을 넣고 다섯 번에서 일곱 번 더 끓어오르게 달여 약이 물 위에
뜨면 건져서 식힌 다음 식후에 생강 달인 물로 먹는다(『태평혜민화제국방』, 『의학입문』).

165 『太平惠民和劑局方』卷四「痰飮附嗽嗽」(앞의 책,
132-133쪽). 처방 명이 '化痰玉壺丸'으로 되어 있다.
166 『醫學入門』外集 卷六 雜病用藥賦「頭風」(앞의 책,
493쪽). 『局方發揮』에는 처방 중 白朮과 雄黃이 없
다. 『醫學入門』의 玉壺丸에는 白朮이 없고, '雄黃
爲一錢, 餘藥皆二錢'으로 되어 있다(『東醫寶鑑校
釋』, 220쪽).

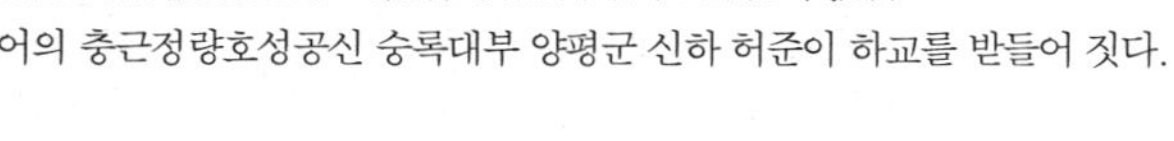

東醫寶鑑

外形篇 卷之一

동의보감 외형편 제일권

御醫忠勤貞亮扈聖功臣 崇祿大夫 陽平君 臣 許浚 奉教撰

어의 충근정량호성공신 숭록대부 양평군 신하 허준이 하교를 받들어 짓다.

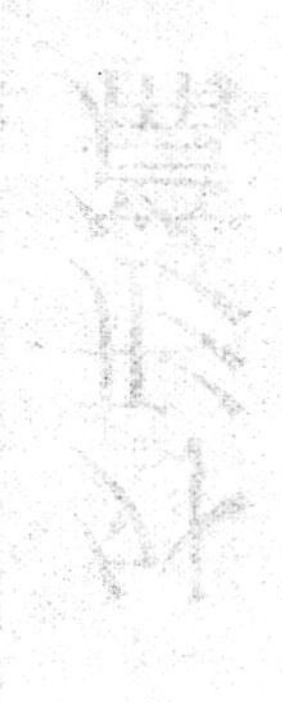

＃ 外形篇

頭[1]

머리

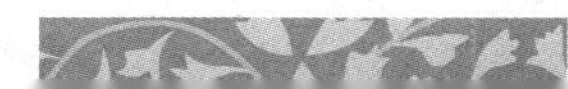

頭爲天谷以藏神

谷者, 天谷也. 神者, 一身之元神也. 天之谷, 含造化, 容虛空. 地之谷, 容萬物, 載山川. 人與天地同所稟, 亦有谷焉. 其谷藏眞一宅元神, 是以頭有九宮, 上應九天. 中間一宮謂之泥丸, 又曰黃庭, 又名崑崙, 又謂天谷. 其名頗多, 乃元神所住之宮. 其空如谷, 而神居之, 故謂之谷神. 神存則生, 神去則死, 日則接於物, 夜則接於夢, 神不能安其居也. 黃帝內經曰, 天谷元神, 守之自眞, 言人身中, 上有天谷泥丸, 藏神之府也. 中有應谷絳宮, 藏氣之府也. 下有虛谷關元, 藏精之府也. 天谷, 元宮也, 乃元神之室, 靈性之所存, 是神之要也〔正理〕.

---

1 '頭'는 頁(머리 혈)과 豆(윗부분이 큰 제기의 모양)로 이루어진 글자로, 목 위 머리뼈로 둘러싸인 부분을 말한다. 『釋名』에서는 "頭, 獨也. 於體高而獨也"라고 하였다(『釋名疏證』 卷二 「釋形體」).

2 '天谷'은 內丹 용어로, 上丹田을 비유한 것이다. 『道法會元』 卷七十六에 "內經云, 天谷元精, 守之自眞, 言人上有天谷泥丸, 藏神之府也. 天谷元宮, 乃元神之室, 靈性所存, 是神之要"라고 하였다(『道藏』 正乙部二十四卷, 21,168쪽). 천곡은 이환궁의 별명이다.

3 '眞一'에 대하여 『金丹大成』「金丹問答」에서 "問曰何謂眞一. 答曰人能將自己天眞, 安於天谷之內, 乃守眞一之道也"라고 하였으며, 『脈望』에서는 "守眞一於天谷, 氣入玄元, 卽達本來天眞. 又曰能守眞一, 則息不往來. 又曰能守眞一則眞氣自凝, 陽神自聚"라고 하였다(『脈望』 卷三. 『藏外道書』 卷九, 636쪽).

4 '元神'에 대하여 『脈望』 卷三에서는 "元神者, 眞火也"라고 하였다(『脈望』, 앞의 책, 635쪽).

5 '谷神'에 대하여 『老子』「成象第六」에서는 "谷神不

머리는 천곡으로 신을 간직한다

'곡谷'이란 '천곡天谷'이며, '신神'이란 온몸의 '원신元神'이다. 하늘의 골짜기[天之谷]는 온갖 조화를 품으며 허공을 담고 있다. 땅의 골짜기[地之谷]는 만물을 담고 산천을 싣고 있다. 사람도 천지와 더불어 본디 바탕이 같아서 골짜기[谷]를 갖고 있다. 그 골짜기는 진일을 저장하고 있으며 그곳에 원신이 머무른다. 따라서 머리에는 아홉 개의 궁이 있어서 위로 아홉 개의 하늘[九天]에 상응한다. 가운데 있는 한 궁을 이환泥丸 또는 황정, 곤륜, 천곡이라고도 한다. 이름은 매우 많으나 모두 원신이 머무르는 궁이다. 그 빈 곳이 골짜기 같아서 신神이 머무르므로 곡신이라고 한다. 신이 머물러 있으면 살고 신이 빠져나가면 죽게 되는데, 낮에는 사물과 서로 작용하고 밤에는 꿈과 서로 작용하므로 신이 편하게 머무를 수가 없다. 『황제내경』에서는 "천곡의 원신을 잘 간직하면 저절로 천진의 기[眞]가 생긴다"고 하였는데, 이는 사람의 몸에서 위에는 신을 간직하는 곳인 천곡, 즉 이환궁이 있고, 가운데에는 기를 저장하는 곳인 응곡, 즉 강궁이 있으며, 아래로는 정을 저장하는 곳인 허곡, 즉 관원이 있다는 것을 말한 것이다. 천곡은 원궁인데, 이는 원신의 집이며 신령한 성性이 머무르는 곳으로 이곳이 신의 중요한 자리이다(정리).

死, 是謂玄牝, 玄牝之門, 是謂天地根"이라 하였고, 이
에 대한 하상공의 주에서는 "谷, 養也. 人能養神則不
死, 神謂五臟之神. 肝藏魂, 肺藏魄, 心藏神, 腎藏精,
脾藏志. 五藏盡傷, 則五神去矣"라고 하였다(『老子道
德經河上公章句』, 中華書局, 1993, 21쪽).

6 『脈望』卷三에서는 이 구절을 인용하면서 '靈樞經'에
서 한 말이라고 하였지만(『脈望』, 앞의 책, 635쪽),
『靈樞』나 『素門』에는 이런 구절이 없다.

7 '絳宮'은 여기에서 中丹田, 心府를 말한다.

8 '關元'은 여기에서 下丹田을 말한다.

9 '元宮'은 『脈望』卷一에서 "人以雙目回光, 返照則眞
氣隨, 而聚於元宮"(『脈望』, 앞의 책, 611쪽)이라고 하
였고, 卷七에서는 "神守於元宮"(앞의 책, 691쪽)이라
고 하였다.

頭有九宮

頭有九宮, 腦有九瓣, 一曰雙丹宮, 二曰明堂宮, 三曰泥丸宮, 四曰流珠宮, 五曰大帝宮, 六曰天庭宮, 七曰極眞宮, 八曰玄丹宮, 九曰太皇宮. 各有神以主之, 謂之元首九宮眞人也〔黃庭〕. ○ 問, 泥丸宮正在何處. 答曰, 頭有九宮, 中曰泥丸, 九宮羅列, 七竅應透泥丸之宮, 魂魄之穴也〔正理〕.

---

10 『黃庭內景經』 李涵虛의 注에는 구궁의 이름이 明堂宮, 洞房宮, 泥丸宮, 流珠宮, 玉帝宮, 天庭宮, 極眞宮, 玄丹宮, 天皇宮으로 되어 있다(『道敎大辭典』, 52쪽). 『上淸握中訣』 卷下 「蘇君傳行事訣」에서는 구체적으로 부위를 지칭하고 있다. "人頭有九宮, 兩眉間上却入三分爲守寸, 一寸爲明堂宮, 二寸爲洞房宮, 三寸爲丹田泥丸宮, 四寸爲流珠宮, 五寸爲玉帝宮, 明堂上一寸爲天庭宮, 洞房上一寸爲極眞宮, 丹田上一寸爲玄丹宮, 流珠上一寸爲天皇宮, 凡一頭中有九宮竝各方一寸"(『道藏』 洞眞部 三卷, 1,470쪽).

머리에는 아홉 개의 궁이 있다

머리에는 아홉 개의 궁이 있고, 뇌에는 아홉 개의 판이 있다. 첫째는 쌍단궁, 둘째는 명당궁, 셋째는 이환궁, 넷째는 유주궁, 다섯째는 대제궁, 여섯째는 천정궁, 일곱째는 극진궁, 여덟째는 현단궁, 아홉째는 태황궁이다. 궁마다 각각의 신神이 있어 자기의 궁을 주관하는데, 이 신을 원수구궁진인이라고 한다(『황정경』). ○ "이환궁은 어디에 있는가" 하고 물으니, "머리에는 아홉 개의 궁이 있고 그 가운데에 이환궁이 있는데, 아홉 개의 궁은 늘어서 있고 그곳에 일곱 개의 구멍이 나 있으며 이 구멍들은 이환궁과 통해 있으니 이환궁은 혼백이 드나드는 구멍이다"라고 하였다(정리).

腦爲髓海

腦爲髓之海, 髓海有餘則輕勁多力, 不足則腦轉耳鳴, 脛痠眩冒, 目無所見〔靈樞〕. ○腦者髓之海, 諸髓皆屬於腦, 故上至腦下至尾骶, 皆精髓升降之道路也〔入門〕. ○髓者骨之充也, 髓傷則腦髓消爍, 體解㑊然不去也. 註曰, 不去者, 不能行去也〔內經〕. ○腦者, 頭之盖骨也, 百會穴分是也.

---

11 '腦'는 奇恒之府의 하나로, 髓海, 頭髓라고도 한다.

12 『靈樞』「海論第三十三」. "腦爲髓之海, 其輸上在於其盖, 下在風府. 黃帝曰, 凡此四海者, 何利何害, 何生何敗. 岐伯曰, 得順者生, 得逆者敗, 知調者利, 不知調者害. 黃帝曰, 四海之逆順奈何. 岐伯曰, 氣海有餘, 則氣滿胸中悗, 急息面赤. 氣海不足, 則氣少不足以言. 血海有餘, 則常想其身大, 怫然不知其所病. 血海不足, 亦常想其身小, 狹然不知其所病. 水穀之海有餘, 則腹滿. 水穀之海不足, 則饑不受穀食. 髓海有餘, 則輕勁多力, 自過其度. 髓海不足, 則腦轉耳鳴, 脛痠眩冒, 目無所見, 懈怠安臥."

13 『醫學入門』에는 "腦者髓之海, 諸髓皆屬於腦, 故上至腦下至尾骶, 髓則腎主之"로 되어 있고, 이 이하의 문장은 없다.

뇌는 골수의 바다이다

뇌는 골수[髓]의 바다이다. 골수[髓海]가 넉넉하면 몸이 가볍고 힘이 세며, 부족하면 머리가 빙빙 돌고 귀가 울며 정강이가 시큰거리고 어지러우며 정신이 흐리고 눈이 잘 보이지 않는다(『영추』). ○ 뇌는 골수의 바다이므로 모든 골수는 뇌에 속한다. 그러므로 위의 뇌에서 아래의 꼬리뼈에 이르는 길은 모두 정수精髓가 오르내리는 길이다(『의학입문』). ○ 골수는 뼛속을 채우는 것이어서 골수가 상하면 뇌의 골수가 말라 졸아들어 몸이 풀어져 다닐 수 없다. 어떤 주석에서는 "다닐 수 없다는 말은 걸어다닐 수 없다는 뜻이다"라고 하였다(『내경』). ○ 뇌는 머리를 덮고 있는 뼈로, 백회혈 부위이다.

---

14 『醫學入門』卷首「天地人物氣候相應圖」(金嫣莉 外校注, 『醫學入門』, 中國中醫藥出版社, 1995, 3쪽).

15 『素門』「解精微論篇第八十一」.

16 '解㑊'은 "脊脈痛而少氣不欲言"(『素問』「玉機眞藏論篇第十九」), "寒不甚, 熱不甚, 惡見人, 見人心惕惕然, 熱多汗出甚"(「刺瘧篇第三十六」)한 증상을 갖는 병으로, '解'는 '懈怠'를 말하며, '㑊'은 困倦을 말한다. 온몸이 노곤하고 움직이기 싫어하는 병중이다. 몸이 여위며 기운이 없고 말하기 싫어하며 권태감이 심하다.

17 『素門』「刺要論篇第五十」. "刺骨, 無傷髓, 髓傷則銷鑠胻酸, 體解㑊然不去矣."

頭部度數

頭之大骨, 圍二尺六寸. ○ 髮所覆者, 顱至項二尺二寸[18], 髮以下至頤長一尺. ○ 耳後當完骨者, 廣九寸. 耳前當耳門者, 廣一尺三寸[19]〔靈樞〕.

---

18 『靈樞』에는 '二尺'이 '尺'으로 되어 있다. 『鍼灸甲乙経』에는 '一尺'으로 되어 있다(張燦玾·徐国仟 主編,『鍼灸甲乙經校注』上册, 卷之二「骨度腸胃所受第七」, 人民衛生出版社, 1996, 445쪽).

19 『靈樞』「骨度第十四」.

머리의 치수

머리뼈의 가장 큰 둘레는 두 자 여섯 치이다. ○ 이마의 머리털이 나기 시작하는 곳[前髮際]에서 뒷덜미까지 머리털로 덮인 곳은 두 자 두 치이고, 전발제에서 턱까지의 길이는 한 자이다. ○ 귀 뒤로 두 완골完骨 부위의 폭은 아홉 치이고, 귀 앞 두 이문耳門 사이의 폭은 한 자 세 치이다(『영추』).

頭病外候

頭者, 精明之府, 頭傾視深, 精神將奪矣[內經][20]. ○ 傷寒頭重不能擧有二證, 太陽病深, 頭重不能擧, 陰陽易病, 亦頭重不能擧, 皆危證也[入門][21]. ○ 傷寒陽脈不和則頭爲之搖, 有心藏絶者亦搖頭, 痙病風盛則搖頭, 皆凶證也[入門][24][25]. ○ 有裏痛而搖頭者, 亦重證也[入門][26].

---

20 장개빈은 『類經』 十八卷 疾病類九十一 「失守失强 者死 脈要精微論」에서 "오장육부의 정기가 모두 머 리로 올라가 일곱 구멍[七竅]의 쓰임이 되기 때문에 머리를 '精明之府'라고 한다(五藏六府之精氣, 皆上 升於頭, 以成七竅之用, 故頭爲精明之府)"고 하였고 (『類經』, 人民衛生出版社, 1980, 616쪽), 高士宗은 『黃帝內經素問直解』에서 "인체의 정기가 위로 머 리에 모여 그 정명이 눈으로 나오므로 머리를 '精明 之府'라고 한다(孫國中·方香紅 點校, 『黃帝內經素

問直解』, 學苑出版社, 2001, 112쪽)"고 하였다.

21 『素問』 「脈要精微論第十七」.

22 '陰陽易'은 상한을 앓은 뒤 건강이 회복되기 전에 성생활을 하여 생긴 병증을 말한다. 음양역에는 陽 易과 陰易이 있는데, 남자가 앓으면 양역이라 하고 여자가 앓으면 음역이라고 한다. 몸이 무겁고 맥이 없으며 아랫배가 켕기는데, 때로는 그것이 음부까 지 미치며 열기가 가슴에 치밀어오르고 머리가 무 거우며 눈앞이 아찔해진다(김동일 외 책임 편찬,

---

머리의 병이 밖으로 드러나는 증상

머리는 정명精明이 들어 있는 곳간과 같은 곳이므로 [머리에 병이 생기면] 머리를 들지 못하고 눈이 꺼져 들어가면 정과 신이 없어지게 된다(『내경』). ○ 상한으로 머리가 무거워 들지 못하는 증證에는 두 가지가 있다. 태양병이 깊어 머리가 무거워 들지 못하는 것이 있고, 음양역으로 머리가 무거워 들지 못하는 것이 있는데 모두 위급한 증이다(『의학입문』). ○ 상한으로 양맥이 고르지 않으면 머리를 흔들게 되고 심장맥이 끊어져도 역시 머리를 흔들고, 치병痓病에서 풍이 성하여도 머리를 흔드는데 모두 나쁜 증상이다(『의학입문』). ○ 머릿속이 아프면서 머리를 흔드는 것 역시 중증이다(『의학입문』).

『동의학사전』, 과학백과사전종합출판사, 1988, 1,170쪽).

23 『醫學入門』 外集 卷三 傷寒 「痓爲死證及婦人傷寒」 (앞의 책, 288쪽). 원문과 들고남이 많다.

24 '痓'는 '痙'이라고도 하는데, "痙者, 筋勁强直而不柔和. 痓者, 口噤而角弓反張, 破傷風症. 有至筋勁强直角弓反張者, 非痙痓之止於破傷風. 盖痙痓多是氣血兩虛, 風痰壅盛而成, 或傷寒雜病, 汗吐後感風亦成, 大發濕家汗亦成, 産後去血多亦成"(沈金鰲 撰, 李占永·李曉林 校注, 『雜病源流犀燭』 卷十三 「破傷風源流」, 中國中醫藥出版社, 1994, 203쪽)이라고 하였다.

25 『醫學入門』 外集 卷三 傷寒 「痓爲死證及婦人傷寒」 (앞의 책, 289쪽).

26 『醫學入門』 外集 卷三 傷寒 「痓爲死證及婦人傷寒」 (앞의 책, 289쪽). "有痙病風盛則搖者, 小續命湯加減. 有裏痛而搖者, 言者爲虛, 不言者爲實. 如聖餠子芎朮湯芎辛湯二陳湯選用."

脈法

病若頭痛目痛, 脈急短澁者, 死〔綱目〕[27]. ○ 頭痛, 浮滑易除, 短澁不愈〔得效〕[28]. ○ 頭痛短澁應須死, 浮滑風痰必易除〔脈訣〕[29]. ○ 陽脈弦者, 頭痛無疑〔脈訣〕[30]. ○ 肝脈溢大必眩暈, 宜預防之〔入門〕[31, 32]. ○ 寸口脈中短者, 頭痛也〔正傳〕[33]. ○ 寸口緊急, 或浮或短或弦, 皆主頭痛〔醫鑑〕[34]. ○ 頭痛陽弦, 浮風緊寒, 風熱洪數, 濕細而堅. 氣虛頭痛, 雖弦必澁, 痰厥則滑, 腎厥堅實〔脈訣〕[35]. ○ 風寒暑濕, 氣鬱生涎, 下虛上實, 皆暈而眩. 風浮寒緊, 濕細暑虛, 涎弦而滑, 虛脈則無〔脈訣〕[36]. ○ 腎厥頭痛, 其脈擧之則弦, 按之則堅〔丹心〕[37]. ○ 頭痛, 左手脈數熱也, 脈溢有死血也. 右手脈實, 有痰積也, 脈大是久病〔丹心〕[38, 39, 40].

27 『醫學綱目』卷之十五 肝膽部「頭風痛」(앞의 책, 283쪽). 『脈經』卷五「扁鵲診諸反逆死脈要訣第五」. "病若頭痛目痛, 脈反短澁者死"(福州市人民醫院 校釋, 『脈經校釋』, 人民衛生出版社, 1984, 248쪽).

28 『世醫得效方』卷第一 大方脈雜醫科「集脈說」(王育學 外 校注, 『世醫得效方』, 中國中醫藥出版社, 1996, 2쪽).

29 『脈訣』卷之四「諸雜病生死歌」. 張世賢 注, 『校正圖注脈訣』, 13쪽(『圖注難經脈訣』, 合成美術印刷廠

1977年 影印本 所收). 張世賢의 주에서는 "頭痛陽病也, 短澁脈陰病也, 陽病見陰脈者, 故曰應須死. 若得浮滑, 其病因風痰所致, 急之以祛風化痰, 其病自愈"라고 하였다.

30 '陽脈'은 寸脈을 가리킨다. 元秦喜 옮김, 『精校註譯東醫寶鑑』外形篇(신우문화사, 2004, 4쪽 주34).

31 『脈經』卷一「辨脈陰陽大法第九」. "陽弦則頭痛"(앞의 책, 24쪽).

32 『醫學入門』에는 '暈' 자가 없다.

맥법

머리가 아프고 눈이 아픈데 맥이 급急, 단短, 색濇하면 죽는다(『의학강목』). ○ 머리가 아픈데 맥이 부활浮滑하면 쉽게 치료할 수 있으나 단색短濇하면 낫지 않는다(『세의득효방』). ○ 머리가 아픈데 맥이 단삽短澁하면 반드시 죽게 되나 부활하면 풍담風痰이므로 쉽게 낫는다(『맥결』). ○ 양맥陽脈이 현弦하면 틀림없이 머리가 아픈 것이다(맥결). ○ 간맥이 지나치게 대大하면 반드시 어지럽게 되므로 미리 막아야 한다(『의학입문』). ○ 촌구맥이 단하면 머리가 아프다(『의학정전』). ○ 촌구맥이 긴급緊急하거나 부浮하거나 단하거나 현하면 모두 머리가 아프다(『고금의감』). ○ 머리가 아프면 양맥이 현한데, 부하면 풍사風邪가 있는 것이고, 긴緊하면 한사寒邪가 있는 것이다. 풍열이 있으면 홍삭洪數하고 습이 있으면 세細하고 견堅하다. 기허하여 머리가 아플 때는 현하면서 반드시 삽澁하며 담궐이면 활滑하고, 신궐이면 실實하다(『맥결』). ○ 풍한서습으로 기가 몰려서 담〔연〕이 생기거나, 아래는 허하고 위가 실할 때에는 모두 어지럼증이 생기는데, 〔병의 원인이〕 풍이면 부하고 한寒이면 긴하고 습이면 세하고 서暑이면 허虛하고 담〔연〕이면 현하면서 활한데, 허맥은 맥이 잘 잡히지 않는 것이다(『맥결』). ○ 신궐두통에는 그 맥이 살짝 누르면 현하고 세게 누르면 견하다(『단계심법부여』). ○ 머리가 아플 때 왼손의 맥이 삭數하면 열이 있는 것이고 삽하면 어혈이 있는 것이며, 오른손의 맥이 실하면 담이 쌓여 있는 것이고 대大하면 이는 병이 오래된 것이다(『단계심법』).

---

33 『醫學入門』 外集 卷四 雜病分類 外感 風類 「頭眩」 (앞의 책, 346쪽).

34 『醫學正傳』에는 '中' 다음에 '手'가 더 있다. '中手'는 '應手', 곧 맥이 뛰어 손가락에 느껴지는 것을 말한다.

35 『醫學正傳』 卷之四 頭痛 「脈法」(郭端華 等 點校, 『醫學正傳』, 中醫古籍出版社, 2002, 200쪽). 원문은 『素門』 「平人氣象論篇第十八」에 나온다("寸口之脈, 中手短者, 曰頭痛").

36 『古今醫鑑』 卷之九 頭痛 「脈」(王立 等 校注, 『古今醫鑑』, 江西科學技術出版社, 1990, 227쪽).

37 『脈訣』(中國醫學大成續篇編委會, 『中國醫學大成續篇』第五册 『東垣十書』 所收, 岳麓出版社, 1992, 17쪽).

38 『脈訣』(앞의 책, 14쪽).

39 『丹溪心法附餘』 卷之十二 風熱門 頭痛六十一 「附脈理」(蔡仁植 校正, 『改訂版 丹溪心法附餘』, 大星文化社 影印本, 1982, 461쪽). "腎厥堅實."

40 『丹溪心法』 卷四 「頭眩六十七」(앞의 책, 374쪽).

頭風證

頭風之證, 素有痰飮, 或櫛沐取凉, 或久臥當風, 以致賊風入腦[41] 入項, 自頸以上, 耳目口鼻眉稜之間, 有麻痺不仁之處. 或頭重或頭暈或頭皮頑厚, 不自覺知. 或口舌不仁, 不知食味. 或耳聾或目痛或眉稜上下掣痛. 或鼻中聞香極香, 聞臭極臭. 或只呵欠而作眩冒之狀. 熱者消風散, 冷者追風散, 通用川芎茶調散 方見下, 祛風通氣散 方見風門〔入門〕[42]. ○ 頭風發時, 悶痛必欲綿帕包裹[43] 者, 熱鬱也. 二陳湯 方見痰飮 加酒芩荊芥川芎薄荷石膏細辛, 或消風百解散 方見寒門〔入門〕[44]. ○ 頭風, 宜白芷散, 天香散, 加減芎辛湯, 菊花茶調散. ○ 婦人頭風, 宜養血祛風湯.

消風散

治諸風上攻, 頭目昏眩, 鼻塞耳鳴, 皮膚麻痒, 及婦人血風[45], 頭皮腫痒.

荊芥, 甘草 各一錢, 人蔘, 茯苓, 白殭蠶, 川芎, 防風, 藿香, 蟬殻, 羌活 各五分, 陳皮, 厚朴 各三分.

右剉作一貼, 入細茶一撮[46], 同煎服. 或爲末每二錢, 以茶淸或溫酒調下〔入門〕[47].

41 '賊風'은 異常 기후일 때의 바람으로 사람에게 해를 주는 邪氣를 말한다. 몸이 허약한 틈을 타서 사람의 몸에 침입하여 해를 주고 병을 일으키는 바람이라는 뜻에서 붙인 이름이다.

42 『醫學入門』 外集 卷四 雜病分類 外感 風類 「頭風, 項強分偏正」에 대한 注이다. "素有痰者, 或櫛沐取凉, 及醉飽仰臥, 賊風入腦入項入耳入鼻, 自頸項已上, 耳目口鼻眉稜之間, 有一處不若吾體, 皆其漸也. 有頭皮浮頑, 不自覺者, 有口舌不知味者, 或耳聾或目痛或眉稜上下掣痛, 或鼻中聞香極香, 聞臭極臭, 或只呵欠而作眩冒之狀, 甚則項強硬, 身體拘急, 宜川芎茶調散, 或祛風通氣散主之, 此正頭風也"(앞의 책, 347쪽).

두풍증

두풍이라는 증證은 본디 담음이 있는데 머리를 감거나 목욕 후 찬 기운을 받거나, 오래 누워서 바람을 쐬어 나쁜 바람이 뇌와 뒷덜미로 들어와서 생기는데, 앞쪽 목에서부터 귀, 눈, 입, 코, 양 눈썹 사이까지 마비되어 감각이 없는 곳이 있다. 또한 머리가 무겁거나 어지럽기도 하며 머리의 피부가 두꺼워져 감각이 둔해지기도 하고, 입과 혀에 감각이 없어져 음식의 맛을 모르게 되기도 하며, 귀가 들리지 않거나 눈이 아프며 혹은 눈썹의 위아래가 당기듯이 아프기도 한다. 코에서 향내는 아주 진하게 느끼고 악취는 아주 고약하게 느끼기도 하며, 하품만 하여도 어지러운 증상이 생기기도 한다. 열증에는 소풍산을 쓰고 냉증에는 추풍산을 쓰는데, 천궁다조산(처방은 뒤에 있다)이나 거풍통기산(처방은 「풍문」에 있다)을 두루 쓴다 (『의학입문』). ○ 두풍증이 발작할 때 답답하게 아파서 반드시 머리를 수건으로 싸매려고 하는 것은 열이 몰렸기 때문이다. 이진탕(처방은 「담음문」에 있다)에 황금(술로 법제한 것), 형개, 천궁, 박하, 석고, 세신을 더하여 쓰거나, 소풍백해산(처방은 「한문」에 있다)을 쓴다 (『의학입문』). ○ 두풍에는 백지산, 천향산, 가감궁신탕, 국화다조산 등을 쓴다. ○ 부인의 두풍에는 양혈거풍탕을 쓴다.

소풍산

모든 풍이 위로 치밀어올라 머리와 눈이 어지럽고 코가 막히며 귀가 울고 피부가 저리면서 가려운 것과 부인이 혈풍으로 머리의 피부가 붓고 가려운 것을 치료한다.

형개 · 감초 각 한 돈, 인삼 · 백복령 · 백강잠 · 천궁 · 방풍 · 곽향 · 선태 · 강활 각 닷 푼, 진피 · 후박 각 서 푼.

위의 약들을 썰어 한 첩으로 하여 좋은 차 한 자밤을 넣고 달여 먹는다. 또는 가루내어 두 돈씩 맑은 찻물이나 데운 술에 타서 먹는다(『의학입문』).

---

43 '帕', 머리띠 말 파.

44 『醫學入門』 外集 卷四 雜病分類 外感 風類 「頭風」 (앞의 책, 348쪽).

45 '血風'은 피부병의 하나로, 처음에는 살이 벌겋게 부어 맞은 자리처럼 되면서 온몸에 血泡가 생긴다 (『동의학사전』, 977쪽).

46 '撮'은 '자밤'으로, 자밤이란 양념이나 나물 따위를 손가락 끝으로 집을 만큼의 분량을 가리키는 단위이다. 보통 엄지, 검지, 중지로 집을 수 있는 분량을 말한다.

47 『醫學入門』 外集 卷七 通用古方詩括 雜病 「頭痛」 (앞의 책, 604쪽).

追風散

治偏正頭風, 及面上遊風, 狀如虫行.

川烏 炮, 石膏 煆, 白殭蠶 炒, 川芎, 防風, 荊芥, 甘草 各五錢,

南星 炮, 白附子 炮, 羌活, 天麻, 全蝎, 地龍, 白芷 各二錢半,

草烏 炮, 沒藥, 乳香, 雄黃 各一錢二分半.

右爲末, 每半錢, 臨臥茶淸, 或溫酒調下〔直指〕.

白芷散

治頭面諸風及風眩.

白芷.

以蘿葍汁浸晒爲末, 每二錢, 沸湯調下, 食後〔入門〕.

天香散

治久近頭風, 發則頑痺麻痒, 不勝爬搔, 或生瘰癧, 停痰嘔吐,

飮食不入, 兩服可斷根.

南星, 半夏 並湯洗七次, 川烏 生, 白芷 各一錢.

右剉作一貼, 水煎, 入薑汁半盞調服. 頭上塊子, 鍼之效〔丹心〕.

---

48 '游風'은 얼굴에 국한성 부종을 나타내는 병증으로,
대개 어른의 입술이나 눈두덩, 머리 살쩍, 귓바퀴 등
성글은 피부나 피하조직에 생기며 입 안, 혀, 목구
멍, 외음부 등 점막, 점막하에도 생길 수 있다. 크기
는 수 cm 혹은 그 이상이며, 경계는 명확하지 않고
만지면 유연한 감 혹은 뜬뜬한 감이 있다. 대개 一側
性이고 數日後에 없어지나 다시 나타날 수 있다. 일
반적으로 자각 증상, 전신 증상이 없으나 극소수에
서 약간의 가려운 감, 마비감이 있을 수 있고 발생
부위에 따라 목이 쉬거나, 복통, 호흡 곤란 심지어

질식이 올 수도 있다(『동의학사전』, 1,150쪽).

49 『仁齋直指』卷十九 頭風「頭風證治」(王玧 撰, 四庫
醫學總書『仁齋直指 外四種』, 上海古籍出版社,
1991 所收, 370쪽).

50 '風眩'은 현훈의 하나로, 몸이 허한 때에 풍사가 머
리에 침습하여 생긴다. 어지러우면서 눈앞에서 꽃
같은 것이 얼른거리고 땀이 나며 목덜미가 뻣뻣하
고 구역질을 한다. 심하면 손발이 싸늘해지거나 온
몸이 아프기도 한다. 風頭眩, 頭眩이라고도 한다
(『동의학사전』, 924쪽).

추풍산

편두풍과 정두풍, 얼굴에 마치 벌레가 기어다니는 것 같은 유풍을 치료한다.

천오(싸서 구운 것), 석고(불에 달군 것), 백강잠(볶은 것), 천궁, 방풍, 형개, 감초 각 닷 돈, 남성(싸서 구운 것), 백부자(싸서 구운 것), 강활, 천마, 전갈, 지룡, 백지 각 두 돈 반, 초오(싸서 구운 것), 몰약, 유향, 웅황 각 한 돈 두 푼 반.

위의 약들을 가루내어 반 돈씩 잠자기 전에 맑은 차나 데운 술에 타서 마신다(『인재직지』).

백지산

머리와 얼굴에 생긴 여러 풍증이나 풍으로 어지러운 것을 치료한다.

백지.

위의 약을 무즙에 담갔다가 햇볕에 말려서 가루낸 것을 식후에 두 돈씩 끓인 물에 타서 먹는다(『의학입문』).

천향산

생긴 지 오래된 것이나 얼마 안 된 두풍을 치료하는데, 두풍이 발작하면 심하게 저리고 둔하며 가려워 긁어도 시원하지 않다. 뾰루지 같은 것이 생기거나 담이 머물러 있어서 토하고 음식을 먹지 못하는데, 두 번만 먹으면 병의 뿌리를 뽑을 수 있다.

남성 · 반하(둘 다 끓인 물에 일곱 번씩 씻은 것), 천오(날것), 백지 각 한 돈.

위의 약들을 썰어 한 첩으로 하여 물에 달여 생강즙 반 잔을 넣어 섞어 먹는다. 머리에 혹이 생긴 데는 침을 놓으면 잘 듣는다(『단계심법부여』).

---

51 『醫學入門』卷六 雜病用藥賦 「頭眩」(앞의 책, 492쪽). 처방 명이 '單白芷散'으로 되어 있다.

52 『太平聖惠方』에는 '疣瘤'이 '塊瘰'로 되어 있다. 천향산의 출전은 『太平聖惠方』이며, 『丹溪心法』에 이 처방이 나오지 않는 것으로 보아 誤記가 아닌가 한다(高光震 等 校釋, 『東醫寶鑑校釋』, 人民衛生出版社, 2001, 214쪽).

'疣', 앓을 외. 상처 나다, 옹두리. 산이 높고 험한 모양. 병으로 가지가 없는 나무(疣木). '瘰', 瘤와 같은 字. 피부에 생긴 작은 뾰루지. '瘤', 두드러기 뢰.

53 『丹溪心法附餘』卷之十二 風熱門 頭痛六十一 「附諸方」(앞의 책, 467쪽). 복용 방법이 다르다. 原方은 『普濟方』에서 『太平聖惠方』을 인용하여 나온다(彭悔仁 主編, 『中醫方劑大辭典』, 第二冊, 人民衛生出版社, 1997, 34쪽). 『丹溪心法附餘』에서는 『簡易方』을 인용하였다.

加減芎辛湯

治頭風或攻目.

川芎, 細辛, 白芷, 石膏, 藁本, 皂角, 羌活, 防風, 荊芥, 桔梗,
蔓荊子, 甘菊, 薄荷, 甘草 各五分.

右剉作一貼, 水煎服〔醫鑑〕[54].

菊花茶調散

治頭風鼻塞, 或偏正頭痛.

甘菊, 川芎, 荊芥, 羌活, 白芷, 甘草 各一兩, 防風 七錢半, 細
辛 五錢, 蟬殼, 白殭蠶, 薄荷 各二錢半.

右爲細末, 每取二錢, 茶淸調下, 食後〔丹心〕[55].

養血祛風湯[56]

治婦人頭風, 十居其半, 每發必掉眩, 如立舟車之上, 盖因肝虛
風襲故也[57].

當歸, 川芎, 生乾地黃, 防風, 荊芥, 羌活, 細辛, 藁本, 石膏,
蔓荊子, 半夏, 旋覆花, 甘草 各五分.

右剉作一貼, 入薑三片棗二枚, 水煎服〔醫鑑〕[58].

54 『古今醫鑑』卷之九「頭痛」‘脈’(앞의 책, 231쪽).

55 『丹溪心法附餘』卷之十二 風熱門「頭痛六十一」附
　　諸方 (앞의 책, 471쪽).

56 『古今醫鑑』에는 ‘養血祛風湯’이 ‘補血去風湯’으로
되어 있다.

57 『古今醫鑑』에는 ‘盖因肝虛風襲故也’가 ‘盖因肝血
　　虛損, 風邪乘虛而襲之耳’로 되어 있다.

58 『古今醫鑑』卷之九「頭痛」‘方’(앞의 책, 230쪽).

가감궁신탕

두풍이나 눈이 아픈 것을 치료한다.

천궁·세신·백지·석고·고본·조각자·강활·방풍·형개·길경·만형자·감국·박하·감초 각 닷 푼.

위의 약들을 썰어 한 첩으로 하여 물에 달여 먹는다(『고금의감』).

국화다조산

두풍으로 코가 막힌 것이나 편두통, 정두통을 치료한다.

감국·천궁·형개·강활·백지·감초 각 한 냥, 방풍 일곱 돈 반, 세신 닷 돈, 선태·백강잠·박하 각 두 돈 반.

위의 약들을 곱게 가루내어 식후에 두 돈씩 맑은 찻물에 타서 먹는다(『단계심법부여』).

양혈거풍탕

부인의 두풍을 치료하는데, 열에 반은 두통이 발작할 때마다 수레나 배 위에 서 있는 것처럼 어지럽고 흔들린다. 이는 간이 허한데다 풍이 침습하였기 때문이다.

당귀·천궁·건지황·방풍·형개·강활·세신·고본·석고·만형자·반하·선복화·감초 각 닷 푼.

위의 약들을 썰어 한 첩으로 하여 생강 세 쪽, 대추 두 개를 넣고 물에 달여 먹는다(『고금의감』).

眩暈

上虛則眩[59]. 又曰, 上氣不足, 目爲之眩 此言虛而眩暈. ○ 藏府筋骨血氣之精, 與脈幷爲目系, 上屬於腦[61], 後出於項中, 故邪中於項, 因逢其身之虛, 其人深則隨眼系以入於腦, 入於腦則腦轉, 腦轉則引目系急, 目系急則目眩以轉矣 此言風入而眩暈〔靈樞〕[62]. ○ 內經曰, 頭痛巓疾[63], 下虛上實, 過在足少陰巨陽[64], 甚則入腎[65]. ○ 徇蒙招尤[66], 目眩耳聾, 下實上虛, 過在足少陽厥陰, 甚則入肝[67]. ○ 下虛者, 腎虛也, 腎虛則頭痛. 上虛者, 肝虛也, 肝虛則頭暈. 徇蒙者, 如以物蒙其首, 招搖不定, 目眩[68]耳聾, 皆暈之狀也. 肝厥頭暈, 腎厥巓痛, 不同如此〔綱目〕[69].

59 『素門』「衛氣第五十二」.

60 『素門』「口問第二十八」. "上氣不足, 腦爲之不滿, 耳爲之苦鳴, 頭爲之苦傾, 目爲之眩."

61 '屬'은 경락 용어로서, 그것을 지배하여 예속시키는 臟이나 腑를 통과하는 것, 本經이 本臟이나 本腑와 연락하는 것을 屬이라고 한다. 絡과 구분하여 屬이라고 하는 것은 屬이 단순히 이어진다는 의미뿐만 아니라 그 경맥이 장 또는 부를 지배하거나, 그 장이나 부에 예속된다는 의미를 포함하고 있기 때문이다(新村勝資·土屋憲明, 『古典に學ぶ鍼灸入門』, 醫道の日本, 1997, 46쪽).

62 『靈樞』「大惑論第八十」. "五藏六府之精氣, 皆上注於目而爲之精. 精之窠爲眼, 骨之精爲瞳子, 筋之精

爲黑眼, 血之精爲絡, 其窠氣之精爲白眼, 肌肉之精爲約束, 裹擷筋骨血氣之精而與脈幷爲系, 上屬於腦, 後出於項中. 故邪中於項, 因逢其身之虛, 其入深, 則隨眼系以入於腦, 入於腦則腦轉, 腦轉則引目系急, 目系急則目眩以轉矣." 여기 인용된 문장은 『醫學綱目』卷之十一 肝膽部「眩」에서 재인용한 것이다(阿靜 外 校注, 『醫學綱目』, 中國中醫藥出版社, 1996, 182쪽).

63 '巓'은 頭頂을 뜻한다. '巓疾'은 일반적으로 머리의 병을 가리킨다. 『類經』五卷 脈色類 十「四時藏脈病有太過不及 素問玉機眞藏論」에서는 "眩冒巓疾, 皆同此義. 忽忽, 恍忽不爽也. 冒, 悶昧也. 巓疾, 疾在頂巓也. 足厥陰之脈會於巓上, 貫膈布脇肋, 故其爲病

어지럼증

위[上]가 허하면 어지럽다. 또 위에 기가 부족하면 눈이 아찔하다고 하였다(이는 허해서 어지러운 것이다). ○ 오장육부와 근육, 뼈, 혈, 기의 정은 맥과 더불어 목계目系가 되는데, 위로는 뇌에 속하고 뒤로는 뒷덜미 가운데로 나오므로 사기가 뒷덜미로 들어왔다가 몸이 허한 틈을 타서 깊이 들어가면 안계를 따라 뇌로 들어간다. 뇌로 들어가면 뇌가 흔들리고 뇌가 흔들리면 목계가 당겨 팽팽해진다. 목계가 당기면 눈이 아찔하여 빙빙 돈다(이는 풍이 들어와서 어지러운 것이다)(『영추』). ○ 『내경』에서는 "머리가 아픈 것과 머리의 병[巓疾]은 아래가 허하고 위가 실한 것으로, 그 원인은 족소음신경과 족태양방광경[巨陽]에 있으며 심하면 신으로 들어간다"고 하였다. ○ 눈이 침침하며 어지럽고 머리가 흔들리거나 눈앞이 아찔하고 귀가 어두워지는 것은 아래는 실하고 위는 허한 것으로, 그 원인은 족소양담경과 족궐음간경에 있으며 심하면 간으로 들어간다. ○ 아래가 허하다는 것은 신이 허하다는 것으로, 신이 허하면 머리가 아프다. 위가 허하다는 것은 간이 허하다는 것으로, 간이 허하면 머리가 어지럽다. 순몽[徇蒙]이란 눈이 침침하고 어지러워서 마치 물건으로 머리를 덮어씌운 것 같다는 말이다. 흔들리는 것이 멈추지 않는다는 것과 눈이 아찔하고 귀가 어둡다는 것은 모두 어지럽다는 표현이다. 간궐肝厥로 머리가 어지러운 것과 신궐腎厥로 머리가 아픈 것은 이와 같이 서로 다르다(『의학강목』).

如此"라고 하여 어지러운 것과 같이 보았다(앞의 책, 131쪽).

64 '過'는 허물이나 죄로, 여기서는 病變을 가리킨다. 吳崑은 "過, 責其過也"라고 하였다.

65 『素門』「五藏生成篇第十」.

66 '徇蒙招尤'에 대하여 王冰은 "徇, 疾也. 蒙, 不明也. 言目暴疾而不明. 招, 謂掉也, 搖掉不定也. 尤, 甚也. 目疾不明, 首掉尤甚謂暴病也. 目冥耳聾, 謂漸病也"라고 하였다(『黃帝內經素問』, 人民衛生出版社, 1963, 74쪽).

'徇'은 '眴'(아찔할, 어두울 현)과 통하며, 古語에서는 '眩'과 같은 뜻으로 쓰인다. '蒙'은 '矇'(흐릴 몽)과 통하며 시야가 흐리고 어지러워 밝지 않은 것이

다. '徇蒙'은 곧 眩暈이다. '招尤'는 다른 사람의 원한을 사는 것으로, '尤'는 驚異로운 것, 怪奇스러운 것을 말한다. 滑壽는 '搖'와 통한다고 하여 머리 부위가 흔들리고 안정되지 못한 느낌이라고 하였다. 곧 '徇蒙招尤'는 머리가 어지럽고 눈이 아찔하여 흔들리는 것을 말한다고 하였다.

67 『素問』「五臟生成篇第十」.

68 『素門』「五藏生成篇第十」에는 '眩'이 '瞑'으로 되어 있다.

69 『醫學綱目』卷之十五 肝膽部「頭風痛」(앞의 책, 277쪽).

○ 內經曰, 諸風掉眩, 皆屬於肝[70]. 河間曰, 掉, 搖也. 眩, 昏亂旋運也. 風主動故也. 所謂風氣動, 而頭目眩運者, 由風木旺, 必是金衰不能制木, 而木復生火. 風火皆屬陽, 多爲兼化[71]. 陽主乎動, 兩動相搏, 則頭目爲之眩暈而旋轉矣. 火本動也, 焰得風則自旋轉. 人或乘舟車及作環舞而眩暈者, 其動不止, 而左右紆曲[72]. 故經曰, 曲直動搖, 風之用也[74]. 眩暈而嘔吐者, 風熱甚故也[75]. ○ 眩暈或云眩冒, 眩言其黑, 暈言其轉, 冒言其昏, 其義一也〔入門〕[76]. ○ 眩暈者, 中風之漸也. 肥白人, 四君子湯 方見氣門 倍蜜灸黃芪[77], 加半夏陳皮, 少加川芎荊芥以淸頭目. 黑瘦人, 二陳湯 方見痰飮 合四物湯 方見血門 加片芩薄荷, 入竹瀝薑汁童便服〔正傳〕[78]. ○ 眩暈, 皆稱爲上盛下虛, 蓋虛者氣與血也, 實者痰涎風火也〔醫鑑〕[79]. ○ 眩暈者, 痰因火動也, 蓋無痰不能作眩, 雖因風者, 亦必有痰〔丹心〕[80]. ○ 痰在上, 火在下, 火炎上而動其痰. 二陳湯加酒芩梔子黃連蒼朮羌活〔丹心〕[81]. ○ 眩暈, 有風有熱有痰有氣有虛有濕.

---

70 『素問』「至眞要大論篇第七十四」.

71 『黃帝素問宣明論方』에는 '風火皆屬陽, 多爲兼化' 가 '故風火多爲熱化, 皆爲陽熱多也'로 되어 있다(孫洽熙 編校, 『河間醫集』, 人民衛生出版社, 1998, 230 쪽).

72 '紆曲', 꼬불꼬불함. '紆', 굽을 우.

73 '曲直'에 대하여 王冰은 "목재를 구부리거나 펴는 것은 모두 그 쓰임에 따른 것이다(曲直材幹, 皆應用也)"라고 하였다(앞의 책, 420쪽).

74 『素門』「五常政大論篇第七十」. "敷和之紀, 木德周行, 陽舒陰布, 五化宣平. 其氣端, 其性隨, 其用曲直."

75 『醫學綱目』卷之十一 肝膽部「眩」(앞의 책, 182쪽)에서 재인용한 것이다. 이 구절은 『黃帝素問宣明論方』卷三 風門「諸風總論」(『河間醫集』, 230-231쪽)과 『素問病機氣宜保命集』卷上「病機論第七」(『河間醫集』, 404쪽) 등을 재구성한 것이다.

76 『醫學入門』外集 卷四 雜病分類 外感 風類「頭眩」(앞의 책, 346쪽).

○『내경』에서는 "여러 가지 풍으로 흔들리고〔掉〕 어지러운〔眩〕 것은 모두 간병에 속한다"고 하였다. 유완소는 '도掉'는 흔들리는 것〔搖〕이라 하였고, '현眩'은 어지러이 도는 것이라고 하였다. 풍은 움직이는 것을 주관하기 때문이다. 이른바 풍기가 움직여서 머리와 눈이 어지럽고 도는 것은 풍목風木이 왕성한 까닭인데, 이렇게 되면 금이 쇠약해져서 목을 제압하지 못하고 목이 다시 화를 생하게 된다. 풍과 화는 모두 양에 속하고 대체로 같이 변화한다. 양은 움직이는 것을 주관하므로 두 가지 움직이는 것끼리 서로 맞부딪치면 머리와 눈이 어지럽고 빙빙 돈다. 화는 본래 움직이는 것인데, 불꽃이 바람을 만나면 저절로 돌게 된다. 사람이 수레나 배를 타거나 빙빙 돌면서 춤을 추면 어지러운 것은 그 움직임이 그치지 않고 좌우로 흔들리기 때문이다. 그래서『내경』에서는 "구부리거나 펼 수 있고 움직이거나 흔들리는 것이 풍의 쓰임새"라고 하였다. 어지러우면서 토하는 것은 풍열이 심한 까닭이다. ○ 현훈은 현모라고도 하는데, '현'은 캄캄하다는 말이고 '훈'은 돈다는 말이며, '모'는 어둡다는 말로 그 뜻은 모두 한 가지이다(『의학입문』). ○ 어지럼증은 중풍이 될 조짐이다. 살이 희고 뚱뚱한 사람은 사군자탕(처방은「기문」에 있다)에서 황기(꿀을 발라 구운 것)를 두 배로 하여 여기에 반하·진피를 더 넣는다. 혹은 천궁·형개를 조금 더 넣어서 머리와 눈을 맑게 한다. 살이 검고 마른 사람은 이진탕(처방은「담음문」에 있다)에 사물탕(처방은「혈문」에 있다)을 합하여 황금과 박하를 더 넣어 죽력·생강즙·동변을 타서 먹는다(『의학정전』). ○ 어지럼증은 모두 위는 성하고 아래는 허한 것을 말하는데, 허하다는 것은 기와 혈이 허하다는 것이고 실하다는 것은 담연과 풍화가 실하다는 것이다(『고금의감』). ○ 어지럼증은 담이 화 때문에 움직인 것이다. 그러므로 담이 없으면 어지럼증은 생기지 않는다. 풍으로 어지러울 때에도 반드시 담이 있게 마련이다(『단계심법』). ○ 담은 위에 있고 화는 아래에 있어 화가 타올라 담을 움직인다. 이진탕에 황금(술로 법제한 것), 치자, 황련, 창출, 강활을 넣어 쓴다(『단계심법심요』). ○ 어지럼증에는 풍훈, 열훈, 담훈, 기훈, 허훈, 습훈이 있다.

---

77 『醫學正傳』에는 '灸'가 '炙'로 되어 있다.

78 『醫學正傳』 卷之四 「眩運」 '方法'(앞의 책, 199쪽). "丹溪活套云, 眩運者, 中風之漸也. 如肥白人, 氣虛而夾痰者, 四君子湯倍蜜灸黃芪, 加半夏橘紅, 或少加川芎荊芥穗以淸頭目. 如瘦盛而挾氣虛者, 二陳湯加人蔘白朮黃芪, 或少加炮附子煎, 入竹瀝薑汁服. 如體瘦而虛而痰火兼盛者, 二陳湯合四勿, 加片芩薄荷煎, 入竹瀝薑汁童便服."

79 『古今醫鑑』 卷七 「眩暈」 '證'(앞의 책, 190쪽). 원문

과 들고남이 있다.

80 『丹溪心法』 卷四 「眩眩第三十七」(浙江省中醫藥研究院文獻硏究室 編校, 『丹溪醫集』, 人民衛生出版社, 1993, 347쪽). "頭眩, 痰挾氣虛倂火, 治痰爲主挾補氣藥及降火藥, 無痰則不作眩, 痰因火動."

81 『丹溪心法心要』 卷三 「眩運第三十九」(앞의 책, 904쪽).

風暈

傷風眩暈, 惡風自汗, 或素有頭風而發作. 宜川芎散, 芎藭散.

川芎散

治風證眩暈.

山茱萸肉 一兩, 山藥, 甘菊, 人蔘, 川芎, 茯神 各五錢.

右爲末, 每二錢, 酒調下〔本事〕[82].

芎藭散

治頭風眩暈, 兼治肝虛而暈, 尤宜婦人.

川芎 一錢, 當歸 七分半, 羌活, 旋覆花, 蔓荊子, 細辛, 石膏,
藁本, 荊芥穗, 半夏麴, 熟地黃, 防風, 甘草 各五分.

右剉作一貼, 薑三片, 煎服〔本事〕[83] 與上養血去風湯同而分數異.

82 『類證普濟本事方』卷二 治頭痛眩暈方「治風眩頭
　　痛」(王晦 撰, 四庫醫學總書『全生指迷方 外五種』,
　　上海古籍出版社, 1991 所收, 391쪽).

83 『類證普濟本事方』卷十「治婦人諸疾」(앞의 책, 463
　　쪽).

풍훈

풍에 상하여 어지럽고 바람을 싫어하며 식은땀이 나거나, 본래 두풍이 있던 사람이 어지럽게 된 데에는 천궁산이나 궁궁산을 쓴다.

천궁산

풍증으로 어지러운 것을 치료한다.

산수유(살만 바른 것) 한 냥, 산약 · 감국 · 인삼 · 천궁 · 백복신 각 닷 돈.

위의 약들을 가루내어 두 돈씩 술에 타서 먹는다(『보제본사방』).

궁궁산

두풍으로 어지러운 것을 치료하고 아울러 간이 허하여 어지러운 것을 치료한다. 부인에게 더욱 좋다.

천궁 한 돈, 당귀 일곱 푼 반, 강활 · 선복화 · 만형자 · 세신 · 석고 · 고본 · 형개수 · 반하국 · 숙지황 · 방풍 · 감초 각 닷 푼.

위의 약들을 썰어 한 첩으로 하여 생강 세 쪽을 넣고 달여 먹는다(『보제본사방』). 앞의 양혈거풍탕과 같으나 푼 수가 다르다.

熱暈

火熱上攻, 煩渴引飲, 或暑月熱盛. 宜大黃散, 荊黃湯.

大黃散

治眩暈不可當, 此火炎上也.
大黃.
酒浸炒三次, 爲細末, 茶淸調下一錢至二錢〔丹心〕[84].

荊黃湯

治風熱眩暈.
大黃 酒炒, 荊芥穗, 防風 各二錢.
右剉, 水煎服, 以利爲度〔丹心〕[85].

---

84 『丹溪心法』 卷四 「頭眩六十七」(앞의 책, 374쪽). 원
　　문은 "眩暈不可當者, 以大黃酒浸炒爲末, 茶湯調下,
　　火動其痰, 用二陳加黃芩蒼朮羌活, 散風行濕"으로

되어 있다.
85 『丹溪心法附餘』 卷之十二 風濕門 頭眩六十 「附諸
　　方」(앞의 책, 783쪽). 張子和의 처방이라고 하였다.

열훈

〔어지럼증에서〕 화와 열이 위로 치받아 가슴이 답답하고 목이 말라 물을 켜거나, 여름에 열이 많이 나는 경우에는 대황산이나 형황탕을 쓴다.

대황산

견딜 수 없는 어지럼증을 치료하는데, 이는 화가 위로 타오르기 때문이다.

대황.

술에 담갔다가 볶기를 세 차례 한 것을 곱게 가루내어 한 돈에서 두 돈씩 맑은 찻물에 타서 먹는다(『단계심법』).

형황탕

풍열로 어지러운 것을 치료한다.

대황(술에 축여 볶은 것), 형개수, 방풍 각 두 돈.

위의 약들을 썰어 물에 달여 설사할 때까지 먹는다(『단계심법부여』).

痰暈

痰盛嘔吐, 頭重不擧. ○ 眩而悸是飮, 宜半夏茯苓湯 即茯苓半夏湯, 方見痰飮, 澤瀉湯. ○ 痰暈, 宜白附子丸, 天麻半夏湯, 人蔘前胡湯, 淸暈化痰湯.

澤瀉湯

治心下有支飮, 其人苦眩冒.

澤瀉 二兩半, 白朮 一兩半.

右剉, 水二升煎取一升, 分二服〔仲景〕[86].

白附子丸

治風痰眩暈, 或頭痛.

白附子 炮, 天南星 炮, 半夏 薑製, 旋覆花, 甘菊, 天麻, 川芎, 橘紅, 白殭蠶 炒, 乾薑 各一兩, 全蝎 炒 五錢.

右爲末, 生薑半斤取汁, 打糊和丸梧子大, 荊芥湯下五十丸〔丹心〕[87].

86『金匱要略方論』「痰飮咳嗽病脈證幷治第十二」(李克光 主編,『金匱要略譯釋』, 上海科學技術出版社, 1993, 349쪽). 蔡仁植 譯,『金匱要略精解』(東洋綜合通信敎育院出版社, 1965)에는「痰飮咳嗽病脈證幷治第十三」으로 되어 있다(앞의 책, 113쪽).

87『丹溪心法』卷四「頭眩六十七」(앞의 책, 375쪽).

담훈

담훈은 담이 끓어 토하고 머리가 무거워 들 수 없다. ○ 어지럽고 두근거리는 것은 음증飮
證이다. 반하복령탕(이 처방은 곧 복령반하탕인데, 처방은 「담음문」에 있다)이나 택사탕을
쓴다. ○ 담훈에는 백부자환, 천마반하탕, 인삼전호탕, 청훈화담탕 등을 쓴다.

택사탕

명치에 지음支飮이 있어서 어지럼증을 앓는 것을 치료한다.

택사 두 냥 반, 백출 한 냥 반.

위의 약들을 썰어 물 두 되를 넣고 한 되가 되게 달여 두 차례에 나누어 먹는다(『금궤요
략』).

백부자환

풍담으로 어지럽거나 머리가 아픈 것을 치료한다.

백부자(싸서 구운 것), 천남성(싸서 구운 것), 반하(생강으로 법제한 것), 선복화, 감국,
천마, 천궁, 귤홍, 백강잠(볶은 것), 건강 각 한 냥, 전갈(볶은 것) 닷 돈.

위의 약들을 가루내어 생강 반 근으로 즙을 낸 것으로 풀을 쑤어 반죽하여 오자대의 알약
을 만들어 쉰 알씩 형개탕으로 먹는다(『단계심법』).

天麻半夏湯

治風痰眩暈欲吐.

天麻, 半夏 製 各一錢, 橘皮, 柴胡 各七分, 黃芩 酒炒, 白茯苓,
前胡, 甘草 灸 各五分, 黃連 三分.

右剉作一貼, 入薑三片, 水煎服〔綱目〕[88].

人蔘前胡湯

治風痰頭暈目眩.

半夏麴 一錢, 紫蘇葉, 枳殼, 赤茯苓, 南星 炮, 前胡, 橘紅, 甘
草 灸 各八分, 木香, 人蔘 各三分.

右剉作一貼, 入薑五片, 水煎服〔丹心〕[89].

淸暈化痰湯

治風火痰眩暈.

陳皮, 半夏 製, 白茯苓 各一錢, 枳實, 白朮 各七分, 川芎, 黃
芩, 白芷, 羌活, 人蔘, 南星 炮, 防風 各五分, 細辛, 黃連, 甘
草 各三分.

右剉作一貼, 入薑三片, 水煎服. 或爲末, 薑汁打麴糊和丸服之,
亦佳〔醫鑑〕[90].

88 『醫學綱目』卷之十一 肝膽部 「眩」(앞의 책, 182쪽).　　90 『古今醫鑑』卷七 「眩暈」 '方'(앞의 책, 191쪽).
89 『丹溪心法』卷四 「頭眩六十七」(앞의 책, 375쪽).

천마반하탕

풍담으로 어지럽고 토하려는 것을 치료한다.

천마, 반하(법제한 것) 각 한 돈, 귤피 · 시호 각 일곱 푼, 황금(술에 축여 볶은 것), 백복령, 전호, 감초(구운 것) 각 닷 푼, 황련 서 푼.

위의 약들을 썰어 한 첩으로 하여 생강 세 쪽을 넣고 물에 달여 먹는다(『의학강목』).

인삼전호탕

풍담으로 머리가 어지럽고 눈앞이 아찔한 것을 치료한다.

반하국 한 돈, 자소엽, 지각, 적복령, 남성(싸서 구운 것), 전호, 귤홍, 감초(구운 것) 각 여덟 푼, 목향 · 인삼 각 서 푼.

위의 약들을 썰어 한 첩으로 하여 생강 다섯 쪽을 넣고 물에 달여 먹는다(『단계심법』).

청훈화담탕

풍담과 화담으로 어지러운 것을 치료한다.

진피, 반하(법제한 것), 백복령 각 한 돈, 지실 · 백출 각 일곱 푼, 천궁, 황금, 백지, 강활, 인삼, 남성(싸서 구운 것), 방풍 각 닷 푼, 세신 · 황련 · 감초 각 서 푼.

위의 약들을 썰어 한 첩으로 하여 생강 세 쪽을 넣고 물에 달여 먹거나, 생강즙으로 밀가루 풀을 쑤어 반죽하여 알약을 만들어 먹어도 좋다(『고금의감』).

氣暈

七情過傷, 氣鬱生涎, 痰涎迷塞心竅而眩暈, 眉稜骨痛, 眼不可
開, 宜玉液湯, 補虛飲.

玉液湯

治氣鬱生涎, 眩暈怔悸[91], 眉稜骨痛.
半夏 薑製 四錢, 薑 十片.
同水煎, 入沈香磨水一呷[92]服〔入門〕[93].

補虛飲

治氣鬱涎盛, 面熱怔悸, 及風虛眩暈.
人蔘, 麥門冬, 山藥 各一錢, 白茯苓, 茯神 各八分, 半夏 製, 黃
芪 各七分, 前胡, 熟地黃 各五分, 枳殼, 遠志 薑製, 甘草 灸 各
三分.
右剉, 入薑五片, 秫米[94]一撮, 水煎溫服〔入門〕[95].

---

91 道光本에는 '悸'가 '忡'으로 되어 있으며, 『醫學入
門』에는 '悸'로 되어 있다. 『醫方類聚』卷百九에
'濟生'을 인용하여 나온다(『中醫方劑大辭典』第三
册, 95쪽).

92 '呷', 마실 합. 먹다.

93 『醫學入門』外集 卷六 雜病用藥賦 「頭風」(앞의 책,
493쪽).

94 '秫', 차조 출. 찰기장.

95 『醫學入門』卷六 雜病用藥賦 「頭風」(앞의 책, 493
쪽).

기훈

감정이 지나쳐서 〔신神을〕 상하면 기가 뭉쳐 담이 생기고, 이 담이 심규心竅를 막으면 어지럽고 미릉골이 아프며 눈을 뜰 수가 없다. 옥액탕이나 보허음을 쓴다.

옥액탕

기가 몰려서 담이 생겨 어지럽고 가슴이 뛰며 미릉골이 아픈 것을 치료한다.

반하(생강으로 법제한 것) 너 돈, 생강 열 쪽.

위의 약들을 물에 넣고 같이 달인 다음 침향 갈은 물을 넣어 한 번에 먹는다(『의학입문』).

보허음

기가 몰려 담이 많아져서 얼굴이 화끈거리고 가슴이 두근거리는 것과 풍으로 허하여 어지러운 것을 치료한다.

인삼 · 맥문동 · 산약 각 한 돈, 백복령 · 백복신 각 여덟 푼, 반하(법제한 것), 황기 각 일곱 푼, 전호 · 숙지황 각 닷 푼, 지각, 원지(생강으로 법제한 것), 감초(구운 것) 각 서 푼.

위의 약들을 썰어 생강 다섯 쪽과 차조 한 자밤을 넣고 물에 달여 따뜻하게 먹는다(『의학입문』).

虛暈

內傷氣虛而暈, 宜補中益氣湯 方見內傷. 失血過多而暈, 宜芎歸湯 方見婦人. ○虛暈, 宜香橘飲, 滋陰健脾湯. ○老人每早起眩暈, 須臾自定, 此是陽虛, 宜黑錫丹 方見寒門. 腎虛氣不歸元, 宜十全大補湯 方見虛勞.

香橘飲

治氣虛眩暈.

半夏 製 二錢, 陳皮, 白茯苓, 白朮 各一錢, 木香, 丁香, 縮砂 研, 甘草 灸 各五分.

右剉作一貼, 入薑五片, 水煎服〔丹心〕[98].

滋陰健脾湯

治臨事不寧, 眩暈嘈雜, 此心脾虛怯也, 此治氣血虛損, 有痰飲作眩暈之仙劑.

白朮 一錢半, 陳皮 鹽水洗去白, 半夏 製, 白茯苓 各一錢, 當歸, 白芍藥, 生乾地黃 各七分, 人蔘, 白茯神, 麥門冬, 遠志 製 各五分, 川芎, 甘草 各三分.

右剉作一貼, 入薑三片棗二枚, 水煎服〔回春〕[100].

---

96 『醫學入門』外集 卷四 雜病分類 外感 風類「頭眩」
　　(앞의 책, 346쪽).

97 다른 판본에는 '寒門'이 '入門'으로 되어 있다. '黑
　　錫丹'의 내용은 다음과 같다. "黑錫溶去渣, 硫黃熔
　　化, 水浸各二兩, 去將錫再熔化, 漸入硫黃, 俟結成一
　　片, 傾地上去火毒, 研至無聲爲度, 此謂丹頭, 入附子

故紙肉蔻小茴川楝陽起石木香沈香胡蘆巴各一兩, 肉
桂五錢, 爲末和勻, 酒糊丸梧子大, 陰乾, 入布袋內擦
令光熱. 每三五十丸, 空心薑鹽湯或棗湯下, 婦人艾醋
湯下, 一切冷痰鹽酒下, 年高有客熱者服之效. 治脾腎
俱虛, 冷氣刺痛, 止汗墮痰, 除濕破癖. 或加菼蓉牛膝
白朮丁香, 名接氣丹, 治眞元虛憊."『醫學入門』外集

허훈

내상으로 기가 허하여 어지러울 때에는 보중익기탕(처방은 「내상문」에 있다)을 쓴다. 피를 너무 많이 흘려 어지러울 때에는 궁귀탕을 쓴다(처방은 「부인문」에 있다). ○ 허훈에는 향귤음이나 자음건비탕을 쓴다. ○ 노인이 아침에 일어날 때마다 어지러운데, 곧 저절로 그치는 것은 양이 허한 까닭이다. 흑석단(처방은 『의학입문』에 있다)을 쓴다. 신이 허하여 기가 제자리로 돌아가지 못할 때에는 십전대보탕을 쓴다(처방은 「허로문」에 있다).

향귤음

기가 허하여 어지러운 것을 치료한다.

반하(법제한 것) 두 돈, 진피·백복령·백출 각 한 돈, 목향, 정향, 사인(가루낸 것), 감초(구운 것) 각 닷 푼.

위의 약들을 썰어 한 첩으로 하여 생강 다섯 쪽을 넣고 물에 달여 먹는다(『단계심법』).

자음건비탕

일을 앞두면 마음이 편치 않고 어지러우며 조잡증이 나는 것을 치료하는데, 이것은 심과 비脾가 허하여 약해졌기 때문이다. 이 처방은 기와 혈이 허하여 손상된데다가 담음이 있어 어지러움을 일으키는 것을 치료하는 아주 좋은 약이다.

백출 한 돈 반, 진피(소금물에 씻어 흰 속을 버린 것), 반하(법제한 것), 백복령 각 한 돈, 당귀·백작약·건지황 각 일곱 푼, 인삼·백복신·맥문동·원지(법제한 것) 각 닷 푼, 천궁·감초 각 서 푼.

위의 약들을 썰어 한 첩으로 하여 생강 세 쪽, 대추 두 개를 넣고 물에 달여 먹는다(『만병회춘』).

卷六 雜病用藥賦「沈寒痼冷」(앞의 책, 550쪽).

98 『丹溪心法』 卷四「頭眩六十七」(앞의 책, 375쪽). 이 처방은 『仁齋直指』 卷十一 眩運「眩運證治」에 처음 나온다.

99 亨保本에는 '二'가 '一'로 되어 있다.

100 『萬病回春』 卷之四「眩暈」(『萬病回春』, 人民衛生出版社, 1984, 217-218쪽). "當歸酒洗 一錢, 川芎 五分, 白芍, 生地黃酒洗 八分, 人蔘 七分, 白朮 一錢五分, 白茯苓去皮 一錢, 陳皮鹽水洗去白 一錢, 半夏薑製, 白茯神去皮木, 麥門冬去心, 遠志去心製 各七分, 甘草灸 四分. 上銼作一劑, 薑棗水煎, 早晚服."

濕暈

冒雨傷濕, 鼻塞聲重而暈, 宜芎朮湯.

芎朮湯

治冒雨中濕, 頭重鼻塞眩暈.

川芎, 白朮, 半夏 薑製 各二錢, 甘草 灸 五分.

右剉作一貼, 入薑七片, 水煎服〔入門〕[101].

---

101 『醫學入門』外集 卷六 雜病用藥賦 「頭疼」 (앞의 책,
492쪽).

습훈

비를 맞아 습濕에 상하여 코가 막히며 목소리가 가라앉고 어지러운 데는 궁출탕을 쓴다.

궁출탕

비를 맞아 습에 상하여 머리가 무겁고 코가 막히며 어지러운 것을 치료한다.

천궁, 백출, 반하(생강으로 법제한 것) 각 두 돈, 감초(구운 것) 닷 푼.

위의 약들을 썰어 한 첩으로 하여 생강 일곱 쪽을 넣고 물에 달여 먹는다(『의학입문』).

頭目不淸利

此由風濕熱, 痰涎鬱于精明之府, 故頭目不爲淸爽. 宜川芎丸,
防風散, 川芎散, 沃雪湯, 淸神養榮湯.

川芎丸

淸頭目, 止旋暈, 消風化痰.

桔梗 五兩, 川芎, 薄荷 各三兩二錢半, 細辛, 防風, 甘草 各一
兩二錢半.

右爲末, 蜜和, 每一兩半作五丸, 每一丸, 茶淸嚼下〔丹心〕[102].

防風散

治頭目不淸, 去風明目.

防風, 川芎, 白芷, 甘菊, 甘草 各一兩.

右爲末, 每二錢, 茶淸調下〔丹心〕[103].

---

102 『丹溪心法附餘』卷之十二 風熱門 頭痛六十一 「附
　　諸方」(앞의 책, 463쪽). 『太平聖惠方』을 인용하였
　　으며, 『丹溪心法附餘』에는 主治가 "消風壅, 化痰
　　涎, 利咽膈, 淸頭目, 旋暈心忪, 煩熱, 頸項緊急, 肩
　　背拘蹉, 肢體煩疼, 皮膚瘙痒, 腦昏目疼, 鼻塞聲重,
　　面上遊風"으로 되어 있다.

103 『丹溪心法附餘』卷之十一 火門 火 風熱 「附諸方」
　　(앞의 책, 389쪽). 원문에는 '茶淸'이 '荊芥湯'으로
　　되어 있다. 이 처방은 『楊氏家藏方』卷二에 처음
　　나온다(『中醫方劑大辭典』第四册, 899쪽).

머리와 눈이 맑지 않은 것

이것은 풍이나 습, 열 때문에 담이 머리에 몰려서 머리와 눈이 맑고 시원하지 않은 것이다. 천궁환, 방풍산, 천궁산, 옥설탕, 청신양영탕 등을 쓴다.

천궁환

머리와 눈을 맑게 하고 빙빙 돌고 어지러운 것을 그치게 하며 풍을 없애고 담을 삭힌다.

길경 닷 냥, 천궁 · 박하 각 석 냥 두 돈 반, 세신 · 방풍 · 감초 각 한 냥 두 돈 반.

위의 약들을 가루내어 꿀로 반죽하여 한 냥 반으로 다섯 알을 만들어 한 알씩 맑은 찻물로 씹어 먹는다(『단계심법부여』).

방풍산

머리와 눈이 맑지 않은 것을 치료하는데, 풍을 몰아내어 눈을 밝게 한다.

방풍 · 천궁 · 백지 · 감국 · 감초 각 한 냥.

위의 약들을 가루내어 두 돈씩 맑은 찻물에 타서 먹는다(『단계심법부여』).

淸神養榮湯

淸頭目, 聰耳竅, 助精神.

麥門冬, 當歸 各一錢二分, 川芎 一錢, 白芷 七分, 薄荷, 甘菊,
羌活, 梔子 各五分, 甘草 四分, 升麻 二分[104].

右剉作一貼, 薑三茶一撮, 煎服[集略][105].

沃雪湯

治頭目昏眩, 精神不爽, 咽乾鼻塞.

薄荷葉 三兩, 甘草 一兩四錢, 荊芥穗, 白鹽 各一兩二錢, 天花
粉 二錢七分, 縮砂 一錢.

右末, 每一錢, 湯點服[類聚][106].

川芎散

治頭目不淸利.

酒炒黃連, 酒炒片芩 各一兩, 生乾地黃, 甘草 灸 各七錢半, 羌
活, 防風, 藁本, 升麻, 生甘草 各五錢, 柴胡 三錢半, 川芎 二
錢半.

右爲末, 每二錢, 食後, 茶淸調下[正傳][107].

---

104 亨保本에는 ‘二’가 ‘一’로 되어 있다.
105 ‘集略’은 『醫方集略』인데, 현재 전하지 않는다.
106 『中醫學方劑大辭典』 第五册(앞의 책, 644쪽)에서 는 『東醫寶鑑』 外形篇 卷一 ‘類聚方’에서 인용하였다고 하였다.
107 『醫學正傳』 卷之四 「眩運」 ‘方法’(앞의 책, 198쪽).

청신양영탕

머리와 눈을 맑게 하고 귀를 밝게 하며 정과 신을 돕는다.

맥문동·당귀 각 한 돈 두 푼, 천궁 한 돈, 백지 일곱 푼, 박하·감국·강활·치자 각 닷 푼, 감초 너 푼, 승마 두 푼.

위의 약들을 썰어 한 첩으로 하여 생강 세 쪽과 차 한 자밤을 넣고 달여 먹는다(집략).

옥설탕

머리와 눈이 침침하고 어지러우며 정신이 맑지 않고 목이 마르며 코가 막힌 것을 치료한다.

박하엽 석 냥, 감초 한 냥 너 돈, 형개수·백염 각 한 냥 두 돈, 천화분 두 돈 일곱 푼, 사인 한 돈.

위의 약들을 가루내어 한 돈씩 끓인 물에 타서 먹는다(유취).

천궁산

머리와 눈이 맑지 않은 것을 치료한다.

황련(술에 축여 볶은 것), 황금(술에 축여 볶은 것) 각 한 냥, 건지황, 감초(구운 것) 각 일곱 돈 반, 강활·방풍·고본·승마·생감초 각 닷 돈, 시호 서 돈 반, 천궁 두 돈 반.

위의 약들을 가루내어 두 돈씩 식후에 맑은 찻물에 타서 먹는다(『의학정전』).

正頭痛

凡手之三陽, 從手走頭. 足之三陽, 從頭走足. 是手與足六陽之脈, 俱上于頭面也〔靈樞〕. ○ 三陽有頭痛, 三陰無頭痛. 惟厥陰脈與督脈會於巓, 故有頭痛. 少陰亦有頭痛, 但稀少耳〔活人〕. ○ 頭痛多主於痰, 痛甚者火多也. 有可吐者, 亦有可下者. 諸經氣滯亦作頭痛〔丹心〕. ○ 頭痛連眼痛, 此風痰上攻, 須用白芷開之〔丹心〕. ○ 頭痛通治, 宜川芎茶調散, 一字輕金散, 如聖餅子, 七生丸. ○ 頭痛須用川芎, 如不愈, 各加引經藥. 太陽羌活, 陽明白芷, 少陽柴胡, 太陰蒼朮, 少陰細辛, 厥陰吳茱萸〔丹心〕. ○ 頭痛有正頭痛, 偏頭痛, 風寒頭痛, 濕熱頭痛, 厥逆頭痛, 痰厥頭痛, 熱厥頭痛, 濕厥頭痛, 氣厥頭痛, 眞頭痛, 醉後頭痛. ○ 婦人頭痛, 宜養血祛風湯 方見上, 四神散. ○ 又腦風證, 首風證, 別見于下. ○ 炭氣熏人, 亦作頭痛 治法見蘿葍條下. ○ 足太陽之脈, 上額交巓, 直入絡腦, 別下項. 其病衝頭痛, 目似脫項似拔, 卽正頭痛也〔靈樞〕.

---

108 『素門』「逆順肥瘦第三十八」.

109 『靈樞』「脈度第十七」에는 "手之六陽, 從手至頭, 長五尺, 五六三丈. 手之六陰, 從手至胸中, 三尺五寸, 三六一丈八尺, 五六三尺, 合二丈一尺. 足之六陽, 從足上至頭, 八尺, 六八四丈八尺"으로 되어 있다.

110 '會'는 경락 용어로, 經脈이 會合하는 것으로서 두 개 이상의 경락이 모여 합치는 것을 말한다.

111 『增注類證活人書』卷八「六十八問頭疼」(『增注類證活人書』, 남산당 영인본, 1987, 208-209쪽). "頭疼者, 陽證也. … 太陰少陰經從足至胸, 俱不至頭, 唯厥陰經挾胃屬肝絡膽循喉嚨頏顙連目出額, 故太陰少陰病無頭痛之證. 仲景只有厥陰一證."

112 『丹溪心法』卷四「頭痛六十八」(앞의 책, 376쪽).

113 『脈因證治』卷上 二十「頭目痛」'因'(『丹溪醫集』, 748쪽).

114 '開'는 開通宣散시키는 치료법의 하나이다.

115 『丹溪心法』卷四「頭痛六十八」'附方'(앞의 책, 378쪽). "治頭痛連眼痛, 此風痰上攻, 須用白芷開之. 雨前茶, 川芎, 白芷, 防風, 藁本, 細辛, 當歸." 『醫學綱目』卷之十五 肝膽部「頭風痛」(앞의 책,

정두통

일반적으로 수삼양맥手三陽脈은 손에서 나와 머리로 달려간다. 족삼양맥足三陽脈은 머리에서 나와 발로 달려간다. 이 수족手足의 삼양맥三陽脈은 모두 머리와 얼굴로 올라간다(『영추』). ○ 삼양경의 병에는 머리가 아프나 삼음경의 병에는 머리가 아프지 않다. 오직 궐음맥과 독맥은 정수리에 모여 합쳐지므로 머리가 아픈 병이 있다. 소음경의 병에서도 머리가 아플 수 있으나 매우 드물다(『활인서』). ○ 머리가 아픈 것은 대개 담痰 때문인데, 심하게 아픈 경우는 화火가 많기 때문이다. 토하게 하는 경우도 있고 설사시키는 경우도 있다. 여러 경락의 기가 막혀도 머리가 아프다(『단계심법』). ○ 머리가 아프면서 눈까지 아픈 것은 풍과 담이 위로 치밀어올랐기 때문인데, 이때는 반드시 백지를 써서 열어주어야 한다(『단계심법』). ○ 머리가 아픈 데는 천궁다조산, 일자경금산, 여성병자, 칠생환 등을 두루 쓴다. ○ 머리가 아픈 데는 반드시 천궁을 써야 한다. 그래도 낫지 않으면 인경약을 각각 더하는데, 태양두통에는 강활, 양명두통에는 백지, 소양두통에는 시호, 태음두통에는 창출, 소음두통에는 세신, 궐음두통에는 오수유를 더한다(『단계심법』). ○ 머리가 아픈 것에는 정두통, 편두통, 풍한두통, 습열두통, 궐역두통, 담궐두통, 열궐두통, 습궐두통, 기궐두통, 진두통, 취후두통 등이 있다. ○ 부인이 머리가 아픈 데는 양혈거풍탕(처방은 앞에 있다)이나 사신산을 쓴다. ○ 뇌풍증과 수풍증에 대한 것은 뒤에 따로 있다. ○ 숯불 연기를 쐬어도 머리가 아프다(치료법은 나복자 조문 뒤에 있다). ○ 족태양방광경은 이마로 올라가 정수리에서 서로 〔기를〕 주고받고 곧바로 머릿속으로 들어가 뇌를 얽고, 다시 갈라져 뒷덜미로 내려간다. 그러므로 여기에 병이 생기면 머리가 치받치듯 아프고 눈이 빠질 것 같으며 뒷목을 잡아빼는 것 같은데, 이것이 정두통이다(『영추』).

280쪽)에도 인용되어 있다.

116 『丹溪心法』에는 '羌活'이 '川芎'으로 되어 있다.

117 『丹溪心法』 卷四 「頭痛六十八」(앞의 책, 376쪽).

118 '交'는 경락 용어로, 두 개 이상의 경락이 만나 서로의 기를 주고받는 것, 사귀는 것을 말한다.

119 '絡'은 경락 용어로, 경락이 흐르다가 표리를 이루는 장부를 얽는 것, 감싸 도는 것을 말한다. 얽음으로써 일차적으로 그곳에 종결된다(terminate)는 의미를 갖는다. 표리관계에 있는 臟과 腑에 얽히는 경우를 '絡한다'고 한다.

120 '別'은 경락 용어로, 주요한 경로에서 따로 갈라져 나오는 것을 말한다.

121 『靈樞』 「經脈篇第十」. "膀胱足太陽之脈, 起于目內眥, 上額交巔. 其支者, 從巔至耳上角. 其直者, 從巔入絡腦, 還出別下項, 循肩髆內, 挾脊, 抵腰中, 入循膂, 絡腎, 屬膀胱." 『素門』 「骨空論篇第六十」에는 "太陽起於目內眥, 上額交巔, 上入絡腦, 還出別下項, 循肩髆內, 俠脊抵腰中, 入循脊絡腎"으로 되어 있다.

川芎茶調散

治偏正頭痛, 及頭風鼻塞聲重.

薄荷 二兩, 川芎, 荊芥穗 各一兩, 羌活, 白芷, 甘草 各五錢,
防風, 細辛 各二錢半.

右爲末, 每二錢, 茶淸調下, 食後. 或剉取七錢, 作一貼, 入茶
少許, 煎服亦佳. ○ 偏頭痛, 取細末, 以葱涎調, 貼兩太陽穴,
特效〔得效〕[122].

一字輕金散

治偏正頭風痛, 夾腦風, 眉稜骨痛, 牽引兩眼抽掣, 疼痛迸出,
或生瞖膜, 視物不明.

川芎, 白芷, 藿香, 荊芥, 旋覆花, 石膏, 防風 各五錢, 南星,
川烏 生 各二錢半, 草烏 一錢半.

右剉, 日晒擣爲末, 每一字, 茶淸調下, 神效〔得效〕[123].

如聖餅子

治風寒伏留陽經, 氣厥痰厥, 一切頭痛.

南星, 乾薑, 川芎, 川烏, 甘草 各一兩, 防風, 半夏 製, 天麻,
細辛 各五錢.

右爲末, 薑汁麪糊和丸, 芡實大, 捏作餅子, 每五餅, 細嚼茶淸
溫酒任下〔丹心〕[124].

122 『世醫得效方』卷第十 大方脈雜醫科 頭痛「熱證」
　　(앞의 책, 161쪽).『世醫得效方』에는 처방 명이 '茶
　　調散'으로 되어 있다.

123 『世醫得效方』卷第十 大方脈雜醫科 頭痛「虛證」
　　(앞의 책, 163쪽).

124 『丹溪心法附餘』卷之十二 風熱門 頭痛六十一「附

천궁다조산

편두통과 정두통, 두풍으로 코가 막히고 목소리가 가라앉은 것을 치료한다.

박하 두 냥, 천궁·형개수 각 한 냥, 강활·백지·감초 각 닷 돈, 방풍·세신 각 두 돈 반.

위의 약들을 가루내어 식후에 두 돈씩 맑은 찻물에 타서 마신다. 또는 썰어서 일곱 돈을 한 첩으로 하여 차를 조금 넣고 달여 먹어도 좋다. ○ 편두통에 〔이 약을〕 곱게 가루내어 파뿌리즙에 개어서 양쪽 태양혈에 붙이면 효과가 아주 좋다(『세의득효방』).

일자경금산

편두통과 정두통, 두풍에 뇌풍을 겸하여 미릉골이 아픈 것, 양쪽 눈이 당기고 아파서 튀어나올 듯한 것, 눈에 막이 끼어 또렷하게 보이지 않는 것을 치료한다.

천궁·백지·곽향·형개·선복화·석고·방풍 각 닷 돈, 남성·천오(날것) 각 두 돈 반, 초오 한 돈 반.

위의 약들을 썰어 햇볕에 말렸다가 짓찧어 가루내어 한 자〔一字〕씩 맑은 찻물에 타서 먹으면 아주 잘 듣는다(『세의득효방』).

여성병자

풍한이 양경陽經에 잠복해 있어서 생긴 기궐두통, 담궐두통 등 모든 두통을 치료한다.

남성·건강·천궁·천오·감초 각 한 냥, 방풍, 반하(법제한 것), 천마, 세신 각 닷 돈.

위의 약들을 가루내어 생강즙으로 쑨 밀가루 풀로 반죽하여 감실대의 알약을 만든 후 납작하게 떡을 만들어 떡 다섯 개씩을 잘게 씹어 맑은 찻물이나 데운 술로 넘긴다(『단계심법부여』).

諸方』(앞의 책, 467쪽). 『太平惠民和劑局方』의 처방이라고 하였다. 『丹溪心法附餘』에서는 물로 떡을 만들어 형개와 함께 씹어먹는다고 하였다.

七生丸

治男女八般頭風及一切頭痛, 痰厥腎厥, 傷寒傷風頭痛並治.

川芎, 川烏, 草烏, 南星, 半夏 二味, 冷水洗去滑, 白芷, 石膏 俱生
用 各等分, 加細辛, 全蝎 各減半.

右細末研, 取韭菜自然汁和丸梧子大, 嚼生葱茶淸送下七丸或九
丸〔回春〕.[125]

四神散

治婦人血風, 眩暈頭痛.

甘菊, 當歸, 旋覆花, 荊芥穗 各等分.

右爲末, 每二錢, 葱白三寸茶末一錢, 煎水調下〔良方〕.[126]

---

125 『萬病回春』卷之五「頭痛」(앞의 책, 260쪽). 처방
　　중 川烏, 草烏, 南星은 去皮하라고 하였다.
126 『婦人大全良方』卷之四「婦人虛風頭目眩暈及心
　　眩方論」(余瀛鰲 外 點校,『婦人大全良方』, 人民衛

生出版社, 1992, 118쪽). 복용 방법이 "右爲細末,
每服一錢. 水一錢, 葱白三寸茶末一錢, 煎至七分,
通口服. 良久, 去枕仰臥少時"로 되어 있다.

칠생환

남녀 모두의 여덟 가지 두풍 및 모든 두통과 담궐두통, 신궐두통, 상한두통, 상풍두통을 치료한다.

천궁, 천오, 초오, 남성, 반하(남성과 반하는 찬물에 씻어 미끄러운 진을 없앤다), 백지, 석고(백지와 석고는 날것) 각 같은 양, 세신·전갈 각 앞 양의 반.

위의 약들을 곱게 가루내어 부추를 갈아 나온 생즙으로 반죽하여 오자대의 알약을 만들어 일곱에서 아홉 알씩 파뿌리를 씹다가 맑은 찻물로 넘긴다(『만병회춘』).

사신산

부인이 혈풍으로 어지럽고 머리가 아픈 것을 치료한다.

감국·당귀·선복화·형개수 각 같은 양.

위의 약들을 가루내어 두 돈씩 총백 서 치와 찻가루 한 돈을 넣어 달인 물에 타서 먹는다(『부인대전양방』).

偏頭痛

偏頭痛者, 頭半邊痛者是也〔丹心〕[127]. ○ 如頭半寒痛者, 偏頭痛也〔丹心〕[128]. ○ 偏頭痛在右, 屬痰屬熱. 痰用蒼朮半夏, 熱用酒製片芩. 在左, 屬風屬血虛. 風用荊芥薄荷, 血用芎歸芍藥酒黃柏〔丹心〕[129]. ○ 偏頭痛在右, 二陳湯加川芎白芷防風荊芥薄荷升麻, 在左, 二陳湯合四物湯, 加防風荊芥薄荷細辛蔓荊子柴胡酒芩〔正傳〕[130]. ○ 頭風之甚者, 久則目昏. 偏頭痛者, 屬少陽相火, 久則目束小[131], 大便秘澁, 皆宜出血而大下之〔子和〕[132]. ○ 偏頭痛年久, 大便燥目赤眩暈者, 此肺乘肝, 氣鬱血壅而然. 宜大承氣湯 方見寒門 下之. 外用大黃芒硝爲末, 井底泥調貼兩太陽穴, 乃愈〔入門〕[133]. ○ 偏頭痛, 宜川芎茶調散, 一字輕金散, 川芎散, 芎犀元, 嗧鼻法〔入門〕[134]. ○ 足少陽之脈, 起目銳眥, 上抵頭角, 其病頭角額痛, 此偏頭痛也〔靈樞〕[135].

127 『醫學綱目』卷之十五. 肝膽部 頭風痛「偏頭痛」(앞의 책, 284쪽).

128 『靈樞』「厥病第二十四」. "頭半寒痛, 先取手少陽陽明, 後取足少陽陽明." 이 구절은 『醫學綱目』卷之十五 肝膽部 頭風痛「偏頭痛」(앞의 책, 284쪽) 항목에 인용되어 있다. 『醫學正傳』卷之四「頭痛」'論' (앞의 책, 199쪽)에 "如頭半寒痛者, 先取手少陽陽明, 後取足少陽陽明, 此偏頭痛也"라는 구절이 있다.

129 『丹溪心法』卷四「頭風六十六」(앞의 책, 371쪽). "頭風, 屬痰者多, 有熱有風有血虛. 在左屬風, 荊芥薄荷, 屬血虛, 川芎當歸, 在右屬痰, 蒼朮半夏, 屬熱酒芩爲主, 又屬濕痰, 川芎南星蒼朮." 『醫學正傳』卷之四「頭痛」'方法' (앞의 책, 201쪽).

130 『醫學正傳』卷之四「頭痛」'方法' (앞의 책, 206쪽). '丹溪活套'라는 항목에 나온다.

131 '束小'는 축소, 수축된다는 말이다.

132 『儒門事親』卷一「目疾頭風出血最急說八」(鄧鐵濤

편두통

편두통은 한쪽 머리가 아픈 것이다(단심). ○ 한쪽 머리가 차갑고 아프면 편두통이다(단심). ○ 편두통이 오른쪽에 있으면 담이나 열이 원인이다. 담이 원인일 경우에는 창출과 반하를 쓰고, 열이 원인일 경우에는 황금(술로 법제한 것)을 쓴다. 왼쪽에 있으면 풍이나 혈허가 원인이다. 풍이 원인일 경우에는 형개와 박하를 쓰고, 혈허가 원인일 경우에는 천궁·당귀·백작약·황백(술로 법제한 것)을 쓴다(『단계심법』). ○ 편두통이 오른쪽에 있으면 이진탕에 천궁·백지·방풍·형개·박하·승마를 더하여 쓰고, 왼쪽에 있으면 이진탕에 사물탕을 합하고 방풍·형개·박하·세신·만형자·시호·황금(술로 법제한 것)을 더하여 쓴다(『의학정전』). ○ 심한 두풍이 오래되면 어지럽다. 편두통은 소양상화에 속하고 오래되면 눈을 찡그려 작아지고 대변 보기가 어려워진다. 모두 출혈시키고 설사를 많이 하여야 한다(『유문사친』). ○ 편두통을 여러 해 앓아 대변이 굳고 눈이 빨개지면서 어지러운 것은 폐가 간을 업신여겨〔乘〕기가 뭉치고 혈이 막혀서 그러한 것이다. 대승기탕(처방은 「한문寒門」에 있다)으로 설사시킨다. 바르는 약으로는 대황과 망초를 가루내어 우물 바닥의 진흙에 이겨서 양쪽 태양혈에 붙이면 곧 낫는다(『의학입문』). ○ 편두통에는 천궁다조산, 일자경금산, 천궁산, 궁서원 등을 쓰거나 후비법을 쓴다(『의학입문』). ○ 족소양담경의 맥은 눈초리에서 나오기 시작하여 위로 이마의 모서리에 이르므로 이 병은 이마의 모서리나 이마가 아픈데, 이것이 편두통이다(『영추』).

等 編校, 『子和醫集』, 人民衛生出版社, 1994, 49-50쪽). 원문과 들고남이 있다.

133 『醫學入門』 外集 卷四 雜病分類 外感 風類 「頭風附眉綾骨痛」(앞의 책, 348쪽).

134 '齅'는 齂(냄새 맡을 후), 嗅(냄새 맡을 후)와 같다. 『설문』에서 "以鼻就嗅也"라고 하였다.

135 이 처방 중 '川芎茶調散' 만 『醫學入門』에 나온다. 『醫學入門』 外集 卷四 雜病提綱 外感 風 「冒風」(앞의 책, 333쪽). "頭痛甚者, 川芎茶調散." 처방은 『醫學入門』 外集 卷七 通用古方詩括 雜病 風 「頭痛」(앞의 책, 604쪽)에 나온다.

136 『靈樞』 「經脈第十」.

137 『靈樞』에는 '頭角額痛'이 '頭痛頷痛'으로 되어 있다.

138 『東垣試效方』 卷第五 頭痛門 「頭痛論」(丁光迪·文魁 編校, 『東垣醫集』, 人民衛生出版社, 1993, 470쪽)에서 재인용한 것이다.

川芎散

治偏頭痛神效.

甘菊, 石膏, 川芎, 白殭蠶 生 各六錢.

右細末, 每三錢, 茶淸調下〔綱目〕[139].

芎犀元

治偏頭痛.

川芎, 石膏 各一兩, 人蔘, 赤茯苓, 細辛, 甘草 各五錢, 麥門冬
七錢半, 阿膠珠 四錢, 梔子仁, 龍腦, 犀角 各二錢半, 朱砂 五
錢半 爲衣.

右爲末, 煉蜜和丸芡實大, 朱砂爲衣, 每服一丸至二丸, 細嚼,
茶淸溫酒任下〔得效〕[140]. ○偏頭一邊痛, 鼻塞不聞香臭, 服此藥數
次, 嚏出一鋌稠膿, 卽愈〔得效〕[141].

---

139 『醫學綱目』卷之十五. 肝膽部 頭風痛「偏頭痛」(앞
　　의 책, 284쪽).
140 『世醫得效方』卷第十 大方脈雜醫科 頭痛「熱證」
　　(앞의 책, 162쪽). 복용법이 "上余別硏藥後入, 幷爲

末, 煉蜜圓. 每服一圓至二圓, 細嚼, 茶酒任下, 食後
服"으로 되어 있다.
141 『世醫得效方』卷第十 大方脈雜醫科 頭痛「熱證」
　　(앞의 책, 162쪽).

천궁산

편두통을 치료하는 데 아주 좋은 효과가 있다.

감국 · 석고 · 천궁 · 백강잠(날것) 각 여섯 돈.

위의 약들을 곱게 가루내어 서 돈씩 맑은 찻물에 타서 먹는다(『의학강목』).

궁서원

편두통을 치료한다.

천궁 · 석고 각 한 냥, 인삼 · 적복령 · 세신 · 감초 각 닷 돈, 맥문동 일곱 돈 반, 아교주 너 돈, 치자인 · 용뇌 · 서각 각 두 돈 반, 주사 닷 돈 반(옷을 입힌다).

위의 약들을 가루내어 졸인 꿀로 반죽하여 감실대의 알약을 만들어 주사로 옷을 입힌다. 한 알에서 두 알씩 잘게 씹어 맑은 찻물이나 데운 술로 넘긴다(『세의득효방』). ○ 한쪽 머리가 아프고 코가 막혀서 냄새를 맡을 수 없을 때 이 약을 여러 차례 먹고 재채기를 하여 한 덩이의 끈끈한 가래가 나오면 곧 낫는다(『세의득효방』).

風寒頭痛

風寒傷上, 邪從外入, 客於經絡, 令人振寒頭痛. 或風寒之邪, 伏留陽經, 爲偏正頭痛. 宜三五七散, 芎辛湯, 芎芷香蘇散 方見寒門, 如聖餠子〔東垣〕[142].

三五七散

治風寒入腦, 頭痛目眩.

防風 二兩, 山茱萸, 乾薑 炮, 赤茯苓 各一兩半, 附子 炮, 細辛 各七錢半.

右爲末, 每二錢, 溫酒調下. 或剉七錢, 入薑三片棗二枚, 水煎服〔局方〕[143].

芎辛湯

治風寒濕在腦, 頭痛眩暈嘔吐.

川芎 三錢[144], 細辛, 白朮 各一錢半, 甘草 一錢.

右剉作一貼, 入生薑五片, 茶芽少許, 水煎服〔濟生〕[145].

142 『蘭室秘藏』卷中 頭痛門「頭痛論」(『東垣醫集』, 185쪽). 『東垣試效方』卷第五 頭痛門「頭痛論」 (『東垣醫集』, 470쪽). '或' 이하의 문장은 원문에 없다.

143 『太平惠民和劑局方』卷之一「治諸風」(韓剛 主審, 任廷蘇 等 點校, 『增廣大太平惠民和劑局方』, 海南 出版社, 2002, 34쪽). 처방 명이 '加減三五七散'으로 되어 있고, "治八風五痺, 癱瘓嚲曳, 口眼喎斜, 眉角牽引, 項背拘强, 牙關緊急, 心中憒悶, 神色如醉, 遍身發熱, 骨節煩疼, 肌肉麻木, 腰膝不仁, 皮膚瞤

풍한두통

풍한으로 위[上]를 상하여 사기가 밖으로부터 들어와 경락에 침입하면 으슬으슬 떨리고 머리가 아프게 되거나 풍한의 사기가 양경陽經에 잠복하여 편두통이나 정두통이 생기게 된다. 삼오칠산, 궁신탕, 궁지향소산(처방은 「한문」에 있다), 여성병자 등을 쓴다(『난실비장』).

삼오칠산

풍한이 뇌 속으로 들어가 머리가 아프고 눈이 어지러운 것을 치료한다.

방풍 두 냥, 산수유, 건강(싸서 구운 것), 적복령 각 한 냥 반, 부자(싸서 구운 것), 세신 각 일곱 돈 반.

위의 약들을 가루내어 두 돈씩 데운 술에 타서 먹는다. 또는 일곱 돈을 썰어 생강 세 쪽, 대추 두 개를 넣고 물에 달여 먹는다(『태평혜민화제국방』).

궁신탕

풍한습이 뇌 속에 있어 머리가 아프고 어지러우며 토하는 것을 치료한다.

천궁 서 돈, 세신 · 백출 각 한 돈 반, 감초 한 돈.

위의 약들을 썰어 한 첩으로 하여 생강 다섯 쪽과 차 싹을 조금 넣고 물에 달여 먹는다(제생).

動, 或如蟲行. 又治陽虛頭痛, 風寒入腦, 目旋暈轉, 有似舟船之上, 耳內蟬鳴, 或如風雨之聲. 應風寒濕痺, 脚氣緩弱等疾, 幷皆治之" 한다고 하였다.
144 完營一本에는 '三'이 '二'로 되어 있다.
145 『世醫得效方』卷十 大方脈雜醫科 頭痛「濕證」'小

芎辛湯'(앞의 책, 161쪽). 原方은 『普濟方』卷四十七 頭門「風頭眩」(李南 · 李欣育 責任編輯, 『普濟方注錄』, 黑龍江科學技術出版社, 1996, 330쪽)에서 『十便良方』을 인용하여 나온다(『中醫方劑大辭典』第四册, 146-147쪽).

濕熱頭痛

心煩頭痛者, 病在膈中, 乃濕熱頭痛也. 宜淸空膏, 小淸空膏,
又用吐法 方見下.

淸空膏

治風濕熱偏正頭痛.

黃芩 三兩 內[146] 半生半酒炒, 甘草 灸 一兩半, 防風, 羌活, 黃連 酒炒
各一兩, 柴胡 七錢, 川芎 五錢.

右爲末, 每二錢, 茶淸調成膏, 臨臥抹口內少用, 白湯送下. ○ 此
膏, 治諸般頭痛皆效, 惟血虛頭痛, 從魚尾[147]相連痛者, 不治[東垣][148].

小淸空膏

治同上.

片芩.

細切, 酒拌晒乾, 爲末, 茶淸調下二錢, 酒亦可[丹心][149].

---

146 ‘內’는 衍字가 아닌가 한다. 李杲의 『蘭室秘藏』
　　「頭痛門」에서 『細挺子黃芩三兩, 去皮, 銼, 一半酒
　　制, 一半炒』라고 하였다(『東醫寶鑑校釋』, 219쪽).

147 ‘魚尾’는 目外眥의 上方 一分에 있는 혈자리를 말
　　한다.

148 『蘭室秘藏』 卷中 頭痛門 「頭痛論」(『東垣醫集』,
　　186쪽). 『東垣試效方』 卷第五 頭痛門 「頭痛論」
　　(『東垣醫集』, 472쪽).

149 『丹溪心法附餘』 卷之十二 風熱門 頭痛六十一 「附
　　諸方」(앞의 책, 467쪽). 『丹溪心法附餘』에는 처방

습열두통

가슴이 답답하면서 머리가 아픈 것은 병이 가슴 속에 있는 것으로, 습열두통이다. 청공고나 소청공고를 쓰거나 또는 토하게 하는 방법을 쓴다(처방은 뒤에 있다).

청공고

풍습열로 인한 편두통과 정두통을 치료한다.

황금 석 냥(반은 날것으로 쓰고, 반은 술에 축여 볶는다), 감초(구운 것) 한 냥 반, 방풍, 강활, 황련(술에 축여 볶은 것) 각 한 냥, 시호 일곱 돈, 천궁 닷 돈.

위의 약들을 가루내어 두 돈씩 맑은 찻물에 타서 고膏를 만든다. 자기 전에 만들어놓은 약을 입 안에 조금 바른 다음 끓인 물로 넘긴다. ○ 이 청공고는 여러 두통을 치료하는 데 효과가 좋지만, 혈허두통으로 어미魚尾까지 연결되어 아픈 것은 치료할 수 없다(『난실비장』).

소청공고

위와 같은 증상을 치료한다.

황금.

황금을 잘게 썰어 술과 버무려 햇볕에 말린 다음 가루내어 두 돈씩 맑은 찻물에 타서 먹거나 술에 타서 먹어도 좋다(『단계심법부여』).

명이 없고 '治頭痛'이라고만 되어 있다. "治諸般頭
痛, 亦治血虛頭痛"이라고 하였다. '小靑空膏'라는
처방 명은 『醫學綱目』 卷之十五 肝膽部 「頭風痛」
(앞의 책, 277쪽)에서 붙인 것이다.

厥逆頭痛

當有所犯大寒, 內至骨髓. 髓者以腦爲主, 腦逆故令頭痛, 齒亦痛, 乃厥逆頭痛也. 宜羌活附子湯.[150] ○ 厥者, 逆也. 邪氣逆上陽經而作痛, 甚則發厥頭痛, 齒亦痛, 宜白附子散.[151] ○ 厥頭痛, 卽腎厥, 巓頂痛不可忍, 宜玉眞丸〔本事〕.[152]

羌活附子湯

治大寒犯腦, 令人腦痛, 齒亦痛, 名曰腦風.

麻黃, 附子, 防風, 白芷, 白殭蠶 炒 各一錢, 黃柏, 羌活, 蒼朮 各七分, 黃芪, 升麻, 甘草 灸 各五分.

右剉作一貼, 食後, 水煎服〔東垣〕.[153]

150 『素問』「奇病論篇第四十七」.
151 『素問』「奇病論篇第四十七」. "帝曰, 人有病頭痛, 以數歲不已, 此安得之, 名爲何病. 岐伯曰, 當有所犯大寒, 內至骨髓, 髓者以腦爲主, 腦逆故令頭痛, 齒亦痛, 病名曰厥逆."
152 『類證普濟本事方』 卷二 治頭痛眩暈方 「治風眩頭痛」(앞의 책, 391쪽). 원문과 들고남이 있다.
153 『東垣試效方』 卷第五 頭痛門 「頭痛論」(『東垣醫集』, 474쪽).

궐역두통

아주 찬 기운이 침입하게 되면 안으로 골수에까지 이르게 된다. 골수는 뇌가 주인으로, 뇌가 거슬러 오르기 때문에 머리가 아프고 이도 아프게 되니 이것이 궐역두통이다. 강활부자탕을 쓴다. ○ '궐厥'이라는 것은 거스른다〔逆〕는 말이다. 사기가 양경을 거슬러 오르면 아프게 되는데, 심하면 궐역두통이 되고 이도 아프게 된다. 백부자산을 쓴다. ○ 궐두통은 신궐腎厥로, 정수리가 참을 수 없이 아프다. 옥진환을 쓴다(『보제본사방』).

강활부자탕

아주 찬 기운이 뇌를 침범하여 머리가 아프고 이도 아픈 것을 치료한다. 이것을 뇌풍이라고 한다.

마황, 부자, 방풍, 백지, 백강잠(볶은 것) 각 한 돈, 황백 · 강활 · 창출 각 일곱 푼, 황기 · 승마 · 감초(구운 것) 각 닷 푼.

위의 약들을 썰어 한 첩으로 하여 식후에 물에 달여 먹는다(『동원시효방』).

白附子散

治風寒入腦, 令腦逆頭痛[154], 齒亦痛. 或牽引兩眼, 遂至失明.

白附子 一兩, 麻黃 不去節, 川烏, 南星 各五錢, 全蝎 五箇, 乾薑, 朱砂, 麝香 各二錢半.

右爲末, 溫酒調五分服, 服訖, 去枕臥少時〔得效〕[155]. ○ 頭痛連齒, 時發時止, 連年不已, 此由風寒留於骨髓, 髓者以腦爲主, 腦逆故頭痛, 齒亦痛. 宜服白附子散, 灸曲鬢穴〔資生〕[156].

玉眞丸

內經曰, 頭痛巓疾, 下虛上實, 過在足少陰巨陽, 甚則入腎[157]. 許學士曰, 腎厥頭痛也. 此藥主之[158].

硫黃 二兩, 石膏 煅, 半夏 製, 硝石 各一兩.

右爲末, 薑汁糊和丸梧子大, 陰乾, 每二三十丸, 薑湯或米飮下〔綱目〕[159]. ○ 頭痛筋攣, 骨重少氣, 噦噫腹滿, 時驚不嗜臥, 咳嗽煩冤, 其脈擧之則弦, 按之石堅, 由腎氣不足而內着, 其氣逆而上行, 謂之腎厥. 宜服此藥, 更灸關元百壯〔資生〕[160].

---

154 '腦逆頭痛'은 궐역증의 하나로, 머리와 이가 참을
　수 없이 아픈 것을 말한다. 厥逆頭痛이라고도 한
　다. 腎虛한데 大寒의 침범을 받아 생긴다. "腎虛犯
　大寒, 頭痛, 齒亦痛, 痛之甚, 數歲不已者是也"(『黃
　帝素問宣明論方』卷二 諸證論「厥逆頭痛證」, 『河

間醫集』, 224쪽).
155 『世醫得效方』卷第十 大方脈雜醫科「頭痛」'虛證'
　(앞의 책, 163쪽).
156 『鍼灸資生經』卷六「頭痛」(王昵 撰, 四庫醫學總書
　『醫說 鍼灸資生經 婦人大全良方』, 上海古籍出版

백부자산

풍한이 뇌 속으로 들어가면 뇌가 거슬러 올라가서〔腦逆〕 머리가 아프고〔궐역두통〕 이도 아프다. 심지어 두 눈이 당겨서 아주 보이지 않게 되는 것을 치료한다.

백부자 한 냥, 마황(마디를 잘라내지 않은 것), 천오, 남성 각 닷 돈, 전갈 다섯 개, 건강·주사·사향 각 두 돈 반.

위의 약들을 가루내어 닷 푼씩 데운 술에 타서 먹고 베개를 베지 않고 잠시 누워 있는다(『세의득효방』). ○ 머리가 아프면서 이까지 아픈데, 아팠다 안 아팠다 하면서 여러 해 동안 낫지 않는 것은 풍한이 골수에 머물러 있기 때문이다. 골수는 뇌가 주인이 되는데, 뇌가 거슬러 올라가기 때문에 머리가 아프고 이까지 아픈 것이다. 백부자산을 쓰고 곡빈혈에 뜸을 뜬다(『침구자생경』).

옥진환

『내경』에서는 "머리가 아프거나 머리의 병〔巓疾〕은 아래가 허하고 위가 실한 것으로, 그 원인은 족소음신경과 족태양방광경〔巨陽〕에 있으며 심하면 신으로 들어간다"고 하였다. 허숙미는 〔이것은〕 "신궐두통이다. 이 약이 주치한다"고 하였다.

유황 두 냥, 석고(불에 달군 것), 반하(법제한 것), 초석 각 한 냥.

위의 약들을 가루내어 생강즙으로 풀을 쑤어 반죽하여 오자대의 알약을 만들어 그늘에서 말려 스물에서 서른 알씩 생강 끓인 물이나 미음으로 먹는다(『의학강목』). ○ 머리가 아프고 근육에 경련이 일며 팔다리가 무겁고 숨소리가 약하며 딸꾹질과 트림이 나오고 배가 그득하며 때때로 잘 놀라면서 누워 있기를 싫어하고 기침을 하며 답답하고 맥은 살짝 누르면 현弦하고 꾹 누르면 석견石堅하다. 이것은 신기가 부족하여 안으로 달라붙어 있다가〔腎着〕 그 기가 위로 치밀어올랐기 때문인데, 이것을 신궐이라고 한다. 이때는 반드시 이 약을 쓰고, 관원에 뜸을 백 장 뜬다(『침구자생경』).

社, 1991 所收, 409쪽). 『鍼灸資生經』에는 마지막 구절이 "灸曲鬢七壯, 左痛灸左, 右痛灸右"로 되어 있다.

157 『素問』 「五藏生成篇第十」.

158 『類證普濟本事方』 卷二 治頭痛眩暈方 「治風眩頭

痛」 '玉眞圓'(앞의 책, 392쪽).

159 『醫學綱目』 卷之十五 肝膽部 「頭風痛」(앞의 책, 277쪽).

160 『鍼灸資生經』 卷六 「頭痛」(앞의 책, 409쪽).

痰厥頭痛

頭痛每發時, 兩頰靑黃眩運, 目不欲開, 懶於言語, 身體沈重, 兀兀欲吐, 此厥陰太陰合病, 名曰痰厥頭痛. 宜服局方玉壺丸[161], 及半夏白朮天麻湯[東垣][162]. ○ 痰厥頭痛, 宜上淸白附子丸, 定風餠子, 芎辛導痰湯[得效]. ○ 濕痰發則痛密無間, 宜三生丸, 或二陳湯加南星蒼朮川芎細辛[入門][163].

玉壺丸

治痰厥頭痛眩暈.

白麪 三兩, 半夏 生, 南星 生 各一兩, 天麻, 白朮 各五錢, 雄黃 水飛 三錢半.

右爲末, 薑汁和丸梧子大, 每三十丸, 水一盞先煎沸, 下藥煮至五七沸, 候藥浮[164], 漉出放溫, 別以生薑湯呑下, 食後[局方, 入門][165][166].

---

161 『東垣試效方』에는 '痰厥'이 '風痰'으로 되어 있다. 『蘭室秘藏』卷中 頭痛門「頭痛論」(『東垣醫集』, 168쪽)도 마찬가지이다.

162 『東垣試效方』卷第五 頭痛門「頭痛論」(『東垣醫集』, 470쪽). '此厥陰太陰合病, 名曰痰厥頭痛'은 張元素가 한 말로 인용되어 있다.

163 『醫學入門』外集 卷四 雜病分類 外感 風類「頭風附眉綾骨痛」(앞의 책, 348쪽).

164 『局方發揮』에는 '候藥浮' 다음에 '卽熟'이 더 있다(『東醫寶鑑校釋』, 220쪽).

담궐두통

머리가 아플 때마다 양쪽 뺨이 푸르면서 누르스름하며 어지럽고 눈을 뜨기가 어려우며 말하기를 싫어하고 몸이 무거우며 이따금씩 토하려고 하는데, 이는 궐음과 태음의 합병으로 담궐두통이라고 한다. 국방옥호환이나 반하백출천마탕을 쓴다(『난실비장』). ○ 담궐두통에는 상청백부자환, 정풍병자, 궁신도담탕 등을 쓴다(『세의득효방』). ○ 습과 담이 생기면 잠시도 쉬지 않고 아픈데, 삼생환이나 이진탕에 남성·창출·천궁·세신을 더하여 쓴다(『의학입문』).

옥호환

담궐두통과 어지러운 것을 치료한다.

백면 석 냥, 반하(날것)·남성(날것) 각 한 냥, 천마·백출 각 닷 돈, 웅황(수비한 것) 서 돈 반.

위의 약들을 가루내어 생강즙으로 쑨 풀로 반죽하여 오자대의 알약을 만든다. 서른 알씩 물 한 잔을 먼저 끓이다가 약을 넣고 다섯 번에서 일곱 번 더 끓어오르게 달여 약이 물 위에 뜨면 건져서 식힌 다음 식후에 생강 달인 물로 먹는다(『태평혜민화제국방』, 『의학입문』).

---

165 『太平惠民和劑局方』 卷四 「痰飮附咳嗽」(앞의 책, 132-133쪽). 처방 명이 '化痰玉壺丸'으로 되어 있다.

166 『醫學入門』 外集 卷六 雜病用藥賦 「頭風」(앞의 책, 493쪽). 『局方發揮』에는 처방 중 白朮과 雄黃이 없다. 『醫學入門』의 玉壺丸에는 白麪이 없고, '雄黃 爲一錢, 餘藥皆二錢'으로 되어 있다(『東醫寶鑑校釋』, 220쪽).

半夏白朮天麻湯

治脾胃虛弱, 痰厥頭痛. 其證頭苦痛如裂, 身重如山, 四肢厥冷, 嘔吐眩暈, 目不敢開, 如在風雲中.

半夏 製, 陳皮, 麥芽 炒 各一錢半, 白朮, 神麴 炒 各一錢, 蒼朮, 人蔘, 黃芪, 天麻, 白茯苓, 澤瀉 各五分, 乾薑 三分, 黃柏 酒洗 二分.

右剉作一貼, 薑五片, 水煎服〔東垣〕[167].

○ 頭痛苦甚, 謂之足太陰痰厥頭痛, 非半夏不能療. 眼黑頭旋[168], 風虛內作, 非天麻不能除. 黃芪甘溫, 瀉火補元氣, 實表虛, 止自汗. 人蔘甘溫, 瀉火補中益氣. 二朮俱苦甘溫, 除濕補中益氣. 澤瀉茯苓利小便導濕. 橘皮苦溫, 益氣調中[169]. 神麴消食, 蕩胃中滯氣. 大麥蘗寬中助胃氣[170]. 乾薑辛熱, 以滌中寒. 黃柏大苦寒, 酒洗以療冬天小火[171]在泉發燥也[172][173]〔東垣〕.

167 『蘭室秘藏』 卷中 頭痛門 「頭痛論」(『東垣醫集』, 189-190쪽). 『東垣試效方』 卷第五 頭痛門 「頭痛論」(『東垣醫集』, 471-472쪽).

168 ‘頭旋’은 머리가 빙빙 도는 것처럼 어지러운 것을 말한다. 眩暈과 같은 뜻이다.

169 『蘭室秘藏』에는 ‘調中’ 뒤에 ‘升陽’이 더 있다.

170 『蘭室秘藏』에는 ‘蘗’이 ‘麵’으로 되어 있다. ‘蘗’, 황경나무 벽. ‘大麥蘗’은 맥아의 異名이다.

171 『蘭室秘藏』에는 ‘小’가 ‘少’로 되어 있다.

172 『蘭室秘藏』 卷中 頭痛門 「頭痛論」(『東垣醫集』, 190쪽). “黃柏大苦寒, 酒洗以療冬天小火在泉發燥也”는 황백이 아주 苦寒한 약이어서 陰을 견고하

반하백출천마탕

비위가 허약하여 생긴 담궐두통을 치료한다. 증상은 머리가 터지는 것같이 몹시 아프고 몸이 산처럼 무거우며 사지가 싸늘하고, 토하며 어지럽고 마치 비바람 속에 있는 듯 눈을 뜨기 힘든 것을 치료한다.

반하(법제한 것), 진피, 맥아(볶은 것) 각 한 돈 반, 백출·신곡(볶은 것) 각 한 돈, 창출·인삼·황기·천마·백복령·택사 각 닷 푼, 건강 서 푼, 황백(술로 씻은 것) 두 푼.

위의 약들을 썰어 한 첩으로 하여 생강 다섯 쪽을 넣고 물에 달여 먹는다(『난실비장』).

○ 머리가 매우 아픈 것을 족태음경의 담궐두통이라고 하는데, 반하가 아니면 치료할 수 없다. 눈이 캄캄하고 머리가 빙빙 도는 것은 풍이 허한 틈을 타 속에서 생긴 것인데, 천마가 아니면 없앨 수 없다. 황기는 달고 따뜻하여 화를 내리고 원기를 보하며 표가 허한 것을 실하게 하고 식은땀을 멎게 한다. 인삼은 달고 따뜻하여 화를 내리고 중초를 보하며 기운을 북돋운다. 창출과 백출은 모두 쓰면서 달며 따뜻하여 습을 없애고 중초를 보하며 기운을 북돋운다. 택사와 복령은 소변을 잘 보게 하고 습을 끌어낸다. 귤피는 쓰고 따뜻하여 기운을 북돋우고 중초를 고르게 한다. 신곡은 음식을 소화시키고 위 속에 막힌 기를 쓸어낸다. 맥아는 중초를 풀어주고 위기를 돕는다. 건강은 맵고 뜨거워 중초의 찬 기운을 몰아낸다. 황백은 아주 쓰고 찬데 술에 씻어서 쓰면 겨울에 소양少陽 상화相火가 재천在泉하여〔하초下焦의 신화腎火 때문에〕 건조해지는 것〔조증躁症이 생기는 것〕을 치료한다(『난실비장』).

게 하여 腎火로 인한 躁熱을 없앨 수 있는데, 다만 겨울에는 苦寒한 약만을 쓰는 것은 바람직하지 않으므로 酒洗를 하면 술의 性이 苦寒한 약성을 제어하여 時令에 적응할 수 있게 된다. '少火在泉'이란 下焦의 腎火와 같은 말이다. '躁'는 원래 '燥'로 되어 있었으나 이는 형태가 비슷하여 잘못 전해진 것이다. 醫統本과 四庫全書本에 따라 바꾸었다(『東垣醫集』, 190쪽. 編校者 注).

173 『蘭室秘藏』 卷中 頭痛門 「頭痛論」(『東垣醫集』, 189-190쪽). 『東垣試效方』 卷第五 頭痛門 「頭痛論」(『東垣醫集』, 471-472쪽).

上淸白附子丸

治風痰盛, 頭痛目眩, 旋暈欲倒, 嘔噦惡心, 神思昏憒, 常服除風化痰, 淸利頭目.

白附子 炮, 半夏 製, 川芎, 甘菊, 南星 炮, 白殭蠶 炒, 陳皮 去白, 旋覆花, 天麻 各一兩, 全蝎 炒 半兩.

右爲末, 薑汁浸, 蒸餅和丸梧子大, 薑湯下三十丸〔得效〕[174].

定風餅子

治痰厥頭痛, 嘔吐眩暈.

川烏, 川芎, 南星, 半夏, 乾薑, 天麻, 白茯苓, 白附子, 甘草 各等分 生用.

右爲末, 薑汁糊和丸芡實大, 捏作餅子, 朱砂爲衣, 每一餅細嚼, 薑湯下〔得效〕[175].

174 原方은『御藥院方』卷一「治風藥門」(王淑民 關雪 點校,『御藥院方』, 人民衛生出版社, 1992, 3쪽)에 나온다(『中醫方劑大辭典』第一册, 1,005쪽).

175 이 처방은『類證普濟本事方』卷一(앞의 책, 382쪽) 에 처음 나온다(『中醫方劑大辭典』第六册, 821쪽).

상청백부자환

풍담이 성하여 머리가 아프고 눈이 아찔하며 어지러워서 넘어질 것 같고, 구역질이 나며 메스껍고 정신이 흐리며 심란한 것을 치료한다. 늘 먹으면 풍을 없애고 담을 삭이며 머리와 눈을 맑게 한다.

백부자(싸서 구운 것), 반하(법제한 것), 천궁, 감국, 남성(싸서 구운 것), 백강잠(볶은 것), 진피(흰 속을 없앤 것), 선복화, 천마 각 한 냥, 전갈(볶은 것) 반 냥.

위의 약들을 가루내어 생강즙에 담갔다가〔불려서〕찐 떡으로 반죽하여 오자대의 알약을 만들어 서른 알씩 생강 달인 물로 먹는다(득효).

정풍병자

담궐두통으로 토하고 어지러운 것을 치료한다.

천오 · 천궁 · 남성 · 반하 · 건강 · 천마 · 백복령 · 백부자 · 감초 각 같은 양(모두 날것으로 쓴다).

위의 약들을 가루내어 생강즙으로 쑨 밀가루 풀로 반죽하여 감실대의 알약을 만들어 납작하게 떡을 만든 다음 주사로 옷을 입혀 떡 하나씩 잘게 씹어 생강 달인 물로 먹는다(득효).

芎辛導痰湯

治痰厥頭痛.

半夏 製 二錢, 川芎, 細辛, 南星 炮, 陳皮, 赤茯苓 各一錢, 枳
殼, 甘草 各五分.

右剉作一貼, 薑七片, 水煎服〔奇效〕[176].

三生丸

治痰厥頭痛.

半夏, 白附子, 天南星 各等分.

右爲末, 薑汁浸, 蒸餠和丸菉豆大, 食後, 薑湯下四五十丸〔得效〕[177].

176 『奇效良方』卷之二十四「頭痛頭風大頭風痛治方」
  (『奇效良方』第二冊, 商務印書館, 1977, 521쪽).

177 『世醫得效方』卷二 大方脈雜醫科「痃癖」虛瘧 '分
  利順元散'(앞의 책, 33쪽). "治虛怯人患瘧, 未可進
  常山等藥者. 川烏一兩, 附子一兩或二兩, 南星二兩,
  木香別剉五錢旋入. 右除木香, 不見火, 三味各一半,
  去皮生用, 卽三生飮." 주치와 복용법은 나오지 않
  는다. 『類證普濟本事方』卷三(앞의 책, 398쪽)에
  처음 나온다(『中醫方劑大辭典』第一冊, 534쪽).

궁신도담탕

담궐두통을 치료한다.

반하(법제한 것) 두 돈, 천궁, 세신, 남성(싸서 구운 것), 진피, 적복령 각 한 돈, 지각·감초 각 닷 푼.

위의 약들을 썰어 한 첩으로 하여 생강 일곱 쪽을 넣고 물에 달여 먹는다(『기효양방』).

삼생환

담궐두통을 치료한다.

반하·백부자·천남성 각 같은 양.

위의 약들을 가루내어 생강즙에 담갔다가 〔불려서〕 찐 떡으로 반죽하여 녹두대의 알약을 만들어 식후에 마흔에서 쉰 알씩 생강 달인 물로 먹는다(『세의득효방』).

氣厥頭痛

氣血虛而邪氣逆上爲頭痛. ○ 頭痛耳鳴, 九竅不利, 兩太陽穴痛甚, 乃氣虛頭痛也. 宜順氣和中湯, 黃芪益氣湯. ○ 血虛頭痛, 自魚尾上攻而爲痛. 宜當歸補血湯, 加味四物湯. 眉尖後近髮際, 曰魚尾. ○ 氣血俱虛頭痛, 宜加味調中益氣湯, 安神湯. ○ 大病後, 氣虛頭痛, 四柱散 方見大便 加茶一撮, 煎服. ○ 如氣上不下, 厥而爲痛, 宜芎烏散〔入門〕.

順氣和中湯

治氣虛頭痛, 宜升補陽氣.

黃芪 蜜炒 一錢半, 人蔘 一錢, 白朮, 當歸, 芍藥, 陳皮 各五分, 升麻, 柴胡 各三分, 蔓荊子, 川芎, 細辛 各二分.

右剉作一貼, 水煎服〔綱目〕.

---

178 『醫學入門』에는 "厥者, 逆也. 邪氣逆上陽經而作痛, 甚則發厥, 須分內外二因治之"로 되어 있다.

179 『醫學入門』에는 "內虛氣滯太陽痛, 內傷氣虛, 相火上衝, 耳鳴九竅不利, 兩太陽穴痛, 宜補中益氣湯倍川芎, 加知母蔓荊子, 或四君子湯"으로 되어 있다.

180 『醫學入門』에는 "血虛魚尾上生嗔, 古芎歸湯, 或四物湯加酒芩羌活柴胡蔓荊子"로 되어 있다.

181 『醫學入門』에는 "氣血兩虛者, 調中益氣湯加川芎細辛. 挾火者, 安神湯"으로 되어 있다.

182 『醫學入門』에서는 芎烏散의 쓰임에 대하여 "七情

기궐두통

기와 혈이 허하여 사기가 위로 치밀어오르면 머리가 아프게 된다. ○ 머리가 아프고 귀가 울며 아홉 구멍〔九竅〕의 작용이 순조롭지 못하고 양쪽 태양혈이 심하게 아프면 기허두통이다. 순기화중탕이나 황기익기탕을 쓴다. ○ 혈허두통은 어미혈에서부터 위로 치받아 아프다. 당귀보혈탕이나 가미사물탕을 쓴다. 눈썹 끝 뒤쪽에서 발제에 가까운 곳을 어미혈이라고 한다. ○ 기와 혈이 모두 허하여 머리가 아픈 데는 가미조중익기탕이나 안신탕을 쓴다. ○ 큰 병을 앓은 후의 기허두통에는 사주산(처방은 「대변문」에 있다)에 차 한 자밤을 넣어 달여 먹는다. ○ 기가 위로 올라가 내려오지 않아 궐증이 생겨 아픈 데는 궁오산을 쓴다(『의학입문』).

순기화중탕

기허두통을 치료하는데, 이때에는 양기를 끌어올리고 보하여야 한다.

황기(꿀에 축여 볶은 것) 한 돈 반, 인삼 한 돈, 백출 · 당귀 · 작약 · 진피 각 닷 푼, 승마 · 시호 각 서 푼, 만형자 · 천궁 · 세신 각 두 푼.

위의 약들을 썰어 한 첩으로 하여 물에 달여 먹는다(『의학강목』).

氣厥, 心腹脹滿, 嘔吐酸水, 宜古芎烏散" 이라고 하였다. 이상 '氣厥頭痛' 항목의 내용은 『醫學入門』 外集 卷四 雜病分類 外感 風類 「頭痛」(앞의 책, 347쪽)을 재구성한 것이다.
183 『醫學綱目』 卷之十五 肝膽部 「頭風痛」(앞의 책, 279쪽). 이 처방은 羅天益의 『衛生寶鑑』 卷九 名方類集 諸風門 「頭痛門並治法方」(『衛生寶鑑』, 香港 商務印書館, 1959, 122-123쪽)에서 인용한 것이다. 『衛生寶鑑』에는 '甘草炙七分' 이 더 들어 있다. 『醫學綱目』에는 '三分' 으로 되어 있다.

黃芪益氣湯

治氣虛頭痛.

黃芪 蜜炒 一錢, 人蔘, 白朮, 半夏 製, 陳皮 各七分, 當歸 酒洗,
川芎, 藁本, 甘草 各五分, 黃柏 酒炒, 升麻, 細辛 各五分.
右剉作一貼, 入薑三片棗二枚, 水煎服〔回春〕.

當歸補血湯

治血虛頭痛.

生乾地黃 酒炒, 白芍藥, 川芎, 當歸, 片芩 酒炒 各二錢, 防風,
柴胡, 蔓荊子 各五分, 荊芥, 藁本 各四分.
右剉作一貼, 水煎服〔醫鑑〕.

加味四物湯

治血虛, 陰火上衝頭痛.

當歸, 川芎, 生乾地黃 酒炒, 黃柏 酒炒, 知母 酒炒, 黃芩 酒炒,
黃連 酒炒, 蔓荊子, 梔子 炒 各七分.
右剉作一貼, 水煎服〔回春〕.

---

184 『萬病回春』에는 '棗二枚'가 없다.   『古今醫鑑』에도 '一'로 되어 있다.
185 『萬病回春』卷之五「頭痛」(앞의 책, 258쪽).   187 『古今醫鑑』卷之九「頭痛」方 (앞의 책, 229-230쪽).
186 嘉慶一本과 道光本에는 '二'가 '一'로 되어 있다.   188 『萬病回春』卷之五「頭痛」(앞의 책, 258쪽).

황기익기탕

기허두통을 치료한다.

황기(꿀에 축여 볶은 것) 한 돈, 인삼, 백출, 반하(법제한 것), 진피 각 일곱 푼, 당귀(술로 씻은 것), 천궁, 고본, 감초 각 닷 푼, 황백(술에 축여 볶은 것), 승마, 세신 각 닷 푼.

위의 약들을 썰어 한 첩으로 하여 생강 세 쪽, 대추 두 개를 넣고 물에 달여 먹는다(『만병회춘』).

당귀보혈탕

혈허두통을 치료한다.

건지황(술에 축여 볶은 것), 백작약, 천궁, 당귀, 황금(술에 축여 볶은 것) 각 한 돈, 방풍·시호·만형자 각 닷 푼, 형개·고본 각 너 푼.

위의 약들을 썰어 한 첩으로 하여 물에 달여 먹는다(『고금의감』).

가미사물탕

혈이 허하여 음화陰火가 위로 치밀어올라 머리가 아픈 것을 치료한다.

당귀, 천궁, 건지황(술에 축여 볶은 것), 황백(술에 축여 볶은 것), 지모(술에 축여 볶은 것), 황금(술에 축여 볶은 것), 황련(술에 축여 볶은 것), 만형자, 치자(볶은 것) 각 일곱 푼.

위의 약들을 썰어 한 첩으로 하여 물에 달여 먹는다(『만병회춘』).

加味調中益氣湯

治氣血俱虛頭痛, 其效如神.

黃芪 蜜炒 一錢, 人蔘, 蒼朮, 甘草 各七分, 陳皮, 當歸, 川芎 各五分, 木香, 升麻, 柴胡, 細辛, 蔓荊子 各三分.

右剉作一貼, 水煎服〔東垣〕[189].

安神湯

治氣血虛而有火頭痛, 頭旋眼黑.

黃芪 一錢半, 羌活, 黃柏 酒浸 各一錢, 柴胡, 升麻, 生地黃, 知母 並酒浸 各五分, 防風 二分半, 生甘草, 灸甘草 各二分.

右剉, 水煎數沸, 入川芎蔓荊子各三分, 再煎至半, 食後溫服〔東垣〕[190].

芎烏散

川芎, 烏藥 各等分.

右爲末, 每二錢, 以燒秤錘淬酒調服. 亦治產後頭痛[191]〔入門〕[192].

189 『蘭室秘藏』 卷中 頭痛門 「頭痛論」(『東垣醫集』, 186쪽). 『東垣試效方』 卷第五 頭痛門 「頭痛論」 (『東垣醫集』, 471쪽). 두 곳 모두 '加味調中益氣湯'이라는 처방 명은 없고, 두통에 대한 설명에서 氣血俱虛로 인한 두통인 경우 調中益氣湯에 川芎, 蔓荊子, 細辛을 더 넣으라고 하였다.

190 『蘭室秘藏』 卷中 「頭痛門」(『東垣醫集』, 189쪽). 『東垣試效方』 卷第五 「頭痛門」(『東垣醫集』, 473쪽).

가미조중익기탕

기와 혈이 모두 허하여 머리가 아픈 것을 치료하는데, 그 효과가 매우 좋다.

황기(꿀에 축여 볶은 것) 한 돈, 인삼·창출·감초 각 일곱 푼, 진피·당귀·천궁 각 닷 푼, 목향·승마·시호·세신·만형자 각 서 푼.

위의 약들을 썰어 한 첩으로 하여 물에 달여 먹는다(『난실비장』).

안신탕

기와 혈이 허한데 화기가 있어 머리가 아프고 빙빙 돌며 눈앞이 캄캄한 것을 치료한다.

황기 한 돈 반, 강활, 황백(술에 담근 것) 각 한 돈, 시호·승마·생지황·지모(네 가지 모두 술에 담근 것) 각 닷 푼, 방풍 두 푼 반, 생감초·구감초 각 두 푼.

위의 약들을 썰어 물이 여러 번 끓어오르게 달인 뒤 천궁·만형자 각 서 푼을 넣고 다시 반으로 졸여 식후에 따뜻하게 먹는다(『난실비장』).

궁오산

천궁·오약 각 같은 양.

위의 약들을 가루내어 두 돈씩 불에 달군 저울추를 담금질했던 술에 타서 먹는다. 또 산후에 머리가 아픈 것도 치료한다(『의학입문』).

---

191 嘉慶二本에는 '痛'이 '風'으로 되어 있다.

192 『醫學入門』外集 卷六 雜病用藥賦 「頭疼」(앞의 책, 492쪽). 처방 명이 '芎芎烏散'으로 되어 있고, '茶淸'으로 調服한다고 하였다.

熱厥頭痛

治頭痛煩熱. 雖冬天大寒, 猶喜風寒, 其痛暫止略來. 暖處或見烟火, 則其痛復作. 宜淸上瀉火湯, 防風散〔東垣〕[193].

淸上瀉火湯

治熱厥頭痛.

柴胡 一錢, 羌活 八分, 酒黃芩, 酒知母 各七分, 酒黃柏, 灸甘草, 黃芪 各五分, 生地黃, 酒黃連, 藁本 各四分, 升麻, 防風 各三分半, 蔓荊子, 當歸身, 蒼朮, 細辛 各三分, 荊芥穗, 川芎, 生甘草 各二分, 酒紅花 一分.

右剉作一貼, 水煎服〔東垣〕[194].

防風散

治積熱上衝, 頭痛如火[195].

羌活, 防風, 當歸, 大黃, 川芎, 梔子, 薄荷 各一錢, 蟬殼, 甘草 各五分.

右剉作一貼, 入燈心二十莖苦竹葉十片, 水煎服〔得效〕[196].

193 『蘭室秘藏』卷中「頭痛門」(『東垣醫集』, 188쪽). 여기 인용된 문장은 '淸上瀉火湯'에 대한 설명 부분이다. "昔有人年少時氣弱, 常於氣海三里灸之, 節次約五七十壯, 至年老添熱厥頭痛, 雖冬天大寒, 猶喜寒風, 其頭痛則愈. 微來暖處, 或見烟火, 其痛復作, 五七十年不愈, 皆灸之過也."

194 『蘭室秘藏』卷中「頭痛門」(『東垣醫集』, 188쪽).

195 『世醫得效方』에는 이 구절 다음에 '痛入頂中'이라는 구절이 더 있다.

196 『世醫得效方』卷第十 大方脈雜醫科「頭痛」'熱證'

열궐두통

머리가 아프고 답답하면서 열이 나는데, 추운 한겨울이라도 오히려 찬바람 쐬기를 좋아하고 아픈 것이 잠깐 멈추었다가도 다시 아프다. 따뜻한 곳에 가거나 불길만 보아도 다시 아프다. 청상사화탕이나 방풍산을 쓴다(『난실비장』).

청상사화탕

열궐두통을 치료한다.

시호 한 돈, 강활 여덟 푼, 황금(술로 법제한 것), 지모(술로 법제한 것) 각 일곱 푼, 황백(술로 법제한 것), 구감초, 황기 각 닷 푼, 생지황, 황련(술로 법제한 것), 고본 각 너 푼, 승마·방풍 각 서 푼 반, 만형자·당귀신·창출·세신 각 서 푼, 형개수·천궁·생감초 각 두 푼, 홍화(술로 법제한 것) 한 푼.

위의 약들을 썰어 한 첩으로 하여 물에 달여 먹는다(『난실비장』).

방풍산

쌓인 열이 위로 치받아 머리가 불이 난 것같이 아픈 것을 치료한다.

강활·방풍·당귀·대황·천궁·치자·박하 각 한 돈, 선태·감초 각 닷 푼.

위의 약들을 썰어 한 첩으로 하여 등심 스무 줄기와 고죽엽 열 개를 넣고 물에 달여 먹는다(『세의득효방』).

(앞의 책, 161쪽). 『世醫得效方』에는 '甘草'가 '粉草'로 되어 있다. '粉草'는 감초의 異名이다. 이 이름은 『群芳譜』(王象晉이 편찬한 책으로 17세기 초에 발간되었다. 原名은 『二如亭群芳譜』이다)에 나온다.

濕厥頭痛

冒雨傷濕, 頭重眩痛, 遇陰雨則甚. 宜芎辛湯 方見上, 芎朮除眩湯〔入門〕[197].

芎朮除眩湯

治感寒濕, 眩暈頭極痛.

川芎 二錢, 白朮, 附子 生 各一錢, 桂皮, 甘草 各五分.

右剉作一貼, 入薑七片棗二枚, 水煎服〔入門〕[198].

197 『醫學入門』 外集 卷六 雜病用藥賦 「頭疼」(앞의 책,
    492-493쪽)의 '芎朮湯'과 '芎朮除眩湯', '芎辛湯'
    의 主治에 관한 부분을 재구성한 것이다.

198 『醫學入門』 外集 卷六 雜病用藥賦 「頭疼」(앞의 책,
    492-493쪽).

습궐두통

비를 맞아 습에 상하여 머리가 무거우면서 어지럽고 아픈데 날이 궂으면 더 심해진다. 궁신탕(처방은 앞에 있다)이나 궁출제현탕을 쓴다(『의학입문』).

궁출제현탕

한습에 상하여 어지럽고 머리가 심하게 아픈 것을 치료한다.

천궁 두 돈, 백출·부자(날것) 각 한 돈, 계피·감초 각 닷 푼.

위의 약들을 썰어 한 첩으로 하여 생강 일곱 쪽, 대추 두 개를 넣고 물에 달여 먹는다(『의학입문』).

궁출제현탕

眞頭痛

詳見下不治類.

醉後頭痛

詳見內傷門.

진두통

뒤의 「불치」 조문에 자세히 나와 있다.

취후두통

「내상문」에 자세히 나와 있다.

頭痛當分六經

凡頭痛, 皆以風藥治之者, 高巓之上, 惟風可到, 故總其大體而言之也, 然亦有三陽三陰之異焉[199]. ○ 太陽頭痛, 惡風寒, 脈浮緊, 宜羌活獨活麻黃川芎之類. ○ 少陽頭痛, 往來寒熱, 脈弦而細, 宜柴胡黃芩之類. ○ 陽明頭痛, 自汗發熱, 脈緩長實[200], 宜乾葛升麻石膏白芷之類. ○ 太陰頭痛, 必有痰身重, 脈沈緩, 宜蒼朮半夏南星之類. ○ 少陰頭痛, 三陰三陽經不流行, 足寒氣逆爲寒厥, 其脈沈細, 宜麻黃附子細辛湯 方見寒門. ○ 厥陰頭痛, 或吐痰沫厥冷, 其脈浮緩, 吳茱萸湯 方見寒門. ○ 三陽合病爲頭痛, 宜三陽湯 〔東垣〕[201]. ○ 三陽熱鬱頭痛, 不敢見日光, 置氷於頂上, 宜汗吐下三法並行乃愈 〔子和〕[202].

三陽湯

治三陽合病爲頭痛.

羌活, 防風, 石膏, 白芷, 柴胡, 川芎 各一錢, 荊芥, 升麻, 葛根, 芍藥, 細辛 各五分.

右剉作一貼, 入連根葱白三莖, 水煎服 〔海藏〕[203].

---

199 『蘭室秘藏』에는 "凡頭痛, 皆以風藥治之者, 總其大體而言之也. 高巓之上, 惟風可到, 故味之薄者, 陰中之陽, 迺自地升天者也. 然亦有三陽三陰之異"로 되어 있다.

200 『蘭室秘藏』에는 '脈緩長室'이 '脈浮緩長室'로 되어 있다.

201 『蘭室秘藏』卷中 頭痛門 「頭痛論」(『東垣醫集』, 185-186쪽). 『東垣試效方』卷第五 頭痛門 「頭痛論」(『東垣醫集』, 470-471쪽).

202 『儒門事親』卷六 十形三療一 火形 「頭熱痛四十」

두통은 육경에 따라 나누어야 한다

일반적으로 머리 아픈 데에 '모두 풍을 다스리는 약으로 치료한다'는 것은 정수리 꼭대기까지 오직 풍만이 도달할 수 있기 때문에 그렇게 대체적으로 말한 것이나, 여기에도 삼양삼음의 차이가 있다. ○ 태양두통은 바람과 찬 기운을 싫어하고 맥이 부긴浮緊한데, 강활·독활·마황·천궁 같은 것을 쓴다. ○ 소양두통은 추웠다 더웠다 하고 맥이 현세弦細한데, 시호·황금 같은 것을 쓴다. ○ 양명두통은 식은땀과 열이 나고 맥이 완장실緩長實한데, 갈근·승마·석고·백지 같은 것을 쓴다. ○ 태음두통은 반드시 담이 있고 몸이 무거우며 맥은 침완沈緩한데, 창출·반하·남성 같은 것을 쓴다. ○ 소음두통은 삼음경과 삼양경이 잘 돌지 못하여 발이 차고 기가 치밀어 한궐이 되어 맥은 침세沈細한데, 마황부자세신탕(처방은 「한문寒門」에 있다)을 쓴다. ○ 궐음두통으로 거품 섞인 가래를 토하거나 사지가 싸늘하고 맥이 부완浮緩한 데에는 오수유탕(처방은 「한문」에 있다)을 쓴다. ○ 삼양합병으로 머리가 아픈 데는 삼양탕을 쓴다(『난실비장』). ○ 삼양경에 열이 뭉쳐 머리가 아프면 햇빛을 바라볼 수가 없으며 〔열이 심하여〕 머리 위에 얼음을 얹어놓고 있을 때에는 땀을 내고 토하게 하며 설사시키는 세 가지 방법을 아울러 쓰면 낫는다(『유문사친』).

삼양탕

삼양합병으로 머리가 아픈 것을 치료한다.

강활·방풍·석고·백지·시호·천궁 각 한 돈, 형개·승마·갈근·작약·세신 각 닷 푼.

위의 약들을 썰어 한 첩으로 하여 뿌리가 달린 파〔파흰밑〕 세 뿌리를 넣고 물에 달여 먹는다(『의루원융』).

(앞의 책, 177쪽). 원문은 다음과 같다. "丹霞僧病頭痛, 常居暗室, 不敢見明, 其頭熱痛, 以布圍其頭上, 置冰於其中, 日易數次, 熱不能已, 諸醫莫識其證, 求見戴人. 戴人曰, 此三陽畜熱故也, 乃置炭火於煖室中, 出汗涌吐三法倂行, 七日方愈, 僧顧從者曰, 此神仙手也."

203 『醫壘元戎』 卷三 「陽明證」(王晄 撰, 四庫醫學總書 『病機氣宜保命集 外七種』, 上海古籍出版社, 1991 所收, 685쪽). 처방 명은 따로 없고 그냥 '三陽頭痛'으로 되어 있으며, 처방 중 石膏가 없다.

腦風證

風氣循風府 穴名 而上, 則爲腦風[內經][204]. ○ 其證, 項背怯寒, 腦戶 穴名 極冷. 神聖散, 太陽丹[河間][205].

神聖散

治腦風.

麻黃, 細辛, 葛根 半生半炒, 藿香葉 各等分.

右爲末, 每取二錢, 荊芥薄荷酒調下[河間][206].

太陽丹

腦寒之病, 皆因邪攻於上焦, 令人頭痛, 晝夜不寧, 此藥主之[207].

石膏 二兩[208], 川芎, 川烏 炮, 白芷, 甘草 各一兩, 龍腦 二錢[209].

右爲末, 煉蜜同麪糊和勻, 每一兩作十八丸, 黃丹爲衣[210], 每取二三丸, 食後以葱茶煎湯, 嚼下[得效][211].

204 『素問』「風論篇第四十二」.

205 『黃帝素問宣明論方』卷二 諸證門 「腦風證」(앞의 책, 216쪽).

206 『黃帝素問宣明論方』卷二 諸證門 「腦風證」(앞의 책, 217쪽). 복용법이 "右爲末, 每取二錢, 煮荊芥薄荷, 酒調下. 茶也得" 으로 되어 있다.

207 '腦寒'은 鼻淵의 다른 이름이다. 비연은 코 안에서 누렇고 냄새 나는 분비물이 나오는 병증을 말한다.

208 '石膏'는 『世醫得效方』에서 '따로 간다(別硏)'고 하였다.

뇌풍증

풍기風氣가 풍부(혈자리 이름이다)를 끼고 돌아 위로 올라가면 뇌풍腦風이 된다(『내경』).
○ 그 증상은 뒷덜미와 등이 오싹하게 춥고 뇌호(혈자리 이름이다)가 매우 차다. 신성산이나 태양단을 쓴다(『황제소문선명론방』).

신성산

뇌풍을 치료한다.

마황, 세신, 갈근(반은 날것, 반은 볶은 것), 곽향엽 각 같은 양.

위의 약들을 가루내어 두 돈씩 형개와 박하로 담근 술에 타서 먹는다(『황제소문선명론방』).

태양단

비연은 모두 사기가 상초를 침범한 것이기 때문에 머리가 아파서 밤낮으로 편안하지 않은데, 이 약이 주치한다.

석고 두 냥, 천궁, 천오(싸서 구운 것), 백지, 감초 각 한 냥, 용뇌 두 돈.

위의 약들을 가루내어 같은 양의 졸인 꿀과 밀가루로 풀을 쑤어 한 냥으로 18개의 알약을 만든 다음 황단으로 옷을 입힌다. 한 번에 두세 알씩 식후에 파나 차를 달인 물로 씹어 먹는다(『세의득효방』).

---

209 '龍腦'는 『世醫得效方』에서 '따로 간다(別硏)'고
　　하였다.
210 『世醫得效方』에 '黃丹'은 '朱紅'으로 되어 있다.
211 『世醫得效方』卷第十 大方脈雜醫科「頭痛」'熱證'
　　(앞의 책, 161쪽). 이 처방은 『太平惠民和劑局方』

卷二「傷寒」(앞의 책, 66쪽)에 처음 나온다(『中醫
方劑大辭典』第二册, 477쪽).

首風證

新沐中風, 則爲首風. 其證頭面多汗惡風, 當先風一日則病甚,[212][213]
頭痛不可出內, 至其風日則病少愈〔內經〕. ○ 大川芎丸主之〔河[214][215][216]
間〕. ○ 沐浴後眩暈頭痛, 宜白芷丸〔入門〕.[217]

大川芎丸

治首風.

川芎 四兩, 天麻 一兩.

右爲末, 蜜和一兩作十丸, 每一丸, 細嚼, 茶酒送下〔河間〕.[218]

白芷丸

治沐浴後, 眩暈頭痛, 或頭風眩痛, 服之令人目明. 凡暴寒乍煖,
神思不淸, 頭目昏暈, 並宜服之.

新白芷 不拘多少.

剉, 以蘿葍汁浸, 晒乾爲末, 蜜丸彈子大, 每一丸, 細嚼, 以茶
淸或荊芥湯下〔本事〕. ○ 一名都梁元.[219]

212 『素門』「風論篇第四十二」.

213 『黃帝素問宣明論方』에는 '風' 자가 없다. "太素와
甲乙에는 '先當'으로 되어 있다. '先當一日'은 종
전에 물을 끼얹고 젖은 채로 바람에 손상된 날짜와
같은 十干의 날짜가 되기 하루 전을 말한다"(원진
희 옮김, 앞의 책, 27쪽 주 179).

214 『黃帝素問宣明論方』에는 '頭痛不可出內'라는 구
절이 없다.

215 '日'이 『雲笈七籤』에는 '止'로 되어 있다. '風日'
은 風에 손상된 날짜와 같은 十干의 날짜를 말한
다"(원진희 옮김, 앞의 책, 27쪽 주 181).

216 여기에 인용된 문장은 앞부분만 『內經』에서 인용

수풍증

머리를 막 감은 후 바람을 맞으면 수풍首風이 된다. 그 증상은 머리와 얼굴에 땀이 많이 나고 바람을 싫어한다. 바람이 불기 하루 전날에는 머리가 아파 집 안에서 나올 수 없고, 오히려 바람이 부는 날에는 아픈 것이 조금 나아진다(『내경』). ○ 대천궁환이 주치한다(하간). ○ 목욕 후에 어지럽고 머리가 아픈 데는 백지환을 쓴다(『의학입문』).

대천궁환

수풍을 치료한다.

천궁 넉 냥, 천마 한 냥.

위의 약들을 가루내어 꿀로 반죽하여 한 냥으로 열 개의 알약을 만들어 한 알씩 잘 씹어 차나 술로 넘긴다(『황제소문선명론방』).

백지환

목욕 후에 어지럽고 머리가 아픈 것을 치료한다. 또한 두풍증으로 눈앞이 아찔하고 아픈 데 이 약을 먹으면 눈을 밝게 한다. 매우 춥다가 갑자기 따뜻해지면 정신이 맑지 못하고 머리와 눈이 어지러운데, 이때에도 이 약을 먹는다.

백지(햇것을 양에 관계없이 쓴다).

위의 약을 썰어 무즙에 담갔다가 햇볕에 말린 다음 가루내어 꿀로 반죽하여 탄자대의 알약을 만들어 한 알씩 잘 씹어서 맑은 찻물이나 형개 끓인 물로 넘긴다(『보제본사방』). ○ 도량원이라고도 한다.

한 것이고, 전체 문장은 『黃帝素問宣明論方』 卷二 諸證門 「腦風證」(앞의 책, 217쪽)에서 인용한 것이다.

217 『醫學入門』 外集 卷四 雜病分類 外感 風類 「頭痛」 (앞의 책, 347쪽). "沐浴後者, 單白芷丸."

218 『黃帝素問宣明論方』 卷二 諸證門 「首風證」(앞의

책, 217쪽).

219 『類證普濟本事方』 卷二 「治頭痛頭暈方」 '白芷圓' (앞의 책, 392쪽). "治氣虛頭暈." 『中醫方劑大辭典』 第三册에서는 이 처방이 『東醫寶鑑』에서 '本事'를 인용하여 나온다고 하였다(앞의 책, 734-735쪽).

眉稜骨痛 [220]

眉心幷眉梁骨痛者, 痰也 [221][222]. 二陳湯 方見痰飮 煎水, 吞下靑州白元子 方見風門〔得效〕. ○眉稜骨痛, 連目不可開, 晝靜夜劇. 或因濕痰, 眉眶骨痛 [223], 身重者, 宜芎辛導痰湯 方見上 加川烏白朮〔入門〕[224]. ○眉稜骨痛, 宜選奇湯, 上淸散. ○眉眶痛, 屬風熱與痰. 白芷酒片芩等分爲末, 茶淸調下二錢, 溫酒亦可〔丹心〕[225]. ○眉輪骨痛 [226][227], 痰火也. 眉眶痛, 亦痰火之徵也 [228]〔回春〕. ○因風寒眉骨痛, 川烏草烏各一錢 童尿俱浸二宿炒用, 細辛羌活酒片芩甘草灸各半錢. 同爲末, 分二貼, 茶淸調下, 食後 [229]〔正傳〕.

選奇湯

治眉稜骨痛不可忍.

羌活, 防風, 半夏 製 各二錢, 酒片芩 一錢半, 甘草 一錢.
右剉作一貼, 入姜三片, 水煎服 [230]〔回春〕.

上淸散

治風頭痛, 眉骨眼眶俱痛不可忍 [231].

川芎, 鬱金, 芍藥, 荊芥, 薄荷, 芒硝 各二錢半, 乳香, 沒藥 各五分, 龍腦 二分半.
右爲末, 每取一字, 鼻內搐之〔丹心〕[232].

---

220 '眉稜骨'은 앞머리뼈의 눈확 부위, 눈썹 활 부위를 말한다(『동의학사전』, 346쪽).

221 '眉梁骨'은 미릉골을 가리킨다. 또는 눈확을 이루고 있는 뼈 중에 위턱 뼈의 눈확면 부위를 말한다(『동의학사전』, 346쪽).

222 『世醫得效方』에는 '痰'이 '痰飮'으로 되어 있다. 『世醫得效方』 卷第十 大方脈雜醫科 「頭痛」 '虛證'

(앞의 책, 163쪽). '二陳湯'의 主治에 대한 설명이다.

223 '眉眶骨'은 미릉골을 말한다.

224 『醫學入門』 外集 卷四 雜病分類 外感 風類 「頭風 附眉綾骨痛」(앞의 책, 348쪽). 『醫學入門』에는 "眉稜骨痛, 連目不可開, 晝靜夜劇. 身重者, 導痰湯. 濕痰眉眶骨痛, 體重者, 芎辛湯合導痰湯加川烏白朮"로 되어 있다.

양 눈썹의 뼈가 아픈 것(미릉골통)

양 눈썹 사이와 미릉골이 아픈 것은 담 때문이다. 이진탕(처방은 「담음문」에 있다) 달인 물로 청주백원자(처방은 「풍문」에 있다)를 먹는다(『세의득효방』). ○ 미릉골이 아파서 눈까지 뜰 수 없고 낮에는 덜했다가 밤이 되면 심해지며 또 습담으로 미릉골이 아프고 몸이 무거운 데는 궁신도담탕(처방은 앞에 있다)에 천오·백출을 더하여 쓴다(『의학입문』). ○ 미릉골이 아픈 데는 선기탕이나 상청산을 쓴다. ○ 눈썹 주위〔眉〕가 아픈 것은 풍열이나 담에 속하는 데 백지·황금(술로 법제한 것) 같은 양을 가루내어 두 돈씩 맑은 찻물에 타서 먹거나 데운 술로 먹어도 좋다(『단계심법심요』). ○ 미릉골이 아픈 것은 담화 때문이다. 눈썹 주위가 아픈 것도 역시 담화가 있는 것이다(『만병회춘』). ○ 풍한으로 미릉골이 아픈 데는 천오·초오 각 한 돈(두 가지 모두 동변에 이틀간 담갔다가 볶는다), 세신, 강활, 황금(술로 법제한 것), 감초 (볶은 것) 각 반 돈을 함께 가루내어 두 첩으로 나누어 맑은 찻물에 타서 먹는다(『의학정전』).

선기탕

미릉골이 참을 수 없이 아픈 것을 치료한다.

강활·방풍·반하(법제한 것) 각 두 돈, 황금(술로 법제한 것) 한 돈 반, 감초 한 돈.

위의 약들을 썰어 한 첩으로 하여 생강 세쪽을 넣고 물에 달여 먹는다(『만병회춘』).

상청산

풍으로 머리가 아픈 것, 미릉골과 눈 주위가 모두 참을 수 없이 아픈 것을 치료한다.

천궁·울금·작약·형개·박하·망초 각 두 돈 반, 유향·몰약 각 닷 푼, 용뇌 두 푼 반.

위의 약들을 가루내어 코 안으로 불어넣는다(『단계심법부여』).

225 『丹溪心法心要』 卷三 「眉棱骨痛四十二」(앞의 책, 905쪽).

226 '輪'이 道光本에는 '稜'으로 되어 있다.

227 '尾輪骨'은 미릉골을 말한다.

228 『萬病回春』 卷之五 「頭痛」(앞의 책, 257쪽). "眉輪骨痛, 痰火之徵也, 又云風熱與痰也. 眉眶痛者, 亦痰火之徵也."

229 『醫學正傳』 卷之四 「頭痛」 '方法'(앞의 책, 201쪽). '又方'으로 나오는 내용이다. '局方'을 인용하였다.

230 『萬病回春』 卷之五 「頭痛」(앞의 책, 259쪽).

231 '眼眶'은 眶(눈확 둘레를 이루는 뼈)과 같은 뜻으로 쓰인다(『동의학사전』, 1,061쪽).

232 『丹溪心法附餘』 卷之十二 風濕門 「頭痛六十一」 '附諸方'(앞의 책, 786쪽).

頭痛不治難治證

眞頭痛者, 頭痛甚, 腦盡痛, 手足寒至節, 死不治〔靈樞〕[233]. ○ 眞頭痛者, 其痛上穿風府, 陷入泥丸宮, 不可以藥愈, 朝發夕死, 夕發朝死. 盖頭中, 人之根, 根氣先絶也〔得效〕[234]. ○ 頭連腦痛甚, 手足俱寒者, 不治〔得效〕[235]. ○ 頭沉痛入泥丸, 手足冷, 爪甲靑者, 謂之眞頭痛. 其連齒痛甚者, 屬少陰厥證, 俱不治〔入門〕[236]. ○ 診頭痛目痛, 久視無所見者, 死〔綱目〕[237]. ○ 頭目痛, 卒視無所見者, 亦死〔醫鑑〕[238]. ○ 泄瀉多而眩暈, 時時自冒者, 難治〔回春〕[239]. ○ 凡眩暈, 言亂汗多下利, 時時自冒者, 虛極, 難治〔入門〕[240].

233 『靈樞』「厥病第二十四」.

234 『世醫得效方』卷第十 大方脈雜醫科 頭痛 虛證「灸法」(앞의 책, 163쪽).

235 『世醫得效方』卷第二 大方脈雜醫科「傷寒遺事」(앞의 책, 38-39쪽).

236 『醫學入門』에는 '頭'가 '脈'으로 되어 있다.

237 『醫學入門』外集 卷四 雜病分類 外感 風類「頭痛」(앞의 책, 347쪽). 원문과 들고남이 있다.

238 『醫學綱目』卷之十五 肝膽部「頭風痛」(앞의 책, 283쪽).

239 『古今醫鑑』卷一 脈訣「驗諸死證脈」(앞의 책, 14쪽).

머리가 아픈 데 치료할 수 없는 것과 치료하기 어려운 것

진두통은 머리가 심하게 아파서 골속까지 다 아픈 것으로, 손과 발의 뼈마디까지 차가워지면 죽는다. 치료할 수 없다(『영추』). ○ 진두통은 아픔이 위로 풍부를 뚫고 올라가 이환궁 속으로 들어간 것으로, 약으로 낫지 않으며 아침에 발병하면 저녁에 죽고 저녁에 발병하면 아침에 죽는다. 머릿속은 사람의 뿌리인데, 이 뿌리의 기운〔根氣〕이 먼저 끊어졌기 때문이다(『세의득효방』). ○ 머리에서 골까지 심하게 아프며 손발이 모두 찬 것은 치료할 수 없다(『세의득효방』). ○ 〔맥이 침하면서〕 머릿속 깊이 아파서 이환궁까지 들어가고 손발이 차며 손톱이 푸른 것을 진두통이라고 한다. 이까지 심하게 아픈 것은 족소음경의 궐증인데, 모두 치료할 수 없다(『의학입문』). ○ 머리가 아프면서 눈이 아픈데 오랫동안 아무것도 보이지 않을 경우에는 죽는다(『의학강목』). ○ 머리와 눈이 아프면서 갑자기 아무것도 볼 수 없으면 죽는다(『고금의감』). ○ 설사가 심하고 어지러우며 때때로 눈앞이 캄캄해지는 것은 치료하기 어렵다(『만병회춘』). ○ 일반적으로 어지러운데 헛소리를 하며 땀을 많이 흘리고 설사를 자주하며 때때로 눈앞이 캄캄해지는 것은 몹시 허한 것으로, 치료하기 어렵다(『의학입문』).

---

240 『萬病回春』 卷之四 「眩暈」(앞의 책, 217쪽). ‘蔘附
湯’ 에 대한 설명이다.
241 『醫學入門』 外集 卷四 雜病分類 外感 風類 「頭眩」
(앞의 책, 347쪽).

風頭旋 [242]

風頭旋者, 別無疾痛, 不自覺知, 常常頭自搖者是也. ○ 肝風盛則搖頭〔綱目〕[243]. ○ 治法同頭風. ○ 有一子, 患七年搖頭, 三年下血, 百方無效. 予思之, 乃肝血液盛, 外有風熱乘之. 肝屬木, 木盛而脾土爲木所剋. 脾與肺是子母, 俱爲肝所勝, 而血遂漬於[244]大便, 故便血不止. 遂處一方, 但損肝祛風而益脾. 只數服而愈, 後十餘日血止, 而下白膿, 遂得以安[245].

○ 防風 三兩, 瓜蔞根, 黃芪 蜜炒, 羌活, 白芍藥 各五錢, 犀角屑, 甘草 各二錢半, 蛇蛻 灸, 赤釣藤鉤子[246], 麻黃 各一錢. 右爲末, 棗肉和丸梧子大, 食後, 薄荷湯下五七十丸. 只二服, 頭搖卽止, 便血隨愈[247]〔綱目〕.

---

242 ‘風頭旋’은 肝風病으로 머리가 저절로 흔들리는 것을 말한다. 또 다른 뜻으로는 風邪가 골속으로 들어가거나 痰水를 끼고 거슬러 올라서 생기는 어지럼증을 말하기도 한다.

243 『醫學綱目』 卷之十五 肝膽部 「頭風屑」(앞의 책, 287쪽).

244 ‘漬’, 스며들, 담글 지.

245 『醫學綱目』 卷之三十六 小兒部 肝主風 「搖頭」(앞의 책, 822쪽). “鄭都丞子患七年搖頭, 三年下血, 已服百余方, 前後所服治搖頭者, 無非風藥止血者, 或作痢, 或作腸風, 百藥無效. 予旣視其病, 又知其詳, 亦不明其標本, 退而思之, 乃肝血液盛, 外有風熱乘之. 肝屬木, 盛而脾土爲木所克. 脾與肺是子母, 俱爲肝所勝, 而血遂漬於大便, 故便血不止. 遂處一

풍으로 머리를 흔드는 것

풍으로 머리를 흔드는 것은 별다른 통증 없이 자신도 모르게 머리가 늘 저절로 흔들리는 것이다. ○ 간肝에 풍이 너무 많으면 머리를 흔든다(『의학강목』). ○ 치료 방법은 두풍과 같다. ○ 어떤 아이가 7년 동안이나 머리를 흔들고 3년 동안이나 하혈하는 병을 앓았는데 모든 처방이 효과가 없었다. 나는 이것은 간의 피가 넘치는데 밖에서 풍열이 이를 억눌렀기〔乘〕 때문이라고 생각하였다. 간은 목木에 속하는데, 목의 기운이 너무 많으면 비토脾土가 목의 억제를 받게 된다. 비脾와 폐肺는 아들과 어미의 관계로서, 간이 그 둘의 기운을 이기기 때문에 피가 대변에 스며들어 변혈이 그치지 않는 것이다. 그래서 처방을 하나 내어 간의 기를 덜어내고 풍을 몰아내어 비의 기운을 북돋우었다. 몇 번 먹지 않아〔두풍증이〕 나았고 그 뒤 10여 일이 지나서 피가 그치고 흰 고름이 나온 후 다 나았다.

○ 방풍 석 냥, 과루근, 황기(꿀에 축여 볶은 것), 강활, 백작약 각 닷 돈, 서각(끌로 깎은 것), 감초 각 두 돈 반, 사태(구운 것), 조구등(붉고 낚싯바늘처럼 생긴 것), 마황 각 한 돈.

위의 약들을 가루내어 대조육으로 반죽하여 오자대의 알약을 만들어 식후에 쉰에서 일흔 알씩 박하 달인 물로 먹는다. 두 번만 먹어도 머리가 흔들리는 것이 멈추고 이어서 변혈도 낫는다(『의학강목』).

方, 但損肝祛風而益脾. 初亦一時之見, 只數服而愈. 十余日後, 血止而下白膿, 遂得以安."
246 '赤釣藤鉤子'가 乾本에는 '赤釣藤釣子'로 되어 있고, 抄本에는 '赤鉤藤鉤子'로 되어 있다. 『醫學綱目』에는 抄本과 마찬가지로 '赤鉤藤鉤子'로 되어 있다. 鉤藤은 釣藤, 吊藤, 鉤藤鉤子라고도 하므로 '鉤子'는 '釣子'의 오류이다(『東醫寶鑑校釋』, 223쪽).
247 『醫學綱目』卷之三十六 小兒部 肝主風「搖頭」(앞의 책, 822쪽). 『醫學綱目』에는 인용된 문장 뒤에 '次間服胃風湯, 數日頓除. 沈舍人子服之亦驗'이라는 문장이 더 있다.

腦縫開裂

人大熱發頭熱者，令腦縫裂開．取黑虱三五百枚，擣碎附之〔本草〕[248].

---

248 『證類本草』卷二十二 蟲部下品總八十一種 三十六
種陳藏器餘 「虱」(『重修政和經史證類備用本草』,
裴沛然 主編,『中國醫學大成 三編』第三册, 岳麓出
版社, 1994 所收, 435쪽.『證類本草』, 王貺 撰, 四庫
醫學總書『證類本草』, 上海古籍出版社, 1991 所收,
931쪽). 이하에서 인용할 때 첫 번째 책은 政和本으
로 간칭하고, 두 번째 책은 四庫本으로 간칭하기로
한다. 四庫本은 泰和本을 저본으로 한 것이다.

숫구멍이 벌어지는 것

열이 심하게 나서 머리가 뜨거우면 숫구멍이 벌어지는데, 검은 이를 삼백에서 오백 마리 정도 짓찧어 붙인다(『증류본초』).

열이 심하게 나서 머리가 뜨거우면 숫구멍이 벌어지는데, 검은 이를 삼백에서 오백 마리 정도 짓찧어 붙인다(『증류본초』).

頭生白屑

頭生白屑, 肺之證也. 肺主皮毛, 故因風熱而頭皮燥痒, 生白屑. 消風散主之 方見上〔綱目〕[249]. ○ 頭風生白屑, 極燥痒. 藜蘆爲末, 先洗頭, 候欲乾時, 取末糝之, 令入髮至皮方得, 緊縛兩日夜, 卽不燥痒. 如不效, 再用之. 先以藜蘆煎湯沐頭, 然後糝藥, 尤妙〔入門〕[250]. ○ 又方, 白芷零陵香爲末糝頭, 候三五日, 篦去白屑. 附二三次效〔綱目〕[251]. ○ 頭風白屑, 瓦松曝乾燒灰, 淋汁, 熱洗頭六七度, 差〔本草〕[252]. ○ 熊腦髓, 作油摩頭, 可去白屑〔本草〕[253].

249 『醫學綱目』卷之十五 肝膽部 「頭風屑」(앞의 책, 287쪽). 羅天益의 글을 인용하였다고 하였다. 『醫學綱目』에서는 "使梳頭有屑皮, 見肺之證也, 謂肺主皮毛. 大便實, 瀉靑丸主之. 虛則消風散主之"라고 하였다.

250 『醫學入門』外集 卷五 外科 癰疽總論 腦頸部 「頭瘡風屑白屑禿軟癧」(앞의 책, 470쪽). "頭上風屑白屑極痒, 宜內服單苦參丸. 下虛者, 薄荷茶. 外用藜蘆煎湯, 避風洗頭, 候稍乾, 分開頭髮, 仍以藜蘆末糝頭皮上, 絹帕緊縛兩日夜. 頭風亦効."

머리에 흰 비듬이 생기는 것

머리에 흰 비듬이 생기는 것은 폐肺의 병증이다. 폐는 피부와 터럭을 주관하므로, 풍열로 두피가 마르면서 가렵고 흰 비듬이 생기는 데는 소풍산(처방은 앞에 있다)이 주치한다(『의학강목』). ○ 두풍으로 흰 비듬이 생기고 심하게 마르면서 가려운 데에는 여로를 가루내어 먼저 머리를 감은 후 다 마를 때쯤 가루를 문질러 바르는데, 머리털에서 두피까지 스며들도록 바른다. 잘 싸매고 이틀 밤을 지내면 마르고 가려운 것이 없어진다. 만일 효과가 없으면 다시 한 번 쓰는데, 여로를 달여서 머리를 감은 후 가루약을 바르면 더욱 좋다(『의학입문』). ○ 또 다른 처방으로는 백지와 영릉향을 가루내어 머리에 바르고 사흘에서 닷새 지난 후 참빗으로 빗어서 비듬을 털어낸다. 두세 차례 붙이면 좋다(『의학강목』). ○ 두풍으로 흰 비듬이 생긴 데에는 와송을 햇볕에 말려 태워 재로 만들어 잿물을 받아 뜨겁게 하여 머리를 예닐곱 번 감으면 효과가 있다(『증류본초』). ○ 곰의 골수로 기름을 내어 머리에 문질러 바르면 흰 비듬을 없앨 수 있다(『증류본초』).

---

251 『醫學綱目』卷之十五 肝膽部 頭風痛「頭風屑」(앞의 책, 287쪽).

252 『證類本草』卷十一 草部下品之下總一百五種「昨葉何草」(政和本 261쪽, 四庫本 561쪽). 『太平聖惠方』을 인용하였다.

253 『證類本草』卷十六 獸部上品總二十種「熊脂」(政和本 347쪽, 四庫本 755쪽). 『本草圖經』을 인용하였다고 하였다.

嚔鼻法[254]

治風涎, 偏正頭痛. 蓽撥末三錢, 以猪膽汁拌, 再入膽內, 候乾, 入川芎白芷藁本靑黛玄胡索各二錢. 爲末, 水和爲丸如芡實大. 令病人臥, 用一丸水化, 灌入鼻中. 覺藥味至喉少酸, 令病人坐之, 口咬銅錢一箇, 當涎出盈盆, 卽愈. 名一粒金〔入門[255], 正傳[256]〕. ○ 偏正頭痛, 硝石末少許, 吹入鼻中, 立愈. 左痛吹右, 右痛吹左, 立愈. 雷公云, 腦痛欲亡, 鼻投硝末者是也〔本草[257]〕. ○ 偏頭痛絶妙. 蓽撥爲末, 令患者口中含溫水, 如左邊疼, 左鼻吸一字, 右邊疼, 右鼻吸一字. 又粥淸調半錢服〔本草[258]〕. ○ 卒頭痛, 皂角末, 吹少許入鼻中, 令嚔則止〔本草[259]〕. ○ 偏頭痛, 取生蘿菖汁一蜆殼, 仰臥注鼻中, 左痛注左, 右痛注右, 左右痛俱注之, 神效. 數十年患, 皆一二注而愈〔本草[260]〕. ○ 嚔鼻, 又用不臥散, 上淸散方見上, 六聖散.

---

254 '嚔鼻法'은 콧속으로 김을 쐬거나 냄새를 맡아서 그 자극으로 병을 치료하는 방법을 말한다.

255 『醫學入門』 外集 卷六 雜病用藥賦 「頭風」 '搐鼻藥' (앞의 책, 493쪽).

256 『醫學正傳』 卷之四 「頭痛」 '方法' (앞의 책, 204쪽). '一粒金' 이라는 처방으로 나온다. 여기에는 藁本 이 없다.

257 『證類本草』 卷第三 玉石部上品總七十三種 「消石」 (政和本 64-65쪽, 四庫本 97-98쪽). '陳藏器拾遺序'를 인용하여 "頭疼欲死, 鼻內吹消末, 愈"라고 하였고, '雷公云'으로 인용된 부분은 "凡使先硏如紛, 以瓷瓶子於五斤火中, 煅令通赤, 用雞腸菜柏子仁, 和作一處, 分丸如小帝珠子, 訖待瓶子赤時, 投硝石於瓶子內, 其硝石自然伏火, 每四兩消石用雞

후비법

　담연(風涎)으로 생긴 편두통과 정두통을 치료한다. 필발가루 서 돈을 돼지 쓸개즙과 섞은 다음 다시 쓸개 속에 넣어 말린다. 여기에 천궁·백지·고본·청대·현호색 각 두 돈씩을 넣고 함께 가루내어 물로 반죽하여 감실대의 알약을 만든다. 환자를 눕히고 한 알을 물에 개어 콧속에 흘려 넣는다. 약이 후두에까지 전해져 시큰한 느낌이 들면 환자를 앉히고 동전 한 개를 입에 물려 침을 한 사발 가득 흘리게 하면 바로 낫는다. 일립금이라고도 한다(『의학입문』, 『의학정전』). ○ 편두통과 정두통에 초석가루를 조금 콧속에 불어넣으면 바로 낫는다. 왼쪽이 아프면 오른쪽에 불어넣고 오른쪽이 아프면 왼쪽에 불어넣으면 바로 낫는다. 뇌효가 "골이 아파 죽을 것 같을 때 콧속에 초석가루를 넣는다"라고 하였는데 바로 이것을 말한 것이다(『증류본초』). ○ 편두통에 아주 잘 듣는다. 필발을 가루낸 다음 환자에게 입 안에 따뜻한 물을 머금게 하고 왼쪽이 아프면 왼쪽 콧속에 한 자를 흡입시키고, 오른쪽이 아프면 오른쪽 콧속에 한 자를 흡입시킨다. 또는 멀건 죽에 반 돈씩 타서 먹는다(『증류본초』). ○ 갑자기 머리가 아픈 데에는 조각가루를 조금 콧속에 불어넣어 재채기를 하게 하면 바로 그친다(『증류본초』). ○ 편두통에 생무즙 한 술을 누워서 콧속에 흘려 넣는데, 왼쪽이 아프면 왼쪽에 넣고 오른쪽이 아프면 오른쪽에 넣고 양쪽이 다 아프면 양쪽 모두에 넣으면 아주 좋다. 수십 년 동안 앓은 것도 한두 번만 흘려 넣으면 낫는다(『증류본초』). ○ 후비에는 불와산, 상청산(처방은 앞에 있다), 육성산 등을 쓴다.

<hr>

　　腸菜柏子仁, 共十五個帝珠子盡爲度"로 되어 있다.
258 『證類本草』 卷第六 草部中品之下總七十八種 「蓽撥」(政和本 207쪽, 四庫本 429쪽). 이 구절의 앞뒤 문장은 각각 『經驗方』과 『太平聖惠方』을 인용하였다.
259 『證類本草』 卷十四 木部下品總九十九種 「皂莢」(政和本 318쪽, 四庫本 691쪽). '斗門方'을 인용하였다.

260 '蜆', 가막조개 현. '一蜆殼'은 가막조개 껍데기로, 한 개 정도의 분량을 말한다(원진희 옮김, 앞의 책, 32쪽 주215).
261 『證類本草』 卷第二十七 菜部上品總三十種 「萊菔」(政和本 481쪽, 四庫本 1,034쪽). "今蘿卜是也. 偏頭疼用生蘿卜汁一蜆殼, 仰臥注之鼻, 左痛注左, 右痛注右, 左右俱注亦得, 神效."

不臥散

治頭痛不可忍.

玄胡索 七枚, 靑黛 二錢, 猪牙皂角 二兩.

右爲末, 用水調成小餠子如杏仁大. 令病人仰臥, 以水化開, 以竹管送入, 男左女右. 鼻中覺藥味至喉少酸, 令病人坐, 口咬銅錢一箇, 涎出盈盆, 卽愈[丹心].[262] ○ 子和方,[263] 一名靑黛散. 皂角用二片.

六聖散

諸頭痛緫治之藥也. 治頭風牙痛, 赤眼, 腦瀉,[264] 耳鳴, 偏正頭風頭疼, 鼻塞聲重.

乳香, 沒藥, 川芎, 雄黃, 白芷 各二錢, 芒硝 五錢.

右爲末, 令病人仰臥, 口含凉水, 取藥少許嗿入鼻內, 卽效[回春].[265]

262 『丹溪心法』卷四「頭痛六十四」(앞의 책, 378쪽).
主治는 '治頭痛'으로 되어 있고, 사용법은 "右爲末, 吸鼻中取涎"으로 되어 있다.

263 『儒門事親』卷十二 三法六門「吐劑」(앞의 책, 280쪽).

264 '腦瀉'는 콧물을 많이 흘리는 병증을 말한다.

265 『萬病回春』卷之五「頭痛」(앞의 책, 260쪽). 『萬病回春』에는 '鼻塞聲重' 다음에 '蜈蚣蛇蝎所傷'이 더 있다.

불와산

머리가 아파서 참을 수 없는 것을 치료한다.

현호색 일곱 개, 청대 두 돈, 저아조각 두 냥.

위의 약들을 가루내어 물에 개서 행인대의 작은 떡을 만든 다음 환자를 똑바로 눕게 한 후 물에 개어 죽통으로 콧속에 넣는데 남자는 왼쪽, 여자는 오른쪽에 넣는다. 콧속에서 약이 후두까지 들어가 약간 시큰한 느낌이 들면 환자를 앉히고 입에 동전 한 개를 물려 침을 한 사발 가득 흘리게 하면 바로 낫는다(『단계심법』). ○ 장종정의 처방에서는 청대산이라고 하였는데, 조각 두 쪽을 쓴다.

육성산

여러 가지 머리 아픈 것을 치료하는 약이다. 두풍으로 이가 아프고 눈이 벌거며 콧물이 나오고, 귀울림, 편두풍, 정두풍과 머리 아픈 것, 코가 막히고 목소리가 가라앉은 것을 치료한다.

유향 · 몰약 · 천궁 · 웅황 · 백지 각 두 돈, 망초 닷 돈.

위의 약들을 가루내어 환자를 똑바로 눕힌 후 입에 찬물을 머금게 한 다음 가루낸 약을 조금 콧속에 넣으면 바로 낫는다(『만병회춘』).

吐法

風頭痛, 若不吐涎, 久則瞽[266]目而不治. 瓜蔕散 方見吐門 吐之, 三吐而差〔保命〕[267]. ○ 頭風後有眼疾, 眼有半明可救者, 防風散吐之 方未詳〔保命〕[268]. ○ 頭風眩暈, 可用獨聖散[269] 卽瓜蔕散 吐之, 吐訖可用淸上降火之劑. 防風通聖散 方見風門 加半夏南星〔子和〕[270]. ○ 痰涎頭痛難當, 胸膈煩悶欲吐, 瓜蔕散吐之〔入門〕[271]. ○ 濕家頭痛, 鼻塞聲重, 令病人先嚥水一口, 將瓜蔕散末一字, 嗜鼻內, 出黃水爲度〔入門〕[272]. ○ 卒頭痛如破, 非冷非風, 是胸膈有痰, 厥氣上衝所致, 名爲厥頭痛, 吐之卽差. 單煮茗飮一二升[273], 須臾吐[274], 吐畢又飮[275], 如此數過, 須吐痰汁盡乃止[276], 不損人, 待渴卽差〔本草〕[277].

---

266 '瞽', 소경 고.

267 『素問病機氣宜保命集』 卷下 「藥略第三十二 附鍼法附諸吐方法」(『河間醫集』, 514쪽).

268 『素問病機氣宜保命集』 卷下 「藥略第三十二 附鍼法附諸吐方法」(『河間醫集』, 514쪽). 처방 명이 '防風湯' 으로 되어 있다.

269 '獨聖散'은 『儒門事親』에 "瓜蔕不以多少, 右爲細末, 每服一錢或二錢, 薑汁調和服之"로 되어 있다.

270 『儒門事親』 卷四 治百病法一 「風八」(앞의 책, 130쪽). "頭風眩暈, 手足時復麻痺, 胃脘發痛, 心腹滿悶, 按之如水聲, 可用獨聖散吐之. 吐訖可用辛凉淸上之藥"으로 되어 있고, 같은 책 卷五 治百病法二 「頭風眩暈六十四」에는 "夫婦人頭風眩暈, … 可用瓜蔕散吐之, 吐訖可用長流水煎五苓散, 大人人蔘半夏丸, 兼常服愈風餅子則愈矣"로 되어 있다(앞의 책, 148쪽).

271 『醫學入門』 外集 卷三 外感 傷寒 類傷寒 「傷寒初證」(앞의 책, 269쪽). 『醫學入門』에는 '胸膈煩悶欲

토하게 하는 법

풍두통에 담을 토하지 않고 오래되면 눈이 멀고 치료할 수 없다. 과체산(처방은 「토문」에 있다)으로 토하게 하는데, 세 번만 토하면 낫는다(『소문병기기의보명집』). ○ 두풍을 앓은 다음 눈병이 생겨서 눈이 반쯤 어두운 것은 치료할 수 있는데, 방풍산(처방은 알 수 없다)으로 토하게 한다(『소문병기기의보명집』). ○ 두풍으로 어지러운 데에는 독성산(곧 과체산이다)으로 토하게 한다. 다 토하고 나면 위를 맑게 하고 화를 내리는〔신량辛凉한〕약을 쓴다. 방풍통성산(처방은 「풍문」에 있다)에 반하·남성을 더하여 쓴다(『유문사친』). ○ 담으로 머리가 아픈 데, 견디기 어렵고 가슴이 답답하며 토하려고 하는 데는 과체산으로 토하게 한다(『의학입문』). ○ 평소 습이 많은 사람이 머리가 아프면서 코가 막히고 목소리가 가라앉는 데는 먼저 환자에게 물 한 모금을 머금게 하고 과체산가루 한 자를 누런 콧물이 나올 때까지 콧속에 넣는다(『의학입문』). ○ 머리가 갑자기 깨질 듯이 아픈 것은 찬 기운이나 풍을 맞아서 온 것이 아니라 가슴〔胸膈〕에 담이 있어 궐기가 위로 치받아 오른 까닭이다. 이를 궐두통이라고 하는데, 토하면 바로 낫는다. 차 한 가지만 달인 물을 한두 되 마시면 바로 토하게 되는데, 토하고 또 마시기를 여러 번 하여 담을 모두 토하고 나면 그친다. 〔이 방법은〕몸을 상하게 하지는 않는다. 갈증이 나면 바로 낫는다(『증류본초』).

吐' 다음에 '寒熱者'가 더 있다.

272 『醫學入門』外集 卷三 外感 傷寒 類傷寒 「傷寒初證」(앞의 책, 269쪽).

273 『證類本草』에는 '非冷非風'이 '非中冷非中風'으로 되어 있다.

274 '茗', 차 싹 명, 늦게 딴 차. 『茶經』의 주에서는 "일찍 딴 것을 차라 하고, 늦게 딴 것을 명이라고 한다(早取曰茶, 晚取曰茗)"고 하였다(陸羽, 박양숙 옮김, 『다경』, 1998, 자유문고, 18쪽).

275 『證類本草』에는 '單煮茗飮一二升'이 '單煮茗作飮二三升, 適冷煖飮一二升'으로 되어 있다.

276 『證類本草』에는 '須吐痰汁盡乃止'가 '劇者須吐膽汁乃止'로 되어 있다.

277 『證類本草』卷十三 木部中品總九十二種 「茗苦搽」(政和本 303쪽, 四庫本 653쪽). 『外臺秘要』를 인용하였다.

下法

三陽熱鬱頭痛, 不敢見日光, 置氷頂上, 宜汗吐下〔子和〕[278]. ○ 頭風之甚者, 久則目昏, 偏頭痛久, 則目束小, 大便秘澁. 皆宜大承氣湯 方見寒門 下之〔子和〕[279]. ○ 脈動作頭重痛, 熱氣潮者, 屬胃. 宜調胃承氣湯 方見寒門 下之, 卽愈〔綱目〕[280].

---

278 『儒門事親』卷六 十形三療一 火形「頭熱痛四十」(앞의 책, 177쪽). "丹霞僧病頭痛. 常居暗室, 不敢見明. 其頭熱痛, 以布圍其頭上, 置冰於其中, 日易數次, 熱不能已, 諸醫莫識其證, 求見戴人. 戴人曰, 此三陽蓄熱故也. 乃置炭火於煖室中. 出汗涌吐, 三法併行. 七日方愈. 僧顧從者曰, 此神仙手也."

279 『儒門事親』卷一「目疾頭風出血最急說八」(앞의 책, 50쪽). "又若頭風之甚者, 久則目昏. 偏頭風者, 少陽相火也, 久則目束小, 大腸閟澁者, 目必昏, 何也. 久病滑泄者, 目皆明, 惟小兒利久, 反瘡眼昏. 蓋

설사시키는 법

삼양경에 열이 뭉쳐서 머리가 아프고 햇빛을 볼 수 없으며 〔열이 심하여〕 머리 위에 얼음을 얹어놓고 있으면 한법, 토법, 하법을 쓴다(『유문사친』). ○ 두풍이 심하여 오래되면 눈이 침침하게 되고, 편두통이 오래되면 눈을 찡그려 작아지면서 대변이 굳어지게 되는데, 대승기탕(처방은 「한문」에 있다)으로 설사시킨다(『유문사친』). ○ 맥이 뛸 때마다 머리가 무겁고 아프며 열이 올랐다 내렸다 하는 것은 위胃에 속한 병이므로, 조위승기탕(처방은 「한문」에 있다)으로 설사시키면 바로 낫는다(『의학강목』).

極則反, 與此稍異, 其餘皆宜出血而大下之."
280 『醫學綱目』卷之十五 肝膽部 「頭風痛」(앞의 책, 281쪽).

單方

凡二十六種.

硝石

治偏正頭痛. 取硝末少許, 吹入鼻中, 左痛吹右, 右痛吹左, 卽愈 焰硝同〔本草〕[281].

石膏

治熱厥頭痛, 陽明頭痛爲主藥. 白虎湯 方見寒門 是也〔本草〕[282]. ○ 治陽明頭痛大效. 石膏川芎白芷等分爲末, 每三錢, 茶淸調下, 名石膏散〔綱目〕[283].

甘菊

治風眩頭痛. 取花爲末, 酒調服一錢, 日再. 或多取釀酒, 或浸酒服之 酒法見雜方. ○ 又取嫩莖葉作羹作菜食, 亦良. 白菊尤佳〔本草〕[284].

羌活

治賊風頭痛眩暈, 乃太陽頭痛主藥也. 又主風毒, 頭連齒痛. 剉, 煎服之〔本草〕[285].

---

281 『證類本草』卷第三 玉石部上品總七十三種「消石」(政和本 64-65쪽, 四庫本 97-98쪽). 원문과 들고남이 있다.

282 『證類本草』卷第四 玉石部中品總八十七種「石膏」(政和本 87쪽, 四庫本 143쪽). 『本草衍義』를 인용하였다. 원문과 들고남이 많다.

283 『醫學綱目』卷之十五 肝膽部「頭風痛」(앞의 책, 277쪽). '石膏散' 항목에서 '治頭痛' 한다고만 하였다.

단방

모두 스물여섯 가지이다.

초석

편두통과 정두통을 치료한다.

초석가루를 조금 콧속에 불어넣는데, 왼쪽이 아프면 오른쪽에 오른쪽이 아프면 왼쪽에 넣으면 바로 낫는다(염초도 마찬가지이다)(『증류본초』).

석고

석고는 열궐두통과 양명두통을 주치하는 약으로, 백호탕(처방은 「한문」에 있다)이 바로 이것이다(『증류본초』). ○ 양명두통을 치료하는 데 아주 좋다. 석고·천궁·백지 각 같은 양을 가루내어 서 돈씩 맑은 찻물에 타서 먹는다. 석고산이라고 한다(『의학강목』).

감국(단국화)

풍으로 어지럽고 머리가 아픈 것을 치료한다. 꽃을 따서 가루내어 한 돈씩 술에 타서 먹는데, 하루에 두 번 먹는다. 또는 꽃을 많이 따서 술을 빚거나 술에 담가 먹는다(술 담그는 방법은 「잡방문」에 있다). ○ 또 어린 줄기와 잎으로 국을 끓여 먹거나 나물로 먹어도 역시 좋다. 흰 국화가 더 좋다(『증류본초』).

강활(강호리)

적풍으로 머리가 아프고 어지러운 것을 치료하는데, 태양두통의 주치 약이다. 풍독으로 머리에서 이까지 아픈 것도 주치한다. 썰어서 달여 먹는다(『증류본초』).

---

284 『證類本草』 卷第六 草部上品之上總八十七種 「菊花」(政和本 119쪽, 四庫本 224쪽). 원문과 들고남이 많다.

285 『證類本草』 卷第六 草部上品之上總八十七種 「獨活附羌活」(政和本 136쪽, 四庫本 253-254쪽). 원문과 들고남이 많다. 『證類本草』에서는 独活로 되어 있는데, 独活은 '一名羌活'이라고 하였다.

細辛

主風頭痛腦動, 治頭面風不可闕也〔本草〕[286]. ○ 治足少陰腎經苦頭痛. 煎服, 末服皆佳〔綱目〕[288].

芎藭

主風邪入腦頭痛, 治頭面風不可闕也〔本草〕[289]. ○ 治偏正頭痛, 常服除根. 川芎二兩香附子四兩爲末, 每二錢, 茶淸調下, 名點頭散〔得效〕[290]. ○ 治熱厥頭痛. 川芎石膏等分, 剉, 水煎服, 名川芎石膏湯〔綱目〕[291]. ○ 川芎, 治厥陰經頭痛在腦〔綱目〕[292]. ○ 偏頭痛, 細剉, 酒浸服之. 或煎服, 或末服並佳〔本草〕[293].

防風

主大風頭眩痛, 又主頭面去來風. 煎服末服皆佳〔本草〕[294]. ○ 治上部風邪之仙藥也〔湯液〕[296][297][298].

決明子

治頭風明目. 作枕枕之, 勝菉豆〔本草〕[299]. ○ 偏頭痛, 作末, 水調, 貼太陽穴甚妙〔本草〕[300].

---

286 '頭面風'은 '首風'과 같은 뜻으로, 머리에 바람을 맞아서 생긴 병증이다. 머리와 얼굴에 땀이 많이 흐르고 바람을 싫어하며 머리가 아픈 증상이 나타난다(『동의학사전』, 592쪽). 혹은 '面風'이나 '眩暈'과 같은 뜻으로 쓰이기도 한다.

287 『證類本草』 卷第六 草部上品之上總八十七種 「細辛」(政和本 142-143쪽, 四庫本 270-271쪽). 원문과 들고남이 많다.

288 『醫學綱目』 卷之三 陰陽臟腑部 「隨症用藥」(앞의 책, 47쪽). "苦頭痛加細辛, 此少陰頭痛也."

289 『證類本草』 卷第六 草部上品之下總五十三種 「芎藭」(政和本 152-153쪽, 四庫本 293-294쪽). 원문과 들고남이 있다.

290 『世醫得效方』 卷第十 大方脈雜醫科 頭痛 「虛證」(앞의 책, 163쪽). 처방 명을 '點頭散'이라고 하였다.

291 『醫學綱目』 卷之三十 傷寒部 太陽病 「頭痛續法」(앞의 책, 690쪽). 『醫學綱目』에서는 "傷寒熱病后, 頭痛不止者, 用石膏川芎湯. 石膏川芎各二兩"이라고 하였다.

292 『醫學綱目』 卷之三十 傷寒部 太陽病 「太陽病發熱續法」(앞의 책, 686쪽). '九味羌活湯'에 들어가는

세신(족두리풀)

풍두통으로 골속이 흔들리는 것을 치료하고, 머리와 얼굴의 풍을 치료하는 데 없어서는 안 된다(『증류본초』). ○ 족소음신경의 심한 두통을 치료한다. 달여 먹거나 가루내어 먹으면 좋다(『의학강목』).

궁궁(천궁)

풍사가 골속으로 들어가 머리가 아픈 것을 치료하고, 두면풍을 치료하는 데 없어서는 안 된다(『증류본초』). ○ 천궁은 편두통과 정두통을 치료하는데, 늘 먹으면 두통을 뿌리 뽑을 수 있다. 천궁 두 냥, 향부자 넉 냥을 가루내어 두 돈씩 맑은 찻물에 타서 먹는다. 점두산이라고도 한다(『세의득효방』). ○ 천궁은 열궐두통을 치료한다. 천궁·석고 각 같은 양을 썰어 물에 달여 먹는데, 천궁석고탕이라고 한다(『의학강목』). ○ 천궁은 궐음경두통으로 골속이 아픈 것을 치료한다(『의학강목』). ○ 편두통에는 천궁을 잘게 썰어 술에 담갔다가 먹는데, 달여 먹거나 가루내어 먹어도 좋다(『증류본초』).

방풍

대풍으로 머리가 어지럽고 아픈 것과 두면풍이 갑자기 생겼다 없어졌다 하는 것〔去來風〕을 치료한다. 달여 먹거나 가루내어 먹어도 좋다(『증류본초』). ○ 상초의 풍사를 치료하는 데 아주 좋은 약이다(『탕액본초』).

결명자

두풍을 치료하고 눈을 밝게 한다. 베개를 만들어 베고 자면 녹두보다 낫다(『증류본초』). ○ 편두통에 결명자를 가루내어 물에 개서 태양혈에 붙이면 아주 좋다(『증류본초』).

천궁의 主治에 대한 설명이다.

293 『證類本草』卷第六 草部上品之下總五十三種「芎藭」(政和本 152-153쪽, 四庫本 293-294쪽).『斗門方』을 인용하였다.

294 ‘大風’은 몹시 센 風邪를 말한다. 혹은 ‘腦風’과 같은 뜻으로 쓰이거나 혈이 허하여서 생긴 풍을 말하기도 한다.

295 『證類本草』卷第六 草部上品之下總五十三種「防風」(政和本 157-158쪽, 四庫本 306쪽).

296 『湯液本草』에는 ‘部’가 ‘焦’로 되어 있다(『湯液本草』, 中國醫學大成續篇編委會,『中國醫學大成續篇』第五册『東垣十書』所收, 岳麓出版社, 1992, 198쪽).

297 嘉慶二本과 道光本에는 ‘仙’이 ‘聖’으로 되어 있다.

298 『湯液本草』(앞의 책, 같은 곳).

299 『證類本草』卷第六 草部上品之下總五十三種「決明子」(政和本 161쪽, 四庫本 315쪽).『日華子本草』를 인용하였다.

300 『證類本草』(앞의 책, 같은 곳).

蒼耳

主風頭寒痛. ○ 婦人血風攻腦, 忽暈倒, 取嫩心, 陰乾爲末, 酒服二錢, 名喝起散〔本草〕[301]. ○ 此藥多達腦盖, 善通頂門[302]. 末服煎服皆佳〔本草〕[303].

葛根

主傷寒中風頭痛. 煎服之〔本草〕[304]. ○ 陽明經頭痛藥也〔湯液〕[305].

當歸

治血虛頭痛. 細剉, 酒煎服之〔本草〕[306].

麻黃

主風寒頭痛. 去節, 煎服〔本草〕[307].

白芷

主熱風頭痛, 又主風眩. 作丸服, 名都梁丸〔本草〕[308]. ○ 治陽明頭痛在額. 煎服末服亦佳〔湯液〕[309].

藁本

主風頭痛, 去頭風〔本草〕[310]. ○ 治巓頂痛, 腦齒痛. 引諸藥至頂上. 煎服末服並佳〔丹心〕[311].

301 『證類本草』 卷八 草部中品之上總五十三種 「菜耳實」(政和本 174쪽, 四庫本 344쪽). 원문과 들고남이 있다. 『斗門方』을 인용하였다.

302 '頂門'은 숫구멍, 정수리를 말한다.

303 『證類本草』 卷八 草部中品之上總五十三種 「菜耳實」(政和本 174쪽, 四庫本 344쪽). 원문과 들고남이 있다. 『斗門方』을 인용하였다.

304 『證類本草』 卷第六 草部中品之上總六十二種 「葛根」(政和本 174쪽, 四庫本 345쪽).

305 『湯液本草』 卷中(앞의 책, 200쪽). 양명경 引經藥이며, 족양명경을 잘 돌게 하는 약으로 껍질을 벗겨 쓴다고 하였다.

306 『證類本草』 卷第六 草部中品之上總六十二種 「當歸」(政和本 177-178쪽, 四庫本 352-353쪽).

창이(도꼬마리)

풍으로 머리가 차고 아픈 것을 치료한다. ○ 부인의 혈풍이 골속까지 들어가 갑자기 어지러워 쓰러지면 여린 속잎을 따서 그늘에 말려 가루낸 것을 두 돈씩 술로 먹는다. 갈기산이라고 한다(『증류본초』). ○ 이 약은 대개 골속 끝까지 미쳐서 정수리를 잘 통하게 한다. 가루내거나 달여 먹어도 좋다(『증류본초』).

갈근(칡뿌리)

상한중풍으로 머리가 아픈 것을 치료한다. 달여 먹는다(『증류본초』). ○ 양명경두통의 약이다(『탕액본초』).

당귀

혈허로 머리가 아픈 것을 치료한다. 잘게 썰어 술에 달여 먹는다(『증류본초』).

마황

풍한으로 머리가 아픈 것을 치료한다. 마디를 떼어내고 달여 먹는다(『증류본초』).

백지(구릿대의 뿌리)

열이나 풍으로 머리가 아픈 것을 치료하고, 풍으로 어지러운 것도 치료한다. 알약을 만들어 먹는데, 도량환이라고 한다(『증류본초』). ○ 양명두통으로 이마가 아픈 것을 치료한다. 달여 먹거나 가루내어 먹으면 좋다(『탕액본초』).

고본

풍두통을 치료하고 두풍을 몰아낸다(『증류본초』). ○ 정수리가 아픈 것과 골속과 이가 아픈 것을 치료한다. 고본은 다른 약의 기운을 정수리까지 끌고 간다〔引經〕. 달여 먹거나 가루내어 먹으면 좋다(『본초연의보유』).

---

307 『證類本草』 卷第六 草部中品之上總六十二種 「麻黃」(政和本 178쪽, 四庫本 354쪽).

308 『證類本草』 卷第八 草部中品之上總六十二種 「白芷」(政和本 184쪽, 四庫本 370쪽). 원문과 들고남이 있다.

309 『湯液本草』 卷中 「白芷」(앞의 책, 203-204쪽). 원문과 들고남이 있다.

310 『證類本草』 卷第八 草部中品之上總六十二種 「藁本」(政和本 190쪽, 四庫本 388쪽). 원문과 들고남이 있다.

311 『本草衍義補遺』 「藁本」(『丹溪醫集』, 96쪽). "藁本味辛苦, 陽中微陰, 太陽經本藥. 治寒氣鬱結, 及巔頂痛, 腦齒痛. 引諸藥上至巔頂, 及與木香同治霧露之氣, 是各從其類也."

半夏

主頭眩〔本草〕[312]. ○ 足太陰痰厥頭痛, 非此不除. 煎服之〔東垣〕[313].

蔓荊子

主風頭痛腦鳴. 煎服之〔本草〕[314]. ○ 太陽經頭痛之藥, 散風邪, 除頭昏目暗〔丹心〕[315].

山茱萸

主頭風腦骨痛. 又治肝虛眩暈, 乃肝藏藥也. 煎服之〔本草〕[316].

皂莢

除頭風頭痛. 作末吹鼻中, 又可爲沐藥〔本草〕[317].

茶

臘茶也. 能清利頭目. 煎湯常飮之. 茗葉同功〔本草〕[318].

荊芥

主頭旋目眩, 又治頭風爲要藥. 煎服末服皆佳〔本草〕[319]. ○ 治頭風. 荊芥穗石膏煅等分爲末, 每二錢, 以薑葱煎水調下, 名荊芥散〔綱目〕[320].

---

312 『證類本草』卷第十 草部下品之上總六十二種「半夏」(政和本 223쪽, 四庫本 470쪽).

313 『蘭室秘藏』卷中 頭痛門 頭痛論「半夏白朮天麻湯」(『東垣醫集』, 190쪽). 『東垣試效方』卷第五 頭痛門「頭痛論」'半夏白朮天麻湯'(『東垣醫集』, 471쪽).

314 『證類本草』卷十二 木部上品總七十二種「蔓荊實」(政和本 280-281쪽, 四庫本 602-603쪽). 원문과 들고남이 있다.

315 『湯液本草』卷下 木部「蔓荊子」(앞의 책, 242쪽). "氣清, 味辛溫苦甘, 陽中之陰, 太陽經藥. 象云, 治太陽經頭痛, 頭昏悶, 除目暗, 散風邪藥."

316 『證類本草』卷十三 木部中品總九十二種「山茱萸」(政和本 304쪽, 四庫本 658쪽).

반하(끼무릇)

머리가 어지러운 것을 치료한다(『증류본초』). ○ 족태음경의 담궐두통은 이 약이 아니면 치료할 수 없다. 달여 먹는다(『난실비장』).

만형자(순비기 열매)

풍두통으로 골속이 울리는 것을 치료하는데, 달여 먹는다(『증류본초』). ○ 만형자는 태양경두통의 약으로, 풍사를 흩어주고 머리가 어지럽고 눈이 어두운 것을 없애준다(단심).

산수유

두풍으로 골속이 아픈 것을 치료한다. 또한 산수유는 간이 허하여 어지러운 것을 치료하므로 간경肝經으로 들어가는 약〔肝藏藥〕이다. 달여 먹는다(『증류본초』).

조협(쥐엄나무 열매)

두풍과 머리 아픈 것을 없애준다. 조협을 가루내어 콧속에 불어넣는데, 머리 감는 약으로 쓸 수도 있다(『증류본초』).

차

좋은 차를 말하며, 머리와 눈을 맑게 한다. 달여서 늘 마신다. 싹이나 잎의 효과는 같다(『증류본초』).

형개

머리가 빙빙 돌고 눈이 아찔한 것을 치료하며, 두풍을 치료하는 중요한 약이다. 달여 먹거나 가루내어 먹어도 좋다(『증류본초』). ○ 두풍을 치료한다. 형개수·석고(불에 달군 것) 각 같은 양을 가루내어 두 돈씩 생강과 파뿌리 달인 물에 타서 먹는다. 형개산이라고 한다(『의학강목』).

---

317 『證類本草』卷十四 木部下品總九十九種「皂莢」(政和本 318-319쪽, 四庫本 690-691쪽). 원문과 들고남이 많다.

318 『證類本草』卷十三 木部中品總九十二種「茗苦搽」(政和本 302-303쪽, 四庫本 653-654쪽). 원문과 들고남이 있다. '臘茶'는 작설차로 일반적으로 좋은 차를 말한다.

319 『證類本草』卷二十八 菜部中品總一十三種「仮蘇」(政和本 488쪽, 四庫本 1,051쪽).

320 『醫學綱目』卷之十五 肝膽部「頭風痛」'荊芥散'(앞의 책, 277쪽). 복용법은 "上爲細末, 每服二錢, 薑三片葱白三寸, 和須, 使水一盞, 煎之七分, 食後服" 으로 되어 있다.

葱白

連鬚者, 治傷寒頭痛. 煎服出汗, 卽效. 太陽經藥也〔本草〕[321].

菉豆

治頭風頭痛. 作枕枕之, 佳〔本草〕[322].

蘿蔔

治偏頭痛. 取汁, 嚏鼻中 詳見嚏鼻條. ○ 炭烟熏人致頭痛. 生蘿蔔取汁飲之, 無則蘿蔔子硏爛, 取汁服, 亦佳〔得效〕[323].

薄荷

治頭風, 又治風熱頭痛, 爲淸上要切之藥. 煎服末服並佳〔本草〕[324].

黃牛腦髓

治偏正頭痛. 取髓一箇, 入白芷川芎末各三錢, 同入磁器內, 加酒煮熟, 乘熱服之, 盡量一醉, 醒後其疾如失〔入門〕[325].

鴟頭

主頭風眩顚倒. 燒灰酒調服〔本草〕[326].

---

321 『證類本草』 卷二十八 菜部中品總一十三種 「葱實」 (政和本 485쪽, 四庫本 1,045쪽).

322 『證類本草』 米穀部中品總二十三種 「菉豆」(政和本 469쪽, 四庫本 1,009쪽). 『日華子本草』를 인용하였다.

323 『世醫得效方』 卷第十 大方脈雜醫科 頭痛 「熱證」 (앞의 책, 162쪽). 『世醫得效方』에서는 편두통을 치료한다고만 하였다.

324 『證類本草』 卷二十八 菜部中品總一十三種 「仮蘇」 (政和本 491쪽, 四庫本 1,057쪽).

총백(파흰밑)

잔뿌리까지 달린 것은 상한으로 머리가 아픈 것을 치료하는데, 달여 먹고 땀을 내면 바로 낫는다. 태양경의 약이다(『증류본초』).

녹두

두풍과 머리 아픈 것을 치료한다. 베개를 만들어 베고 자면 좋다(『증류본초』).

나복(무)

편두통을 치료한다. 즙을 내어 콧속에 넣는다(자세한 것은 「후비嚏鼻」 조문에 있다). ○ 숯의 연기를 쐬어 머리가 아픈 데에는 생무즙을 마시거나, 무가 없으면 무씨(나복자)를 문드러지게 갈아 즙을 내어 먹어도 좋다(『세의득효방』).

박하

두풍을 치료하고 풍열두통을 치료하여 상초의 열을 없애는 아주 중요한 약이다. 달여 먹거나 가루내어 먹어도 좋다(『증류본초』).

황우뇌수(황소의 골)

편두통과 정두통을 치료한다. 골수 한 개에 백지와 천궁을 가루내어 각 서 돈씩 함께 자기 그릇에 넣은 다음 술을 붓고 푹 쪄서 뜨거울 때 먹는다. 취할 만큼 양껏 먹는데, 술이 깨면 깨끗이 낫는다(『의학입문』).

치두(소리개의 머리)

두풍으로 어지러워 쓰러지는 것을 치료한다. 소리개의 머리를 태워 그 재를 술에 타서 먹는다(『증류본초』).

---

325 『醫學入門』 內集 卷二 本草分類 食治門 禽部 「黃
　　牛腦子酒」(앞의 책, 246쪽).
326 『證類本草』 卷十九 禽部三品總十六種 「鴟頭」(政
　　和本 380쪽, 四庫本 820-821쪽).

鍼灸法

眩暈, 取神庭, 上星, 顖會, 前頂, 後頂, 腦空, 風池, 陽谷, 大都, 至陰, 金門, 申脈, 足三里〔綱目〕. ○ 眩暈怕寒, 春夏 常着綿帽, 暫去卽發, 取百會, 上星, 風池, 豊隆〔綱目〕. ○ 偏正頭痛, 取絲竹空, 風池, 合谷, 中脘, 解谿, 足三里〔綱目〕. ○ 正頭痛, 取百會, 上星, 神庭, 太陽, 合谷〔綱目〕. ○ 腎厥頭痛, 灸關元百壯〔資生〕. ○ 厥逆頭痛, 齒亦痛, 灸曲鬢七壯〔資生〕. ○ 痰厥頭痛, 取豊隆〔綱目〕. ○ 頭風頭痛, 鍼百會立愈. 又灸顖會, 前頂, 上星, 百會〔丹心〕. ○ 腦痛, 腦旋, 腦瀉, 腦熱, 腦冷, 皆灸顖會〔資生〕. ○ 眉稜骨痛, 取攢竹, 合谷, 神庭, 頭維, 解谿〔綱目〕. ○ 醉後頭痛, 取印堂, 攢竹, 足三里, 風門, 膻中〔綱目〕. ○ 一老婦, 久患頭痛, 因視其手足, 有血絡皆紫黑, 遂用鍼刺, 出血如墨汁, 後刺受病之經, 得全愈〔綱目〕. ○ 偏頭痛及正頭痛, 取阿是穴, 鍼之卽愈.

---

327 『醫學綱目』卷之十一 肝膽部 「眩」(앞의 책, 184쪽). 원문과 들고남이 있다.

328 『醫學綱目』에는 '春夏'가 '冬夏'로 되어 있다.

329 『醫學綱目』卷之十一 肝膽部 「眩」(앞의 책, 184쪽). 원문과 들고남이 있다.

330 『醫學綱目』卷之十五 肝膽部 「頭風痛」(앞의 책, 283쪽).

331 『醫學綱目』卷之十五 肝膽部 「頭風痛」(앞의 책, 283쪽).

332 『鍼灸資生經』卷六 「頭痛」(앞의 책, 409쪽).

333 『鍼灸資生經』卷六 「頭痛」(앞의 책, 409쪽). 원문과 들고남이 많다.

334 『醫學綱目』卷之十五 肝膽部 「頭風痛」(앞의 책, 283쪽).

335 『丹溪心法』卷四 「頭風六十六」(앞의 책, 373쪽). "本事方論, 婦人患頭風者, 十居其半, 或者婦人無巾以禦風寒焉耳. 男子間有患者, 若經年不愈者, 宜灸囟會, 百會前頂上星等穴, 差."

침구법

어지럼증에는 신정, 상성, 신회, 전정, 후정, 뇌공, 풍지, 양곡, 대도, 지음, 금문, 신맥, 족삼리에 침을 놓는다(『의학강목』). ○ 어지럽고 추워서 봄이나 여름에도 늘 털모자를 쓰고 있으며, 잠깐 그쳤다가도 금방 다시 아픈 데에는 백회, 상성, 풍지, 풍륭에 놓는다(『의학강목』). ○ 편두통과 정두통에는 사죽공, 풍지, 합곡, 중완, 해계, 족삼리에 놓는다(『의학강목』). ○ 정두통에는 백회, 상성, 신정, 태양, 합곡에 놓는다(『의학강목』). ○ 신궐두통에는 관원에 뜸을 백 장 뜬다(『침구자생경』). ○ 궐역두통으로 이까지 아픈 데에는 곡빈에 뜸을 일곱 장 뜬다(『침구자생경』). ○ 담궐두통에는 풍륭에 놓는다(『의학강목』). ○ 두풍과 두통에 백회에 침을 놓으면 그 자리에서 낫는다. 또 신회, 전정, 상성, 백회에 뜸을 뜬다(『단계심법』). ○ 뇌통, 뇌선, 뇌사, 뇌열, 뇌랭에는 신회에 뜸을 뜬다(『침구자생경』). ○ 미릉골통에는 찬죽, 합곡, 신정, 두유, 해계에 놓는다(『의학강목』). ○ 취후두통에는 인당, 찬죽, 족삼리, 풍문, 전중에 놓는다(『의학강목』). ○ 한 노부인이 두통을 오래 앓았는데 손발의 핏줄이 온통 검은 자주색인 것을 보고 침으로 쪼아 먹물 같은 피를 뽑은 다음 병이 난 경락에 침을 놓았더니 완전히 나았다(『의학강목』). ○ 편두통과 정두통은 아시혈에 침을 놓으면 바로 낫는다.

---

336 '腦痛'은 머리가 아픈 것을 말한다.

337 '腦旋'은 '頭旋'을 달리 부른 말이다.

338 '腦瀉'는 콧물을 흘리면서 콧물에서 냄새가 나는 것을 말한다.

339 '腦熱'은 머리에 열이 나는 병증으로 머리가 뜨거워지면서 아프고 콧속이 마르고 갈증이 나며, 煩躁不安하며 잠을 잘 자지 못한다.

340 '腦冷'은 머리가 찬 것이다. 『鍼灸資生經』에는 '腦冷'이라는 말이 없고 "熱疼且可灸, 況冷疼呼"라고 하였다.

341 『鍼灸資生經』 卷六 「腦痛」(앞의 책, 410쪽). 원문과 들고남이 있다.

342 『醫學綱目』 卷之十五 肝膽部 「眉痛」(앞의 책, 286쪽).

343 『醫學綱目』 卷之十五 肝膽部 「頭風痛」(앞의 책, 283쪽).

344 『醫學綱目』 卷之十五 肝膽部 「頭風痛」(앞의 책, 283쪽). 원문과 들고남이 있다.

面[1]

얼굴

明堂部位[2]

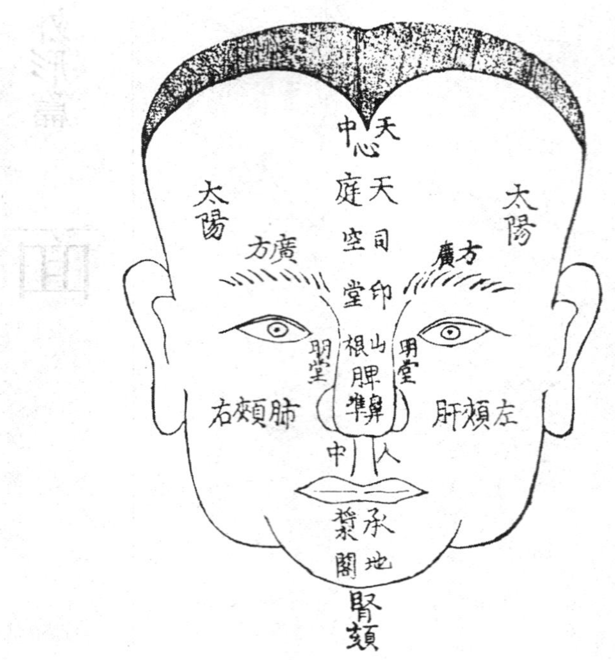

---

1 머리의 全面을 말하며 얼굴, 낯을 말한다. 『釋名』에서는 "面, 漫也"라고 하였다(「釋形體第八」).

2 '明堂部位'에서 '明堂'은 코를 말하며, '部位'는 코에 딸린 여러 자리를 말한다. 얼굴에서 코가 중심[鼻祖]이므로 명당을 중심으로 얼굴을 나눈 것이다.

명당의 부위

天中[3]
心[4]
天庭[5]
司空[6]
方廣[7]
印堂[8]
山根[9]
明堂[10]
鼻準[11]
人中[12]
承漿[13]
地閣[14]
頦[15]
太陽

---

3 '天中'의 '天'은 원래 머리 꼭대기를 말한다. 『黃庭內景經』에서는 鼻를 '天中之岳'이라고 하였다(「天中章第六」). 이에 근거해보면 얼굴 전체를 天으로 보고 中天과 같은 의미에서 이마의 제일 꼭대기, 머리카락이 나기 시작하는 부위의 정중앙을 천중이라고 한 것으로 보인다.

4 '心'은 여기에서 이마가 심장의 상태를 보여주는 곳이라는 의미로 쓰였다. 『內經』에서 "心熱病者, 顏先赤"(『素問』「刺熱篇第三十二」)이라고 하였는데, 王冰은 "顏, 額也"라고 하였다.

5 '天庭'은 이마의 중앙을 말한다. 『靈樞』「五色第四十九」에서는 "庭者, 顏也", "庭者, 首面也"라고 하였다.

6 '司空'은 相術 용어로, 이마의 앞부분을 가리킨다. 『人倫大統賦』의 "欲察人倫, 先從額相"이라는 구절에 대한 元나라 薛延年의 注에서 "額中連天中, 下及司空, 有理及肉如環者, 名天城. 周匝無缺, 有缺若門者, 三公. 門僻者, 方伯"이라고 하였다(『漢語大詞典』第三卷, 63쪽에서 재인용).

7 '方廣'은 일반적으로 兩額角을 말한다. 그러나 『東醫寶鑑』에서는 눈썹 위를 방광이라고 하였다.

8 '印堂'은 두 눈썹을 이은 선의 중간을 말한다. 元나라 王國瑞의 『扁鵲神應鍼灸玉龍經』「一百二十穴玉龍歌」에 나온다(『漢語大詞典』第二卷, 517쪽).

9 『東醫寶鑑』 內景篇 卷之二 「血」 '止衄法'에서는 "山根, 兩眉間也"라고 하였다(동의과학연구소 옮김, 『東醫寶鑑』 第一卷, 휴머니스트, 2002, 546쪽. 이하 인용에서는 이 책의 표기 방식에 따라 '內 05.13-12'와 같이 표기한다). 相術에서는 鼻梁을 말한다.

천중
심
천정
사공
방광
인당
산근
명당
비준
인중
승장
지각
해
태양

---

10 "明堂者, 鼻也"(『靈樞』「五色第四十九」). '明堂'은
중국 고대에 帝王이 중요한 정치를 행하던 곳을 말
한다. 朝會, 祭祀, 慶賞, 選士, 養老, 敎學 등 중요한
일을 모두 이곳에서 거행하였다. 『孟子』「梁惠王
下」에 "夫明堂者, 王者之堂也"라고 하였다. 雷公이
사람의 경락과 혈맥에 대하여 묻자 황제가 명당에
앉아 가르쳤다고 하여 후세의 醫家들은 사람의 경
락과 침구 혈자리를 그린 그림을 '明堂圖'라고 하였
다(『漢語大詞典』第五卷, 609쪽).

11 '鼻準'은 鼻梁을 말한다. 鼻梁은 鼻背, 鼻莖, 鼻柱라
고도 하며, 콧등이다.

12 明나라 陶宗儀의 『輟耕錄』「人中」에서 "脣之上何以
謂之人中, 若曰人身之中半, 則當在臍腹間. 皆自此
以上, 眼耳鼻皆雙竅, 自此以下, 口曁二便皆單竅"라

고 하였다(『漢語大詞典』第一卷, 1,035쪽에서 재인
용). 한의학에서는 天氣가 드나드는 코와 地氣가 드
나드는 입 사이에 있다고 하여 천지의 기가 교차하
는 곳이라는 의미에서 인중이라고 하였다.

13 '承漿'은 입에서 피가 흐르면 일부가 이곳에 고이게
된다고 하여 붙은 이름이다. Andrew Ellis, Nigel
Wiseman, Ken Boss, *Grasping the Wind*, Paradigm
Publications, 1989, 326쪽.

14 '地閣'은 아래턱을 말한다. '頦'와 같다. 『神昇賦』
에서 "頦爲地閣, 見萬歲之規模"라고 하였다(陳永正
主編, 『中國方術大辭典』, 中山大學出版社, 1991,
364쪽에서 재인용).

15 '頦', 턱 해, 아래턱.

額爲天庭屬心, 頦爲地閣屬腎, 鼻居面中屬脾, 左頰屬肝, 右頰屬肺, 此五藏部位也. 察其色, 以辨其病.

自鼻直上髮際, 曰天中. 天中之下曰天庭, 卽額也. 天庭之下曰司空, 司空之下曰印堂, 在兩眉中. 印堂之下曰山根, 卽兩眼之間. 山根之下曰鼻準, 卽明堂也. 鼻準之下曰人中, 人中之下曰承漿 穴名. 承漿之下曰地閣, 卽頦也. 兩額角曰方廣, 亦曰太陽穴. ○ 天中與天庭司空及印堂額角方廣處, 有病定存亡, 此是命門地. 醫人鮮較量[16]. ○ 天中[17]天庭司空印堂額角方廣, 皆命門部位, 以占吉凶也[入門][18]. ○ 五色獨決于明堂. 明堂者, 鼻也. 明堂之色, 靑黑爲痛, 黃赤爲熱, 白爲寒[靈樞][19]. ○ 切脈動靜而視精明[20], 察五色, 觀五藏有餘不足, 六府强弱, 形之盛衰, 以此參伍, 決死生之分. 註曰, 精明, 穴名, 在明堂左右兩目內眥也[內經][21].

○ 明堂占法, 詳見審病門.

---

16 '較量', 考査하다, 비교하다.

17 『醫學入門』에는 '天中'이 '中庭'으로 되어 있다.

18 『醫學入門』 外集 卷五 小兒門 「觀形」(앞의 책, 423쪽). '以占吉凶也'라는 구절은 없다.

19 『靈樞』 「五色第四十九」. "雷公問於黃帝曰, 五色獨決於明堂乎, 小子未知其所謂也. 黃帝曰, 明堂者, 鼻也. 闕者, 眉間也. 庭者, 顔也. 蕃者, 頰側也. 蔽者, 耳門也."

이마는 천정으로 심心에 속하고, 턱은 지각으로 신腎에 속하며, 코는 얼굴의 한가운데에 있으므로 비脾에 속한다. 왼쪽 뺨은 간肝에 속하고, 오른쪽 뺨은 폐肺에 속한다. 이것이 오장의 〔각각 얼굴에서 해당하는〕 부위이므로 색을 살펴서 그 병을 알 수 있다.

코에서부터 똑바로 위쪽의 머리털이 난 곳을 천중이라고 한다. 천중의 아래를 천정이라고 하는데, 바로 이마이다. 천정의 아래를 사공이라 하고 사공의 아래를 인당이라고 하는데, 두 눈썹 사이에 있다. 인당의 아래를 산근이라고 하는데, 바로 두 눈 사이이다. 산근 아래를 비준이라고 하는데, 바로 명당이다. 비준 아래를 인중이라 하고 인중의 아래를 승장(혈자리 이름이다)이라고 한다. 승장의 아래를 지각이라고 하는데, 바로 턱이다. 양쪽 이마 모서리를 방광이라 하고 태양혈이라고도 한다. ○ 천중과 천정, 사공, 인당, 액각, 방광 부위에서 그 병의 생사를 정할 수 있으므로, 이곳을 목숨이 드나드는 곳〔命門地〕이라고 한다. 그런데도 의사 중에는 이곳을 잘 살펴보는 이가 드물다. ○ 천중, 천정, 사공, 인당, 액각, 방광은 모두 명문의 부위인데, 이곳을 통해서 예후를 알 수 있다(『의학입문』). ○ 오색은 오직 명당에서만 판단할 수 있다. 명당은 코이다. 명당의 색이 검푸르면 통증이 있는 것이고, 누러면서 붉으면 열증이 있는 것이며, 희면 한증이 있는 것이다(『영추』). ○ 맥을 짚어 변화를 살피면서 정명을 보고, 〔얼굴의〕 오색을 살펴서 오장의 〔기가〕 넉넉한지 부족한지와 육부가 강하고 약한 것과 형세〔形〕의 왕성함과 쇠약함을 살핀다. 이와 같이 서로를 참고하여 죽고 사는 것을 구별한다. 왕빙의 주석에서는 "정명은 혈자리 이름으로, 명당 좌우 양쪽의 안쪽 눈초리이다"라고 하였다(『내경』).

○ 명당으로 〔예후를〕 판단하는 것은 「심병문審病門」에 자세히 나와 있다.

---

20 '精明'은 여기에서 눈의 神氣를 말한다.

21 『素問』「脈要精微論篇第十七」. "切脈動靜而視精
明, 察五色, 觀五臟有餘不足, 六腑強弱, 形之盛衰,
以此參伍, 決死生之分."

面爲諸陽之會

靈樞曰, 手之三陽, 從手走至頭[22]. ○ 手太陽之脈, 從缺盆貫頸, 上頰, 至目銳眥. 手少陽之脈, 從缺盆上耳上角, 以屈下頰, 至䪼. 手陽明之脈, 從缺盆上頸, 貫頰, 交人中, 上挾鼻孔. 此從下而上于面也[銅人][24]. ○ 靈樞曰, 足之三陽, 從頭走至足[25]. ○ 足太陽之脈, 起於目內眥, 上額, 交巓上. 足少陽之脈, 起於目銳眥, 上抵頭角. 足陽明之脈, 起於鼻, 交頞中. 此從面而走至足也[銅人][28]. ○ 此手足六陽之脈, 俱會於面也.

---

22 『靈樞』「逆順肥瘦第三十八」.

23 '䪼', 콧마루뼈 졸. 광대뼈, 코뼈.

24 『銅人腧穴鍼灸圖經』卷一(裴沛然 主編, 『中國醫學大成三編』第十册, 岳麓出版社, 1994 所收, 7-21쪽).

25 『靈樞』「逆順肥瘦第三十八」.

26 '抵'는 경락 용어로, 어떤 곳까지 이르다, 가다, 다다르다는 말이다. 원래는 칼날을 숫돌에 대다는 뜻이다.

얼굴은 모든 양맥陽脈이 모이는 곳이다

『영추』에서는 "수삼양경은 손에서 시작하여 머리로 간다"고 하였다. ○ 수태양의 맥은 결분에서 목을 뚫고 뺨으로 올라가 눈초리에 다다른다. 수소양의 맥은 결분에서 귀끝 꼭지점으로 올라갔다가 뺨으로 꺾여 내려와 광대뼈에까지 다다른다. 수양명의 맥은 결분에서 목으로 올라가 뺨을 뚫고 나가 인중에서 교차하여 〔기를〕 주고받은 다음 콧구멍을 끼고 위로 올라간다. 이 경맥들은 아래에서 시작하여 얼굴로 올라가는 것이다(『동인수혈침구도경』). ○ 『영추』에서는 "족삼양경은 머리에서 시작하여 발로 간다"고 하였다. ○ 족태양의 맥은 눈의 안쪽 초리에서 나오기 시작하여 이마로 올라가 정수리에서 교차하여 〔기를〕 주고받는다. 족소양의 맥은 눈의 꼬리에서 나오기 시작하여 위의 머리 모서리에 이른다〔抵〕. 족양명의 맥은 코에서 나오기 시작하여 콧대 가운데에서 교차하여 〔기를〕 주고받는다. 이 경맥들은 얼굴에서 시작하여 발로 가는 것이다(『동인수혈침구도경』). ○ 이와 같이 수삼양과 족삼양의 여섯 양맥陽脈이 모두 얼굴에서 모인다.

27 '頞', 콧마루 알. 콧대.
28 『銅人腧穴鍼灸圖經』 卷一(앞의 책, 10-21쪽).

人面耐寒

黃帝問曰, 首面與身形也, 屬骨連筋, 同血合於氣耳. 天寒則裂地凌氷, 其卒寒, 或手足解惰, 然而其面不衣, 何也. 岐伯答曰, 人之十二經脈, 三百六十五絡, 其血氣, 皆上於面而走空竅. 其精陽氣, 上走於目而爲睛. 其別氣, 走於耳而爲聽. 其宗氣, 上出於鼻而爲臭. 其濁氣, 出於胃走脣舌而爲味. 其氣之津液, 皆上熏於面而皮又厚, 其肉堅, 故大熱甚寒, 不能勝之也〔靈樞〕[29]. ○ 人面獨能耐寒者, 何也. 盖人頭者, 諸陽之會也. 諸陰脈, 皆至頸項中而還, 獨諸陽脈, 皆上至頭, 故令面耐寒也〔難經〕[31].

29 『靈樞』「邪氣臟腑病形第四」. "黃帝問於岐伯曰, 首面與身形也, 屬骨連筋, 同血合於氣耳. 天寒則裂地凌冰, 其卒寒, 或手足懈惰, 然而其面不衣, 何也. 岐伯答曰, 十二經脈, 三百六十五絡, 其血氣皆上於面而走空竅, 其精陽氣上走於目而爲睛, 其別氣走於耳而爲聽, 其宗氣上出於鼻而爲臭, 其濁氣出於胃, 走脣舌而爲味. 其氣之津液, 皆上燻於面, 而皮又厚, 其肉堅, 故天氣甚寒, 不能勝之也."

얼굴은 추위를 견딘다

황제가 "머리통과 몸통은 뼈로 잇대어져 있고 힘줄로 붙어 있으며 똑같은 혈이 기氣와 합해져 있을 뿐이다. 날이 추워지면 땅이 갈라지고 얼음이 언다. 그런데 갑자기 추워질 때 손발은 쓰기 어려운데도 얼굴은 싸매지 않는 것은 무엇 때문인가"라고 물었다. 기백이 "사람의 십이경맥과 365낙맥의 혈기는 모두 얼굴로 올라가서 눈, 코, 귀, 입〔空竅〕으로 간다. 그 정미로운 양기는 눈으로 올라가서 볼 수 있게 하고, 갈라져 나온 기〔別氣〕는 귀로 올라가서 들을 수 있게 한다. 종기는 코로 가서 냄새를 맡을 수 있게 한다. 탁한 기는 위胃에서 나와 입술과 혀로 가서 맛을 알 수 있게 한다. 기화된 진액은 모두 위로 올라가 얼굴을 덮히고 피부도 두껍게 하여 얼굴의 살이 튼튼해지므로 아주 뜨거운 기운이나 몹시 찬 기운도 〔얼굴의 기를〕 이기지 못한다"라고 대답하였다(『영추』). ○ 얼굴만 추위를 견디는 것은 왜 그런가? 머리는 모든 양맥이 모이는 곳이다. 모든 음맥은 목 앞이나 뒷덜미에 이르러 되돌아가고 오로지 양맥만이 모두 머리까지 올라가는 까닭에 얼굴이 추위에 견딜 수 있는 것이다(『난경』).

---

30 『難經』에는 '項'이 '胸'으로 되어 있다.

31 『難經』「第四十七難」(凌耀星 主編, 『難經校注』, 人
　　民衛生出版社, 1991, 83쪽).

面病專屬胃

手足六陽之經, 雖皆上至頭, 而足陽明胃之脈, 起於鼻, 交頞中,
入齒, 挾口, 環脣, 倚頰車, 上耳前, 過客主人 穴名, 維絡于面
上, 故面病, 專屬於胃. 其或風熱乘之, 則令人面腫, 或面鼻色
紫, 或風刺癮疹, 或面熱, 或面寒, 隨其經證而治之〔醫鑑〕.

面部度數

兩顴之間, 相去七寸〔靈樞〕.

얼굴의 병은 오로지 위胃에 속한다

수족의 여섯 양경陽經은 모두 머리로 올라가지만 족양명위경은 코에서 시작하여 콧마루 속에서 서로 교차하여 〔기를〕 주고받고 치아로 들어가며 입을 끼고 입술을 돌아 협거頰車를 쫓아 귀 앞으로 올라가고 객주인(혈자리 이름이다)을 지나서 얼굴을 그물같이 얽는 까닭에 얼굴의 병은 모두 위胃에 속한다. 풍열이 위를 억누르면 얼굴이 붓거나 얼굴과 코의 색이 검붉으며 뾰루지〔風刺〕나 두드러기가 생기고 얼굴이 화끈거리며 얼굴이 시리기도 하는데, 그 경락의 병증에 따라 치료한다(『고금의감』).

얼굴의 치수

양쪽 광대뼈 사이의 폭은 일곱 치이다(『영추』).

面熱

面熱者, 足陽明病〔靈樞〕[35]. ○ 面赤如醉者, 胃熱上熏也〔仲景〕[36]. ○ 面熱, 因鬱熱〔丹心〕[37]. ○ 面熱者 胃病也〔東垣〕[38]. ○ 飮食不節則胃病, 胃病則氣短, 精神少而生大熱, 有時顯火上行, 獨燎其面〔東垣〕[39]. ○ 一人患面熱, 脈洪大而有力. 此乃陽明經多血多氣, 因膏粱積熱而致. 先以調胃承氣湯 方見寒門 七錢, 加黃連三錢犀角一錢. 踈下三兩行. 次以升麻黃連湯治之而愈〔寶鑑〕[40].

升麻黃連湯

治面熱.

升麻, 乾葛 各一錢, 白芷 七分, 白芍藥, 甘草 各五分, 黃連 酒炒 四分, 犀角 屑, 川芎, 荊芥穗, 薄荷 各三分.

右剉, 先用水半盞浸川芎荊芥薄荷, 外都作一貼, 水二盞煎至一盞, 入浸三味, 再煎至七分, 去滓. 食後溫服. 忌酒麪五辛〔寶鑑〕[41][42].

---

35 『靈樞』「邪氣臟腑病形第四」.

36 『金匱要略方論』「痰飮咳嗽病脈證幷治第十二」(『金匱要略譯釋』, 376쪽. 『金匱要略精解』, 116쪽). "若面熱如醉, 此爲胃熱上衝, 熏其面. 加大黃以利之. 苓甘五味加薑辛半杏大黃湯方."

37 『丹溪心法心要』卷四「面寒面熱第五十九」(『丹溪醫集』, 928쪽). "面熱, 是火起, 因鬱而熱也."

38 『脾胃論』卷上「脾胃勝衰論」(『東垣醫集』, 61쪽).

39 『脾胃論』卷上「脾胃勝衰論」(『東垣醫集』, 61쪽).

40 『衛生寶鑑』卷九 名方類集 頭面諸病「面熱治法幷方」(앞의 책, 127쪽). 원문과 들고남이 있다. 調胃升氣湯 加味方으로 本熱을 없애고, 升麻黃連湯으로 經絡 중의 風熱이 위로 올라가는 것을 없앤 것이다.

얼굴이 화끈거리는 것

얼굴이 화끈거리는 것은 족양명의 병이다(『영추』). ○ 얼굴이 마치 취한 것같이 붉은 것은 위胃의 열이 위〔上〕를 찌기 때문이다(『금궤요략』). ○ 얼굴이 화끈거리는 것은 뭉친 열 때문이다(『단계심법심요』). ○ 얼굴이 화끈거리는 것은 위胃의 병이다(『비위론』). ○ 먹고 마시는 것이 일정하지 않으면 위병이 되고 위병이 되면 숨이 차고 정신이 흐려지며 많은 열이 나는데, 때때로 화가 확 일어나 위로 올라가서 오로지 얼굴만을 달군다(『비위론』). ○ 어떤 사람이 얼굴이 화끈거리고 맥은 홍대洪大하면서 힘이 있었다. 이것은 양명경이 기도 많고 혈도 많은데〔多血多氣〕, 기름지고 맛이 진한 음식을 먹어 열이 쌓여 생긴 것이다. 먼저 조위승기탕(처방은 「한문」에 있다) 일곱 돈에 황련 서 돈, 서각 한 돈을 써서 설사를 세 번씩 두 차례에 걸쳐 시켰다. 다음에 승마황련탕으로 치료하여 나았다(『위생보감』).

승마황련탕

얼굴이 화끈거리는 것을 치료한다.

승마 · 갈근 각 한 돈, 백지 일곱 푼, 백작약 · 감초 각 닷 푼, 황련(술에 축여 볶은 것) 너 푼, 서각(끌로 깎은 것), 천궁, 형개수, 박하 각 서 푼.

위의 약들을 썰어 먼저 물 반 잔에 천궁 · 형개 · 박하를 따로 담가놓고 나머지로 한 첩을 지어 물 두 잔을 붓고 달여 한 잔으로 졸인 다음, 물에 담가놓았던 세 가지 약을 넣고 칠 푼이 되게 달여 찌꺼기는 버린다. 식후에 따뜻하게 먹는다. 술과 밀가루 음식, 다섯 가지 매운맛 나는 음식〔五辛〕은 피한다(『위생보감』).

---

41 '五辛'은 맛이 매운 마늘, 파, 부추, 겨자, 생강 등 다섯 가지를 합해서 이른 말이다. 『東醫寶鑑』에는 겨자 대신 염교로 되어 있다.

42 『衛生寶鑑』卷九 名方類集「面熱治法幷方」(앞의 책, 127쪽). 『衛生寶鑑』의 처방 명은 '升麻加黃連湯'으로 되어 있고, "升麻葛根各一錢, 白芷黃連各七分, 甘草炙草豆蔲仁人蔘各五分, 黑附炮七分, 益智仁三分"으로 되어 있다. 원문과 들고남이 있다. 『醫學綱目』卷之二十五 脾胃部 面「面熱面寒」(앞의 책, 568쪽)에 같은 내용이 인용되어 있다.

面寒

面寒者, 胃虛也〔丹心〕[43]. ○ 胃中有寒濕, 則面不能耐寒. 先以附子理中湯 方見寒門, 次用升麻附子湯〔入門〕[44]. ○ 一老尼患面寒, 不敢當風行, 諸治不效. 此人年高, 素食茶果, 陽明之氣, 不能上榮故也. 先以附子理中湯, 溫其中氣, 次用升麻附子湯, 治之而愈〔入門〕[45].

升麻附子湯

治面寒.

升麻, 附子 炮, 葛根, 白芷, 黃芪 蜜炒 各七分, 人蔘, 草豆蔻, 甘草 灸 各五分, 益智仁 三分.

右剉作一貼, 入連鬚葱白三莖, 同煎, 服食前〔入門〕[46]. ○ 升麻葛根湯, 乃陽明經主藥也. 加黃連犀角白芷川芎荊芥薄荷, 以治面熱. 加附子白芷黃芪人蔘草豆蔻益智仁, 以治面寒. 盖面熱面寒, 皆本於胃故也〔入門〕[47].

---

43 『丹溪心法心要』卷四「面寒面熱第五十九」(『丹溪醫集』, 928쪽). "面寒, 是胃熱, 寒鬱熱也." 『醫學綱目』卷之二十五 脾胃部 面「面熱面寒」(앞의 책, 568쪽)에 같은 구절이 인용되어 있다.

44 『醫學入門』外集 卷四 雜病分類 外感 風類「面風」(앞의 책, 348쪽). "如陽明氣不足, 卽身已前皆寒, 寒濕上逆則面反不能耐寒, 先以附子理中湯數服, 次以升麻葛根湯去芍, 加參芪附子益智草蔻白芷葱白."

45 이 내용은 『醫學入門』이 아니라 『衛生寶鑑』에서 인용한 것으로 보인다. 『醫學綱目』卷之二十五 脾胃部 面「面熱面寒」(앞의 책, 569쪽)에서도 羅天益의 말로 인용하고 있다. 『衛生寶鑑』卷九 名方類集「頭面諸病」'升麻湯辨'에는 "升麻湯加黃連治面熱, 加附子治面寒"이라는 문장만 나온다(「衛生寶鑑」, 香

얼굴이 시린 것

얼굴이 시린 것은 위胃가 허한 것이다(『단계심법심요』). ○ 위 속에 한寒과 습濕이 있으면 얼굴이 추위를 견디지 못한다. 먼저 부자이중탕(처방은 「한문」에 있다)을 쓴 다음 승마부자탕을 쓴다(『의학입문』). ○ 한 늙은 비구니가 얼굴이 시린 병에 걸려 바람을 맞으며 다닐 수가 없었는데 여러 가지로 치료하여도 효과가 없었다. 이 사람은 나이가 많은데다 늘 차와 과일을 먹었기 때문에 양명경의 기운이 얼굴을 가꿔주지〔榮〕 못한 까닭〔에 얼굴이 시린 것〕이다. 먼저 부자이중탕으로 중기를 따뜻하게 한 다음 승마부자탕으로 치료하니 나았다(입문).

승마부자탕

얼굴이 시린 것을 치료한다.

승마, 부자(싸서 구운 것), 갈근, 백지, 황기(꿀에 축여 볶은 것) 각 일곱 푼, 인삼 · 초두구 · 감초(구운 것) 각 닷 푼, 익지인 서 푼.

위의 약들을 썰어 한 첩으로 하여 잔뿌리가 달린 파 세 뿌리를 넣고 달여 식전에 먹는다(입문). ○ 승마갈근탕은 양명경의 주된 약이다. 황련 · 서각 · 백지 · 천궁 · 형개 · 박하를 더 넣어 얼굴이 화끈거리는 것을 치료하고, 부자 · 백지 · 황기 · 인삼 · 초두구 · 익지인을 더 넣어 얼굴이 시린 것을 치료한다. 얼굴이 화끈거리거나 시린 것은 모두 위胃에 뿌리를 두고 있기 때문이다(『의학입문』).

港商務印書館, 1959, 127쪽).

46 이 처방은 『丹溪心法』 卷三 「惡寒四十八」(『丹溪醫集』, 329쪽)에 나온다. 『醫方類聚』 卷八十一 「頭面門三」(의학과학원 동의학연구소 번역, 『醫方類聚』 7, 의학출판사, 여강출판사 영인본, 1991, 43쪽)에서는 『衛生寶鑑』을 인용하여 싣고 있다.

47 『醫學入門』 外集 卷四 雜病分類 外感 風類 「面風」 (앞의 책, 348쪽). "陽盛面熱陽衰寒, 手足陽明經氣盛, 則身已前皆熱, 風熱上衝, 則面獨熱, 先以調胃承氣湯, 加黃連犀角, 下兩三行, 次以升麻葛根湯, 加黃連川芎荊芥薄荷調之. 如陽明氣不足, 卽身已前皆寒, 寒濕上逆則面反不能耐寒, 先以附子理中湯數服, 次以升麻葛根湯去芍, 加參芪附子益智草蔻白芷葱白. 面浮者, 補胃湯, 連骨痛者, 乾薑散."

面見五色

肝外證, 面靑善怒. 心外證, 面赤善笑. 脾外證, 面黃善噫. 肺外證, 面白善嚔. 腎外證, 面黑善恐欠〔難經〕[48]. ○ 足厥陰之脈病, 面塵脫色. 足少陽之脈病, 面微塵. 手厥陰之脈病, 面赤. 足少陰之脈病, 面黑如炭色. 足陽明之脈病, 顔黑〔靈樞〕[49]. ○ 太陽病終者, 面色白, 絶汗出. 少陰病終者, 面黑, 齒長而垢. 太陰病終者, 面黑, 皮毛焦〔靈樞〕[52]. ○ 寸口脈微而澁, 微者, 衛氣衰, 澁者, 榮血不足. 衛氣衰, 則面色黃, 榮血不足, 則面色靑. 又曰, 陰陽俱虛, 則面色靑白〔仲景〕[54]. ○ 面脣紫黑, 宜升麻白芷湯〔醫鑑〕[55]. ○ 一婦人, 因憂思, 飮食失節, 得面色黧黑不澤, 環脣尤甚, 心懸如飢. 此心肺之陽氣虛, 不能行榮衛, 而光澤於外. 肝腎陰氣, 上溢於陽中, 故黑色顯於面. 又脾之華在脣, 今水來侮土, 故黑色見於脣. 以冲和順氣湯, 助陽明生發之氣, 數服而愈〔寶鑑〕[57].

---

48 『難經』「第十六難」을 재구성한 것이다.

49 『靈樞』「經脈第十」을 재구성한 것이다.

50 '終'은 사망을 의미한다.

51 '絶汗'은 임종 때 나는 식은땀을 말한다.

52 『靈樞』「終始第九」, 『素門』「診要經終論篇第十六」에도 비슷한 내용이 나온다.

53 『醫學綱目』 卷之四 陰陽臟腑部 「治虛實法」(앞의 책, 51쪽). 『傷寒論』과 『醫學綱目』에는 '榮血不足'이 '榮氣不足'으로 되어 있다. 이어지는 문장에 나오는 '榮血不足'도 마찬가지이다.

54 『傷寒論注釋』 卷一 「平脈法第二」(앞의 책, 217쪽). "寸口脈微而澁微者, 衛氣衰, 澁者榮氣不足, 衛氣衰

"

얼굴에 나타나는 다섯 가지 색

간병이 겉으로 드러나는 증상은 얼굴이 푸르고 성을 잘 내는 것이다. 심병이 겉으로 드러나는 증상은 얼굴이 붉고 잘 웃는 것이다. 비병이 겉으로 드러나는 증상은 얼굴이 누렇고 트림을 잘 하는 것이다. 폐병이 겉으로 드러나는 증상은 얼굴이 희고 재채기를 잘 하는 것이다. 신병이 겉으로 드러나는 증상은 얼굴이 검고 두려워하며 하품을 잘 하는 것이다(『난경』). ○ 족궐음경의 병은 얼굴에 때가 끼고 색이 바래며, 족소양경의 병은 얼굴에 때가 조금 끼며, 수궐음경의 병은 얼굴이 붉으며, 족소음경의 병은 얼굴이 마치 숯검정같이 검으며, 족양명경의 병은 얼굴이 검다(『영추』). ○ 태양병으로 죽게 되었을 때에는 얼굴색이 희고 절한絶汗이 나며, 소음병으로 죽게 되었을 때에는 얼굴이 검고 〔잇몸이 말라〕 이가 드러나면서 때가 끼며, 태음병으로 죽게 되었을 때에는 얼굴이 검고 피부와 터럭이 초췌해진다(『영추』). ○ “촌구맥이 미微하고 삽澁할 경우 미한 것은 위기衛氣가 쇠약한 것이고, 삽한 것은 영혈榮血이 부족한 것이다. 위기가 쇠약하면 얼굴이 누렇고 영혈이 부족하면 얼굴이 푸르다.” 또 “음과 양이 모두 허하면 얼굴이 창백하다”고 하였다(『상한론』). ○ 얼굴과 입술이 검붉은 데에는 승마백지탕을 쓴다(『고금의감』). ○ 어떤 부인이 근심과 걱정으로 음식을 제대로 먹지 못하여 얼굴이 새까맣고 윤기가 없게 되었는데 입술 주위가 더욱 심하고, 마치 배고플 때처럼 명치끝에 무언가가 매달려 있는 것 같았다. 이것은 심폐心肺의 양기가 허하여 영위를 돌리지 못하여 밖으로 윤기가 드러나지 못하기 때문이다. 간과 신의 음기가 양경陽經으로 넘쳐나기 때문에 검은색이 얼굴에 나타난 것이다. 또한 비의 상태는 입술에 나타나는데 수기水氣가 와서 토기土氣를 업신여기므로 입술에 검은색이 나타난 것이다. 충화순기탕으로 양명의 기를 발산하는 힘을 북돋웠는데, 몇 차례 먹으니 나았다(『위생보감』).

面色黃, 榮氣不足面色靑.” ‘又曰’ 이하는 나오지 않는다.

55 『古今醫鑑』 卷九 「面病」(앞의 책, 234쪽).

56 여기에서 ‘陽’은 ‘陽經’을 가리킨다. 道光本에는 ‘陽中’이 ‘陽經’으로 되어 있다.

57 『衛生寶鑑』 卷九 名方類集 頭面諸病 「陰出乘陽治法方」(앞의 책, 128쪽). 원문과 들고남이 있다. 『醫學綱目』 卷之二十五 脾胃部 面 「面黑」(앞의 책, 570쪽)에도 같은 내용이 인용되어 있다. 원문과 들고남이 있다.

○ 一人, 忽黑色滿面. 孫兆診之曰, 非病也, 此爲臭氣所熏, 穢氣畜於面部不散, 故有此色. 問曰, 汝一月前, 聞甚一陣非常臭氣不能避耶. 曰, 一日登溷, 其厠臭不可聞, 良久下厠, 明日遂有此疾. 孫曰, 去至臭, 無過至香, 可用沉檀各一兩, 碎焚爐中, 安帳中以熏被, 盖定勿令香散, 可端坐香邊, 暝目靜坐, 候香氣散方可出帳. 其人依言, 聞香, 黑色漸變, 旬日如舊. 盖腎臭腐, 脾臭香, 脾能剋腎, 故如是〔孫兆〕.

冲和順氣湯

葛根 一錢半, 升麻, 白芷, 防風 各一錢, 黃芪 八分, 人蔘 七分, 甘草 四分, 白芍藥, 蒼朮 各三分.

右剉作一貼, 入薑三片棗二枚, 水煎服, 早飯後午飯前〔寶鑑〕.

○ 醫鑑升麻白芷湯, 同.

---

58 ‘孫兆’는 11세기 중국 北宋 때의 의사로, 河陽(현재 중국 河南省의 孟縣) 사람이다. 『傷寒方』, 『傷寒脈訣』 등의 저서가 있다.

59 ‘溷’, 어지러울 혼. 뒷간, 돼지우리.

60 『醫學綱目』 卷之二十五 脾胃部 面「面黑」(앞의 책, 570쪽)에 같은 내용이 인용되어 있다. ‘盖腎臭腐, 脾臭香, 脾能剋腎, 故如是’는 樓英의 글이다. 원문과 들고남이 있다.

○ 어떤 사람이 홀연히 검은색이 얼굴에 가득 나타났다. 손조孫兆가 진찰한 후 "이것은 병이 아니다. 이는 나쁜 냄새에 쐬어 그 기운이 얼굴에 쌓여서 흩어지지 않았기 때문에 이런 색이 나타난 것이다"라고 하였다. 그리고는 환자에게 "당신은 한 달 전쯤에 어쩔 수 없이 지독한 냄새를 크게 맡은 적이 있는가?" 하고 물었다. 그러자 환자가 "하루는 변소에 갔는데 변소 냄새가 맡기 힘들 정도로 고약했는데 한참 있다가 나왔더니 다음 날 이와 같은 병이 생겼다"라고 하였다. 손조는 "나쁜 냄새를 없애는 데는 좋은 냄새만한 것이 없으므로 침향·단향 각 한 냥을 부스러뜨려 화로에 태우는데, 휘장 속에 조용히 앉아 연기를 쏘여라. 향이 흩어지지 않게 하고 향내 주변에 단정히 앉아 눈을 감고 고요히 있다가 향기가 다 흩어지거든 휘장에서 나오라"고 하였다. 그 사람이 이 말대로 냄새를 맡으니 검은색이 점점 변하여 열흘 만에 예전과 같아졌다. 무릇 신腎의 냄새는 썩은 냄새〔腐〕이고, 비脾의 냄새는 고소한 냄새〔香〕이니 비가 신을 억제할 수 있기 때문에 얼굴빛이 다시 돌아온 것이다(손조).

충화순기탕

갈근 한 돈 반, 승마·백지·방풍 각 한 돈, 황기 여덟 푼, 인삼 일곱 푼, 감초 너 푼, 백작약·창출 각 서 푼.

위의 약들을 썰어 한 첩으로 하여 생강 세 쪽, 대추 두 개를 넣고 물에 달여 아침과 점심 사이에 먹는다(『위생보감』). ○『고금의감』의 승마백지탕과 같다.

61『衛生寶鑑』卷九 名方類集 頭面諸病「陰出乘陽治
法方」'冲和順氣湯'(앞의 책, 129쪽). 道光本에는
'午飯前'이 '午飯後'로 되어 있다.『衛生寶鑑』에도
'午飯後'로 되어 있다.

面戴陽證[62]

諸病面赤, 雖伏火熱, 禁不得攻裏. 爲陽氣怫鬱[63], 邪氣在經, 宜發表以去之. 經曰, 火鬱則發之[64], 是也. 瘡瘍, 亦然〔東垣〕[65]. ○ 面戴陽者, 浮火所衝也. 又曰, 面戴陽者, 面雖赤, 而不紅活, 乃下虛也. 醫者不察, 誤用凉藥, 則氣消而成大病矣〔入門〕[66]. ○ 面赤色者, 陽氣怫鬱在表, 當解之, 發汗卽愈〔仲景〕[67]. ○ 傷寒少陰證, 面戴陽者, 下虛[68]故也. 宜通脈四逆湯[69] 方見寒門, 加葱白九莖[70], 煎服〔仲景〕[71]. ○ 面赤色, 爲陽氣怫鬱在表[72], 故用葱白, 以通陽氣也〔綱目〕[73].

---

62 ‘面戴陽’은 얼굴빛이 붉어지는 것이 마치 얼굴에 陽氣를 띠고 있는 것 같음을 비유한 것이다(南京中醫學院 編著,『傷寒論譯釋』第三版, 上海科學技術出版社, 1992, 1,102쪽).

63 ‘怫鬱’은 불만이나 불평이 있어 마음이 끓어오르고 답답한 것을 말한다.

64『素問』「六元正紀大論篇第七十一」.

65『東垣試效方』卷三 瘡瘍門「明瘡瘍之本末」(『東垣醫集』, 437쪽).『醫學綱目』卷之十八 心小腸部 癰疽「腫瘍」(앞의 책, 376쪽)에도 같은 내용이 나와 있다.

66『醫學綱目』卷之五 陰陽臟腑部「治寒熱法」(앞의 책, 73쪽). “面戴陽者, 下虛故也. 若醫者不知脈, 誤爲實熱, 反與凉藥, 則氣消成大病矣.”

67『傷寒論』卷第三「辨太陽病脈證幷治中第六」(48條). 문준전 외 편저,『傷寒論精解』, 경희대출판국, 1996, 138쪽.

68 ‘下虛’는 하초의 虛寒을 말한다(『傷寒論譯釋』, 1,102쪽).

얼굴의 대양증

여러 가지 병으로 얼굴이 붉은 경우 화와 열이 잠복해 있다고 하여서 속을 쳐서는 안 된다. 그것은 양기가 끓어올라 뭉쳐서 사기가 경락에 있기 때문이니 발표發表해서 몰아내야 한다. 『내경』에서 "화가 뭉치면 발표한다"고 한 말이 바로 이 뜻이다. 창양瘡瘍도 마찬가지이다(『동원시효방』). ○ 얼굴의 대양증은 뿌리가 없는 화가 떠서 치받은 것이다. 또 얼굴의 대양증에서 비록 얼굴은 붉지만 생기가 없는 경우는 하초가 허하기 때문이다. 의사가 이를 잘 살피지 않아 찬약을 잘못 쓰면 기가 빠져서 큰 병을 만든다(입문). ○ 얼굴이 붉은 것은 양기가 끓어올라 뭉친 것이 겉〔表〕에 있는 것이므로 마땅히 풀어주어야 하는데, 땀을 내면 낫는다(『상한론』). ○ 상한소음증 때 얼굴에 대양증이 생긴 것은 하초가 허하기 때문이다. 통맥사역탕(처방은 「한문」에 있다)에 파흰밑 아홉 뿌리를 넣고 달여 먹는다(중경). ○ 얼굴이 붉은 것은 양기가 끓어올라 뭉친 것이 겉에 있는 것이기 때문에 파흰밑을 써서 양기를 통하게 하여야 한다(『의학강목』).

69 『傷寒論』卷第六「辨厥陰病脈證幷治第十」(366條). 『傷寒論精解』, 691쪽.

70 『醫學綱目』卷之三十一 傷寒部 少陰病「下利」(앞의 책, 719쪽). "甘草灸乾薑各二兩, 附子一个生用. 面赤色者, 加葱九莖." 『醫學入門』卷三 病機外感「傷寒用藥賦」(앞의 책, 309쪽)에는 "通脈四逆湯, 附子五錢, 乾薑二錢半, 甘草二錢, 葱白三莖, 面赤者七莖"으로 되어 있다.

71 이 구절은 『醫學綱目』卷之五 陰陽臟腑部「治寒熱法」에서 인용한 것이다. "面戴陽者, 下虛故也. 若醫者不知脈, 誤爲實熱, 反與凉藥, 則氣消成大病矣. 外臺秘要云, 陰盛發躁, 名曰陰躁, 欲坐井中, 宜以熱藥治之. 故仲景少陰症面赤者, 四逆湯加葱白治之."

72 『醫學綱目』卷之三十二 傷寒部「面赤」(앞의 책, 732쪽). "設面色緣緣正赤色者, 陽氣佛郁在表, 當解之熏之."

73 『醫學綱目』卷之三十五 婦人部 胎前症「胎上逼心」. "本草云, 葱白, 通陽氣安胎." 樓英의 말이다.

胃風證

胃風爲面腫〔入門〕[74]. ○ 面腫曰風〔內經〕[75]. ○ 初飮食訖, 乘風凉而致. 其證, 飮食不下, 形瘦腹大, 惡風, 頭多汗, 膈塞不通. 脈, 右關弦而緩帶浮〔東垣〕[76]. ○ 虛風麻木[77], 牙關緊急[78], 目內蠕動. 胃中有風, 獨面腫. 宜升麻胃風湯〔東垣〕[79]. ○ 一人患鼻額角痛, 或麻痺不仁[80], 脣口頰車髮際連牙腫痛, 口不得開, 額與頰車常如糊絣, 手觸則痛. 此陽明經絡受風熱毒氣而然. 宜犀角升麻湯〔本事〕[81].

升麻胃風湯

治胃風面腫.

升麻 二錢, 白芷 一錢二分, 當歸, 葛根, 蒼朮 各一錢, 甘草 一錢半, 麻黃 不去節 五分, 柴胡, 藁本, 羌活, 黃柏, 草豆蔲 各三分, 蔓荊子 二分.

右剉作一貼, 入薑三片, 棗二枚, 水煎服, 食後〔東垣〕[82].

犀角升麻湯

治陽明胃經風熱毒.

犀角 一錢半, 升麻, 羌活, 防風 各一錢, 川芎, 白附子, 白芷, 黃芩, 甘草 各五分.

右剉作一貼, 水煎, 食後臨臥各一服〔本事〕[83].

---

74 『醫學入門』外集 卷四 雜病分類 外感 風類「面風」(앞의 책, 348쪽). "面腫乃食後冒風所致."

75 『素門』「平人氣象論篇第十八」.

76 『仁齋直指』卷三 諸風 附胃風「胃風方論」(앞의 책, 66쪽). "丹溪云, 此因初飮食訖, 乘風凉而致其證, 脹滿食飮不下, 形瘦腹大, 惡風頭多汗膈塞不通. 胃風湯, 正始此然, 亦看挾證加減. 脈右關弦而緩帶浮."

77 여기에서 '虛風'은 陰虛나 血虛로 內風이 생겨 나타나는 증상을 말한다. 이외에도 慢脾風, 風寒濕으로 가려운 것, 바람이 불어오는 방향과 계절이 맞지 않는 것 등을 의미하기도 한다.

78 『脾胃論』에는 '虛風麻木'이 '治虛風證'으로 되어 있다.

79 『脾胃論』卷下「調理脾胃治驗 治法用藥若不明升降浮沈差互反損論」(『東垣醫集』, 113쪽). 처방 명이 '升麻胃風湯'이 아니라 '胃風湯'으로 되어 있다. 『醫學入門』

위풍증

위풍은 얼굴이 부은 것이다(『의학입문』). ○ 얼굴이 붓는 것을 풍風이라고 한다(『내경』).
○ 위풍증은 막 음식을 먹고 나서 바로 서늘한 바람을 쐬었기 때문에 생기는 것이다. 그 증상
은 먹은 것이 잘 내려가지 않고 몸이 마르며 배가 불룩해지고 바람을 싫어하며 머리에 땀이
많고 흉격이 막혀 통하지 않는다. 맥은 오른쪽 관맥이 현弦하고 완緩하면서 부浮하다(동원).
○ 허풍虛風에는 마목이 되고 입을 꽉 다물어 벌어지지 않으며 안쪽의 눈초리가 떨린다. 위
속에 풍이 있으면 오로지 얼굴만 붓는다. 승마위풍탕을 쓴다(『비위론』). ○ 어떤 사람이 코
와 이마 모서리가 아픈 병을 앓았는데 때로 마비되고 저리면서 감각이 없었다. 입술, 협거 부
위와 머리털의 경계선에서 이까지 붓고 아파서 입을 벌릴 수가 없으며, 이마에서 협거 부위
까지 풀을 먹인 줄처럼 항상 땅기고 손을 대면 아팠다. 이것은 양명경의 경락이 풍열의 독기
를 받아 그렇게 된 것이다. 서각승마탕을 쓴다(『보제본사방』).

승마위풍탕

위胃의 풍으로 얼굴이 붓는 것을 치료한다.

승마 두 돈, 백지 한 돈 두 푼, 당귀 · 갈근 · 창출 각 한 돈, 감초 한 돈 반, 마황(마디를 잘
라내지 않은 것) 닷 푼, 시호 · 고본 · 강활 · 황백 · 초두구 각 서 푼, 만형자 두 푼.

위의 약들을 썰어 한 첩으로 하여 생강 세 쪽, 대추 두 개를 넣고 물에 달여 식후에 먹는다
(『비위론』).

서각승마탕

족양명위경의 풍열독을 치료한다.

서각 한 돈 반, 승마 · 강활 · 방풍 각 한 돈, 천궁 · 백부자 · 백지 · 황금 · 감초 각 닷 푼.

위의 약들을 썰어 한 첩으로 하여 물에 달여 식후와 자기 전에 한 번씩 먹는다(『보제본
사방』).

外集 卷四 雜病分類 外感 風類 「面風」(앞의 책, 348
  쪽). "能食者, 風虛, 面麻木, 牙關急搐, 升麻胃風湯."
80 『本事方』에는 '角'이 '間'으로 되어 있다.
81 『類證普濟本事方』 「腸風下血痔漏臟毒」(앞의 책, 421
  쪽). "王檢正希患鼻額間痛, 或麻痺不仁, 如是者數
  年. 忽一日, 連口脣頰車發際皆痛, 不可忍口難言, 飮
  食相妨, 在額與頰上常如糊急, 手觸之則痛. 予作足
  陽明經絡受風毒, 傳入經絡, 血凝滯不行, 故有此症.

或者以排風, 小續命透水丹之類與之, 皆不效. 予製
  犀角升麻湯贈之, 服數日而愈."
  『醫學綱目』卷之十二 肝膽部 諸痺 「痛痺卽痛風」(앞
  의 책, 206쪽)에도 인용되어 있다.
82 『脾胃論』卷下 「調理脾胃治驗 治法用藥若不明升降
  浮沈差互反損論」(『東垣醫集』, 113쪽).
83 『類證普濟本事方』 「腸風下血痔漏臟毒」(앞의 책,
  421쪽).

腎風證

黃帝曰, 有病腎風者, 面胕痝然壅, 害於言, 可刺否. 岐伯曰, 虛不當刺, 不當刺而刺, 後五日其氣必至. 至必少氣時熱, 時熱從胸背上至頭, 汗出手熱, 口乾苦渴, 小便黃, 目下腫, 腹中鳴, 身重難以行. 註曰, 痝然, 腫起貌. 壅, 謂目下壅, 如臥蠶形也 〔內經〕. ○ 面痝然浮腫, 疼痛, 其色炲黑, 多汗惡風者, 屬腎風證. 治法闕 〔三因〕.

---

84 '痝', 앓을, 부어오를 망. 王冰은 "痝然, 謂面目浮起而色雜也"(『黃帝內經素問』「奇病論第四十七」, 264쪽)라고 하였고, 張介賓은 "胕, 浮腫也. 痝然, 失色貌. 壅, 重濁不清也"(『類經』 十五卷 疾病類 三十一 「腎風風水 評熱病論 附中風治法」, 앞의 책, 475쪽)라고 하였다.

85 '臥蠶形'은 부종의 초기 증상을 묘사한 것으로, 누에가 잠을 잘 때 머리를 쳐들고 몸을 쭉 뻗고 자는 모습을 비유한 것이다.

86 『素問』「評熱病論篇第三十三」. "帝曰, 有病腎風者, 面胕痝然壅, 害於言, 可刺不. 岐伯曰, 虛不當刺, 不當刺而刺, 後五日其氣必至. 帝曰, 其至何如. 岐伯曰, 至必少氣時熱, 時熱從胸背上至頭, 汗出手熱, 口乾苦渴, 小便黃, 目下腫, 腹中鳴, 身重難以行, 月事不來, 煩而不能食, 不能正偃, 正偃則欬, 病名曰風水, 論在刺法中."
「風論第四十二」. "腎風之狀, 多汗惡風, 面痝然浮腫, 脊痛不能正立, 其色炲, 隱曲不利, 診在肌上, 其色黑."

신풍증

황제가 "신풍증을 앓는 사람의 얼굴이 부어오르고[胗然] 도드라져서[壅] 말하기조차 힘든데, 침을 놓을 수 있는가?" 하고 물었다. 기백이 "허하면 침을 놓아서는 안 되는데, 그런데도 침을 놓으면 나중에 닷새 만에 신풍이 나타난다. [신풍이 나타나면] 반드시 기가 부족해지고 때때로 열이 나며, 열이 가슴과 등에서 시작하여 머리까지 이르고 땀이 나며 손이 화끈거리고 입이 마르며 쓰고 갈증이 나며 소변이 누렇고 눈 아래가 부으며 배에서 소리가 나고 몸이 무거우며 걷기가 힘들다"고 하였다. 왕빙의 주석에서는 "망연胗然이란 부어오른 모양이다. 옹壅은 눈 아래가 북돋워져서 마치 잠자는 누에 같은 모양을 말한 것이다"라고 하였다(『내경』). ○ 얼굴이 부어오르고 아프며 색깔이 철매[그을음]같이 검고 땀이 많이 나며 바람을 싫어하는 것은 신풍증에 속한다. 치료 방법은 빠져 있다(『삼인극일병증방론』).

---

87 『醫學綱目』에서는 "宜先刺其面大出血, 其血當如墨色, 三刺血變色矣. 於是下鍼自額上下排鍼直至頤頷皆出血, 果如墨色, 遍腫處皆鍼之, 惟不鍼目眦外兩傍, 蓋此少陽經少血多氣, 隔日又鍼之血色乃紫, 二日外又刺其血色變赤. 初鍼時癢, 再刺則額角痛, 三刺其痛不可任, 蓋邪退而然也. 後二十日余又輕刺一遍方已. 每刺必以冰水洗其面血, 十日黑色退, 一月面稍赤, 三月乃紅白, 但不服除下熱之藥, 病又作"이라고 하여 張從正의 醫案을 소개하고 있으며, 五臟風을 설명하고 나서 "上五臟風症, 多汗惡風, 其治法用仲景桂枝湯之類, 孫眞人皆灸本臟背兪, 兼用續命湯治之"라고 하였다. 『醫學綱目』 卷之十 肝膽部 「諸風」(앞의 책, 161-162쪽).

88 『三因極一病證方論』 卷之二 「五臟中風證」(『三因極一病證方論』, 人民衛生出版社, 1957, 21쪽). 원문과 들고남이 있다. 『東醫寶鑑』에 인용된 문장은 『醫學綱目』 脾胃部 卷之二十四 「水腫」(앞의 책, 537쪽)에 나온다.

搭顋腫[89]

腮腫, 亦名疿腮[90]. 因風熱, 或膏粱積熱而作. 宜升麻黃連湯, 或升麻胃風湯, 或荊防敗毒散 方見寒門. 腫久不消, 欲作膿, 宜托裏消毒散 方見癰疽. 腮頰齒牙脣口俱腫, 出血者, 宜淸胃散 方見牙齒, 加石膏〔入門〕[91]. ○ 搭腮腫, 宜加味消毒飮〔醫林〕[92]. ○ 腮腫, 赤小豆爲末, 雞子淸調貼之. 醋調貼之, 亦效〔綱目〕[93]. ○ 又方, 石灰炒熱, 地下窨, 如此七次, 醋調附, 立消〔醫鑑〕[94]. ○ 又方, 細辛草烏等分爲末, 入蚌粉, 猪脂調附腫處, 口含白梅置腮邊良久, 腫退出涎, 患消矣〔丹心〕[95]. ○ 小兒毒氣攻腮, 赤腫可畏. 皂角二兩, 南星 生 二錢, 糯米一合. 右爲末, 薑汁調塗, 立效〔本事〕[96][97].

---

89 '搭', 탈 탑. 싣다, 걸다. '顋', '腮(뺨 시)'의 俗字.

90 '疿', 아물지 않는 부스럼 차. '疿腮'는 볼 아래에 종기가 생기는 병으로, 볼거리나 이하선염 등의 경우에 생긴다.

91 『醫學入門』 卷之六 外科 「腦頸部」(앞의 책, 471쪽). "疿腮, 髭發同, 風熱犯其胃, 表分寒熱裏不利. 外因風熱腫痛, 在表寒熱者, 升麻胃風湯. 在裏二便不利者, 四順淸凉飮. 如表裏俱解, 腫痛又不消, 欲作膿也, 托裏消毒散, 治同大頭腫. 積熱腫痛頗難當, 膏粱厚味, 胃經積熱, 腮腫作痛, 或發寒熱者, 用升麻黃連連翹牛蒡子白芷等分, 水煎服. 連耳上太陽部分腫, 屬風熱, 加羌活防風. 連耳下少陽部分腫, 屬怒火, 加柴胡山梔牧丹皮. 連耳後少陰部分腫, 屬相火, 加知母黃柏. 頭面齒牙俱腫, 內熱口乾者, 犀角升麻湯. 齒牙脣口俱腫, 出血者, 淸胃散加石膏."

92 『醫林撮要』 卷之九 「癰疽門」(『韓國醫學大系』 9권, 여강출판사, 1988년, 617쪽. 양예수 원저, 조헌영 외 공역, 『의림촬요』 4권, 해동의학사, 1999, 53쪽).

탑시종(볼거리)

볼이 부은 것을 '차시痄腮'라고도 한다. 풍열이나 기름지고 맛이 진한 음식을 먹어 열이 쌓여 생기는데, 승마황련탕이나 승마위풍탕, 형방패독산(처방은 「한문」에 있다) 등을 쓴다. 부은 것이 오래되도록 없어지지 않고 곪으려고 하면 탁리소독산을 쓴다(처방은 「옹저문」에 있다). 볼과 잇몸, 입술이 모두 붓고 피가 나오는 데는 청위산(처방은 「아치문」에 있다)에 석고를 더하여 쓴다(『의학입문』). ○ 탑시종에는 가미소독음을 쓴다(『의림촬요』). ○ 볼이 부은 데는 적소두를 가루내어 달걀 흰자위에 개서 붙인다. 식초에 개어 붙여도 효과가 있다(『의학강목』). ○ 또 다른 처방으로는 석회를 볶아 뜨거운 채로 땅속에 묻기를 일곱 번 한 것을 식초에 개어 붙이면 바로 없어진다(『고금의감』). ○ 또 다른 처방으로 세신〔족두리풀〕과 초오〔바꽃의 덩이뿌리〕 같은 양을 가루낸 다음 방분〔씹조개가루〕을 넣고 돼지기름에 개어 부은 곳에 붙인 다음 흰 매화 가지를 〔부은〕 볼 쪽으로 가게 하여 입에 오래 물고 있으면 부은 것이 가라앉는데, 침이 나오면서 병이 낫는다(단심). ○ 어린아이의 볼에 독기가 침범하면 빨갛게 붓는데 조심하여야 한다. 조각 두 냥, 남성(날것) 두 돈, 찹쌀 한 홉을 가루내어 생강즙에 개어 바르면 바로 낫는다(본사).

---

93 『醫學綱目』卷之二十五 脾胃部 面「面腫頰腮痛」(앞
   의 책, 568쪽). "腮腫, 用赤小豆末敷之, 立效. 山, 痄
   腮. 鷄子淸調赤小豆末, 及喉下諸般腫痛, 用蝸牛飛
   面硏勻, 貼腫處."

94 '窨', 움 음. 땅속에 묻다. 『說文解字』에 "窨, 地室
   也"라고 하였고, 段玉裁의 注에 "今俗語以酒水等埋
   藏地下曰窨"이라고 하였다. 지하실로 볼 수도 있으
   나, 여기에서는 땅에 묻는 것으로 해석하였다.

95 『古今醫鑑』卷之九「咽喉」(앞의 책, 257쪽).

96 『赤水玄珠』卷三 面門 頰車病「丹溪治兩腮腫」. "用
   細辛草烏等分爲末, 入蚌粉, 以猪脂調敷, 口含白梅置
   腮邊良久, 腫退出涎, 患立消矣. 消時腫, 必先向下."

97 『普濟方』卷三百八十六 嬰孩諸熱疽腫門 諸腫附論
   「方」(앞의 책, 3,506쪽). "治小兒毒氣攻腮, 腫赤可畏
   者. 皂角二兩去核, 天南星二錢生用, 糯米一合爲末.
   右爲細末, 姜汁調塗, 立效."

加味消毒飮

治搭腮腫.

荊芥, 防風, 惡實, 甘草, 連翹, 羌活 各一錢.

右剉作一貼, 水煎服〔醫林〕. ○ 醫鑑, 一名驅風解毒散. ○ 一人, 頭項偏腫連一目, 若半壺, 其脈洪大. 戴人曰, 內經云, 面腫者風. 此風乘陽明經也. 氣血俱多, 風腫宜汗. 先與通聖散, 去硝黃, 入薑葱豉, 同煎服, 微汗. 以草莖, 刺鼻中出血, 其腫, 立消〔子和〕.

---

98 '惡實'은 우엉의 씨, 곧 牛蒡子를 말한다.

99 『醫林撮要』 卷之九 「癰疽門」(『韓國醫學大系』 9권, 617쪽. 『의림촬요』 4권, 53쪽). 『普濟本事方』 卷二七八 「諸腫」(『普濟方注錄』 下册, 2,392쪽)에는 처방 명이 '加味消毒飮子'로 되어 있다.

100 『古今醫鑑』 卷九 「咽喉」(앞의 책, 257쪽).

101 '壺', 병 호.

102 원문에는 '去硝黃'이 없다.

103 『儒門事親』 卷六 風形 「面腫風十」(『子和醫集』, 164쪽).

가미소독음

탑시종을 치료한다.

형개 · 방풍 · 우방자 · 감초 · 연교 · 강활 각 한 돈.

위의 약들을 썰어 한 첩으로 하여 물에 달여 먹는다(『의림촬요』).   ○ 『고금의감』에서는 구풍해독산이라고 하였다.   ○ 어떤 사람이 머리와 뒷덜미 한쪽이 붓고 한쪽 눈까지 부었는데 모양이 쪼갠 박 같았고 맥은 홍대洪大하였다. 장종정은 "『내경』에서 얼굴이 붓는 것은 풍이라고 하였다. 이것은 풍이 양명경을 타고 들어온 것이다. 〔양명경은〕 기와 혈이 모두 많으므로 풍으로 부은 데는 땀을 내야 한다"고 하였다. 먼저 통성산(망초와 대황을 빼고 생강 · 총백 · 두시를 넣은 것)을 달여 먹은 후 땀을 조금 낸 다음 풀줄기로 코를 찔러서 피를 내니 부은 것이 바로 없어졌다(『유문사친』).

面上雜病

風刺粉刺黯䵣痤疿酒瘡肺風瘡 瘡瘡詳見鼻門, 皆面上之病〔入門〕.
○ 風客皮膚, 痰漬藏府, 則面生黯䵣, 脾肺風濕搏, 熱則生瘡, 紅紫或腫. 升麻胃風湯 方見上, 加減用之〔入門〕. ○ 面生熱毒瘡癤瘡疿, 宜柏連散, 硫黃膏, 白附子散, 淸上防風湯. ○ 面生一切風刺粉刺雀卵斑黯䵣𪒟子, 宜玉容散, 連翹散, 紅玉散, 玉容西施散, 皇帝塗容金面方, 玉容膏.

○ 滅面上瘢痕方

衣中白魚 三七枚, 白石脂 三錢半, 鷹糞白 七錢半, 白附子 二錢半, 白殭蠶 五錢.

右爲末, 猪脂調和, 每夜塗瘢上, 朝洗之〔類聚〕.

---

104 '風刺'는 얼굴에 여드름같이 돋는 피부병으로 여드름보다는 붉다.

105 '粉刺'는 酒刺 또는 面疱라고도 하며, 여드름을 말한다. 처음 丘疹이 가시처럼 돋고 눌러 짜면 粉 같은 것이 나온다고 하여 분자라고 하였다. 폐나 위에 몰린 열이 위로 훈증되어 생긴다(『동의학사전』, 412쪽).

106 '黯䵣'은 기미를 말한다. '黯', 검은 빛, 기미 간. '䵣', 얼굴에 기미 낄 증.

107 '痤疿'는 座疿瘡이다. 뾰루지(작은 절癤)와 땀띠를 통틀어 이르는 말로, 肺熱과 脾濕 혹은 여름철에 風熱毒이 肌膚에 侵襲하여 생긴다. 비교적 큰 것을 '痤'라고 한다. '좌'는 뾰루지로, 큰 것은 대추만하고 작은 것은 콩알만하여 벌겋게 붓고 속에 고름이

있다. '疿'는 땀띠가 헐어서 물집이 생겨 가렵고 점차 곪으면서 아프다(『동의학사전』, 800쪽).

108 '酒瘡'는 酒齄鼻로, 鼻赤, 鼻齄, 鼻紅症, 齄齄, 鼻準紅, 肺風分刺, 糟鼻子, 準赤 등으로도 불린다. 코끝이 빨갛게 되는 병증으로, 술을 마시는 사람들에게서 血熱이나 脾胃濕熱이 폐에 몰려서 생긴다. 자각 증상은 거의 없으나 때로 가려움과 분비물이 생긴다. 코끝은 핏줄이 불어나 빨갛게 보인다. 심하면 코끝 살갗이 울퉁불퉁하게 肥厚하게 되는데, 이때 그 부위를 누르면 냄새가 역한 분비물이 나온다(『동의학사전』, 756쪽).

109 '肺風瘡'은 코끝이 빨갛게 되는 병증으로, 酒齄가 술을 마시는 사람의 코가 붉어지는 것에 비해 폐풍창은 술을 마시지 않는 사람의 코가 붉어지는 것을

얼굴에 생기는 잡병

풍자, 분자, 기미, 뾰루지, 땀띠, 주사비, 폐풍창(주사비와 폐풍창은 「비문」에 자세히 나와 있다)은 모두 얼굴에 생기는 병이다(입문). ○ 풍이 피부로 침입하고 담痰이 오장과 육부에 스며들면 얼굴에 기미가 생기고 비와 폐에서 풍과 습이 서로 싸우는데, 열이 있으면 종기가 생겨 검붉게 되며 붓기도 한다. 승마위풍탕(처방은 앞에 있다)을 가감하여 쓴다(『의학입문』). ○ 얼굴에 열독으로 창절이나 땀띠가 생긴 데는 백련산, 유황고, 백부자산, 청상방풍탕 등을 쓴다. ○ 얼굴에 생긴 모든 풍자, 분자, 주근깨, 기미, 검은 사마귀에는 옥용산, 연교산, 홍옥산, 옥용서시산, 황제도용금면방, 옥용고 등을 쓴다.

○ 얼굴의 흉터를 없애는 처방

백어(옷에 있는 좀) 스물한 마리, 백석지 서 돈 반, 응분백(흰 부분) 일곱 돈 반, 백부자 두 돈 반, 백강잠 닷 돈.

위의 약들을 가루내어 돼지기름에 개어 매일 밤 흉터에 바르고 아침에 씻어낸다(『의방유취』).

말한다.

110 '瘡'은 종기인데, '종기腫氣'는 살갗 속이 곪는 것으로, 그런 부스럼을 말하기도 하며 살이 붓거나 불거져 나오는 것을 모두 말한다.

111 『醫學入門』 外集 卷四 雜病分類 外感 風類 「面風」 (앞의 책, 348쪽).

112 '瘡瘢'은 피부에 얕게 생긴 헌데를 말한다.

113 '痱痁'는 땀띠를 말한다. '痱', 병 이름 사. '痁', 땀띠 비.

114 '雀卵斑'은 面䵟皰로, 雀紫斑이라고도 하며, 주근깨를 말한다. 바늘귀, 좁쌀알, 흰 쌀알 크기의 연한 밤색 또는 검은색 색소반이 생기는 것을 말한다. 얼굴을 비롯한 손등, 팔, 잔등에 흔히 대칭성으로 생긴다. 남자보다 여자에게 많은데 열 살 안팎에 생겨

서 성숙기에 더 심해진다(『동의학사전』, 322쪽).

115 '黶子'는 검정 사마귀[黑痣]를 말한다. '黶', 검정사마귀 염.

116 '白石脂'는 규산염류의 광물로 高嶺土라고도 한다. 味甘酸, 性平하다.

117 '鷹糞白'은 매의 똥에서 흰 부분을 가려낸 것이다.

118 『醫方類聚』 卷八十 頭面門二 「滅瘢痕諸方」(의학연구원 동의학연구소 옮김, 『의방유취』 제6분책, 691쪽). 원문의 처방은 "衣中白魚三七枚, 白石脂一分, 鷹糞白三分, 白附子一分生用, 白殭蠶半兩"으로 되어 있다.

柏連散

治面上熱毒惡瘡.

黃柏 灸, 黃連, 胡粉 炒 各等分.

右爲細末, 猪脂調勻, 頻塗瘡上 [得效][119].

硫黃膏

治面上生瘡, 或鼻臉[120]赤紫, 及風刺粉刺, 諸藥不效.

生硫黃, 白芷, 瓜蔞根, 膩粉[121] 各半錢, 全蝎 三箇, 蟬殼 五枚, 莞靑[122] 七枚[123] 去翅足[124].

右爲末, 另以香油黃蠟, 和合如面油法, 火上熔熬取下, 乃入藥末在內和勻. 每用少許, 臨臥洗面後, 塗面上, 勿近眼. 數日赤自消. 風刺粉刺, 一夕見效 [得效][125].

白附子散

治面上熱瘡, 或斑點.

白附子, 密佗僧, 白茯苓, 白芷, 官粉[126] 各等分.

右爲末. 蘿蔔煎湯洗面後, 羊乳調成膏, 附患處, 明早洗去. 無羊乳, 則代人乳 [醫鑑][127].

119『世醫得效方』卷第十 大方脈雜醫科「面病」(『世醫得效方』, 中國中醫出版社, 1996, 164쪽).

120 '臉', 뺨 검. 눈 아래 볼의 위.

121 '膩粉', 경분을 달리 부른 이름이다. '膩', 미끄러울 니.

122『世醫得效方』에는 '莞靑'이 '芫靑'으로 되어 있다. '芫靑'은 靑娘子로, 芫蝤, 靑娘蟲, 相思蟲, 靑蟲이라고도 한다. 芫靑科 곤충인 緣芫靑을 말한다(李文瑞·李秋貴 主編, 『中藥別名辭典』, 中國科學技術出版社, 1994, 515쪽. 학명 *Lytta caraganae Palls*. 『中藥大辭典』上册, 1,240쪽). 芫靑科 곤충인 가뢰를 건조한 것이다. 가뢰는 斑蝥다(학명 *Mylabris*, 『본초학』, 646쪽). 李時珍은 "居芫花上而色靑, 故名芫靑"이라고 하였다(『本草綱目』蟲部 第四十卷「芫靑」, 앞의 책, 1,848쪽).

123『世醫得效方』에는 '七枚'가 '七箇'로 되어 있다.

백련산

얼굴에 열독으로 생긴 심한 종기를 치료한다.

황백(구운 것), 황련, 연분(볶은 것) 각 같은 양.

위의 약들을 곱게 가루내어 돼지기름에 개서 종기 위에 자주 바른다(『세의득효방』).

유황고

얼굴에 종기가 생기거나 코와 뺨이 검붉고 풍자와 분자가 여러 약으로도 치료되지 않는 것을 치료한다.

생유황 · 백지 · 과루근 · 경분 각 반 돈, 전갈 세 개, 선각 다섯 개, 원청(날개와 다리를 떼어낸 것) 일곱 개.

위의 약들을 가루내어 따로 향유〔참기름〕와 황랍을 얼굴 기름〔화장용 크림〕 만들 듯이 섞어서 불에 올려 녹인 다음 〔불에서〕 내려놓고 〔먼저 만들어놓은〕 약가루를 안에 넣어 고루 섞는다. 자기 전에 세수한 다음 얼굴에 조금씩 바르는데, 눈 가까이는 바르지 말아야 한다. 며칠이면 붉은 것이 저절로 없어진다. 풍자나 분자는 하루 저녁이면 효험을 본다(『세의득효방』).

백부자산

얼굴의 열성 종기〔熱瘡〕나 반점을 치료한다.

백부자 · 밀타승 · 백복령 · 백지 · 연분 각 같은 양.

위의 약들을 가루낸다. 무를 달인 물로 세수한 다음 양젖에 개서 고약처럼 만들어 환부에 붙이고 다음 날 아침에 씻어낸다. 양젖이 없으면 사람 젖을 대신 써도 된다(의감).

---

124 '翅', 날개 시.

125 『世醫得效方』卷第十 大方脈雜醫科「面病」(앞의 책, 164쪽).

126 『證治準繩』에는 '官粉'이 '定粉'으로 되어 있다. 모두 粉錫의 異名이다. 粉錫은 解錫, 鉛粉, 鉛華, 胡粉, 瓦粉, 光粉, 白粉, 水粉 등으로도 불린다(李時珍, 『本草綱目』金石部 第八卷「粉錫」. 『本草綱目』上册, 人民衛生出版社, 1982, 474쪽). 粉錫은 White lead(Carbonate of lead)다(木村康一 等 校注, 鈴木眞解 譯, 『新註校定國譯 本草綱目』第三册, 春陽堂書店, 1979, 183쪽).

127 이 처방은 『證治準繩 瘍醫』卷之三 面部二「面瘡」(王肯堂, 陳拯 主編, 『王肯堂醫學全書』, 中國中醫藥出版社, 1999, 1,207쪽)에 처음 나온다(『中醫方劑大辭典』第三册, 827쪽).

淸上防風湯

淸上焦火, 治頭面生瘡癤, 風熱毒.

防風 一錢, 連翹, 白芷, 桔梗 各八分, 酒炒片芩, 川芎 各七分, 荊芥, 梔子, 黃連 酒炒, 枳殼, 薄荷 各五分, 甘草 三分.

右剉作一貼, 水煎, 入竹瀝五匙, 服[醫鑑][128].

玉容散

治面上䵟䵏, 或生小瘡, 或生痤痱粉刺之類, 幷皮膚瘙痒, 能去垢膩.

皂角 一斤, 升麻 二兩六錢半, 楮實子 一兩六錢半, 白芷, 白芨, 天花粉, 菉豆粉 各三錢三分半, 甘松, 縮砂, 白丁香 各一錢六分半, 糯米 三合半.

右爲末, 和勻, 常用洗面. 一方, 加樟腦二錢[醫鑑][129].

連翹散

治面生穀嘴瘡[130], 俗名粉刺.

連翹, 川芎, 白芷, 片芩, 黃連, 沙參[131], 荊芥, 桑白皮, 梔子, 貝母, 甘草 各七分.

右剉作一貼, 水煎, 食後服[132]. ○ 一名淸肺散[回春][133].

---

128 『古今醫鑑』 卷九 「面病」(앞의 책, 234쪽).

129 『古今醫鑑』 卷九 「面病」(앞의 책, 235쪽). 『古今醫鑑』에는 처방 중 '三奈'가 더 들어 있다. 三奈는 山奈라고도 하며, 기원은 Kaempferia galanga L. (Zingiberaceae)로 辛溫하고 胃經에 들어가 行氣除濕, 溫中散寒한다. 독성이 있어서 복용 시에는 주의하여야 한다.

130 '穀嘴瘡'은 얼굴에 여드름 같은 것이 생겨 짜면 쌀

청상방풍탕

상초의 화를 내리고 얼굴과 머리에 생긴 창절과 풍열독을 치료한다.

방풍 한 돈, 연교·백지·길경 각 여덟 푼, 황금(술에 축여 볶은 것), 천궁 각 일곱 푼, 형개, 치자, 황련(술에 축여 볶은 것), 지각, 박하 각 닷 푼, 감초 서 푼.

위의 약들을 썰어 한 첩으로 하여 물에 달여 죽력 다섯 숟가락을 넣어 먹는다(『고금의감』).

옥용산

얼굴의 기미나 작은 종기, 뾰루지, 분자 등이 생긴 것과 아울러 피부가 가려운 것을 치료하고 기름때를 없앨 수 있다.

조각 한 근, 승마 두 냥 엿 돈 반, 저실자 한 냥 엿 돈 반, 백지·백급·천화분·녹두분 각 서 돈 서 푼 반, 감송향·사인·백정향 각 한 돈 여섯 푼 반, 나미 서 홉 반.

위의 약들을 가루내어 고루 섞어 늘 얼굴을 씻는다. 어떤 처방에서는 장뇌 두 돈을 더하였다(『고금의감』).

연교산

얼굴에 생긴 곡취창을 치료하는데, 민간에서는 곡취창을 여드름〔분자〕이라고 한다.

연교·천궁·백지·황금·황련·사삼·형개·상백피·치자·패모·감초 각 일곱 푼.

위의 약들을 썰어 한 첩으로 하여 물에 달여 식후에 먹는다. ○ 청폐산이라고도 한다(『만병회춘』).

가루즙 같은 것이 나오는 헌데를 말한다.   出版社, 1984, 265쪽).

131 『萬病回春』에는 '沙參'이 '苦參'으로 되어 있다.

132 『古今醫鑑』 卷九 「面病」(앞의 책, 234쪽).

133 『萬病回春』 卷之五 「面病」(『萬病回春』, 人民衛生

紅玉散[134]

治面上一切酒刺風刺黑黶斑子.

白芷, 藿香, 牙皂 各二錢, 甘松[136], 三乃子[137], 木澤[138], 白丁香, 細辛, 杏仁, 密佗僧 各一錢, 天花粉, 白茯苓 各一錢半, 樟腦 五分, 白芨 三分.

右爲末, 臨臥用津唾調, 或乳汁調, 敷面上, 明早溫水洗去, 其面如玉. 木澤未詳[139]〔醫鑑〕.

玉容西施散

治同上.

菉豆粉 二兩, 白芷, 白芨, 白斂, 白殭蠶, 白附子, 天花粉 各一兩, 甘松, 三乃子, 茅香 各五錢[140], 零陵香, 防風, 藁本 各二錢, 肥皂角[141] 二錠.

右爲細末, 每洗面時用之, 面色如玉〔醫林〕[142].

皇帝塗容金面方

朱砂 二錢, 乾胭脂 一錢, 官粉 三錢, 烏梅肉 五箇, 小腦[143] 五錢, 川芎 少許.

右爲細末, 臨睡時, 津唾調搽面上[144], 天明溫水洗面, 美如童顏, 乃神仙妙用之法〔醫鑑〕[145].

---

134 『古今醫鑑』에는 '紅玉散'이 '如玉散'으로 되어 있다.

135 '酒刺'는 粉刺를 달리 부른 말이다.

136 '甘松'은 '甘松香'으로, 마타리과에 속한 초목인 감송향과 관엽감송의 根莖을 건조한 것이다(『본초학』, 367쪽).

137 『古今醫鑑』에는 '三乃子'가 '三奈'로 되어 있다. 三奈는 山奈로, 『本草綱目』草部第十四卷에 나온다(앞의 책, 859쪽). 三柰子, 三賴, 山辣, 沙薑 등으로도 불린다. 생강과 식물 산내의 뿌리와 줄기이다. 학명은 *Kaempferia rotunda, L.*(『新註校定國譯本草綱目』第四冊, 462쪽) 혹은 *Kaempferia galanga L.*이다(江蘇新醫學院 編, 『中藥大辭典』上冊, 上海科學技術出版社, 1977, 168쪽).

138 『古今醫鑑』에는 '木澤'이 '水澤'으로 되어 있다. '水澤'은 '澤瀉'의 異名이다.

홍옥산

얼굴에 생긴 모든 주자, 풍자, 검은 사마귀, 반점을 치료한다.

백지 · 곽향 · 저아조각 각 두 돈, 감송향 · 산내 · 목택〔택사〕 · 백정향 · 세신 · 행인 · 밀타
승 각 한 돈, 천화분 · 백복령 각 한 돈 반, 장뇌 닷 푼, 백급 서 푼.

위의 약들을 가루내어 잘 때 침이나 젖에 고루 개어 얼굴에 붙이고 다음 날 아침에 따뜻한
물로 씻어내면 얼굴이 마치 옥과 같아진다. 목택은 무슨 약인지 알 수 없다(『고금의감』).

옥용서시산

홍옥산과 같은 증상을 치료한다.

녹두분 두 냥, 백지 · 백급 · 백렴 · 백강잠 · 백부자 · 천화분 각 한 냥, 감송향 · 산내 · 모
향 각 닷 돈, 영릉향 · 방풍 · 고본 각 두 돈, 비조각 두 알.

위의 약들을 곱게 가루내어 매번 얼굴을 씻을 때마다 쓰면 얼굴색이 마치 옥과 같아진다
(『의림촬요』).

황제도용금면방

주사 두 돈, 연지(마른 것) 한 돈, 연분 서 돈, 오매육 다섯 개, 장뇌 닷 돈, 천궁 조금.

위의 약들을 곱게 가루내어 잘 때 침에 개어 얼굴에 바르고 다음 날 따뜻한 물로 씻어내면
아름답기가 아이 얼굴 같아지니 이것이 신선의 오묘한 방법이다(의감).

139 『古今醫鑑』 卷九 「面病」(앞의 책, 235-236쪽).

140 ‘茅香’은 ‘茅香花’(*Imperata cylindrice* (L.) P.
Beauv. var. *major* (Nees) C. E. Hubb.)로, 香茅, 香
麻, 香草라고도 한다. 벼과 식물인 茅香의 花序이
다(『中藥大辭典』 上册, 1,312쪽).

141 ‘肥皂角’이 굵은 조각을 말하는 것인지 주엽나무
열매를 말하는 것인지 분명하지 않다.

142 『醫林撮要』 卷之二 「燥證門」(『韓國醫學大系』 9권,
340쪽. 『醫林撮要』 1권, 312쪽). ‘玉容膏’로 나오
며, ‘玉容西施散’이라고도 한다고 하였다.

143 『萬病回春』에는 ‘小腦’가 ‘朝腦’로 되어 있다. 朝
腦는 樟腦의 異名이다.

144 ‘搽’, 칠하다, 바르다 차.

145 『中醫方劑大辭典』에서는 ‘皇帝塗用金面方’이 『東
醫寶鑑』 外形篇 卷一에서 ‘醫鑑’을 인용한 것이라
고 하였다(『中醫方劑大辭典』 第七册, 727쪽).

玉容膏

治面上燥瘡, 及斑黶諸刺 方見雜方.

又方

治粉刺.

枯白礬 一兩, 生硫黃, 白附子 各二錢.

右爲末, 津唾調搽, 臨臥上藥, 明早洗去〔醫鑑〕[146].

○ 治粉刺及鼻瘡.

雄黃, 鈆粉 各一錢, 硫黃 五分.

右爲末, 臨臥乳汁調塗, 明早溫水洗去〔回春〕[147].

146 『萬病回春』 卷之五 「面病」(앞의 책, 266쪽). '治面
　　上粉刺'라는 이름으로 나온다.

147 『萬病回春』 卷之五 「面病」(앞의 책, 266쪽). '治面
　　上精鼻酒刺'라는 이름으로 나온다.

옥용고

얼굴의 마른 부스럼〔燥瘡〕 및 검은 사마귀〔斑𪒶〕, 풍자, 분자 같은 것을 치료한다(처방은 「잡방문」에 있다).

또 다른 처방

분자를 치료한다.

고백반 한 냥, 생유황·백부자 각 두 돈.

위의 약들을 가루내어 잘 때 침에 개어 바르고 다음 날 아침에 씻어낸다(의감).

○ 분자와 주사비를 치료한다.

웅황·연분 각 한 돈, 유황 닷 푼.

위의 약들을 가루내어 잘 때 젖에 개어 바르고 다음 날 아침 따뜻한 물로 씻어낸다(『만병회춘』).

按摩法

熱摩手心, 頻拭額上, 謂之修天庭. 連髮際二三七遍, 面上自然光澤. 所謂手宜在面, 是也〔養性書〕.

안마법

손바닥을 뜨겁게 비벼서 이마를 여러 번 문지르는데, 이것을 천정을 수양한다고 한다. 머리털이 난 경계선까지 14번이나 21번 문지르면 얼굴에 저절로 윤기가 난다. 이른바 "손은 늘 얼굴에 대고 있어야 한다"고 한 것은 이것을 말하는 것이다(양성서).

面部凶證

病人面無光, 齒齗黑者, 死〔扁鵲〕[148]. ○ 面腫, 色蒼黑者, 死〔扁鵲〕[149]. ○ 病人榮衛竭絶, 面浮腫者, 死〔扁鵲〕[150]. ○ 病人面腫, 色蒼黑者, 死〔扁鵲〕[151]. ○ 面黑脣靑者, 死. 面靑脣黑者, 亦死〔華佗〕[152]. ○ 病人黑色出於天中天庭者, 死〔華佗〕[153]. ○ 人有病, 面上忽見紅點者, 多死〔丹心〕[154].

148 『中臟經』 卷中 「察色形證決死法第四十九」(李聰甫 主編, 『中臟經校注』, 人民衛生出版社, 1990, 107쪽).

149 『脈經』 卷五 『扁鵲華佗察聲色要訣第四』(앞의 책, 240쪽).

150 『脈經』 卷五 『扁鵲華佗察聲色要訣第四』(앞의 책, 240쪽).

151 『脈經』 卷五 『扁鵲華佗察聲色要訣第四』(앞의 책, 240쪽).

152 『脈經』 卷五 『扁鵲華佗察聲色要訣第四』(앞의 책, 238쪽).

얼굴에 드러나는 예후가 나쁜 증상

환자의 얼굴에 윤기가 없고 잇몸이 검게 되면 죽는다(『중장경』). ○ 얼굴이 붓고 색이 검푸르게 되면 죽는다(『맥경』). ○ 환자가 영위榮衛가 말라 없어져 얼굴이 부으면 죽는다(『맥경』). ○ 환자의 얼굴이 붓고 얼굴색이 검게 되면 죽는다(『맥경』). ○ 얼굴이 검고 입술이 푸르게 되면 죽는다. 얼굴이 푸르고 입술이 검게 되어도 죽는다(『맥경』). ○ 환자의 천중이나 천정에 검은색이 나타나면 죽는다(『맥경』). ○ 사람이 병을 앓고 있는데 얼굴에 갑자기 붉은 점이 나타나면 대부분 죽는다(『단계심법』).

---

153 『脈經』 卷五 『扁鵲華佗察聲色要訣第四』(앞의 책,
　　237쪽).
154 『丹溪心法』 卷四 「腰痛七十三」(앞의 책, 388쪽).

單方

凡三十五種, 有綠雲散.

鹽湯

治面上五色瘡. 溫鹽湯, 綿浸搨瘡, 日五六度. 自差[本草].

白礬

治粉刺. 白礬末, 酒調塗之[得效]. ○ 面生紫赤刺癮疹. 白礬硫黃等分, 黃丹少許, 爲末, 津唾調附[入門].

密佗僧

治面上䵟䵞斑點, 細研爲末, 人乳調塗. 每夜用之, 亦令面生光華, 又治面鼻赤疱[本草].

石灰

去面上黑子, 瘜肉及粉刺.
○ 去靨子方.
石灰末, 水調如稠粥, 插糯米粒, 經宿, 米如水精. 先以鍼尖微動靨子, 置糯米於其上, 經半日, 靨汁自出, 剔去藥, 勿着水[本草].

---

155 '搨', 베끼다, 박다(금석문 위에 종이를 대어 박아
　　내다) 탑.

156 『證類本草』卷四 玉石部中品總八十七種「食鹽」
　　(政和本 84쪽, 四庫本 137쪽).「藥性論」에서 인용하

였다.

157 『世醫得效方』卷第十 大方脈雜醫科「面病」(『世醫
　　得效方』, 앞의 책, 164쪽).

158 『醫學入門』外集 卷六 雜病用藥賦 斑疹「治面鼻生

단방

모두 서른다섯 가지인데, 이 중에는 녹운산도 있다.

염탕(소금 끓인 물)

얼굴의 다섯 가지 색의 종기를 치료한다. 따뜻하게 소금 끓인 물에 비단을 담갔다가 종기가 난 곳에 붙이고 하루에 대여섯 번 정도 두드려주면 저절로 낫는다(『증류본초』).

백반

여드름을 치료한다. 백반을 가루내어 술에 타서 바른다(『세의득효방』). ○ 얼굴에 생긴 자주색 뾰루지와 은진에 백반·유황 각 같은 양에 황단을 조금 넣어 가루낸 다음 침에 개어 붙인다(『의학입문』).

밀타승

얼굴의 기미와 반점을 치료하는데, 곱게 가루내어 사람의 젖에 개어 바른다. 매일 밤 쓰면 얼굴에 윤기가 나고 또 얼굴이나 코에 생긴 붉은 뾰루지도 치료한다(『증류본초』).

석회

얼굴에 생긴 점과 군살, 분자를 없앤다.

○ 검은 사마귀를 없애는 처방

석회가루를 끈끈한 죽처럼 물에 타서 여기에 찹쌀을 박아 넣고 하루가 지나면 쌀이 수정같이 맑아진다. 그 다음 먼저 침 끝으로 검은 사마귀를 살짝 헤치고 그 위에 찹쌀을 얹어놓으면 한나절 정도 지나서 사마귀에서 저절로 물이 나오는데, 이때 약을 긁어내고 물이 닿지 않게 한다(『증류본초』).

紫赤刺癧疹方」(앞의 책, 506쪽).

159 『證類本草』 卷四 玉石部中品總八十七種 「密陀僧」 (政和本 92쪽, 四庫本 155쪽). 『太平聖惠方』을 인용하였다.

160 『證類本草』 卷五 玉石部下品總九十三種 「石灰」 (政和本 102쪽, 四庫本 176쪽). 『本草衍義』를 인용하였다. 원문과 들고남이 있다.

漿水 [161]

酸者, 白人膚體如繒帛, 去䵟黯黑子. 以煖漿水洗面, 以布揩黑 [162] 子令痛. 水研白檀, 取汁塗之 [本草] [163] [164]. ○ 卽粟米粥取淸, 留置味 酸者也.

朱砂

好顔色. 水飛爲末, 井華水 [165], 點少許服之 [本草] [166].

藜灰

去面上黑痣靨子. 取灰和水熬, 以點之 [本草] [167].

兔絲子苗

去面䵟及粉刺斑點. 擣苗取汁, 常塗之 [本草] [168].

益母草

入面藥, 令光澤. 五月五日採根葉, 曝乾擣末, 水和作團如雞子 大, 大火燒一炊 [169], 久經一伏時取出 [170], 磁器中再研篩收之, 使如澡 豆法 [171], 能去風粉刺, 令面悅澤 [本草] [172] [173].

161 ‘漿水’는 일반적으로 좁쌀죽 웃물이나 좁쌀 미음 을 말하는데, 여기서는 수수 쌀밥에 누룩을 섞어 발효시켜서 도수가 약하게 만든 식초를 말한다.

162 ‘揩’, 문지를 개.

163 『證類本草』에는 ‘痛’ 앞에 ‘赤’ 자가 더 있다.

164 『證類本草』卷五 玉石部下品總九十三種 「漿水」(政 和本 108쪽, 四庫本 191쪽). 원문과 들고남이 있다.

165 『證類本草』卷五 玉石部下品總九十三種 「井華水」

(政和本 109쪽, 四庫本 191쪽).

166 『證類本草』卷三 玉石部上品總七十三種 「丹砂」 (政和本 58-59쪽, 四庫本 84-86쪽). 원문과 들고남 이 있다.

167 『證類本草』卷五 玉石部下品總九十三種 「冬灰」 (政和本 110쪽, 四庫本 194쪽). “味辛, 微溫. 主黑 子, 去疣息肉, 疽蝕疥瘙. 一名藜灰.”

168 『證類本草』卷六 草部上品之上總八十七種 「菟絲

장수

신맛은 사람의 피부와 몸을 비단결같이 희게 하고 기미나 점을 없애준다. 따뜻한 장수로 얼굴을 씻은 뒤 베로 점을 아프게 문지른다. 그리고 백단향을 물에 갈아 즙을 내어 점에 붙인다(『증류본초』). ○ 장수는 바로 좁쌀죽의 웃물을 떠서 맛이 시어질 때까지 놓아둔 것이다.

주사

안색을 좋게 한다. 수비하여 가루내어 정화수에 조금씩 타서 먹는다(『증류본초』).

여회(명아주 태운 재)

얼굴의 검은 점과 사마귀를 없앤다. 명아주 태운 재를 물에 넣고 졸인 다음 찍어 바른다(『증류본초』).

토사자묘(새삼의 싹)

얼굴의 기미와 여드름, 반점을 없앤다. 토사자의 싹을 짓찧어 즙을 내어 항상 바른다(『증류본초』).

익모초

얼굴에 쓰는 약에 익모초를 넣어 쓰면 얼굴에 윤기가 나게 된다. 5월 5일에 뿌리오 잎을 따서 햇볕에 말려 짓찧어 가루내어 물로 반죽하여 달걀 크기의 덩어리를 만든다. 센 불로 밥을 지을 동안 태운 다음 하루가 지난 뒤 꺼내어 자기磁器 속에 넣고 한 번 더 갈아 체로 친 것을 모아 가루비누처럼 만들어 쓰면 풍자와 분자를 없애 얼굴을 윤택하게 할 수 있다(『증류본초』).

子」(政和本 130쪽, 四庫本 240쪽). 원문과 들고남
이 있다.

169 '炊', 불땔 취. '一炊'는 보통 짧은 시간을 말하는
데, 원래는 밥을 한 번 짓는 것을 말하며, 밥이 아직
익지 않을 만큼의 시간을 의미한다. 동의학연구소
에서 옮긴 『동의보감』에서는 30분이라고 하였다
(동의학연구소 옮김, 『東醫寶鑑』 2 외형편, 1994,
615쪽).

170 '一伏'은 하루, 一晝夜를 말한다.

171 '篩', 체 사. 체로 치다.

172 '豆'는 팥 따위를 갈아 약품을 넣어서 만든 가루비
누를 말한다. '澡', 씻을 조.

173 『證類本草』卷六 草部上品之上總八十七種「茺蔚
子」(政和本 132쪽, 四庫本 244쪽). 충울자는 益母
또는 大札이라고도 한다. 원문과 들고남이 있다

瓜蔞根

悅澤人面, 療手面皺. 作粉, 常塗之, 妙〔本草〕[174].

白芷

去黚黯疵瘢, 潤澤顏色. 可作面脂常用〔本草〕[176].[175]

生薑汁

治指爪破面. 取汁調輕粉傅之, 更無瘢痕〔得效〕[177].

藁本

去黚皰酒瘡粉刺, 潤澤顏色. 可作沐藥面脂〔本草〕[178].

土瓜根

去面上痙癗子, 爲細末, 漿水和勻. 入夜漿水洗面附藥, 朝復洗之, 仍得光潤皮急. 百日光華射人〔本草〕[180].

---

174 『證類本草』卷八 草部中品之上總六十二種「括樓根」(政和本 174쪽, 四庫本 347쪽). 『日華子本草』를 인용하였다. 원문과 들고남이 있다.

175 '疵瘢'은 뾀루지이다.

176 『證類本草』卷八 草部中品之上總六十二種「白芷」(政和本 184쪽, 四庫本 281쪽).

177 『世醫得效方』卷第十 大方脈雜醫科「面病」(『世醫得效方』, 앞의 책, 164쪽).

178 『證類本草』卷八 草部中品之上總六十二種「藁本」(政和本 190쪽, 四庫本 388쪽). 掌禹錫의 말과 『日

과루근(천화분, 하눌타리 뿌리)

얼굴을 윤기 나게 하고 손과 얼굴의 주름을 치료한다. 분으로 만들어 늘 바르면 효과가 매우 좋다(『증류본초』).

백지(구릿대의 뿌리)

기미와 뾰루지를 없애고 안색을 윤기 나게 한다. 얼굴 기름[화장용 크림]으로 만들어 늘 쓰면 좋다(『증류본초』).

생강즙

손톱으로 얼굴을 긁힌 자국을 치료한다. 즙을 내어 경분과 섞어 붙이면 다시 흉터가 생기지 않는다(『세의득효방』).

고본

기미, 주사비, 분자를 없애 안색을 윤기 나게 한다. 머리 감는 약이나 얼굴 기름[화장용 크림]으로 만들면 좋다(『증류본초』).

토과근(쥐참외 뿌리)

얼굴의 부스럼을 없앤다. 곱게 가루내어 장수와 잘 섞는다. 밤에 장수로 씻은 다음 약을 붙이고 다음 날 아침에 다시 씻어내면 윤이 나고 촉촉하며 피부가 팽팽해진다. 백 일이면 눈이 부실 정도로 얼굴이 빛나게 된다(『증류본초』).

華子本草』를 인용하였다.

179 '瘡'는 부스럼딱지, 종기를 말한다. '皰', 두드러기 뢰. 피부 위에 돌기한 작은 부스럼[疙瘩]을 말한다. '疙', 쥐부스럼 홀. 머리 위에 툭툭 불거지는 부스럼을 말한다. '瘩', 부스럼 탑.

180 『證類本草』卷九 草部中品之下總七十八種 「王瓜」 (政和本 198쪽, 四庫本 405-406쪽). 원문과 들고남이 있다.

白附子

主面上百病, 去黯黯瘢疵. 可入面脂, 或作澡豆用〔本草〕[181].

白茯苓

去黯黯及產婦黑皰如雀卵色. 爲細末, 蜜和, 常常塗面, 良〔本草〕[182].

桑柴灰

能滅痣疵[183]黑子. 與藜灰淋取汁熬, 點之, 佳〔本草〕[184].

桑葉

治面上肺毒瘡[185], 如大風瘡. 取葉淨洗, 蒸熟[186], 日乾爲末, 水調二錢, 服日三. 名綠雲散〔本草〕[187].

蜜

常服, 面如花色[188], 久服之, 佳〔本草〕[189].

眞珠

除黯黯斑點, 令面潤澤, 好顏色. 研爲粉, 和乳汁, 常塗之〔本草〕[190].

---

181 『證類本草』卷十一 草部下品之下總一百五種「白附子」(政和本 198쪽, 四庫本 405-406쪽).

182 『證類本草』卷十二 木部上品總七十二種「茯苓」(政和本 274-275쪽, 四庫本 589쪽). 『太平聖惠方』을 인용하였다.

183 '痣', 사마귀, 점 지. '疵', 흠 자.

184 『證類本草』卷十三 木部中品總九十二種「桑根白皮」(政和本 293쪽, 四庫本 629쪽). 唐本의 注를 인용하였다.

185 '肺毒瘡'은 피부가 널리 허는 것을 말한다(『동의학사전』, 931쪽).

186 『證類本草』에는 '蒸熟'이 '蒸熟一宿'으로 되어

백부자(노랑돌쩌귀)

얼굴의 모든 병을 주치하며, 기미와 반자를 없앤다. 얼굴 기름〔화장용 크림〕에 넣어도 좋고 가루비누로 만들어도 좋다(『증류본초』).

백복령(흰솔풍령)

기미와 참새 알의 색깔과 같이 까만 임산부의 여드름을 없앤다. 곱게 가루내어 꿀과 버무려 얼굴에 늘 바르면 좋다(『증류본초』).

상시회(뽕나무 태운 재)

주근깨와 점을 없앨 수 있다. 백질려(명아주) 태운 가루에 물을 적셔 짜낸 즙에 상시회를 넣고 졸여 붙이면 효과가 좋다(『증류본초』).

상엽(뽕잎)

얼굴의 대풍창 같은 폐독창을 치료한다. 잎을 따서 잘 씻은 다음 쪄서 햇볕에 말린 것을 가루내어 두 돈씩 물에 타서 하루 세 번 먹는다. 이것을 녹운산이라고 한다(『증류본초』).

꿀

늘 먹으면 얼굴이 꽃 같아지고, 오래 먹으면 좋다(『증류본초』).

진주

기미와 반점을 없애고 얼굴을 윤기 나게 하며 안색을 좋게 한다. 갈아서 가루내어 젖에 개어 늘 바른다(『증류본초』).

있다.

187 『證類本草』 卷十三 木部中品總九十二種 「桑根白皮」(政和本 294쪽, 四庫本 631쪽). 『經驗後方』을 인용하였다.

188 『證類本草』에는 '面如花色'이 '面如花紅'으로 되어 있다.

189 『證類本草』 卷二十 蟲魚部上品總五十種 「石蜜」(政和本 387쪽, 四庫本 832쪽).

190 『證類本草』 卷二十 蟲魚部上品總五十種 「眞珠」(政和本 391쪽, 四庫本 840쪽). 원문과 들고남이 있다.

白殭蠶

滅黡黷瘢痕, 令面色好. 爲末, 常塗之. 又與衣魚鷹屎白[191]等分,
爲末, 和乳汁, 塗瘢痕, 便滅[192]〔本草〕.

覆盆子

令人好顔色. 久食之佳. 蓬藟[193], 同功[194]〔本草〕.

烏梅肉

去黑點黑痣, 蝕惡肉. 和諸藥以點之〔本草〕[195]. ○ 面生雀子斑. 取
梅肉櫻桃枝猪牙皂角紫背浮萍等分, 爲末, 如常法洗面, 其斑自
去[196]〔入門〕. ○ 白梅, 同功.

栗皮

栗上薄皮, 名扶. 擣爲末, 和蜜塗面, 令皮肉急縮, 可展老人面
皺[197]〔本草〕.

桃花

好顔色, 悅澤人面, 可酒漬飮之. ○ 面上瘡出黃水, 桃花爲末,
水服 一錢, 日三[198]〔本草〕.

---

191 '鷹屎白'은 매 똥의 흰 부분을 말한다.

192 『證類本草』卷二十一 蟲魚部中品癬五十六種「白
殭蠶」(政和本 407쪽, 四庫本 873쪽). 『圖經本草』를
인용하였다.

193 '蓬藟'는 산과 들에서 자라는 명덕딸기의 열매이다
(동의학연구소 옮김, 『東醫寶鑑』 2 외형편, 617쪽).
蓬藟는 蓬藁로, 장미과 식물인 灰白毛莓(Rubus

tephrodes Hance)이다(『中藥大辭典』 下册, 2,448
쪽). 李時珍은 "蓬藁與覆盆同類, 故本經謂一名覆
盆"이라고 하였다. 『本草綱目』草部 卷十八「蓬藁」
(劉衡如 點校, 『本草綱目』 上册, 人民衛生出版社,
1982, 1,241쪽). 『證類本草』今注에서는 "蓬藟乃覆
盆之苗也, 覆盆乃蓬藟之子也"라고 하였다.
'蓬', 쑥 봉, '藟', 등나무 덩굴 류.

백강잠

기미와 흉터를 없애고 얼굴색을 좋게 한다. 가루내어 늘 바른다. 또 옷에 있는 좀과 응시백 같은 양을 가루내어 젖과 섞어서 흉터에 바르면 곧 없어진다(『증류본초』).

복분자(나무딸기, 복분자딸기)

얼굴색을 좋아지게 한다. 오래 먹으면 좋다. 봉류도 효과가 같다(『증류본초』).

오매육

검은 점과 검은 사마귀를 없애고 군살을 삭인다. 여러 약과 섞어 찍어 바른다(『증류본초』). ○ 얼굴에 생긴 주근깨를 없앤다. 오매육, 앵두나무 가지, 저아조각, 뒷면이 자주색인 부평 각 같은 양을 가루내어 평소 얼굴을 씻듯이 하면 반점이 저절로 없어진다(『의학입문』). ○ 백매도 효과가 같다.

율피(밤 속껍질)

밤을 싸고 있는 얇은 속껍질을 '부扶' 라고 한다. 찧어 가루내어 꿀과 섞어 얼굴에 바르면 피부와 살을 팽팽하게 하여 노인 얼굴의 주름도 펼 수 있다(『증류본초』).

도화(복숭아꽃)

안색을 좋게 하고 얼굴을 윤기 나게 한다. 술에 담갔다가 그 술을 마시면 좋다. ○ 얼굴에 난 종기에서 누런 물이 나올 때에는 도화를 가루내어 물에 달여 한 돈씩 하루 세 번 먹는다(『증류본초』).

194 『證類本草』 卷二十三 果部三品總五十三種 「覆盆子」(政和本 442쪽, 四庫本 947쪽).

195 『證類本草』 卷二十三 果部三品總五十三種 「梅實」(政和本 444쪽, 四庫本 951쪽). 陶隱居의 말을 인용하였다.

196 『醫學入門』 外集 卷六 雜病用藥賦 斑疹 治面生雀子斑方(앞의 책, 506쪽).

197 『證類本草』 卷二十三 果部三品總五十三種 「栗」(政和本 440쪽, 四庫本 945쪽). 唐本注를 인용하였다. 원문과 들고남이 있다.

198 『證類本草』 卷二十三 果部三品總五十三種 「桃核人」(政和本 448쪽, 四庫本 963쪽). 『圖經本草』를 인용하였다. 원문과 들고남이 있다.

杏仁

去面䵟. 擣爲末, 和雞子白, 夜臥塗面, 明早溫酒洗之. ○ 傷風面腫. 杏仁爛擣, 附之[本草][199].

蔓菁子

取油入面脂, 用去黑䵟. 又細硏入面脂, 常用極去面皺[本草][200].

冬瓜仁

令面光澤, 好顏色, 去黑癤黑䵟. 可作面脂常用. ○ 取仁三五升, 去皮擣爲末, 蜜丸. 空心服三十丸, 久服令人白淨如玉[本草][201].

葱白

主傷風面目浮腫. 煎湯飮之, 洗之[本草][202].

鸕鷀屎

去面上䵟黷壓痣瘢疵皰䵟雀卵斑. 取屎白, 猪脂調塗[本草][206].

熊脂

主面上䵟黷黑斑. 悅澤人面, 可塗之, 兼食之[本草][207].

199 『證類本草』卷二十三 果部三品總五十三種「杏核人」(政和本 450쪽, 四庫本 967쪽). 孟詵의 말을 인용하였다.

200 『證類本草』卷第二十七 菜部上品總三十種「蕪菁」(政和本 477쪽, 四庫本 1,023쪽). '今按'에 나온다.

201 『證類本草』卷第二十七 菜部上品總三十種「白瓜子菁」(政和本 479쪽, 四庫本 1,031쪽). 孟詵의 말을 인용하였다. 원문과 들고남이 많다.

202 『證類本草』卷二十八 菜部中品總一十三種「葱實」(政和本 485쪽, 四庫本 1,045쪽).

행인(살구 씨)

얼굴의 기미를 없앤다. 찧어 가루내서 달걀 흰자위와 섞어 잘 때 얼굴에 바르고 다음 날 아침 데운 술로 씻는다. ○ 풍에 상하여 얼굴이 부었을 때 행인을 짓찧어 붙인다(『증류본초』).

만청자(순무 씨)

만청자의 기름을 짜서 얼굴 기름[화장용 크림]에 넣어 기미를 없애는 데 쓴다. 또 곱게 가루내어 얼굴 기름에 넣어 항상 바르면 얼굴의 주름을 아주 없앨 수 있다(『증류본초』).

동과인(동아 씨)

얼굴을 윤기 나게 하며 안색을 좋게 하고 검은 반점과 기미를 없앤다. 얼굴 기름으로 만들어 늘 쓰는 것이 좋다. ○ 씨를 서 되에서 닷 되 정도 껍질을 벗긴 다음 찧어서 가루내어 꿀로 반죽하여 알약을 만들어 빈속에 서른 알씩 먹는다. 오래 먹으면 얼굴이 옥같이 희고 깨끗해진다(『증류본초』).

총백(파흰밑)

풍에 상하여 얼굴과 눈이 붓는 것을 주치하는데, 달여서 마시거나 씻는다(『증류본초』).

노자시(가마우지의 똥)

얼굴의 기미와 검은 사마귀, 흉터, 여드름, 주근깨를 없앤다. 가마우지 똥의 흰 부분을 돼지기름에 개어 바른다(『증류본초』).

웅지(곰의 기름)

얼굴에 생긴 기미와 검은 반점을 주치한다. 얼굴에 윤이 나게 하는 데 발라도 좋고, 아울러 먹어도 좋다(『증류본초』).

---

203 '靨黥'는 검은 사마귀이다. '黥', 검은 사마귀 염. 검은 점 암.

204 '瘢痣'는 흉터나 기미, 사마귀 등을 뜻한다.

205 '皰䵟'은 여드름이나 굳은살, 얼굴이 검어지는 피부병 등을 뜻한다.

206 『證類本草』 卷十九 禽部三品總五十六種 「鸕鷀屎」(政和本 381쪽, 四庫本 823쪽). 원문과 들고남이 있다.

207 『證類本草』 卷十六 獸部上品總二十種 「熊脂」(政和本 347쪽, 四庫本 754쪽). 원문과 들고남이 많다.

羖羊膽[208]

主面多黯黷如雀卵色. 取膽, 和酒煮沸以塗拭之, 日三卽差〔本草〕[209].

大猪蹄

令老人面光澤. 猪蹄一具, 理如食法, 煮漿如膠, 夜以塗面, 曉以漿水洗, 卽面皮急矣〔本草〕[210].

鹿角

炙爲末, 酒服二錢, 日二. 久服, 面色如花. ○ 以漿水濃磨如泥, 塗面令不皺, 兼去瘡皰, 光華可愛. ○ 年少氣盛, 面生皰瘡, 麋鹿脂[211], 塗之, 卽差〔本草〕[212].

一方

被打頭面靑腫, 羊肉牛肉或猪肉, 炙令熱, 貼腫上, 卽愈〔本草〕[213].

208 '羖', 검은 암양, 불깐 양 고.
209 『證類本草』卷十七 獸部中品總一十七種「羖羊角」
　　(政和本 357쪽, 四庫本 773쪽). '又方'에 나온다.
210 『證類本草』卷十八 獸部下品總二十一種「豚卵」
（政和本 366쪽, 四庫本 792쪽). 『千金翼方』을 인용하였다.
211 '麋鹿'은 큰 사슴을 말한다.
212 『證類本草』卷十七 獸部中品總一十七種「鹿茸」

고양담(숫양의 쓸개)

얼굴에 참새 알과 같은 색깔의 기미가 많이 난 것을 주치한다. 숫양의 쓸개를 술과 함께 끓여 바르고 씻어내기를 하루 세 번 하면 곧 낫는다(『증류본초』).

대저제(큰 돼지의 발굽)

늙은이의 얼굴을 윤기 나게 한다. 돼지 족발 한 마리 분을 먹을 때처럼 손질하여 아교같이 될 때까지 고아 밤에 얼굴에 바르고 새벽에 장수로 씻어내면 얼굴의 피부가 팽팽해진다(『증류본초』).

녹각

구워서 가루내어 두 돈씩 하루 두 번 술로 먹는다. 오래 먹으면 얼굴색이 꽃처럼 고와진다. ○ 장수로 녹각을 진흙처럼 진하게 갈아서 얼굴에 붙이면 주름이 생기지 않는다. 종기나 여드름도 없애고 얼굴빛도 아름다워진다. ○ 나이가 어려 기가 왕성하여 얼굴에 여드름과 종기가 난 데에는 큰 사슴의 기름을 바르면 잘 낫는다(『증류본초』).

다른 처방

맞아서 머리와 얼굴이 퍼렇게 부었을 때는 양고기나 쇠고기, 돼지고기를 뜨겁게 구워서 부은 곳에 붙이면 잘 낫는다(『증류본초』).

(政和本 353-354쪽, 四庫本 765-768쪽).
213 『證類本草』 卷十七 獸部中品總一十七種 「殺羊角」
　　(政和本 357쪽, 四庫本 773쪽). '又方'에 나온다.

眼

눈

眼爲臟腑之精

五藏六府之精氣, 皆上注於目, 而爲之精, 精之窠爲眼. 骨之精爲瞳子, 筋之精爲黑眼, 血之精爲絡其窠, 氣之精爲白眼, 肌肉之精爲約束. 裹擷筋骨血氣之精, 而與脈系, 上屬於腦, 後出於項中. 故邪中於項, 因逢其身之虛, 其入深, 則隨眼系以入於腦. 入於腦, 則腦轉, 腦轉則引目系急, 目系急, 則目眩以轉矣 卽因風眩暈也. 邪中其精, 其精所中, 不相比也, 則精散, 精散則視岐, 視岐見兩物也 視一物爲兩也.

---

1 張介賓은 '精'을 "爲之精, 爲精明之用也"라고 하여 밝게 보는 기능이라고 보았다(『類經』十八卷「八十一 神亂則惑 善忘 饑不嗜食」).

2 『類經』十八卷「八十一 神亂則惑 善忘 饑不嗜食」. "約束, 眼胞也."

3 '裹', 자루 척. 裹(쌀 과)와 같은 字이다.

눈은 장부의 정이다

  오장과 육부의 정기는 모두 위로 올라가 눈에 모여 정精이 된다. 이 정이 모여 있는 오목한 곳이 바로 눈이다. 뼈의 정은 동공[瞳子]이 되고 근의 정은 눈동자의 검은자위[黑眼]가 되는데, 혈血의 정이 그 오목한 곳을 얽어 싸주[어 눈초리 안쪽의 붉은 실핏줄이 되]고, 기의 정은 눈동자의 흰자위[白眼]가 되며, 기육의 정은 눈꺼풀이 된다. 근과 뼈, 혈과 기의 정은 다른 맥과 더불어 목계目系를 이루고 위로 올라가 뇌에 속한 다음 목덜미 가운데에서 바깥으로 나온다. 그러므로 사기가 목덜미로 침입하게 되면 몸이 허약해진 틈을 타서 깊이 들어가게 되는데, 바로 목계를 따라 뇌로 들어간다. 사기가 뇌로 들어가게 되면 머리가 돌고 머리가 돌면 목계가 당겨 팽팽해지며, 목계가 팽팽해지면 눈이 어지러워 돌게 된다(이것은 풍으로 어지러운 것이다). 정에 사기가 침범하면 정이 사기를 맞게 되고 [정이 사기와] 겨룰 수 없게 되면 정은 흩어지게 되고, 정이 흩어지면 보이는 것이 갈라지게 되고, 보이는 것이 갈라지게 되면 [하나의 물체를 보더라도] 두 개로 보인다(하나의 사물을 보아도 둘로 보이는 것이다).

目者, 五藏六府之精也, 榮衛[4]魂魄之所常營也, 神氣之所生也. 故神勞則魂魄散, 志意亂. 是故, 瞳子黑眼法於陰, 白眼赤脈法[5]於陽也. 故陰陽合傳, 而爲精明也. 目者, 心之使也. 心者, 神之舍也. 故神[6]精亂而不轉[7], 卒然見非常之處, 精神魂魄散不相得, 故曰惑也[8]〔靈樞[9]〕. ○ 是以五藏六府十二經脈三百六十五絡, 其血氣皆稟受於脾土, 上貫於目而爲明. 故脾虛, 則五藏之精氣皆失所使, 不能歸明於目矣〔綱目[10]〕.

---

4 ‘榮衛’는 여기에서 血과 氣를 말한다.

5 ‘赤脈’은 血管이나 血脈, 눈의 血管으로, 인체에서 육안으로 모세혈관을 관찰할 수 있는 부위이다.

6 『太素』卷二十七「七邪」에는 ‘神’ 뒤에 ‘分’ 자가 더 있다(錢超塵·李雲 校正, 『黃帝內經太素新校正』, 學苑出版社, 2006, 589쪽).

7 『鍼灸甲乙經』卷十二 第四에는 ‘轉’이 ‘摶’(젤 췌)로 되어 있다(『鍼灸甲乙經』卷之十二「足太陽陽明手少陽脈動發目病第四」, 黃龍祥 主編, 『鍼灸名著集成』, 華夏出版社, 1997 所收, 135쪽). ‘摶’는 ‘團’과 통한다.

8 ‘惑’은 정과 신이 흩어져 어지럽고 헛것이 보이는 증상을 말한다.

9 『靈樞』「大惑論第八十」. “岐伯對曰, 五臟六腑之精氣, 皆上注目, 而爲之精. 精之窠爲眼, 骨之精爲瞳子, 筋之精爲黑眼, 血之精爲絡, 其窠氣之精爲白眼, 肌肉

눈은 오장육부의 정이다. 혈기〔營衛〕와 혼백이 항상 주둔하는 곳이며, 신기神氣가 생기는 곳이다. 그러므로 신이 피로하면 혼백이 흩어지고 뜻과 의지가 혼란스럽게 된다. 그런 까닭으로 동공과 검은자위는 음을 따르고, 흰자위와 붉은 실핏줄〔赤脈〕은 양을 따르기 때문에 음양이 서로 합쳐져 잘 맞아야 정이 밝아져 볼 수 있게 된다. 눈은 심心이 부리는 곳이고, 심은 신神이 머무는 곳이다. 그러므로 정과 신이 혼란하여 제대로 돌지 못하면 갑자기 이상한 것이 보이고 정과 신, 혼백이 흩어져 서로 어울리지 못하게 되기 때문에 '헛갈린다〔惑〕'고 하였다(『영추』). ○ 오장육부와 십이경맥, 365락의 혈기는 모두 비토脾土로부터 받는데 〔이 혈기가〕 위로 눈을 꿰뚫어야 밝게 볼 수 있다. 그러므로 비가 허해지면 오장의 정기가 그 부리는 바를 모두 잃게 되어 〔혈기가〕 눈으로 들어갈 수 없게 되기 때문에 밝게 볼 수 없다(『의학강목』).

之精爲約束, 裹擷筋骨血氣之精, 而與脈幷爲系. 上屬
於腦, 後出於項中, 故邪中於項, 因逢其身之虛, 其入
甚, 則髓眼系以入於腦, 入於腦則腦轉, 腦轉則引目系
急, 目系急則目眩以轉矣. 邪其精, 其精所中不相比也,
則精散. 精散則視岐, 視岐見兩物, 目者, 五臟六腑之
精也, 營衛魂魄之所常營也, 神氣之所生也. 故神努則
魂魄散, 志意亂. 是故瞳子黑眼法於陰, 白眼赤脈法於
陽也. 故陰陽合傳, 而精明也. 目者, 心使也, 心者, 神
之舍也. 故神精亂而不傳, 卒然見非常處, 精神魂魄散
不相得, 故曰惑也."

10 『醫學綱目』卷之十三 肝膽部「目疾門」(앞의 책, 223
　　쪽). "夫五臟六腑之精氣, 皆稟受于脾土, 而上貫于
　　目. 脾者諸陰之首也, 目者血氣之宗也. 故脾虛則五
　　臟之精氣皆失所司, 不能歸明于目矣."

五輪之圖

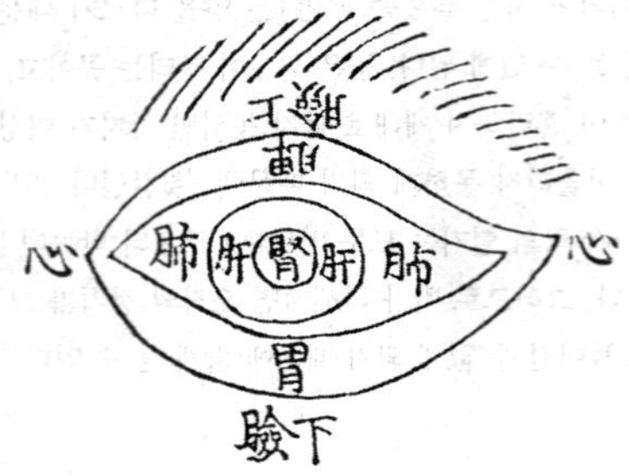

白睛屬肺, 氣之精, 爲氣輪〔得效〕.

黑睛屬肝, 筋之精, 爲風輪〔得效〕.

上下瞼屬脾, 肉之精, 爲肉輪〔得效〕.

大小眥屬心, 血之精, 爲血輪〔得效〕.

瞳人屬腎, 骨之精, 爲水輪〔得效〕[11].

---

11 이상 '得效'로 인용한 것은 모두 『世醫得效方』 卷第
十六 眼科 「五輪八廓」(앞의 책, 270쪽)에서 인용한
것이다.

오륜도

흰자위는 폐에 속하고, 기의 정이 모이는 곳이어서 기륜氣輪이라고 한다(『세의득효방』).

검은자위는 간에 속하고, 근의 정이 모이는 곳이어서 풍륜風輪이라고 한다(『세의득효방』).

위아래 눈꺼풀은 비〔나 위胃〕에 속하고, 육의 정이 모이는 곳이어서 육륜肉輪이라고 한다(『세의득효방』).

안쪽과 바깥쪽의 눈초리는 심에 속하고, 혈의 정이 모이는 곳이어서 혈륜血輪이라고 한다(『세의득효방』).

동공은 신에 속하고, 골의 정이 모이는 곳이어서 수륜水輪이라고 한다(『세의득효방』).

氣輪

病因凌寒冒暑, 受飮寒漿, 肌體虛踈, 寒邪入內. 其候或痛或昏, 傳在白睛, 筋[12]多腫赤, 視日如隔霧, 看物似生烟. 日久不治, 變成白膜, 黑暗難開[得效][13].

風輪

病因喜怒不常, 作勞用心, 晝視遠物, 夜讀細書. 其候皆頭尤澁, 睛內偏疼, 視物不明, 胞[14]弦緊急. 宜去風藥[得效][15].

肉輪

病因多食熱物, 好喫五辛, 遠道奔馳, 食飽耽眠, 風積痰壅. 其候眼胞赤腫, 昏蒙多淚, 倒睫澁痛. 瘀血侵睛, 宜踈[16]醒脾藥[得效][17].

---

12 '筋'은 筋絡 혹은 筋脈으로, 血管, 靜脈管 등을 가리
　킨다. "水者, 地之血氣, 如筋脈之通流者"(『管子』
　「水地篇」).

13 『世醫得效方』卷第十六 眼科「五輪八廓」(앞의 책,
　271쪽).

14 '胞'는 眼瞼, 눈꺼풀을 말한다. 『脈訣』卷之四「察
　色觀病生死候歌」(『국역 왕숙화맥결』, 224쪽). "欲
　愈之病目眥黃, 眼胞忽陷定知亡." '胞弦'은 눈시울
　을 말한다.

15 『世醫得效方』卷第十六 眼科「五輪八廓」(앞의 책,

기륜

기륜氣輪에 병이 생기는 원인은 한寒 또는 서暑가 침범하거나 찬 음료를 마시거나 몸이 약해져 빈틈이 있을 때 한사寒邪가 내부로 들어왔기 때문이다. 그 증상은 눈이 아프거나 침침해지고 〔사기가〕 흰자위로 전해지면 〔눈자위의〕 실핏줄이 충혈되고, 해를 보면 마치 안개가 낀 것 같고 물체를 보면 마치 연기가 나는 듯하다. 오랫동안 치료하지 않으면 백막이 생겨서 눈앞이 캄캄하게 어두워지고 눈을 뜰 수 없게 된다(『세의득효방』).

풍륜

풍륜風輪에 병이 생기는 원인은 기뻐하거나 화를 내는 등 감정의 변화가 심하거나 마음을 지나치게 쓰거나 낮에는 멀리 있는 것을 응시하고 밤에는 글자가 작은 책을 읽었기 때문이다. 그 증상은 눈초리 끝이 꺼끌꺼끌하고 눈자위 내부 한쪽이 아프며, 물체를 보아도 분명하지 않고 눈시울이 당기며 팽팽해진다. 거풍약을 쓴다(『세의득효방』).

육륜

육륜肉輪에 병이 생기는 원인은 뜨거운 음식을 많이 먹거나 다섯 가지 매운 음식을 즐겨 먹거나 먼 거리를 빨리 달리거나 배부르게 먹은 후 바로 잠을 자서 풍이 쌓이고 담이 각아 통하지 않기 때문이다. 그 증상은 눈꺼풀이 벌겋게 붓고 흐릿해져서 잘 보이지 않으며, 눈물이 많이 나오고 속눈썹이 뒤집혀 눈을 찔러 껄끄럽고 아프다. 어혈이 눈동자를 침범한 데는 비脾의 기를 풀어주어 성비醒脾하는 약을 쓴다(『세의득효방』).

271쪽).

16 '醒脾'는 방향성 健脾藥으로, 健運脾氣하는 치료법을 말한다.

17 『世醫得效方』卷第十六 眼科 「五輪八廓」(앞의 책, 271쪽).

血輪

病因七情煩勞, 內動於心, 外攻於目. 其候亦筋纏眥, 白膜侵睛[18][19],
胞腫難開, 昏澁. 日久不治, 失明愈深. 宜洗心凉血藥〔得效〕[20].

水輪

病因勞役過度, 嗜慾無厭, 又傷七情, 加之多飡酒麵[21], 好啖鹹辛,
因動腎經, 通於黑水[22]. 其候冷涙鎭流於臉上, 飛蠅相趁於睛前[23],
積聚風虛, 或澁或痒, 結成瞖障, 常多昏暗. 宜用補腎藥〔得效〕[24].

18 '纏', 얽힐 전.

19 『世醫得效方』에는 '白膜' 이 '白障'으로 되어 있다.

20 『世醫得效方』 卷第十六 眼科 「五輪八廓」(앞의 책,
　　271쪽).

21 '飡'은 '餐'(먹을 찬)과 같은 字이다.

22 『동의학사전』에서는 '黑水'를 '눈동자'라고 하였
다. "눈동자가 5륜에서는 수륜이고 8곽에서는 수곽
인데 장부와의 관계에서는 신에 속하며 신을 흑색
과 관련시켜 보기 때문에 흑수라고 하였다"(『동의
학사전』, 1,004쪽).

또한 '黑水'는 부종을 의미하기도 한다. 十水의 하
나로『中臟經』卷中 「論水腫脈證生死候第四十三」

혈륜

혈륜血輪에 병이 생기는 원인은 칠정으로 지나치게 번민하여 안으로는 심心이 동요되고 밖으로는 눈이 공격당하였기 때문이다. 그 증상은 힘줄이 눈초리에 얽히고 흰 예막이 검은자위를 가리며 눈꺼풀이 부어올라 눈을 뜨기가 어렵고 눈이 흐릿해지며 껄끄럽게 된다. 오랫동안 치료하지 않으면 실명할 정도로 더욱 심해진다. 심〔의 열〕을 씻어주고 혈血의 열을 내리는 약을 쓴다(『세의득효방』).

수륜

수륜水輪에 병이 생기는 원인은 일을 너무 많이 하거나 좋아하는 것만 즐기려는 욕심을 삼가지 못하거나 또한 칠정에 상한 후 다시 많은 양의 술과 밀가루 음식을 먹거나 짜그 매운 것을 먹기 좋아하여 이로 인하여 신경腎經이 어지러이 움직여〔動〕 눈동자에 통하였기 때문이다. 그 증상은 차가운 눈물이 항상 뺨으로 흘러내리고 파리가 눈앞에서 날아다니는 듯하며 적취積聚와 풍〔風虛〕이 있으면 눈이 깔깔하거나 가렵고 맺혀서 예장이 되어 늘 눈이 침침하며 어둡다. 신腎을 보하는 약을 쓴다(『세의득효방』).

(앞의 책, 91쪽)에서 처음 언급되었다. "黑水者, 其根起於腎, 其狀先腫足趺腫." 또 內丹 용어로는 腎間 動氣를 가리킨다. 『道樞』卷三十「眞一篇」에 "腎之 水亦可以爲 … 黑水 … 然皆陰虎也"(曾慥 編, 『道樞』, 上海古籍出版社, 1990, 298쪽)라고 하였다(張文江·常近 編著, 『中國傳統氣功學辭典』, 山西人民出 版社, 1989, 625쪽).

23 『世醫得效方』에는 '腕' 자가 '瞼' 자로 되어 있다.

24 『世醫得效方』卷第十六 眼科「五輪八廓」(앞의 책, 271쪽).

八廓之圖

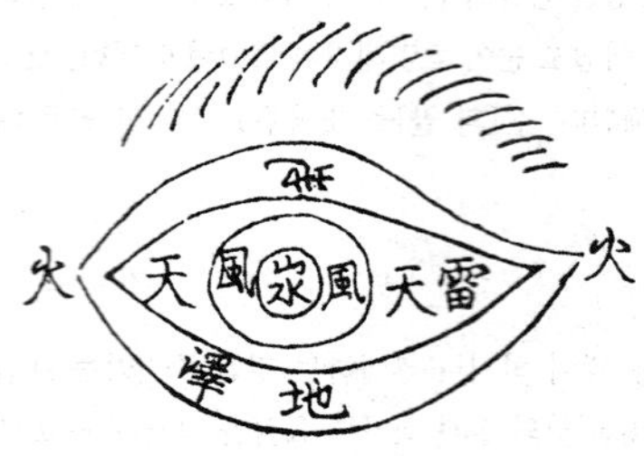

天廓, 肺大腸, 傳道〔得效〕.

地廓, 脾與胃, 水穀〔得效〕.

火廓, 心命門, 抱陽〔得效〕.

水廓, 腎, 會陰〔得效〕.

風廓, 肝, 養化〔得效〕.

雷廓, 小腸, 關泉〔得效〕.[25]

山廓, 膽, 淸淨〔得效〕.

澤廓, 膀胱, 津液〔得效〕.[26]

---

[25] '雷廓'은 '關泉廓'이라고도 한다. 雷廓은 震卦 命門에 속하며, 여기에 龍雷의 火가 있다고 하여 붙여진 이름이다. 위로 君火와 서로 이어져 있어서 火廓과 성질이 같다(謝觀 等 編著, 『中國醫學大詞典』, 中國中醫藥出版社, 1994, 1,448쪽).

[26] 이상 '得效'에서의 인용은 모두 『世醫得效方』 卷第十六 眼科 「五輪八廓」(앞의 책, 271쪽)에서 인용한 것이다. 원문은 모두 '天廓傳道肺大腸'과 같은 문장 형식으로 되어 있다. 八廓의 名稱 유래와 의미에 대해서 『證治準繩』의 서술을 참고로 싣는다. "八廓應乎八卦, 脈絡經緯於腦, 貫通藏府, 達血氣往來, 以滋於目. 廓猶城郭. 然各有門路往來, 而匡廓衛禦之意也. 乾居西北, 絡通大腸之府, 藏屬肺, 肺與大腸相爲陰陽, 上運淸純, 下輸精粕, 爲傳送之官, 故曰傳道廓. 坎正北方, 絡通膀胱之府, 藏屬於腎, 腎與膀胱相爲陰陽, 主水之化源, 以輸津液, 故曰津液廓. 艮位東北, 絡通上焦之府, 藏配命門, 命門與上焦相爲陰陽, 會合諸陰, 分輪百脈, 故曰會陰廓. 震正東方, 絡通膽府,

팔곽의 그림

천곽은 폐와 대장에 속하고, 전도하는 일을 주관한다(『세의득효방』).

지곽은 비와 위에 속하고, 수곡을 주관한다(『세의득효방』).

화곽은 심과 명문에 속하고, 양을 품는 일을 주관한다(『세의득효방』).

수곽은 신에 속하고, 음을 모으는 일을 주관한다(『세의득효방』).

풍곽은 간에 속하고, 기르고 변화시키는 일을 주관한다(『세의득효방』).

뇌곽은 소장에 속하고, 관천關泉을 주관한다(『세의득효방』).

산곽은 담에 속하고, 깨끗하게 정화하는 일을 주관한다(『세의득효방』).

택곽은 방광에 속하고, 진액을 주관한다(『세의득효방』).

藏屬於肝, 肝膽相爲陰陽, 皆主淸淨, 不受濁穢, 故曰淸淨廓. 巽位東南, 絡通中焦之府, 藏配肝絡, 肝與中焦相爲陰陽, 肝絡通血以滋養, 中焦分氣以化生, 故曰養化廓. 離正南方, 絡通小腸之府, 藏屬於心, 心與小腸相爲藏府, 爲諸陽受盛之胞, 故曰胞腸廓. 坤位西南, 絡通胃之府, 藏屬於脾, 脾胃相爲藏府, 主納水穀以養生, 故曰水穀廓. 兌正西方, 絡通下焦之府, 藏配腎絡, 腎與下焦相爲藏府, 關主陰精化生之源, 故曰關泉廓. 藏府相配, 內經已有定法, 而三焦分配肝腎者, 此目之精法也. 蓋目專窺於肝, 而主於腎, 故有二絡之分配焉. 左目屬陽, 陽道順行, 故廓之經位法象亦以順行. 右目屬陰, 陰道逆行, 故廓之經位法象亦以逆行. 察乎二目兩眥之分, 則昭然可見陰陽順逆之道矣"(『證治準繩』第七册 七竅門上「目」, 倪和憲 點校, 『證治準繩』 一, 人民衛生出版社, 1993, 663-664쪽).

天廓

病因雲中射鴈, 月下看書, 多食腥羶, 侵冒寒暑. 其候視物生烟,
眥疼難開, 不能辨認[27][得效].

地廓

病因濕漬頭上, 冷灌睛眸. 其候眼弦緊急, 瘀血生瘡[28][得效].

火廓

病因心神恐怖, 赤脈侵眥, 血灌瞳人. 其候瞼頭紅腫, 睛內偏疼,
熱淚如傾[29][得效].

水廓

病因努力爭鬪, 擊棒開弓, 驟騎强力, 生病. 其候常多昏暗, 睛
眩淚多[30][得效].

27 『世醫得效方』卷第十六 眼科「五輪八廓」(앞의 책,
271쪽).

28 『世醫得效方』卷第十六 眼科「五輪八廓」(앞의 책,
271쪽).

29 『世醫得效方』卷第十六 眼科「五輪八廓」(앞의 책,
271쪽).

30 『世醫得效方』卷第十六 眼科「五輪八廓」(앞의 책,
271쪽).

천곽

천곽天廓에 병이 생기는 원인은 구름 속으로 날아가는 기러기를 활로 쏘거나 달빛 아래에서 책을 보거나 〔고기나 생선의〕 누린내나 비린내가 나는 것을 많이 먹거나 추위 또는 더위의 침범을 받았기 때문이다. 그 증상은 물체를 보면 연기가 피어오르는 듯하고, 안과 박의 눈초리가 아파 눈을 뜰 수 없으며 물체를 분간하지 못한다(『세의득효방』).

지곽

지곽地廓에 병이 생기는 원인은 습기로 머리가 젖거나 찬물로 눈을 씻었기 때문이다. 그 증상은 눈이 당겨서 팽팽하게 되고 어혈로 인하여 종기가 나게 된다(『세의득효방』).

화곽

화곽火廓에 병이 생기는 원인은 정신적으로 심한 공포를 느끼거나 붉은 실핏줄이 눈초리에 침범하여 피가 눈동자로 흘러들었기 때문이다. 그 증상은 눈꺼풀 위가 붉게 부으면서 눈알 내부의 한쪽이 아프며 뜨거운 눈물이 물이 쏟아지듯 흘러내린다(『세의득효방』).

수곽

수곽水廓에 병이 생기는 원인은 심하게 싸움에 열중하여 방망이를 휘두르고 활을 쏘거나 말을 타고 앉아 억지로 힘을 썼기 때문이다. 그 증상은 항상 눈이 침침하고 어두우며 눈알이 어지러우면서 눈물이 많이 난다(『세의득효방』).

風廓

病因枕邊窓穴有風, 不能遮閉, 坐臥當之, 腦中風邪. 其候黑睛多痒, 兩瞼常爛, 或昏多淚〔得效〕[31].

雷廓

病因失枕睡臥, 酒後行房, 血脈滿溢, 風邪[32]內聚. 其候皆頭赤腫, 瞼內生瘡, 倒睫拳毛, 遮睛努肉[33]〔得效〕[34].

山廓

病因撞[35]刺磕[36]損, 致令肉生兩瞼, 瞖閉雙睛. 若不早治, 永沈昏暗, 瘀血侵睛〔得效〕[37].

澤廓

病因春不宣解冬聚陽毒, 多飡熱物. 致令腦脂[38]凝聚, 血淚攻潮, 有如霧籠飛蜂, 黑花常見〔得效〕[39].

31 『世醫得效方』卷第十六 眼科「五輪八廓」(앞의 책, 271쪽).

32 『世醫得效方』에는 '邪'가 '虛'로 되어 있다.

33 '努肉'은 努肉攀睛으로, 外障 눈병의 하나이다. 눈구석에서 삼각형 모양의 군살이 자라나 黑睛(각막)으로 들어가는 병증을 말한다(『동의학사전』, 174쪽).

34 『世醫得效方』卷第十六 眼科「五輪八廓」(앞의 책, 271쪽).

35 '撞', 칠 당. 부딪히다.

36 '磕', 돌 부딪는 소리 개. 부수다.

37 『世醫得效方』卷第十六 眼科「五輪八廓」(앞의 책, 271쪽).

풍곽

풍곽風廓에 병이 생기는 원인은 구멍이 나서 바람이 새어 들어오는 창문 근처에서 잠을 잤는데 바람을 막지 못하고 앉아 있거나 누워 있다가 뇌 속으로 풍사가 침범하였기 때문이다. 그 증상은 검은자위가 몹시 가려우며 양쪽 눈꺼풀이 항상 문드러져 있고 침침하거나 눈물이 많이 난다(『세의득효방』).

뇌곽

뇌곽雷廓에 병이 생기는 원인은 베개를 베지 않고 잠을 자거나 술을 먹고 성관계를 갖거나 혈맥血脈이 가득 차 넘치거나〔출혈〕 풍사가 내부에 쌓였기 때문이다. 그 증상은 눈초리 끝이 붉게 붓거나 눈꺼풀 안쪽이 헐고 속눈썹이 안쪽으로 말려들어 눈알을 찌르거나 노육努肉이 눈동자를 가리게 된다(『세의득효방』).

산곽

산곽山廓에 병이 생기는 원인은 눈을 얻어맞거나 찔려서 양쪽 눈꺼풀에 살점이 자라게 되어 예막이 양쪽 눈알을 가리기 때문이다. 빨리 치료하지 않으면 눈이 침침하고 완전히 어두워지며 어혈瘀血이 눈알을 침범하게 된다(『세의득효방』).

택곽

택곽澤廓에 병이 생기는 원인은 겨울에 뭉쳐 있던 양독陽毒이 봄이 되었는데도 풀리지 않거나 열을 내는 음식을 많이 먹었기 때문이다. 그러면 뇌지가 엉기고 피눈물이 때때로 몰려나와 〔보이는 것이〕 마치 안개가 자욱이 낀 곳에 벌이 날아다니는 듯하거나 항상 검은 꽃을 보게 된다(『세의득효방』).

---

38 '腦脂'는 白內障을 가리킨다고 한다. 杜牧의 『上宰相求湖州第二啓』에서 石公集이라는 의사가 "此疾名爲內障, 腦積毒熱, 脂融流下盖塞瞳子所致. 須脂老硬如白玉色, 始加用鍼, 時未至, 則無法治"라고 한 말을 인용하고 있다(漢語大詞典編纂委員會 編纂, 『漢語大詞典』第六卷, 漢語大詞典出版社, 1990, 1,358쪽). 그러나 다른 용례를 보면 腦脂가 귀를 막아 耳聾이 되는 경우도 있어서, 病을 일으키는 腦腦 혹은 腦液을 가리키는 것 혹은 熱毒으로 腦가 흘러내린 것으로 보아야 할 것이다.

39 『世醫得效方』卷第十六 眼科「五輪八廓」(앞의 책, 271쪽).

眼睛屬五臟

首尾赤眥屬心, 滿眼白睛屬肺, 其烏睛圓大屬肝, 其上下肉胞屬脾, 而中間黑瞳一點如添者, 腎實主之[直指][40].

○ 白睛屬肺, 名曰氣輪. 赤者屬心, 行血脈也. 再於黑睛上分, 暈微靑者屬肝也, 次黑者屬腎也, 中間一點瞳人屬膽也[入門][41].

---

40 『仁齋直指』卷之二十 眼門「眼目方論」(앞의 책, 378쪽).

41 『醫學入門』外集 卷四 雜病分類 外感 風類「眼」(앞의 책, 349쪽). 해당 구절을 재구성한 것이다.

눈알은 오장에 속한다

안쪽과 바깥쪽의 붉은 눈초리는 심心에 속하고, 눈을 가득 채우고 있는 흰자위는 폐肺에 속하며, 둥글고 큰 검은자위는 간肝에 속하고, 위아래 눈꺼풀은 비脾에 속하며, 눈알 가운데 하나의 점이 붙어 있는 듯이 보이는 검은 동공은 신腎이 실제로 주관한다(『인재직지』).

○ 흰자위는 폐에 속하며 기륜氣輪이라고 한다. 눈초리 쪽의 붉은 핏줄은 심에 속하며 혈맥이 지나는 곳이다. 검은자위를 다시 나누어보면 〔동공을 중심으로〕 엷은 푸른빛으로 테두리 쳐진 것은 간에 속하고, 〔안쪽으로〕 이어진 검은 곳은 신에 속하며, 가운데 하나의 검은 점인 동공은 담膽에 속한다(『의학입문』).

眼有內外眥

目眥外決于面者, 爲銳眥. 在內近鼻者, 爲內眥. 上爲外眥, 下爲內眥〔靈樞〕[42]. ○ 足太陽爲目上綱, 足陽明爲目下綱〔靈樞〕[43]. ○ 眥謂四際, 瞼睫之本也〔內經註〕[44]. ○ 目之內眥, 太陽經之所起, 血多氣少. 目之銳眥, 少陽經也, 血少氣多. 目之上綱, 太陽經也, 亦血多氣少. 目之下綱, 陽明經也, 血氣俱多. 此三經俱會于目, 惟足厥陰經, 連於目系而已. 故血太過者, 太陽陽明之實也. 血不及者, 厥陰之虛也. 故出血者, 宜太陽陽明, 盖此二經血多故也. 少陽一經, 不宜出血, 血少故也. 刺太陽陽明出血, 則目愈明. 刺少陽出血, 則目愈昏矣〔子和〕[45].

---

42 『靈樞』 「癲狂第二十二」. "上爲外眥, 下爲內眥"에 대
하여 馬蒔는 "眼之上泡屬於外眥, 眼之下泡屬於內眥
也"라고 하였다(『黃帝內經靈樞注證發微』, 人民衛
生出版社, 1994, 182쪽). 이 구절은 「癲狂」 편과 관계
없이 들어간 錯簡이 아닌가 한다(河北醫學院 校釋,
『靈樞經校釋』 上册, 人民衛生出版社, 1982, 394쪽).

43 『靈樞』 「經筋第十三」. 『靈樞』에는 '綱'이 '網'으로

되어 있다. 보통은 '綱'으로 바꾸어 본다. '目上綱'과
'目下綱'에 대하여 여러 說이 있다. 『동의학사전』에서
는 목상강과 목하강을 '웃눈까풀기슭'과 '아랫눈까풀
기슭'이라고 하였다(앞의 책, 330쪽과 333쪽). 또한 '목
상망'과 '목하망'을 별도 항목으로 두어 각각 "족태양
경근에서 갈라져나온 가지가 웃눈까풀에 그물처럼 펴
져 있다는 것"과 "족양명경근에서 갈라져나온 가지가

눈에는 안초리와 바깥초리가 있다

얼굴에서 바깥쪽으로 갈라져 있는 눈초리를 '예자銳眥'라 하고, 안으로 코 가까이에 있는 것을 '내자內眥'라고 한다. 전자는 바깥초리이고, 후자는 안초리이다(『영추』). ○ 족쾌양경은 위 눈두덩을 통괄하고 족양명경은 아래 눈두덩을 통괄한다(『영추』). ○ 눈초리를 '사제〔네 군데의 가장자리〕'라고 하는데, 눈꺼풀이 붙어 있고 속눈썹이 난 곳이다(내경주). ○ 눈의 안초리는 태양경이 시작되는 곳인데, 태양경은 혈血이 많고 기氣가 적다. 바깥초리는 소양경이 시작되는 곳인데, 소양경은 혈이 적고 기가 많다. 위 눈두덩을 통괄하는 것은 태양경인데, 혈이 많고 기가 적다. 아래 눈두덩을 통괄하는 것은 양명경인데, 기와 혈이 모두 많다. 이 세 개의 경락이 모두 눈으로 모이는데 오직 족궐음경만 목계目系와 연결될 뿐이다. 그러므로 혈이 많은 것은 태양경과 양명경이 실實한 까닭이고, 혈이 부족한 것은 궐음경이 허虛한 까닭이다. 따라서 출혈시키는 것은 태양경과 양명경으로, 이는 이 두 경락에 혈이 많기 때문이며 소양경을 출혈시키지 않는 것은 혈이 적기 때문이다. 태양경과 양명경에 침을 놓아 출혈시키면 눈이 저절로 밝아진다. 그러나 소양경에 침을 놓아 출혈시키면 눈이 더욱 어두워진다(『유문사친』).

아랫눈까풀에 그물처럼 퍼진 것"이라고 하였다(앞의 책, 같은 곳). 그러나 『中醫名詞述語精華辭典』에서는 목상강은 "족태양경근의 분지로, 눈의 윗부분을 統管한다"고 하였고, 목하강은 "족양명경근으로 눈의 아래 부분을 통관한다"고 하였다. 목상망과 목하망에 대해서는 각각 "족태양근의 枝根으로 위 눈두덩〔上胞〕을 얽는다", "족태양근의 枝根으로 아래 눈두덩〔下胞〕을 얽

는다"고 하였다(『中醫名詞述語精華辭典』, 248쪽).

44 『素問』 「氣交變大論篇第六十九」. "歲金太過, 燥氣流行, 肝木受邪. 民病兩脇下少腹痛, 目赤痛眥瘍, 耳無所聞"에 대한 王冰의 注이다.

45 『儒門事親』 卷一 「目疾頭風出血最急說八」(앞의 책, 48쪽).

諸脈屬目

心合脈, 諸脈者, 皆屬於目〔內經〕[46]. ○ 五藏六府精華, 皆稟於脾, 注於目. 故理脾胃, 則氣上升而神淸也. 肝之系雖總於目, 而照徹光彩, 實腎精心神所主. 故補精安神者, 乃治眼之本也〔入門〕[47][48]. ○ 因心事煩冗[49], 飮食失節, 勞役過度, 故脾胃虛弱, 心火太盛[50], 則百脈沸騰, 血脈逆行, 邪害孔竅, 所謂天明則日月不明[51], 是也. 脾者, 諸陰之首也. 目者, 血脈之宗也. 故脾虛, 則五藏之精氣皆失所司, 不能歸明於目矣. 心者, 君火也, 主人之神, 宜靜而安, 相火代行其令. 相火者, 包絡也, 主百脈, 皆榮於目. 旣勞役運動[52], 損其血脈, 故諸病生焉. 醫者, 不理脾胃及養血安神, 是治標不治本, 不明此理也〔東垣〕[53].

---

46 『素問』「五藏生成篇第十」. "心之合脈也, 其榮色也, … 諸脈者皆屬於目."

47 『醫學入門』에는 '精'이 '精氣'로 되어 있다.

48 『醫學入門』外集 卷四 雜病分類 外感 風類「眼」(앞의 책, 351쪽).

49 '冗'은 '冘'과 같은 字이다. '冘', 쓸데없을, 번거로울, 바쁠 용.

50 『蘭室秘藏』에는 '故'가 '致'로 되어 있다. 『東垣試效方』도 마찬가지이다.

51 『素問』「四氣調神大論篇第二」. "天氣, 淸淨光明

모든 맥은 눈에 속한다

심心은 맥과 짝하는데 모든 맥은 눈에 속한다(『내경』). ○ 오장육부의 정은 모두 비脾에서 받은 것으로, 눈으로 흘러 들어간다. 그러므로 비위를 잘 조리하면 기가 올라가서 정신이 맑아지는 것이다. 비록 간계肝系가 눈을 총괄하지만 빛〔밝음〕을 꿰뚫어보는 것은 신의 정〔腎精〕과 심의 신〔心神〕이 주관하는 것이다. 그러므로 정을 보충하고 신神을 안정시키는 것이 눈을 치료하는 기본이다(『의학입문』). ○ 심사心事가 번거롭거나 먹는 데 절도가 없거나 지나치게 힘들여 일하여 비위가 허약해지고 심화心火가 극도로 왕성해지면 모든 맥이 끓어올라 혈맥〔피〕이 거꾸로 흐르고 사기가 인체의 모든 구멍〔七孔九竅〕에 해를 끼치게 되니, 소위 "하늘〔心〕이 너무 밝으면 해와 달〔目〕이 빛나지 못한다"는 말은 바로 이것을 두고 한 말이다. 비는 모든 음陰의 우두머리이고, 눈은 혈맥의 근원이다. 그러므로 비가 허하면 오장의 정기가 그 부리는 바를 모두 잃어버려 〔혈기가〕 눈으로 돌아가지 못하여 보지 못하게 된다. 심은 군화君火로 사람의 신神을 주관하는데 〔심은〕 마땅히 고요히 안정되어야 하며 대신 상화相火가 〔군화의〕 역할을 수행하여야 한다. 상화는 포락으로, 모든 맥을 주관하여 눈〔의 기능〕을 번성하게 한다. 지나치게 일을 하거나 운동을 하여 혈맥이 손상되었기 때문에 모든 병이 생기는 것이다. 의사가 비위를 다스리지 않고 더불어 양혈養血하고 안신安神시키지 않는다면 그것은 병의 말단만 치료하고 근본은 치료하지 않는 것으로, 이러한 이치를 제대로 모르는 것이다(『난실비장』).

也, 藏德不止, 故不下也. 天明則日月不明, 邪害空竅, 陽氣者閉塞, 地氣者冒明, 雲霧不精, 則上應白露不下." 여기에서 '하늘'은 心에 해당하며, '해와 달'은 竅, 곧 눈에 해당한다.

52 『蘭室秘藏』이나 『東垣試效方』에는 이 뒤에 "勢乃妄行, 又因邪氣所倂"이 더 있다.

53 『蘭室秘藏』 卷上 眼耳鼻門「諸脈皆屬於目論」(『東垣醫集』, 171쪽). 『東垣試效方』 卷第五 眼門「諸脈皆屬於目論」(『東垣醫集』, 475-476쪽).

脈法

左寸脈洪數, 心火炎也. 關脈弦而洪, 肝火盛也. 右寸關俱弦而洪, 肝木挾相火之勢侮肺金, 而乘脾土也〔醫鑑〕. ○ 眼本火病, 心肝數洪, 右寸關見, 相火上衝〔回春〕. ○ 眼見黑花者, 從腎虛而起, 診左手尺脈, 當沈而數者, 是也〔類聚〕.

54 『古今醫鑑』卷九 眼目 「脈」(앞의 책, 248쪽). 원문에는 "肝木挾相火之勢侮肺金, 而乘脾土也"가 "肝木挾相火之勢而來, 侮所不勝肺之金, 制己所勝之也"로 되어 있다.

55 『萬病回春』卷五 「眼目」(앞의 책, 280쪽).

56 『醫方類聚』에는 '左'가 '右'로 되어 있다.

57 『醫方類聚』卷之六十六 眼門三 「治眼見黑花諸方」 '熟乾地黃' (의학연구원 동의학연구소 옮김, 『의방유취』 제5분책, 656쪽). 『太平聖惠方』卷三十三 「治眼見黑花諸方」 '熟乾地黃' (앞의 책, 985쪽).

맥법

왼손의 촌맥이 홍삭洪數하면 심화心火가 아주 성한 것이고, 관맥이 현하거나 홍하면 간화肝火가 왕성한 것이다. 오른손의 촌관맥이 모두 현하거나 홍하면 간목肝木의 기운이 상화를 끼고서 폐금肺金을 업신여겨〔侮〕비토脾土를 올라탄 것이다(『고금의감』). ○ 눈병은 본래 화병火病으로, 심맥과 간맥이 홍삭한데 오른손 촌관맥에서 이 맥이 나타나면 상화가 외로 치받아 오른 것이다(『만병회춘』). ○ 눈에 검은 꽃이 보이는 것은 신허로 인하여 생긴 것으로, 왼손의 척맥을 잡아보면 침하거나 삭한 것이 나타나는데 바로 이것이다(『의방유취』).

目者肝之竅

肝在竅爲目〔內經〕. ○ 東方靑色, 入通於肝, 開竅於目, 藏精於肝〔內經〕. ○ 人臥則血歸於肝, 肝受血而能視〔內經〕. ○ 肝氣通於目, 肝和則能變五色〔難經〕. ○ 肝虛, 則目䀮䀮無所見〔內經〕. ○ 目瞑者, 肝氣不治也〔海藏〕. ○ 目者, 肝之外候. 肝取木, 腎取水, 水能生木, 子母相合, 故肝腎之氣充, 則精彩光明. 肝腎之氣乏, 則昏蒙暈眩. 心者, 神之舍, 又所以爲肝腎之副焉. 盖心主血, 肝藏血, 血能生熱. 凡熱衝發於眼, 皆當淸心凉肝〔直指〕. ○ 肝藏血, 熱則目赤腫, 虛則眼前生花 詳見眼花. 赤腫, 宜地黃粥〔入門〕.

地黃粥

治睡後目赤腫, 須臾漸白, 良久則無. 此血熱, 非肝病也. 盖人臥則血歸於肝, 因血熱到肝, 故睡起而目亦. 良久無事者, 血復散於四肢也. 宜食此粥, 以凉肝血.

生地黃 不拘多少.

擣取自然汁, 浸粳米半升, 滲透, 晒極乾, 再浸, 再晒三次. 每用磁器煎湯一升, 令沸, 入前米一合, 熬作稀粥, 食遠, 喫之卽睡, 立效〔入門〕.

58 『素問』「陰陽應象大論篇第五」.

59 『素問』「金匱眞言論篇第四」.

60 『素問』「五藏生成論篇第十」.

61 『靈樞』「脈度第十七」.『難經』「第三十七難」에 나오는 문장은 "肝氣通於目, 目和則知黑白矣"로 되어 있다.

62 『素問』「藏氣法時論篇第二十二」.

63 『醫學綱目』卷之十三 肝膽部 目疾門「內障」(앞의

눈은 간의 구멍이다

간肝의 구멍은 눈이다(『내경』). ○ 동쪽의 기와 푸른 기는 간으로 들어가 눈에 구멍을 열고 그 정을 간에 갈무리한다(『내경』). ○ 사람이 누워 잠을 자면 혈血은 간으로 돌아가는데, 〔눈은〕 간이 피를 받아들여야 볼 수 있다(『내경』). ○ 간의 기氣는 눈으로 통하는데, 간의 기가 조화되어야 온갖 색깔을 구분할 수 있다(난경). ○ 간이 허하면 눈이 어두워 볼 수 없다(『내경』). ○ 눈이 어두운 것은 간의 기가 다스려지지 않았기 때문이다(해장). ○ 눈은 간의 상태가 밖으로 드러나는 곳이다. 간은 목木의 기를 취하고 신腎은 수水의 기를 취하는데, 수는 목을 낳을 수 있고 자식과 어미는 서로 짝이 되기 때문에 간과 신의 기가 꽉 차게 되면 눈이 아주 밝아진다. 반면에 간과 신의 기가 부족하면 눈이 어둡고 캄캄하며 어지럽게 된다. 심心은 신神이 머무는 곳이기 때문에 간과 신을 보조한다. 심은 혈을 주관하고 간은 혈을 저장하는데 혈은 열을 발생시킬 수 있다. 그러므로 열이 눈으로 치받아 올라 병이 났을 경우에는 모두 심을 시원하게 하고 간을 서늘하게 하여야 한다(『인재직지』). ○ 간은 혈을 저장하는데 열이 있으면 눈이 충혈되고, 허하면 눈앞에 꽃무늬가 보이게 된다(자세한 것은 「안화문」에 있다). 눈이 충혈된 데에는 지황죽을 쓴다(『의학입문』).

지황죽

잠을 자고 난 뒤 눈이 충혈되었다가 잠시 후 점점 허옇게 되면서 한참 지나서 없어지는 것을 치료한다. 이것은 혈열血熱이지 간의 병이 아니다. 사람이 누워 잠을 자면 혈은 간으로 돌아가는데, 혈열이 간에 이르렀기 때문에 잠을 자고 일어나면 눈이 붉어지게 되는 것이다. 한참 지난 후에 괜찮아지는 것은 혈이 다시 팔다리로 흩어졌기 때문이다. 이때에는 이 죽을 먹어 간혈肝血을 서늘하게 한다.

생지황(양에 관계없다).

생지황만을 짓찧어 즙을 내어 그 즙에 멥쌀 반 되를 담가 지황즙이 쌀에 스며들게 한다. 그런 후 햇빛에 바싹 마르게 한 다음 다시 지황즙에 담갔다가 햇빛에 말리기를 세 번 한다. 쓸 때마다 사기그릇에 물 한 되를 넣고 팔팔 끓인 후 준비해놓은 멥쌀 한 홉을 넣고 묽은 죽을 쑤어 끼니 사이에 먹고 바로 잠을 자면 곧 효과가 있다(『의학입문』).

책, 237쪽)에서 재인용한 것이다.

64 『仁齋直指』에는 '焉'이 '馬'로 되어 있다. '副馬'는
  천자의 예비 수레에 딸린 여벌의 말이다.

65 『仁齋直指』 卷之二十 眼門 「眼目方論」(앞의 책, 378-

379쪽).

66 『醫學入門』 卷一 臟腑 「臟腑條分」(앞의 책, 62쪽).

67 『醫學入門』 內集 卷二 本草分類 食治門 附食治方
  「火」 '地黃粥'(앞의 책, 247쪽).

眼病無寒

歷考眼科之病, 無寒而有虛與熱, 豈寒澁血, 而不上攻歟[入門][68].

68.『醫學入門』卷四 雜病分類 外感 風類「眼」(앞의 책,
349쪽). "歷考眼科, 無寒而有虛, 豈寒泣血而不上攻
耶."

눈병에는 한증이 없다

안과 질병을 두루 살펴보면 한증寒證은 없고 허증과 열증만 있을 뿐이다. 한기寒氣는 혈血을 뻑뻑하게 하기 때문에 〔혈이 잘 돌지 못하여 한기가 혈을 타고〕 위로 올라가 공격할 수 없는 것이다(『의학입문』).

안과 질병을 두루 살펴보면 한증寒證은 없고 허증과 열증만 있을 뿐이다. 한기寒氣는 혈血을 뻑뻑하게 하기 때문에 〔혈이 잘 돌지 못하여 한기가 혈을 타고〕 위로 올라가 공격할 수 없는 것이다(『의학입문』).

眼無火不病

目不因火則不病, 何以言之. 白輪[69]變赤, 火乘肺也. 肉輪赤腫,
火乘脾也. 黑水神光被瞖[70], 火乘肝與腎也. 赤脈貫目, 火自甚也.
能治火者, 一句了, 故內經曰, 熱勝則腫[71]. 凡目暴赤腫起, 羞明
隱澁, 淚出不止, 暴寒目瞞[72], 皆火熱[73]之所爲也. 治火之法, 在藥
則鹹寒, 吐之下之. 在鍼則神庭上星顖會前頂百會. 血之瞖者,
可使立退. 痛者, 可使立已. 昧者, 可使立明. 腫者, 可使立消
矣〔子和〕[74]. ○ 大凡眼之爲患, 多生於熱. 治法, 以淸心凉肝調血
順氣, 爲先〔直指〕[75].

<hr>

69 『儒門事親』에는 '白輪'이 '氣輪'으로 되어 있다.

70 여기에서 '被'는 '披'의 뜻이다.

71 『素問』「陰陽應象大論篇第五」. "風勝則動, 熱勝則
   腫, 燥勝則乾, 寒勝則浮, 濕勝則濡瀉."

72 '瞞'. 속일 만. 눈을 감은 모양.

73 『儒門事親』에는 '火熱'이 '工藝'로 되어 있다. 여기

에서 '工藝'는 醫者의 技藝를 말한다.

74 『儒門事親』卷一「目疾頭風出血最急說八」(앞의 책,
   48-49쪽). 문장의 순서가 뒤바뀌었다.

75 『仁齋直指』卷之二十 眼目「眼目方論」(앞의 책, 378
   쪽).

화가 없으면 눈은 병들지 않는다

눈은 화火가 아니면 병들지 않는다는 것은 무슨 말인가? 흰자위가 붉게 변한 것은 화가 폐의 기를 올라탄〔乘〕 것이고, 눈두덩〔肉輪〕이 충혈된 것은 화가 비의 기를 올라탄 것이며, 눈동자〔黑水神光〕가 예막으로 덮인 것은 화가 간과 신의 기를 올라탄 것이다. 실핏줄이 눈을 관통한 것은 화가 〔화火의 장臟인 심心에서〕 더욱 심해진 것이다. 화만 다스릴 수 있다면 이 한마디로 끝나는 것이기 때문에 『내경』에서는 "열이 〔다른 장臟의 기를〕 이기면〔勝〕 붓는다"고 하였다. 일반적으로 눈이 갑자기 충혈되면서 부어오르고 눈이 부셔서 햇빛을 볼 수 없으며 은근히 깔깔해지고 눈물이 멎지 않고 계속 나오며, 차가운 기운을 갑자기 만나면 눈이 감기는 것은 모두 화와 열에 의한 것이다. 화를 치료하는 방법은 약으로는 짜거나 찬약을 써서 토하게 하거나 설사시키고, 침으로는 신정, 상성, 신회, 전정, 백회에 놓는다. 〔이렇게 약과 침을 쓰면〕 혈로 인한 예막을 없앨 수 있고 통증을 멈추게 할 수 있으며, 어두운 것을 밝게 할 수 있고 부은 것을 내릴 수 있다(『유문사친』). ○ 일반적으로 모든 눈의 질병은 열로 인하여 생기는 것이 많으므로, 치료 방법은 심心의 열을 내리거나 간을 서늘하게 하고 혈을 조절하거나 기의 흐름을 순조롭게 하는 방법을 우선으로 한다(『인재직지』).

眼病所因

生食五辛, 接熱飲食, 刺頭出血多, 極目遠視, 夜讀細書, 久處烟火, 博奕不休, 夜間讀書, 飲酒不已, 熱飡麪食, 抄寫多年, 雕鏤細作, 泣淚過多, 房室不節, 數向日月輪看, 月下讀書, 夜視星月, 極目瞻視山川草木, 皆喪明之由也. 又有馳騁畋獵, 冒涉風霜, 迎風逐獸, 日夜不息, 皆傷目之由也〔千金〕. ○ 眼病, 屬風熱與血少神勞腎虛〔丹溪〕.

---

76 '博'은 '愽(섶 박)'과 통한다. '愽'은 고대의 將棋를 말하는데, 뒤에는 賭博 일반을 가리킨다.

77 '奕', 클 혁. 바둑.

78 『備急千金要方』에는 '數向日月輪看'이 '數看日月'로 되어 있다.

79 '瞻', 볼 첨.

80 '馳', 달릴 치. '騁', 달릴 빙. '畋', 밭갈 전. '獵', 사냥 렵, 사냥하다.

81 '冒涉', 풍파를 무릅쓰고 건너다.

82 『備急千金要方』 卷第六上 七竅病上 「目病第一」(李景榮 等 校釋, 『備急千金要方校釋』, 人民衛生出版社, 1997, 199쪽).

눈병의 원인

다섯 가지 매운 것을 날로 먹거나 뜨거운 음식을 먹거나 머리를 다쳐 피를 많이 흘리거나 시력이 미치지 않는 먼 곳을 애써 보거나 밤에 작은 글씨로 된 책을 읽거나 연기 나는 곳에 오래 머물거나 바둑이나 장기를 쉬지 않고 두거나 밤에 책을 읽거나 술을 계속 마시거나 뜨거운 음식이나 밀가루 음식을 먹거나 여러 해 동안 글을 계속 베껴 쓰거나 세밀하게 조각하는 일을 하거나 눈물을 너무 많이 흘리거나 성생활이 지나치거나 해와 달을 자주 보거나 달빛 아래에서 책을 읽거나 밤에 별과 달을 살피거나 시력이 미치지 않는 곳까지 애써 산천이나 풀과 나무를 자세하게 살피는 것은 모두 시력을 잃는 이유가 된다. 또한 말을 타고 달리면서 사냥을 하거나 바람과 서리를 무릅쓰고 다니거나 바람을 맞으며 동물을 쫓거나 밤낮으로 쉬지 않는 것은 모두 눈을 상하게 하는 이유가 된다(『천금방』). ○ 눈병은 풍열과 혈소血少, 신神이 피로하거나 신腎이 허해서 생긴다(『맥인증치』).

83 『脈因證治』 卷下 五十三 目 「證治」(『丹溪醫集』, 819-820쪽). “如暴失明, 昏濇, 翳膜眵淚, 斑入眼, 皆裏也, 風熱也, 宜發散以去之. 如昏弱不欲視物, 內障見黑花, 瞳散, 皆裏也, 血少神勞腎虛也, 宜養血補水安神以調之.”

內障

內障者, 肝病也〔回春〕.[84][85] ○ 內障在睛裏昏暗, 與不患之眼相似, 唯瞳人裏有隱隱靑白者, 無隱隱靑白者亦有之〔綱目〕.[86] ○ 內障先患一眼, 次爲兩目俱損者, 皆有瞖在黑睛內遮瞳子而然. 夫通黑睛之脈者, 目系也. 目系屬足厥陰足太陽手少陰三經. 三經虛, 則邪從目系入黑睛內爲瞖.[87] 以鍼言之, 則當取三經之兪穴, 如天柱風府太衝通里等穴, 是也〔綱目〕.[88][89][90][91][92]

○ 內障者, 不疼不痛, 無淚無眵, 細觀, 如薄霧之形, 久視, 如輕烟之狀, 飛蠅散亂,[93] 懸蟢虛空,[94] 日漸月增. 腦脂下結於烏輪, 瞖障漸生於黑水〔類聚〕.[95] ○ 內障昏蒙, 外無瞖膜. 因腦脂下凝, 烏珠轉白, 或如金色, 或菉豆色, 或如雲烟, 或見五色, 治比外障更難. 如腦脂凝結, 瞳人反背者, 不治〔入門〕.[96]

---

84 『萬病回春』에는 '肝'이 '腎'으로 되어 있다.

85 『萬病回春』 卷之五 「眼目」 '明目地黃丸'(앞의 책, 285쪽).

86 『醫學綱目』 卷之十三 肝膽部 目疾門 「內障」(앞의 책, 232쪽).

87 『醫學綱目』에는 '邪' 다음에 '乘虛入經中鬱結'이

더 있다.

88 '天柱'는 足太陽膀胱經의 穴이다.

89 '風府'는 督脈의 穴이다.

90 '太衝'은 足厥陰肝經의 兪穴이다.

91 '通里'는 手少陰心經의 絡穴이다.

92 『醫學綱目』 卷之十三 肝膽部 目疾門 「內障」(앞의

내장

　내장內障은 간의 병이다(『만병회춘』).　○ 내장은 눈알 깊숙한 곳에 있기 때문에 보는 것만 어둑하지 〔겉보기에는〕 병을 앓지 않는 눈과 비슷하다. 다만 눈동자 깊숙한 곳에 은은하게 푸르스름한 빛이 도는 사람이 있는데, 그것도 보이지 않는 사람도 있다(『의학강목』).　○ 내장은 먼저 한쪽 눈을 앓은 다음 양쪽 눈이 모두 손상되는데, 모두 예막이 검은자위 속에 있어서 눈동자를 가리기 때문에 그런 것이다. 검은자위를 통과하는 맥은 목계目系이다. 목계는 족궐음, 족태양, 수소음의 세 경락에 속한다. 그래서 이 세 경락이 허하면 사기邪氣가 목계를 따라 들어와 검은자위 속으로 들어가 예막이 된다. 침 치료로는 세 경락의 수혈에 놓아야 하는데 천주와 풍부, 태충, 통리와 같은 혈이다(『의학강목』).

　○ 내장은 심하게 아프지도 않고 눈물도 나지 않으며 눈곱도 끼지 않는데, 자세히 보면 얇은 안개가 낀 듯하고 오랫동안 물체를 응시하면 옅은 연기가 피어오르는 듯하며 파리가 어지럽게 날아다니는 듯하거나 거미가 허공에 매달려 있는 듯한데, 날이 갈수록 조금씩 심해진다. 뇌지腦脂가 내려와 오륜에 맺히게 되면 예장이 눈동자에 점점 생기게 된다(『의방유취』).　○ 내장은 눈이 어두워지기만 할 뿐 겉으로 보아서는 예막이 없다. 뇌지가 아래로 내려와 엉기면 검은자위가 하얗게 되는데, 금색 같기도 하고 녹두색이나 구름 혹은 연기 같기도 하며 다섯 가지 색이 모두 보이기도 하는데, 치료는 외장보다 더 어렵다. 뇌지가 엉겨붙어 눈동자가 뒤집어지면 치료할 수 없다(『의학입문』).

책, 235쪽). 원문과 들고남이 있다.

93 '蠅', 파리 승.

94 '蟢', 갈거미 희.

95 『醫方類聚』 卷之六十六 眼門三 「治眼內障諸方」(의학연구원 동의학연구소 옮김, 『의방유취』 제5분책, 623쪽). 『太平聖惠方』 卷三十三 「治眼內障諸方」(앞의 책, 947쪽).

96 『醫學入門』 卷四 雜病分類 外感 風類 「眼」(앞의 책, 351쪽).

○ 屬血少神勞腎虛也. 宜養血補水安神以調之〔丹心〕[97]. ○ 凡昏弱不欲視物, 內障見黑花, 瞳子散大, 皆裏病也〔丹心〕[98]. ○ 內傷色慾, 腎精虛者, 宜益陰腎氣丸. 肝血虛者, 養肝丸, 生熟地黃丸. 肝腎俱虛者, 宜駐景元, 加減駐景元, 明目壯水丸〔入門〕[99]. ○ 血少神勞腎虛, 宜滋陰地黃丸, 滋腎明目湯. ○ 內障, 宜補肝散, 墜瞖丸, 羊肝元, 本事方羊肝元, 補腎丸, 杞苓丸, 五退散, 密蒙花散, 冲和養胃湯, 當歸湯, 還睛丸 方見通治, 撥雲退瞖還睛丸. ○ 內障有圓瞖, 氷瞖, 滑瞖, 澀瞖, 散瞖, 橫開瞖, 浮瞖, 沈瞖, 偃月瞖, 棗花瞖, 黃心瞖, 黑花瞖, 胎患, 五風變, 雷頭風, 驚振, 綠風, 烏風, 黑風, 靑風, 肝虛雀目, 高風雀目, 肝虛目暗, 共二十三〔得效〕[100].

97 『脈因證治』卷下 五十三 目「證治」(『丹溪醫集』, 820 쪽).

98 『脈因證治』卷下 五十三 目「證治」(『丹溪醫集』, 820 쪽).

99 『醫學入門』卷四 雜病分類 外感 風類「眼」(앞의 책, 351쪽). "內傷色慾, 腎氣虛者, 補腎丸. 腎精虛者, 益陰腎氣丸. 肝血虛者, 養肝丸, 生熟地黃丸. 肝腎虛者, 駐景丸."

100 『世醫得效方』卷第十六 眼科 七十二證方「內障」(앞의 책, 271-273쪽).

○ 내장은 혈血이 부족하거나 신神이 피로하거나 신腎이 허하기 때문에 생긴다. 혈을 기르거나 신수腎水를 보하거나 신神을 편안하게 하여 다스려야 한다(『맥인증치』). ○ 일반적으로 내장은 눈이 어둡고 시력이 약하여 사물을 보려고 하지 않는 것으로, 내장으로 검은 안화가 보이거나 동공이 풀리는 것은 모두 이증裏證이다(『맥인증치』). ○ 내상과 지나친 성생활로 신정腎精이 허해진 데에는 익음신기환을 쓴다. 간혈肝血이 허한 데에는 양간환이나 생숙지황환을 쓰고, 간신肝腎이 모두 허한 데에는 주경원, 가감주경원, 명목장수환 등을 쓴다(『의학입문』). ○ 혈이 부족하고 신神이 피로하거나 신腎이 허하면 자음지황환이나 자신명목탕을 쓴다. ○ 내장에는 보간산, 추예환, 양간원, 본사방양간원, 보신환, 기령환, 오퇴산, 밀몽화산, 충화양위탕, 당귀탕, 환정환(처방은 「통치문」에 있다), 발운퇴예환정환 등을 쓴다. ○ 내장에는 원예, 빙예, 활예, 삽예, 산예, 횡개예, 부예, 침예, 언월예, 조화예, 황심예, 흑화예, 태환, 오풍변, 뇌두풍, 경진, 녹풍, 오풍, 흑풍, 청풍, 간허작목, 고풍작목, 간허목암 등 모두 스물세 가지가 있다(『세의득효방』).

益陰腎氣丸

經曰, 壯水之主, 以鎭陽光, 滋陰是也.

熟地黃 二兩, 生乾地黃 酒焙, 山茱萸 各一兩, 五味子, 山藥,
牡丹皮, 柴胡, 當歸尾 酒洗 各五錢, 茯神, 澤瀉 各二錢半.

右爲末, 蜜丸梧子大, 朱砂爲衣, 空心, 鹽湯下五七十丸〔正傳〕.
○ 一方, 無朱砂. ○ 一名滋陰腎氣丸.

養肝丸

治肝藏 不足, 眼目昏花, 或生眵淚, 婦人血虛目疾.

當歸, 川芎, 白芍藥, 熟地黃 各一兩, 防風, 楮實子 炒, 車前子
酒炒, 蕤仁 湯浸去皮 各五錢.

右爲末, 蜜丸梧子大. 白湯下七十丸, 食遠時〔醫鑑〕.

生熟地黃丸

治血虛眼昏.

生乾地黃, 熟地黃, 玄參, 石膏 各一兩.

右爲末, 蜜丸梧子大. 空心, 茶淸下五七十丸〔入門〕.

---

101 『蘭室秘藏』과 『醫學正傳』에는 이 구절이 모두 "此
　　壯水之主, 以鎭陽光"으로 되어 있다. 여기에서
　　'水'는 腎水를 가리킨다.
102 『醫學正傳』에는 '酒焙'가 '酒洗'로 되어 있고, 『蘭
　　室秘藏』에는 '酒洗, 乾'으로 되어 있다.

103 『蘭室秘藏』에는 '茯神'이 '茯苓'으로 되어 있다.
104 『醫學正傳』 卷之五 目病 「方法」(앞의 책, 269쪽).
　　이 처방은 李杲의 『蘭室秘藏』 卷上 「眼耳鼻門」에
　　나온다(『東垣醫集』, 179쪽).
105 『古今醫鑑』에는 '藏'이 '經'으로 되어 있다.

익음신기환

어떤 경전에서 "수水를 왕성하게 함으로써 양기를 억누른다"고 하였는데, 음을 북돋아주는 처방이다.

숙지황 두 냥, 건지황(술에 씻어 약한 불에 말린 것), 산수유 각 한 냥, 오미자 · 산약 · 목단피 · 시호 · 당귀미(술로 씻은 것) 각 닷 돈, 복신 · 택사 각 두 돈 반.

위의 약들을 가루내어 꿀로 반죽하여 오자대의 알약을 만들어 주사로 옷을 입혀 빈속에 쉰에서 일흔 알씩 소금 끓인 물로 먹는다(『의학정전』). ○ 어떤 처방에는 주사가 없다. ○ 자음신기환이라고도 한다.

양간환

간의 기가 부족하여 눈이 어둡고 안화가 보이거나 눈곱이 끼고 눈물이 나거나, 부인이 혈허血虛하여 눈병을 앓는 것을 치료한다.

당귀 · 천궁 · 백작약 · 숙지황 각 한 냥, 방풍, 저실자(볶은 것), 차전자(술에 축여 볶은 것), 위유인(끓인 물에 담갔다가 껍질을 벗긴 것) 각 닷 돈.

위의 약들을 가루내어 꿀로 반죽하여 오자대의 알약을 만들어 일흔 알씩 끼니 사이에 끓인 물로 먹는다(『고금의감』).

생숙지황환

혈허하여 눈이 어두운 것을 치료한다.

건지황 · 숙지황 · 현삼 · 석고 각 한 냥.

위의 약들을 가루내어 꿀로 반죽하여 오자대의 알약을 만들어 빈속에 쉰에서 일흔 알씩 맑은 찻물로 먹는다(『의학입문』).

---

106 『古今醫鑑』卷九 「眼目」 '方'(앞의 책, 253쪽).

107 『醫學入門』에는 '石膏'가 '石斛'으로 되어 있다.

108 『醫學入門』 外集 卷六 雜病用藥賦 「眼」(앞의 책, 497쪽).

駐景元

治肝腎俱虛, 多見黑花, 視物昏暗, 或生瞖障.

兔絲子 酒製　五兩, 車前子 炒, 熟地黃 各三兩.

右爲末, 蜜丸梧子大. 空心, 溫酒下五七十丸〔局方〕.　○ 一方,
加枸杞子一兩半, 尤佳.

加減駐景元

治肝腎俱虛, 兩眼昏暗.

兔絲子　八兩, 枸杞子, 五味子, 車前子, 楮實子, 川椒 炒 各一
兩, 熟地黃, 當歸身 各五錢.

右爲末, 蜜丸梧子大. 空心, 溫酒或鹽湯下五七十丸〔簡易〕.

明目壯水丸

治肝腎不足, 眼目昏暗, 常見黑花, 多下冷淚. 此壯水之主, 以
鎭陽光. 補腎養肝生血明目.

黃柏, 知母 並乳汁拌晒乾炒 各二兩半, 熟地黃, 生乾地黃 酒洗, 天
門冬, 麥門冬, 山茱萸 酒蒸, 甘菊 各二兩, 枸杞子 酒洗 一兩六
錢, 牛膝 酒洗 一兩三錢, 人蔘, 當歸 酒洗, 五味子, 兔絲子, 白茯
神, 山藥, 柏子仁 炒, 澤瀉, 牡丹皮 酒洗 各一兩, 白豆蔲 三錢.

右爲末, 蜜丸梧子大. 空心, 鹽湯下百丸〔醫鑑〕.

---

109 『太平惠民和劑局方』에서는 "酒浸, 別研爲末"한다
　　고 하였다.

110 『太平惠民和劑局方』 卷七「眼目」(앞의 책, 231쪽).

111 『玉機微義』 卷二十九 眼目門 眼目治法「理血之劑」
　　'簡易加減駐景丸'(姜典華 主編, 『劉純醫學全書』,
　　中國中醫藥出版社, 1999, 346쪽). "治肝腎氣虛, 兩

주경원

간과 신이 모두 허하여 검은 안화가 자주 보이고 사물을 보면 어둡고 침침하거나 예장이 생기는 것을 치료한다.

토사자(술로 법제한 것) 닷 냥, 차전자(볶은 것), 숙지황 각 석 냥.

위의 약들을 가루내어 꿀로 반죽하여 오자대의 알약을 만들어 빈속에 쉰에서 일흔 알씩 따뜻하게 데운 술로 먹는다(『태평혜민화제국방』). ○ 다른 처방에는 구기자 한 냥 반을 더 넣었는데 더욱 좋다.

가감주경원

간과 신이 모두 허하여 양쪽 눈이 어둡고 침침한 것을 치료한다.

토사자 여덟 냥, 구기자·오미자·차전자·저실자·천초(볶은 것) 각 한 냥, 숙지황·당귀신 각 닷 돈.

위의 약들을 가루내어 꿀로 반죽하여 오자대의 알약을 만들어 빈속에 쉰에서 일흔 알씩 따뜻하게 데운 술이나 소금 끓인 물로 먹는다(간이).

명목장수환

간과 신의 기가 부족하여 눈이 어둡거나 침침하고 항상 검은 안화를 보며 찬 눈물을 많이 흘리는 것을 치료한다. 이 처방은 수水를 왕성하게 함으로써 양기를 억누른다. 신腎의 기를 보補하고 간의 기를 길러주며 혈血을 생기게 하고 눈을 밝게 하는 처방이다.

황백·지모(둘 다 젖에 버무려 햇볕에 말린 다음 볶은 것) 각 두 냥 반, 숙지황, 건지황(술로 씻은 것), 천문동, 맥문동, 산수유(술에 찐 것), 감국 각 두 냥, 구기자(술로 씻은 것) 한 냥 엿 돈, 우슬(술로 씻은 것) 한 냥 서 돈, 인삼, 당귀(술로 씻은 것), 오미자, 토사자, 백복신, 산약, 백자인(볶은 것), 택사, 목단피(술로 씻은 것) 각 한 냥, 백두구 서 돈.

위의 약들을 가루내어 꿀로 반죽하여 오자대의 알약을 만들어 빈속에 백 알씩 소금 끓인 물로 먹는다(『고금의감』).

目昏暗, 視物不明. 車前子炒二兩, 熟地黃當歸各五兩, 楮實子川椒炒各一兩, 五味子枸杞子各二兩, 免絲子酒製半斤. 右爲末蜜和丸, 如梧子大, 每三十丸,

食前溫酒下."
112 『古今醫鑑』卷九「眼目」‘方'(앞의 책, 252쪽).

滋陰地黃丸

治血少神勞腎虛, 眼目昏暗, 瞳子散大, 視物昏花. 法當養血凉血散火除風.

熟地黃 一兩, 柴胡 八錢, 生乾地黃 酒焙 七錢半, 當歸身 酒洗, 黃芩 各五錢, 天門冬, 地骨皮, 五味子, 黃連 各三錢, 人蔘, 枳殼, 甘草 灸 各二錢.

右爲末, 蜜丸菉豆大. 每百丸. 茶淸送下〔丹心〕[113].

○ 一名, 熟地黃丸. 凡眼視漸昏, 乍明乍暗, 此失血之驗也[114]. 宜服此, 與定志丸 方見神門 兼服, 尤佳〔保命〕[115].

滋腎明目湯

治血少神勞腎虛眼病.

當歸, 川芎, 白芍藥, 生地黃, 熟地黃 各一錢, 人蔘, 桔梗, 梔子, 黃連, 白芷, 蔓荊子, 甘菊, 甘草 各五分.

右剉作一貼, 入細茶一撮, 燈心一團, 水煎, 食後服〔回春〕[116].

補肝散

治肝風內障, 不痛不痒, 眼見五花, 或一物二形.

羚羊角, 防風 各一兩, 人蔘, 赤茯苓 各七錢半, 羌活, 車前子, 細辛, 玄蔘, 黃芩 炒 各三錢半.

右爲末, 每二錢, 米飮調下, 食後.

○ 羚羊角, 行厥陰經. 玄蔘, 細辛, 行少陰經. 羌活, 防風, 車前子, 行太陽經. 如筋脈枯澁, 加夏枯草. 嘗試有驗〔綱目〕[117].

---

113 『丹溪心法附餘』卷之十二 風熱門 眼目「附諸方」(앞의 책, 478쪽). 처방 명이 ‘東垣熟乾地黃丸’으로 되어 있다. 『蘭室秘藏』卷上「眼耳鼻門」(『東垣醫集』, 178쪽)에 ‘熟乾地黃丸’이 나온다.

114 『素問病機氣宜保命集』에는 ‘失血’이 ‘目少血’로 되어 있다.

자음지황환

혈血이 부족하고 신神이 피로하며 신腎이 허하여 눈이 어둡고 침침하며 동공이 풀리고 사물을 보면 흐릿하고 안화가 보이는 것을 치료한다. 〔이때에는〕 혈을 기르고 혈의 열을 식혀주며 화火를 흩뜨리고 풍을 없애야 한다.

숙지황 한 냥, 시호 여덟 돈, 건지황(술에 축여 약한 불에 말린 것) 일곱 돈 반, 당구신(술로 씻은 것), 황금 각 닷 돈, 천문동·지골피·오미자·황련 각 서 돈, 인삼·지각·감초(구운 것) 각 두 돈.

위의 약들을 가루내어 꿀로 반죽하여 녹두대의 알약을 만들어 백 알씩 맑은 찻물로 먹는다(『단계심법부여』).

○ 숙지황환이라고도 한다. 일반적으로 눈이 점차 어두워지는데, 일시적으로 눈이 밝아졌다 어두워졌다 하는 것은 혈을 잃었다는 증거이다. 이 약을 먹으면서 정지환(처방은 「신문神門」에 있다)을 함께 먹으면 더욱 좋다(『소문병기기의보명집』).

자신명목탕

혈이 부족하고 신神이 피로하며 신腎이 허하여 생긴 눈병을 치료한다.

당귀·천궁·백작약·생지황·숙지황 각 한 돈, 인삼·길경·치자·황련·백지·만형자·감국·감초 각 닷 푼.

위의 약들을 썰어 한 첩으로 하여 작설차 한 자밤과 등심 한 단을 넣고 물에 달여 식후에 먹는다(『만병회춘』).

보간산

간풍肝風으로 내장이 생겼는데, 통증과 가려움증은 없고 눈에 다섯 가지 색의 안화가 보이거나 하나의 사물이 둘로 보이는 것을 치료한다.

영양각·방풍 각 한 냥, 인삼·적복령 각 일곱 돈 반, 강활·차전자·세신·현삼·황금(볶은 것) 각 서 돈 반.

위의 약들을 가루내어 식후에 두 돈씩 미음에 타서 먹는다.

○ 영양각은 궐음경으로 가고, 현삼과 세신은 소음경으로 가며, 강활·방풍·차전자는 태양경으로 간다. 힘줄과 혈맥이 말라서 잘 돌지 못하면〔澁〕 하고초를 더 넣는다. 일찍이 써보았는데 효과가 있었다(『의학강목』).

---

115 『素問病機氣宜保命集』卷下「眼目論第二十五」（『河間醫集』, 484쪽).

116 『萬病回春』卷之五「眼目」(앞의 책, 284쪽).

117 『醫學綱目』卷之十三 肝膽部 目疾門「內障」(앞의 책, 236쪽).

墜瞖丸

治內障有瞖.

靑羊膽, 靑魚膽, 鯉魚膽 各七箇, 熊膽 二錢半, 牛膽 五錢, 麝香 三分, 石決明 水飛末 一兩.

右末, 麪糊和丸梧子大. 空心, 茶淸下十丸. 無靑魚膽, 則獺膽三枚代之, 無則代猪膽一〔綱目〕.

羊肝元

治眼目諸疾, 及障瞖靑盲.

黃連 另爲末, 白羊子肝 一具 去膜.

砂盆內同硏細, 衆手作丸如梧子大. 空心, 溫水下三十丸. 連作五劑差. 靑羊肝尤佳.

○ 有一官, 活出一死囚, 其囚數年病死. 官人得內障甚苦, 獨坐憂嘆, 聞階除窸窣聲, 問爲誰. 曰, 我昔所活囚也, 今公得疾, 故感而來告, 遂傳此方. 服之, 果愈〔局方〕.

---

118 '靑羊膽'은 푸른 양의 쓸개를 말한다.

119 '鯉魚膽'은 잉어의 쓸개를 말한다.

120 『醫學綱目』 卷之十三 肝膽部 目疾門 「內障」(앞의 책, 235쪽).

121 『醫學綱目』 卷之十三 肝膽部 目疾門 「內障」(앞의 책, 236쪽).

122 '靑盲'은 흑맹이라고도 하며 점차 눈이 잘 보이지 않아 나중에는 밝고 어두운 것도 가려볼 수 없게 되는 병증으로, 간신의 부족으로 정혈이 눈에 올라가지 못할 때, 심음의 소모로 神氣가 작용하지 못

할 때, 비위의 기능장애로 정미로운 물질이 눈에 올라가지 못할 때, 칠정울결로 기혈이 막힐 때, 눈 외상으로 목계가 손상될 때 생긴다. 보통 시첨혼묘, 고풍작목, 청풍내장, 폭맹과 같은 눈병 때 온다. 처음에 물체가 뿌옇게 보이며(시첨혼묘) 때로 눈 앞에 색이 있는 암점이 나타난다(시첨유색), 시력은 점차 더 나빠져 나중에는 밝고 어두운 것도 가릴 수 없게 된다. 또 점차 보는 범위가 좁아지면서 마음대로 행동할 수 없게 된다. 시신경유두는 하얗고 경계는 뚜렷하다. 망막중심동맥과 정맥은 가늘

추예환

예막이 있는 내장을 치료한다.

청양담·청어담·이어담 각 일곱 개, 웅담 두 돈 반, 우담 닷 돈, 사향 서 푼, 석결명(수비하여 가루낸 것) 한 냥.

위의 약들을 가루내어 밀가루로 쑨 풀로 반죽하여 오자대의 알약을 만들어 빈속에 열 알씩 맑은 찻물로 먹는다. 청어담이 없으면 대신 수달의 쓸개 세 개를 쓰는데, 이것도 없으면 돼지 쓸개 한 개를 쓴다(『의학강목』).

양간원

눈의 모든 질병과 내장, 예막, 청맹을 치료한다.

황련(따로 가루낸 것), 백양자간 한 구(막을 제거한다).

위의 약들을 사기그릇에 함께 넣고 곱게 가루내어 여러 사람이 한꺼번에 오자대의 알약을 만들어 빈속에 서른 알씩 따뜻한 물로 먹는다. 연달아 다섯 제를 먹으면 낫는다. 푸른 양의 간이 더 좋다.

○ 어떤 관리가 사형 선고를 받은 죄수를 살려서 내보내준 적이 있었는데, 그 죄수는 몇 년 후 병으로 죽었다. 그런데 그 관리가 내장이 생겨 고통이 심하여 홀로 앉아 근심하며 한탄하고 있었다. 이때 계단에서 이상한 소리가 들리자 "누구냐" 하고 물었다. 그러자 "나는 옛날에 당신이 살려준 죄수입니다. 지금 당신이 병을 앓고 있어 은혜를 갚기 위하여 처방을 아뢰고자 왔습니다"라고 하면서 이 처방을 알려주었다. 그대로 약을 지어 먹자 과연 나았다(『태평혜민화제국방』).

어진다. 때로는 황반부에 변성변화가 있다(『동의학사전』, 827쪽). 시신경위축의 말기나 황반부 변성 등 때 볼 수 있다고 하였다.

123 『普濟本事方』에는 황련의 양이 一兩으로 되어 있다고 한다. 『太平惠民和劑局方』卷七「眼目」(앞의 책, 240쪽).

124 『太平惠民和劑局方』에는 "淨洗, 去膜"으로 되어 있다.

125 '砂盆'은 모래가 많이 들어간 흙을 구워 만든 그릇을 말한다.

126 『太平惠民和劑局方』에는 이 구절이 "上將羊肝先入沙盆內杵爛, 旋次入黃連末拌搵, 乾濕得所, 爲圓如梧桐子大"로 되어 있다.

127 '階除'는 계단, 섬돌, 층계를 오르는 곳을 말한다.

128 '窸窣', 소리가 불안한 모양. '窸', 소리 불안한 모양 실.

129 『太平惠民和劑局方』卷七「眼目」(앞의 책, 240쪽). 처방 명이 '秘傳羊肝圓'으로 되어 있고, 원문과 들고남이 있다. 뒷부분의 한 관리에 관한 이야기는 劉禹錫의 말을 인용한 것이다.

本事方羊肝元

治內障靑盲.

白羯羊肝[130] 只用子肝一葉[131], 薄切, 新瓦上焙, 熟地黃 一兩半, 兎絲子, 決明子[132], 車前子, 地膚子, 五味子, 枸杞子, 茺蔚子, 苦葶藶子, 靑箱子, 蕤仁, 麥門冬, 澤瀉, 防風, 黃芩, 白茯苓, 桂心, 杏仁, 細辛 各一兩.

右爲末, 蜜丸梧子大. 溫水下三五十丸, 日三服.

○ 一人患內障失明, 得服此藥, 一夕燈下語家人曰, 適偶有所見, 如隔門隙見火者. 及朝視之, 眼中瞖膜俱裂如線, 遂得差. 爲末, 茶淸點服二錢, 亦驗〔綱目〕[133].

補腎丸

治腎虛目昏, 漸生內障.

磁石 火煅, 醋淬七次, 硏, 水飛, 兎絲子 酒製 各二兩, 熟地黃, 肉蓯蓉 酒浸焙, 石斛, 五味子, 枸杞子, 楮實子, 覆盆子 酒浸, 車前子 酒蒸 各一兩, 沈香, 靑鹽 各五錢.

右爲末, 蜜丸, 梧子大. 空心, 鹽湯下七十丸〔濟生〕[134].

130 '白羯羊肝'은 거세한 흰 양의 간을 말한다. '羯', 불깐 양 갈.

131 "肝은 二大葉 七小葉으로 되어 있으니, 子肝은 七小葉 중의 한 개를 말한다"(『精校註譯 東醫寶鑑』, 78쪽 주207).

132 『醫學綱目』에는 '決明子'가 없다.

133 『醫學綱目』 卷之十三 肝膽部 目疾門 「內障」(앞의 책, 236쪽). 처방 명이 '又方'으로 되어 있다.

본사방양간원

내장과 청맹을 치료한다.

백갈양간(여러 간엽 중 작은 쪽 하나만 쓰는데, 얇게 썰어서 새로 구운 기와 위에 올려놓고 약한 불에 말린 것), 숙지황 한 냥 반, 토사자·결명자·차전자·지부자·오미자·구기자·충울자·고정력자·청상자·위유인·맥문동·택사·방풍·황금·백복령·계심·행인·세신 각 한 냥.

위의 약들을 가루내어 꿀로 반죽하여 오자대의 알약을 만들어 하루 세 번 서른에서 쉰 알씩 따뜻한 물로 먹는다.

○ 어떤 사람이 내장을 앓아 실명하였는데 이 약을 먹었다. 어느 날 저녁 등불 아래에서 집안 식구들에게 "문득 보이는 것이 있는데 마치 문틈 사이로 불빛이 보이는 것 같다"고 하였다. 다음 날 아침에 살펴보니 눈 가운데 예막이 모두 가는 실같이 갈라져 있었는데 마침내 나았다. 〔위의 약들을〕 가루내어 두 돈씩 맑은 찻물에 타서 먹어도 효과가 있다(『의학강목』).

보신환

신腎이 허하여 눈이 어둡고 점차 내장이 생기는 것을 치료한다.

자석(불에 달구었다가 식초에 담금질하기를 일곱 번 한 후 곱게 갈아 수비한 것), 토사자(술로 법제한 것) 각 두 냥, 숙지황, 육종용(술에 담갔다가 약한 불로 말린 것), 석곡, 오미자, 구기자, 저실자, 복분자(술에 담갔던 것), 차전자(술에 찐 것) 각 한 냥, 침향·청염 각 닷 돈.

위의 약들을 가루내어 꿀로 반죽하여 오자대의 알약을 만들어 빈속에 일흔 알씩 소금 끓인 물로 먹는다(『제생방』).

---

134 『濟生方』 卷五 「目」(嚴用和 撰, 李佑生·李和生 整
　　理, 『濟生方』, 『中華醫書集成』 第八册 方書類 1 所收,
　　30쪽).

杞苓丸

治腎虛[135], 眼目昏暗, 漸成內障.

茯苓 四兩 半赤半白[136], 枸杞子 酒浸 二兩, 兔絲子 酒製, 當歸[137] 各一兩, 靑鹽 五錢.

右爲末, 蜜丸梧子大. 空心, 溫水下五七十丸〔丹心〕[138].

五退散

治內障.

蟬退, 蛇退, 蠶退, 烏雞卵殼, 男子髮 各等分.

右燒存性爲末, 猪肝煎湯調下一錢〔入門〕[139].

密蒙花散

治十六般內障, 多年昏暗.

密蒙花 二兩, 羚羊角, 螵蛸 卽桑蠹也[140], 人蔘, 覆盆子, 地膚子, 枸杞子, 甘草 各一兩, 茺蔚子, 蒺藜子[141], 甘菊, 槐花 各五錢.

右爲末, 每二錢, 米飮調下〔得效〕[142].

---

135 『丹溪心法附餘』에는 ‘治腎虛’가 ‘專治男子腎臟虛耗, 水不上升’으로 되어 있다.

136 『丹溪心法附餘』에는 ‘半赤半白’이 ‘白茯苓去皮八兩’으로 되어 있다.

137 『丹溪心法附餘』에는 ‘當歸’가 없다.

138 『丹溪心法附餘』卷之十二 風熱門 眼目 「附諸方」 (앞의 책, 476쪽).

139 『醫學入門』外集 卷六 雜病用藥賦 「眼」(앞의 책, 495쪽). ‘五退散’ 중 ‘一方’으로 나오는 처방이다. 『醫學入門』의 ‘五退散’은 “蟬退, 蛇退醋煮, 猪蹄退炒, 荊芥 各一分, 穿山甲, 川烏, 粉草 各等分, 爲末. 每二錢, 鹽湯下. 治脾受風毒, 倒睫捲毛刺痛及上下瞼赤. 或鸙出一瞼在外及脾受風熱, 兩瞼如朱”로 되어 있다.

기령환

신腎이 허하여 눈이 어둡고 침침하며 점차 내장이 생기는 것을 치료한다.

복령(반은 적복령, 반은 백복령) 넉 냥, 구기자(술에 담갔던 것) 두 냥, 토사자(술로 법제한 것), 당귀 각 한 냥, 청염 닷 돈.

위의 약들을 가루내어 꿀로 반죽하여 오자대의 알약을 만들어 빈속에 쉰에서 일흔 알씩 따뜻한 물로 먹는다(『단계심법부여』).

오퇴산

내장을 치료한다.

선태·사태·잠태·오계난각·남자발 각 같은 양.

위의 약들을 소존성으로 태워 가루내어 한 돈씩 돼지 간 달인 물에 타서 먹는다(『의학입문』).

밀몽화산

16가지 내장과 여러 해 동안 눈이 어둡고 침침한 것을 치료한다.

밀몽화 두 냥, 영양각, 제조(뽕나무에 있는 굼벵이), 인삼, 복분자, 지부자, 구기자, 감초 각 한 냥, 충울자·석명자·감국·괴화 각 닷 돈.

위의 약들을 가루내어 두 돈씩 미음에 타서 먹는다(『세의득효방』).

---

140 '蠹', 좀 두. 『東醫寶鑑校釋』에 제조는 풍뎅잇과 곤충(金龜子)의 유충으로, 이를 桑蠹로 보는 것은 잘못이라고 하면서 陳藏器의 말을 인용하여 "蠐螬居糞土中, 身但足長, 背有毛筋. 蝤蠐(桑蠹)在木中, 嚙桑, 似蝸牛長角, 喜嚙桑樹者"라고 하였다(앞의 책, 238쪽). '蝤', 나무굼벵이 추.

141 『世醫得效方』에는 '菥蓂子'가 '決明子'로 되어 있다. '菥蓂子'는 '薺菜子'의 別名이다(李文瑞·李秋貴 主編, 『中藥別名辭典』, 中國科學技術出版社, 1994, 682쪽). 薺菜(*Capsella bursa-pastoris* (L.) Medic.)는 십자화과 식물 제채의 뿌리가 갈린 全草이다. '菥', 굵은 냉이 석. '蓂', 명협 명.

142 『世醫得效方』 卷第十六 眼科 「拾遺十六方」(앞의 책, 283쪽).

冲和養胃湯

治內障眼, 得之脾胃虛弱, 心火與三焦俱盛, 上爲此疾[143].

黃芪, 羌活 各一錢, 人蔘, 白朮, 升麻, 乾葛, 當歸, 甘草 灸 各七分, 柴胡, 白芍藥 各五分, 防風, 白茯苓 各三分, 五味子 二分, 乾薑 一分.

右剉作一貼, 水煎至半, 入黃芩黃連各五分, 再煎數沸, 去滓溫服, 食遠[東垣][144].

當歸湯

補肝腎, 益瞳子光明.

柴胡 二錢, 生地黃 一錢半, 當歸, 白芍藥 各一錢, 黃芩, 黃連 並酒浸 各七分半, 甘草 灸 五分.

右剉作一貼, 水煎, 空心服[醫林][145].

撥雲退瞖還睛丸

治內障. 常服, 則終身眼不昏花.

黑脂麻 五兩, 密蒙花, 木賊, 白蒺藜, 蟬退, 靑鹽 各一兩, 薄荷, 白芷, 防風, 川芎, 知母, 荊芥穗, 枸杞子, 白芍藥, 生甘草 各五錢, 甘菊 六錢, 當歸 酒洗 三錢.

右爲末, 蜜丸彈子大. 每細嚼一丸, 茶淸下食後[回春][146].

143 『蘭室秘藏』에는 이 뒤에 '飮食不節, 形體勞役, 心不得休息'이라는 구절이 더 있다.
144 『蘭室秘藏』 卷上 「眼耳鼻門」(『東垣醫集』, 177쪽). 처방 명이 '圓明內障升麻湯'으로 되어 있다. 『東垣試效方』에는 '冲和養胃湯'으로 되어 있다(『東垣試效方』 卷第五 「眼門」, 『東垣醫集』, 476쪽).
145 이 처방은 『潔古家珍』에 처음 나온다(『中醫方劑大辭典』 第四冊, 337쪽). 『普濟方』 卷七十二 眼目門

충화양위탕

내장을 치료하는데, 비위가 허하고 약하면서 심화心火와 삼초가 모두 왕성하면 위로 이 병이 생긴다.

황기·강활 각 한 돈, 인삼·백출·승마·갈근·당귀·감초(구운 것) 각 일곱 푼, 시호· 백작약 각 닷 푼, 방풍·백복령 각 서 푼, 오미자 두 푼, 건강 한 푼.

위의 약들을 썰어 한 첩으로 하여 물에 넣고 절반이 되게 달인다. 여기에 황금과 황련 각 닷 푼을 넣고 다시 몇 번 끓어오르게 달여 찌꺼기를 버리고 빈속에 따뜻하게 하여 끼니 사이 에 먹는다(『난실비장』).

당귀탕

간肝과 신腎을 보하고 눈을 밝게 한다.

시호 두 돈, 생지황 한 돈 반, 당귀·백작약 각 한 돈, 황금·황련(둘 다 술에 담갔던 것) 각 일곱 푼 반, 감초(구운 것) 닷 푼.

위의 약들을 썰어 한 첩으로 하여 물에 달여 빈속에 먹는다(의림).

발운퇴예환정환

내장을 치료한다. 늘 먹으면 평생 눈이 침침하지 않고 안화가 생기지 않는다.

흑지마 닷 냥, 밀몽화·목적·백질려·선태·청염 각 한 냥, 박하·백지·방풍·천궁· 지모·형개수·구기자·백작약·생감초 각 닷 돈, 감국 엿 돈, 당귀(술로 씻은 것) 서 돈.

위의 약들을 가루내어 꿀로 반죽하여 탄자대의 알약을 만들어 식후에 한 알씩 잘 씹어 맑 은 찻물로 먹는다(『만병회춘』).

腎肝虛眼黑暗論 「方」(앞의 책, 553-554쪽). "治腎
虛, 眼黑瞳子散. 當歸身二錢, 黃連酒洗黃芩各二錢,
甘草炙三錢, 柴胡一兩, 白芍藥二錢, 生地黃三錢酒
洗陰乾. 右㕮咀, 水煎, 臨臥服."

146 『萬病回春』 卷五 「眼目」(앞의 책, 285쪽).

圓瞖

在黑珠上一點圓, 日中見之差小, 陰處見之卽大[147]. 視物不明, 轉見黑花. 此由肝腎俱虛而得. 宜補肝散, 補腎元[得效][148,149].

氷瞖

如氷凍堅實, 傍觀自透於瞳人內, 陰處及日中看之, 其形一同, 疼而淚出. 此肝膽病[150], 宜通肝散[得效][151].

滑瞖

有如水銀珠子, 但微含黃色, 不疼不痛無淚, 遮遶瞳人[得效][152].

澁瞖

微如赤色, 或聚或開, 兩傍微光, 瞳人上如凝脂色. 時復澁痛, 無淚出[得效][153].

散瞖

形如鱗點, 或瞼下生粟, 日夜痛楚, 瞳人最疼, 常下熱淚. 此三證, 皆肝肺相傳. 宜八味還睛散[得效][156,157].

---

147 『世醫得效方』에는 '大'가 '大白'으로 되어 있고, 뒤에 '或明或暗'이 더 있다.

148 『世醫得效方』에는 이 구절 뒤에 '醫者不曉, 以冷藥治之'라는 구절이 더 있다.

149 『世醫得效方』 卷第十六 眼科 七十二證方 內障「圓瞖第一」(앞의 책, 271쪽).

150 『世醫得效方』에는 '此肝膽病'이 '此因膽氣盛, 遂使攻於肝而得之'로 되어 있다.

151 『世醫得效方』 卷第十六 眼科 七十二證方 內障「氷瞖第二」(앞의 책, 271쪽).

152 『世醫得效方』 卷第十六 眼科 七十二證方 內障「滑瞖第三」(앞의 책, 272쪽).

원예

검은자위 위에 하나의 둥근 점이 있는데, 햇빛 아래에서 보면 약간 작아지고 그늘진 곳에서 보면 커진다. 사물을 보면 명확하지 않고 눈길을 움직이면 안화가 보인다. 이는 간과 신이 모두 허하기 때문에 생기는 것으로, 보간산이나 보신원을 쓴다(『세의득효방』).

빙예

마치 얼어서 딱딱해진 열매 같은 것이 옆에서 〔눈 속을 들여다〕 보면 눈동자 속에까지 박혀 있고, 그늘진 곳에서 보나 햇빛 아래에서 보나 모양이 한결같고 아프면서 눈물이 난다. 이것은 간과 담의 병으로, 통간산을 쓴다(『세의득효방』).

활예

마치 수은 구슬 같은데, 약간 누런색을 띠고 있다. 아프지도 않고 눈물도 없으며 예막이 눈동자를 덮고 있을 뿐이다(『세의득효방』).

삽예

약간 붉은색을 띠며 몰려 있기도 하고 흩어져 있기도 한데, 양쪽 모서리에 약간의 광채가 있고 눈동자 위에 굳은 기름 빛깔이 있다. 때로 깔깔하면서 아프지만 눈물은 나지 않는다(『세의득효방』).

산예

마치 물고기의 비늘 조각 같고, 간혹 눈꺼풀 아래에 좁쌀 같은 것이 생기기도 한다. 밤낮으로 몹시 아픈데 눈동자가 제일 아프며 항상 뜨거운 눈물이 흘러내린다. 이러한 세 가지 증상은 모두 간과 폐가 서로 〔사기邪氣를〕 전하였기 때문에 생기는 것이다. 팔미환정산을 쓴다(『세의득효방』).

---

153 『世醫得效方』 卷第十六 眼科 七十二證方 內障 「澁
　　醫第四」(앞의 책, 272쪽).

154 『世醫得效方』에는 '或瞼下生粟'이 '或瞼下起粟子
　　而爛'으로 되어 있다.

155 '痛楚', 아프고 괴로움, 몹시 고생함.

156 『世醫得效方』에는 '皆肝肺相傳' 뒤에 '停留風熱'

이 더 있다.

157 『世醫得效方』 卷第十六 眼科 七十二證方 內障 「散
　　醫第五」(앞의 책, 272쪽).

橫開瞖

上橫如劒脊, 下面微微甚薄, 不赤不痛. 此病稀少〔得效〕.

浮瞖

上如氷光白色, 環遶瞳人, 生自小眥頭至黑珠上, 不痛不痒, 無血色相潮〔得效〕.

沈瞖

白點藏在黑水下, 向日細視, 方見其白, 眼睛疼痛, 晝輕夜重, 間或出淚. 宜空靑元〔得效〕.

偃月瞖

膜如凝脂, 一邊厚一邊薄, 如缺月, 其色光白無瑕疵. 前四證, 並皆難治〔得效〕.

棗花瞖

周回如鋸齒, 四五枚相合, 赤色, 刺痛如鍼, 視物如烟, 晝則痛楚, 多淚昏暗〔得效〕.

---

158 '劒'은 '劍'과 同字이다.
159『世醫得效方』卷第十六 眼科 七十二證方 內障「橫開瞖第六」(앞의 책, 272쪽). '微微'가 '微白'으로 되어 있다.
160『世醫得效方』에는 '生' 앞에 '初'자가 더 있다.
161 '潮', 빛깔이 비치다.

162『世醫得效方』卷第十六 眼科 七十二證方 內障「浮瞖第七」(앞의 책, 272쪽).
163『世醫得效方』에는 이 뒤의 문장이 "或兩眼相傳, 疼痛則朝輕夜重, 間或出淚"로 되어 있다.
164『世醫得效方』卷第十六 眼科 七十二證方 內障「沈瞖第八」(앞의 책, 272쪽).

횡개예

예막의 윗면이 칼등처럼 옆으로 뻗어 있고 아랫면은 미미하여 〔약간 희며〕 매우 얇으며 충혈되지도 않고 통증도 없다. 이 병은 매우 드물다(『세의득효방』).

부예

예막의 윗부분이 마치 얼음이 희게 빛나는 것 같은데, 고리 모양으로 눈동자를 에워싸고 있다. 바깥초리 끝에서부터 생겨 검은 눈동자 위까지 이르는데, 아프거나 가렵지는 않고 핏기가 비치지도 않는다(『세의득효방』).

침예

흰점이 눈동자 속 깊은 곳에 감추어져 있어서 해를 보게 하고 눈을 자세히 들여다보아야 흰점을 볼 수 있다. 눈알이 심하게 아픈데, 낮에는 덜하고 밤에는 심해지며 간혹 눈물이 나기도 한다. 공청원을 쓴다(『세의득효방』).

언월예

마치 기름이 엉킨 것 같은데, 한쪽 가장자리는 두텁고 한쪽은 얇아서 이지러진 달과 같다. 예막의 색깔은 빛이 나는 흰색으로 티 하나 없다. 이상 네 가지 내장은 모두 치료하기 어렵다 (『세의득효방』).

조화예

둘레가 톱니처럼 생겼는데 4~5조각이 한데 모여 있고 색은 붉다. 침으로 찌르는 듯한 통증이 있으며, 사물을 보면 연기가 낀 듯하고 낮에 통증이 매우 심하다. 〔바람을 맞으면〕 눈물이 많이 나면서 저녁이 되면 눈이 잘 보이지 않는다(『세의득효방』).

---

165 『世醫得效方』에는 '並皆難治'가 '并不可治. 皆是
　　宿生注受, 當有此病, 縱强用藥, 終無安日'로 되어
　　있다.
166 『世醫得效方』卷第十六 眼科 七十二證方 內障「偃
　　月瞖第九」(앞의 책, 272쪽).
167 『世醫得效方』에는 '晝則痛楚, 多淚昏暗'이 '晨輕

而晝則痛楚, 迎風多淚, 昏暗不見'으로 되어 있다.
168 『世醫得效方』卷第十六 眼科 七十二證方 內障「棗
　　花瞖第十」(앞의 책, 272쪽).

黃心瞖 [169]

四邊皆白, 但中心一點黃團, 團在黑珠上, 時下澁淚.
此兩證, 肝肺風熱 [170], 宜還睛散, 墜瞖丸 [得效] [171].

黑花瞖

其狀靑色, 大小皆頭澁痛, 頻頻下淚, 口苦 [172], 盖膽受風寒, 宜凉
膽元 [得效] [173].

胎患

初生 [174], 觀物轉睛不快 [175], 至四五歲, 瞳人潔白, 昏蒙不見, 延至年
高, 無藥可治. 由胎中受熱致損也 [176] [得效] [177].

五風變

五色變爲內障 [178], 頭痛甚, 却無淚, 日中如坐暗室, 常自憂嘆, 此
毒風腦熱所致 [179] [得效].

---

169 『世醫得效方』에는 ‘黃心瞖’가 ‘白瞖黃心’으로 되
    어 있다.
170 『世醫得效方』에는 ‘肝肺風熱’이 ‘肝肺相傳, 停留
    風熱’로 되어 있다.
171 『世醫得效方』 卷第十六 眼科 七十二證方 內障 「白
    瞖黃心瞖十一」(앞의 책, 272쪽).
172 『世醫得效方』에는 이 구절 뒤에 ‘不喜飮食’이 더
    있다.
173 『世醫得效方』 卷第十六 眼科 七十二證方 內障 「黑
    花瞖十二」(앞의 책, 272쪽).
174 『世醫得效方』에는 ‘初生’이 ‘初生二三歲’로 되어
    있다.

황심예

네 귀퉁이는 모두 흰색이고 단지 그 가운데에 노랗게 뭉친 점이 하나 있는데, 이 점은 검은자위 위에 있다. 때때로 깔깔하면서 눈물이 난다.

언월예와 황심예는 간과 폐에 풍열이 있어서 생기는 것으로 환정산이나 추예환을 쓴다(『세의득효방』).

흑화예

예막은 청색을 띠며 안쪽과 바깥쪽 눈초리의 끝이 깔깔하면서 아프고 눈물이 자주 흘러내리며 입이 쓰다. 이것은 담膽이 풍한의 침범을 받은 것으로, 양담원을 쓴다(『세의득효방』).

태환

태어난 지 얼마 안 된 갓난아기가 사물을 볼 수는 있지만 눈알을 잘 돌리지 못하고 4~5세가 되면 눈동자가 하얗게 되어 어둑하고 침침하여 볼 수 없는데, 나이가 많이 들어도 낫지 않는다. 치료할 수 있는 약이 없다. 이것은 태중에 있을 때 열을 받아〔눈을〕상했기 때문이다(『세의득효방』).

오풍변

다섯 가지 풍이 변하여 내장이 되는데, 두통이 심하지만 눈물은 나지 않는다. 햇볕에서도 어두운 방 안에 앉아 있는 듯하고 항상 스스로를 근심하고 한탄하게 된다. 이것은 심한 풍〔毒風〕으로 뇌에 열이 생겼기 때문이다(『세의득효방』).

---

175 『世醫得效方』에는 '觀物轉睛不快'가 '觀物則近
　　看, 轉睛不快'로 되어 있다.
176 『世醫得效方』에는 '由胎中受熱致損也'가 '盖胎中
　　受熱, 致損其目, 莫能治之'로 되어 있다.
177 『世醫得效方』卷第十六 眼科 七十二證方 內障「胎
　　患十三」(앞의 책, 272쪽).

178 『世醫得效方』에는 '色'이 '風'으로 되어 있다. 轉
　　寫의 오류가 아닌가 한다. '五風'은 五風为障으로
　　黑風, 烏風, 綠風, 黃風, 淸風을 말한다.
179 『世醫得效方』卷第十六 眼科 七十二證方 內障「五
　　風變十四」(앞의 책, 272쪽).

雷頭風

此熱毒之氣衝入眼睛中, 牽引瞳人[180], 或微或大或小, 黑暗全不見
物[181]〔得效〕.

驚振

因病目, 再被撞打, 變成內障. 日夜疼痛[182], 不能視三光[183].
前四證, 俱不可治, 不過服還睛散[184]〔得效〕.

綠風

初患頭旋, 兩額角相牽瞳人, 連鼻鬲皆痛[185], 或時紅白花起. 肝受
熱則先左, 肺受熱則先右, 肝肺同病則齊發. 先服羚羊角散, 羚
羊角丸, 後服還睛散[186]〔得效〕.

烏風

眼雖痒痛, 而頭不旋, 但漸漸昏暗, 如物遮定, 全無翳障, 或時
生花. 此肝有實熱, 宜瀉肝散[187]〔得效〕.

黑風

此與綠風相似, 但時時黑花起. 乃腎受風邪, 熱攻於眼, 宜凉腎
[188]〔得效〕.

---

180 『世醫得效方』에는 '此熱毒之氣衝入眼睛中, 牽引
瞳人'이 '此候熱毒之氣衝入眼睛, 中年牽引瞳仁'
으로 되어 있다.

181 『世醫得效方』卷第十六 眼科 七十二證方 內障 「雷
頭風十五」(앞의 책, 272쪽).

182 『世醫得效方』에는 이 구절 뒤에 '淹淹障子, 赤膜
繞目'이 더 있다.

183 『世醫得效方』에는 이 구절 뒤에 '亦如久病內障'
이 더 있다. '三光'은 해, 달, 별의 세 가지 빛을 말
한다.

뇌두풍

열독의 기가 치밀어올라 눈으로 들어가 눈동자를 당겨서 눈동자가 커졌다 작아졌다 하며 눈이 캄캄해져서 사물을 전혀 볼 수 없다(『세의득효방』).

경진

눈에 병이 들었는데 또다시 눈을 얻어맞아 그 병이 내장으로 변한 것이다. 밤낮을 가리치 않고 심하게 아프며 모든 빛을 볼 수 없다.

앞의 네 가지 내장은 모두 치료할 수 없는데, 환정산을 복용해보는 수밖에 없다(『세의득효방』).

녹풍

병을 처음 앓을 때는 머리가 흔들리고 이마의 양 모서리로 눈동자가 맞당기며 콧속까지 다 아프고 간혹 붉거나 흰 안화가 보이기도 한다. 간이 열을 받으면 왼쪽 눈에 먼저 생기고 폐가 열을 받으면 오른쪽 눈에 먼저 생기며, 간과 폐가 함께 열을 받으면 양쪽 눈 모두에 생기게 된다. 먼저 영양각산이나 영양각환을 먹은 다음 환정산을 먹는다(『세의득효방』).

오풍

눈은 가렵고 아프지만 머리는 흔들리지 않는다. 다만 눈이 점차 어둑하고 침침해져서 마치 사물이 무언가로 가려져 있는 것처럼 보이지만 예막은 전혀 없고 간혹 안화가 생기기도 한다. 이것은 간에 실열이 있는 것으로, 사간산을 쓴다(『세의득효방』).

흑풍

녹풍과 비슷하지만 때때로 검은 안화가 생긴다. 이것은 신腎이 풍사를 받아 열이 눈을 공격한 것으로, 신을 서늘하게 한다(『세의득효방』).

---

184 『世醫得效方』卷第十六 眼科 七十二證方 內障「驚振十六」(앞의 책, 272쪽).

185 '鬲', 막을 격. 『世醫得效方』에는 '鬲'이 '隔'으로 되어 있다.

186 『世醫得效方』卷第十六 眼科 七十二證方 內障「綠風十七」(앞의 책, 272쪽).

187 『世醫得效方』卷第十六 眼科 七十二證方 內障「烏風十八」(앞의 책, 272쪽).

188 『世醫得效方』卷第十六 眼科 七十二證方 內障「黑風十九」(앞의 책, 273쪽).

靑風

此眼不痛不痒, 瞳人儼然如不患者, 但微有頭旋及生花, 轉加昏蒙[189]. 前二證, 宜服還睛散[190]〔得效〕.

肝虛雀目

雀目者, 日落卽不見物也〔綱目〕[191]. ○ 因肝虛血少, 時時花起, 或時頭疼, 年深則雙目盲, 小兒因疳[192]得之. 宜蛤粉丸〔得效〕[193]. ○ 小兒肝疳[194]雀目, 宜風疳丸[195]〔入門〕.

○ 晝明晩暗, 謂之雀目. 言如鳥雀之瞑, 便無所見也〔類聚〕[196]. ○ 雀目, 宜雀盲散〔直指〕[197]. ○ 雀頭取血, 點眼中, 卽效. 羊肝, 淡煮食之, 亦佳〔本草〕[198]. ○ 治雞盲雀目[199], 用鮮地黃炒猪肝, 食之〔種杏〕[200]. ○ 牛肝作膾食之, 妙〔俗方〕.

---

189 『世醫得效方』에는 '轉加昏蒙'이 '或勞則轉加昏蒙'으로 되어 있다.

190 『世醫得效方』卷第十六 眼科 七十二證方 內障「靑風二十」(앞의 책, 273쪽).

191 『醫學綱目』卷之十三 肝膽部 目疾門「雀目」(앞의 책, 240쪽).

192 '疳'은 '疳疾' 혹은 疳病으로, 脾胃의 기능 장애로 몸이 여위는 병증이다. 젖이나 음식을 잘 조절하지 못하거나 重症의 질병, 기생충, 六淫, 疫毒 등으로 脾胃가 상해서 생긴다. 주로 다섯 살 아래의 어린 이들에게서 보이는데, 얼굴이 누레지면서 몸이 여위고 배가 불러 오르며 배에 靜脈露脹이 있고 몹시 불안해하며 자주 운다. 병이 오래되면 발육이 장애되고 正氣가 약해지면서 여러 가지 병증이 겹친다(『동의학사전』, 37쪽).

193 『世醫得效方』卷第十六 眼科 七十二證方 內障「肝虛雀目二十一」(앞의 책, 273쪽).

194 '肝疳'은 風疳 또는 筋疳이라고도 하며, 五疳의 하나이다. 젖이나 음식 조절을 잘못하여 肝經이 열을 받아 생긴다. 눈이 깔깔하고 가려워서 자주 비비며

청풍

눈이 아프거나 가렵지 않고 눈동자가 마치 병을 앓고 있지 않은 것 같지만 머리가 약간 흔들리고 안화가 생기며 〔고되게 일하면〕 더욱 어둑하고 침침해지는 것이다. 앞의 두 가지 내장에는 환정산을 쓴다(『세의득효방』).

간허작목

작목雀目은 해가 지면 사물을 보지 못하는 것이다(『의학강목』). ○ 그 원인은 간이 허하고 혈이 적어서인데, 때때로 안화가 생기거나 간혹 머리가 심하게 아프다가 오래되면 두 눈이 멀게 된다. 어린아이는 감병으로 인하여 생긴다. 합분환을 쓴다(『세의득효방』). ○ 어린아이가 간감肝疳으로 작목이 생기면 풍감환을 쓴다(『의학입문』).

○ 낮에는 보이지만 저녁에는 보이지 않는 것을 작목이라고 한다. 이것은 참새가 〔저녁에는〕 소경처럼 보지 못하는 것처럼 문득 아무것도 보이지 않는 것이다(『의방유취』). ○ 작목에는 작맹산을 쓴다(『인재직지』). ○ 참새의 머리에서 피를 받아 눈에 점안하면 즉시 효과가 있다. 양의 간을 양념하지 않고 삶아 먹어도 좋다(『증류본초』). ○ 계맹雞盲과 작목을 치료하려면 신선한 생지황을 넣고 돼지의 간을 볶아 먹는다(『종행선방』). ○ 소의 간을 회를 쳐서 먹으면 효과가 있다(속방).

<hr>

머리를 흔들고 얼굴색이 푸르누러며 몸이 여위고 헛배가 부르며 배에 靜脈露服이 있고 땀이 몹시 나며 설사를 한다(『동의학사전』, 20쪽).

195 『醫學入門』 外集 卷五 小兒門 附小兒病機 內傷乳食類 「五疳」(앞의 책, 440쪽).

196 『醫方類聚』 卷之六十六 眼門三 「治眼雀目諸方」 (의학연구원 동의학연구소 옮김, 『의방유취』 제5분책, 631쪽). 『太平聖惠方』 卷三十三 「治眼雀目諸方」(앞의 책, 954쪽).

197 『仁齋直指』 卷二十 眼目 「眼目證治」(앞의 책, 389

쪽). "治遇夜目不能視."

198 『證類本草』 卷十九 禽部三品總十六種 「雀」(政和本 378쪽, 四庫本 816쪽). 원문과 들고남이 있다.

199 '雞盲'은 밤눈이 어두운 것으로, 雀盲과 같은 말이다. 『種杏仙方』에서는 '雞盲'에 대한 注에서 雞盲은 곧 '雀目眼'이라고 하였다.

200 『種杏仙方』 卷二 「眼目」(앞의 책, 52쪽).

高風雀目

與前證雖同, 但纔[201]至黃昏便不見物. 經年瞳子如金色, 名曰黃風[202], 不治[得效][203]. ○ 雀目之證, 暮則不見物, 至曉復明, 何也. 曰, 肝虛也. 經曰, 目得血而能視[204], 肝旣無血, 則目瞀而不明矣. 其暮暗而曉復明者, 何也. 曰, 木生於亥, 而旺於卯, 絶於申, 至於酉戌之時, 木氣衰甚, 故瞑. 至於卯之分, 木氣稍盛, 而目復明矣. 曰, 雀目終變爲黃脹而死, 何也. 曰, 木絶於申, 乃水土長生之地, 木衰而土盛, 故變爲黃脹. 宜平胃散 方見內傷 以平土氣, 四物湯 方見血門 以補肝虛[正傳][205]. ○ 高風雀目, 宜還睛丸[類聚][206].

肝虛目暗

遠視不明, 眼前花子頻起. 皆目赤痛, 有時看一成二. 宜補肝散[得效][207]. ○ 與眼暗叅看[208].

<hr>

201 『世醫得效方』에는 '纔'가 '才'로 되어 있다. '纔', 겨우, 방금 재.

202 '黃風'은 黃風內障의 준말로, 五風內障의 하나이다. 황풍내장은 風, 火, 痰으로 淸風, 綠風 내장을 일으키고 오래 경과하는 과정에 생긴다. 눈이 몹시 아프고 빛도 느끼지 못할 정도로 시력이 나빠지며 백정(구결막)에는 핏줄이 몹시 생겨 붉은 가지색으로 보이며 포륜홍도 나타난다. 흑정(각막)은 컴컴하며 수포 같은 예가 생긴다. 수포가 터지면 눈은 몹시 아프고 깔깔하며 눈물이 나온다. 흑정에 핏줄이 자라서 들어간다. 눈동자는 커진 채 줄어들지 않고 황인은 부분적으로 연한 흰색으로 변하며 (홍채 위축) 정주는 누런색으로 흐려진다. 보통 정주의 혼탁으로 눈바닥은 볼 수 없으나 보는 경우에는 시신경유두가 하얗게 되고 함요가 심하다. 눈알은 몹시 굳다(안압 상승). 빛도 느끼지 못할 때에는

고풍작목

앞의 [간허작목] 증상과 비슷하지만 해질녘 황혼 무렵부터 문득 사물을 보지 못하는 점이 다르다. 몇 년이 지나 눈동자가 황금색처럼 되는 것을 황풍黃風이라고 하는데, 치료하지 못한다(『세의득효방』). ○ 누군가가 "작목의 증상은 저녁에는 사물을 보지 못하다가 새벽이 되면 다시 볼 수 있는데, 그것은 무엇 때문인가?" 하고 묻자 "간이 허하기 때문이다"라고 대답하였다. 『내경』에서 "눈은 혈을 받아야 사물을 볼 수 있다"고 하였는데, 이미 간에 혈이 없으므로 눈이 어두워져 보지 못하는 것이다. "저녁에는 보지 못하다가 새벽에 다시 볼 수 있는 것은 무엇 때문인가?" 하고 묻자 "목기木氣는 해시亥時에 생겨나서 묘시卯時에 가장 왕성하고 신시申時에 끊어지게 된다. 그러므로 [저녁인] 유시酉時에서 술시戌時에 이르게 되면 목기가 매우 약해지기 때문에 눈이 어두워지는 것이다. 그러다가 묘시가 되면 목의 기가 점차 왕성해져 눈이 다시 밝아지게 된다"고 하였다. "작목을 앓다가 마지막에는 누렇게 부어올라 죽는 것은 무엇 때문인가?" 하고 묻자 "목기는 신시에 끊어지는데 이때는 곧 수기와 토기가 생겨나 자라는 시기여서, 목기는 쇠약해지지만 토기는 왕성해지기 때문에 누렇게 부어오르는 것이다. 이때에는 평위산(처방은 「내상문」에 있다)으로 토기를 고르게 하고[平], 사물탕(처방은 「혈문」에 있다)으로 간이 허한 것을 보하여야 한다"고 하였다(『의학정전』). ○ 고풍작목에는 환정환을 쓴다(『의방유취』).

간허목암

멀리 있는 것을 볼 수 없고 눈앞에 안화가 자주 생기는 것이다. 눈초리와 눈이 충혈되면서 아프고 하나의 사물이 둘로 보일 때가 있다. 보간산을 쓴다(『세의득효방』). ○ 안암眼暗 항목을 참고하여 살펴보라.

시력은 회복하기 힘들고 부차적인 증상을 치료할 뿐이다(『동의학사전』, 1,042쪽).

203 『世醫得效方』卷第十六 眼科 七十二證方 內障「高風雀目二十二」(앞의 책, 273쪽).

204 『素問』「五藏生成篇第十」. "故人臥, 血歸於肝, 肝受血而能視."

205 『醫學正傳』卷一「醫學或問」(앞의 책, 19쪽). 원문과 들고남이 많다.

206 『醫方類聚』卷之六十六「眼門三」(의학연구원 동의학연구소 옮김, 『의방유취』 제5분책, 625쪽). "治高風雀目, 漸成內障."

207 『世醫得效方』卷第十六 眼科 七十二證方 內障「肝虛目暗二十三」(앞의 책, 273쪽).

208 '葠'는 '參'과 같은 字이다.

補肝散

治圓瞖在黑珠上, 昏花.

柴胡 一錢半, 白芍藥 一錢, 熟地黃, 白茯苓, 甘菊, 細辛, 甘草 各七分, 柏子仁, 防風 各五分.

右剉作一貼, 水煎服〔得效〕[209].

補腎元

治同上.

肉蓯蓉, 枸杞子 各一兩, 巴戟, 山藥, 破故紙 炒, 茴香, 牡丹皮 各五錢, 靑鹽 二錢半.

右爲末, 蜜丸梧子大. 空心, 鹽湯下三五十丸〔得效〕[210].

通肝散

治氷瞖.

山梔子, 白蒺藜, 枳殼, 荊芥, 甘草 各五錢, 車前子, 鼠粘子 炒 各二錢半.

右爲末, 每二錢, 苦竹葉煎湯調下〔得效〕[211].

八味還睛散

治內障諸般障瞖昏花.

草決明 一兩, 白蒺藜, 防風, 木賊, 梔子仁, 甘草 各五錢, 蟬殼, 靑箱子 微炒 各二錢半.

右爲末, 每二錢, 麥門冬湯調下, 菊花湯, 亦可〔得效〕[212].

---

209 『世醫得效方』卷第十六 眼科 七十二證方 內障「圓瞖第一」(앞의 책, 271쪽).

210 『世醫得效方』卷第十六 眼科 七十二證方 內障「圓瞖第一」(앞의 책, 271쪽).

보간산

검은자위 위에 원예가 생겨 눈이 어둡고 안화가 생기는 것을 치료한다.

시호 한 돈 반, 백작약 한 돈, 숙지황 · 백복령 · 감국 · 세신 · 감초 각 일곱 푼, 백자인 · 방풍 각 닷 푼.

위의 약들을 썰어 한 첩으로 하여 물에 달여 먹는다(『세의득효방』).

보신원

보간산과 같은 증상을 치료한다.

육종용 · 구기자 각 한 냥, 파극, 산약, 파고지(볶은 것), 회향, 목단피 각 닷 돈, 청염 두 돈 반.

위의 약들을 가루내어 꿀로 반죽하여 오자대의 알약을 만들어 빈속에 서른에서 쉰 알씩 소금 끓인 물로 먹는다(『세의득효방』).

통간산

빙예를 치료한다.

산치자 · 백질려 · 지각 · 형개 · 감초 각 닷 돈, 차전자 · 우방자(볶은 것) 각 두 돈 반.

위의 약들을 가루내어 두 돈씩 고죽엽 달인 물에 타서 먹는다(『세의득효방』).

팔미환정산

내장과 여러 가지 예막이 생겨 눈이 어둡고 안화가 생기는 것을 치료한다.

초결명 한 냥, 백질려 · 방풍 · 목적 · 치자인 · 감초 각 닷 돈, 선각 · 청상자(살짝 볶은 것) 각 두 돈 반.

위의 약들을 가루내어 두 돈씩 맥문동 달인 물에 타서 먹는다. 국화 달인 물도 좋다(『세의득효방』).

---

211 『世醫得效方』 卷第十六 眼科 七十二證方 內障 「氷翳第二」(앞의 책, 271쪽).　　212 『世醫得效方』 卷第十六 眼科 七十二證方 內障 「散翳第五」(앞의 책, 272쪽).

空靑元

治沈瞖. 細看方見, 其病最深.

防風, 生乾地黃, 知母 各二兩, 五味子, 車前子, 石決明, 細辛
各一兩, 空靑 二錢.

右爲末, 蜜丸梧子大. 每十丸, 茶淸下, 空心 〔得效〕[213].

凉膽元

治黑花瞖, 乃膽受風寒而作.

防風, 蘆薈 各一兩, 黃連, 黃芩, 荊芥穗, 草龍膽 各五錢, 地膚
子, 黃柏 各二錢半.

右爲末, 蜜丸梧子大. 空心, 薄荷湯下三十丸 〔得效〕[214].

羚羊角散

治綠風內障昏花.

甘菊, 防風, 川芎, 羌活, 車前子, 川烏, 細辛 各五錢, 半夏麴,
羚羊角, 薄荷 各二錢半.

右爲末, 每二錢, 生薑荊芥煎湯調下. 或剉, 取七錢, 薑三片煎
服 〔得效〕[215].

213 『世醫得效方』卷第十六 眼科 七十二證方「拾遺十
六方」(앞의 책, 283쪽).

214 『世醫得效方』卷第十六 眼科 七十二證方 內障「黑
花瞖十二五」(앞의 책, 272쪽).

215 『世醫得效方』卷第十六 眼科 七十二證方 內障「綠
風十七」(앞의 책, 272쪽).

공청원

침예를 치료한다. 자세히 들여다보아야 보이는데, 이 병은 가장 깊은 곳에 있는 병이다.

방풍 · 건지황 · 지모 각 두 냥, 오미자 · 차전자 · 석결명 · 세신 각 한 냥, 공청 두 돈.

위의 약들을 가루내어 꿀로 반죽하여 오자대의 알약을 만들어 빈속에 열 알씩 맑은 찻물로 먹는다(『세의득효방』).

양담원

담이 풍한을 받아서 생긴 흑화예를 치료한다.

방풍 · 노회 각 한 냥, 황련 · 황금 · 형개수 · 용담초 각 닷 돈, 지부자 · 황백 각 두 돈 반.

위의 약들을 가루내어 꿀로 반죽하여 오자대의 알약을 만들어 빈속에 서른 알씩 박하 달인 물로 먹는다(『세의득효방』).

영양각산

녹풍내장으로 안화가 생기는 것을 치료한다.

감국 · 방풍 · 천궁 · 강활 · 차전자 · 천오 · 세신 각 닷 돈, 반하국 · 영양각 · 박하 각 두 돈 반.

위의 약들을 가루내어 두 돈씩 생강과 형개를 함께 달인 물에 타서 먹는다. 혹은 썰어서 일곱 돈씩 생강 세 쪽을 넣고 달여 먹는다(『세의득효방』).

羚羊角丸

治綠風內障.

羚羊角 屑 一兩, 石決明, 草決明, 車前子, 犀角 屑 各七錢半,
獨活, 防風, 蔓荊子, 甘菊, 藍實[216], 梔子, 甘草 各五錢.
右爲末, 蜜丸梧子大. 溫水下三十丸〔類聚〕[217].

瀉肝散

治烏風昏暗.

大黃, 甘草 各五錢, 郁李仁, 荊芥穗 各二錢半.
右剉, 分二貼. 空心, 水煎服〔得效〕[218].

蛤粉丸

治雀目.

蛤粉, 黃蠟 等分.
熔蠟搜粉爲丸, 如棗大, 猪肝一片二兩許, 批開裹藥一丸, 麻線
纏, 水一椀煮熟, 取出乘熱熏眼, 至溫吃肝. 以愈爲度〔綱目〕[219].

---

216 '藍實'은 마디풀과 요람蓼藍의 열매(*Polygonum tinctorium* Ait.)이다. '藍', '藍子'라고도 한다. 甘寒하며, 入肝하여 淸熱解毒한다(『中藥大辭典』下册, 2,442-2,443쪽).

217 『醫方類聚』卷之六十六 眼門三「治眼內障諸方」(의학연구원 동의학연구소 옮김, 『의방유취』 제5분책, 625쪽). 이 처방은 『太平聖惠方』 卷三十三「治眼內障諸方」(王懷隱 等 編, 『太平聖惠方』二, 幼華出版社, 1986, 949쪽)에 처음 나온다. 처방 명이 '羚羊角圓'으로 되어 있다.

영양각환

녹풍내장을 치료한다.

영양각(끌로 깎은 것) 한 냥, 석결명 · 초결명 · 차전자 · 서각(끌로 깎은 것) 각 일곱 돈 반, 독활 · 방풍 · 만형자 · 감국 · 남실 · 치자 · 감초 각 닷 돈.

위의 약들을 가루내어 꿀로 반죽하여 오자대의 알약을 만들어 서른 알씩 따뜻한 물로 먹는다(『의방유취』).

사간산

오풍으로 눈이 어둡고 침침한 것을 치료한다.

대황 · 감초 각 닷 돈, 욱리인 · 형개수 각 두 돈 반.

위의 약들을 썰어 두 첩으로 나누어 물에 달여 빈속에 먹는다(『세의득효방』).

합분환

작목을 치료한다.

합분 · 황랍 각 같은 양.

황랍을 녹인 후 여기에 합분을 섞어 반죽하여 대조대의 알약을 만든다. 두 냥 정도 되는 돼지 간 하나를 쪼개어 벌린 다음 그 속에 알약 한 알을 넣고 삼실로 묶는다. 이것에 물 한 사발을 넣고 끓여서 푹 익힌 다음 꺼내어 뜨거운 김을 눈에 쏘이다가 간이 따뜻할 정도르 식으면 그것을 먹는다. 이렇게 병이 나을 때까지 쓴다(『의학강목』).

---

218 『世醫得效方』卷第十六 眼科 七十二證方 內障 「烏
　　風十八」(앞의 책, 273쪽).
219 『醫學綱目』卷之十三 肝膽部 目疾門 「雀目」(앞의
　　책, 240쪽).

風疳丸

治小兒肝疳雀目[220].

靑黛, 黃連, 天麻, 五靈脂, 夜明砂, 川芎, 蘆薈 各二錢, 草龍膽, 防風, 蟬殼 各一錢半, 全蝎 二枚, 乾蟾頭 三錢.

右爲末, 猪膽汁浸糕和丸麻子大. 薄荷湯下十丸〔入門〕[221].

雀盲散

治雀目, 夜不見物.

雄猪肝竹刀批開, 納夜明砂扎縛, 煮米泔中, 至七分熟, 取肝細嚼, 以汁送下〔直指〕[222]. ○ 治雀目. 獖猪肝煮熟, 和夜明砂作丸服〔入門〕[223].

還睛丸

治高風雀目, 漸成內障.

石決明 煅硏水飛, 覆盆子, 茺蔚子 各二兩, 槐實 炒, 人蔘, 細辛, 防風, 白茯苓, 甘菊, 柏子仁, 川芎 各一兩.

右爲末, 蜜丸梧子大. 溫水下三十丸〔類聚〕[224].

---

220 『醫學入門』에는 "疳眼壯熱, 體瘦脇痛便靑, 一切肝證, 風疳丸"으로 되어 있다.

221 『醫學入門』外集 卷五 小兒門 附小兒病機 內傷乳食類 五疳「風疳」(앞의 책, 440쪽).

222 『仁齋直指』卷之二十 眼門「眼目方論」(앞의 책, 389쪽). "蜂粉三錢爲末, 雄猪肝一葉, 竹刀披開, 約蜂粉於中, 麻線扎, 第二泔煮七分熟, 又別蘸蜂粉, 細嚼以汁送下. 無蜂粉, 以夜明砂代用, 夜明砂治內外障, 纏入猪肝煮, 帶生和汁細嚼, 效."

223 『醫學入門』外集 卷六 雜病用藥賦「眼」. "治雀目能

풍감환

어린아이가 간감肝疳으로 작목이 생긴 것을 치료한다.

청대 · 황련 · 천마 · 오령지 · 야명사 · 천궁 · 노회 각 두 돈, 용담초 · 방풍 · 선각 각 한 돈 반, 전갈 두 마리, 섬두(마른 것) 서 돈.

위의 약들을 가루내어 돼지 쓸개즙에 담가 불린 떡으로 반죽하여 마자대의 알약을 만들어 열 알씩 박하 달인 물로 먹는다(『의학입문』).

작맹산

작목으로 밤에 사물을 보지 못하는 것을 치료한다.

수퇘지의 간을 대나무 칼로 쪼갠 다음 [그 틈 속에] 야명사를 넣고 실로 동여맨다. 쌀뜨물에 넣어 10분의 7 정도 삶아 익힌 다음 간을 꺼내어 잘게 씹어서 간 삶은 물로 [씹은 간을] 넘긴다(『인재직지』). ○ 작목을 치료한다. 불깐 수퇘지의 간을 푹 삶아 야명사와 반죽하여 알약을 만들어 먹는다(『의학입문』).

환정환

고풍작목으로 점차 내장이 되려는 것을 치료한다.

석결명(불에 달구어 가루내어 수비한 것), 복분자, 충울자 각 두 냥, 괴실(볶은 것), 인삼, 세신, 방풍, 백복령, 감국, 백자인, 천궁 각 한 냥.

위의 약들을 가루내어 꿀로 반죽하여 오자대의 알약을 만들어 서른 알씩 따뜻한 물로 먹는다(『의방유취』).

<hr>

無視不能晚視方"(앞의 책, 498쪽).

224 『醫方類聚』 卷之六十六 眼門三 「治眼內障諸方」
　　(의학연구원 동의학연구소 옮김, 『의방유취』 제5
　　분책, 625쪽). 이 처방은 『太平聖惠方』 卷三十三
　　「治眼內障諸方」(앞의 책, 949쪽)에 처음 나온다.

처방 명이 '還睛圓'으로 되어 있다.

外障

外障者, 肺病也〔回春〕[225]. ○ 在睛外遮暗〔綱目〕[226].

○ 靈樞曰, 診目痛, 赤脈從上下者, 太陽病, 從下上者, 陽明病, 從外走內者, 少陽病[227]. ○ 凡赤脈翳, 初從上而下, 屬太陽, 主表[228], 必眉稜骨痛, 或腦項痛, 或半邊頭腫痛. 治法宜溫之散之. 溫則臘茶飲[229], 散則夏枯草散, 選奇湯 方見頭部 之類. ○ 赤脈翳初從下而上者, 或從內眥出外者, 皆屬陽明, 主裏[230]. 故其證多熱, 或便實. 治法宜下之寒之. 下則明目流氣飮, 錢氏瀉靑丸 方見五藏, 局方溫白元 方見積聚 加黃連黃柏之類[231], 累用有驗. 寒則一味黃連羊肝元之類. ○ 赤脈翳, 初從外眥入內者, 爲少陽, 主半表半裏. 治法, 宜和解之, 神仙退雲丸之類〔綱目〕[232][233].

---

225 『萬病回春』卷之五「眼目」(앞의 책, 285쪽).

226 『醫學綱目』卷之十三 肝膽部 目疾門「外障」(앞의 책, 228쪽).

227 『靈樞』「論疾診尺第七十四」.

228 『醫學綱目』에는 '主表'가 '以太陽主表'로 되어 있다.

229 『醫學綱目』에는 '臘茶飮'이 '臘茶鹽川附等分, 煎服立愈'로 되어 있다.

230 『醫學綱目』에는 '皆屬陽明, 主裏'가 '皆皆屬陽明, 以陽明主裏'로 되어 있다.

231 이 처방은「적취문」에 나오지 않는다. 『東醫寶鑑』雜病篇「溫疫門」에 如意丹이 나오는데, 溫白元에서 檳榔과 當歸를 더 넣은 것이 如意丹이라고 하였다. 『太平惠民和劑局方』에 나오는 '溫白圓'은 다음과 같다. "溫白丸. 治心腹積聚, 久癥癖塊, 大如杯椀, 黃疸宿食, 朝起嘔吐, 支滿上氣, 時時腹脹, 心下堅結, 上來搶心, 傍攻兩脇. 十種水病, 八種痞塞, 翻胃吐逆, 飮食噎塞, 五種淋疾, 九種心痛, 積年食不消化, 或瘧疾連年不差. 及療一切諸風, 身體頑痺, 不知痛痒, 或半身不遂, 或眉髮墮落. 及療七十二種

외장

외장外障은 폐肺의 병이다(『만병회춘』). ○ 〔외장은 예막이〕 눈동자의 겉면을 가려서 눈이 어두운 것이다(『의학강목』).

○ 『영추』에서는 "눈이 아픈 것을 진찰할 때 붉은 실핏줄이 위에서 아래로 내려온 것은 태양경의 병이고, 아래에서 위로 올라간 것은 양명경의 병이며 바깥쪽에서 안쪽으로 들어온 것은 소양경의 병이다"라고 하였다. ○ 일반적으로 붉은 실핏줄 같은 예막이 위에서 생겨 아래로 내려온 것은 태양경의 병에 속하는데, 태양경은 표表를 주관하므로 반드시 눈썹 뼈 주위에 통증〔眉稜骨痛〕이 있고, 간혹 목 뒷덜미에 통증이 있거나 머리 한쪽이 부어오르며 아프게 된다. 치료는 따뜻하게〔溫法〕 하거나 흩어내는 방법〔散法〕을 쓴다. 따뜻하게 할 때에는 납다음을 쓰고, 흩어낼 때에는 하고초산이나 선기탕(처방은 「두문」에 있다) 같은 약을 쓴다. ○ 붉은 실핏줄 같은 예막이 아래쪽에서 생겨 위로 올라가거나 눈 안초리에서 바깥초리로 나가는 것은 모두 양명경의 병에 속하는데 〔양명경은〕 이裏를 주관하므로 열이 많은 증상들이 나타나고, 간혹 대변이 굳는 증상이 나타나기도 한다. 치료는 설사시키거나〔下法〕 차게 하는 방법〔寒法〕을 쓰는데, 설사시킬 때에는 명목유기음이나 전씨사청환(처방은 「오장문」에 있다)을 쓰고, 『태평혜민화제국방』에 있는 온백원(처방은 「적취문」에 있다)에 황련·황백과 같은 약을 더하여 쓰기도 하는데, 여러 번 쓸 때마다 효과가 있었다. 차게 할 때에는 황련 한 가지만 쓰거나 양간원과 같은 처방을 쓴다. ○ 붉은 실핏줄 같은 예막이 바깥쪽에서 안쪽으로 들어온 것은 소양경의 병에 속하며 〔소양경은〕 반표반리半表半裏를 주관하므로 치료는 화해시키는 방법〔和法〕을 쓰는데, 신선퇴운환과 같은 처방을 쓴다(『의학강목』).

風, 三十六種氣遁尸疰忤, 及癲癎, 或婦人諸疾, 斷續不生, 帶下淋瀝, 五邪失志心, 愁憂思慮, 意思不樂, 飮食無味, 月水不調. 及腹中一切諸疾, 有似懷孕, 連年累月, 羸瘦困弊, 或歌或哭, 如鬼所使, 但服此藥, 無不除愈. 川烏頭(炮, 去皮臍, 二兩半)紫菀(去苗葉及土)菖蒲柴胡(去蘆頭)厚朴(去頭皮, 生薑製)桔梗皂莢(去皮子, 炒)吳茱萸(用湯洗七次, 焙乾炒)茯苓(去粗皮)乾薑(炮)巴豆(去心皮膜, 出油, 炒, 硏)黃連(去鬚)人參(去蘆頭)肉桂(去粗皮)蜀椒(去目及閉口者, 微炒出汗)各半兩. 右爲細末, 入巴豆勻,

煉蜜爲丸, 如梧桐子大, 每服三圓, 生薑湯下, 食後或臨臥服, 漸漸加至五圓七圓."

232 『醫學綱目』에는 '主半表半裏'가 '以少陽主半表半裏'로 되어 있다.

233 『醫學綱目』 卷之十三 目疾門 「外障」(앞의 책, 228-229쪽). 원문과 들고남이 있다.

○ 外障有肝藏積熱, 混睛, 努肉攀睛, 兩瞼粘睛, 膜入水輪, 釘瞖根深, 黑瞖如珠, 花瞖白陷, 水瑕深瞖, 玉瞖浮滿, 順逆生瞖, 雞冠蜆肉, 瞼生風粟, 胞肉膠凝, 漏睛膿出, 蟹睛疼痛, 突起睛高, 風起喎偏, 倒睫拳毛, 風牽瞼出, 神崇疼痛, 旋螺尖起, 鶻眼凝睛, 轆轤轉關, 被物撞打, 撞刺生瞖, 血灌瞳人, 眯目飛塵飛絲, 天行赤目, 暴赤眼後生瞖, 胎風赤爛, 風赤瘡疾, 衝風淚出, 暴風客熱, 瞼硬睛痛, 痛如鍼刺, 痒極難任, 瞳人乾缺, 黃膜上衝, 赤膜下垂, 小眥赤脈, 偸鍼, 小兒通睛, 小兒胎中生贅, 小兒靑盲[得效][234].

234 『世醫得效方』卷第十六 眼科 七十二證方「外障」
(앞의 책, 273-276쪽)에 나오는 外障의 분류 목록
이다.

○ 외장에는 간장적열, 혼정, 노육반정, 양검점정, 막입수류, 정예근심, 흑예여주, 화예백함, 수하심예, 옥예부만, 순생예와 역생예, 계관현육, 검생풍속, 포육교응, 누정농출, 해정동통, 돌기정고, 풍기와편, 도첩권모, 풍견검출, 신수동통, 선라첨기, 골안응정, 녹로전관, 피물동타, 당자생예, 혈관동인, 미목비진비사, 천행적목, 폭적안후생예, 태풍적란, 풍적창질, 충풍누출, 폭풍객열, 검경정통, 통여침자, 양극난임, 동인건결, 황막상충, 적막하수, 소자적맥, 투침, 소아통정, 소아검중생췌, 소아청맹 등이 있다(『세의득효방』).

肝臟積熱

眼先患赤腫疼痛, 怕日羞明, 淚澁難開, 忽生翳膜, 初患一目不見, 以致兩目齊患. 此肝藏積熱, 宜石決明散〔得效〕[235]. ○ 風眼[236]腫則軟, 熱眼[237]腫則硬〔直指〕[238]. ○ 眼赤而痛者, 肝實熱也〔回春〕[239]. ○ 眼赤腫而足寒者, 必以溫湯, 頻洗其足, 甚妙〔綱目〕[240]. ○ 肝藏風熱, 宜撥雲散, 局方密蒙花散, 蟬花散, 洗肝明目湯, 散熱飮子. ○ 肝藏積熱, 宜洗肝散 方見五藏, 瀉肝散 方見上, 瀉靑丸 方見五藏, 柴胡湯, 四物龍膽湯, 洗以湯泡散 方見下.

混睛

白睛先赤, 後痒痛淚下[241], 閉澁難開[242], 年深則睛變成碧色, 滿目如凝脂, 赤脈橫貫. 宜地黃散〔得效〕[243].

---

235 『世醫得效方』 卷第十六 眼科 七十二證方 「外障」 (앞의 책, 273쪽).

236 '風眼'은 눈에 충혈이나 통증은 없고 다만 가렵고 눈물이 자주 나는데, 바람을 쏘이면 더 심해지는 것을 말한다(『동의학사전』, 924쪽).

237 '熱眼'은 暴風客熱을 달리 부른 이름으로, 暴風客熱은 暴疾風熱外障, 傷寒眼이라고도 하며 외장 눈병의 하나이다. 갑자기 白睛(구결막)이 벌겋게 붓

고 아프며 눈곱이 끼는 병증을 말한다. 풍열의 침습을 받아 생긴다. 갑자기 시작하는데 보통 처음에는 한 눈에 오고 곧 다른 눈으로 옮겨간다. 아침에 자고 일어나면 눈곱이 눈까풀에 붙어서 눈을 뜰 수 없다. 눈곱은 처음에 점액성이고 점차 점액에 고름이 섞이어 나오며 심할 때에는 고름이 나온다. 이 밖에 눈부심, 눈물, 깔깔한 감이 있다. 눈까풀 안쪽 면(검결막)과 백정은 몹시 피지고 붓는다. 심할 때에는

간장적열

눈이 먼저 충혈되고 부어오르면서 심하게 아픈데, 눈이 부셔서 햇빛을 볼 수 없고 눈물이 나면서 깔깔해져 눈을 뜨기가 어렵다. 갑자기 눈에 예막이 생기는데 처음에는 한쪽 눈에 병이 생겨 보지 못하다가 나중에는 양쪽 눈을 모두 잃게 된다. 이것은 간장에 열이 쌓였기 때문이다. 석결명산을 쓴다(『세의득효방』). ○ 풍사로 눈이 부으면 말랑말랑하고, 열사로 눈이 부으면 단단하다(『인재직지』). ○ 눈이 충혈되면서 아픈 것은 간에 실열이 있기 때문이다(『만병회춘』). ○ 눈이 충혈되고 부어오르면서 발이 차면 따뜻한 물로 발을 자주 씻어주면 효과가 매우 좋다(『의학강목』). ○ 간장에 풍열이 있으면 발운산, 국방밀몽화산, 선화산, 세간명목탕, 산열음자 등을 쓴다. 간장에 열이 쌓여 있으면 세간산(처방은 「오장문」에 있다), 사간산(처방은 앞에 있다), 사청환(처방은 「오장문」에 있다), 시호탕, 사물용담탕, 세기탕포산(처방은 뒤에 있다) 등을 쓴다.

혼정

흰자위가 먼저 충혈된 후에 가려우면서 아프고 눈물이 난다. 눈을 감으면 깔깔하고 눈 뜨기가 어려우며 몇 년이 지나면 눈알이 푸르스름하게 변한다. 눈에 엉긴 기름 같은 것이 가득 차게 되고 실핏줄이 눈을 〔옆에서 관통하듯〕 가로지른다. 지황산을 쓴다(『세의득효방』).

눈까풀이 몹시 부어 익은 복숭아처럼 커지고 백정이 부어서 눈까풀 틈 밖으로 나온다. 잘 치료하지 않으면 흑정(각막)에 성점예막이 생긴다. … 급성 결막염에 해당한다고 본다(『동의학사전』, 915쪽).
238 『仁齋直指』卷之二十 眼門 「眼目方論」(앞의 책, 379쪽). 원문과 들고남이 있다.
239 『萬病回春』卷五 「眼目」(앞의 책, 281쪽).
240 『醫學綱目』卷之十三 肝膽部 目疾門 「目赤腫痛」(앞의 책, 226쪽). "目赤腫足寒者, 必用時時溫洗其足, 幷詳赤脈處屬何經, 灸三里臨泣昆侖等穴, 立愈."
241 『世醫得效方』에는 '淚下'가 '迎風淚下'로 되어 있다.
242 『世醫得效方』에는 이 구절 뒤에 '或時無事, 不久又發'이 더 있다
243 『世醫得效方』卷第十六 眼科 七十二證方 外障 「混睛二十六」(앞의 책, 273쪽).

努肉攀睛

或眼先赤爛多年, 肝經爲風熱所衝而成, 或用力作勞而得. 或
痒或痛, 自兩眥頭努出筋膜, 心氣不寧, 憂慮不已, 遂乃攀睛.
宜二黃散, 定心元〔得效〕. ○ 兩眥呈露生努肉者, 心熱血旺也
〔直指〕. ○ 攀睛努肉者, 心熱也. ○ 大眥赤, 紅肉堆起者, 心經
實熱也. 小眥赤, 紅絲血脹者, 心經虛熱也〔回春〕. ○ 努肉, 宜
速效散〔醫鑑〕.

洗努肉侵睛

當歸尾, 荊芥穗, 黃連, 防風, 薄荷, 朴硝, 鵬砂 等分.
剉, 煎湯溫洗〔入門〕. ○ 梨汁浸黃連, 又初男乳, 和雄雀屎, 點
之, 皆效 詳見單方.

---

244 『世醫得效方』에는 '勞' 뒤에 '有傷肝氣'가 더 있
　　다.

245 『世醫得效方』卷第十六 眼科 七十二證方 外障 「努
　　肉攀睛二十七」(앞의 책, 273쪽).

246 『仁齋直指』卷之二十 眼門 「眼目方論」(앞의 책,
　　379쪽).

247 『萬病回春』卷之五 「眼目」(앞의 책, 281쪽).

248 『古今醫鑑』卷九 「眼目」 '方' (앞의 책, 251쪽).

노육반정

먼저 눈이 붉어지거나 문드러지는 것이 몇 년 동안 계속되는데, 이는 풍열風熱이 간경肝經을 치받거나 힘든 일을 많이 하면 생긴다. 가렵거나 아프기도 하여 양쪽 눈초리 끝에서 군살이 생기는데, 마음이 편하지 못하고 근심과 걱정이 그치지 않게 되면 군살이 눈알을 덮게 된다. 이황산이나 정심원을 쓴다(『세의득효방』). ○ 양쪽 눈초리에 군살이 생기는 것은 심心에 열이 있어 피가 〔눈으로〕 몰렸기 때문이다(『인재직지』). ○ 군살이 눈알을 덮는 것은 심에 열이 있기 때문이다. ○ 안쪽 눈초리가 붉어지면서 빨간 군살이 돋는 것은 심경心經에 실열實熱이 있기 때문이고, 바깥 눈초리가 붉어지면서 빨간 실핏줄이 부어오르는 것〔血脹〕은 심경에 허열虛熱이 있기 때문이다(『만병회춘』). ○ 군살이 생기면 속효산을 쓴다(『고금의감』).

눈알을 침범한 군살을 씻어내는 방법

당귀미 · 형개수 · 황련 · 방풍 · 박하 · 박초 · 붕사 각 같은 양.

위의 약들을 썰어 물에 끓인 후 따뜻할 때 그 물로 눈을 씻는다(『의학입문』). ○ 황련을 배즙에 담갔다가 점안하거나 첫아들을 낳은 부인의 젖에 수컷 참새의 똥을 섞어 눈에 점안하여도 효과가 있다(자세한 것은 '단방'에 있다).

---

249 『醫學入門』 外集 卷六 雜病用藥賦 「眼」(앞의 책,
  498쪽).

兩瞼粘睛

此乃爛弦風也. 雙目赤爛, 或痒或痛, 經年不愈〔得效〕[250]. ○ 目眶赤爛歲久, 俗呼爲赤瞎[251], 是也. 當以三稜鍼刺目眶外, 以瀉濕熱, 卽愈〔東垣〕[252]. ○ 爛弦風者, 風沿眼系上, 膈有積熱, 自飮食中挾怒氣而成. 積而久也, 眼沿因膿潰而腫, 其中生細小虫絲, 遂年久不愈, 而多痒者, 是也. 用還睛紫金丹, 以銀釵股, 點之. 若痒者, 又當去虫以絶根本, 又與防風通聖散去硝黃 方見風門[253], 爲細末, 酒拌, 晒乾, 依法服之. 禁諸厚味〔綱目〕[254]. ○ 點以爐甘石散, 洗以驅風散, 廣大重明湯. ○ 去虫宜聖草散. ○ 小兒初生[255], 雙目紅而眶邊赤爛[256], 至三四歲不愈. 宜消風散 方見頭部, 以桑白皮煎湯調下〔入門〕[257].

膜入水輪

此因黑珠上生瘡稍安, 其痕不沒, 浸入水輪. 雖光未絶, 終亦難治〔得效〕[258].

釘瞖根深

心肝留熱, 致使眼疼痛生瞖膜, 經久, 其色如銀釘. 入黑睛, 不可治〔得效〕[259]. ○ 睛上生瞖如銀釘子頭, 故謂之釘瞖. 宜石決明散, 點之〔類聚〕[260].

---

250 『世醫得效方』 卷第十六 眼科 七十二證方 外障 「兩瞼粘睛二十八」(앞의 책, 273쪽).

251 '瞎', 애꾸눈 할.

252 『蘭室秘藏』 卷上 眼耳鼻門 「內障眼論」 '還睛紫金丹'(『東垣醫集』, 182쪽).

253 '防風通聖散'은 中風熱證에 있다.

254 『醫學綱目』 卷之十三 肝膽部 目疾門 「風沿爛眼」(앞의 책, 241쪽). 원문과 들고남이 있다. 朱震亨의 말을 인용하였다고 하였다.

255 『醫學入門』에는 '小兒初生'이 '小兒初生胎風'으로 되어 있다.

256 『醫學入門』에는 '雙目' 앞에 '胎風'이 더 있다.

양검점정

양검점정은 바로 난현풍이다. 두 눈이 붉어지면서 짓물러 가렵고 통증이 있으며 오래되어도 잘 낳지 않는다(『세의득효방』). ○ 눈시울이 붉어지며 짓무르는 것이 오랫동안 낫지 않는데 일반인들은 '붉은 애꾸눈〔赤瞎〕'이라고 한다. 치료하는 방법은 삼릉침으로 눈시울 바깥쪽을 찔러 습열을 빼내면 바로 낳는다(『난실비장』). ○ 난현풍爛弦風은 풍사가 목계를 따라 위로 올라오거나 흉격에 열이 쌓이거나 식사 중에 성을 내면 생기게 된다. 병이 오랫동안 쌓이면 눈시울에서 고름이 나오면서 붓는데, 그 속에 가늘고 작은 실 모양의 벌레가 생겨 여러 해가 지나도 낫지 않고 몹시 가려운 병이 바로 이것이다. 환정자금단을 은비녀의 갈라진 끝으로 찍어서 눈에 점안한다. 가려운 증상이 있으면 벌레〔蟲〕를 죽여 병의 근본을 제거하여야 한다. 또한 방풍통성산(처방은 「풍문」에 있다)에서 망초와 대황을 빼고 곱게 가루낸 다음 술에 버무려 햇볕에 말려 〔방풍통성산을 먹는〕 방법대로 먹는데, 기름진 음식을 피하여야 한다(『의학강목』). ○ 노감석산으로 눈에 점안하거나 구풍산이나 광대중명탕으로 눈을 씻는다. ○ 벌레를 죽일 때에는 성초산을 쓴다. ○ 갓난아이가 태어나면서부터 두 눈이 뻘갛고 눈시울의 가장자리가 붉으며 짓무르고 서너 살이 될 때까지 낫지 않을 때는 소풍산(처방은 「두문」에 있다)을 상백피 달인 물에 타서 먹인다(『의학입문』).

막입수륜

검은자위에 종기가 생겼다가 점점 나아지지만 흉터가 없어지지 않고 수륜水輪으로 침입하게 된다. 빛을 보기는 하여도 결국 치료하기 어렵다(『세의득효방』).

정예근심

심心과 간肝에 열이 몰려서 눈이 몹시 아프고 예막이 생기는데, 오래되면 예막의 색깔이 마치 은으로 만든 못과 같아진다. 〔예막이〕 검은자위로 들어가면 치료할 수 없다(『세의득효방』). ○ 눈자위 위에 은으로 만든 못의 머리 모양과 같은 예막이 생기기 때문에 정예釘瞖라고 한다. 석결명산을 점안한다(『의방유취』).

---

257 『醫學入門』 外集 卷四 雜病分類 外感 風類 「眼」
　　'婦人小兒大同耳'(앞의 책, 350쪽). 원문과 들고남
　　이 있다.
258 『世醫得效方』 卷第十六 眼科 七十二證方 外障 「膜
　　入水輪二十九」(앞의 책, 273쪽).
259 『世醫得效方』 卷第十六 眼科 七十二證方 外障 「釘

瞖根深三十」(앞의 책, 273쪽).
260 『醫方類聚』 卷之六十六 眼門三 「治眼生釘瞖諸方」
　　(의학연구원 동의학연구소 옮김, 『의방유취』 제5
　　분책, 636쪽).

黑瞖如珠

此起在黑水上, 如小黑豆, 疼痛淚出, 不可用點藥, 乃腎虛受風熱而得, 宜先服羚羊角散, 後服補腎元〔得效〕.

花瞖白陷

白瞖旋遶瞳人, 點點如花白鱗砌者, 此因肝肺伏藏積熱, 宜點磨瞖膏, 後服羚羊角散〔得效〕. ○ 花瞖者, 睛上忽生白瞖, 如棗花之砌, 魚鱗相似, 宜點龍腦散〔類聚〕.

水瑕深瞖

黑水內橫深, 瑕盤靑色, 沈沈深入, 痛楚無時, 此五藏俱受熱. 宜服淸凉散〔得效〕.

玉瞖浮滿

黑珠上, 浮玉色, 不疼痛, 瞖根不紅. 不宜鍼割, 但服還睛散, 點磨瞖膏, 卽愈〔得效〕.

---

261 道光本에는 '水'가 '珠'로 되어 있다.

262 『世醫得效方』卷第十六 眼科 七十二證方 外障 「黑瞖如珠三十二」(앞의 책, 273쪽).

263 '砌', 섬돌 체. 쌓이고 얽히는 모양.

264 『世醫得效方』卷第十六 眼科 七十二證方 外障 「花瞖白陷三十二」(앞의 책, 273-274쪽).

265 『醫方類聚』卷之六十六 眼門三 「治眼生花瞖諸方」(의학연구원 동의학연구소 옮김, 『의방유취』제5

흑예여주

이것은 눈동자 위에 작은 검은콩 같은 예막이 생기는 것으로 몹시 아프고 눈물이 나는데, 눈에 점안약을 넣어서는 안 된다. 이것은 신신腎이 허할 때 풍열을 받아 생기는 것으로, 먼저 영양각산을 먹고 나중에 보신원을 먹는다(『세의득효방』).

화예백함

흰색의 예막이 눈동자를 둘러싸는데, 점처럼 흰 꽃잎이 마치 비늘같이 겹겹이 쌓인 모양을 하고 있다. 이것은 간과 폐에 뭉친 열이 숨어 있기 때문이다. 마예고를 눈에 점안한 후 영양각산을 먹는다(『세의득효방』). ○ 화예는 눈자위 위에 갑자기 흰 예막이 생겨나는 것으로, 마치 대추꽃이 서로 쌓여 있는 듯한데 물고기 비늘과 비슷하다. 용뇌산을 눈에 점안한다(『의방유취』).

수하심예

눈동자 안을 가로질러 깊은 곳에 티끌 모양의 푸른색 예막이 생겨서 점점 깊은 곳으로 들어간다. 극심한 통증이 시도 때도 없이 나타나는데, 이것은 오장五臟이 모두 열을 받았기 때문이다. 청량산을 먹는다(『세의득효방』).

옥예부만

검은 눈동자 위에 옥색의 예막이 떠 있는 것으로 심하게 아프지는 않고 예막의 뿌리가 붉지도 않다. 침으로 예막을 긁어내서는 안 되며, 환정산을 먹으면서 마예고를 눈에 점안하면 효과가 있다(『세의득효방』).

분책, 637쪽). 『太平聖惠方』 卷第三十三 「治眼生花瞖諸方」(앞의 책, 961쪽).

266 '瑕', 티 하.

267 『世醫得效方』 卷第十六 眼科 七十二證方 外障 「水瑕深瞖三十三」(앞의 책, 274쪽).

268 『世醫得效方』 卷第十六 眼科 七十二證方 外障 「玉瞖浮滿三十四」(앞의 책, 274쪽).

順逆生臀

凡臀自下生上者, 爲順, 自上而生下者, 爲逆. 順則易安, 逆則難治. 宜服車前散, 點磨臀膏〔得效〕.

雞冠蜆肉

臀生瞼內, 如雞冠, 蜆肉, 或靑或黑, 須翻出看之, 阻碍痛楚, 怕日羞明. 盖脾經先受熱, 後有所傳. 宜服石決明散〔得效〕. ○ 瞼內生如雞冠, 蜆肉, 乃脾風熱也. 須翻出看之, 用觀音草 卽草龍膽, 每日輕輕刮去毫釐, 血出, 用銀匙挑洗風毒藥水, 按止之, 刮後不時將藥水, 點入, 則不復腫〔入門〕.

瞼生風粟

兩瞼上下, 初生如粟米大, 漸大如米粒, 或赤或白, 不甚疼痛. 此肝壅瘀血所成, 宜服消毒飮〔得效〕. ○ 瞼生風粟者, 眼痛狀如眯, 名曰粟眼. 其眼瞼皮肉上下, 有肉如粟粒, 淚出磣痛. 可翻眼皮起, 以鍼撥之, 兼服湯散, 宣其風熱〔類聚〕. ○ 眼上下胞, 或目脣間如疥點者, 熱在脾. 宜加味荊黃湯〔入門〕.

---

269 『世醫得效方』卷第十六 眼科 七十二證方 外障 「順逆生臀三十五」(앞의 책, 274쪽).

270 '蜆肉'은 바지락 종류인 가막조개의 살을 말한다.

271 『世醫得效方』卷第十六 眼科 七十二證方 外障 「雞冠蜆肉三十七」(앞의 책, 274쪽).

272 『醫學入門』에는 이 구절 뒤에 '或靑或黑, 阻碍睛痛'이 더 있다.

273 '挑', 휠 도. 돋우다, 후비다, 긁어내다.

274 『醫學入門』外集 卷四 雜病分類 風類 「眼」(앞의 책, 349쪽).

275 『世醫得效方』卷第十六 眼科 七十二證方 外障 「瞼生風粟三十八」(앞의 책, 274쪽).

순생예, 역생예

일반적으로 예막이 아래에서 생겨 위로 올라가는 것은 순생예이고, 위에서 생겨 아래로 내려오는 것은 역생예이다. 순생예는 치료하기 쉽고, 역생예는 치료하기 어렵다. 차전산을 먹고 마예고를 눈에 점안한다(『세의득효방』).

계관현육

눈꺼풀 안쪽에 닭의 볏이나 가막조갯살 같은 예막이 생기는 것으로, 푸르거나 검은데 반드시 눈꺼풀을 뒤집어보아야 한다. [예막이 눈을] 가리고 통증이 매우 심하며, 눈이 부셔서 햇빛을 보지 못한다. 이것은 비경脾經이 먼저 열을 받아 나중에 [눈으로 열을] 전하였기 때문이다. 석결명산을 쓴다(『세의득효방』).

○ 눈꺼풀 안쪽에 닭의 볏이나 가막조갯살 같은 것이 생기는 것은 비脾의 풍열 때문이다. 눈꺼풀을 뒤집어보아야 하는데, 매일 관음초(곧 용담초)로 가볍게 털끝만큼씩 예막을 긁어내어 피가 나면 은 숟가락에 풍독을 치료하는 약물을 묻혀 [피가 나는 곳에 숟가락을 대고] 눌러주어 피를 멈추게 한다. 긁어낸 다음 수시로 [풍독을 치료하는] 약물로 점안하면 다시는 붓지 않는다(『의학입문』).

검생풍속

양쪽 눈꺼풀 위아래에 처음에는 좁쌀만한 것이 생겨 점차 커져 쌀알만하게 되는데, 붉거나 희며 통증은 심하지 않다. 이것은 간에 어혈이 몰렸기 때문에 생기는 것이다. 소독음을 쓴다(『세의득효방』). ○ 검생풍속은 눈에 티가 들어간 것처럼 눈이 아프기 때문에 속안粟眼이라고 한다. 위아래 눈꺼풀의 살점에 좁쌀 같은 티가 생기는 것으로, 눈물이 나면서 눈에 모래가 들어간 것처럼 아프다. 눈꺼풀을 뒤집어 침으로 긁어내면서 탕약이나 가루약을 같이 복용하여 풍열을 헤쳐야 한다(『의방유취』). ○ 위아래 눈꺼풀이나 눈과 입술 사이에 옴 같은 점이 생기는 것은 비脾에 열이 있기 때문이다. 가미형황탕을 쓴다(『의학입문』).

---

276 '眯', 눈에 티 들 미.

277 '磣', 모래 섞일 참. 『醫方類聚』에는 '磣'이 '澁'으로 되어 있다.

278 『醫方類聚』卷之六十六 眼門三「治瞼生風粟諸方」(의학연구원 동의학연구소 옮김, 『의방유취』제5분책, 620쪽).

279 『醫學入門』外集 卷四 雜病分類 風類「眼」(앞의 책, 349쪽). "熱證, 輕者瞼紅赤硬, 睛疼淚出羞明, 重者兩瞼上下初生如粟, 漸大如米, 或赤或白, 不甚疼痛堅硬, 乃肝壅瘀血也, 宜加味莉黃湯."

胞肉膠凝

眼胞皮肉, 有似膠凝, 腫高如桃李, 時出熱淚, 乃風毒所注. 宜
服消風散 方見頭部, 點花草膏〔得效〕. ○ 上下胞腫如桃者, 脾熱
也〔回春〕. ○ 熱氣蓄聚而傷飽, 所以胞合〔直指〕. ○ 宜羚羊角散,
洗眼湯.

漏睛膿出

眥頭結聚生瘡, 流出膿汁, 無瞖障, 不疼痛. 因心氣不寧, 幷風
熱在瞼中, 宜白薇元〔得效〕. ○ 風熱客於瞼眥之間, 令眥內結聚,
津液乘之故成. 膿出不止, 俗呼爲漏睛. 或眼因患瘡, 出膿血後,
大眥頭常出膿涎, 亦名漏睛. 若不早治, 日久則眼生黑點, 侵損
於目, 卽難治. 宜黃芪散及點藥〔類聚〕.

蟹睛疼痛

如大豆子, 出黑珠上, 疼痛不可忍, 又名損瞖. 宜石決明散〔得
效〕. ○ 肝有積熱, 上衝於目, 令目痛甚, 當黑睛上生黑珠子, 如
蟹之目以爲名. 或有如豆者, 名曰損瞖, 極難治. 宜服羚羊角散
及點藥〔類聚〕.

---

280 『世醫得效方』卷第十六 眼科 七十二證方 外障「兩
　　瞼粘睛二十八」(앞의 책, 274쪽).

281 『萬病回春』卷之五「眼目」(앞의 책, 281쪽). '脾
　　熱'이 '脾病'으로 되어 있다.

282 抄本에는 '飽' 자가 '胞'로 되어 있다(『東醫寶鑑校
　　釋』, 244쪽).

283 『仁齋直指』卷之二十 眼門「眼目方論」(앞의 책, 379
　　쪽).

284 『世醫得效方』에는 '熱' 뒤에 '停留'가 더 있다.

285 『世醫得效方』卷第十六 眼科 七十二證方 外障「漏
　　睛膿出四十」(앞의 책, 274쪽).

286 『醫方類聚』에는 이 구절이 "夫目是肝之外候, 上液
　　之道. 風熱客於瞼眥之間, 津液乘之下上, 故成膿"
　　으로 되어 있다.

287 『醫方類聚』卷之六十六 眼門三「治眼膿漏諸方」
　　(의학연구원 동의학연구소 옮김, 『의방유취』제5

포육교응

눈두덩에 아교가 엉긴 것 같은 살점이 생기는데 복숭아나 오얏처럼 크게 부어오르고 때로는 뜨거운 눈물을 흘리는 것으로, 이는 풍독에 의한 것이다. 소풍산(처방은 「두문」에 있다)을 먹거나 화초고를 눈에 점안한다(『세의득효방』). ○ 위아래의 눈꺼풀이 마치 복숭아처럼 부어오르는 것은 비脾에 열이 있기 때문이다(『만병회춘』). ○ 열기가 눈에 쌓여 있는데 음식을 지나치게 많이 먹었기 때문에 〔눈두덩이 부어서〕 눈을 뜰 수 없게 된 것이다(『인재직지』). ○ 영양각산이나 세안탕을 쓴다.

누정농출

눈초리에 단단하게 뭉친 종기가 생겨 고름이 흘러내리는데, 예장과 심한 통증이 없는 것이다. 이것은 마음이 편안하지 못한데다가 풍열이 눈꺼풀로 몰렸기 때문에 생기는 것이다. 백미원을 쓴다(『세의득효방』). ○ 풍열이 눈꺼풀과 눈초리 사이에 침입하면 눈초리 안쪽에서 뭉치는데 여기에 진액이 겹쳐서 누정농출이 생기게 된다. 고름이 계속 흘러나오기 때문에 일반인들은 '누정'이라고 한다. 또 눈에 종기가 생겨서 고름과 피가 나온 뒤에 안쪽 눈초리 끝에서 항상 고름이 흘러내리는데 이것 또한 '누정'이라고 한다. 일찍 치료하지 않고 오래되면 눈에 검은 점이 생겨 눈 속으로 파고들면서 눈을 상하게 하는데 치료하기 어렵다. 황기산을 복용하면서 점안약을 쓴다(『의방유취』).

해정동통

콩알만한 것이 검은자위 위에 생기는 것으로 참을 수 없을 정도로 아프며, '손예'라고도 한다. 석결명산을 쓴다(『세의득효방』). ○ 간에 쌓인 열이 눈으로 치밀어오르면 눈이 몹시 아프게 되고 검은자위 위에 게의 눈알 같은 검은 구슬이 생기므로 '해정동통'이라고 한다. 또한 콩 같은 것이 생기는 것을 '손예損瞖'라고 하는데 치료하기 매우 어렵다. 영양각산을 복용하면서 점안약을 쓴다(『의방유취』).

분책, 652쪽). 『太平聖惠方』卷三十三 「治眼膿漏諸方」(앞의 책, 975쪽).

288 '蟹', 게 해.

289 『世醫得效方』卷第十六 眼科 七十二證方 外障 「蟹睛疼痛四十一」(앞의 책, 274쪽).

290 『醫方類聚』와 『太平聖惠方』에는 이 구절 다음이 "不可鉤割, 及傅諸毒藥, 石膽銅靑之類, 益加爲害. 唯宜服藥, 宣其熱毒, 若得熱退, 卽便差矣"로 되어 있다.

291 『醫方類聚』卷之六十六 眼門三 「治蟹目諸方」(의학연구원 동의학연구소 옮김, 『의방유취』제5분책, 649쪽). 『太平聖惠方』卷三十三 「治蟹目諸方」(앞의 책, 971쪽).

突起睛高

風毒流注五藏, 不能消散, 忽然突起痒痛, 乃熱極所致. 宜瀉肝散 方見上〔得效〕[292]. ○ 風熱痰飮, 漬於藏府, 蘊積生熱, 熱衝於目, 故令眼珠子突出, 是名睛脹. 宜服凉藥瀉肝. 凡瞳人脹起者, 水輪脹也〔類聚〕[293]. ○ 烏輪突起[294], 裏熱刺痛, 謂之熱眼[295]〔直指〕[296]. ○ 井水灌眼中 詳見下. ○ 黑睛脹, 宜龍膽散. 白睛脹, 宜淸肺散.

風起喎偏

偏風牽引, 雙目喎斜, 淚出頻頻, 却無瞖膜, 不痒不痛. 宜消風散 方見頭部, 荊芥湯調下. 或蟬花無比散〔得效〕[297]. ○ 眼偏視者, 風邪攻肝, 牽引瞳人, 故令偏視. 宜服槐子丸〔類聚〕[298].

292 『世醫得效方』卷第十六 眼科 七十二證方 外障「突起睛膏四十二」(앞의 책, 274쪽).

293 『醫方類聚』卷之六十六 眼門三「治目珠子突出諸方」(의학연구원 동의학연구소 옮김, 『의방유취』제5분책, 647쪽). 『太平聖惠方』卷三十三「治目珠子突出諸方」(앞의 책, 970쪽).

"風熱痰飮, 漬於藏府, 陰陽不和, 肝氣蘊積生熱, 熱衝於目, 使睛疼痛, 熱氣衝擊其珠子, 故令眼珠子突出也. 唯宜先服冷藥瀉肝, 理其腸胃, 然後調理, 漸漸自消. 凡瞳人脹起者, 水輪脹也."

294 '烏輪'은 水輪으로, 검은자위를 말한다.

295 『仁齋直指』에는 이 구절 뒤에 '胞硬腫紅, 眵淚濕

돌기정고

풍독風毒이 오장을 돌아다니면서 흩어져 없어지지 않아 갑자기 눈이 튀어나오면서 가렵고 아픈 것으로, 이는 열이 아주 심해서 생기는 것이다. 사간산(처방은 앞에 있다)을 쓴다(『세의득효방』). ○ 돌기정고는 풍열과 담음이 장부에 스며들어 〔간의 기가〕 쌓여 열을 만드는데, 이 열이 눈을 치받아서 눈알이 튀어나오는 것이기 때문에 이를 '정창睛脹'이라고 한다. 서늘하게 하는 약이나 간의 기를 덜어내는〔瀉肝〕 약을 쓴다. 일반적으로 눈알이 부어오른 것을 수륜창水輪脹이라고 한다(『의방유취』). ○ 수륜〔烏輪〕이 튀어나오고 눈 속이 뜨거우며 찌르는 듯한 통증이 있는 것을 '열안熱眼(뜨거운 눈)'이라고 한다(『인재직지』). ○ 돌기정고에는 우물물을 눈에 넣는다(자세한 내용은 뒤에 있다). ○ 검은자위가 부으면 용담산을 쓰고, 흰자위가 부으면 청폐산을 쓴다.

풍기와편

한쪽으로 풍을 맞아 〔풍을 맞지 않은 쪽이 맞은 쪽을〕 잡아당기기 때문에 양쪽 눈이 한쪽으로 쏠려 비뚤어지고 눈물이 자주 나지만 예막은 없고 가렵거나 아프지 않은 것이다. 소풍산(처방은 「두문」에 있다)을 형개 달인 물에 타서 먹거나 선화무비산을 쓴다(『세의득효방』). ○ 눈을 한쪽으로만 흘겨보는 것〔사시斜視가 된 것〕은 풍사가 간을 공격하여 눈동자를 당기기 때문에 한 방향으로만 흘겨보게 되는 것이다. 괴자환을 쓴다(『의방유취』).

漿'이 더 있다.

296 『仁齋直指』卷之二十 眼門「眼目方論」(앞의 책, 379쪽).

297 『世醫得效方』卷第十六 眼科 七十二證方 外障「風起蝸偏四十三」(앞의 책, 274쪽).

298 『醫方類聚』卷之六十六 眼門三「治眼偏視諸方」(의학연구원 동의학연구소 옮김, 『의방유취』제5분책, 650쪽). 원문과 들고남이 있다 『太平聖惠方』卷三十三「治眼偏視諸方」(앞의 책, 972쪽). 원문과 들고남이 있다.

倒睫拳毛

淚出涓涓[299], 瞖膜漸生, 眼皮漸急, 睫倒難開, 瞳人如刺樣痛. 此脾受風熱, 先服瀉肝散 方見上, 後服五退散〔得效〕[300]. 神效明目湯, 明目細辛湯[301]〔東垣〕. ○ 倒睫拳毛, 卽眼睫毛倒入眼中央, 是也〔綱目〕[302]. ○ 眼楞[303]緊急縮少者, 倒睫拳毛之漸也. 盖陽虛則眼楞緊急, 陰虛則瞳子散大〔綱目〕[304]. ○ 倒睫拳毛, 由目緊急皮縮之所致也. 盖內伏熱攻陰, 氣外行, 當去其內熱幷火邪, 使眼皮緩, 則毛立出, 瞖自退. 用手法攀出內瞼向外, 刺以三稜鍼, 出熱血, 以左爪甲迎住鍼鋒, 立愈〔綱目〕[305]. ○ 治法, 無名異 石藥也[306] 爲末, 糝捲在紙中作撚子, 點火吹殺, 以烟熏之, 其毛自起. 又摘去拳毛, 用虫子血點入眼內, 數次, 卽愈〔綱目〕[307]. ○ 又法, 木鱉子一箇[308], 去殼擣爛, 綿裹 塞鼻中, 左目塞右, 右目塞左, 一二夜, 其睫自正〔正傳〕[309].

299 ‘涓涓’은 水量이 적은 물이 졸졸 흐르는 모양, 시냇물이 흐르는 모양을 말한다. ‘涓’, 시내 연.

300 『世醫得效方』 卷第十六 眼科 七十二證方 外障 「倒睫拳毛四十四」 (앞의 책, 274쪽).

301 『蘭室秘藏』 卷上 眼耳鼻門 「內障眼論」 ‘神效明目湯’, ‘明目細辛湯’ (『東垣醫集』, 174-175쪽).

302 『醫學綱目』 卷之十三 肝膽部 目疾門 「倒睫拳毛」 (앞의 책, 242쪽).

303 ‘眼楞’은 眼弦을 말한다. ‘楞’, 모 릉. ‘棱’과 같은 字이다. 불교에서는 ‘棱’ 자 대신 ‘楞’ 자를 쓴다.

304 『醫學綱目』 卷之十三 肝膽部 目疾門 「倒睫拳毛」 (앞의 책, 242쪽).

도첩권모

눈물이 줄줄 흐르면서 점차 예막이 생기고 눈꺼풀도 조금씩 당기면서 속눈썹이 뒤집어져 눈을 뜰 수 없고 눈동자를 찌르는 듯한 통증이 있다. 이것은 비脾가 풍열을 받은 것으로, 먼저 사간산(처방은 앞에 있다)을 먹은 뒤 오퇴산을 먹는다(『세의득효방』). 신효명목탕이나 명목세신탕을 쓴다(『난실비장』). ○ 도첩권모는 속눈썹이 뒤집어져 눈 속으로 들어가 눈 가운데를 찌르는 것이다(『의학강목』). ○ 눈시울이 팽팽하게 당기면서 오므라드는 것은 점차 도첩권모가 생기려는 것이다. 대개 양이 허하면 눈시울이 팽팽하게 당겨지고 음이 허하면 눈동자가 〔초점을 잃고〕 흩어지며 커진다(『의학강목』). ○ 도첩권모는 눈이 팽팽하게 당기 면서 눈꺼풀이 오므라들기 때문에 생긴다. 속에 숨어 있던 열이 음을 공격하면 기가 바깥으로 나오는데, 치료하는 방법은 속에 있는 열과 화사火邪를 없애는 것이다. 그러면 당기던 눈시울이 풀어지면서 속눈썹이 똑바로 펴지며 밖으로 나오게 되고 예막은 저절로 없어지게 된다. 손으로 눈꺼풀을 잡고 밖으로 뒤집어서 삼릉침으로 찔러 뜨거운 피〔熱血〕를 빼내는데, 왼쪽 손톱에 침의 끝을 대고 움직이지 않게 한다. 즉시 효과가 있다(『의학강목』). ○ 치료하는 방법으로는 무명이(광물성 약재이다)를 가루내어 종이 가운데에 놓고 심지처럼 만들어 양 끝을 꼰 다음 〔한쪽에〕 불을 붙였다가 입으로 훅 불어 불이 꺼진 뒤 나오는 연기를 환부에 쏘이면 뒤집어진 속눈썹이 저절로 바로 서게 된다. 또는 뒤집어진 속눈썹을 뽑아버리고 이〔蝨〕의 피를 눈에 점안하는데, 몇 번 되풀이하면 낫는다(『의학강목』). ○ 또 다른 방법으로는 목별자 한 개를 껍질을 버리고 찧어서 태운 다음 솜에 싸서 코를 막는데, 왼쪽 눈이 아프면 오른쪽 코를 막고 오른쪽 눈이 아프면 왼쪽 코를 막은 다음 하루나 이틀 밤이 지나면 뒤집어진 속눈썹이 저절로 펴지게 된다(『의학정전』).

---

305 『醫學綱目』 卷之十三 肝膽部 目疾門 「倒睫拳毛」
(앞의 책, 243쪽).
306 '無名異'는 산화물류의 광물 연망간석의 광석이
다. 味甘性平하고, 足少陰腎經과 足厥陰肝經에 들
어간다.
307 '撚子'는 紙繩, 곧 빔지를 말한다. 종이를 손으로

꼬아 심지처럼 만든 것이다. '撚', 비틀 년. 꼬다.
308 『醫學綱目』 卷之十三 肝膽部 目疾門 「倒睫拳毛」
'治倒睫眼方'(앞의 책, 243쪽).
309 『醫學正傳』 卷之五 「目病」 '方法'(앞의 책, 272쪽).

風牽瞼出

上下瞼俱赤, 或翻出一瞼在外, 此脾受風毒. 宜五退散. 若年深, 瞼內俱赤, 則不治〔得效〕[310].

神崇[311]疼痛

舊無根因, 忽然疼痛, 或如鍼刺, 或如火灸, 兩太陽穴掣痛, 早輕晚重. 先宜求福, 却服石決明散〔得效〕[312]. ○ 犯土傷眼痛, 點三光膏〔醫鑑〕[313].

旋螺尖起[314]

目痛生瞖膜, 尖起而赤, 似旋螺. 先服通肝散, 次服石決明散〔得效〕[315].

鶻眼凝睛[316]

輪硬而不能轉側, 此爲鶻眼凝睛, 不可治〔得效〕[317].

---

310 『世醫得效方』卷第十六 眼科 七十二證方 外障「風牽瞼出四十五」(앞의 책, 274쪽).

311 '崇', 빌미 수.

312 『世醫得效方』卷第十六 眼科 七十二證方 外障「神崇疼痛四十六」(앞의 책, 274쪽).

313 『古今醫鑑』에는 이 처방이 나오지 않는다.

314 '旋螺尖起'는 소라의 아래쪽처럼 빙 돌아가며 솟아 있는 듯한 돌기를 말한다.

315 『世醫得效方』卷第十六 眼科 七十二證方 外障「旋螺尖起四十七」(앞의 책, 274쪽).

풍견검출

위아래 눈꺼풀이 모두 붉어지면서 간혹 한쪽 눈꺼풀이 바깥쪽으로 뒤집어지는 것을 말하는데, 이것은 비脾가 풍독을 받았기 때문이다. 오퇴산을 쓴다. 만약 오래되어 눈꺼풀 안쪽까지 모두 붉어지면 치료할 수 없다(『세의득효방』).

신수동통

눈병에 걸릴 만한 이유가 없는데 갑자기 심한 통증이 오는 것으로, 마치 침으로 눈을 찌르는 듯하거나 뜸으로 눈을 지지는 듯 아프면서 양쪽의 태양혈 부위를 당기는 듯한 통증이 있고, 낮에는 덜하고 밤에 더 아픈 것이다. 먼저 병이 낫기를 기도한 후 석결명산을 먹는다(『세의득효방』). ○ 눈에 흙이 들어가 눈이 상하여 아프면 삼광고로 점안한다(의감).

선라첨기

눈이 아프면서 예막이 생기는데, 끝이 뾰족하게 나오고 붉은색이며 마치 소라껍데기가 빙글빙글 감고 있는 듯한 모양이다. 먼저 통간산을 먹고 난 뒤에 석결명산을 먹는다(『세의득효방』).

골안응정

안륜근眼輪筋이 굳어서 눈알을 돌리거나 좌우로 움직일 수 없는 것을 골안응정이라고 한다. 치료할 수 없다(『세의득효방』).

---

316 '鶻', 송골매 골. 산비둘기.
317 『世醫得效方』 卷第十六 眼科 七十二證方 外障「鶻
　　眼凝睛四十八」(앞의 책, 274쪽).

轆轤轉關

睛藏上下瞼, 不能歸中, 所以言之爲轆轤也[318], 亦難治. 且服天門冬飮子, 及瀉肝散[319]〔得效〕. ○ 風寒入貫瞳人, 攻於眼帶[320], 則瞳人牽曳向下, 名曰墜睛眼, 亦轆轤轉關之類. 若日數漸多, 卽拽破瞳人, 兩眼俱陷, 則不見物. 宜服犀角散[321]〔類聚〕.

被物撞打

目被撞打, 疼痛無時, 瞳人被驚, 昏暗濛濛, 眼眶停留瘀血. 宜貼地黃膏, 次服石決明散[322]〔得效〕. ○ 眼被物撞打着, 睛出, 眼帶未斷, 卽推入瞼中, 勿驚觸, 於四畔以生地黃細擣, 厚付之, 兼服生地黃散. 若有瘀血, 以鍼刺出, 且用點藥. 如眼帶斷睛損[323], 卽不可治[324]〔類聚〕.

撞刺生瞖

因撞刺生瞖疼痛, 或兼風熱, 轉加痛楚, 昏暗不見. 宜先服經效散, 次服石決明散[325]〔得效〕.

---

318 ‘轆轤’는 도르래를 말하는데, 이것은 도르래처럼 눈동자가 위아래로 움직이기 때문이다.

319 『世醫得效方』 卷第十六 眼科 七十二證方 外障 「兩瞼粘睛二十八」(앞의 책, 274쪽).

320 ‘眼帶’는 外眼筋[眼輪筋]을 말한다. 네 개의 곧은살[直筋](上直筋, 下直筋, 內直筋, 外直筋)과 두 개의 비낌살[斜筋](上斜筋, 下斜筋)이 속한다. 상직근은 위로, 하직근은 아래로, 내직근은 안쪽으로, 외직근은 바깥쪽으로, 상사근은 안쪽 아래로, 하사근은 바깥쪽 위로 눈알을 돌리는 작용을 한다(『동의학사전』, 1,061쪽). [ ]안의 보충은 역자의 것이다.

321 『醫方類聚』 卷之六十六 眼門三 「治墜睛諸方」(의학연구원 동의학연구소 옮김, 『의방유취』 제5분책, 651쪽). 원문과 들고남이 있다. 『太平聖惠方』

녹로전관

눈동자가 눈꺼풀 위나 아래쪽에 감춰져 있고〔위아래로는 움직이지만〕한가운데로 돌아가지 못하기 때문에 '녹로轆轤'라고 한다. 이것 또한 치료하기 어렵다. 천문동음자나 사간산을 먹는다(『세의득효방』). ○ 풍한이 눈동자 속으로 들어가 안륜근을 공격하면 눈동자가 당겨서 아래쪽으로 쏠리게 되는데 이것을 추정안墜睛眼〔아래로 떨어진 눈동자〕이라고 하며, 이것 또한 녹로전관의 한 종류이다. 만약 여러 날이 지나면 눈동자가 당겨져 찢어지게 되어 두 눈이 모두 쑥 들어가 사물을 볼 수 없게 된다. 서각산을 쓴다(『의방유취』).

피물당타

눈을 얻어맞거나 부딪쳐 시도 때도 없이 아프고 눈동자가 놀라서 눈이 어둡고 침침한데, 이것은 눈자위에 어혈이 머물러 있기 때문이다. 지황고를 눈에 붙인 뒤 석결명산을 먹는다(『세의득효방』). ○ 어떠한 물체에 눈을 얻어맞거나 부딪쳐 눈알이 빠져나왔는데, 안륜근이 끊어지지 않았으면 즉시 눈알을 눈 속으로 밀어 넣은 다음 손대지 말고 생지황을 곱게 찧어서 눈 가장자리에 둘러싸듯 두껍게 바르고 생지황산을 먹는다. 만약 어혈이 있으면 침으로 찔러 어혈을 빼내고 점안약을 넣는다. 안륜근이 끊어졌거나 눈동자가 상하였으면 치료할 수 없다(『의방유취』).

당자생예

눈을 얻어맞거나 찔려서 예막이 생기고 심하게 아픈데다가 풍열이 더해지면 더욱 심하게 아프며 눈이 어둡고 침침하여 볼 수 없게 된다. 먼저 경효산을 먹은 뒤 석결명산을 먹는다(『세의득효방』).

卷三十三「治墜睛諸方」(앞의 책, 973쪽). 원문과 들고남이 있다.

322 『世醫得效方』卷第十六 眼科 七十二證方 外障「被物撞打五十」(앞의 책, 275쪽).

323 道光本에는 '眼帶'가 '眼蒂'로 되어 있다.

324 『醫方類聚』卷之六十六 眼門三「治眼被物撞打諸方」(의학연구원 동의학연구소 옮김, 『의방유취』 제5분책, 662쪽). 원문과 들고남이 있다. 『太平聖惠方』卷三十三「治眼被物撞打諸方」(앞의 책, 985쪽). 원문과 들고남이 있다.

325 『世醫得效方』卷第十六 眼科 七十二證方 外障「撞刺生瞖五十一」(앞의 책, 275쪽).

血灌瞳人

瞳人爲血灌注, 痛如錐刺, 皆無瞖膜, 視物不明. 由肝氣閉, 血無所歸而得. 宜引血歸肝, 宜服通血元, 車前散〔得效〕[326]. ○ 又恐生花, 再服還睛散〔入門〕[327]. ○ 若生瞖障, 生地黃汁和大黃末, 成膏, 帛鋪二寸許, 奄眼上, 久則易之〔得效〕[328].

眯目飛塵飛絲

塵埃入目, 粘睛不脫, 或被飛絲所侵, 或被砂石所苦, 疼痛隱澁[329], 揩碎不開. 宜用瞿麥散〔得效〕[330]. ○ 飛絲落眼, 磣痛不開, 好墨濃磨, 新筆蘸入目中, 閉少時, 開看[331], 其絲自成塊, 着在眼睛上, 却以綿輕輕惹下, 卽愈. 未盡再點〔綱目〕[332]. ○ 飛絲入眼, 大麻子一合杵碎, 井水一椀浸攪, 却將舌浸水中, 涎沫自出, 神效. 一方, 茄子葉杵碎如麻子法, 尤妙〔綱目〕[333]. ○ 飛絲入目, 刮取人指甲上細屑, 以筯頭點津唾, 蘸爪屑入眼中, 其絲自聚, 拔去. 又, 取人頭垢點入眼中, 絲卽出〔綱目〕[334]. ○ 諸物眯目, 牛筋槌擘如絲, 着睛上, 輕按之自出. 又以新筆蘸繳出之. 又好墨磨汁點眼中, 立出〔綱目〕[336].

326 『世醫得效方』卷第十六 眼科 七十二證方 外障「血灌瞳人五十二」(앞의 책, 275쪽).

327 이 구절은 『醫學入門』이 아니라 『世醫得效方』卷第十六 眼科 七十二證方 外障「血灌瞳人五十二」(앞의 책, 275쪽) '通血圓'의 처방 설명에서 나온 구절이다.

328 『世醫得效方』卷第十六 眼科 七十二證方 外障「熱證」(앞의 책, 278쪽). '又方'에 나온다.

329 『世醫得效方』에는 '隱'이 '引'으로 되어 있다.

330 『世醫得效方』卷第十六 眼科 七十二證方 外障「眯目飛塵五十三」(앞의 책, 275쪽).

331 『醫學綱目』에는 '開看'이 '以手張開'로 되어 있다.

혈관동인

눈동자로 피가 몰려들어 송곳으로 찌르는 듯이 아프고 예막은 전혀 없는데도 제대로 보이지 않는 것이다. 이것은 간기肝氣가 막혔기 때문에 피가 되돌아갈 곳이 없어서 생기는 것이다. 이때에는 마땅히 피를 간으로 되돌아가게 하여야 하는데, 통혈원이나 차전산을 먹는다 (『세의득효방』). ○ 안화가 생길 것 같으면 환정산을 다시 먹는다(입문). ○ 만약 예장이 생기면 생지황즙에 대황가루를 개서 고약을 만들어 비단 천에 두 치 정도 발라 눈 위에 덮어두는데, 오래되면 띠를 갈아준다(『세의득효방』).

미목비진비사

티끌이 눈에 들어가 눈동자에 달라붙어 나오지 않거나 실밥이 날아다니다가 눈에 들어가거나 모래가 눈에 들어가서 아프고 깔깔한데 눈을 비벼도 뜰 수 없다. 구맥산을 쓴다(『셰의득효방』). ○ 실밥이 날아다니다가 눈에 들어가 모래가 들어간 것처럼 아프며 눈을 뜰 수 없을 때에는 좋은 먹을 진하게 갈아 새 붓에 묻혀 눈에 점안한 다음 눈을 잠시 감고 있다가 〔손으로〕 눈을 벌리면 실밥이 덩어리가 되어 눈동자 위에 붙어 있게 되는데, 솜으로 살살 빼내면 곧 낫는다. 실밥이 다 빠져나오지 않았으면 다시 점안한다(『의학강목』). ○ 날아다니던 실밥이 눈에 들어가면 대마자〔삼씨〕 한 홉을 절구에 넣고 곱게 빻아 정화수 한 사발에 가루를 넣고 휘저은 다음 혀를 물속에 담그고 있으면 침이 흘러나오면서 〔실밥이〕 저절로 빠져나오는데, 효과가 매우 좋다. 또 다른 방법으로는 〔대마자 대신〕 가자엽으로 앞의 방법과 같이 하는데, 더욱 효과가 있다(『의학강목』). ○ 날아다니던 실밥이 눈에 들어가면 손톱 위를 〔칼 같은 것으로〕 긁어 고운 손톱가루를 모아 젓가락의 머리〔뭉툭한 곳〕에 침을 묻혀 손톱가루를 찍어서 눈에 넣으면 실밥이 저절로 뭉치게 되는데 이것을 빼낸다. 또 사람의 머리때를 눈에 넣으면 실밥이 곧 나온다(『의학강목』). ○ 눈에 들어간 모든 티는 소의 힘줄을 망치로 드드려 실처럼 만들어 눈동자 위에 대고 살살 쓸어내면 저절로 나온다. 또는 새 붓을 눈에 대고 실을 휘감아 〔쓸어내듯〕 빼낸다. 또한 좋은 먹을 갈아 만든 먹물로 눈에 점안하면 티가 바로 빠져나온다(『의학강목』).

---

332 『醫學綱目』 卷之十三 肝膽部 目疾門 「飛絲塵垢入目」(앞의 책, 243쪽).

333 『醫學綱目』 卷之十三 肝膽部 目疾門 「飛絲塵垢入目」(앞의 책, 243쪽).

334 『醫學綱目』 卷之十三 肝膽部 目疾門 「飛絲塵垢入目」(앞의 책, 243쪽). 원문과 들고남이 있다.

335 '繳', 얽힐 교. 걸리다, 휘감기다.

336 『醫學綱目』 卷之十三 肝膽部 目疾門 「飛絲塵垢入目」(앞의 책, 243쪽).

天行赤目

目忽赤腫, 晨昏痛澁, 長幼相似, 此天行時疾, 宜服瀉肝散, 洗以五行湯〔得效〕[337]. ○ 宜服石決明散, 救苦湯, 以洗眼湯洗之. 以五黃膏, 地黃膏貼之, 效〔丹心〕[338][339].

赤眼後生翳

此證, 輕則無妨, 重則疼痛, 而白睛紅花, 乃生翳膜. 此由五藏積熱, 宜貼地黃膏, 次服瀉肝散〔得效〕[340]. ○ 暴赤後, 熱流肺經, 輕則矇朧而已, 重則生雲膜. 如黃膜從下生, 而上衝黑睛者, 可治. 如赤膜從上生, 下遮覆黑睛, 名曰垂簾膜. 難治〔入門〕[341]. ○ 宜服觀音夢授丸.

胎風赤爛

小兒初生, 便有此證, 至三四歲, 雙目紅而弦邊赤爛, 時復痒痛. 先服消風散 方見頭部, 以湯泡散洗之, 以龍腦膏點之〔得效〕[342].

風赤瘡疾

眼兩瞼似朱砂塗而生瘡, 黑睛端然無所染. 此因脾藏風熱, 久不治則生翳膜. 宜服五退散, 洗以湯泡散〔得效〕[343].

337 『世醫得效方』에는 이 구절이 "目忽赤腫, 晨昏痛澁, 此天行時疾, 或長幼傳染不安"으로 되어 있다.

338 『世醫得效方』卷第十六 眼科 七十二證方 外障「天行赤目五十四」(앞의 책, 275쪽).

339 『丹溪心法附餘』風熱門「眼目」(앞의 책, 480쪽).

340 『世醫得效方』卷第十六 眼科 七十二證方 外障「兩瞼粘睛二十八」(앞의 책, 275쪽).

341 『醫學入門』外集 卷四 雜病分類 風類「眼」(앞의

천행적목

눈이 갑자기 붉게 부어오르는 것으로, 아침저녁으로 눈이 어둡고 아프며 깔깔한데 어른과 어린아이가 서로 비슷하게 나타나면 이는 계절에 따라 유행하는 전염병이다. 사간산을 먹으면서 오행탕으로 눈을 씻는다(『세의득효방』).　○ 석결명산이나 구고탕을 먹으면서 세안탕으로 눈을 씻는다. 오황고나 지황고를 붙여도 효과가 있다(『단계심법부여』).

폭적안후생예

이 병은 가볍게 앓으면 별 탈이 없으나, 심하게 앓으면 아프면서 흰자위가 홍화꽃처럼 되었다가 예막이 된다. 이것은 오장에 열이 뭉쳐 생기는 것으로, 지황고를 붙인 후 사간산을 먹는다(『세의득효방』).　○ 눈이 갑자기 충혈된 뒤에 열이 폐경肺經으로 흘러 들어가는데, 가볍게 앓으면 눈이 몽롱하다가 낫지만 심하게 앓게 되면 구름 같은 예막이 생긴다. 누런 막이 아래에서 생겨나 위로 검은자위를 치받는 것은 치료할 수 있다. 그러나 붉은 막이 위에서 생겨나 아래로 검은자위를 뒤덮는 것을 수렴막垂簾膜이라고 하는데, 이것은 치료하기 어렵다(『의학입문』).　○ 관음몽수환을 먹는다.

태풍적란

갓난아이에게 갑자기 생기는데 3~4세가 되면 두 눈이 충혈되고 눈시울이 붉게 짓무르며, 때때로 가려우면서 아픈 것이 반복된다. 먼저 소풍산(처방은 「두문」에 있다)을 먹고 탕포산으로 눈을 씻으면서 용뇌고를 붙인다(『세의득효방』).

풍적창질

위아래 눈꺼풀이 마치 주사朱砂를 칠한 듯 빨갛게 되며 종기가 생기는데, 검은자위만은 깨끗하다. 이것은 비장이 풍열을 받았기 때문에 생기는 것으로, 오랫동안 치료하지 않으면 예막이 생긴다. 오퇴산을 먹으면서 탕포산으로 눈을 씻는다(『세의득효방』).

책, 350쪽). 원문과 들고남이 있다.

342 『世醫得效方』 卷第十六 眼科 七十二證方 外障 「兩
　　瞼粘睛二十八」(앞의 책, 275쪽).

343 『世醫得效方』 卷第十六 眼科 七十二證方 外障 「兩
　　瞼粘睛二十八」(앞의 책, 275쪽).

衝風淚出

至冬月尤甚, 此因肺虛, 遇風冷而發, 宜白殭蠶散〔得效〕[344]. ○ 衝風淚出, 俗言作冷淚者, 非也. 風衝于內, 火發于外[345], 風熱相搏, 由是淚出. 宜服當歸飮子 方未詳[346], 外以貝母大而白膩者一枚, 加胡椒七粒, 不犯銅鐵, 硏爲細末, 臨臥點眼, 妙〔子和〕[347]. ○ 眵淚熱而交流, 兩瞼赤者, 屬肝熱之甚. 食後呑當歸龍薈丸 方見五臟. 肝虛客熱, 迎風冷淚者, 歸葵湯, 木賊散〔入門〕[348]. ○ 眼出冷淚, 虛則四物湯, 加木賊防風甘菊白芷. 實則用蒼朮散〔類聚〕.

暴風客熱

眼爲暴風熱所攻, 白睛起障覆黑珠, 瞼腫痒痛. 宜服瀉肝散, 淸肺散〔得效〕[349].

瞼硬睛痛

瞼中紅赤而堅硬, 眼睛疼痛而淚出, 怕日羞明. 宜通肝散. 若有瞖障, 點春雪膏〔得效〕[350].

痛如鍼刺

睛忽然疼痛如鍼刺, 雙目根緊急, 坐臥不安, 此熱毒在心. 宜先服洗心散 方見火門, 次服還睛散〔得效〕[351].

---

344 『世醫得效方』卷第十六 眼科 七十二證方 外障「衝風淚出五十八」(앞의 책, 275쪽).

345 『儒門事親』에는 '風衝于內, 火發于外'가 '風衝于外, 火發于內'로 되어 있다. 『醫學綱目』에는 『東醫寶鑑』과 같이 되어 있다(『醫學綱目』卷之十三 肝膽部 目疾門「目淚不止」, 앞의 책, 240쪽).

346 『醫學綱目』에는 '子和'의 글을 인용하여 內治에

當歸飮子를 쓴다고 하였다. "當歸大黃柴胡人參黃芩甘草芍藥各一兩, 滑石半兩. 上切碎, 每服三錢至五錢, 水一盞, 生薑三片, 同煎七分, 去渣, 溫服"(『醫學綱目』卷之十三 肝膽部 目疾門「目淚不止」, 앞의 책, 240쪽). 『儒門事親』「寒門」에는 '兼治於內者' 항목에 防風當歸飮子가 나오는데 여기에는 방풍이 더 들어 있다(『儒門事親』卷十二 三法六門

충풍누출

겨울이 되면 더욱 심하다. 이는 폐肺가 허한데다 찬바람〔風冷〕을 맞아 생기는 것이다. 백강잠산을 쓴다(『세의득효방』). ○ 충풍누출을 일반인들은 '찬 눈물〔冷淚〕'이라고도 하는데 이것은 잘못된 것이다. 풍風은 〔밖에서〕 안으로 치받고 화火는 〔안에서〕 밖으로 쏘아대서 풍열이 서로 맞부딪치기 때문에 눈물이 나는 것이다. 당귀음자(처방은 모른다)를 먹는데, 외용약으로는 크고 희면서 두꺼운 패모 한 개와 호초 일곱 알을 쇠나 구리에 닿지 않게 하여 곱게 가루내어 잠잘 때 점안하면 효과가 있다(『유문사친』). ○ 눈곱이 끼면서 뜨거운 눈물이 번갈아 나오며 양쪽 눈꺼풀이 붉어지는 것은 간열肝熱이 심하기 때문이다. 식후에 당귀용회환(처방은 「오장문」에 있다)을 먹는다. 간이 허하면서 열이 있을 때 바람을 맞아 차가운 눈물이 날 때에는 귀규탕이나 목적산을 쓴다(『의학입문』). ○ 눈에서 차가운 눈물이 나는데 허하면 사물탕에 목적·방풍·감국·백지를 더하여 쓰고, 실하면 창출산을 쓴다(유취).

폭풍객열

풍열이 갑자기 눈을 공격하여 생기는데, 흰자위에서 예장이 생겨 검은자위를 뒤덮고 눈꺼풀이 부으면서 가렵고 아프다. 사간산이나 청폐산을 먹는다(『세의득효방』).

검경정통

눈꺼풀 속이 빨갛게 되면서 단단해지고 눈동자가 아프면서 눈물이 나며 눈이 부셔서 해를 볼 수 없다. 통간산을 쓰는데, 예장이 있으면 춘설고를 점안한다(『세의득효방』).

통여침자

눈동자에 갑자기 침으로 찌르는 듯한 통증이 있고 양쪽 눈의 뿌리〔목계目系〕가 당겨서 앉아도 누워도 편안하지 않은데, 이것은 심心에 열독이 있기 때문이다. 먼저 세심산(처방은 「화문」에 있다)을 먹은 후 환정산을 먹는다(『세의득효방』).

「寒門」, 앞의 책, 300쪽).

347 『儒門事親』 卷十一 治病雜論 「風論」(앞의 책, 255쪽).

348 『醫學入門』 外集 卷四 雜病分類 風類 「眼」(앞의 책, 350쪽). 원문과 들고남이 있다.

349 『世醫得效方』 卷第十六 眼科 七十二證方 外障 「暴風客熱五十九」(앞의 책, 275쪽).

350 『世醫得效方』 卷第十六 眼科 七十二證方 外障 「瞼硬疼痛六十」(앞의 책, 275쪽).

351 『世醫得效方』 卷第十六 眼科 七十二證方 外障 「痛如鍼刺六十一」(앞의 책, 275쪽).

痒極難任

眼痒極甚, 瞳子連眥頭皆痒, 不能收瞼. 此因膽[352]受風熱得之. 宜
服驅風一字散[353]〔得效〕.

瞳人乾缺

眼睛乾澁, 全無淚液, 始則疼痛, 後來稍定, 或白或黑, 不見物.
此證不可治[354]〔得效〕.

黃膜上衝

黑睛從下生黃膜, 上衝疼痛, 甚至閉澁難開. 此脾[355]受風, 食毒[356]而
作, 宜服犀角飮[357]〔得效〕.

赤膜下垂

眼中有膜, 自上垂下遮黑睛, 名垂簾膜. 望風淚出, 怕日羞明,
此客邪[358]上衝, 用百點膏, 點之, 次服通肝散[359]〔得效〕.

---

352 『世醫得效方』에는 ‘膽’이 ‘淸淨腑’로 되어 있다.
　　淸淨腑는 곧 膽이다.
353 『世醫得效方』卷第十六 眼科 七十二證方 外障「痒
　　極難任六十二」(앞의 책, 275쪽).
354 『世醫得效方』卷第十六 眼科 七十二證方 外障「瞳
　　仁乾缺六十四」(앞의 책, 276쪽).
355 『世醫得效方』에는 ‘脾’가 ‘脾經’으로 되어 있다.
356 『世醫得效方』에는 ‘毒’ 뒤에 ‘傷胃’가 더 있다.

양극난임

눈이 몹시 가려운 것으로, 눈동자와 눈초리 끝이 모두 가려워서 눈을 감을 수 없다. 이것은 담膽이 풍열을 받아 생기는 것이다. 구풍일자산을 쓴다(『세의득효방』).

동인건결

눈동자가 메마르고 깔깔하지만 눈물은 전혀 나오지 않는 것으로, 처음에는 그냥 아프기만 하다가 나중에는 좀 나아지지만 눈앞이 하얘지거나 캄캄해지다가 사물을 보지 못하게 된다. 이 병은 치료할 수 없다(『세의득효방』).

황막상충

검은자위의 아래에서부터 누런 예막이 생겨서 위로 치받아 아픈데, 심하면 눈이 감기고 깔깔하여 눈을 뜨기가 어렵게 된다. 이것은 비脾가 풍風을 받거나 식독食毒으로 인하여 생긴다. 서각음을 쓴다(『세의득효방』).

적막하수

눈에 예막이 생겨 위에서 드리워져 아래로 내려와 검은자위를 막는 것으로, 수렴막이라고 한다. 바람을 맞으면 눈물이 나고 눈이 부셔서 해를 보지 못하는데, 이것은 사기가 위로 치받기 때문이다. 백점고를 눈에 점안한 후 통간산을 먹는다(『세의득효방』).

357 『世醫得效方』卷第十六 眼科 七十二證方 外障「黃膜上衝六十五」(앞의 책, 276쪽).

358 『世醫得效方』에는 '邪'가 '熱'로 되어 있다.

359 『世醫得效方』卷第十六 眼科 七十二證方 外障「赤膜下垂六十六」(앞의 책, 276쪽).

小眥赤脈

小眥中生赤脈, 漸漸衝眼, 急宜早治. 此三焦積熱, 宜服犀角飲, 忌熱毒物, 及房事[得效][360].

小兒通睛

嬰兒雙眼睛通者, 欲觀東邊則見西邊, 若振掉頭腦, 則睛方轉. 此肝受驚風, 宜服牛黃丸[入門][361].

小兒胎[362]中生贅

眼瞼中生贅[363]子, 初生如麻子大, 日漸如豆, 懸垂瞼內. 此脾經風熱所攻, 宜服五退散加減[得效][364].

小兒靑盲

胎中受風, 五藏不和, 嘔吐黃汁, 兩眼一同, 視物不明. 無治法[得效][365]. ○ 靑盲者, 瞳子黑白分明[366], 直物而不見者也[回春][367].

360 『世醫得效方』 卷第十六 眼科 七十二證方 外障 「小眥赤脈六十七」(앞의 책, 276쪽).

361 『醫學入門』 外集 卷四 雜病分類 風類 「眼」(앞의 책, 350쪽). 원문과 들고남이 있다.

362 『世醫得效方』에는 '胎'가 '瞼'으로 되어 있다.

363 '贅', 혹 췌.

364 『世醫得效方』 卷第十六 眼科 七十二證方 外障 「小兒瞼中生贅七十」(앞의 책, 276쪽).

365 『世醫得效方』 卷第十六 眼科 七十二證方 外障 「小兒靑盲七十二」(앞의 책, 276쪽).

소자적맥

바깥 초리에서 핏발이 서면서 점차 눈으로 치받는데, 빨리 치료하여야 한다. 이것은 삼초三焦에 열이 뭉쳤기 때문으로, 서각음을 쓰고 열독이 있는 음식과 성관계를 피하여야 한다(『세의득효방』).

소아통정(사팔뜨기)

갓난아이의 두 눈동자가 통해 있다〔通睛〕는 것은 〔눈동자가〕 동쪽을 보려면 서쪽으로 돌아가며 머리를 흔들어야 비로소 눈동자가 도는 것으로 이것은 간이 경풍驚風을 받은 것이다. 우황환을 쓴다(『의학입문』).

소아검중생췌

눈꺼풀 속에 군살이 생기는 것으로, 처음에는 삼씨만하다가 점점 콩알만하게 커져 눈꺼풀 속에 매달려 아래로 처진다. 이것은 비경脾經이 풍열의 침입을 받은 것이다. 오퇴산을 가감하여 먹는다(『세의득효방』).

소아청맹(청맹과니)

태아가 어머니 뱃속에서 풍을 받아 오장의 기가 서로 조화되지 못하여 생기는 병으로, 누런 물을 토하면서 두 눈 모두 사물을 보지 못하는 것이다. 치료법이 없다(『세의득효방』). ○ 청맹靑盲이라는 것은 눈동자의 검은자위와 흰자위의 구분은 명확하지만 사물을 마주 대하여도 볼 수 없는 것이다(『만병회춘』).

---

366 여기에서 '直'은 '遇', '逢'의 뜻으로 쓰였다. 『萬病
　　回春』에는 '視'로 되어 있다.
367 『萬病回春』 卷之五 「眼目」(앞의 책, 281쪽).

偸鍼

目眥瘍, 俗謂之偸鍼[綱目][368]. ○ 眼眥生小疱, 細紅點如瘡, 以鍼刺破, 卽差, 故名爲偸鍼. 實解太陽經之結熱也[醫林][369]. ○ 脾間積熱, 兼宿食不消, 則生偸鍼. 秦皮剉, 和砂糖煎水, 調大黃末一錢服, 利之, 卽消[直指][370]. ○ 治偸鍼, 生南星, 生地黃同研成膏, 貼兩太陽穴, 腫自消[綱目][371]. ○ 拔去睫毛, 卽自消[俗方].

臘茶飮

治赤脈瞖. 從上而下, 此屬太陽, 宜溫散之.

芽茶, 附子, 白芷 各一錢, 細辛, 川芎, 防風, 羌活, 荊芥 各半錢.

右剉作一貼, 入鹽一撮, 水煎服[綱目][372].

夏枯草散

治肝虛, 目睛痛, 冷淚不止, 怕日羞明 方見下.

368 『醫學綱目』卷之十九 心小腸部 癰疽所發部分各相不同「目眥瘍」(앞의 책, 404쪽).

369 『玉機微義』卷二十九 眼目門「論偸針眼」(앞의 책, 344쪽).

370 『仁齋直指』卷之二十 眼目「眼目證治」'治偸鍼方'(앞의 책, 389쪽).

371 『醫學綱目』卷之十九 心小腸部 癰疽所發部分各相不同「目眥瘍」'治偸鍼眼方'(앞의 책, 404쪽).

투침(다래끼)

눈초리에 종기가 생긴 것을 일반인들은 '투침'이라고 한다(『의학강목』). ○ 눈초리에 작은 물집이 생기는데, 작고 붉은 점이 마치 종기와 같다. 이것을 침으로 찔러 물집을 터뜨리면 곧 낫기 때문에 '투침'〔침으로 빼낸다〕이라고 한다. 실은 〔이 방법이〕 태양경에 뭉친 열을 풀어준 것이다(의림). ○ 비 사이에 열이 쌓이고 식체가 오래되면 투침이 생긴다. 진피를 썰어 사탕과 함께 달인 물에 대황가루 한 돈을 타서 먹으면 설사를 하면서 바로 없어진다(『인재직지』). ○ 투침을 치료하는 방법으로는 남성(날것)을 생지황과 함께 가루내어 고약을 만들어 양쪽 태양혈에 붙이면 종기가 저절로 없어진다(『의학강목』). ○ 속눈썹을 뽑으면 저절로 없어진다(속방).

납다음

적맥예를 치료한다. 예막이 위에서 생겨 아래로 내려오는 것은 태양경에 속하는데, 따뜻하게〔溫〕하고 흩어주어야〔散〕한다.

아다 · 부자 · 백지 각 한 돈, 세신 · 천궁 · 방풍 · 강활 · 형개 각 반 돈.

위의 약들을 썰어 한 첩으로 하여 소금 한 자밤과 함께 물에 달여 먹는다(『의학강목』).

하고초산

간이 허하여 눈동자가 아프고 차가운 눈물이 쉴새없이 나면서 눈이 부셔서 해를 볼 수 없는 것을 치료한다(처방은 뒤에 있다).

---

372 『醫學綱目』 卷之十三 肝膽部 目疾門 「外障」(앞의
　　책, 228쪽).

明目流氣飮

治肝經不足, 風熱上攻, 視物昏暗, 常見黑花, 多淚隱澀, 或生
瞖障.

蒼朮 一兩, 草決明 七錢半, 大黃, 川芎, 細辛, 惡實, 甘菊, 防風,
白蒺藜, 荊芥穗, 蔓荊子, 玄參, 木賊, 黃芩, 梔子, 甘草 各五錢.
右爲末, 每二錢, 臨臥冷酒, 或蜜水調下〔入門〕[373].

神仙退雲丸

一名, 撥雲退瞖丸. 治一切瞖膜內外障, 昏無睛者[374], 服之累效,
眞妙方也.

當歸 酒洗 一兩半, 川芎, 木賊 去節童便浸焙, 密蒙花, 荊芥穗, 地
骨皮, 白蒺藜, 甘菊, 羌活 各一兩, 川椒 炒 七錢半, 瓜蔞根,
枳實, 蔓荊子, 薄荷, 草決明 炒, 甘草 灸 各五錢, 蛇蛻, 蟬蛻,
黃連 各三錢.
右爲末, 蜜和, 每一兩作十丸. 茶淸, 或湯飮, 化下一丸〔正傳〕[375].

---

373 『醫學入門』外集 卷七 通用古方詩括 「眼」(앞의 책, 604쪽).

374 『醫學正傳』에는 '治一切瞖膜內外障, 昏無睛者'가 '治一切內外障膜遮睛昏暗'으로 되어 있다.

375 『醫學正傳』卷之五 「目病」 '方法' (앞의 책, 268쪽).

명목유기음

간경이 허한데 풍열이 위〔눈〕를 공격하여 사물이 침침하게 보이고 늘 안화가 나타나며 눈물이 많이 나면서 은근히 눈이 뻑뻑하고 예장이 생기기도 하는 것을 치료한다.

창출 한 냥, 초결명 일곱 돈 반, 대황 · 천궁 · 세신 · 우방자 · 감국 · 방풍 · 백질려 · 형개수 · 만형자 · 현삼 · 목적 · 황금 · 치자 · 감초 각 닷 돈.

위의 약들을 가루내어 두 돈씩 자기 전에 찬 술이나 꿀물에 타서 먹는다(『의학입문』).

신선퇴운환

'발운퇴예환' 이라고도 한다. 예막과 내장, 외장으로 눈이 어둡고 〔예막이 동자를 덮어서〕 눈동자가 보이지 않는 것을 치료하는데, 매우 효과가 좋은 처방이다.

당귀(술로 씻은 것) 한 냥 반, 천궁, 목적(마디를 없애고 동변에 담갔다가 약한 불어 말린 것), 밀몽화, 형개수, 지골피, 백질려, 감국, 강활 각 한 냥, 천초(볶은 것) 일곱 돈 반, 과루근, 지실, 만형자, 박하, 초결명(볶은 것), 감초(구운 것) 각 닷 돈, 사태 · 선태 · 황련 각 서 돈.

위의 약들을 가루내어 꿀에 버무려서 한 냥으로 열 개의 알약을 만들어 한 알씩 맑은 찻물이나 끓인 물에 녹여서 먹는다(『의학정전』).

石決明散

治肝熱[376], 眼赤腫痛, 忽生瞖膜. 或脾熱, 瞼內如雞冠蜆肉, 或蟹睛疼痛, 或旋螺尖起.

石決明, 草決明 各一兩, 羌活, 梔子, 木賊, 靑箱子, 赤芍藥 各五錢, 大黃, 荊芥 各二錢半.

右爲末, 每二錢, 麥門冬湯調下[入門][377]. ○ 一名, 大決明散.

撥雲散

治風毒上攻, 眼目昏暗, 瞖膜遮睛, 痒痛多淚.

柴胡 二兩, 羌活, 防風, 甘草 各一兩.

右爲末, 每二錢, 以薄荷湯, 或茶淸調下. 或剉取五錢, 水煎服, 亦效[入門][378].

局方密蒙花散

治風眼昏暗多淚, 幷暴赤腫.

密蒙花, 白蒺藜 炒, 羌活, 木賊, 甘菊, 石決明 各等分.

右爲末, 每一錢, 茶淸調下[局方][379].

---

376 『醫學入門』에는 '治肝熱'이 '治肝熱因勞用役'으로 되어 있다.

377 『醫學入門』外集 卷六 雜病用藥賦 「眼」(앞의 책,

495쪽).

378 『醫學入門』外集 卷六 雜病用藥賦 「眼」(앞의 책, 495쪽). 이 처방은 『太平惠民和劑局方』에 처음 나

석결명산

간열로 눈이 빨갛게 붓고 아프면서 갑자기 예막이 생기는 것을 치료한다. 비脾의 열로 눈꺼풀 안쪽에 계관현육이 생기거나 해정동통이나 선라첨기가 생기는 것도 치료한다.

석결명·초결명 각 한 냥, 강활·치자·목적·청상자·적작약 각 닷 돈, 대황·형개 각 두 돈 반.

위의 약들을 가루내어 두 돈씩 맥문동 달인 물에 타서 먹는다(『의학입문』). ○ 대결명산이라고도 한다.

발운산

풍독風毒이 위〔눈〕를 공격하여 눈이 어둡고 침침하거나 예막이 생겨 차츰 눈을 가리게 되며 가렵고 아프면서 눈물이 많이 나는 것을 치료한다.

시호 두 냥, 강활·방풍·감초 각 한 냥.

위의 약들을 가루내어 두 돈씩 박하 달인 물이나 맑은 찻물에 타서 먹는다. 또는 〔각 약재를〕 닷 돈씩 썰어서 물에 달여 먹어도 좋다(『의학입문』).

국방밀몽화산

풍안風眼으로 눈이 어둡고 침침하면서 눈물이 많이 나는 것을 치료하며, 갑자기 눈이 빨갛게 충혈되면서 붓는 증상도 치료한다.

밀몽화, 백질려(볶은 것), 강활, 목적, 감국, 석결명 각 같은 양.

위의 약들을 가루내어 한 돈씩 맑은 찻물에 타서 먹는다(『태평혜민화제국방』).

온다(앞의 책, 234쪽).
379 『太平惠民和劑局方』 卷七 「眼目」(앞의 책, 232쪽).
　　원문과 들고남이 있다.

蟬花散

治肝經蘊熱, 毒氣上攻, 眼目赤腫, 生瞖多淚.

草龍膽, 甘菊, 密蒙花, 蔓荊子, 荊芥穗, 川芎, 蟬殼, 靑箱子,
草決明, 梔子, 防風, 木賊, 白蒺藜, 甘草 各等分.

右爲末, 每二錢, 茶淸或荊芥湯調下〔入門〕[380].

洗肝明目湯

治一切風熱, 眼目赤腫疼痛.

當歸尾, 川芎, 赤芍藥, 生地黃, 黃連, 黃芩, 梔子, 石膏, 連翹,
防風, 荊芥, 薄荷, 羌活, 蔓荊子, 甘菊, 白蒺藜, 草決明, 桔梗,
甘草 各五分.

右剉, 水煎, 食後服〔回春〕[381].

散熱飮子

治眼暴赤腫疼痛.

防風, 羌活, 黃芩, 黃連 各等分.

右剉, 五錢, 水煎服〔易老〕[382].

柴胡湯

治肝火盛目赤腫痛.

柴胡, 赤芍藥, 川芎, 當歸, 靑皮, 草龍膽, 梔子, 連翹 各一錢,
甘草 五分.

右剉作一貼, 水煎, 食後服〔回春〕[383].

---

380 『醫學入門』外集 卷七 通用古方詩括 「眼」(앞의 책, 605쪽).

381 『萬病回春』卷之五 「眼目」(앞의 책, 283쪽). 처방 명이 '洗肝明目散'으로 되어 있다.

선화산

간경肝經에 열이 쌓여 그 독이 위〔눈〕를 침범하여 눈이 붉게 충혈되면서 붓고 예막이 생기면서 눈물이 많이 나는 것을 치료한다.

용담초 · 감국 · 밀몽화 · 만형자 · 형개수 · 천궁 · 선각 · 청상자 · 초결명 · 치자 · 방풍 · 목적 · 백질려 · 감초 각 같은 양.

위의 약들을 가루내어 두 돈씩 맑은 찻물이나 형개 달인 물에 타서 먹는다(『의학입문』).

세간명목탕

모든 풍열風熱로 인하여 눈이 붉게 충혈되면서 붓고 아픈 것을 치료한다.

당귀미 · 천궁 · 적작약 · 생지황 · 황련 · 황금 · 치자 · 석고 · 연교 · 방풍 · 형개 · 박하 · 강활 · 만형자 · 감국 · 백질려 · 초결명 · 길경 · 감초 각 닷 푼.

위의 약들을 썰어 물에 달여 식후에 먹는다(『만병회춘』).

산열음자

눈이 갑자기 붉게 충혈되면서 붓고 아픈 것을 치료한다.

방풍 · 강활 · 황금 · 황련 각 같은 양.

위의 약들을 썰어 닷 돈씩 물에 달여 먹는다(『소문병기기의보명집』).

시호탕

간화肝火가 왕성하여 눈이 충혈되고 부으면서 아픈 것을 치료한다.

시호 · 적작약 · 천궁 · 당귀 · 청피 · 용담초 · 치자 · 연교 각 한 돈, 감초 닷 푼.

위의 약들을 썰어 한 첩으로 하여 물에 달여 식후에 먹는다(『만병회춘』).

---

382 『素問病機氣宜保命集』卷下 「眼目論第二十五」(앞   383 『萬病回春』卷之二 「火症」(앞의 책, 96쪽).
  의 책, 485쪽).

四物龍膽湯

治目赤腫痛, 暴作雲翳[384].

川芎, 當歸, 赤芍藥, 生乾地黃 各一錢三分, 羌活, 防風 各八分, 草龍膽, 防己 各六分.

右剉作一貼, 水煎服〔海藏〕[385].

羚羊角散

治兩瞼腫硬如桃李, 開目不得.

羚羊角 屑, 防風, 羌活, 人蔘, 赤茯苓, 升麻, 大黃, 車前子, 玄蔘, 黃芩 各七分, 梔子, 細辛 各三分.

右剉作一貼, 水煎服〔類聚〕[386].

羚羊角散

治蟹睛疼痛.

羚羊角 屑, 黃連, 赤芍藥, 蘆根, 木通, 旋覆花, 桑白皮 各一錢, 大黃 七分, 甘草 三分.

右剉作一貼, 入竹葉七片, 水煎, 食後服〔類聚〕[387].

---

384 '雲翳'는 宿翳의 하나로, 黑睛(각막)에 생긴 翳가
흰 구름이나 안개처럼 흐려진 것을 말한다. 운예가
혹정 표면에 있고 눈동자를 가려 볼 수 있을 정도
로 얕게 흐려진 것은 경중이며, 심층에 있고 시력
이 어느 정도 남아 있으면 중등도이다. 그러나 밝
고 어두운 것도 가릴 수 없을 정도로 심하게 흐려
진 것은 중증이다. 翳가 두껍고 누런색을 띠며 핏
줄이 새로 자라 들어간 것은 혹정 전반에 퍼지지
않았다 하여도 중증으로 본다(『동의학사전』,
1,143-1,144쪽).

사물용담탕

눈이 붉게 충혈되고 부으면서 아픈데, 갑자기 구름 같은 예막이 생기는 것〔雲〕을 치료한다.

천궁 · 당귀 · 적작약 · 건지황 각 한 돈 서 푼, 강활 · 방풍 각 여덟 푼, 용담초 · 방기 각 여섯 푼.

위의 약들을 썰어 한 첩으로 하여 물에 달여 먹는다(『의루원융』).

영양각산

양쪽 눈두덩이 복숭아나 오얏처럼 부으면서 단단해져 눈을 뜰 수 없는 것을 치료한다.

영양각(끌로 깎은 것), 방풍 · 강활 · 인삼 · 적복령 · 승마 · 대황 · 차전자 · 현삼 · 황금 각 일곱 푼, 치자 · 세신 각 서 푼.

위의 약들을 썰어 한 첩으로 하여 물에 달여 먹는다(『의방유취』).

영양각산

해정동통을 치료한다.

영양각(끌로 깎은 것), 황련, 적작약, 노근, 목통, 선복화, 상백피 각 한 돈, 대황 일곱 푼, 감초 서 푼.

위의 약들을 썰어 한 첩으로 하여 죽엽 일곱 잎을 넣고 물에 달여 식후에 먹는다(『의방유취』).

---

385 『醫壘元戎』 卷十一 「厥陰證」(王貺 撰, 『病機氣宜 保命集 外七種』, 859쪽). 처방 명이 '羌活龍膽湯'으로 되어 있다.

386 『醫方類聚』 卷六十六 「治瞼腫硬諸方」(의학연구원 동의학연구소 옮김, 『의방유취』 제5분책, 623쪽).

387 『醫方類聚』 卷六十六 「治蟹睛疼痛諸方」(의학연구원 동의학연구소 옮김, 『의방유취』 제5분책, 649쪽).

地黃散

治混睛.

生地黃 一兩, 赤芍藥, 當歸, 甘草 各五錢.

右剉, 五錢, 水煎服〔得效〕[388].

二黃散

治努肉攀睛.

大黃, 黃芩, 防風, 薄荷 各一錢二分半.

右剉, 蜜少許, 同煎服〔得效〕[389].

定心元

治同上.

麥門冬 一兩, 石菖蒲, 枸杞子, 甘菊 各五錢, 遠志 二錢半.

右爲末, 蜜丸梧子大. 熟水下三十丸〔得效〕[390].

速效散

治努肉紅絲, 紅白瞖障, 及白珠上有死血紅筋, 或上瞼胞腫如桃,
日夜疼痛昏暗.

黃連, 黃芩, 黃柏, 梔子, 連翹, 薄荷, 荊芥, 柴胡, 當歸, 生地
黃, 地骨皮, 天花粉, 蔓荊子, 甘菊, 惡實, 白蒺藜, 草決明, 石
決明, 枳殼, 甘草 各五分[391].

右剉作一貼, 水煎, 食後服〔醫鑑〕[392].

---

388 『世醫得效方』卷第十六 眼科 七十二證方 外障「混
　　 睛二十六」(앞의 책, 273쪽). 『世醫得效方』에는 '右
　　 剉, 五錢, 水煎服'이 '右剉散, 每服三錢, 水一盞半

煎, 食後溫服'으로 되어 있다.
389 『世醫得效方』卷第十六 眼科 七十二證方 外障「努
　　 肉攀睛二十七」(앞의 책, 273쪽).

지황산

혼정을 치료한다.

생지황 한 냥, 적작약 · 당귀 · 감초 각 닷 돈.

위의 약들을 썰어 닷 돈씩 물에 달여 먹는다(『세의득효방』).

이황산

노육반정을 치료한다.

대황 · 황금 · 방풍 · 박하 각 한 돈 두 푼 반.

위의 약들을 썰어 꿀 조금과 함께 물에 달여 먹는다(『세의득효방』).

정심원

노육반정을 치료한다.

맥문동 한 냥, 석창포 · 구기자 · 감국 각 닷 돈, 원지 두 돈 반.

위의 약들을 가루내어 꿀로 반죽하여 오자대의 알약을 만들어 서른 알씩 끓인 물로 먹는다(『세의득효방』).

속효산

노육반정으로 실핏줄이 생기는 것과 붉거나 흰 예막이 생기는 것, 흰자위 위에 죽은피로 인한 빨간 돌기(살점)가 생기는 것, 윗눈두덩이 오얏처럼 부어올라 밤낮으로 아프고 눈이 침침하며 어두운 것을 치료한다.

황련 · 황금 · 황백 · 치자 · 연교 · 박하 · 형개 · 시호 · 당귀 · 생지황 · 지골피 · 천화분 · 만형자 · 감국 · 우방자 · 백질려 · 초결명 · 석결명 · 지각 · 감초 각 닷 푼.

위의 약들을 썰어 한 첩으로 하여 물에 달여 식후에 먹는다(『고금의감』).

---

390 『世醫得效方』 卷第十六 眼科 七十二證方 外障 「努　　　391 『古今醫鑑』에는 '石決明'이 없다.
　　肉攀睛二十七」(앞의 책, 273쪽). 『世醫得效方』에　　392 『古今醫鑑』 卷九 「眼目」 '方'(앞의 책, 251쪽).
　　는 '辰砂'가 더 들어 있다.

爐甘石散

治爛弦風.

爐甘石 不以多少.

先用童便煅淬七次, 次以黃連煎湯煅淬七次, 又以雀舌茶淸煅淬七次, 三汁合置一處, 再煅三次, 放冷硏細, 入腦麝各少許. 點眼弦神妙〔綱目〕. ○又方, 綠色爐甘石, 煅淬童尿凡三次, 出火毒一日夜, 硏細, 夾黃連末, 用童尿浸, 取淸汁. 點眼胞〔直指〕.

聖草散

治爛弦風虫痒.

覆盆子葉.

擣取汁, 以皂紗蒙眼上, 將筆蘸藥汁盡兩眸於紗上, 然後以汁滴之, 當有虫出〔得效〕. ○又法, 取覆盆子軟葉, 入初男兒乳汁, 硏勻爲丸, 置眥頭上, 引虫自出〔直指〕.

淸凉散

治水瑕深瞖靑色.

蔓荊子, 荊芥穗, 苦竹葉, 甘草 各一錢半, 梔子 七分半.

右剉作一貼, 入薄荷七葉, 水煎服〔得效〕.

---

393 『醫學綱目』에는 '煎湯'이 '濃煎汁'으로 되어 있다.

394 『醫學綱目』에는 '雀舌'이 '穀前茶'로 되어 있다. '穀前'은 穀雨 이전을 말한다.

395 『醫學綱目』에는 '放冷硏細'가 '安放地上一宿, 出火氣, 細細硏'으로 되어 있다.

396 『醫學綱目』 卷之十三 肝膽部 目疾門 「風沿爛眼」 (앞의 책, 241쪽).

397 『仁齋直指』에는 '夾'이 '末'로 되어 있다.

398 『仁齋直指』 卷之二十 眼目 「眼目證治」(앞의 책, 388쪽). '爛眩方' 항목에 나온다.

399 '皂'는 '卓'의 俗子이다. '卓紗'는 검은색의 얇은

노감석산

난현풍을 치료한다.

노감석 적당량.

먼저 노감석을 동변에 일곱 번 담금질하고 황련 달인 물에 일곱 번 담금질한 다음 맑게 우려낸 작설차에 일곱 번 담금질한다.〔담금질에 썼던 동변, 황련 달인 물, 작설차〕세 가지 물을 한데 모아 그 물에 세 번 담금질한 뒤 완전히 식었을 때 곱게 가루내어 용뇌와 사향을 조금 넣는다. 난현풍이 생겼을 때 눈에 점안하면 효과가 매우 좋다(『의학강목』). ○ 또 다른 방법으로는 초록색 노감석을 동변에 세 번 담금질한 후 하룻밤 동안 내놓아 화독火毒을 뺀 뒤 곱게 가루내어 황련(가루낸 것)과 함께 동변에 담갔다가 위의 맑은 물만 따라내어 눈에 점안한다(『인재직지』).

성초산

난현풍으로 벌레가 생기고 가려운 것을 치료한다.

복분자엽.

잎을 찧어 즙을 내서 검은 비단으로 눈을 가려 묶은 뒤 붓에 즙을 묻혀 눈동자에 맞추어 비단 위에 두 눈동자를 그리고 붓의 즙이 다 없어질 때까지 즙을 떨어뜨리면 벌레가 밖으로 나오게 된다(『세의득효방』). ○ 또 다른 방법으로는 복분자의 여린 잎을 따서 첫 출산에서 남자아이를 낳은 산모의 젖을 넣고 고르게 가루내어 알약을 만들어 눈초리 끝에 놓아두면 벌레가 저절로 끌려 나오게 된다(『인재직지』).

청량산

수하심예로 푸른색 예막이 나타나는 것을 치료한다.

만형자 · 형개수 · 고죽엽 · 감초 각 한 돈 반, 치자 일곱 푼 반.

위의 약들을 썰어 한 첩으로 하여 박하 일곱 잎을 넣고 물에 달여 먹는다(『세의득효방』).

집으로, '깁'은 명주실로 약간 거칠게 짠 비단, 얇고 가는 견직물을 말한다.

400 『世醫得效方』 卷第十六 眼科 七十二證方 「風證」 (앞의 책, 279쪽).

401 『仁齋直指』 卷之二十 眼目 「眼目證治」(앞의 책, 388쪽). '爛眩方.' 『仁齋直指』에는 앞의 '爐甘石散'에

서 인용된 '又方'에 이어서 쓰는 처방으로 되어 있다.

402 『世醫得效方』 卷第十六 眼科 七十二證方 外障 「水瑕深瞖三十三」(앞의 책, 274쪽).

車前散

治肝經熱毒, 逆順生瞖, 血灌瞳人, 羞明多涙.

密蒙花, 甘菊, 白蒺藜, 羌活, 草決明, 車前子, 黃芩, 草龍膽,
甘草 各等分.

右爲末, 每二錢, 米飲調下[得效].

消毒飲

治瞼生風粟.

大黃 煨, 荊芥穗 各二錢, 惡實, 甘草 各一錢.

右剉, 水煎服[得效]. ○ 一名, 加味荊黃湯[入門].

白薇元

治漏睛膿出.

白薇 五錢, 防風, 羌活, 白蒺藜 炒, 石榴皮 各二錢半.

右爲末, 米粉糊和丸梧子大. 白湯下三十丸[得效].

黃芪散

治漏睛膿出.

黃芪, 防風, 子芩, 大黃 煨 各一錢, 地骨皮, 遠志, 人蔘, 赤茯
苓, 漏蘆 各五分.

右剉作一貼, 水煎, 食後服, 朝夕[類聚].

403 『世醫得效方』卷第十六 眼科 七十二證方 外障「兩
　　瞼粘睛二十八」(앞의 책, 273쪽).

404 『世醫得效方』卷第十六 眼科 七十二證方 外障「瞼
　　生風粟三十八」(앞의 책, 274쪽).

405 『醫學入門』外集 卷六 雜病用藥賦「眼」(앞의 책,

495쪽).

406 『世醫得效方』卷第十六 眼科 七十二證方 外障「漏
　　睛膿出四十」(앞의 책, 274쪽).

407 '子芩'은 새로 난 黃芩의 뿌리로 條芩과 같다. 오래
　　된 황금의 뿌리는 속이 비어 있어 枯芩 또는 片芩

차전산

간경의 열독으로 인하여 생긴 역생예, 순생예와 혈관동인으로 눈이 부셔서 햇빛을 볼 수 없고 눈물을 많이 흘리는 것을 치료한다.

밀몽화 · 감국 · 백질려 · 강활 · 초결명 · 차전자 · 황금 · 용담초 · 감초 각 같은 양.

위의 약들을 가루내어 두 돈씩 미음에 타서 먹는다(『세의득효방』).

소독음

검생풍속을 치료한다.

대황(잿불에 묻어 구운 것), 형개수 각 두 돈, 우방자 · 감초 각 한 돈.

위의 약들을 썰어 물에 달여 먹는다(『세의득효방』). ○ 가미형황탕이라고도 한다(『의학입문』).

백미원

누정농출을 치료한다.

백미 닷 돈, 방풍, 강활, 백질려(볶은 것), 석류피 각 두 돈 반.

위의 약들을 가루내어 쌀가루로 쑨 풀로 반죽하여 오자대의 알약을 만들어 서른 알씩 끓인 물로 먹는다(『세의득효방』).

황기산

누정농출을 치료한다.

황기 · 방풍 · 자금 · 대황(잿불에 묻어 구운 것) 각 한 돈, 지골피 · 원지 · 인삼 · 적복령 · 누로 각 닷 푼.

위의 약들을 썰어 한 첩으로 하여 물에 달여 아침저녁으로 식후에 먹는다(『의방유취』).

이라고 한다.

408 '漏蘆'는 국화과에 속한 뻐꾹채와 큰절굿대의 뿌리를 건조한 것이다.

409 『醫方類聚』 卷之六十六 眼門三 「治瞼腫硬諸方」 (의학연구원 동의학연구소 옮김, 『의방유취』 제5

분책, 620쪽). 이 처방은 『太平聖惠方』 卷第三十三 「治眼膿淚諸方」(앞의 책, 975쪽)에 처음 나온다.

龍膽散

治肝熱, 烏睛浮腫, 赤暈昏疼.

草龍膽, 梔子仁 各二錢, 防風, 川芎, 玄參, 荊芥, 茵蔯, 甘菊, 楮實子, 甘草 各一錢.

右爲末, 每二錢, 食後, 茶淸調下〔直指〕[410].

淸肺散

治肺熱上攻, 白睛腫脹, 日夜疼痛.

桑白皮, 片芩, 甘菊, 枳殼, 防風, 荊芥, 柴胡, 升麻, 赤芍藥, 當歸尾, 玄參, 苦參, 白蒺藜, 木賊, 旋覆花, 甜葶藶子, 甘草 各五分.

右剉作一貼, 水煎, 食後服〔醫鑑〕[411].

蟬花無比散

治風眼氣眼[412]昏淚痒瞖, 或頭風牽引眼小胞爛.

蒼朮 童尿浸二宿, 切晒乾, 白芍藥 各一兩, 白蒺藜 炒 八錢, 白茯苓 四錢, 石決明 製, 當歸, 防風, 羌活 各三錢, 蟬殼, 甘草 各二錢, 蛇蛻, 皂角 水洗焙, 荊芥, 細辛 各一錢.

右爲末, 每二錢. 茶淸或米泔調下, 食後〔得效〕[413].

---

410 『仁齋直指』卷之二十 眼目 「眼目證治」(앞의 책, 383쪽).

411 『古今醫鑑』卷九 「眼目」 '方' (앞의 책, 252쪽).

412 '氣眼'은 鬱怒傷肝하여 생기는 병으로, 눈이 침침하면서 눈물이 나고 눈꺼풀이 붓고 물러지며 눈이 깔깔하면서 약간 충혈된다.

용담산

간열로 검은자위가 부으면서 충혈되고 어지러우며 눈앞이 침침하고 아픈 것을 치료한다.

용담초 · 치자인 각 두 돈, 방풍 · 천궁 · 현삼 · 형개 · 인진 · 감국 · 저실자 · 감초 각 한 돈.

위의 약들을 가루내어 두 돈씩 식후에 맑은 찻물에 타서 먹는다(『인재직지』).

청폐산

폐열肺熱이 위로 치받아 흰자위가 부어오르면서 밤낮으로 아픈 것을 치료한다.

상백피 · 황금 · 감국 · 지각 · 방풍 · 형개 · 시호 · 승마 · 적작약 · 당귀미 · 현삼 · 고삼 · 백질려 · 목적 · 선복화 · 정력자(단 것) · 감초 각 닷 푼.

위의 약들을 썰어 한 첩으로 하여 물에 달여 식후에 먹는다(『고금의감』).

선화무비산

풍안風眼이나 기안氣眼으로 눈이 어둡고 눈물이 나면서 가렵고 예막이 생기며, 두통으로 눈동자가 당겨서 눈이 작아지며 눈꺼풀이 짓무르는 것을 치료한다.

창출(동변에 이틀 동안 담갔다가 썰어서 햇볕에 말린 것), 백작약 각 한 냥, 백질려(볶은 것) 여덟 돈, 백복령 너 돈, 석결명(법제한 것), 당귀, 방풍, 강활 각 서 돈, 선태 · 감초 각 두 돈, 사태, 조각(물에 씻은 후 약한 불에 말린 것), 형개, 세신 각 한 돈.

위의 약들을 가루내어 두 돈씩 식후에 맑은 찻물이나 쌀뜨물에 타서 먹는다(『세의득효방』).

413 『世醫得效方』 卷第十六 眼科 「風證」(앞의 책, 279
    쪽). 『世醫得效方』 卷第十六 眼科 七十二證方 外障
    「兩瞼粘睛二十八」(앞의 책, 273쪽). 『世醫得效方』
에는 처방 중 蟬殼이 없고 대신 菊花가 들어 있다.

槐子丸

治風邪牽引瞳人, 令眼偏視.

槐實 二兩, 覆盆子, 酸棗仁 炒, 柏子仁, 車前子, 蔓荊子, 茺蔚子, 鼠粘子 炒, 白蒺藜 炒 各一兩.

右爲末, 蜜丸梧子大. 酒下三十丸〔類聚〕[414].

五退散

治脾受風毒, 倒睫拳毛刺痛.

穿山甲 炒, 川烏 炮, 甘草 灸 各五錢, 蟬退, 蠶退, 蛇退 醋煮, 猪蹄退[415] 炒, 荊芥穗 各二錢半.

右爲末, 每二錢. 鹽湯調下, 食後〔入門〕[416].

神效明目湯

治眼楞緊急, 致倒睫拳毛, 上下瞼皆赤爛, 晴痛流淚, 隱澁難開.

甘草 二錢, 葛根 一錢半, 防風 一錢, 蔓荊子 五分, 細辛 二分.

右剉作一貼, 水煎, 食後服〔東垣〕[417].

---

414 『醫方類聚』卷之六十六 眼門三「治眼偏視諸方」(의학연구원 동의학연구소 옮김, 『의방유취』 제5분책, 625쪽). 처방 명이 '환정환'으로 되어 있다. 이 처방은 『太平聖惠方』卷三十三「治眼偏視諸方」(앞의 책, 973쪽)에 처음 나온다. 처방 명이 '槐子圓'으로 되어 있다.

415 '猪蹄退'는 돼지 발굽의 발톱을 말한다.

416 『醫學入門』外集 卷六 雜病用藥賦「眼」(앞의 책,

괴자환

풍을 맞아 눈동자가 한쪽으로 쏠려 한쪽만 보이는 것을 치료한다.

괴실 두 냥, 복분자, 산조인(볶은 것), 백자인, 차전자, 만형자, 충울자, 우방자(볶은 것), 백질려(볶은 것) 각 한 냥.

위의 약들을 가루내어 꿀로 반죽하여 오자대의 알약을 만들어 서른 알씩 술로 먹는다(『의방유취』).

오퇴산

비脾가 풍독을 받아 속눈썹이 눈동자를 찔러 아픈 것을 치료한다.

천산갑(볶은 것), 천오(싸서 구운 것), 감초(구운 것) 각 닷 돈, 선태, 잠태, 사태(식초에 삶은 것), 저제퇴(볶은 것), 형개수 각 두 돈 반.

위의 약들을 가루내어 식후에 두 돈씩 소금 끓인 물에 타서 먹는다(『의학입문』).

신효명목탕

눈초리가 팽팽하게 당기다가 점차 도첩권모가 되어 위아래 눈꺼풀이 모두 붉게 짓무르고 눈알이 아프면서 눈물이 흐르고 은근히 깔깔하며 눈뜨기 힘든 것을 치료한다.

감초 두 돈, 갈근 한 돈 반, 방풍 한 돈, 만형자 닷 푼, 세신 두 푼.

위의 약들을 썰어 한 첩으로 하여 물에 달여 식후에 먹는다(『난실비장』).

495쪽).

417 『蘭室秘藏』 卷上 眼耳鼻門 「內障眼論」 '神效明目
湯'(『東垣醫集』, 174쪽).

明目細辛湯

治同上.

羌活, 麻黃根 各一錢半, 防風 一錢, 荊芥 七分, 藁本, 白茯苓,
當歸梢 各五分, 生地黃, 蔓荊子, 川芎 各三分, 桃仁 五箇, 川
椒 四箇, 細辛, 紅花 各二分.

右剉作一貼, 水煎服〔東垣〕[418].

天門冬飮子

治眼睛不能歸中, 名曰轆轤轉關.

天門冬, 茺蔚子, 知母 各一錢, 人蔘, 赤茯苓, 羌活 各七分, 五
味子, 防風 各五分.

右剉作一貼, 水煎, 食後服〔入門〕[419].

犀角散

治墜睛失明.

車前子, 枸杞子 各一兩, 槐子, 五味子, 靑箱子, 牛蒡子 炒, 茺
蔚子, 胡黃連 各七錢半, 犀角 屑, 羚羊角 屑 各五錢, 兔肝 一
具 微灸.

右爲末, 每二錢, 食後, 以槐子煎湯調下〔類聚〕[420].

418 『蘭室秘臧』 卷上 眼耳鼻門 「內障眼論」 '明目細辛
湯'(『東垣醫集』, 175쪽).

419 『醫學入門』 外集 卷六 雜病用藥賦 「眼」(앞의 책,

495쪽).

420 『醫方類聚』 卷之六十六 眼門三 「治墜睛諸方」(의학
연구원 동의학연구소 옮김, 『의방유취』 제5분책,

명목세신탕

신효명목탕과 같은 증상을 치료한다.

강활 · 마황근 각 한 돈 반, 방풍 한 돈, 형개 일곱 푼, 고본 · 백복령 · 당귀초 각 닷 푼, 생지황 · 만형자 · 천궁 각 서 푼, 도인 다섯 개, 천초 네 개, 세신 · 홍화 각 두 푼.

위의 약들을 썰어 한 첩으로 하여 물에 달여 먹는다(『난실비장』).

천문동음자

눈동자가 한가운데로 고정되지 못하는 것을 치료하는데, 이를 녹로전관이라고 한다.

천문동 · 충울자 · 지모 각 한 돈, 인삼 · 적복령 · 강활 각 일곱 푼, 오미자 · 방풍 각 닷 푼.

위의 약들을 썰어 한 첩으로 하여 물에 달여 식후에 먹는다(『의학입문』).

서각산

눈알이 아래로 처져서 볼 수 없는 것을 치료한다.

차전자 · 구기자 각 한 냥, 괴자, 오미자, 청상자, 우방자(볶은 것), 충울자, 호황련 각 일곱 돈 반, 서각(끌로 깎은 것), 영양각(끌로 깎은 것) 각 닷 돈, 토간(살짝 구운 것) 한 구.

위의 약들을 가루내어 식후에 두 돈씩 괴자 끓인 물에 타서 먹는다(『의방유취』).

652쪽). 이 처방은 『太平聖惠方』 卷三十三 「治墜睛
諸方」(앞의 책, 974쪽)에 처음 나온다.

地黃膏

治眼被物撞打, 腫痛昏暗.

生地黃 一合 取汁, 黃連 一兩, 黃柏, 寒水石 各五錢.

右三味爲末, 和地黃汁成餠, 以紙攤貼眼上. 非但撞打, 凡風熱
赤目熱淚出, 皆可用〔得效〕[421].

生地黃散

治眼被撞打腫痛.

生乾地黃, 川芎, 羚羊角, 大黃, 赤芍藥, 枳殼, 木香 各一錢.

右剉作一貼, 水煎, 食後服〔類聚〕[422].

輕效散

治眼被撞刺, 生瞖昏痛, 不見物.

柴胡 二錢, 大黃, 當歸, 赤芍藥, 犀角 各一錢, 甘草 五分.

右剉作一貼, 水煎, 食後服〔入門〕[423].

421 『世醫得效方』卷第十六 眼科 七十二證方 外障「兩
　　瞼粘睛二十八」(앞의 책, 273쪽).

422 『醫方類聚』卷之六十六 眼門三「治拔物撞打着諸
　　方」'생건지황산'(의학연구원 동의학연구소 옮김,
　　『의방유취』제5분책, 662쪽). 이 처방은 『太平聖惠
　　方』卷三十三「治拔物撞打着諸方」(앞의 책, 985쪽)
　　에 처음 나온다. 처방 명이 '生乾地黃散'으로 되어
　　있다.

423 『醫學入門』外集 卷六 雜病用藥賦「眼」(앞의 책,
　　495쪽). '輕效散'이 '經效散'으로 되어 있다. '당

지황고

눈을 얻어맞거나 부딪쳐 붓고 아프며 침침하여 볼 수 없는 것을 치료한다.

생지황(즙을 낸 것) 한 홉, 황련 한 냥, 황백·한수석 각 닷 돈.

위의 세 가지 약을 함께 가루내어 지황즙으로 떡을 만든 다음 종이에 발라 눈 위에 붙인다. 이 방법은 단지 눈을 얻어맞았거나 부딪쳐 생긴 눈병뿐만 아니라 일반적으로 풍열로 인하여 생긴 모든 충혈과 뜨거운 눈물이 흘러내리는 증상 모두에 쓸 수 있다(『세의득효방』).

생지황산

눈을 얻어맞거나 부딪쳐 붓고 아픈 것을 치료한다.

건지황·천궁·영양각·대황·적작약·지각·목향 각 한 돈.

위의 약들을 썰어 한 첩으로 하여 물에 달여 식후에 먹는다(『의방유취』).

경효산

눈을 얻어맞거나 찔려서 예막이 생기고 눈이 어두우며 아파서 사물을 보지 못하는 것을 치료한다.

시호 두 돈, 대황·당귀·적작약·서각 각 한 돈, 감초 닷 푼.

위의 약들을 썰어 한 첩으로 하여 물에 달여 식후에 먹는다(『의학입문』).

자생예' 조문과 『東醫寶鑑』「目錄」에 따르면 '經
效散'이 맞다. 처방 구성 중 『醫學入門』에는 '連
翹'가 더 들어 있다.

通血丸 [424]

治血灌瞳人刺痛, 無障翳.

川芎, 當歸尾, 防風, 荊芥 各一兩, 生乾地黃, 赤芍藥, 甘草 各五錢.

右爲末, 蜜丸彈子大, 每一丸, 以薄荷荊芥湯嚼下, 食後〔入門〕[425].

瞿麥散

治塵砂眯目, 磣痛.

瞿麥 炒黃色 爲末. 鵝涎調和, 逐時塗眥頭, 卽開而愈〔得效〕[426].

救苦湯

治眼暴赤腫, 苦痛不可忍.

蒼朮, 草龍膽 各一錢四分, 當歸, 甘草 各一錢, 川芎 六分, 生地黃, 黃柏, 黃芩, 知母 各五分, 羌活, 升麻, 柴胡, 防風, 藁本, 黃連 各三分, 桔梗, 連翹, 細辛, 紅花 各二分.

右剉作一貼, 水煎, 食後服〔正傳〕[428].

424 앞의「血灌瞳人」조목에서 '通血元'으로 언급된 처방이다. 처방 명이『世醫得效方』에는 '通血圓'으로 되어 있다.『世醫得效方』에서는 이 처방을 쓰고 "血旣散而歸肝, 又恐眼目生花, 須再用還睛散" 하라고 하였다(『世醫得效方』卷第十六 眼科 七十

二證方 外障「血灌瞳仁五十二」(앞의 책, 275쪽). 이 문장은『醫學入門』에도 인용되어 있다.

425『醫學入門』外集 卷六 雜病用藥賦「眼」(앞의 책, 497쪽).

426『世醫得效方』卷第十六 眼科「拾遺十六方」(앞의

통혈환

혈관동인으로 찌르는 듯한 통증이 있지만 예막이 없는 것을 치료한다.

천궁·당귀미·방풍·형개 각 한 냥, 건지황·적작약·감초 각 닷 돈.

위의 약들을 가루내어 꿀로 반죽하여 탄자대의 알약을 만들어 식후에 한 알씩 박하와 형개 달인 물로 씹어 삼킨다(『의학입문』).

구맥산

눈에 티끌이나 모래가 들어가서 매우 아픈 것을 치료한다.

구맥(누렇게 볶은 것)을 가루내어 거위의 침으로 반죽하여 수시로 눈초리에 바르면 눈이 곧 뜨이면서 낫는다(『세의득효방』).

구고탕

눈이 갑자기 빨갛게 되면서 붓고 참을 수 없이 아픈 것을 치료한다.

창출·용담초 각 한 돈 너 푼, 당귀·감초 각 한 돈, 천궁 여섯 푼, 생지황·황백·황금·지모 각 닷 푼, 강활·승마·시호·방풍·고본·황련 각 서 푼, 길경·연교·세신·홍화 각 두 푼.

위의 약들을 썰어 한 첩으로 하여 물에 달여 식후에 먹는다(『의학정전』).

책, 282쪽).

427 '當歸'는 '夏月半減'하라고 하였다.

428 『醫學正傳』 卷之五 「目病」 '方法'(앞의 책, 269쪽).

五黃膏

治目赤腫痛.

黃柏 一兩, 黃連, 黃芩, 黃丹, 大黃 各五錢.

右爲末, 每一錢, 蜜水調成膏, 攤緋絹上, 隨左右貼太陽穴, 乾則以溫水潤之〔御藥〕.

觀音夢授丸

治內障, 因病赤眼, 或食鹹物而得者.

夜明砂, 當歸, 蟬退, 木賊 各三兩.

右爲末, 白羝羊肝四兩, 煮爛擣如膏, 和丸梧子大. 空心, 熟水下五十丸. 百日如故〔得效〕.

白殭蠶散

治肺虛, 遇風冷淚出, 冬月尤甚.

黃桑葉 一兩, 木賊, 旋覆花, 白殭蠶, 荊芥穗, 甘草 各三錢, 細辛 五錢.

右剉, 取七錢. 水煎, 食後服, 或爲末, 取二錢, 荊芥湯調下〔入門〕.

오황고

눈이 빨갛게 부으면서 아픈 것을 치료한다.

황백 한 냥, 황련·황금·황단·대황 각 닷 돈.

위의 약들을 가루내어 한 돈씩 꿀물에 개어 고약을 만든 다음 붉은 비단에 고약을 발라 아픈 쪽의 태양혈에 붙이는데, 마르면 따뜻한 물을 뿌려 적셔준다(『어약원방』).

관음몽수환

적안을 앓은 뒤나 짠 음식을 먹은 뒤에 내장이 생긴 것〔정안후생예〕을 치료한다.

야명사·당귀·선태·목적 각 석 냥.

위의 약들을 가루내어 거세한 흰 양의 간 녁 냥을 흐물흐물해질 때까지 삶아 고약처럼 찧은 것으로 반죽하여 오자대의 알약을 만든다. 빈속에 쉰 알씩 끓인 물로 먹는데, 백 일 동안 먹으면 낫는다(『세의득효방』).

백강잠산

폐가 허하여 풍랭風冷을 만나면 눈물이 나는데 겨울에 더욱 심해지는 것〔충풍누출〕을 치료한다.

황상엽 한 냥, 목적·선복화·백강잠·형개수·감초 각 서 돈, 세신 닷 돈.

위의 약들을 썰어 일곱 돈씩 물에 달여 식후에 먹거나 가루내어 두 돈씩 형개 달인 물에 타서 먹는다(『의학입문』).

---

433 道光本에는 '物'이 '辛'으로 되어 있다.『世醫得效
　　方』에는 '物'로 되어 있다.

434『世醫得效方』卷第十六 眼科「瞖障」(앞의 책, 280
　　쪽).

435『醫學入門』外集 卷六 雜病用藥賦「眼」(앞의 책,
　　494-495쪽).

歸葵湯

治視物昏花, 流淚隱澁, 目中溜火, 惡日與火光.
升麻 一錢, 黃芪, 酒芩, 防風, 羌活 各七分, 蔓荊子, 連翹, 生地黃, 當歸, 人蔘, 紅葵花, 生甘草 各五分, 柴胡 三分.
右剉作一貼, 水煎, 食後溫服〔入門〕[436].

木賊散

治眼多冷淚.
木賊, 木耳 燒存性 等分.
爲末, 每二錢, 熱米泔調下〔入門〕[437].

蒼朮散

治肝藏風熱盛, 眼出冷淚不止.
蒼朮, 木賊, 白蒺藜, 防風, 羌活, 川芎, 甘草 各等分.
右爲末, 每二錢, 溫米泔調下, 食後〔醫鑑〕[438].

436 『醫學入門』 外集 卷六 雜病用藥賦 「眼」(앞의 책, 495-496쪽).
437 『醫學入門』 外集 卷六 雜病用藥賦 「眼」(앞의 책, 496쪽). 처방 명이 '古木賊散'으로 되어 있다.
438 『古今醫鑑』 卷九 「眼目」 '方'(앞의 책, 253쪽). 처방 명은 없다. "治眼出冷淚. 四物湯加木賊防風, 實則用蒺藜蒼朮白蒺藜防風羌活川芎甘草爲末, 米泔水調下."

귀규탕

사물을 보면 흐릿하면서 안화가 생기고 눈물이 나면서 은근히 깔깔하며, 눈 속에 불이 번뜩이며 햇빛이나 불빛을 싫어하는 것을 치료한다.

승마 한 돈, 황기, 황금(술로 씻은 것), 방풍, 강활 각 일곱 푼, 만형자·연교·생지황·당귀·인삼·홍규화·감초(날것) 각 닷 푼, 시호 서 푼.

위의 약들을 썰어 한 첩으로 하여 물에 달여 식후에 따뜻하게 해서 먹는다(『의학입문』).

목적산

눈에서 차가운 눈물이 많이 나는 것을 치료한다.

목적·목이(소존성으로 태운 것) 각 같은 양.

위의 약들을 가루내어 두 돈씩 뜨거운 쌀뜨물에 타서 먹는다(『의학입문』).

창출산

간장에 풍열이 왕성하여 눈에서 차가운 눈물이 쉴새없이 나는 것을 치료한다.

창출·목적·백질려·방풍·강활·천궁·감초 각 같은 양.

위의 약들을 가루내어 식후에 두 돈씩 따뜻한 쌀뜨물에 타서 먹는다(『고금의감』).

驅風一字散

治眼痒極甚.

川芎, 荊芥, 川烏 炮 各五錢, 羌活, 防風 各二錢半.

右爲末, 每二錢. 薄荷湯調下, 食後[439][得效].

犀角飮

治黃膜上衝, 睛痛閉澁.

犀角 鎊屑 二錢, 羌活, 黃芩, 車前子 各一錢, 白附子, 麥門冬 各五分.

右剉作一貼, 水煎, 食後服[440][得效].

牛黃丸

治小兒通睛.

犀角 屑 二錢, 牛黃 一錢, 金箔, 銀箔 各五片, 甘草 二錢半.

右爲末, 蜜丸, 菉豆大. 每七丸. 薄荷湯呑下[441][入門].

439 『世醫得效方』卷第十六 眼科 七十二證方 外障「痒
　　極難任六十二」(앞의 책, 275-276쪽).
440 『世醫得效方』卷第十六 眼科 七十二證方 外障「黃
　　膜上衝六十五」(앞의 책, 276쪽).

441 『醫學入門』外集 雜病用藥賦「眼」(앞의 책, 497
　　쪽). "治小兒肝受驚風, 兩眼睛通, 欲觀東邊, 則見
　　西畔, 若振掉頭腦, 則睛方轉."

구풍일자산

눈이 몹시 가려운 것을 치료한다.

천궁 · 형개 · 천오(싸서 구운 것) 각 닷 돈, 강활 · 방풍 각 두 돈 반.

위의 약들을 가루내어 식후에 두 돈씩 박하 달인 물에 타서 먹는다(『세의득효방』).

서각음

황막상충으로 눈알이 아프고 눈이 감기며 깔깔한 것을 치료한다.

서각(깎아 가루낸 것) 두 돈, 강활 · 황금 · 차전자 각 한 돈, 백부자 · 맥문동 각 닷 푼.

위의 약들을 썰어 한 첩으로 하여 물에 달여 식후에 먹는다(입문).

우황환

소아통정을 치료한다.

서각(끌로 깎은 것) 두 돈, 우황 한 돈, 금박 · 은박 각 다섯 편, 감초 두 돈 반.

위의 약들을 가루내어 꿀로 반죽하여 녹두대의 알약을 만들어 일곱 알씩 박하 달인 물로 먹는다(『의학입문』).

瞖膜

瞖膜者, 風熱重則有之, 或癍痘[442]後亦生瞖[443], 此肝氣盛而發在表
也[444]. 宜發散而去之, 若反踈利, 則邪氣內蓄, 爲瞖益深. 邪氣未
定, 謂之熱瞖而浮, 邪氣已定, 謂之氷瞖而沈, 邪氣牢而深者,
謂之陷瞖. 當用焮發之物, 使其邪氣再動, 瞖膜乃浮, 佐之以退
瞖之藥, 而能自去也. 病久者, 不能速效, 宜以歲月除之〔綱目〕[445].
○ 凡瞖起於肺家[446]受熱, 輕則矇矓[447][448], 重則生瞖. 雖瞖自熱生, 然治
法先退瞖而後退熱者, 謂熱極生瞖. 若先去赤熱, 則血爲之水,
而瞖不能去矣[449]〔直指〕.

---

442 '痘'는 痘疹, 곧 천연두, 마마를 말한다.
443 『醫學綱目』에는 '或癍痘後亦生瞖'가 '或癍入眼'
　　으로 되어 있다.
444 『醫學綱目』에는 이 뒤에 '瞖膜已生, 在表明矣'라는
　　구절이 더 있다.

445 『醫學綱目』卷之十三 肝膽部 目疾門「外障」(앞의
　　책, 230쪽).
446 '肺家'는 오행 분류에 따른 폐와 연관된 모든 것,
　　예를 들면 大腸, 皮膚, 呼吸, 白睛 등을 말한다.
447 '矇', 먼눈 몽.

예막

　예막臀膜은 풍열이 거듭되어 생기거나 간혹 반진이나 두진을 앓은 뒤에도 생기는데, 이것
은 간肝의 기가 너무 왕성해져서 밖〔表〕으로 나오기 때문이다. 이때에는 〔간의 기를〕 발산시
켜 없애야 하는데, 만약 반대로 〔기를〕 소통시키거나 대변과 소변으로 사기를 내보내면 오히
려 사기邪氣가 속에서 쌓여 예막이 더욱 심해진다. 사기가 아직 자리를 잡지 못하여 떠돌아
다니는 것을 열예熱臀라고 하는데 〔예막이〕 떠 있으며, 사기가 자리를 잡은 것을 빙예氷臀라
고 하는데 〔예막이〕 가라앉아 있으며, 사기가 한곳에 몰려 깊은 곳으로 가라앉아 있는 것을
함예陷臀라고 한다. 치료할 때는 빠르게 발산시키는 약을 써서 사기를 다시 요동시키면 예막
이 떠오르게 된다. 이때 예막을 없애는 약을 좌약으로 쓰면 저절로 예막이 없어지게 할 수 있
다. 병을 앓은 지 오래되었으면 효과가 더디므로 없어질 때까지 오랫동안 치료하여야 한다
(『의학강목』).　　○ 일반적으로 예막은 폐肺 계통과 연관되어 생기는데, 열을 가볍게 받으면
눈이 흐리터분해지고 열을 많이 받으면 예막이 생긴다. 비록 예막이 열에 의하여 생긴다고는
하지만 치료에 있어서는 먼저 예막을 없앤 뒤에 열을 내려야 하는데, 이는 열이 극에 달해서
예막이 생기기 때문이다. 만약 열을 먼저 내리면 피만 물이 되고 예막을 없앨 수 없다(『인재
직지』).

---

448 '臀', 흐릴 롱.
449 『仁齋直指』 卷之二十 眼目 「眼目方論」(앞의 책, 378
　　쪽). 원문과 들고남이 있다.

○ 瞖膜輕重, 詳見內障. ○ 黑睛有瞖, 皆用知母黃柏, 宜益本滋腎丸, 明目地黃丸〔丹心〕[450]. ○ 勞慾過度, 或凉藥過多, 以致九竅不利, 靑白瞖見大眥, 乃陽氣衰少也. 宜補陽湯, 連柏益陰丸, 菊睛元. 經曰, 益火之源, 以消陰瞖[452], 是也〔東垣〕[453].

○ 新瞖所生, 宜表散, 羌活退瞖湯. 血虛有熱, 宜神仙退雲丸. 若氷瞖久不去, 宜羚羊角散. 欲燃發陷瞖, 亦羚羊角散[454], 兼服神仙退雲丸〔綱目〕[455]. ○ 因眼病漸生瞖膜, 宜決明元, 蟬花散, 菊花散, 地黃散. ○ 瞖膜通用. 撥雲退瞖丸, 正傳羊肝元, 五秀重明丸, 退雲散, 磨光散, 道人開障散, 補肝散, 決明散, 撥雲湯, 兼用點藥. ○ 膚瞖者, 眼睛上有物, 如蠅趐者, 是也. 烏賊魚骨, 龍腦各一錢. 爲細末, 日點三四度, 妙〔類聚〕[457].

450 『丹溪心法』卷四「眼目七十七」(앞의 책, 400쪽). "眼黑睛有翳, 皆用黃柏知母. 眼睛痛知母黃柏瀉腎火, 當歸養陰水. 眼中風淚出, 食後吞龍會丸, 數日三次. 冬月眼暴發痛, 亦當解散, 不宜用凉藥."

451 '靑白瞖'는 內障의 증상으로 정상적인 눈과 비슷하지만 자세히 보면 푸르면서 흰 예막이 있다. 예막이 생기는 부위에 따라 원인이 다르다.

452 '益火之源, 以消陰瞖'는 『素問』「至眞要大論篇第七十四」의 "諸寒之而熱者, 取之陰. 熱之而寒者, 取之陽, 所謂求其屬也"에 대한 王冰의 注이다.

453 『蘭室秘藏』卷上 眼耳鼻門「內障眼論」'補陽湯' (『東垣醫集』, 179-180쪽). "補陽湯治陽不勝其陰, 乃陰勝陽虛, 則九竅不通, 令靑白瞖見於大眥, 乃足太陽少陰經中鬱遏足厥陰肝經氣, 不得上通於目,

○ 예막의 증상이 가벼운 것과 심한 것에 대해서는 「내장內障」에 자세히 나와 있다. ○ 검은자위에 예막이 있을 때는 모두 지모와 황백을 쓰는데, 익본자신환이나 명목지황환을 쓴다(『단계심법』). ○ 힘든 일이나 성관계를 많이 하거나 찬약을 너무 많이 먹으면 아홉 개 구멍〔九竅〕의 기능이 순조롭지 못하게 되고 푸르면서 흰빛을 띤 예막이 안쪽 눈초리에 나타나는데, 이것은 양기가 쇠약해졌기 때문이다. 보양탕이나 연백익음환, 국정원 등을 쓴다. 왕빙은 "화火의 근원을 북돋아 음예를 없앤다"고 하였는데 바로 이러한 뜻이다(『난실비장』).

○ 예막이 새로 생겨날 때에는 겉으로 발산시켜야 하는데, 강활퇴예탕을 쓴다. 혈이 허하여 열이 생기면 신선퇴운환을 쓴다. 만약 빙예가 오랫동안 낫지 않으면 영양각산을 쓴다. 함예를 빠르게 발산시키려면 영양각산과 신선퇴운환을 함께 먹는다(『의학강목』). ○ 눈병에 걸려 점차 예막이 생기려고 할 때에는 결명원, 선화산, 국화산, 지황산 등을 쓴다. ○ 예막에는 주로 발운퇴예환, 정전양간원, 오수중명환, 퇴운산, 마광산, 도인개장산, 보간산, 결명산, 발운탕 등과 함께 점안약을 쓴다. ○ 부예膚翳는 눈동자에 파리 날개 같은 것이 있는 것이다. 오적어골과 용뇌 각 한 돈을 곱게 가루내어 하루에 서너 번 점안하면 효과가 있다(『의방유취』).

故靑白翳內阻也. 當於太陽少陰經中九原之下, 以益肝中陽氣, 衝天上行, 此乃先補其陽, 後於足太陽太陰標中(標者頭也)瀉足厥陰肝經火, 下伏於陽中, 乃次治也. 內經云, 陰盛陽虛, 則當先補其陽, 後瀉其陰, 此治法是也."

454 『醫學綱目』에는 이 뒤에 '若陰虛有熱者'라는 구절이 더 있다.

455 『醫學綱目』 卷之十三 肝膽部 目疾門 「外障」(앞의 책, 230쪽).

456 '翅', 날개 시. 나는 모양.

457 『醫方類聚』 卷之六十六 眼門三 「治眼生膚翳諸方」(의학연구원 동의학연구소 옮김, 『의방유취』 제5분책, 636쪽). 처방은 '又方'에 나온다.

益本滋腎丸

治黑睛生瞖膜, 或陰虛睛散大.

黃柏, 知母 並酒洗炒 各等分.

右爲末, 滴水和丸梧子大. 空心, 鹽湯下五七十丸〔東垣〕[458].

明目地黃丸

生精補血, 補腎益肝, 退瞖膜遮睛, 除羞澁多淚, 幷暴赤熱眼[459].

生乾地黃 酒洗, 熟地黃 各四兩, 牛膝 酒洗, 白蒺藜 炒 各三兩,

知母 鹽水炒, 黃柏 酒炒, 兔絲子 酒製, 獨活, 枸杞子 各二兩.

右爲末, 蜜丸梧子大. 空心, 鹽湯下百丸〔回春〕[460].

補陽湯

治膀胱肝腎經鬱遏[461], 不通於目, 靑白瞖見大眥.

柴胡 一錢半, 羌活, 獨活, 人蔘, 甘草, 熟地黃, 白朮, 黃芪 各

五分, 澤瀉, 陳皮, 防風, 白芍藥, 生地黃, 白茯苓, 知母, 當歸

各三分, 肉桂 一分.

右剉作一貼, 空心, 水煎服. 淸晨服補陽湯, 臨臥服連柏益陰丸

〔東垣〕[462].

458 『蘭室秘臟』 卷上 眼耳鼻門 「內障眼論」 '療本滋腎
　　丸'(『東垣醫集』, 181쪽).

459 『萬病回春』에는 이 구절 뒤에 '祛風明目'이 더 있
　　다.

460 『萬病回春』 卷五 「眼目」(앞의 책, 284쪽).

461 '遏', 막을 알.

462 『蘭室秘臟』 卷上 眼耳鼻門 「內障眼論」 '補陽湯'
　　(『東垣醫集』, 179-180쪽).

익본자신환

검은자위에 예막이 생기거나 음허하여 동자가 풀리면서 커지는 것을 치료한다.

황백·지모(둘 다 술로 씻어 볶은 것) 각 같은 양.

위의 약들을 가루내어 물을 조금씩 부어가면서 반죽하여 오자대의 알약을 만들어 빈속에 쉰에서 일흔 알씩 소금 끓인 물로 먹는다(『난실비장』).

명목지황환

정精을 만들고 혈血과 신腎을 보하며 간의 기를 북돋워 눈자위를 가린 예막을 없애고 눈이 부셔서 햇빛을 볼 수 없는 것과 깔깔하고 눈물이 많이 나는 것, 갑자기 눈이 빨갛게 되면서 화끈거리는 것을 치료한다.

건지황(술로 씻은 것), 숙지황 각 넉 냥, 우슬(술로 씻은 것), 백질려(볶은 것) 각 석 냥, 지모(소금물에 축여 볶은 것), 황백(술에 축여 볶은 것), 토사자(술로 법제한 것), 독활, 구기자 각 두 냥.

위의 약들을 가루내어 꿀로 반죽하여 오자대의 알약을 만들어 빈속에 백 알씩 소금 끓인 물로 먹는다(『만병회춘』).

보양탕

방광과 간, 신경腎經이 막혀 눈으로 통하지 못하여 푸르면서 흰빛을 띤 예막이 눈 안초리에 나타나는 것을 치료한다.

시호 한 돈 반, 강활·독활·인삼·감초·숙지황·백출·황기 각 닷 푼, 택사·진피·방풍·백작약·생지황·백복령·지모·당귀 각 서 푼, 육계 한 푼.

위의 약들을 썰어 한 첩으로 하여 물에 달여 빈속에 먹는다. 새벽에는 보양탕을 뜨고, 저녁에는 연백익음환을 먹는다(『난실비장』).

連柏益陰丸

治同上.

草決明, 條芩, 黃連 酒炒, 黃柏, 知母 並鹽酒炒 各一兩, 羌活,
獨活, 五味子, 當歸, 防風, 甘草 各五錢, 石決明 煆 三錢.
右爲末, 蜜丸菉豆大. 茶淸下百丸, 多服補陽湯, 少服此丸〔東垣〕[463].

菊睛元

治右腎及肝腎不足, 眼見黑花, 昏暗生靑白瞖.

甘菊 四兩, 枸杞子 三兩, 熟地黃, 肉蓗蓉 各二兩, 巴戟 一兩.
右爲末, 蜜丸梧子大. 空心, 溫酒或鹽湯呑下五七十丸〔直指〕[464].

羌活退瞖湯

治太陽寒水, 瞖膜遮睛, 不見物.

羌活 一錢半, 防風 一錢, 荊芥, 薄荷, 藁本 各七分, 酒知母
五分, 酒黃柏 四分, 川芎, 當歸身 各三分, 麻黃, 酒生地黃 各
二分, 川椒, 細辛 各一分.
右剉作一貼, 水煎服, 食後〔東垣〕[465].

羚羊角散

治氷瞖久不去.

羚羊角 屑, 升麻, 細辛 各二兩, 甘草 一兩.
右爲末, 一半蜜丸梧子大. 一半爲散, 每取一錢, 以米泔水煎,
以此呑下五十丸〔保命〕[466].

---

463 『東垣試效方』卷第五 眼門「諸脈者皆屬於目論」　464 『仁齋直指』卷之二十 眼門「眼目方論」(앞의 책, 387
　　「連藥益陰丸」(『東垣醫集』, 479쪽).　　　　　　　　　　　쪽).

연백익음환

보양탕과 같은 증상을 치료한다.

초결명, 조금, 황련(술에 축여 볶은 것), 황백 · 지모(둘 다 소금을 푼 술에 축여 볶은 것) 각 한 냥, 강활 · 독활 · 오미자 · 당귀 · 방풍 · 감초 각 닷 돈, 석결명(불에 달군 것) 서 든.

위의 약들을 가루내어 꿀로 반죽하여 녹두대의 알약을 만들어 백 알씩 맑은 찻물로 먹는데, 보양탕을 많이 먹고 이 약은 조금만 먹는다(『동원시효방』).

국정원

우신右腎[명문]과 간신肝腎의 기가 부족하여 눈에 검은 안화가 보이고, 눈이 어두워지며 푸르면서 흰빛을 띤 예막이 생기는 것을 치료한다.

감국 넉 냥, 구기자 석 냥, 숙지황 · 육종용 각 두 냥, 파극 한 냥.

위의 약들을 가루내어 꿀로 반죽하여 오자대의 알약을 만들어 빈속에 쉰에서 일흔 알씩 따뜻하게 데운 술이나 소금 끓인 물로 먹는다(『인재직지』).

강활퇴예탕

태양경의 한수로 [태양경에 찬 사기가 있어] 예막이 눈동자를 가려 사물을 보지 못하는 것을 치료한다.

강활 한 돈 반, 방풍 한 돈, 형개 · 박하 · 고본 각 일곱 푼, 지모(술로 법제한 것) 닷 푼, 황백(술로 법제한 것) 너 푼, 천궁 · 당귀신 각 서 푼, 마황 · 생지황(술로 법제한 것) 각 두 푼, 천초 · 세신 각 한 푼.

위의 약들을 썰어 한 첩으로 하여 물에 달여 식후에 먹는다(『난실비장』).

영양각산

빙예가 오랫동안 낫지 않는 것을 치료한다.

영양각(끌로 깎은 것), 승마, 세신 각 두 냥, 감초 한 냥.

위의 약들을 가루내어 절반은 꿀로 반죽하여 오자대의 알약을 만들고 나머지 절반은 산제散劑로 쓰는데, 한 돈씩 쌀뜨물에 달여 그 물로 쉰 알씩 먹는다(『소문병기기의보명집』).

<hr>

465 『蘭室秘藏』卷上 眼耳鼻門「內障眼論」(『東垣醫集』, 174쪽).

466 『素問病機氣宜保命集』卷下「眼目論第二十五」(『河間醫集』, 486쪽).

決明元

治熱眼病後毒氣攻目[467], 生瞖膜遮障.

麥門冬, 當歸, 車前子 各二兩, 靑箱子, 防風, 枳殼 各一兩, 茺蔚子, 細辛, 枸杞子, 澤瀉, 生乾地黃, 石決明, 黃連 各五錢.

右爲末, 蜜丸梧子大. 空心以麥門冬湯, 呑下五七十丸〔得效〕[468].

蟬花散

治風眼熱眼, 昏澁腫痛, 漸生瞖膜.

蟬殼, 甘菊, 川芎, 防風, 羌活, 梔子, 白蒺藜 炒, 草決明 炒, 荊芥穗, 蔓荊子, 穀精草[469] 密蒙花, 木賊 去節, 童便浸晒, 蒼朮, 甘草 灸 各等分.

右末, 每二錢, 茶淸調下〔直指〕[470].

地黃散

治心肝壅熱, 目赤腫痛生赤瞖, 或白膜遮睛. 四邊散漫者, 易治. 若暴遮黑睛, 多致失明.

熟地黃, 當歸 各五錢, 生乾地黃, 木通, 甘草 各三錢, 黃連, 大黃, 防風, 羌活, 犀角 屑, 蟬殼, 木賊, 穀精草, 玄參, 白蒺藜 各二錢.

右爲末, 每二錢, 煎羊肝湯下, 食後, 日三. 亦治小兒, 瘡疹餘毒入眼生瞖〔海藏〕[471].

---

467 『世醫得效方』에는 '治熱眼病後毒氣攻目'이 '治諸般眼患, 因熱病後毒氣攻目'으로 되어 있다.

468 『世醫得效方』卷第十六 眼科 「拾遺十六方」(앞의 책, 283쪽). 처방 명이 '決明圓'으로 되어 있다.

469 '穀精草'는 곡정초과에 속한 일년생 초본인 곡정초의 全草 또는 花序를 건조한 것으로 平無毒하며 辛甘하다. 肝胃經으로 들어가며 祛風散寒, 明目退瞖한다(『본초학』, 173-174쪽). 고위까람, 별수염이

결명원

열안熱眼을 앓은 뒤 독기가 눈을 치받아 예막이 생겨 눈동자를 가리는 것을 치료한다.

맥문동·당귀·차전자 각 두 냥, 청상자·방풍·지각 각 한 냥, 충울자·세신·구기자·택사·건지황·석결명·황련 각 닷 돈.

위의 약들을 가루내어 꿀로 반죽하여 오자대의 알약을 만들어 빈속에 쉰에서 일흔 알씩 맥문동 달인 물로 먹는다(『세의득효방』).

선화산

풍안과 열안으로 눈이 어둡고 깔깔하며 붓고 아픈데, 점차 예막이 생기는 것을 치료한다.

선각, 감국, 천궁, 방풍, 강활, 치자, 백질려(볶은 것), 초결명(볶은 것), 형개수, 만형자, 곡정초, 밀몽화, 목적(마디를 없애고 동변에 담갔다가 햇볕에 말린 것), 창출, 감초(구운 것) 각 같은 양.

위의 약들을 가루내어 두 돈씩 맑은 찻물에 타서 먹는다(『인재직지』).

지황산

심心과 간肝에 열이 막혀 있어 눈이 붉게 부어오르고 아프면서 적예가 생기거나 흰 막이 눈동자를 가리는 것을 치료한다. 예막의 변두리가 불명확하면 치료하기 쉬우나, 갑자기 예막이 생기면서 검은자위를 모두 가리면 대부분 실명하게 된다.

숙지황·당귀 각 닷 돈, 건지황·목통·감초 각 서 돈, 황련, 대황, 방풍, 강활, 서각(끌로 깎은 것), 선각, 목적, 곡정초, 현삼, 백질려 각 두 돈.

위의 약들을 가루내어 하루 세 번 식후에 두 돈씩 양의 간을 달인 물로 먹는다. 또한 어린 아이가 부스럼 병〔瘡〕이나 홍역〔疹〕을 앓은 뒤에 독毒이 완전히 없어지지 않고 남아 있다가 눈으로 들어가서 예막이 생긴 것도 치료한다(해장).

라고도 한다.

470 『仁齋直指』卷之二十 眼門「眼目方論」(앞의 책, 382
    쪽).

471 이 처방은 『閻氏小兒方論』에 처음 나온다(『中醫方
    劑大辭典』第四册, 43쪽).

菊花散

治肝受風毒, 眼目赤腫, 多淚磣痛, 漸生瞖膜.

甘菊 四兩, 蟬殼, 木賊, 羌活, 白蒺藜 各三兩, 荊芥, 甘草 各二兩.

右爲末, 每二錢, 茶淸調下〔入門〕.

撥雲退瞖丸

消瞖膜.

甘菊, 川椒, 木賊, 白蒺藜, 密蒙花, 蛇退, 蟬退, 川芎, 蔓荊子, 荊芥穗, 石燕子 煅, 黃連, 薄荷, 瓜蔞根, 枳實, 羌活, 當歸, 地骨皮, 甘草 各等分.

右爲末, 蜜丸彈子大, 每一丸, 茶淸嚼下〔醫林〕.

正傳羊肝元

治瞖障靑盲.

黃連 一兩, 甘菊, 防風, 薄荷, 荊芥, 羌活, 當歸, 川芎 各三錢.

右爲末, 白羊肝一具, 蒸熟同擣作丸服〔正傳〕.

---

472 『醫學入門』에는 '羌活'이 없다.

473 『醫學入門』 外集 卷六 雜病用藥賦 「眼」(앞의 책, 494쪽).

474 '醫林'은 『醫林類證集要』를 말한다.

475 '靑盲'은 눈을 뜨고도 보지 못하는 사람이나 푸른 색을 보지 못하는 색맹을 말한다. 청맹과니, 당달봉사라고도 한다.

476 '白羊肝'은 以竹刀去膜하라고 하였다.

국화산

간肝이 풍독을 받아 눈이 붉게 부어오르면서 눈물이 많이 나고 모래가 들어간 것처럼 아프며 점차 예막이 생기는 것을 치료한다.

감국 넉 냥, 선각·목적·강활·백질려 각 석 냥, 형개·감초 각 두 냥.

위의 약들을 가루내어 두 돈씩 맑은 찻물에 타서 먹는다(『의학입문』).

발운퇴예환

예막을 없앤다.

감국, 천초, 목적, 백질려, 밀몽화, 사태, 선태, 천궁, 만형자, 형개수, 석연자(불에 달군 것), 황련, 박하, 과루근, 지실, 강활, 당귀, 지골피, 감초 각 같은 양.

위의 약들을 가루내어 꿀로 반죽하여 탄자대의 알약을 만들어 한 알씩 맑은 찻물과 함께 씹어 먹는다(의림).

정전양간원

예장과 청맹을 치료한다.

황련 한 냥, 감국·방풍·박하·형개·강활·당귀·천궁 각 서 돈.

위의 약들을 가루내어 흰 양의 간 한 구를 쪄서 익으면 갈아놓은 가루와 함께 찧어 알약을 만들어 먹는다(『의학정전』).

---

477 『醫學正傳』 卷之五 目病 「方法」(앞의 책, 268쪽).
　　『太平惠民和劑局方』의 처방이라고 하였다.

五秀重明丸

治瞖膜遮睛, 隱澁昏花.

甘菊 花開頭 五百箇, 荊芥 五百穗, 木賊 去節 五百節, 楮實 五百枚, 川椒 開口者 五百粒.

右爲末, 蜜丸彈子大. 每取一丸, 茶淸嚼下〔綱目〕[478].

退雲散

治外障瞖膜覆瞳子.

當歸, 生乾地黃, 穀精草, 白菊, 木賊, 羌活, 石決明 煅, 大黃 酒炒, 蔓荊子, 白芷, 黃柏, 連翹, 草龍膽 各一錢, 蟬退 七箇.

右剉作一貼, 水煎, 食遠溫服〔回春〕[479].

磨光散

治風眼, 消瞖障.

白蒺藜 炒, 防風, 羌活, 石決明 煅, 甘菊, 草決明, 蟬殼, 蛇退, 川芎, 甘草 鹽水灸 各五錢.

右爲末, 每二錢, 麥門冬湯調下, 食後〔直指〕[480].

道人開障散

治諸障瞖.

蛇退 洗焙, 蟬退, 黃連 各五錢, 甘草 生 二錢, 菉豆皮 一兩.

右爲麤末, 每二錢, 水煎服, 食後〔直指〕[481].

---

478 『醫學綱目』卷之十三 肝膽部 目疾門「外障」(앞의 책, 230쪽).

479 『萬病回春』卷五「眼目」(앞의 책, 285쪽).

480 『仁齋直指』卷之二十 眼門「眼目方論」(앞의 책, 380쪽).

481 『仁齋直指』卷之二十 眼門「眼目方論」(앞의 책, 384쪽).

오수중명환

예막이 눈동자를 가리고 은근히 깔깔하며 눈이 어두우면서 안화가 생기는 것을 치료한다. 감국(꽃이 폈을 때 꽃봉오리를 통째로 딴 것) 오백 개, 형개 오백 이삭, 목적(마디를 없앤 것) 오백 마디, 저실 오백 개, 천초(익어서 입구가 벌어진 것) 오백 알.

위의 약들을 가루내어 꿀로 반죽하여 탄자대의 알약을 만들어 한 알씩 맑은 찻물과 함께 씹어 먹는다(『의학강목』).

퇴운산

외장으로 예막이 눈동자를 덮는 것을 치료한다.

당귀 · 건지황 · 곡정초 · 백국 · 목적 · 강활 · 석결명(불에 달군 것) · 대황(술에 축여 볶은 것) · 만형자 · 백지 · 황백 · 연교 · 용담초 각 한 돈, 선태 일곱 개.

위의 약들을 썰어 한 첩으로 하여 물에 달여 끼니 사이에 따뜻하게 하여 먹는다(『만병회춘』).

마광산

풍안과 예장을 치료한다.

백질려(볶은 것), 방풍, 강활, 석결명(불에 달군 것), 감국, 초결명, 선태, 사태, 천궁, 감초(소금물에 축여 구운 것) 각 닷 돈.

위의 약들을 가루내어 식후에 두 돈씩 맥문동 달인 물에 타서 먹는다(『인재직지』).

도인개장산

모든 예막을 치료한다.

사태(씻어서 약한 불에 말린 것), 선태, 황련 각 닷 돈, 감초(날것) 두 돈, 녹두피 한 낱.

위의 약들을 거칠게 가루내어 식후에 두 돈씩 물에 달여 먹는다(『인재직지』).

補肝散

治肝腎虛, 黑珠上生臀.

柴胡 一錢八分, 白芍藥 一錢三分, 熟地黃, 白茯苓, 甘菊, 細辛 各九分, 柏子仁, 防風, 甘草 各五分.

右剉作一貼, 水煎, 空心服〔入門〕[482].

決明散

治風熱毒氣上攻, 兩目腫痛, 或生臀膜, 或赤脈努肉, 澁痒昏花, 漸成內障.

石決明, 草決明, 黃芩, 甘菊, 木賊, 石膏, 赤芍藥, 川芎, 羌活, 蔓荊子, 甘草 各七分.

右剉作一貼, 入生薑五片, 水煎服〔得效〕[483].

撥雲湯

治眼生黑白臀, 隱澁難開, 無疼痛. 乃足太陽膀胱爲命門相火煎熬, 逆行作寒水臀[484].

羌活, 防風, 黃柏 各一錢, 荊芥, 藁本, 升麻, 當歸, 知母, 生甘草 各七分, 柴胡 五分, 川芎, 黃芪, 葛根, 細辛, 生薑 各三分.

右剉作一貼, 水煎, 食後服〔東垣〕[485].

---

482 『醫學入門』 外集 卷六 雜病用藥賦 「眼」(앞의 책, 496쪽).

483 『世醫得效方』 卷第十六 眼科 「熱證」(앞의 책, 278 쪽).

484 '煎熬'는 국물이 다 없어질 때까지 졸이는 것을 말한다.

485 『蘭室秘藏』 卷上 眼耳鼻門 「內障眼論」(『東垣醫集』, 176쪽).

보간산

간肝과 신腎이 허하여 검은자위 위에 예막이 생기는 것을 치료한다.

시호 한 돈 여덟 푼, 백작약 한 돈 서 푼, 숙지황 · 백복령 · 감국 · 세신 각 아홉 푼, 백자인 · 방풍 · 감초 각 닷 푼.

위의 약들을 썰어 한 첩으로 하여 물에 달여 빈속에 먹는다(『의학입문』).

결명산

풍열의 독기가 위로 치받아 두 눈이 붓고 아프면서 예막이 생기거나 소자적맥小眥赤脈이나 노육반정努肉攀睛이 생기는데, 깔깔하며 가렵고 눈이 어두우며 안화가 있으면서 점차 내장이 되는 것을 치료한다.

석결명 · 초결명 · 황금 · 감국 · 목적 · 석고 · 적작약 · 천궁 · 강활 · 만형자 · 감초 각 일곱 푼.

위의 약들을 썰어 한 첩으로 하여 생강 다섯 쪽을 넣고 물에 달여 먹는다(『세의득효방』).

발운탕

검거나 흰 예막이 눈에 생기면서 은근히 깔깔하여 눈을 뜰 수 없지만 아프지는 않은 것을 치료한다. 이것은 족태양방광경을 명문상화命門相火가 졸여서 거꾸로 올라가 〔방광경의〕 한수寒水로 인하여 생긴 예막이다.

강활 · 방풍 · 황백 각 한 돈, 형개 · 고본 · 승마 · 당귀 · 지모 · 감초(날것) 각 일곱 푼, 시호 닷 푼, 천궁 · 황기 · 갈근 · 세신 · 생강 각 서 푼.

위의 약들을 썰어 한 첩으로 하여 물에 달여 식후에 먹는다(『난실비장』).

眼花

眼見黑花, 乃肝腎俱虛也〔局方〕. ○ 上虛屬肝虛, 必頭暈目眩耳聾. 下虛屬腎虛, 必眼花睛痛耳鳴〔入門〕. ○ 昏花者傷氣, 昏暗者傷血, 熱證亦有, 羞明怕日, 但內虛者, 全不敢近陽光〔入門〕. ○ 黑花者, 腎虛也, 五色花, 爲腎虛客熱也, 靑花, 膽虛也, 紅花, 火盛也, 散杳者, 瞳人散大, 視物杳冥也〔入門〕. ○ 陽主散, 陽虛則眼楞急, 而爲倒睫拳毛. 陰主斂, 陰虛不斂則瞳子散大, 而爲目昏眼花〔東垣〕.

○ 或見飛蠅散亂, 懸蟢虛空, 皆內障腎虛之證也〔類聚〕. ○ 腎主骨, 骨之精爲瞳子, 瞳子散大者, 因腎水虛骨枯, 而心包絡之火, 得以乘之也. 治法宜苦宜酸宜凉, 大忌辛熱之物, 除風熱凉血益血, 以收耗散之氣, 滋陰地黃丸, 最妙 方見上〔東垣〕. ○ 眼花宜服熟地黃丸, 三花五子丸, 還睛丸, 椒目丸, 駐景元 方見上, 補腎丸 方見上, 醫鑑還睛丸 方見下, 益本滋腎丸 方見上, 明目壯水丸 方見上, 點眼五膽膏.

안화

눈에 검은 꽃[안화]이 보이는 것은 간肝과 신腎이 모두 허하기 때문이다(『태평혜민화제국
방』). ○ 위가 허하다는 것은 간이 허하다는 것인데, 반드시 머리가 어지럽고 눈이 아찔하며
귀가 들리지 않게 된다. 아래가 허하다는 것은 신이 허하다는 것인데, 반드시 안화가 생기고
눈동자가 아프며 귀가 울리게 된다(『의학입문』). ○ 눈이 어둡고 안화가 생기는 것은 기氣를
상한 것이고 눈만 어두운 것은 혈血을 상한 것이며, 열증熱證에는 눈이 부셔서 해를 꺼리게
되고 단지 속이 허하면 감히 햇빛 근처에도 가려고 하지 않는다(『의학입문』). ○ 눈에 검은
안화가 보이는 것은 신이 허한 것이고, 다섯 가지 색깔의 안화가 보이는 것은 신이 허한데 열
이 침입한 것이며, 푸른 안화가 보이는 것은 담이 허한 것이다. 붉은 안화가 보이는 것은 화
火가 성한 것이고, 시야가 흩어지며 어둡게 보이는 것은 눈동자가 풀리면서 커진 것으로 사
물을 볼 때 어둡고 아득하게 보인다(『의학입문』). ○ 양陽은 발산하는 작용을 주관하는데 양
이 허하면 눈의 모서리가 팽팽하게 당기면서 속눈썹이 뒤집어지는 도첩권모가 생긴다. 음陰
은 수렴하는 것을 주관하는데 음이 허하면 동공이 풀리면서 커지고 눈이 어두우며 안호가 생
기게 된다(동원).

○ 파리가 어지럽게 날아다니는 듯하거나 거미가 허공에 매달려 있는 것같이 보이는 것은
모두 내장內障으로, 신이 허하여 생긴 증상들이다(유취). ○ 신은 뼈[骨]를 주관하는데, 뼈
중에서 정미로운 것이 눈동자가 된다. 눈동자가 풀려 커지는 것은 신수腎水가 허하여 뼈가 말
랐는데 심포락心包絡의 화가 이를 틈타 억누른[乘] 것이다. 치료는 쓰거나 신약, 찬약을 쓰고
매운 약이나 뜨거운 약은 절대로 피하여야 한다. 또한 풍열을 없애고 혈을 서늘하게 하며 혈
을 북돋아 흩어진 기를 거두어들여야 하는데, 자음지황환이 가장 좋다(처방은 앞에 있다)(동
원). ○ 안화에는 숙지황환, 삼화오자환, 환정환, 초목환, 주경원(처방은 앞에 있다), 브신환
(처방은 앞에 있다), 의감환정환(처방은 뒤에 있다), 익본자신환(처방은 앞에 있다), 뎡목장
수환(처방은 앞에 있다) 등을 쓰고, 오담고로 점안한다.

의 책, 351쪽).
491 『醫學綱目』 卷之十三 肝膽部 「目疾門」(앞의 책,
　　 223쪽)에 인용되어 있다. 그러나 이 구절은 李杲의
　　 글이 아닌 듯하다.

熟地黃丸

治腎虛, 眼見黑花.

熟地黃, 石斛, 兔絲子 酒製, 防風, 黃芪, 車前子, 菟蔚子, 覆盆子, 肉蓯蓉 酒浸, 磁石 煅製, 地膚子 各一兩, 兔肝 一具 灸乾.

右爲末, 蜜丸梧子大. 空心, 鹽酒下五七十丸 〔類聚〕.[492]

三花五子丸

治眼見黑花飛蠅, 或生醫障.

密蒙花, 旋覆花, 甘菊花, 決明子, 枸杞子, 兔絲子 酒製, 鼠粘子, 地膚子, 石決明 煅, 甘草 各等分.

右擣爲末, 蜜丸梧子大. 食後, 麥門冬湯下五十丸 〔醫林〕.

還睛丸

治眼見五色花.

細辛, 五味子 各二兩半, 人蔘, 桔梗, 黃芩, 熟地黃, 防風, 知母, 菟蔚子, 車前子 各二兩, 玄參 五錢.

右爲末, 蜜丸梧子大. 空心, 茶淸下三五十丸 〔入門〕.[493]

---

492 道光本에는 '酒'가 '湯'으로 되어 있다.

493 『醫學入門』 外集 卷六 雜病用藥賦 「眼」(앞의 책, 497쪽).

숙지황환

신腎이 허하여 눈에 검은 안화가 보이는 것을 치료한다.

숙지황, 석곡, 토사자(술로 법제한 것), 방풍, 황기, 차전자, 충울자, 복분자, 육종용(술에 담갔던 것), 자석(불에 달구어 법제한 것), 지부자 각 한 냥, 토간(구워서 말린 것) 한 구.

위의 약들을 가루내어 꿀로 반죽하여 오자대의 알약을 만들어 빈속에 쉰에서 일흔 알씩 소금 물이나 술로 먹는다(유취).

삼화오자환

눈에 검은 안화나 파리가 날아다니는 듯해 보이거나 예막이 생기는 것을 치료한다.

밀몽화, 선복화, 감국화, 결명자, 구기자, 토사자(술로 법제한 것), 우방자, 지부자, 석결명(불에 달군 것), 감초 각 같은 양.

위의 약들을 찧어서 가루내어 꿀로 반죽하여 오자대의 알약을 만들어 식후에 쉰 알씩 맥문동 달인 물로 먹는다(의림).

환정환

눈에 다섯 가지 색깔의 안화가 보이는 것을 치료한다.

세신 · 오미자 각 두 냥 반, 인삼 · 길경 · 황금 · 숙지황 · 방풍 · 지모 · 충울자 · 차전자 각 두 냥, 현삼 닷 돈.

위의 약들을 가루내어 꿀로 반죽하여 오자대의 알약을 만들어 빈속에 서른에서 쉰 알씩 맑은 찻물로 먹는다(『의학입문』).

椒目丸

治久年眼生黑花, 昏暗.

蒼朮 二兩, 椒目 炒 一兩.

右爲末, 醋糊和丸梧子大. 茶淸下五十丸〔入門〕[494].

五膽膏

治眼昏, 常見黑花, 欲成內障.

靑羊膽 一枚, 黃牛膽汁 一合, 熊膽 二錢半, 鯉魚膽 七錢半,
烏雞膽 五枚, 牛黃 五錢.

右爲末, 先將諸膽相和, 次入牛黃末攪勻, 銀石器內慢火熬成膏,
食後溫酒調下半錢. 仍將少許點眼中〔類聚〕.

---

494 『醫學入門』外集 卷六 雜病用藥賦 「眼」(앞의 책,
　　497쪽).

초목환

눈에 안화가 보인 지 오래되고 눈이 어두운 것을 치료한다.

창출 두 냥, 초목(볶은 것) 한 냥.

위의 약들을 가루내어 식초로 쑨 풀로 반죽하여 오자대의 알약을 만들어 쉰 알씩 맑은 찻물로 먹는다(『의학입문』).

오담고

눈이 침침하고 항상 안화가 보이며 내장이 되려는 것을 치료한다.

청양담 한 개, 황우담즙 한 홉, 웅담 두 돈 반, 이어담 일곱 돈 반, 오계담 다섯 개, 우황 닷 돈.

위의 약들 중에서 먼저 여러 쓸개즙을 골고루 섞은 후 여기에 우황을 가루내어 넣고 잘 저어서 은그릇이나 돌그릇에 담아 약한 불로 졸여서 고약처럼 만든다. 식후에 반 돈을 따뜻한 술에 타서 먹은 후 바로 소량을 눈에 점안한다(유취).

眼疼

目疼有二, 一謂目眥白眼疼, 二謂目珠黑眼疼也. 目眥白眼疼屬陽, 故晝則疼甚, 點苦寒藥則效. 經所謂白眼赤脈法於陽故也[495]. 目珠黑眼疼屬陰, 故夜則疼甚, 點苦寒藥則反劇. 經所謂瞳子黑眼法於陰故也[496][綱目][497].

○ 一人目珠疼, 連眉稜額角皆痛, 遇夜則甚, 點苦寒藥則反甚, 諸藥不效. 灸厥陰少陽, 則痛止, 半月復作, 遂以夏枯草散, 茶淸調下, 初服疼減太半, 四五日良愈. 後試亦驗[綱目][498]. ○ 目赤而痛者, 肝實熱也[回春][499].

○ 睛疼難忍, 當歸, 防風, 細辛, 薄荷等分, 爲末, 每二錢, 麥門冬湯調下, 日三[本事]. ○ 黑睛疼, 知母黃柏瀉腎火, 當歸養陰水[丹心][500]. ○ 目赤痛, 脈實大, 便秘者, 以瀉靑丸 方見五藏, 洗肝散 方見五藏 微利之, 卽愈. 或救苦湯[入門][501]. ○ 湯火傷眼腫痛, 不可用冷藥點之, 以五行湯溫洗, 地黃膏付之 方見上[入門]. ○ 若讀書鍼刺過度而眼痛, 名曰肝勞, 但須閉目調護[入門][502][503].

495 『靈樞』「大惑論第八十」.
496 『靈樞』「大惑論第八十」.
497 『醫學綱目』卷之十三 肝膽部 目疾門「目赤疼痛」
　　　 (앞의 책, 223쪽).
498 『醫學綱目』卷之十三 肝膽部 目疾門「目赤疼痛」
　　　 (앞의 책, 223쪽). 원문과 들고남이 있다.
499 『萬病回春』卷五「眼目」(앞의 책, 281쪽).
500 『醫學綱目』卷之十三 肝膽部 目疾門「目赤腫痛」

눈이 아픈 것

눈이 아픈 것에는 두 가지가 있다. 첫 번째는 눈초리와 흰자위가 아픈 것이고, 두 번째는 눈동자와 검은자위가 아픈 것이다. 눈초리와 흰자위가 아픈 것은 양陽에 속하기 때문에 낮에 심하게 아픈데, 쓰거나 찬약을 점안하면 효과가 있다. 『내경』에서 말한 것처럼 '흰자위와 핏줄들은 양을 따르기' 때문이다. 눈동자와 검은자위가 아픈 것은 음陰에 속하기 때문에 밤에 심하게 아픈데, 쓰거나 찬약을 점안하면 도리어 더 심해진다. 『내경』에서 말한 것처럼 '눈동자와 검은자위는 음을 따르기' 때문이다(『의학강목』).

○ 어떤 사람이 눈동자가 아픈데 눈썹 뼈 있는 곳〔眉稜〕과 이마 모서리까지 함께 아팠다. 밤이 되면 심해지고, 쓰고 찬약을 점안하면 도리어 더 심해져서 모든 약이 효과가 없었다. 궐음경과 소양경에 뜸을 뜨면 아픈 것이 멈추었는데 보름이 지나면 또다시 아팠다. 마침내 하고초산을 맑은 찻물에 타서 먹었는데 처음 복용하니 아픈 것이 절반으로 줄었고, 4~5일 복용하니 과연 나았다. 후에 다시 써보았는데 역시 효과가 있었다(『의학강목』). ○ 눈이 빨갛게 되며 아픈 것은 간에 실열이 있기 때문이다(『만병회춘』).

○ 눈동자가 참을 수 없이 아플 때에는 당귀·방풍·세신·박하 각 같은 양을 가루내어 두 돈씩 하루 세 번 맥문동 달인 물에 타서 먹는다(본사). ○ 검은자위가 아프면 지도와 황백으로 신화腎火를 사瀉하고 당귀로 음수陰水를 북돋운다(『단계심법』). ○ 눈이 빨갛게 되면서 아프고 맥이 실實하면서 대大한데 변비가 있을 때에는 사청환(처방은 「오장문」에 있다)이나 세간산(처방은 「오장문」에 있다)으로 약간 설사시키면 효과가 있다. 혹은 구고탕을 쓰기도 한다(『의학입문』). ○ 끓는 물이나 불에 눈을 상하여 붓고 아플 때에는 찬약을 써서는 안 되며, 오행탕을 따뜻하게 하여 눈을 씻고 지황고(처방은 앞에 있다)를 붙인다(『의학입문』). ○ 지나치게 책을 읽거나 바느질을 하여 눈이 아픈 것을 간로肝勞라고 하는데, 이때는 눈을 감고 조리하기만 하여도 된다(『의학입문』).

(앞의 책, 224쪽). '日三'이 『醫學綱目』에는 '食後日午夜臥'로 되어 있다.

501 『丹溪心法』 卷四 「眼目七十七」(앞의 책, 400쪽).

502 『醫學入門』 外集 卷四 雜病分類 外感 風類 「眼」(앞의 책, 350쪽).

503 『醫學入門』 外集 卷四 雜病分類 外感 風類 「眼」(앞의 책, 350쪽).

夏枯草散

一名補肝散. 治肝虛, 目睛疼冷淚不[504], 怕日羞明.

夏枯草 二兩, 香附子 一兩, 甘草 五錢.

右爲細末, 每二錢, 食後茶淸調下. 夏枯草, 治黑睛疼, 至夜甚者, 最效. 盖黑珠連目系, 屬厥陰之經. 此物有補養厥陰血脈之功, 故其效如神[本事][505].

救苦湯

治眼暴赤腫, 苦痛不可忍 方見上.

---

504 『醫學綱目』에는 '目睛疼冷淚不'이 '目睛疼冷淚不止'로 되어 있다.

505 『醫學綱目』卷之十三 肝膽部 目疾門 「目赤腫痛」(앞의 책, 223쪽). 처방 명이 '補肝散'으로 되어 있다. '簡', 곧 『簡要諸驗方』을 인용하였다고 하였다. 이 처방은 『馮氏錦囊』雜證 卷六에서 『簡要諸驗方』을 인용하여 처음 나오며(『中醫方劑大辭典』第八册, 274쪽), 이 처방의 주치는 "厥陰鬱火, 目珠痛, 夜則痛甚, 或用苦寒藥點上反疼甚者"로 되어 있다. 또한 이 처방은 『東醫寶鑑』外形篇 卷一에서 '本事'를 인용하여 나온다고 하였다(앞의 책, 같은 곳). 그러나 이 책은 1702년에 馮兆張이 편찬한 것으로 『동의보감』 이후에 나온 것이다.

하고초산

보간산이라고도 한다. 간이 허하여 눈이 아프면서 차가운 눈물이 그치지 않고 햇빛을 꺼려하며 눈이 부신 것을 치료한다.

하고초 두 냥, 향부자 한 냥, 감초 닷 돈.

위의 약들을 곱게 가루내어 식후에 두 돈씩 맑은 찻물에 타서 먹는다. 하고초는 검은자위가 아프면서 밤이 되면 더욱 심해지는 것을 치료하는 데 가장 좋다. 대개 검은자위는 목계目系와 연결되는데 궐음경에 속한다. 하고초는 궐음경의 혈맥을 보하는 작용이 있기 때문에 효과가 매우 좋은 것이다(본사).

구고탕

눈이 갑자기 빨갛게 부으며 참을 수 없이 아픈 것을 치료한다(처방은 앞에 있다).

眼昏

五藏精明聚於目, 目精全則目明〔得效〕[506]. ○ 夫精明者, 所以視萬物別白黑審長短. 以長爲短, 以白爲黑, 如是則精衰矣〔內經〕[507]. ○ 足少陰之脈病, 目䀮䀮無所見〔靈樞〕[508]. ○ 肝虛, 則目䀮䀮無所見〔內經〕[509]. ○ 靈樞曰, 氣脫者, 目不明. 難經曰, 脫陰者目盲. 夫陰陽合傅而爲精明, 氣血不足則目昏. ○ 視物不明, 見黑花者, 腎氣弱也〔保命〕[512].

○ 目昧不明, 熱也. 然玄府者, 無物不有, 人之藏府皮毛肌肉筋膜骨髓爪牙, 盡皆有之. 乃氣出入升降之道路門戶也, 有所閉塞不能爲用者, 悉由熱氣怫鬱, 玄府閉密, 而致氣液血脈榮衛精神, 不能升降出入故也. 各隨鬱結微甚, 而爲病之輕重, 故知熱鬱於目, 則無所見也. 或目昏而見黑花者, 由熱氣甚而發之於目也〔河間〕[515].

---

506 『世醫得效方』卷第一 大方脈雜醫科「集病說」(앞의 책, 3쪽).

507 『素問』「脈要精微論篇第十七」.

508 『靈樞』「經脈第十」. "腎足少陰之脈, … 是動則病其不欲食, 面如漆柴, 咳唾則有血, 喝喝而喘, 坐而欲其, 目䀮䀮如無所見, 心如縣若其狀."

509 『素問』「藏氣法時論篇第二十二」. "肝病者, 兩脇下痛引少腹, 令人善怒. 虛則目䀮䀮無所見, 耳無所聞, 善恐如人將補之."

510 『靈樞』「決氣第三十」. "岐伯曰, 精脫者, 耳聾, 氣脫者, 目不明, 津脫者, 腠理開, 汗大泄."

511 『難經』「第二十難」.

512 『素問病機氣宜保命集』「眼目論第二十五」(앞의 책, 484쪽). 『素門病機氣宜保命集』에는 '視物不

눈이 어두운 것

오장의 정명精明은 눈으로 모이므로 눈의 정精이 온전하여야 눈이 밝다(『세의득효방』).
○ '정명'이란 사물을 살펴보아 검은 것과 흰 것을 구별하고 짧은 것과 긴 것을 알게 하는
것이다. 그런데 긴 것이 짧게 보이거나 흰 것이 검게 보이는 것은 정명이 쇠약해진 것이다
(『내경』). ○ 족소음경맥에 병이 들면 눈이 침침하여 볼 수 없게 된다(『영추』). ○ 간肝이
허하면 눈이 침침하여 볼 수 없게 된다(『내경』). ○『영추』에서는 "기가 다 없어지면 볼 수
없게 된다"고 하였다. 『난경』에서는 "음陰이 다 없어지면 눈이 멀게 된다"고 하였다. 음양
이 합쳐져서 정명이 되는데 기혈이 부족해지면 눈이 어둡게 된다. 사물을 보면 명확하지 않
고 검은 안화가 보이는 것은 신기腎氣가 약해진 것이다(『소문병기기의보명집』).

○ 눈이 어두워 잘 보이지 않는 것은 열 때문이다. 현부玄府는 모든 곳에 다 있어서 사람
의 장부와 피부, 모발, 기육과 근막, 뼈와 골수, 손발톱과 치아 모두에 있다. 이곳은 기氣가
출입하여 오르내리는 통로의 출입문이 되는데, 닫혀서 막히게 되면 작용을 하지 못하게 되
는 것은 모두 열기가 끓어올라 현부가 막혀 기액과 혈맥, 영기와 위기, 정精과 신神이 오르
내리거나 드나들지 못하기 때문이다. 울체되어 막힌 것이 덜하고 더한 것에 따라 각각 질병
의 가볍고 심한 것이 되므로 눈에 열이 쌓이면 사물을 볼 수 없다는 것을 알 수 있다. 간혹
눈이 어두우면서 검은 안화가 보이는 것은 열기가 심하여 눈으로 쏘기 때문이다(『소문현기
원병식』).

明' 이하만 나와 있다.

513 '然玄府者' 앞에 '一名玄府者, 謂玄微府也'라는 구
절이 더 있다.
  '玄府'는 『素問』「水熱穴論篇第六十一」에서 "所謂
  玄府者, 汗空也"라고 하였고, 『素問玄機原病式』에
  서는 "然皮膚之汗孔者, 謂泄氣液之孔竅也. 一名氣
  門. 謂泄氣之門也, 一名腠理者, 謂氣液出行之腠道

紋理也. 一名鬼神門者, 謂幽冥之門也"라고 하여
부르는 이름에 따라 의미하는 바가 달라짐을 이야
기하고 있다.

514 『素問玄機原病式』에는 '爲'가 '察'로 되어 있다.

515 『素問玄機原病式』六氣爲病「火類」(앞의 책, 368-
369쪽). 원문과 들고남이 있다.

○ 目昏者, 熱甚也. 傷寒熱極, 則目盲不識人. 目微昏者, 至近則轉難辨物, 或如隔簾視, 或視如蠅翅, 或見黑花, 皆目之玄府閉密, 而榮衛精神不能升降故也〔入門〕[516]. ○ 凡人目暴不見物, 皆是氣脫, 用人蔘膏 方見氣門 以補之, 血藥以行之〔丹心〕[517]. ○ 久病昏暗者, 腎藏眞陰之虛也〔回春〕[518]. ○ 眼昏, 宜駐景元, 加減駐景元 方並見上, 滋陰地黃元 方見上, 加味磁朱丸, 四物五子元, 蔓菁子丸, 還睛丸 方見下[519]. ○ 傷寒熱病後目昏, 或生瞖膜. 宜服石決明散 方見上, 點春雪膏 方見下. ○ 婦人眼昏, 宜服抑靑明目湯.

加味磁朱丸

治眼昏, 久服能明目, 百歲可讀細書.

磁石 煅醋淬七次, 細末水飛 二兩, 朱砂 硏水飛 一兩, 沈香 五錢.
右爲末, 神麯末二兩作糊和丸梧子大. 鹽湯或米飮下三五十丸, 空心. 磁石法水入腎, 朱砂法火入心, 沈香升降水火〔直指〕[520]. ○ 一名, 神麯丸. 一方, 加夜明砂一兩.

516 『醫學入門』外集 卷四 雜病分類 外感 風類 「眼」 '婦人小兒大同耳' (앞의 책, 350쪽). 원문과 들고남이 있다. "目昏者, 熱鬱也. 甚則平白日無所見, 故傷寒病熱極, 則目盲而不識人. 目微昏者, 至近則轉, 難辨物, 或如隔簾視, 或視如蠅翅, 或見黑花, 皆目之玄府閉密, 而致榮衛精神不能升降故也."

517 『醫學綱目』卷之十三 肝膽部 目疾門 「內障」(앞의 책, 232쪽). 朱震亨의 글을 인용한 "一老人病目, 暴不見物, 它無所苦, 起坐飮食如故. 予曰, 大虛. 急煎人蔘膏二斤, 服二日, 目方見. 一醫與靑礞石

○ 눈이 어두운 것은 열이 심하기 때문이다. 상한으로 열이 극해지면 눈이 멀어 사람을 알아보지 못하게 된다. 눈이 조금 어두우면 아주 가까이 있는 사물을 더 알아보지 못한다. 마치 주렴을 쳐놓고 그 사이로 보는 것 같거나 파리가 날아다니는 것 같거나 검은 안화가 보이는 것인데, 모두 눈의 현부가 막혀 영기와 위기, 정과 신이 오르내릴 수 없기 때문이다(『의학입문』). ○ 일반적으로 갑자기 사물을 볼 수 없는 것은 모두 기가 없어졌기 때문인데, 딘삼고(처방은 「기문」에 있다)를 써서 기를 보하거나 혈약으로 잘 돌게 한다(단심). ○ 눈이 어두운 병이 오래된 것은 신장의 진음眞陰이 허하기 때문이다(『만병회춘』). ○ 눈이 어두울 때에는 주경원이나 가감주경원(두 처방 모두 앞에 있다), 자음지황원(처방은 앞에 있다), 가미자주환, 사물오자원, 만청자환, 환정환(처방은 뒤에 있다) 등을 쓴다. ○ 상한열병을 앓은 뒤에 눈이 어두워지거나 예막이 생기면 석결명산(처방은 앞에 있다)을 쓰고 춘설고(처방은 뒤에 있다)로 점안한다. ○ 부인이 눈이 어두워지면 역청명목탕을 쓴다.

가미자주환

눈이 어두운 것을 치료하는데, 오랫동안 복용하면 눈이 밝아져서 백 살이 되어도 작은 글자까지 읽을 수 있다.

자석(불에 달구어 식초에 담금질하기를 일곱 번 반복한 뒤 곱게 가루내어 수비한 것) 두 냥, 주사(갈아서 수비한 것) 한 냥, 침향 닷 돈.

위의 약들을 가루내어 신곡가루 두 냥을 넣고 쑨 풀로 반죽하여 오자대의 알약을 만들어 빈속에 서른에서 쉰 알씩 소금 끓인 물이나 미음으로 먹는다. 자석은 〔오행 중〕 수水에 속하므로 신腎으로 들어가고, 주사는 화火에 속하므로 심心으로 들어가며 침향은 물과 불을 오르내리게 한다(『인재직지』). ○ 신국환이라고도 하는데, 다른 처방에서는 야명사 한 냥을 더 넣었다.

藥. 予曰, 今夜死矣. 不悟, 此病得之氣大虛, 今不救其虛, 而反用礞石, 不出此夜必死. 果至夜半, 死" 등의 구절을 재구성한 것으로 보인다.

518 『萬病回春』에는 '藏'이 '經'으로 되어 있다.

519 『萬病回春』 卷五 「眼目」(앞의 책, 284쪽).

520 『仁齋直指』 卷之二十 眼門 「眼目方論」(앞의 책, 387-388쪽). 처방 명이 '千金神麯圓'으로 되어 있다.

四物五子元

治眼昏.

當歸, 川芎, 熟地黃, 白芍藥, 枸杞子, 覆盆子, 地膚子, 兔絲子, 車前子 各等分.

右擣作末, 蜜丸梧子大. 空心, 鹽湯下五七十丸[521].

蔓菁子丸

治眼昏.

蔓菁子, 五味子, 枸杞子, 地膚子, 靑箱子, 決明子, 楮實子, 茺蔚子, 兔絲子 各一兩.

右爲末, 蜜丸梧子大. 空心, 酒下五七十丸〔集成〕[522].

抑靑明目湯

治婦人怒氣傷肝, 眼目昏暗如雲霧中.

當歸, 白芍藥, 生乾地黃, 白朮, 赤茯苓, 陳皮, 半夏, 草龍膽, 柴胡, 黃連, 梔子, 牡丹皮, 白豆蔲, 甘草 各七分.

右剉作一貼, 入薑三棗二, 水煎服〔醫鑑〕[523].

---

521 『醫方類聚』 卷六十八 「眼門」 '四物五子圓'(『의방유취』 제5분책, 45쪽). '澹寮方'을 인용하였다고 하였다. "當歸去蘆酒浸, 熟地黃酒蒸焙, 覆盆子酒浸, 菟絲子酒淘淨浸蒸別硏, 車前子酒蒸"으로 되어 있고, 주치는 "心腎不足, 眼目昏暗"으로 되어 있다.

사물오자원

눈이 어두운 것을 치료한다.

당귀 · 천궁 · 숙지황 · 백작약 · 구기자 · 복분자 · 지부자 · 토사자 · 차전자 각 같은 양.

위의 약들을 빻아서 가루내어 꿀로 반죽하여 오자대의 알약을 만들어 빈속에 쉰에서 일흔 알씩 소금 끓인 물로 먹는다.

만청자환

눈이 어두운 것을 치료한다.

만청자 · 오미자 · 구기자 · 지부자 · 청상자 · 결명자 · 저실자 · 충울자 · 토사자 각 한 냥.

위의 약들을 가루내어 꿀로 반죽하여 오자대의 알약을 만들어 빈속에 쉰에서 일흔 알씩 술로 먹는다(집성).

억청명목탕

부인이 화를 내어 간이 상하여 마치 구름이나 안개 속에 있는 것처럼 눈이 어두운 것을 치료한다.

당귀 · 백작약 · 건지황 · 백출 · 적복령 · 진피 · 반하 · 용담초 · 시호 · 황련 · 치자 · 목단피 · 백두구 · 감초 각 일곱 푼.

위의 약들을 썰어 한 첩으로 하여 생강 세 쪽, 대추 두 개를 넣고 물에 달여 먹는다(『고금의감』).

---

522 이 처방은 『太平聖惠方』 第三十三卷 治昏暗諸方 (앞의 책, 982쪽)에 처음 나온다(『中醫方劑大辭典』 第十册, 1,135쪽).

523 『古今醫鑑』 卷九 「眼目」 '方'(앞의 책, 252쪽). 『古今醫鑑』에는 '入薑三棗二, 水煎服'이 '으薑煎服'으로 되어 있다.

老人眼昏

人年老而目昏者, 血氣衰而肝葉薄, 膽汁減而目乃昏矣〔脈訣〕.
○ 童子, 水在上, 故視明瞭. 老人, 火在上, 故視昏睡[524][525]〔入門〕.
○ 老人眼昏, 宜還睛丸 方見通治, 夜光育神丸, 明眼地黃丸, 滋陰地黃丸 方見上, 呂仙翁方. 勞傷昏暗, 宜益氣聰明湯.

夜光育神丸

治老人眼昏.
熟地黃, 生乾地黃, 遠志, 牛膝, 兔絲子, 枸杞子, 甘菊, 枳殼, 地骨皮, 當歸 各等分.
右爲末, 蜜丸梧子大. 空心, 酒下五七十丸[526]〔養老〕.

明眼地黃丸

治老人冷淚昏花.
熟地黃, 生乾地黃 各四兩, 石斛, 甘菊, 防風, 枳殼 各一兩, 牛膝 七錢半, 杏仁 五錢.
右爲末, 蜜丸梧子大. 空心, 溫酒或鹽湯下五七十丸[527]〔得效〕.

524 '睡'는 '暗'으로 바꾸어야 한다(郭靄春 等 校注, 『東醫寶鑑』, 中國中醫藥出版社, 1995, 225쪽 주74). 『醫學入門』에는 '睡'가 '眊(눈흐릴 모)'로 되어 있다.

525 『醫學入門』外集 卷四 雜病分類 外感 風類 「眼」(앞의 책, 351쪽).

526 『壽親養老新書』卷之二(宋 陳直 撰, 元 鄒鉉 續增, 馬濟人 主編, 『壽親養老新書』, 上海古籍出版社,

노인의 눈이 어두운 것

사람이 늙어 눈이 어두워지는 것은 혈기가 쇠약해지면서 간엽肝葉이 얇아졌기 때문인데, 쓸개즙의 양이 줄어들면 눈이 어두워진다(맥결). ○ 어린아이는 수水가 위에 있기 때문에 보는 것이 명확한 데 비해 노인은 화火가 위에 있기 때문에 보는 것이 어둡고 침침하다(『의학입문』). ○ 노인의 눈이 어두우면 환정환(처방은 '통치' 항목에 있다), 야광육신혼, 명안지황환, 자음지황환(처방은 앞에 있다), 여선옹방 등을 쓴다. 과로로 눈을 상하여 눈이 어둡고 침침하면 익기총명탕을 쓴다.

야광육신환

노인의 눈이 어두운 것을 치료한다.

숙지황 · 건지황 · 원지 · 우슬 · 토사자 · 구기자 · 감국 · 지각 · 지골피 · 당귀 각 같은 양.

위의 약들을 가루내어 꿀로 반죽하여 오자대의 알약을 만들어 빈속에 쉰에서 일흔 알씩 술로 먹는다(『수친양로신서』).

명안지황환

노인이 차가운 눈물을 흘리면서 눈이 어둡고 안화가 보이는 것을 치료한다.

숙지황 · 건지황 각 넉 냥, 석곡 · 감국 · 방풍 · 지각 각 한 냥, 우슬 일곱 돈 반, 행인 닷 돈.

위의 약들을 가루내어 꿀로 반죽하여 오자대의 알약을 만들어 빈속에 쉰에서 일흔 알씩 따뜻하게 데운 술이나 소금 끓인 물로 먹는다(『세의득효방』).

1990, 206-207쪽). 『壽親養老新書』의 처방에는 生乾地黃, 枸杞子, 甘菊이 없다.

527 『世醫得效方』 卷第十六 大方脈雜醫科 眼科 「拾遺十六方」(앞의 책, 283쪽). 『世醫得效方』에는 처방명이 '明眼地黃圓'으로 되어 있고, 처방 중 甘菊이 없다. 主治는 "治肝腎虛熱風毒, 黑花眵淚. 補肝益腎大效"로 되어 있다.

呂仙翁方

治老人內障昏暗.

熟地黃, 川椒 微炒, 甘菊 各等分.

爲末, 蜜丸梧子大. 空心, 鹽湯下五七十丸. ○ 昔有老人, 常供雲水[528], 遇一道人, 款延數日, 臨別, 見老人目昏多淚, 因寄此方, 服之, 神效〔醫說〕.

益氣聰明湯

治老人勞傷虛損, 耳鳴眼昏, 久服無內障昏暗耳鳴耳聾之證. 又令精神爽快, 飲食倍增, 耳目聰明.

甘草 灸 一錢二分, 人蔘, 黃芪 各一錢, 升麻, 葛根 各六分, 蔓荊子 三分, 白芍藥, 黃柏 酒炒 各二分.

右剉作一貼, 水煎, 朝夕服, 得睡更妙[529]〔丹心〕.

---

528 '雲水'는 구름처럼 물처럼 정처 없이 떠돌아다니는 行脚僧을 말한다.

529 이 처방은 『東垣試效方』 卷第五 眼門 「諸脈者皆屬於目論」 '益氣聰明湯'에 처음 나온다(『東垣醫集』, 478쪽).

여선옹방

노인이 내장으로 눈이 어둡고 침침한 것을 치료한다.

숙지황, 천초(살짝 볶은 것), 감국 각 같은 양.

위의 약들을 가루내어 꿀로 반죽하여 오자대의 알약을 만들어 빈속에 쉰에서 일흔 알씩 소금 끓인 물로 먹는다. ○ 옛날에 어떤 노인이 있었는데 항상 떠돌아다니는 스님들을 극진히 대접하곤 하였다. 어느 날 우연히 한 도인을 만나 정성을 다하여 며칠 동안 대접하였는데 헤어질 때 도인이 노인의 눈이 어두우며 눈물을 많이 흘리는 것을 보고 이 처방을 알려주었다. 복용해보니 효과가 아주 좋았다(의설).

익기총명탕

노인이 과로로 몸을 상하여 몸이 허해져서 귀가 울리고 눈이 어두운 것을 치료한다. 오랫동안 복용하면 내장이 생기지 않고 눈이 어두워지지 않으며 귀가 울리거나 듣지 못하는 증상이 없어진다. 또한 정신이 맑아지고 식사를 두 배 이상 할 수 있게 되며 눈과 귀가 밝아진다.

감초(구운 것) 한 돈 두 푼, 인삼 · 황기 각 한 돈, 승마 · 갈근 각 여섯 푼, 만형자 서 푼, 백작약 · 황백(술에 축여 볶은 것) 각 두 푼.

위의 약들을 썰어 한 첩으로 하여 물에 달여 아침저녁으로 먹는데, 먹고 잠을 자면 효과가 더욱 좋다(단심).

不能遠視不能近視

能遠視不能近視者, 陽氣有餘, 陰氣不足也, 乃血虛氣盛. 氣盛者, 火有餘也. 能近視不能遠視者, 陽氣不足, 陰氣有餘, 乃氣虛血盛也. 血盛者, 陰火有餘也, 氣虛者, 元氣衰弱也. 此老人桑楡之象也[東垣][530][531]. ○ 目能遠視, 責其有火, 不能近視, 責其無水, 法當補腎, 宜服地芝丸, 或六味地黃丸 方見虛勞 加牡蠣[海藏][532]. ○ 目能近視, 責其有水, 不能遠視, 責其無火, 法當補心, 宜定志丸 方見神門 加茯苓[海藏][533]. ○ 不能近視, 晨服地黃元, 不能遠視, 臥服定志丸[東垣][534].

地芝丸

治能遠視不能近視[535].

熟地黃, 天門冬 各四兩, 枳殼, 甘菊 各二兩.

右爲末, 蜜丸梧子大. 空心, 茶淸下百丸[東垣][536].

---

530 '桑楡'는 해가 지는 곳으로, 해질녘에 해의 그림자가 뽕나무와 느릅나무 끝에 남아 있다는 뜻이다. 말년, 곧 죽을 때가 다가온 노인을 상징한다.

531 『東垣試效方』卷第五 眼門 「論瞳子散大」 '搖藥碧雲散'(앞의 책, 484쪽). 『東垣試效方』의 원문은 그 내용에서 『東醫寶鑑』과 반대로 되어 있다. "能遠視不能近視者, 陽氣不足, 陰氣有餘也, 乃氣虛血盛也. 血盛者, 陰火有餘. 氣虛者, 元氣衰弱也. 此老人

桑楡之象也. 能近視不能遠視者, 陽氣有餘, 陰氣不足也, 乃血虛氣盛. 血虛氣盛者, 火有餘, 元氣不足." 다른 판본도 마찬가지이다(明刊 倪維德 校訂版 影印本. 『東垣試效方』, 上海科學技術出版社, 1984, 339쪽). 『醫學綱目』에는 『東醫寶鑑』과 같은 내용으로 인용되어 있다. 『醫學綱目』卷之十三 肝膽部 目疾門 「能遠視不能近視 能近視不能遠視」(앞의 책, 239-240쪽).

멀리 있는 것을 보지 못하거나 가까이 있는 것을 보지 못하는 것

멀리 있는 것은 볼 수 있지만 가까이 있는 것을 보지 못하는 것은 양기陽氣가 많고 음기陰氣가 부족한 것이다. 이것은 혈은 허하고 기는 왕성한 것인데, 기가 왕성하다는 것은 화火가 많다는 것이다. 가까이 있는 것은 볼 수 있지만 멀리 있는 것을 보지 못하는 것은 양기가 부족하고 음기가 많은 것이다. 이것은 기가 허하고 혈이 왕성한 것인데, 혈이 왕성하다는 것은 음화陰火가 많다는 것이다. 기가 허하다는 것은 원기가 쇠약해진 것인데, 이것은 노인이 늙어 기력이 다하였음을 의미한다(『동원시효방』). ○ 눈으로 멀리 있는 것을 볼 수 있는 것은 화가 있기 때문이고, 가까이 있는 것을 보지 못하는 것은 수水가 없기 때문이다. 치료하는 방법은 마땅히 신腎을 보하여야 하는데, 지지환이나 육미지황환(처방은 「허로문」에 였다)에 모려를 더 넣어 먹는다(『소문병기기의보명집』). ○ 눈으로 가까이 있는 것을 볼 수 있는 것은 수가 있기 때문이고 멀리 있는 것을 보지 못하는 것은 화가 없기 때문이다. 치료하는 방법은 마땅히 심心을 보하여야 하는데, 정지환(처방은 「신문」에 있다)에 복령을 더 넣어 먹는다(『소문병기기의보명집』). ○ 가까이 있는 것을 보지 못하면 새벽에 지황원을 복용하고, 멀리 있는 것을 보지 못하면 저녁에 정지환을 먹는다(『동원시효방』).

지지환

멀리 있는 것은 볼 수 있지만 가까이 있는 것을 보지 못하는 것을 치료한다.

숙지황 · 천문동 각 넉 냥, 지각 · 감국 각 두 냥.

위의 약들을 가루내어 꿀로 반죽하여 오자대의 알약을 만들어 빈속에 백 알씩 맑은 찻물로 먹는다(『동원시효방』).

---

532 『素問病機氣宜保命集』卷下「眼目論第二十五」(앞의 책, 487쪽). 원문과 들고남이 많다. '地芝丸'이 '萬壽地芝丸'으로 되어 있다.

533 『素問病機氣宜保命集』卷下「眼目論第二十五」(앞의 책, 487쪽). 원문과 들고남이 많다.

534 『東垣試效方』卷第五 眼門「論瞳子散大」(앞의 책, 484-485쪽). 원문에는 '晨服'이나 '臥服'이라는 말이 없고, '地黃元'이 '地芝丸'으로 되어 있다.

535 『東垣試效方』에는 '治能遠視不能近視'가 '治不能遠視能近視'로 되어 있다.

536 『東垣試效方』卷第五 眼門「論瞳子散大」앞의 책, 484쪽).

目不得開合

足太陽之筋爲目上綱, 足陽明之筋爲目下綱, 熱則筋縱, 目不開〔綱目〕[537]. ○ 眼不得開, 羞明怕日, 乃風熱牽閉所致. 芎芷香蘇散 方見寒門 加前胡, 連鬚葱白三莖煎服〔得效〕[538].

○ 一乳婦, 因大恐, 目張不得瞑, 公煮郁李仁酒, 飮之使醉則愈. 所以然者, 目系肝膽, 恐則氣結, 膽橫不下, 惟郁李仁去結, 隨酒入膽, 結去膽下, 則目能瞑矣〔入門〕[539]. ○ 上氣不足, 目爲之瞑〔靈樞〕[540].

---

537 『醫學綱目』卷之十三 肝膽部 目疾門「目閉不開」(앞의 책, 244쪽).

538 『世醫得效方』卷第十六 大方脈雜醫科 眼科「熱證」‘又方’(앞의 책, 278쪽).

539 『醫學入門』卷首 歷代醫學姓氏「德醫」‘錢乙’(앞의 책, 23쪽).

540 『靈樞』「口問第二十八」. “上氣不足, 腦爲之不滿, 耳爲之苦鳴, 頭爲之苦傾, 目爲之眩.”

눈을 뜨거나 감을 수 없는 것

족태양의 경근經筋은 위 눈두덩을 총괄하고 있고 족양명의 경근은 아래 눈두덩을 총괄하는데 열이 있으면 경근이 늘어져 눈을 뜰 수 없게 된다(『의학강목』). ○ 눈을 뜰 수 없고 눈이 부셔서 해를 꺼리는 것은 풍열이〔아래위 눈 근육을〕끌어당겨서 눈이 닫혔기 때문이다. 궁지향소산(처방은 「한문」에 있다)에 전호와 총백(뿌리 달린 것) 세 쪽을 넣고 달여 먹는다(『세의득효방』).

○ 젖을 먹이는 어떤 부인이 크게 놀란 후 눈이 커지면서 감을 수 없었다. 그래서 전을이 욱리인을 술에 넣고 삶아 술에 취할 때까지 마시게 하니 나았다. 이렇게 된 이유는 눈은 간肝과 담膽의 영향을 받는 곳이므로 놀라서 기가 맺히면 담이 가로 놓여 내려가지 못하기 때문이다. 욱리인은 맺힌 것을 푸는데, 약이 술을 따라 담으로 들어가 담 아래쪽의 맺힌 것을 풀어주므로 눈을 감을 수 있게 된 것이다(『의학입문』). ○ 기가 위로 올라오는 것이 부족하면 눈이 감겨서 뜰 수 없게 된다(『영추』).

眼生眵糞

凡眼有血紅, 或有紅絲及生糞, 此是熱眼, 宜服經效散 方見上〔得效〕[541]. ○ 眵多結硬者, 肺實也. 眵稀不結者, 肺虛也〔回春〕[542]. ○ 凡眼疾痛, 不生糞, 此元氣憊, 腎經虛. 夜間小便二三次, 耗傷陽氣, 致生內障[543], 或腦脂流下, 或瞳人開大, 此皆腎憊, 黑水散也. 宜服八味丸 方見虛勞, 或十全大補湯加枸杞子甘菊[544] 方見虛勞〔得效方〕[545].

541 『世醫得效方』卷第十六 大方脈雜醫科 眼科「熱證」'又方'(앞의 책, 278쪽). '穿鍼散' 다음에 나오는 '又方'에 대한 설명이다.

542 『萬病回春』卷五「眼目」(앞의 책, 281쪽).

543 『世醫得效方』에는 '致生內障' 다음에 '腦中有風, 致鼻流淸涕'가 더 있다.

544 『世醫得效方』에는 '或十全大補湯加枸杞子甘菊'이 '或十全大補湯去熟地黃, 加枸杞子附子甘菊'으

눈에 눈곱이 끼는 것

일반적으로 눈이 충혈되거나 눈에 핏발이 서고 눈곱이 끼는 것은 모두 눈에 열이 있는 것으로 경효산(처방은 앞에 있다)을 쓴다(『세의득효방』). ○ 눈곱이 많이 끼면서 단단하게 뭉치는 것은 폐가 실實한 것이고, 눈곱이 적게 끼면서 뭉치지 않는 것은 폐가 허虛한 것이다(『만병회춘』). ○ 일반적으로 눈병을 앓아 아프지만 눈곱이 끼지 않는 것은 원기가 약해지고 신경腎經이 허하기 때문이다. 밤 사이 두세 번 소변을 보는 것은 양기가 상하여 소모된 것으로 내장이 생기게 되며, 뇌지腦脂가 흘러내리거나 눈동자가 풀려 커지는 것은 모두 신腎이 병을 앓아 흑수가 없어졌기 때문이다. 팔미환(처방은 「허로문」에 있다)이나 십전대보탕(처방은 「허로문」에 있다)에 구기자 · 감국을 더 넣어 쓴다(『세의득효방』).

로 되어 있다.

545 『世醫得效方』 卷第十六 大方脈雜醫科 眼科 「虛
　　證」(앞의 책, 277쪽). ‘加味蔘附正氣散’에 대한 설
　　명이다. 원문과 들고남이 많다.

視一物爲兩

有人視一物爲兩, 醫作肝氣盛, 服瀉[546]肝藥, 不驗. 予記靈樞云,
目之系上屬於腦, 後出於項中[547]. 邪中其精, 精散則視歧, 故見兩
物. 令服驅風入腦藥, 得愈. 宜驅風一字散 方見上, 保肝散〔本
事〕[548]. ○ 昏暗不能遠視, 看一成二成三, 屬肝腎虛. 宜腎氣丸 方
見虛勞, 地芝丸 方見上[549]〔入門〕.

保肝散

治風邪入腦, 看一成二, 欲成內障[550].
川芎, 當歸, 地骨皮, 蒼朮, 白朮, 密蒙花[551], 羌活, 天麻, 薄荷,
柴胡, 藁本, 石膏, 木賊, 連翹, 細辛, 桔梗, 防風, 荊芥, 甘草
各五分, 梔子, 白芷 各三分.
右剉, 水煎服, 食後[552]〔回春〕.

하나를 보는데 둘로 보이는 것

어떤 사람이 하나의 물체를 보는데 둘로 보여 〔의사에게 진찰을 받으니〕 그 의사는 간기肝氣가 너무 왕성한 것으로 보고 간기를 사하는 약을 처방해주었으나 효과가 없었다. 내가 『영추』에 "목계目系는 위로 올라가 뇌에 속하고 뒤로 가서 목 가운데로 나온다. 사기가 정精에 침범하면 정이 흩어져 보이는 것이 갈라진다. 그러므로 물체가 둘로 보이게 된다"라고 한 것이 생각나 풍을 몰아내면서 뇌로 들어가는 약을 복용하게 하였더니 효과가 있었다. 구풍일자산(처방은 앞에 있다)이나 보간산을 쓴다(『보제본사방』). ○ 눈이 어두우면서 멀리 있는 것을 보지 못하는데, 하나를 보면 둘이나 셋으로 보이는 것은 간과 신이 허한 것이다. 신기환(처방은 「허로문」에 있다)이나 지지환(처방은 앞에 있다)을 쓴다(『의학입문』).

보간산

풍사가 뇌로 들어가 하나를 보면 둘로 보이면서 내장이 생기려는 것을 치료한다.

천궁 · 당귀 · 지골피 · 창출 · 백출 · 밀몽화 · 강활 · 천마 · 박하 · 시호 · 고본 · 석고 · 목적 · 연교 · 세신 · 길경 · 방풍 · 형개 · 감초 각 닷 푼, 치자 · 백지 각 서 푼.

위의 약들을 썰어 물에 달여 식후에 먹는다(『만병회춘』).

구절은 龐安常의 글을 인용한 것이다.

549 『醫學入門』 外集 卷四 雜病分類 外感 風類 「眼」(앞의 책, 351쪽).

550 『萬病回春』에는 主治가 없다.

551 『萬病回春』에는 '地骨皮'가 '枸杞子'로 되어 있다.

552 『萬病回春』卷五 「眼目」(앞의 책, 285쪽).

讀書損目

內經曰, 目得血而能視. 然久視傷血, 亦能損目〔綱目〕. ○ 久視傷血, 血主肝, 故勤書則傷肝, 肝傷則自生風熱, 熱氣上騰, 致目昏. 不可專服補藥, 宜服益血鎭肝明目藥, 自愈. 宜服地黃元〔綱目〕.

○ 讀書之苦, 傷肝損目. 晋范甯目疾, 就張湛求方. 湛戲曰, 損讀書一減思慮二, 專內視三, 簡外觀四, 宜起晚五, 宜早眠六. 凡六物, 熬以神火, 下以氣篩, 蘊於胸中, 七日然後, 納諸方寸, 修之一年. 近能數其目睫, 遠視尺箠之餘, 長服不已, 洞見墻壁之外矣. 雖是嘲戲, 亦奇方也〔本事〕.

553 『素問』「五藏生成論第十」. "故人臥, 血歸於肝, 肝受血而能視, 足受血而能步, 掌受血而能握, 指受血而能攝."

554 『醫學綱目』卷之十三 肝膽部 目疾門「內障」(앞의 책, 223쪽). 원문의 내용을 재구성하였다.

555 『醫學綱目』卷之十三 肝膽部 目疾門「內障」(앞의 책, 237쪽).

556 '內視'는 內丹修練 용어로 '內觀'이라고도 한다. 두 눈을 감고 속으로 몸의 한 부위를 응시하는 것이다. "凝神安息, 舌柱上齶, 心目內注, 俯視丹田, 很快就能入靜" 하는 것이다(李遠國 編著, 『中國道敎氣功養生大典』, 四川辭書出版社, 1991, 146쪽).

557 '神火'는 內丹 용어로 正念을 말한다. 『大丹直指』에서 "先使水火二氣上下相交, 升降相接, 用意勾引, 脫出眞精眞氣, 混合于中宮, 用神火烹煉, 使氣周流于一身"이라고 하였다(『中國傳統氣功學辭典』, 535쪽).

558 『普濟本事方』에는 '篩'(체 사)가 '簇'(조릿대 족)으

책을 읽어 눈이 손상된 것

『내경』에서 "눈은 혈血을 받아야 볼 수 있다"고 하였다. 그러나 오랫동안 집중해서 보면 혈이 상하므로 눈도 상하게 된다(『의학강목』). ○ 오랫동안 집중해서 보면 혈을 상하는데, 혈은 간肝이 주관한다. 그러므로 책을 너무 열심히 읽으면 간이 상하고 간이 상하면 계절로 풍열이 생겨나서 열기가 위로 올라가므로 눈이 어둡게 되는데, 이때는 보약만을 복용해서는 안 된다. 혈을 북돋우고 간을 진정시키면서 눈을 밝게 하는 약을 복용하여야 낫는다. 지황원을 쓴다(『의학강목』).

○ 책을 지나치게 보면 간을 상하여 눈이 어두워진다. 진나라 범녕이 눈병을 앓았는데 장담에게 가서 처방을 구하였다. 장담이 놀리듯이 "책 읽는 것을 줄이는 것이 첫째요, 생각을 적게 하는 것이 둘째이다. 오로지 내시하는 것이 셋째요, 외부의 사물을 볼 때는 [자세히 보지 말고] 지나치듯 보는 것이 넷째이다. 늦게 일어나는 것이 다섯째요, 일찍 자는 것이 여섯째이다. 일반적으로 이러한 여섯 가지는 위로 신화神火를 졸아들게 하고 아래로는 기를 체로 쳐서 [잘 통하게 하는 것과 같으니] 가슴 속에 깊이 간직하고 7일이 지난 뒤 삼단전三丹田에 잘 거두어두어 1년 동안 수행하면 가까이로는 자기 속눈썹의 개수까지 셀 수 있으며, 멀리로는 짧은 채찍의 가닥까지 볼 수 있게 된다. 오랫동안 멈추지 않고 계속 실천하면 담장이나 벽 너머를 훤히 꿰뚫어볼 수 있게 된다"고 하였다. 비록 우스갯소리라고는 하지만 이 역시 기묘한 처방이다(『보제본사방』).

로 되어 있다. 『신편 대역 동의보감』에서는 '氣篩'를 '기운의 통로'라고 하였다(동의문헌연구실 편역, 『신편 대역 동의보감』 내경편·외형편, 법인문화사, 2006, 1,005쪽).

559 '方寸'은 일반적으로 心을 가리키나 내단 용어로는 上中下 三丹田을 말한다. 『黃庭內景經』「靈台章」의 "靈台郁藹望黃野, 三寸異室有上下"라는 구절에 대한 梁丘子의 注에 "三丹田上中下三處各異, 每室方圓一寸, 故云三寸"이라고 하였다(『中國道教氣功養生大典』, 173쪽).

560 '箠', 채찍 추.

561 『普濟本事方』卷第五「眼目頭面口齒鼻舌脣耳」(앞의 책, 420쪽). 『普濟本事方』과 들고남이 옜다. 『普濟本事方』에는 '洞見墻壁之外' 다음이 '非但明目, 乃亦延年. 審如是而行之, 非可謂之嘲戲. 亦奇方也'로 되어 있다.

○ 古人云, 讀書之苦, 傷肝損目, 誠然. 其讀書博奕等過度患目者, 名曰肝勞. 若欲治之, 非三年閉目不視, 則不可得差. 徒自瀉肝及諸治, 終是無效[資生][562]. ○ 讀書鍼刺過度而眼痛, 名曰肝勞, 但須閉目調護[入門][563].

地黃元

經云, 久視傷血[564]. 血主肝, 故傷肝而目昏, 肝傷則自生風熱, 當益血鎭肝, 而目自明.

熟地黃 一兩半, 黃連, 決明子 各一兩, 防風, 甘菊, 羌活, 桂心, 朱砂 水飛, 沒藥 各五錢.

右爲末, 蜜丸梧子大. 空心, 熟水下五七十丸[得效][565].

562 『鍼灸資生經』 卷第六 「目不明」(앞의 책, 394쪽).
563 『醫學入門』 外集 卷四 雜病分類 外感 「風類」(앞의 책, 350쪽).
564 『素問』 「宣明五氣篇第二十三」. "五勞所傷, 久視傷血, 久臥傷氣, 久坐傷肉, 久立傷骨, 久行傷筋, 是謂五勞所傷."

○ 옛날 사람이 말하기를 "책을 너무 지나치게 읽으면 간을 상하여 눈이 어두워진다"라고 하였는데 참으로 옳은 말이다. 지나치게 책을 읽거나 바둑이나 장기 등을 두어 눈병을 앓는 것을 간로肝勞라고 한다. 만약 이를 치료하고 싶다면 3년 동안 눈을 감고 아무것도 보지 않는 것 이외에는 다른 방법이 없는데, 그렇게 하지 않으면 낫지 않는다. 간을 사瀉하는 방법을 비롯하여 모든 치료가 아무 효과가 없다(『침구자생경』). ○ 책을 너무 많이 읽거나 바느질을 지나치게 하여 눈이 아픈 것을 간로라고 한다. 단지 눈을 감고 조리하기만 하여도 된다(『의학입문』).

지황원

『내경』에서는 "오랫동안 보면 혈을 상한다"고 하였다. 혈은 간이 주관하기 때문에 간을 상하면 눈이 어두워진다. 간이 상하면 저절로 풍열이 생기므로 혈을 북돋우고 간을 진정시키면 눈이 저절로 밝아지게 된다.

숙지황 한 냥 반, 황련·결명자 각 한 냥, 방풍, 감국, 강활, 계심, 주사(수비한 것), 몰약 각 닷 돈.

위의 약들을 가루내어 꿀로 반죽하여 오자대의 알약을 만들어 빈속에 쉰에서 일흔 알씩 끓인 물로 먹는다(『세의득효방』).

565 『世醫得效方』卷第十六 大方脈雜醫科 眼科 「熱
　　證」(앞의 책, 277쪽). 처방 명이 '地黃圓'으로 되어
　　있다.

哭泣喪明

黃帝問曰, 人之哀而涕泣者, 何氣使然. 岐伯對曰, 心者, 五藏六府之主也. 目者, 宗脈之所聚也, 上液之道也. 口鼻者, 氣之門戶也. 故悲哀愁憂則心動, 心動則五藏六府皆搖, 搖則宗脈感, 宗脈感則液道開, 液道開故涕泣出焉. 液者, 所以灌精濡空竅者也. 故上液之道開, 則泣不止[566], 泣不止則液竭, 液竭則精不灌, 精不灌則目無所見矣. 命曰奪精[靈樞][567].

너무 울어서 눈이 보이지 않는 것

황제가 "사람이 슬퍼서 눈물과 콧물을 흘리는 것은 어떤 기가 그렇게 하게 하는 것인가?" 하고 물었다. 기백이 "심心은 오장육부의 주인이다. 눈은 종맥宗脈이 모이는 곳으로, 눈물과 콧물〔上液〕이 흐르는 길이며, 입과 코는 공기가 출입하는 문이다. 그러므로 슬퍼하거나 근심하게 되면 심이 움직이게 되고 심이 움직이면 오장육부가 모두 흔들리게 되며 오장육부가 흔들리면 종맥이 이에 감응한다. 종맥이 감응하면 진액이 나오는 길이 열리고, 진액이 나오는 길이 열리기 때문에 눈물과 콧물이 나오는 것이다. '액'이란 비어 있는 구멍에 정精을 대주고 적시는 것이다. 그러므로 위의 액이 흐르는 길이 열리면 눈물이 그치지 않고 나오는데, 눈물이 그치지 않고 계속 나오면 액이 고갈되고 액이 고갈되면 더 이상 정을 대주지 못하며 정을 대주지 못하면 볼 수 없게 된다. 이것을 탈정奪精이라고 한다"고 대답하였다(『영추』).

眼病當分表裏虛實

眼之爲病, 在府則爲表, 當除風散熱. 在藏則爲裏, 當養血安神〔保命〕[568]. ○ 如暴失明, 昏澁, 瞖膜, 眵淚, 皆表也, 宜表散以去之. 如昏暗不欲視物, 內障, 見黑花, 瞳散, 皆裏也, 宜養血補水, 安神以調之〔入門〕. ○ 聖人雖言目得血而能視, 然血亦有太過不及也. 太過則目壅塞而發痛, 不及則目耗竭而失明. 故年少之人多太過, 年老之人多不及, 不可不察也〔子和〕[569]. ○ 眼疾所因, 不過虛實二者而已. 虛者眼目昏花, 腎經眞水之微也. 實者眼目腫痛, 肝經風熱之甚也. 實則散其風熱, 虛則滋其眞陰. 虛實相因, 則散熱滋陰兼之, 此內治之法也. 至於日久, 熱壅血凝, 而爲攀睛瘀肉瞖膜赤爛之類, 不假點洗外治之法, 則何由而得痊乎〔丹心〕.

568 『素問病機氣宜保命集』 卷下 「眼目論第二十五」(『河間醫集』, 484쪽).

569 『儒門事親』 卷一 「目疾頭風出血最急說八」(『子和醫集』, 47쪽).

눈병은 마땅히 표리허실을 구별하여야 한다

눈병이 부腑에 원인이 있는 것은 표증表證이며, 이때는 풍을 없애고 열을 흩어야 한다. 병의 원인이 장臟에 있는 것은 이증裏證이며, 이때는 혈을 자양滋養하고 신神을 안정시켜야 한다(『소문병기기의보명집』). ○ 갑자기 보지 못하게 되거나 눈이 어둡고 깔깔하거나 예막이 생기거나 눈곱이 끼며 눈물이 나는 것은 모두 표증이다. 이때는 땀을 내거나〔表〕 흩어서 없애야 한다. 눈이 어두워서 사물을 보려고 하지 않거나 내장이 생기거나 검은 안화가 보이거나 눈동자가 풀어져서 커지는 것은 모두 이증이다. 혈을 자양하고 수水를 보하며 신을 안정시켜 조리한다(입문). ○ 옛 성인이 눈은 혈을 얻어야 볼 수 있다고 하였지만, 혈이도 지나친 경우〔太過〕와 부족한 경우〔不及〕가 있다. 혈이 지나치면 눈〔의 혈〕이 막혀 통증이 생기고, 부족하면 눈〔의 혈〕이 모두 없어져 볼 수 없게 된다. 그러므로 젊은 사람에게는 혈이 지나친 경우가 많고, 노인들에게는 부족한 경우가 많으므로 잘 살펴야 한다(『유문사친』). ○ 눈병의 원인에는 허虛한 것과 실實한 것 두 가지가 있는데, 허한 경우는 눈이 어둡고 안화가 보이는 것으로 신腎 경락의 수기〔眞水〕가 적어서 생기는 것이다. 실한 경우는 눈이 부으면서 아픈 것으로 간의 경락에 풍열이 심해서 생기는 것이다. 실한 경우는 풍열을 흩어주어야 하고 허한 경우는 진음眞陰을 북돋아주어야 한다. 허와 실이 모두 원인이 되면 열을 흩는 것과 진음을 북돋는 것을 함께하여야 하는데 이것이 내치법內治法이다. 너무 오래되어 열이 막히고 혈이 엉키어 어혈이나 군살, 예막이 생기거나 붉게 되면서 썩어 문드러지는 것과 같은 병이 생기면 눈에 점안하거나 눈을 씻는 외치법을 써야 하는데, 이때 외치법을 쓰지 않으면 어떻게 병이 낫겠는가(단심).

眼病易治難治辨

外障易治, 內障難治. ○ 暴發者爲表易治, 久病者爲裏難治〔保命〕. ○ 眞珠瞖, 狀如碎米者, 易散. 梅花瞖, 狀如梅花葉者, 難消〔直指〕. ○ 瞳人乾缺痛澁無淚者, 或白瞖藏在黑水下, 向日細視方見者. 或兩眼相傳疼痛, 晝輕夜重者. 或內障五色相間, 頭痛無淚, 日中如坐暗室者. 或雷頭風, 熱毒氣衝入睛中, 或微或大, 昏暗不見者. 皆不治〔入門〕.

570 『素問病機氣宜保命集』 卷下 「眼目論第二十五」 (앞의 책, 484쪽).

571 『仁齋直指』 卷之二十 眼門 「眼目方論」 (앞의 책, 379쪽).

572 『醫學入門』 外集 卷四 雜病分類 外感 風類 「眼」 (앞의 책, 349쪽). "不治證, 瞳人乾缺, 痛澁無淚, 或白藏在黑水下, 向日細視方見, 或兩眼相傳疼痛, 早輕夜重, 或內障五色相間, 頭痛無淚, 日中如坐暗室, 或雷頭風, 熱毒氣衝入睛中, 牽引瞳人, 或微或 不見."

눈병에서 쉽게 낫는 것과 치료하기 힘든 것을 판별하는 방법

외장병은 쉽게 낫고 내장병은 치료하기 힘들다. ○ 갑자기 병이 생긴 것은 표증으로 쉽게 낫지만 오랫동안 병을 앓은 것은 이증으로 치료하기 힘들다(『소문병기기의보명집』). ○ 진주예眞珠瞖에서 예막의 모양이 마치 쌀을 잘게 부순 듯하면 흩어내기 쉽다. 매화예梅花瞖에서 예막의 모양이 마치 매화의 잎 같으면 없애기 어렵다(『인재직지』). ○ 눈동자가 말라 일그러지거나 아프면서 깔깔하지만 눈물이 나지 않는 것과 흰 예막이 눈동자[黑水] 속에 감추어져 있어 〔환자에게〕 해를 보게 한 후 〔의사가 옆에서 비스듬하게〕 자세히 관찰해야만 보이는 것, 양쪽 눈이 번갈아가며 앓는데 낮에는 덜하고 밤에 심한 것, 내장에 다섯 가지 색깔이 뒤섞여 있으며 머리가 아프지만 눈물은 나지 않고 낮에도 캄캄한 암실에 앉아 있는 듯한 것, 뇌두풍으로 심한 열기가 눈동자로 치받아 들어가 눈동자가 작아졌다 커졌다 하면서 눈이 어두워 사물을 보지 못하는 것은 모두 치료할 수 없다(『의학입문』).

眼中生火[573]

惟陰陽易病, 及婦人臨産時, 有之〔入門〕[574].

---

573 『東醫寶鑑』 '목록'에 따라 '火'는 '花'로 바꾸어야
한다(郭靄春 等 校注, 앞의 책, 225쪽 주 76). '眼中
生花'는 눈앞에서 작은 별이나 꽃 같은 것이 떠다
니는 것처럼 보이는 것으로 火氣生花症이라고도
한다.

574 『醫學入門』 外集 卷三 傷寒 「傷寒雜證」(앞의 책,
274쪽). "陰陽易病, 眼中生花." 『醫學入門』 外集 卷
五 婦人門 「臨産」(앞의 책, 417쪽). "破水已後, 幷腰
痛, 眼中如火."

눈에 불이 난 듯 화끈거리는 것

음양역병이 돌거나 해산하는 부인에게만 있다(『의학입문』).

眼病禁忌

酒色七情, 最宜痛斷. ○ 凡眼疾, 忌雞雞魚酒麪糯米鹹酸熱油諸般毒物. 眼乃一身之主, 不能忌口, 藥亦無功, 自陷此身也. 每日白煮精猪肉嚥飯, 或山藥蘿葍菜果, 皆可啖〔得效〕575.

575『世醫得效方』卷第十六 眼科「熱證」‘聖孝散’(앞의 책, 277쪽).『世醫得效方』에서는 이외에도 山查, 梨, 柿子, 銀杏, 土瓜, 榧子, 生葛 등을 먹어도 좋은 것으로 들고 있다.

눈병의 금기

눈병에는 음주와 성교, 감정이 격해지는 것을 반드시 삼가야 한다. ○ 일반적으로 눈병에는 닭고기, 생선, 술, 밀가루, 찹쌀, 짜거나 신 음식, 뜨거운 것, 기름진 것과 독이 있는 모든 것들을 조심하여야 한다. 눈은 몸에서 가장 중요하므로 먹는 것을 조심하지 않으면 약을 먹어도 효과가 없으며, 스스로 자신의 몸을 해치게 된다. 매일 좋은 돼지고기를 양념하지 않고 푹 삶아 밥을 말아 먹거나 산약, 무, 채소, 과일 등은 모두 먹어도 좋다(『세의득효방』).

眼病調養

養目力者常瞑〔養生〕. ○ 讀書博奕過度患目, 名曰肝勞. 非三年閉目, 不可治〔資生〕[576]. ○ 古人治肝勞, 有養之之法. 彭眞人患目疾, 不計晝夜, 瞪目注視, 閉之少頃, 依法再行, 積功而視秋毫[577]. 徐眞人亦患目疾, 暗室正坐, 運睛旋還八十一數, 閉目集神再運, 不數年, 而神光自現, 狀如金輪, 永除昏暗. 施眞人歌曰, 運睛除目暗. 皆養之之法也〔資生〕[578]. ○ 熱摩手心, 熨兩眼, 每二七遍. 使人眼目自無障瞖, 明目去風, 無出於此〔養性〕. ○ 常以手按, 兩眉後小空中, 三九過. 又以手心及指, 摩兩目下顴上, 以手提耳四十過. 摩令微熱, 輒以手逆乘額三九過, 從眉中上行入髮際, 以口嚥唾無數. 如此常行, 目卽淸明. 一年可夜讀書〔養性〕. ○ 五色皆損目, 惟皂糊屛風, 可養目力〔延壽〕.

576 『鍼灸資生經』 卷六 「目不明」(앞의 책, 395쪽). 孫思邈의 말을 인용하였다.

577 『鍼灸資生經』에는 이 뒤에 '以去昏暗'이 더 있다.

578 『鍼灸資生經』 卷六 「目不明」(앞의 책, 395쪽).

눈병을 조리하는 법

시력을 기르려면 항상 눈을 감고 있어야 한다(양생). ○ 책을 많이 읽거나 바둑에 몰두하면 눈병을 앓게 되는데, 이를 간로肝勞라고 한다. 3년 동안 눈을 감고 있지 않으면 치료하지 못한다(『침구자생경』). ○ 옛날 사람들에게는 간로를 치료하는 양생법이 있다. 팽진인이 눈병을 앓았을 때 밤낮을 가리지 않고 눈을 똑바로 뜨고 뚫어지게 보다가 잠시 눈을 감는 방법을 되풀이하여 공력을 쌓았는데 가을철의 〔새나 짐승의 아주 가는〕 털까지 볼 수 있었다. 또한 서진인도 눈병을 앓았을 때 암실에 들어가 똑바로 앉아 눈알을 둥글게 81번 굴린 후 눈을 감고 정신 집중하기를 반복하였다. 몇 년이 되지 않아 신비한 빛이 눈에서 저절로 났는데 마치 황금색의 바퀴처럼 둥근 모양으로, 눈이 어두운 병이 영원히 사라졌다. 서진인은 "눈알을 굴리니 눈이 어두운 것이 없어진다"라고 자신이 행한 방법을 노래로 남기기도 하였다. 이것은 모두 눈을 양생하는 방법이다(『침구자생경』). ○ 손바닥을 뜨겁게 비벼 양쪽 눈 위를 다림질하듯 문지르는데, 14번씩 두루 비벼준다. 이렇게 하면 눈에 예막이 생기지 않고 눈이 저절로 밝아지며 풍이 사라지는데, 더 없이 좋은 방법이다(양성). ○ 항상 손가락으로 양쪽 눈썹의 바깥쪽에 있는 작게 파인 구멍을 27번 눌러준다. 또한 손바닥과 손가락으로 양쪽 눈 밑에 있는 광대뼈 위를 문지르고 손으로 귀를 40번 이상 잡아당긴다. 문질러서 약간의 열이 나면 손으로 이마를 27번 쓸어 올리고, 눈썹 사이의 미간을 따라 머리카락이 난 곳까지 쓸어 올리면서 입으로는 수없이 침을 삼킨다. 이러한 방법을 늘 하면 눈이 밝아지는데, 1년만 하면 밤에도 책을 읽을 수 있게 된다(양성). ○ 다섯 가지 색은 모두 눈을 상하게 하는데, 다만 검은 풀 먹인 병풍은 시력을 북돋운다(연수).

目視凶證

病人目直視者, 死〔扁鵲〕. ○ 瞳子高者, 太陽不足, 戴眼者, 太陽已絶, 此決死生之要, 不可不察也〔內經〕. ○ 太陽之脈, 其終也, 戴眼. 又曰, 足太陽氣絶者, 死必戴眼〔內經〕. ○ 目內陷者, 死. 太陽之脈, 起於目內眥, 目內陷者, 太陽絶也, 故死〔內經〕. ○ 眼胞忽陷, 定知亡〔脈訣〕. ○ 戴眼者, 目直視, 不能轉動也〔綱目〕. ○ 藏府精華皆上注於目, 目直視者, 反目倒竄, 眼精上騰, 乃死證也〔入門〕. ○ 足少陽終者, 百節皆縱, 目睘絶系. 註曰, 目系絶, 故目不轉而直視. 睘謂直視, 如驚貌. 睘音瓊〔內經〕. ○ 直視者, 視物而目睛不轉動者是也. 若目睛動者, 非直視也. 傷寒直視者, 邪氣壅盛, 藏府之氣不上榮於目, 則爲之直視. 多難治. 衄家不可發汗, 發汗則目直視, 不能瞬, 不能眠, 猶未甚也. 逮狂言, 反目直視, 與直視搖頭, 皆藏府氣奪絶也, 卽死〔綱目〕.

---

579 『脈經』「扁鵲華佗察聲色要訣第四」. "病人面黑, 目
　　直視惡風者死."
580 '戴眼'은 눈을 위로 치뜨고 눈알이 돌아가지 않는
　　것으로, 병이 위중한 단계에서 나타나는 하나의 뇌
　　신경장애 증상이다. 小兒急驚風, 癲癎 때 흔히 본
　　다(『동의학사전』, 258쪽).
581 『素問』「三部九候論篇第二十」.
582 『素門』「診要經終論篇第十六」. "太陽之脈, 其終
　　也, 戴眼反折瘈瘲, 其色白, 絶汗乃出, 出則死矣."
583 『素問』「三部九候論篇第二十」. "足太陽氣絶者, 其

足不可屈伸, 死必戴眼."
584 『素問』「三部九候論篇第二十」.
585 '太陽之脈' 이하는 王冰의 注이다.
586 『脈訣』卷之四「察色觀病人生死歌候」(『校正圖註
　　脈訣』, 16쪽).
587 『醫學綱目』卷之十三 肝膽部 目疾門「目上視」(앞
　　의 책, 244쪽). 樓英의 注이다.
588 '竄', 숨을 찬. 달아나다, 숨기다.
589 乾隆一本, 亨保本, 道光本, 『醫學入門』에는 모두
　　'精'이 '睛'으로 되어 있다.

시선에 나타나는 흉증

병을 앓는 사람이 눈을 치켜뜨고 뚫어질 듯 쳐다보면 죽는다(『맥경』). ○ 눈을 치켜 뜨는 것은 태양경의 기가 부족한 것이고, 대안戴眼은 태양경의 기가 이미 끊어진 것이다. 이것은 삶과 죽음을 결정짓는 중요한 판단의 근거이므로 꼭 살펴보아야 한다(『내경』). ○ 태양경의 맥이 끊어지면 대안이 된다. 또한 "족태양경의 기가 끊어지면 대안이 되는데 반드시 죽는다"고 하였다(『내경』). ○ 눈이 속으로 꺼져 들어간 사람은 죽는다. 태양경의 맥은 안쪽 눈초리에서 시작되는데, 눈이 속으로 꺼져 들어간 사람은 태양경의 맥이 끊어진 것이기 때문에 죽는 것이다(『내경』). ○ 눈꺼풀이 갑자기 속으로 꺼져 들어가면 죽게 된다(『맥결』). ○ '대안'이란 눈을 치켜뜨고 뚫어질 듯 쳐다보는 것으로, 눈알을 굴리거나 움직일 수 없는 것이다(『의학강목』). ○ 장부의 정精은 위로는 모두 눈으로 흘러 들어가는데 눈을 치켜뜨고 똑바로 쳐다보는 것과 눈알이 뒤집어져 눈동자가 보이지 않는 것, 눈의 정精이 머리로 몰려 올라가는 것은 모두 죽을 증상들이다(『의학입문』). ○ 족소양경의 기가 끊어지면 모든 관절이 이완되고 놀란 눈이 되면서 목계目系가 끊어진다. 왕빙의 주에서는 "목계가 끊어지면 눈알을 돌리지 못하여 똑바로 쳐다보게 된다"고 하였다. '놀란 눈'이란 〔눈을 치켜떠〕 똑바로 쳐다보는 것으로, 마치 놀란 얼굴을 하고 있는 것과 같다. '경罠'은 '경瓊'으로 발음한다(『내경』). ○ '눈을 똑바로 치켜뜬다〔직시〕'는 것은 사물을 볼 때 눈알을 돌리지 못한다는 것이다. 만약 눈알이 돌아간다면 눈을 똑바로 치켜뜨는 것이 아니다. 상한병에 눈을 똑바로 치켜뜨는 것은 사기邪氣가 뭉쳐 왕성해지고 장부의 기가 위로 올라가 눈을 영양하지 못하여 똑바로 치켜뜨게 되는 것인데 많은 경우 치료하기 어렵다. 코피를 흘리는 사람들은 땀을 내서는 안 되는데, 땀을 내게 되면 눈을 똑바로 치켜뜨게 되고 잠을 자지 못하지만 아직 심한 상태는 아니다. 날뛰면서 미친 소리를 하고 눈알이 뒤집히거나 눈을 똑바로 치켜뜨면서 머리를 흔드는 것은 모두 장부의 기가 탈진하여 끊어진 것으로 곧 죽는다(『의학강목』).

590 『醫學入門』 外集 卷三 傷寒 「痙爲死證及婦人傷寒」 '搖頭直視'(앞의 책, 289쪽).

591 '罠', 罭(놀라서 볼 경, 놀란 눈)의 속자.

592 『素門』 「診要經終論篇第十六」. "少陽終者, 耳聾百節皆縱, 目罠絶系, 絶系一日半死."

593 『醫學綱目』 卷之十三 肝膽部 目疾門 「明目直視」(앞의 책, 244쪽). "直視者, 視物而目睛不轉動者是也. 若目睛動者, 非直視也. 傷寒直視者, 邪氣壅盛, 冒其正氣, 使神氣不慧, 臟腑之氣不上榮于目, 則目爲之直視. 傷寒至於直視, 爲邪氣已極, 證候已逆, 多難治. 經曰, 衄家不可發汗, 發汗則額上陷脈緊急, 直視不能眴, 不能眠. 以肝受血而能視, 亡血家, 肝氣已虛, 目氣已弱, 又發汗亡陽, 則陰陽俱虛所致也. 此雖錯逆, 其未甚也. 逮狂言, 反目直視, 又爲腎絶, 直視搖頭, 又爲心絶, 皆臟腑氣脫絶也. 直視譫語, 喘滿者死, 下痢者亦死. 又劇者發狂則不識人, 循衣摸床, 惕而不安, 微喘直視, 脈弦澀者死. 皆邪氣盛而正氣脫也."

點眼藥

凡點洗之法, 若暴赤腫血壅氣滯者, 一時連點三五次. 如氣血稍虛者, 宜服藥以塞其源, 藥水洗之. 生有雲膜, 方可用點, 若無瞖膜, 但可洗之, 却忌過用涼藥及冷水洗滌. 至如鍼刀火烙, 古人忌用. 如金箆刮撥, 另是一家傳授, 不可妄施〔入門〕. ○ 點藥, 有磨瞖膏, 春雪膏, 百點膏, 還睛紫金丹, 點瞖膏, 三光膏, 龍腦膏, 蕤仁膏, 明鏡膏, 二百味花草膏, 五膽膏, 楓膏, 石決明散, 龍腦散, 點爛弦風藥, 點漏睛膿出藥, 點蟹眼疼痛藥, 點撞打傷眼藥, 點眼生肉瞖藥.

磨瞖膏

消瞖膜.

蕤仁 口含去皮殼 一兩, 片腦 三錢, 空靑 二錢.

右合於乳鉢內, 研極細, 盛盒內. 旋取少虛, 點眼中〔得效〕.

점안약

일반적으로 점안하여 눈을 씻는 방법은 갑자기 눈이 충혈되면서 붓고, 혈과 기가 뒹쳤을 때에는 한 번에 세 번에서 다섯 번을 연달아 점안한다. 기혈이 조금 허한 경우에는 약을 써서 병의 근본을 막은 다음 약물로 씻는다. 구름이 피어나듯 예막이 생겨야 비로소 점안약을 쓰는 것이 좋다. 만약 예막이 없으면 단지 씻는 것으로 충분하며 찬약을 너무 많이 쓰거나 찬물로 너무 자주 씻는 것은 피하여야 한다. 옛날 사람들은 침이나 칼, 화침〔火鍼〕과 같은 것을 조심해서 썼다. 쇠로 된 참빗 같은 것으로 긁어내어 없애는 것은 별도로 하나의 전문가 집단이 전수하는 것이니 함부로 써서는 안 된다(『의학입문』). ○ 점안약에는 마예고, 춘설고, 백점고, 환정자금단, 점예고, 삼광고, 용뇌고, 유인고, 명경고, 이백미화초고, 오담고, 풍고, 석결명산, 용뇌산, 난현풍에 점안하는 약, 누정농출에 점안하는 약, 해안동통에 점안하는 약, 당타상안에 점안하는 약, 눈에 노육이나 예장이 생겼을 때 점안하는 약 등이 있다.

마예고

예막을 없앤다.

위유인(입에 머금어 껍질을 벗긴 것) 한 냥, 편뇌 서 돈, 공청 두 돈.

위의 약들을 함께 유발에 넣고 아주 곱게 갈아 마개가 있는 그릇에 넣어두고 〔쓸 때마다〕 얼른 조금씩 꺼내어 눈에 점안한다(『세의득효방』).

---

596 '乳鉢'은 약을 이기거나 갈아서 가루로 만들 때 사
　　용하는 막자사발을 말한다.
597 『世醫得效方』卷第十六 眼科 七十二證方 「外障」
　　(앞의 책, 274쪽). 복용 방법이 "上於乳鉢內硏合,
　　盛旋點之"로 되어 있다.

春雪膏

治目赤腫痛, 淚出眥爛.

蕤仁 去殼皮, 研壓去油 二兩, 龍腦 二錢半, 生蜜 六錢.

右研勻, 以銅筋蘸少許點之. 治爛弦風, 歲久連眶赤爛者, 最效〔局方〕[598].

春雪膏

治眼目赤腫, 生瞖障.

鵬砂 三錢, 龍腦 一錢, 朴硝 五錢.

右合研極細, 每用少許, 點口中津液, 沾入眼中, 閉霎[599]時, 方開眼, 淚出效[600]〔得效〕.

還睛紫金丹

治爛弦風.

白蜜 二兩, 爐甘石 一兩 火煅十次淬, 水中浸半日, 黃丹 水飛 六錢, 烏賊魚骨 一錢, 碙砂[601] 細研水飛, 入磁器中重湯煮, 令自乾, 麝香 各五分, 白丁香 二分半, 輕粉 一分.

右將蜜於砂石器[602]內慢火熬去沫, 下甘石末, 次下黃丹, 以柳枝攪, 次下餘藥, 以不粘手爲度, 作丸如芡實大. 每一丸. 溫水化開, 常點之[603]〔東垣〕.

598 『太平惠民和劑局方』卷之七「治眼目疾」(앞의 책, 235쪽). "治肝經不足, 內受風熱, 上攻眼目, 昏暗癢痛, 隱澁難開, 昏眩赤腫, 怕日羞明, 不能遠視, 迎風有淚, 多見黑花, 竝皆療之."

599 '霎', 가랑비 삽. 잠시 동안.

600 『世醫得效方』大方脈雜醫科 卷第十六 眼科「熱證」(앞의 책, 278쪽).

601 『蘭室秘藏』에는 '碙'이 '磠'로 되어 있다. '碙', 약

춘설고

눈이 붉게 부어오르고 눈물이 나면서 눈초리가 썩어 문드러지는 것을 치료한다.

위유인(껍질을 벗기고 곱게 간 후 무거운 것으로 눌러 기름을 뺀 것) 두 냥, 용뇌 두 돈 반, 생밀 엿 돈.

위의 약들을 골고루 갈아 섞은 뒤 구리 젓가락으로 조금 찍어서 눈에 점안한다. 난런풍도 치료하는데, 오래되어 눈자위 전체가 붉게 되며 썩어 문드러진 경우에 가장 좋다(『태평혜민화제국방』).

춘설고

눈이 붉게 부어오르고 예장이 생기는 것을 치료한다.

붕사 서 돈, 용뇌 한 돈, 박초 닷 돈.

위의 약들을 함께 넣고 아주 곱게 갈아 조금씩 쓰는데, 〔약에〕 입 속의 침 한 방울을 떨어뜨려 개어서 눈에 넣은 다음 잠시 눈을 감았다가 서서히 뜨면 눈물이 나면서 낫는다(『세의득효방』).

환정자금단

난현풍을 치료한다.

백밀 두 냥, 노감석(담금질을 열 번 한 후 반나절 동안 물에 담갔던 것) 한 냥, 황단(수비한 것) 엿 돈, 오적어골 한 돈, 노사(곱게 갈아 수비하여 도자기 그릇에 넣고 중탕으로 끓여 저절로 마른 것), 사향 각 닷 돈, 백정향 두 푼 반, 경분 한 푼.

먼저 꿀을 질그릇에 넣고 은근한 불로 졸이면서 거품을 걷어낸 후 가루낸 노감석을 넣는다. 그 다음 황단을 넣고 버드나무 가지로 저어주면서 나머지 약들을 넣은 후 손에 굳어나지 않을 정도로 반죽하여 감실대의 알약을 만들어 한 알씩 따뜻한 물에 녹여서 늘 점안한다(『난실비장』).

석 이름뇨.

602 '砂石器'는 모래가 들어 있는 흙으로 구운 그릇을 말한다.

603 『蘭室秘藏』卷上 眼耳鼻門 「內障眼論」(『東垣醫集』, 182쪽). 처방 구성이 '白沙蜜二十兩, 甘石十兩燒七遍碎連水浸拌之, 黃丹六兩水飛, 揀連三兩小便浸碎爲末, 南乳香當歸已上各三錢, 烏魚骨二錢'으로 되어 있다.

百點膏

治瞖膜.

黃連 二錢 剉水一椀煎至半, 入防風 八分, 當歸身, 甘草 各六分, 蕤仁泥 三分.

右剉, 同熬, 滴水中不散, 絞去滓, 入煉蜜少許, 再熬少時. 令靜心點之, 日五七次, 臨臥點, 尤疾效. 有人病瞖六年, 以至瞳人覆雲氣之狀, 用此藥而得效〔東垣〕.

點瞖膏

治瞖膜.

朱砂 水飛 二錢, 鵬砂 一錢半, 蕤仁 二十一粒 爲泥, 眞珠 爛, 石膏 各半錢, 熊膽 二分半, 麝香 一分.

右爲細末, 用好蜜硏和, 於銚內蒸得粘, 磁器收貯, 用秦皮煎湯, 調少許, 以銅筯蘸, 點眥頭, 淚出爲效〔直指〕.

三光膏

治犯土傷眼.

朱砂, 雄黃, 鵬砂 各等分.

右細末, 乳汁調, 塗盛椀內, 覆地上, 以艾葉燒烟熏之, 至黃色爲度, 帶椀收貯. 用時以香油少許調勻, 點眼角〔醫鑑〕.

604 道光本에는 '五七'이 '三五'로 되어 있다.

605 『蘭室秘藏』 卷上 眼耳鼻門 「內障眼論」(『東垣醫集』, 174쪽).

606 『仁齋直指』 卷之二十 眼門 「眼目方論」(앞의 책, 389쪽). 처방 명이 '前麓點瞖膏'로 되어 있다.

607 『中醫方劑大辭典』 第一冊(앞의 책, 546쪽)에는

백점고

예막을 치료한다.

황련 두 돈(썰어서 물 한 사발에 넣고 끓여서 반이 될 때까지 달인다), 방풍 여덟 푼, 당귀 신·감초 각 여섯 푼, 위유인(진흙처럼 짓이긴 것) 서 푼.

위의 약들을 썰어 함께 졸이는데, 졸인 약을 물에 한 방울 떨어뜨려보아 풀어지지 않을 때까지 졸인다. 졸인 약을 짜서 찌꺼기를 버린 후 연밀을 조금 넣고 잠깐 동안 다시 졸인다. 마음을 가라앉힌 후 하루 다섯 번에서 일곱 번 점안하는데, 자기 전에 점안하면 효과가 더욱 좋다. 예막이 생긴 지 6년이나 되어 눈동자가 마치 산봉우리가 구름에 덮인 듯이 예막으로 덮인 환자가 이 약을 써서 완전히 나았다(『난실비장』).

점예고

예막을 치료한다.

주사(수비한 것) 두 돈, 붕사 한 돈 반, 위유인 스물한 알(진흙처럼 짓이긴다), 진즈(문드러지게 간 것), 석고 각 반 돈, 웅담 두 푼 반, 사향 한 푼.

위의 약들을 곱게 가루내어 좋은 꿀에 넣고 반죽한 다음 냄비 안에 넣고 끈적끈적해질 때까지 쪄서 도자기 그릇에 넣어 보관한다. 쓸 때에는 진피 달인 물에 조금씩 섞어 구리 젓가락으로 찍어서 눈초리 끝에 바르는데, 눈물이 나면서 낫는다(『인재직지』).

삼광고

눈에 흙이 들어가서 눈이 상한 것을 치료한다.

주사·웅황·붕사 각 같은 양.

위의 약들을 곱게 가루내어 젖으로 반죽하여 질그릇 주발 속에 약을 바른 후 땅에 엎어놓았다가 쑥잎을 태운 연기로 〔그릇 속의 약이〕 노랗게 될 때까지 훈증한다. 그릇 채 보관하였다가 쓸 때에는 참기름을 조금 넣고 잘 개어서 눈의 모서리에 점안한다(의감).

『東醫寶鑑』 外形篇에서 『古今醫鑑』을 인용하였다
고 하였다.

龍腦膏

治小兒胎風赤爛.

龍腦 一錢, 蕤仁 泥 二錢半, 杏仁 七箇 爲泥.

右入人乳研爲膏, 點之〔醫林〕[608].

蕤仁膏

去瞖障如神.

蕤仁 泥 一兩, 鵬砂 一錢二分, 龍腦 五分, 熊膽 三錢.

右爲末, 入生蜜四兩調勻, 盛磁罐, 取少許點之〔入門〕[609].

明鏡膏

治眼目昏花, 努肉雲瞖, 腫痛神效.

黃丹 水飛 一兩, 官粉, 乳香, 硇砂 各五分, 鵬砂, 銅綠 各三分, 沒藥 二分.

右爲末, 煉蜜入水些少, 調藥令勻, 燒艾葉熏之, 以香油少許調勻, 點眼, 此神方也〔醫鑑〕[610].

二百味花草膏

治火眼及爛弦風[611], 痒痛流淚.

羖羊膽一枚, 以蜜滿灌, 入朱砂末少許, 掛起陰乾. 每取一粒, 水和點眼, 以蜜採百花, 羊食百草, 故以爲名也〔入門〕[612].

608 이 처방은 『太平聖惠方』에 처음 나온다(『中醫方劑大辭典』第三册, 324쪽). 여기에서의 主治는 '胎赤眼'으로 되어 있고, 『普濟方』에서는 "治小兒眼胎赤, 及生瘡怕見風日. 龍腦半錢細研, 蕤仁一分湯浸去皮研, 杏仁一兩湯浸去皮尖雙仁研. 右滴少水都細研乳汁浸日, 三四度點之"라고 하였다(『普濟方』卷三百六十三 嬰孩頭眼耳鼻門 「胎眼赤痛」 '龍腦膏', 앞의 책, 3,273쪽).

609 『醫學入門』外集 卷六 雜病用藥賦 「眼」(앞의 책, 499쪽).

용뇌고

어린아이의 태풍적란을 치료한다.

용뇌 한 돈, 위유인(진흙처럼 짓이긴 것) 두 돈 반, 행인 일곱 개(진흙처럼 짓이긴다).

위의 약들을 사람 젖에 넣고 갈아서 고약처럼 만들어 눈에 점안한다(의림).

유인고

예장을 없애는 데 아주 좋다.

위유인(진흙처럼 짓이긴 것) 한 냥, 붕사 한 돈 두 푼, 용뇌 닷 푼, 웅담 서 돈.

위의 약들을 가루내어 꿀 넉 냥으로 잘 버무린 뒤 사기그릇에 담아두고 조금씩 눈에 점안한다(『의학입문』).

명경고

눈에 안화가 생기거나 노육이나 운예로 눈이 붓고 아픈 것을 치료하는 데 아주 좋다

황단(수비한 것) 한 냥, 관분 · 유향 · 노사 각 닷 푼, 붕사 · 동록 각 서 푼, 몰약 두 푼.

위의 약들을 가루내어 졸인 꿀에 물을 조금 넣은 후 골고루 갠다. 쑥잎을 태운 연기에 훈증한 후 참기름을 조금 넣고 골고루 버무려 점안하는데, 효과가 아주 좋은 처방이다(의감).

이백미화초고

화안火眼과 난현풍으로 가렵고 아프며 눈물이 나는 것을 치료한다.

거세한 양의 쓸개 하나에 꿀을 가득 채운 뒤 주사가루를 조금 넣어서 그늘진 곳에 매달아 말린다. 쌀 한 톨만큼씩 떼어내 물에 개어 눈에 점안한다. 꿀은 온갖〔백 가지〕꽃에서 얻은 것이고, 양은 온갖〔백 가지〕풀을 먹기 때문에 '이백 가지 꽃과 풀〔二百味花草〕'이라는 이름이 붙은 것이다(『의학입문』).

---

610 『中醫方劑大辭典』 第八册에서는 『東醫寶鑑』 外形篇에서 『古今醫鑑』을 인용하였다고 하였다(앞의 책, 322쪽).

611 '火眼'은 눈이 불이 난 듯 아프고 충혈된 것을 말한다. 赤眼이라고도 한다.

612 『醫學入門』 外集 卷六 雜病用藥賦 「眼」(앞의 책, 499쪽). '每取一粒'이 '用時取一粒入磁器內'로 되어 있고, 처방 명이 '花草膏'로 되어 있다.

五膽膏

治眼昏, 常見黑花, 欲成內障 方見上.

楓膏

治爛弦, 赤腫流淚.

楓葉多取, 濃煎汁, 去滓熬成膏, 取以點眼. 又楓葉細切, 和燒
酒蒸, 絞取汁. 點眼亦效〔俗方〕.

石決明散

治眼生丁[613]瞖, 根脚極厚, 久不差.

石決明, 眞珠, 琥珀 各七錢半, 烏賊魚骨 五錢, 龍腦 一錢.
右爲細末, 以銅筋蘸. 取大豆許點眼, 日三[614]〔類聚〕.

龍腦散

治花瞖.

龍腦 一錢, 朴硝 五錢.
右研如粉, 以銅筋點眼中[615]〔類聚〕.

點爛弦風藥

薄荷, 荊芥, 細辛.

爲末, 以火燒之, 以椀塗蜜少許於內, 覆烟上取煤. 點眼奇效〔入
門[616]〕.

---

613 앞의 '釘瞖根深' 조목에 근거하여 '丁'은 '釘'으로
　　바꾸어야 한다(郭靄春 等 校注, 앞의 책, 226쪽 주
　　80).
614 『醫方類聚』第六十六「眼門」聖惠方 '石決明散方'

(의학연구원 동의학연구소 옮김, 『의방유취』 제5
분책, 637쪽). 『太平聖惠方』第三十三「治眼生丁瞖
諸方」 '石決明散方'(앞의 책, 960쪽).
615 『醫方類聚』第六十六「眼門」聖惠方 '龍腦散方'

오담고

눈이 어둡고 항상 검은 안화가 보이며 내장이 되려는 것을 치료한다(처방은 앞에 있다).

풍고

난현풍으로 눈이 붉게 부어오르고 눈물이 나는 것을 치료한다.

단풍잎을 많이 따서 진하게 달인 다음 찌꺼기를 버리고 졸여서 고약을 만든 후 이것을 눈에 점안한다. 또 다른 방법으로는 단풍잎을 잘게 썰어 소주에 버무려 찐 다음 짜서 즙을 낸다. 이것을 점안하여도 역시 효과가 있다(속방).

석결명산

눈에 정예가 생겼는데 뿌리가 매우 깊어서 오랫동안 낫지 않는 것을 치료한다.

석결명 · 진주 · 호박 각 일곱 돈 반, 오적어골 닷 돈, 용뇌 한 돈.

위의 약들을 곱게 가루내어 구리 젓가락으로 콩알만큼씩 묻혀서 하루 세 번 점안한다(『의방유취』).

용뇌산

화예를 치료한다.

용뇌 한 돈, 박초 닷 돈.

위의 약들을 곱게 가루내어 구리 젓가락에 묻혀 점안한다(『의방유취』).

난현풍에 점안하는 약

박하 · 형개 · 세신.

위의 약들을 가루내어 태우는데, 속에 꿀을 조금 바른 질그릇을 연기가 나는 약재 위에 엎어놓아 그을음을 모은다. 이것을 점안하면 효과가 매우 좋다(『의학입문』).

(의학연구원 동의학연구소 옮김, 『의방유취』 제5 분책, 638쪽). 『太平聖惠方』 第三十三 「治眼生花瞖 諸方」 '龍腦散方' (앞의 책, 961쪽).

616 『醫學入門』 外集 卷六 雜病用藥賦 「眼」 '治爛弦 眼' (앞의 책, 499쪽).

點漏睛膿出藥

雄黃, 石決明, 馬牙硝 各一兩, 靑鹽 五錢, 蜜 三合, 靑羊膽 三箇.

右爲細末, 浸蜜膽汁中, 兩伏時, 盛磁器. 日點三四次〔類聚〕[617].

點蟹目疼痛藥

獖猪膽[618] 如棗大, 杏仁 七箇 爲泥, 朴硝 一錢, 龍腦 二錢.

右末, 取少許點之〔類聚〕[619].

點撞打傷眼藥

羊膽 二箇, 雞膽 三箇, 鯉魚膽 二箇.

右摘破合勻, 頻點之〔類聚〕[620].

點眼生肉瞖藥

治目中生息肉, 瞖滿目閉瞳子, 及生珠管[621].

貝齒 七箇 燒爲末, 眞珠 等分.

右細硏如粉, 點瞖肉上, 五度差〔千金〕[622].

617 『醫方類聚』第六十六「眼門」聖惠方 ‘治眼膿漏視物不明點眼方’(의학연구원 동의학연구소 옮김, 『의방유취』제5분책, 653쪽).

618 ‘獖猪膽’은 불깐 돼지의 쓸개를 말한다.

619 『醫方類聚』第六十六「眼門」聖惠方 ‘治眼中生蟹目’(의학연구원 동의학연구소 옮김, 『의방유취』제5분책, 649쪽).

620 『醫方類聚』第六十六「眼門」聖惠方 ‘三膽點眼藥’(의학연구원 동의학연구소 옮김, 『의방유취』제5분책, 662쪽).

누정농출에 점안하는 약

웅황·석결명·마아초 각 한 냥, 청염 닷 돈, 꿀 서 홉, 청양담 세 개.

위의 약들을 곱게 가루내어 꿀과 쓸개즙에 4시간 동안 담가두었다가 도자기 그릇에 담는다. 하루에 서너 번씩 점안한다(『의방유취』).

해안동통에 점안하는 약

분저담 대추만한 것, 행인 일곱 개(진흙처럼 짓이긴다), 박초 한 돈, 용뇌 두 돈.

위의 약들을 가루내어 조금씩 눈에 점안한다(『의방유취』).

당타상안에 점안하는 약

양담 두 개, 계담 세 개, 이어담 두 개.

위의 세 가지 쓸개를 함께 터뜨려서 골고루 섞은 다음 자주 점안한다(『의방유취』).

눈에 노육이나 예장이 생겼을 때 점안하는 약

눈에 노육이 생기고 예막이 가득하여 눈동자를 가리며 주관珠管이 생긴 것을 치료한다.

패치(태워서 가루낸 것) 일곱 개, 진주 같은 양.

위의 약들을 곱게 가루내어 예막과 노육 위에 다섯 번 점안하면 낫는다(『천금방』).

---

621 '珠管'은 目珠管이라고도 하는데, 白睛(구결막) 표면에 투명한 작은 수포가 생긴 병증이다. 풍열과 담음 및 외상으로 눈의 낙맥이 막혀서 생긴다. 백정에 수포가 관 모양으로 생기는데, 수포는 마치 구슬을 꺼어놓은 것 같다. 백정에 충혈이나 시력장애는 없고 다만 눈이 깔깔하다(『동의학사전』, 31쪽).

622 『備急千金要方』卷第六上 七竅病方「目病第一」 '治目中生息肉膚瞖稍長欲滿目閉瞳子及生珠管方'(앞의 책, 208쪽).

洗眼藥

洗眼宜湯泡散, 洗眼湯, 驅風散, 廣大重明湯, 五行湯, 秦皮散.

湯泡散

治風毒, 赤眼腫痛, 花瞖多淚[623].

黃連, 赤芍藥, 當歸 各一錢.

右剉, 水煎, 乘熱熏洗, 冷則再溫洗, 頻洗最佳. 雪水煎之, 尤妙. 凡眼目之病, 皆以血脈凝滯使然, 故行血藥合黃連治之. 血得熱卽行, 故乘熱洗之. 神效〔局方〕[624].

○ 一方

當歸[625], 赤芍藥, 黃連, 防風, 杏仁 各五錢, 薄荷 三錢, 銅綠[626] 二錢.

右剉, 取三錢. 水煎沸, 乘熱先熏後洗, 冷則再溫洗之. 亦名湯泡散〔得效〕[627].

洗眼湯

治暴赤眼.

赤芍藥, 防風 各五分, 當歸, 黃連 各一錢, 杏仁 四箇.

右剉, 水半鍾, 入人乳少許, 蒸過澄淸, 乘溫點洗, 日四五次〔丹心〕[628][629].

세안약

눈을 씻을 때에는 탕포산, 세안탕, 구풍산, 광대중명탕, 오행탕, 진피산 등을 쓴다.

탕포산

풍독으로 눈이 붉게 부어오르면서 아픈 것과 화예로 눈물이 많이 나는 것을 치료한다.

황련·적작약·당귀 각 한 돈.

위의 약들을 썰어 물에 달여 끓을 때 나는 뜨거운 김을 쐬면서 씻는다. 식으면 다시 달여 따뜻하게 한 후 눈을 씻는데, 자주 씻는 것이 좋다. 눈이 녹은 물로 달이면 더욱 좋다. 일반적으로 눈병은 혈맥이 엉키어 막혀서 생기는 것이기 때문에 피를 잘 돌게 하는 약에 황련을 더 넣어서 치료한다. 피는 열을 만나면 잘 돌게 되므로 뜨거운 물로 씻는 것이다. 효과가 매우 좋다(『태평혜민화제국방』).

○ 다른 처방

당귀·적작약·황련·방풍·행인 각 닷 돈, 박하 서 돈, 동록 두 돈.

위의 약들을 썰어 서 돈씩 물로 끓어오르게 달여 뜨거울 때 먼저 김을 쐬고 나서 눈을 씻는다. 약이 식으면 다시 따뜻하게 하여 씻는다. 탕포산이라고도 한다(『세의득효방』).

세안탕

갑자기 눈이 빨갛게 충혈되는 것을 치료한다.

적작약·방풍 각 닷 푼, 당귀·황련 각 한 돈, 행인 네 개.

위의 약들을 썰어 물 반 종지에 사람 젖을 조금 넣어 찐 다음 맑게 가라앉힌다. 하루 네다섯 번 따뜻할 때 약물을 찍어서 눈을 씻는다(『단계심법부여』).

초산에 의해 구리그릇의 표면에 생기는 녹이다.

627 『世醫得效方』卷第十六 眼科 「通治」 '洗方湯泡散' (앞의 책, 281쪽).

628 '鍾'은 손잡이가 없는 작은 술잔을 말한다.

629 『丹溪心法附餘』卷之十二 風熱門 「眼目」(앞의 책, 480쪽).

驅風散

治爛弦風, 浮瞖, 努肉攀睛, 澁痒眵淚.

草龍膽, 防風 各五錢, 銅綠 三錢, 五倍子 二錢, 竹葉 一握.

右爲麄末, 每一錢, 熱湯二合泡, 澄淸洗. 卽效〔得效〕[630].

廣大重明湯

治兩瞼赤爛腫痛, 爬痒生瘡, 隱澁難開.

草龍膽, 甘草 生不剉, 防風, 細辛 各一錢.

右剉, 水一大椀半, 先煎龍膽至一半, 乃入三味煎至小半椀, 去渣帶熱洗, 一日五七[631]次[632]〔東垣〕.

五行湯

洗暴赤眼, 及時行眼疾, 腫痛.

黃柏 一味.

爲末, 以濕紙包裹, 黃泥固濟, 火煨, 候乾取出. 每用一彈子大. 綿包, 浸一盞水內, 飯上蒸熟, 乘熱熏洗, 極妙. 此方有金木水火土製過, 故名爲五行湯〔入門〕[633].

秦皮散

治兩目赤腫, 疼痛流淚, 生靑白瞖.

秦皮, 黃連, 滑石 各一錢.

右麄末, 煎湯溫洗, 日三次〔局方〕[634].

---

630 『世醫得效方』卷第十六 眼科 「風證」(앞의 책, 279
　　쪽). 『世醫得效方』에는 '熱湯二合泡, 澄淸洗'가
　　'熱湯一合泡, 停冷澄淸洗'로 되어 있다.
631 道光本에는 '五七'이 '三五'로 되어 있다.

632 『蘭室秘藏』卷上 眼耳鼻門 「內障眼論」(『東垣醫集』,
　　173쪽).
633 『醫學入門』外集 卷六 雜病用藥賦 「眼」(앞의 책,
　　498쪽).

구풍산

난현풍과 부예, 노육반정으로 눈이 깔깔하고 가려우며 눈곱이 끼고 눈물이 나는 것을 치료한다.

용담초 · 방풍 각 닷 돈, 동록 서 돈, 오배자 두 돈, 죽엽 한 움큼.

위의 약들을 거칠게 가루내어 한 돈씩 두 홉 분량의 뜨거운 물에 넣어 거품을 낸 다음 가라앉혀 맑은 웃물로 눈을 씻으면 바로 효과가 있다(『세의득효방』).

광대중명탕

양쪽 눈꺼풀이 붉게 짓무르고 부으면서 아픈데, 가려워서 긁으면 종기가 생기고 깔깔하여 눈을 뜰 수 없는 것을 치료한다.

용담초, 감초(썰지 않은 날것), 방풍, 세신 각 한 돈.

위의 약들을 썰어 큰 사발 반 잔의 물에 먼저 용담초를 넣고 반이 될 때까지 달이고, 나머지 세 가지 약재를 넣고 작은 사발의 반이 될 때까지 달인 다음 찌꺼기를 버리고 뜨거울 때 하루 다섯에서 일곱 번 눈꺼풀을 씻는다(『난실비장』).

오행탕

갑자기 눈이 빨갛게 충혈되거나 계절에 유행하는 눈병으로 붓고 아픈 것을 치료한다.

황백 한 가지.

위의 약을 가루내어 물에 적신 종이에 싼 다음 황토 진흙을 골고루 발라 잿불 속에 넣어 구운 다음 황토가 마르면 꺼낸다. 쓸 때마다 탄자대만큼씩 면에 싸서 물 한 잔에 담가 밥을 지을 때 쌀 위에 올려 쪄서 익힌다. 뜨거울 때 김을 쏘인 후 씻는데 효과가 매우 좋다. 이 처방에 금목수화토의 재료가 모두 들어가므로 오행탕이라고 하였다(『의학입문』).

진피산

두 눈이 붉게 부어오르고 심하게 아프면서 눈물이 흐르고 청백예가 생기는 것을 치료한다.

진피 · 황련 · 활석 각 한 돈.

위의 약들을 거칠게 가루내어 물에 달여서 따뜻할 때 하루 세 번 씻는다(『태평혜민화제국방』).

---

634 『太平惠民和劑局方』 卷七 「眼目」(앞의 책, 232쪽).
　　원문과 들고남이 있다.

通治眼病藥

脾家受熱, 則眼胞赤腫, 神勞, 則眼睛痛, 心熱, 則血灌瞳人, 傷風, 則淚出, 虛煩, 則眼昏, 勞力, 則眥赤, 其生瘡乃風熱侵肺, 黃乃酒傷於脾, 最宜活變〔入門〕. ○ 先賢治目昏見花, 如羊肝丸, 用羊肝引黃連等藥入肝, 解肝中諸鬱. 肝鬱解, 則目之玄府通利而明矣. 故黃連之類, 解熱鬱也. 椒目之類, 解濕鬱也. 茺蔚子之類, 解氣鬱也. 芎歸之類, 解血鬱也. 木賊之類, 解積鬱也. 羌活之類, 解經鬱也. 磁石之類, 解頭目鬱, 墜邪氣使下行也. 蔓菁子, 下氣通中, 理亦同也. 凡氣血鬱, 則目昏, 河間之言, 信不誣矣〔綱目〕.

○ 內外障諸證, 通治宜還睛丸, 神仙退雲丸 方見上, 撥雲退瞖還睛丸 方見上, 固本還睛丸, 大明復光散, 石膏羌活散, 速效散 方見上, 石決明散 方見上, 加減撥雲散, 通聖散加減法. ○ 凡補腎治眼之藥, 必須於五更初, 腎氣開, 未言語前服之, 乃效〔直指〕.

눈병을 두루 치료하는 처방

비가脾家가 열을 받으면 눈꺼풀이 붉게 부어오르고, 신神이 피로하면 눈동자가 아프며, 심心에 열이 있으면 혈관동인이 생긴다. 풍에 상하면 눈물이 나고 허번虛煩하면 눈이 침침해지며 힘든 일을 하면 눈초리가 빨갛게 된다. 풍열이 폐로 침범하면 눈에 종기가 생기고 슬 때문에 비脾를 상하면 눈이 노랗게 된다. 그러므로 융통성 있게 치료하여야 한다(『의학입문』). ○ 옛날 명의들이 눈이 침침하고 안화가 보이는 것을 치료할 때 양간환 같은 처방에 양羊의 간을 넣어서 황련을 비롯한 다른 약들이 간으로 들어가게 하여〔인경引經하여〕 간에 있는 모든 뭉친 것을 풀어주었다. 간이 뭉친 것이 풀렸기 때문에 눈의 현부玄府가 잘 통하여 볼 수 있게 된 것이다. 황련 같은 약은 열이 뭉친 것을 풀어주고, 초목 같은 약은 습이 뭉친 것을 풀어주며, 충울자 같은 약은 기가 뭉친 것을 풀어준다. 당귀와 천궁 같은 약은 혈이 뭉친 것을 풀어주고, 목적 같은 약은 적積이 뭉친 것을 풀어주며, 강활 같은 약은 경락이 뭉친 것을 풀어준다. 자석 같은 약은 머리와 눈의 기가 뭉친 것을 풀어주고 사기를 아래로 내려가도록 떨어뜨린다. 만청자도 사기를 내려 중초를 통하게 하는데, 그 이치가 자석과 같다. "일반적으로 기가 뭉치거나 혈이 뭉쳐 눈이 침침해진다"라는 유완소의 말은 참으로 믿을 만하다(『의학강목』).

○ 내장과 외장을 비롯한 모든 병에는 환정환, 신선퇴운환(처방은 앞에 있다), 발운퇴예환정환(처방은 앞에 있다), 고본환정환, 대명복광산, 석고강활산, 속효산(처방은 앞에 있다), 석결명산(처방은 앞에 있다), 가감발운산, 통성산(가감하여 쓴다) 등을 두루 쓴다. ○ 일반적으로 신腎을 보하고 눈을 치료하는 약은 반드시 신기腎氣가 열리는 오경 초(새벽 3시 30분에서 4시 30분 사이)에 먹어야 하며, 입을 벌려 말을 하기 전에 먹어야 효과가 있다(『인재직지』).

還睛丸

治遠近一切目疾, 內外瞖膜, 攀睛努肉, 爛弦風眼, 及年老虛弱, 目昏多眵, 迎風冷淚, 視物昏花, 久成內障. 此藥最能降火升水, 可宜久服, 夜能讀細字.

天門冬, 麥門冬, 生乾地黃, 熟地黃 各三兩, 知母 酒炒 二兩, 人蔘, 地骨皮, 肉蓯蓉 酒浸, 牛膝, 杜冲 酒炒, 石斛, 杏仁 各一兩半, 當歸 酒洗, 白茯苓, 山藥 蒸, 免絲子 酒製, 黃柏 酒炒, 枳殼, 甘菊 酒洗, 靑箱子, 草決明, 白蒺藜, 羚羊角 屑 各一兩, 防風, 犀角 各八錢, 川芎, 五味子, 黃連, 甘草 炙 各七錢.

右爲末, 蜜丸梧子大. 空心, 鹽湯下百丸〔醫鑑〕.

固本還睛丸

治一切目疾, 內外瞖膜遮睛, 風眼爛弦, 及老弱人目眵多糊, 迎風冷淚, 視物昏花等證.

天門冬 酒浸擣如泥, 麥門冬, 生乾地黃 酒浸, 熟地黃 各三兩, 人蔘, 白茯苓, 山藥, 枸杞子 各一兩半, 牛膝 酒洗, 石斛 酒洗, 草決明 微炒, 杏仁, 甘菊, 免絲子 酒製, 枳殼 各一兩, 羚羊角 屑, 犀角 屑, 防風, 靑箱子 各八錢, 五味子, 甘草, 黃連, 白蒺藜, 川芎 各七錢.

右末, 蜜丸梧子大. 空心, 鹽湯下五七十丸〔正傳〕.

---

640 『古今醫鑑』에는 '地骨皮'가 '甘枸杞'로 되어 있다.

641 『古今醫鑑』 卷九 「眼目」 '方'(앞의 책, 250쪽).

642 『醫學正傳』 卷之五 「目病」 '祖傳方'(앞의 책, 273쪽).

환정환

오래된 병이든 새로 생긴 병이든 모든 눈병과 내장, 외장으로 생긴 예막과 노육반정, 난현풍, 그리고 늙어서 허약해져 눈이 침침하고 눈곱이 많이 끼며 바람을 쐬면 찬 눈물이 나고 사물을 보면 침침하면서 안화가 보이는데, 오랫동안 병을 앓아 내장이 생기려는 것을 치료한다. 이 처방은 화火를 내리고 수水를 올리는 데 가장 좋고, 오랫동안 복용하면 밤에 작은 글자까지도 읽을 수 있게 된다.

천문동·맥문동·건지황·숙지황 각 석 냥, 지모(술에 축여 볶은 것) 두 냥, 인삼, 지골피, 육종용(술에 담갔던 것), 우슬, 두충(술에 축여 볶은 것), 석곡, 행인 각 한 냥 반, 당귀(술로 씻은 것), 백복령, 산약(찐 것), 토사자(술로 법제한 것), 황백(술에 축여 볶은 것), 지각, 감국(술로 씻은 것), 청상자, 초결명, 백질려, 영양각(끌로 깎은 것) 각 한 냥, 방풍·서각 각 여덟 돈, 천궁·오미자·황련·감초(구운 것) 각 일곱 돈.

위의 약들을 가루내어 꿀로 반죽하여 오자대의 알약을 만들어 빈속에 백 알씩 소금 끓인 물로 먹는다(『고금의감』).

고본환정환

모든 눈병과 내장, 외장으로 생긴 예막이 눈동자를 가린 것, 풍안, 난현풍, 그리고 늙거나 허약한 사람이 눈에 풀칠을 한 듯 눈곱이 많이 끼거나 바람을 쐬면 차가운 눈물이 나고 사물을 보면 안화가 보이는 등의 증상을 치료한다.

천문동(술에 담갔다가 따로 진흙처럼 찧은 것), 맥문동, 건지황(술에 담갔던 것), 숙지황 각 석 냥, 인삼·백복령·산약·구기자 각 한 냥 반, 우슬(술로 씻은 것), 석곡(술로 씻은 것), 초결명(살짝 볶은 것), 행인, 감국, 토사자(술로 법제한 것), 지각 각 한 냥, 영양각(끌로 깎은 것), 서각(끌로 깎은 것), 방풍, 청상자 각 여덟 돈, 오미자·감초·황련·백질려·천궁 각 일곱 돈.

위의 약들을 가루내어 꿀로 반죽하여 오자대의 알약을 만들어 빈속에 쉰에서 일흔 알씩 소금 끓인 물로 먹는다(『의학정전』).

大明復光散

治一切眼疾, 內外障瞖.

當歸尾 酒洗, 生乾地黃 酒浸, 黃柏 酒炒, 黃連 酒炒, 黃芩 酒炒, 柴胡, 白茯苓, 枳殼, 羌活, 防風, 荊芥, 石膏, 甘菊, 蟬退, 車前子 炒, 密蒙花, 白蒺藜 炒, 木賊, 靑箱子 炒, 石決明 煅, 羚羊角 屑, 甘草 各五分.

右剉作一貼, 水煎, 食後, 溫服〔醫鑑〕[643].

石膏羌活散

治遠近內外瞖障, 風熱昏暗, 爛弦赤眼, 倒睫拳毛, 一切目疾.

石膏 淸瞖墜疼, 羌活 腦熱頭風[644], 黃芩 洗心退熱, 藁本 頭風頭疼[645], 密蒙花 羞明怕日, 木賊 退瞖障, 白芷 淸利頭目, 蘿葍子 起倒睫, 細辛 疎風, 麻仁 起拳毛, 川芎 治頭風, 蒼术 開鬱行氣, 甘菊 明目去風, 荊芥 目中生瘡, 甘草 解毒 各等分.

右爲末, 每二錢, 蜜湯調下, 或第二洗泔水調下〔入門〕[647].

---

643 『古今醫鑑』 卷九 「眼目」 '方' (앞의 책, 251쪽).
644 '腦熱'은 머리에 열이 나는 병증으로, 폐열이 뇌에 침입하여 생긴다. 머리가 확확 달면서 아프고 코 안이 마르고 갈증이 있으며 번조하고 불안해서 잠을 잘 자지 못한다(『동의학사전』, 186쪽). 『醫學入門』에는 '腦熱'이 '熱腦'로 되어 있다.
645 『醫學入門』에는 '頭風頭疼'이 '治偏頭痛'으로 되어 있다.

대명복광산

모든 눈병과 내장병, 외장병, 예막을 치료한다.

당귀미(술로 씻은 것), 건지황(술에 담갔던 것), 황백(술에 축여 볶은 것), 황련(술에 축여 볶은 것), 황금(술에 축여 볶은 것), 시호, 백복령, 지각, 강활, 방풍, 형개, 석고, 감국, 선태, 차전자(볶은 것), 밀몽화, 백질려(볶은 것), 목적, 청상자(볶은 것), 석결명(불에 달군 것), 영양각(끌로 깎은 것), 감초 각 닷 푼.

위의 약들을 썰어 한 첩으로 하여 물에 달여 식후에 따뜻할 때 먹는다(『고금의감』).

석고강활산

오래되었거나 새로 생긴 내장병과 외장병, 풍열로 눈이 어두운 것, 난현풍으로 눈이 충혈된 것, 도첩권모 등의 모든 눈병을 치료한다.

석고(예막을 없애고 통증을 그치게 한다), 강활(뇌열과 두풍을 치료한다), 황금(심心을 시원하게 하고 열을 물리친다), 고본(두풍과 두통을 없앤다), 밀몽화(눈이 부셔서 햇빛을 꺼리는 것을 치료한다), 목적(예장을 없앤다), 백지(머리와 눈을 맑게 한다), 나복자(뒤집어진 속눈썹을 바로 세운다), 세신(풍으로 막힌 것을 터준다), 마인(눈동자를 찌르는 속눈썹을 바로 세운다), 천궁(두풍을 치료한다), 창출(뭉친 것을 열어 기가 돌게 한다), 감국(눈을 맑게 하고 풍을 없앤다), 형개(눈에 생긴 종기를 치료한다), 감초(해독한다) 각 같은 양.

위의 약들을 가루내어 두 돈씩 끓인 꿀물에 타서 먹는데, 두 번째 쌀뜨물에 타서 먹기도 한다(『의학입문』).

---

646 『醫學入門』에는 '解毒'이 '和藥'으로 되어 있다.
647 『醫學入門』 外集 卷六 雜病用藥賦 「眼」(앞의 책,
494쪽). 처방 명이 '羌活石膏散'으로 되어 있다.

加減撥雲散

治諸般眼病.

羌活 二兩二錢半, 甘菊 一兩九錢, 木賊, 白蒺藜 各一兩一錢半, 防風, 柴胡, 蒼朮, 枳殼, 川芎, 甘草 各一兩一錢, 荊芥, 薄荷 各一兩, 蟬殼 七錢半, 石決明 煅製, 密蒙花 各四錢.

右爲末, 每二錢, 薄荷湯調下, 食後〔醫林〕.

通聖散加減法

治眼目赤腫, 風熱爛弦, 內外障瞖, 羞明怕日, 倒睫出淚, 兩瞼赤爛, 紅筋瘀血等證, 通聖散 方見風門, 去硝黃[648], 加甘菊細辛羌活獨活白蒺藜木賊蔓荊子草決明玄參蟬退[649]〔回春〕.

648 『仁齋直指』에는 '去硝黃'이 없다.
649 『萬病回春』 卷之二 「中風」(앞의 책, 61쪽). 더하는
    약에 '生薑'이 더 들어 있다.

가감발운산

모든 눈병을 치료한다.

강활 두 냥 두 돈 반, 감국 한 냥 아홉 돈, 목적 · 백질려 각 한 냥 한 돈 반, 방풍 · 시호 · 창출 · 지각 · 천궁 · 감초 각 한 냥 한 돈, 형개 · 박하 각 한 냥, 선태 일곱 돈 반, 석결명(담금질한 것), 밀몽화 각 너 돈.

위의 약들을 가루내어 식후에 두 돈씩 박하 달인 물에 타서 먹는다(의림).

통성산 가감법

눈이 붉게 부어오르고 풍열로 생긴 난현풍과 내장, 외장으로 생긴 예막과 눈이 부셔서 해를 꺼리는 것과 속눈썹이 뒤집어져 눈동자를 찔러 눈물이 나는 것, 두 눈꺼풀이 붉게 짓무르는 것, 눈초리에 있는 안륜근에 핏발이 서는 것 등의 증상에는 통성산(처방은 「풍문」에 있다)에서 망초와 대황을 빼고 감국 · 세신 · 강활 · 독활 · 백질려 · 목적 · 만형자 · 초결명 · 현삼 · 선태를 더 넣어 쓴다(『만병회춘』).

單方

凡五十種, 有白龍散, 立消散, 鹽朮散.

馬牙硝

去眼赤腫, 生醫障澀, 淚痛. 爲末, 點眼良〔本草〕[650]. ○ 白龍散, 明目退醫. 馬牙硝, 厚紙裹, 在懷內着肉, 養一百二十日, 取硏如粉, 入龍腦少許. 取兩米許, 點目中. 治眼昏生醫, 瞳人不破者. 並醫得〔本草〕[651].

空靑

空靑法木, 故色靑而入肝. 主靑盲, 明目去醫膜, 瞳人破者, 再得見物. 其殼入磨醫膏, 神效〔本草〕[652].

鹽

煎湯乘溫洗眼, 去昏赤. 盖鹽能散血故也〔直指〕[653].
○ 立消散, 治浮醫粟醫, 霧膜遮晴. 雪白鹽, 硏極細, 以燈心草蘸鹽, 輕輕點醫上, 屢效〔直指〕[654]. ○ 早起以鹽湯漱齒, 吐以洗眼, 最能明目固齒〔本草〕[657].

---

650 『證類本草』 卷三 玉石部上品總七十三種 「馬牙硝」 (政和本 67쪽, 四庫本 102쪽).

651 『證類本草』 卷三 玉石部上品總七十三種 「馬牙硝」 (政和本 67쪽, 四庫本 102쪽). 원문과 들고남이 있다.

652 『證類本草』 卷一 序例上 「藥有陰陽配合」 (政和本 10쪽, 四庫本 13쪽).

653 『仁齋直指』 卷二十 眼目 「眼目證治」 '又方'(앞의 책, 388쪽). "沸湯入白鹽少許, 閉目沃洗, 鹽亦散血."

654 '雪白鹽'은 정제한 흰 소금을 말한다.

단방

모두 쉰 가지로, 여기에는 백룡산, 입소산, 염출산도 들어 있다.

마아초

눈이 붉게 붓는 것과 예장이 생겨 눈이 깔깔하고 눈물이 나면서 아픈 것을 치료한다. 가루 내어 점안하면 좋다(『증류본초』). ○ 백룡산은 눈을 밝게 하고 예막을 없앤다. 마아초를 두꺼운 종이에 싸서 가슴 속 살에 닿게 하여 품는다. 120일 후에 꺼내어 곱게 가루내어 용뇌를 조금 넣고 섞어서 쌀 두 알만큼 점안한다. 눈이 어둡고 예막이 생겼지만 눈동자까지 덮지 않은 것을 치료한다. 모든 예막에 쓸 수 있다(『증류본초』).

공청

공청은 목木의 속성을 따르므로 약의 색깔이 푸르고 간肝으로 들어간다. 주로 청맹을 치료하고 눈을 밝게 하며 예막을 없애는데, 눈동자가 손상된 것도 다시 볼 수 있게 한다. 겉부분을 〔긁어서〕 마예고에 넣어 쓰면 효과가 매우 좋다(『증류본초』).

염(소금)

물에 넣고 끓여서 따뜻할 때 눈을 씻으면 눈이 어두운 것과 충혈된 것이 없어진다. 이것은 소금이 뭉친 피를 잘 흩뜨리기 때문이다(『인재직지』).

○ 입소산은 부예와 속예로 안개 같은 뿌연 막이 눈동자를 가리는 것을 치료한다. 설백염을 아주 곱게 갈아 등심초에 묻혀 예막에 살짝 점안한다. 여러 번 써보았는데 효과가 있었다(『인재직지』). ○ 새벽에 일어나 소금 끓인 물로 양치한 다음 뱉은 물로 눈을 씻으면 눈을 밝게 하고 이를 튼튼하게 하는 데 아주 좋다(『증류본초』).

---

655 『仁齋直指』에는 이 구절 뒤에 '凡三次不疼痛, 勿驚恐'이 더 있다.

656 『仁齋直指』 卷二十 眼目 「眼目證治」(앞의 책, 388쪽). 처방 명이 '立消膏'로 되어 있다.

657 『證類本草』 卷四 玉石部中品總八十七種 「食鹽」(政和本 84-85쪽, 四庫本 137쪽). 원문과 들고남이 많다.

靑鹽

明目. 煎湯洗眼, 良[本草]. ○ 目澁, 以鹽精揩目而愈. 鹽精尙爾, 況靑鹽乎. 煎湯洗, 入藥服. 並佳[資生].

白礬

治目瞖及努肉. 取明礬, 黍米大, 納眼中, 淚出拭之, 日久自消[本草].

銅靑

卽銅綠也. 明目, 去膚赤, 息肉. 又治爛弦風.

白礬 煅 一兩, 銅靑 三錢.

同硏細, 每取半錢, 以熱湯一合泡, 澄溫洗眼. 初必澁, 但閉目, 坐待澁止, 自然眼開, 有效. 一日洗四五次[得效].

井華水

洗目赤, 去膚瞖. ○ 眼睛無故腫脹突出一二寸, 以井華水灌漬眼中, 頻爲之, 睛自入. 新汲水亦可. 仍以麥門冬桑白皮梔子仁, 水煎服[本草].

658 『證類本草』卷四 玉石部中品總八十七種「綠鹽」
　　(政和本 91쪽, 四庫本 150쪽).

659 '鹽精'은 凝水石으로, 오래 쌓인 소금 밑에서 난다.

660 『鍼灸資生經』卷六「目瞖膜」(앞의 책, 396쪽). 원문과 들고남이 있다.

661 『證類本草』卷三 玉石部上品總七十三種「礬石」
　　(政和本 63-64쪽, 四庫本 94-96쪽).

662 『世醫得效方』卷第十六 眼科「風證」'又方'(앞의
　　책, 279-280쪽). "治眼痒, 多因布巾拭, 破了眼眩,
　　致成爛眩風, 不得乾好."

청염(돌소금)

눈을 밝게 한다. 물에 넣어 끓여서 눈을 씻으면 좋다(『증류본초』). ○ 눈이 껄끄러울 때는 염정으로 눈을 문지르면 낫는다. 염정이 이렇게 효과가 있는데 하물며 청염은 어떠하겠는가? 청염 끓인 물로 눈을 씻거나 처방에 넣어 먹어도 좋다(『침구자생경』).

백반

눈의 예막과 군살을 치료한다. 백반을 쌀알만큼 떼어서 눈 속에 넣은 다음 눈물이 나면 깨끗이 닦아내는데, 오랫동안 계속 하면 예막과 군살이 저절로 없어진다(『증류본초』).

동청

동청은 동록銅綠이다. 눈을 밝게 하고 부예로 눈이 충혈된 것과 군살을 없앤다. 난현풍도 치료한다.

백반(불에 달군 것) 한 냥, 동청 서 돈.

위의 약들을 함께 곱게 갈아 쓸 때마다 반 돈씩 끓인 물 한 홉에 담가 거품을 낸 다음 찌꺼기를 가라앉혀〔맑은 웃물로〕따뜻할 때 눈을 씻는다. 처음에는 반드시 눈이 껄끄러우므로 눈을 감고 앉아서 기다려 껄끄러운 것이 없어지면 눈이 저절로 떠지면서 효과가 난다. 하루에 네다섯 번 눈을 씻는다(『세의득효방』).

정화수

충혈된 것을 씻어내고 부예를 치료한다. ○ 눈동자가 아무런 이유도 없이 부어오르면서 한두 치 정도 튀어나오면 정화수를 눈에 흘려 넣어 눈동자를 적셔준다. 이렇게 자주 하면 눈동자가 저절로 들어가게 된다. 새로 길어온 물을 써도 된다. 그리고 맥문동·상백피·치자인을 물에 달여 먹는다(『증류본초』).

---

663 『證類本草』卷五 玉石部下品總九十三種「井華水」
(政和本 109쪽, 四庫本 191쪽). 원문에서는 '梅師方'을 인용하여 "治眼睛無故突一二寸者, 以新汲水灌漬睛中, 數易水, 睛自入"이라 하였고, '麥門冬, 桑白皮, 梔子仁'에 대한 언급은 없다.

鵬砂

治努肉瘀突.

鵬砂 一錢, 龍腦 半分.

爲末, 以燈心草, 蘸點肉上, 日三〔入門〕[664].

爐甘石

治風眼, 流淚不止.

爐甘石, 烏賊魚骨 等分.

入龍腦少許. 爲細末. 點眼中, 其淚卽止〔入門〕.

石菖蒲

治飛絲入眼腫痛. 以菖蒲槌破, 如入左目, 塞右鼻中, 如入右目, 塞左鼻中, 卽效〔得效〕[665].

甘菊

去瞖膜明目養目血, 治內障, 止風淚. 末服煎服, 並佳〔本草〕[666].

664 『醫學入門』外集 卷六 雜病用藥賦 「眼」(앞의 책, 498쪽). 처방 명이 '治努肉瘀突'로 되어 있다.

665 『世醫得效方』卷第十六 眼科 「通治」 '飛絲入眼腫痛方'(앞의 책, 282쪽).

666 『證類本草』卷六 草部上品之上總八十七種 「菊花」 (政和本 123쪽, 四庫本 224쪽). 원문과 들고남이 있다.

붕사

군살과 죽은 피멍울이 눈 바깥으로 튀어나온 것을 치료한다.

붕사 한 돈, 용뇌 반 푼.

위의 약들을 가루내어 등심초에 묻혀 하루 세 번 군살에 점안한다(『의학입문』).

노감석

풍안으로 눈물이 그치지 않고 계속 나는 것을 치료한다.

노감석 · 오적어골 각 같은 양.

용뇌를 조금 넣고 곱게 가루내어 점안하면 눈물이 나던 것이 바로 멈춘다(입문).

석창포

날아다니던 실밥이 눈 속으로 들어가 붓고 아픈 것을 치료한다. 석창포를 두드려 부수어 실밥이 왼쪽 눈에 들어갔으면 오른쪽 〔콧속에 넣어〕 콧구멍을 막고, 오른쪽 눈에 들어갔으면 왼쪽 콧구멍을 막으면 곧 효과가 있다(『세의득효방』).

감국

예막을 없애고 눈을 밝게 하며 눈의 피를 길러주고 내장을 치료하며 바람이 불면 눈물이 나는 것을 멎게 한다. 가루내어 먹거나 물에 달여 먹어도 좋다(『증류본초』).

蒼朮

治內外障.

蒼朮 四兩 剉, 靑鹽 一兩 同炒黃去鹽, 木賊 二兩 童便製.

同爲末, 每一錢, 溫米泔調下, 日二三, 最驗. 名鹽朮散〔直指〕[667].

○ 治雀目

蒼朮 末 三錢, 猪肝 二兩 批開, 糝藥, 麻線縛定, 粟米 一合.

水一椀, 煮熟. 取以熏眼, 後喫之, 大效〔綱目〕[668].

草龍膽

治兩目赤腫睛脹, 生瞖膜, 瘀肉高起, 痛不可忍. 眼疾必用之藥.

丸服煎服, 皆佳〔湯液〕[669].

細辛

明目. 得草決明, 鯉魚膽, 靑羊肝, 共療目痛〔本草〕[670].

667 『仁齋直指』卷二十 眼目 「眼目證治」(앞의 책, 385
　　쪽). 원문과 들고남이 있다.
668 『醫學綱目』卷之十三 肝膽部 目疾門 「雀目」(앞의
　　책, 240쪽). 원문과 들고남이 있다.
669 『湯液本草』卷中 「草龍膽」(앞의 책, 234-235쪽).

670 『證類本草』卷六 草部上品之上總八十七種 「細辛」
　　(政和本 142쪽, 四庫本 270쪽). "久服明目, 利九竅,
　　輕身長年. 一名小辛. 生華陰山谷. 二月八月采根,
　　陰乾. 曾靑棗根爲之使, 得當歸芍藥白芷芎藭牡丹
　　本甘草共療婦人, 得決明鯉魚膽靑羊肝, 共療目痛."

창출(삽주뿌리)

내장과 외장을 치료한다.

창출(가루낸 것) 넉 냥, 청염 한 냥(창출과 함께 넣고 노릇노릇하게 볶은 다음 소금은 버린다), 목적(동변으로 법제한 것) 두 냥.

위의 약들을 가루내어 한 돈씩 하루 두세 번 따뜻한 쌀뜨물에 타서 먹는데, 효과가 아주 좋다. 염출산이라고도 한다(『인재직지』).

○ 작목을 치료한다

창출(가루낸 것) 서 돈, 저간 두 냥(돼지 쓸개를 벌려 그 속에 창출을 넣고 삼실로 단단히 동여맨다), 좁쌀 한 홉.

위의 약들을 물 한 사발을 넣고 삶아 익힌 다음 꺼내어 눈에 김을 쏘이고 우러난 물을 마시면 큰 효과가 있다(『의학강목』).

용담초(초룡담)

두 눈이 붉게 부어오르고 눈동자가 튀어나오면서 예막이 생기고 죽은 피멍울과 군살이 솟아 참을 수 없이 아픈 것을 치료한다. 눈병에는 반드시 써야 하는 약이다. 알약으로 만들어 먹거나 물에 달여 먹어도 좋다(『탕액본초』).

세신(족두리풀)

눈을 밝게 한다. 〔세신을〕 초결명이나 이어담, 청양간 등과 함께 쓰면 눈이 아픈 것을 치료한다(『증류본초』).

黃連

明目. 主靑盲, 障瞖, 熱氣目痛, 皆爛淚出. 煎服末服, 並佳.
○ 黃連浸乳汁點眼, 治目中百病. ○ 皆傷淚出, 黃連煎汁, 漬
綿頻拭眼, 妙〔本草〕.

決明子

主靑盲, 及目中淫膚雲瞖赤白膜, 腫痛淚出, 除肝家熱. 每朝取
一匙, 按令淨, 空心呑之. 百日, 夜見物. ○ 久年失明. 決明子
二升擣末, 每一錢. 食後, 米飮調下, 妙. ○ 決明葉, 作菜常食,
最明目〔本草〕.
○ 治雀目
決明子 一兩, 地膚子 五錢.
爲末, 粥丸服之, 差〔千金〕.

靑箱子

治肝藏熱毒衝眼, 生赤障瞖, 靑盲及腫. 又治內障, 炒爲末, 每
一錢, 米飮調下〔本草〕.

木賊

益肝膽明目, 治目疾, 退瞖膜. 童便浸一宿, 晒乾去節, 爲末.
點服或煎服, 並佳〔本草〕.

---

671 『證類本草』卷七 草部上品之下總五十三種「黃連」
　　(政和本 153-154쪽, 四庫本 296-297쪽)의 내용을
　　재구성한 것이다.
672 '按', 주무를 뇌. 손으로 비비다.
673 享保本에는 '二'가 '一'로 되어 있다. 『證類本草』

에는 '二'로 되어 있다.
674 『證類本草』卷七 草部上品之下總五十三種「決明
　　子」(政和本 161쪽, 四庫本 315쪽)의 내용을 재구성
　　한 것이다.
675 『備急千金要方』卷第六上「目病第一」'治雀盲'(앞

황련

눈을 밝게 한다. 청맹과 내장, 예막, 눈에 열이 나면서 아픈 것과 눈초리가 짓무르고 눈물이 나는 것을 치료한다. 물에 달여 먹거나 가루내어 먹어도 좋다. ○ 황련을 젖에 담갔다가 그 젖으로 점안하면 눈에 생기는 모든 병이 치료된다. ○ 눈초리가 상하여 눈물이 나면 황련 달인 물을 솜에 적셔 눈을 자주 닦아내면 효과가 좋다(『증류본초』).

결명자

청맹과 눈 속에 은밀하게 생기는 부예와 운예, 적백예로 눈이 붓고 아프면서 눈물이 나는 것을 치료하고 간肝[목]에 속하는 것들〔肝家〕의 열을 없앤다. 매일 아침 한 숟가락씩 손으로 비벼 깨끗하게 한 다음 빈속에 삼키는데, 백 일 동안 하면 밤에도 사물을 볼 수 있게 된다. ○ 실명한 지 오래되었을 때에는 결명자 두 되를 찧어 가루낸 다음 식후에 한 돈씩 미음에 타서 먹으면 좋다. ○ 결명엽을 나물처럼 항상 먹으면 눈이 밝아지는 데 아주 좋다(『증류본초』).
○ 작목을 치료한다.
결명자 한 냥, 지부자 닷 돈.
위의 약들을 가루내어 죽으로 반죽하여 알약을 만들어 먹으면 낫는다(『천금방』).

청상자(개맨드라미 씨)

간에 있던 열독이 눈을 치받아 생긴 붉은 내장과 예막, 청맹, 눈이 붓는 것을 치료한다. 또 내장도 치료하는데, 볶아서 가루내어 한 돈씩 미음에 타서 먹는다(『증류본초』).

목적(속새 줄기)

간과 담의 기를 늘려주어〔益〕 눈을 밝게 하고, 눈병을 치료하며 예막을 없앤다. 목적을 동변에 하룻밤 담갔다가 꺼내어 햇빛에 말린 다음 마디를 버리고 가루내어 〔물 등에〕 타서 먹거나 달여 먹어도 좋다(『증류본초』).

의 책, 211쪽).
676 『證類本草』 卷十 草部下品之上總六十二種 「青箱子」(政和本 233쪽, 四庫本 494쪽). 원문과 들고남이 많다. 본문 중의 '又治內障, 炒爲末, 每一錢, 米飮調下' 라는 구절은 없다.

677 『證類本草』 卷十一 草部下品之下總一百五種 「木賊」(政和本 259쪽, 四庫本 557쪽). 원문과 들고남이 많다.

夏枯草

治目睛痛, 至夜則甚.

夏枯草 五錢, 香附子 一兩.

爲末, 每一錢, 茶淸調下〔本草〕[678]. ○ 此草, 三四月開花, 遇夏至陰生則枯, 稟純陽之氣, 有補養厥陰血脈之功. 故治黑睛疼如神者, 以陽治陰故也〔綱目〕[679].

槐實[680]

明目去昏暗. 十月上巳日[681], 採槐角納缸中, 漬牛膽汁, 封口, 經百日取出. 初服一枚, 空心呑下, 再服二枚, 三日三枚, 十日服十枚, 還從一枚始. 久服良〔本草〕[682].

楮實子

治肝熱生瞖, 亦治氣瞖細點. 又治攀睛瞖膜[683]. 研爲細末, 蜜湯調下一錢, 食後〔直指〕[684].

黃柏

治目熱赤痛, 多淚. 洗肝明目. 煎湯洗眼, 甚效〔本草〕[685][686]. ○ 柏皮, 拌乳汁煨, 絞取汁. 點眼痛, 甚妙〔綱目〕[687].

---

678 『證類本草』卷十一 草部下品之下總一百五種「夏枯草」(政和本 261쪽, 四庫本 562쪽). 원문과 들고남이 있다. "簡要濟衆治肝虛目睛疼, 冷淚不止, 筋脈痛及眼羞明怕日. 補肝散. 夏枯草半兩, 香附子一兩, 共爲末. 每服一錢, 臘茶調下."

679 『醫學綱目』卷之十三 肝膽部「目疾門」(앞의 책, 223쪽). 원문과 들고남이 있다.

680 '槐實'(*Sophora Japonica* L.)은 槐角의 異名으로, 회화나무의 과실이다. 길이는 1-6cm, 직경은 0.5-1 cm이다. 표면은 黃綠色 또는 黑褐色으로, 冬至가 지난 후 과실이 익었을 때 채취하여 햇빛에 말려 사용한다.

681 '上巳日'은 어떤 달에서 처음으로 日支가 巳인 날을 말한다.

하고초(꿀풀)

눈알 아픈 것이 밤이 되면 더욱 심해지는 것을 치료한다.

하고초 닷 돈, 향부자 한 냥.

위의 약들을 가루내어 한 돈씩 맑은 찻물에 타서 먹는다(『증류본초』). ○ 이 풀은 음력 3~4월에 꽃이 피는데, 하지에 음陰이 생기기 시작하면 말라버린다. 순양純陽의 기氣를 가지고 있으므로 궐음의 혈맥을 보양補養하는 효과가 있다. 그러므로 이 약이 검은자위가 심하게 아픈 것을 잘 치료하는 것은 양陽으로 음을 치료하기 때문이다(『의학강목』).

괴실(회화나무 열매)

눈을 밝게 하여 침침하고 어두운 것을 없앤다. 음력 10월 상사일에 괴각을 채취하여 항아리 속에 넣고 소의 쓸개즙에 담가 마개를 막고 백 일이 지난 뒤에 꺼낸다. 처음에는 빈속에 한 개를 삼키고, 둘째 날에는 두 개를 삼키며 셋째 날에는 세 개를 삼키고 열흘째 되는 날어 는 열 개를 삼키는데, 그 이후에는 다시 한 개부터 시작한다. 오랫동안 먹으면 좋다(『증류본초』).

저실자(닥나무 열매)

간열肝熱로 생긴 예막과 자잘한 점처럼 생긴 기예 및 노육반정으로 생긴 예막을 치료한다. 곱게 가루내어 식후에 한 돈씩 꿀을 끓인 물에 타서 먹는다(『인재직지』).

황백(황벽나무 껍질)

눈에 열이 있어서 눈이 빨갛게 되고 아프면서 눈물이 많이 나는 것을 치료한다. 간의 열을 씻어내어 눈을 밝게 한다. 황백 달인 물로 눈을 씻으면 효과가 매우 좋다(『증류본초』). ○ 황벽나무 껍질에 젖을 발라 잿불에 묻어 구운 다음 짜서 즙을 낸다. 눈이 아플 때 즙을 점안하면 효과가 매우 좋다(『의학강목』).

---

682 『證類本草』卷十二 木部上品總七十二種 「槐實」(政和本 270-271쪽, 四庫本 580-582쪽)의 내용을 재구성한 것이다. 製法은 어떤 古方을 따랐으나 복용법은 葛洪의 '扁鵲明目使髮不落方'을 인용하였다.

683 『仁齋直指』에는 '又治攀睛瞖膜' 이라는 구절이 없다.

684 『仁齋直指』卷二十 眼目 「眼目證治」(앞의 책, 383쪽). 처방 명이 '楮實散' 으로 되어 있다.

685 完營本에는 '甚' 이 '神' 으로 되어 있다.

686 『證類本草』卷十二 木部上品總七十二種 「柏木」(政和本 277-278쪽, 四庫本 596-597쪽)의 내용을 재구성한 것이다. 원문과 들고남이 많다.

687 『醫學綱目』卷之十三 肝膽部 目疾門 「目赤腫痛」(앞의 책, 224쪽).

桑枝煎湯

治靑盲, 令視物如鷹鶻[688]. 正月八日, 二月八日, 三月六日, 四月六日, 五月五日, 六月二日, 七月七日, 八月二十五日, 九月十二日, 十月十二日, 十一月二十六日, 十二月晦日. 每遇上件神日[689], 用桑柴灰一合, 以沸湯沃之磁器中, 令澄淸, 稍溫洗之, 如冷再溫洗, 神效[本草][690]. ○ 迎風冷淚, 冬桑不凋葉, 銅器煎湯, 溫洗眼[綱目].

竹瀝

治目赤, 眥痛不得開, 或生瞖障. 竹瀝浸黃連一宿, 取汁點眼[本草][692].

秦皮

主目中靑瞖白膜, 去兩目赤腫, 痛淚不止. 秦皮一升, 水煎澄淸, 冷洗極效. 益睛明目. ○ 赤眼及睛上瘡, 或生瞖暈. 秦皮一兩, 水一升浸之, 看碧色出, 以綿纏子, 仰臥點眼中, 微疼不妨, 良久瀝去熱汁, 更點新者, 每日十度, 不過兩日, 差[本草][694].

---

688 '鷹', 매 응. '鶻', 송골매 골.

689 '神日'은 신이 드는 날이다(『精校註譯 東醫寶鑑』 外形篇, 146쪽 주 620).

690 『證類本草』 卷十三 木部中品總九十二種 「桑根白皮」(政和本 294쪽, 四庫本 631쪽). 원문과 들고남이 있다.

691 '凋', 시들 조.

692 『證類本草』 卷十三 木部中品總九十二種 「竹葉」(政和本 295쪽, 四庫本 635쪽). "又方治目赤, 痛如刺, 不得開, 肝實熱所致, 或生障瞖. 苦竹瀝五合, 黃連二分, 綿裹入竹瀝內浸一宿, 以點目中數度, 令熱淚出."

상지전탕(뽕나무가지 달인 물)

청맹을 치료하는데, 매나 송골매처럼 사물을 잘 볼 수 있게 한다. 음력 정월 8일, 2월 8일, 3월 6일, 4월 6일, 5월 5일, 6월 2일, 7월 7일, 8월 25일, 9월 12일, 10월 12일, 11월 26일, 12월 그믐날은 신일神日로, 이 날이 되면 상지회 한 홉을 사기그릇에 넣고 끓는 물을 붓는다. 잿물을 가라앉혀 약간 따뜻할 정도로 식었을 때〔맑은 웃물로〕눈을 씻는데, 식으면 다시 따뜻하게 하여 씻는다. 아주 좋은 효과가 있다(『증류본초』). ○ 바람을 쐬어 차가운 눈물이 흐를 때에는 겨울에도 시들지 않은 뽕나무 잎을 따서 구리그릇에 넣고 달인 후 그 물이 따뜻할 때 눈을 씻는다(강목).

죽력(참대기름)

눈이 빨갛거나 눈초리가 아파서 눈을 뜰 수 없거나 예장이 생긴 것을 치료한다. 황련을 하룻밤 동안 죽력에 담갔다가 그 즙을 짜서 점안한다(『증류본초』).

진피(물푸레나무 껍질)

눈에 푸른색이나 흰색의 예막이 생긴 것과 두 눈이 붉게 부어오르는 것, 아프면서 눈물이 계속 나는 것을 치료한다. 진피 한 되를 물에 달여 가라앉힌 다음〔맑은 웃물을〕차갑게 하여 눈을 씻는데 효과가 매우 좋다. 눈〔의 精〕을 좋게 하여 눈이 밝아지게 한다. ○ 눈이 충혈된 것과 눈알에 종기가 나는 것, 예막이 생기면서 어지러울 때에는 진피 한 냥을 물 한 되에 담갔다가 물이 푸른색이 되면 솜뭉치에 물을 묻혀 반듯이 누운 자세로 점안하는데, 약간 아프더라도 괜찮다. 한동안 있다가 뜨거워진 즙을 흘려버리고 다시 새 약물로 점안하는데, 하루에 열 번씩 하면 이틀이 지나지 않아 낫는다(『증류본초』).

<hr>

693 『證類本草』에는 '睛'이 '精'으로 되어 있다.

694 『證類本草』卷十三 木部中品總九十二種「秦皮」
(政和本 303쪽, 四庫本 655쪽)의 내용을 재구성한 것으로, 연관된 구절은 다음과 같다. "主風寒濕痺, 洗洗寒氣, 除熱, 目中靑瞖白膜", "兩目赤腫疼痛, 風淚不止. 治小兒身熱, 作湯浴瘃. 皮一升, 水煎澄淸, 冷洗赤眼極效", "治赤眼及睛上瘡. 秦皮一兩, 淸水一升, 於白碗中浸, 春夏一食時以上, 看碧色出, 卽以箸頭纏綿, 仰臥點所患眼, 仍先從大, 中滿眼著, 微痛不畏, 良久, 三五飯間, 卽側臥瀝卻熱汁. 每日十度以上著, 不過兩日瘥."

五倍子

治風毒上攻, 眼腫痒痛, 兩瞼赤爛, 浮瞖, 瘀肉侵睛.

五倍子 一兩, 蔓荊子 一兩半.

爲末, 每二錢. 水二盞, 銅石器煎至一盞, 澄熱淋洗目二三, 大能明目, 去澁痒〔本草〕.

石決明

主靑盲障瞖. 取殼, 水漬洗眼明目. 火煅硏, 水飛, 點眼, 磨去膜. ○ 肉則鰒魚. 啖之明目〔本草〕.

鯉魚膽

主目熱赤痛, 靑盲瞖障. 點眼最良. ○ 雀目, 膽及腦點之, 燥痛卽明〔本草〕.

蠐螬

主目中淫膚靑瞖白膜. 又去瞖障, 療靑盲. 取汁滴目中. 又焙乾作末服. 盛彦母, 食之眼復明. 雖是孝感, 亦物性宜然. ○ 稻麥芒入眼不出, 以新布覆目上, 取蠐螬從布上摩之, 其芒出着布上, 良〔本草〕.

---

695 『證類本草』卷十三 木部中品總九十二種「五倍子」
　　(政和本 311쪽, 四庫本 675쪽). 원문에서는 '博濟
　　方'을 인용하여 "治風毒上攻眼, 腫痒澁痛, 不可忍
　　者, 或上下瞼赤爛浮瞖瘀肉侵睛. 神效驅風散. 五倍
　　子一兩, 蔓荊子一兩半, 同杵末. 每服二錢, 水二盞,
　　銅石器內煎及一盞澄淨, 熱淋洗. 留滓二服, 又依前

煎淋洗. 大能明眼目, 去澁痒"이라고 하였다. 본문
의 '目二三'이라는 표현은 없다.

696 『證類本草』卷二十 蟲魚部上品總五十種「石決明」
　　(政和本 392쪽, 四庫本 844쪽)의 내용을 재구성한
　　것이다. 연관되는 구절은 "主目障瞖痛, 靑盲", "殼
　　大者如手, 小者如三兩指, 其肉, 南人皆啖之, 亦取其

오배자(붉나무 벌레집)

풍독이 치밀어올라 눈이 붓고 가려우면서 아프거나 두 눈꺼풀이 붉게 짓무르거나 부예, 군살이 눈동자로 파고드는 것을 치료한다.

오배자 한 냥, 만형자 한 냥 반.

위의 약들을 가루내어 두 돈씩 구리그릇이나 돌그릇에 물 두 잔을 넣고 한 잔이 되게 달인 다음 맑게 가라앉혀 따뜻할 때 눈을 씻는데, 하루 두세 번 하면 눈이 아주 밝아지면서 끈끈한 것과 가려운 것이 사라진다(『증류본초』).

석결명(전복 껍데기)

청맹과 내장, 예막을 치료한다. 껍데기를 물에 담갔다가 그 물로 눈을 씻으면 눈이 밝아진다. 석결명을 불에 달구어 갈아서 수비한 것을 눈에 점안하고 문지르면 예막이 없어진다. ○ 석결명의 살을 '전복〔鰒魚〕'이라고 하는데, 먹으면 눈이 밝아진다(『증류본초』).

이어담(잉어의 쓸개)

눈에 열이 있어서 충혈되고 아픈 것과 청맹과 내장, 예막을 치료한다. 점안하면 매우 좋다. 작목에는 잉어의 쓸개와 뇌를 점안하는데, 건조하면서 아픈 것이 바로 낫는다(『증류본초』).

제조(굼벵이)

눈 속에 생긴 심한 부예와 푸른색이나 흰색의 예막을 치료한다. 또한 예장을 없애고 청맹을 치료한다. 제조를 즙을 내어 눈에 떨어뜨리거나 또한 약한 불에 쬐어 말려서 가루내어 먹는다. 성언盛彦이라는 사람의 어머니가 이것을 먹은 뒤 눈이 다시 밝아졌는데, 이를 성언의 효심에 의하여 생긴 일이라고 하지만 제조의 약성이 또한 그러하다. ○ 벼나 보리의 까끄라기가 눈에 들어가 나오지 않으면 새 천을 눈 위에 두르고 제조를 천 위에 대고 문지르면 까끄라기가 천에 잘 붙어 나온다(『증류본초』).

殼, 以水漬洗眼", "又注云, 鰒魚, 主咳嗽, 啖之明目", "然皆治目, 殼硏, 水飛, 點磨外障瞖, 登" 등이다.
697 『證類本草』 卷二十 蟲魚部上品總五十種 「鯉魚膽」 (政和本 396쪽, 四庫本 851-853쪽)의 내용을 재구성한 것이다. 『證類本草』에서 뇌는 '毒多在腦中' 이라고 하여 먹지 말라고 하였다. 또한 본문의 '燥

痛卽明'에 해당하는 내용은 원문에 없다.
698 『證類本草』 卷二十一 蟲魚部中品癬五十六種 「蠐螬」(政和本 404-405쪽, 四庫本 868쪽)의 내용을 재구성한 것이다. 본문의 '盛彦母, 食之眼復明. 雖是孝感, 亦物性宜然'은 원문에 없다.

烏賊魚骨

主目中浮瞖, 及赤白瞖. 研水飛, 和蜜點之, 入少龍腦, 尤佳〔本草〕[699].

夜明砂

蝙蝠屎也. 治內外障, 明目去昏花. 淘洗焙爲末[700], 或丸服, 或散服, 良〔本草〕[701].

田螺汁

主肝熱, 目赤腫痛. 大田螺, 水養去泥, 擘去掩[702][703], 入黃連末一錢, 麝香少許在內. 仰置地上, 露一宿, 次日以雞羽蘸螺中汁, 刷病眼上, 卽差〔綱目〕[704].

蜻蜋

沙塵入眼不可出. 取蜻蜋一枚, 手持其背於眼上影之, 沙塵自出〔本草〕[705].

699 『證類本草』卷二十一 蟲魚部中品霹五十六種「烏賊魚骨」(政和本 405-406쪽, 四庫本 869-870쪽)의 내용을 재구성한 것이다.

700 '淘', 일 도. 물에 넣고 흔들어서 돌이나 이물질을 골라내는 것을 말한다.

701 『證類本草』卷十九 禽部三品總五十六種「伏翼」(政和本 379쪽, 四庫本 818-819쪽)에 伏翼의 糞名이 夜明砂이며, 明目한다는 서술은 있으나 나머지 본문에 서술된 내용은 없다.

702 '擘', 쪼갤 벽. 엄지손가락, 뜯어내다.

오적어골(오징어 뼈)

눈 속의 부예와 적백예를 치료한다. 곱게 갈아 수비한 다음 꿀로 반죽하여 눈에 점안하는 데, 용뇌를 조금 넣으면 더욱 좋다(『증류본초』).

야명사

박쥐의 똥이다. 내장과 외장을 치료하고, 눈이 어두운 것과 안화를 없애 눈을 밝게 한다. 물에 씻어 일어서 불에 쬐어 말린 후 가루내어 알약이나 가루약으로 먹으면 좋다(『증류본초』).

전라즙(우렁이즙)

간열로 눈이 붉게 부어오르면서 아픈 것을 치료한다. 큰 우렁이를 물에 담가 〔일어서〕 진흙을 없애고 〔입구를 가린〕 딱지를 떼어낸 다음 황련가루 한 돈과 약간의 사향을 속에 집어넣어 입구를 하늘을 보게 하여 땅 위에 세워놓고 하룻밤을 지내 이슬을 맞힌다. 다음 날 〔맑은 물로 변하는데〕 닭의 깃털로 우렁이 속에 생긴 즙을 찍어 아픈 눈을 쓸어주면 즉시 낫는다(『의학강목』).

강랑(말똥구리)

모래나 먼지가 눈에 들어가 나오지 않는 것을 치료한다. 말똥구리 한 마리를 잡아 손에 쥐고 그 등을 눈에 대어 빛을 가려주면 모래나 먼지가 저절로 나온다(『증류본초』).

---

703 '掩', 가릴 엄. 보이지 않게 막다.

704 『醫學綱目』 卷之十三 肝膽部 目疾門 「目赤腫痛」 (앞의 책, 226쪽). "治眼暴赤腫. 大田螺以淸水漾去泥, 掰去掩, 入黃連末一錢, 麝些少在內. 將一盞子安少濕泥, 仰安田螺在泥上粘定, 露一宿. 次日早盡化爲水, 以雞翎刷眼痛處則瘥."

705 『證類本草』 卷二十二 蟲部下品總八十一種 「蜣蜋」 (政和本 428쪽, 四庫本 917쪽). "又主沙塵入眼不可出者, 取生蜣蜋一枚, 手持其背, 逐于眼上影之, 沙塵自出." 원문과 들고남이 있다.

梨汁

卒患赤目, 生努肉. 好梨一箇, 擣絞汁, 黃連三枝剉, 綿裹浸之. 候色黃, 取以點目中 〔綱目〕[706].

大麥汁

麥芒入目不出. 煮大麥, 取汁洗之, 卽出 〔本草〕[707].

蔓菁子

主靑盲, 能明目洞視. 但瞳子不壞者, 十得九愈. 取子六升蒸之, 以釜中熱湯淋之. 曝乾又淋, 如是三遍, 乃擣爲末. 食後酒服二錢, 日再. ○ 蔓菁子三升, 醋三升, 煮熟, 日乾, 擣末井華水服一二錢, 日三次. 服盡, 夜能視物 〔本草〕[708].

薺菜子

一名, 菥蓂子. 主靑盲不見物, 明目去瞖障. 擣爲末. 散服丸服, 皆佳. ○ 根, 療目疼, 作羹常食, 作菹, 亦佳. ○ 暴赤眼痛磣, 取薺菜根汁, 點目中, 差 〔本草〕[710].

---

706 『醫學綱目』 卷之十三 肝膽部 目疾門 努肉攀睛(앞의 책, 243쪽).

707 『證類本草』 卷二十五 米穀部中品總二十二種 「大麥」(政和本 467쪽, 四庫本 1,005쪽). 孫眞人의 말을 인용하여 "麥芒入目, 煮大麥汁洗之"라고 하였다.

708 『證類本草』 卷二十七 菜部上品總三十種 「蕪菁及蘆菔」(政和本 477-478쪽, 四庫本 1,025-1,027쪽)의 내용을 재구성한 것이다. 연관된 구절은 "崔元亮海上方云, 但瞳子不壞者, 療十得九愈. 蔓荊子六升, 一物蒸之, 看氣遍, 合甑下, 以釜中熱湯淋之, 乃曝令干, 還淋, 如是三遍, 卽取杵篩爲末. 食上淸酒服二寸匕, 日再"가 있고, 특히 본문의 "蔓菁子三升,

이즙(배즙)

갑자기 눈이 충혈되면서 군살이 생기는 것을 치료한다. 좋은 배 한 개를 찧어 꼭 짜서 즙을 낸 다음 황련 가지 세 개를 썰어 면에 싸서 담근다. 노랗게 우러난 즙으로 점안한다(『의학강목』).

대맥즙(보리즙)

보리 까끄라기가 눈에 들어가서 나오지 않는 것을 치료한다. 보리를 달여 그 즙으로 눈을 씻으면 바로 나온다(『증류본초』).

만청자(순무 씨)

청맹을 치료하고 눈을 훤하게 한다. 눈동자가 상하지 않은 경우 열에 아홉은 낫는다. 엿 되의 씨를 받아 쪄서 솥의 뜨거운 물로 치고 햇빛에 말리기를 세 번 반복한 다음 빻아서 가루를 낸다. 하루 두 번 식후에 두 돈씩 술로 먹는다. ○ 만청자 석 되에 식초 석 되를 넣고 삶아 익힌 다음 햇빛에 말려 빻아 가루낸다. 하루 세 번 한두 돈씩 정화수로 먹는데, 다 먹고 나면 밤에도 사물을 볼 수 있게 된다(『증류본초』).

제채자(냉이 씨)

석명자라고도 한다. 청맹으로 사물을 보지 못하는 것을 치료하고 예막을 없애 눈을 밝게 한다. 빻아서 가루내어 가루약이나 알약으로 먹어도 좋다. ○ 뿌리는 눈이 아픈 것을 치료하는데, 국을 끓여 항상 먹거나 겉절이를 하여 먹어도 좋다. ○ 갑자기 눈이 충혈되면서 심한 통증이 생기면 냉이 뿌리를 캐서 즙을 내어 눈에 점안하면 낫는다(『증류본초』).

醋三升, 煮熟, 日乾, 擣末井華水服一二錢, 日三次. 服盡, 夜能視物"은 "經驗后方, 治虛勞眼暗. 采三月蔓荊花, 陰干爲末. 以井花水每空心調下二錢匕. 久服長生, 可夜讀書"와 "又方, 常服明目, 洞視, 肥腸. 蕪菁子三升, 以苦酒三升, 煮令熟, 晒干, 末下篩. 以井花水服方寸匕, 加至三匕, 日三, 無所忌"의 두 제법과 복약법을 재구성한 것이다.

709 '菹', 葅(채소 절임 저, 겉절이)와 仝字.

710 『證類本草』卷二十七 菜部上品總三十種「蓍」(政和本 484쪽, 四庫本 1,041쪽)의 내용을 재구성한 것이다. 본문의 '擣爲末. 散服丸服'의 복용법은 없다.

首生男子乳

療目赤痛多淚, 點之, 佳. ○ 乳汁, 治目之功多, 何也. 人心生血, 肝藏血, 肝受血則能視. 蓋水入於經, 其血乃成. 又曰, 上爲乳汁, 下爲月水. 故知乳汁則血也. 用以點目, 豈不宜哉〔本草〕[711].

人尿

主明目, 去赤腫昏瞖. 童子尿, 服之洗之, 佳〔本草〕[712]. ○ 余平生有赤眼之患[713], 用之如神. 凡眼目赤澁, 自己小便, 張目尿出, 用一指接抹眼中, 三四次, 便畢閉目少頃, 卽效. 此眞氣逼去邪熱也〔綱目〕[714].

蟬殼

去目昏障瞖. 去翅足, 末服煎服, 皆佳〔本草〕[715].

711 『證類本草』卷十九 禽部三品總五十六種 「丹雄雞」(政和本 374쪽, 四庫本 809쪽). "又, 刺在肉中不出者, 取尾二七枚燒作灰, 以男子乳汁和封瘡, 刺當出. 又, 目淚出不止者, 以三年冠血敷目睛上, 日三度"와 『證類本草』卷十五 人部總二十五種 「人乳汁」의 "衍義曰, 人乳汁, 治目之功多, 何也. 人心生血,

肝藏血, 肝受血則能視. 蓋水入于經, 則其血乃成. 又曰, 上則爲乳汁, 下則爲月水, 故知乳汁則血也. 用以點眼, 豈有不相宜者"를 재구성한 것이다. 卷第十五의 인용 부분의 경우 '首生男子乳'라고 한정하지 않고 '人乳'라고만 하였다.

712 『證類本草』卷十五 人部總二十五種 「人溺」(政和

수생남자유(첫아들을 낳은 여자의 젖)

눈이 충혈되면서 아프고 눈물이 많이 나는 것을 치료하는데 점안하면 좋다. ○ 젖이 눈을 치료하는 데 효과가 좋은 것은 무엇 때문인가? 사람의 심心은 피를 만들고 간은 피를 저장하는데 간이 피를 받아야 볼 수 있게 된다. 대개 물은 경맥으로 들어가야 피가 되고 "위로는 젖이 되고 아래로는 월경이 된다"고 하였다. 그러므로 젖이 곧 피라는 것을 알 수 있다. 이것으로 눈을 점안하는데 어찌 좋지 않을 수 있겠는가(『증류본초』).

인뇨(사람 오줌)

눈을 밝게 하고 충혈되면서 붓거나 눈이 어두워지며 예막이 생기는 것을 치료하는데, 어린아이의 소변은 먹거나 씻어도 다 좋다(『증류본초』). ○ 내가 평생 동안 눈이 충혈되는 병이 있어 소변을 썼는데 효과가 매우 좋았다. 일반적으로 눈이 충혈되면서 깔깔할 때 자신의 소변을 쓰는데, 눈을 크게 뜨고 소변을 보다가 한 손가락에 소변을 묻혀 눈에 바르기를 서너 번 하고 소변을 다 보고 나서 잠시 눈을 감고 있으면 바로 효과가 있다. 이것은 진기가 사열邪熱을 몰아낸 것이다(『의학강목』).

선각(매미 허물)

눈이 어두운 것과 예막을 치료한다. 날개와 발을 떼어내고 가루내거나 달여 먹어도 좋다(『증류본초』).

本 342쪽, 四庫本 743쪽)에는 '主明目'이라고만 하였다.

713 『醫學綱目』에는 '有'가 '無'로 되어 있다.

714 『醫學綱目』 卷之三十六 小兒部 肝主風 「赤眼」(앞의 책, 834-835쪽).

715 『證類本草』 卷二十一 蟲魚部中品癬五十六種 「蚱蟬」(政和本 404쪽, 四庫本 867쪽)의 내용을 재구성한 것이다.

蛇蛻

主明目, 去障瞖. 醋浸灸乾, 末服丸服, 並佳. ○ 蛇蛻時, 從口翻出, 眼睛亦退. 去瞖膜, 取此意也[本草][716].

烏雄雞膽汁

療眼目昏暗. 臥時常常點之, 妙[本草][717].

雄雀屎

主目中生努肉, 赤眽貫瞳子, 及膚瞖, 赤白膜. 取屎, 和首生男乳, 點之, 卽消, 神效[本草][718]. ○ 去白膜, 雄雀屎, 龍腦各少許, 乳汁研勻, 點之[類聚][719]. ○ 小兒雀目, 取雀頭血, 頻點之[本草][720].

熊膽

治目疾赤爛, 生瞖多淚. 取眞熊膽, 水研常點, 神效[資生][721].

牛肝

明目. 作膾食之, 煮食亦可. 小兒雀目, 生食之. ○ 烏牛膽, 明目, 可點之[本草][722].

---

716 『證類本草』卷二十二 蟲部下品總八十一種「蛇蛻」(政和本 420쪽, 四庫本 899-900쪽)의 내용을 재구성한 것이다. 본문의 '去瞖膜, 取此意也'라는 구절은 없다.

717 『證類本草』卷十九 禽部三品總五十六種「丹雄雞」(政和本 374-377쪽, 四庫本 808-814쪽). 원문과 들고남이 많다.

718 『證類本草』卷十九 禽部三品總五十六種「雀卵」(政和本 378쪽, 四庫本 816-818쪽)의 내용을 재구성한 것이다.

사태(뱀의 허물)

눈을 밝게 하고 예막을 없앤다. 식초에 담갔다가 구워서 말린 다음 가루내거나 알약을 만들어 먹어도 좋다. ○ 뱀이 허물을 벗을 때에는 주둥이부터 껍질이 벗겨지는데 눈알까지 벗겨지기 때문에 뱀의 허물이 예막을 없앤다는 것은 이런 뜻에서 나온 것이다(『증류본초』).

오웅계담즙(살 검은 수탉의 담즙)

눈이 어두운 것을 치료한다. 누워 잘 때 늘 점안하면 효과가 있다(『증류본초』).

웅작시(수컷 참새의 똥)

눈에 군살이 생기는 것과 실핏줄이 눈동자를 꿰뚫고 지나가는 것, 부예와 적막, 백막을 치료한다. 수컷 참새의 똥을 구해서 첫아들을 낳은 산모의 젖을 섞어 점안하면 병이 없어지는데 효과가 매우 좋다(『증류본초』). ○ 백막을 없애려면 수컷 참새의 똥에 약간의 용뇌와 젖을 넣고 골고루 섞어 점안한다(『의방유취』). ○ 어린아이의 작목을 치료하려면 참새 머리에서 피를 내어 자주 점안한다(『증류본초』).

웅담(곰의 쓸개)

눈이 붉게 짓무르는 병과 예막이 생기면서 눈물이 많이 나는 것을 치료한다. 진짜 웅담을 구하여 물에 넣고 갈아 늘 점안하면 효과가 매우 좋다(『침구자생경』).

우간(소의 간)

눈을 밝게 한다. 회를 떠서 먹거나 삶아 먹어도 좋다. 어린아이의 작목에는 날것으로 먹는다. ○ 검은 소의 쓸개는 눈을 밝아지게 하므로, 눈에 점안하면 좋다(『증류본초』).

719 『醫方類聚』第六十六「眼門」聖惠方 '點龍腦膏方'
　　(의학연구원 동의학연구소 옮김, 『의방유취』제5
　　분책, 633쪽).
720 『證類本草』卷十九 禽部三品總五十六種「雀卵」(政
　　和本 378쪽, 四庫本 816쪽). 원문과 들고남이 있다.
721 『鍼灸資生經』卷六 目淚出(앞의 책, 392쪽. "予用
　　眞熊膽, 治人目疾, 赤爛翳淚, 皆除, 神効."
722 『證類本草』卷十七 獸部中品總一十七種「牜角」(政
　　和本 354-355쪽, 四庫本 768-770쪽)의 내용을 재구
　　성한 것이다.

靑羊肝

主靑盲, 能明目, 去昏暗. ○ 殺羊肝一具, 薄切, 鋪瓦上焙乾.[723] 草決明半升, 蓼子一合, 並炒香, 同擣爲末. 蜜漿[724]下一錢, 食後, 日三, 加至二錢. 不過二劑, 目極明, 夜見細字[本草].[725] ○ 目赤暗痛, 羊肝薄切, 以五味和食之, 神效[本草].[726] ○ 熱病後失明, 羊肝薄切, 付貼眼上. 又生食之, 尤妙[本草].[727] ○ 靑羊膽. 主靑盲明目. 點眼中, 去赤障白膜風淚. ○ 熱病後失明, 羊膽汁點之, 妙[本草].[728] ○ 眼目諸疾, 羊膽一枚, 入蜜一錢, 線扎封口, 鍋內煮熟. 候冷點眼, 效[得效].[729] ○ 目疾. 靑羊肝最佳, 黑羊白羊, 次之[丹心].[730]

犬膽

明目, 去眼中膿水. 六月上伏日採膽, 以酒調服. ○ 眼痒赤澁. 取膽汁點之[本草].[731]

---

723 '鋪', 펼 포. 늘어놓다, 가지런히 펼치다.

724 '蜜漿'은 시럽으로, 농도 60% 이상의 진한 꿀물을 말한다.

725 『證類本草』 卷十七 獸部中品總一十七種 「羊角」 (政和本 356쪽, 四庫本 772쪽). "主目失明, 取羊肝一斤, 去脂膜薄切, 以未著水新瓦盆一口, 揩令淨, 鋪肝于盆中, 置于炭火上爆, 令脂汁盡. 候極干, 取決明子半升, 蓼子一合, 炒令香爲末, 和肝杵之爲末. 以白蜜漿下方寸匕, 食后服之, 日三, 加至三匕止, 不過二劑, 目極明. 一年服之妙, 夜見文字幷諸物."

726 앞의 책, 같은 곳. "又, 理目熱赤痛, 如隔紗, 看物不分明, 宜補肝氣, 盆睛. 靑羊肝一具, 細起薄切, 以水洗漉出瀝干, 以五味醬醋食之."

727 앞의 책, 같은 곳. "熱病后失明者, 以靑羊肝或子肝

청양간(푸른빛이 도는 양의 간)

청맹을 치료하고 눈을 밝게 하며 눈이 어두운 것을 낫게 한다. ○ 거세한 양의 간 한 구를 얇게 썰어 기와 위에 가지런히 올려놓고 불을 쬐어 말린다. 초결명 반 되, 요자 한 홉과 함께 냄새가 날 때까지 볶은 다음 찧어서 가루낸다. 하루 세 번 식후에 한 돈씩 진한 꿀물에 타서 먹는데 두 돈까지 먹을 수 있다. 두 제 정도만 먹으면 눈이 아주 밝아져서 밤에도 작은 글자를 읽을 수 있게 된다(『증류본초』). ○ 눈이 충혈되면서 어둡고 아프면 양의 간을 얇게 썰어 갖은 양념과 함께 먹으면 효과가 매우 좋다(『증류본초』). ○ 열병을 앓은 뒤에 눈이 보이지 않으면 양의 간을 얇게 썰어 눈 위에 붙인다. 날것으로 먹기도 하는데 더욱 좋다(『증류본초』). ○ 푸른빛이 도는 양의 쓸개는 청맹을 치료하고 눈을 밝게 한다. 눈에 점안하면 적막과 백막, 바람을 쐬면 눈물이 나는 것이 없어진다. ○ 열병을 앓은 뒤에 눈이 보이지 않게 되면 양의 쓸개즙을 눈에 점안하는데 효과가 좋다(『증류본초』). ○ 모든 눈병에는 양의 쓸개 한 개에 꿀 한 돈을 넣고 실로 입구를 막은 다음 솥 안에 넣고 삶아 익힌 후 차갑게 식은 것을 눈에 점안하면 효과가 있다(『세의득효방』). ○ 눈병에는 푸른빛이 도는 양의 쓸개가 가장 좋고, 검은 양과 흰 양이 그 다음이다(단심).

견담(개의 쓸개)

눈을 밝게 하고 눈에서 고름이 나오는 것을 없앤다. 6월 초복 날에 쓸개를 채취하여 술에 타서 먹는다. ○ 눈이 가렵거나 충혈되면서 깔깔할 때 쓸개즙을 눈에 점안한다(『증류본초』).

薄切, 水浸敷之, 極效. 生子肝吞之尤妙."

728 앞의 책, 같은 곳. "藥性論云, 靑羊肝, 服之明目. 膽點眼中, 主赤障, 白膜, 風淚, 主解蠱毒."

729 『世醫得效方』卷十六 眼科 「通治」 '黑眼膏子'(앞의 책, 281쪽).

730 『證類本草』卷十七 獸部中品總一十七種 「羊角」(政和本 356쪽, 四庫本 772쪽). "肝, 性冷. 治肝風虛熱, 目赤暗痛. 熱病后失明者, 以靑羊肝或子肝薄切, 水浸敷之, 極效."

731 『證類本草』卷十七 獸部中品總一十七種 「牡狗陰莖」(政和本 358쪽, 四庫本 775쪽). "又, 上伏日采膽, 以酒調服之. 明目, 去眼中膿水. 又, 主惡瘡痂瘁, 以膽汁敷之止."

猪肝

明目, 又治肝熱目赤磣痛. 猪肝一具薄切, 以五味醬醋食之〔本草〕[732].
○ 雀目, 猪肝米泔煮熟, 熏病眼, 因食之〔本草〕[733]. ○ 療靑盲. 猪膽
一枚, 微火煎之, 丸如黍米. 納眼中, 良〔本草〕[734]. ○ 治外障翳. 猪
膽一枚, 銀石器煎成膏, 入龍腦少許, 點眼中. 仍取猪膽白皮, 曝[735]
乾撚作繩, 釵股大, 燒一頭作灰, 冷, 點翳上三五度, 差〔得效〕[736].

獺膽

主眼生障翳黑花, 飛蠅上下, 視物不明. 取汁點目中. 亦入點眼
藥中用, 良〔本草〕[737].

兔肝

明目, 治昏暗. 和草決明作丸, 服之. ○ 熱毒上衝眼昏, 取肝,
生食之. 如服羊肝法. ○ 眼昏眼疼, 取生肝絞汁, 入人乳相和,
點目中, 良〔本草〕[738].

---

732 『證類本草』 卷十八 獸部下品總二十一種 「豚卵」
　　(政和本 367쪽, 四庫本 794쪽). "又理肝臟壅熱, 目
　　赤磣痛, 兼明目, 補肝氣. 用猪肝一具, 細起薄切, 以
　　水淘, 漉出瀝干, 卽以五味醬醋食之."
733 앞의 책, 같은 곳. "猪肝一斤, 薄起于瓦上, 曝令熟
　　干, 搗篩爲末, 煮白粥, 布絞取汁, 和衆手丸如梧桐

子大."
734 앞의 책, 같은 곳. "又方, 療盲. 猪膽一枚, 微火上煎
　　之, 可丸如黍米大, 納眼中食頃, 良."
735 『世醫得效方』에는 '曝'이 '陰'으로 되어 있다.
736 『世醫得效方』 卷十六 眼科 「翳障」 '點藥' (앞의 책,
　　280쪽).

저간(돼지의 간)

눈을 밝게 하는데, 간열肝熱로 눈이 충혈되고 심하게 아픈 것도 치료한다. 돼지의 간 한 구를 얇게 썰어서 갖은 양념과 젓갈, 식초를 곁들여 먹는다(『증류본초』). ○ 작목에는 돼지의 간을 쌀뜨물에 넣고 삶아 익히면서 아픈 눈에 김을 쏘인 다음 익은 간을 먹는다(『증류본초』). ○ 청맹을 치료할 때에는 돼지 쓸개 한 개를 물에 넣고 약한 불로 졸여서 기장쌀만하게 알약을 만들어 눈에 넣으면 효과가 좋다(『증류본초』). ○ 외장을 치료할 때에는 돼지 쓸개 한 개를 물과 함께 은이나 돌그릇에 넣고 졸여서 고약을 만들어 용뇌를 조금 넣고 검안한다. 그리고 돼지 쓸개의 흰 껍질을 햇빛에 말린 다음 꼬아서 줄을 만드는데, 비녀의 끝 굵기만하게 만든다. 한쪽 끝을 태워 재로 만들어 식힌 후 예막 위에 세 번에서 다섯 번 점안하면 낫는다(『세의득효방』).

달담(수달의 쓸개)

눈에 예막이 생기는 것과 안화가 보이는 것, 파리가 위아래로 날아다니는 듯하거나 사물을 보아도 명확하지 않은 것을 치료한다. 담즙을 눈에 점안하는데 다른 점안약에 넣어 써도 좋다(『증류본초』).

토간(토끼의 간)

눈을 밝게 하고 눈이 어두운 것을 치료하는데, 초결명과 함께 알약을 만들어 먹는다. ○ 열독이 위로 치받아 눈이 어두울 때에는 간을 날것으로 먹는데, 양의 간 먹는 방법과 같다. ○ 눈이 어둡거나 아플 때에는 생간을 짜서 즙을 내어 여기에 부인의 젖을 넣고 골고루 섞어서 점안하면 좋다(『증류본초』).

<hr>

737 『證類本草』卷十八 獸部下品總二十一種「獺肝」
　　（政和本 369쪽, 四庫本 798-799쪽). "膽, 主眼瞖黑
　　花, 飛蠅上下, 視物不明. 亦入點藥中."
738 『證類本草』卷十七 獸部中品總一十七種「兔頭骨」
　　（政和本 361쪽, 四庫本 783쪽). "肝主目暗. 臣禹錫
　　等謹按孟詵云, 肝主明目, 和決明子作丸服之. 又,

主丹石人上沖, 眼暗不見物, 可生食之, 一如羺羊子肝法. 日華子云, 肝明目, 補勞, 治頭旋眼疼."

鍼灸法

眼睛痛. 取風府, 風池, 通里, 合谷, 申眽, 照海, 大敦, 竅陰, 至陰〔綱目〕[739]. ○ 目赤腫翳, 羞明隱澁. 取上星, 百會, 攢竹, 絲竹空, 睛明, 瞳子髎, 太陽, 合谷. 又以草莖刺鼻孔, 出血數升[740], 卽愈〔子和〕[741]. ○ 眼暴赤腫痛. 取神庭, 上星[742], 顖會, 前頂, 百會, 出血, 卽愈. 又取光明, 地五會〔綱目〕[743]. ○ 諸障翳, 取睛明, 四白, 太陽, 百會, 商陽, 厲兌, 光明, 各出血. 合谷, 三里, 命門, 肝兪, 光明各灸之〔綱目〕[744]. ○ 內障. 取足厥陰, 足少陰, 陽蹻〔綱目〕[745].

739 『醫學綱目』 卷之十三 肝膽部 目疾門 「目赤腫痛」 (앞의 책, 227-228쪽). 원문과 들고남이 있다.

740 『醫學綱目』에는 '數升'이 '約二升許'로 되어 있다.

741 『醫學綱目』 卷之十三 肝膽部 目疾門 「目赤腫痛」 (앞의 책, 228쪽).

742 『醫學綱目』에는 '上星'이 '內庭'으로 되어 있다.

743 『醫學綱目』 卷之十三 肝膽部 目疾門 「目赤腫痛」 (앞의 책, 228쪽)의 문장을 재구성한 것이다.

744 『醫學綱目』 卷之十三 肝膽部 目疾門 「目赤腫痛」 (앞의 책, 228쪽).

745 『醫學綱目』 卷之十三 肝膽部 目疾門 「內障」(앞의 책, 238쪽).

침구법

　눈알이 아플 때에는 풍부, 풍지, 통리, 합곡, 신맥, 조해, 대돈, 규음, 지음에 침을 놓는다 (『의학강목』).　○ 눈이 붉게 부어오르고 예막이 생기며 햇빛을 꺼리고 은은하게 깔깔할 때에는 상성, 백회, 찬죽, 사죽공, 정명, 동자료, 태양, 합곡에 놓는다. 또한 풀줄기로 콧구멍을 찔러 피를 몇 되 내면 바로 낫는다(자화).　○ 눈이 갑자기 충혈되면서 붓고 아플 때에는 신정, 상성, 신회, 전정, 백회에 침을 놓아 피를 내면 바로 낫는다. 또한 광명, 지오회에도 침을 놓는다(『의학강목』).　○ 모든 내장과 예막에는 정명, 사백, 태양, 백회, 상양, 여태, 광명에 침을 놓아 피를 내고 합곡, 삼리, 명문, 간수, 광명에는 각각 뜸을 뜬다(『의학강목』).　○ 내장에는 족궐음, 족소음, 양교맥에 침을 놓는다(『의학강목』).

○ 去瞖法

以鵝翎切之近黑睛及當白睛㖽之, 膜自聚上, 以鍼釣挽之, 割去, 卽明見物, 以綿着眼, 斷血, 三日差〔千金〕. ○ 努肉攀睛, 取睛明, 風池, 期門, 太陽, 出血〔綱目〕. ○ 爛弦風, 取大骨空, 灸九壯, 以口吹火滅. 小骨空, 灸七壯, 亦吹火滅. 又以三稜鍼刺眶外出血, 卽愈〔綱目〕. ○ 迎風冷淚, 眵曚黑花. 取大骨空, 小骨空灸之, 吹火滅. 又取臨泣, 合谷〔綱目〕. ○ 靑盲. 灸巨髎. 又取肝兪, 命門, 商陽〔得效〕. ○ 目昏暗, 灸三里, 鍼承泣. 又取肝兪, 瞳子髎〔綱目〕. ○ 雀目, 取神庭, 上星, 前頂, 百會, 睛明, 出血, 卽愈. 又取肝兪, 照海〔綱目〕. ○ 暴盲不見物, 鍼攢竹, 及頂前五穴. 又刺鼻中, 大出血, 立明〔子和〕. ○ 眼腫痛, 睛欲出. 須八關大刺, 手十指間出血, 卽愈〔易老〕. ○ 眼戴上, 不能視. 灸脊第二顀骨, 第五顀骨上, 各七壯, 一齊下火, 立愈〔寶鑑〕.

---

746 '㖽', 빨 사.

747 『備急千金要方』 卷第六上 七竅病上 「目病第一」 '治人馬白膜漫睛方'(앞의 책, 208쪽).

748 『醫學綱目』 卷之十三 肝膽部 目疾門 「努肉攀睛」(앞의 책, 243쪽).

749 『醫學綱目』 卷之十三 肝膽部 目疾門 「風沿爛眼」(앞의 책, 242쪽). '東垣'과 '撮要'의 두 문장을 재구성한 것이다.

750 『醫學綱目』에는 '臨泣'이 '二間'으로 되어 있다.

751 『醫學綱目』 卷之十三 肝膽部 目疾門 「目泪不止」(앞의 책, 241쪽).

752 『世醫得效方』 卷第十六 眼科 「通治」 '灸法'(앞의 책, 282쪽). '又' 이하는 나오지 않는다.

753 『醫學綱目』 卷之十三 肝膽部 目疾門 「內障」(앞의 책, 238쪽). '玉'과 '甲'의 두 문장을 재구성한 것이다.

○ 예막을 없애는 방법

거위의 깃을 잘라 검은자위 근처나 흰자위에 대고 빨아서 예막이 모이도록 한다. 이것을 침으로 낚시하듯 잡아당겨 자르면 곧 물체를 볼 수 있게 된다. 솜을 눈에 붙여서 피를 멈추어야 하는데 3일이 지나면 낫는다(『천금방』). ○ 노육반정에는 정명, 풍지, 기문, 태양에 침을 놓아 피를 낸다(『의학강목』). ○ 난현풍에는 대골공에 뜸을 아홉 장 뜨는데, 입으로 불어서 불을 꺼야 한다. 소골공에는 뜸을 일곱 장 뜨는데 마찬가지로 입으로 불어서 불을 꺼야 한다. 또한 삼릉침으로 눈시울의 바깥을 찔러 피를 내면 즉시 낫는다(『의학강목』). ○ 바람을 쐬면 차가운 눈물이 나는 것과 눈곱이 끼면서 안화가 보이는 것은 대골공과 소골공에 뜸을 뜨는데, 입으로 불어서 불을 꺼야 한다. 또한 임읍, 합곡에 침을 놓는다(『의학강목』). ○ 청맹에는 거료에 뜸을 뜨고 간수, 명문, 상양에 침을 놓는다(『세의득효방』). ○ 눈이 어두울 때에는 삼리에 뜸을 뜨고, 승읍에 침을 놓는다. 또한 간수와 동자료에 침을 놓는다(『의학강목』). ○ 작목에는 신정, 상성, 전정, 백회, 정명에 침을 놓아 피를 낸다. 또한 간수와 조해에 침을 놓는다(『의학강목』). ○ 갑자기 눈이 어두워져서 사물을 볼 수 없을 때에는 찬죽과 머리 꼭대기에서 앞쪽으로 있는 다섯 개의 혈(백회, 전정, 신회, 상성, 신정)에 침을 놓는다. 또한 콧속을 찔러 피를 많이 내면 눈이 밝아진다(자화). ○ 눈이 붓고 아프면서 눈알이 빠질 듯하면 팔관에 침을 세게 놓아 열 손가락 사이에서 피가 나면 바로 낫는다(역로). ○ 눈을 똑바로 치켜뜨면서 사물을 보지 못할 때는 등에 있는 두 번째 뼈 뭉치〔第二顳骨〕와 다섯 번째 뼈 뭉치〔第五顳骨上〕에 뜸을 일곱 장 뜨는데, 한꺼번에 불을 붙여 뜨면 곧 낫는다(『위생보감』).

<hr>

754 『醫學綱目』에는 '睛明'이 없다.

755 『醫學綱目』 卷之十三 肝膽部 目疾門 「雀目」(앞의 책, 240쪽).

756 『醫學綱目』 卷之十三 肝膽部 目疾門 「內障」(앞의 책, 238쪽).

757 '八關'은 經外奇穴인 八邪穴을 다르게 부른 이름이다.

758 完營二本에는 '大'가 '火'로 되어 있다.

759 『醫學綱目』 卷之十三 肝膽部 目疾門 「目赤腫痛」(앞의 책, 228쪽).

760 『衛生寶鑑』 卷七 「黃帝灸法」(앞의 책, 84쪽). "療中風, 眼戴上不能視者. 灸第二椎幷第五椎上各七壯. 一齊下火炷. 如半棗核大. 立愈."

東醫寶鑑

外形篇

卷之二

동의보감 외형편 제이권

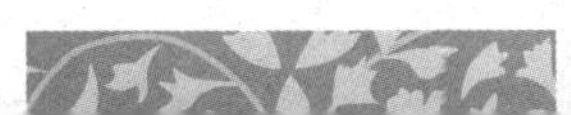

御醫忠勤貞亮扈聖功臣 崇祿大夫 陽平君 臣 許浚 奉敎撰

어의 충근정량호성공신 숭록대부 양평군 신하 허준이 하교를 받들어 짓다.

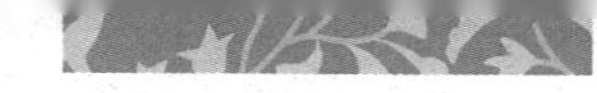

外形篇

耳

귀

耳目受陽氣以聰明

人之耳目, 猶月之質, 必受日光所加, 始能明, 耳目亦必須陽氣[1]
所加, 始能聰明. 是故, 耳目之陰血虛, 則陽氣之加, 無以受之,
而視聽之聰明失. 耳目之陽氣虛, 則陰血不能自施, 而聰明亦失.
然則耳目之聰明, 必須血氣[2]相須, 始能視聽也〔綱目〕[3].

---

1 『醫學綱目』에는 '須'가 '受'로 되어 있다.

2 『醫學綱目』에는 '血氣'가 '陰血陽氣'로 되어 있다.

3 『醫學綱目』卷之一 陰陽臟腑部 「陰陽」(앞의 책, 10 쪽). 樓英의 『素問』「生氣通天論第三」에 대한 주석이다.

귀와 눈은 양기를 받아야 잘 듣고 볼 수 있다

사람의 귀와 눈은 마치 달의 성질이 햇빛을 받아야만 밝아지듯이, 〔귀와 눈도〕 역시 양기를 받아야만 잘 듣고 볼 수 있다. 그러므로 귀와 눈의 음혈陰血이 허하면 양기가 더해져도 받아들이지 못하여 잘 듣거나 볼 수 없다. 귀와 눈의 양기가 허하면 음혈이 자기 홀로 작용할 수 없으므로 역시 잘 듣고 볼 수 없다. 그래서 귀와 눈의 밝음은 〔음인〕 혈과 〔양인〕 기가 서로 조화를 이루어야만 보고 들을 수 있다(『의학강목』).

耳者腎之竅

內經曰, 腎主耳. 又曰, 腎在竅爲耳[4]. ○ 腎氣通於耳, 腎和則耳能聞五音矣[難經][5]. ○ 內經曰, 腎藏精. 靈樞曰, 精脫者耳聾[6]. 夫腎爲足少陰之經, 乃藏精而氣通于耳. 耳者, 宗脈之所聚也[7], 若精氣調和, 則腎藏强盛, 耳聞五音. 若勞傷氣血, 兼受風邪, 損於腎藏, 而精脫者, 則耳聾無聞也[寶鑑][8][9][10].

---

4 『素門』「陰陽應象大論篇第五」.

5 『難經』「第三十七難」(앞의 책, 69쪽). "腎氣通於耳, 耳和則知五音矣."

6 『靈樞』「本神第八」. 『靈樞』「九鍼論第七十八」.

7 『靈樞』「決氣第三十」.

8 楊上善은 『太素』에서 귓속으로 手足의 少陽經과 太陽經, 그리고 手陽明經이 들어가므로 종맥이 모이는 곳이라고 하였다. 이 경우 '宗'은 '總'(모두)의 의미

귀는 신腎의 구멍이다

『내경』에서 "신腎은 귀를 주관한다"고 하였고, 또 "신의 〔외부와 작용하는〕 구멍은 귀이다"라고 하였다. ○ 신의 기氣는 귀로 통하므로 신의 기가 조화로우면 귀가 모든 소리를 들을 수 있다(『난경』). ○ 『영추』에서 "신은 정精을 간직한다"고 하였고, 『영추』에서 "정이 다 빠져버리면 귀가 먹는다"고 하였다. 일반적으로 신은 족소음경으로 정을 간직하고, 그 기는 귀로 통한다. 귀는 종맥宗脈이 모이는 곳이므로 정기가 조화로우면 신이 강성함을 간직하게 되어 귀는 모든 소리를 들을 수 있다. 만약 과로로 기와 혈血이 상한데다 풍사까지 받아서 신장이 손상되고 정이 다 빠져버리면 귀가 먹어 듣지 못하게 된다(『위생보감』).

로 쓰였다.

9 『靈樞』 「口問第二十八」.

10 『衛生寶鑑』 卷十 名方類集 「耳中諸病幷方」(앞의
　책, 140쪽).

脈法

病耳聾, 脈大者, 生, 沈細者, 難治〔脈經〕[11]. ○左寸洪數, 心火上炎, 兩尺洪數, 相火上炎. 其人必遺精夢泄[12], 兩耳或鳴或聾[13]〔正傳〕[14]. ○腎脈浮而盛爲風, 洪而實爲熱, 細而澁爲虛〔醫鑑〕[15]. ○耳病, 腎虛遲濡, 其脈浮大爲風, 洪動火賊, 沈澁氣凝, 數實熱塞. 久病聾者, 專於腎責, 暴病浮洪, 兩尺相同, 或兩尺數, 陰火上衝〔回春〕[16].

---

11 『脈經』卷五「扁鵲診諸反逆死脈要訣第五」(앞의 책, 248쪽). "病若耳聾, 脈反浮大而澁者死." 『醫學綱目』에서는 『脈經』에서 "病若耳聾, 脈反浮大而澁者, 死"라는 구절을 인용하고 이어 『千金翼方』에서 "脈大者生, 沉逆細者難治"라는 구절을 작은 글씨로 인용하였다. 『醫學綱目』卷之二十九 腎膀胱部「耳聾」(앞의 책, 654쪽).

12 『醫學正傳』에는 '夢泄'이 '夢與鬼交'로 되어 있다.

13 『醫學正傳』에는 '或'이 '蟬'으로 되어 있다.

14 『醫學正傳』卷之五 耳病「脈法」(앞의 책, 264쪽).

맥법

귀가 먹었는데 맥이 대大하면 잘 낫고, 맥이 침세沈細하면 치료하기 어렵다(『맥경』). ○ 왼쪽 촌맥이 홍삭하면 심화가 위로 타오르는 것이고, 양쪽 척맥이 홍삭하면 상화가 위로 타오르는 것이다. 이런 사람은 항상 유정과 몽정이 있으며, 양쪽 귀가 울거나 잘 들리지 않는다(『의학정전』). ○ 신맥腎脈이 부하고 성한 것은 풍이며, 홍하고 실한 맥은 열이고, 세하고 색한 맥은 허한 것이다(『고금의감』). ○ 귓병은 [보통] 신이 허하고 맥이 지유遲濡하다. 그 맥이 부대한 것은 풍이고, 홍동洪動한 것은 화가 날뛰는 것이며, 침색한 것은 기가 뭉친 것이고, 삭실한 것은 열이 막힌 것이다. 오랜 병으로 귀가 먹는 것은 모두 신腎에 그 원인이 있고, 갑작스러운 병으로 [귀가 들리지 않는 것은] 양쪽 척맥이 모두 부홍하거나 빠른 것은 음화가 위로 치받은 것이다(『만병회춘』).

---

15 『古今醫鑑』에는 '細'가 '短'으로 되어 있다.

16 『古今醫鑑』 耳病 「脈」(앞의 책, 236쪽).

17 『萬病回春』 卷之五 「耳病」(앞의 책, 267쪽).

耳鳴

黃帝曰, 人之耳中鳴者, 何氣使然. 岐伯曰, 耳者, 宗脈之所聚也, 故胃中空, 則宗脈虛, 宗脈虛則下流, 脈有所竭, 故耳鳴〔靈樞〕. ○ 上氣不足, 耳爲之苦鳴. ○ 髓海不足, 則腦轉耳鳴〔靈樞〕. ○ 內經曰, 一陽獨嘯, 少陽厥也. 註曰, 嘯謂耳中鳴, 如嘯聲也. 一陽, 膽與三焦也, 膽及三焦脈皆入耳, 故氣逆上, 則耳中鳴.

○ 耳鳴乃是聾之漸. 惟氣閉者, 多不鳴便聾〔入門〕. ○ 凡人嗜慾無節, 勞役過度, 或中年之後, 大病之餘, 腎水枯涸, 陰火上炎, 故耳痒耳鳴. 無日而不作, 或如蟬噪之聲, 或如鍾鼓之聲, 早而不治, 漸至聾聵, 良可嘆哉〔正傳〕. ○ 虛鳴者, 耳觸風邪, 與氣相擊, 其聲嘈嘈, 宜芎芷散. 或腎氣不足, 宗脈虛, 風邪入耳爲鳴. 先用五苓散 方見寒門, 加枳殼橘皮紫蘇生薑同煎, 吞靑木香元 方見前陰, 散邪疎風下氣. 續以芎歸飮和養〔直指〕.

---

18 『靈樞』에는 '流'가 '溜'로 되어 있다.

19 『靈樞』「口問第二十八」.

20 여기에서 '上氣'는 상체의 기 또는 상초의 기를 말한다.

21 『靈樞』「口問第二十八」. "上氣不足, 腦爲之不滿, 耳爲之苦鳴."

22 『靈樞』「海論第三十三」.

23 『素問』「經脈別論篇第二十一」.

24 이 註는 王冰의 注이다(『黃帝內經素問』, 앞의 책, 140쪽).

이명

황제가 "사람의 귀가 우는 것은 어떤 기 때문인가"라고 물었다. 기백이 "귀는 종맥宗脈이 모이는 곳으로서 위胃 속이 비어 있으면 종맥이 허해지고, 종맥이 허하면 〔위기가〕 아래로 흘러가서 종맥이 말라버리기 때문에 귀가 운다"고 대답하였다(『영추』). ○ 상초의 기가 부족하면 귀가 몹시 운다. ○ 수해髓海가 부족하면 머리가 어지럽고〔腦轉〕 귀가 운다(『영추』). ○ 『내경』에서는 "일양一陽만 휘파람 같은 소리가 나면〔嘯〕 소양경의 기가 거슬러 오른〔厥逆〕 것이다"라고 하였다. 왕빙의 주에서는 "'소嘯'란 귓속에서 휘파람 소리와 같이 우는 것이고, '일양'이란 담경과 삼초경을 말하는데, 담경과 삼초경의 맥이 모두 귀로 들어가기 때문에 그 기가 거슬러 위로 올라가면 귓속이 운다"고 하였다.

○ 귀가 울면 점차 귀가 먹게 된다. 기氣가 막히면 대개 귀가 울지 않고 바로 귀가 먹게 된다(『의학입문』). ○ 일반적으로 사람이 욕심에 절제가 없고 일을 지나치게 하거나 혹은 중년 이후에 큰 병을 앓고 난 뒤 신수腎水가 마르고 음화陰火가 위로 타오르기 때문에 귀가 가렵고 귀가 우는 것이다. 이명耳鳴은 늘 소리가 나는데, 매미 우는 소리 같기도 하고 종이나 북 치는 소리 같기도 한데, 빨리 치료하지 않으면 점점 귀가 먹게 되니 참으로 안타깝다(『의학정전』). ○ 허명虛鳴은 귀에 풍사가 침입하여 기〔正氣〕와 〔풍사가〕 서로 부딪쳐 싸워서 그 소리가 시끄러운 것이다. 이런 경우 궁지산을 쓴다. 혹은 신기가 부족하고 종맥이 허해지면 풍사가 귀로 들어가서 소리가 나는 경우가 있다. 먼저 오령산(처방은 「한문」에 있다)에 지각·귤피·자소엽·생강을 넣고 함께 달여서 〔그 약물로〕 청목향원(처방은 「전음문」에 있다)을 먹으면 사기를 흩뜨리고 풍을 풀어 없애며 기를 내려 보낸다. 계속해서 궁귀음으로 조리한다(『인재직지』).

25 『醫學入門』卷之四 雜病分類 外感 風類「耳」(앞의 책, 352쪽).

26 '聵', 배냇귀머거리 외. 『醫學正傳』에는 '聵'가 '鍾'으로 되어 있다.

27 『醫學正傳』卷之五 耳病「論」(앞의 책, 263쪽).

28 '嘈', 지껄일 조. '嘈嘈', 소리가 시끄러운 모양.

29 『仁齋直指』卷二十一 耳「耳論」(앞의 책, 398쪽). 원문과 들고남이 있다. 원문에는 처방에 대한 언급은 없다.

○風熱酒熱耳鳴, 用通聖散 方見風門, 加枳殼柴胡南星桔梗靑皮荊芥 酒炒製 煎服〔丹心〕[30]. ○痰火上升, 兩耳蟬鳴, 漸欲聾, 宜加減龍薈丸, 鍼砂酒[31], 通明利氣湯, 復聰湯〔醫鑑〕[32]. ○耳鳴皆是腎精不足, 陰虛火動也. 痰火者, 鳴甚, 腎虛者, 微鳴. 宜補腎丸, 黃芪丸, 大補丸, 滋腎通氣湯[33], 或六味地黃丸 方見虛勞, 以全蝎四十九枚炒黃爲末, 每二錢, 溫酒調和, 吞下百丸〔得效〕[34]. ○耳內閴閴然[35], 是陰虛也〔丹心〕[36][37].

---

30 『丹溪心法』卷四「耳聾七十五」(앞의 책, 395쪽). "耳鳴因酒過者, 大劑通聖散加枳殼柴胡大黃甘草南星桔梗靑皮荊芥, 不愈用四物湯妙."

31 『本草拾遺』에 나온다. '鍼砂'는 강철로 침이나 바늘을 만들 때 생기는 고운 쇳가루를 말한다. 맛은 시고 매우며 성질은 平하다. 혈을 보하고 머리카락을 검게 하며, 水濕을 없애고 積을 삭힌다. 血虛症, 머리카락이 일찍 세는 데, 浮腫, 積聚 등에 쓴다.

32 『古今醫鑑』耳病「脈」에 "相火上炎, 其人必遺精, 而兩耳蟬鳴, 或聾"(앞의 책, 236쪽)이라는 구절이 나온다. 또한 『醫學入門』外集 卷四 雜病分類 外感 風類「耳」에 "痰火, 因膏粱胃熱上升, 兩耳蟬鳴. 熱鬱甚,

○ 풍열과 주열酒熱로 인한 이명에는 통성산(처방은 「풍문」에 있다)에 지각·시호·남성·길경·청피·형개(술에 축여 볶아 법제한 것)를 더 넣어 달여서 먹는다(『단계심법』). ○ 담화가 위로 올라 양쪽 귀에서 매미 우는 소리가 나고 점차 귀먹는 경우에는 가감용회환, 침사주, 통명이기탕, 복총탕 등을 쓴다(『고금의감』). ○ 이명은 모두 신정腎精이 부족하고 음이 허해져서 화火가 어지러이 움직여〔動〕 생기는 것이다. 담화로 인한 경우에는 귀 우는 소리가 심하고, 신이 허한 경우에는 귀 우는 소리가 약하다. 보신환, 황기환, 대보환, 자신통이탕 등을 쓴다. 또한 전갈 마흔아홉 마리를 누렇게 볶아 가루내어 한 번에 두 돈씩 탄 따뜻한 술로 육미지황환(처방은 「허로문」에 있다)을 백 알씩 복용하기도 한다(『세의득효방』). ○ 귀에서 싸우듯이 시끄러운 소리가 들리는 것은 음이 허한 것이다(『단계심법』).

則氣閉漸聾"이라는 구절이 있다(앞의 책, 352쪽).

33 '滋腎通氣湯'은 '滋腎通耳湯'의 誤植으로 보인다. 이 처방의 출전인 『萬病回春』에는 '滋腎通耳湯'으로 되어 있으며, 뒤에 나오는 처방에도 '滋腎通耳湯'으로 되어 있다.

34 『世醫得效方』에는 八味圓으로 되어 있다(精校註譯 『東醫寶鑑』, 158쪽 주35).

35 '或六味' 이하의 문장이 『世醫得效方』 卷第十 大方脈雜醫科 「異病」 '八味元'(앞의 책, 166쪽)에 나온다.

36 '鬨', 싸울 홍. 싸움 소리. '鬨鬨然', 법석대는 모양.

37 『丹溪心法』 卷四 「耳聾七十五」(앞의 책, 395쪽).

芎芷散

治風入耳虛鳴.

川芎 一錢半, 白芷, 蒼朮, 陳皮, 細辛, 石菖蒲, 厚朴, 半夏, 木通, 紫蘇葉, 辣桂, 甘草 各七分.

右剉作一貼, 入薑三片連鬚葱白二莖, 煎服〔入門〕[38].

芎歸飮

治風邪入耳虛鳴.

川芎, 當歸, 細辛 各一錢, 辣桂, 石菖蒲, 白芷 各七分.

右剉作一貼, 入薑三片棗二枚紫蘇七葉, 水煎食後服〔直指〕[39].

加減龍薈丸

治痰火上升耳鳴.

草龍膽 酒洗, 當歸 酒洗, 梔子 炒, 黃芩, 青皮 各一兩, 大黃 酒蒸, 靑黛, 柴胡 各五錢, 蘆薈, 牛膽南星 各三錢, 木香 二錢半, 麝香 五分.

右爲末, 神麴糊和丸, 菉豆大, 薑湯下二十丸, 日三服, 七日後, 用鍼砂酒, 以通其氣〔醫鑑〕[40].

鍼砂酒

鍼砂 一兩, 穿山甲 末 一錢.

拌鍼砂養一晝夜, 揀出山甲[41], 將鍼砂以酒一椀, 浸三四日. 噙酒[42]口內, 外用磁石一塊, 綿裹塞耳. 忌怒戒色〔醫鑑〕[43].

---

38 『醫學入門』卷六 雜病用藥賦「耳」(앞의 책, 500쪽).   40 『古今醫鑑』卷九「耳病」'治'(앞의 책, 237쪽).

39 『仁齋直指』卷二十一 耳「耳病證治」(앞의 책, 402쪽).   41 '揀', 가릴 간.

궁지산

풍이 귀로 들어가 허명虛鳴이 된 것을 치료한다.

천궁 한 돈 반, 백지 · 창출 · 진피 · 세신 · 석창포 · 후박 · 반하 · 목통 · 자소엽 · 날계 · 감초 각 일곱 푼.

위의 약들을 썰어 한 첩으로 하여 생강 세 쪽, 총백(실뿌리가 달린 것) 두 뿌리를 넣고 달여 먹는다(『의학입문』).

궁귀음

풍사가 귀로 들어가 허명이 된 것을 치료한다.

천궁 · 당귀 · 세신 각 한 돈, 날계 · 석창포 · 백지 각 일곱 푼.

위의 약들을 썰어 한 첩으로 하여 생강 세 쪽, 대추 두 개, 자소엽 일곱 잎을 넣고 물에 달여 식후에 먹는다(『인재직지』).

가감용회환

담화가 위로 올라가 귀가 우는 것을 치료한다.

용담초(술로 씻은 것), 당귀(술로 씻은 것), 치자(볶은 것), 황금, 청피 각 한 냥, 대황(술로 찐 것), 청대, 시호 각 닷 돈, 노회 · 우담남성 각 서 돈, 목향 두 돈 반, 사향 닷 푼.

위의 약들을 가루내어 신곡으로 쑨 풀로 반죽하여 녹두대의 알약을 만든다. 하루 세 번 스물 알씩 생강 끓인 물로 7일 동안 먹고 침사주를 먹어서 기를 통하게 한다(『고금의감』).

침사주

침사 한 냥, 천산갑(가루낸 것) 한 돈.

침사와 천산갑을 술로 버무려서 하룻동안 두었다가 천산갑은 가려내고 침사만 술 한 주발에 3~4일 동안 담가둔다. 술을 입 안에 머금고 자석 한 덩어리를 솜에 싸서 귀를 틀어막는다. 성내지 말고 성생활을 삼가야 한다(『고금의감』).

---

42 '噙', 입에 머금을 금.
43 『古今醫鑑』卷九「耳病」'治'(앞의 책, 237쪽).

通明利氣湯

治虛火痰氣鬱於耳中, 或閉或鳴, 痰火熾盛, 痞滿煩躁[44][45].

貝母 一錢二分, 陳皮 一錢, 黃連, 黃芩 並酒浸猪膽汁拌炒, 黃柏 酒炒, 梔子 炒, 玄參 酒洗 各七分, 蒼朮 鹽水炒, 白朮, 香附子 便炒, 生乾地黃 薑汁炒, 檳榔 各五分, 川芎 四分, 木香 二分半, 甘草 二分.

右剉作一貼, 入薑三片, 水煎, 入竹瀝五匙服〔醫鑑〕[46].

復聰湯

治痰火上攻, 耳鳴耳聾.

半夏, 赤茯苓, 陳皮, 甘草, 萹蓄, 木通, 瞿麥, 黃柏 鹽炒 各一錢.

右剉作一貼, 入薑三片, 水煎服〔丹心〕[47].

補腎丸

治陰虛火動, 耳鳴.

熟地黃, 兎絲子 酒製 各八兩, 當歸身 三兩半, 肉蓯蓉 五兩, 山茱萸 二兩半, 黃柏, 知母 並酒炒 各一兩, 破故紙 酒炒 五錢.

右爲末, 酒糊和丸, 梧子大, 空心鹽湯下五七十丸〔丹心〕[48].

---

44 '痞滿'은 명치 밑이 더부룩하거나 트적지근하고 그득한 감을 느끼는 병증. 가슴과 배에 기가 잘 통하지 못하여 막힌 감을 느끼는 것은 비痞이고, 그득한 감을 느끼는 것은 만滿인데 그것이 늘 같이 나타나므로 비만이라고 부른다(『동의학사전』, 423쪽).

45 『古今醫鑑』에는 이 문장이 "治虛火上升, 痰氣鬱於耳中, 或閉或鳴, 痰氣熾盛, 或憂鬱痞滿, 咽喉不利, 煩躁不寧"으로 되어 있다.

통명이기탕

허화虛火와 담기痰氣가 귓속에 몰려 귀가 막히거나 우는 것과 담화가 매우 왕성하여 치만痞滿하고 번조煩躁한 것을 치료한다.

패모 한 돈 두 푼, 진피 한 돈, 황련·황금(둘 다 술에 담갔다가 돼지 쓸개즙에 축여 볶은 것), 황백(술에 축여 볶은 것), 치자(볶은 것), 현삼(술로 씻은 것) 각 일곱 푼, 창출(소금물에 축여 볶은 것), 백출, 향부자(동변에 축여 볶은 것), 건지황(생강즙에 축여 볶은 것), 빈랑 각 닷 푼, 천궁 너 푼, 목향 두 푼 반, 감초 두 푼.

위의 약들을 썰어 한 첩으로 하여 생강 세 쪽을 넣고 물에 달여 죽력 다섯 숟가락을 타서 먹는다(『고금의감』).

복총탕

담화가 위로 치받아 귀가 울고 귀먹은 것을 치료한다.

반하·적복령·진피·감초·편축·목통·구맥·황백(소금물에 축여 볶은 것) 각 한 돈.

위의 약들을 썰어 한 첩으로 하여 생강 세 쪽을 넣고 물에 달여 먹는다(『단계심법부여』).

보신환

음이 허해져서 화가 어지러이 움직여 생긴 이명증을 치료한다.

숙지황·토사자(술로 법제한 것) 각 여덟 냥, 당귀신 석 냥 반, 육종용 닷 냥, 산수유 두 냥 반, 황백·지모(둘 다 술에 축여 볶은 것) 각 한 냥, 파고지(술에 축여 볶은 것) 닷 돈.

위의 약들을 가루내어 술로 쑨 밀가루 풀로 반죽하여 오자대의 알약을 만들어 빈속에 쉰에서 일흔 알씩 소금 끓인 물로 먹는다(『단계심법』).

---

46 『古今醫鑑』 卷九 「耳病」 '治'(앞의 책, 237쪽).

47 『丹溪心法附餘』 卷之十二 「耳聾」 '附諸方'(앞의 책, 485쪽).

48 『丹溪心法』 卷三 「補損五十一」(앞의 책, 339쪽).

黃芪丸

治腎虛耳鳴, 夜間睡着, 如打戰鼓[49].

黃芪 一兩, 白蒺藜 炒, 羌活 各五錢, 大附子 一箇 炮, 羖羊腎 一對 焙乾.

右爲末, 酒糊和丸, 梧子大, 空心煨葱鹽湯下三五十丸〔寶鑑〕[50].

大補丸

治耳鳴欲聾.

黃柏 八兩 剉, 人乳拌勻晒乾, 再用鹽水炒褐色[51].

右擣爲末, 水丸梧子大, 空心鹽湯下百丸. ○ 一名獨勝丸〔醫鑑〕[52].

滋腎通耳湯

治腎虛耳鳴欲聾.

當歸, 川芎, 白芍藥, 生乾地黃 酒炒 各一錢, 知母, 黃柏 並酒炒, 黃芩 酒炒, 柴胡, 白芷, 香附子 各七分.

右剉作一貼, 空心水煎溫服〔回春〕[53].

---

49 『衛生寶鑑』에는 ‘戰’이 ‘鐘’으로 되어 있다.

50 『衛生寶鑑』卷十 方類集「耳中諸病幷方」(앞의 책, 143쪽).

51 『古今醫鑑』에는 修治法이 "人乳拌勻, 酒浸晒乾, 再用鹽水炒褐色"으로 되어 있다.

52 『古今醫鑑』卷九「耳病」‘治’(앞의 책, 238쪽).

53 『萬病回春』卷之五「耳病」(앞의 책, 267쪽).

황기환

신허로 생긴 이명증으로, 밤에 잠자리에 들면 전쟁을 알리는 북소리가 들리는 것을 치료한다.

황기 한 냥, 백질려(볶은 것), 강활 각 닷 돈, 대부자(싸서 구운 것) 한 개, 갈양신〔불알 깐 양의 콩팥〕 한 쌍(약한 불에 말린다).

위의 약들을 가루내어 술로 쑨 밀가루 풀로 반죽하여 오자대의 알약을 만들어 빈속에 서른에서 쉰 알씩 잿불에 묻어 구운 파와 소금을 넣고 끓인 물로 먹는다(『위생보감』).

대보환

이명증이 이롱증으로 되려는 것을 치료한다.

황백 여덟 냥(썰어서 사람 젖에 잘 버무려 햇볕에 말렸다가 다시 소금물에 축여서 갈색이 되도록 볶는다).

위의 약을 찧어 가루내어 물로 반죽하여 오자대의 알약을 만들어 빈속에 백 알씩 소금 끓인 물로 먹는다. ○ 독승환이라고도 한다(『고금의감』).

자신통이탕

신腎이 허하여 생긴 이명증이 이롱증으로 되려는 것을 치료한다.

당귀 · 천궁 · 백작약 · 건지황(술에 축여 볶은 것) 각 한 돈, 지모 · 황백(둘 다 술에 축여 볶은 것), 황금(술에 축여 볶은 것), 시호, 백지, 향부자 각 일곱 푼.

위의 약들을 썰어 한 첩으로 하여 물에 달여 빈속에 따뜻하게 먹는다(『만병회춘』).

耳聾

耳聾皆屬於熱. 然有左耳聾者, 有右耳聾者, 有左右耳俱聾者, 不可不分. 夫左耳聾者, 足少陽火也, 忿怒之人, 多有之. 龍薈丸主之 方見上. 右耳聾者, 足太陽之火也, 色慾之人, 多有之, 六味地黃丸主之 方見虛勞. 左右俱聾者, 足陽明之火也, 醇酒厚味之人, 多有之, 通聖散 方見風門, 滾痰丸 方見痰飮 主之. 緫三者而言之, 則忿怒致耳聾者爲多, 厥陰少陽火多故也〔丹心〕.

○ 腎水竅耳, 而能聞聲者, 水生於金也, 肺主氣, 一身之氣貫於耳, 故能聽聲. 凡治諸聾, 必先調氣開鬱, 間用磁石羊腎丸, 以開關竅. 盖聾皆痰火鬱結, 非磁石鎭墜, 烏桂椒辛菖蒲辛散流通, 則老痰鬱火, 何由而開. 愈後以通聖散和之可也〔入門〕.

○ 左耳聾, 婦人多有之, 以其多忿怒故也. 右耳聾, 男子多有之, 以其多色慾故也. 左右俱聾, 膏粱之家多有之, 以其多肥甘故也〔醫鑑〕. ○ 新聾多熱, 久聾多虛〔入門〕. ○ 耳聾, 有風聾濕聾虛聾勞聾厥聾卒聾. ○ 左耳聾, 宜龍膽湯, 右耳聾, 宜滋陰地黃湯, 左右耳俱聾, 宜酒製通聖散, 淸聰化痰丸〔回春〕.

---

54 『丹溪心法』卷四「耳聾七十五」(앞의 책, 395쪽).

55 『丹溪心法附餘』卷之十二 耳聾「附諸方」(앞의 책, 488쪽). 이 구절은 方廣의 말이다.

56 『醫學入門』에는 이 구절이 "間用磁石羊腎丸開竅"로 되어 있다. 아래에 나오는 '磁石羊腎丸'에도 '開竅'로 되어 있다. 일반적으로 '關竅'는 '關節'을 말한다.

57 『醫學入門』卷四 雜病分類 外感 風類「耳」(앞의 책, 352쪽).

58 『古今醫鑑』卷九「耳病」'治'(앞의 책, 236쪽). 원문

이롱(귀가 먹는 것)

이롱증은 모두 열에 속한다. 그런데 왼쪽 귀가 먹는 것과 오른쪽 귀가 먹는 것, 왼쪽과 오른쪽 귀가 모두 먹는 것이 있으므로 나누어보아야 한다. 보통 왼쪽 귀가 먹는 것은 족소양경의 화火 때문이며 화〔怒〕를 잘 내는 사람에게 많다. 용회환이 주치한다(처방은 앞에 였다). 오른쪽 귀가 먹는 것은 족태양경의 화 때문이며 색욕이 많은 사람에게 많다. 육미지황환으로 주치한다(처방은 「허로문」에 있다). 왼쪽과 오른쪽 귀가 모두 먹는 것은 족양명경의 화 때문이며 술과 기름진 음식을 즐기는 사람에게 많다. 통성산(처방은 「풍문」에 있다)과 곤담환(처방은 「담음문」에 있다)이 주치한다. 이 세 가지의 경우 중 성을 내서〔怒〕 귀가 먹게 되는 경우가 많은데, 〔이것은〕 궐음경과 소양경에 화가 많기 때문이다(『단계심법부여』).

○ 신腎은 수水이며 그 구멍은 귀인데 귀로 소리를 들을 수 있는 것은 금이 수水를 생하기 때문이다. 폐는 기를 주관하고 온몸의 기는 귀로 통하기 때문에 〔金生水하여〕 소리를 들을 수 있는 것이다. 그래서 일반적으로 모든 이롱증을 치료하는 데는 반드시 먼저 기를 조절하여 막힌 것을 열어주어야 한다. 그리고 사이사이에 자석양신환을 써서 구멍을 열어준다. 보통 귀가 먹는 것은 모두 담화痰火가 막히고 뭉쳐서 그러한 것이니 자석으로 진정시켜 느그러뜨리고, 오두·육계·천초의 매운맛과 석창포의 맵고 흩뜨리는 성질로 유통시키지 않으면 오래된 담〔老痰〕과 몰려 있는 화〔鬱火〕를 어떻게 풀어낼 수 있겠는가? 병이 나은 뒤에는 통성산으로 조리하는 것이 좋다(『의학입문』).

○ 왼쪽 귀가 먹는 것은 부인에게 많은데, 이는 분노가 많기 때문이다. 오른쪽 귀가 먹는 것은 남자에게 많은데, 이는 지나친 성생활 때문이다. 왼쪽과 오른쪽 귀가 모두 먹는 것은 기름진 음식을 즐기는 사람들에게 많은데, 이는 기름지고 단것을 많이 먹기 때문이다(『고금의감』). ○ 귀가 먹은 지 얼마 되지 않은 것은 대부분 열 때문이고, 귀가 먹은 지 오래된 것은 대부분 허하기 때문이다(『의학입문』). ○ 이롱증에는 풍롱, 습롱, 허롱, 노롱, 궐롱, 졸롱 등이 있다. ○ 왼쪽 귀가 먹은 데는 용담탕을 쓰고, 오른쪽 귀가 먹은 데는 자음지황탕을 쓰며, 왼쪽과 오른쪽 귀가 모두 먹은 데는 주제통성산이나 청총화담환을 쓴다(『만병회춘』).

에서는 左右의 구분이 있다고만 하고 원인은 언급하지 않았다.

59 『醫學入門』 卷四 雜病分類 外感 風類 「耳」(앞의 책, 352쪽).

60 『萬病回春』 卷之五 「耳病」(앞의 책, 267-268쪽). 이 구절은 『萬病回春』의 각 처방의 主治를 도운 것이다. '酒製通聖散'은 '防風通聖散'으로 되여 있다.

磁石羊腎丸

治諸般耳聾, 補虛開竅, 行鬱散風去濕.

磁石 三兩煅, 再用葱白木通各三兩, 剉同水煮一伏時[61], 取石研, 水飛 二兩, 川芎, 白朮, 川椒, 棗肉, 防風, 白茯苓, 細辛, 山藥, 遠志, 川烏, 木香, 當歸, 鹿茸, 兔絲子, 黃芪 各一兩, 肉桂 六錢半, 熟地黃 二兩, 石菖蒲 一兩半.

右爲末, 羊腎兩對, 酒煮爛和, 酒糊和丸, 梧子大, 空心溫酒, 或鹽湯下五十丸〔入門〕[62].

龍膽湯

治忿怒動膽火, 致左耳聾.

黃連, 黃芩, 梔子, 當歸, 陳皮, 牛膽南星 各一錢, 草龍膽, 香附子 各八分, 玄參 七分, 靑黛, 木香 各五分, 乾薑 炒黑 三分.

右剉作一貼, 入薑三片, 水煎, 入玄明粉三分[63], 服〔回春〕[64].

---

61 『醫學入門』에는 '一伏時'가 '一日夜'로 되어 있다.

62 "磁石羊腎丸, 磁石三兩煅, 再用葱白木通各三兩, 同水煮一日夜, 取淨末二兩. 川芎白朮川椒棗肉防風茯苓細辛山藥遠志川烏木香當歸鹿茸莵絲子黃芪各一兩, 肉桂六錢半, 熟地二兩, 菖蒲一兩半, 爲末, 用羊腰者兩對, 去皮膜, 酒煮爛, 和酒糊丸梧子大, 每五十丸, 心溫酒鹽湯任下. 治諸般耳聾, 補虛開竅, 行鬱散風去濕"(『醫學入門』卷六 雜病用藥賦「耳」, 앞의 책, 500쪽).

63 '玄明粉'은 망초가 風化되어 결정수를 잃고 백색가

자석양신환

모든 이롱증을 치료하며, 허한 것을 보하고 막힌 구멍을 열며 울체된 것을 제대로 돌게 하고 풍을 흩으며 습을 없앤다.

자석(불에 달군 것 석 냥에 총백·목통 각 석 냥을 다시 썰어 넣고 함께 하룻밤 물에 삶은 다음 가루내어 수비한 것) 두 냥, 천궁·백출·천초·대조육·방풍·백복령·세신·산약·원지·천오·목향·당귀·녹용·토사자·황기 각 한 냥, 육계 엿 돈 반, 숙지황 두 냥, 석창포 한 냥 반.

위의 약들을 가루낸 다음 양신羊腎 두 짝을 술에 문드러지게 찐 것과 섞어 술로 쑨 밀가루 풀로 반죽하여 오자대의 알약을 만들어 빈속에 쉰 알씩 따뜻한 술이나 소금 끓인 물로 먹는다(『의학입문』).

용담탕

분노로 담화가 어지러이 움직여 왼쪽 귀가 먹게 된 것을 치료한다.

황련·황금·치자·당귀·진피·우담남성 각 한 돈, 용담초·향부자 각 여덟 푼, 혼삼 일곱 푼, 청대·목향 각 닷 푼, 건강(불에 볶아 검게 태운 것) 서 푼.

위의 약들을 썰어 한 첩으로 하여 생강 세 쪽을 넣고 물에 달여 현명분 서 푼을 타서 먹는다(『만병회춘』).

<hr>

루가 된 것을 말한다. 『醫學入門』에서의 修治法은 겨울에 朴硝와 무[蘿蔔]를 각각 한 근씩 달여서 무가 익으면 꺼내어 종이에 여과하여 하룻밤 동안 밖에 놓아두면 푸른빛을 띤 흰색의 덩어리가 된다(法以冬月取朴硝和蘿蔔各一斤同煮, 蘿蔔熟爲度, 取出以紙濾過, 露一宿, 結成靑白塊子)고 하였다. 『醫學入門』卷二 本草分類 治熱門「玄明粉」(앞의 책, 147쪽).

64 『萬病回春』卷之五「耳病」(앞의 책, 267쪽).

滋陰地黃湯

治色慾動相火, 致右耳聾.

熟地黃 一錢半, 山藥, 山茱萸, 當歸, 川芎, 白芍藥 各八分,
牡丹皮, 澤瀉, 白茯苓, 石菖蒲, 遠志, 知母, 黃柏 並鹽酒炒 各
六分.

右剉作一貼, 水煎, 服空心, 亦治大病後耳聾〔回春〕[65].

淸聰化痰丸

治飮食厚味, 挾怒氣以動肝胃之火, 致耳聾耳鳴, 壅閉不聞聲音.
橘紅 去白鹽水洗, 赤茯苓, 蔓荊子 各一兩, 片芩 酒炒 八錢, 黃連
酒炒, 白芍藥 酒浸煨, 生地黃 酒洗, 柴胡, 半夏 薑製 各七錢, 人
蔘 六錢, 靑皮 醋炒 五錢, 生甘草 四錢.

右爲末, 葱湯浸蒸餅和丸, 菉豆大, 茶淸下百丸〔回春〕[66].

65 『萬病回春』卷之五「耳病」(앞의 책, 267쪽).
66 『萬病回春』卷之五「耳病」(앞의 책, 269쪽).

자음지황탕

색욕으로 상화가 어지러이 움직여 오른쪽 귀가 먹은 것을 치료한다.

숙지황 한 돈 반, 산약·산수유·당귀·천궁·백작약 각 여덟 푼, 목단피·택사·백복령·석창포·원지·지모·황백(지모와 황백은 소금을 탄 술에 축여 볶은 것) 각 여섯 푼.

위의 약들을 썰어 한 첩으로 하여 물에 달여 빈속에 먹는다. 큰 병을 앓고 난 뒤에 귀가 먹은 것도 치료한다(『만병회춘』).

청총화담환

맛이 진한 음식〔厚味〕을 먹은데다가 화를 내서 간과 위胃의 화火를 어지러이 움직여 귀가 먹고 귀가 울며, 귀가 막혀서 소리를 듣지 못하는 것을 치료한다.

귤홍(흰 속을 없애고 소금물로 씻은 것), 적복령, 만형자 각 한 냥, 황금(술에 축여 볶은 것) 여덟 돈, 황련(술에 축여 볶은 것), 백작약(술에 담갔다가 잿불에 묻어 구운 것), 생지황(술로 씻은 것), 시호, 반하(생강으로 법제한 것) 각 일곱 돈, 인삼 엿 돈, 청피(식초에 축여 볶은 것) 닷 돈, 감초(날것) 너 돈.

위의 약들을 가루내어 파 달인 물에 담가서 불린 약 떡으로 반죽하여 녹두대의 알약을 만들어 백 알씩 맑은 찻물로 먹는다(『만병회춘』).

風聾

風聾者, 風邪入耳, 必耳中痒, 或頭痛. 風熱鬱者, 宜酒製通聖散〔入門〕[67][68]. ○ 耳聾皆屬於熱, 少陽厥陰熱多. 宜開痰散風熱, 通聖散 方見風門, 倍入酒煨大黃, 再用酒炒, 三次後, 入諸藥, 通用酒炒, 水煎食後服〔丹心〕[69]. ○ 風虛耳聾[70], 宜桂香散〔入門〕[71].

桂香散

治風虛耳聾.

南星 炮, 白芷 各一錢, 辣桂, 川芎, 當歸, 細辛, 菖蒲, 木香, 木通, 白蒺藜, 麻黃, 甘草 各七分.

右剉作一貼, 入紫蘇七葉, 薑三片, 葱白二莖, 水煎服〔入門〕[72].

67 『醫學入門』에는 '風熱鬱者'가 '風熱, 或因鬱者'로 되어 있다.

68 『醫學入門』 卷四 雜病分類 外感 風類 「耳」(앞의 책, 352쪽).

69 『丹溪心法』 卷四 「耳聾七十五」(앞의 책, 395쪽).

70 '風虛'는 풍사가 허한 틈을 타서 들어온 것을 말한다.

71 『醫學入門』 卷四 雜病分類 外感 風類 「耳」(앞의 책, 352쪽).

72 『醫學入門』 卷六 雜病用藥賦 「耳」(앞의 책, 500쪽).

풍롱

풍롱風聾이란 풍사가 귀로 들어가서 생긴 것이므로 반드시 귓속이 가렵거나 머리가 아프기도 하다. 풍열이 울체된 데는 주제통성산을 쓴다(『의학입문』). ○ 이롱증은 모두 열에 속하는데 소양경과 궐음경의 열로 인한 경우가 대부분이다. 담을 풀어주고 풍열을 흩뜨리는 통성산(처방은 「풍문」에 있다)을 쓴다. 술에 축여 잿불에 묻어 구운 대황을 두 배로 넣는데, 대황은 다시 술에 축여 두세 번 볶은 다음 나머지 약을 모두 넣고 전체를 술에 축여 볶아서 물에 달여 식후에 먹는다(『단계심법』). ○ 풍허風虛로 귀가 먹은 데는 계향산을 쓴다(『의학입문』).

계향산

풍허로 귀가 먹은 것을 치료한다.

남성(싸서 구운 것), 백지 각 한 돈, 날계 · 천궁 · 당귀 · 세신 · 석창포 · 목향 · 목통 · 백질려 · 마황 · 감초 각 일곱 푼.

위의 약들을 썰어 한 첩으로 하여 자소엽 일곱 잎, 생강 세 쪽, 총백 두 뿌리를 넣고 물에 달여 먹는다(『의학입문』).

濕聾

濕聾者, 因雨水入耳浸漬, 必耳內腫痛. 凉膈散 方見火門, 倍入酒炒大黃, 又黃芩酒浸炒, 加羌活防風荊芥, 水煎服. 或五苓散 方見寒門, 加陳皮枳殼紫蘇生薑煎服. ○ 黃龍散, 入龍腦少許, 吹入耳中, 妙[入門].

黃龍散

治沐浴水入耳中, 成膿耳. 亦治小兒聤耳.

枯白礬, 龍骨 煅, 黃丹 水飛, 胭脂 燒灰, 海螵蛸 煅 各一錢, 麝香 少許.

右爲末, 先以紙撚拭乾膿水, 乃以綿撚, 蘸藥入耳, 日日易之[回春].

---

73 『醫學入門』 卷四 雜病分類 外感 風類 「耳」(앞의 책, 352쪽). "濕聾, 因雨水浸漬, 必內腫痛, 凉膈散加羌活防風俱用酒炒, 或五苓散加陳皮枳殼紫蘇生薑."

74 '聤耳'는 귀가 쑤시다가 귀청이 뚫어져 고름이 나오는 병증을 말한다.

75 '黃丹'은 산화물 약물로, 鉛을 가공하여 만든 Pb_3O_4 이다. 순수한 연을 도가니에 넣고 290-320℃에서 녹인 다음 식혀서 굳힌다. 이것을 다시 보드랍게 수비하여 도가니에 넣고 390-420℃에서 녹였다가 식혀 가루낸다. 맛은 맵고 성질은 약간 차다. 심경, 비경, 간경에 작용한다. 열독을 없애고 새살이 잘 돋아나게 하며 아픔을 멈춘다. 여러 가지 화농성 피부 질환

습롱

습롱濕聾이란 빗물이나 물이 귀로 들어가서 〔귓속이〕 젖어서 생긴 것인데, 반드시 귓속이 붓고 아프다. 양격산(처방은 「화문」에 있다)에 대황(술에 축여 볶은 것)을 두 배로 넣고 황금 (술에 담갔다가 볶은 것)과 강활·방풍·형개를 더 넣어 물에 달여 먹는다. 혹은 오령산(처 방은 「한문」에 있다)에 진피·지각·자소엽·생강을 더 넣어 달여 먹는다. ○ 황룡산에 용 뇌를 조금 넣고 귓속에 불어넣으면 잘 낫는다(『의학입문』).

황룡산

목욕을 하다가 귀로 물이 들어가서 귀에 고름〔膿耳〕이 생긴 것을 치료한다. 소아의 정이 聤耳도 치료한다.

고백반, 용골(불에 달군 것), 황단(수비한 것), 연지(불에 태워 재로 만든 것), 해표초(불 에 달군 것) 각 한 돈, 사향 약간.

위의 약들을 가루내어 먼저 종이를 꼬아 만든 심지로 고름을 닦아낸 다음 솜심지에 약을 묻혀서 귀에 넣는데 매일 갈아준다(『만병회춘』).

과 덴 곳에 외용약으로 쓴다. 참기름을 비롯한 식물
성 기름으로 약물을 추출한 후 여기에 황단을 넣고
고약을 만들어 바른다. 독성이 있으므로 먹지 않는
다(『동의학사전』, 1,036쪽).
76 '胭脂'는 잇꽃[紅花]의 꽃잎을 기름에 개어 만든 것
이다.

77 '撚', 비틀 연. 손끝으로 비비다.
78 '拭', 닦을 식. 닦다, 문지르다, 씻다.
79 '蘸', 담글 잠.
80 『萬病回春』 卷之六 小兒雜病 「膿耳」(앞의 책, 410
쪽).

虛聾

因久瀉, 或大病後, 風邪乘虛入耳, 與氣相搏, 嘈嘈而鳴, 或時眼見黑花[81], 宜四物湯　方見血門, 加知母黃柏　並鹽酒炒　菖蒲遠志, 水煎服. 或腎氣丸　方見虛勞, 加磁石破故紙兔絲子黃柏, 空心鹽湯吞下. ○ 若勞役脫氣者, 補中益氣湯　方見內傷, 加菖蒲白茯苓黃柏知母　並鹽水炒, 煎服[入門][82].

---

81 『醫學入門』에는 '眼見黑花' 뒤에 '陰虛者'가 더 있다.

82 『醫學入門』 卷四 雜病分類 外感 風類 「耳」(앞의 책, 352쪽).

허롱

오랜 설사나 큰 병을 앓고 난 뒤에 풍사가 허한 틈을 타 귀로 들어가서 정기와 서로 맞부 딪치면 시끄러운 소리가 나고 때때로 눈에 흑화黑花가 보인다. 사물탕(처방은 「혈문」에 있 다)에 지모·황백(둘 다 소금을 탄 술에 축여 볶은 것), 석창포, 원지를 더 넣어 물에 달여 먹 는다. 또는 신기환(처방은 「허로문」에 있다)에 자석·파고지·토사자·황백을 더 넣어 빈속 에 소금 끓인 물로 먹는다. ○ 과로하여 기가 다 빠진 사람은 보중익기탕(처방은 「내상문」에 있다)에 석창포·백복령·황백·지모(황백과 지모는 소금물에 축여 볶은 것)를 더 넣어 달 여 먹는다(『의학입문』).

勞聾

經曰, 精脫者, 耳聾[83]. 其候頰顴色黑, 耳輪焦枯, 受塵垢者, 是也. 因房勞脫精者, 人蔘養榮湯 方見虛勞, 加知母黃柏 並鹽水炒, 煎服. 或補骨脂丸, 益腎散[入門][84]. ○ 腎虛耳聾, 宜六味地黃丸 方見虛勞, 加遠志菖蒲黃柏知母 並鹽水炒, 亦治陰虛火動而聾[回春][85]. ○ 腎虛耳聾, 宜燒腎散, 腎虛久聾, 宜薑蝎散開之[三因][86].

補骨脂丸

治勞損耳聾.

磁石 煅淬 一兩二錢半, 熟地黃, 當歸, 川芎, 肉桂, 兔絲子, 川椒, 破故紙, 白蒺藜, 胡蘆巴, 杜冲, 白芷, 菖蒲 各二錢.

右爲末, 蜜丸梧子大, 空心葱白湯下五十丸[入門][87].

益腎散

治腎虛耳聾.

磁石 煅淬, 巴戟, 川椒 各一兩, 石菖蒲, 沈香 各五錢.

右爲末, 以猪腎一枚細切, 和以葱鹽幷藥末, 用濕紙十重裹, 煨令熟, 空心細嚼, 以酒下[直指][88].

---

83 『靈樞』「決氣第三十」.

84 『醫學入門』卷四 雜病分類 外感 風類「耳」(앞의 책, 352쪽). 원문은 '因房勞脫精者' 이후부터이고 처방 중 '益腎散'은 없다. 익신산은「虛聾」의 陽虛에서 언급되고 있다.

85 『萬病回春』卷之五「耳病」(앞의 책, 269쪽). '亦治 陰虛火動而聾'이라는 구절은 없다.

86 『三因極一病證方論』卷十六「耳病證治」(『太醫局諸 科程文格 外五種』, 393쪽). 이 구절은 '補腎圓'과 '乾蝎散'에 대한 설명을 재구성한 것이다.

노롱

『내경』에서는 "정精이 다 빠지면 귀가 먹는다"고 하였다. 그 증후는 볼과 광대뼈 부위가 검게 되고 귓바퀴가 까칠하게 마르며 때가 끼는데 이것이 노롱勞聾의 증후이다. 성생활을 지나치게 하여 정이 다 빠지게 된 데는 인삼양영탕(처방은 「허로문」에 있다)에 지모 · 황백(둘 다 소금물에 축여 볶은 것)을 더 넣어 달여 먹는다. 또는 보골지환이나 익신산을 쓴다(『의학입문』). ○ 신이 허하여 귀가 먹은 데는 육미지황환(처방은 「허로문」에 있다)에 원지 · 석창포 · 황백 · 지모(황백과 지모는 소금물에 축여 볶은 것)를 더 넣어 쓴다. 음이 허하여 화火가 움직여〔動〕 생긴 이명증도 치료한다(『만병회춘』). ○ 신이 허하여 귀가 먹은 데는 소신산을 쓰고, 신이 허하여 오래된 이롱증에는 강갈산을 써서 막힌 귀를 열어준다(『삼인극일병증방론』).

보골지환

과로로 〔정기가〕 손상되어 귀가 먹은 것을 치료한다.

자석(담금질한 것) 한 냥 두 돈 반, 숙지황 · 당귀 · 천궁 · 육계 · 토사자 · 천초 · 파고지 · 백질려 · 호로파 · 두충 · 백지 · 석창포 각 두 돈.

위의 약들을 가루내어 꿀로 반죽하여 오자대의 알약을 만들어 빈속에 쉰 알씩 총백탕으로 먹는다(『의학입문』).

익신산

신腎이 허하여 귀가 먹은 것을 치료한다.

자석(담금질한 것), 파극, 천초 각 한 냥, 석창포 · 침향 각 닷 돈.

위의 약들을 가루내어 돼지 콩팥 하나를 잘게 썰어 파와 소금, 그리고 약가루와 함께 버무려 젖은 종이로 열 번을 싸서 잿불에 묻어 구워 익힌 다음 빈속에 꼭꼭 씹어서 술로 넘긴다(『인재직지』).

---

87 『醫學入門』 卷六 雜病用藥賦 「耳」(앞의 책, 500쪽).

88 『仁齋直指』에는 '枚'가 '隻'으로 되어 있다.

89 『仁齋直指』 卷二十一 耳 「耳病證治」(앞의 책, 399-400쪽).

燒腎散

治腎虛耳聾.

磁石 火煅醋淬七次, 附子 炮, 川椒 炒, 巴戟 各一兩.

右爲末, 用猪腎一枚細切, 葱白韭白各一錢, 入藥末一錢, 鹽一匙
和勻, 濕紙裹, 煨熟取出, 空心細嚼, 溫酒送下, 十日見效〔保命〕[90].

薑蝎散

治耳聾因腎虛所致. 十年內者, 一服愈.

全蝎 四十九箇 去梢洗焙. 去風熱, 生薑 切片如蝎大 四十九片 開痰.

右二味, 銀石器內, 炒乾爲細末. 向夕勿食, 夜臥酒調作一服,
至二更以來, 徐徐盡量飲. 五更, 耳中聞百十攢笙響[91], 自此聞聲
〔三因〕[92].

소신산

신腎이 허하여 귀가 먹은 것을 치료한다.

자석(식초에 일곱 번 담금질한 것), 부자(싸서 구운 것), 천초(볶은 것), 파극 각 한 냥.

위의 약들을 가루내고 돼지 콩팥 하나를 잘게 썰어 총백·구백 각 한 돈에 약가루 한 돈, 소금 한 숟가락을 넣고 골고루 섞은 다음 젖은 종이로 싸서 잿불에 묻어 잘 익혀 빈속에 꼭꼭 씹어 따뜻한 술로 넘긴다. 열흘이 지나면 효과를 본다(보명).

강갈산

신이 허하여 생긴 이롱증을 치료한다. 10년이 안 된 것은 한 번 복용하면 낫는다.

전갈 마흔아홉 마리(꼬리를 떼어내고 씻어서 약한 불에 말린 것. 풍열을 없애준다), 생강 마흔아홉 쪽(전갈만하게 썬 것. 담을 풀어준다).

위의 두 가지 약을 은이나 돌그릇에 볶아 말려서 곱게 가루낸다. 저녁때가 되면 밥을 먹지 말고 잠자기 전에 술에 타서 한 번 먹고, 밤 이경〔밤 10시쯤〕에 나머지를 천천히 다 마신다. 그러면 오경〔새벽 4시쯤〕에 귓속에서 수많은 생황 울리는 소리가 들리는데 이때부터 소리를 들을 수 있다(『삼인극일병증방론』).

厥聾

暴厥而聾, 偏塞閉不通, 內氣暴薄也〔內經〕[93]. ○ 五藏六府十二經脈有絡於耳者, 其陰陽經氣有相併時, 併則藏氣逆, 名之曰厥. 厥氣相薄, 入於耳之脈, 則令聾[94], 名曰厥聾. 氣逆耳聾有三. 肝與手太陽少陽也. 經云, 肝氣逆, 則頭痛耳聾[95], 是也. 手太陽氣厥而聾者, 其候耳內氣滿熱壅. 手少陽氣厥而聾者, 其候耳內渾渾[96]焞焞[97], 一云煇煇[98]燼燼[99]. 皆宜四物湯, 吞下龍薈丸, 或燒腎散以通之〔寶鑑〕[100]. ○ 因藏氣厥逆, 入耳痞塞不通, 必兼眩暈. 宜當歸龍薈丸 方見五臟, 兼用塞耳丹, 塞耳〔入門〕[101]. ○ 熱氣閉塞者, 耳不鳴〔丹心〕[102].

---

93 『素問』「通評虛實論篇第二十八」.

94 『衛生寶鑑』卷十 名方類集「耳中諸病幷方」(앞의 책, 140쪽).

95 『素問』「藏氣法時論篇第二十二」. "肝病者, 兩脇下痛引少腹, 令人善怒. 虛則目䀮䀮無所見, 耳無所聞, 善恐如人將捕之. 取其經, 厥陰與少陽. 氣逆, 則頭痛, 耳聾不聰, 頰腫, 取血者."

96 '渾', 흐릴 혼. '渾渾', 물이 한창 흐르는 모양 또는 물이 솟는 소리.

97 '焞', 성할 퇴. 기세가 성하다. '焞焞', 세력이 왕성한 모양. 『素問』「至眞要大論篇第七十四」에는 "歲太陰在泉, … 民病飮積, 心痛, 耳聾, 渾渾焞焞, 嗌腫喉痺"라는 구절이 있고, 『靈樞』「經脈第十」에는 "三焦手少陽之脈 … 是動則病耳聾, 渾渾焞焞, 嗌腫喉

궐롱

갑자기 〔기가〕 거꾸로 치밀어〔厥逆〕 귀가 먹는데, 한쪽만 막혀 통하지 않는 것은 안에 있는 기〔內氣〕가 갑자기 부딪쳤기 때문이다(『내경』). ○ 오장육부와 십이경맥에는 귀를 얽는 것이 있는데, 음과 양의 경맥의 기氣가 더불어 있을 때 서로 다투어 장부의 기가 치밀어 오르게 되는 것을 '궐厥'이라고 한다. 거꾸로 치밀어오른 기가 서로 부딪쳐 귀의 맥으로 들어가면 귀가 먹게 되는데 이것을 궐롱厥聾이라고 한다. 기가 치밀어올라서 귀가 먹는 데는 세 가지 경우가 있다. 족궐음경〔肝〕과 수태양경, 수소양경〔의 기가 치밀어오른 경우〕이다. 『내경』에서는 "간의 기가 치밀어오르면 머리가 아프고 귀가 먹는다"고 한 말이 바로 이 말이다. 수태양경의 기가 치밀어올라 귀가 먹게 되면 그 증후는 귓속에 기가 그득하고 열이 몰린다. 수소양경의 기가 치밀어 귀가 먹으면 귓속에서 물이 세차게 흐르는 소리가 들린다(어떤 곳에서는 훈훈하거나 화끈거린다고 하였다). 모두 사물탕으로 용회환을 먹거나 소신산으로 통하게 한다(보감). ○ 장부의 기가 치밀어 귀로 들어가 귀를 막아서 통하지 않게 되면 반드시 현훈증을 겸하게 된다. 당귀용회환(처방은 「오장문」에 있다)을 쓴다. 아울러 색이단으로 귀를 틀어막는다(『의학입문』). ○ 열기가 귀를 막으면 귀는 울지 않는다(『단계심법』).

瘖"라는 구절이 있다. 張介賓은 "渾渾焞焞, 不明貌"라고 하여 소리가 잘 들리지 않는 것이라고 하였다(『東醫寶鑑校釋』, 269쪽 주1).

98 '煇', 빛날 휘, 지질 훈. '煇煇', 빛이 찬란한 모양.

99 '爤', 밝을 곽[확].

100 이 문장은 『醫學綱目』卷之二十九 腎膀胱部 「耳聾」(앞의 책, 651쪽)에서 인용한 羅天益의 말을 재인용한 것이다. 원문과 들고남이 있다.

101 『醫學入門』卷四 雜病分類 外感 風類 「耳」(앞의 책, 352쪽). "氣聾, 因臟氣厥逆, 上壅入耳, 痞塞不通, 必兼眩暈. 實人因怒者, 當歸龍薈丸, 虛人因思者, 妙香散. 憂滯者, 流氣飮子加菖蒲, 上盛下虛者, 秘傳降氣湯加菖蒲."

102 『丹溪心法』卷四 「耳聾七十五」(앞의 책, 395쪽).

卒聾

卒聾者, 腎氣虛, 風邪搏於經絡, 入於耳中, 正氣與邪氣相薄, 故令卒聾. 宜芎芷散 方見上, 淸神散 方見下〔綱目〕[103]. ○ 暴聾, 皆是厥逆之氣. 經云, 少陽之厥, 暴聾, 是也〔綱目〕[104][105]. ○ 暴聾, 宜蒲黃膏, 龍腦膏, 塞耳 方見下. ○ 甘遂爲末作丸, 塞耳, 內服甘草煎湯, 令兩人各製用, 不可一處安頓. 又巴豆二十粒爲泥, 松香五錢[106], 入葱汁擣作丸, 綿裹塞耳中〔入門〕[107].

---

103 『醫學綱目』卷之二十九 腎膀胱部 耳聾「暴聾」(앞의 책, 654쪽). "夫卒耳聾者, 由腎氣虛爲風邪所乘, 搏于經絡, 隨其血脈上入耳, 正氣與邪氣相搏, 故令卒聾也." 羅天益의 말을 인용한 것이다.

104 『素門』「厥論篇第四十五」. "少陽之厥, 則暴聾頰腫而熱, 脇痛, 䯒不可以運."

105 『醫學綱目』卷之二十九 腎膀胱部 耳聾「暴聾」(앞의 책, 654쪽).

106 '松香'은 송진을 말한다.

107 『醫學入門』卷四 雜病分類 外感 風類「耳」(앞의

졸롱

졸롱卒聾이란 신기腎氣가 허한 틈을 타서 풍사가 경락을 침범하여 귓속으로 들어가 정기와 사기가 서로 부딪쳐서 갑자기 귀가 먹게 되는 것이다. 궁지산(처방은 앞에 있다)이나 청신산(처방은 뒤에 있다)을 쓴다(『의학강목』). ○ 폭롱暴聾은 모두 거슬러 오르는 기氣이다. 『내경』에서는 "소양경의 기가 거슬러 오르면 폭롱이 된다"고 한 말이 바로 이 말이다(『의학강목』). ○ 폭롱에는 포황고나 용뇌고(처방은 뒤에 있다)로 귀를 틀어막는다. ○ 감수를 가루내어 알약을 만들어 귀를 막은 다음 감초 달인 물을 먹는데, 두 사람에게 따로따로 약[감수가루와 감초 달인 물]을 만들게 하여 잠시라도 한곳에 같이 두어서는 안 된다. 또 파두 스무 개를 진흙처럼 짓이겨 송진 닷 돈과 파즙을 넣고 찧어서 알약을 만들어 솜에 싸서 귀를 막기도 한다(『의학입문』).

책, 352쪽). "暴聾, 用甘遂爲丸塞耳, 內服單甘草湯,
稍久, 用松香五錢溶化, 入巴豆卅粒, 葱汁搗丸, 綿
裏塞耳, 左聾塞右, 右聾塞左, 雙聾次第塞之."

耳重聽[108]

耳重聽, 宜淸神散, 聰耳湯, 地黃湯.

淸神散

治風氣壅耳[109], 常重聽, 頭目不淸.

白殭蠶, 甘菊 各一兩, 羌活, 荊芥, 木通, 川芎, 香附子, 防風 各五錢, 石菖蒲, 甘草 各二錢半.

右爲末, 每二錢, 食後茶淸調下, 或剉水煎服, 亦可[入門][110].

聰耳湯

治耳重聽不淸.

黃柏 酒炒 一錢, 當歸 酒洗, 白芍藥 酒炒, 生地黃 酒洗, 川芎, 知母 酒炒, 陳皮, 烏藥, 白芷, 防風, 羌活 酒洗, 獨活 酒洗, 薄荷, 蔓荊子, 藁本 酒洗 各五分, 細辛 三分.

右剉作一貼, 水煎食後服, 服後, 低頭睡一時[醫鑑][111].

地黃湯

治腎經熱, 右耳聽事不眞, 每心中怫意, 則轉覺重, 虛鳴疼痛.

磁石 煅淬爲末 二兩, 生乾地黃 酒洗 一兩半, 枳殼, 羌活, 桑白皮, 防風, 黃芩, 木通 各一兩, 甘草 五錢.

右麤末, 每四錢, 水煎日二服[本草][113].

이중청

소리가 겹쳐 들려서 알아듣기 어려우면 청신산, 총이탕, 지황탕 등을 쓴다.

청신산

풍기風氣가 귀를 막아서 늘 소리가 겹쳐 들리고 머리와 눈이 맑지 못한 것을 치료한다.

백강잠·감국 각 한 냥, 강활·형개·목통·천궁·향부자·방풍 각 닷 돈, 석창포·감초 각 두 돈 반.

위의 약들을 가루내어 두 돈씩 맑은 찻물에 타서 식후에 먹는다. 혹은 썰어서 물에 달여 먹어도 좋다(『의학입문』).

총이탕

이중청으로 귀가 밝지 못한 것을 치료한다.

황백(술에 축여 볶은 것) 한 돈, 당귀(술로 씻은 것), 백작약(술에 축여 볶은 것), 생지황(술로 씻은 것), 천궁, 지모(술에 축여 볶은 것), 진피, 오약, 백지, 방풍, 강활(술로 씻은 것), 독활(술로 씻은 것), 박하, 만형자, 고본(술로 씻은 것) 각 닷 푼, 세신 서 푼.

위의 약들을 썰어 한 첩으로 하여 물에 달여 식후에 먹는다. 약을 먹고 난 뒤에는 머리를 낮추고 2시간 정도 잠을 잔다(『고금의감』).

지황탕

신경腎經의 열로 오른쪽 귀가 잘 들리지 않는데, 마음이 답답할 때면 이중청이 되고 허虛하여 귀에서 소리가 나면서 아픈 것을 치료한다.

자석(담금질하여 가루낸 것) 두 냥, 건지황(술로 씻은 것) 한 냥 반, 지각·강활·상백피·방풍·황금·목통 각 한 냥, 감초 닷 돈.

위의 약들을 거칠게 가루내어 너 돈씩 물에 달여 하루에 두 번 먹는다(본초).

---

111 『古今醫鑑』 卷九 「耳病」 '治'(앞의 책, 238쪽).　'地黃圓'(앞의 책, 422쪽).

112 '怫', 발끈할 불. 답답하다, 마음이 불안한 모양.

113 『類證普濟本事方』 卷五 「眼目頭面口齒鼻舌脣耳」

聤耳

耳者宗脈之所聚, 腎氣之所通, 足少陰之經也. 若勞傷氣血, 熱氣乘虛, 入於其經, 熱氣聚, 則生膿塞耳, 謂之聤耳[綱目]. ○人耳中有津液, 若風熱搏之, 津液結硬, 成核塞耳, 亦令暴聾, 謂之聤耳. 熱氣乘虛, 隨脈入耳, 熱聚不散, 膿汁出焉, 謂之膿耳[直指]. ○耳中津液, 結核塞耳, 暴聾而爲聤耳, 宜服柴胡聰耳湯. 外用猪脂地龍鍋底煤等分, 葱汁和丸棗核大, 綿裹入耳, 令潤挑去[丹心].

柴胡聰耳湯

治聤耳, 耳中乾結, 耳鳴而聾.

連翹 三錢, 柴胡 二錢, 人蔘, 當歸, 甘草 各一錢.

右剉作一貼, 入薑三片, 水二盞煎至一盞, 去滓, 入水蛭末五分, 虻蟲三枚末, 麝香一分, 再一沸, 食遠服[東垣].

114 『醫學綱目』 卷之二十九 腎膀胱部 耳聾 「聤耳」(앞의 책, 655쪽).

115 『仁齋直指』 卷二十一 耳 「耳論」(앞의 책, 399쪽). 첫 문장과 두 번째 문장이 뒤바뀌어 인용되었다.

116 『丹溪心法』 卷四 「耳聾七十五」(『丹溪醫集』, 395-396쪽).

117 '鍋底煤'는 가마솥 밑의 숯 검댕을 말한다.

118 '挑', 휠도, 끌어내다, 뽑다.

정이

귀는 종맥宗脈이 모이는 곳이며 신기腎氣가 통하는 곳으로 족소음경이 흐른다. 만약 과로로 기혈이 손상되었는데 열기가 〔몸이〕 허한 틈을 타고 족소음신경에 들어가서 모이면 고름이 생기고 귀가 막히는데 이것을 정이聤耳라고 한다(『의학강목』). ○ 사람의 귓속에는 진액이 있는데 만약 풍열이 치받으면 진액이 엉겨 덩어리를 이루어 귀를 막게 되며 또한 폭롱이 되는데 이것을 정이라고 한다. 열기가 허한 틈을 타서 경맥을 따라 귀로 들어가 열이 모여서 흩어지지 않으면 고름이 나오게 되는데 이것을 농이膿耳라고 한다(『인재직지』). ○ 귓속에 진액이 엉겨 덩어리가 되어 귀를 막고 폭롱이 되어 정이가 된 데는 시호총이탕을 쓴다. 외용으로 저지 · 지룡 · 과저매 각 같은 양을 파즙에 섞어 대추씨만하게 알약을 만들어 솜에 싸서 귀에 넣고 축축해지면 빼버린다(단심).

시호총이탕

정이와 귓속에 귀지가 말라붙은 것과 이명증에서 이롱증이 된 것을 치료한다.

연교 서 돈, 시호 두 돈, 인삼 · 당귀 · 감초 각 한 돈.

위의 약들을 썰어 한 첩으로 하여 생강 세 쪽과 물 두 잔을 넣고 한 잔이 되게 달여서 찌꺼기는 버리고 수질가루 닷 푼, 맹충 세 마리(가루낸다), 사향 한 푼을 넣어 다시 한 번 끓여서 식간에 먹는다(『난실비장』).

---

119 ‘宜服柴胡聰耳湯’ 이하는 『醫學入門』에서 인용한
　　것이다. “聤耳, 原有油液, 風熱搏擊結核, 鳴欲聾者,
　　外用生猪脂地龍鍋煤等分, 薑汁和丸棗核大, 綿裹入
　　耳, 令潤挑去. 重者, 內服柴胡聰耳湯”(『醫學入門』

卷四 雜病分類 外感 風類「耳」, 앞의 책, 352쪽).
120 『蘭室秘藏』 卷上「眼耳鼻門」(『東垣醫集』, 183쪽).

耳痛成膿耳

風邪乘少陰之經, 入於耳內, 熱氣聚, 則痛而生膿, 或風熱上壅, 腫痛日久, 膿汁流出, 皆謂之膿耳, 膿不去, 則塞耳成聾〔入門〕[121].
○耳內作痛, 宜鼠粘子湯, 蔓荊子散, 犀角飮子, 荊芥連翹湯, 東垣鼠粘子湯. ○去膿汁, 宜紅綿散, 抵聖散, 黃龍散 方見上, 明礬散, 吹耳散. ○耳痛, 以白龍散塞耳.
○耳熱出汁
滑石, 石膏, 天花粉, 防風 各一錢, 龍腦 一分.
右爲細末, 糝耳中, 卽止〔綱目〕[122].

鼠粘子湯

治耳內生腫, 紅如櫻桃, 極痛.
連翹, 片芩[123] 酒炒, 玄參, 桔梗, 梔子 酒炒, 鼠粘子 炒, 草龍膽 酒炒, 板藍根[124] 卽靛子, 生甘草 各一錢.
右剉作一貼, 水煎食後服, 隨飮酒一二盞〔醫鑑〕[125].

---

121 『醫學入門』外集 卷四 雜病分類 外感 風類 耳「虛勞精氣脫」(앞의 책, 352쪽)의 "虛聾, 因久瀉, 或大病後, 風邪乘虛入耳"와 같은 책, 外集 卷四 雜病分類 外感 風類 耳「聹膿」(앞의 책, 352쪽)의 "膿耳, 風熱上壅, 流膿" 등을 재구성한 것이다.

122 『醫學綱目』卷之二十九 耳聾「聤耳」(앞의 책, 656쪽).

123 『古今醫鑑』에는 '片芩'이 '黃連'으로 되어 있다.

귀가 아프다가 농이로 된다

풍사風邪가 소음경을 침범하여 귓속으로 들어가서 열기가 모이면 〔귀가〕 아프고 고름이 생기며, 풍열이 위에서 막혀 붓고 아픈 것이 오래되어도 고름이 흘러나오는데 이것을 모두 농이膿耳라고 한다. 고름이 없어지지 않으면 귀가 막혀 이롱증이 된다(『의학입문』). ○ 귓속이 아플 때는 서점자탕, 만형자산, 서각음자, 형개연교탕, 동원서점자탕 등을 쓴다. ○ 고름을 없애는 데는 홍면산, 저성산, 황룡산(처방은 앞에 있다), 명반산, 취이산 등을 쓴다. ○ 귀가 아프면 백룡산으로 귀를 막는다.

○ 귀가 뜨겁고 고름이 나오는 것

활석 · 석고 · 천화분 · 방풍 각 한 돈, 용뇌 한 푼.

위의 약들을 곱게 가루내어 귓속에 뿌려 넣으면 곧 낫는다(『의학강목』).

서점자탕

귓속이 앵두처럼 벌겋게 붓고 몹시 아픈 것을 치료한다.

연교, 황금(술에 축여 볶은 것), 현삼, 길경, 치자(술에 축여 볶은 것), 우방자(볶은 것), 용담초(술에 축여 볶은 것), 판람근(곧 전자다), 생감초 각 한 돈.

위의 약들을 썰어 한 첩으로 하여 물에 달여 식후에 먹은 다음 술을 한두 잔 마신다(『고금의감』).

---

124 ‘靛’, 청대 전.

125 『古今醫鑑』 卷九 「耳病」(앞의 책, 237-238쪽).

蔓荊子散

治腎經有風熱, 耳中熱痛, 出膿汁, 或鳴或聾.

蔓荊子, 赤茯苓, 甘菊, 前胡, 生地黃, 麥門冬, 桑白皮, 赤芍藥, 木通, 升麻, 甘草 各七分.

右剉作一貼, 入薑三片, 棗二枚, 水煎, 食後服〔正傳〕[126].

犀角飮子

治風熱耳聾腫痛, 及出膿水.

犀角 屑, 木通, 石菖蒲, 玄參, 赤芍藥, 赤小豆, 甘菊 各一錢, 甘草 五分.

右剉作一貼, 入薑五片, 水煎服〔濟生〕[127].

荊芥連翹湯

治兩耳腫痛, 由腎經有風熱.

荊芥, 連翹, 防風, 當歸, 川芎, 白芍藥, 柴胡, 枳殼, 黃芩, 梔子, 白芷, 桔梗 各七分, 甘草 五分.

右剉作一貼, 水煎, 食後溫服〔回春〕[128].

126 『醫學正傳』 卷之五 「耳病」 ‘方法’(앞의 책, 265쪽).

127 『濟生方』 卷五 「耳」(李佑生 · 李和生 整理, 『濟生方』, 蔡鐵如 主編, 『中華醫書集成』 第八册 方書類 1, 1999, 32쪽).

128 『萬病回春』 卷之五 「耳病」(앞의 책, 268쪽).

만형자산

신경腎經에 풍열이 있어서 귓속에서 열이 나고 아프며 고름이 나오고 혹은 귀가 듣거나 귀가 먹는 것을 치료한다.

만형자 · 적복령 · 감국 · 전호 · 생지황 · 맥문동 · 상백피 · 적작약 · 목통 · 승마 · 감초 각 일곱 푼.

위의 약들을 썰어 한 첩으로 하여 생강 세 쪽, 대추 두 개를 넣고 물에 달여 식후에 먹는다 (『의학정전』).

서각음자

풍열로 생긴 이롱증과 귀가 붓고 아프며 고름이 나오는 것을 치료한다.

서각(끌로 깎은 것), 목통, 석창포, 현삼, 적작약, 적소두, 감국 각 한 돈, 감초 닷 푼.

위의 약들을 썰어 한 첩으로 하여 생강 다섯 쪽을 넣고 물에 달여 먹는다(『제생방』).

형개연교탕

신경腎經에 풍열이 있어서 양쪽 귀가 붓고 아픈 것을 치료한다.

형개 · 연교 · 방풍 · 당귀 · 천궁 · 백작약 · 시호 · 지각 · 황금 · 치자 · 백지 · 길경 각 일 곱 푼, 감초 닷 푼.

위의 약들을 썰어 한 첩으로 하여 물에 달여 식후에 따뜻하게 먹는다(『만병회춘』).

東垣鼠粘子湯

治耳內痛生瘡.

桔梗 一錢半, 黃芪, 柴胡 各七分, 鼠粘子, 連翹, 生乾地黃 酒炒, 當歸尾, 黃芩, 生甘草, 灸甘草 各五分, 昆布, 蘇木, 黃連, 蒲黃, 草龍膽 各三分, 桃仁 三箇, 紅花 一分.

右剉作一貼, 水煎食後服〔東垣〕[129].

紅綿散

治膿耳.

枯白礬, 海螵蛸 各一錢, 乾胭脂 五分, 麝香 一字.

右硏勻, 先以綿纏子, 拭去耳中膿水盡却, 以紙撚, 蘸藥, 糝入耳中, 卽乾〔丹心〕[130].

抵聖散

治耳中膿出, 經年不愈.

烏賊骨 三錢, 乳香 二錢, 枯白礬, 乾胭脂, 輕粉 各一錢, 麝香五分.

右細末, 或糝入或紝[131]入耳中〔東垣〕[132].

129 『蘭室秘藏』 卷下 瘡瘍門 「黍粘子湯」(『東垣醫集』, 239쪽). 처방 명에 '서점자'라고 한 것은 처방 중에 '서점자', 곧 우방자가 들어 있기 때문이다.

130 『丹溪心法附餘』 卷之十二 風熱門 「耳聾」(앞의 책, 487쪽).

131 '紝', 짤 임. 명주, 비단.

132 이 처방은 『外科精義』 卷下에 처음 나온다(『中醫方劑大辭典』 第六册, 215쪽). 『外科精義』 卷下 「抵聖散」(齊德之 撰, 何淸湖 整理, 『外科精義』, 中華醫書集成 第十三册 外科類一, 中醫古籍出版社, 1999, 26쪽).

동원서점자탕

귓속이 아프고 헌 것을 치료한다.

길경 한 돈 반, 황기·시호 각 일곱 푼, 우방자, 연교, 건지황(술에 축여 볶은 것), 당귀미, 황금, 생감초, 감초(구운 것) 각 닷 푼, 곤포·소목·황련·포황·용담초 각 서 푼, 도인 세 개, 홍화 한 푼.

위의 약들을 썰어 한 첩으로 하여 물에 달여 식후에 먹는다(『난실비장』).

홍면산

농이를 치료한다.

고백반·해표초 각 한 돈, 건연지 닷 푼, 사향 한 자.

위의 약들을 고르게 갈아 먼저 귀이개〔면봉〕로 귓속의 고름을 깨끗이 닦아내고 종이를 꼬아 만든 심지에 약가루를 묻혀서 귓속에 넣어주면 〔고름이〕 곧 마른다(『단계심법부여』).

저성산

귓속에서 고름 나오는 것이 여러 해가 지나도록 낫지 않는 것을 치료한다.

오적골 서 돈, 유향 두 돈, 고백반·건연지·경분 각 한 돈, 사향 닷 푼.

위의 약들을 곱게 가루내어 귀에 뿌려 넣거나 비단에 묻혀 넣는다(동원).

明礬散

治腎經有熱，上衝於耳，使津液凝滯，爲稠膿淸汁，亦有沐浴水入耳，停滯爲膿，但不疼．若不差，變成膿.[133]

枯白礬，龍骨 各三錢，黃丹 二錢，乾胭脂 一錢，麝香 少許.

右爲末，先去膿水，次吹藥入〔丹心〕.[134]

吹耳散

治腎經風熱，耳內出膿汁.

乾胭脂，海螵蛸，枯白礬，龍骨，赤石脂，密陁僧 煆，膽礬，靑黛，鵬砂，黃連 各一錢，龍腦 二分，麝香 一分.

右爲細末，先去膿水，次吹藥入〔回春〕.[135]

白龍散

治耳中卒然大痛.

寒水石 煆 四兩，烏賊魚骨，滑石 各一兩，鵬砂 三錢，輕粉 一錢.

右爲末，香油調如糊，以紙撚蘸入耳中，痛立止〔東垣〕.[136]

133 『世醫得效方』에는 '若不差'가 '二證久不差'로 되어 있다.

134 이 처방은 『世醫得效方』卷第十二 小方科 「聤耳」(앞의 책, 209쪽)에 나온다.

135 『萬病回春』卷之五 「耳病」(앞의 책, 268쪽).

136 이 처방은 『外科精義』卷下에 처음 나온다(『中醫方劑大辭典』第三册, 730쪽). 『外科精義』卷下(앞의 책, 27쪽).

명반산

신경腎經에 열이 있어서 이것이 위로 귀를 치받아 진액을 엉기게 하고 고름이나 맑은 진물이 되어 나오는 것과 목욕하다 귀에 물이 들어가서 나오지 않고 엉겨서 고름이 되었는데 아프지는 않은 것을 치료한다. 〔위의 두 가지 경우 오래도록〕 낫지 않으면 고름으로 변한다.

고백반 · 용골 각 서 돈, 황단 두 돈, 건연지 한 돈, 사향 조금.

위의 약들을 가루내어 먼저 고름을 닦아내고 약가루를 불어넣는다(단심).

취이산

신경에 풍열이 있어 귓속에서 고름이 나오는 것을 치료한다.

건연지, 해표초, 고백반, 용골, 적석지, 밀타승(불에 달군 것), 담반, 청대, 붕사, 황련 각 한 돈, 용뇌 두 푼, 사향 한 푼.

위의 약들을 곱게 가루내어 먼저 고름을 닦아내고 약을 불어넣는다(『만병회춘』).

백룡산

귓속이 갑자기 몹시 아픈 것을 치료한다.

한수석(불에 달군 것) 넉 냥, 오적어골 · 활석 각 한 냥, 붕사 서 돈, 경분 한 돈.

위의 약들을 가루내어 참기름으로 풀을 쑤어 종이를 꼬아 만든 심지로 찍어 귓속에 넣으면 통증이 바로 그친다(동원).

耳痒

有人患耳痒, 一日一作, 可畏. 直挑剔出血, 稍愈, 明日復然. 此乃腎藏虛, 致浮毒上攻, 未易以常法治也. 宜服局方透氷丹 方見風門. 忌酒麪雞猪辛熱之物, 能盡一月爲佳. 不然[137]無效[138]〔得效〕. ○ 宜服玄參貝母湯.

玄參貝母湯

治耳熱, 出汁作痒, 乃痰火也.

防風, 貝母, 天花粉, 黃柏 鹽水炒, 白茯苓, 玄參, 白芷, 蔓荊子, 天麻, 半夏 製 各一錢, 甘草 五分.

右剉作一貼, 入薑三片, 水煎食後服[139]〔醫鑑〕.

---

137 『世醫得效方』에는 '然'이 '戒'로 되어 있다.
138 『世醫得效方』卷第十 大方脈雜醫科 「耳病」(앞의 책, 166쪽). '驢膏'에 대한 설명이다. "驢膏治積年耳聾, 以驢生脂和生薑搗, 綿裏塞耳, 妙不可言. 有人耳痒."
139 『古今醫鑑』卷九 「耳病」 '治'(앞의 책, 237쪽).

귀가 가려운 것

어떤 사람이 귀가 가려운 병을 앓아 하루에 한 번씩 발작하는데 두려울 정도였다. 〔가려울 때마다〕 후벼 파내서 피가 나면 조금 나았다가 다음 날 다시 가려웠다. 이것은 신장腎臟이 허한데 독이 떠 위를 쳐서 생긴 것이므로 일반적인 방법으로 치료하기가 쉽지 않다. 『태평혜민화제국방』의 투빙단(처방은 「풍문」에 있다)을 쓴다. 술, 국수, 닭고기, 돼지고기, 맵고 뜨거운 음식을 한 달 동안 피하는 것이 좋다. 그렇게 하지 않으면 효과가 없다(『세의득효방』).
○ 현삼패모탕을 쓴다.

현삼패모탕

귀에서 열이 나고 진물이 나며 가려운 것을 치료한다. 이것은 담화痰火로 생긴 것이다.

방풍, 패모, 천화분, 황백(소금물에 축여 볶은 것), 백복령, 현삼, 백지, 만형자, 천마 반하(법제한 것) 각 한 돈, 감초 닷 푼.

위의 약들을 썰어 한 첩으로 하여 생강 세 쪽을 넣고 물에 달여 식후에 먹는다(『고금의감』).

透關通氣藥

邪氣閉塞, 爲聾聵. 當用透關通氣之藥. 宜塞耳丹, 通神散, 鍼砂酒 方見上, 蒲黃膏, 龍腦膏, 甘遂散, 透耳筒, 透鐵關法.

塞耳丹

治氣壅塞聾聵.

石菖蒲 一寸, 巴豆肉 一粒, 全蝎 一箇.

爲末, 葱涎和如棗核大, 綿裹塞耳 〔得效〕.

通神散

大治耳聾.

全蝎 全者 一箇, 土狗 二枚, 地龍 二條, 雄黃, 白礬 半生半煅 各半錢, 麝香 二分半.

右爲末, 葱白蘸藥入耳, 閉氣面壁坐一時, 三日一用 〔直指〕.

蒲黃膏

治耳卒聾.

細辛, 蒲黃 各五錢, 杏仁, 神麴 各七錢半.

右爲末, 杏仁膏和捻如棗核大, 綿裹塞耳, 日一易 〔寶鑑〕.

---

140 '聵', 배냇귀머거리 외.
141 『世醫得效方』 卷第十 大方脈雜醫科 「耳病」(앞의 책, 165쪽).

142 '土狗'는 땅강아지이다.
143 '閉氣'는 調息과 같다. 호흡을 조절한다는 뜻이다.
144 『仁齋直指』 卷二十一 耳 「耳病證治」(앞의 책, 402

막힌 것을 뚫고 기를 통하게 하는 약

사기가 〔귀를〕 막으면 귀가 먹게 된다. 〔이때는〕 막힌 것을 뚫어주고 기를 통하게 하는 약〔透關通氣藥〕을 써야 한다. 색이단, 통신산, 침사주(처방은 앞에 있다), 포황고, 용뇌고, 감수산, 투이통, 투철관법 등을 쓴다.

색이단

기氣가 막혀서 고름이 나오고 귀가 먹은 것을 치료한다.

석창포 한 마디, 파두육 한 알, 전갈 한 마리.

위의 약들을 가루내어 파즙〔葱涎〕으로 반죽하여 대추씨만하게 만들어 솜에 싸서 귀를 틀어막는다(『세의득효방』).

통신산

이롱증을 잘 치료한다.

전갈(온전한 것) 한 마리, 토구 두 마리, 지룡 두 마리, 웅황 · 백반(반은 날것, 반은 달군 것) 각 반 돈, 사향 두 푼 반.

위의 약들을 가루내어 총백으로 약을 찍어 귓속에 넣고 호흡을 조절하며〔閉氣〕 벽을 향하여 2시간 동안 앉아 있는데, 사흘에 한 번씩 한다(『인재직지』).

포황고

갑자기 귀가 먹은 것을 치료한다.

세신 · 포황 각 닷 돈, 행인 · 신곡 각 일곱 돈 반.

위의 약들을 가루내어 행인고에 버무린 다음 꼬아서 대추씨만하게 만들어 솜에 싸서 귀를 틀어막는데, 하루 한 번씩 갈아준다(『위생보감』).

쪽).
145 『衛生寶鑑』 卷十 名方類集 「耳卒聾諸方」(앞의 책, 141쪽).

龍腦膏

治同上.

龍腦 一分, 椒目 五錢[146], 杏仁 泥 二錢半.

右爲末, 和捻棗核大, 綿裹塞耳, 日二易〔寶鑑〕[147].

甘遂散

治耳聾.

甘遂末.

葱汁和丸, 綿裹塞耳中, 口含甘草湯. 兩藥須各兩處修製, 妙〔入門〕[148].

透耳筒

治腎氣虛耳鳴, 如風水聲, 或如鍾磬[149]響, 或卒暴聾.

椒目, 巴豆肉, 石菖蒲, 松脂 各半錢.

爲末, 以蠟熔化, 和勻作筒子樣, 綿裹納耳中, 日一易, 神效〔得效〕[150].

透鐵關法

治耳聾.

好活磁石 二塊.

剉如棗核大, 搽麝香少許於磁石尖上[151], 塞兩耳竅中, 口內嘬生鐵一塊, 候一時, 兩耳氣透, 颯颯有聲爲度[152]. 勤用三五次, 卽愈〔醫鑑〕[153].

146 '椒目'은 천초의 씨를 말한다.

147 『衛生寶鑑』卷十 名方類集 「耳卒聾諸方」(앞의 책, 141쪽).

148 『醫學入門』卷四 雜病分類 外感 風類 「耳」(앞의 책, 352쪽).

149 '磬', 경쇠 경. 처마 밑에 매달아 놓은 풍경.

용뇌고

포황고와 같은 증상을 치료한다.

용뇌 한 푼, 초목 닷 돈, 행인(짓찧은 것) 두 돈 반.

위의 약들을 가루내어 버무린 다음 꼬아서 대추씨만하게 만들어 솜에 싸서 귀를 틀어막는데, 하루 두 번씩 갈아준다(『위생보감』).

감수산

이롱증을 치료한다.

감수가루.

감수가루를 파즙으로 반죽하여 알약을 만들어 솜에 싸서 귀를 틀어막고 입에는 감초 달인 물을 머금고 있는다. 감수와 감초는 반드시 각각 다른 곳에서 만들어야 좋다(『의학입문』).

투이통

신기腎氣가 허하여 귀에서 바람 소리나 물소리, 종과 풍경 소리가 나거나 갑자기 귀가 들리지 않는 것을 치료한다.

초목 · 파두육 · 석창포 · 송지 각 반 돈.

위의 약들을 가루내어 녹인 밀랍으로 골고루 반죽하여 대롱 모양으로 만들어 이것을 솜에 싸서 귀에 넣고 하루 한 번 갈아주면 효과가 매우 좋다(『세의득효방』).

투철관법

이롱증을 치료한다.

좋은 자석 두 덩어리.

자석을 대추씨만하게 쪼개어 그 자석 끝에 사향을 조금 묻혀 양쪽 귀를 틀어막은 다음 입 속에 생철 한 덩어리를 머금는다. 이렇게 2시간쯤 지나면 양쪽 귀의 기가 통하게 되는데, 바람 소리가 들릴 때까지 한다. 꾸준히 세 번에서 다섯 번 더 하면 곧 낫는다(『고금의감』).

---

150 『世醫得效方』卷第十 大方脈雜醫科 「耳病」(앞의 책, 167쪽).

151 '搽', 칠할 차. 바르다.

152 '颯', 바람 소리 삽.

153 『古今醫鑑』卷九 「耳病」 '治'(앞의 책, 238쪽).

修養法

以手摩耳輪，不拘遍數，所謂修其城郭，以補腎氣，以防聾聵也〔養性〕. ○ 養耳力者，常飽〔養性〕.

수양하는 법

손으로 귓바퀴를 여러 번 문지르는데, 이는 성곽을 잘 고쳐서 [나라를 보호하듯이] 신기腎氣를 보하여 귀가 먹는 것을 막으려는 것이다(양성). ○ 청력을 기르려면 항상 배불리 먹어야 한다(양성).

손으로 귓바퀴를 여러 번 문지르는데, 이는 성곽을 잘 고쳐서 [나라를 보호하듯이] 신기腎氣를 보하여 귀가 먹는 것을 막으려는 것이다(양성). ○ 청력을 기르려면 항상 배불리 먹어야 한다(양성).

不治證

久聾, 腎虛氣虛, 絶不聞者, 難治〔入門〕[154].

154 『醫學入門』 外集 卷四 雜病分類 外感 風類 「耳」(앞
의 책, 352쪽).

치료하지 못하는 증

오래된 이롱증과 신腎이 허하고 기가 허하여 전혀 듣지 못하는 것은 치료하기 어렵다(『의학입문』).

諸蟲入耳

諸虫入耳不出, 將兩刀於耳門上, 相磨敲作聲[155], 虫聞自出. 又將鏡子敲之, 亦出[本草][156]. ○ 取車釭脂塗耳孔, 虫自出[本草][157]. ○ 藍靑汁滴入耳中, 虫自死出[得效][158]. ○ 川椒末醋浸良久, 取汁灌耳中, 虫自出[本草][159]. ○ 諸虫及虱入耳, 白膠香燒烟熏入耳, 耳內煖, 虫自出[綱目][160]. ○ 虫入耳痛者, 鰻鱺魚膏塗入耳中[本草][161]. ○ 諸虫入耳, 桃葉熟按塞耳中, 即出[本草][162]. ○ 惡虫入耳, 桃葉作枕, 枕之, 虫自鼻出[得效][163]. ○ 飛虫入耳, 好醋滴入耳內, 虫必死而出[綱目][164]. ○ 飛蛾入耳, 醬汁灌耳中, 即出. 又擊銅器於耳傍, 亦出[本草][165]. ○ 百虫入耳, 韭汁葱汁薑汁麻油雞冠熱血隨所得, 灌耳中, 即出[本草][166]. ○ 驢乳牛乳灌入耳, 亦即出[丹心][167].

---

155 '敲', 두드릴 고.

156 『證類本草』 卷四 玉石部中品總八十七種 「鐵精」 (政和本 92쪽, 四庫本 155쪽).

157 '釭', 등잔 강. 수레바퀴 통쇠.

158 『證類本草』 卷五 玉石部下品總九十三種 「車脂」 (政和本 113쪽, 四庫本 200쪽). 원문에는 "取車轄脂, 綿裹塞耳中"으로 되어 있다.

159 『世醫得效方』 卷第十 大方脈雜醫科 「耳病」(앞의 책, 167쪽).

160 『證類本草』 卷十三 木部中品總九十二種 「秦椒」 (政和本 304쪽, 四庫本 656쪽).

161 '白膠香'의 성질은 平하며 맛은 맵고 독이 없다. 두드러기[癮疹]의 풍으로 가려운 것[風痒]과 齒痛을 다스린다. 백교향은 楓香脂로 외과에서 쓰는 중요한 약이다.

162 『醫學綱目』 卷之二十九 腎膀胱部 耳聾 「蟲入耳」 (앞의 책, 656쪽).

163 『證類本草』 卷二十一 蟲魚部中品癖五十六種 「鰻

여러 가지 벌레가 귀에 들어간 것

여러 가지 벌레가 귓속에 들어가서 나오지 않을 때는 귓구멍 앞에서 두 자루의 칼을 서로 갈거나 부딪치는 소리를 내면 벌레가 그 소리를 듣고 스스로 나온다. 또 거울로 부딪쳐 소리를 내도 나온다(『증류본초』). ○ 수레바퀴 통쇠의 기름[車釭脂]을 귓구멍 속에 바르면 벌레가 스스로 나온다(『증류본초』). ○ 남청즙을 귓속에 방울방울 떨어뜨려 넣으면 벌레가 죽어서 저절로 나온다(『세의득효방』). ○ 천초가루를 식초에 한참 담갔다가 그 즙을 귓속에 흘려 넣으면 벌레가 스스로 나온다(『증류본초』). ○ 여러 가지 벌레와 이가 귀에 들어갔을 때 백교향 태운 연기를 귓속에 들어가게 쏘이면 귓속이 따뜻해지면서 벌레가 스스로 나온다(『의학강목』). ○ 벌레가 귀에 들어가 아픈 데에는 뱀장어기름을 귓속에 바른다(『증류본초』). ○ 여러 가지 벌레가 귀에 들어가면 복숭아 잎을 잘 비벼서 귓구멍을 틀어막으면 바로 나온다(『증류본초』). ○ 나쁜 벌레가 귀에 들어갔을 때는 복숭아 잎으로 베개를 만들어 베면 벌레가 코로 나온다(『세의득효방』). ○ 날아다니는 벌레가 귀에 들어갔을 때는 좋은 식초를 귓속에 방울방울 떨어뜨려 넣으면 벌레가 반드시 죽어서 나온다(『의학강목』). ○ 날아다니는 나방이 귀에 들어갔을 때는 간장을 귓속에 흘려 넣으면 바로 나온다. 또 구리그릇을 귀 옆에서 두드려도 나온다(『증류본초』). ○ 온갖 벌레가 귀에 들어갔을 때는 부추즙이나 파즙, 생강즙, 참기름이나 닭 볏의 뜨거운 피 등 구하는 대로 귓속에 흘려 넣으면 바로 나온다(『증류본초』). ○ 당나귀 젖이나 우유를 귀에 넣어도 바로 나온다(『단계심법부여』).

鱧魚」(政和本 407쪽, 四庫本 874쪽).

164 ‘按’, 주무를 뇌, 두 손을 비비다 나.

165 『證類本草』 卷二十三 果部三品總五十三種 「桃核人」(政和本 448쪽, 四庫本 962쪽).

166 『世醫得效方』 卷第十 大方脈雜醫科 「耳病」(앞의 책, 167쪽).

167 『醫學綱目』 卷之二十九 腎膀胱部 耳聾 「蟲入耳」(앞의 책, 656쪽).

168 『證類本草』 卷二十六 米穀部下品總一十八種 「醬」(政和本 473쪽, 四庫本 1,016쪽). 『太平聖惠方』을 인용하였다.

169 『證類本草』 卷二十八 菜部中品總一十三種 「韭」(政和本 487쪽, 四庫本 1,048쪽). 『千金方』을 인용하였다.

170 『丹溪心法附餘』 卷之十二 耳聾 「附諸方」(앞의 책, 801쪽).

○蜈蚣入耳, 生薑汁或韭汁灌耳中, 卽出[得效][171]. ○又猪脂肉炙令香, 掩耳, 蜈蚣自出[本草][172]. ○蚰蜒入耳, 半夏生爲末, 麻油調, 塗耳門外, 虫聞香卽出[綱目][173][174]. ○活地龍一條, 納葱葉中, 化水, 滴耳中, 蚰蜒化爲水[本草][175]. ○鼠婦虫硏如泥, 攤紙上, 撚作條, 納耳中, 自出. 又蝸牛滴水硏爛, 滴汁耳中, 亦出[綱目][176][177][178]. ○脂麻油作煎餠枕臥, 須臾出[本草]. ○小蒜汁滴入耳, 卽出. 諸虫皆同[本草][179]. ○牛酪或驢乳灌耳中, 當消成水[本草][180]. ○蟻子入耳, 穿山甲燒末, 水調灌之, 卽出[本草][181]. ○猪脂或牛脂或肉炙令香, 安耳孔, 虫自出[本草][182]. ○耳中有物, 不可出, 用弓弦或麻繩, 打令頭散, 塗好膠, 粘着其物, 徐徐引出, 妙[本草][183]. ○取葱管, 合於耳門內, 極力吸之, 卽出[本草][184]. ○一切虫物入耳不出, 以竹管入耳內, 用口氣, 盡力吸出, 最妙[丹心][185][186].

---

171 『世醫得效方』卷第十 大方脈雜醫科「耳病」(앞의 책, 167쪽).

172 『證類本草』卷十八 獸部下品總二十一種「豚卵」(政和本 366쪽, 四庫本 793쪽).

173 '蚰蜒'은 그리마로, 우리말로는 '설설이'라고 한다. 그리마科에 속하는 절지동물의 총칭. 몸길이는 25mm 내외이고, 몸빛은 암황갈색에 검은 반점이 있다. 마루 밑과 같은 어둡고 습한 곳에서 작은 곤충을 잡아먹고 산다. 우리나라에는 집그리마, 혹그리마 등 6종이 있으며, 일본·대만·중국 등지에도 분포한다.

174 『醫學綱目』卷之二十九 腎膀胱部 耳聾「蟲入耳」(앞의 책, 1,252쪽).

175 『證類本草』卷二十二 蟲部下品總八十一種「白頸蚯蚓」(政和本 422쪽, 四庫本 903쪽).

176 『醫學綱目』에는 '鼠婦虫'이 '濕生蟲'으로 되어 있다.

177 '攤', 펼 탄.

178 『醫學綱目』卷之二十九 腎膀胱部 耳聾「蟲入耳」(앞의 책, 656쪽).

○ 지네가 귀에 들어갔을 때는 생강즙이나 부추즙을 귓속에 흘려 넣으면 바로 나온다(『세의득효방』). ○ 또 돼지의 비계와 고기를 구워서 귀에 대고 냄새를 피워 귓속으로 들어가게 한 다음 귀를 가려 막으면 지네가 스스로 나온다(『증류본초』). ○ 그리마〔蚰蜒〕가 귀에 들어갔을 때는 생반하를 가루내어 참기름에 개서 귓구멍 곁에 바르면 벌레가 냄새를 맡고 바로 나온다(『의학강목』). ○ 살아 있는 지렁이 한 마리를 파잎 속에 넣어두면 물처럼 녹는데, 그것을 귀에 방울방울 떨어뜨려 넣으면 그리마도 녹아서 물처럼 된다(『증류본초』). ○ 쥐며느리를 진흙처럼 갈아서 종이 위에 펼쳐 놓고 꼬아서 심지를 만들어 귓속에 넣으면 스스로 나온다. 또 달팽이를 물방울을 떨어뜨리면서 문드러지게 갈아 그 즙을 귓속에 방울방울 떨어뜨려 넣어도 나온다(『의학강목』). ○ 참기름을 넣어 찐 떡을 베고 누우면 〔벌레가〕 바로 나온다(『증류본초』). ○ 달래즙을 귀에 방울방울 떨어뜨려 넣으면 〔벌레가〕 바로 나온다. 다른 벌레들도 역시 모두 같다(『증류본초』). ○ 졸인 소의 젖이나 당나귀 젖을 귓속에 흘려 넣으면 〔벌레가〕 녹아서 물처럼 된다(『증류본초』). ○ 개미가 귀에 들어갔을 때는 천산갑을 태워 가루내어 물에 타서 귓속에 흘려 넣으면 바로 나온다(『증류본초』). ○ 돼지기름이나 쇠기름, 고기를 구워서 냄새를 피워 귓속에 들어가게 한 다음 귀를 막으면 벌레가 스스로 나온다(『증류본초』). ○ 귓속에 이물질이 들어가서 나오지 않을 때는 활줄이나 삼줄의 한쪽을 두드려 풀어지게 한 다음 〔그 끝에〕 좋은 아교를 발라서 그 이물질이 붙게 하여 천천히 빼내면 좋다(『증류본초』). ○ 파의 대롱을 잘라서 귓구멍 속에 딱 맞게 하여 〔입으로〕 힘껏 빨면 바로 빠진다(『증류본초』). ○ 모든 벌레나 이물질이 귀에 들어가서 나오지 않을 때는 대나무 대롱을 귓속에 넣고 입으로 힘껏 빨아내는 것이 가장 좋다(『단계심법부여』).

---

179 『證類本草』卷二十四 米穀部上品總七種「白油麻」(政和本 460쪽, 四庫本 989쪽).

180 『證類本草』卷二十九 菜部下品總二十二種「蒜」(政和本 493쪽, 四庫本 1,063쪽). 원문과 들고남이 있다.

181 『證類本草』卷十六 獸部上品總二十種「酪」(政和本 350쪽, 四庫本 760쪽). 『廣利方』을 인용하였다.

182 『證類本草』卷二十二 蟲部下品總八十一種「鯪鯉甲」(政和本 430쪽, 四庫本 923쪽). "治蟻入耳. 燒鯪鯉甲末, 以水調灌之, 卽出. …今人呼牙山甲."

183 『證類本草』卷十八 獸部下品總二十一種「豚卵」(政和本 366쪽, 四庫本 793쪽).

184 『證類本草』卷十一 草部下品之下總一百五種「弓弩弦」(政和本 259쪽, 四庫本 556쪽).

185 『證類本草』卷十一 草部下品之下總一百五種「弓弩弦」(政和本 259쪽, 四庫本 556쪽). 이 문장은 바로 앞 문장과 이어진 한 문장이다. 원문과 들고남이 있다.

186 『丹溪心法附餘』卷之十二 耳聾「附諸方」(앞의 책, 801쪽).

單方

凡二十種.

白礬

治膿水出耳中.

煅爲末, 入麝香少許, 綿裏塞耳中〔本草〕[187].

鹽

治耳卒痛.

鹽三五升蒸熱, 裹以靑布枕之, 冷復易, 立效〔綱目〕[188].

磁石

治久聾.

取緊磁石如豆大, 穿山甲 燒爲末 二分半, 右新綿裏了, 塞耳中, 口中含小生鐵, 覺耳內如風雨聲, 卽愈〔綱目〕[189]. ○ 又磁石生硏細, 綿裏納聾耳中, 別用鍼砂末, 納不聾耳中, 自然通聽〔直指〕[190].

---

187 『證類本草』卷三 玉石部上品總七十三種「礬石」 (政和本 64쪽, 四庫本 95쪽)에는 '療耳卒腫出膿 水'라고 되어 있다. 원문과 들고남이 있다.

188 『醫學綱目』卷之二十九 腎膀胱部 耳聾「耳腫痛」 (앞의 책, 655쪽).

189 『醫學綱目』卷之二十九 腎膀胱部「耳聾」(앞의 책,

단방

모두 스무 가지이다.

백반

귓속에서 고름이 나오는 것을 치료한다. 백반을 불에 달구어 가루내고 사향을 조금 넣어 솜에 싸서 귀를 틀어막는다(『증류본초』).

소금

갑자기 귀가 아픈 것을 치료한다. 소금 석 되에서 닷 되를 뜨겁게 찐 후 푸른 헝겊에 싸서 베개를 벤다. 식으면 다시 갈아주는데 바로 효과가 있다(『의학강목』).

자석

오래된 이롱증을 치료한다.

콩알만한 자석(자성이 강한 것)과 천산갑(소존성으로 태워서 가루낸 것) 두 푼 반을 함께 새 솜에 싸서 귀를 틀어막고, 입에는 생철을 조금 머금는다. 귓속에서 비바람 소리가 들리면 곧 낫는다(『의학강목』). ○ 또 들리지 않는 귓속에는 생자석을 곱게 가루내어 솜에 싸서 넣고, 들리는 귓속에는 침사가루를 따로 넣으면 저절로 소리가 통한다(『인재직지』).

653쪽). 원문에는 '二分半'이 '一字'로 되어 있다.
190 『仁齋直指』 卷二十一 耳 「耳病證治」(앞의 책, 403
쪽).

菖蒲

治耳聾.

石菖蒲一寸巴豆肉一粒合擣作丸, 綿裹塞耳, 日一易. ○耳痛,
取自然汁, 灌耳神效〔本草〕[191].

生地黃

治耳鳴耳聾.

生地黃 灰火煨 綿裹塞耳, 數易之, 以差爲度〔本草〕[192].

薄荷

治水入耳.

取汁點入, 立效〔經驗〕[193].

蓖麻子

治耳聾耳鳴.

蓖麻子 去皮 四十九粒大棗肉十箇入人乳, 和擣令勻, 每取作棗
核大, 綿裹塞耳中, 覺熱爲度, 一日一易, 名棗子錠〔得效〕[194].

---

191 『證類本草』卷六 草部上品之上總八十七種「菖蒲」
　　(政和本 122쪽, 四庫本 222쪽). 원문과 들고남이
　　있다.
192 『證類本草』卷六 草部上品之上總八十七種「乾地
　　黃」(政和本 128쪽, 四庫本 236쪽). 원문에는 "治耳

中常鳴, 生地黃截塞耳, 數易之, 以差爲度"라고 되
어 있다.
193 『肘後備急方』卷六「治耳爲百蟲雜物所入方第四
　　十八」(『中華醫書集成』第八册, 中醫古書出版社,
　　80쪽). "治水入耳, 以薄荷汁點, 立效." '經驗方'을

석창포

이롱증을 치료한다.

석창포 한 마디, 파두육 한 알을 함께 짓찧어 [그것으로] 알약을 만들어 솜에 싸서 귀를 틀어막는다. 하루에 한 번 갈아준다. ○ 귀가 아플 때는 [석창포의] 자연즙을 짜서 귓속에 흘려 넣으면 잘 낫는다(『증류본초』).

생지황

이명증과 이롱증을 치료한다.

생지황(잿불에 묻어 구운 것)을 솜에 싸서 귀를 틀어막는다. 병이 나을 때까지 여러 번 갈아준다(『증류본초』).

박하

귀에 물이 들어간 것을 치료한다.

박하즙을 내어 귓속에 방울방울 떨어뜨려 넣으면 곧 낫는다(경험).

비마자(아주까리의 씨)

이롱증과 이명증을 치료한다.

비마자(껍질을 벗긴 것) 마흔아홉 알, 대조육 열 개에 사람 젖을 넣고 함께 잘 짓찧는다. 이것을 대추씨만하게 만들어 솜에 싸서 귀를 틀어막는데, 열감을 느낄 때까지 한다. 하루에 한 번 갈아준다. 이를 조자정이라고 한다(『세의득효방』).

인용하였다.

194 『醫學綱目』 卷之二十九 腎膀胱部 「耳聾」(앞의 책,
653쪽).

甘遂

治久聾.

甘遂半寸綿裹塞耳內, 甘草半寸嚼口中, 卽通〔綱目〕[195]. ○ 又甘遂末, 吹入左耳, 甘草末, 吹入右耳, 亦效. 須兩人各處修製, 乃效〔丹心〕[196].

巴豆

治耳聾久聾耳痛.

巴豆肉一兩松脂三兩同擣勻, 作棗核大, 綿裹塞耳, 日一易〔本草〕[197]. ○ 巴豆一粒去皮蠟裹, 鍼刺一孔令透, 塞耳中〔本草〕[198]. ○ 巴豆肉十四箇研爛, 鵝脂半兩熔化作丸, 綿裹塞耳中〔丹心〕[199].

龜尿

治久聾.

取得尿, 盛靑葱管中, 滴入耳中. 取尿法, 以明鏡照龜, 龜淫發放尿. 又艾灸其尻, 亦放〔丹心〕[200].

195 『醫學綱目』卷之二十九 腎膀胱部「耳聾」(앞의 책, 653쪽).

196 『丹溪心法附餘』卷之十二 風熱門「耳聾」(앞의 책, 800쪽).

197 『證類本草』卷十二 木部上品總七十二種「松脂」(政和本 269쪽, 四庫本 579쪽). "梅師方治耳久聾. 松脂三兩, 煉巴豆一兩, 相和熟擣可丸, 通過以薄綿裹, 內耳孔中塞之, 日一度易."

198 『證類本草』卷十四 木部下品總九十九種「巴豆」(政和本 316쪽, 四庫本 686쪽). 원문에는 "治耳卒聾, 巴

감수

오래된 이롱증을 치료한다.

감수 반 치를 솜에 싸서 귀를 틀어막고 감초 반 치를 입으로 씹으면 바로 〔귀가〕 들린다 (『의학강목』). ○ 또 감수가루를 왼쪽 귀에 불어넣고 감초가루를 오른쪽 귀에 불어넣어도 효과가 있다. 반드시 두 사람이 〔감수와 감초를〕 각각 다른 곳에서 만들어야 효과가 있다 (『단계심법부여』).

파두

이롱증을 치료하는데, 오래된 것과 귀가 아픈 것을 치료한다.

파두육 한 냥, 송진 석 냥을 함께 넣고 골고루 찧어 대추씨만하게 만들어 솜에 싸서 귀를 틀어막는데, 하루에 한 번 갈아준다(『증류본초』). ○ 껍질 깐 파두 한 알을 밀랍으로 싼 다음 침으로 찔러 양쪽이 통하게 구멍 하나를 내고 〔그것으로〕 귀를 틀어막는다(『증류본초』). ○ 파두육 열네 개를 문드러지게 갈아서 거위 기름 반 냥을 녹인 것으로 알약을 만들어 솜에 싸서 귀를 틀어막는다(『단계심법부여』).

구뇨(거북의 오줌)

오래된 이롱증을 치료한다.

거북의 오줌을 푸른 파의 줄기 속에 채운 다음 귓속에 방울방울 떨어뜨려 넣는다. 거북의 오줌을 받는 방법은 맑은 거울로 거북을 비춰주면 거북의 음기淫器가 나와서 오줌을 짠다. 또 쑥으로 거북의 꽁무니에 뜸을 떠도 오줌을 짠다(『단계심법부여』).

　　豆一粒, 蠟裹鍼刺令通透, 塞耳中"이라고 되어 있다.
199 『丹溪心法附餘』 卷之十二 風熱門 「耳聾」(앞의 책,
　　486쪽).
200 『丹溪心法附餘』 卷之十二 風熱門 「耳聾」 '又方'
　　(앞의 책, 484쪽).

鯉魚膽

治耳聾.

取汁, 滴入耳中〔本草〕. ○ 取鯉腦髓, 綿裹塞耳, 亦治聾〔直指〕.
○ 治暴聾, 鯉魚腦髓二兩粳米三合和鹽醬, 煮粥食〔入門〕.

鼠膽

治久聾.

取膽汁, 令病人側臥, 瀝汁入耳令盡, 須臾膽汁從下耳出, 初灌
益聾, 半日乃差. 能治三十年老聾. 但鼠膽難得, 鼠纔死, 膽便
消矣. 或云月初三日前有之〔入門〕. ○ 鼠腦髓綿裹塞耳, 亦治聾
〔直指〕.

蛇膏

治耳聾.

取蛇膏, 塞耳中, 神效〔千金〕. ○ 耳內忽大痛, 如有虫在內奔走,
或血水流出, 痛不可忍, 蛇退皮燒存性爲末, 吹入耳中, 立愈〔正
傳〕.

201 『證類本草』卷二十 蟲魚部上品總五十種「鯉魚膽」
  (四庫本 396쪽, 政和本 852쪽). 원문과 들고남이
  있다.
202 『仁齋直指』卷二十一 耳「耳病證治」(앞의 책, 401
  쪽).
203 『醫學入門』內集 卷二 本草分類 食治部 蟲魚部
  「鯉魚」(앞의 책, 241쪽).
204 '纔', 겨우 재. 잠깐.
205 인용문의 첫 번째 문장은 『肘後備急方』卷之六「治
  卒耳聾諸病方四十七」(앞의 책, 78쪽)에 나온다.

이어담(잉어의 쓸개)

이롱증을 치료한다.

쓸개즙을 귓속에 방울방울 떨어뜨려 넣는다(『증류본초』). ○ 잉어의 골〔腦髓〕을 꺼내어 솜에 싸서 귀를 틀어막아도 이롱증이 치료된다(『인재직지』). ○ 갑작스러운 이롱증을 치료한다. 잉어 골 두 냥과 멥쌀 서 홉을 소금, 간장과 함께 넣고 죽을 쑤어 먹는다(『의학입문』).

서담(쥐의 쓸개)

오래된 이롱증을 치료한다.

환자를 옆으로 눕게 한 다음 쥐의 쓸개즙을 귀에 방울방울 흘려 넣어 꽉 차면 곧바로 귀 아래로 쓸개즙이 흘러나오게 되는데, 처음 흘려 넣었을 때에는 귀가 더욱 들리지 않다가 한나절이 지나면서 낫는다. 30년이나 오래된 이롱증도 치료할 수 있다. 다만 쥐의 쓸개를 얻기가 어려운데, 그것은 쥐가 죽으면 쓸개가 바로 녹아 없어지기 때문이다. 매월 초사흗날까지는 쓸개가 있다고도 한다(입문). ○ 쥐의 골을 솜에 싸서 귀를 틀어막아도 이롱증이 치료된다(『인재직지』).

사고(뱀의 기름)

이롱증을 치료한다.

뱀의 기름〔蛇膏〕을 내어 귀를 틀어막으면 아주 잘 낫는다(『천금방』). ○ 벌레가 귓속에서 바삐 다니면 갑자기 귓속이 몹시 아프거나 핏물이 흘러나오면서 참을 수 없이 아플 때는 뱀허물〔蛇退皮〕을 소존성으로 태워 가루내어 귓속에 불어넣으면 바로 낫는다(『의학정전』).

‘須臾膽汁從下耳出’이 ‘須臾膽汁從下邊出’로 되어 있다.

206 『仁齋直指』 卷二十一 耳 「耳病證治」(앞의 책, 401쪽).

207 『備急千金要方』 卷第六下 七竅病下 「耳病第八」

(앞의 책, 249쪽).

208 『醫學正傳』 卷之五 「耳病」 ‘方法’(앞의 책, 265쪽).

蚯蚓汁

治耳聾.

取地龍, 納葱葉中, 化水, 點之〔本草〕[209].

杏仁

治耳痛, 出膿水.

熬赤爲末, 葱涎和丸, 綿裹入耳中, 日三易〔本草〕[210].

芥子

治耳聾.

擣爲末, 人乳汁和丸, 綿裹塞耳, 日兩易〔本草〕[211].

雞抱卵殼

治耳內有膿, 痛不可忍.

取卵殼皮炒黃爲末, 香油調, 灌耳內, 痛卽止〔種杏〕[212].

209 『證類本草』卷二十二 蟲部下品總八十一種「白頸
　　蚯蚓」(政和本 422쪽, 四庫本 903쪽). 원문에서는
　　'勝金方'을 인용하여 "治耳聾立效, 以乾地龍, 入鹽
　　在葱尾內, 爲水, 點之"라고 하였다.

210 『證類本草』卷二十三 果部三品總五十三種「杏核
　　人」(政和本 451쪽, 四庫本 968쪽). 원문에서는 '梅
　　師方'을 인용하여 "治耳中汁出, 或痛有濃水, 熬杏
　　人令赤黑, 爲末, 薄綿裹內耳中, 日三四度易之"라

구인즙(지렁이즙)

이롱증을 치료한다.

지렁이를 잡아서 파의 줄기 속에 넣으면 물처럼 녹는데 〔이것을〕 방울방울 떨어뜨린다(『증류본초』).

행인(살구 씨)

귀가 아프며 고름이 나오는 것을 치료한다.

행인을 붉은색이 나도록 볶은 다음 가루내어 파즙으로 반죽하여 알약을 만든다. 이것을 솜에 싸서 귓구멍에 넣는데, 하루 세 번 갈아준다(『증류본초』).

개자(겨자)

이롱증을 치료한다.

겨자를 찧어 가루낸 다음 사람의 젖으로 반죽하여 알약을 만들어 솜에 싸서 귀를 틀어막는데, 하루 두 번 갈아준다(『증류본초』).

계포란각(병아리가 까고 나간 달걀 껍데기)

귓속에 고름이 있고 참을 수 없이 아픈 것을 치료한다.

병아리가 까고 나간 달걀 껍데기를 구하여 누렇게 되도록 볶아 가루내어 참기름에 개서 귓속에 흘려 넣으면 아픈 것이 바로 그친다(『종행선방』).

고 하였다.

211 『證類本草』 卷二十七 菜部上品總三十種 「芥」(政和本 481쪽, 四庫本 1,033쪽).

212 『種杏仙方』 卷二 「耳病」(龔廷賢 纂輯, 張鎬京 外 點校, 『種杏仙方 內府藥方 藥性分類』, 海南出版社, 2002, 47쪽).

雄猫尿

治耳聾.

取尿, 滴入耳中, 左滴左, 右滴右. 如猫不放尿, 取生薑擦其齒, 卽放尿〔綱目〕[213].

麝香

治氣閉耳聾.

眞麝香爲末, 以葱管吹入耳內, 後將葱塞耳內, 耳自明〔回春〕[214].

驢生脂

治積年耳聾.

取脂, 和生椒熟擣, 綿裹塞耳, 妙不可言〔本草〕[215].

213 『醫學綱目』卷之二十九 腎膀胱部「耳聾」(앞의 책, 653쪽).

214 『萬病回春』卷之五「耳病」(앞의 책, 268쪽). '治耳閉不明'이라는 항목에 나온다.

215 「證類本草」卷十八 獸部下品總二十一種「驢屎」(政和本 367쪽, 四庫本 795쪽). 원문과 들고남이 있다.

웅묘뇨(수고양이의 오줌)

이롱증을 치료한다.

수고양이의 오줌을 귓속에 방울방울 떨어뜨려 넣는다. 왼쪽에 병이 있으면 왼쪽에 넣고 오른쪽에 병이 있으면 오른쪽에 넣는다. 만약 고양이가 오줌을 싸지 않으면 생강으로 고양이 이빨을 문지르면 바로 오줌을 싼다(『의학강목』).

사향

기氣가 막혀서 이롱증이 된 것을 치료한다.

진짜 사향을 가루내어 파의 줄기로 귓속에 불어넣은 뒤 파로 귀를 틀어막으면 귀가 저절로 잘 들리게 된다(『만병회춘』).

여생지(당나귀 비계 날것)

해묵은 이롱증을 치료한다.

당나귀 비계 날것을 천초(날것)와 함께 잘 찧어 솜에 싸서 귀를 틀어막으면 더할 나위 없이 좋다(『증류본초』).

鍼灸法

耳鳴, 取液門, 耳門, 中渚, 上關, 完骨, 臨泣, 陽谷, 前谷, 後谿, 陽谿, 偏歷, 合谷, 大陵, 太谿, 金門[216]. ○ 耳聾, 取中渚, 外關, 和髎, 聽會, 聽宮, 合谷, 商陽, 中衝[217]. ○ 暴聾, 取天牖, 四瀆[218]. ○ 灸耳暴聾, 蒼朮長七分, 一頭切平, 一頭削尖, 將尖頭插耳中, 於平頭上, 灸七壯. 重者二七壯. 覺耳內熱, 卽效〔綱目〕[219].

---

216 『醫學綱目』 卷之二十九 耳聾 「耳鳴」(앞의 책, 655쪽).

217 『醫學綱目』 卷之二十九 「耳聾」(앞의 책, 653쪽).

218 『醫學綱目』 卷之二十九 耳聾 「暴聾」(앞의 책, 654쪽). 『靈樞』 「寒熱病第二十一」에서 인용한 것이다. "暴聾氣蒙, 耳目不明, 取天牖." 『醫學綱目』에서 '四瀆'은 『鍼灸甲乙經』에서 인용한 것이라고 하였다.

219 『醫學綱目』 卷之二十九 「耳聾」(앞의 책, 653쪽).

침구법

이명증에는 액문, 이문, 중저, 상관, 완골, 임읍, 양곡, 전곡, 후계, 양계, 편력, 합곡, 대릉, 태계, 금문혈에 침을 놓는다. ○ 이롱증에는 중저, 외관, 화료, 청회, 청궁, 합곡, 상양, 중충혈에 놓는다. ○ 폭롱에는 천유, 사독혈에 놓는다. ○ 갑자기 귀가 먹어서 뜸을 뜰 때는 창출을 일곱 푼 길이로 자르는데, 한쪽은 평평하게 자르고 다른 한쪽은 뾰족하게 깎아 뾰족한 쪽을 귓속에 넣고 평평한 쪽 위에다 뜸을 일곱 장 뜬다. 〔증상이〕 심하면 열네 장을 뜬다. 귓속이 뜨거워지면 곧 효과가 있다(『의학강목』).

鼻

코

鼻曰神廬

黃庭經曰, 神廬[1]之中當修治, 呼吸廬間入丹田[2]. 神廬者, 鼻也, 乃神氣出入之門也[3]〔類聚〕.

1 ‘神廬’는 코를 가리키는 道家 용어로, 神氣가 들고나
는 門戶이기 때문에 붙은 이름이다.
2 『黃庭外景經』「上部經第一」. 이 문장은 원래 별개의
문장을 하나로 재구성한 것이다. 『黃庭外景經』에서
는 뒷부분이 먼저 나온다.
3 『養生秘訣』의 문장이다(中國道敎協會 蘇州道敎協會
編纂, 『道敎大辭典』, 華夏出版社 , 1994, 771쪽). 『金
丹問答』에도 나온다. “神廬之中當修治”에 대한 務成
子의 注에서는 ‘去鼻中毛’라고 하였고, 梁丘子 역시
“鼻中毛, 除去之”라고 하여 코털을 없애야 한다는 뜻

코는 신려라고 한다

『황정경』에서는 "신려神廬를 잘 다스려야 코로 호흡한 것이 단전으로 들어간다"고 하였다. 신려란 코인데, 곧 신기神氣가 들고나는 문이다(유취).

으로 풀었다. 그러나 杜琮과 張超中은 '神廬'가 腦를 가리킨다고 보아 뇌를 수련하는 것이라고 하였다. 杜琮·張超中 注釋, 『黃庭經今釋 太乙金華宗旨今釋』 (中國社會科學出版社, 1996, 119쪽). 여기에서는 코 털을 없앤다는 의미로 사용된 것으로 보인다.

鼻爲玄牝之門戶

老子曰, 谷神不死, 是謂玄牝. 玄牝之門[4], 爲[5]天地根, 綿綿若存[6], 用之不勤[7]. 何謂玄牝之門. 答曰, 鼻通天氣, 曰玄門, 口通地氣, 曰牝戶, 口鼻, 乃玄牝之門戶也〔正理〕.

---

4 『老子道德經河上公章句』「成象第六」의 注에 “谷, 養也”라 하였고, “玄, 天也, 於人爲鼻. 牝, 地也, 於人爲口”라고 하였다.

5 『老子』에는 ‘爲’가 ‘是謂’로 되어 있다.

6 『老子道德經河上公章句』「成象第六」의 注에 “根, 元也. 言鼻口之門, 乃是通天地之元氣所從往來也”라고 하였다.

7 『老子』「成象第六」. 『老子道德經河上公章句』에서는 ‘綿綿若存’에 대하여 “鼻口呼噏喘息, 當綿綿微妙, 若可存, 復若無有”라고 하여 이어질 듯 끊어질 듯 가늘

코는 현빈의 문호가 된다

『노자』에서는 "신神을 잘 기르면 죽지 않으니 이를 현빈玄牝이라고 하는 양생의 도라고 한다. 현빈의 문은 천지〔우주와 생명〕의 뿌리가 되니 끊어질 듯 이어질 듯 호흡하되 힘들여 하지 마라"고 하였다. 어째서 현빈의 문이라고 하였는가? 그것은 코가 하늘의 기와 통하므로 현문이라 하고, 입은 땅의 기와 통하므로 빈호牝戶라고 한 것이다. 그러므로 입과 코는 현빈의 문호가 된다(정리).

게 숨쉬는 방법으로 보고 있다. 여기에서 '呼噏'은 코로 쉬는 숨이고 '喘息'은 입으로 쉬는 숨을 말한다.
'用之不勤'에 대하여서는 "用氣當寬舒, 不當急疾勤勞也"라고 하여 호흡할 때는 느긋하게 하여 급하게 억지로 하지 말라는 뜻으로 보았다.

鼻爲肺之竅

內經曰, 西方白色, 入通於肺, 開竅於鼻. ○ 肺在竅, 爲鼻〔正理〕. ○ 五氣入鼻, 藏于心肺, 心肺有病, 而鼻爲之不利也〔正理〕. ○ 難經曰, 肺氣通於鼻, 肺和則鼻能知香臭矣.

8 『素問』「金匱眞言論篇第四」.
9 『素問』「陰陽應象大論篇第五」.
10 『素問』「五藏別論篇第十一」.
11 『難經』「第三十七難」(앞의 책, 69쪽). "肺氣通於鼻, 鼻和則知香臭矣." 인용된 문장과 동일한 문장은 『靈樞』「脈度第十七」에 나온다.

코는 폐의 구멍이다

『내경』에서는 "서쪽과 흰색의 기〔金氣〕는 폐肺를 통하여 들어가며 〔외부의 기와 작용하는〕 구멍을 코에 낸다"고 하였다. ○ 폐의 구멍은 코이다(정리). ○ 오기五氣는 코로 들어가서 심心과 폐에 간직되므로 심과 폐에 병이 있으면 코가 잘 작용하지 못한다(정리). ○『난경』에서 "폐의 기는 코로 통하는데, 폐의 기가 조화로우면 코로 냄새를 맡을 수 있다"고 하였다.

脈法

左寸脈, 浮緩, 爲傷風, 鼻塞流涕. 右寸脈, 浮洪而數, 爲鼻衄
鼻〔正傳〕[12].

---

12 『醫學正傳』 卷之五 鼻病 「脈法」 (앞의 책, 284쪽).

맥법

왼쪽 촌맥寸脈이 부완浮緩하면 상풍증으로, 코가 막히고 콧물이 난다. 오른쪽 촌맥이 부홍浮洪하면서 삭數하면 코피가 나고 코끝이 붉어진다(『의학정전』).

鼻淵

內經曰, 膽移熱於腦, 則辛頞鼻淵. 鼻淵者, 濁涕下不止也. 傳爲衄衊瞑目. 註曰, 膽液下注, 爲濁涕, 下不已如水泉, 故曰鼻淵也. 久而不已, 必成衄血, 失血多, 故目視瞑暗也. ○ 鼻淵者, 外寒束內熱之證也〔正傳〕. ○ 鼻流濁涕者, 屬風熱也〔回春〕. ○ 鼻淵, 宜黃連通聖散, 防風湯, 蒼耳散, 荊芥連翹湯.

○ 一人鼻流濁涕, 有穢氣, 脈弦小, 右寸滑左寸澁, 先灸上星三里合谷, 次以酒芩二兩, 蒼朮, 半夏 各一兩, 辛夷, 細辛, 川芎, 白芷, 石膏, 人蔘, 葛根 各五錢. 右剉, 分七貼服之, 全愈〔丹溪〕.

○ 鼻中常流臭黃水, 甚者, 腦亦痛. 俗名控腦砂, 有蟲蝕腦中. 用絲瓜藤, 近根三五尺許, 燒存性, 爲末, 酒調服, 卽愈〔正傳〕.

---

13 '頞', 콧마루 알.

14 '衊', 코피를 흘리다 멸.

15 『素問』「氣厥論篇第三十七」.

16 원문에는 '膽液'이 '腦液'으로 되어 있다.

17 '久而不已' 이하의 문장은 王冰의 注가 아닌 『醫學

正傳』의 문장이다. 원문과 들고남이 있다.

18 『醫學正傳』卷之五 鼻病「論」(앞의 책, 284쪽).

19 『萬病回春』卷之五「鼻病」(앞의 책, 270쪽). 『萬病回春』에는 "鼻塞聲重流涕者, 肺感風寒也. … 鼻不聞香臭者, 肺經有風熱也"로 되어 있다.

비연

『내경』에서는 "담이 뇌로 열을 옮기면 콧마루가 매콤하고 비연증이 된다. '비연鼻淵'이란 누런 콧물이 흘러서 그치지 않는 것이다. 〔이것이〕 전변되면 코피가 나고〔衄衊〕 눈이 어두워진다〔瞑目〕"고 하였다. 왕빙의 주에서 "뇌액腦液이 아래로 흐르면 누런 콧물이 되는데 샘물처럼 그치지 않고 흐르기 때문에 비연〔코 연못〕이라고 한다"고 하였다. 오래도록 낫지 않으면 반드시 코피가 나서 피를 많이 흘리므로 눈이 어두워진다. ○ 비연이란 밖의 찬 기〔寒〕가 속의 열을 묶고 있는 증證이다(『의학정전』). ○ 누런 콧물이 흐르는 것은 풍열風熱에 속한다(『만병회춘』). ○ 비연에는 황련통성산, 방풍탕, 창이산, 형개연교탕 등을 쓴다.

○ 어떤 사람이 누런 콧물이 흐르고 더러운 냄새가 나며 맥은 현소한데, 오른쪽 촌맥은 활滑하고 왼쪽 촌맥은 삽澁하였다. 먼저 상성, 삼리, 합곡에 뜸을 뜬 다음 황금(술로 법제한 것) 두 냥, 창출·반하 각 한 냥, 신이·세신·천궁·백지·석고·인삼·갈근 각 닷 돈을 썰어서 7첩으로 나누어 먹으니 다 나았다(단계). ○ 콧속에서 냄새가 나는 누런 콧물이 늘 흐르고, 심하면 머리〔腦〕도 아프다. 민간에서는 공뇌사控腦砂라고도 하는데, 뇌 속을 파먹는 벌레〔蟲〕가 있는 것이다. 〔땅 위로 나온 줄기의〕 사과등(수세미줄기)을 뿌리 쪽에서부터 석 자에서 다섯 자 정도 소존성으로 태워 가루내어 술에 타서 먹으면 바로 낫는다(『의학정전』).

20 『醫學綱目』 卷之二十八 肺大腸部 「鼻淵」(앞의 책, 613쪽). '丹', 곧 주진형의 글을 인용하였다.

21 『醫學正傳』 卷之五 「鼻病」 方法 '祖傳方'(앞의 책, 286쪽).

黃連通聖散

治鼻淵證.

卽風門防風通聖散, 加酒炒黃連, 薄荷葉, 煎服〔醫鑑〕[22].

防風湯

治鼻淵, 濁涕下不止.

防風 二兩, 酒炒片芩, 人蔘, 川芎, 麥門冬, 甘草 灸 各一兩.

右細末, 每二錢, 沸湯, 點服食後日三. 或剉取七錢, 水煎服, 亦可〔河間〕[23].

蒼耳散

治鼻淵.

白芷 一兩, 辛夷 五錢, 蒼耳子 炒 二錢半, 薄荷 一錢.

右末, 每二錢, 葱茶清, 調下食後〔三因〕[24].

荊芥連翹湯

治鼻淵.

荊芥, 柴胡, 川芎, 當歸, 生地黃, 赤芍藥, 白芷, 防風, 薄荷, 梔子, 黃芩, 桔梗, 連翹 各五分, 甘草 三分.

右剉作一貼, 水煎服〔回春〕[25].

22 『古今醫鑑』卷九 「鼻病」方 '黃連通聖散'(앞의 책, 239-240쪽).

23 『黃帝素問宣明論方』卷一 諸證門 「鼻淵證」(앞의 책, 212쪽).

24 이 처방은 『濟生方』卷五에 처음 나온다(『中醫方劑大辭典』第五册, 185쪽). 『醫學綱目』卷之二十八 肺大腸部 「鼻淵」(앞의 책, 613쪽). "治鼻流濁涕不止, 名曰鼻淵. 辛夷仁半兩, 蒼耳子炒二錢半, 香白芷一

황련통성산

비연증을 치료한다.

이는 곧 「풍문」에 있는 방풍통성산에 황련(술에 축여 볶은 것), 박하엽을 더한 것인데, 달여서 먹는다(『고금의감』).

방풍탕

비연증으로 누런 콧물이 그치지 않고 흐르는 것을 치료한다.

방풍 두 냥, 황금(술에 축여 볶은 것), 인삼, 천궁, 맥문동, 감초(구운 것) 각 한 냥.

위의 약들을 곱게 가루내어 하루 세 번 식후에 두 돈씩 끓인 물로 먹는다. 또는 썰어서 일곱 돈씩 물에 달여 먹어도 좋다(『황제소문선명론방』).

창이산

비연증을 치료한다.

백지 한 냥, 신이 닷 돈, 창이자(볶은 것) 두 돈 반, 박하 한 돈.

위의 약들을 가루내어 식후에 두 돈씩 총백 달인 물이나 맑은 찻물에 타서 먹는다(삼인).

형개연교탕

비연증을 치료한다.

형개 · 시호 · 천궁 · 당귀 · 생지황 · 적작약 · 백지 · 방풍 · 박하 · 치자 · 황금 · 길경 · 연교 각 닷 푼, 감초 서 푼.

위의 약들을 썰어 한 첩으로 하여 물에 달여 먹는다(『만병회춘』).

兩, 薄荷葉五分. 上爲末, 每服二錢, 用蔥茶淸食後調
服."

25 『萬病回春』卷之五 「鼻病」(앞의 책, 270쪽).

鼻鼽

鼽者, 鼻流淸涕也〔入門〕[26]. ○ 鼻中水出曰鼽〔內經〕[27]. ○ 傷風, 則決然鼻流淸涕〔綱目〕[28]. ○ 鼻流淸涕者, 屬肺寒也〔回春〕[29]. ○ 鼻流淸涕, 宜川椒散. ○ 鼻鼽, 二陳湯 方見痰飮, 加川芎, 當歸, 細辛, 白芷, 防風, 羌活, 桔梗, 薄荷, 生薑, 煎服. 外以細辛膏, 塞鼻中〔入門〕[30]. ○ 老人, 鼻鼽不止, 用獨頭蒜 四五箇, 擣爛, 貼脚底心, 用紙貼之, 鼽自止〔種杏〕[31].

川椒散

治鼻鼽.

紅椒 炒[32], 訶子肉, 白薑[33], 生桂心, 川芎, 細辛, 白朮 各等分.
右爲末, 每二錢, 溫酒調下〔得效〕[34].

細辛膏

治鼻塞, 腦冷, 淸涕不止.

細辛, 川椒, 乾薑, 川芎, 吳茱萸, 附子 各七錢半, 皂角 屑 五錢, 桂心 一兩, 猪油 六兩.
右煎, 猪油成膏, 先一宿以苦酒浸前藥, 取入油煎, 附子黃色止, 以綿裹, 塞鼻孔中〔入門〕[35].

26 『醫學入門』外集 卷四 雜病分類 外感 風類 「鼻」(앞의 책, 353쪽).
27 이 구절은 『內經』의 내용이 아니라 『素問』 「金匱眞言論篇第四」 '故冬不按蹻, 春不鼽衄'에 대한 王冰의 注이다.

28 『仁齋直指』卷六 「辨氣少氣盛」(앞의 책, 156쪽).
29 『萬病回春』卷之五 「鼻病」(앞의 책, 270쪽). 『萬病回春』에는 "鼻塞聲重流涕者, 肺感風寒也"로 되어 있다.
30 『醫學入門』外集 卷四 雜病分類 外感 風類 「鼻」(앞의 책, 353쪽).

비구

　‘구衄’란 코에서 맑은 물이 흐르는 것이다(『의학입문』).　○ 콧속에서 물이 흘러나오는 것을 ‘구’라고 한다(내경).　○ 풍에 상하면 반드시 맑은 콧물이 흘러나온다(강목).　○ 맑은 콧물이 흘러나오는 것은 폐한肺寒에 속한다(『만병회춘』).　○ 맑은 콧물이 흐를 때는 천초산을 쓴다.　○ 비구증에는 이진탕(처방은 「담음문」에 있다)에 천궁·당귀·세신·백지·방풍·강활·길경·박하·생강을 넣어 달여 먹는다. 외용으로는 세신고로 콧구멍을 막는다(『의학입문』).　○ 노인이 맑은 콧물이 흘러서 그치지 않을 때는 통마늘 네다섯 개를 짓이겨 발바닥 가운데에 붙인 후 종이로 싸매면 비구증이 저절로 그친다(『종행선방』).

천초산

비구증을 치료한다.

천초(붉은 천초 볶은 것), 가자육, 건강, 계심(날것), 천궁, 세신, 백출 각 같은 양.

위의 약들을 가루내어 두 돈씩 따뜻한 술에 타서 먹는다(『세의득효방』).

세신고

코가 막히고 뇌腦가 차며 맑은 콧물이 그치지 않는 것을 치료한다.

세신·천초·건강·천궁·오수유·부자 각 일곱 돈 반, 조각(끌로 깎은 것) 닷 돈, 계심 한 냥, 저유 엿 냥.

위의 약들을 끓여서 돼지기름으로 고약을 만든다. 먼저 이 약을 식초에 하룻밤 담갔다가 기름에 넣고 부자가 누런색이 될 때까지 달인 후 〔고약을〕 솜에 싸서 콧구멍을 막는다(『의학입문』).

---

31 『種杏仙方』卷二「鼻病」(앞의 책, 49쪽). 『種杏仙
　方』에서는 ‘治老人鼻流淸涕不乾’ 하는 방법으로 나
　온다.

32 『世醫得效方』에는 ‘紅椒’가 ‘大紅開口椒’로 되어
　있다.

33 ‘白薑’은 乾薑을 말한다.

34 『世醫得效方』卷第十「鼻病」‘川椒散’(앞의 책, 167
　쪽).

35 『醫學入門』外集 卷六 雜病用藥賦「鼻」‘細辛膏’
　(앞의 책, 501쪽).

鼻衄

詳見血門.

코피

자세한 것은 「혈문」에 나와 있다.

鼻塞

鼻塞皆屬肺〔綱目〕[36]. ○ 寒傷皮毛, 則鼻塞不利, 火鬱淸道, 則香臭不知[37]. 新者, 偶感風寒[38], 鼻塞聲重, 流涕噴嚏. 宜羌活冲和湯, 蔘蘇飮 並見寒門. 久, 則略感風寒, 鼻塞便發, 宜淸金降火凉膈散 方見火門, 加川芎, 荊芥, 白芷〔入門〕[39].

○ 鼻塞甚者, 禦寒湯, 華澄茄丸, 不知香臭者, 麗澤通氣湯. 內有硬物者, 宜南星飮, 外用華撥餠, 貼顖門, 且以菖蒲, 皂角末, 綿裹塞鼻〔入門〕[40]. ○ 鼻齆者[41], 肺爲風冷所傷, 津液冷滯, 鼻氣不宣, 香臭不知, 宜芎藭散〔直指〕[42]. ○ 鼻塞, 不聞香臭, 宜溫肺湯, 溫衛湯, 通竅湯, 菖蒲散, 又一方.

---

36 『醫學綱目』 卷之二十八 肺大腸部 「鼻塞」(앞의 책, 611쪽).

37 '淸道'는 숨길, 기도를 말한다. 숨쉴 때 공기가 통하는 길이다(『동의학사전』, 825쪽).

38 '偶', 갑자기 우. 우연히.

39 『醫學入門』 外集 卷四 雜病分類 外感 風類 「鼻」(앞의 책, 353쪽). "苟或寒傷皮毛, 則鼻塞不利, 火鬱淸道, 則香臭不知. 新者, 偶感風寒, 鼻塞聲重, 流涕噴嚏, 宜以風寒治之, 九味羌活湯, 蔘蘇飮, 消風百解散. 久則, 略感風寒, 鼻塞等證便發, 乃肺伏火邪, 鬱甚則

비색

코가 막히는 것은 모두 폐肺에 속한다(『의학강목』). ○ 한사寒邪에 피모皮毛가 상하면 코가 막혀〔숨쉬기가〕순조롭지 못하고, 화火가 기도〔淸道〕에 몰리면 냄새를 맡지 못한다. 막 생긴 것은 찬바람〔風寒〕을 갑자기 쏘여서 코가 막히고 목소리가 가라앉으며 콧물이 나고 재채기를 한다. 강활충화탕이나 삼소음(둘 다 처방은 「한문」에 있다)을 쓴다. 오래된 것은 풍한에 조금만 감촉되어도 금방 코가 막힌다. 폐를 맑게 하고〔淸金〕심화心火를 내려주는 양격산(처방은 「화문」에 있다)에 천궁·형개·백지를 넣어 쓴다(『의학입문』).

○ 심하게 코가 막힌 데는 어한탕이나 필징가환을 쓰고, 냄새를 맡지 못하는 데는 여택통기탕을 쓴다. 콧속에 딱딱한 것이 있을 때는 남성음을 쓰고, 외용으로는 필발병을 신문혈에 붙이고, 석창포와 조각자를 가루내어 솜에 싸서 콧구멍을 막는다(『의학입문』). ○ '비옹鼻齆' 이란 폐가 풍랭風冷에 상하여 진액이 차가워져 엉기고 폐의 기〔鼻氣〕가 잘 돌지 못하여 냄새를 맡지 못하는 것으로 궁궁산을 쓴다(『인재직지』). ○ 코가 막혀서 냄새를 맡지 못할 때는 온폐탕, 온위탕, 통규탕, 창포산과 또 다른 처방〔鼻不聞香臭方〕을 쓴다.

喜熱惡寒, 故略感冒, 而內火便發, 宜淸金降火, 兼通氣之劑, 凉膈散加荊芥, 白芷, 或川芎石羔散. 又有不必外感, 四時. 鼻塞乾燥, 不聞香臭, 宜淸金降火消痰之藥, 淸氣化痰丸, 上淸丸."

40 『醫學入門』外集 卷四 雜病分類 外感 風類 「鼻」(앞의 책, 353쪽). 『醫學入門』에는 이 뒤에 '仰臥片時, 虛寒者, 通草丸'이 더 있다.

41 '齆', 코막힐 옹.

42 『仁齋直指』卷二十一 鼻 「鼻論」(앞의 책, 404쪽).

禦寒湯

治感寒鼻塞.

黃芪 一錢, 蒼朮 七分, 陳皮, 人蔘, 升麻 各五分, 防風, 白芷, 佛耳草[43], 款冬花, 甘草 各三分, 黃連, 黃柏, 羌活 各二分.

右剉作一貼, 水煎服[東垣][44].

蓽澄茄丸

治鼻塞不通.

薄荷葉 三錢, 荊芥穗 一錢半, 蓽澄茄 五分.

右末蜜丸, 櫻桃大, 常含化[綱目][45].

麗澤通氣湯

治鼻不聞香臭, 此肺經有風熱[46]也.

黃芪 一錢, 蒼朮, 羌活, 獨活, 防風, 升麻, 葛根 各七分, 甘草 灸 五分, 麻黃, 川椒, 白芷 各三分.

右剉作一貼, 入薑三片, 棗二枚, 葱白三寸, 水煎服[河間][47].

---

43 '佛耳草'는 성질이 熱하고 맛은 시다. 風寒嗽와 痰을 다스리고 肺 중의 寒邪를 없애고 肺氣를 올려준다.

44 『蘭室秘藏』卷上「眼耳鼻門」'禦寒湯'(앞의 책, 184 쪽). "治寒氣風邪, 傷於皮毛, 令鼻壅塞, 咳嗽上喘之 證."

45 『醫學綱目』卷之二十八 肺大腸部「鼻塞」(앞의 책,

612쪽). 처방 명이 '嚼化畢澄茄丸'으로 되어 있다.

46 '風熱'은 '風寒'의 誤記가 아닌가 한다. 『醫學綱目』 에서는 不聞香臭의 원인을 "因衛氣失守, 寒邪客於 頭面, 鼻亦受之不能爲用, 是不聞香臭矣. 故經曰, 心 肺有病, 鼻爲之不利. 潔古曰, 視聽明而淸凉, 香臭辨 而溫暖者是也. 治法宜先散寒邪, 後補衛氣, 使心肺

어한탕

한사에 감촉되어 코가 막힌 것을 치료한다.

황기 한 돈, 창출 일곱 푼, 진피 · 인삼 · 승마 각 닷 푼, 방풍 · 백지 · 불이초 · 관동화 · 감초 각 서 푼, 황련 · 황백 · 강활 각 두 푼.

위의 약들을 썰어 한 첩으로 하여 물에 달여 먹는다(『난실비장』).

필징가환

코가 막혀서 통하지 않는 것을 치료한다.

박하엽 서 돈, 형개수 한 돈 반, 필징가 닷 푼.

위의 약들을 가루내어 꿀로 반죽하여 앵도대의 알약을 만들어 늘 입에 머금어 녹여 먹는다(『의학강목』).

여택통기탕

코로 냄새를 맡지 못하는 것을 치료한다. 이것은 폐경에 풍한이 있는 것이다.

황기 한 돈, 창출 · 강활 · 독활 · 방풍 · 승마 · 갈근 각 일곱 푼, 감초(구운 것) 닷 푼, 마황 · 천초 · 백지 각 서 푼.

위의 약들을 썰어 한 첩으로 하여 생강 세 쪽, 대추 두 개, 총백 세 치를 넣고 물에 달여 먹는다(하간).

之氣得交通, 則鼻利而聞香臭矣"라 하고, 麗澤通氣湯을 그 처방으로 제시하고 있다(『醫學綱目』卷之二十八 肺大腸部「鼻塞」, 앞의 책, 611쪽).

47 『蘭室秘藏』卷上 眼耳鼻門「內障眼論」(앞의 책, 183쪽). "麗澤通氣湯, 治鼻不聞香臭. 黃芪四錢, 蒼朮羌活獨活防風升麻葛根已上各三錢, 灸甘草二錢, 麻黃不去節, 冬別加之川椒白芷已上各一錢. 右㕮咀, 每服五錢, 生薑三片棗二枚葱白三寸, 同煎, 至一盞, 去柤, 溫服食遠. 忌一切冷物, 及風寒涼處, 坐臥行立."

南星飲

治風邪入腦, 宿冷不消, 鼻內結硬物窒塞, 腦氣不宣[48], 遂流髓涕.
大白天南星, 切片, 沸湯泡兩次, 焙乾, 每服二錢, 入大棗七枚,
甘草少許, 同煎, 食後服, 三四服後, 其硬物自出, 腦氣流轉,
髓涕自收, 仍以蓽撥餅, 貼顖門, 熨斗火熨之, 令熱透〔得效〕[49].

蓽撥餅

治鼻塞流濁涕.
蓽撥, 香附子, 大蒜.
同擣作餅, 紗攧[50], 貼顖門上, 以熨斗火熨之〔入門〕[51].

芎藭散

治鼻塞爲齆.
芎藭, 檳榔, 麻黃, 肉桂, 防己, 木通, 細辛, 白芷, 菖蒲 各七
分, 木香, 川椒, 甘草 各三分半.
右剉作一貼, 入薑三片, 紫蘇葉五片, 水煎服〔直指〕[52].

---

48 ‘腦氣’는 원래 智力이나 知慧를 말한다(『漢語大詞
   典』第六卷, 1,357쪽).
49 『世醫得效方』卷第十「鼻病」‘南星飲’ (앞의 책, 167
   쪽).
50 ‘攧’, 널츤.

51 『醫學入門』外集 卷六 雜病用藥賦 鼻「蓽撥餅」(앞
   의 책, 501쪽).
52 『仁齋直指』卷二十一 鼻「鼻病證治」(앞의 책, 405-
   406쪽).

남성음

풍사風邪가 뇌로 들어가서 냉기가 오래도록 없어지지 않고 콧속에 딱딱한 것이 뭉쳐 코를 막아 뇌의 기〔腦氣〕가 잘 통하지 않아 콧물이 흘러나오는 것을 치료한다.

천남성(크고 흰 것)을 조각내어 끓는 물에 잠깐 넣었다가 건지기〔튀하기〕를 두 번 한 후 약한 불에 쬐여 말린다. 두 돈씩 먹는데 대추 일곱 개, 감초 조금과 함께 달여 식후에 먹는다. 서너 번 먹은 뒤에 딱딱한 것이 저절로 나오면 뇌기가 잘 돌아 콧물이 마른다. 이어 필발병을 신문혈에 붙이고 그 위를 다림질하여 열이 들어가게 한다(『세의득효방』).

필발병

코가 막히고 누런 콧물이 흐르는 것을 치료한다.

필발·향부자·대산.

위의 약들을 함께 짓찧어 떡을 만들어 얇은 천에 발라 신문혈 위에 붙이고 다리미로 다림 질한다(『의학입문』).

궁궁산

비색이 비옹으로 된 것을 치료한다.

천궁·빈랑·마황·육계·방기·목통·세신·백지·석창포 각 일곱 푼, 목향·천초·감 초 각 서 푼 반.

위의 약들을 썰어 한 첩으로 하여 생강 세 쪽, 자소엽 다섯 잎을 넣고 물에 달여 먹는다 (『인재직지』).

溫肺湯

治鼻不聞香臭.

麻黃 二錢, 黃芪, 升麻 各一錢半, 防風, 葛根, 羌活, 甘草 灸 各一錢, 丁香 二分.

右麤末, 水二盞, 葱白三根, 同煎至一盞, 食後溫服〔東垣〕[53].

溫衛湯

治鼻不聞香臭, 目中溜[54]火, 陰冷足痿[55].

當歸身 一錢半, 黃芪, 蒼朮, 升麻, 知母, 柴胡, 羌活 各一錢, 人蔘, 防風, 白芷, 黃柏, 澤瀉, 甘草 各五分, 陳皮, 靑皮, 黃連, 木香 各三分.

右剉作一貼, 水煎服〔東垣〕[56].

通竅湯

治感風寒, 鼻塞, 聲重, 流涕, 不聞香臭.

防風, 羌活, 藁本, 升麻, 乾葛, 川芎, 蒼朮 各一錢, 白芷 五分, 麻黃, 川椒, 細辛, 甘草 各三分.

右剉作一貼, 薑三片, 葱白二莖, 水煎服〔醫鑑〕[57].

53 『蘭室秘藏』卷上「眼耳鼻門」'溫肺湯'(앞의 책, 183-184쪽).

54 『蘭室秘藏』에는 '溜'가 '流'로 되어 있다.

55 『蘭室秘藏』에는 "治鼻不聞香臭, 目中流火, 氣寒血熱冷淚多, 臍下冷, 陰汗, 足痿弱"으로 되어 있다.

56 『蘭室秘藏』卷上「眼耳鼻門」'溫衛湯'(앞의 책, 183쪽).

57 『古今醫鑑』卷九「鼻病」'方'(앞의 책, 239쪽).

온폐탕

코로 냄새를 맡지 못하는 것을 치료한다.

마황 두 돈, 황기 · 승마 각 한 돈 반, 방풍 · 갈근 · 강활 · 감초(구운 것) 각 한 돈, 정향 두 푼.

위의 약들을 거칠게 가루내어 물 두 잔에 총백 세 뿌리를 넣고 한 잔이 될 때까지 함께 달여 식후에 따뜻하게 먹는다(『난실비장』).

온위탕

코로 냄새를 맡지 못하고 눈 속에 불꽃이 서리는 듯하며 음부가 차갑고 다리에 힘이 없는 것을 치료한다.

당귀신 한 돈 반, 황기 · 창출 · 승마 · 지모 · 시호 · 강활 각 한 돈, 인삼 · 방풍 · 백지 · 황백 · 택사 · 감초 각 닷 푼, 진피 · 청피 · 황련 · 목향 각 서 푼.

위의 약들을 썰어 한 첩으로 하여 물에 달여 먹는다(『난실비장』).

통규탕

풍한에 감촉되어 코가 막히고 목소리가 가라앉으며 콧물이 흐르고 냄새를 맡지 못하는 것을 치료한다.

방풍 · 강활 · 고본 · 승마 · 갈근 · 천궁 · 창출 각 한 돈, 백지 닷 푼, 마황 · 천초 · 세신 · 감초 각 서 푼.

위의 약들을 썰어 한 첩으로 하여 생강 세 쪽, 총백 두 뿌리를 넣고 물에 달여 먹는다(『고금의감』).

菖蒲散

治鼻塞不通, 不得息.

菖蒲, 皂角 等分.

擣爲末, 每用一錢, 綿裹塞鼻, 仰臥少時〔綱目〕[58].

鼻不聞香臭方

薄荷 三錢, 細辛, 白芷, 防風, 羌活, 當歸, 川芎, 半夏, 桔梗, 陳皮, 赤茯苓 各一錢.

右剉作一貼, 水煎服〔回春〕[59].

58 『醫學綱目』 卷之二十八 肺大腸部 「鼻塞」(앞의 책, 612쪽).

59 『萬病回春』 卷之五 「鼻病」(앞의 책, 271쪽).

창포산

코가 막혀서 숨쉬기가 어려운 것을 치료한다.

석창포 · 조각 각 같은 양.

위의 약들을 빻아서 가루내어 한 돈씩 솜에 싸서 콧구멍을 막은 다음 잠시 똑바로 누워 있는다(『의학강목』).

코로 냄새를 맡지 못하는 데 쓰는 처방

박하 서 돈, 세신 · 백지 · 방풍 · 강활 · 당귀 · 천궁 · 반하 · 길경 · 진피 · 적복령 각 칸 돈.

위의 약들을 썰어 한 첩으로 하여 물에 달여 먹는다(『만병회춘』).

鼻痔

輕爲鼻瘡, 重爲鼻痔, 皆肺熱也〔入門〕[60]. ○ 鼻痔者, 肺氣熱極, 日久凝濁, 結成瘜肉, 如棗大, 滯塞鼻竅. 甚者, 亦名鼻齆. 防風通聖散 方見風門, 加三稜, 海藻, 末, 調服. 外用辛夷膏, 塞鼻卽愈〔入門〕[61]. ○ 瘜肉, 因胃中有食積, 熱痰流注. 宜以南星, 半夏, 蒼朮, 神麴, 細辛, 白芷, 甘草 酒炒, 芩連, 煎服. 外用瓜礬散, 自愈〔綱目〕[62].

○ 鼻中贅肉, 臭不可近, 痛不可搖. 以白礬末, 加硇砂少許, 吹其上, 頃之化水而消, 與勝濕湯 方見濕門, 瀉白散 方見五藏. 此厚味壅滯, 濕熱蒸於肺門, 如雨霽之地, 突生芝菌也〔醫鑑〕[63][64]. ○ 鼻痔, 宜瓜丁散, 白黃散, 羊肺散.

辛夷膏

治鼻中瘜肉, 窒塞疼痛.

辛夷 二兩, 細辛, 木通, 木香, 白芷, 杏仁 各五錢.

右以羊髓, 猪脂二兩, 和藥于石器內, 慢火熬成膏, 取赤黃色, 放冷, 入龍腦, 麝香各一錢, 爲丸, 綿裹塞鼻中, 數日脫落卽愈〔御院〕[65]. ○ 小兒鼻流淸涕, 取此, 貼顖門上, 又塗鼻中〔丹心〕[66].

---

60 『醫學入門』 外集 卷四 雜病分類 外感 風類 「鼻」(앞의 책, 353쪽).

61 『醫學入門』 外集 卷四 雜病分類 外感 風類 「鼻」(앞의 책, 353쪽).

62 『醫學綱目』 卷之二十八 肺大腸部 「鼻瘜肉」(앞의 책, 614쪽).

63 '霽', 갤 제. 비가 개다.

64 『古今醫鑑』 卷九 「鼻病」 '方'(앞의 책, 240쪽). "搽鼻去紅方(秘方), 治鼻紅肺風. 白礬一錢, 杏仁四十九个, 水銀一錢, 輕粉七分, 白楊七个, 大楓子四十九个, 京墨一錢, 五味子四十九个, 核桃七个. 上共爲末, 鷄子淸調搽患處. 治鼻中肉贅, 臭不可近, 痛不可搖, 以白礬末加硇砂少許, 吹其上, 頃之化水而消, 與勝濕湯, 瀉白散二帖, 此厚味擁濕熱蒸于肺門, 如雨霽之

비치

증상이 가벼운 것은 비창鼻瘡이고, 심한 것은 비치鼻痔인데 모두 폐열로 생긴다(『의학입문』). ○ 비치란 폐기肺氣의 열이 극심하여 오랫동안 더러운 것이 엉켜 대추만한 군살이 뭉쳐서 콧구멍을 막는 것이다. 심한 것을 비옹이라고 한다. 방풍통성산(처방은 「풍문」에 있다)에 삼릉과 해조를 더 넣고 가루내어 물에 타서 먹는다. 외용으로는 신이고로 콧구멍을 막으면 바로 낫는다(『의학입문』). ○ 콧속의 군살이 생기는 것은 위胃 속에 식적이 있는데 열담熱痰이 흘러 들어가기 때문이다. 남성, 반하, 창출, 신곡, 세신, 백지, 감초(술에 축여 볶은 것), 황금, 황련을 달여 먹는다. 외용으로는 과반산을 쓰면 저절로 낫는다(『의학강목』).

○ 비치는 콧속에 군살이 생겨서 가까이 갈 수 없을 정도로 냄새가 나고 코를 흔들지 못할 정도로 아프다. 백반가루에 노사를 조금 넣어서 군살 위로 불어넣으면 바로 군살이 물처럼 녹아서 없어진다. 승습탕(처방은 「습문」에 있다)이나 사백산(처방은 「오장문」에 있다)을 쓴다. 이것은 마치 비가 온 뒤 땅에 버섯이 갑자기 돋아나는 것처럼, 맛이 진한 음식이 꽉 막혀 습열이 코〔肺門〕를 훈증하기 때문에 생기는 것이다(『고금의감』). ○ 비치에는 과정산, 백황산, 양폐산 등을 쓴다.

신이고

콧속에 군살이 생겨서 코가 막히고 아픈 것을 치료한다.

신이 두 냥, 세신 · 목통 · 목향 · 백지 · 행인 각 닷 돈.

위의 약들을 〔곱게 가루내어〕 양의 골〔腦髓〕과 돼지기름 두 냥을 돌그릇 안에 함께 섞어 넣고 약한 불로 고약이 될 때까지 졸인다. 적황색이 되면 차갑게 식혀 용뇌와 사향을 각 한 돈씩 넣어 알약을 만들어 솜에 싸서 콧구멍을 막으면 며칠 후에 군살이 떨어지며 곧 낫는다(『어약원방』). ○ 어린아이가 맑은 콧물을 흘릴 때 신문혈 위에 붙이거나 콧구멍 속에 바른다(『단계심법』).

<hr>

地突生芝蘭也."

65 『御藥院方』卷之十「治瘡腫折傷門」(앞의 책, 199쪽). 처방 중 '辛夷'가 '辛夷葉'으로 되어 있다. 원문에는 '麝香各一錢' 이후의 내용은 없다. 여기에 인용된 문장 전체는 『仁齋直指』卷二十一 鼻「鼻病證治」(앞의 책, 409쪽)에 나온다.

66 『丹溪心法』卷五「小兒九十四」'辛夷膏'(앞의 책, 455-456쪽). "辛夷膏, 專治小兒鼻流清涕不止, 辛夷葉一兩洗淨焙乾, 細辛木通白芷各半兩, 杏仁一兩去皮研如泥, 木香半兩. 右爲細末, 次用杏仁泥羊骨髓豬脂各一兩, 同諸藥和勻於瓦石器中熬成膏, 赤黃色爲度, 於地上放冷入腦麝各一錢拌勻, 塗囟門上, 每少許塗鼻中."

瓜礬散

去鼻痔.

瓜蔕 四錢, 甘遂 一錢, 枯白礬, 螺殼灰, 草烏尖 各五分.

右爲末, 麻油調作丸, 如鼻孔大, 每日一次, 以藥納鼻內, 令達痔肉上, 其痔化爲水, 肉皆爛下, 卽愈〔入門〕.

瓜丁散

治䶂臭, 有瘜肉, 不聞香臭. 鼻中瘜肉, 俗謂之鼻痔.

瓜蔕, 細辛 等分.

爲末, 綿裹如豆許, 塞鼻中, 卽化黃水點滴至盡, 不三四日, 遂愈, 一名細辛散〔得效〕.

白黃散

治鼻䶂瘜肉鼻痔.

白礬, 雄黃, 細辛, 瓜蔕 等分.

爲末, 以雄犬膽汁, 和丸, 綿裹塞鼻中〔丹心〕.

羊肺散

治肺壅生瘜肉, 不聞香臭.

羊肺一具, 白朮 四兩, 肉蓯蓉, 木通, 乾薑, 川芎 各一兩.

右五味爲細末, 以水量打稀糊, 灌肺中, 煮熟焙乾, 爲細末, 食後米飲下二錢〔三因〕.

---

67 『醫學入門』에는 '灰'가 '煆'로 되어 있다. '螺殼'은
　　소라 껍데기이다.

68 『醫學入門』外集 卷六 雜病用藥賦 「鼻」 (앞의 책,

　　501쪽).

69 『世醫得效方』에는 '臭'가 '鼻'로 되어 있다.

70 『世醫得效方』卷第十 「鼻瘡」 '瓜丁散'(앞의 책, 168쪽).

과반산

비치를 없앤다.

과체 너 돈, 감수 한 돈, 고백반 · 나각회 · 초오첨 각 닷 푼.

위의 약들을 가루내어 참기름에 개서 콧구멍에 들어갈 만하게 알약을 만들어 매일 한 번씩 이 약을 군살에 닿도록 밀어 넣는다. 그러면 비치는 물이 되고 군살은 모두 문드러져 흘러나오면서 바로 낫는다(『의학입문』).

과정산

코가 막히고 냄새가 나는데, 군살이 생겨 [본인은] 냄새를 맡지 못하는 것을 치료한다. 콧속에 군살이 생긴 것을 민간에서는 비치라고 한다.

과체 · 세신 각 같은 양.

위의 약들을 가루내어 콩알만하게 솜에 싸서 콧구멍을 막으면 바로 누런 물이 되어 방울방울 떨어져 모두 없어지는데, 3~4일이 채 되지 않아서 낫는다. 세신산이라고도 한다(『세의득효방』).

백황산

코가 군살로 막힌 것이나 비치증을 치료한다.

백반 · 웅황 · 세신 · 과체 각 같은 양.

위의 약들을 가루내어 수캐의 쓸개즙으로 알약을 만들어 솜에 싸서 콧구멍을 막는다(『단계심법부여』).

양폐산

폐기가 막혀서 코에 군살이 생기고 냄새를 맡지 못하는 것을 치료한다.

양폐 한 쌍, 백출 넉 냥, 육종용 · 목통 · 건강 · 천궁 각 한 냥.

위의 다섯 가지 약재를 곱게 가루내어 물을 가늠하면서 멀건 풀을 쑤어 양의 폐 속에 붓는다. 이것을 푹 삶아서 약한 불에 말려 곱게 가루내어 식후에 두 돈씩 미음으로 먹는다(『삼인극일병증방론』).

---

71 『丹溪心法附餘』卷之十二 鼻病「附諸方」‘白黃散’ (앞의 책, 491쪽).

72 ‘量打’는 ‘打量’(가늠하다)과 같은 뜻이다.

73 『三因極一病證方論』卷之十六「鼻病證治」(앞의 책, 226쪽). 원문에는 ‘治肺壅’이 ‘治肺虛壅’으로 되어 있다.

鼻瘡

鼻中生瘡, 乃肺熱也. 宜黃芩湯, 洗肺散〔回春〕[74]. ○ 鼻瘡, 宜瀉白散, 加酒炒片芩, 梔子, 桔梗, 薄荷 方見五藏. ○ 鼻瘡, 杏仁油[75], 和鹽塗之〔入門〕. ○ 鼻瘡, 黃柏, 苦參, 檳榔等分, 爲末, 猪脂調和. 或靑黛, 槐花, 杏仁, 研付鼻中〔得效〕[76]. ○ 大風瘡[77], 天疱瘡[78], 皆鼻中生瘡, 鼻梁塌壞[79], 並見本門.

黃芩湯

治肺火盛, 鼻孔乾燥, 或生瘡腫痛.

片芩 酒炒, 梔子 連皮酒炒, 桔梗, 赤芍藥, 桑白皮, 麥門冬, 荊芥穗, 薄荷, 連翹 各一錢, 甘草 三分.

右剉作一貼, 水煎食後服〔回春〕[80].

洗肺散

治鼻中生瘡.

片芩 酒炒 二錢, 五味子, 天門冬, 麥門冬, 半夏, 杏仁 各一錢, 甘草 五分.

右剉作一貼, 入薑五片, 水煎食後服〔回春〕[81].

---

74 『萬病回春』卷之二「火證」(앞의 책, 96-97쪽).

75 '杏仁油'를 만드는 방법은 다음과 같다. "搗糜爛, 和水煮, 取浮油, 綿濾潔, 再熬成油."

76 『世醫得效方』卷第十「鼻瘡」'甘露飮' (앞의 책, 168쪽). '又方敷藥'에 나오는 내용이다.

77 '大風瘡'은 癩風과 같다. 접촉성으로 전염되며 살갗에 특이한 헌데가 생기는 만성전염성 피부병으로 한센병(나병, 문둥병)을 말한다. 癩風毒이 혈맥에 침입하여 생긴다.

78 '天疱瘡'은 楊梅瘡이라고도 하며, 한센병[癩病]과 비슷하고 肝脾腎의 風濕熱毒으로 생기고 남녀의 성생활로 인하여 전염되는 증이다. 風毒이 경락에 유

비창

콧속이 허는 것은 폐열 때문이다. 황금탕이나 세폐산을 쓴다(『만병회춘』). ○ 비창에는 사백산에 황금(술에 축여 볶은 것), 치자, 길경, 박하를 더 넣어 쓴다(처방은 「오장문」에 있다). ○ 비창에는 행인기름에 소금을 섞어 바른다(입문). ○ 비창에는 황백·고삼·빈랑 각 같은 양을 가루내어 돼지기름에 타서 섞거나 청대·괴화·행인을 빻아서 콧구멍에 붙인다 (『세의득효방』). ○ 대풍창과 천포창에도 콧속이 헌데가 생기고 콧마루가 문드러지는데, 모두 본문[諸瘡門]에 나온다.

황금탕

폐화肺火가 지나쳐서 콧구멍이 건조하거나 헌데가 생기며 붓고 아픈 것을 치료한다.

황금(술에 축여 볶은 것), 치자(껍질째 술에 축여 볶은 것), 길경, 적작약, 상백피, 맥문동, 형개수, 박하, 연교 각 한 돈, 감초 서 푼.

위의 약들을 썰어 한 첩으로 하여 물에 달여 식후에 먹는다(『만병회춘』).

세폐산

콧속이 헌 것을 치료한다.

황금(술에 축여 볶은 것) 두 돈, 오미자·천문동·맥문동·반하·행인 각 한 돈, 감초 닷 푼.

위의 약들을 썰어 한 첩으로 하여 생강 다섯 쪽을 넣고 물에 달여 식후에 먹는다(『만병회춘』).

입하여 頑癬을 이루고 腫塊가 나고 진물이 나며 筋骨痛이 생기고 눈과 코가 허물어지며 성기가 썩어 문드러지고 팔다리에 경련이 일어나는 등 문둥병과 비슷하다.

79 '塌', 무너질 탑. 꺼지다.

80 『萬病回春』 卷之二 「火證」(앞의 책, 96-97쪽). "黃芩湯, 治肺火咳嗽, 吐血痰血鼻血, 咽喉腫痛, 乾燥生瘡, 或鼻孔乾燥, 或鼻腫痛. 黃芩山梔子桔梗芍藥桑白皮麥門冬荊芥薄荷連翹各一錢, 甘草 三分. 上剉一劑, 水煎, 食後服."

81 이 처방은 『古今醫鑑』 卷九 「鼻病」(앞의 책, 240쪽)에 나온다.

鼻痛

鼻痛者, 因風邪與正氣相搏, 鼻道不通, 故爲痛. 宜人蔘順氣散,
通氣驅風湯 並見風門. 如痰火衝肺, 鼻膈隱痛, 二陳湯 方見痰飮,
加片芩, 梔子, 桔梗, 麥門冬, 煎服〔入門〕.[82]

82 『醫學入門』外集 卷四 雜病分類 外感 風類「鼻」(앞
의 책, 353쪽). "鼻痛, 因風邪入鼻, 與正氣相搏, 鼻道
不通故痛, 藿香正氣散, 祛風通氣散. 有痰火衝肺者,
鼻膈隱痛, 二陳湯加黃芩山梔桔梗麥門冬."

비통

코가 아픈 것은 풍사風邪와 정기正氣가 서로 맞부딪쳐서 콧구멍이 통하지 않기 때문이다. 인삼순기산이나 통기구풍탕을 쓴다(두 처방 모두 「풍문」에 있다). 만약 담화가 폐를 치받아 코의 중격이 은근히 아플 때는 이진탕(처방은 「담음문」에 있다)에 황금·치자·길경·맥문동을 더 넣어 달여 먹는다(『의학입문』).

鼻齇

鼻齇者, 鼻之準頭紅也. 甚則紫黑, 酒客多有之, 因血熱入肺, 鬱久, 則血凝濁而色赤. 或有不飮酒而紅者, 名曰肺風瘡, 亦是血熱入肺. 俱宜淸血四物湯, 兼服梔子仁丸. 外用硫黃散〔入門〕[83]. ○ 肺之爲藏, 其位高, 其體脆, 性惡寒, 又惡熱, 是故, 好飮熱酒者, 始則傷于肺, 藏鬱熱, 久則見於外, 而爲鼻齇準赤之候. 得熱則紅, 得寒則黑〔正傳〕[84]. ○ 酒齇鼻, 乃熱血入肺〔正傳〕[85]. ○ 酒齇鼻, 及肺風瘡, 以白龍丸, 逐日洗面, 常服龍虎丹, 半月瑩潔〔直指〕[86]. ○ 酒齇, 宜凌霄花散, 參歸丸. ○ 肺風瘡, 宜肺風丸, 升麻湯, 淸肺飮子, 一方.

83 『醫學入門』 外集 卷四 雜病分類 外感 風類 「鼻」(앞의 책, 353쪽). "鼻齇, 準頭紅也, 甚則紫黑. 因飮酒血熱入肺, 復被風寒鬱久, 則血凝濁而色赤, 或不飮者, 乃肺風血熱. 俱宜四物二陳湯去半夏, 加紅花黃芩, 水煎入酒少許, 調五靈脂末服, 氣虛加黃芪. 常宜服單山梔丸, 或黃連阿膠丸, 間用升麻和氣飮, 吞瀉靑丸以除病根. 外用黃連末, 天弔藤燒灰, 桐油調敷, 或硫粉散."

비사

비사鼻齄란 코끝이 붉은 것이다. 심하면 자흑색이 되며 술꾼에게 많다. 혈열血熱이 폐肺로 들어가서 오랫동안 몰려 있으면 혈이 엉겨 탁하게 되며 색이 붉어진다. 또 술을 먹지 않았는데도 코가 붉어지는 것을 폐풍창肺風瘡이라고 하는데, 이것도 혈열이 폐로 들어간 것이다. 모두 청혈사물탕을 쓰며, 치자인환을 함께 먹는다. 외용으로는 유황산을 쓴다(『의학입문』).

○ 폐라는 장기는 〔오장 중에서〕 그 위치가 제일 높고 그 몸체는 연약하며 성질은 찬 것을 싫어하고 열도 싫어하므로 뜨거운 술을 좋아하는 사람은 처음에는 폐가 상하여 몰린 열이 숨어 있다가 오래되면 밖으로 드러나서 코끝이 붉어지는 증상이 생긴다. 열을 받으면 붉어지고 찬 기운을 받으면 검어진다(『의학정전』).　○ 주사비酒齄鼻는 혈열이 폐로 들어간 것이다 (『의학정전』).　○ 주사비와 폐풍창은 백룡환으로 매일 얼굴을 씻고 늘 용호단을 먹으면 15일 만에 옥같이 깨끗해진다(『인재직지』).　○ 주사비는 능소화산이나 삼귀환을 쓴다.　○ 폐풍창에는 폐풍환, 승마탕, 청폐음자와 다른 처방〔搽鼻去紅方〕을 쓴다.

---

84 『醫學正傳』에는 '則'이 '兪'로 되어 있다.

85 『醫學正傳』 卷之五「鼻病」'論'(앞의 책, 284쪽).

86 『醫學正傳』 卷之五「鼻病」'論'(앞의 책, 284쪽).

87 『仁齋直指』 卷二十一 鼻「鼻病證治」(앞의 책, 407쪽). "又酒齄鼻面上肺風瘡方."

清血四物湯

治酒皶.

川芎, 當歸, 赤芍藥, 生地黃, 片芩 酒炒, 紅花 酒焙, 赤茯苓, 陳皮 各一錢, 生甘草 五分.

右剉作一貼, 入薑二片, 煎水, 調五靈脂末一錢, 食後服[回春][88].

梔子仁丸

治酒皶.

老山梔子仁爲末, 黃蠟等分, 熔化, 和丸彈子大, 茶淸嚼下, 忌熱物[89]. 半月效[90][得效].

硫黃散

治鼻皶.

生硫黃 五錢, 杏仁 二錢半, 輕粉 一錢.

右爲末, 酒調, 臨臥塗之, 明早洗去[91][回春].

88 『萬病回春』卷之五「鼻病」‘淸血四物湯’(앞의 책, 270쪽).

89 『世醫得效方』에는 ‘熱物’이 ‘酒炙’로 되어 있다.

90 『世醫得效方』卷第十「鼻病」‘梔子仁圓’(앞의 책, 168쪽).

91 이 처방의 출전은 『世醫得效方』이다(『中醫方劑大辭典』第十册, 221쪽). 『世醫得效方』卷第十 大方脈雜醫科「鼻病」(앞의 책, 168쪽).

청혈사물탕

주사비를 치료한다.

천궁, 당귀, 적작약, 생지황, 황금(술에 축여 볶은 것), 홍화(술에 축여 약한 불에 달린 것), 적복령, 진피 각 한 돈, 감초(날것) 닷 푼.

위의 약들을 썰어 한 첩으로 하여 생강 두 쪽을 넣고 달인 물에 오령지가루 한 돈을 타서 식후에 먹는다(『만병회춘』).

치자인환

주사비를 치료한다.

노산 치자 씨(익었지만 오랫동안 따지 않은 산치자)를 가루내어 같은 양의 황랍을 녹여서 반죽하여 탄자대의 알약을 만들어 맑은 찻물로 씹어먹는데, [술이나 구운 고기와 같은] 뜨겁거나 열이 나는 음식은 피하여야 한다. 15일이면 효과가 있다(『세의득효방』).

유황산

주사비를 치료한다.

생유황 닷 돈, 행인 두 돈 반, 경분 한 돈.

위의 약들을 가루내어 술에 타서 잠자리에 들 때 코에 바르고 다음 날 아침에 닦아낸다(『만병회춘』).

白龍丸

治酒䘌, 滿面紫黑[92].

川芎, 藁本, 細辛, 白芷, 甘草 各等分.

右末, 四兩, 入煅石膏末 一斤, 水丸彈子大, 逐日用此藥洗面,
如澡豆法[93], 或夕塗晨洗之[丹心][94].

凌霄花散

治酒䘌鼻. 不三次, 可去根.

凌霄花, 山梔子 等分.

爲末, 每二錢, 食後茶淸調下[得效][95].

參歸丸

治酒䘌, 乃血熱入肺.

苦參 四兩, 當歸 二兩.

右末, 酒糊和丸, 梧子大, 熱茶淸下七八十丸[醫鑑][96].

肺風丸

治面鼻風瘡[97], 及䘌皰[98].

細辛, 旋覆花, 羌活 各二兩, 晚蠶蛾 灸, 苦參 各一錢.

右末, 軟飯和丸, 梧子大, 食後茶淸下五七十丸[東垣][99].

---

92 『丹溪心法』에는 '紫黑'이 '紫赤酒刺'로 되어 있다.

93 '澡豆'는 옛날에 팥이나 녹두 같은 것을 갈아서 만
　들어 쓰던 가루비누를 말한다.

94 『丹溪心法』卷四 「鼻病七十六」 附方 '白龍丸' (앞의

책, 399쪽).

95 『世醫得效方』卷第十 「鼻病」 '凌霄花散' (앞의 책,
　168쪽).

96 『古今醫鑑』卷九 方 「鼻病」 (앞의 책, 240-241쪽).

백룡환

얼굴 전체가 자흑색이 된 주사비를 치료한다.

천궁·고본·세신·백지·감초 각 같은 양.

위의 약들을 가루내어 이것 넉 냥에 석고가루(불에 달군 것) 한 근을 넣고 물로 반죽하여 탄자대의 알약을 만든다. 날마다 이 약으로 가루비누를 쓰는 것처럼 얼굴을 씻거나 혹은 저녁에 바르고 새벽에 닦아낸다(『단계심법』).

능소화산

주사비를 치료한다. 세 번을 먹지 않아도 병의 뿌리를 뽑을 수 있다.

능소화·산치자 각 같은 양.

위의 약들을 가루내어 식후에 두 돈씩 맑은 찻물에 타서 먹는다(『세의득효방』).

삼귀환

주사비를 치료하는데, 이것은 혈열이 폐로 들어간 것이다.

고삼 넉 냥, 당귀 두 냥.

위의 약들을 가루내어 술로 쑨 풀로 반죽하여 오자대의 알약을 만들어 일흔에서 여든 알씩 뜨거운 맑은 찻물로 먹는다(『고금의감』).

폐풍환

얼굴과 코에 생긴 풍사風瘡와 코에 붉고 여드름 같은 것〔皶皰〕이 생기는 것을 치료한다.

세신·선복화·강활 각 두 냥, 만잠아(구운 것), 고삼 각 한 돈.

위의 약들을 가루내어 질척한 밥에 반죽하여 오자대의 알약을 만들어 식후에 쉰에서 일흔 알씩 맑은 찻물로 먹는다(동원).

---

97 '瘡', '皶'와 같은 字이다. '風瘡'는 '肺風瘡'을 말한다(『精校註譯 東醫寶鑑』 外形篇, 190쪽 주 74).

98 '皰', 여드름 포.

99 『外科精義』 卷下. "細辛旋覆花羌活已上各一兩, 晩蠶蛾去翅足, 苦參已上各二兩. 右爲細末, 頓飯和丸, 如梧桐子大, 每服五十丸, 茶酒任下, 不拘時."

升麻湯

治肺風瘡.

陳皮, 甘草 各一錢, 蒼朮, 乾葛, 桔梗, 升麻 各七分, 赤芍藥,
大黃酒蒸 各五分, 半夏, 赤茯苓, 白芷, 當歸 各三分, 枳殼, 乾
薑 各二分.

右剉作一貼, 入薑三片, 燈心一撮, 同煎服〔丹心〕[100].

清肺飲子

治鼻紅肺風瘡.

薄荷 一兩, 山茶花[101], 胡麻仁, 片芩 酒炒, 梔子, 葛花, 苦參, 甘
草 各七錢, 連翹, 荊芥, 芍藥, 防風 各三錢.

右爲末, 每二錢, 茶淸調服, 後用搽藥〔醫鑑〕[102].

搽鼻去紅方

白礬, 水銀, 京墨 各一錢, 杏仁 四十九箇, 輕粉 七分, 白楊葉[103]
七箇, 大風子[104] 四十九箇, 五味子 四十九粒, 核桃 七箇.

右爲末, 雞子淸調, 搽患處〔醫鑑〕[105].

100 『丹溪心法』 卷四 「癩風六十四」 ‘局方升麻湯’(앞
　　의 책, 370쪽). ‘升麻湯’은 鉛紅散에 대한 설명에
　　언급되어 있다. “鉛紅散. 治風熱上攻, 面鼻紫赤,
　　刺癮疹, 俗呼肺風, 舶上硫黃, 白礬枯 各半兩, 右爲
　　末, 黃丹少許染與病人面色同, 每上半錢津液塗之,

臨臥再塗兼服升麻湯, 下瀉靑丸服之, 除其根本也
(二方見癩風類)”(『丹溪心法』 卷四 「鼻病七十六」,
앞의 책, 399쪽).
101 ‘山茶花’는 동백나무 꽃을 말한다.
102 『古今醫鑑』 卷九 「鼻病」(앞의 책, 240쪽).

승마탕

폐풍창을 치료한다.

진피 · 감초 각 한 돈, 창출 · 갈근 · 길경 · 승마 각 일곱 푼, 적작약 · 대황(술에 찐 것) 각 닷 푼, 반하 · 적복령 · 백지 · 당귀 각 서 푼, 지각 · 건강 각 두 푼.

위의 약들을 썰어 한 첩으로 하여 생강 세 쪽, 등심 한 자밤을 넣고 함께 달여 먹는다(『단계심법』).

청폐음자

코가 붉어지는 폐풍창을 치료한다.

박하 한 냥, 산다화, 호마인, 황금(술에 축여 볶은 것), 치자, 갈화, 고삼, 감초 각 일곱 돈, 연교 · 형개 · 작약 · 방풍 각 서 돈.

위의 약들을 가루내어 두 돈씩 맑은 찻물에 타서 먹은 다음 바르는 약을 쓴다(『그금의감』).

코에 발라 붉은 기를 없애는 처방

백반 · 수은 · 경묵 각 한 돈, 행인 마흔아홉 개, 경분 일곱 푼, 백양엽 일곱 개, 대풍자 마흔아홉 개, 오미자 마흔아홉 알, 호두 일곱 개.

위의 약들을 가루내어 달걀 흰자위에 개어 병이 난 곳에 바른다(『고금의감』).

---

103 ‘白楊葉’은 버드나뭇과에 속하는 낙엽 교목인 사시나무의 잎사귀이다.

104 ‘大風子’는 산유자나무과에 속하는 교목인 대풍자(*Hydnocarpus anthelmintica* Pierre)의 여문 씨를 말린 것이다. 맛은 달고 성질은 따뜻하며 독이 있다. 肝脾腎經에 작용한다. 풍사와 습사를 없애고 기생충을 驅除한다.

105 『古今醫鑑』卷九「鼻病」(앞의 책, 240쪽).

面鼻紫黑

面爲陽中之陽，鼻居面之中，一身之血，運到面鼻，皆爲至淸至精之血．多酒之人，酒氣熏蒸，面鼻得酒，血爲極熱，熱血得寒，汚濁凝澁而不行．故色爲紫黑．治宜化滯血，生新血．服淸血四物湯 方見上．氣弱者，加酒黃芪〔正傳〕[106]．

106『醫學正傳』卷之五「鼻病」‘方法’(앞의 책, 285쪽).

얼굴과 코가 자흑색을 띤 것

얼굴은 양陽 중의 양이며, 코는 얼굴의 가운데에 있다. 온몸의 피가 돌다가 얼굴과 코에 도달하는데 이것은 지극히 맑고 정미로운 피이다. 술을 많이 마시는 사람은 술기운에 절어 얼굴과 코에 술기운이 오르면 피가 매우 뜨거워지는데, 이때 뜨거운 피가 찬 기운을 만나면 〔피가〕 더러워지고 뭉쳐서 흐르지 않게 된다. 그렇기 때문에 자흑색이 되는 것이다. 둥치고 막힌 피를 풀어주고 새로운 피가 생기게 하여야 하는데, 청혈사물탕을 먹는다(처방은 앞에 있다). 기가 약한 사람은 황기(술에 담갔던 것)를 더 넣는다(『의학정전』).

鼻涕

詳見津液門.

鼻嚔

詳見言語門.

콧물

자세한 것은 「진액문」에 나와 있다.

재채기

자세한 것은 「언어문」에 나와 있다.

鼻色占病

靈樞曰, 鼻頭色靑爲痛, 色黑爲勞, 色赤爲風, 色黃者, 便難也.
色鮮明者, 有留飮也. ○ 鼻色靑, 腹中痛, 苦冷者, 死[正傳][107]. ○
鼻頭微白者, 亡血也. 赤者, 血熱也, 酒客多有之[三因][108].

---

107 이 구절은 『靈樞』가 아니라 『金匱要略』에 나온다.
　　『金匱要略方論』「臟腑經絡先後病脈證第一」(『金
　　匱要略譯釋』, 27쪽. 『金匱要略精解』, 17쪽). "鼻頭
　　色靑, 腹中痛, 苦冷者死. 鼻頭色微黑者, 有水氣. 色

黃者, 胸上有寒. 色白者, 亡血也, 設微赤非時者死.
其目正圓者, 痓不治. 又色靑爲痛, 色黑爲勞, 色赤
爲風, 色黃者便難, 色鮮明者有留飮."
108 이 구절은 『醫學正傳』이 아니라 『金匱要略』에 나

코의 색으로 병을 예측함

『영추』에서는 "코끝의 색이 푸르면 통증이 있고 색이 검으면 허로증이 있으며 색이 붉으면 풍증이 있고 색이 누르면 변을 보기가 어려우며 색이 선명하면 유음留飮이 있는 것이다"라고 하였다. ○ 코의 색이 푸르고 뱃속이 아픈데 몹시 차가우면 죽는다(정전). ○ 코끝이 약간 흰 것은 피를 많이 흘린 것이며 〔코끝이〕 붉은 것은 피가 뜨거운 것인데, 술을 많이 마시는 사람들에게 많다(『삼인극일병증방론』).

온다. 『金匱要略方論』「臟腑經絡先後病脈證第一」
(『金匱要略譯釋』, 27쪽. 『金匱要略精解』, 17쪽).
109 『三因極一病證方論』卷之十六「鼻病證治」(앞의
책, 226쪽).

修養法

常以手中指，於鼻梁兩邊，揩二三十遍，令表裏俱熱．所謂灌漑中岳，以潤於肺也〔養性〕．○ 常去鼻中毛，謂神氣出入之門戶也〔養性〕．

수양법

늘 가운뎃손가락으로 콧마루 양쪽을 스물에서 서른 번씩 문질러서 〔코〕 안팎이 모두 열이
나게 한다. 〔이를테면 얼굴의〕 가운데 큰 산〔中岳〕인 코에 물을 대어 폐를 촉촉하게 하는 것
이다(양성). ○ 늘 코털을 없애야 한다. 왜냐하면 〔콧구멍은〕 신기神氣가 출입하는 문호이기
때문이다(양성).

單方

凡十五種.

白鹽

治酒皶.

和津唾, 常擦之, 爲妙〔得效〕[110].

白礬

治鼻中瘜肉.

取枯礬末, 和猪脂, 綿裹塞鼻中, 甚妙〔本草〕[111].

硫黃

治鼻紅, 如神.

硫黃化開, 入燒酒內, 淬三次, 爲末, 茄汁調敷, 三次卽效〔種杏〕[112].

雄黃

療鼻中瘜肉.

取棗核大, 塞鼻中, 瘜肉自落〔本草〕[113].

輕粉

治酒皶.

輕粉, 硫黃爲末, 和津唾, 擦之. 又輕粉, 硫黃, 乳香, 細辛爲末, 唾調付之〔綱目〕[114].

---

110 『世醫得效方』卷第十 「鼻病」 ‘治酒皶’ (앞의 책, 168쪽).

111 『證類本草』卷三 玉石部上品總七十三種 「礬石」 (政和本 63쪽, 四庫本 94쪽). 원문과 들고남이

있다.

112 『種杏仙方』卷二 「鼻病」 (앞의 책, 48쪽). “ ‘化開’는 주로 녹인다는 뜻으로 쓰이나, 여기서는 불에 달군다는 뜻으로 쓰였다”(『精校註釋 東醫寶鑑』 外形

단방

모두 열다섯 가지이다.

백염(흰 소금)

주사비를 치료한다.

좋은 소금에 침을 섞어서 늘 코를 문지르면 좋다(『세의득효방』).

백반

콧속에 군살이 생긴 것을 치료한다.

고백반을 가루내어 돼지기름과 섞어 솜에 싸서 콧구멍을 막으면 매우 좋다(『증류본초』).

유황

코가 빨갛게 된 것을 치료하는데, 효과가 아주 좋다.

유황을 달구어 소주에 세 번 담금질한 다음 〔이것을〕 가루내어 가지즙에 개어 세 번 바르면 바로 효과가 있다(『종행선방』).

웅황

콧속의 군살을 치료한다.

석웅황을 대추씨만하게 하여 콧속을 막으면 군살이 저절로 떨어진다(『증류본초』).

경분

주사비를 치료한다.

경분과 유황을 가루내어 침으로 개서 코를 문지른다. 또 경분·유황·유향·세신을 가루내어 침에 개어 코에 붙인다(『의학강목』).

篇, 鼻 「單方」 '硫黃', 192쪽 주87).

113 『證類本草』 卷四 玉石部中品總八十七種 「雄黃」 (政和本 79쪽, 四庫本 129쪽). 원문과 들고남이 있다.

114 『醫學綱目』 卷之二十八 肺大腸部 「酒齄鼻」(앞의 책, 615쪽). '紛黃膏'의 내용이다.

細辛

除齆臭, 瘜肉. 與瓜蔕同用, 爲瓜丁散.
有人患瘜肉垂出外, 用此卽消盡〔綱目〕[115].

茺蕷

治鼻多涕.
或煎, 或末服, 並佳〔本草〕[116].

乾薑

治鼻塞.
爲末, 蜜和丸, 塞鼻中〔本草〕[117].

辛夷

通鼻塞.
爲末, 葱茶淸, 點服一錢, 又綿裹塞鼻中〔本草〕[118].

皂角

治鼻塞.
炙爲末, 取少許, 吹入鼻中. 又食物入鼻不出, 以末吹鼻, 取嚏
卽出〔本草〕[119].

---

115 『醫學綱目』卷之二十八 肺大腸部「鼻瘜肉」(앞의
　　책, 614쪽). 『醫學綱目』에서는 細辛과 瓜蔕를 各等
　　分하였다.
116 『證類本草』卷七 草部上品之下總五十三種「茺蕷」

(政和本 152쪽, 四庫本 293쪽). 원문과 들고남이
있다.
117 『證類本草』卷八 草部中品之上總五十三種「乾薑」
(政和本 172쪽, 四庫本 339쪽). 원문에서는 『千金

세신(족두리풀 뿌리)

비옹과 〔코에〕 냄새 나는 것, 그리고 코의 군살을 없앤다. 과체와 함께 쓰면 과정산이라고 한다.

어떤 사람이 코에 군살이 생겼는데 콧구멍 밖에까지 나왔다. 이것을 쓰자 바로 삭아 없어졌다(『의학강목』).

궁궁(천궁)

콧물이 많이 흐르는 것을 치료한다.

천궁을 달이거나 가루내어 먹어도 좋다(『증류본초』).

건강(마른 생강)

코가 막힌 것을 치료한다.

건강을 가루내어 꿀에 섞어 알약을 만들어 콧구멍을 막는다(『증류본초』).

신이(백목련 꽃봉오리)

코가 막힌 것을 뚫어준다.

신이를 가루내어 한 돈씩 파와 차 달인 맑은 물에 타서 먹거나, 솜에 싸서 콧구멍을 막는다(『증류본초』).

조각(주엽나무 열매)

코가 막힌 것을 치료한다.

조각을 구워서 가루내어 조금씩 콧속에 불어넣는다. 또 먹은 음식이 코로 들어가서 나오지 않을 때 이 가루를 콧속에 불어넣으면 재채기를 하면서 바로 나온다(『증류본초』).

方』을 인용하여 "治䪿鼻, 以乾薑末, 蜜和, 塞鼻中" 이라고 하였다.

118 『證類本草』卷十二 木部上品總七十二種「辛夷」(政和本 281쪽, 四庫本 605쪽). 원문과 들고남이 있다.

119 『證類本草』卷十四 木部下品總九十九種「皂莢」(政和本 318-319쪽, 四庫本 690-692쪽). 원문과 들고남이 있다.

百草霜

治久患鼻瘡, 膿極臭.

細研爲末, 以冷水調下二錢〔綱目〕[120].

瓜蔕

去鼻中瘜肉.

爲末, 綿裹塞之. 或和羊脂, 或和細辛, 皆佳〔本草〕[121].

胡荽[122]

治瘜肉.

擣爛, 塞鼻, 瘜肉自落〔丹心〕[123].

犬膽

主鼻齆, 及鼻中瘜肉.

取瓜蔕, 細辛末, 和膽汁, 塞鼻, 卽效〔本草〕[124].

狗頭骨灰

和碙砂少許, 搐鼻中, 瘜肉自化〔丹心〕[125]. ○ 歌曰, 狗頭灰一錢, 丁香半錢上, 細研吹鼻中, 瘜肉化爲水〔類聚〕[126].

---

120 『醫學綱目』 卷之二十八 肺大腸部 「鼻瘜肉」(앞의 책, 614쪽).

121 『證類本草』 卷二十七 菜部上品總三十種 「瓜蔕」 (政和本 478쪽, 四庫本 1,028쪽). 원문과 들고남 이 있다.

122 '荽', 호유(본래 음은 수). '胡荽'는 고수풀로 향초 이름이며, 미나리과 1년생 초본이다.

123 『丹溪心法附餘』 卷之十二 鼻病 「附諸方」 '又方' (앞의 책, 491쪽).

124 『證類本草』 卷十七 獸部中品總一十七種 「狗陰莖」

백초상(가마솥 밑의 검댕)

비창鼻瘡을 오래 앓아 고름이 나오면서 냄새가 심하게 나는 것을 치료한다.

백초상을 곱게 가루내어 두 돈씩 냉수에 타서 마신다(『의학강목』).

과체(참외 꼭지)

콧속의 군살을 없앤다.

과체를 가루내어 솜에 싸서 코를 막는다. 양의 기름이나 세신을 섞어도 모두 효과가 좋다(『증류본초』).

호유(고수)

콧속의 군살을 치료한다.

호유를 문드러지게 짓찧어 코를 막으면 군살이 저절로 떨어진다(『단계심법부여』).

견담(개의 쓸개)

비옹과 콧속의 군살을 치료한다.

과체와 세신을 가루내어 쓸개즙에 개서 코를 막으면 바로 효과가 있다(『증류본초』).

구두골회(개의 대가리 뼈)

〔개 대가리 뼈 재에〕 노사를 조금 섞어 콧속에 넣으면 군살이 저절로 녹는다(『단계심법부여』). ○ 약성가에서는 "개 대가리 뼈 재 한 돈, 정향 반 돈을 곱게 가루내어 콧속에 불어넣으면 군살이 녹아서 물처럼 된다"고 하였다(『의방유취』).

(政和本 357쪽, 四庫本 774쪽). 원문과 들고남이 있다.

125 『丹溪心法附餘』 卷之十二 鼻病 「附諸方」 '又方' (앞의 책, 491쪽).

126 『醫方類聚』 卷七十九 鼻門 醫林方 「息內瘜肉」(의학 연구원 동의학연구소 옮김, 『의방유취』 제6분책, 644쪽).

鍼灸法

鼻流淸涕, 濁涕, 灸上星二七壯. 又取人中, 風府, 不愈, 又取百會, 風池, 風門, 大顀〔綱目〕[127]. ○ 鼻塞不聞香臭, 取迎香, 上星, 合谷, 不愈, 灸人中, 風府, 百勞, 前谷〔綱目〕[128]. ○ 鼻流臭穢, 取上星, 曲差, 合谷, 人中, 迎香〔綱目〕[129]. ○ 鼻中瘜肉, 取風池, 風門, 風府, 人中, 和髎〔東垣〕[130]. ○ 鼻涕多, 宜灸顖會, 前頂, 迎香〔資生〕[131].

127 『醫學綱目』 卷之二十八 肺大腸部 「鼻淵」(앞의 책, 613쪽).

128 『醫學綱目』 卷之二十八 肺大腸部 「鼻塞」(앞의 책, 611쪽).

129 『醫學綱目』 卷之二十八 肺大腸部 「鼻淵」(앞의 책, 613쪽).

130 『醫學綱目』 卷之二十八 肺大腸部 「鼻瘜肉」(앞의 책, 614쪽).

131 『鍼灸資生經』 卷六 「鼻涕出」(앞의 책, 403쪽). 迎香은 나오지 않는다.

침구법

코에서 멀건 콧물이나 누런 콧물이 흐를 때는 상성혈에 뜸을 열네 장 뜬다. 또 인중과 풍부혈에 침을 놓고도 낫지 않으면 백회, 풍지, 풍문, 대추혈에 놓는다(『의학강목』). ○ 코가 막혀서 냄새를 맡지 못할 때는 영향, 상성, 합곡혈에 놓는다. 그래도 낫지 않으면 인중, 풍부, 백로, 전곡혈에 뜸을 뜬다(『의학강목』). ○ 누런 콧물이 흐르면서 심한 냄새가 날 때는 상성, 곡차, 합곡, 인중, 영향혈에 놓는다(『의학강목』). ○ 콧속에 군살이 생겼을 때는 풍지, 풍문, 풍부, 인중, 화료혈에 놓는다(동원). ○ 콧물이 많이 날 때는 신회, 전정, 영향혈에 뜸을 뜬다(『침구자생경』).

口舌

입

口曰玉池

黃庭經曰, 玉池, 淸水灌靈根, 註曰, 玉池者, 口也, 淸水者, 津液也, 靈根者, 舌也.[1]

1 『太上黃庭外景經』에 대한 梁邱子의 注이다(『黃庭
　經』, 上海古籍出版社, 1990, 65쪽).

입은 옥지라고 한다

『황정경』에서는 "옥지玉池의 맑은 물〔淸水〕은 영근으로 흘러간다"라고 하였고, 양구자의
주에서 "옥지는 입이고 맑은 물은 침〔津液〕이며, 영근은 혀이다"라고 하였다.

舌屬心

內經曰, 心在竅爲舌[2]. 又曰, 心氣通於舌, 心和, 則舌能知五味矣. ○ 舌者[3], 心之苗也[入門]. ○ 舌爲心之官[4], 主嘗五味, 以布五藏焉. 心之本脈[5][6], 繫於舌根, 脾之絡脈, 繫於舌傍, 肝脈, 循陰器絡於舌本, 腎之津液, 出於舌端, 分布五藏, 心實主之. 三經爲四氣所中[7], 則舌卷不能言, 七情氣鬱, 則舌腫不能語, 至如心熱, 則舌破生瘡, 肝壅, 則出血如湧, 脾閉, 則白胎如雪, 此舌之爲病也[得效][8].

---

2 『素問』 「陰陽應象大論第五」.

3 『靈樞』 「脈度第十七」.

4 『醫學入門』 內集 卷一 臟腑 臟腑條分(앞의 책, 59쪽).

5 ‘官’은 관청(여기에서는 이목구비 등)과 같이 특정한 기능이나 일을 맡아서 하는 곳을 의미한다.

6 『世醫得效方』에는 ‘本’이 ‘別’로 되어 있다.

7 ‘四氣’는 風寒暑濕의 네 기운을 말한다. 運氣學의 용어로는 主氣의 四之氣(太陰濕土之氣. 秋分 전 60일)를 말한다.

8 『世醫得效方』 卷十七 口齒兼咽喉科 「總說」(앞의 책, 284쪽).

혀는 심心에 속한다

『내경』에서는 "심心의 〔외부와 작용하는〕 구멍은 혀이다"라고 하였으며, 또 "심의 기氣는 혀로 통하므로 심이 조화로우면 혀가 맛〔五味〕을 잘 가린다"고 하였다. ○ 혀는 심의 〔상태를 보여주는〕 싹이다(『의학입문』). ○ 혀는 심의 일을 맡아서 하는 곳으로 오미五味를 맛보아 〔그 맛을 각각의 맛에 해당하는〕 오장으로 나눠주는 일을 주관한다. 심의 큰 줄기 맥〔本脈〕은 혀뿌리와 연결되어 있고, 비脾의 곁가지 맥〔絡脈〕은 혀의 가장자리에 연결되어 있으며, 간肝의 맥은 생식기를 돌아 혀뿌리를 얽고, 신腎의 진액은 혀끝에서 나와 오장으로 나뉘지만 실제로는 심이 다스린다. 세 경맥〔心脾肝脈〕이 네 가지 기의 침입을 받으면 혀가 말려서 말을 하지 못하게 되는데 칠정七情으로 기가 뭉쳐 막히면 혀가 붓고 말을 하지 못하게 되며, 심에 열까지 생기게 되면 혀가 갈라지고 헐며, 간의 기가 막히면 혀에서 피가 샘솟듯이 나고, 비가 막히면 눈같이 하얀 백태가 끼는데 이것이 모두 혀의 병이다(『세의득효방』).

口唇屬脾

內經曰，中央黃色，入通於脾，開竅於口，故病在舌本．又曰，脾主口，又曰，脾在竅爲口．◯ 難經曰，脾氣通於口，脾和則能知五味矣[9]．◯ 心主舌，脾主唇口，心脾二氣，恒相通也(入門)[10]．◯ 唇屬脾，風則瞤動，寒則掀縮，熱則乾裂，血虛則無色，氣鬱則瘡腫．唇有病，則隨證以治脾，可也(入門)[11]．◯ 六府之華，在唇四白(內經)[12]．

---

9 『靈樞』「脈度第十七」．“脾氣通于口，脾和則口能知五穀矣.”『難經』「第三十七難」에서는 “脾氣通於口，口和則知穀味矣，心氣通於舌，舌和則知五味矣”라고 하였다.

10 『醫學入門』 外集 卷四 雜病分類 外感 風類「口舌唇」(앞의 책, 354쪽).

11 『醫學入門』 外集 卷四 雜病分類 外感 風類「口舌唇」(앞의 책, 355쪽).

12 『素問』「六節藏象論篇第九」．“脾胃大腸小腸三焦膀胱者，倉廩之本，營之居也，名曰器，能化糟粕，轉味

입과 입술은 비脾에 속한다

『내경』에서는 "중앙과 누런색의 기氣는 〔오행 중 토土에 속하므로〕 비脾와 통하고, 비는 입으로 구멍을 내므로 병이 혀뿌리에 나타난다"고 하였다. 또한 "비는 입을 주관한다", "비의 〔외부와 작용하는〕 구멍은 입이다"라고 하였다. ○ 『영추』에서는 "비의 기는 입으로 통하므로 비의 기가 조화되면 다섯 가지 맛을 잘 안다"고 하였다. ○ 심은 혀를 주관하고 비는 입술과 입을 주관하므로 심과 비의 기는 항상 서로 통한다(『의학입문』). ○ 입술은 비에 속하여 풍을 맞게 되면 입술이 떨리고, 차가워지면 입술이 오므라들며 열이 있으면 입술이 말라 갈라지고, 혈이 허하면 입술이 창백하고, 기가 뭉치면 종창이 생긴다. 그러므로 입술에 병이 생기면 그 증상에 따라 비를 치료하면 된다(『의학입문』). ○ 육부의 상태〔華〕는 입술의 사백四白에 나타난다(『내경』).

而入出者也. 其華在脣四白."
'脣四白'은 얼굴로 이어지는 입술의 상하좌우 네 가
장자리를 말한다. 王冰은 "四白謂脣四際之白色肉
也"라고 하였다.

脈法

左寸洪數, 心熱口苦, 右寸浮數, 肺熱口辛, 左關弦數, 膽虛口苦, 洪實, 則肝熱口酸, 右關沈實, 脾熱口甘, 洪數, 則口瘡, 或爲重舌, 木舌〔脈訣〕[13]. ○ 口舌生瘡, 脈洪疾速, 若見脈虛, 中氣不足〔回春〕[14].

13 『醫學正傳』卷之五 「口病」(앞의 책, 274쪽). 여기에 　　는 이런 구절이 나오지 않는다.
　　서는 『脈經』에서 인용하였다고 하였으나 『脈經』에　　14 『萬病回春』卷之五 「口舌」 '脈'(앞의 책, 271쪽).

맥법

왼쪽 촌맥이 홍삭하면 심心의 열로 입이 쓰고, 오른쪽 촌맥이 부삭하면 폐肺의 열로 입이 매우며, 왼쪽 관맥이 현삭하면 담이 허하여 입이 쓰고, 홍실하면 간열肝熱로 입이 시큼하며, 오른쪽 관맥이 침실하면 비脾의 열로 입이 달고, 홍삭하면 입이 허는데 중설이 생기거나 목설〔설종〕이 되기도 한다(맥결). ○ 입이나 혀가 헐면 맥이 홍삭한데, 만약 맥이 허하면 중초의 기氣가 부족한 것이다(『만병회춘』).

口舌主五味

心氣通於舌, 能知五味, 脾氣通於口, 亦能知五穀之味. ○ 口之味, 熱勝則苦, 寒勝則鹹, 宿食則酸, 煩躁則澁, 虛則淡, 疸則甘, 勞鬱則口臭, 凝滯則生瘡. 口之津液, 通乎五藏, 藏氣偏勝, 則味應乎口〔得效〕. ○ 傷胃陽虛, 則口中無味, 傷腎陰虛, 則口中有味〔入門〕. ○ 龍腦雞蘇元, 治胃熱口臭, 肺熱喉腥, 脾熱口甜, 膽熱口苦, 肝熱口酸, 及胸中鬱熱等證 方見血門.

15 『難經』「第三十七難」.

16 『世醫得效方』卷十七 口齒兼咽喉科「總說」(앞의 책, 284쪽). 원문과 들고남이 있다.

17 『醫學入門』外集 卷四 雜病分類 內傷類 虛類「口舌脣」(앞의 책, 397쪽).

18 「血門」에는 처방 명이 '용뇌계소환'으로 되어 있다.

입과 혀는 맛을 주관한다

심心의 기는 혀로 통하여 맛 자체〔五味〕를 가릴 줄 알게 하고, 비脾의 기는 입으로 통하여 〔개별적인〕 음식의 맛〔五穀〕을 알게 한다. ○ 입맛은 열이 심하면 쓰고, 차가우면 짜고, 오랫동안 소화가 안 되면〔宿食〕 시큼하고, 가슴이 뛰고 답답하면 텁텁하고, 허하면 심심하고〔맛이 없으며〕, 황달이 있으면 달고, 피로가 몰리면 입 냄새가 나고, 기가 막혀 엉기면 입이나 혀가 헌다. 입의 침〔津液〕은 오장으로 통하므로 어떤 장의 기가 치우쳐서 왕성하면 입도 그 〔장부의〕 맛을 따라간다(『세의득효방』). ○ 위胃가 상하여 양陽이 허하면 입맛이 없고, 신腎이 상하여 음陰이 허하면 입맛이 있다(『의학입문』). ○ 용뇌계소환은 위에 열이 있어 입에서 냄새가 나고, 폐에 열이 있어 목구멍에서 비린내가 나며, 비脾에 열이 있어 입이 갈고, 담膽에 열이 있어 입이 쓰며, 간에 열이 있어 입이 시큼하고, 가슴에 열이 뭉치는 증상들을 치료한다(처방은 「혈문」에 있다).

口酸

肝熱則口酸, 木乘脾口亦酸. 小柴胡湯 方見寒門, 加草龍膽靑皮, 甚者, 宜當歸龍薈丸 方見五藏〔入門〕[19].

19 『醫學入門』外集 卷四 雜病分類 外感 風類 「口舌脣」
   (앞의 책, 354쪽). "肝熱, 口酸而苦, 小柴胡湯加龍膽
   草靑皮甘草, 甚者當歸龍薈丸. … 然肝移於膽則口亦
   苦, 木乘脾則口亦酸."

입맛이 시큼한 것

간에 열이 있으면 입맛이 시큼하고, 간[木]이 비[土]를 억눌러도 입이 시큼하다. 소시호탕(처방은 「한문」에 있다)에 용담초·청피를 넣어 쓰고, 심하면 당귀용회환(처방은 「오장문」에 있다)을 쓴다(『의학입문』).

口苦

心熱則口苦, 或生瘡, 宜凉膈散 方見火門, 瀉心湯 方見五藏. 肝移熱於膽, 則口亦苦. 宜小柴胡湯, 加麥門冬酸棗仁地骨皮遠志[丹心][20]. ○ 內經曰, 有病口苦者, 名曰膽癉. 此人數謀慮不決, 故膽虛氣上溢, 而口爲之苦[21]. ○ 又曰, 肝氣熱, 則膽泄, 口苦筋膜乾[22]. 釋曰, 肝主謀慮, 膽主決斷, 盛汁三合[23], 膽或不決, 爲之急怒, 則氣上逆, 膽汁上溢, 故口苦. 宜龍膽瀉肝湯, 主之[綱目][24]. ○ 口苦, 宜益膽湯[正傳][25].

---

20 『醫學入門』外集 卷四 雜病分類 外感 風類 口舌唇
「熱極偏勝口糜爛」(앞의 책, 354쪽). 원문과 들고남
이 있다. "心熱, 口苦生瘡, 凉膈散, 肝熱, 口酸而若,
小柴胡湯, … 然肝移熱於膽則口亦苦."

21 『素問』「奇病論第四十七」.

22 『素問』「痿論第四十四」.

23 『醫學綱目』에는 '三合'이 '七合'으로 되어 있다.
『難經』「第四十二難」에서는 '三合'이라고 하였다.

24 『醫學綱目』卷之二十五 脾胃部 口「口苦」(앞의 책,
575쪽).

25 『醫學正傳』卷之五「口病」(앞의 책, 275쪽).

입맛이 쓴 것

심心에 열이 있으면 입맛이 쓰고 때로는 헐기도 하는데, 양격산(처방은 「화문」에 있다)이나 사심탕(처방은 「오장문」에 있다)을 쓴다. 간이 담으로 열을 옮겨도 역시 입이 쓰다. 소시호탕에 맥문동·산조인·지골피·원지를 더 넣어 쓴다(단심). ○『내경』에서는 "입맛이 쓴 병을 담단膽癉이라고 한다. 이런 사람은 생각을 많이 하면서도 결단을 내리지 못하므로 담이 허해져 기가 위로 넘쳐 입이 쓰게 되는 것이다"라고 하였다. ○ 또한 "간의 기가 열을 받으면 담즙이 흘러나와 입이 쓰고 근막이 마른다"고 하였다. 누영樓英은 이를 해석하여 "간은 깊이 헤아리게 하고 담은 결단을 내리게 한다. 담즙이 가득 차면 서 홉이 된다. 그런데 담이 때로 결단을 내리지 못하여 급하고 화내는 마음이 생기면 기가 위로 거꾸로 오르고 담즙이 위로 올라 넘치기 때문에 입이 쓰게 된다. 용담사간탕이 주치한다"고 하였다(『의학강목』). ○ 입이 쓴 데에는 익담탕을 쓴다(『의학정전』).

口甘

脾熱, 則口甘或臭. 宜瀉黃散 方見五藏, 三黃湯〔入門〕[26]. ○ 內經曰, 有病口甘者, 病名爲何. 此五氣之溢[27], 名曰脾癉[28]. 癉者, 熱也. ○ 胃熱則口甘, 胃虛則口淡〔入門〕[29].

---

26 『醫學入門』外集 卷四 雜病分類 外感 風類「口舌脣」(앞의 책, 354쪽).

27 王冰과 馬蒔는 五氣를 '五臟之氣'로 보았고, 楊上善과 張介賓은 '五味五穀之氣'로 보았다. 또 張志聰과 高世式은 '脾土之氣'로 보았다.

28 『素問』「奇病論第四十七」. "帝曰, 有病口甘者, … 名曰脾癉. 夫五味入口, 藏於胃." 뒤의 '癉者, 熱也'는 王冰의 注이다.

29 『醫學入門』外集 卷四 雜病分類 外感 風類「口舌脣」(앞의 책, 354쪽). "胃熱或淡或甘, 腎化火則若而甘. 要之, 熱勝則苦, 寒勝則醎, 宿食則酸, 煩躁則澁, 虛則淡, 疸則甘, 勞鬱傷肺則口臭."

입맛이 단것

비脾에 열이 있으면 입맛이 달고 때로는 입에서 냄새도 난다. 사황산(처방은 「오장문」에 있다)이나 삼황탕을 쓴다(『의학입문』). ○『내경』에서는 "병이 생겨 입맛이 단데, 그 병의 이름은 무엇인가? 이것은 오기五氣가 넘친 것으로, 비단脾癉이라고 한다"고 하였는데, '단'이란 열을 말한다. ○ 위胃에 열이 있으면 입맛이 달고 위가 허하면 입맛이 심심하다(『의학입문』).

口辛

肺熱則口辛, 宜甘桔湯 方見咽喉, 瀉白散 方見五藏. ○ 肺熱喉腥,
宜服加減瀉白散.

입맛이 매운 것

폐肺에 열이 있으면 입맛이 매운데, 감길탕(처방은 「인후문」에 있다)이나 사백산(처방은 「오장문」에 있다)을 쓴다. ○ 폐에 열이 있어 목구멍에서 비린내가 나면 가감사백산을 쓴다.

口鹹

腎熱則口鹹, 宜滋腎丸 方見小便, 滋陰大補丸 方見虛勞〔入門〕[30].

龍膽瀉肝湯

治口苦.

柴胡 一錢, 黃芩 七分, 生甘草, 人蔘, 天門冬, 黃連, 草龍膽, 山梔仁, 麥門冬, 知母 各五分, 五味子 七粒.

右剉作一貼, 水煎空心服, 忌辛熱物〔綱目〕[31].

盆膽湯

治謀慮不決, 膽虛, 氣上溢口苦.

黃芩, 人蔘, 甘草 各一錢, 遠志 七分, 官桂 五分, 苦參, 茯神 各三分.

右剉作一貼, 水煎服〔河間〕[33].

---

30 『醫學入門』 外集 卷四 雜病分類 外感 風類 「口舌脣」 (앞의 책, 354쪽).

31 『醫學綱目』 卷之二十五 脾胃部 口 「口苦」(앞의 책, 575쪽).

32 『黃帝素問宣明論方』에는 '遠志'가 없다.

33 『黃帝素問宣明論方』 卷二 諸證門 「膽癉證」(앞의 책, 225쪽).

입맛이 짠 것

신腎에 열이 있으면 입맛이 짠데, 자신환(처방은 「소변문」에 있다)이나 자음대보환(처방은 「허로문」에 있다)을 쓴다(『의학입문』).

용담사간탕

입맛이 쓴 것을 치료한다.

시호 한 돈, 황금 일곱 푼, 감초(날것)·인삼·천문동·황련·용담초·산치자·맥문동·지모 각 닷 푼, 오미자 일곱 알.

위의 약들을 썰어 한 첩으로 하여 물에 달여 빈속에 먹는다. 맵고 뜨거운 음식은 피한다(『의학강목』).

익담탕

헤아리기만 하고 결단을 내리지 못하여 담이 허해지면 기가 위로 올라 넘쳐 입이 쓴 것을 치료한다.

황금·인삼·감초 각 한 돈, 원지 일곱 푼, 육계 닷 푼, 고삼·백복신 각 서 푼.

위의 약들을 썰어 한 첩으로 하여 물에 달여 먹는다(『황제소문선명론방』).

三黃湯

治脾熱口甘.

黃連, 黃芩, 梔子, 石膏, 芍藥, 桔梗, 陳皮, 茯苓 各八分, 白朮, 甘草 各三分.

右剉作一貼, 入烏梅一箇, 水煎服[回春][34].

加減瀉白散

治肺熱喉腥.

桑白皮 二錢, 桔梗 一錢半, 地骨皮, 甘草 灸 各一錢, 黃芩, 麥門冬 各五分, 五味子 十五粒, 知母 七分.

右剉作一貼, 水煎服日二, 忌酒麪辛熱之物. ○ 一人膏粱喜飮, 因勞心過度, 肺氣有傷, 以致氣出腥臭, 唾稠粘, 口苦舌乾, 服此而愈[寶鑑][35].

34 『萬病回春』 卷之五 「口舌」 (앞의 책, 274쪽).

35 『衛生寶鑑』 卷十一 咽喉口臭門 「肺熱喉腥治驗」 (앞의 책, 151쪽). "梁氏膏粱之子, 因洪飮大熱之氣所傷, 滋溢心火, 刑於肺金, 故以桑白皮地骨皮苦微寒降肺中伏火而補氣, 用以爲君, 黃芩知母苦寒, 治氣息腥臭. 淸利肺氣, 用以爲臣. 肺欲收, 急食酸以收之, 五味子之酸溫以收肺氣, 麥門冬甘苦寒, 治體唾稠粘, 口乾燥, 用以爲佐, 桔梗體輕辛溫, 治痰逆利咽膈爲使也."

삼황탕

비脾에 열이 있어서 입이 단것을 치료한다.

황련·황금·치자·석고·작약·길경·진피·복령 각 여덟 푼, 백출·감초 각 서 푼

위의 약들을 썰어 한 첩으로 하여 오매 한 개를 넣고 물에 달여 먹는다(『만병회춘』).

가감사백산

폐肺에 열이 있어 목구멍에서 비린내가 나는 것을 치료한다.

상백피 두 돈, 길경 한 돈 반, 지골피·감초(구운 것) 각 한 돈, 황금·맥문동 각 닷 푼, 오미자 열다섯 알, 지모 일곱 푼.

위의 약들을 썰어 한 첩으로 하여 물에 달여 하루 두 번 먹는다. 술과 밀가루, 맵고 열이 나는 음식은 피한다. ○ 어떤 사람이 기름진 음식과 술 마시기를 좋아하였는데 마음을 지나치게 써서 폐의 기가 상하였다. 그래서 숨쉴 때 비린내가 나고 끈적끈적한 가래를 뱉으며 입맛이 쓰고 혀가 마르곤 하였는데 이 약을 먹고 나았다(『위생보감』).

口臭

口臭者, 胃熱也. ○ 虛火鬱熱, 蘊於胸中, 乃作口臭, 宜芎芷膏〔入門〕[36]. ○ 口臭一證, 乃熱氣蘊積胸膈之間, 挾熱而衝, 發於口[37]也〔直指〕[38]. ○ 心勞味厚, 氣出腥臭, 宜加減瀉白散 方見上. ○ 多食肉人, 口臭不可近, 宜神功丸 方見牙齒. ○ 胃熱口臭, 宜龍腦雞蘇元 方見血門, 加減甘露飮, 升麻黃連丸. ○ 吐膿血, 如肺癰狀, 口臭, 他方不應, 宜消風散 方見風門, 入男子髮灰, 淸米飮調下, 兩服可除〔丹心〕[39]. ○ 一人, 病口臭如登厠, 雖親戚莫肯與對語. 戴人曰, 肺金本主腥, 金爲火所乘, 火主臭[40], 應便如是也, 久則成腐, 腐者, 腎也, 此亢極, 則反兼水化也. 病在上, 宜涌之以茶調散[41] 方見吐門, 吐之, 去其七分, 夜以舟車丸 方見下門, 下五七行, 比朝而臭斷[42]〔子和〕.

36 『醫學入門』 外集 卷四 雜病分類 外感 風類 「口舌唇」
   (앞의 책, 354쪽).

37 『仁齋直指』에는 '熱氣'가 '氣'로 되어 있다.

38 『仁齋直指』 卷二十一 唇舌 「唇舌論」(앞의 책, 409
   쪽).

39 『醫學正傳』 卷之六 瘡瘍 方法 「肺癰方法」 '又方'
   (앞의 책, 357쪽).

40 『儒門事親』에는 '臭'가 '焦臭'로 되어 있다.

41 여기에서 말하는 '茶調散'은 「吐門」의 '二仙散'을
   가리킨다. 『儒門事親』에서 '茶調散'은 二仙散이라

입에서 냄새가 나는 것

입에서 냄새가 나는 것은 위胃의 열 때문이다. ○ 허虛하여 생긴 화火나 열이 몰려 가슴에 쌓이면 곧 입에서 냄새가 나는데 궁지고를 쓴다(『의학입문』). ○ 입에서 냄새가 나는 증상은 열기가 흉격 사이에 쌓여 있다가 〔다시 열을 받게 되면〕 열을 끼고 위로 치받아 입으로 나오는 것이다(『인재직지』). ○ 마음을 지나치게 쓰거나 기름진 음식을 먹어서 숨쉴 때 비린내가 나면 가감사백산(처방은 앞에 있다)을 쓴다. ○ 고기를 많이 먹는 사람이 가까이 갈 수 없을 정도로 입에서 냄새가 나면 신공환(처방은 「아치문」에 있다)을 쓴다. ○ 위에 열이 있어서 입에서 냄새가 나면 용뇌계소환(처방은 「혈문」에 있다), 가감감로음, 승마황련환 등을 쓴다. ○ 폐옹肺癰 때처럼 피고름을 토하고 입에서 냄새가 나는데, 다른 처방이 효과가 없으면 소풍산(처방은 「풍문」에 있다)에 남자 머리카락 태운 재를 넣고 묽은 미음에 타서 두 번만 먹으면 낫는다(단심). ○ 어떤 사람이 입에서 냄새가 나는데 변소에 앉아 있을 때와 같은 냄새가 나서 친한 친척도 마주보고 이야기할 수가 없었다. 장종정은 "폐금肺金이 원래 비린내를 주관하는데 〔지금〕 화火가 금金을 억누르고 있다. 화는 〔원래〕 탄 냄새를 주관하는데 〔지금〕 변소 냄새가 나는 이유는 다음과 같다. 오래되면 썩고, 썩은 냄새는 신腎에 속한다. 이는 〔화가〕 극성하면 도리어 수水가 되기 때문이다"라고 하였다. 병이 상초에 있으면 토해야 하므로 다조산(처방은 「토문」에 있다)을 써서 토하게 하였는데, 토하고 나니 병의 7할은 나았다. 밤에는 주거환(처방은 「하문」에 있다)을 먹여 다섯에서 일곱 번 설사하게 하였는데 아침이 되니 냄새가 없어졌다(『유문사친』).

고도 한다고 하였다(『精校註釋 東醫寶鑑』 外形篇, 200쪽 주 44).

42 『儒門事親』 卷六 濕形 「口臭」(앞의 책, 187쪽). "肺金本主腥, 金爲火所煉, 火主焦臭, 故如是也, 久則成腐, 腐者腎也, 此極熱則反兼水化也. 病在上宜涌之, 先以茶調散涌而去其七分, 夜用舟車丸濬川散, 下五七行, 比旦而臭斷."

芎芷膏

治口氣熱臭.

川芎, 白芷 等分.

爲末, 蜜丸芡實大, 每一丸臨臥嚼和[43]〔得效〕[44].

加減甘露飲

治胃熱口臭, 口瘡牙宣[45].

熟地黃, 生地黃, 天門冬, 黃芩, 枇杷葉, 茵蔯, 枳殼, 石斛, 甘草 各一兩, 犀角 三錢.

右爲末, 每二錢, 水煎服. 此方有犀角一味, 甚有道理, 有奇效〔本事〕[46].

升麻黃連丸

治口臭穢惡, 人不得近.

黃芩 酒洗 二兩, 黃連 一兩, 生薑 取汁, 蓮花, 靑皮, 升麻 各五錢, 生甘草 三錢, 白檀香 二錢.

右爲末, 蒸餅和丸, 彈子大, 每一丸, 細嚼白湯下〔正傳〕[47].

---

43 『世醫得效方』에는 ‘和’가 ‘化’로 되어 있다.
44 『世醫得效方』卷十七 口齒兼咽喉科 「口病」(앞의 책, 285쪽).
45 ‘牙宣’은 잇몸이 붓고 아프며, 고름이 나오는 증상을 말한다.
46 『類證普濟本事方』卷五 「腸風下血痔漏臟毒」(裘沛然 主編, 『中國醫學大成三編』第四册, 岳麓出版社, 1994 所收, 403쪽).

궁지고

입김이 뜨겁고 입 냄새가 나는 것을 치료한다.

천궁·백지 각 같은 양.

위의 약들을 가루내어 꿀로 반죽하여 감실대의 알약을 만들어 한 알씩 자기 전에 입에 물고 녹여 먹는다(『세의득효방』).

가감감로음

위胃에 열이 있어 입에서 냄새가 나고 입이 헐며 잇몸이 붓는 것을 치료한다.

숙지황·생지황·천문동·황금·비파엽·인진·지각·석곡·감초 각 한 냥, 서각 서 돈.

위의 약들을 가루내어 두 돈씩 물에 달여 먹는다. 이 처방에 들어 있는 서각은 이齒에 아주 잘 맞는 것이어서 매우 좋은 효과가 있다(『보제본사방』).

승마황련환

가까이 갈 수 없을 정도로 입에서 악취가 나는 것을 치료한다.

황금(술로 씻은 것) 두 냥, 황련 한 냥, 생강(즙을 낸 것), 연화, 청피, 승마 각 닷 돈, 감초(날것) 서 돈, 백단향 두 돈.

위의 약들을 가루내어 찐 약 떡으로 반죽하여 탄자대의 알약을 만들어 한 알씩 잘게 씹어서 끓인 물로 먹는다(『의학정전』).

---

47 이 처방은 『蘭室秘藏』에 나온다. 『蘭室秘藏』 卷上
　　胃脘痛門 「酒傷病論」(앞의 책, 164쪽).

口糜

口糜者, 口瘡糜爛也〔入門〕[48]. ○ 內經曰, 膀胱移熱於小腸, 隔腸不便, 上爲口糜, 宜移熱湯, 柴胡地骨皮湯[49]. ○ 藏府積熱, 口舌生瘡, 宜局方凉膈散 方見火門. 回春凉膈散, 亦可. ○ 口舌生瘡, 宜玉芝飮子, 升麻散, 兼用龍石散或碧雪糝之, 鵬砂元含化. 久年口瘡, 宜黑參丸〔入門〕[50]. ○ 口瘡赤者, 心熱, 宜乳香散及天花粉末糝之. 白者, 肺熱, 宜沒藥散靑金散及黃柏蓽撥爲末, 糝之, 良久以水漱口〔入門〕[51]. ○ 口舌瘡糝藥見下, 可擇而用之.

48 『醫學入門』 內集 卷一 臟腑 臟腑條分(앞의 책, 60 쪽).

49 『素問』 「氣厥論第三十七」.

50 『醫學入門』 外集 卷四 雜病分類 外感 風類 「口舌脣」 (앞의 책, 354쪽). 원문과 들고남이 많다.

51 『醫學入門』 外集 卷四 雜病分類 外感 風類 「口舌脣」 (앞의 책, 354쪽).

입 안이 헌 것

'구미口糜'란 입 안이 헐고 문드러지는 것이다(『의학입문』). ○『내경』에서는 "방광이 열을 소장으로 옮기면 〔아래로는〕 장腸이 막혀 대변을 보지 못하고 위로는 입이 헌다"고 하였는데, 이열탕과 시호지골피탕을 쓴다. ○ 장부臟腑에 열이 쌓여 입 안과 혀가 헌데에는 『태평혜민화제국방』에 있는 양격산(처방은 「화문」에 있다)을 쓰는데, 회춘양격산도 쓸 수 있다. ○ 입 안과 혀가 헌데에는 옥지음자나 승마산을 쓰는데, 아울러 용석산이나 벽설을 개어 바르고 붕사원을 녹여 먹는다. 여러 해 동안 입이 헌데에는 흑삼환을 쓴다(『의학입문』). ○ 입이 헌데가 벌건 것은 심장에 열이 있기 때문이므로 유향산이나 천화분가루를 개어 바른다. 허연 것은 폐肺에 열이 있기 때문이므로 몰약산이나 청금산 혹은 황백이나 필발을 가르내어 개어 바르는데, 한참 있다가 물로 입을 가신다(『의학입문』). ○ 입 안과 혀가 헌데에 개서 바르는 약은 뒤에 나오는 것들 중에서 골라서 쓴다.

移熱湯

治口糜, 心胃壅熱, 口瘡糜爛.

導赤散 方見五藏, 合四苓散 方見大便 各等分.

煎服. 內經曰, 膀胱移熱於小腸, 上爲口糜, 好飮酒人, 多有此疾〔綱目〕.

柴胡地骨皮湯

治膀胱移熱小腸, 上爲口糜.

柴胡, 地骨皮 各二錢半.

右剉作一貼, 煎服〔河間〕.

回春凉膈散

治三焦火盛, 口舌生瘡.

連翹 一錢二分, 黃芩, 梔子, 桔梗, 黃連, 薄荷, 當歸, 生地黃, 枳殼, 赤芍藥, 甘草 各七分.

右剉作一貼, 水煎服〔回春〕.

玉芝飮子

治膈熱, 口舌生瘡, 咽喉腫痛.

甘草 灸 二兩, 藿香葉, 石膏 煅, 梔子仁 各一兩.

右爲末, 每一錢, 新水調下〔東垣〕.

---

52 『醫學綱目』에는 ‘四苓散’이 ‘五苓散’으로 되어 있다. 「대변문」의 ‘四苓散’은 五苓散에서 肉桂를 뺀 것이다.

53 『素問』「氣厥論第三十七」.

54 『醫學綱目』 卷之二十五 脾胃部 口 「口糜」(앞의 책, 576쪽).

55 『黃帝素問宣明論方』 卷二 諸證門 「口糜證」(앞의 책, 211쪽).

이열탕

입이 헌 것을 치료하는데, 이는 심心과 위胃에 열이 막혀 입이 헐고 문드러지는 것이다.

도적산(처방은 「오장문」에 있다), 사령산(처방은 「대변문」에 있다) 각 같은 양으로 합방.

달여 먹는다. 『내경』에서는 "방광이 열을 소장으로 옮기면 위로는 입이 헌다"고 하였는데, 이 병은 술을 좋아하는 사람들에게 많이 생긴다(『의학강목』).

시호지골피탕

방광이 열을 소장으로 옮겨서 위로 입이 헌 것을 치료한다.

시호 · 지골피 각 두 돈 반.

위의 약들을 썰어 한 첩으로 하여 달여 먹는다(『황제소문선명론방』).

회춘양격산

삼초三焦의 화가 지나쳐서 입과 혀가 헌 것을 치료한다.

연교 한 돈 두 푼, 황금 · 치자 · 길경 · 황련 · 박하 · 당귀 · 생지황 · 지각 · 적작약 · 감초 각 일곱 푼.

위의 약들을 썰어 한 첩으로 하여 물에 달여 먹는다(『만병회춘』).

옥지음자

가슴에 열이 있어 입과 혀가 헐고 목구멍이 붓고 아픈 것을 치료한다.

감초(구운 것) 두 냥, 곽향엽, 석고(불에 달군 것), 치자인 각 한 냥.

위의 약들을 가루내어 한 돈씩 새로 길어온 물에 타서 먹는다(동원).

---

56 『萬病回春』卷之五「口舌」‘凉膈散加減’(앞의 책, 272쪽).

57 『外科精義』卷下. "治膈熱, 口舌生瘡, 咽喉腫痛. 甘草灸三兩, 藿香葉, 石膏水飛山梔子仁已上各一兩, 右爲細末, 每服一錢, 新水調下."

升麻散

治心脾有熱, 口舌生瘡破裂.

升麻, 玄參, 川芎, 生地黃, 麥門冬 各一錢, 大黃, 黃連, 黃芩, 甘草 各五分.

右剉作一貼, 入薑三片, 棗二枚, 水煎服〔直指〕[58].

鵬砂元

治口舌生瘡, 口臭.

寒水石 二兩半, 鵬砂 五錢, 馬牙硝 一錢, 龍腦, 麝香 各五分.

右爲末, 以甘草五錢浸汁熬膏, 搜和作丸, 芡實大, 含嚥津下. 或取末, 糝之〔直指〕[59].

黑參丸

治口舌生瘡, 連年不愈.

玄參, 天門冬, 麥門冬.

右等分, 爲末, 蜜丸彈子大, 每噙化一丸〔丹心〕[60].

虛火口瘡

口瘡服涼藥, 不愈者, 此中焦氣不足, 虛火泛上. 先用理中湯 方見寒門, 甚者, 加附子〔丹心〕[61]. ○ 陰虛者, 四物湯 方見血門, 加知母黃柏, 虛火泛上, 甘草乾薑爲末, 細嚼噙之〔入門〕[62].

58『仁齋直指』卷二十一「唇舌」‘唇舌證治'(앞의 책, 410쪽).

59『仁齋直指』卷二十一「唇舌」唇舌證治 ‘硼砂圓'(앞의 책, 410쪽).

60『丹溪心法』卷四「口齒七十八」(앞의 책, 402쪽). 복용법은 ‘綿裹噙化嚥津' 하라고 하였다.

승마산

심心과 비脾에 열이 있어서 입과 혀가 헐고 갈라진 것을 치료한다.

승마 · 현삼 · 천궁 · 생지황 · 맥문동 각 한 돈, 대황 · 황련 · 황금 · 감초 각 닷 푼.

위의 약들을 썰어 한 첩으로 하여 생강 세 쪽, 대추 두 개를 넣고 물에 달여 먹는다(『인재직지』).

붕사원

입과 혀가 헐고 입에서 냄새가 나는 것을 치료한다.

한수석 두 냥 반, 붕사 닷 돈, 마아초 한 돈, 용뇌 · 사향 각 닷 푼.

위의 약들을 가루내어 감초 닷 돈을 담가 우려낸 즙을 고약처럼 졸인 후 여기에 가루낸 약을 넣고 잘 섞어 반죽하여 감실대의 알약을 만들어 입에 머금어 침으로 녹여서 삼킨다. 가루를 바르기도 한다(『인재직지』).

흑삼환

입과 혀가 헐어서 여러 해 동안 낫지 않는 것을 치료한다.

현삼 · 천문동 · 맥문동 각 같은 양.

위의 약들을 가루내어 꿀로 반죽하여 탄자대의 알약을 만들어 한 알씩 입에 머금어 녹여 먹는다(『단계심법』).

허화로 입 안이 허는 것

입 안이 헐은 병에 서늘한 약을 썼는데도 낫지 않는 것은 중초의 기가 부족하여 허화가 위로 뜬 것이다. 먼저 이중탕(처방은 「한문寒門」에 있다)을 쓰는데, 심하면 부자를 더 넣는다(『단계심법심요』). ○ 음이 허한 데는 사물탕(처방은 「혈문」에 있다)에 지모와 황백을 넣어 쓰고, 허화가 위로 뜬 데는 감초와 건강을 가루내어 잘 씹어 먹는다(『의학입문』).

---

61 『丹溪心法心要』 卷六 「口瘡九十六」(앞의 책, 953쪽).

62 『醫學入門』 外集 卷四 雜病分類 外感 風類 「口舌脣」
   (앞의 책, 354쪽).

脣腫脣瘡

宜瀉胃湯, 薏苡仁湯, 芍藥湯. ○ 脣舌焦燥, 口破生瘡, 盖心脾受熱所致也. 水浸黃連重湯, 姚而飮之. 若大渴少飮, 竹葉石膏湯 方見寒門〔直指〕. ○ 脣瘡久不差, 八月藍葉, 擣取汁洗, 不過三日, 差〔丹心〕. ○ 又白荷花瓣, 貼之, 神效. 如開裂出血者, 卽止〔丹心〕.

瀉胃湯

治胃實熱, 脣口乾裂, 煩渴便秘.

大黃 二錢半, 葛根 一錢, 桔梗, 枳殼, 前胡, 杏仁 各五分.

右剉作一貼, 入生薑三片, 水煎服〔入門〕.

薏苡仁湯

治風腫在脾, 脣口瞤動.

薏苡仁, 防己, 赤小豆 炒, 甘草 灸 各一錢半.

右剉, 水煎服〔得效〕.

芍藥湯

治脾火盛, 口脣生瘡, 或多食易飢.

赤芍藥, 梔子, 黃連, 石膏, 連翹, 薄荷 各一錢, 甘草 五分.

右剉作一貼, 水煎服〔回春〕.

---

63 『仁齋直指』에는 '水' 앞에 '以'가 더 있다.

64 '姚', 빛날 요.

65 『仁齋直指』卷二十一 「脣舌證治」(앞의 책, 411쪽).

66 『醫學綱目』卷之二十 心小腸部 「口瘡脣瘡」(앞의 책, 419쪽).

67 『丹溪心法』卷四 「口齒七十八」(앞의 책, 402쪽).

68 『醫學入門』外集 卷六 雜病用藥賦 「脣」(앞의 책, 501쪽).

입술이 붓고 헌 것

사위탕, 의이인탕, 작약탕 등을 쓴다. ○ 입술과 혀가 바싹 마르고 입이 갈라져 허는 것은 대개 심비心脾가 열을 받았기 때문이다. 황련을 물에 담갔다가 중탕하여 뜨거울 때 마신다. 만약 갈증이 심한데 물을 적게 마실 때에는 죽엽석고탕(처방은 「한문」에 있다)을 쓴다(『인재직지』). ○ 입술이 헐어 오랫동안 낫지 않는 데는 음력 8월에 딴 쪽잎을 찧어서 즙을 내어 씻으면 3일이 지나지 않아 낫는다(단심). ○ 흰 연꽃의 꽃잎을 붙여도 효과가 좋다. 갈라져 피가 나는 곳에 붙이면 피가 곧 멈춘다(『단계심법』).

사위탕

위胃에 실열이 있어서 입술과 입이 마르고 갈라지며, 가슴이 답답하고 갈증이 나며 변비가 생긴 것을 치료한다.

대황 두 돈 반, 갈근 한 돈, 길경 · 지각 · 전호 · 행인 각 닷 푼.

위의 약들을 썰어 한 첩으로 하여 생강 세 쪽을 넣고 물에 달여 먹는다(『의학입문』).

의이인탕

비脾에서 생긴 풍종으로 입술과 입이 실룩거리는 것을 치료한다.

의이인, 방기, 적소두(볶은 것), 감초(구운 것) 각 한 돈 반.

위의 약들을 썰어 물에 달여 먹는다(『세의득효방』).

작약탕

비脾의 화火가 지나쳐 입과 입술이 헐거나, 많이 먹어도 금방 배가 고픈 것을 치료한다.

적작약 · 치자 · 황련 · 석고 · 연교 · 박하 각 한 돈, 감초 닷 푼.

위의 약들을 썰어 한 첩으로 하여 물에 달여 먹는다(『만병회춘』).

---

69 '風腫'은 1) 부종의 하나로 산후에 바람을 맞아서 생긴다. 2) 종창의 하나로, 종창 부위는 푸석푸석한 감이 있고 살갗의 변화는 없으며 누르면 시원해한다. 3) 脾風으로 입이나 입술이 떨리는 증상을 말한다. 여기에서는 3)의 뜻으로 쓰였다.

70 『世醫得效方』卷十七 口齒兼咽喉科 「唇病」(앞의 책, 285-286쪽).

71 『萬病回春』卷之二 「火證」(앞의 책, 97쪽).

繭唇[72]

口唇緊小，不能開合，飮食不得，不急治則死．此亦奇病，名曰繭唇，又曰緊唇，亦曰瀋[73]唇．實者，瀉黃散 方見五藏，瀉黃飮子，腫者，薏苡仁湯 方見上，兼用黃柏散，白灰散，傅之(濟生)[74]．○ 外用，靑皮燒灰，猪脂調搽，仍將靑皮灰末 每一錢，酒調服之(入門)[75]．○ 亂髮露蜂房六畜[76]毛燒灰猪脂調搽(得效)[77]．○ 又蛇蛻皮或蠐螬，燒爲灰，猪脂調傅(得效)[78]．

瀉黃飮子

治風熱蘊於脾經，唇燥瀋[79]裂無色．

升麻，白芷，枳殼，黃芩，防風，半夏，石斛 各一錢，甘草 五分．

右剉作一貼，入薑五片，煎服(濟生)[80]．

72 '璽'은 '繭'(고치 견, 부르틀 견)과 같은 字이다.

73 '瀋', 즙 심.

74『世醫得效方』卷十七 口齒兼咽喉科「脣病」(앞의 책, 286쪽). '白灰散'의 주치 부분을 재구성한 것이다.

75『醫學入門』外集 卷六 雜病用藥賦「唇」(앞의 책, 501쪽).

76 '六畜'은 여섯 가지 가축으로 소, 말, 돼지, 양, 닭, 개를 말한다.

77『世醫得效方』卷十七 口齒兼咽喉科「唇病」'白灰散'(앞의 책, 286쪽).

견순

  입과 입술이 오므라들어 입을 여닫지 못하여 음식을 먹지 못하는데, 빨리 치료하지 않으면 죽는다. 이것은 매우 드문 병으로 견순繭唇이라고 하는데, 긴순緊唇 또는 심순瀋唇이라고도 한다. 실증에는 사황산(처방은 「오장문」에 있다)이나 사황음자를 쓰고, 부은 데는 의이인탕(처방은 앞에 있다)을 쓰는데, 아울러 황백산이나 백회산을 붙인다(제생). ○ 바르는 약으로는 청피를 소존성으로 태워 돼지기름에 섞어서 바르고 곧 청피 태운 가루를 한 돈씩 술에 타서 먹는다(『의학입문』). ○ 난발이나 노봉방, 집에서 기르는 가축〔六畜〕의 털을 태워 돼지기름에 개어 바른다(『세의득효방』). ○ 또한 허물 벗은 뱀의 껍질이나 굼벵이〔제조〕를 소존성으로 태워 돼지기름에 개어 붙인다(『세의득효방』).

사황음자

  풍열이 비경脾經에 쌓여 입술이 마르면서 갈라지며 핏기가 없는 것을 치료한다.

  승마 · 백지 · 지각 · 황금 · 방풍 · 반하 · 석곡 각 한 돈, 감초 닷 푼.

  위의 약들을 썰어 한 첩으로 하여 생강 다섯 쪽을 넣고 달여 먹는다(『제생방』).

---

78 『世醫得效方』 卷十七 口齒兼咽喉科 「唇病」 '白灰
   散' (앞의 책, 286쪽).
79 『濟生方』에는 '瀋'(즙 심)이 '拆'(터질 탁)으로 되어
   있다.
80 『濟生方』 卷五 「口」 (앞의 책, 34쪽).

黃柏散

治脣蠒.

黃柏 二兩, 以五倍子, 密陀僧 各二錢, 甘草 二分.

爲末, 水調, 塗黃柏上炙乾. 再塗再炙, 藥盡爲度. 然後將柏作薄片, 臨臥貼蠒脣上. 天明卽愈〔入門〕[81].

白灰散

治緊脣.

白布作燈炷如指大, 安斧刃上燃炷, 令汗出. 拭取付脣上, 日二三度. 故靑布亦佳, 猪脂調付, 尤佳〔得效〕[82].

81 『醫學入門』外集 卷六 雜病用藥賦 「脣」(앞의 책, 501쪽). "含口, 治口瘡"한다고 하였다.

82 『世醫得效方』卷十七 口齒兼咽喉科 「脣病」 '白灰散'(앞의 책, 286쪽).

황백산

견순을 치료한다.

황백 두 냥, 오배자·밀타승 각 두 돈, 감초 두 푼.

〔황백을 제외한〕 위의 약들을 가루내어 물에 개어 황백에 발라 굽는데, 마르면 다시 발라서 굽기를 물에 갠 약이 다 없어질 때까지 한다. 그런 다음 황백을 얇게 썰어 자기 전어 견순에 붙인다. 날이 밝으면 낫는다(『의학입문』).

백회산

견순을 치료한다.

흰 베 헝겊으로 손가락 굵기의 심지를 만들어 넓은 도끼날 위에 놓고 심지를 태워 〔드끼날 위에〕 물기가 서리게 한다. 이 물기를 훔쳐서 입술에 묻히는데 하루에 두세 번 한다. 쪽물을 들인 오래된 베 헝겊을 써도 좋은데, 돼지기름에 개어서 붙이면 더욱 좋다(『세의득효방』).

舌腫

舌腫滿口, 氣不得吐者, 名曰木舌[入門][83]. ○ 木舌, 心脾熱壅也[入門][84]. ○ 木舌者, 舌腫麤大, 漸漸腫硬滿口. 不急治, 卽塞, 殺人也[綱目][85]. ○ 木舌者, 舌腫硬不和軟也. 百草霜芒硝滑石爲末, 酒調傅之[丹心][86]. ○ 木舌治法, 用紫雪二錢 方見火門, 竹瀝和勻, 頻抹口中, 自消[綱目][87]. ○ 諸般舌腫脹, 取龍腦破毒散 方見咽喉 半錢, 以指蘸藥擦舌上下, 嚥津下[丹心][88][89]. ○ 一老人, 舌根腫起, 漸至滿口, 勢甚凶. 戴人曰, 血實者, 宜決之, 以鈹鍼日砭八九次出血, 約二三盞, 漸覺腫消痛減. 夫舌者, 心之外候, 心主血, 故血出而愈[子和][91]. ○ 舌腫, 宜黃連湯, 淸熱如聖散, 琥珀犀角膏, 霜鹽散.

---

83 『醫學入門』 外集 卷四 雜病分類 外感 風類 「口舌脣」 (앞의 책, 354쪽).

84 『醫學入門』 外集 卷五 小兒門 附 小兒病機 「胎毒類」 '重舌木舌, 牙齦白' (앞의 책, 426쪽).

85 『醫學綱目』 卷之三十七 小兒部 心主熱 「木舌」(앞의 책, 841쪽).

86 『丹溪心法』 卷五 「小兒九十四」 '又方'(앞의 책, 451쪽).

87 『醫學綱目』 卷之三十七 小兒部 心主熱 「木舌」(앞의 책, 841쪽). 원문과 들고남이 있다.

88 '蘸', 담글 잠.

89 『醫學入門』 外集 卷六 雜病用藥賦 痰類 「喉」 '龍腦

설종

혀가 부어 입 안에 꽉 차서 숨을 내쉬지 못하는 것을 목설木舌이라고 한다(『의학입문』). ○ 목설은 심비心脾에 열이 막혀 생기는 것이다(『의학입문』). ○ 목설이란 혀가 부어서 커지는 것인데, 점점 더 붓고 딱딱해져 입 안에 꽉 차게 된다. 빨리 치료하지 않으면 목구멍이 막혀서 사람이 죽게 된다(『의학강목』). ○ 목설이란 혀가 딱딱하게 부어서 부드럽지 않은 것이다. 백초상·망초·활석을 가루내어 술에 개어 붙인다(『단계심법』). ○ 목설을 치료하는 방법은 자설 두 돈(처방은 「화문」에 있다)을 죽력에 섞어 자주 입속을 닦아주면 저절로 없어진다(『의학강목』). ○ 여러 가지 원인으로 혀가 부은 증상에는 용뇌파독산(처방은 「인후문」에 있다) 반 돈을 손가락으로 찍어서 혀의 위아래에 문지르고 침으로 삼킨다(단심). ○ 어떤 노인이 혀뿌리가 붓기 시작하여 점점 커져서 입 안에 꽉 차고 그 병세가 아주 나빴다. 장종정이 "혈血이 지나치게 차 있으면〔實〕 터주어야 한다"고 하면서 피침으로 하루에 여덟에서 아홉 번〔가볍게〕 찔러 피를 두세 잔 정도 빼내자 점차 붓기가 사라지면서 통증이 가라앉는 것을 느낄 수 있었다. 혀는 심心의 상태를 드러내는 곳〔外候〕으로, 심은 혈을 다스리므로 피가 나오면서 나은 것이다(『유문사친』). ○ 혀가 붓는 데는 황련탕, 청열여성산, 호박서각고, 상염산 등을 쓴다.

破毒散'(앞의 책, 543쪽).

90 '鈹鍼'은 종기를 째는 양날이 있는 넓적한 침을 말한다.

91 『儒門事親』卷六 十形三療一 火形「舌腫二十五」(앞의 책, 170쪽). "南鄰朱老翁, 年六十餘歲, 身熱數日不已, 舌根腫起, 和舌尖亦腫, 腫至滿口, 比元舌大二倍. 一外科以燔鍼刺其舌兩旁下廉泉穴, 病勢轉凶, 將至顚蹶. 戴人曰, 血實者宜決之. 以鈹鍼磨令鋒極尖, 輕砭之, 日砭八九次, 血出約一二盞. 如此者三次, 漸而血少痛減腫消. 夫舌者, 心之外候也. 心主血, 故血出則愈. 又曰, 諸痛癢瘡瘍皆屬心火, 燔鍼艾火, 是何義也."

黃連湯

治心火, 舌上生瘡, 或舌上腫燥裂, 或舌尖出血, 或舌硬.

黃連 酒炒, 梔子 炒, 生地黃 酒洗, 麥門冬, 當歸 酒洗, 赤芍藥 各
一錢, 犀角, 薄荷, 甘草 各五分.

右剉作一貼, 水煎食後服〔回春〕[92].

清熱如聖散

治舌下腫如核大, 破出黃痰後復發者.

連翹 一錢半, 惡實, 黃連 各一錢, 天花粉, 梔子仁 各七分, 枳
殼, 柴胡, 荊芥, 薄荷 各五分, 甘草 三分.

右剉作一貼, 入燈心一團, 水煎稍冷服〔回春〕[93].

琥珀犀角膏

治咽喉口舌生瘡菌, 其效如神.

酸棗仁, 茯神, 人蔘 各二錢, 犀角, 琥珀, 朱砂 各一錢, 龍腦
一字.

右細末, 蜜丸彈子大. 每一丸, 以麥門冬煎湯化服, 一日用三五
丸〔入門〕[94].

霜鹽散

治舌忽腫大.

百草霜, 靑鹽 等分.

爲末, 井水調塗舌上. 無靑鹽, 則白鹽, 亦可〔入門〕[95].

황련탕

심心의 화火로 혀가 헐거나 붓고 마르며 갈라지고, 혀끝에서 피가 나거나 혀가 딱딱해지는 것을 치료한다.

황련(술에 축여 볶은 것), 치자(볶은 것), 생지황(술로 씻은 것), 맥문동, 당귀(술로 씻은 것), 적작약 각 한 돈, 서각 · 박하 · 감초 각 닷 푼.

위의 약들을 썰어 한 첩으로 하여 물에 달여 식후에 먹는다(『만병회춘』).

청열여성산

혀 밑이 씨앗만하게 붓는데 터뜨리면 누런 담이 나오는 것이 나았다가는 다시 생기는 것을 치료한다.

연교 한 돈 반, 우방자 · 황련 각 한 돈, 천화분 · 치자인 각 일곱 푼, 지각 · 시호 · 형개 · 박하 각 닷 푼, 감초 서 푼.

위의 약들을 썰어 한 첩으로 하여 등심 한 움큼을 넣고 물에 달여 식혀서 먹는다(『만병회춘』).

호박서각고

목구멍이나 입, 혀가 헐고 군살이 돋는 것을 치료하는데, 그 효과가 매우 좋다.

산조인 · 백복신 · 인삼 각 두 돈, 서각 · 호박 · 주사 각 한 돈, 용뇌 한 자.

위의 약들을 곱게 가루내어 꿀로 반죽하여 탄자대의 알약을 만든다. 한 번에 한 알씩 하루에 셋에서 다섯 알을 맥문동 달인 물에 녹여서 먹는다(『의학입문』).

상염산

혀가 갑자기 부어서 커진 것을 치료한다.

백초상 · 청염 각 같은 양.

위의 약들을 가루내어 우물물에 개어 혀에 바른다. 청염이 없으면 백염을 써도 된다(『의학입문』).

---

95 『醫學入門』 外集 卷六 雜病用藥賦 「口舌」 ‘古霜鹽
散’ (앞의 책, 501쪽).

重舌

附舌根, 而重生小舌, 謂之重舌. 鍼刺去惡血, 卽愈[入門][96]. ○ 舌根下生, 形如舌而小, 謂之重舌. 其着頰裏及上, 膞如此者, 名曰重膞[98], 其着齒齦上, 如此者, 名曰重齦, 皆刺之去血, 可也[綱目][99]. ○ 重舌者, 心脾熱盛也, 宜靑黛散[入門][100]. ○ 舌腫滿口, 不能聲, 飮食不通, 名曰重舌. 蒲黃頻摻患處, 調竹瀝, 尤妙. 黃連煎湯, 頻呷之, 以瀉心火[入門][102]. ○ 黃柏末, 以竹瀝調塗, 又百草霜, 焰硝, 滑石末, 酒調傅之[入門][103]. ○ 重舌, 用如聖勝金錠 方見咽喉, 以開關竅[得效][104]. ○ 重舌, 紫雪 方見火門 和竹瀝塗之, 嚥其汁[綱目][105].

靑黛散

治重舌.

黃連, 黃柏 各三錢, 靑黛, 馬牙硝, 朱砂 各六分, 雄黃, 牛黃, 鵬砂 各三分, 龍腦 一分.

右爲末, 先以薄荷汁, 拭口中, 以藥末摻之. 咽瘡腫, 亦佳[入門][106].

重舌擦法

重舌極證, 用指去爪, 先於舌下筋上擦至根, 漸深深擦人, 如此三次. 又用指蘸水, 取項後燕窠小坑中筋, 自上赶下至小屈, 深深擦人, 亦三次. 小兒, 若飮乳勝前, 則病去矣[得效][109].

---

96 『醫學入門』 外集 卷五 小兒門 附 小兒病機 「胎毒類」 '重舌木舌牙齦白'(앞의 책, 427쪽).

97 『醫學綱目』에는 '上' 뒤에 '顎'이 더 있다.

98 '膞'은 '齗'(잇몸 악)과 같은 字이다.

99 『醫學綱目』 卷之三十七 小兒部 心主熱 「重舌」(앞의 책, 841쪽). 원문과 들고남이 있다.

100 『醫學入門』 外集 卷五 小兒門 附 小兒病機 「胎毒

類」 '重舌木舌牙齦白'(앞의 책, 427쪽).

101 '呷', 마실 합. 먹다.

102 『醫學入門』 外集 卷四 雜病分類 外感 風類 「口舌脣」(앞의 책, 354쪽). "舌腫滿口, 不能聲, 飮食不通者, 名重舌, 用蒲黃頻刷舌上自退. 如不能嚥藥, 卽以黃連濃煎, 時時呷之, 以瀉心火."

103 『醫學入門』 外集 卷五 小兒門 附 小兒病機 「胎毒

중설

혀뿌리에 붙어서 작은 혀처럼 생기는 것을 중설重舌이라고 한다. 침으로 찔러 나쁜 피를 빼면 바로 낫는다(『의학입문』). ○ 혀뿌리 밑에 작은 혀같이 생기는 것을 중설이라고 한다. 뺨 안쪽이나 입천장에 붙어서 혀와 같이 생긴 것을 '중악重腭'이라 하고, 잇몸에 붙어서 혀와 같이 생긴 것을 '중은重齗'이라고 하는데 어느 것이나 찔러서 피를 내면 된다(『의학강목』). ○ 중설은 심비心脾에 열이 지나치게 많아서 생기는 것으로 청대산을 쓴다(『의학입문』). ○ 혀가 부어서 입 안에 꽉 차 소리를 내지 못하고 음식을 먹지 못하는 것을 중설이라고 한다. 포황을 아픈 곳에 자주 바르는데, 죽력에 개어 쓰면 더욱 좋다. 황련 달인 물을 자주 머금어서 심화心火를 내린다(『의학입문』). ○ 황백가루를 죽력에 개어 붙이거나 백초상·염초·활석을 가루내어 술에 개어 붙이기도 한다(『의학입문』). ○ 중설에는 여성승금정(처방은 「인후문」에 있다)으로 막힌 구멍을 열어준다(『세의득효방』). ○ 중설에는 자설(처방은 「화문」에 있다)을 죽력에 섞어 바르고 그 즙을 마신다(『의학강목』).

청대산

중설을 치료한다.

황련·황백 각 서 돈, 청대·마아초·주사 각 여섯 푼, 웅황·우황·붕사 각 서 푼, 용뇌 한 푼.

위의 약들을 가루내어 먼저 박하즙으로 입 속을 씻어낸 다음 이 약가루를 바른다. 목구멍이 헐고 부은 데도 좋다(『의학입문』).

중설에 문지르는 방법

중설이 매우 심하면 손톱을 짧게 깎은 손가락으로 먼저 혀 밑의 힘줄을 뿌리 쪽으로 문질러 점점 깊이 들어가기를 세 번 한다. 또 손가락에 물을 묻혀 목 뒷덜미의 제비집처럼 으목하게 들어간 곳의 힘줄을 위에서 아래로, 약간 휘어진 곳까지 깊게 문질러 들어가는데 역시 세 번을 한다. 소아가 만약 전보다 젖을 잘 먹게 되면 병이 다 나은 것이다(『세의득효방』).

類」'重舌木舌牙齦白'(앞의 책, 427쪽).

104 『世醫得效方』卷十七 口齒兼咽喉科 喉病「虛熱」'重舌木舌'(앞의 책, 291쪽).

105 『醫學綱目』卷之三十七 小兒部 心主熱「重舌」(앞의 책, 841쪽).

106 『醫學入門』外集 卷五 小兒門 附 小兒病機「胎毒類」'重舌木舌牙齦白'(앞의 책, 427쪽).

107 '燕窠'는 燕巢로 제비집이다.

108 '赶', 달릴 간.

109 『世醫得效方』卷十七 口齒兼咽喉科「舌病」(앞의 책, 286쪽).

木舌

與舌腫, 同治.

舌衄

詳見血門.

목설

설종舌腫과 같은 방법으로 치료한다.

설뉵

「혈문」에 자세히 나와 있다.

舌長舌短

舌吐不收, 名曰陽强, 舌縮不能言, 名曰陰强〔醫鑑〕[110]. ○ 傷寒熱病後, 犯房得病, 名曰陰陽易, 舌出數寸而死〔仲景〕[111]. ○ 傷寒熱病後, 舌出寸餘, 累日不收, 以片腦爲末, 糝舌上, 應手而縮, 須用五錢, 方愈〔醫說〕[112]. ○ 一婦, 因產子, 舌出不能收, 周眞見之, 以朱砂傅其舌, 令作產子狀, 以兩女扶掖之, 乃于壁外置瓦盆, 墮地作聲, 聲聞而舌收矣〔入門〕[113]. ○ 足厥陰氣絶, 則舌卷而短. 厥陰者, 肝也, 肝主筋, 聚于陰器, 而絡于舌本. 故肝絶, 則舌卷卵縮〔靈樞〕[114]. ○ 舌者, 心之官, 心病者, 舌卷而短〔靈樞〕[115].

110 『古今醫鑑』 卷九 「口舌」 ‘病’ (앞의 책, 241쪽).

111 『普濟方』 卷一百四十六 傷寒門 「傷寒後陰陽易」. 『普濟方』 卷一百四十八 時氣門 "雖差 尙虛未復 陽氣不足, 勿爲勞事餘勞, 尙可御內, 卽死, 臨死當吐舌數寸, 其妻聞其夫病除, 從百餘里省之, 宿交接中間, 三日, 發舌出數寸而死."

112 『醫說』 卷三 傷寒舌出 (앞의 책, 72쪽). 『世醫得效方』 卷一 大方脈雜醫科 通治 「應手方」 (앞의 책, 23쪽)에 위 문장과 거의 동일한 문장이 있다.

113 ‘周眞’ 은 元代의 의사로, 『醫學入門』에는 "字子固, 號玉田陰者, 儀眞人, 性敏好學. 元貞間, 被薦不仕, 乃取醫書習之. 每遇奇疾, 以意與藥輒效"라고

혀가 늘어지거나 오그라드는 것

혀가 나와서 거둬들이지 못하는 것을 양강陽强이라 하고, 혀가 오그라들어 말을 하지 못하는 것을 음강陰强이라고 한다(『고금의감』). ○ 상한열병을 앓고 난 후 성교를 하여 생긴 병을 음양역陰陽易이라고 하는데, 혀가 몇 치 정도 나오면 죽는다(중경). ○ 상한열병을 앓고 난 후 혀가 몇 치 남짓 나와 수일이 지나도 들어가지 않을 때는 편뇌를 가루내어 손으로 혀 위에 바르면 바르는 대로 들어가는데, 닷 돈 정도 써야 낫는다(『의설』). ○ 한 부인이 아이를 낳은 후 혀가 나와 들어가지 않았다. 주진이 이를 보고서 주사를 혀에 바르고 아이 낳는 자세를 취하게 한 후 두 여자에게 부축하게 하였다. 그리고 방 밖에서 도자기로 만든 그릇을 땅에 떨어뜨려 소리나게 하였는데 그 소리를 듣고 혀가 들어갔다(『의학입문』). ○ 족궐음경의 기氣가 끊어지면 혀가 말리고 오그라든다. 궐음경은 간肝으로, 간은 힘줄〔筋〕을 주관하여 성기에 모이고 〔그 경락은〕 혀뿌리를 얽어매고〔絡〕 있다. 따라서 간의 기가 끊어지면 혀가 말리고 음낭이 오그라든다(영추). ○ 혀는 심心의 일을 맡아보는 곳으로, 심에 병이 들면 혀가 말려서 오그라든다(『영추』).

하였다.

114 『醫學入門』卷首 歷代醫學姓氏「儒醫」'周眞'(앞의 책, 13쪽).

115 이 문장은 『靈樞』가 아니고 『難經』「第二十四難」의 문장이다. "足厥陰氣絶, 則筋縮引卵與舌卷. 厥陰者, 肝脈也. 肝者, 筋之合也. 筋者, 聚於陰器而絡於舌本. 故脈不營, 則筋縮急, 筋縮急則引卵與舌, 故舌卷卵縮, 此筋先死. 庚日篤, 辛日死." 『靈樞』「經脈第十」에는 "足厥陰氣絶, 則筋絶, 厥陰者肝脈也, 肝者筋之合也, 筋者聚于陰氣, 而脈絡于舌本也"로 되어 있다.

116 『靈樞』「五閱五使第三十七」.

舌上生胎

舌者, 心之官, 法應南方火, 本紅而澤. 傷寒邪氣在表者, 舌卽無胎, 及邪氣傳裏, 津液結搏, 則舌上生胎矣[117]〔明理〕. ○ 舌上胎滑者[118], 以丹田有熱, 胸中有寒, 邪氣初傳入裏也[119]〔仲景〕. ○ 寒變爲熱, 則舌上之胎, 不滑而澁, 是熱耗津液, 而滑者已乾也. 若熱聚於胃, 則爲之舌黃. 金匱曰, 舌黃者, 下之, 黃自去[120]. 若舌上黑色者, 又爲熱之極也. 靈樞曰, 熱病, 口乾舌黑者, 死. 心開竅於舌, 黑爲腎色, 水火相刑, 故知必死[121]〔明理〕. ○ 腎虛有火, 是爲無根虛火, 舌色淡黑一二點, 用補腎降火之藥[122]〔入門〕. ○ 舌胎, 用擦舌法. ○ 凡舌黑, 俱系危證, 惟冷而滑如淡墨然者, 乃無根之火也[123]〔入門〕.

擦舌法

舌胎白而滑, 生薑蘸蜜, 擦之, 或以生薑蜜水洗之[124]. 若舌胎黃赤燥澁者, 取新靑布, 裹指蘸冷水, 頻頻擦之. 輕者, 易脫, 重者, 難脫, 必須大下之. 津液還, 而胎自退矣[125]〔入門〕.

---

117 『傷寒明理論』上卷「舌上胎」.
118 『傷寒明理論』에는 '胎滑'이 '始胎'로 되어 있다.
119 『傷寒明理論』上卷「舌上胎」.
120 『金匱要略方論』「腹滿寒疝宿食病脈證治第十」(『金匱要略譯釋』, 243-244쪽. 『金匱要略精解』, 76쪽). "舌黃未下者, 下之, 黃自去."
121 『傷寒明理論』上卷「舌上胎」. "其邪傳爲熱, 則舌之胎不滑而澁也. 經曰, 傷寒六七日, … 白虎人蔘湯主之. 是熱耗津液, 而滑者已乾也. 若熱聚胃, … 金匱要略曰, 舌黃未下者, 下之, 黃自去. 若舌上色黑者, 又爲熱之極也. 黃帝鍼經曰, 熱病口乾舌黑者, 死. 以心爲君主之官, 開竅於舌, 黑爲腎色, 見於心部, 心者火, 腎者水, 邪熱已極鬼賊相刑, 故知必死." 이 문장 전체는 『醫學綱目』卷三十二 傷寒部 合病

설태

혀는 심心의 일을 맡아보는 곳으로, 남쪽 화火를 본받아 원래의 색이 붉고 윤택하다. 상한의 사기가 겉[表]에 있으면 설태가 끼지 않지만 사기가 속으로 들어가 진액이 움직이지 못하면 혀 위에 태가 생긴다(『상한명리론』). ○ 설태가 매끄러운[滑] 것은 단전丹田에 열이 있고 가슴에 한기가 있기 때문인데 이것은 사기가 처음부터 속으로 들어갔기 때문이다(『상한명리론』). ○ 한寒이 변하여 열이 되면 설태가 매끄럽지 않고 거칠다[澁]. 이것은 열이 진액을 말리고 있는 것인데 [설태가 거칠지 않고] 매끄러운 것은 이미 [진액이] 말라버린 것이다. 만약 열이 위胃로 몰리면 혀에 누런 태가 끼는데 『금궤요략』에서는 "누렇게 설태가 낀 것은 설사시키면 저절로 없어진다. 만약 검게 설태가 낀 것은 열이 매우 심한 것이다"라고 하였다. 『영추』에서는 "열병이 있는데 입이 마르고 혀가 검으면 죽는다. 심은 혀에 구멍을 여는데, 검은색은 신腎의 색이다. [따라서 심의 기관인 혀에 신의 검은색이 나타난 것은] 수水와 화火가 서로를 죽이는 것이므로 반드시 죽는다는 것을 알 수 있다"고 하였다(『상한명리론』). ○ 신이 허하여 생긴 화는 뿌리가 없는 허화[無根虛火]로 혀에 연한 검은색이 한두 점 생기는데, 신을 보하고[補腎] 화를 내리는[降火] 약을 쓴다(『의학입문』). ○ 설태가 끼면 혀를 문지르는 방법[擦舌法]을 쓴다. ○ 일반적으로 혀가 검은 것은 모두 위험한 증상인데, 혀가 차고 설태가 매끄러운 것이 연한 먹물 같은 빛이 나는 것은 뿌리가 없는 허화로 생긴 것이다(『의학입문』).

혀를 문지르는 방법

설태가 하얗고 매끄러운 것은 생강에 꿀을 묻혀 혀를 문지르거나 생강을 꿀에 재워서 생긴 물로 씻는다. 만약 설태가 누렇고 붉으며 마르고 거친 것은 새로 쪽물을 들인 헝겊을 손가락에 감고 찬물을 적셔 자주 문질러준다. 심하지 않으면 쉽게 벗겨지지만 심하면 잘 벗겨지지 않으므로 반드시 크게 설사시켜야 한다. 그러면 진액이 돌아와 설태가 저절로 벗겨진다(『의학입문』).

<hr>

并病汗下吐後等病「舌胎續法」(앞의 책, 746쪽)에 나온다.

122 『醫學入門』 外集 卷四 雜病分類 外感 風類 「口舌脣」(앞의 책, 355쪽). "腎虛(火色)淡黑(一二點, 宜以生薑蜜水洗紅後, 用補腎兼痰火藥)." ( ) 안은 본문에 대한 주이다.

123 『醫學入門』 外集 卷三 傷寒 「傷寒雜證」 '舌' (앞의 책, 275쪽). "凡舌黑不論多少, 俱係危證, 惟令而滑如淡黑然者, 乃無根虛火, 可以化痰降火藥治之."

124 '或以生薑蜜水洗之' 는 『醫學入門』에 없는 구절이다.

125 『醫學入門』 外集 卷三 「傷寒用藥賦」 '靑布生薑, 可洗舌胎裂槁' (앞의 책, 302쪽).

舌生芒刺

舌生芒刺, 結熱甚也〔入門〕. ○ 舌生紅粟, 紫雪 方見火門 和竹瀝,
塗之〔入門〕. ○ 勞心舌生瘡菌, 宜琥珀犀角膏 方見上. ○ 脾熱,
舌胎乾澁如雪, 宜薄荷蜜冰蘗丸〔入門〕[126]. ○ 舌燥澁, 如楊梅刺者,
生薑切厚片, 蘸蜜於舌上揩之, 其刺立消, 神效〔東垣〕[127].

薄荷蜜

治舌上生瘡, 或白胎乾澁如雪, 語話不眞.

薄荷自然汁, 與白蜜 等分.

調勻傅之, 良. 先以生薑厚片, 蘸蜜水, 揩洗後, 付藥〔三因〕[128]. ○
生薑蜜水, 揩洗後, 用朱砂雄黃鵬砂腦麝各少許, 爲末, 傅, 亦
良〔得效〕[129].

冰蘗丸

治口舌生瘡粟.

黃柏, 薄荷, 鵬砂 各等分, 龍腦 減半.

右爲末, 蜜丸彈子大, 噙化〔入門〕[130].

126 『醫學入門』 外集 卷四 雜病分類 外感 風類 「口舌
　　唇」(앞의 책, 355쪽).

127 『醫學綱目』 卷三十二 傷寒部 合病幷病汗下吐後等
　　病「舌胎續法」(앞의 책, 746쪽).

128 『三因極一病證方論』 卷之十六 「舌病證候」(앞의
　　책, 230쪽).

129 『世醫得效方』 卷十七 口齒兼咽喉科「舌病」‘薄荷
　　蜜’ (앞의 책, 286쪽). "以生薑片蘸水揩洗, 竟, 用朱

혓바늘이 돋는 것

혀에 가시 같은 혓바늘이 돋는 것은 열이 심하게 뭉친 것이다(입문). ○ 혓바늘이 붉은 좁쌀처럼 생긴 것에는 자설(처방은 「화문」에 있다)과 죽력을 섞어 바른다(입문). ○ 마음을 너무 써서 혀가 헌데에는 호박서각고(처방은 앞에 있다)를 쓴다. ○ 비脾에 열이 있어 혀에 흰 눈 같은 태가 긴 것이 마르면서 까칠까칠한 데는 박하밀이나 빙벽환을 쓴다(『의학입문』). ○ 혀가 마르고 까칠까칠하면서 소귀나무의 가시 같은 혓바늘이 돋으면 생강을 두껍게 썰어 꿀을 묻혀서 혀를 닦는다. 혓바늘이 금방 없어질 정도로 효과가 좋다(동원).

박하밀

혀가 헐거나 눈같이 하얀 백태가 마르고 까칠까칠하여 말을 제대로 하지 못하는 것을 치료한다.

박하 자연즙 · 백밀 각 같은 양.

위의 약들을 고르게 섞어 붙이면 좋다. 먼저 생강을 두껍게 썰어 꿀물을 묻혀 혀를 씻어낸 다음 이 약을 붙인다(『삼인극일병증방론』). ○ 생강을 꿀에 재워 생긴 물로 혀를 닦은 다음 주사 · 웅황 · 붕사 · 용뇌 · 사향 조금씩을 가루내어 발라도 좋다(『세의득효방』).

빙벽환

입 안이나 혀에 좁쌀같이 혓바늘이 돋은 것을 치료한다.

황백 · 박하 · 붕사 각 같은 양, 용뇌 앞의 약 양의 반.

위의 약들을 가루내어 꿀로 반죽하여 탄자대의 알약을 만들어 입에 물고 녹여 먹는다(『의학입문』).

砂雄黃鵬砂腦麝爲末敷之良."

130 『醫學入門』 外集 卷六 雜病用藥賦 「鼻」 '氷柏丸'
　　(앞의 책, 501쪽).

口舌寸數

唇至齒，長九分，口廣二寸半，齒以後至會厭，深三寸半，大容五合，舌重十兩，長七寸，廣二寸半〔靈樞〕.[131]

입과 혀의 길이

입술에서 이[齒]까지의 길이는 아홉 푼, 입의 너비는 두 치 반, 이에서 회염會厭까지의 깊이는 세 치 반, 입에 머금을 수 있는 양은 닷 홉, 혀의 무게는 열 냥, 혀의 길이는 일곱 치, 혀의 너비는 두 치 반이다(『영추』).

失欠脫頷

凡欠伸頰車蹉跌, 但開不能合, 以酒飲令大醉, 睡中吹皂角末, 搐其鼻, 令嚏, 卽自正〔三因〕. ○ 因欠輔車蹉, 不得張口, 一人以兩手牽其頤, 以漸推之, 則復入矣. 當疾出其指, 恐咬傷〔得效〕. ○ 輔車開不可合, 南星爲末, 薑汁調, 付以帛縛, 合一宿而愈. 去風也〔得效〕. ○ 頷骨脫, 令患人坐定, 用手, 揉臉百十遍, 將患人口張開, 用兩大拇指, 入患人口內, 拿定牙, 外用兩手指將下頷往上兜, 卽入口正矣〔醫林〕. ○ 治人呵欠口不能開, 及卒然牙關緊急, 水不能入, 以致不救. 卽取鹽梅二箇, 取肉擦牙, 卽當口開. 若不能合, 再用鹽梅肉, 擦兩牙注, 候開合當止. 却服治風藥〔十三方〕

---

132 『三因極一病證方論』卷之十六「舌病證候」(앞의 책, 230쪽).

133 『世醫得效方』卷十七 口齒兼咽喉科「齒病」'又法' (앞의 책, 289쪽).

134 '縛', 묶을 박.

135 『世醫得效方』卷十七 口齒兼咽喉科「齒病」'輔車開不可合' (앞의 책, 289쪽).

136 '揉', 주무를 유.

137 '拿', 붙잡을 나.

138 '兜', 투구 두. 둘러싸다. 끌다(引).

하품을 잘못하여 턱이 빠진 것

하품을 하다 턱이 어긋나서 벌리기만 하고 다물지 못할 때는 술을 많이 마시게 하여 크게 취하게 한 다음 잠들었을 때 조각가루를 코에 불어넣어 재채기를 시키면 저절로 바로 즐힌다(『삼인극일병증방론』).　○ 하품을 하다 턱이 빠져 입을 크게 벌리지 못할 때는 다른 사람이 두 손으로 턱을 잡아당겨 살살 밀어 넣으면 다시 들어간다. 그때 손가락을 빨리 빼 물리지 않도록 한다(『세의득효방』).　○ 턱이 벌어져 다물지 못하면 남성을 가루내어 생강즙에 개서 턱에 붙인 다음 천으로 묶는데 하룻밤이 지나면 낫는다. 이는 풍을 없앤 것이다(『세의득효방』).　○ 턱뼈가 빠지면 환자를 똑바로 앉히고 뺨을 손으로 110번 문지른 다음 환자의 입을 크게 벌려 두 손의 엄지손가락을 환자 입 안으로 넣어서 이를 잡고, 바깥에서는 나머지 손가락으로 아래턱을 감싸서 위로 밀어 넣으면 턱이 들어가 입이 바로 잡힌다(의림).　○ 하품을 하다가 입을 벌릴 수 없게 되거나 갑자기 아관긴급이 되면 물도 넣을 수 없어 치료할 수 없게 된다. 즉시 소금물에 절인 매실 두 개의 살을 발라 이를 문지르면 입이 벌어진다. 만약 다시 다물지 못하면 다시 한 번 소금물에 절인 매실의 살로 위아래 이를 문지르는데, 입이 잘 벌어졌다 다물어졌다 하면 그만두어야 한다. 바로 풍을 다스리는 약을 먹는다(십삼방).

自囓舌頰[139]

靈樞曰, 帝問, 人之自囓舌者, 何氣使然. 岐伯曰, 此厥逆走上, 脈氣皆至也. 少陰氣至則囓舌, 少陽氣至則囓頰, 陽明氣至則囓唇. ○ 神聖復氣湯 方見胸部, 治咬頰咬唇咬舌, 舌根强硬, 如神[140] 〔東垣〕.[141]

139 '囓'은 '齧'(물 설)과 같은 字이다.
140 『靈樞』「口問第二十八」. "黃帝曰, 人之自齧舌者, 何氣使然. 此厥逆走上, 脈氣輩至也. 少陰氣至卽齧舌, 少陽氣至則齧頰, 陽明氣至則齧脣矣."
141 『醫學綱目』卷之二十二 脾胃部「腹痛」(앞의 책, 472쪽).

스스로 혀나 뺨을 깨무는 것

『영추』에서는 "황제가 '사람이 스스로 자기 혀를 깨무는 것은 어떤 기氣 때문에 그러한가?'라고 물었다. 기백이 '이것은 기가 거꾸로 치밀어올라 각 경맥의 기가 [깨무는 부위에] 이르기 때문이다. 소음의 기가 이르면 혀를 깨물고, 소양의 기가 이르면 뺨을 깨물고, 양명의 기가 이르면 입술을 깨문다'고 대답하였다"고 하였다. ○ 신성복기탕(처방은 「홍문」에 있다)은 뺨이나 입술, 혀를 깨물고 혀뿌리가 뻣뻣해진 것을 치료하는 데 효과가 아주 좋다(동원).

口流涎

詳見津液門.

口噤不開

詳見風門.

침을 흘리는 것

「진액문」에 자세히 나와 있다.

입을 꽉 다물고 벌리지 못하는 것

「풍문」에 자세히 나와 있다.

視唇舌占病

脾肺病久, 則虛而唇白. 脾者, 肺之母, 母子皆虛, 不能相營, 故名曰怯. 脾主唇, 唇白而光澤者吉, 白如枯骨者死〔錢乙〕[142]. ○ 血氣虛怯爲冷所乘, 則唇靑, 又額黑唇靑, 爲寒〔錢乙〕[143]. ○ 足太陰氣絶則唇反, 唇反者死. 唇者肉之本, 唇反者肉先死也〔靈樞〕[144]. ○ 舌卷而短, 若唇靑卵縮者, 必死, 肝絶故也〔綱目〕[145]. ○ 傷寒熱病, 口如魚口, 不能復閉, 而氣出多, 不反者, 死〔扁鵲〕[146]. ○ 病人口張者, 三日死〔扁鵲〕[147]. ○ 病人唇反, 人中滿者, 死〔扁鵲〕[148]. ○ 舌本爛, 熱不止者, 逆〔得效〕[149]. ○ 唇口俱腫赤者, 是熱極也. 唇口俱靑黑者, 寒極也〔回春〕[150].

---

142 『小兒藥證直訣』卷上 脈證治法「肺臟怯」(앞의 책, 30쪽). "脾肺病久, 則虛而唇白. 脾者肺之母也, 母子皆虛, 不能相營, 故名曰怯. 肺主唇白, 白而澤者吉, 白如枯骨者死."『東醫寶鑑』에서는 '肺主唇白'을 '脾主唇'으로 바꾸었다.

143 앞부분은『小兒藥證直訣』卷上 脈證治法 雜病證(앞의 책, 79쪽)에, '又' 이하는『醫學綱目』卷之三十九 小兒部「腎主虛寒」(앞의 책, 892쪽)에 나온다.

144 『靈樞』「經脈第十」. "足太陰氣絶者, 則脈不榮肌肉, 唇舌者, 肌肉之本也, 脈不榮則肌肉軟, 肌肉軟則舌萎人中滿, 人中滿則唇反, 唇反者, 肉先死, 甲篤乙死, 木勝土也." '唇者肉之本' 이하는 樓英의 注이다.

145 『醫學綱目』卷之二 陰陽臟腑部「診生死」(앞의 책, 33쪽). "足厥陽氣絶, 則筋絶. 厥陰者, 肝脈也. 肝者筋之合也, 筋者聚于陰器而脈絡于舌本, 故脈弗榮

입술과 혀를 보고 병을 판단하는 방법

비脾와 폐肺의 병이 오래되면 허해져 입술이 창백하다. 비[土]는 폐[金]의 어미[母]로, 어미와 자식이 모두 허하면 서로 도와주지 못하므로 이를 '겁'[겁쟁이]이라고 하였다. 비는 입술을 주관하는데, 입술이 하얗고 윤택이 있으면 예후가 좋고 마른 뼈같이 희면 죽는다(『소아약증직결』). ○ 혈기가 허한 틈을 타 찬 기운이 침입하면 입술이 퍼레지고, 이마가 검고 입술이 퍼레지는 것은 한寒 때문이다(『소아약증직결』). ○ 족태음경의 기가 끊어지면 입술이 뒤집어지고 입술이 뒤집어지면 죽는다. 입술은 살[肉]의 [상태를 나타내는] 근본이므로 입술이 뒤집어지는 것은 살이 먼저 죽은 것이다(『영추』). ○ 혀가 말려 오그라들었는데 입술이 퍼레지고 음낭이 오그라들면 반드시 죽는다. 그것은 간의 기가 끊어졌기 때문이다(『의학강목』). ○ 상한열병에 입이 물고기 입처럼 되어 다시 다물 수가 없으면 숨을 내쉬기만 하고 들이마실 수 없게 되어 죽는다(『맥경』). ○ 환자의 입이 벌어져 있으면 3일 만에 죽는다(『맥경』). ○ 환자의 입술이 뒤집어지고 인중이 부어 편평해지면 죽는다(『맥경』). ○ 혀뿌리가 문드러지고 열이 내리지 않으면 역증逆症이다(『세의득효방』). ○ 입술과 입이 벌겋게 붓는 것은 열이 극심한 것이고, 입술과 입이 검푸른 것은 한寒이 극심한 것이다(회춘).

則筋急, 筋急則引舌與卵, 故唇青舌卷卵宿, 則筋先死. 庚篤辛死, 金勝木也." "病人舌卷卵縮者, 必死(厥陰絕)."

146 『脈經』 卷五 「扁鵲華佗察聲色要訣第四」(앞의 책, 240쪽). "病人口如魚口, 不能復閉, 而氣出多不反者, 死."

147 『脈經』 卷五 「扁鵲華佗察聲色要訣第四」(앞의 책, 240쪽).

148 『脈經』 卷五 「扁鵲華佗察聲色要訣第四」(앞의 책, 240쪽).

149 『世醫得效方』 卷第二 大方脈雜醫科 傷寒遺事 「傷寒篤證」(앞의 책, 38쪽).

150 『赤水玄珠』 卷十九 「望色」.

小兒口舌病

小兒口瘡難用藥, 以大南星, 取中心龍眼大, 爲末, 醋調, 塗兒脚心, 甚妙〔綱目〕[151]. ○ 白礬或吳茱萸爲末, 醋調, 塗脚心, 亦效〔綱目〕[152]. ○ 小兒口瘡, 黃柏靑黛等分, 片腦少許, 爲末, 竹瀝調, 付之〔入門〕[153]. ○ 乳母, 宜服瀉心湯 方見五藏, 凉膈散 方見火門. ○ 小兒口瘡, 薄荷汁, 拭口內, 西瓜水, 徐徐飮之〔入門〕[154]. ○ 巴豆肉一粒擣爛, 黃丹少許, 和揑作餠, 外用紙護, 貼眉心, 半刻許去之, 立效〔丹心〕[155][156]. ○ 重舌木舌, 依上法治之. ○ 小兒弄舌者, 脾藏有微熱, 令舌絡微緊, 故時時舒舌出也. 瀉黃散 方見五藏 徐徐服之. 若大病後弄舌者, 凶〔錢乙〕[158].

151 『醫學綱目』 卷之三十七 小兒部 心主熱 「口瘡」 '南星膏'(앞의 책, 845쪽).

152 『醫學綱目』 卷之三十七 小兒部 心主熱 「口瘡」(앞의 책, 845쪽).

153 『醫學入門』 外集 卷五 小兒門 附 小兒病機 「胎毒類」(앞의 책, 427쪽).

154 『醫學入門』 外集 卷四 雜病分類 外感 風類 「口舌脣」(앞의 책, 354쪽). "夏月, 西瓜水徐徐飮之."

155 '揑', 모을 열, 이길 날. 반죽하다. '捏'의 俗字이다.

156 一刻은 15분이다.

소아의 입 안과 혀의 병

소아가 입 안이 헐어서 약을 쓰기가 어려우면 남성(큰 것)의 한가운데에서 용안의 열매 크기만큼〔2센티미터 정도〕떼어내 가루내어 식초에 갠 다음 소아의 발바닥 한가운데에 붙이면 아주 잘 낫는다(『의학강목』). ○ 백반이나 오수유를 가루내어 식초에 갠 다음 발바닥 한가운데에 붙여도 효과가 있다(『의학강목』). ○ 소아의 입이 헌데에는 황백과 청대를 같은 양으로 하여 여기에 편뇌를 조금 넣어서 가루낸 다음 죽력에 개어 붙인다(『의학입문』). ○ 젖을 먹이는 이는 사심탕(처방은 「오장문」에 있다)이나 양격산(처방은 「화문」에 있다)을 먹는다. ○ 소아의 입이 헌데에는 박하즙으로 입 안을 닦고 수박 물을 천천히 먹인다(『의학입문』). ○ 파두육 한 알을 잘 찧어서 황단을 조금 넣고 반죽하여 떡을 만든다. 이것을 종이에 싸서 미간에 붙인 후 반각 정도 지나면 효과가 바로 있다(『단계심법부여』). ○ 중설이나 목설도 위와 같이 치료한다. ○ 소아가 혀를 날름거리는 것〔弄舌〕은 비장脾臟에 미열이 있어 혀의 낙맥이 약간 팽팽해졌기 때문에 자주 혀를 날름거리는 것이다. 사황산(처방은 「오장문」에 있다)을 천천히 먹인다. 큰 병을 앓고 난 후에 혀를 날름거리면 예후가 좋지 않다(『소아약증직결』).

---

157 『丹溪心法附餘』卷之二十三 小兒門 鵝口口瘡 附諸
　　方「又方」(앞의 책, 782쪽).

158 『小兒藥證直訣』卷上「弄舌」(앞의 책, 70쪽). "大
　　病未已, 弄舌者凶"으로 되어 있다.

口舌瘡糝付藥

宜赴宴散, 兼金散, 黃白散, 綠袍散, 碧雪, 換金散, 龍石散, 乳香散, 沒藥散, 靑金散.

赴宴散

治口瘡.

五倍子 一兩, 黃柏 蜜灸紫色, 滑石 各五錢.

右爲末, 每取半錢, 糝口內, 奇效〔澹寮〕[159].

○ 又方

治赤白口瘡.

黃柏, 靑黛, 密陀僧 等分.

爲末, 糝之〔丹心〕[160].

○ 又方

治口瘡麋痛.

黃連, 黃柏, 黃芩, 梔子, 細辛, 乾薑 各等分.

爲末, 先以米泔漱口, 後糝之〔回春〕[161].

○ 又方

細辛, 黃柏 炒 等分.

爲末, 糝口內, 吐涎, 卽差〔丹心〕[162].

---

159 『澹寮集驗方』. 元代의 僧인 繼洪의 撰輯으로 1283년 15권으로 간행되었다.

160 『丹溪心法附餘』 卷之十二 「口舌六十六」 '赴筵散' (앞의 책, 492쪽).

161 『萬病回春』 卷之五 「口舌」 '赴宴散' (앞의 책, 273쪽). "治三焦實熱, 口舌生瘡麋爛, 痛不可忍者."

162 『丹溪心法』 卷四 「口齒七十八」 '入方' (앞의 책, 402쪽).

입이나 혀가 헌데에 바르는 약

부연산, 겸금산, 황백산, 녹포산, 벽설, 환금산, 용석산, 유향산, 몰약산, 청금산 등을 쓴다.

부연산

입이 허는 것을 치료한다.

오배자 한 냥, 황백(꿀을 묻혀 붉은빛이 나게 구운 것), 활석 각 닷 돈.

위의 약들을 가루내어 반 돈씩 입 안에 바르면 효과가 매우 좋다(담료).

○ 또 다른 처방

입 안이 벌겋거나 허옇게 허는 것을 치료한다.

황백 · 청대 · 밀타승 각 같은 양.

위의 약들을 가루내어 바른다(『단계심법부여』).

○ 또 다른 처방

입이 헐고 헤지며 아픈 것을 치료한다.

황련 · 황백 · 황금 · 치자 · 세신 · 건강 각 같은 양.

위의 약들을 가루내어 먼저 쌀뜨물로 입을 양치한 다음 바른다(『만병회춘』).

○ 또 다른 처방

세신 · 황백(볶은 것) 각 같은 양.

위의 약들을 가루내어 입 안에 바르고 고인 침을 뱉으면 곧 낫는다(『단계심법』).

兼金散

治熱毒生口舌瘡.

黃連, 細辛 等分.

爲末, 先以布巾蘸水, 拭淨患處. 乃糝藥, 吐涎, 卽愈[三因].

黃白散

治口瘡, 幷口中疳瘡, 如神.

黃柏, 孩兒茶, 枯白礬 各等分.

爲末, 先以冷米湯漱口, 乃糝之[回春].

綠袍散

治口瘡.

黃柏 蜜灸 一兩, 靑黛 三錢, 片腦 二分.

右爲末, 糝患處, 吐出涎, 卽愈[醫鑑].

163 『三因極一病證方論』 卷之十六 「口病證治」(앞의
    책, 228쪽). "治蘊毒上攻, 或下虛邪熱, 病口生瘡."
164 '疳瘡'은 脾胃의 기능장애로 몸이 여위는 병을 疳
    이라고 한다. 疳으로 생긴 濕熱에 의하여 기혈이 막
    히면 코나 몸에 헌데가 생기는데, 가렵지도 않고

아프지도 않으면서 진물이 흐른다.
165 『萬病回春』 卷之五 「口舌」(앞의 책, 273쪽).
166 『古今醫鑑』에는 '片腦'가 없다.
167 『古今醫鑑』 卷九 「口舌」 方 '綠袍散'(앞의 책, 241쪽).

겸금산

열독熱毒으로 입 안과 혀가 허는 것을 치료한다.

황련 · 세신 각 같은 양.

위의 약들을 가루내어 먼저 수건에 물을 묻혀 헌 부위를 깨끗이 닦은 후 이 약을 바른다.
입 안에 고인 침을 뱉고 나면 낫는다(『삼인극일병증방론』).

황백산

입 안이 허는 것과 입 안에 생긴 감창을 치료하는 데 효과가 매우 좋다.

황백 · 해아다 · 고백반 각 같은 양.

위의 약들을 가루내어 먼저 쌀을 끓여 식힌 물로 양치한 후 이 약을 바른다(『만병회춘』).

녹포산

입 안이 허는 것을 치료한다.

황백(꿀을 발라 구운 것) 한 냥, 청대 서 돈, 편뇌 두 푼.

위의 약들을 가루내어 아픈 부위에 바르는데, 입 안에 고인 침을 뱉으면 낫는다(『고금
의감』).

碧雪

治口舌生瘡, 舌强, 腮腫[168], 喉閉[169].

蒲黃, 靑黛, 鵬砂, 熖硝, 甘草 各等分.

爲末, 以手指糝於口中, 嚥津下[得效][170].

換金散

治毒熱口瘡.

乾薑, 黃連 等分.

爲末, 糝瘡上. 初若不堪, 應手卽愈[得效][171].

龍石散

治口舌生瘡, 咽嗌腫塞.

寒水石 三兩, 朱砂 二錢半, 片腦 二分.

右爲末, 糝患處, 日三五次[172].

168 '腮腫'은 耳下腺이 붓는 병이다.
169 '喉閉'는 喉痺로, 목구멍이 붓고 아프며 막힌 감이
    있는 병이다.
170 『世醫得效方』卷十七 口齒兼咽喉科 「口病」(앞의
    책, 285쪽). 主治가 "治一切壅熱, 咽喉閉腫, 不能咽
    物, 口舌生瘡, 舌根强, 言語不正, 顋項腫痛"으로 되
    어 있다.
171 『世醫得效方』卷十七 口齒兼咽喉科 「口病」(앞의

벽설

입 안과 혀가 헌 것과 혀가 뻣뻣한 것, 귀밑이 부은 것, 후폐喉閉를 치료한다.

포황 · 청대 · 붕사 · 염초 · 감초 각 같은 양.

위의 약들을 가루내어 손가락으로 입 안에 바른 다음 침으로 삼킨다(『세의득효방』).

환금산

열독으로 입 안이 허는 것을 치료한다.

건강 · 황련 각 같은 양.

위의 약들을 가루내어 헌 곳에 바른다. 처음에는 견디기 힘들 정도로 아프지만 약을 바르는 대로 바로 낫는다(『세의득효방』).

용석산

입 안이나 혀가 헐거나 목구멍이 붓고 막힌 것을 치료한다.

한수석 석 냥, 주사 두 돈 반, 편뇌 두 푼.

위의 약들을 가루내어 하루 세 번에서 다섯 번 아픈 곳에 바른다(『단계심법부여』).

책, 285쪽).

172 『丹溪心法附餘』卷之十二 「口舌六十六」(앞의 책, 492쪽).

乳香散

治赤口瘡.

乳香, 沒藥 各一錢, 白礬 半錢, 銅綠 少許.

右爲末, 糝之〔綱目〕[173].

沒藥散

治白口瘡.

乳香, 沒藥, 雄黃 各一錢, 輕粉 半錢, 巴豆霜 少許.

右爲末, 糝之〔綱目〕[174].

靑金散

治白口瘡, 急惡狀如木耳.

五倍子, 靑黛 各四錢.

爲末, 油調, 貼瘡上. 喉中瘡爛, 以竹管吹入, 有涎吐之〔丹心〕[175].

173 『醫學綱目』 卷之二十 心小腸部 「口瘡脣瘡」(앞의 책, 418쪽).

174 『醫學綱目』 卷之二十 心小腸部 「口瘡脣瘡」(앞의 책, 418쪽).

175 『丹溪心法附餘』 卷之十二 「口舌六十六」(앞의 책, 493쪽).

유향산

입 안이 벌겋게 허는 것을 치료한다.

유향 · 몰약 각 한 돈, 백반 반 돈, 동록 조금.

위의 약들을 가루내어 바른다(『의학강목』).

몰약산

입 안이 허옇게 허는 것을 치료한다.

유향 · 몰약 · 웅황 각 한 돈, 경분 반 돈, 파두상 조금.

위의 약들을 가루내어 바른다(『의학강목』).

청금산

입 안이 허옇게 헐었는데 갑자기 악화되어 목이버섯처럼 된 것을 치료한다.

오배자 · 청대 각 너 돈.

위의 약들을 가루내어 기름에 개서 헌 곳에 붙인다. 목구멍이 헐고 문드러진 것은 대롱으로 불어넣는데, 침이 고이면 뱉는다(『단계심법부여』).

口舌瘡外治法

宜茱萸散, 如聖散, 濯足法, 化毒法.

茱萸散

治口瘡及咽痛.

吳茱萸, 地龍 等分.

爲末, 米醋入生麴調, 塗足心, 神效〔得效〕[176]. ○ 或只用茱萸爲末, 水調付足心, 亦愈〔得效〕[177].

○ 治滿口生瘡

草烏, 南星 各一箇, 生薑 一塊.

爲末, 每二錢醋調, 臨臥時, 貼手足心, 便愈〔本事〕[178].

176 『世醫得效方』卷十七 口齒兼咽喉科「口病」(앞의　책, 285쪽).

177 『世醫得效方』卷十七 口齒兼咽喉科「口病」(앞의　책, 285쪽).

178 『醫學綱目』卷之二十 心小腸部「口瘡脣瘡」(앞의　책, 418쪽).

입 안이나 혀가 헌 것을 치료하는 외치법

수유산, 여성산, 탁족법, 화독법 등을 쓴다.

수유산

입 안이 헐거나 목이 아픈 것을 치료한다.

오수유 · 지룡 각 같은 양.

위의 약들을 가루내어 쌀로 만든 식초에 생누룩을 넣고 개어 발바닥 한가운데에 붙이면 효과가 매우 좋다(『세의득효방』). ○ 오수유 하나만 가루내어 물에 개서 발바닥 한가운데에 붙여도 낫는다(『세의득효방』).

○ 입 안 전체가 헌 것을 치료한다

초오 · 남성 각 한 개, 생강 한 덩어리.

위의 약들을 가루내어 두 돈씩 식초에 갠 다음 잠자기 전에 손바닥과 발바닥 한가운데에 붙이면 낫는다(본사).

如聖散

治小兒口瘡, 不能吮乳.

巴豆 一粒或二粒 去皮.

研爛不去油. 入朱砂, 黃丹 各少許, 付紙上. 剃開兒顖上髮[179], 貼在顖門上. 如四邊起粟米泡, 便用溫水, 洗去藥, 更用菖蒲水, 洗之. 便安如神〔簡易〕[180].

濯足法

治下虛上壅, 口舌生瘡.

白礬 二三兩.

爲末, 用熱湯化. 以浸足半日, 卽效〔丹心〕[181].

化毒法

凡口瘡無問新久, 夜臥將自已兩丸, 以手左右交揉三五十遍, 睡覺行之, 三五度, 便差〔東垣〕[182].

---

179 '剃', 머리깎을 체.

180 『證治準繩』幼科 集之三 心臟部一 「口瘡」 '如聖散.' "治小兒口瘡, 不能喫乳者, 麻子一粒或二粒, 研爛不去油入硃砂黃丹, 傳紙絹上, 少許剔開小兒顖門, 貼在顖上, 如四邊起粟米泡, 便用溫水洗去藥, 恐成瘡更用菖蒲水, 洗其效如神."

181 『世醫得效方』卷十七 口齒兼咽喉科 「口病」(앞의 책, 285쪽).

여성산

소아가 입 안이 헐어서 젖을 빨지 못하는 것을 치료한다.

파두 한두 알(껍질을 깐다).

파두를 잘 갈아 기름을 빼지 않은 채 여기에 주사와 황단을 조금 넣어 종이 위에 붙인다.
아기 정수리 위의 머리카락을 깎고 신문혈에 약을 붙인다. 그 가장자리에 좁쌀만한 물집이
올라오면 바로 따뜻한 물로 약을 씻어내고 다시 창포물로 씻어주면 잘 낫는다(간이).

탁족법

아래는 허하고 위는 막혀 입 안과 혀가 허는 것을 치료한다.

백반 두석 냥.

위의 약을 가루내어 뜨거운 물에 녹인다. 이 물에 발을 반나절 동안 담그고 있으면 바로
효과가 있다(단심).

화독법

입이 헌 지 얼마가 됐든지에 관계없이 자기 전에 자신의 음낭을 왼손과 오른손을 교대로
30~50번씩 주무르고 잠이 깰 때마다 다시 하는데 이렇게 세 번에서 다섯 번하면 낫는다
(동원).

---

182 『醫學綱目』 卷之二十 心小腸部 「口瘡唇瘡」(앞의
　　책, 418쪽). 『醫學綱目』에는 '以手' 가 '以手擺緊'
　　으로 되어 있다. '擺', 문지를 력.

酒客喉舌生瘡

詳見內傷.

諸蟲入口

詳見救急.

술꾼의 목구멍과 혀가 헌 것

「내상문」에 자세히 나와 있다.

벌레가 입에 들어간 것

「구급문」에 자세히 나와 있다.

補舌斷方

治大人小兒, 偶含刀在口, 割斷舌頭, 已垂落而未斷. 用雞子白軟皮, 袋了舌頭, 用破血丹蜜調, 塗舌根, 斷血. 却以蜜調蠟, 稀稠得所敷在雞子皮上. 盖性軟能透藥性故也. 常勤添敷三日, 舌接住, 方去雞子皮, 只用蜜蠟勤敷七日, 全安〔醫林〕. ○ 自行被跌仆穿斷舌心, 血出不止, 以鵝翎蘸米醋, 頻刷斷處, 其血卽止, 仍用蒲黃杏仁鵬砂少許, 爲末, 蜜調成膏, 噙化而安〔入門〕. ○ 治舌頭被人咬去, 取諸瘡門治下疳瘡藥, 先以乳香沒藥煎水噙口中, 止痛後, 抹上藥, 卽長全有效, 卽黑鉛水銀寒水石輕粉鵬砂, 五味方也〔回春〕.

○ 補唇舌方

用鮮蟹燒灰, 每二錢, 同乳香沒藥各二錢半, 塗之, 卽生肉. 如多, 去唇舌. 用川烏草烏爲末, 攤紙一條, 以涼水調合貼之, 卽不覺疼, 可用刀取. 如流血, 以陳石灰塗之, 卽止. 愈後舌硬, 用白雞冠血點之, 卽軟〔醫鑑〕.

破血丹

天花粉 三兩, 赤芍藥 二兩, 薑黃, 白芷 各一兩.
右爲末, 每用少許, 乾糝或蜜調塗之〔醫林〕.

---

183 '袋', 자루 대.

184 여기에서 '住'는 결과 보어로 사용되었다.

185 『證治準繩』瘍醫 卷之一 腫瘍「敷貼溫藥」. "一方治大人小兒, 偶含刀在口, 割斷舌頭, 已垂落而未斷. 用雞白軟皮, 袋了舌頭, 用破血丹蜜調塗舌根, 斷血. 却以蜜調和蠟, 稀稠得所調此正方敷在雞子皮上, 取其軟薄能透藥性故也. 如在口溶散勤勤添敷三日,

舌接住. 方可去雞子白皮, 只用蜜蠟調藥勤勤敷上七日, 全安."

186 '鵝翎'은 거위의 깃털이다. '鵝', 거위 아. '翎', 깃털 령.

187 '刷', 쓸 쇄. 씻다, 닦다.

188 『醫學入門』外集 卷七 救急諸方「怪疾」'穿斷舌心'(앞의 책, 627쪽).

혀가 끊어진 것을 붙이는 방법

어른이나 어린아이가 우연히 칼을 입에 물어 혀끝을 베어 끊어져 늘어졌지만 완전히 잘라지지는 않은 것을 치료한다. 달걀의 하얗고 부드러운 속껍질로 혀끝을 자루처럼 씌운 다음 파혈단을 꿀에 개어 혀뿌리에 바르면 피가 멎는다. 그런 다음 바로 달걀 속껍질 위에 달라붙을 정도의 농도로 꿀에 밀랍을 개어 달걀 속껍질을 씌운 혀 위에 바른다. 이는 얇고 부드러운 성질이 약성을 통과시킬 수 있기 때문[에 달걀 속껍질을 쓴 것]이다. 부지런히 3일 동안 약을 발라 혀가 붙으면 달걀 속껍질을 벗겨내고 밀랍만 7일 동안 붙이면 완전히 낫는다(의림). ○ 걷다가 넘어져서 혀 가운데가 뚫리거나 잘려 피가 멎지 않을 때는 거위의 깃에 쌀로 만든 식초를 묻혀 상처를 자주 씻어준다. 피가 바로 멎게 되는데 그러면 곧 포황·행인·붕사를 조금씩 가루내어 꿀에 개서 고약을 만들어 이 고약을 입에 머금어 녹여 먹으면 낫는다(『의학입문』). ○ 혀끝을 다른 사람이 깨물어 떨어지면 「제창문」의 하감창 치료하는 약을 쓴다. 먼저 유향과 몰약 달인 물을 입에 머금어 통증을 멈추게 한 후 다음의 약을 바르면 확실히 효과가 있는데, 이 약은 흑연·수은·한수석·경분·붕사 다섯 가지로 이루어진 처방이다(『만병회춘』).

○ 입술과 혀를 보하는 처방

신선한 게를 태운 재 두 돈에 유향과 몰약 두 돈 반씩을 넣어 함께 개서 붙이면 살이 돋는다. 만약 살이 너무 돋아나면 입술이나 혀의 군더더기 살을 잘라낸다. 〔혀를 자르는 방법은〕 천오와 초오를 가루내어 찬물에 개서 종이에 발라 혀에 붙이면 감각을 느끼지 못하는데, 이때 칼로 도려낸다. 피가 계속 흐르면 오래된 석회를 발라주면 곧 멎는다. 다친 것이 나은 후 혀가 뻣뻣하면 흰 닭의 볏에서 피를 내어 찍어 바르면 바로 부드러워진다(『고금의감』)

파혈단

천화분 석 냥, 적작약 두 냥, 강황·백지 각 한 냥.
위의 약들을 가루내어 조금씩 쓰는데, 말려 뿌리거나 꿀에 개어 붙인다(의림).

---

189 『萬病回春』卷之八「下疳」(앞의 책, 452-453쪽).
  "治下疳. 幷玉莖蝕了也長出來如初, 止少元首, 就是舌頭被人咬去, 抹上藥也長全有效. 黑鉛五錢化開, 卽投汞二錢五分硏不見星, 入寒水石三錢五分眞輕粉二錢五分, 好硼砂一錢. 共爲極細末聽用. 如遇此患, 用葱艾花椒熬水洗患處. 若拍洗, 將湯入瓶內, 將龜頭向瓶內薰之, 止了痛再洗拭乾, 摻上此藥. 若治舌咬去, 先以乳香沒藥煎水口嗿, 止痛後, 上藥卽長也."

190 '攤', 펼칠 탄.

191 『古今醫鑑』卷九「口舌」'方'(앞의 책, 242-243쪽).

192 『中醫方劑大辭典』第八册(앞의 책, 261쪽)에서는 『外科經驗方』에 '洪宝丹'이라는 이름으로 처음 나온다고 하였다.

單方

凡三十二種.

白礬

治口瘡.

熱水半椀, 入白礬一撮, 待溫漱口. 數次, 愈〔種杏〕[193]. ○ 生白礬, 爲末, 付之, 亦效〔丹心〕[194].

膽礬[195]

治口瘡.

取礬火煅爲末, 付瘡上. 吐涎, 便差〔本草〕[196]. ○ 膽礬一塊, 百沸湯泡, 開含漱, 卽差〔綱目〕[197].

百草霜

舌卒腫如猪胞狀滿口, 不治卽死.

以霜細研, 醋調塗之, 立差〔丹心〕[198]. ○ 治舌忽然腫, 破釜底墨, 研細醋調, 塗舌上下. 脫去更付. 入鹽尤佳, 先鍼決出血, 付藥, 尤妙〔綱目〕[199].

---

193 『種杏仙方』卷二「口舌」(앞의 책, 49쪽).

194 『丹溪心法』卷四「口齒七十八」(앞의 책, 401쪽).

195 '膽礬'은 황산구리로 이루어진 황산염 광물이다. 味酸性寒, 入肝膽經하여 담을 삭이고 독을 풀며 積

을 없앤다. 石膽의 다른 이름이다.

196 『證類本草』卷三 玉石部上品總七十三種「石膽」(政和本 69쪽, 四庫本 106쪽). 원문과 들고남이 있다.

197 『醫學綱目』卷之二十 心小腸部「口瘡唇瘡」(앞의

단방

모두 서른두 가지이다.

백반

입 안이 허는 것을 치료한다.

뜨거운 물 반 사발에 백반 한 자밤을 녹여 물이 식어 따뜻해지면 이 물로 여러 번 양치하면 낫는다(『종행선방』). ○ 생백반을 가루내어 붙여도 좋다(『단계심법』).

담반

입 안이 허는 것을 치료한다.

담반을 불에 달구어 가루낸 다음 헌데에 붙인다. 입에 고인 침을 뱉으면 곧 낫는다(『증류본초』). ○ 담반 한 덩어리를 오랫동안 부글부글 끓인 물에 녹여 양치하면 곧 낫는다(『의학강목』).

백초상(가마솥 밑의 검댕)

혀가 갑자기 돼지 오줌보처럼 부어 입 안에 가득 찼는데 치료하지 않으면 바로 죽는다.

백초상을 곱게 갈아 식초에 개어 바르면 바로 낫는다(『단계심법부여』). ○ 혀가 갑자기 부으면 솥 밑의 검댕을 떼어내어 곱게 갈아 식초에 개어 혀의 위아래에 바른다. 약이 떨어져 나가면 다시 붙인다. 소금을 넣으면 더욱 좋고, 먼저 침으로 피를 낸 다음 약을 붙이면 더욱 좋다(『의학강목』).

책, 418쪽).

198 『丹溪心法附餘』卷之十二 風熱門 口舌 「附諸方」 '一方'(앞의 책, 493쪽). "治舌腫, 用百草霜爲末, 以好醋調敷, 立效."

199 『醫學綱目』卷之十七 心小腸部 舌 「舌腫痛」 '黑散子'(앞의 책, 350쪽).

井華水

治口臭.

正朝取水含口, 吐置厠下, 數度卽差〔本草〕[200].

鵬砂

治舌腫脹出口.

鵬砂爲末, 生薑片蘸藥, 揩腫處, 卽退〔綱目〕[201]. ○ 口瘡, 鵬砂焰硝含口中, 以南星爲末醋調, 貼足心, 神效〔正傳〕[202].

馬牙硝

治重舌.

取硝爲末, 付舌下, 日三〔本草〕[203].

升麻

治口瘡及口氣䘌䘌[204].

濃煎湯, 入鹽, 頻頻含漱〔本草〕[205].

細辛

治口臭, 及䘌齒腫痛.

煮取濃汁, 熱含冷吐, 卽差〔本草〕[206].

200 『證類本草』卷五 玉石部下品總九十三種「井華水」
   (政和本 109쪽, 四庫本 191쪽).
201 『醫學綱目』卷之十七 心小腸部「舌」(앞의 책, 350
   쪽).
202 『醫學正傳』卷之五 口病「方法」‘又方’(앞의 책,
   275쪽).
203 『證類本草』卷三 玉石部上品總七十三種「馬牙消」
   (政和本 67쪽, 四庫本 102쪽). 원문에는 "治小兒重
   舌, 馬牙消, 塗舌下, 日三度"로 되어 있다.
204 ‘䘌䘌'은 단것을 많이 먹어 생긴 충치, 치은염 등을

정화수(새벽에 처음 길은 우물물)

입 냄새를 치료한다.

정월 초하루 아침에 길어온 물을 입에 머금고 변소에 가서 여러 번 토하면 바로 낫는다(『증류본초』).

붕사

혀가 부어 입 밖으로 삐져나온 것을 치료한다.

붕사를 가루내어 생강 조각에 붕사가루를 묻혀 부은 곳에 발라주면 혀가 바로 들어간다(『의학강목』). ○ 입이 헐었을 때 붕사와 염초를 입에 물고 남성가루를 식초에 개어 발바닥 한가운데에 붙이면 아주 잘 낫는다(『의학정전』).

마아초

중설重舌을 치료한다.

마아초〔망초〕를 가루내어 혀 밑에 하루 세 번 붙인다(『증류본초』).

승마

입 안이 허는 것과 입 냄새와 감닉을 치료한다.

승마를 진하게 달여 소금을 넣고 자주 입을 양치한다(『증류본초』).

세신(족두리풀 뿌리)

입 냄새와 충치로 붓고 아픈 것을 치료한다.

세신을 진하게 달여 뜨거울 때 입에 머금고 있다가 식은 다음 뱉으면 바로 낫는다(『증류본초』).

말한다.

‘䘌’, 등에 닉. ‘䘌’(벌레먹는 병 닉)과 같은 字이다.

205 『證類本草』 卷六 草部上品之上總八十七種 「升麻」
　　(政和本 137쪽, 四庫本 256쪽). 원문과 들고남이
　　있다.

206 『證類本草』 卷六 草部上品之上總八十七種 「細辛」
　　(政和本 143쪽, 四庫本 271쪽).

黃連

治口舌生瘡.

以好酒煮黃連, 取汁呷[207]下, 立愈〔丹心〕[208].

蒲黃

治重舌及舌生瘡.

微炒糝之, 卽差〔本草〕[209]. ○ 舌腫大滿口, 眞蒲黃頻糝舌上, 且呷黃連湯, 瀉心火〔正傳〕[210].

益智

治心氣不足, 口臭.

益智 去殼 加甘草爲末, 乾嚥下, 或沸湯點服〔得效〕[211].

茴香

除口氣臭.

取苗莖, 煮作羹飮及生食, 並得〔本草〕[212].

射干

療老血在心脾間, 咳唾言語氣臭.

取根煮湯, 飮之〔本草〕[213].

---

207 '呷', 마실 합.

208 『丹溪心法』 卷四 「口齒七十八」(앞의 책, 401쪽).

209 『證類本草』 卷七 草部上品之下總五十三種 「蒲黃」(政和本 158쪽, 四庫本 307쪽). 원문과 들고남이 있다.

210 『醫學正傳』 卷之五 口病 「方法」 '祖傳方'(앞의 책, 276쪽). 『醫學正傳』에서는 황련 한 가지를 진하게 달여 천천히 마시라고 하였다.

황련

입 안과 혀가 허는 것을 치료한다.

좋은 술에 황련을 달여 그 즙을 마시면 바로 낫는다(『단계심법』).

포황(부들의 꽃가루)

중설이나 혀가 허는 것을 치료한다.

포황을 살짝 볶아 바르면 바로 낫는다(『증류본초』). ○ 혀가 부어 입 안에 가득 차면 진포황을 혀에 자주 바르고 더불어 황련 달인 물을 마셔서 심화心火를 내린다(『의학정전』).

익지인

심기心氣가 부족하여 입 냄새가 나는 것을 치료한다.

껍질을 벗긴 익지인에 감초를 넣고 가루낸 다음 말려 먹거나 끓인 물에 타서 먹는다(『세의득효방』).

회향

입 냄새를 없앤다.

회향의 싹이나 줄기로 국을 끓여 먹거나 날것으로 먹어도 효과를 본다(『증류본초』).

사간(범부채 뿌리)

묵은 피가 심비心脾 사이에 있어 기침을 하거나 침을 뱉거나 말할 때 냄새가 나는 것을 치료한다.

사간의 뿌리를 달여 먹는다(『증류본초』).

---

211 『世醫得效方』卷十七 口齒兼咽喉科「口病」 '益智散'(앞의 책, 285쪽).

212 『證類本草』卷九 草部中品之下總七十八種「蘹香子」(政和本 204쪽, 四庫本 420쪽).

213 『證類本草』卷十 草部下品之上總六十二種「射干」(政和本 230쪽, 四庫本 487쪽). 원문과 들고남이 있다.

香薷

治口臭甚. 捷, 丁香不及焉.

煮取汁, 或飮或漱, 爲妙[丹心][214].

五倍子

治口瘡.

爲末糝之, 便可飮食[本草][215].

○ 口瘡挑痛

五倍子 一兩, 蜜灸黃柏, 滑石 各五錢, 銅綠 二錢, 麝香 二分半.

爲末糝之, 極效[正傳][216].

○ 治緊脣

五倍子, 訶子肉 等分.

爲末, 付貼脣上, 立效[丹心][217].

薔薇根

治口舌生瘡, 爛久不差.

濃煎汁, 稍稍含漱, 溫含冷吐, 卽效. 冬取根, 夏取莖葉用[本草][218].

---

214 『醫學綱目』卷之二十五 脾胃部 口「口臭喉腥」(앞의 책, 576쪽). "治口臭. 香薷一把, 以水一斗, 煮取三升, 稍稍含之. 丹溪云, 惟香薷湯能治口臭."

215 『證類本草』卷十三 木部中品總九十二種「五倍子」

(政和本 311쪽, 四庫本 675쪽).

216 『醫學正傳』卷之五 口病「方法」'又方'(앞의 책, 275쪽).

217 『丹溪心法附餘』卷之十二 風熱門 口舌「附諸方」

향유(노야기)

입 냄새가 심한 것을 치료한다. 효과가 정향보다 빠르다.

달여서 즙을 마시거나 양치하면 좋은 효과가 있다(단심).

오배자(붉나무 열매)

입 안이 허는 것을 치료한다.

오배자를 가루내어 바르면 곧 〔전처럼〕 먹고 마실 수 있다(『증류본초』).

○ 구창으로 짓무르고 아픈 것

오배자 한 냥, 황백(꿀을 발라 구운 것), 활석 각 닷 돈, 동록 두 돈, 사향 두 푼 반.

위의 약들을 가루내어 바르면 효과가 매우 좋다(『의학정전』).

○ 입술이 당기는 것을 치료한다

오배자·가자육 각 같은 양.

위의 약들을 가루내어 입술 위에 바르면 곧 낫는다(『단계심법부여』).

장미근(장미 뿌리)

입과 혀가 헐어서 문드러진 것이 오랫동안 낫지 않는 것을 치료한다.

장미 뿌리를 진하게 달인 물로 조금씩 양치하는데, 따뜻할 때 머금고 있다가 식으면 뱉는다. 바로 효과가 있다. 겨울에는 뿌리를 쓰고, 여름에는 줄기와 잎을 쓴다(『증류본초』).

'立效散'(앞의 책, 492쪽). "治唇緊瘡疼痛"으로 되
   어 있다.
218 『證類本草』卷七 草部上品之下總五十三種「營實」
   (政和本 160쪽, 四庫本 312쪽).

白楊樹枝

治口瘡.

取枝漿水煎, 和鹽含漱〔本草〕[219].

檳榔

治口吻生瘡白爛者.

燒灰, 入輕粉少許, 乾糝之〔得效〕[220].

黃柏

治口瘡如神.

蜜炒爲細末, 塗之〔湯液〕[221]. ○ 黃柏醋漬含之, 亦愈〔本草〕[222]. ○ 心脾
熱, 舌頰生瘡, 蜜灸黃柏與靑黛爲末糝之, 差〔本草〕[223].

苦竹葉及瀝

治口瘡.

煎葉湯漱口, 取瀝塗之〔本草〕[224].

---

219 『證類本草』卷十四 木部下品總九十九種「白楊樹
　　枝」(政和本 324-325쪽, 四庫本 706-707쪽). 원문과
　　들고남이 있다.
220 『世醫得效方』卷十七 口齒兼咽喉科「口病」'立效
　　散'(앞의 책, 285쪽).

221 『湯液本草』卷下 木部「黃蘗」(앞의 책, 248쪽).
222 『證類本草』卷十二 木部上品總七十二種「蘗木」
　　(政和本 277-278쪽, 四庫本 596쪽). 원문과 들고남
　　이 있다.
223 『證類本草』卷十二 木部上品總七十二種「蘗木」

백양수지(사시나무 가지)

입 안이 헌데를 치료한다.

가지를 좁쌀죽 웃물로 달인 물에 소금을 타서 양치한다(『증류본초』).

빈랑

입가가 헐어 허옇게 문드러진 것을 치료한다.

빈랑을 태워 경분을 조금 넣고 〔가루내어〕 마른 채로 뿌린다(『세의득효방』).

황백(황벽나무 껍질)

입 안이 헌데를 아주 잘 치료한다.

황백을 꿀에 축여 볶아 부드럽게 가루내어 바른다(『탕액본초』). ○ 황백을 식초에 담가두었다가 머금어도 낫는다(『증류본초』). ○ 심心과 비脾의 열로 혀와 볼에 헌데가 생기면 꿀물을 축여 볶은 황백과 청대를 가루내어 뿌리면 낫는다(『증류본초』).

고죽엽과 죽력

입 안이 헌데를 치료한다.

죽엽 잎 끓인 물로 입을 양치하고 죽력을 바른다(『증류본초』).

(政和本 278쪽, 四庫本 596쪽).

224 『證類本草』 卷十三 木部中品總九十二種 「竹葉」

　　(政和本 294쪽, 四庫本 633쪽).

蜜

療脣口瘡,

常含之[本草][225].

螻蛄

治口瘡.

以好墨研螻蛄細付之, 立效. 盖螻蛄走小腸膀胱, 其效甚速[綱目][226].

蛇蛻

治緊脣及重齶重齦.

燒爲末, 先拭後付[本草][227].

白梅

治口臭.

常含之, 可以香口[本草][228].

225 『證類本草』卷二十 蟲魚部上品總五十種「石蜜」
　　(政和本 387-388쪽, 四庫本 831-833쪽).

226 『醫學綱目』卷之二十 心小腸部 丹熛瘥疹「口瘡脣
　　瘡」(앞의 책, 417쪽). "治口瘡. 以好墨研螻蛄極細,
　　敷之立效. 胡氏方, 螻蛄走小腸膀胱, 其效甚捷. 因

力峻氣猛, 陰虛氣上致瘡者, 戒勿用. 惟體實有熱在
上焦者, 用之如神."

227 『證類本草』卷二十二 蟲部下品總八十一種「蛇蛻」
　　(政和本 420쪽, 四庫本 899-900쪽).

228 『證類本草』卷二十三 果部三品總五十三種「梅實」

꿀

입술과 입 안이 헌데를 치료한다.

꿀을 항상 입에 머금는다(『증류본초』).

누고(땅강아지)

입 안이 헌데를 치료한다.

좋은 먹물로 누고를 곱게 갈아 헌데에 바르면 효과가 바로 있다. 누고의 기운은 소장과 방광으로 들어가므로 그 효과가 매우 빠르다(『의학강목』).

사태(뱀의 허물)

입술이 당기고 입천장이 헐며, 잇몸이 헌데를 치료한다.

허물을 태워 가루내어 먼저 입 안을 씻은 뒤에 바른다(『증류본초』).

백매(소금에 절인 매실)

입 냄새를 치료한다.

백매를 늘 머금고 있으면 입 안이 향기롭다(『증류본초』).

(政和本 444쪽, 四庫本 952쪽). "又含可以香口",
"衍義曰, 梅實, 食梅則津液泄, 水生木也. 津液泄,
故傷齒. 腎屬水, 外爲齒, 故也. 王叔和曰, 膀胱腎合
爲津府, 此語雖鄙, 然理存焉. 熏之爲烏梅, 曝乾藏
密器中, 爲白梅."

柚子

治飮酒人口臭.

可啖之, 又煎湯飮〔本草〕[229].

甜瓜

主口臭.

甜瓜子作末, 蜜丸櫻桃大, 每朝淨漱含化一丸. ○ 口瘡, 嚥瓜中汁〔本草〕[230].

西瓜

治口瘡.

取瓜中漿, 徐徐飮之. 冬月則取皮燒灰, 噙之〔丹心〕[231].

人乳汁

老人患口瘡, 不能食飮. 人熱乳, 甚良〔本草〕[232].

229 『證類本草』卷二十三 果部三品總五十三種「橘柚」
　　(政和本 438-439쪽, 四庫本 939-941쪽). 원문과 들
　　고남이 있다.
230 『證類本草』卷第二十七 菜部上品總三十種「甛瓜」
(政和本 840쪽, 四庫本 1,031쪽). '口瘡, 嚥瓜中汁'
은 나오지 않는다.
231 『丹溪心法附餘』卷之十二 風熱門「口舌」‘一方’
(앞의 책, 492쪽).

유자

술을 즐겨 먹는 사람의 입에서 냄새가 나는 것을 치료한다.

유자를 입에 물고 있어도 좋고, 달여 먹어도 좋다(『증류본초』).

첨과(참외)

입 냄새를 주치한다.

참외의 씨를 가루내어 꿀로 반죽하여 앵도대의 알약을 만들어 아침마다 깨끗이 양치한 다음 한 알을 머금는다. ○ 입 안이 헌데에는 참외 속의 즙을 삼킨다(『증류본초』).

서과(수박)

입 안이 헌데를 치료한다.

수박 속의 물을 천천히 마신다. 겨울에는 껍질을 태워 가루내어 머금는다(『단계심법부여』).

인유즙(사람의 젖)

노인이 입 안이 헐어 아파서 먹고 마시지 못하는 데에는 사람의 따뜻한 젖이 매우 좋다(『증류본초』).

---

232 『證類本草』 卷第十五 人部總二十五種 「人乳汁」

　　(政和本 341쪽, 四庫本 742쪽).

亂髮灰

治口臭不可近.

亂髮灰一錢井花水, 調下空心〔醫說〕. ○ 舌腫, 亂髮灰水調下〔綱目〕[233].

羊乳

主小兒口瘡爛.

取乳常常含嚥. 又治舌腫, 吮之, 差〔本草〕[234].

萆麻子

治舌腫脹出口.

取油, 蘸紙撚燒, 烟熏之, 卽愈〔綱目〕[235].

紫蘇葉

治飛絲入口舌間生泡.

取葉細嚼, 白湯送下, 立效〔丹心〕[236].

233 『醫學綱目』卷之十七 心小腸部 舌 「舌腫痛」(앞의
책, 350쪽).

234 『證類本草』卷十六 獸部上品總二十種 「羊乳」(政
和本 349쪽, 四庫本 759쪽).

235 『醫學綱目』卷之十七 心小腸部 舌 「舌腫痛」(앞의
책, 350쪽). '世', 곧 『世醫得效方』을 인용하였다.

236 『醫學綱目』卷之十七 心小腸部 舌 「舌腫痛」(앞의
책, 350쪽). '丹', 곧 朱震亨의 글을 인용하였다.

난발회(저절로 빠진 머리털 태운 재)

가까이 갈 수 없을 정도로 입 냄새가 심한 것을 치료한다.

난발회 한 돈을 정화수에 타서 빈속에 먹는다(의설). ○ 혀가 부은 데에는 난발회를 물에 타서 먹는다(『의학강목』).

양유(양의 젖)

어린아이가 입 안이 헐어서 문드러진 것을 주치한다.

양의 젖을 늘 입에 머금었다가 삼킨다. 또 혀가 부었을 때에는 양의 젖을 핥으면 낫는다(『증류본초』).

비마자(아주까리의 씨)

혀가 부어서 입 밖으로 나온 것을 치료한다.

아주까리 기름을 종이에 찍어 태워서 나는 연기를 [혀에] 쏘이면 바로 낫는다(『의학강목』).

자소엽(차조기 잎)

공기 중에 날아다니던 실 같은 것이 입과 혀 사이에 들어가 물집이 생긴 것을 치료한다.

자소엽을 잘게 씹어서 끓인 물로 먹으면 효과가 바로 있다(단심).

鍼灸法

口瘡, 取承漿, 合谷, 人中, 長强. 又取金津玉液. 各出血[綱目][237].
○ 又取委中, 瀉後谿. 此二穴乃心火腎水, 二經之表[綱目][238]. ○
膽兪, 小腸兪, 各灸七壯. 又刺太衝, 勞宮[東垣][239]. ○ 舌腫難言,
取廉泉, 金津, 玉液, 各以三稜出血. 又取天突, 少商, 然谷, 風
府[綱目][240]. ○ 舌卷, 取液門, 二間[綱目][241]. ○ 舌縱涎下, 取陰谷
[綱目][242]. ○ 舌急, 取瘂門. 舌緩, 取風府[資生][243]. ○ 凡舌腫脹甚,
先刺舌尖或舌上或舌傍出血. 惟舌下廉泉穴, 禁鍼[回春][244]. ○ 緊
脣不能開合, 灸手虎口, 男左女右. 又灸承漿三壯[得效][245]. ○ 凡
舌腫, 舌下必有噤虫狀如螻蛄臥蠶, 有頭有尾, 頭少白. 可燒鍼
烙, 烙頭上, 卽消[三因][246]. ○ 舌腫如猪胞, 以鍼刺舌下兩傍, 大
脈血出, 卽消. 切勿刺中央脈, 血不止則死. 若誤刺, 以銅筋火
燒烙之. 或醋調百草霜塗之, 須臾自消. 此患人多不識, 失治則
死[得效][247].

237 『醫學綱目』卷之二十 心小腸部 丹熛瘙疹「口瘡脣
　　瘡」(앞의 책, 419쪽).

238 『醫學綱目』卷之二十 心小腸部 丹熛瘙疹「口瘡脣
　　瘡」(앞의 책, 419쪽). "又法, 委中瀉, 後溪補"로 되
　　어 있다.

239 『醫學綱目』卷之二十 心小腸部 丹熛瘙疹「口瘡脣
　　瘡」(앞의 책, 419쪽).

240 『醫學綱目』卷之十七 心小腸部 舌「舌腫痛」(앞의
　　책, 350쪽). '集'과 '東'에서 인용한 두 문장을 재구
　　성한 것이다.

241 『醫學綱目』卷之十七 心小腸部 舌「舌强舌卷」(앞
　　의 책, 350쪽). "針灸舌卷, 獨取手少陽絡與筋, 經
　　云, 邪客手少陽之絡, 令人喉痺舌卷, 口乾心煩, 臂
　　外廉痛, 手不及頭, 刺手中指, 次指爪甲上, 去端如

침구법

입 안이 헌데는 승장, 합곡, 인중, 장강에 침을 놓는다. 또는 금진, 옥액에 각각 피를 낸다.(『의학강목』). ○ 또 위중에 침을 놓고 후계를 사瀉한다. 이 두 혈은 심화心火와 신수腎水로, 두 경맥의 표表이다(『의학강목』). ○ 담수, 소장수에 일곱 장씩 뜸을 뜬다. 또 태충, 노궁에 놓는다(동원). ○ 혀가 부어 말하기 어려우면 염천, 금진, 옥액에 침을 놓고 각각 삼릉침으로 찔러 피를 낸다. 또 천돌, 소상, 연곡, 풍부에 침을 놓는다(『의학강목』). ○ 혀가 말리면 액문, 이간에 놓는다(『의학강목』). ○ 혀가 늘어져 침을 흘리는 데는 음곡에 놓는다(『의학강목』). ○ 혀가 당기면 아문에 놓는다. 혀가 늘어지면 풍부에 놓는다(『침구자생경』). ○ 혀가 붓고 심하게 늘어진 경우에는 먼저 혀끝에 침을 놓거나 혀 위, 또는 혀 옆쪽에 피를 낸다. 다만 혀 밑 염천혈에는 침놓는 것을 금한다(『만병회춘』). ○ 입술이 굳어 입을 벌렸다 구물었다 할 수 없으면 손의 호구虎口에 뜸을 뜨는데 남자는 왼쪽, 여자는 오른쪽에 뜬다. 도는 승장에 세 장을 뜬다(『세의득효방』). ○ 혀가 부으면 혀 밑에 반드시 입을 다문 벌레 같은 것이 있는데, 그 모양이 땅강아지나 누워 있는 누에와 비슷하며 머리와 꼬리가 있고 머리는 약간 희다. 쇠 젓가락을 달구어 그 머리를 지지면 곧 낫는다(『삼인극일병증방론』). ○ 혀가 돼지 오줌통같이 부은 것은 혀 밑 양옆의 대맥을 침으로 찔러 피를 내면 곧 낫는다. 절대로 가운데 맥은 찌르지 말아야 한다. 피가 멎지 않아 죽게 된다. 만약 잘못하여 〔가운데 맥을〕 찔렀을 때는 구리 젓가락을 달구어 지져야 한다. 또는 식초에 백초상을 타서 바르면 저걸로 낫는다. 이 병을 앓는 사람들이 많으나 이를 잘 알지 못하는데, 치료하지 못하면 대개 죽는다(『세의득효방』).

韭葉各一瘄. 又云, 手陽明之筋, 其病支痛, 轉筋舌卷, 治在燔針劫刺, 以知爲數, 以痛爲輸是也."

242 『醫學綱目』卷之十七 心小腸部 舌「舌縱涎下多唾」(앞의 책, 351쪽).

243 『鍼灸資生經』卷一「齒門」(앞의 책, 235쪽). "舌急, 鍼瘡門"으로 되어 있다.

244 『萬病回春』卷之五「口舌」(앞의 책, 271쪽).

245 『世醫得效方』卷第十七 口齒兼咽喉科「脣病」'灸法'(앞의 책, 286쪽).

246 『三因極一病證方論』卷之十六「舌病證治附失欠」'烙腫法'(앞의 책, 230쪽).

247 『世醫得效方』卷第十七 口齒兼咽喉科 舌病「治舌強腫起如猪胞」(앞의 책, 287쪽).

牙齒

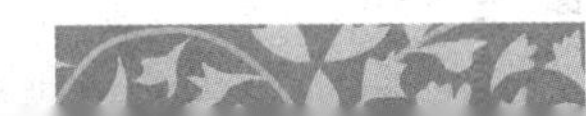

齒者骨之餘

齒者, 骨之餘. 腎主營養, 呼吸之門戶也〔得效〕[1]. ○ 齒者, 骨之
所終, 髓之所養, 腎實主之, 故經云, 腎衰則齒豁, 精盛則齒堅,
虛熱則齒動〔直指〕[2]. ○ 牙齒骨屬, 腎之標也〔入門〕[3].

1 『世醫得效方』 卷第十七 口齒兼咽喉科 「總說」 (앞의
  책, 284쪽).
2 『仁齋直指』 卷二十一 「齒論」 (앞의 책, 417쪽).
3 『醫學入門』 外集 卷四 雜病分類 外感 風類 「牙齒」 (앞
  의 책, 355쪽).

이는 뼈의 여분이다

이[齒]는 뼈의 여분으로 [이의] 영양은 신腎이 주관하며, [이는] 호흡을 하는 문이다(『세의득효방』). ○ 이는 뼈의 기가 마지막으로 이르는 곳으로 골수가 [이를] 기르는데, 사실은 [이 모든 것을] 신이 주관한다. 그래서 어떤 경전에서는 "신의 기가 쇠약해지면 이가 성글게 되고 정精이 꽉 차면 이가 단단하며, 허열이 있으면 이가 흔들린다"고 하였다(『인재직지』). ○ 이는 뼈의 종류에 속하는 것으로, 신의 [상태를 보여주는] 표지이다(『의학입문』).

上下齗屬手足陽明

牙齒是手足陽明脈之所過. 上齗隷於坤土, 乃足陽明胃之所貫絡[4]也, 止而不動. 下齗嚼物, 動而不休, 手陽明大腸之脈所貫絡也〔東垣〕[5].

---

4 『蘭室秘藏』에는 ‘之’ 뒤에 ‘脈’이 더 있다.
5 『蘭室秘藏』 卷中 口齒咽喉門 「口齒論」(앞의 책, 190
  쪽).

위아래 잇몸은 수양명경과 족양명경에 속한다

이〔齒〕는 수양명경맥과 족양명경맥이 지나는 곳이다. 윗잇몸은 곤, 즉 토土에 속하니 바로 족양명위경맥이 꿰뚫어 얽은 곳으로, 고정되어 있어 움직이지 않는다. 아랫잇몸은 움직임이 쉬지 않는데, 수양명대장경맥이 꿰뚫어 얽은 곳이다(『난실비장』).

齒病惡寒惡熱

靈樞曰, 胃惡熱而喜淸冷, 大腸惡淸冷而喜熱[6]. ○ 足陽明胃絡脈, 入齒上縫, 其病喜寒飮而惡熱飮, 手陽明大腸絡脈, 入齒下縫, 其病喜熱飮而惡寒飮[入門][7]. ○ 熱牙痛怕冷水, 冷牙疼怕熱水, 不怕冷熱乃風牙痛[入門][8]. ○ 胃有實熱, 上齒痛尤甚, 宜凉膈散 方見火門 大黃酒蒸爲君, 加知母石膏升麻爲佐, 煎水, 頻頻含嚥卽愈[東垣][9]. ○ 上片牙痛, 亦屬足少陰腎經虛熱, 宜細辛湯. 下片牙痛, 屬手陽明虛熱有風, 宜白芷湯[醫鑑][10]. ○ 微惡寒飮, 大惡熱飮, 宜立效散[東垣][11].

---

6 『靈樞』「雜病二十六」. "齒痛, 不惡淸飮, 取足陽明, 惡淸飮, 取手陽明." 『靈樞』「師傳第二十九」. "胃欲寒饑, 腸欲熱飮."

7 『醫學入門』外集 卷四 雜病分類 外感 風類「牙齒」(앞의 책, 355쪽). 원문과 들고남이 있다.

8 『醫學入門』外集 卷六 雜病用藥賦「齒」'擦牙方'(앞의 책, 501쪽). 원문과 들고남이 있다.

9 『古今醫鑑』卷九「牙齒」'方'(앞의 책, 244쪽). 『萬病回春』卷之五「牙齒」(앞의 책, 275쪽).

10 『古今醫鑑』卷九「牙齒」'方'(앞의 책, 244쪽). '細

잇병에 찬 것이나 뜨거운 것을 싫어하는 것

『영추』에서는 "위胃는 뜨거운 것을 싫어하고 찬 것을 좋아하며, 대장은 찬 것을 싫어하고 뜨거운 것을 좋아한다"고 하였다. ○ 족양명위경의 낙맥은 윗잇몸으로 들어가는데, 병이 생기면 찬물을 좋아하고 뜨거운 물을 싫어한다. 수양명대장경의 낙맥은 아랫잇몸으로 들어가는데, 병이 생기면 뜨거운 물을 좋아하고 찬물을 싫어한다(『의학입문』). ○ 열아통은 찬물을 싫어하고 냉아통은 뜨거운 물을 싫어한다. 찬물과 뜨거운 물 모두를 싫어하지 않는 것은 풍아통이다(『의학입문』). ○ 위胃에 실열이 있어 윗니의 통증이 몹시 심한 데는 양격산(처방은 「화문」에 있다)을 쓰는데, 대황(술에 찐 것)을 군약으로 하고 지모·석고·승마를 좌약으로 한다. 물에 달여 자주 입에 머금었다가 먹으면 바로 낫는다(동원). ○ 윗니가 아픈 것은 또한 족소음신경의 허열로 생기는 경우가 있으므로 세신탕을 쓰며, 아랫니가 아픈 것은 수양명경의 허열에 풍이 있어 생기는 경우가 있으므로 백지탕을 쓴다(『고금의감』). ○ 찬물은 약간 싫어하고 뜨거운 것은 몹시 싫어하는 데는 입효산을 쓴다(『난실비장』).

辛湯'과 '白芷湯'의 내용을 재구성한 것이다.
11 『蘭室秘藏』卷中 「口齒論」 '立效散'(앞의 책, 194
　　쪽).

細辛湯

細辛 一錢半, 蔓荊子, 鼠粘子 各一錢, 升麻, 黃連, 防己 各七分, 黃柏, 知母 並酒炒 各五分, 薄荷 三分, 蓽撥 一分.
右剉作一貼, 水煎服〔醫鑑〕[12].

白芷湯

防風, 荊芥, 連翹, 白芷, 薄荷, 赤芍藥, 石膏 各一錢.
右剉作一貼, 水煎服〔醫鑑〕[13].

立效散

治牙齒痛不可忍, 微惡寒飮, 大惡熱飮.
草龍膽 酒洗 三錢, 防風 一錢, 升麻 七分, 甘草 灸 五分, 細辛 三分.
右剉作一貼, 水煎去滓, 以匙抄[14]在口中渫[15]痛處, 少頃卽止. 如多惡熱飮, 加龍膽一錢〔東垣〕[16].

12 『古今醫鑑』卷九「牙齒」「方」(앞의 책, 244쪽).
13 『古今醫鑑』卷九「牙齒」「方」(앞의 책, 244쪽).
14 '抄', 숟가락으로 뜰 초. 노략질하다.
15 『蘭室秘藏』에는 '渫'이 '煤'(데칠 잡)으로 되어 있다. '渫', 칠 설. 물 밑을 쳐내다, 훑다, 흩어내다.
16 『蘭室秘藏』卷中「口齒論」(앞의 책, 194쪽).

세신탕

세신 한 돈 반, 만형자 · 우방자 각 한 돈, 승마 · 황련 · 방기 각 일곱 푼, 황백 · 지모(둘 다 술에 축여 볶은 것) 각 닷 푼, 박하 서 푼, 필발 한 푼.

위의 약들을 썰어 한 첩으로 하여 물에 달여 먹는다(『고금의감』).

백지탕

방풍 · 형개 · 연교 · 백지 · 박하 · 적작약 · 석고 각 한 돈.

위의 약들을 썰어 한 첩으로 하여 물에 달여 먹는다(『고금의감』).

입효산

참을 수 없이 아픈 아치통을 치료하는데, 찬물은 약간 싫어하고 뜨거운 물을 몹시 싫어한다.

용담초(술로 씻은 것) 서 돈, 방풍 한 돈, 승마 일곱 푼, 감초(구운 것) 닷 푼, 세신 서 푼.

위의 약들을 썰어 한 첩으로 하여 물에 달여 찌꺼기를 버린 다음 숟가락으로 떠서 입 속에 넣고 아픈 곳에 약을 잠시 머금고 있으면 바로 낫는다. 뜨거운 물을 싫어하면 용담초 한 돈을 더 넣는다(『난실비장』).

牙齒盛衰

內經曰, 女子七歲, 腎氣盛, 齒更髮長. 三七, 腎氣平均, 故眞牙生而長極. 丈夫八歲, 腎氣實, 髮長齒更. 三八, 腎氣平均, 故眞牙生而長極. 五八, 腎氣衰, 髮墮齒枯. 八八, 則齒髮去[17], 去謂落也. ○ 兒生八月, 板齒始生. 眞牙謂牙床窮處, 最後生者也〔類聚〕.

17『素問』「上古天眞論第一」.

이의 성장과 쇠퇴

『내경』에서는 "여자 일곱 살에 신기腎氣가 왕성해져서 이를 갈고 머리카락이 자라며, 스물한 살에는 신기가 꽉 차서 사랑니가 나와 다 자라게 된다. 남자는 여덟 살에 신기가 왕성해져서 머리카락이 자라고 이를 갈며, 스물네 살에는 신기가 꽉 차서 사랑니가 나와 다 자라게 되며, 마흔 살에는 신기가 쇠약해져 머리카락이 빠지고 이가 마르며, 예순네 살에는 이와 머리카락이 빠진다〔去〕"고 하였다. '거去'는 빠진다는 뜻이다. ○ 아이가 태어나 8개월에 대문니가 비로소 나고, 사랑니는 잇몸의 가장 안쪽에서 제일 나중에 나는 것이다(유취).

牙齒異名

口前兩大齒, 謂之板齒. 其兩傍長者, 謂之牙. 通謂之齒. 其牙齒之根, 謂之齦. 亦曰牙床〔類聚〕.

이의 다른 이름들

입 앞 두 개의 큰 이를 대문니라 하고, 그 양옆에 길게 자란 이를 송곳니〔牙〕라고 하는데 이를 모두 이〔齒〕라고 한다. 이의 뿌리를 둘러싸고 있는 데를 잇몸〔齦〕이라고 하는데, 아상 牙床이라고도 한다(유취).

脈法

右關脈洪數, 或弦而洪, 腸胃中有風熱牙痛. 尺脈洪大而虛者, 腎虛, 主齒動踈豁, 相火上炎而痛〔醫鑑〕[18]. ○ 齒痛腎虛, 尺濡而大. 火炎尺洪, 踈搖豁壞. 右寸關數, 或洪而弦, 此屬腸胃, 風熱多澀〔回春〕[19].

18『古今醫鑑』卷九「牙齒」 '脈'(앞의 책, 243쪽).
19『萬病回春』卷之五「牙齒」 '脈'(앞의 책, 275쪽).

맥법

　오른쪽 관맥이 홍삭洪數하거나 현弦하면서 홍洪하면 장腸과 위胃에 풍열이 있어서 이가 아픈 것이다. 척맥이 홍대洪大하면서 허虛한 것은 신腎이 허하여 이가 흔들리고 성기게 되며 상화相火가 위로 타올라 아프게 된다(『고금의감』).　○신이 허하여 치통이 생기면 척맥이 유濡하면서 대大하고, 상화가 타오르면 척맥이 홍한데, 이가 성기고 흔들리면서 무너진다. 오른쪽 촌관맥이 삭數하거나 홍하면서 현한 것은 장과 위의 병으로, 풍열로 침을 많이 흘린다(『만병회춘』).

牙齒痛有七

牙齒之痛, 因胃中濕熱上出於牙齦之間, 適被風寒, 或飮冷所鬱, 則濕熱不得外達, 故作痛也. 寒是標, 故外用辛溫擦漱之藥, 熱是本, 故內服辛凉散熱之劑[丹心]. ○ 通用擦牙方, 謝傅笑去散方見下. ○ 手陽明之支脈入齒, 壅則齒浮, 虛則宣露, 挾風則上攻頭面, 疳䘌則變成齲脫[直指]. ○ 齒病, 有開口呷風則痛甚者, 胃中有風邪也. 有開口則臭穢不可近者, 腸胃中有積熱也. 有齒根腫而痛者, 胃熱也. 有痛而動搖者, 腎元虛也. 有孔而痛者, 虫蝕也[醫鑑]. ○ 呷風痛甚, 開口臭穢, 俱宜當歸連翹飮[回春]. ○ 寒者堅牢而痛, 熱甚則齒動, 齒齦袒脫, 作痛不已[東垣]. ○ 得淸凉痛甚者爲寒, 口吸凉風痛止者爲熱[綱目]. ○ 齒痛, 有風熱風冷熱痛寒痛毒痰瘀血虫蝕.

20 『丹溪心法附餘』卷之十二「牙齒」(앞의 책, 501-502 쪽).

21 '齲', 충치 우.

22 『仁齋直指』卷二十一「齒論」(앞의 책, 417쪽).

23 『古今醫鑑』에는 '胃'가 '腸胃'로 되어 있다.

24 『古今醫鑑』卷九 牙齒「病」(앞의 책, 243-244쪽). 마지막 문장이 "有虫食而痛者, 盖腸胃中有濕熱而生虫也"로 되어 있다.

25 『萬病回春』卷之五 牙齒(앞의 책, 276쪽). "開口呷風則痛甚者, 腸胃中有風邪也. 開口則臭不可聞者, 腸胃中有積熱也. 二者俱宜後方, 當歸蓮翹飮."

26 『蘭室秘藏』卷中「口齒論」(앞의 책, 190-191쪽).

치통에는 일곱 가지가 있다

이가 아픈 것은 위胃의 습열이 올라가 이와 잇몸 사이로 나올 때 마침 풍한을 맞거나 찬 것을 마셔서 습열이 몰려 바깥으로 나가지 못하여 아프게 된다. 찬 기운〔寒〕은 겉에 있는 사기邪氣이므로 겉으로 신온辛溫한 성질의 약으로 문지르거나 양치하고〔外用〕, 열은 속〔本〕에 있는 사기이므로 속으로 신량辛凉하여 열을 흩어지게 하는 약을 먹는다〔內服〕(『단계심법부여』). ○ 두루 사용하는 이를 문지르는 약은 사부소거산(처방은 뒤에 있다)이다. ○ 수양명경의 지맥支脈은 이로 들어가는데 〔이 경맥의 기가〕 막히면 이가 들뜨며, 허하면 〔잇몸이 꺼져〕 이가 드러나고 풍을 끼면 위로 머리와 얼굴로 올라가서 감疳이 되며 벌레 먹으면 이가 빠진다(『인재직지』). ○ 이에 병이 있는데 입을 벌려 바람을 마시면 더 아픈 것은 위胃에 풍사가 있기 때문이다. 입을 벌리면 가까이 가지 못할 정도로 냄새가 나는 것은 장과 위에 열이 쌓여 있기 때문이다. 잇몸이 붓고 아픈 것은 위의 열 때문이며, 아프면서 흔들리는 것은 신원腎元이 허한 것이며, 이에 구멍이 나고 아픈 것은 벌레가 갉아먹었기 때문이다(『고금의감』). ○ 바람을 들이마시면 더 아프고 입을 벌리면 냄새 나는 것 모두 당귀연교음을 쓴다(『만병회춘』). ○ 차서 생긴 병은 이가 흔들리지 않으면서 아프고, 열이 심해서 생긴 병은 이가 흔들리고 잇몸이 드러나면서 빠지며 계속 아프다(『난실비장』). ○ 찬 것이 닿으면 더 아픈 것은 찬 기운〔寒〕 때문이며, 찬바람을 들이마시면 아픈 것이 그치는 것은 열 때문이다(『의학강목』). ○ 치통에는 풍열통, 풍랭통, 열통, 한통, 독담통, 어혈통, 충식통 등이 있다.

---

27 『醫學綱目』 卷之二十九 腎膀胱部 「牙齒痛」(앞의 책, 657쪽). 朱震亨의 글을 인용하여 "牙大痛. 必用胡椒, 蓽撥, 能散其中浮熱, 監以升麻寒水石, 佐以辛凉, 薄荷荊芥細辛之類. 牙痛用淸凉藥便痛甚者, 從治之"라고 한 문장과 李杲의 글을 인용한 "鹹鬼散. 治風熱牙惡. 昔劉經曆之內子, 年三十余, 病齒痛不可忍, 須騎馬外行, 口吸凉風則痛止" 등의 문장을 재구성한 것이다.

風熱痛

風熱者, 外風與內熱相搏, 齒齦腫痛, 膿汁臭穢, 宜犀角升麻湯 方見面門. 兼以荊芥湯含漱〔入門〕[28].

風冷痛

風冷者, 齒齦不腫不蛀[29], 日漸動搖. 宜溫風散. 兼以開笑散含漱〔入門〕[30].

熱痛

熱痛者, 腸胃積熱, 齒齦腫爛, 口氣臭穢, 宜凉膈散 方見火門 加知母石膏升麻爲佐, 酒蒸大黃爲君, 噙嚥卽愈〔東垣〕[31]. ○ 如濕熱被風冷鬱而作痛, 宜當歸龍膽散〔入門〕[32]. ○ 久年齒痛, 黑爛脫落, 必吸凉稍止, 乃膏粱濕熱之火, 調胃承氣湯 方見寒門 加黃連下之〔入門〕[33]. ○ 胃熱齒痛, 喜冷惡熱, 宜淸胃散, 瀉胃湯, 滋陰淸胃丸. ○ 一婦人齒痛極苦, 須騎馬外行, 吸凉風則痛止, 至家則痛復作. 此陽明濕熱之盛, 調胃承氣湯, 加黃連下三五行, 外用皶鬼散擦牙, 卽愈〔東垣〕[34]. ○ 酒客牙疼, 以冷水頻含漱〔入門〕[35][36].

28 『醫學入門』外集 卷四 雜病分類 外感 風類「牙齒」
　　(앞의 책, 355쪽).

29 '蛀', 나무좀 주.

30 『醫學入門』外集 卷四 雜病分類 外感 風類「牙齒」
　　(앞의 책, 355쪽). '兼以開笑散含漱'는 없다.

31 '宜凉膈散' 이하는 『醫學正傳』卷之五 齒病「方法」
　　'祖傳方'(앞의 책, 283쪽)에 나온다.

32 『醫學入門』外集 卷四 雜病分類 外感 風類「牙齒」
　　(앞의 책, 355쪽). "如腸胃素積濕熱, 偶被風寒冷飮,
　　鬱於齒間作痛者, 當歸龍膽散."

풍열통

풍열통風熱痛은 바깥에서 풍사가 들어와 안의 열과 서로 싸워 생기는데, 잇몸이 붓고 아프며 고름이 나와 냄새가 난다. 서각승마탕(처방은 「면문」에 있다)을 쓰는데, 아울러 형개 달인 물로 입을 양치한다(『의학입문』).

풍랭통

풍랭통風冷痛은 잇몸은 붓지 않고 벌레도 먹지 않았는데 날이 갈수록 이가 흔들리는 것이다. 온풍산을 쓰고, 아울러 개소산으로 양치한다(『의학입문』).

열통

열통熱痛은 장腸과 위胃에 열이 쌓여서 잇몸이 붓고 짓무르며 입 냄새가 난다. 양격산(처방은 「화문」에 있다)에 지모·석고·승마를 좌약으로 하고, 대황(술로 찐 것)을 군약으로 하여 쓰는데 머금었다가 삼키면 바로 낫는다(동원). ○ 습열이 풍랭을 맞아 막혀서 아픈 데는 당귀용담산을 쓴다(『의학입문』). ○ 오랫동안 이가 아파서 시꺼멓게 짓무르고 빠지며 찬바람을 들이마시면 통증이 잠깐 그치는 것은 고량진미로 생긴 습열의 화火 때문이다. 황련을 넣은 조위승기탕(처방은 「한문」에 있다)으로 설사를 시킨다(『의학입문』). ○ 위胃의 열로 이가 아프면 찬 것을 좋아하고 뜨거운 것을 싫어하는데 청위산, 사위탕, 자음청위환 등을 쓴다. ○ 어떤 부인이 치통이 몹시 심했는데 마침내 말을 타고 밖에 나가 시원한 바람을 마시자 통증이 그쳤다가 집에 돌아오니 통증이 다시 생겼다. 이것은 양명경에 습열이 많아서 생긴 것이므로 황련을 넣은 조위승기탕으로 세 번에서 다섯 번 설사를 시키고, 외용약은 곡귀산으로 이를 문질렀더니 바로 나았다(동원). ○ 술을 많이 먹어 이가 아픈 데는 찬물을 자주 머금어 양치한다(『의학입문』).

---

33 『醫學入門』 外集 卷四 雜病分類 外感 風類 「牙齒」 (앞의 책, 355쪽).

34 '䫝', 뺄 괵. 얼굴, 낯.

35 『醫學綱目』 卷之二十九 「牙齒痛」 '䫝鬼散'(앞의 책, 658쪽).

36 『醫學入門』 外集 卷六 雜病用藥賦 「齒」 '治䫝酒過牙疼方' (앞의 책, 502쪽). "臨臥, 以井水頻頻含之漱."

寒痛

客寒犯腦, 頭連齒痛, 宜羌活附子湯 方見頭部, 蝎梢散, 細辛散.
○ 冷證齒痛, 宜香椒散 方見下. ○ 寒熱皆痛者, 爲寒熱痛, 宜當
歸龍膽散[東垣][37]. ○ 此證與厥逆頭痛同, 當參看.

毒痰痛

熱則生痰, 毒氣上攻, 灌注經絡, 最能發痛, 外證痰盛咳唾[直
指][38]. ○ 宜二陳湯 方見痰飮 加細辛枳殼生薑大棗烏梅煎服. 仍以
薑黃華撥等分煎湯, 候溫以舌浸湯內, 涎自流出, 效[直指][39].

瘀血痛

風熱挾攻齦間, 令血出, 瘀滯不消, 掣痛鑽刺, 宜犀角地黃湯 方
見血門, 或加減甘露飮 方見口門 加升麻[入門][40]. ○ 取五靈脂醋煎汁
含嚥, 卽效[得效][41]. ○ 齒痛齲, 數年不愈, 當作陽明畜血治之.
桃仁承氣湯 方見寒門 細末, 蜜丸梧子大, 服之. 好飮過多者, 多
得此疾, 屢服有效[海藏][42].

---

37 『蘭室秘藏』卷中「口齒論」(앞의 책, 193쪽). "當歸龍
　膽散, 治寒熱停牙痛."
38 『仁齋直指』卷二十一「齒論」(앞의 책, 417쪽).
39 『仁齋直指』卷二十一「齒病證治」(앞의 책, 419쪽).
　"一陳湯方見痰類, 加細辛枳殼, 用薑棗烏梅煎, 治毒

痰齒痛, 仍以片子薑黃華撥等分, 井水煎, 候溫以舌
浸, 其中涎自流出."

40 『醫學入門』外集 卷四 雜病分類 外感 風類「牙齒」
　(앞의 책, 355쪽). "瘀血因風熱上攻頭面, 搏血令齒間
　血瘀不消, 鑽刺掣痛, 甘露飮加升麻, 或犀角地黃湯."

한통

찬 기운이 들어와 뇌를 침범하여 머리에서 이까지 아픈 데는 강활부자탕(처방은 「두문」에 있다)이나 갈초산, 세신산 등을 쓴다. ○ 냉증으로 인한 치통에는 향초산(처방은 뒤에 있다)을 쓴다. ○ 〔이를〕 차게 하거나 뜨겁게 하는 것 모두 아픈 것은 한열통寒熱痛인데, 당귀용담산을 쓴다(『난실비장』). ○ 이 증은 궐역두통과 같으므로 참고하여 보아야 한다.

독담통

열은 담을 생기게 하고 독기는 위로 올라가 쳐서 경락으로 흘러 들어가므로 〔열과 독은〕 가장 빨리 통증을 일으킨다. 〔독담통의〕 외증外證은 가래가 많고 기침을 하며 침을 뱉는 것이다(『인재직지』). ○ 이진탕(처방은 「담음문」에 있다)에 세신 · 지각 · 생강 · 대추 · 오매를 더 넣어 달여 먹는다. 그리고 강황과 필발은 같은 양을 달여 따뜻할 때 혀를 그 물에 담가 침이 질질 흘러나오면 효과가 있다(『인재직지』).

어혈통

풍風과 열熱이 함께 잇몸 사이를 침입하면 피가 나게 되고 이 피가 〔어느 곳에〕 막혀 없어지지 않으면 당기고 쑤시며 아픈데 서각지황탕(처방은 「혈문」에 있다)을 쓰거나, 가감감로음(처방은 「구문」에 있다)에 승마를 더 넣어 쓴다(『의학입문』). ○ 오령지를 식초에 달여 그 물을 머금었다가 삼키면 바로 낫는다(『세의득효방』). ○ 치통과 충치가 여러 해 동안 낫지 않는 것은 양명축혈증으로 보고 치료하여야 한다. 도인승기탕(처방은 「한문」에 있다)을 곱게 가루내어 꿀로 반죽하여 오자대의 알약을 만들어 먹는다. 술을 좋아하여 지나치게 마시는 사람이 대개 이 병에 걸리는데 여러 번 먹여보니 효과가 있었다(『의루원융』).

41 『世醫得效方』卷第十七「齒病」‘靈脂醋’(앞의 책, 287쪽).

42 『醫壘元戎』卷四 陽明證「畜血中焦」‘仲景桃仁承氣湯’(앞의 책, 702쪽). “此卽心下手不可近, 易老用此, 獨治中焦以其內有調胃承氣湯也. 桃仁大黃甘草芒硝, 右治牙齒等蝕, 數年不愈, 當作陽明畜血 台之, 此湯細末, 煉蜜丸, 桐子大, 服之. 好飲者, 多有比疾, 屢服有效.”

蟲蝕痛

凡人飮食不能潔齒, 腐臭之氣淹[43]漬日久, 齒齦有孔, 虫蝕其間, 蝕一齒盡, 又度其餘. 至如疳䘌, 皆其種類, 必殺虫而後痛止〔直指〕[44]. ○ 齒病變成骨槽風[45], 出血骨露者, 宜玉池散〔入門〕[46]. ○ 齲者, 齒蠹也, 謂齒虫蝕而痛也〔本事〕[47]. ○ 虫痛, 宜一笑散, 椒鹽散, 蜂窩散, 定痛散. ○ 兼用取牙虫法[48].

當歸連翹飮

治齒痛, 呷風痛甚, 開口臭穢.

當歸, 生地黃, 川芎, 連翹, 防風, 荊芥, 白芷, 羌活, 黃芩, 梔子, 枳殼, 甘草 各七分, 細辛 三分.

右剉作一貼, 水煎服, 不拘時〔回春〕[49].

溫風散

治風冷齒痛.

當歸, 川芎, 細辛, 白芷, 蓽撥, 藁本, 露蜂房 各一錢.

右剉, 水煎服, 仍含漱吐之〔入門〕[50].

---

43 '淹', 담글 엄.

44 『仁齋直指』卷二十一「齒論」(앞의 책, 418쪽).

45 '骨槽風'은 위아래 턱뼈와 그 부위 살갗이 붓고 아픈 병증을 말한다. 수소양삼초경과 족양명위경에 풍열독이 성하거나 비양이 허하여 생긴다. 초기에는 귀 앞에서부터 아래로 미만성 부종과 잇몸 부위에 쑤시는 듯한 아픔이 있고 열이 난다. 살갗 속에

작은 멍울이 생기는데 점차 커져 호두알만하게 되며, 그것이 곪아터지면 고름이 나올 수 있다. 잇몸은 붓고 검은 자줏빛을 띠며 피가 나거나 헤져서 역한 냄새가 나는 분비물이 나오고 볼 부위에 누공이 생길 수 있다. 오래되면 잇몸에서 피고름과 함께 부골이 나오고 잇몸이 드러나면서 이가 빠진다(『동의학사전』, 84쪽).

충식통

일반적으로 음식을 먹고 이를 깨끗이 닦지 않으면 썩은 기운에 찌드는데 이것이 오래되면 이에 구멍이 나게 되어 벌레가 그 사이를 갉아먹는다. 벌레가 이 하나를 다 갉아먹으면 또 다른 이로 옮겨간다. 감닉도 모두 같은 종류인데, 이때는 반드시 벌레를 다 죽여야 통증이 멎는다(『인재직지』). ○ 이에 생긴 병이 변하여 이가 성기고 흔들리며〔骨槽風〕 피가 나고 이가 드러나는 데는 옥지산을 쓴다(『의학입문』). ○ 충치는 이가 좀먹은 것으로, 이를 벌레가 갉아먹어 아픈 것이다(본사). ○ 충치통에는 일소산, 초염산, 봉와산, 정통산 등을 쓴다. ○ 더불어 취아충법을 같이 쓴다.

당귀연교음

치통에 바람을 들이마시면 더 아프고, 입을 벌리면 냄새가 나는 것을 치료한다.

당귀 · 생지황 · 천궁 · 연교 · 방풍 · 형개 · 백지 · 강활 · 황금 · 치자 · 지각 · 감초 각 일곱 푼, 세신 서 푼.

위의 약들을 썰어 한 첩으로 하여 물에 달여 수시로 먹는다(『만병회춘』).

온풍산

풍랭에 의한 치통을 치료한다.

당귀 · 천궁 · 세신 · 백지 · 필발 · 고본 · 노봉방 각 한 돈.

위의 약들을 썰어 물에 달여 먹은 후 이어서 입에 물고 양치한 다음 뱉게 한다(『의학입문』).

---

46 『醫學入門』 外集 卷四 雜病分類 外感 風類 「牙齒」 (앞의 책, 355쪽). "變骨蝕風, 出血骨露者, 玉池散."

47 『鍼灸資生經』 卷六 「齒齲」(앞의 책, 399쪽). "說文 云, 齲, 齒蠹也, 謂齒蠹而痛也."

48 '取牙虫法'은 뒤에 나오는 '出牙蟲殺蟲法'을 가리키는 것인지 분명하지 않다. 참고로 『普濟方』 卷六十八 牙齒門 「方」 '取牙蟲方'의 내용은 다음과 같다. "用鍼熨鉤兒一箇尖上點香白芷末, 引出鉤蟲取之."

49 『萬病回春』 卷之五 「牙齒」(앞의 책, 276쪽).

50 『醫學入門』 外集 卷六 雜病用藥賦 「齒_(앞의 책, 502쪽).

淸胃散

治胃熱上下齒痛不可忍, 牽引頭腦, 滿面發熱, 其痛喜冷惡熱.

升麻 二錢, 牡丹皮 一錢半, 當歸, 生地黃, 黃連 各一錢.

右剉作一貼, 水煎, 微冷服〔東垣〕[51].

瀉胃湯

治牙痛如神, 此胃熱也.

當歸, 川芎, 赤芍藥, 生地黃, 黃連, 牡丹皮, 梔子, 防風, 荊芥, 薄荷, 甘草 各一錢.

右剉作一貼, 水煎服〔回春〕[52].

滋陰淸胃丸

治陽明經血熱, 上下牙床腫痛, 紅爛肉縮, 齒根露者.

石膏 煅醋淬 二兩, 當歸 酒洗, 生地黃 酒洗, 梔子 鹽水炒, 牡丹皮 各一兩, 黃連 酒炒, 知母, 葛根, 防風 各七錢, 升麻, 白芷 各五錢, 生甘草節 四錢.

右爲末, 蒸餅和丸菉豆大, 米飮下百丸〔回春〕[53].

定痛散

治虫牙痛甚.

當歸, 生地黃, 細辛, 乾薑, 白芷, 連翹, 苦參, 黃連, 川椒, 桔梗, 烏梅, 甘草 各一錢.

右剉作一貼, 水煎, 噙漱後嚥下〔回春〕[54].

---

51 『蘭室秘藏』卷中「口齒論」(앞의 책, 194-195쪽).

52 『萬病回春』卷之五「牙齒」(앞의 책, 276쪽). '此胃熱 也'는 원문에 없다.

53 『萬病回春』卷之五「牙齒」(앞의 책, 279쪽).

54 『萬病回春』卷之五「牙齒」(앞의 책, 276쪽).

청위산

위胃의 열로 위아래 이가 참을 수 없이 아파서 머리와 뇌까지 심하게 당기며 얼굴 전체에서 열이 나고 찬 것을 좋아하며 뜨거운 것을 싫어하는 것을 치료한다.

승마 두 돈, 목단피 한 돈 반, 당귀 · 생지황 · 황련 각 한 돈.

위의 약들을 썰어 한 첩으로 하여 물에 달여 약간 차게 해서 먹는다(『난실비장』).

사위탕

아통牙痛을 아주 잘 치료한다. 아통은 위胃의 열로 생기는 것이다.

당귀 · 천궁 · 적작약 · 생지황 · 황련 · 목단피 · 치자 · 방풍 · 형개 · 박하 · 감초 각 한 돈.

위의 약들을 썰어 한 첩으로 하여 물에 달여 먹는다(『만병회춘』).

자음청위환

양명경의 혈열血熱로 위아래 잇몸이 붓고 아프며 벌겋게 짓무르고 잇몸이 쪼그라들어 이 뿌리가 드러나는 것을 치료한다.

석고(불에 달구어 식초로 담금질한 것) 두 냥, 당귀(술로 씻은 것), 생지황(술로 씻은 것), 치자(소금물에 축여 볶은 것), 목단피 각 한 냥, 황련(술에 축여 볶은 것), 지모, 갈근, 방풍 각 일곱 돈, 승마 · 백지 각 닷 돈, 감초절(날것) 너 돈.

위의 약들을 가루내어 찐 떡으로 반죽하여 녹두대의 알약을 만들어 백 알씩 미음으로 먹는다(『만병회춘』).

정통산

충치통이 심한 것을 치료한다.

당귀 · 생지황 · 세신 · 건강 · 백지 · 연교 · 고삼 · 황련 · 천초 · 길경 · 오매 · 감초 각 한 돈.

위의 약들을 썰어 한 첩으로 하여 물에 달여 입에 머금고 양치한 다음 삼킨다(『만병회춘』).

牙齒動搖

齒齦宣露動搖者, 腎元虛也. 宜八味丸 方見虛勞 滋陰補腎[入門][55].
○ 牙齒宣露動搖, 宜白牙散[56], 香鹽散漱擦 方見入門[57]. ○ 齒根動搖, 宜服還少丹[58] 方見虛勞, 獨活散. ○ 固齒, 羊脛骨灰二錢, 當歸白芷猪牙皂角青鹽各一錢爲末, 擦牙上[得效][59].

獨活散

治陽明風熱攻注, 齒齦宣露動痛.
獨活, 羌活, 川芎, 防風 各一錢六分, 生地黃, 荊芥, 薄荷 各一錢, 細辛 七分.
右剉作一貼, 水煎服[丹心][60].

牙齒脫落

牙床腫痛動搖, 黑爛脫落. 宜淸胃湯, 神功丸, 羌活散, 兼用固齒散, 玉池散 二方見下.

---

55 『醫學入門』外集 卷四 雜病分類 外感 風類「牙齒」
　　(앞의 책, 355쪽).
56 '白牙散'은「齒黃黑」조목에 나오는 '白牙藥'을 가리
　　킨다.
57 "香鹽散. 香附 三兩, 靑鹽 五錢. 爲末擦牙. 去風熱.
　　治蟲牙及腎虛. 宣露一切齒疾." 『醫學入門』外集 卷
　　六 雜病用藥賦「眼」(앞의 책, 502쪽).
58 이 처방은「허로문」이 아니라「전음문」에 나온다.

이가 흔들리는 것

잇몸이 드러나 이가 흔들리는 것은 신원腎元이 허하기 때문이다. 팔미환(처방은 「허로문」에 있다)으로 음陰을 자양하고 신腎을 보한다(『의학입문』). ○ 이가 드러나 흔들리는 데는 백아산이나 향염산으로 양치하고 문지른다(처방은 『의학입문』에 있다). ○ 이뿌리가 흔들리는 데는 환소단(처방은 「전음문」에 있다)이나 독활산을 쓴다. ○ 이를 단단하게 하려면 양경골(태운 재) 두 돈, 당귀·백지·저아조각·청염 각 한 돈을 가루내어 이를 문지른다(득효).

독활산

양명경의 풍열이 이와 잇몸을 침범하여 이가 드러나고 흔들리면서 아픈 것을 치료한다.
독활·강활·천궁·방풍 각 한 돈 여섯 푼, 생지황·형개·박하 각 한 돈, 세신 일곱 푼.
위의 약들을 썰어 한 첩으로 하여 물에 달여 먹는다(『단계심법부여』).

이가 빠지는 것

잇몸이 붓고 아프며 흔들리면서 시꺼멓게 짓무르며 빠지는 데에는 청위탕, 신공환, 강활산 등을 쓰고, 겸해서 고치산이나 옥지산(두 처방은 뒤에 있다)을 함께 쓴다.

---

59 『丹溪心法』 卷四 口齒七十八 「固齒」.
60 『丹溪心法附餘』 卷之十二 「牙齒」(앞의 책, 498쪽).
　『御藥院方』을 인용하였다.

淸胃湯

治牙床腫痛動搖, 黑爛脫落, 皆屬手足陽明二經[61].

石膏末 二匙, 梔子 炒, 連翹, 牡丹皮, 條芩 各一錢, 生地黃 酒洗, 黃連 炒 各八分, 升麻, 白芍藥 煨, 桔梗 各七分, 藿香 五分, 甘草 三分.

右剉作一貼, 水煎, 食遠服〔回春〕[62].

神功丸

治多食肉人, 口臭不可近, 牙齒疳蝕脫落.

升麻 一錢半, 蘭香葉, 當歸身, 藿香, 木香 各一錢, 黃連, 縮砂 各五分, 生地黃 酒洗, 甘草 生 各三分.

右爲末, 蒸餅和丸菉豆大, 白湯下一百丸〔東垣〕[63].

羌活散

治風寒濕犯腦痛, 牙齒齦動搖袒脫.

柴胡 五錢, 麻黃, 防風 各三錢, 羊脛骨 灰 二錢, 羌活 一錢半, 草豆蔲 一錢, 當歸身 六分, 蒼朮, 升麻 各五分, 藁本, 白芷, 桂枝 各三分, 細辛 少許.

右爲末, 溫水漱口淨擦之, 其痛立止〔東垣〕[64].

61 『萬病回春』에는 '手足陽明二經'이 '二陽明大腸與 胃二經之火'로 되어 있다.

62 『萬病回春』卷之五「牙齒」(앞의 책, 279쪽).

63 『蘭室秘藏』卷中「口齒論」(앞의 책, 195쪽).

64 『蘭室秘藏』卷中「口齒論」(앞의 책, 191쪽).

청위탕

잇몸이 붓고 아프며 흔들리면서 시꺼멓게 짓무르고 빠지는 것을 치료한다. 이것은 수양명경과 족양명경에 속하는 병이다.

석고가루 두 숟가락, 치자(볶은 것), 연교, 목단피, 조금 각 한 돈, 생지황(술로 씻은 것), 황련(볶은 것) 각 여덟 푼, 승마, 백작약(잿불에 묻어 구운 것), 길경 각 일곱 푼, 곽향 닷 푼, 감초 서 푼.

위의 약들을 썰어 한 첩으로 하여 물에 달여 빈속에 먹는다(『만병회춘』).

신공환

대개 고기를 많이 먹어 가까이 할 수 없을 정도로 입 냄새가 나고, 이가 썩어 빠지는 것을 치료한다.

승마 한 돈 반, 난향엽 · 당귀신 · 곽향 · 목향 각 한 돈, 황련 · 사인 각 닷 푼, 생지황(술로 씻은 것), 감초(날것) 각 서 푼.

위의 약들을 가루내어 찐 떡으로 반죽하여 녹두대의 알약을 만들어 백 알씩 끓인 물로 먹는다(『난실비장』).

강활산

풍한습이 뇌를 침범하여 아프고 잇몸이 흔들리면서 이가 드러나며 빠지는 것을 치료한다.

시호 닷 돈, 마황 · 방풍 각 서 돈, 양경골(태운 재) 두 돈, 강활 한 돈 반, 초두구 한 돈, 당귀신 여섯 푼, 창출 · 승마 각 닷 푼, 고본 · 백지 · 계지 각 서 푼, 세신 조금.

위의 약들을 가루내어 따뜻한 물로 입을 양치하여 깨끗이 한 다음 문지르면 통증이 바로 멎는다(『난실비장』).

塞耳鼻止牙痛方

宜用雄黃定痛膏, 殺虫丸, 塞耳藥, 哭來笑去散, 治牙疼方.

雄黃定痛膏

治牙痛.

大蒜 二枚, 細辛, 焰硝 各三錢, 雄黃 一錢, 猪牙皂角 四錠.

右爲末, 蒜膏擣爲丸梧子大, 每一丸, 將綿子裹藥, 左邊牙疼放在左耳中, 右邊塞右耳, 良久痛止, 神效[綱目].

殺虫丸

治虫牙痛.

好砒礵, 不拘多少, 量加黃丹少許.

以黃蠟熔成一塊, 旋用旋丸, 如黃豆大, 用白綿包裹留尾. 如右牙疼則塞右耳, 左牙疼則塞左耳, 兩邊疼則塞兩耳. 必深入耳孔, 一夜其虫卽死, 永不復疼矣[醫鑑].

---

65 『醫學綱目』에는 '蒜膏擣'가 '同大蒜一處搗爲膏'로
   되어 있다.
66 『醫學綱目』 卷之二十九 「牙齒痛」(앞의 책, 659-660

   쪽).
67 『古今醫鑑』 卷九 「牙齒」 '方'(앞의 책, 245쪽).

귀와 코를 틀어막아 치통을 멎게 하는 처방

웅황정통고, 살충환, 색이약, 곡래소거산, 치아동방 등을 쓴다.

웅황정통고

치통을 치료한다.

대산 두 통, 세신·염초 각 서 돈, 웅황 한 돈, 저아조각 네 개.

위의 약들을 가루내어 대산 짓찧은 것으로 반죽하여 오자대의 알약을 만들어 한 알씩 솜으로 약을 싼다. 왼쪽 이가 아프면 왼쪽 귀를 막고 오른쪽 이가 아프면 오른쪽 귀를 막는데, 오래 지나면 통증이 멎는다. 효과가 매우 좋다(『의학강목』).

살충환

충치통을 치료한다.

비상(좋은 것으로 적당량)에 황단 조금을 더 넣는다.

녹인 황랍에 섞어 하나의 덩어리로 만든 다음 필요할 때마다 황두대의 알약을 만들어 쓴다. 이것을 흰 솜으로 싸는데 〔귀에 넣었다가 빼기 쉽게〕 꼬리를 만든다. 오른쪽 치통에는 오른쪽 귀를 막고, 왼쪽 치통에는 왼쪽 귀를 막으며 양쪽 이가 모두 아프면 양쪽 귀를 막는다. 반드시 귓속으로 깊게 넣어야 하며, 하룻밤을 두면 벌레가 바로 죽어서 다시는 치통이 생기지 않는다(『고금의감』).

塞耳藥

治牙疼.

取壁錢[68], 包胡椒末.

如左邊痛塞右耳, 右痛塞左耳, 手掩枕之, 側臥少頃, 額上微汗, 卽愈〔醫鑑〕[69].

哭來笑去散

治牙齒痛, 神效.

雄黃, 乳香, 胡椒, 麝香, 蓽撥, 良薑, 細辛.

右等分爲末, 每用少許, 吹男左女右鼻中, 立止. 如牙痛臉腫, 用紙捲藥末在內作條, 蘸香油點着, 燎牙痛處, 條燒盡, 痛卽止〔醫鑑〕[70].

治牙疼方

雄黃, 沒藥 各一錢, 細辛 半錢.

右爲末, 若左邊痛, 用少許搐入左鼻, 又吹入右耳[71], 若右邊疼, 搐右鼻, 又吹入左耳[72]〔得效〕[73].

68 ‘壁錢’은 납거미이다.
69 『古今醫鑑』 卷九 「牙齒」 ‘方’(앞의 책, 245쪽).
70 『古今醫鑑』 卷九 「牙齒」 ‘方’(앞의 책, 245쪽).
71 『世醫得效方』에는 ‘右’가 ‘左’로 되어 있다.

72 『世醫得效方』에는 ‘左’가 ‘右’로 되어 있다.
73 『世醫得效方』 卷第十七 「齒病」(앞의 책, 287쪽). “搐鼻方, 治牙疼. 雄黃沒藥各一錢, 乳香半錢”으로 되어 있다.

색이약(귀를 막는 약)

치통을 치료한다.

납거미에 호초가루를 채워 넣는다.

왼쪽이 아프면 오른쪽 귀를 막고 오른쪽이 아프면 왼쪽 귀를 막는다. 손으로 막은 쪽 귀를 감싸고 손을 베개 삼아 모로 누워 있으면 잠시 후 이마에 약간의 땀이 나는데 그러면 바로 낫는다(『고금의감』).

곡래소거산

치통을 치료하는데 매우 잘 낫는다.

웅황 · 유향 · 호초 · 사향 · 필발 · 양강 · 세신.

위의 약들을 같은 양으로 가루내어 조금씩 쓴다. 남자는 왼쪽, 여자는 오른쪽 콧속에 불어 넣으면 통증이 바로 멎는다. 이가 아파서 뺨까지 부으면 종이에 약가루를 말아서 심지를 만든 다음 참기름을 묻혀 불을 붙이고 그 연기를 아픈 이 부위에 쏘인다. 심지가 다 타면 통증이 바로 멎는다(『고금의감』).

치아동방

웅황 · 몰약 각 한 돈, 세신 반 돈.

위의 약들을 가루내어 왼쪽이 아프면 약가루 조금을 왼쪽 콧속에 넣고, 또 오른쪽 귀에 불어넣는다. 오른쪽이 아프면 오른쪽 콧속에 넣고 또 왼쪽 귀에 불어넣는다(『세의득효방』).

出牙蟲殺蟲法

治䘌牙. 小瓦片上置油拌韭子, 燒烟閣在水椀上, 恰用漏斗覆之, 以䘌牙受漏斗口中烟, 其牙內虫如鍼者, 皆落水椀中, 累效〔綱目〕[74].

○ 治虫牙痛

韭菜頭連根, 洗淨擂[75]爛, 同人家櫥板[76]上泥和勻, 搽[77]痛處腮上, 用紙貼之, 一時頃取出, 細細虫在泥上出, 可以絶根〔得效〕[78].

○ 治積年虫齒

雀麥草, 以苦瓠葉三十枚洗, 露一宿, 平朝取草, 屈長二寸廣一寸厚五分, 以瓠葉裏縛作裹子, 取醋浸之, 至日中取兩裹, 炮令極熱, 貼口內齒外熨之, 冷則易. 取銅器盛水, 解裹洗之, 得虫多至三四十, 少則一二十枚, 老者黃赤色, 少者白色〔千金〕[79].

○ 又方

莨菪子三合, 盛瓶內, 將靑銅錢七文燒令赤, 投瓶中, 候莨菪子作聲, 有烟出, 以筆管引烟氣熏於痛齒, 虫出痛卽止, 無莨菪則用葱子韭子, 亦可出虫〔千金〕[80].

---

74 『醫學綱目』卷之二十九 腎膀胱部 牙齒痛「牙䘌牙不生」(앞의 책, 662쪽).

75 '擂', 갈 뇌. 문지르다.

76 '櫥板'이 『世醫得效方』에는 '櫥枝'로 되어 있다. '櫥板'은 송진이 스며 나온 널빤지를 말한다. '櫥', 송진 해. 겨우살이.

77 '搽', 칠할 차. 바르다.

78 『世醫得效方』卷第十七「齒病」'取蟲方'(앞의 책,

이의 벌레를 나오게 하거나 죽이는 처방

충치를 치료한다. 작은 기와 위에 기름에 버무린 부추 씨를 놓은 다음 태우는데, 이것을 물 사발 위에 걸쳐놓고 적당한 깔때기를 거꾸로 하여 덮는다. 충치를 깔때기 주둥이에 대고 태운 연기를 쏘이면 이 속에 있던 바늘처럼 생긴 벌레가 모두 물 사발로 떨어진다. 여러 번 효험을 보았다(『의학강목』).

○ 충치통을 치료한다

부추를 뿌리째 잘 씻어 짓찧은 다음 집 안의 송판 위에 붙어 있는 진흙과 잘 섞어서 아픈 쪽 빰에 바르고 종이를 붙인다. 2시간 후 떼어내면 진흙 속에 있던 가는 벌레들이 나오는데 이러면 완전히 낫는다(『세의득효방』).

○ 오래된 충치를 치료한다

귀리〔雀麥草〕를 쓰는데, 먼저 씀바귀 잎〔苦瓠葉〕 서른 개를 씻어 하룻밤 이슬을 맞히고 다음 날 아침에 귀리를 채취하여 길이가 두 치, 너비가 한 치, 두께가 닷 푼이 되게 구부려 씀바귀 잎으로 싸서 묶어 짚단처럼 만든 다음 식초에 한낮이 될 때까지 담가두었다가 짚단 두 단을 꺼내어 아주 뜨겁게 달군다. 이것을 입 안에 넣어 〔벌레 먹은〕 이의 바깥쪽을 졉질하는데 식으면 바꿔준다. 이것을 물이 담긴 구리그릇에 펼쳐 씻어보면 30~40마리, 젝으면 10~20마리에 이르는 벌레들이 나오는데, 오래된 것은 누렇고 벌거며 새로 생긴 것은 허옇다(『천금방』).

○ 또 다른 처방

낭탕자 서 홉을 자기로 만든 병에 담고 구리 동전 일곱 개를 벌겋게 달구어 병 속에 넣어 낭탕자가 소리를 내며 타면서 연기가 날 때 붓 대롱으로 연기를 아픈 이로 끌어들여 쏘인다. 벌레가 나오면 통증이 바로 멎는다. 낭탕자가 없으면 파나 부추의 씨를 써도 역시 벌러가 나온다(『천금방』).

288쪽).

79 『備急千金要方』卷第六下「七竅病下 治病第六」'治䘌齒蟲齒方'(앞의 책, 236쪽). 원문과 들고남이 있다.

80 『備急千金要方』卷第六下「七竅病下 治病第六」'治蟲齒方'(앞의 책, 236쪽). 원문과 들고남이 있다.

韭子丸

治虫牙痛.

韭子, 全蝎 各一兩, 乳香, 雄黃 各二錢半.

右爲末, 熔黃蠟和丸彈子大, 磁瓶內燒一丸, 以紙盖口, 以筆管引烟熏牙孔, 其虫盡出, 將藥瓶安於水中, 其虫撲在水中[81][千金][82].

一笑散

治虫牙疼不可忍, 神效.

川椒爲末, 巴豆一粒, 研成膏.

和飯作丸, 綿裹安於蛀孔內, 卽愈[臞仙][83].

81 '撲', 칠 박. (날개를) 푸드덕거리다, 빠지다.

82 『普濟方』卷六十八「牙齒門」'韭子圓'(앞의 책, 519
   쪽). "出聖惠方, 治牙齒, 有蚛疼痛甚者."

83 『活人心法』卷下.

구자환

충치통을 치료한다.

구자 · 전갈 각 한 냥, 유향 · 웅황 각 두 돈 반.

위의 약들을 가루내어 녹인 황랍으로 반죽하여 탄자대의 알약을 만든다. 도자기 병 안에 한 알을 넣고 태우는데, 종이로 입구를 막고 여기에 빨대를 꽂아 그 연기가 썩은 이 구멍으로 들어가게 하면 벌레가 모두 나온다. 약이 들었던 병을 물속에 넣으면 그 벌레들이 물속에서 요동친다(천금).

일소산

참을 수 없는 충치통을 치료하는데, 효과가 매우 좋다.

천초(가루낸 것), 파두 한 알(갈아서 고약처럼 만든다).

위의 약들을 밥으로 반죽하여 알약을 만들어 솜에 싸서 벌레 먹은 구멍에 넣으면 바로 낫는다(『활인심법』).

牙齒疳䘌瘡

宜血竭散, 神功丸 方見上, 麝香散, 玉池散 方見下, 治牙疳藥.
○ 天疱瘡後牙疳, 詳見瘡類.

血竭散

治牙疳惡瘡久不差.

蒲黃 二錢, 龍骨, 枯白礬 各一錢, 寒水石 煅 四錢, 血竭 五分.
右爲末, 取少許糝瘡上, 以紙封貼〔丹心〕[84].

麝香散

治疳䘌, 牙齦臭爛出膿水.

枯白礬, 靑黛, 胡黃連, 蘆薈 各二錢半, 蝦蟆 灰 半錢, 麝香 二分半.
右爲末, 每半錢, 糝付患處, 加胡桐淚二錢半[85], 尤妙〔直指〕[86].

治牙疳藥

信砒, 靑黛, 輕粉 各一錢, 麝香 五分.
右爲末, 香油攤紙上, 用木槌槌實收起, 臨臥以漿水漱淨, 可瘡口大小, 以藥紙封之, 至曉去藥紙, 漱淨勿嚥, 三次必效〔東垣〕[87].

---

84 『丹溪心法附餘』 卷之十二 「牙齒」(앞의 책, 499-450쪽).

85 '胡桐淚'는 버들과에 속하는 잎이 지는 키나무인 호양나무(*Populus diversifolia* Schrenk)의 진이 땅속에 묻혀서 오래된 것이다. 맛은 달고 짜며, 성질은 차다. 위경에 작용한다. 열을 내리고 담을 삭이며 굳은 것을 유연하게 한다. 목 안이 붓고 아픈 데, 치통, 잇몸이 붓고 아픈 데(아감), 잇몸이 상하여 피가 나는 데, 치조농루, 연주창 등에 쓴다. 달인 물로 양치하거나 가루내서 뿌린다. 가루약으로 먹기도 한다

이의 감닉창

혈갈산, 신공환(처방은 앞에 있다), 사향산, 옥지산(처방은 뒤에 있다), 치아감약 등을 쓴다. ○ 천포창을 앓은 뒤에 생기는 아감은 「창문」에 자세히 나와 있다.

혈갈산

아감과 악창이 오랫동안 낫지 않는 것을 치료한다.

포황 두 돈, 용골 · 고백반 각 한 돈, 한수석(불에 달군 것) 너 돈, 혈갈 닷 푼.

위의 약들을 가루내어 약가루를 조금씩 헌데에 바른 다음 종이로 싸맨다(『단계심법부여』).

사향산

감닉으로 잇몸에서 냄새가 나고 짓물러 고름이 나오는 것을 치료한다.

고백반 · 청대 · 호황련 · 노회 각 두 돈 반, 하마(태운 재) 반 돈, 사향 두 푼 반.

위의 약들을 가루내어 반 돈씩 아픈 곳에 바른다. 호동루 두 돈 반을 더 넣어 쓰면 더욱 좋다(『인재직지』).

치아감약

비상 · 청대 · 경분 각 한 돈, 사향 닷 푼.

위의 약들을 가루내어 참기름에 개서 종이 위에 펴놓고 나무망치로 두드려 약이 종이에 먹게 두었다가 자기 전에 좁쌀죽 웃물로 입 안을 깨끗이 양치한 다음 헌데가 크고 작은 것에 따라 약 종이로 그곳을 막았다가 아침이 되면 떼어낸다. 그리고 깨끗이 양치하되 삼켜서는 안 된다. 이와 같이 세 차례 하면 반드시 효과가 있다(동원).

(『동의학사전』, 986-987쪽).

86 『仁齋直指』 卷二十一 「齒病證治」(앞의 책, 420쪽).
'加胡桐淚二錢半'은 원문에 없다.

87 『外科精義』 卷下 「牙疳藥」. "治大人小兒. 揀信青黛
輕粉已上各一錢, 麝香五分. 右同爲細末, 用小油調,
薄攤紙上, 用木槌鎚實收起, 每用臨臥, 以漿水洗淨,
印乾可瘡口大小, 以藥紙封之, 至曉去藥紙漱爭, 勿令
嚥下, 大者不過三上必効."

齒黃黑

牙齒黃黑不瑩淨.

石膏 細末, 砂鍋 細末 各一兩, 零陵, 白芷, 靑鹽, 升麻 各二錢半, 細辛 一錢, 麝香 半錢.

右爲細末, 每早晨取少許擦齒上, 溫水漱口吐出, 名白牙藥[88][丹心].

88『丹溪心法附餘』卷之十二「牙齒」'白牙散'(앞의 책, 500쪽).

이가 누렇거나 검은 것

이가 누렇거나 검어서 깨끗하지 않은 데에 쓴다.

석고(곱게 가루낸 것), 사과(곱게 가루낸 것) 각 한 냥, 영릉향·백지·청염·승마 각 두 돈 반, 세신 한 돈, 사향 반 돈.

위의 약들을 곱게 가루내어 매일 아침마다 이것으로 조금씩 이를 문지른 다음 따뜻한 물로 입을 헹구고 뱉어낸다. 이 약을 백아약이라고 한다(『단계심법부여』).

消齒癰法

齗間努肉漸長, 此乃齒癰.

取生地黃汁一鍾, 皂角數片, 火上炙熱, 淬地黃汁內, 再炙又淬, 以汁盡爲度, 晒爲末, 傅之卽縮〔入門〕[89]. ○一婦人, 平日好食動風物, 尤嗜蟹, 一日齒間癰出肉, 漸大不能開口, 有一道人傳此方, 卽愈. 或朴硝爲末付之, 亦消〔集驗〕.

89 『醫學入門』 外集 卷六 雜病用藥賦 「齒」 (앞의 책, 502쪽).

치옹을 없애는 처방

이 사이의 굳은살이 점차 커지는 것을 치옹齒癰이라고 한다.

생지황즙 한 종지를 내고 조각 여러 개를 불에 구워 뜨거울 때 지황즙에 담금질한다. 다시 구워 또 담금질하는데, 지황즙이 없어질 때까지 한 다음 햇볕에 말려 가루내어 붙인다. 치옹이 바로 오므라든다(『의학입문』). ○ 어떤 부인이 평소 풍을 일으키는 음식을 즐겨 먹었는데 그 중에서도 게를 매우 좋아하였다. 어느 날 이 사이에 군살이 생겨 점점 커져서 입을 벌리지 못하였다. 한 도인이 이 처방을 알려주어 써보았더니 바로 나았다. 박초를 가루내어 붙여도 삭는다(집험).

牙齒漸長

牙齒逐日漸長, 開口難爲飮食, 盖髓液溢所致, 只服白朮末和水[90]
服, 及煮水灌漱, 自愈[得效].[91]

90 『世醫得效方』에는 ‘白朮末和水服’이 ‘白朮’로 되어 있다.

91 『世醫得效方』卷第十七「齒病」(앞의 책, 289쪽).

이가 점점 자라는 것

이가 날마다 점점 자라서 입을 벌려 음식을 먹기 어려운 것은 수액髓液이 넘쳐서 생기는 것이다. 백출가루를 물에 타서 먹고 아울러 끓인 물로 양치하기만 하여도 저절로 낫는다(『세의득효방』).

鬪齒

牙齒被傷打欲落.

點椒 五錢, 天靈盖[92], 紅內消[93], 白芷[94] 各二錢.

右爲末, 齒動糝上卽安. 或已落, 有血絲未斷者, 亦可糝藥齒齦間鬪之〔入門〕[95]. ○ 治打傷搖動牙齒, 蒺藜根燒灰, 貼動牙卽牢. 名蒺藜散〔瑞竹〕[96].

92 ‘點椒’는 川椒의 異名이다(『本草綱目』果部 第三十二卷「蜀椒」.『本草綱目通釋』下册, 1,517쪽). 蜀椒라고도 한다.

93 ‘天靈盖’는 頭頂骨, 곧 윗머리뼈를 말한다. 李梴은 "天靈蓋, 乃天生蓋, 押一身之骨, 未合卽未有, 只有顖門, 頂骨中一片如三指濶, 十字解者是. 味鹹平, 無毒. 主傅尸尸疰, 鬼氣伏連, 久瘧癆瘵, 寒熱無時及肺痿乏力, 羸瘦骨蒸盗汗, 兼治犬咬. 凡使, 須軍門斬賊得之方可, 不然, 惡疾病死, 諸毒聚頂, 服之反害, 不如以虎頭骨及黃犬頭骨代之. 近時方士好用此入補藥, 以爲勝於滋陰壯陽之劑, 不知屍氣損神, 且犯天條, 罪禍莫測"(『醫學入門』內集 卷二 本草分類 治燥門「天靈蓋」, 184쪽)이라고 하였다.

94 ‘紅內消’는 五味子 혹은 何首烏의 異名이다(『中藥

투치

투치闘齒는 이를 다치거나 맞아서 빠지려고 하는 것이다.

천초 닷 돈, 천령개 · 홍내소 · 백지 각 두 돈.

위의 약들을 가루내어 흔들리는 이에 붙이면 바로 안정된다. 만약 이미 이가 빠졌지만 핏줄이 아직 끊어지지 않았을 때도 이와 잇몸 사이의 흔들리는 곳에 약을 붙인다(『의학입문』). ○ 맞아서 이가 흔들리는 것을 치료하는데, 질려 뿌리 태운 재를 흔들리는 이에 붙이면 바로 견고해진다. 이것을 질려산이라고 한다(『서죽당경험방』).

別名辭典』, 131쪽, 471쪽). 보통 外科에서 紅何首烏
(붉은 하수오)로 많이 쓰인다.

95 『醫學入門』 外集 卷七 婦人小兒雜病用藥賦 「折傷」
'鬪齒方'(앞의 책, 589쪽).

96 『瑞竹堂經驗方』 卷三 「齒」 '蒺藜散'(四庫本, 『瑞竹
堂經驗方 外』, 上海古籍出版社, 27쪽).

齒衄

詳見血門.

잇몸 출혈

「혈문」에 자세히 나와 있다.

齘齒[97]

凡人睡中, 上下齒相磨切有聲, 謂之齘齒, 亦曰戞齒, 亦曰咬齒. 治法, 取患人臥席下塵一捻, 納口中, 勿令知, 卽差[類聚][98].
○ 傷寒熱病咬齒, 及小兒咬牙, 並見各門.

---

97 '齘', 이 갈 계. 이를 갈며 화내다.
98 『醫方類聚』 卷之七十一 齒門一 齒門 1「治齘齒諸 方」(『의방유취』 제6분책, 215쪽). '亦曰戞齒, 亦曰咬齒'는 원문에 없다.

계치

    일반적으로 사람이 자면서 이를 갈아 소리가 나는 것을 계치齘齒라고 하는데, 알치戛齒 또는 교치咬齒라고도 한다. 치료 방법은 환자가 누워 자는 자리 밑의 먼지 한 줌을 입 안에 넣는데, 환자가 모르게 하여야 한다. 이와 같이 하면 곧 낫는다(『의방유취』). ○ 상한열병으로 이를 가는 것과 어린아이가 이를 가는 것은 「상한문」과 「소아문」에 나와 있다.

去痛齒不犯手方

取疼牙落不犯手.

川椒, 細辛 各一兩, 草烏, 蓽撥 各五錢.

右爲細末, 每少許, 揩痛齒自落〔本事〕[99].

○ 取蛀牙法

鵬砂, 朱砂 各一錢, 硇砂 二錢, 川烏尖 七箇, 附子尖 十四箇, 蟾酥 七箇, 信砒 二錢.

右五月五日合爲末, 取少許揩牙上, 牙落後, 以防風荊芥甘草煎湯, 漱吐〔本事〕[100].

○ 落牙方

馬肉 剉 十兩, 信砒, 巴豆肉 各五錢.

爲末, 右拌勻, 用石器盛, 候出虫, 焙乾研末, 於牙疼處出些血, 點上隨落, 妙〔綱目〕[101].

○ 取牙方

龍肝 乃墓中陳石灰也, 鴈膽 一箇.

收龍肝納膽內, 陰乾爲末. 用時宜些少點牙根上, 卽落. 切忌墜入口中〔種杏〕[102].

---

99 『醫學綱目』 卷之二十九 牙齒痛「齒搖齗露」‘取牙落不犯手’(앞의 책, 661쪽).

100 『醫學綱目』 卷之二十九 牙齒痛「齒搖齗露」‘取蛀牙本分法’(앞의 책, 661쪽).

101 『醫學綱目』 卷之二十九 牙齒痛「齒搖齗露」(앞의 책, 661쪽).

102 『種杏仙方』 卷二「牙齒」(앞의 책, 50쪽).

아픈 이를 손대지 않고 빼는 처방

아픈 이를 빼는데 손대지 않고 뺀다.

천초·세신 각 한 냥, 초오·필발 각 닷 돈.

위의 약들을 곱게 가루내어 조금씩 아픈 이를 문지르면 저절로 떨어진다(본사).

○ 충치를 빠지게 하는 처방

붕사·주사 각 한 돈, 노사 두 돈, 천오(뾰족한 끝) 일곱 개, 부자(뾰족한 끝) 열네 개, 섬수 일곱 마리, 비상 두 돈.

위의 약들을 5월 5일에 함께 가루내어 조금씩 이를 문지른다. 이가 빠지면 방풍과 형개·감초 달인 물로 입을 헹구고 뱉는다(본사).

○ 이를 빠지게 하는 처방

마육(썬 것) 열 냥, 비상·파두육 각 닷 돈.

위의 약들을 가루내어 마육에 잘 섞은 다음 돌그릇에 담아둔다. 벌레가 생기면 이것을 약한 불에 말려 가루내어 아픈 이에서 피를 몇 방울 내어 그 자리에 붙인다. 그러면 이가 빠지는데 효과가 좋다(『의학강목』).

○ 이를 빠지게 하는 처방

용간(무덤 속의 오래된 석회이다), 안담 한 개.

용간을 안담(기러기 쓸개) 안에 넣고 그늘진 곳에서 말려 가루낸다. 약을 쓸 때는 가루를 조금 이뿌리에 붙이면 바로 떨어진다. 절대로 약을 입 안에 떨어뜨려서는 안 된다(『종행선방』).

落齒重生方

雷公曰, 長齒生牙, 賴雄鼠之骨末. 牙齒若折, 年多不生, 取雄鼠脊骨作末, 揩折處齒, 立生如故〔本草〕[103].

○ 牙落重生方

雄鼠 一部 取骨法, 取鼠剝去皮, 用碙砂擦上, 三日, 肉爛化盡, 取骨瓦上焙乾, 用香附子 一兩, 白芷, 川芎, 桑白皮, 地骨皮, 蒲公英, 川椒, 旱蓮草, 靑鹽, 川槿皮 各三錢.

右爲細末, 擦百日, 其牙復生, 良驗〔醫鑑〕[104].

○ 又方

取未開眼嫩老鼠[105] 三四箇, 外用白芨, 白芷, 靑鹽, 細辛, 當歸, 熟地黃 各五錢.

先將五味硏爲末, 入地黃擣爛如泥, 和勻作一餠, 包老鼠在內, 外用濕紙包裹, 文武火燒盡, 烟絶取出, 硏爲末, 擦上卽生牙〔醫鑑〕[106].

○ 又方

雄雞糞, 雌雞糞 各十四顆.

右焙乾硏末, 入麝香少許, 先於齒不生處, 以鍼刺令血出, 摻藥. 老人二十日, 少者十日, 當出. 不拘傷損及自落者, 皆生〔千金〕[107].

○ 烏雞雄雌糞, 各畜收之, 舊麻鞋底, 三物燒存性爲末, 入麝摻之, 一月生齒, 名雄雌散〔千金〕[109].

103 『證類本草』卷第一「雷公炮炙論序」(政和本 20쪽, 四庫本 26쪽).

104 『古今醫鑑』卷九 牙齒「方」'牙落重生'(앞의 책, 248쪽).

105 '老鼠'는 집쥐를 말한다. 鼠類 중에서 가장 오래 산다는 뜻에서 '老' 자를 붙였다(『大漢和辭典』卷 九, 150쪽).

106 『古今醫鑑』卷九「牙齒」方 '生牙齒方'(앞의 책, 248쪽).

107 『普濟方』卷七十 牙齒門「牙齒不生」'雄雌散'(앞

빠진 이를 다시 나게 하는 처방

뇌공은 "이를 자라게 하고 나게 하는 데는 숫쥐의 뼈가루를 써야 한다"고 하였다. 이가 부러져 몇 해가 지나도 나지 않을 때 숫쥐의 척추 뼈를 가루내어 부러진 이를 문지르면 바로 이가 나서 예전처럼 된다(『증류본초』).

○ 빠진 이가 다시 나는 처방

숫쥐 한 마리(뼈를 발라내는 방법은 다음과 같다. 쥐의 껍질을 벗긴 다음 노사로 그 위를 문지르면 3일 만에 살이 다 문드러져 없어지는데, 뼈를 골라 기와 위에 놓고 약한 불로 말린다), 향부자 한 냥, 백지 · 천궁 · 상백피 · 지골피 · 포공영 · 천초 · 한련초 · 청염 · 천근피 각 서 돈.

위의 약들을 같이 곱게 가루내어 백 일 동안 문지르면 이가 새로 난다. 뛰어난 효과를 보았다(『고금의감』).

○ 또 다른 처방

아직 눈뜨지 않은 어린 쥐 서너 마리, 외용으로 백급 · 백지 · 청염 · 세신 · 당귀 · 숙지황 각 닷 돈.

먼저 다섯 가지 약재〔백급 · 백지 · 청염 · 세신 · 당귀〕를 갈아서 가루낸 다음 진흙처럼 찧은 생지황을 넣고 버무려 한 덩이 떡처럼 만든다. 이것을 늙은 쥐의 겉에 바르고 그 위에 물을 적신 종이로 감싼 다음 중불〔文武火〕로 다 탈 때까지 태워 연기가 나지 않으면 쥐를 꺼낸다. 이것을 갈아서 가루내어 이가 빠진 곳 위에 문지르면 바로 이가 난다(『고금의감』).

○ 또 다른 처방

수컷 닭의 똥, 암컷 닭의 똥 각 열네 덩어리.

똥을 약한 불에 말려 갈아서 가루낸 다음 사향을 조금 넣는다. 먼저 이가 나지 않은 곳을 침으로 찔러 피를 내어 약을 바른다. 노인은 20일, 젊은 사람은 10일이면 이가 난다. 다쳐서 빠진 것이나 저절로 빠진 것에 상관없이 모두 난다(천금). ○ 검은 닭 수컷과 암컷을 따로 길러서 그 똥을 거둔다. 오래된 마와 짚신과 함께 세 가지를 솥에서 약성이 남게 태워 가루낸 다음 사향을 넣어 바르면 한 달이면 이가 난다. 이것을 웅자산이라고 한다(천금).

의 책, 533쪽). "治大人小兒牙齒不生, 雌雄雞屎各
十四顆. 右焙乾同研如粉, 入麝香少許, 先以針挑破
損齒根下血出, 將散傅之. 年高者, 不過二十日生,
年少者十日, 不拘傷寒, 及自墮落者."
108 '鞋', 신 혜. 짚신.

109 『醫方類聚』卷之七十一 齒門一 是齋醫方「治齒不
出」(『의방유취』 제6분책, 226쪽).

食酸齒齼[110]

人多食酸則齒軟, 謂其水生木, 水氣弱木氣盛, 故如是〔本草〕[111].
○ 齒齼, 細嚼胡桃肉解之〔本草〕[112].

---

110 '齼', 이 다쳐 곱을 초. 이를 다치다, 이에 초가 들어
　　가 곱고 저리며 아프다.
111 『證類本草』 卷二十三 果部三品總五十三種 「胡桃」
　　(政和本 454쪽, 四庫本 976쪽).
112 『證類本草』 卷二十三 果部三品總五十三種 「胡桃」
　　(政和本 454쪽, 四庫本 976쪽).

신 음식을 많이 먹어 이가 곱듯이 시린 것

사람이 신 음식을 많이 먹으면 이가 물러진다. 이는 수水가 목木을 생生해주어야 하는데, 수기水氣가 약하고 목기木氣가 성하여 〔목기가 도리어 수기를 이기기 때문에〕 생기는 것이다(『증류본초』). ○ 이가 곱듯이 시린 데는 호도육을 꼭꼭 씹어먹으면 풀린다(『증류본초』).

齒病塗擦方

齒痛, 宜謝傅笑去散, 香椒散, 鹹鬼散, 蝎梢散, 細辛散, 當歸龍膽散, 擦牙方, 擦牙止痛方, 腎虛胃熱牙疼方, 固齒散.

謝傅笑去散[113]

治牙齒痛.

乳香, 沒藥, 雄黃, 胡椒, 兩頭尖, 烏藥.

右等分爲末, 擦患處, 吐涎卽愈〔入門〕[114].

固齒散

大鼠 一箇 去肉取骨, 川椒 炒, 乳香 各二兩, 香附子 炒, 白蒺藜 炒, 靑鹽 各一兩.

右爲末, 每日擦牙, 永無齒病〔回春〕[115].

香椒散

治冷證齒痛.

香附子, 川椒, 破古紙 各二錢, 蓽撥 一錢.

右爲末, 入炒鹽二錢, 擦牙上〔得效〕[116].

---

113 '傅'가 『醫學入門』에는 '傳'으로 되어 있다.

114 『醫學入門』 外集 卷六 雜病用藥賦 「齒」(앞의 책, 502쪽). '兩頭尖'은 烏頭의 異名이다(劉道淸 主編, 『中藥名大典』, 中原農民出版社, 1994, 255쪽). '兩頭尖'은 형용사적으로 쓰일 때는 鼠屎와 같은 것의

양쪽 끝이 뾰족한 것을 가리키는데, 여기에서는 약 이름으로 쓰였다. 『本草綱目』 草部 第十七卷 「烏頭」에서는 "烏喙, 一名兩頭尖, 氣味辛微溫有大毒"이라고 하였다(李時珍, 『本草綱目』 點校本 上册, 1982, 1,177쪽). '兩頭尖'의 용법은 다양하여 '竹節

잇병에 바르고 문지르는 처방

치통에는 사부소거산, 향초산, 곡귀산, 갈초산, 세신산, 당귀용담산, 찰아방, 찰아지통방, 신허위열아동방, 고치산 등을 쓴다.

사전소거산〔사부소거산〕

치통을 치료한다.

유향·몰약·웅황·호초·오두·오약.

위의 약들을 같은 양으로 가루내어 아픈 곳에 문지른다. 끈끈한 침을 토하고 나면 바로 낫는다(『의학입문』).

고치산

큰 쥐 한 마리(뼈만 발라내고 살은 버린다), 천초(볶은 것), 유향 각 두 냥, 향부자(볶은 것), 백질려(볶은 것), 청염 각 한 냥.

위의 약들을 가루내어 매일 이를 문지르면 다시는 이에 병이 생기지 않는다(『만병회춘』).

향초산

냉증으로 인한 치통을 치료한다.

향부자·천초·파고지 각 두 돈, 필발 한 돈.

위의 약들을 가루내어 볶은 소금 두 돈을 넣고 이를 문지른다(『세의득효방』).

香附'(『品彙精要』), 牡鼠糞(『本草經集注』. 이상

　『中藥別名辭典』367쪽, 460쪽), 白附子(『銀海精

　微』卷下) 등을 가리키기도 한다.

115 『萬病回春』卷之五「牙齒」(앞의 책, 279쪽).

116 『世醫得效方』卷第十七「齒病」(앞의 책, 288쪽).

鹹鬼散

治胃熱齒痛.

黃連, 胡桐淚, 荊芥穗, 薄荷, 升麻, 羊脛骨 灰 等分, 麝香 少許.

爲末擦之, 神效 〔東垣〕[117].

蝎梢散

治大寒犯腦牙痛.

羊脛骨 灰 二錢半, 麻黃 一錢半, 草豆蔻 皮 一錢, 羌活 五分, 桂枝, 升麻, 防風, 藁本, 黃芪 各三分, 白芷, 當歸身, 柴胡 各二分, 全蝎梢 少許.

右爲末, 擦牙上 〔東垣〕[118].

細辛散

治大寒犯腦頭連齒痛.

麻黃 三錢, 桂枝, 羊脛骨 灰 各二錢半, 羌活, 草豆蔻 各一錢半, 當歸 四分, 藁本, 蒼朮 各三分, 防風, 柴胡, 升麻, 白芷 各二分, 細辛 一分.

右爲末, 先以溫水漱口, 以藥擦之 〔東垣〕[119].

---

117 『醫學綱目』 卷之二十九 腎膀胱部 「牙齒痛」(앞의 책, 658쪽). '垣', 곧 李杲의 글을 인용하였다.
118 『蘭室秘藏』 卷中 「齒論」(앞의 책, 192쪽).
119 『蘭室秘藏』 卷中 「齒論」(앞의 책, 193-194쪽).

괵귀산

위胃의 열로 인한 치통을 치료한다.

황련 · 호동루 · 형개수 · 박하 · 승마 · 양경골(태운 재) 각 같은 양, 사향 조금.

위의 약들을 가루내어 문지르면 효과가 매우 좋다(동원).

갈초산

매우 차가운 기가 뇌를 침범하여 이가 아픈 것을 치료한다.

양경골(태운 재) 두 돈 반, 마황 한 돈 반, 초두구(껍질) 한 돈, 강활 닷 푼, 계지 · 승가 · 방풍 · 고본 · 황기 각 서 푼, 백지 · 당귀신 · 시호 각 두 푼, 전갈초 조금.

위의 약들을 가루내어 아픈 곳에 문지른다(『난실비장』).

세신산

매우 차가운 기가 뇌를 침범하여 머리와 이까지 아픈 것을 치료한다.

마황 서 돈, 계지 · 양경골(태운 재) 각 두 돈 반, 강활 · 초두구 각 한 돈 반, 당귀 너 푼, 고본 · 창출 각 서 푼, 방풍 · 시호 · 승마 · 백지 각 두 푼, 세신 한 푼.

위의 약들을 가루내어 먼저 따뜻한 물로 입을 양치한 다음 약으로 문지른다(『난실비장』).

當歸龍膽散

治寒熱齒痛.

升麻, 麻黃, 草龍膽, 黃連, 草豆蔲 各一錢, 生地黃, 白芷, 當歸梢, 羊脛骨 灰 各五分.

右爲末, 擦之〔東垣〕[120].

擦牙方

凡牙齒痛, 必用胡椒蓽撥能散其中浮熱, 監以升麻寒水石, 佐以辛凉薄荷荊芥細辛之類. 牙痛用淸凉藥便痛甚者, 宜從治之. 蓽撥細辛川椒荊芥薄荷樟腦靑鹽爲末, 擦之〔丹心〕[121].

○ 又方

荊芥薄荷細辛胡桐淚等分, 麝香少許.

爲末擦牙, 熱加馬牙硝, 冷加川椒〔入門〕[122].

擦牙止痛方

黃蠆蜂窠一箇, 以川椒塡滿其竅, 更以白鹽一錢封口, 燒存性, 入白芷羊脛骨灰各一錢, 同硏爲末, 先以茶淸漱口, 乃擦之. 有孔則以藥塞其孔, 立愈〔正傳〕[124].

腎虛胃熱牙疼方

羊脛骨 灰 四兩, 石膏 五兩, 升麻, 生地黃 各五錢, 黃連 一錢, 胡桐淚 三錢, 龍膽草 半錢.

右爲末, 擦牙, 以水漱去〔入門〕[125].

120 『蘭室秘藏』 卷中 「齒論」(앞의 책, 193쪽).

121 『丹溪心法』 卷四 「口齒」(앞의 책, 403쪽). '監以升麻寒水石'이 '間以升麻寒水石'으로 되어 있다.

122 『醫學入門』 外集 卷六 雜病用藥賦 「齒」(앞의 책, 501쪽).

123 '蠆', 전갈 채.

당귀용담산

한寒이나 열로 이가 아픈 것을 치료한다.

승마 · 마황 · 용담초 · 황련 · 초두구 각 한 돈, 생지황 · 백지 · 당귀초 · 양경골(태운 재) 각 닷 푼.

위의 약들을 가루내어 문지른다(『난실비장』).

찰아방

일반적으로 치통에는 반드시 호초나 필발 같은 약으로 이〔齒〕 속의 떠 있는 열을 흩는다. 승마와 한수석을 신약臣藥으로 삼고, 맵고 서늘한 성질〔辛凉〕의 박하 · 형개 · 세신 같은 약으로 좌약을 삼는다. 치통에 서늘한 성질〔淸凉〕의 약을 썼는데 더욱 심해지면 종치법을 써야 한다. 필발 · 세신 · 천초 · 형개 · 박하 · 장뇌 · 청염을 가루내어 문지른다(『단계심법』).

○ 또 다른 처방

형개 · 박하 · 세신 · 호동루 각 같은 양, 사향 조금.

위의 약들을 가루내어 이를 문지른다. 열증에는 마아초를, 냉증에는 천초를 더 넣는다 (『의학입문』).

찰아지통방

누런 벌의 집 한 개의 구멍마다 천초를 채우고 다시 흰 소금 한 돈으로 그 구멍을 막은 다음 약성이 남게 태운다. 여기에 백지와 양경골(태운 재) 각 한 돈씩을 넣고 함께 갈아 가루낸 다음 먼저 맑은 찻물로 입을 헹구고 바로 약가루로 문지른다. 이에 구멍이 있으면 약으로 구멍을 메우면 바로 낫는다(『의학정전』).

신허위열아동방〔신이 허하고 위의 열로 생긴 치통의 처방〕

양경골(태운 재) 넉 냥, 석고 닷 냥, 승마 · 생지황 각 닷 돈, 황련 한 돈, 호동루 서 돈, 용담초 반 돈.

위의 약들을 가루내어 이를 문지르고 물로 헹구어 뱉는다(『의학입문』).

---

124 『醫學正傳』 卷之五 齒病 「方法」(앞의 책, 284쪽).

125 『醫學入門』 外集 卷六 雜病用藥賦 「齒」(앞의 책, 502쪽).

齒病含漱方

宜用玉池散, 荊芥湯, 開笑散, 椒鹽散, 蜂窩散, 牙疼噙漱藥.

玉池散

治風虫牙痛, 動搖潰爛, 或變成骨槽風, 出膿血骨露.

地骨皮, 白芷, 細辛, 防風, 升麻, 川芎, 當歸, 槐花, 藁本, 甘草 各一錢.

右剉作一貼, 入生薑三片黑豆百粒煎, 熱漱冷吐〔丹心〕[126].

荊芥湯

治風熱齒痛.

荊芥, 薄荷, 升麻, 細辛 各三錢.

右爲末, 每二錢, 沸湯點含, 漱吐之〔直指〕[127].

126 『丹溪心法附餘』 卷之十二 「牙齒」(앞의 책, 499쪽).　127 『仁齋直指』 卷二十一 「齒病證治」(앞의 책, 418쪽).
『御藥院方』을 인용하였다고 하였다.

치병함수방 [잇병에 머금고 양치질하는 처방]

옥지산, 형개탕, 개소산, 초염산, 봉와산, 아동금수약 등을 쓴다.

옥지산

풍치통과 충치통으로 이가 흔들리고 짓무르며, 또는 골조풍으로 변하여 피고름이 나며 이가 드러나는 것을 치료한다.

지골피 · 백지 · 세신 · 방풍 · 승마 · 천궁 · 당귀 · 괴화 · 고본 · 감초 각 한 돈.

위의 약들을 썰어 한 첩으로 하여 생강 세 쪽, 검은콩 백 알을 넣고 달여 뜨거울 때 양치하는데 식으면 뱉는다(『단계심법부여』).

형개탕

풍열로 인한 치통을 치료한다.

형개 · 박하 · 승마 · 세신 각 서 돈.

위의 약들을 가루내어 두 돈씩 끓인 물에 타서 입에 머금어 양치한 다음 뱉는다(『인재직지』).

開笑散

治風冷齒痛.

白芷, 細辛, 良薑, 蓽撥, 川椒, 香附子, 露蜂房 各等分.

右爲末, 每三錢, 水煎含漱, 或擦之[直指][128].

椒鹽散

治虫牙痛.

川椒, 白鹽, 露蜂房 各一錢.

右剉, 入葱白三莖, 煎水, 熱漱冷吐[直指][129].

蜂窩散

治風牙虫牙, 痛不可忍.

露蜂房, 白蒺藜, 川椒, 艾葉, 葱根, 荊芥, 細辛, 白芷 各一錢.

右剉, 水醋同煎, 熱漱冷吐[回春][130].

牙疼噙漱藥

蜂房一箇, 每一孔內納胡椒川椒各一粒, 用椀盛之, 入水令滿, 加黃柏如指大三片於內, 以碟[131]盖住用紙封固, 重湯煮一炷香盡, 取出候溫, 噙漱良久吐之[醫鑑][132].

---

128 『仁齋直指』卷二十一「齒病證治」(앞의 책, 418쪽).

129 『仁齋直指』卷二十一「齒病證治」(앞의 책, 419쪽).

130 『萬病回春』卷之五「牙齒」(앞의 책, 276쪽).

131 '碟', 가죽 다룰 설, 접시.

132 『古今醫鑑』卷九「牙齒」'方'(앞의 책, 245쪽).

개소산

풍랭으로 인한 치통을 치료한다.

백지 · 세신 · 양강 · 필발 · 천초 · 향부자 · 노봉방 각 같은 양.

위의 약들을 가루내어 서 돈씩 물에 달여 입에 머금어 양치하거나 문지른다(『인재직지』).

초염산

충치통을 치료한다.

천초 · 백염 · 노봉방 각 한 돈.

위의 약들을 썰어 총백 세 뿌리를 넣고 물에 달여 뜨거울 때 양치하고 식으면 뱉는다(『인재직지』).

봉와산

참을 수 없는 풍치통과 충치통을 치료한다.

노봉방 · 백질려 · 천초 · 애엽 · 총근 · 형개 · 세신 · 백지 각 한 돈.

위의 약들을 썰어 물과 식초로 달여 뜨거울 때 양치하고 식으면 뱉는다(『만병회춘』).

아동금수약

노봉방 한 개의 구멍마다 호초 · 천초 각 한 알씩을 넣고 그릇에 담은 다음 물을 가득 채운다. 그리고 손가락만한 황백 세 조각을 넣고 접시로 덮은 다음 종이로 밀봉하여 향 한 대가 다 탈 동안 중탕하여 꺼내어 따뜻한 정도로 식을 때까지 기다렸다가 입에 머금고 으랫동안 양치하다가 뱉는다(『고금의감』).

修養固齒法

百物養生, 莫先口齒, 不漱不洗, 損蠱之媒. 凡暑毒酒毒, 常伏於口齒之間, 莫若時時洗漱之爲愈也. 晨興洗畢, 灌漱一口, 吐出掌中, 就掌滌眼, 自覺光明, 終身行之, 可爲妙法〔直指〕[133]. ○ 齒宜朝暮叩, 以會神. 一云以集身神. 若卒遇凶惡, 當叩左齒三十六, 名曰打天鍾. 若辟邪穢, 叩右齒, 名曰搥天磬. 若存念至眞, 叩中央齒, 名曰鳴天鼓〔養性〕. ○ 凡人患齒不能食果菜者, 皆齒露也, 爲鹽湯含漱叩齒, 神效〔類聚〕[134]. ○ 每晨起, 以一捻鹽納口中, 以溫水含揩齒, 及叩齒百遍爲之不絶, 不過五日, 齒卽牢密〔千金〕[135]. ○ 凡飮食訖[136], 輒以濃茶漱口, 煩膩旣去, 而脾胃不知. 凡肉之在齒, 得茶漱滌, 不覺脫去, 而不煩挑剔也. 盖齒性便苦, 緣此漸堅牢, 而齒蠱且自去矣〔延壽〕. ○ 食畢漱口數過齒不蛀[137]. 養生家晨興叩齒, 永無齒疾〔延壽〕. ○ 附齒有黃黑色物, 似爛骨之狀者, 名爲齒牀. 治齒者, 先看有此物, 卽用疳刀, 掠去之, 否則齒不着齦也〔千金〕[138]. ○ 一人中年得風疾, 上下齒常磨切相叩, 甚有聲響, 緣此得壽一百二十歲〔抱朴〕.

133 『仁齋直指』卷二十一「齒病證治」(앞의 책, 418쪽).

134 『醫方類聚』卷之七十一 齒門一「治病」(의학연구원 동의학연구소 옮김, 『의방유취』제6분책, 172쪽).

135 『備急千金要方』卷十九 七竅病方「齒病第六」(앞의 책, 235쪽).

136 '訖' 이를 홀. 끝나다, 마치다.

137 '蛀'는 '蛀'의 誤植이다(『精校註譯 東醫寶鑑』外形篇, 245쪽 주125).

이를 튼튼하게 하는 수양법

온갖 양생법 중 이〔齒〕보다 중요한 것은 없다. 양치를 하지 않거나 씻지 않으면 손상되거나 벌레 먹는 원인이 된다. 일반적으로 더위 독이나 술독은 늘 입 안과 이에 잠복하기 때문에 때에 맞춰 이를 씻고 양치하는 것보다 좋은 것이 없다. 새벽에 일어나 씻고 나서 양치한 물을 한 모금 손바닥에 뱉어 눈을 씻으면 눈이 밝아지는 것을 스스로 느낄 수 있다. 이것을 평생 동안 하면 아주 좋은 양생법이 된다(『인재직지』). ○ 아침저녁으로 이를 쪼아서 신神이 모여들게 한다〔會〕. 어떤 곳에서는 〔이를 쪼아서〕 '몸의 신을 모은다〔集〕'고 하였다. 만약 흉악한 일을 갑자기 당하면 왼쪽 이를 36번 쪼는데 이를 타천종〔하늘의 종을 친다〕이라 하고, 사악하고 더러운 기운을 피하기 위해서는 오른쪽 이를 쪼는데 이를 추천경〔하늘의 경을 친다〕이라고 하며, 마음을 집중하여 진기를 이르게 하려면 앞니를 쪼는데 이를 명천고〔하늘의 북을 울린다〕라고 한다(양성). ○ 일반적으로 이가 아파서 과일과 야채를 먹지 못하는 것은 이뿌리가 드러났기 때문이다. 끓인 소금물로 양치하면서 이를 쪼으면 매우 좋다(『의방유취』). ○ 새벽마다 일어나 소금 한 자밤을 입 안에 넣고 따뜻한 물로 머금고 이를 문지른 후 백 번 쪼기를 계속하면 5일이 지나지 않아 이가 튼튼해진다(『천금방』). ○ 음식을 다 먹은 후 바로 진한 차로 입 안을 헹구면 기름기와 이에 낀 음식이 모두 없어져서 비위脾胃에까지 이르지 않는다. 일반적으로 고기가 이에 낀 것은 찻물로 양치하면 저도 모르는 사이에 없어져 번거롭게 쑤시거나 파내지 않아도 된다. 대개 이는 쓴맛을 좋아하는 성질이 있기 때문에 〔차를 마시면〕 점점 이가 튼튼해지고 벌레도 저절로 없어진다(연수). ○ 식사 후에 양치를 여러 번 하면 이가 벌레 먹지 않는다. 양생하는 사람처럼 새벽에 일어나 이를 쪼면 평생 이에 병이 생기지 않는다(연수). ○ 이에 누렇고 검은 것이 붙어서 썩은 뼈처럼 보이는 것을 치상齒狀이라고 한다. 이를 치료할 때 이런 것이 보이면 감병에 사용하는 칼〔疳刀〕로 긁어낸다 그렇게 하지 않으면 이가 잇몸에 붙지 않게 된다(천금). ○ 어떤 사람이 중년에 풍을 맞았는데 위아래 이를 늘 갈고 쪼아서 심하면 소리가 울릴 정도였다. 이 방법을 늘 썼기 때문에 12)세를 살았다(포박).

---

138 『普濟方』 卷六十五 牙齒門 「總論」. "附齒. 有黃黑色物, 似爛骨之狀者, 名爲齒狀. 凡治齒者, 先看有此物, 卽須用疳刀掠之. 附齒. 有物如蟬翼, 或如雞子, 或如絲, 纏著齒根, 亦須用疳刀掠之, 不爾則齒斷永, 不著齒根也."

齒病禁忌

齒病, 勿食油及乾棗〔千金〕[139]. ○ 患齒者, 忌脂麻油乾棗及桂心, 若犯之, 卽重發〔千金〕[140]. ○ 凡人好患齒病, 多由月蝕夜飮食之所致也. 所以日月蝕未平時, 特忌飮食〔千金〕[141].

139 『備急千金要方』卷第六下「治病第六」(앞의 책, 235쪽).

140 『備急千金要方』卷第六下「治病第六」(앞의 책, 235쪽).

141 『備急千金要方』卷第六下「治病第六」(앞의 책, 235쪽).

잇병의 금기

잇병에는 기름기나 마른 대추를 먹지 말아야 한다(『천금방』). ○ 이가 아픈 데는 참기름, 마른 대추, 계심 등을 삼가야 한다. 만약 먹으면 바로 재발한다(『천금방』). ○ 일반적으로 이를 잘 앓는 사람은 월식인 날 밤에 음식을 먹어서 그런 것이다. 그러므로 일식이나 월식처럼 평소와 다른 때는 특히 음식을 삼가야 한다(『천금방』).

잇병에는 기름기나 마른 대추를 먹지 말아야 한다(『천금방』). ○ 이가 아픈 데는 참기름, 마른 대추, 계심 등을 삼가야 한다. 만약 먹으면 바로 재발한다(『천금방』). ○ 일반적으로 이를 잘 앓는 사람은 월식인 날 밤에 음식을 먹어서 그런 것이다. 그러므로 일식이나 월식처럼 평소와 다른 때는 특히 음식을 삼가야 한다(『천금방』).

視齒色占病

病人脣腫齒焦者死, 脾腎絶也〔扁鵲〕[142]. ○ 病人齒忽變黑者, 十三日死, 少陰絶也〔扁鵲〕[143]. ○ 病人陰陽俱竭, 其齒如熟小豆者, 死〔扁鵲〕[144].

142 『備急千金要方』卷第二十八平脈 「扁鵲華佗察聲色要訣第十」(앞의 책, 977쪽). 본문 중의 '脾腎絶也'는 없다. 『醫學綱目』에는 '脾'가 '肝'으로 되어 있다.

143 『備急千金要方』卷第二十八平脈 「扁鵲華佗察聲色要訣第十」(앞의 책, 977쪽). 본문 중의 '少陰絶也'는 없다.

144 『備急千金要方』卷第二十八平脈 「診百病死生要訣第十五」(앞의 책, 988쪽). "人陰陽俱結者, 見其上齒, 如熟小豆, 其脈躁者, 死."

이의 색을 보고 예후를 점친다

환자가 입술이 붓고 이가 검게 타면 죽는데, 이는 비脾와 신腎의 기가 끊어졌기 때문이다 (편작). ○ 환자의 이가 갑자기 검게 변하면 13일 만에 죽는데, 이는 소음少陰의 기가 끊어졌기 때문이다(편작). ○ 환자의 음양의 기가 모두 마르면 이가 삶은 팥처럼 되는데 죽는다 (편작).

單方

凡二十七種, 有如神散.

白礬

治牙齒腫痛.

枯白礬, 露蜂房等分.

爲末, 每二錢, 水煎, 熱漐痛處, 冷吐之〔本草〕[145][146].

雄黃

殺齒虫.

取爲末, 和棗肉作丸, 塞蛀孔〔本草〕[147].

膽礬

治虫牙痛. ○ 齒痛落盡, 膽礬末和人乳汁, 擦病齒上及孔中, 日三, 痛止齒復生, 百日如故〔本草〕[148].

白鹽

治齒根宣露動搖.

以鹽末擦之, 熱湯含漱百遍, 不過五日, 齒卽牢固〔本草〕[149]. ○ 齒衄, 鹽湯漱, 卽止〔本草〕[150]. ○ 百荷鹽末擦牙, 固齒尤良.

---

145 『證類本草』에는 '漐'이 '煠'(데칠 작)으로 되어 있다.

146 『證類本草』卷三 玉石部上品總七十三種「礬石」(政和本 64쪽, 四庫本 96쪽). "白礬一兩燒灰, 大露蜂房一兩微炙, 爲散. 每用二錢, 水一中盞, 煎十余沸, 熱炸牙令吐之."

147 『證類本草』卷四 玉石部中品總八十七種「雄黃」(政和本 80쪽, 四庫本 130쪽).

148 『證類本草』卷三 玉石部上品總七十三種「石膽」(政和本 69쪽, 四庫本 106쪽). 『外臺秘要』를 인용

단방

모두 스물일곱 가지인데, 여신산도 들어 있다.

백반

이가 붓고 아픈 것을 치료한다

고백반·노봉방 각 같은 양.

위의 약들을 가루내어 두 돈씩 물에 달여 뜨거울 때 〔머금어〕 데치는 것처럼 하여 식으면 뱉는다(『증류본초』).

웅황

충치 벌레를 죽인다.

웅황을 가루내어 대추의 살로 반죽하여 알약을 만들어 벌레 먹은 구멍을 막는다(『증류본초』).

담반

충치통을 치료한다. ○ 치통으로 〔이가〕 다 빠지려고 할 때 담반가루를 사람 젖으로 반죽하여 아픈 이와 구멍에 문지른다. 하루 세 번 하면 통증이 멎고 이가 다시 난다. 백 일을 하면 전과 같이 된다(『증류본초』).

백염(흰 소금)

이뿌리가 드러나고 흔들리는 것을 치료한다.

소금가루로 문지르고 나서 뜨거운 물을 머금고 양치를 백 번 하는데, 5일이 지나지 않아 이가 튼튼해진다(『증류본초』). ○ 피가 날 때 소금물로 양치하면 바로 멎는다(『증류본초』). ○ 백하염가루로 이를 문지르면 이가 튼튼해지는데 매우 좋다.

하였다.

149 『證類本草』 卷四 玉石部中品總八十七種 「食鹽」 (政和本 85쪽, 四庫本 138쪽).『千金方』을 인용하였다.

150 『證類本草』 卷四 玉石部中品總八十七種 「食鹽」 (政和本 86쪽, 四庫本 139쪽).『本艸衍義』를 인용하였다.

靑鹽

入腎入骨, 能固齒.

擦噙並佳〔得效〕[151].

○ 治一切牙疼

靑鹽二兩, 白鹽四兩, 用川椒四兩, 煎汁拌炒, 二鹽爲末, 擦牙上, 仍用溫水含漱吐之, 洗眼尤妙〔入門〕[152].

升麻

治口齒風䘌腫痛, 牙根浮爛, 出膿血.

煎湯服之, 仍頻含漱〔本草〕[153].

白蒺藜

治風牙痛及疳蝕.

爲末, 二錢, 入鹽一匙, 水煎, 帶熱含漱, 大能止痛固齒〔入門〕[154].

骨碎補

治牙齒痛, 動搖血出.

取二兩剉, 炒令黑色, 爲末, 鹽漱後揩齒根, 良久吐之〔綱目〕[155]. ○ 骨碎補, 銅刀切片, 銅鍋炒, 以槐枝攪至微黑色, 住火停冷, 又炒至老黑色, 研爲末, 無時擦牙, 極能堅骨固齒, 痛不復作. 如牙動搖將落, 頻頻用之立住, 再不復動搖〔醫鑑〕[157].

151 『證類本草』卷四 玉石部中品總八十七種「食鹽」
　　(政和本 85쪽, 四庫本 138쪽). "又, 以皂莢兩梃, 鹽
　　半兩, 同燒令通赤, 細研. 夜夜用揩齒. 一月後有動
　　者齒及血䘌齒, 幷瘥, 其齒牢固."

152 『醫學入門』外集 卷六 雜病用藥賦「齒」'靑白散'
　　(앞의 책, 502쪽).

153 『證類本草』卷六 草部上品之上總八十七種「升麻」
　　(政和本 137쪽, 四庫本 256쪽). '陶隱居'의 말을 인

청염(돌소금)

신腎과 뼈로 약의 기운이 들어가 이를 튼튼하게 한다.

청염을 이에 문지르거나 머금는 것 모두 좋다(득효).

○ 모든 치통을 치료한다

청염 두 냥과 백염 넉 냥을 천초 넉 냥을 끓인 물로 버무려 볶은 다음 이 두 소금을 가루내어 이를 문지르고 따뜻한 물로 양치하고 뱉는다. 눈을 닦아도 매우 좋다(『의학입문』).

승마

이가 풍이나 벌레를 먹어 붓고 아프며, 이뿌리가 들뜨고 문드러져 피고름이 나는 것을 치료한다.

승마를 달여 먹고 자주 양치한다(『증류본초』).

백질려(흰꽃 남가새)

풍으로 아픈 것과 감식疳蝕을 치료한다.

백질려를 가루내어 두 돈을 소금 한 숟가락과 함께 물에 달여 뜨거울 때 머금어 양쳐하면 통증을 멎게 하고, 이를 튼튼하게 하는 큰 효과가 있다(『의학입문』).

골쇄보(넉줄고사리의 뿌리)

이가 아프고 흔들리며 피나는 것을 치료한다.

골쇄보 두 냥을 썰어 검게 되도록 볶은 다음 가루낸다. 양치한 다음 이뿌리를 문지르는데 오랫동안 한 후 뱉는다(『의학강목』). ○ 골쇄보를 구리 칼로 잘라 구리 솥에 넣고 홰나무 가지로 저으며 볶아서 약간 검을 정도가 되면 불을 끈다. 식으면 다시 볶는데 완전히 검게 될 정도로 볶는다. 이것을 가루내어 수시로 이를 문지르면 뼈가 단단해지고 이가 튼튼해지며 통증이 재발하지 않는다. 만약 이가 흔들리면서 빠지려고 할 때 자주 이 약을 쓰면 제자리를 잡아 다시는 흔들리지 않는다(『고금의감』).

용하였다.

154 『醫學入門』 外集 卷六 雜病用藥賦 「齒」 ‘單疾藜散’(앞의 책, 502쪽).

155 ‘盥’, 대야 관. 양치질하다.

156 『醫學綱目』 卷之十七 心小腸部 「謹見血門」(앞의 책, 325쪽). ‘靈苑’을 인용하였다.

157 『古今醫鑑』 卷九 「牙齒」 方 ‘固齒散’(앞의 책, 247쪽).

細辛

治風冷齒痛, 又治蛀牙痛.

細辛白芷煎湯含漱〔綱目〕[158].

苦參

治䘌齒痛.

煎湯日漱, 三升五六日, 愈. 仍灸列缺穴〔漢史〕.

天仙子

卽莨菪子也. 主齒痛出虫〔本草〕[159]. ○ 虫牙痛, 當孔咬之, 虫出〔本草〕[160]. ○ 虫牙痛, 天仙子燒烟, 以竹筒抵牙, 引烟熏之, 其虫卽死, 永差〔綱目〕[161].

巴豆

治牙疼.

巴豆 一粒 煨熟去殼, 大蒜 一辨 剜其中, 安巴豆, 合定綿裹[162].

隨患處, 塞左右耳中〔本草〕[163].

○ 虫牙痛

巴豆肉 一粒, 川椒 末 一錢.

右末, 飯丸麻子大, 綿裹塞孔中〔直指〕[164].

○ 治虫牙痛

巴豆肉一枚, 香油燈上燒過.

塡入孔中〔綱目〕[165].

158 『醫學綱目』 卷之二十九 腎膀胱部 牙齒痛 「牙蛀牙不生」(앞의 책, 662쪽).

159 『證類本草』 卷十 草部下品之上總六十二種 「莨菪子」(政和本 228쪽, 四庫本 481쪽).

160 『證類本草』 卷十 草部下品之上總六十二種 「莨菪子」(政和本 228쪽, 四庫本 481쪽).

161 『醫學綱目』 卷之二十九 腎膀胱部 牙齒痛 「牙蛀牙不生」(앞의 책, 662쪽).

세신(족두리풀 뿌리)

풍랭으로 인한 치통과 충치통을 치료한다.

세신과 백지 달인 물로 양치한다(『의학강목』).

고삼(너삼)

벌레 먹어 이가 아픈 것을 치료한다.

고삼을 물에 달여 매일 양치하는데, 석 되로 5~6일 하면 낫는다. 이어서 열결혈列缺穴에 뜸을 뜬다(한사).

천선자(미치광이풀 씨)

천선자는 바로 낭탕자이다. 치통을 치료하고 벌레를 나오게 한다(『증류본초』). ○ 충치로 아플 때 천선자를〔이의 뚫린〕구멍에 놓고 씹으면 벌레가 나온다(『증류본초』). ○ 충치통에 천선자 태운 연기를 죽관으로 빨아서 아픈 이에 쏘이면 벌레가 죽어서 완전히 낫는다(『의학강목』).

파두

치통을 치료한다.

파두 한 알(싸서 잿불에 구운 다음 껍질을 버린다), 대산 한 쪽(마늘 하나를 쪼개어 속을 파내고 그 속에 앞의 파두를 넣은 다음 다시 합하여 솜으로 싼다).

아픈 곳에 따라 왼쪽이나 오른쪽 귀를 막는다(『증류본초』).

○ 충치통을 치료한다

파두육 한 알과 천초가루 한 돈을 가루내어 떡으로 반죽하여 마자대의 알약을 만들어 면으로 싸서 귓구멍을 막는다(『인재직지』).

○ 충치통을 치료한다

파두육 한 알을 참기름 등불에 태운 다음 귓구멍을 막는다(『의학강목』).

---

162 '剜', 깎을 완. 도려내다.

163 『證類本草』卷十四 木部下品總九十九種「巴豆」(政和本 316쪽, 四庫本 685쪽).

164 『仁齋直指』卷二十一「齒病證治」'又虫痛方'(앞의 책, 419쪽).

165 『醫學綱目』卷之二十九 腎膀胱部 牙齒痛「牙蛀牙不生」(앞의 책, 662쪽). 『醫學綱目』에는 '巴豆'가 '江子'로 되어 있는데, 巴豆의 異名은 '剛子'이다.

胡桐淚

治風疳䘌齒牙疼痛, 骨槽風勞.

爲末, 擦之〔本草〕[166].

○ 治口齒爲最要之物〔本草〕[167]. ○ 寒牙痛勿用〔綱目〕.

川椒

堅齒髮, 除齒痛〔本草〕[168]. ○ 齒痛, 醋煎, 含漱吐之〔本草〕[169]. ○ 凡齒痛, 惟藉川椒麻痺[170], 熱痛勿用〔直指〕[171].

○ 牙齒痛

川椒, 露蜂房 等分.

爲末, 每二錢, 入鹽一匙, 水煎, 含漱吐之. 名如神散〔局方〕[172].

郁李根

治齒痛, 堅齒〔本草〕[173].

○ 治䘌腫痛

郁李根白皮 切.

水煮濃汁含漱, 冷卽易, 吐出虫卽愈〔本草〕[174].

166 『證類本草』卷十三 木部中品總九十二種「胡桐淚」
　　(政和本 305쪽, 四庫本 660쪽).

167 『證類本草』卷十三 木部中品總九十二種「胡桐淚」
　　(政和本 305쪽, 四庫本 660쪽).

168 『證類本草』卷十四 木部下品總九十九種「蜀椒」
　　(政和本 317쪽, 四庫本 687쪽).

169 『證類本草』卷十四 木部下品總九十九種「蜀椒」
　　(政和本 317쪽, 四庫本 687쪽).

170 '藉', 깔개 자. 빌다.

171 『仁齋直指』卷二十一「齒病證治」‘齊峰川椒散’(앞

호동루

풍風이나 감닉으로 이가 아프거나 골조풍을 치료하는 효과가 있다.

호동루를 가루내어 문지른다(『증류본초』).

○ 호동루는 이를 치료하는 가장 좋은 약물이다(『증류본초』). ○ 한寒으로 아픈 데는 쓰지 말아야 한다(『의학강목』).

천초(초피나무 열매)

이와 머리카락을 튼튼하게 하고 치통을 없앤다(『증류본초』). ○ 치통에 천초를 식초에 갈여 양치하고 뱉는다(『증류본초』). ○ 일반적으로 치통에는 반드시 천초의 힘을 빌려야 〔통증을〕 마비시킬 수 있다. 열로 인한 통증에는 쓰지 말아야 한다(『인재직지』).

○ 치통을 치료한다

천초 · 노봉방 각 같은 양.

위의 약들을 가루내어 두 돈에 소금 한 숟가락을 넣고 물에 달여 양치하고 뱉는다. 여신산이라고도 한다(『태평혜민화제국방』).

욱리근(이스라치나무 뿌리)

치통을 치료하고 이를 튼튼하게 한다(『증류본초』).

○ 충치로 붓고 아픈 것을 치료한다

이스라치나무 뿌리의 하얀 껍질을 잘라 물에 진하게 달여 양치한다. 식으면 다시 댈어내는데 벌레가 나오면 바로 낫는다(『증류본초』).

의 책, 420쪽). "不妨齒痛, 有藉川椒麻痺."

172 『太平惠民和劑局方』 卷七 「咽喉口齒」 '如神散'(앞의 책, 246쪽).

173 『證類本草』 卷十四 木部下品總九十九種 「郁李人」 (政和本 322쪽, 四庫本 700쪽).

174 『證類本草』 卷十四 木部下品總九十九種 「郁李人」 (政和本 322쪽, 四庫本 700쪽).

白楊樹皮

治牙痛.

醋煎含漱吐之〔本草〕[175]. ○ 齒痛, 白楊樹皮或葉煎湯, 含漱吐之〔類聚〕[176].

露蜂房

治牙齒痛.

煎湯含漱〔本草〕[177]. ○ 虫痛有孔, 蜂房細辛煎湯, 含漱〔本草〕[178].

啄木鳥

斲木愈齲〔淮南〕[179][180]. ○ 蛀牙有孔痛, 啄木鳥舌尖, 綿裹, 當痛處咬之, 立差〔本草〕[181]. ○ 牙齒疳䘌, 啄木鳥燒爲末, 納孔中, 不過三度差〔本草〕[182].

蟾酥

主虫牙痛.

取少許, 入孔中, 涎出吐之, 勿嚥〔本草〕[183]. ○ 牙齒痛. 蟾酥用銀珠[184]摻和爲丸, 如蘿蔔子大, 擦上患處, 便不疼, 至三丸, 吐濃涎數口, 便愈〔綱目〕[185][186].

175 『證類本草』卷十四 木部下品總九十九種「白楊樹皮」(政和本 324-325쪽, 四庫本 706쪽).

176 『醫方類聚』卷之七十三 齒門三 備預百要方「齒疳齒䘌」(의학연구원 동의학연구소 옮김, 『의방유취』 제6분책, 306쪽).

177 『證類本草』卷二十一 蟲魚部中品癖五十六種「露蜂房」(政和本 401쪽, 四庫本 860쪽).

178 『證類本草』卷二十一 蟲魚部中品癖五十六種「露蜂房」(政和本 401쪽, 四庫本 860쪽).

179 '斲', 깍을 착. 쪼개다.

180 『淮南子』「說山訓」.『證類本草』卷十九 禽部三品總五十六種「啄木鳥」(政和本 382쪽, 四庫本 825쪽).

181 『證類本草』卷十九 禽部三品總五十六種「啄木鳥」(政和本 382쪽, 四庫本 825쪽).

182 『證類本草』卷十九 禽部三品總五十六種「啄木鳥」(政和本 382쪽, 四庫本 825쪽).

백양수피(황철나무 껍질)

치통을 치료한다.

백양수피를 식초에 달여 양치하고 뱉는다(『증류본초』). ○ 치통에 백양수피나 잎을 달여 양치하고 뱉어낸다(『의방유취』).

노봉방(말벌의 집)

치통을 치료한다.

노봉방을 물에 달여 양치한다(『증류본초』). ○ 충치통으로 구멍이 생긴 데에 노봉방과 세신을 달여 양치한다(『증류본초』).

탁목조(딱따구리)

탁목조가 쪼은 나무는 충치를 치료한다(『회남자』). ○ 이에 벌레가 먹어 구멍이 나고 아픈 데는 탁목조의 혀끝을 면에 싸서 아픈 곳에 놓고 씹으면 바로 낫는다(『증류본초』). ○ 감疳에 의한 치통에 탁목조을 태워 가루내어 그 구멍에 넣으면 세 번을 하기 전에 낫는다(『증류본초』).

섬수(두꺼비 진)

충치통을 치료한다.

섬수 조금을 벌레 먹은 구멍에 넣고 침이 나오면 뱉는다. 삼켜서는 안 된다(『증류본초』). ○ 치통에 섬수를 은주銀朱로 반죽하여 나복자대의 알약을 만들어 아픈 곳에 문지르면 곧 아프지 않게 된다. 세 알 정도 쓰면 진한 침을 여러 번 뱉고는 곧 낫는다(『의학강목』).

---

183 『證類本草』卷二十二 蟲部下品總八十一種「蝦蟆」(政和本 416-417쪽, 四庫本 891-892쪽). 원문과 들고남이 있다.

184 '銀珠'는 水花로 '銀硃' 또는 '銀朱'이다. 수은 화합물로, 조성과 만드는 방법이 靈砂와 같은데 영사보다 순도가 낮다. 은주의 맛은 맵고 성질이 따뜻하며 독이 있다. 심경, 폐경에 작용한다. 독을 풀고 벌레를 죽이며 습을 없애고 담을 삭인다. 주로 악창, 옴, 창양, 문둥병 등에 외용약으로 쓴다(『동의학사전』, 1,158쪽).

185 '摻', 잡을 삼, 칠 참.

186 『醫學綱目』卷之二十九 腎膀胱部「牙齒痛」(앞의 책, 659쪽).

蜘蛛

治牙疳臭.

蜘蛛殼爲末, 入胭脂麝香付之〔直指〕[187]. ○ 又大蜘蛛燒爲末, 入麝香付之〔直指〕[188].

杏仁

牙齗痛.

杏仁 百枚, 鹽 一錢.

水一升, 煮令沫出, 含漱吐之, 三度差〔本草〕[189]. ○ 杏仁燒研如泥, 綿裹納蠹齒孔中, 能殺虫〔本草〕[190]. ○ 風虫牙痛. 鍼刺杏仁淸油燈上烟熏, 乘熱搭病齒上, 連用七箇, 永絶不痛〔得效〕[191].

絲瓜

蛀牙痛, 先以溫米醋含漱, 出虫. 又以絲瓜燒存性, 爲末擦之〔綱目〕[192]. ○ 風虫牙痛. 霜殺老絲瓜燒存性, 爲末擦痛處, 立止〔得效〕[193].

雄雀屎

主齲齒.

取屎綿裹塞孔內, 日一易〔本草〕[194].

187 『仁齋直指』卷二十一「齒病證治」‘又牙疳臭方’(앞의 책, 420쪽).

188 『仁齋直指』卷二十一「齒病證治」‘又牙疳臭方’(앞의 책, 420-421쪽). 원문과 들고남이 있다.

189 『證類本草』卷二十三 果部三品總五十三種「杏核仁」(政和本 450쪽, 四庫本 967쪽).

190 『證類本草』卷二十三 果部三品總五十三種「杏核仁」(政和本 450쪽, 四庫本 967쪽).

지주(말거미)

이의 감병으로 입 냄새가 나는 것을 치료한다.

지주 껍질을 가루내어 여기에 연지와 사향을 넣어 붙인다(『인재직지』). ○ 또 큰 지주를 태워 가루내어 사향을 더 넣고 붙인다(『인재직지』).

행인(살구 씨)

잇몸이 아픈 것을 치료한다.

행인 백 개, 소금 한 돈.

위의 약들을 물 한 되에 넣고 거품이 나게 달여 입에 머금고 양치한 다음 뱉기를 세 번 하면 낫는다(『증류본초』). ○ 행인을 태워 진흙처럼 갈은 다음 면에 싸서 벌레 먹은 구멍에 넣으면 벌레가 죽는다(『증류본초』). ○ 풍이나 벌레 먹어 아픈 데는 행인을 침에 꽂아 참기름 등불의 연기를 쏘여 뜨거울 때 아픈 이 위에 올려놓는다. 연이어 일곱 개를 하면 평생 아프지 않게 된다(『세의득효방』).

사과(수세미외 열매)

충치통에 먼저 쌀식초로 양치하여 벌레가 나오면 약성이 남게 태운 사과를 가루내어 문지른다(『의학강목』). ○ 풍이나 벌레 먹어 이가 아픈 데에 서리 맞아 죽은 늙은 수세미를 약성이 남게 태워 가루낸 다음 아픈 곳을 문지르면 통증이 바로 멎는다(『세의득효방』).

웅작시(수컷 참새의 똥)

충치를 치료한다.

수컷 참새의 똥을 면에 싸서 벌레 먹은 구멍을 막는데, 하루에 한 번 바꿔준다(『증류본초』).

191 『世醫得效方』 卷第十七 「齒病」(앞의 책, 289쪽).

192 『醫學綱目』 卷之二十七 牙齒痛 「牙蛀牙不生」(앞의 책, 662쪽).

193 『世醫得效方』 卷第十七 齒病 「治風虫牙痛」(앞의 책, 289쪽).

194 『證類本草』 卷十九 禽部三品總五十六種 「雀卵」(政和本 378쪽, 四庫本 816쪽).

鹿茸

能生齒固齒, 令不老. 末服丸服, 皆佳〔本草〕[195].

羊脛骨灰

能堅齒, 治腎虛齒搖動.
常擦之妙〔入門〕[196]. ○ 牙齒踈豁, 須用之〔丹心〕[197].

牛齒

固牙齒.
取殺牛齒三十枚, 火煅爲末, 取二錢, 水煎, 熱漱冷吐, 且以末
擦之. 搖動者皆堅牢〔本草〕[198].

馬夜眼[199]

治風虫牙痛.
馬夜眼以刀刮起如米大, 扱孔中, 或咬在痛處, 瀝出涎, 勿嚥.
卽差斷根〔得效〕[201].

195 『證類本草』 卷十七 獸部中品總一十七種 「鹿茸」
　　(政和本 353쪽, 四庫本 765쪽).
196 『醫學入門』 外集 卷六 雜病用藥賦 「齒」(앞의 책,
　　502쪽). "治腎虛胃熱牙疼方. 用羊脛骨燒存四兩, 石
　　膏二兩, 升麻生地黃各五錢, 黃連一錢, 胡桐淚四錢,
龍膽草少許, 爲末擦牙, 以水漱去."
197 『丹溪心法』 卷四 「口齒」(앞의 책, 404쪽). '固齒' 와
　　'刷牙藥' 등의 내용을 재구성한 것이다.
198 『證類本草』 卷十七 獸部中品總一十七種 「牛角䚡」
　　(政和本 355쪽, 四庫本 770쪽).

녹용

이를 나게 하고 튼튼하게 하며 사람을 늙지 않게 한다. 가루내어 먹거나 알약을 만들어 먹어도 좋다(『증류본초』).

양경골회(양의 정강이뼈를 태운 재)

이를 튼튼히 하고 신腎이 허약하여 이가 흔들리는 것을 치료한다.

재로 이를 늘 문지르면 좋다(『의학입문』). ○ 이가 성겨 사이가 벌어지는 데에 마땅히 써야 한다(『단계심법』).

우치(소의 이빨)

이를 튼튼하게 한다.

바로 잡은 소의 이빨 서른 개를 불에 달구어 가루낸 다음 두 돈씩 물에 달여 뜨거울 때 양치하고 식으면 뱉는다. 또 가루로 문지르면 흔들리던 이가 모두 튼튼해진다(『증류본초』).

마야안

풍이나 벌레가 먹어 이가 아픈 것을 치료한다.

마야안을 칼로 쌀알만하게 잘라 벌레 먹은 구멍에 넣거나 아픈 곳에 놓고 물고 있는다. 그러면 침이 줄줄 나오는데 삼키지 말아야 한다. 바로 나으며 병의 뿌리가 뽑힌다(『세의득효방』).

---

199 ‘馬夜眼’은 말의 앞 종아리 안쪽에 티눈처럼 생긴
    굳은살을 말한다.
200 ‘扱’, 미칠 급. 거두어 모으다.
201 『世醫得效方』卷第十七 齒病「治風虫牙痛」(앞의
    책, 288쪽).

鍼灸法

靈樞曰, 齒痛不惡淸飮, 取足陽明 上齒痛亦如之. 齒痛惡淸飮, 取手陽明 下齒痛亦如之. ○ 手陽明有入口徧齒者, 名曰大迎, 下齒齲取之. 足太陽有入口徧齒者, 名曰角孫, 上齒齲取之〔得效〕. ○ 手陽明之別, 名曰偏歷, 主齒寒痛, 宜取此〔內經〕. ○ 牙痛牙槽, 取太谿 灸之, 治上牙齒痛, 二間 灸之, 治下牙痛, 委中 鍼之. 又足內踝兩尖 灸之, 治上牙痛. 龍玄 在列缺上靑脈中, 灸之, 治下牙痛. 承漿風府合谷內庭 治上牙痛〔綱目〕. ○ 齒痛, 灸列缺七壯, 永不疼. 又灸肩髃七壯, 又灸耳垂下牙盡骨上三壯〔得效〕. ○ 齒痛, 以線量手中指至掌後橫紋, 折爲四分, 去三分, 將一分, 於橫紋後臂中, 灸三壯隨左右〔得效〕. ○ 牙疼, 屈手大指本節後陷中, 灸三壯, 初灸覺牙疼, 再灸覺牙有聲, 三灸疼止, 永不復作, 恐是陽谿穴也. 左疼灸右, 右疼灸左〔資生〕. ○ 牙疼百藥不效, 灸兩耳, 當三壯, 立止〔回春〕. ○ 口齒蝕生瘡, 灸承漿〔正傳〕.

---

202 『靈樞』「雜病第二十六」. "齒痛, 不惡淸飮, 取足陽明, 惡淸飮, 取手陽明."

203 '徧', 두루 미칠 편.

204 『靈樞』「寒熱病第二十一」. "陽明有入頄徧齒者, 名曰大迎. 下齒齲取之, 臂惡寒補之, 不惡寒寫之. 足太陽有入頄徧齒者, 名曰角孫, 上齒齲取之."

205 『靈樞』「經脈第十」. "手陽明之別, 名曰偏歷. 去腕三寸, 別入太陰. 其別者, 上循臂, 乘肩髃, 上曲頰偏齒. 其別者, 入耳合于宗脈. 實則齲聾, 虛則齒寒痺隔, 取之所別也."

206 '牙槽'는 齒槽로, 이가 박혀 있는 틀, 곧 잇몸을 말하는데, 여기에서는 '牙槽風'을 의미한다(『精校註譯 東醫寶鑑』 外形篇, 251쪽 주156).

207 '靑脈'은 靑筋, 낙맥이 푸른색을 띠는 것을 말한다.

침구법

『영추』에서는 "이가 아픈데 찬물을 싫어하지 않으면 족양명경에 침을 놓는다(윗니가 아파도 족양명경에 놓는다). 찬물을 싫어하면 수양명경에 놓는다(아랫니가 아파도 수양명경에 놓는다)"고 하였다. ○ 수양명경의 기가 입으로 들어와 이〔齒〕에 두루 미치는 곳이 있는데, 이곳이 대영혈이다. 아랫니의 충치에는 이 혈에 놓는다. 족태양경의 기가 입으로 들어와 두루 미치는 곳이 있는데, 이 혈이 각손이다. 윗니의 충치에 놓는다(득효). ○ 수양명경의 별락을 편력이라고 하는데, 한기로 아픈 이를 치료할 때 이곳에 놓는다(『영추』). ○ 이가 아프고 아조풍이 있을 때는 태계(뜸을 뜨는데, 윗니가 아픈 것을 치료한다), 이간(뜸을 뜨는데, 아랫니의 치통을 치료한다), 위중(침을 놓는다), 또 양쪽 발 안쪽의 복사뼈 가운데(뜸을 뜨는데, 윗니의 치통을 치료한다), 용현(열결 위에 있는 청맥青脈 가운데 있는데 뜸을 뜬다. 아랫니의 치통을 치료한다), 승장, 풍부, 합곡, 내정(윗니의 치통을 치료한다)을 쓴다(『의학강목』). ○ 치통에 열결에 뜸을 일곱 장 뜨면 평생 아프지 않다. 또 견우에 일곱 장 뜨고, 귓불〔耳垂〕 밑과 마지막 어금니 윗부분이 만나는 곳에 세 장을 뜬다(『세의득효방』). ○ 치통에 실〔線〕로 가운뎃손가락에서 손바닥 뒤의 가로 금까지를 재어서 4등분하여 그 한 등분만큼의 가로 금에서 팔 쪽으로 재어 그곳에 세 장의 뜸을 뜬다. 아픈 쪽에 뜬다(『세의득효방』). ○ 치통에 엄지손가락을 구부려 본절 뒤의 오목하게 들어간 곳에 뜸을 세 장 뜬다. 첫 장에는 이가 아픈 것을 느끼고, 두 번째 장에는 이에서 소리가 나고, 세 번째 장에야 통증이 멎고 평생 재발할 두려움이 없어지니 이곳이 양계혈이다. 왼쪽이 아프면 오른쪽에, 오른쪽이 아프면 왼쪽에 뜸을 뜬다(『침구자생경』). ○ 치통에 모든 약이 효과가 없는 경우 양쪽 귀에 뜸을 세 장만 뜨면 바로 멎는다(『만병회춘』). ○ 이가 벌레 먹고 헌데는 승장에 뜸을 뜬다(정전).

208 『醫學綱目』卷之二十七 腎膀胱部 「牙齒痛」(앞의 책, 660쪽). 해당 구절을 재구성한 것이다.

209 『世醫得效方』卷第十七 齒病 「灸法」(앞의 책, 289쪽).

210 『世醫得效方』卷第十七 齒病 「灸法」(앞의 책, 289쪽).

211 『鍼灸資生經』第六 「牙疼」(앞의 책, 401-402쪽).

212 『萬病回春』卷之五 「牙齒」 '灸'(앞의 책, 279쪽). "牙痛, 百藥不效, 用艾炷如麥大, 灸兩耳, 當三壯, 立止."

213 『世醫得效方』卷第十七 「齒病」 '灸法'(앞의 책, 289쪽).

外形篇

咽喉

인후

咽與喉各異[1]

靈樞曰, 咽喉者, 水穀之道也. 喉嚨者[3], 氣之所以上下者也. 會厭者[4], 音聲之戶也[5]. 懸雍者[6], 音聲之關也[7][8]. ○ 內經曰, 喉主天氣, 咽主地氣. 又曰, 地氣通於嗌[9]. 註曰, 嗌謂咽喉下[10], 接連胸中肺兩葉之間也[11]. 嗌, 卽咽之低處也, 咽, 卽嗌之高處也[12]. ○ 喉者, 候也[13], 咽者, 嚥也. 咽接三脘以通胃[14], 故以之嚥物. 喉通五藏以系肺, 故以之候氣. 氣喉穀咽, 皎然明白〔得效〕[15]. ○ 咽者, 胃之系, 喉者, 肺氣之所通. 咽以嚥物, 喉以候氣, 理一而分殊[16]也〔直指〕[17]. ○ 咽者, 嚥物之門戶也〔綱目〕[18].

---

1 '인후'는 식도와 기도가 나뉘기 전까지의 부위를 말하는데, 편도선까지를 포함한다. 식도[咽, 嗌]와 기도[喉, 喉嚨]는 후두덮개[會厭] 부위에서 나누어지며, 기도의 가장 윗부분이 후두이고 후두의 가장 위, 후두덮개 밑에 성음판이 있다. 앞에서 보았을 때 기도가 앞에 있고 식도가 뒤에 있으며, 기도는 전중혈 부근에서 양쪽 폐로 갈라져 들어간다.

2 보통 '喉'는 잘못 끼어들어간 字로 보아 '咽'만을 '水穀之道'로 본다.

3 '喉嚨'은 喉頭(larynx)를 말한다.

4 '會厭'은 후두덮개(epiglottis)로, 숨을 쉬거나 말할 때는 열리고 음식을 먹을 때는 닫힌다. 吸門 혹은 喉厭이라고도 한다. 楊上善은 "會厭, 舌後喉嚨上, 出氣入鼻口之孔, 上有肉厭蓋孔, 開闔氣之出入也"라고 하였고, 張介賓은 "會厭在咽喉之上, 乃所以分水穀, 司呼吸, 而不容其相混者也"라고 하였다.

5 '戶'는 한쪽으로만 열리는 문이다.

6 『靈樞』에는 '懸雍'이 '懸雍垂'로 되어 있다. 懸雍垂는 목젖(uvula)을 말한다.

7 '關'은 빗장을 걸어 닫는 문 혹은 문을 가로질러 잠그는 나무를 말한다.

8 『靈樞』「憂恚無言第六十九」. "咽喉者, 水穀之道也. 喉嚨者, 氣之所以上下者也. 會厭者, 音聲之戶也. 口唇者, 音聲之扇也. 舌者, 音聲之機也. 懸雍垂者, 音聲

인과 후는 다르다

『영추』에서는 "인咽[후]이란 음식이 드나드는 길이다. 후롱이란 기氣가 오르내리는 곳이다. 회염은 소리가 나오는 창이고, 현옹은 소리의 관문이다"라고 하였다. ○ 『내경』에서는 "후喉는 천기[호흡]를 주관하고, 인은 지기[곡식]를 주관한다"고 하였고, 또 "지기는 익嗌으로 통한다"고 하였다. 누영의 주에서는 "익은 인후 아래에서 가슴 속 양쪽 폐엽 사이까지 연결되어 있다. '익'은 '인'의 아랫부분이며, '인'은 '익'의 윗부분이다"라고 하였다. ○ '후'는 맞아들이고 내보낸다는 뜻이며, '인'은 삼킨다는 뜻이다. '인'은 삼완三脘과 접해 있어서 위胃와 통하기 때문에 '인'으로 음식을 삼킨다. '후'는 오장과 통하여 폐와 연결되기 때문에 '후'를 통하여 기를 맞아들이고 내보낸다. '후'로 기를 맞아들이고 내보내며, '인'으로 곡식을 삼키는 이치가 분명하다(『세의득효방』). ○ '인'은 위와 연계되어 있고, '후'는 폐기肺氣가 통하는 곳이다. '인'으로 음식을 삼키고, '후'로 기를 맞아들이고 내보내니 이치는 같고 맡은 직분만 다른 것이다(『인재직지』). ○ '인'은 음식을 삼키는 문호이다(『의학강목』).

之關也. 頑顙者, 分氣之所泄也. 橫骨者, 神氣所使, 主發舌者也."

9 『素問』 「太陽陽明論第二十九」.

10 '嗌'은 목구멍, 곧 식도를 말한다.

11 『素問』을 인용한 樓英의 注이다.

12 『醫學綱目』 卷之十五 肝膽部 「咽喉」(앞의 책, 289쪽).

13 '候', 볼 후. 영접하다(greet). '候'에는 候人(賓客의 送迎을 맡은 벼슬아치), 候鳥(계절에 따라 오고가는 새)와 같이 送迎(보내고 맞이함)의 의미가 있다.

14 '三脘'은 상완, 중완, 하완을 가리킨다.

15 『世醫得效方』 卷第十七 口齒兼咽喉科 「總說」(앞의 책, 284쪽).

16 '理一而分殊'는 程頤가 『西銘』에 관한 楊時의 의문에 답하는 과정에서 나온 말이다(『二程集』 「答楊時論西銘書」). 陳來, 안재호 옮김, 『송명성리학』(예문서원, 1997) 참조.

17 『仁齋直指』 卷二十一 咽喉 「咽喉論」(앞의 책, 412쪽).

18 『醫學綱目』 卷之二十二 脾胃部 嘔吐膈氣總論 「咽喉嗌塞口開目瞪」(앞의 책, 496쪽).

咽喉會厭與舌其用不同

咽與喉, 會厭與舌, 此四者, 同在一門[19], 而其用各異. 喉以納氣, 故喉氣通於天, 咽以納食, 故咽氣通於地. 會厭管乎其上, 以司開闔, 掩其喉, 則其食下, 不掩之, 則其喉錯, 必舌抵上齶, 則會厭能開其喉矣[20]. 四者交相爲用, 闕一, 則飮食廢而死矣[21][子和].

19 여기에서 '門'은 장소가 아니라 同門이나 門下의 용법과 같이 同類를 말한다.

20 '開其喉'가 『醫學綱目』에는 '閉其喉'로 되어 있고, 『儒門事親』에는 '閉其咽'으로 되어 있다(『精校註譯 東醫寶鑑』 外形篇, 254쪽 주15).

21 『儒門事親』 卷三 「喉舌緩急砭藥不同解二十一」(앞의 책, 91쪽). "咽與喉, 會厭與舌, 此四者同在一門而其用各異. 喉以通氣故喉氣通於天, 咽以嚥物故咽氣通於地. 會厭與喉上下以司開闔, 食下則吸而掩, 氣上則呼而出, 是以舌抵上齶則會厭能閉其咽矣. 四者相交爲用, 闕一則飮食廢而死矣, 此四者乃氣與食出入之門戶, 最急之處."

인과 후와 회염과 혀는 그 쓰임새가 서로 다르다

인과 후, 회염과 혀 이 네 가지는 같은 무리이지만 그 쓰임새는 서로 다르다. 후喉는 기를 받아들이기 때문에 후의 기는 천天과 통하고, 인咽은 음식을 받아들이기 때문에 인의 기는 지地와 통한다. 회염會厭은 인후의 윗부분을 관장하여 열고 닫는 작용을 하는데, 회염이 후를 막아야 음식이 내려가고 막지 못하면 후가 잘못되어 혀를 입천장에 붙여야만 회염이 후를 열 수 있다. 이 네 가지는 기능이 서로 맞물려 있기 때문에 하나라도 없으면 음식을 먹지 못하여 죽게 된다(『유문사친』).

咽喉度數

靈樞曰, 咽門, 重十兩, 廣二寸半, 至胃長一尺六寸. ○ 喉嚨, 重十二兩, 廣二寸, 長一尺二寸〔子和〕. ○ 仙經曰, 絳宮重樓十二級, 人之喉嚨管, 有十二節〔養性〕.

22 '咽門'에 대하여 楊上善은 "咽, 會厭後下食孔也. 下至胃, 長一尺六寸"이라 하였고, 張介賓은 "咽門, 卽食喉也, 其名曰咽. 至胃長一尺六寸, 乃開胃脘而言"이라고 하였다.

23 『靈樞』 「腸胃第三十一」.

24 『難經』 「第四十二難」.

25 "心爲絳宮也"(『黃庭內景經』 「黃庭章第四」 務成子注).

인후의 크기

『영추』에서는 "인문咽門은 무게가 열 냥이고 너비가 두 치 반이며, 위胃까지의 길이가 한 자 여섯 치이다"라고 하였다. ○ 후롱은 무게가 열두 냥, 너비가 두 치, 길이가 한 자 두 치이다(자화). ○ 어떤 선경에서는 "강궁〔心〕 위에 누각이 열두 층 있는 것처럼 사람에게 있어서 후롱관도 열두 마디이다"라고 하였다(양성).

脈法

兩寸脈, 浮洪而溢者, 喉痺也. 脈微而伏者, 死[正傳][26]. ○ 咽喉之脈, 兩寸洪溢, 上盛下虛. 脈忌微伏[回春][27].

26 『醫學正傳』 卷之五 喉病 「脈法」(앞의 책, 278쪽).
27 『萬病回春』 卷之五 「咽喉」 '脈' (앞의 책, 287쪽).

맥법

　양쪽 촌맥이 부홍浮洪하여 넘치는 듯하면 후비喉痺이다. 맥이 미微하면서 복伏하면 죽는다(『의학정전』).　○ 인후에 병이 있을 때의 맥은 양쪽 촌맥이 홍하여 〔어제쪽으로〕 넘치는 듯한데, 이는 위가 지나치게 왕성하고 아래가 허한 것이다. 맥이 미하거나 복하여서는 안 된다(『만병회춘』).

　양쪽 촌맥이 부홍浮洪하여 넘치는 듯하면 후비喉痺이다. 맥이 미微하면서 복伏하면 죽는다(『의학정전』).　○ 인후에 병이 있을 때의 맥은 양쪽 촌맥이 홍하여 〔어제쪽으로〕 넘치는 듯한데, 이는 위가 지나치게 왕성하고 아래가 허한 것이다. 맥이 미하거나 복하여서는 안 된다(『만병회춘』).

咽喉之病皆屬火

內經曰, 一陰一陽結, 謂之喉痺 痺與閉同. 註曰, 一陰, 謂心主之脈, 一陽, 謂三焦之脈也. 三焦心主脈並絡喉, 氣熱內結, 故爲喉痺. ○ 一陰, 肝與心包, 一陽, 膽與三焦, 四經, 皆有相火, 火者, 痰之本, 痰者, 火之標也〔入門〕. ○ 少陰君火少陽相火二脈, 並絡咽喉, 君火勢緩, 則熱結而爲疼爲腫, 相火勢速, 則腫甚不仁而爲痺. 痺甚, 不通而痰塞以死矣〔入門〕. ○ 咽喉之疾, 皆屬火熱. 雖有數種之名, 輕重之異, 乃火之微甚故也. 微而輕者, 可以緩治, 甚而急者, 惟用砭刺出血, 最爲上策〔正傳〕.

28 『素問』「陰陽別論篇第七」.

29 『醫學入門』 外集 卷四 雜病分類 內傷類 痰類 「咽喉」
　　(앞의 책, 396쪽).

30 『醫學入門』 外集 卷四 雜病分類 內傷類 痰類 「咽喉」
　　(앞의 책, 396쪽).

31 ‘緩治’는 ‘緩則治本’, 곧 병의 증상과 경과가 완만할

때에는 병의 기본 원인, 즉 본을 먼저 치료하는 원칙을 말한다. 예로 陰虛로 열이 심하지 않게 날 때는 음허는 本이 되고 열이 나는 것은 表가 되는데, 本이 되는 陰을 먼저 치료하는 것 등이다(『동의학사전』, 1,221쪽).

32 『醫學正傳』 卷之五 喉病 「方法」(앞의 책, 279쪽).

인후의 병은 모두 화에 속한다

『내경』에서는 "일음一陰과 일양一陽에 〔사기가〕 뭉친 것을 후비喉痺('비痺'와 '폐閉'는 같은 뜻이다)라고 한다"고 하였다. 왕빙의 주에서는 "일음은 심포의 맥이고, 일양은 삼초의 맥이다. 삼초와 심포의 맥은 모두 '후'를 얽고 있는데 기와 열이 안에서 맺히면 후비가 된다"고 하였다. ○ 일음은 간肝과 심포이고, 일양은 담膽과 삼초이다. 이 네 경락에는 모두 상화가 있는데, 화火는 담痰의 바탕〔本〕이 되고 담은 화가 드러난 것〔標〕이 된다(『의학입문』). ○ 소음군화와 소양상화의 두 맥은 모두 인후를 얽고 있는데, 군화의 기세는 완만하여 열이 뭉치면 아프고 부으며, 상화의 기세는 빨라서 붓기가 심하고 감각이 없으며 비痺까지 된다. 비가 심하면 숨이 통하지 않고 가래〔痰〕가 막히면서 죽게 된다(『의학입문』). ○ 인후의 병은 모두 화와 열 때문이다. 비록 여러 가지 병명들이 있지만 그것은 병의 경하고 중한 차이, 즉 화가 약하고 심한 차이에 의하여 생기는 것이다. 경미한 것은 완만하게 치료하여야〔緩治〕 하고, 심하고 급한 것은 침으로 찔러 피를 내는 것이 가장 좋은 방법이다(『의학정전』).

咽喉病名

咽喉之病, 有單乳蛾, 雙乳蛾, 單喉閉, 雙喉閉, 纏喉風, 急喉痺, 懸雍垂, 梅核氣, 尸咽, 穀賊, 骨鯁, 咽痛, 咽瘡. ○ 咽喉懸雍, 關要所係, 病不急療, 皆能殺人〔直指〕[33]. ○ 咽喉病, 十八種, 皆後世强名, 故不錄.

33『仁齋直指』卷二十一 咽喉「咽喉論」(앞의 책, 413쪽).

인후의 병명

인후의 병에는 단유아, 쌍유아, 단후폐, 쌍후폐, 전후풍, 급후비, 현옹수, 매핵기, 시인, 곡적, 골경, 인통, 인창 등이 있다. ○ 인후와 현옹은 다른 곳으로 이어지는 중요한 곳으로, 여기에 생긴 병을 빨리 치료하지 않으면 사람이 죽게 된다(『인재직지』). ○ 인후병에는 열여덟 가지의 이름이 있지만 모두 뒷사람들이 억지로 이름을 붙인 것이므로 여기에는 적지 않는다.

單乳蛾雙乳蛾喉痺

會厭之兩傍腫者, 俗謂之雙乳蛾, 易治. 會厭之一邊腫者, 俗謂之單乳蛾, 難治. 古方通謂之喉痺, 皆相火之所衝逆耳〔正傳〕[34]. ○ 皆因熱氣上行[35], 搏於喉之兩傍, 近外腫作, 以其形似乳蛾. 一爲單, 二爲雙〔醫鑑〕[36]. ○ 單蛾風者, 其形圓如小筋頭大, 生於咽喉關上[37], 或左或右, 關下難治. 雙蛾風者, 有兩枚, 在喉關兩邊, 亦圓, 如小筋頭大, 關下難治〔得效〕[38]. ○ 其乳蛾之差小者, 名曰喉閉〔醫鑑〕[39]. ○ 喉痺, 多是痰熱〔丹心〕[40]. ○ 纏喉風, 喉閉之證, 皆由膈間素有痰涎, 或因酒色七情不節, 而作火動, 痰上壅塞咽喉. 所以內外腫痛, 水漿不入, 可謂危且急矣〔丹心〕[41]. ○ 喉痺者, 謂喉中呼吸不通, 言語不出, 而天氣閉塞也〔綱目〕[42]. ○ 宜用如聖勝金錠, 解毒雄黃元, 牛黃凉膈元, 七寶散, 膽礬散, 雞內金散, 備急丹, 龍腦膏, 靑龍膽, 吹喉散, 實火, 宜淸凉散, 虛火, 加味四物湯.

34 『醫學正傳』 卷之五 「喉病」 ‘論’(앞의 책, 277쪽).
35 『古今醫鑑』에는 ‘熱氣’가 ‘溫氣’로 되어 있다.
36 『古今醫鑑』 卷九 「咽喉」 ‘治’(앞의 책, 254쪽).
37 ‘喉關’은 扁桃體인 喉核과 懸雍垂, 舌根으로 이루어진 것으로, 후관의 안쪽을 關內, 곧 內喉關이라고 하는데 여기에는 咽喉壁인 喉底와 會厭이 있다. 후관의 밖을 關外라고 하는데 여기에는 上顎, 뺨의 內側, 齒齦 등이 있다.
38 『世醫得效方』 卷第十七 口齒兼咽喉科 「喉病」(앞의 책, 289-290쪽).

단유아, 쌍유아, 후비

회염會厭의 양쪽이 붓는 것을 일반인들은 쌍유아라고 하는데 이것은 치료하기 쉽다. 회염의 한쪽이 붓는 것을 일반인들은 단유아라고 하는데 이것은 치료하기 어렵다. 옛날의 처방에서는 이를 모두 후비라고 하였는데 모두 상화가 위로 치받은 것일 뿐이다(『의학정전』). ○ 이런 병들은 모두 열기가 위로 올라가 '후'의 양쪽을 치받아서 생기는데, 겉으로 부은 것이 어린 누에고치처럼 생겼다. 부은 것이 하나인 것을 단유아라 하고, 두 개인 것을 쌍유아라고 한다(『고금의감』). ○ 단아풍은 그 모습이 둥글고 작은 젖가락의 머리만하며 후관의 위에 생기는데 왼쪽이나 오른쪽에 생기기도 한다. 이것이 후관의 아래에 생기면 치료하기 어렵다. 쌍아풍은 두 개인데 후관의 양쪽에 생기고 역시 둥글고 작은 젖가락의 머리만하며 인후관의 아래에 생기면 치료하기 어렵다(『세의득효방』). ○ 유아 중 조금 작은 것을 후폐喉閉라고 한다(『고금의감』). ○ 후비는 대개 담이나 열로 생긴다(『단계심법』). ○ 전후풍과 후폐는 흉격 사이에 평소 담연이 있는데 주색과 칠정을 절제하지 못하여 화가 어지러이 움직여 담이 위로 올라가 인후를 막아 생긴 것이다. 그러므로 인후의 속과 겉이 붓고 아파서 물이나 죽도 넘기지 못하게 되는데 위험하고도 급한 병이다(『단계심법부여』). ○ 후비란 '후'로 숨을 쉬지 못하고 목소리가 나오지 않는 것으로, 천기가 막힌 것이다(『의학강목』). ○ 여성승금정, 해독웅황원, 우황양격원, 칠보산, 담반산, 계내금산, 비급단, 용뇌고, 청룡담, 취후산 등을 쓰고 실화實火에는 청량산, 허화虛火에는 가미사물탕을 쓴다.

39 『古今醫鑑』卷九「咽喉」'治'(앞의 책, 254쪽).

40 『丹溪心法』卷四「纏喉風喉痺六十五」(앞의 책, 370쪽).

41 『丹溪心法附餘』卷之十「纏喉風喉痺四十二」'廣按'(앞의 책, 376쪽).

42 『醫學綱目』卷之十五 肝膽部 咽喉「喉痺」(앞의 책, 289쪽).

如聖勝金錠

治咽喉急閉, 幷單蛾雙蛾結喉[43], 重舌木舌等證.

硫黃, 川芎, 臘茶, 薄荷, 川烏, 硝石, 生地黃 各等分.

爲末, 生葱汁和勻. 一兩分作十錠, 每取一錠. 先以凉水灌漱, 次嚼薄荷五七葉, 却用藥同嚼, 以井水嚥下. 甚者, 連進三服〔局方〕[44].

解毒雄黃元

治喉閉口噤, 水漿不下, 危急者.

雄黃 水飛, 鬱金 各二錢半, 巴豆 十四粒 去皮油.

右爲末, 醋麪糊和丸, 菉豆大, 茶淸下七丸. 如口噤, 則以醋磨化, 搐入鼻中, 須臾吐利頑痰, 卽醒〔局方〕[45].

牛黃凉膈元

治咽喉腫痛, 口舌生瘡, 頷頰赤腫, 熱痰壅塞.

馬牙硝, 寒水石 煅, 石膏 煅 各二兩, 甘草 熁 一兩[46], 牛膽南星 七錢半, 紫石英 煅水飛 五錢, 牛黃, 龍腦, 麝香 各二錢半.

右爲末, 蜜和, 兩作三十丸, 每一丸薄荷湯, 嚼下〔局方〕[47].

43 '結喉'는 結喉癰으로 喉癰, 猛疽라고도 한다. 癰이
　　목 앞 한가운데, 結喉(갑상선 연골 부위) 위, 턱 아래
　　에 생겨 벌겋게 붓고 화끈거리면서 아프고 심하면
　　인후가 막혀 물을 삼키기 어렵다. 寒戰發熱 등의 증
　　상이 있다.

44 『太平惠民和劑局方』 卷七 「咽喉口齒」 寶慶新增方
　　'如聖勝金錠'(앞의 책, 249쪽). 『醫學綱目』 卷之十
　　五 肝膽部 咽喉 「喉痺」(앞의 책, 290쪽)와 『醫學入
　　門』 外集 卷六 雜病用藥賦 「喉」 '如聖金錠'(앞의 책,
　　543쪽)도 이와 같다.

여성승금정

인후가 갑자기 막히고 아울러 단유아, 쌍유아, 결후, 중설, 목설 등의 증상을 치료한다.

유황·천궁·납다·박하·천오·초석·생지황 각 같은 양.

위의 약들을 가루내어 파즙으로 반죽하여 한 냥으로 열 알을 만들어 한 알씩 먹는다. 먼저 찬물로 입을 양치한 후 박하 5~7잎을 씹은 다음 바로 위의 약을 함께 씹어서 정화수로 삼킨다. 심하면 계속해서 세 번을 먹는다(『태평혜민화제국방』).

해독웅황원

후폐로 이를 악다물어 물이나 죽을 넘기지 못하는 위급한 증을 치료한다.

웅황(수비한 것), 울금 각 두 돈 반, 파두 열네 알(껍질과 기름을 없앤다).

위의 약들을 가루내어 식초로 쑨 밀가루 풀로 반죽하여 녹두대의 알약을 만들어 일곱 알씩 맑은 찻물로 먹는다. 이를 악다물고 있으면 식초에 개어 콧속에 넣는데 잠시 후 오래된 담을 토하면서 곧 깨어난다(『태평혜민화제국방』).

우황양격원

인후가 붓고 아프며 입 안과 혀가 헐고, 턱이나 뺨이 벌겋게 붓는 것을 치료하는데 이는 열담이 몰려 막힌 것이다.

마아초, 한수석(불에 달군 것), 석고(불에 달군 것) 각 두 냥, 감초(센 불로 구운 것) 한 냥, 우담남성 일곱 돈 반, 자석영(불에 달구어 수비한 것) 닷 돈, 우황·용뇌·사향 각 두 돈 반.

위의 약들을 가루내어 꿀로 반죽하여 한 냥으로 서른 알을 만들어 한 알씩 박하 달인 물로 씹어서 먹는다(『태평혜민화제국방』).

---

45 『太平惠民和劑局方』卷八「雜病」‘解毒雄黃丸’(앞
　의 책, 250쪽). “解毒, 治纏喉風及急喉痺, 卒然倒仆,
　失音不語, 或牙關緊, 不省人事.” 『醫學綱目』卷之十
　五 肝膽部 咽喉「喉痺」(앞의 책, 290쪽). 『醫學綱目』
　에서는 ‘蘿’, 곧 羅知悌의 글을 인용하였다.

46 ‘爁’, 불이 세차게 번질, 불에 구울 람.

47 『太平惠民和劑局方』卷六「積熱」‘牛黃凉膈圓’(앞
　의 책, 201-202쪽). “治風壅痰實, 蘊積不散, 頭痛面
　赤, 心煩潮躁, 痰涎壅塞, 咽膈不利, 精神怳惚, 睡臥
　不安, 口乾多渴, 脣焦咽痛, 頜頰赤腫, 口舌生瘡.”

七寶散

治喉閉, 及單雙蛾.

猪牙皂角 一鋌, 全蝎 十箇 去毒, 鵬砂, 雄黃, 白礬, 膽礬 各一錢.

右爲細末, 每取一字, 吹入喉中, 卽愈〔丹心〕[48].

膽礬散

治咽喉痺腫塞.

膽礬 半錢, 全蝎 二箇.

右爲末, 以雞羽蘸藥, 入喉中, 須臾破開聲出. 次用生荷葉硏細, 井水調下, 吐出毒涎, 卽愈. 未吐再服〔直指〕[49].

雞內金散

治喉閉, 單雙蛾.

臘月雞肶胵裏黃皮 陰乾, 細末 一錢, 菉豆粉 三錢.

右生蜜和作三丸. 嚼化神效〔必用〕[50].

<hr>

48 『丹溪心法附餘』 卷之十 「纏喉風喉痺四十二」(앞의
　책, 372쪽). 『丹溪心法附餘』에는 ‘白殭蠶(白直者十
　箇)’이 더 있다.

49 『仁齋直指』 卷二十一 咽喉 「咽喉證治」(앞의 책, 413

쪽). "膽礬散. 治酒麵熱盛, 咽喉腫痛結閉塞."

50 『醫部全錄』 卷一六二에서 ‘丹溪’를 인용하여 싣고
　있다(『中醫方劑大辭典』 第五册, 1,121쪽).

칠보산

후폐와 단유아, 쌍유아를 치료한다.

저아조각 한 꼬투리, 전갈 열 개(독을 없앤다), 붕사·웅황·백반·담반 각 한 돈.

위의 약들을 곱게 가루내어 한 자씩 목구멍에 불어넣으면 바로 낫는다(『단계심법부여』).

담반산

후비로 붓고 막힌 것을 치료한다.

담반 반 돈, 전갈 두 개.

위의 약들을 가루내어 닭의 깃털에 약을 찍어 '후'에 넣으면 잠시 후 소리가 터져 나온다. 그런 다음 하엽(날것)을 곱게 가루내어 정화수에 타서 먹는데, 나쁜 가래[毒涎]를 토하면서 바로 낫는다. 토하지 않으면 다시 먹는다(『인재직지』).

계내금산

후폐, 단유아, 쌍유아를 치료한다.

계내금(음력 섣달에 잡은 닭의 모래주머니 안의 누런 막을 그늘에서 말려 곱게 가루낸 것) 한 돈, 녹두분 서 돈.

위의 약들을 생꿀에 섞어 알약 세 알을 만들어 입에서 녹여 먹으면 효과가 매우 좋다(필용).

備急丹

治咽喉閉.

青黛, 芒硝, 白殭蠶 各一兩, 甘草 四兩.

右爲末, 臘月牛膽有黃者, 盛藥陰四十九日, 爲末, 吹入喉中, 神效〔綱目〕.

龍腦膏

治喉痺腫痛.

薄荷葉 一斤, 甘草 三兩, 防風, 川芎, 桔梗 各二兩, 焰硝 一兩, 白豆蔲 三十粒, 縮砂 五粒, 片腦 一錢.

右爲末, 蜜丸彈子大, 噙化嚥下〔別方〕.

青龍膽

治咽喉閉塞腫痛, 幷單雙蛾, 神效.

膽礬盛於靑魚膽內, 陰乾爲末, 吹入喉中, 立效. 無靑魚, 則蠡魚膽代之, 臘月者, 甚佳〔活人〕.

비급단

인후가 막힌 것을 치료한다.

청대 · 망초 · 백강잠 각 한 냥, 감초 넉 냥.

위의 약들을 가루내어 음력 섣달에 우황이 들어 있는 소의 쓸개에 채워 넣고 그늘에서 49일 동안 말린 후 가루내어 목구멍에 불어넣으면 효과가 매우 좋다(『의학강목』).

용뇌고

후비로 붓고 아픈 것을 치료한다.

박하엽 한 근, 감초 석 냥, 방풍 · 천궁 · 길경 각 두 냥, 염초 한 냥, 백두구 서른 알, 사인 다섯 알, 편뇌 한 돈.

위의 약들을 가루내어 꿀로 반죽하여 탄자대의 알약을 만들어 입에 머금어 녹여 먹는다 (별방).

청룡담

인후가 막혀 붓고 아픈 것과 단유아, 쌍유아를 치료하는데 효과가 매우 좋다.

담반을 청어의 쓸개 속에 채워 넣고 그늘에서 말려 가루내어 목구멍에 불어넣으면 바로 효과가 있다. 청어가 없으면 가물치의 쓸개를 쓰며, 음력 섣달에 잡은 것이 더욱 좋다(『활인심』).

吹喉散

治咽喉腫閉塞.

膽礬 五錢 無膽礬, 則代以綠礬, 入靑魚膽內, 風乾, 無靑魚, 則代鱐魚膽, 巴豆 七箇 去殼, 焰硝 二錢半 另硏, 銅靑 一錢, 輕粉 五分, 靑黛 一字.

右將膽礬同巴豆於銅銚內飛過, 去巴豆, 合焰硝等四味, 再入麝香少許, 每用一字, 吹入喉中, 吐出痰血, 立愈[綱目].[56]

淸凉散

治實火咽喉腫痛.

桔梗 一錢半, 梔子, 連翹, 黃芩, 防風, 枳殼, 黃連, 當歸, 生地黃, 甘草 各七分, 薄荷, 白芷 各三分.

右剉作一貼, 燈心一團, 細茶一撮, 水煎服[回春].[57]

加味四物湯

治虛火喉痺, 喉痛喉瘡, 最能降火.

桔梗, 甘草 各一錢半, 熟地黃, 白芍藥 各七分, 當歸, 川芎, 黃柏 蜜水炒, 知母, 天花粉 各五分.

右剉作一貼, 水煎, 入竹瀝一鍾, 服[回春].[58]

56 『醫學正傳』卷五「喉病」‘方法’(앞의 책, 279-280쪽).　58 『萬病回春』卷之五「咽喉」(앞의 책, 290쪽).
57 『萬病回春』卷之五「咽喉」(앞의 책, 288쪽).

취후산

목구멍이 붓고 막힌 것을 치료한다.

담반 닷 돈(담반이 없으면 녹반을 쓰는데, 담반을 청어의 쓸개 안에 넣어 바람에 말린다. 청어가 없으면 가물치의 쓸개를 쓴다), 파두 일곱 개(껍질을 깐다), 염초 두 돈 반(따로 간다), 동청 한 돈, 경분 닷 푼, 청대 한 자.

위의 약 중에서 담반과 파두를 구리그릇에 넣고 수비한 다음 파두를 버린다. 여기에 나머지 염초 등 네 가지 약을 합한 후 다시 사향을 조금 넣어 〔잘 간 다음〕 한 자씩 목구멍에 불어 넣으면 가래와 피를 토하면서 바로 낫는다(강목).

청량산

실화實火로 인후가 붓고 아픈 것을 치료한다.

길경 한 돈 반, 치자 · 연교 · 황금 · 방풍 · 지각 · 황련 · 당귀 · 생지황 · 감초 각 일곱 푼, 박하 · 백지 각 서 푼.

위의 약들을 썰어 한 첩으로 하여 등심 한 움큼과 좋은 차 한 자밤을 넣고 물에 달여 먹는다(『만병회춘』).

가미사물탕

허화로 생긴 후비, 후통, 후창을 치료하며, 화를 내리는 데 가장 좋다.

길경 · 감초 각 한 돈 반, 숙지황 · 백작약 각 일곱 푼, 당귀, 천궁, 황백(꿀물에 축여 볶은 것), 지모, 천화분 각 닷 푼.

위의 약들을 썰어 한 첩으로 하여 물에 달인 다음 죽력 한 종지를 넣어 먹는다(『만병회춘』).

急喉痺

靈樞曰, 瘡發咽嗌, 名曰猛疽. 此疾, 治遲則咽塞, 咽塞則氣不通, 氣不通則半日死. ○ 喉閉而暴發, 暴死者, 名曰走馬喉痺〔醫鑑〕. ○ 夫喉之爲會厭者, 經謂之吸門, 是也, 以其司呼吸主升降, 爲人身緊關之橐籥門戶也. 若夫卒然腫痛, 水漿不入, 言語不通, 死在須臾, 誠可驚駭〔正傳〕. ○ 宜速用鍼法吐法, 以救之, 藥不得下, 當以曲竹管灌藥入喉, 爲妙〔類聚〕. ○ 急喉閉, 其聲如鼾, 有如痰在喉響者, 此爲肺絶之候. 宜用人蔘膏, 救之, 用薑汁竹瀝放開, 頻頻服之. 如未得蔘膏, 先煎獨蔘湯, 救之. 早者, 十全七八, 次, 則十全四五, 遲, 則十不全一也〔綱目〕. ○ 孫兆治潘元從急喉, 以藥半錢吹入喉中, 少頃, 吐出膿血立愈. 潘謝曰, 大急之患, 非明公不能救, 非藥不能療. 贈金百兩, 願求其方. 孫曰, 猪牙皂角白礬黃連等分, 瓦上焙爲末耳. 旣授以方, 不受所贈〔回春〕. ○ 牙關緊者, 須開關, 用一字散, 二仙散, 毒結, 宜如聖勝金錠, 解毒雄黃元 方並見上, 龍腦破毒散, 奪命散, 玉鑰匙, 金鎖匙, 巴豆烟. ○ 挫喉, 氣不通, 冷水徐灌之〔山居〕.

---

59 『靈樞』「癰疽第八十一」. "癰發於嗌中, 名曰猛疽, 猛疽不治, 化爲膿, 膿不瀉, 塞咽, 半日死."

60 『古今醫鑑』卷九「咽喉」'治'(앞의 책, 254쪽).

61 '會'에는 적당한 시기라는 뜻이 있고, '厭'에는 가

리다, 막는다는 뜻이 있다.

62 '橐', 橐의 俗字. '橐', 전대 탁. 풀무.

63 『醫學正傳』卷之五「喉病」'論'(앞의 책, 277쪽).

64 '急喉閉'가 『醫學綱目』에는 '急喉痺'로 되어 있다.

급성으로 생긴 후비

『영추』에서는 "목구멍에 헌데가 생긴 것을 맹저猛疽라고 한다. 이 병은 치료가 늦으면 목구멍이 막히고 목구멍이 막히면 기가 통하지 않으며, 기가 통하지 않으면 반나절 만에 죽는다"고 하였다. ○ 후폐가 갑자기 생겨 금방 죽는 것을 주마후비라고 한다(『고금의감』). ○ '후'를 회염[때에 맞춰 가리는 것]이라고 한 것은(어떤 경전에서는 흡문吸門이라고 하였는데 흡문이 바로 회염이다) '후'가 호흡하는 일을 맡아서 [기의] 오르내림을 주관하여 사람의 몸에서 매우 요긴한 풀무의 [바람이 드나드는] 문과 같기 때문이다. 만약 갑자기 붓고 아파 물이나 미음을 넘기지 못하고 말도 하지 못하면 죽음이 경각에 달린 것이니 참으로 두려워하여야 한다(『의학정전』). ○ 이 병에는 빨리 침을 놓거나 토법을 써서 목숨을 살려야 하며, 약을 넘기지 못할 때는 구부러진 대롱으로 약을 목구멍에 흘려 넣으면 좋다(『의방유취』). ○ 갑자기 생긴 후폐로 코고는 소리가 나고, 목구멍에 담이 있는 것처럼 그렁그렁 소리가 나면 이것은 폐기가 끊어진 징후이다. 인삼고로 [폐기를] 살리고 생강즙과 죽력으로 목구멍을 열어야 하는데 자주 먹인다. 인삼고가 없으면 먼저 독삼탕을 달여 먹여 살린다. [이 약을] 빨리 먹으면 열에 일곱여덟이 살고 조금 늦으면 열에 네다섯이 살고 늦으면 열에 하나도 살지 못한다(『의학강목』). ○ 손조가 반원종의 급성으로 생긴 후비를 치료하였는데, 약 반 돈을 목구멍에 불어넣자 잠시 후 피고름을 토하면서 나왔다. 반원종이 "매우 위급한 병이었는데 손 선생님이 아니었으면 살 수 없었고, 또 그 약이 아니었으면 치료하지 못하였을 것이다"라고 인사를 하였다. 그리고 금 백 냥을 주면서 그 처방을 알려 달라고 하자 손조는 '저 아조각·백반·황련 각 같은 양을 기와 위에서 말린 다음 가루낸 것뿐'이라며 처방을 알려 주고는 사례금을 받지 않았다(『만병회춘』). ○ 아관긴급이 되면 입을 벌려야 하는데 일자산이나 이선산을 쓰고, 독이 뭉친 데는 여성승금정, 해독웅황원(두 처방 모두 앞에 있다), 용뇌파독산, 탈명산, 옥약시, 금쇄시, 파두연 등을 쓴다. ○ '후'가 꺾여 기가 통하지 않으면 찬물을 천천히 흘려 넣는다(산거).

---

65 『醫學綱目』에는 '무'가 '服무'로 되어 있다.

66 『醫學綱目』 卷之十五 肝膽部 咽喉 「喉痺」(앞의 책, 292쪽).

67 『萬病回春』 卷之五 「咽喉」(앞의 책, 291-292쪽).

68 '鑰', 자물쇠 약.

69 '山居'는 『山居四要』를 말한다.

龍腦破毒散

治急慢喉閉, 腫塞不通.

芒硝 四兩, 靑黛, 白殭蠶, 甘草 各八錢, 蒲黃 五錢, 馬勃 三錢, 龍腦, 麝香 各一錢.

右爲末, 每一錢, 井水調膏, 細嚥, 卽破出血, 便愈. 如不是喉痺, 自然消散也. 無芒硝, 代以焰硝 〔御院〕[70].

一字散

治急喉[71]纏喉風, 咽喉堵[72]塞, 水穀不下, 牙關緊急, 不省人事.

猪牙皂角 七錢, 雄黃 二錢, 生白礬[73], 藜蘆 各一錢, 蝎梢 七枚.

右爲末, 每一字, 吹入鼻, 吐痰 〔入門〕[74].

二仙散

治急喉閉, 及纏喉風危急.

膽礬 一錢, 白殭蠶 二錢.

右爲末, 吹少許入喉中 〔入門〕[75].

奪命散

治急喉閉.

枯白礬, 白殭蠶 炒, 鵬砂, 皂角 各等分.

右爲末, 吹少許入喉中, 痰出, 卽差 〔丹心〕[76].

---

70 『御藥院方』 卷之九 「治咽喉口齒門」(앞의 책, 154-155쪽).

71 『醫學入門』에는 '急'이 '時氣'로 되어 있다.

72 '堵', 담 도.

73 『醫學入門』에서는 '枯礬'을 썼다.

74 『醫學入門』 外集 卷六 雜病用藥賦 「喉」(앞의 책, 543쪽).

75 『醫學入門』 外集 卷六 雜病用藥賦 「喉」(앞의 책,

용뇌파독산

급성이거나 오래된 후폐로 목구멍이 붓고 막혀 통하지 않는 것을 치료한다.

망초 넉 냥, 청대 · 백강잠 · 감초 각 여덟 돈, 포황 닷 돈, 마발 서 돈, 용뇌 · 사향 각 한 돈.

위의 약들을 가루내어 한 돈씩 정화수에 고약처럼 개서 조금씩 삼키면 바로 피가 터져 나오면서 곧 낫는다. 만약 이것이 후비가 아니라면 저절로 없어질 것이다. 망초가 없을 때는 염초를 대신 쓴다(『어약원방』).

일자산

급성으로 생긴 후병이나 전후풍으로 인후가 완전히 막혀 음식을 넘기지 못하고 이를 각다 물며 사람을 알아보지 못하는 것을 치료한다.

저아조각 일곱 돈, 웅황 두 돈, 생백반 · 여로 각 한 돈, 전갈초 일곱 개.

위의 약들을 가루내어 한 자씩 코에 불어넣으면 담痰을 토한다(『의학입문』).

이선산

급성으로 생긴 후폐와 전후풍으로 위급한 것을 치료한다.

담반 한 돈, 백강잠 두 돈.

위의 약들을 가루내어 초금씩 목구멍에 불어넣는다(『의학입문』).

탈명산

급성으로 생긴 후폐를 치료한다.

고백반, 백강잠(볶은 것), 붕사, 조각 각 같은 양.

위의 약들을 가루내어 조금씩 목구멍에 불어넣은 후 가래를 토하면 곧 낫는다(『단계심법 부여』).

543쪽).

76 『丹溪心法附餘』 卷之十 「纏喉風喉痺四十二」(앞의
　　책, 370쪽).

玉鑰匙

治急喉閉及纏喉風.

焰硝 七錢半, 鵬砂 二錢半, 白殭蠶 一錢二分半, 龍腦 一字.

右爲末, 以竹管吹半錢入喉中, 神效〔直指〕.

金鎖匙

治急喉閉纏喉風.

朱砂 三分二釐, 枯白礬, 膽礬 各一分六釐, 鵬砂 一分二釐, 熊膽, 焰硝, 片腦, 麝香 各一分.

右爲末, 吹半錢入喉中〔醫鑑〕.

巴豆烟

治喉閉危急, 宜開關.

巴豆肉以紙壓取油, 用紙作撚子, 點燈吹滅, 以烟熏鼻中, 一時口鼻流涎, 牙關自開〔經驗〕.

○ 又方

巴豆肉綿裹, 隨左右塞鼻中, 左右俱患, 則左右俱塞, 立通〔入門〕. ○ 巴豆乃斬關奪門之將, 熱則流通之理, 以熱攻熱, 不妨碍也〔丹心〕.

---

77 『仁齋直指』卷二十一 咽喉 「咽喉證治」(앞의 책, 415쪽).

78 『古今醫鑑』卷九 「咽喉」 '方'(앞의 책, 255-256쪽). 『古今醫鑑』에는 처방 중에 '膽礬'이 없다.

79 북한의 동의학연구소 번역본에서는 '一時'를 앞으로 붙여서 '두 시간 동안'이라고 번역하였다(『東醫寶鑑』 2 외형편, 여강출판사, 1994, 798쪽).

80 『普濟方』卷六十 咽喉門 方 「治咽喉牙關緊閉」. "用巴豆去殼, 以紙包巴豆肉, 用竹管壓, 出巴豆油, 在紙上以此紙作撚子, 點燈吹滅以烟熏入鼻中, 卽時口鼻

옥약시

급성으로 생긴 후폐와 전후풍을 치료한다.

염초 일곱 돈 반, 붕사 두 돈 반, 백강잠 한 돈 두 푼 반, 용뇌 한 자.

위의 약들을 가루내어 대나무 대롱으로 반 돈씩 목구멍에 불어넣으면 효과가 매우 좋다(『인재직지』).

금쇄시

급성으로 생긴 후폐와 전후풍을 치료한다.

주사 서 푼 두 리, 고백반·담반 각 한 푼 여섯 리, 붕사 한 푼 두 리, 웅담·염초·편뇌·사향 각 한 푼.

위의 약들을 가루내어 반 돈씩 목구멍에 불어넣는다(『고금의감』).

파두연

후폐로 위급한 것을 치료하는데, 〔이 약으로〕 이를 악다문 것을 벌려주어야 한다.

파두육을 종이에 놓고 눌러 기름을 짠다. 이 기름종이를 심지처럼 꼬아 불을 붙였다 끄면 연기가 나는데 이 연기를 코에 쏘이면 입과 코에서 멀건 침 같은 것이 흘러나오면서 입이 저절로 벌어진다(경험).

○ 또 다른 처방

파두육을 솜에 싸서 아픈 쪽의 콧구멍을 막는다. 양쪽이 모두 아프면 양쪽을 다 막는데 바로 뚫린다(『의학입문』). ○ 파두는 관문을 깨부수는 장수와 같다. 열이 있으면 잘 통한다는 이치가 있으므로, 열로써 열을 치더라도 아무런 해가 없다(『단계심법부여』).

涎流, 牙關開矣. 一方, 用熱烟, 刺入口內, 卽出涎, 或瘀血."『醫方集成』에서 인용하였다고 하였다.

81 『醫學入門』外集 卷四 雜病分類 內傷類 痰類 「咽喉」(앞의 책, 396쪽). "一方, 用巴豆肉, 以綿裹定, 隨左右塞於鼻中, 左右俱有, 左右俱塞, 立透, 蓋方中以巴豆治走馬喉痺者, 以熱攻熱, 熱則流通之意也."

82 『丹溪心法附與』卷之十 「纏喉風喉痺四十二」(앞의 책, 371쪽). 張子和의 '治走馬咽痺' 처방에 대한 方廣의 注이다.

纏喉風

熱結咽喉, 腫遶[83]於外, 且麻且痒, 腫而大者, 名曰纏喉風〔醫鑑〕[84]. ○ 纏喉風, 自耳邊過頤下赤色者, 是也. 大槩內外皆腫者, 爲纏喉風〔得效〕[85]. ○ 纏喉風之證, 先兩日胸膈氣緊, 出氣短促, 忽然咽喉腫痛, 手足厥冷, 氣閉不通, 頃刻不治〔丹心〕[86]. ○ 纏喉風屬痰熱, 其咽喉裏外皆腫者, 是也〔丹心〕[87]. ○ 宜用解毒雄黃元, 如聖勝金錠, 龍腦破毒散, 一字散, 二仙散, 玉鑰匙, 巴豆烟 七方皆見上, 雄黃散, 佛手散, 白礬散, 氷梅丸 方見下, 兼用鍼法吐法, 乃效.

---

83 '遶'는 두를, 에워쌀 요.
84 『古今醫鑑』 卷九 咽喉 「治」(앞의 책, 254쪽).
85 『世醫得效方』 卷第十七 口齒兼咽喉科 「喉病」(앞의 책, 290쪽). "纏喉風, 風自耳邊過順下赤色者是也. 亦有寒熱, 如甚者傷人命."
86 『世醫得效方』 卷第十七 口齒兼咽喉科 「喉病」 '雄黃散'(앞의 책, 291쪽).
87 『丹溪心法』 卷四 「纏喉風喉痺六十五」(앞의 책, 370쪽).

전후풍

열이 인후에 뭉쳐 목둘레가 붓고 감각이 둔하거나 가렵기도 하며 부으면서 커지는 것을 전후풍이라고 한다(『고금의감』). ○ 전후풍은 귀밑에서 아래턱까지 벌겋게 붓는 것이다. 대개 안과 겉이 모두 부으면 전후풍이다(『세의득효방』). ○ 전후풍의 증상은 처음 이틀 동안은 흉격이 오그라드는 것 같고 숨을 가쁘게 뱉다가 갑자기 인후가 붓고 아프면서 손발이 차갑고 숨을 쉬지 못하게 되어 순식간에 치료할 수 없게 된다(단심). ○ 전후풍은 담열痰熱로 생기는데, 인후의 속과 겉이 모두 붓는 병이다(『단계심법』). ○ 해독웅황원, 여성승금정, 용뇌파독산, 일자산, 이선산, 옥약시, 파두연(일곱 가지 처방 모두 앞에 있다), 웅황산, 불수산, 백반산, 빙매환(처방은 뒤에 있다)을 쓰면서 아울러 침을 놓거나 토법을 써야 효과가 있다.

雄黃散

治纏喉風危急.

巴豆 七粒 三生四熟. 生者, 去殼生研, 熟者, 去殼燈上燒存性研, 乾桑黃茹
二片, 雄黃 一塊 細研, 鬱金 一枚 研.

右再研細, 每服半字, 茶淸少許調下. 如口噤咽塞, 以竹管吹入
喉中, 須臾吐利, 卽安矣〔得效〕[88].

佛手散

治纏喉風, 神效.

芒硝 一兩, 白殭蠶 五錢, 甘草 二錢半, 靑黛 一錢.

右爲末, 取少許糝喉中, 如閉甚, 以竹管吹入〔類聚〕[89].

白礬散

治纏喉風, 及急喉閉.

白礬 三錢, 巴豆 三箇 去殼, 分作六片.

右銚器同炒, 候礬枯去豆. 取礬爲末, 水調灌下, 或吹入喉中,
或烏雞子淸調, 灌入喉中〔類聚〕[90].

88 『世醫得效方』 卷第十七 口齒兼咽喉科 「喉病」(앞의
　　책, 291쪽).

89 『醫方類聚』 卷七十四 咽喉門二 「治咽喉腫口內瘡」
　　(『의방유취』 제6분책, 364쪽). 『是齋醫方』을 인용하

였다.

90 『醫方類聚』 卷七十四 咽喉門二 「治咽喉腫口內瘡」
　　'治喉痺'(『의방유취』 제6분책, 364쪽).

웅황산

전후풍으로 위급한 것을 치료한다.

파두 일곱 알(세 알은 날것, 네 알은 익힌 것을 쓴다. 날것은 껍질을 까서 갈고, 익힌 것은 껍질을 까서 등불 위에서 소존성으로 태워 간다), 상황여(말린 것) 두 개, 웅황(곱게 가루낸다) 한 덩어리, 울금 한 개(간다).

위의 약들을 다시 곱게 가루내어 반 자半字씩 맑은 찻물에 타서 먹는다. 만약 입을 벌리지 못하고 목구멍이 막혔으면 대나무 대롱으로 목구멍에 불어넣는데 잠시 후 토하면서 곧 낫는다(『세의득효방』).

불수산

전후풍을 치료하는 데 효과가 매우 좋다.

망초 한 냥, 백강잠 닷 돈, 감초 두 돈 반, 청대 한 돈.

위의 약들을 가루내어 조금씩 목구멍에 뿌린다. 막힌 것이 심하면 대나무 대롱으로 불어 넣는다(『의방유취』).

백반산

전후풍과 급성으로 생긴 후폐를 치료한다.

백반 서 돈, 파두 세 개(껍질을 까서 잘라 여섯 쪽으로 만든다).

위의 약들을 구리 냄비에 함께 넣고 볶아 백반이 마르면 파두를 제거한다. 이 백반을 가루내어 물에 타서 흘려 넣거나, 목구멍에 불어넣거나, 오골계 달걀의 흰자위에 타서 목구멍에 흘려 넣는다(『의방유취』).

懸雍垂

懸雍生於上腭, 雖不關於咽喉, 所以暴腫者, 抑亦熱氣使然也[91]〔直指〕. ○ 懸雍謂之帝鍾, 懸雍腫而垂下, 有長數寸者, 謂之帝鍾[92]風. 宜用鹽礬散, 不可鍼破, 鍼則殺人〔得效〕. ○ 懸雍者, 音聲[93]之關. 若藏府伏熱, 上衝咽喉, 則懸雍或長而腫也. 宜吹喉散, 玄參散, 鵬砂散〔類聚〕[94]. ○ 腎傷寒[95], 咽痛及帝鍾腫者, 忌鍼. 以蛇床子於甁中燒烟, 令病人吸入喉中, 立愈〔入門〕[96].

---

91 '抑', 누를 억. 그런데, 생각하건대.

92 『仁齋直指』 卷二十一 咽喉 「咽喉論」(앞의 책, 413쪽).

93 『世醫得效方』 卷第十七 口齒兼咽喉科 「喉病」(앞의 책, 291쪽). "帝鍾風, 卽喉間帝鍾長腫, 有長數寸者, 虛實用前藥, 外以食鹽煅過, 鴉毛蘸下卽消. 不須掛破, 破則傷人."

94 『醫方類聚』 卷七十四 咽喉門二 '治懸雍腫方'(『의방유취』 제6분책, 350쪽). 원문과 들고남이 있다.

95 '腎傷寒'은 때에 맞지 않는 찬 기운을 갑자기 맞아 사기가 腎經에 잠복해 있어서 처음에는 잘 모르지만 10-30일 지나 병이 드러나는 것으로, 맥은 微弱하다. 병이 생길 때는 먼저 상한 때와 비슷하게 목이

현옹수

현옹懸雍은 입천장에 생기는 것으로, 비록 인후와는 〔직접적인〕 관계가 없지만 갑자기 붓는 것은 바로 열기 때문이다(『인재직지』). ○ 현옹을 제종帝鍾이라고도 하는데, 현옹이 붓고 길게 늘어져 길이가 몇 치가 되는 것을 제종풍이라고 한다. 이때 염반산을 쓰는데 침으로 터뜨려서는 안 된다. 침으로 터뜨리면 사람이 죽게 된다(『세의득효방』). ○ 현옹은 소리가 나오는 관문이다. 장부에 잠복해 있던 열이 위로 인후를 치받으면 현옹이 늘어지거나 붓는다. 취후산, 현삼산, 붕사산 등을 쓴다(『의방유취』). ○ 신腎이 한寒에 상하여 목구멍이 아프고 목젖이 부으면 침을 절대 놓지 말고 사상자를 병 속에 넣고 태워 그 연기를 환자가 목구멍으로 빨아들이게 하면 바로 낫는다(『의학입문』).

아프지만 喉痺는 아니고 반드시 설사를 한다. 『醫學入門』에서는 처음에 頭痛과 腰痛, 咽痛이 있고 곧이어 설사를 한다고 하였다.

96 『醫學入門』 外集 卷三 傷寒 「傷寒雜證」 '咽痛'(앞의 책, 278쪽)의 "又有腎傷寒一證, 乃非時暴寒伏於腎經, 初起頭痛腰痛咽痛"과 『醫學入門』 外集 卷四 雜病分類 內傷類 痰類 「咽喉」(앞의 책, 397쪽). "惟腎傷寒及帝中腫者忌鍼, 用蛇床子於瓶中燒烟, 令病人吸入喉中, 立愈"의 두 문장을 재구성한 것이다.

鹽礬散

治懸雍垂長, 咽喉妨悶.

鹽花[97], 白礬枯.

右爲末, 以筯頭蘸藥, 塗其上, 卽差〔本草〕[98].

吹喉散

治懸雍下垂腫痛, 及一切咽喉疾.

膽礬, 白礬, 焰硝, 片腦, 山豆根, 辰砂, 雞內金 焙.

右爲極細末, 以竹管吹少許入喉中, 卽效〔回春〕[99].

玄參散

治懸雍腫痛垂長.

玄參 一兩, 升麻, 射干, 大黃 酒洗 各五錢, 甘草 灸 二錢半.

右剉五錢, 水煎, 微溫時時含嚥〔類聚〕[100].

鵬砂散

治同上.

鵬砂, 馬牙硝, 滑石, 寒水石 各五錢, 龍腦, 白礬 各三錢.

右細末, 新水調半錢服〔類聚〕[101].

---

97 '鹽花'는 미역 따위의 표면에 생긴 소금버캐, 소금
  쩍으로 鹽霜이라고도 한다.

98 『證類本草』 卷三 玉石部上品總七十三種 「礬石」(政

和本 63-64쪽, 四庫本 94-96쪽).

99 『萬病回春』 卷之五 「咽喉」(앞의 책, 289쪽). "治一切
  咽喉腫痛, 并喉舌垂腫痛者."

염반산

현옹이 길게 늘어지고 인후가 답답한 것을 치료한다.

염화 · 고백반.

위의 약들을 가루내어 젓가락 대가리에 약을 묻혀서 현옹에 바르면 곧 낫는다(『증류본초』).

취후산

현옹이 늘어지면서 붓고 아픈 것과 모든 인후 질환을 치료한다.

담반 · 백반 · 염초 · 편뇌 · 산두근 · 진사 · 계내금(약한 불에 말린다).

위의 약들을 아주 곱게 가루내어 대나무 대롱으로 목구멍에 조금씩 불어넣으면 곧 효과가 있다(『만병회춘』).

현삼산

현옹이 붓고 아프며 길게 늘어진 것을 치료한다.

현삼 한 냥, 승마 · 사간 · 대황(술로 씻은 것) 각 닷 돈, 감초(구운 것) 두 돈 반.

위의 약들을 썰어 닷 돈씩 물에 달여 미지근할 때 수시로 입에 머금었다가 삼킨다(『의방유취』).

붕사산

현삼산과 같은 증상을 치료한다.

붕사 · 마아초 · 활석 · 한수석 각 닷 돈, 용뇌 · 백반 각 서 돈.

위의 약들을 곱게 가루내어 새로 길어온 물에 반 돈씩 타서 먹는다(『의방유취』).

---

100 『醫方類聚』卷七十四 咽喉門二「治懸壅腫方」‘治
懸壅腫痛不下飮食’(『의방유취』제6분책, 350쪽).
『太平聖惠方』을 인용하였다.

101 『醫方類聚』卷七十四 咽喉門二「治懸壅腫方」‘治
懸壅腫痛’(『의방유취』제6분책, 350쪽).

梅核氣

七情氣鬱, 結成痰涎, 隨氣積聚, 堅大如塊, 在心腹間, 或塞咽喉, 如梅核粉絮樣, 咯不出, 嚥不下, 每發欲絶, 逆害飮食, 宜四七湯〔得效〕 方見氣門. ○ 男女, 或有胸喉間, 梅核作恙者, 觸事勿怒, 飮食勿冷〔直指〕. ○ 梅核氣者, 窒碍於咽喉之間, 咯不出, 嚥不下, 如梅核之狀, 是也. 始因喜怒太過, 積熱蘊隆, 乃成屬痰鬱結, 致斯疾耳. 宜加味四七湯, 加味二陳湯〔醫鑑〕.

加味四七湯

治梅核氣, 妙不可述.

紫蘇葉, 半夏, 厚朴, 赤茯苓, 陳皮, 枳實, 南星, 縮砂, 神麴 各一錢, 靑皮 七分, 白豆蔲 六分, 檳榔, 益智仁 各三分.

右剉作一貼, 薑五片, 水煎服〔醫鑑〕.

加味二陳湯

治同上.

二陳湯, 加枳殼, 桔梗, 黃芩, 梔子, 蘇子, 白豆蔲 各七分.

右剉作一貼, 入薑三片, 水煎服〔醫鑑〕.

---

102 『世醫得效方』卷第四 大方脈雜醫科 痰飮「氣痰」 '四七湯'(앞의 책, 71쪽). 원문과 들고남이 많다.

103 '恙', 걱정할, 병 양.

104 『普濟方』卷一百八十一 諸氣門「總論」. "男女, 或有嚥喉間, 核作恙者, 觸事勿怒, 飮食勿冷."

105 『古今醫鑑』卷九「梅核氣」(앞의 책, 259쪽). 『仁齋

直指』卷五 諸氣方論「附梅核氣」(앞의 책, 132쪽) 에도 이 문장이 나온다.

106 『東醫寶鑑』 내경편「담음문」'기담'에 나오는 加味四七湯은 "治痰氣鬱結, 窒碍於咽喉之間, 客之不出, 嚥之不下, 謂之梅核氣者. 半夏陳皮赤茯苓各一錢, 神麴炒枳實南星炮各七分, 靑皮厚朴紫蘇葉檳

매핵기

칠정의 기氣가 몰리면 뭉쳐서 담연이 되는데 이것이 기를 따라 쌓이면 단단하고 크기가 덩어리같이 된다. 이것이 가슴이나 배에 있거나 때로는 매실의 씨나 솜뭉치 같은 것이 인후를 막게 되는데 뱉어도 나오지 않고 삼키려 하여도 넘어가지 않으며 병이 발작할 때마다 죽을 것 같고 음식을 먹지 못한다. 사칠탕(처방은 「기문」에 있다)을 쓴다(『세의득효방』). ○ 남자나 여자가 가슴과 '후'에 매핵기가 있으면 매사에 화를 내지 말고 찬 음식을 먹지 말아야 한다(『인재직지』). ○ 매핵기는 인후 사이가 틀어막혀 뱉어도 나오지 않고 삼키려 하여도 넘어가지 않는데 매실의 씨 같은 것이 막혀 있는 느낌이 바로 이것이다. 이 병은 지나치게 기뻐하거나 화를 내서 쌓인 열이 심해져 담이 완고하게 몰리고 뭉쳐서 생기는 것이다. 가미사칠탕이나 가미이진탕을 쓴다(『고금의감』).

가미사칠탕

매핵기를 치료하는 데 이루 말할 수 없이 좋다.

자소엽 · 반하 · 후박 · 적복령 · 진피 · 지실 · 남성 · 사인 · 신곡 각 한 돈, 청피 일곱 푼, 백두구 여섯 푼, 빈랑 · 익지인 각 서 푼.

위의 약들을 썰어 한 첩으로 하여 생강 다섯 쪽을 넣고 물에 달여 먹는다(『고금의감』).

가미이진탕

가미사칠탕과 같은 증상을 치료한다.

이진탕 · 지각 · 길경 · 황금 · 치자 · 소자 · 백두구 각 일곱 푼.

위의 약들을 썰어 한 첩으로 하여 생강 세 쪽을 넣고 물에 달여 먹는다(『고금의감』).

榔縮砂各五分, 白豆蔻益智仁各三分"으로 되어 있어서 용량에 약간의 차이가 있다(『東醫寶鑑』 제일권 내경편, 휴머니스트, 2002, 898-899쪽).

107 『古今醫鑑』 卷九 「梅核氣」 '方'(앞의 책, 259쪽).

108 『東醫寶鑑』 내경편 「담음문」 '기담'에 나오는 加味二陳湯은 "治氣痰窒碍咽喉, 成梅核氣. 半夏陳皮赤茯苓枳殼桔梗各一錢, 片芩梔子炒各七分, 紫蘇子白豆蔻仁甘草各五分"으로 되어 있어서 용량에 약간의 차이가 있다(『東醫寶鑑』 제일권 내경편, 휴머니스트, 2002, 898-899쪽).

109 『古今醫鑑』 卷九 「梅核氣」 '方'(앞의 책, 259쪽).

尸咽

尸咽者, 陰陽不和, 脾肺壅盛, 風熱毒氣, 不能宣通, 故令尸虫[110]
發動, 上蝕於喉, 或痒或疼, 如䘌之候也〔直指〕[111]. ○ 與傷寒狐惑[112][113]
同, 當叅考.

---

110 '尸虫'은 勞瘵蟲을 말한다.

111 '䘌'은 䘌瘡, 疳䘌을 말한다. 疳濕, 濕䘌, 疳濕瘡이라고도 한다. 疳疾의 하나로, 감질 때 비위허약으로 위장에 몰린 습열이 위로는 입과 코에, 아래로는 항문에 영향을 주어 생긴다. 입 안 점막, 혀, 잇몸, 코에 헌데가 생겨 헤지고 딱지가 앉으며 항문이 가려우면서 헌다(『동의학사전』「감습」, 36쪽). 단것을 많이 먹어서 몸 안의 蟲을 움직여 장부를 浸蝕하는 것이 등에(䘌)가 동물을 파먹는 것과 같

다고 하여 감닉이라고 한다. 蟲이 단맛[甘]에 움직이기 때문에 '疳'이라고 하며, 손발에 열이 나면서 아프고 허리와 등줄기에 힘이 없고 잠자리에 들면 煩燥 증상이 생기고 가물가물하여 잘 잊어버리고 말이 없으면서 눈이 뻑뻑하고 꿈자리가 사나워 뒤척이며 음식 맛이 없고 안색이 없으며 잠자기를 좋아하고 일어서면 어지럽고 몸이 무거우며 넓적다리와 정강이가 저리고 아프다. 蟲이 위로 올라와 오장을 갉아먹으면 가슴 속이 괴롭고 나와서 인후

시인

　시인尸咽은 음양의 기가 고르지 않고 비脾와 폐肺에 풍열風熱의 독기가 몰려 가득 차 있어서 잘 통하지 않기 때문에 노채충이 제멋대로 움직여 위로 목구멍을 갉아먹는 것인데, 간질간질하거나 아프기도 한 것이 마치 벌레 먹는〔蟲〕 것 같다(『인재직지』). ○ 〔증상이〕 상한의 호혹병 같으니 반드시 참고하여야 한다.

와 이, 잇몸 등을 갉아먹으면 그곳이 모두 헤져서 검은 피가 나고 이의 색이 검붉어진다. 아래로 장위를 갉아먹으면 검은 피 설사를 한다. 항문을 갉아먹으면 헐어서 문드러지며 胃氣가 거슬러 오르면 구토와 딸꾹질이 난다.

112 『仁齋直指』 卷二十一 咽喉 「咽喉論」(앞의 책, 412쪽).

113 '狐惑'은 인후와 음부, 항문이 허는 병증(궤양)을 말한다. 습사가 침입하거나 열독이 몰려서 생긴 다. 정신이 흐리멍텅하고 눕거나 일어나거나 늘 불안하며 의심을 잘한다. 일부 동의 고전에는 下疳을 '狐'라 하고 牙疳을 '惑'이라 한 데도 있다(『동의학사전』, 990쪽). 『金匱要略』 「百合狐惑陰陽毒病證治第三」 참조.

穀賊

穀賊者, 穀芒强澁藏於米, 而誤食之. 滯於咽門, 不能傳化, 故
風熱并聚, 與血氣搏, 遂令腫刺也. 不急治, 亦能殺人〔直指〕. ○
誤呑稻麥芒, 在咽間不下, 急取鵝口中涎灌之, 卽下. 盖鵝涎,
能化穀也〔綱目〕.

治穀賊方

琥珀, 松脂 各五錢, 硇砂 二錢半, 乳香 一錢二分半.
右爲末, 熔黃蠟和丸芡實大, 常含化嚥津〔類聚〕.
○ 又方
馬牙硝硏細, 綿裹半錢, 含化嚥津, 以差爲度, 又鍼刺痛處, 出
黑血, 鹽湯漱口〔類聚〕.

---

114 『仁齋直指』卷二十一 咽喉 「咽喉論」(앞의 책, 412-
413쪽). 원문에는 '不急治' 이하 대신 '如喉嗌之生
穀賊者也'로 되어 있다.

115 『醫學綱目』卷之十五 肝膽部 咽喉 「咽中介介如梗
狀」(앞의 책, 297쪽).

116 『醫方類聚』卷七十三 「咽喉門一」(앞의 책, 316쪽).

脈, 病證, 治를 정리한 도표 중 穀賊 항목에 있다.

117 『醫方類聚』卷七十四 「咽喉門」(의학연구원 동의
학연구소 옮김, 『의방유취』 제6분책, 353쪽). 『太平
聖惠方』에서 인용한 '治咽喉生穀賊諸方'과 '又
方'을 재구성한 것이다.

곡적

곡적은 쌀에 섞여 있던 억세고 깔깔한 까끄라기를 잘못 먹은 것이다. 목구멍에 걸려 내려가지 않거나 소화되지 않기 때문에 풍과 열이 모여들어 혈기와 싸우기 때문에 붓고 콕콕 찌르게 된다. 빨리 치료하지 않으면 이 또한 사람이 죽게 된다(『인재직지』). ○ 벼나 보리의 까끄라기를 잘못 먹어 목구멍에서 내려가지 않을 때에는 빨리 거위의 침을 흘려 넣으면 바로 내려간다. 거위의 침은 곡식을 잘 소화시키기 때문이다(『의학강목』).

치곡적방

호박·송지 각 닷 돈, 노사 두 돈 반, 유향 한 돈 두 푼 반.

위의 약들을 가루내어 녹인 황랍으로 반죽하여 감실대의 알약을 만들어 늘 입에 머금고 침으로 녹여서 먹는다(『의방유취』).

○ 또 다른 처방

마아초를 곱게 가루내어 반 돈씩 솜으로 싸서 입에 물고 녹여 먹는데, 다 나을 때까지 먹는다. 또 침으로 아픈 곳을 찔러 검은 피를 빼낸 다음 소금물로 양치한다(『의방유취』).

咽喉痛

咽痛云嗌痛者, 謂咽喉不能納唾與食, 而地氣閉塞也. 云喉痺咽嗌痛者, 謂咽喉俱病, 天地之氣並閉塞也. 盖病喉痺者, 必兼咽嗌痛病, 咽嗌痛者, 不能兼喉痺也〔綱門〕.[118] ○ 咽痛者, 風邪客於喉間, 氣鬱而熱, 故爲咽痛〔直指〕.[119] ○ 咽喉乾枯, 常如毛刺, 吞嚥有碍者, 風燥也. 荊防敗毒散 方見寒門, 加薄荷黃芩半夏倍桔梗, 入生薑煎服〔入門〕.[120] ○ 咽喉痛, 鵬砂或和膽礬白殭蠶白梅肉, 和噙. 又必用荊芥玄參〔丹心〕.[121] ○ 咽喉痛, 宜上淸元, 加減薄荷煎元, 龍腦膏 方見上, 荊黃湯, 必用方甘桔湯, 金消丸, 淸火補陰湯, 絳雪散.

118 『醫學綱目』卷之十五 肝膽部 咽喉 「喉痺」(앞의 책, 289쪽).

119 『仁齋直指』卷二十一 咽喉 「咽喉論」(앞의 책, 412쪽).

120 『醫學入門』外集 卷四 雜病分類 內傷類 痰類 「咽喉」(앞의 책, 396쪽).

121 『丹溪心法』卷四 「纏喉風喉痺六十四」(앞의 책, 371쪽). "喉痛, 必用荊芥. 陰虛火炎上, 必用玄蔘", "又方. 喉痛, 鵬砂膽礬白殭蠶陳霜梅, 右爲末, 和噙"의 두 문장을 재구성한 것이다.

인후통

인통咽痛은 익통嗌痛이라고도 하는데, '인'과 '후'로 침이나 음식을 삼키지 못하여 지기地氣가 막힌 것을 말한다. 후비와 인익통咽嗌痛은 '인'과 '후'가 병들어 천기天氣와 지기가 모두 막힌 것을 말한다. 대개 후비는 인익통을 반드시 겸하지만 인익통은 후비를 겸할 수 없다(『의학강목』). ○ 인통은 풍사가 '후'에 침입하여 기가 몰려 열이 생기기 때문에 '인'이 아프게 되는 것이다(『인재직지』). ○ 인후가 바짝 마르고 늘 털로 찌르는 듯하며 삼킬 때마다 걸리는 것은 풍조 때문이다. 형방패독산(처방은 「한문」에 있다)에 박하·황금·반하·길경(길경은 두 배로 쓴다)을 더 넣고 여기에 생강을 넣어 달여 먹는다(『의학입문』). ○ 인후통에는 붕사만 쓰거나 혹은 붕사에 담반·백강잠·백매육을 넣어 함께 〔가루내어〕 입에 머금는다. 그리고 반드시 형개와 현삼을 쓴다(『단계심법』). ○ 인후통에는 상청원, 가감박하전원, 용뇌고(처방은 앞에 있다), 형황탕, 필용방감길탕, 금소환, 청화보음탕, 강설산 등을 쓴다.

上淸元

治咽喉腫痛, 口舌生瘡, 能爽神.

薄荷葉 一斤, 縮砂 四兩, 甘草 二兩, 防風, 黃芩, 桔梗 各一兩.

右爲末, 蜜和, 兩作二十丸, 每一丸, 常含化嚥之〔奇效〕[122].

加減薄荷煎元

治風熱咽喉腫痛.

薄荷葉 八兩, 防風, 川芎, 白豆蔻 各一兩, 縮砂, 甘草 各五錢, 龍腦 五分, 桔梗 二兩.

右爲末, 蜜和, 兩作三十丸, 每一丸, 常含化嚥之〔御藥〕[123].

荊黃湯

治風熱結滯, 咽喉腫痛, 大便秘澁.

荊芥 四錢, 大黃 一錢.

右剉, 水煎, 空心服〔入門〕[124].

必用方甘桔湯

治風熱咽喉腫痛, 或喉痺, 神效.

桔梗 二錢, 甘草, 荊芥, 防風, 黃芩, 薄荷 各一錢.

右剉作一貼, 水煎, 徐徐服, 加玄參一錢, 尤妙〔必用〕[125].

---

122 『奇效良方』卷之六十一 咽喉門「咽喉通治方」 '上淸丸'(『奇效良方』四, 商務印書館, 1977, 1,275쪽). 처방이 薄荷, 川芎, 防風, 桔梗, 砂仁, 甘草로 구성되어 있다.

123 『御藥院方』卷之一「治風藥門」(앞의 책, 11-12쪽).

124 『醫學入門』外集 卷六 雜病用藥賦 痰類「咽」(앞의 책, 543쪽).

125 이 처방은 『古今醫鑑』에 처음 나온다(『中醫方劑大辭典』第三冊, 152-153쪽). 『古今醫鑑』卷九「咽喉」方 '甘桔湯'(앞의 책, 255쪽). 『古今醫鑑』에서는 玄

상청원

인후가 붓고 아프며 입 안이나 혀가 헌 것을 치료하는데, 신神도 맑게 한다.

박하엽 한 근, 사인 넉 냥, 감초 두 냥, 방풍 · 황금 · 길경 각 한 냥.

위의 약들을 가루내어 꿀로 반죽하여 한 냥으로 스무 개의 알약을 만들어 늘 한 알씩 입에 머금어 녹여 먹는다(『기효양방』).

가감박하전원

풍열風熱로 인후가 붓고 아픈 것을 치료한다.

박하엽 여덟 냥, 방풍 · 천궁 · 백두구 각 한 냥, 사인 · 감초 각 닷 돈, 용뇌 닷 푼, 길경 두 냥.

위의 약들을 가루내어 꿀로 반죽하여 한 냥으로 서른 개의 알약을 만들어 한 알씩 입에 머금어 녹여 먹는다(『어약원방』).

형황탕

풍열이 인후에 뭉쳐 있어서 붓고 아프며 대변이 잘 나오지 않는 것을 치료한다.

형개 너 돈, 대황 한 돈.

위의 약들을 썰어 물에 달여 빈속에 먹는다(『의학입문』).

필용방감길탕

풍열로 인후가 붓고 아픈 것과 후비를 치료하는데 아주 잘 낫는다.

길경 두 돈, 감초 · 형개 · 방풍 · 황금 · 박하 각 한 돈.

위의 약들을 썰어 한 첩으로 하여 물에 달여 천천히 먹는다. 현삼 한 돈을 더 넣으면 더욱 좋다(필용).

參一錢을 더 넣는다고 되어 있으며, 다음과 같은 加減法이 나와 있다. "咳逆, 加陳皮. 咳嗽, 加知母貝母. 咳發渴, 加五味子. 唾膿血, 加紫菀. 肺痿, 加阿膠. 面目腫, 加茯苓. 嘔, 加半夏生薑. 少氣, 加人參麥門冬. 膚痛, 加黃芪. 目赤, 加梔子黃連. 咽痛, 加鼠粘子竹茹. 聲啞, 加半夏桂枝. 疫毒頭痛腫, 加鼠粘子大黃芒硝. 胸膈不利, 加枳殼. 心胸密, 加枳實. 不得臥, 加梔子. 發斑, 加防風荊芥. 酒毒, 加乾薑陳皮之類."

金消丸

治咽喉腫痛.

黃柏, 荊芥, 射干, 黃芩 各等分.

右爲末, 蜜丸櫻桃大, 每一丸, 含化〔簡易〕[126].

清火補陰湯

治虛火上升, 喉痛喉閉, 或生瘡.

玄參 二錢, 白芍藥, 熟地黃 各一錢, 當歸, 川芎, 黃柏 童便炒, 知母 生, 天花粉, 甘草 各七分.

右剉作一貼, 水煎, 入竹瀝三匙, 溫服〔醫鑑〕[127]. ○ 喉乾燥痛, 四物湯 方見血門, 加桔梗荊芥黃柏知母, 煎服, 立已〔正傳〕[128].

絳雪散

治咽喉熱痛腫塞.

寒水石 煅 五錢, 鵬砂, 馬牙硝, 朱砂 各一錢, 龍腦 半錢.

右爲細末, 每一字, 摻入口中嚥津〔直指〕[129].

126 이 처방은 『東醫寶鑑』 外形篇에서 '簡易方'을 인용하여 나온다(『中醫方劑大辭典』 第六册, 535쪽).

127 『古今醫鑑』 卷九 「咽喉」 '方'(앞의 책, 256쪽).

128 『醫學正傳』 卷之五 「喉病」 方法 '又方'(앞의 책, 278-279쪽).

129 『仁齋直指』 卷二十一 咽喉 「咽喉證治」(앞의 책, 413쪽).

금소환

인후가 붓고 아픈 것을 치료한다.

황백 · 형개 · 사간 · 황금 각 같은 양.

위의 약들을 가루내어 꿀로 반죽하여 앵도대의 알약을 만들어 한 알씩 입에 머금어 녹여 먹는다(간이).

청화보음탕

허화虛火가 위로 올라 목구멍이 아프고 막히거나 허는 것을 치료한다.

현삼 두 돈, 백작약 · 숙지황 각 한 돈, 당귀, 천궁, 황백(동변에 축여 볶은 것), 지모(날 것), 천화분, 감초 각 일곱 푼.

위의 약들을 썰어 한 첩으로 하여 물에 달여 죽력 세 숟가락을 넣어서 따뜻하게 먹는다 (『고금의감』).   ○ 목구멍이 마르고 아픈 데는 사물탕(처방은 「혈문」에 있다)에 길경 · 형개 · 황백 · 지모를 더 넣어 달여 먹으면 바로 낫는다(『의학정전』).

강설산

인후가 열이 나면서 아프고 부어서 막힌 것을 치료한다.

한수석(불에 달군 것) 닷 돈, 붕사 · 마아초 · 주사 각 한 돈, 용뇌 반 돈.

위의 약들을 곱게 가루내어 한 자씩 입 안에 뿌린 후 침으로 삼킨다(『인재직지』).

傷寒咽痛

傷寒陽毒陰毒, 皆有咽痛, 詳見本門〔仲景〕[130]. ○ 伏氣之病, 謂非時暴寒中人, 伏於少陰經, 始不覺, 旬月乃發[131], 先發咽痛, 次必下利, 脈微弱. 古方謂之腎傷寒, 宜用半夏桂甘湯〔活人〕[132]. ○ 少陰客寒咽痛, 宜甘桔湯, 桔梗湯, 荊芥湯 方見下.

半夏桂甘湯

治腎傷寒咽痛.

半夏 薑製, 桂枝, 甘草 各二錢.

右剉作一貼, 入薑五片, 同煎, 候冷徐徐呷之〔活人〕[133].

甘桔湯

治少陰客寒咽痛.

桔梗 三兩, 甘草 一兩.

右剉, 五錢水煎, 徐徐服之. 加鼠粘子, 竹茹各一錢, 治咽痛, 尤妙〔海藏〕[134].

桔梗湯

治同上.

桔梗 一兩, 甘草 二兩.

右剉, 五錢水煎, 如上法, 服之〔海藏〕[135]. ○ 二味等分, 名如聖湯〔直指〕[136].

---

130 『金匱要略方論』 卷上 「百合狐惑陰陽毒病證并治第三」(『金匱要略註釋』, 101쪽. 『金匱要略精解』, 40쪽). "陽毒之爲病, 面赤班, 班如綿文, 咽喉痛, 唾膿血. 五日可治, 七日不可治, 升麻鱉甲湯主之. 陰毒之爲病, 面目青, 身痛如被杖, 咽喉痛. 五日可治, 七日不可治. 升麻鱉甲去雄黃蜀椒主之."

131 '旬月'은 보통 한 달을 말하는데, 열 달을 말하기도 하고 보름을 말하기도 한다. 『漢書』에서는 數月이라고 하였다.

132 『增注類證活人書』 卷八 「問咽喉痛」(앞의 책, 234-235쪽). "又有伏氣之病, … 脈微弱, 法先咽痛似傷寒, 非喉痺之病, 次必下利, 始用半夏桂甘湯, 次四逆

상한에 의한 인통

상한의 양독陽毒이나 음독陰毒으로도 목구멍이 아픈데,「상한문」에 자세히 나와 있다(『금궤요략』). ○ 사기邪氣가 잠복해 있다가 병이 생긴다는 것은 추울 때가 아닌데 갑작스럽게 한기가 침입하여 소음경少陰經에 잠복해 있으나 처음 한 달 동안은 느끼지 못하다가 병이 생기는 것을 말한다. 처음에는 목구멍이 아프고 다음에는 반드시 설사를 하며 맥은 미약하다. 옛 처방에서는 신상한腎傷寒이라고 하였는데, 반하계감탕을 쓴다(『활인서』). ○ 소음경에 한사寒邪가 들어와 목구멍이 아픈 데는 감길탕, 길경탕, 형개탕(처방은 뒤에 있다) 등을 쓴다.

반하계감탕

신상한으로 목구멍이 아픈 것을 치료한다.

반하(생강으로 법제한 것), 계지, 감초 각 두 돈.

위의 약들을 썰어 한 첩으로 하여 생강 다섯 쪽을 넣고 물에 달여 식혀서 천천히 먹는다(『활인서』).

감길탕

소음경에 한사가 침입하여 목구멍이 아픈 것을 치료한다.

길경 석 냥, 감초 한 냥.

위의 약들을 썰어 닷 돈씩 물에 달여 천천히 먹는다. 우방자 · 죽여 각 한 돈을 더 넣으면 목구멍이 아픈 것을 치료하는 데 매우 좋다(『의루원융』).

길경탕

감길탕과 같은 증상을 치료한다.

길경 한 냥, 감초 두 냥.

위의 약들을 썰어 닷 돈씩 물에 달여 감길탕과 같은 방법으로 먹는다(『의루원융』). ○ 길경과 감초를 같은 양으로 쓰면 여성탕이라고 한다(『인재직지』).

散主之. 此病之一二日便差, 古方謂之腎傷寒也."
133 『增注類證活人書』 卷十七 「半夏桂枝甘草湯」(앞의 책, 431-432쪽). '甘草灸半夏湯洗桂心.'
134 『醫壘元戎』 卷九 少陰證 「仲景甘桔湯例」(앞의 책, 800쪽).
135 『醫壘元戎』 卷九 「少陰證」(앞의 책, 803쪽)에는

'桔梗湯' 처방이 "桔梗半夏製陳皮各一兩, 枳實半兩, 生薑. 煎服"으로 되어 있다. 이 처방은 『傷寒論』에서 처음 나온 것이다. "少陰病, 二三日, 咽痛者, 可與甘草湯, 不差者, 與桔梗湯."
136 『仁齋直指』 卷二十一 咽喉 「咽喉證治」(앞의 책, 416쪽). 主治가 '治少陰喉痛'으로 되어 있다.

咽喉瘡

咽瘡者, 胃脘實熱熏灸上焦, 發爲白頭赤根, 宜發聲散〔直指〕[137]. ○ 咽喉生瘡痛, 多屬虛火, 遊行無制, 客於咽喉, 宜用人蔘荊芥蜜灸黃柏〔綱目〕[138]. ○ 咽喉生瘡, 勿用生薑, 辛辣反甚故也〔綱目〕[139]. ○ 楊梅天疱瘡, 服輕粉, 毒氣流注, 多作咽瘡潰爛. 詳見諸瘡門. ○ 咽喉瘡, 宜用利膈湯, 牛蒡子湯, 淸火補陰湯, 加味四物湯 方見上, 通隘散 方見下, 佛手散, 發聲散, 治喉痺生瘡方.

利膈湯

治咽喉生瘡.

薄荷, 荊芥, 防風, 桔梗, 人蔘, 鼠粘子 炒, 甘草 各一兩.

右爲末, 每二錢, 沸湯點服, 咽痛加白殭蠶〔本事〕[140].

牛蒡子湯

治咽喉腫痛, 牙關緊急, 或生瘡癰, 或愈後復攻胸脇, 氣促身熱, 不能坐臥.

牛蒡子 二錢, 玄蔘, 犀角, 升麻, 黃芩, 木通, 桔梗, 甘草 各一錢.

右剉, 水煎食後服〔入門〕[141].

137 『仁齋直指』卷二十一 咽喉 「咽喉論」(앞의 책, 413쪽).

138 『醫學綱目』卷之十五 肝膽部 咽喉 「咽嗌痛」(앞의 책, 294쪽). 『醫學綱目』에는 '咽喉生瘡痛, 多屬虛火'가 '咽瘡多虛火'로 되어 있다.

139 『醫學綱目』卷之十五 肝膽部 咽喉 「咽嗌痛」(앞의 책, 294쪽). "咽喉生瘡損了, 不用生薑, 用之辛辣痛, 又能散不收."

인후창

목구멍이 허는 것은 위완胃脘의 실열이 상초를 훈증하였기 때문인데, 헌 곳의 끝은 허옇고 뿌리는 벌겋다. 발성산을 쓴다(『인재직지』). ○ 인후가 헐어 아픈 것은 대개 허화가 제멋대로 떠돌다가 인후에 침입하여 생기는 것으로 인삼, 형개, 황백(꿀을 발라 구운 것)을 쓴다(『의학강목』). ○ 인후가 이미 헐었으면 생강을 쓰지 말아야 한다. 이는 매운맛 때문에 병이 오히려 더 심해지기 때문이다(『의학강목』). ○ 양매창楊梅瘡과 천포창天疱瘡에는 경분을 덕는데, 독기가 돌아다니다가 목구멍을 헐고 짓무르게 한다. 「제창문」에 자세히 나와 있다. ○ 인후창에는 이격탕, 우방자탕, 청화보음탕, 가미사물탕(처방은 앞에 있다), 통애산(처방은 귀에 있다), 불수산, 발성산, 치후비생창방 등을 쓴다.

이격탕

인후가 허는 것을 치료한다.

박하, 형개, 방풍, 길경, 인삼, 우방자(볶은 것), 감초 각 한 냥.

위의 약들을 가루내어 두 돈씩 끓인 물에 타서 먹는다. 목구멍이 아프면 백강잠을 더 넣는다(『보제본사방』).

우방자탕

인후가 붓고 아프면서 이를 악물거나 창瘡과 옹癰이 생기는 것을 치료한다. 또 병이 나은 후 다시 재발하여 가슴과 옆구리로 퍼져서 숨이 가쁘고 열이 나면서 앉지도 눕지도 못하는 것을 치료한다.

우방자 두 돈, 현삼 · 서각 · 승마 · 황금 · 목통 · 길경 · 감초 각 한 돈.

위의 약들을 썰어 물에 달여 식후에 먹는다(『의학입문』).

140 『普濟本事方』 卷第四 「虛熱風壅喉閉淸利頭目」(앞의 책, 408쪽). "治虛煩上盛, 脾肺有熱, 咽喉生瘡." 처방 중 '薄荷'가 '蘇葉'으로 되어 있다.

141 『醫學入門』 外集 卷六 雜病用藥賦 痰類 「咽」(앞의 책, 543쪽). "治風熱上壅, 初發牙關緊急, 已發咽喉腫痛, 或生瘡癰, 及愈後復攻胸脇, 氣促身熱, 不能言臥."

佛手散

治風熱咽喉腫痛生瘡.

薄荷葉 二兩, 芒硝 一兩, 甘草 七錢, 桔梗, 蒲黃 各五錢, 靑黛 二錢.

右爲末, 取少許乾摻, 或以竹管吹入喉中〔丹心〕.

發聲散

治咽痛生瘡, 妨悶.

黃瓜蔞 大者 一箇, 桔梗 七錢半, 白殭蠶 炒 五錢, 甘草 炒 二錢.

右爲末, 每取少許乾糝. 如咽喉腫痛, 左右有紅, 或一邊紅紫長大, 此藥加朴硝一錢, 和勻糝之, 如喉中有小白頭瘡, 前藥入白礬末半錢, 和糝〔綱目〕.

治喉痺生瘡方

喉痺乳蛾, 腫痛生瘡潰爛, 水漿不入, 死在須臾.

用巴豆肉, 細辛 等分.

爲末, 用紙捲藥在中, 兩頭撚緊, 從中剪斷. 塞入兩鼻中, 一時頭頂氷凉, 咽喉卽開〔種杏〕.

---

142 '摻'(칠 참)은 '糝'의 오자가 아닌가 한다.

143 『丹溪心法附與』卷之十「纏喉風喉痺」(앞의 책, 374-375쪽).

144 『醫學綱目』卷之十五 肝膽部 咽喉「咽嗌痛」(앞의 책, 294-295쪽). "治咽痛妨悶, 咽物則微痛, 不宜寒凉藥過泄之, 此妨悶虛熱也."

145 『種杏仙方』卷二「咽喉」'一方'(앞의 책, 53쪽).

불수산

풍열로 인후가 붓고 아프며 허는 것을 치료한다.

박하엽 두 냥, 망초 한 냥, 감초 일곱 돈, 길경 · 포황 각 닷 돈, 청대 두 돈.

위의 약들을 가루내어 말려서 목 안에 조금씩 뿌리거나 대나무 대롱으로 목구멍에 불어넣는다(『단계심법부여』).

발성산

목구멍이 아프고 헐며 답답한 것을 치료한다.

황과루(큰 것) 한 개, 길경 일곱 돈 반, 백강잠(볶은 것) 닷 돈, 감초(볶은 것) 두 돈.

위의 약들을 가루내어 말려서 조금씩 목 안에 뿌린다. 인후가 붓고 아픈데 왼쪽과 오른쪽이 빨갛게 붓거나 한쪽만 빨갛게 크게 부으면 발성산에 박초 한 돈을 더 넣어 잘 섞은 다음 뿌리고, 목구멍에 끝이 하얀 작은 헌데가 생겼을 때에는 발성산에 백반가루 반 돈을 더 넣어 섞어서 뿌린다(『의학강목』).

치후비생창방

후비와 유아乳蛾로 목구멍이 붓고 아프며 헐고 짓물러서 물이나 미음을 넘기지 못하면 곧 죽게 된다.

파두육 · 세신 각 같은 양.

위의 약들을 가루내어 종이에 말아 양쪽 귀퉁이를 꼭 여민 다음 가운데를 자른다. 이를 양쪽 콧속에 넣으면 곧 머리 꼭대기가 차가워지는 것을 느끼면서 인후가 바로 열린다(『종행선방』).

喉痺失音

咽喉生瘡令閉, 聲不出者, 秘傳降氣湯 方見氣門 去陳皮加黃芩, 服之. 曾服涼藥自利, 聲音有壞者, 亦用秘傳降氣湯, 救之〔入門〕[146]. ○ 咽痺失音, 宜用通隘散, 增損如聖湯, 荊芥湯, 通關飲, 桔梗湯, 神效散. ○ 喉閉生瘡, 失聲音, 服紫雪, 神效 方見火門.

通隘散

治喉痛生瘡, 聲啞.

白鵬砂 二錢, 孩兒茶, 靑黛, 滑石, 寒水石 各一錢, 蒲黃, 馬牙硝, 枯白礬 各六分, 黃連, 黃柏 各五分, 片腦 二分.

右細末, 煉化白砂糖和丸芡實大. 臥時舌壓一丸, 自化入喉, 神效. 一方, 以葦筒吹少許入喉中, 亦神效〔醫鑑〕[147].

增損如聖湯

治咽喉腫痛妨悶, 語聲不出.

桔梗 二兩, 甘草 灸 一兩半, 枳殼, 防風 各五錢.

右末, 三錢煎水, 入酥如棗許攪[148], 服〔綱目〕[149].

荊芥湯

治咽喉腫痛, 語聲不出, 嚥之, 甚妙.

桔梗 二兩, 甘草 一兩, 荊芥穗 五錢.

右爲麁末, 每取四錢, 入薑三片, 水煎呷服〔三因〕[150].

---

146 『醫學入門』外集 卷四 雜病分類 內傷類 痰類「咽喉」(앞의 책, 397쪽).

147 『古今醫鑑』卷九「咽喉」‘方’(앞의 책, 256쪽).

148 ‘酥’(연유 수)는 젖을 끓일 때 생긴 윗부분의 얇은 막으로 만든 크림을 말한다.

149 『醫學綱目』卷之十五 肝膽部 咽喉「咽嗌痛」(앞의

후비로 소리가 나오지 않는 것

인후가 헐어 목구멍이 막혀서 소리가 나오지 않는 데는 비전강기탕(처방은 「기문」에 있다)에서 진피를 빼고 황금을 넣어 먹는다. 일찍이 찬약〔凉藥〕을 먹어서 설사를 하고 소리가 갈라져 나오는 데에도 비전강기탕을 써서 치료한다(『의학입문』). ○ 인비咽痺로 목소리가 나오지 않는 데는 통애산, 증손여성탕, 형개탕, 통관음, 길경탕, 신효산 등을 쓴다. ○ 목구멍이 막히고 헐어서 소리가 나오지 않는 데는 자설(처방은 「화문」에 있다)을 먹으면 효과가 매우 좋다.

통애산

목구멍이 아프고 헐어서 목소리가 나오지 않는 것을 치료한다.

백붕사 두 돈, 해아다 · 청대 · 활석 · 한수석 각 한 돈, 포황 · 마아초 · 고백반 각 여섯 푼, 황련 · 황백 각 닷 푼, 편뇌 두 푼.

위의 약들을 곱게 가루내어 흰 사탕 끓인 물로 반죽하여 감실대의 알약을 만든다. 잠들 때 이 약 한 알을 〔혀 밑에 넣고〕 혀로 누르고 있으면 저절로 녹아서 목구멍으로 들어가는데 효과가 매우 좋다. 어떤 처방에서는 갈대 대롱으로 약을 조금씩 목구멍으로 불어넣는데, 그렇게 하여도 효과가 매우 좋다(『고금의감』).

증손여성탕

인후가 붓고 아파서 답답하며 말이 나오지 않는 것을 치료한다.

길경 두 냥, 감초(구운 것) 한 냥 반, 지각 · 방풍 각 닷 돈.

위의 약들을 가루내어 서 돈씩 달인 다음 졸인 젖을 대추만큼 넣고 잘 저어서 먹는다(『의학강목』).

형개탕

인후가 붓고 아파서 말이 나오지 않을 때 이 약을 먹으면 아주 잘 낫는다.

길경 두 냥, 감초 한 냥, 형개수 닷 돈.

위의 약들을 거칠게 가루내어 너 돈씩 생강 세 쪽을 넣고 물에 달여 홀짝홀짝 먹는다(『삼인극일병증방론』).

책, 294쪽). "治風熱攻衝會厭, 語聲不出, 咽喉妨悶腫痛."

150 『三因極一病證方論』 卷之十六 「咽喉病證治」(앞의 책, 231쪽). "治風熱肺壅, 咽喉腫痛, 語聲不出, 喉中如有物哽, 嚥之則痛甚."

通關飮

治喉痺腫痛, 不能言語, 此從治之法, 無不愈.
桔梗 二錢, 甘草 灸 一錢半, 人蔘, 白朮, 赤茯苓 各一錢, 防風
七分, 荊芥, 薄荷, 乾薑 炮 各五分.
右剉作一貼, 水煎服〔正傳〕[151].

桔梗湯

治咽喉腫痛, 聲破難語.
桔梗, 甘草 各一錢半, 當歸, 馬勃 各一錢, 麻黃 五分, 白殭蠶,
黃芩 各三分, 桂枝 少許.
右剉作一貼, 水煎服〔東垣〕[152].

神效散

治喉痺, 語聲不出.
荊芥穗, 萆麻肉 等分.
爲末, 蜜丸皂子大, 綿裹含化.
○ 又方
猪牙皂角和霜梅[153]爲末, 噙之〔三因〕[154].

151 『醫學正傳』卷之五「喉病」‘方法’(앞의 책, 279쪽).
　　"治喉痺腫痛, 不能語言者, 但可進藥, 無不愈者, 此
　　從治之法也."
152 『蘭室秘藏』卷中 口齒咽喉門「口齒論」(앞의 책,
　　195쪽).
153 ‘霜梅’는 매실을 소금물에 담갔다가 말린 것으로

통관음

후비로 붓고 아프면서 말을 할 수 없는 것을 치료하는데, 이것은 종치법을 따른 것으로 낫지 않는 경우가 없다.

길경 두 돈, 감초(구운 것) 한 돈 반, 인삼 · 백출 · 적복령 각 한 돈, 방풍 일곱 푼, 형개 · 박하 · 건강(싸서 구운 것) 각 닷 푼.

위의 약들을 썰어 한 첩으로 하여 물에 달여 먹는다(『의학정전』).

길경탕

인후가 붓고 아프면서 소리가 갈라져 나와 말하기 힘든 것을 치료한다.

길경 · 감초 각 한 돈 반, 당귀 · 마발 각 한 돈, 마황 닷 푼, 백강잠 · 황금 각 서 푼, 계지 조금.

위의 약들을 썰어 한 첩으로 하여 물에 달여 먹는다(『난실비장』).

신효산

후비로 말이 나오지 않는 것을 치료한다.

형개수 · 비마육 각 같은 양.

위의 약들을 가루내어 꿀로 반죽하여 조각자대의 알약을 만들어 면으로 싸서 입에 머금어 녹여 먹는다.

○ 또 다른 처방

저아조각과 백매를 섞어서 가루내어 입에 머금는다(『삼인극일병증방론』).

白梅와 같다.

154 『三因極一病證方論』卷之十六 「咽喉病證治」(앞의 책, 231쪽). 원문에는 '又方' 이하가 없다.

天行喉痺

時行咽痛, 宜用普濟消毒飮子 方見瘟疫. ○ 喉痺一鄕皆相似者, 屬天行運氣之邪. 大忌酸藥點之, 寒藥下之, 鬱其邪於內, 不得出也〔綱目〕[155]. ○ 天行喉痺, 取鴨觜膽礬末半錢, 吹入喉中, 吐痰, 立愈. 如無膽礬, 以透明綠礬代之〔正傳〕[157].

155 『醫學綱目』卷之十五 肝膽部 咽喉 「喉痺」(앞의 책, 290쪽). "喉痺, 鄕村病皆相似者, 屬天行運氣之邪, 治必先表散之, 亦大忌酸藥点之, 寒藥下之. 鬱其邪於內, 不得出也."
156 『醫學正傳』에는 '觜'(털, 뿔 자)가 '嘴'(부리 취)로 되어 있다.
157 『醫學正傳』卷之五 「喉病」 '方法'(앞의 책, 279쪽)의 "又方(東垣). 治喉痺. 用鴨嘴膽礬三分或五分, 吹入喉中, 吐痰愈"와 "普濟消毒飮子(東垣). 治天行喉痛等證"을 재구성한 것으로 보인다.

천행후비

돌림병으로 목구멍이 아픈 데는 보제소독음자(처방은 「온역문」에 있다)를 쓴다. ○ 후비가 한 마을에 퍼졌는데 증상이 모두 비슷하면 이는 돌림병으로, 우주의 운기가 어그러져 생긴 것이다. 신맛의 약을 쓰거나 찬약(寒藥)으로 설사시키면 절대 안 된다. 그러면 사기가 안으로 몰려 들어가 나오지 않게 되기 때문이다(『의학강목』). ○ 돌림병으로 생긴 후비는 오리의 부리와 담반을 가루내어 반 돈씩 목구멍에 불어넣으면 담을 토하면서 바로 낫는다. 담반이 없으면 투명한 녹반을 쓴다(『의학정전』).

咽喉急閉宜鍼

咽喉急閉, 皆屬相火. 惟砭刺出血, 最爲上策〔正傳〕[158]. ○ 喉痺, 因惡血不散故也. 凡治此疾, 暴者必先發散, 發散不愈, 次取痰, 取痰不愈, 次去汚血, 宜鍼之〔綱目〕[159]. ○ 凡喉閉急證, 速用鍼刺出血, 幷豁吐痰涎爲要. 若遲緩不救, 則死〔回春〕[160]. ○ 火鬱則發之. 砭刺出血, 卽汗之之義也. 血出多則愈, 有鍼瘡者, 薑汁調熟水, 時時呷之. 凡關上血泡, 最宜鍼, 關下不見者, 令病人含水一口, 用蘆管尖刺鼻孔出血, 妙〔入門〕[161]. ○ 一婦人, 患喉生蛾, 不肯鍼. 范九思云, 我有一藥, 須新筆點之, 乃藏鍼在筆頭內, 刺血出, 卽愈〔入門〕[162]. ○ 咽喉腫痛, 惟腎傷寒及帝鍾風者, 忌鍼〔入門〕[163].

〔入門〕[164].

---

158 『醫學正傳』卷之五「喉病」‘方法’(앞의 책, 279쪽).
　　“喉舌之疾, 皆屬火熱, 雖有數種之名, 輕重之異, 乃
　　火之微甚故也. 微而輕者, 可以緩治. 甚而急者, 惟
　　用砭針刺血, 最爲上策.”
159 『醫學綱目』卷之十五 肝膽部 咽喉「喉痺」(앞의 책,
　　293쪽). ‘孫’, 곧 孫兆의 글을 인용하였다.

160 『萬病回春』卷之五「咽喉」(앞의 책, 287-288쪽).
　　“或喉閉急症, 急刺少商穴, 在大指甲外側, 用三棱
　　鍼放出毒血, 幷豁吐痰涎爲要.”
161 『醫學入門』外集 卷四 雜病分類 內傷類 痰類「咽
　　喉」(앞의 책, 397쪽). 원문과 들고남이 있다.
162 ‘范九思’는 宋代의 의생으로 의약과 침술에 능통

인후가 갑자기 막힌 데는 침을 놓아야 한다

인후가 갑자기 막히는 것은 모두 상화 때문으로, 침으로 찔러 피를 내는 것이 가장 좋은 방법이다(『의학정전』). ○ 후비는 나쁜 피가 흩어지지 않았기 때문에 생기는 것이다. 일반적으로 이러한 병 중 갑자기 생긴 것은 반드시 먼저 사기를 흩뜨리고〔發散〕 흩뜨려도 낫지 않으면 담을 다스리고 담을 다스려도 낫지 않으면 나쁜 피를 없애서 치료하여야 하므로 침으로 찔러 피를 내야 한다(『의학강목』). ○ 일반적으로 급성으로 생긴 후폐는 빨리 침으로 찔러 피를 내고 아울러 담연을 삭이거나 토하게 하는 것이 중요하다. 만약 시간을 끌거나 너무 완만하게 치료하여 고치지 못하면 죽는다(『만병회춘』). ○ 화火가 뭉친 것은 밖으로 나오게 하여야 한다. 삼릉침〔砭〕으로 찔러 피를 내는 것은 땀을 내는 것과 같다. 피가 많이 나오면 병이 낫는데, 침 맞은 곳이 헐면 생강즙을 끓인 물에 타서 자주 마신다. 일반적으로 목구멍의 보이는 곳에 생긴 뭉친 피〔血泡〕는 침으로 찌르는 것이 가장 좋은 방법이며, 보이지 않는 곳에 생긴 것은 환자에게 물을 한 모금 머금게 한 다음 갈대 대롱의 끝으로 콧구멍을 찔러 피를 내면 좋다(『의학입문』). ○ 어떤 부인이 목구멍에 유아乳蛾가 생겼는데 침을 맞으려고 하지 않았다. 그래서 범구사가 "나에게 약이 한 가지 있는데 새 붓에 찍어 발라야 한다"고 하면서 붓 끝 속에 침을 숨겨서 〔목구멍에 넣고〕 찔러 피를 내니 바로 나았다(『의학입문』). ○ 인후가 붓고 아픈 것 중에서도 신상한과 제종풍만은 침을 놓아서는 안 된다(『의학입문』).

하였다고 하며, 민간에 그가 치유한 喉病驗案이 전
해지고 있다.

163 『醫學入門』 卷首 歷代醫學姓氏 「明醫」 ‘范九思’
　　(앞의 책, 16쪽).

164 『醫學入門』 外集 卷四 雜病分類 內傷類 痰類 「咽
　　喉」(앞의 책, 396쪽).

咽喉急閉宜吐

凡喉痺, 勿論大人小兒, 非吐不可. 如膽礬石綠之類爲末, 薄荷汁入醋同調, 以雞翎蘸藥, 送入喉內, 徐徐引痰吐出, 爲佳〔湯氏〕. ○ 喉痺多屬痰, 宜用吐法〔丹心〕. ○ 宜用吹喉散, 引痰眞捷法, 去涎方, 或用好醋嗽漱, 吐痰, 亦妙.

吹喉散

治喉閉腫痛.

綠礬 五錢 入靑魚膽內風乾, 巴豆 七箇 去殼, 朴硝 二錢半 另研, 銅靑 一錢, 輕粉 五分, 靑黛 少許.

右將膽礬同巴豆於銅銚內飛過, 去巴豆, 合朴硝等四味, 再入麝香少許, 每用一字, 吹入喉中, 吐出痰血, 立愈〔正傳〕.

---

165 『丹溪心法』 卷四 「纏喉風喉痺六十五」(앞의 책, 371쪽). "喉痺大槪多是痰熱, 重者用桐油探吐."

166 『醫學正傳』 卷之五 「喉病」 '方法'(앞의 책, 279-280 쪽). 이 처방은 앞의 '單乳蛾雙乳蛾喉痺' 항목의 내용과 같다.

인후가 갑자기 막힌 데는 토하게 한다

일반적으로 후비에는 어른이나 아이 할 것 없이 토하게 하여야 한다. 담반이나 석록과 같은 약을 가루내어 박하즙과 함께 식초에 갠 다음 닭의 깃털에 묻혀 목구멍에 흘려 넣어 서서히 담을 끌어올려 토하게 하면 좋다(탕씨). ○ 후비는 대개 담에 의하여 생기는데 토법을 쓴다(『단계심법』). ○ 취후산, 인담진첩법, 거연방 등을 쓰며, 좋은 식초를 입에 머금고 양치하여 담을 토하는 것도 좋다.

취후산

목구멍이 막혀 붓고 아픈 것을 치료한다.

녹반 닷 돈(청어 쓸개 안에 넣어 바람에 말린다), 파두 일곱 개(껍질을 깐다), 박초 두 돈 반(따로 간다), 동청 한 돈, 경분 닷 푼, 청대 조금.

위의 약 중에서 담반과 파두를 구리그릇에 넣고 수비하여 파두를 버린 다음 여기에 박초 등 네 가지 약을 합한 후 다시 사향을 조금 넣어〔잘 간 다음〕한 번에 한 자씩 목구멍에 불어 넣으면 가래와 피를 토하면서 바로 낫는다(『의학정전』).

引痰眞捷法

治喉痺.

冬月, 靑魚膽用白礬入內, 臨用加百草霜炒鹽少許, 醋調. 以鴨毛蘸藥引吐痰出. 如無魚膽, 用白礬半兩巴豆肉十枚同枯過, 去巴豆, 用礬如上法吐痰, 神效. 吐後, 用金鎖匙 方見上 吹之, 常服必用方甘桔湯最妙 方見上〔入門〕.

去涎方

治喉痺.

猪牙皂角 五錢, 膽礬 一錢半, 靑黛 五分.

右爲末, 醋糊和丸櫻桃大. 每一丸, 以熟絹裹在筯頭上, 用好醋潤透, 將藥點在喉瘡上. 咬着筯, 其涎如水, 卽解. 後服防風通聖散 方見風門〔丹心〕.

167 『醫學入門』 外集 卷四 雜病分類 內傷類 痰類 「咽喉」(앞의 책, 397쪽).

168 '熟絹'은 비단을 잿물에 담갔다가 솥에 찐 것을 말한다(『精校譯繹 東醫寶鑑』 外形篇, 274쪽 주124).

169 『丹溪心法附餘』 卷之十 痰熱門 「纏喉風喉痺」 '一方'(앞의 책, 372쪽).

인담진첩법

후비를 치료한다.

겨울에 청어 쓸개에 백반을 넣어놓았다가 쓸 때마다 백초상과 볶은 소금을 조금 넣어서 식초에 갠다. 이 약을 거위의 털에 묻혀 목구멍에 넣어 담을 끌어올려 토하게 한다. 청어 쓸개가 없으면 백반 반 냥과 파두육 열 개를 함께 구워서 〔백반이〕 고백반이 되게 한 다음 파두는 버리고 백반만 쓴다. 취후산과 같은 방법으로 담을 토하게 하면 효과가 매우 좋다. 토한 뒤에는 금쇄시(처방은 앞에 있다)를 불어넣고 늘 필용방감길탕(처방은 앞에 있다)을 먹으면 가장 좋다(『의학입문』).

거연방

후비를 치료한다.

저아조각 닷 돈, 담반 한 돈 반, 청대 닷 푼.

위의 약들을 가루내어 식초로 쑨 풀로 반죽하여 앵도대의 알약을 만든다. 한 알씩 삶다 익힌 실로 짠 비단에 싸서 젓가락 대가리에 잡아매어 좋은 식초를 흥건히 적신 다음 약을 목구멍 헌 곳에 닿게 한다. 그리고 환자에게 그 젓가락을 물고 있게 하면 묽은 가래가 물처럼 흘러나오면서 바로 낫는다. 그런 다음 방풍통성산(처방은 「풍문」에 있다)을 먹는다(『단계심법』).

咽喉閉通治

火性急速, 故病發則暴悍. 或鍼或吐, 以宣其毒, 此急則治標之法也. 必須兼以內經從治之法, 以桔梗甘草玄參升麻防風羌活荊芥人蔘白朮茯苓之類, 少加乾薑附子爲嚮導, 徐徐頻與, 不可頓服. 此爲治之大法也. 切不可驟用寒凉之藥. 殊不知上熱未除, 中寒復生, 至於發喘發脹, 皆爲不治之證〔正傳〕. ○ 喉痛必用荊芥, 陰虛火炎必用玄參〔丹心〕. ○ 咽喉腫痛諸證, 皆用淸凉散 方見上, 加減用之〔回春〕. ○ 通用氷梅丸, 龍腦川芎元, 淸咽利膈散, 必用方甘桔湯 方見上, 龍腦破毒散 方見上, 金鎖匙 方見上, 琥珀犀角膏 方見口舌.

---

170 『醫學正傳』卷之五「喉病」‘論’(앞의 책, 277쪽).
"火性急速, 故病發則暴悍. 治之之法, 必先大涌其痰, 或以鈹針刺其腫處, 此急則治標之法也. 用藥者, 必須以內經從治之法, 而以桔梗甘草玄參升麻防風羌活荊芥人蔘白朮茯苓之類, 少加乾薑附子等藥爲向導, 徐徐頻與, 不可頓服, 此爲治之大法也. 切不可驟服寒凉之藥, 非徒無益, 而且促其死耳. 俗人未諳此理, 而峻用芩連梔柏之類而正治之, 又甚者雜進以大寒草藥, 頻與頓服, 但覺腫勢稍退, 語言略通, 而醫者病者皆謂獲效而喜. 殊不知上熱未除, 中寒

인후가 막힌 데 두루 쓰는 치료법

화火의 성질은 빠르므로 병이 갑자기 생기고 변화도 빠르다. 침으로 찌르거나 토하게 하는 방법으로 그 독을 흩어지게 하는데, 이것이 '급하면 표標를 치료한다'는 원칙이다. 따라서 반드시 『내경』의 종치법을 함께 써야 하는데, 길경·감초·현삼·승마·방풍·강활 형개·인삼·백출·복령 같은 것을 쓰되 건강·부자를 조금 넣어 약의 기운을 이끌어가게 하며, 약은 천천히 자주 먹어야지 한 번에 다 먹어서는 안 된다. 이것이 치료의 가장 중요한 원칙이다. 또 찬약을 절대 성급하게 써서는 안 된다. 특히 상초에 열이 다 없어지지 않고 중초에 한사寒邪가 다시 생긴 것을 모르〔고 찬약을 쓰〕면 천식과 창만脹滿이 생기게 되는데, 모두 치료하지 못하는 증상이 된다(『의학정전』). ○ 후비에는 반드시 형개를 쓰고 음陰이 허하여 화火가 치솟으면 반드시 현삼을 쓴다(『단계심법』). ○ 인후가 붓고 아픈 모든 병에는 청량산(처방은 앞에 있다)을 가감하여 쓴다(『만병회춘』). ○ 빙매환, 용뇌천궁환, 청인이격산, 필용방감길탕(처방은 앞에 있다), 용뇌파독산(처방은 앞에 있다), 금쇄시(처방은 앞에 있다), 호박서각고(처방은 「구설문」에 있다) 등을 두루 쓴다.

復生, 其毒氣乘虛而入腹, 漸而至於發喘不休, 不可
　治矣, 良可嘆哉."
171 『丹溪心法』 卷四 「纏喉風喉痹六十五」(앞의 책,
　　371쪽).
172 『萬病回春』 卷之五 「咽喉」(앞의 책, 288쪽).

氷梅丸

治十八種喉痺, 俱效. 又治喉風腫痛, 如神.

大南星 三十五箇, 大半夏, 白礬, 白鹽, 防風, 朴硝 各四兩, 桔梗 二兩, 甘草 一兩, 揀七分熟大梅實 一百箇.

先將硝鹽水浸一伏時[173], 然後將各藥碾碎[174], 入水拌勻, 方將梅實置於水中, 其水淹過梅子三指爲度. 浸七日, 取出晒乾, 又入水中浸透晒乾, 竢藥水乾爲度. 方將梅子入磁罐封密, 如霜衣白愈佳. 用時, 綿裹噙在口中, 徐徐嚥汁下, 痰出卽愈 [回春][175]. ○ 入門有皂角四兩, 無甘草.

龍腦川芎丸

治咽喉諸病, 通利七竅, 爽氣淸神, 除熱消痰, 消風化滯.

薄荷葉 五兩三錢, 桔梗 一兩半, 川芎, 防風, 甘草 各一兩, 白豆蔲 五錢, 片腦 三錢, 縮砂仁 二錢.

右爲末, 蜜和, 每兩作二十丸, 每一丸, 細嚼茶淸下, 噙化, 亦可 [御院][176]. ○ 此, 與加減薄荷煎元同, 而分兩異.

淸咽利膈散

通治乳蛾喉閉等證.

桔梗, 連翹 各一錢, 大黃, 芒硝, 惡實, 荊芥 各七分, 片芩, 梔子, 薄荷, 防風, 玄參, 黃連, 金銀花, 甘草 各五分 其大黃芩連梔子, 並酒炒.

右剉作一貼, 水煎, 溫服食後 [醫鑑][177].

173 '一伏時'는 하루 밤과 낮을 말한다. 『萬病回春』에
　　는 '一伏時'가 '一週時'로 되어 있다.
174 '碾', 맷돌 연. 맷돌에 갈다.
175 『萬病回春』 卷之五 「咽喉」(앞의 책, 288쪽).
176 『仁齋直指』 卷十五 積熱 「積熱證治」(앞의 책, 301
　　쪽). "消風化滯, 除熱消痰, 通利七竅, 爽氣淸神."

빙매환

열여덟 가지의 후비를 치료하는데 모두 효과가 있다. 또 후풍으로 붓고 아픈 것을 치료하는데 효과가 매우 좋다.

남성(큰 것) 서른다섯 개, 반하(큰 것), 백반, 백염, 방풍, 박초 각 넉 냥, 길경 두 냥, 감초 한 냥, 매실(7할 정도 익은 것 중 큰 것) 백 개.

먼저 박초를 소금물에 하룻동안 담가두었다가 나머지 약을 맷돌에 갈아서 박초가 담긴 물에 넣고 잘 섞는다. 그리고 이 물 속에 매실을 넣는데 물이 매실 위로 세 손가락 정도 잠길 정도로 부어 7일 동안 담갔다가 꺼내어 햇빛에 말리고 다시 그 물에 담갔다가 말리기를 약물이 모두 없어질 때까지 한다. 그런 다음 매실을 사기그릇에 넣고 밀봉해놓는데 하얀 분이 서리게 되면 아주 잘된 것이다. 약을 쓸 때는 매실을 면으로 싸서 입에 머금는데 천천히 즙을 삼켜서 담이 나오면 바로 낫는다(『만병회춘』). ○『의학입문』에는 조각 넉 냥을 넣었고, 감초는 없다.

용뇌천궁환

인후에 생긴 여러 병을 치료하는데 일곱 구멍[七竅]을 잘 통하게 하고 기氣와 신神을 맑게 하며 열을 없애고 담을 삭이며 풍을 없애고 막힌 것을 잘 통하게 한다.

박하엽 닷 냥 서 돈, 길경 한 냥 반, 천궁·방풍·감초 각 한 냥, 백두구 닷 돈, 편뇌 서 돈, 사인 두 돈.

위의 약들을 가루내어 꿀로 반죽하여 알약을 만드는데 한 냥으로 스무 알을 만들어 한 알씩 잘 씹어서 맑은 찻물로 먹거나 녹여 먹어도 좋다(어원). ○ 이 약은 가감박하전원과 같으나 양을 나누는 것이 다르다.

청인이격산

유아나 후폐와 같은 병을 두루 치료한다.

길경·연교 각 한 돈, 대황·망초·우방자·형개 각 일곱 푼, 황금·치자·박하·방풍·현삼·황련·금은화·감초 각 닷 푼(이 중 대황·황금·황련·치자는 술에 축여 볶는다).

위의 약들을 썰어 한 첩으로 하여 물에 달여 식후에 따뜻하게 먹는다(『고금의감』).

『御藥院方』에서 인용하였다고 하였다.
177 『古今醫鑑』 卷九 「咽喉」 '方'(앞의 책, 255쪽). 『古
  今醫鑑』에는 약물의 修治에 대한 언급이 없다.

咽喉不治證

凡咽喉閉, 毒氣歸心, 胸前腫滿, 氣煩促, 下部洞泄不止者, 死〔得效〕[178]. ○ 凡喉痺初發, 胸隔氣促, 咽喉腫痛, 手足厥冷, 氣閉不通, 卽死〔入門〕[179]. ○ 凡咽喉痺, 不可純用凉藥草藥[180]目前取效, 上熱未除, 中寒復起, 毒氣乘入腹, 胸前高腫, 上喘下泄, 手足爪甲靑紫, 七日後, 全不食, 口如魚口者, 死〔入門〕[181].

178 『世醫得效方』 卷第十七 口齒兼咽喉科 「喉病」 ‘死候’ (앞의 책, 291쪽).

179 『醫學入門』 外集 卷六 雜病用藥賦 痰類 「咽」 (앞의 책, 543쪽). ‘雄黃解毒丸’에 대한 설명이다.

180 ‘草藥’은 진귀한 약재에 비해 값어치가 없는 일반적인 식물성 약재를 말한다.

181 『醫學入門』 外集 卷四 雜病分類 內傷類 痰類 「咽喉」 (앞의 책, 396쪽).

치료하지 못하는 인후병

일반적으로 인후가 막혔는데 독기毒氣가 심心으로 들어가서 가슴이 붓고 그득하며 숨이 차고 답답하면서 아래로 설사가 그치지 않으면 죽는다(『세의득효방』). ○ 일반적으로 후비 초기에 가슴이 꽉 막혀 숨이 가쁘고 인후가 붓고 아프며, 손발이 차가워지면서 숨이 막혀 통하지 않으면 바로 죽는다(『의학입문』). ○ 일반적으로 인후비에는 찬약이나 초약만을 써서 당장의 효과를 보려해서는 안 된다. 〔그렇게 하면〕 상초上焦의 열은 없어지지 않고 중초口焦의 한기는 다시 생겨 독기가 그 〔허한〕 틈을 타서 배로 들어가 가슴이 몹시 부어오르고 위로는 숨이 차고 아래로는 설사를 하며 손발톱이 파래지는데, 7일이 지나서는 전혀 먹지 못하고 입이 물고기 입처럼 되면 죽는다(『의학입문』).

魚骨鯁

凡骨鯁在咽不下, 用玉屑無憂散〔三因〕[182]. ○ 凡治鯁之法, 皆以類推. 如鸕鷀治魚鯁, 磁石治鍼哽, 髮灰治髮哽, 狸虎骨治骨哽, 各從其類也〔三因〕[183]. ○ 諸魚膽皆下骨鯁. 鱖魚鯗魚鯽魚膽, 皆可用, 臘月收者, 尤佳. 取一皂子許, 溫酒化呷之, 若得吐, 便出, 未吐, 更飲溫酒. 但以吐爲妙, 未出更服〔本草〕[184]. ○ 南鵬砂噙化, 其骨脫然而失〔得效〕[185]. ○ 貫衆濃煎一盃半, 分三服連進, 片時一咯而骨出〔得效〕[186]. ○ 縮砂甘草末, 綿裹含嚥, 卽吐出〔丹心〕[187]. ○ 野苧根, 洗淨爛擣如泥, 取櫻桃大. 如雞骨, 以雞羹化下, 如魚骨, 以魚羹化下, 立出〔丹心〕[188]. ○ 魚骨橫喉中, 鯉魚鱗皮, 燒作屑, 和水服, 卽出〔本草〕[189]. ○ 魚骨在肚中刺痛, 煎吳茱萸汁一盞飲之, 骨軟而出〔綱目〕[190]. ○ 萱草根汁飲之, 卽下〔綱目〕[191]. ○ 海獺皮煮汁飲水獺, 亦可. 又鸕鷀或魚狗鳥燒灰, 和飲服, 卽下〔本草〕[192]. ○ 鳳仙花子, 水研取汁, 以匙送入咽呷下, 勿犯齒. 無子, 用根〔醫鑑〕[193]. ○ 皂角末, 吹鼻得嚏, 卽出〔類聚〕[194].

182 『三因極一病證方論』 卷之十六 「咽喉病證治附哽」 (앞의 책, 231쪽). "玉屑無憂散. 治一切物哽."

183 『三因極一病證方論』 卷之十六 「咽喉病證治附哽」 (앞의 책, 232쪽).

184 『證類本草』 卷二十二 蟲部下品總八十一種 「鱖魚」 (政和本 411쪽, 四庫本 883쪽).

185 『世醫得效方』 卷第十 大方脈雜醫科 「骨鯁」 '又方' (앞의 책, 174쪽). "以南鵬砂新汲水滌洗, 噙化, 其骨脫然而失."

186 『世醫得效方』 卷第十 大方脈雜醫科 「骨鯁」 '又方' (앞의 책, 174쪽).

187 『丹溪心法附餘』 卷之二十四 雜治門 「救急諸方」 '治魚骨入喉' (앞의 책, 853쪽).

188 『丹溪心法附餘』 卷之二十四 雜治門 「救急諸方」 '治骨䰇' (앞의 책, 853쪽).

189 『證類本草』 卷二十 蟲魚部上品總五十種 「鯉魚膽」

생선 가시가 목에 걸린 것

일반적으로 생선 가시가 목구멍에 걸려 내려가지 않으면 옥설무우산을 쓴다(『삼인극일병증방론』). ○ 일반적으로 생선 가시가 걸린 것을 치료하는 방법은 같은 유類에 따라 치료하여야 한다. 예를 들면 가마우지는 생선 가시가 걸린 것을 치료하고, 자석은 바늘이 걸린 것을 치료하고, 머리카락 태운 재는 머리카락이 걸린 것을 치료하며, 살쾡이나 호랑이의 뼈는 동물의 뼈가 걸린 것을 치료하는데, 이는 각기 같은 유에 따른 것이다(『삼인극일병증방론』). ○ 모든 생선의 쓸개는 생선 가시를 내려가게 한다. 쏘가리, 가물치, 붕어 등의 쓸개를 모두 쓸 수 있는데 음력 섣달에 잡은 것이 더욱 좋다. 〔이런 생선 쓸개를〕 쥐엄나무 열매 한 알단큼씩 따뜻한 술에 타서 먹고 토하면 〔가시가〕 곧 나온다. 토하지 않으면 다시 따뜻한 술을 마신다. 하지만 토하는 것이 중요하므로 나오지 않으면 다시 먹는다(『증류본초』). ○ 남봉사를 입에 머금어 녹여 먹으면 가시가 깨끗이 없어진다(『세의득효방』). ○ 관중을 진하게 달인 물 한 잔 반을 세 번에 나누어 연달아 먹으면 잠시 뒤에 구역질을 하며 가시가 나온다(『세의득효방』). ○ 사인과 감초의 가루를 면으로 싸서 입에 머금고 고인 침을 삼키면 바로 〔가래를〕 토하면서 나온다(『단계심법부여』). ○ 야생 모싯대의 뿌리를 깨끗이 씻은 다음 진흙처럼 잘 찧어서 이를 앵두 크기만큼씩 먹는데, 닭의 뼈가 걸렸으면 닭죽으로 먹고 생선 가시가 걸렸으면 생선죽으로 먹으면 바로 나온다(『단계심법부여』). ○ 생선 가시가 목구멍 옆으로 걸렸으면 잉어의 비늘과 껍질을 태워 가루낸 다음 물에 타서 먹으면 바로 나온다(『증류본초』). ○ 생선 가시가 뱃속에 있어 콕콕 찔러 아프면 달인 오수유즙 한 잔을 마시면 가시가 흐물흐물해져서 나온다(『의학강목』). ○ 원추리 뿌리즙을 마시면 바로 내려간다(『의학강목』). ○ 바다 수달의 껍질 끓인 즙을 마시거나, 그냥 수달의 껍질도 된다. 또 가마우지나 물총새를 태워 그 재를 타서 마셔도 바로 내려간다(『증류본초』). ○ 봉선화 씨를 물에 갈아 그 즙을 숟가락으로 떠서 삼키는데 이〔齒〕에 닿지 않게 목구멍 속으로 넣는다. 씨가 없으면 뿌리를 써도 된다(『고금의감』). ○ 조각가루를 코에 불어넣어 재채기를 하게 하면 바로 나온다(『의방유취』).

(政和本 396쪽, 四庫本 852쪽). 『外臺秘要』를 인용하였다.

190 『醫學綱目』 卷之十五 肝膽部 咽喉 「諸物梗喉」(앞의 책, 297쪽).

191 『醫學綱目』 卷之十五 肝膽部 咽喉 「諸物梗喉」(앞의 책, 296쪽).

192 『證類本草』 卷十六 獸部上品總二十種 「海獺」(政和本 351쪽, 四庫本 761쪽)과 『證類本草』 卷十八 獸部下品總二十一種 「獺肝」(政和本 369쪽 四庫本 798쪽)의 문장을 재구성한 것이다.

193 『古今醫鑑』 卷十六 「諸骨鯁」(앞의 책, 459쪽). "一方用金鳳花子, 嚼爛嚥下. 無子, 用根亦可."

194 『醫方類聚』 卷七十四 咽喉門一 附錄 「骨鯁誤吞諸物」 '治諸魚骨鯁諸方'(『의방유취』 제6분책, 353쪽).

獸骨髓

在咽不下, 象牙磨水嚥下. 梳笏 皆可用 [得效]. ○ 桑木上虫屑, 米醋煎, 灌漱, 自下 [得效]. ○ 將狗倒吊起, 涎出盛椀, 徐徐嚥下, 其骨化爲水如神. 以狗善食諸骨也 [回春]. ○ 諸肉骨鯁, 雞足一對, 燒灰, 水調服 [類聚]. ○ 獸骨鯁, 虎骨爲末, 水調服. 狸骨亦可煮汁服, 亦佳 [本草]. ○ 雞骨魚骨鯁, 白梅肉搥成大丸子, 綿裹, 用綿穿在內, 冷藥送下, 扯住線頭在手, 一嘔卽出 [回春].

玉屑無憂散

治諸骨髓不下及纏喉風.

寒水石 煅, 鵬砂 各三錢, 玄參, 貫衆, 滑石, 縮砂, 山豆根, 黃連, 甘草, 赤茯苓, 荊芥穗 各五錢.

右爲末, 每一錢, 抄入口, 以新水嚥下 [得效].

동물 뼈가 목에 걸린 것

동물 뼈가 목에 걸려 내려가지 않으면 상아를 물에 갈아서 먹는다. 상아로 만든 빗이나 홀을 갈아서 써도 된다(『세의득효방』). ○ 뽕나무좀을 가루내어 쌀로 만든 식초에 달여 목구멍에 흘려 넣거나 양치를 하면 저절로 내려간다(『세의득효방』). ○ 개를 거꾸로 매달아 개가 흘린 침을 그릇에 받아 천천히 삼키면 그 뼈가 물같이 잘 녹는다. 이는 개가 여러 가지 뼈를 잘 먹기 때문이다(『만병회춘』). ○ 여러 가지 동물 뼈가 목에 걸리면 닭발 한 쌍을 불에 태워 그 재를 물에 타서 먹는다(『의방유취』). ○ 동물의 뼈가 목에 걸리면 호랑이 뼈를 가루내어 물에 타서 먹는다. 살쾡이의 뼈를 달여 국물을 마셔도 좋다(『증류본초』). ○ 닭의 뼈나 생선 가시가 목에 걸리면 하얀 분이 서린 백매육을 두드려서 [손가락 크기의] 알약을 만들어 그 알약을 면에 싼 다음 끈을 매달아 차가운 차로 삼키는데, 실의 한쪽 끝을 손에 잡고 있다가 끌어올린다. 구역질을 한 번 하면 바로 나온다(『만병회춘』).

옥설무우산

여러 가지 뼈가 목에 걸려 내려가지 않는 것과 전후풍纏喉風을 치료한다.

한수석(불에 달군 것), 붕사 각 서 돈, 현삼·관중·활석·사인·산두근·황련·감초·적복령·형개수 각 닷 돈.

위의 약들을 가루내어 한 돈씩 숟가락으로 떠서 입에 넣고 새로 길어온 물로 넘긴다(『세의득효방』).

物「治諸魚骨鯁諸方」 '又方'(『의방유취』 제6분책, 354쪽).

201 『證類本草』 卷十七 獸部中品總一十七種「虎骨」(政和本 361쪽, 四庫本 782쪽). 원문과 들고남이 많다.

202 '扯', 찢을 차. '拖'(끌 타)의 俗字이다.

203 『萬病回春』 卷之八「骨鯁」 '治雞骨焦骨鯁'(앞의 책, 476쪽). "治雞骨魚骨髓. 用霜梅肉搋成指大, 作丸子, 將綿裹用, 綿穿在內, 冷茶送下, 扯住綿頭在手, 一嘔卽出, 又宜用胡荽, 略搋拌幷醋, 渣嚥下卽解."

204 『世醫得效方』에는 主治에 '纏喉風'이 없다.

205 '抄', 노략질할 초. 숟가락 같은 것으로 뜨다.

206 『世醫得效方』 卷第十 大方脈雜醫科「骨鯁」(앞의 책, 174쪽).

引鯁法

鯁在咽不下, 聚牛筋或鹿筋漬之, 索緊令大如彈丸, 持筋端吞之, 候至鯁處, 徐徐引之. 鯁着筋卽出〔本草〕[207].

○ 又法

綿絮一小塊, 以蜜煮用如上法, 卽出〔得效〕[208]. ○ 嚼薤白令柔, 以繩繫中, 吞薤到鯁處, 引之. 鯁卽隨出〔本草〕[209].

○ 一方

用韭白如上法, 以茶嚥下, 引之亦出〔醫鑑〕[210]. ○ 弓弦搥令頭散, 吞引之亦出〔俗方〕[211].

呪法

治諸鯁不下.

以淨器盛新汲水一盞, 捧之, 面東默念云, 謹請太上東流順水急急, 如南方火帝律令勅[212]. 一氣念七遍, 卽吹一口氣入水中. 如此七次, 以水與患人飲, 立下. 或云, 用此呪水, 可以食鍼幷竹刺〔醫鑑〕[213].

禳法

治鯁不下.

另取魚骨一根, 插於患人頭髮內, 不必言, 須臾卽下〔種杏〕[214].

207 『證類本草』 卷十七 獸部中品總一十七種 「牛角䚡」 (政和本 354-355쪽, 四庫本 768-770쪽)에는 이런 구절이 없고, 「鹿茸」(政和本 353-354쪽, 四庫本 767쪽)에서 『外臺秘要』를 인용하고 있다.

208 『世醫得效方』 卷第十 大方脈雜醫科 「骨鯁」(앞의 책, 174쪽). '蜜綿法'에 '一法'으로 인용되어 있다.

209 『證類本草』 卷二十八 菜部中品總一十三種 「薤」 (政和本 488쪽, 四庫本 1,050쪽).

210 『古今醫鑑』 卷十六 「諸骨鯁」(앞의 책, 459쪽). "一方, 用韭白三根, 搗爛拈爲丸, 如骨子大, 用綿纏裹

인경법〔목에 생선 가시가 걸린 것을 빼내는 방법〕

생선 가시가 목에 걸려 내려가지 않으면 소의 힘줄이나 사슴의 힘줄을 물에 담갔다가 탄자대의 크기로 한쪽 끝을 묶고는 다른 한쪽 끝을 잡고 삼켜서 생선 가시가 걸린 곳에 닿으면 천천히 힘줄을 끌어올린다. 가시가 힘줄에 걸리면 바로 나온다(『증류본초』).

○ 또 다른 방법

작은 솜 한 덩어리를 꿀에 끓여 앞의 방법과 같이 하면 나온다(『세의득효방』). ○ 염고 흰 밑을 부드러울 정도로 씹어 끈에 매단 다음 삼켜서 가시가 있는 곳에 닿으면 끌어올리는데, 생선 가시가 바로 따라 나온다(『증류본초』).

○ 다른 처방

부추 흰밑을 앞의 방법과 같이 하여서 차로 삼킨 다음 끌어올려도 나온다(『고금의감』). ○ 활시위의 끝을 망치로 너덜너덜해지도록 두드려서 삼킨 다음 끌어올려도 나온다(속방).

주문하는 법

여러 가지 생선 가시가 목에 걸려 내려가지 않는 것을 치료한다.

깨끗한 그릇에 새로 길어온 물을 가득 담아 물 한 잔을 받쳐 들고 동쪽을 향하여 마음속으로 조용히 "근청태상동류순수급급, 여남방화제율령칙〔태상님께 삼가 바라건대 동쪽의 순하게 흐르는 물이 남쪽 화제의 법령이 내리듯이 빨리빨리 잘 흐르게 하소서〕"이라고 단숨에 일곱 번을 읊고 물속에서 숨을 내쉰다. 이렇게 일곱 번을 하고 이 물을 환자가 마시게 하면 바로 내려간다. 이 주수呪水는 바늘이나 대나무 가시를 삼켰을 때도 쓴다고 하였다(『고금의감』).

재앙을 물리치는 법

생선 가시가 내려가지 않는 것을 치료한다.

먹다 남은 생선 가시 하나를 환자의 머리카락 속에 꽂아 놓는데 절대 알려주어서는 안 된다. 그러면 잠시 뒤에 내려간다(『종행선방』).

線, 茶咽下."
211 『世醫得效方』卷第十 大方脈雜醫科「耳病」‘治耳中有物不可出’(앞의 책, 167쪽). "右以麻繩剪, 令頭散, 傅好膠著耳中, 使其物粘之, 徐徐引出效. 用弓弦尤妙."
212 ‘勑’, 조서 칙.
213 『古今醫鑑』卷十六「諸骨鯁」‘哭水治諸鯁’(앞의 책, 459쪽).
214 『種杏仙方』卷四「諸骨鯁」‘魚骨鯁’(앞의 책, 105-106쪽).

誤呑諸物

誤呑金銀物, 在腹中, 取水銀服之, 令消烊出也[綱目]. ○ 金見水銀, 則如泥. 故呑金銀物者, 服半兩, 卽消出[本草]. ○ 誤呑金銀及銅錢, 縮砂濃煎湯, 飮之, 其銅自下. 又荸薺硏爛服之, 其銅自化. 又堅炭爲末, 米飮調服, 從大便瀉出, 如烏梅狀[入門]. ○ 誤呑銅錢鐵物, 荸薺恣食, 須臾自化去. 試將一錢, 幷荸薺四五枚同嚼, 其錢立碎[類聚]. ○ 多食胡桃, 其銅自爛[回春]. ○ 胡粉一兩水調, 分再服, 亦出[本草]. ○ 誤呑錢, 服煉蜜二升, 卽出. 又飴糖一斤, 漸漸盡食之, 便出. 誤呑環及釵者, 服之, 亦出[本草]. ○ 誤呑銀釵簪或竹木, 不得出, 多食白糖至數斤, 當裹物, 自出[類聚]. ○ 小兒呑錢不出, 煮葵汁, 冷飮卽出. 根葉子同功[本草]. ○ 誤呑釵, 薤白暴令萎黃, 煮熟, 勿切, 食一大束, 釵卽隨出[本草]. ○ 誤呑鍼, 磁石如棗核大, 磨令光鑽, 作竅絲穿, 令含, 鍼自出[本草].

---

215 ‘烊’, 구을 양. 녹이다.

216 『醫學綱目』 卷之二十五 肝膽部 咽喉 「諸物梗喉」 (앞의 책, 297쪽). ‘外’, 곧 『外臺秘要』를 인용하였다.

217 『證類本草』 卷四 玉石部中品總八十七種 「水銀」 (政和本 86쪽, 四庫本 141쪽). 원문과 들고남이 있다.

218 ‘荸薺’는 ‘荸臍’라고도 하는데, 사초과에 딸린 여러해살이풀로 올방개를 말한다.

219 『醫學入門』 外集 卷七 「救急諸方」 ‘誤呑銅錢’(앞의 책, 626쪽).

220 『醫方類聚』 卷七十四 咽喉門二 三因方 「咽喉」 ‘治口中誤呑錢及鐵等物’(『의방유취』 제6분책, 361쪽).

221 『萬病回春』 卷之八 「中毒」 ‘誤呑銅錢銅物’(앞의 책, 475쪽). “多食核桃或荸薺, 其銅自爛.”

222 ‘胡粉’은 곧 鉛粉이다.

잘못하여 물건을 삼킨 것

잘못하여 금이나 은으로 만든 물건을 삼켜 뱃속에 있으면 수은을 먹어서 물건이 녹아 나오게 한다(『의학강목』). ○ 금이 수은을 만나면 진흙처럼 된다. 그래서 금이나 은으로 만든 물건을 삼켰을 때 수은 반 냥을 먹으면 바로 삭아서 나온다(중독의 위험이 있으므로 오늘날 수은은 사용하지 않는다 – 역주자)(『증류본초』). ○ 잘못하여 금이나 은, 구리 동전을 삼켰을 경우에는 사인을 진하게 달여 마시면 구리 동전이 저절로 나온다. 그리고 발제를 문드러지게 갈아서 먹어도 구리 동전이 저절로 녹는다. 또는 단단한 석탄을 가루내어 미음에 타서 먹어도 오매 모양과 같이 대변으로 나온다(『의학입문』). ○ 잘못하여 구리 동전이나 쇠붙이를 삼켰을 경우에는 발제를 내키는 대로 먹으면 잠시 후에 저절로 녹아서 없어진다. 시험삼아 구리 동전 하나와 발제 네다섯 개를 함께 씹으면 동전이 잘게 부수어진다(『의방유취』). ○ 호두를 많이 먹으면 구리 동전이 저절로 문드러진다(『만병회춘』). ○ 호분 한 냥을 물에 타서 두 번에 나누어 먹어도 나온다(『증류본초』). ○ 잘못하여 동전을 삼켰을 때 졸인 꿀 두 되를 먹으면 바로 나온다. 또 엿 한 근을 천천히 다 먹으면 바로 나온다. 잘못하여 반지나 비녀를 삼켰을 때 먹어도 나온다(『증류본초』). ○ 잘못하여 은비녀나 〔참대를 가늘고 길게 쪼갠〕 참댓개비, 대나무가치를 삼켜 나오지 않을 때에는 흰 사탕가루 몇 근을 먹으면 물체가 설탕에 싸여 저절로 나온다(『의방유취』). ○ 어린아이가 동전을 삼켜 나오지 않을 때 아욱 달인 즙을 식혀 먹으면 바로 나온다. 뿌리나 잎, 씨도 효과는 같다(『증류본초』). ○ 잘못하여 비녀를 삼키면 염교 흰밑을 햇빛에 누렇게 시들도록 말려서 푹 삶은 다음 썰지 않고 한 묶음을 먹으면 비녀가 바로 나온다(『증류본초』). ○ 잘못하여 바늘을 삼키면 대추씨만한 자석을 광택이 나도록 갈아서 구멍을 내어 실을 꿴 다음 입에 머금고 있으면 바늘이 자석에 끌려 나온다(『증류본초』).

223 『證類本草』 卷五 玉石部下品總九十三種「粉錫」
　　(政和本 104쪽, 四庫本 184-185쪽). "外臺秘要. 誤
　　吞錢幷金銀物. 以胡粉一兩, 搗調之, 分再服食水銀
　　金如泥, 吞金銀物在腹中, 服之令消洋出之."
224 『證類本草』 卷二十四 米穀部上品總七種「飴糖」
　　(政和本 861쪽, 四庫本 990쪽).
225 『醫方類聚』 卷七十四 咽喉門二「治誤諸物諸方」
　　'又方' (『의방유취』 제6분책, 355쪽).
226 『證類本草』 卷二十七 菜部上品總三十種「冬葵子」
　　(政和本 474-475쪽, 四庫本 1,020-1,022쪽).
227 『證類本草』 卷二十八 菜部中品總一十三種「薤」
　　(政和本 488쪽, 四庫本 1,050쪽).
228 『證類本草』 卷四 玉石部中品總八十七種「磁石」
　　(政和本 90쪽, 四庫本 149쪽). 『聖惠方』을 인용하
　　였다.

○ 又方, 用蠶豆煮熟, 同韭菜喫之, 鍼與菜從大便而出. 一方, 用豌豆〔入門〕[229]. ○ 誤呑竹木槍, 喉不下, 故鋸燒赤, 淬酒中, 熱飮之. 一法, 鐵斧磨水, 灌下, 亦效〔本草〕[230]. ○ 誤呑釘幷箭鏃鍼錢等物, 多食猪羊肉肥脂, 必自裏出〔本草〕[231]. ○ 誤呑銅鐵等物, 多食肥猪肉葵菜, 自出〔類聚〕[232]. ○ 誤呑鉤連線者, 莫引之急. 以珠璫, 或琥珀珠, 水晶珠, 薏苡子輩, 貫着線, 推至鉤處, 引之自出〔類聚〕[233]. ○ 誤呑桃李, 骾喉不下, 狗頭煮湯, 摩頭上, 差〔本草〕[234]. ○ 誤呑髮, 繞喉不出, 亂髮灰, 水調一錢服. 又舊木油梳, 燒爲末, 酒調服〔本草〕[236].

229 『醫學入門』 外集 卷七 「救急諸方」 ‘誤呑鐵鍼’ (앞의 책, 626쪽). ‘一方’ 이하는 없다.

230 『證類本草』 卷四 玉石部中品總八十七種 「秤錘」 (政和本 93쪽, 四庫本 156쪽). 원문과 들고남이 있다.

231 『證類本草』 卷十七 獸部中品總一十七種 「羚羊角」 (政和本 357쪽, 四庫本 773쪽).

232 『醫方類聚』 卷七十四 咽喉門二 治百病法 「誤呑諸銅錢」 (『의방유취』 제6분책, 377쪽). 원문과 들고남이 많다.

○ 또 다른 처방으로 잠두콩을 푹 삶아 부추와 함께 먹으면 바늘이 부추와 함께 대변으로 나온다. 어떤 처방에서는 완두콩을 썼다(『의학입문』). ○ 잘못하여 대나무나 나무가치를 삼켜 목구멍에서 내려가지 않으면 오래된 톱을 술에 담금질하여 그 술이 뜨거울 때 마신다. 또 한 가지 방법으로 쇠도끼 간 물을 흘려 넣어도 효과가 있다(『증류본초』). ○ 잘못하여 못이나 화살촉, 바늘, 동전 등의 물건을 삼켰을 때 돼지나 양의 비계를 많이 먹으면 반드시 비계가 물건을 싸가지고 저절로 나온다(『증류본초』). ○ 잘못하여 구리나 철 등을 삼켰을 때 살찐 돼지고기와 아욱을 많이 먹으면 저절로 나온다(『의방유취』). ○ 잘못하여 줄이 달린 낚싯바늘을 삼켰을 경우에는 급하게 잡아당겨서는 안 된다. 옥 구슬이나 호박 구슬, 수정 구슬, 율무 등을 실에 꿰어 낚싯바늘이 있는 곳까지 밀어 넣은 다음 잡아당겨야 저절로 나온다(『의방유취』). ○ 복숭아나 오얏을 잘못 삼켜 목구멍에서 내려가지 않을 때에는 개 대가리 삶은 물로 머리 위를 문지르면 낫는다(『증류본초』). ○ 잘못하여 삼킨 머리카락이 목구멍에 붙어 내려가지 않으면 빠진 머리카락〔난발〕 태운 재 한 돈을 물에 타서 먹는다. 또 묵은 목우木油나 빗을 태워 가루낸 다음 술에 타서 먹는다(『증류본초』).

233 『醫方類聚』卷七十四 咽喉門二 ‘治誤呑鉤線方’
　　(『의방유취』 제6분책, 354쪽). 원문과 들고남이
　　있다.
234 『證類本草』卷十七 獸部中品總一十七種「狗陰莖」
　　(政和本 358쪽, 四庫本 776쪽). 『子母秘錄』을 인용

하였다.
235 ‘繞’, 두를 요.
236 『證類本草』卷十五 人部總二十五種「亂髮」(政和
　　本 341쪽, 四庫本 741쪽).

誤呑諸蟲

誤呑蜈蚣, 在喉悶甚, 急取生猪血, 令病人吃, 須臾以淸油灌口中, 其蜈蚣滾在血中卽吐出, 繼以雄黃末, 水調服, 解其毒〔綱目〕[237]. ○ 誤呑水蛭入腹, 久必生育, 食人肝血[238]. 腹痛不可忍, 面目黃瘦, 能令人死. 用田中乾泥一小塊[239], 小死魚三四箇, 將猪脂熔勻, 用巴豆十枚 去皮 硏爛, 人泥內爲丸, 菉豆大, 用田中冷水呑下十丸, 須臾大小水蛭皆下. 却以四物湯 方見血門 加黃芪煎服, 調補[240]〔入門〕[241]. ○ 水蛭入腹, 濃茶多服, 自下〔種杏〕[242]. ○ 誤呑水蛭, 宜食蜜, 卽化爲水. 又田中泥作丸櫻桃大, 白水和下一丸, 蛭卽下〔回春〕[243].

---

237 『醫學綱目』卷之二十五 脾胃部「蟲下血見血」(앞의 책, 581쪽). "誤呑蜈蚣. 用生雞血令病人吃, 須更以淸油灌口中, 其蜈蚣滾在血中吐出, 繼以雄黃細硏, 水調服愈."

238 거머리가 뱃속에서 살아남아 피를 빨아먹지는 못한다. 디스토마를 가리키는 것이 아닌가 한다.

239 한국에서 田은 밭이고, 沓은 논이지만 중국에서는 田이 논이다.

240 『醫學入門』에는 '調補'가 '生血補脾'로 되어 있다.

241 『醫學入門』外集 卷七「救急諸方」'誤呑水蛭'(앞의 책, 626쪽).

잘못하여 벌레를 삼킨 것

잘못하여 지네를 먹어 목구멍에 걸리면 가슴이 몹시 답답한데 이때에는 빨리 살아 있는 돼지의 피를 환자에게 마시게 한 다음 바로 참기름을 입에 흘려 넣으면 토하는데, 지네가 돼지 피 속에 섞여 나온다. 이어서 웅황가루를 물에 타서 먹어 지네의 독을 없앤다(『의학강목』). ○ 잘못하여 거머리를 삼켰는데 그것이 배에 들어가 오래 있으면 반드시 새끼를 쳐서 간의 피를 빨아먹는다. 그러면 참을 수 없을 정도로 배가 아프고 얼굴과 눈이 누렇게 되며 말라 죽게 된다. 논의 마른 진흙 덩어리(작은 것) 한 개, 죽은 물고기(작은 것) 서너 마리를 녹인 돼지비계와 섞어서〔진흙처럼 만든 다음〕파두(껍질을 깐 것) 열 개를 잘 갈아서 이 진흙에 넣어 녹두대의 알약을 만든다. 논에서 뜬 찬물로 열 알을 먹으면 잠시 후 크고 작은 거머리가 모두 나온다. 그런 다음 사물탕(처방은 「혈문」에 있다)에 황기를 넣어 달여 먹어 몸을 조리한다(『의학입문』). ○ 거머리가 배에 들어갔을 때 진하게 차를 많이 마시면 저절르 나온다(『종행선방』). ○ 잘못하여 거머리를 삼켰을 때에 꿀을 먹으면 녹아서 물이 된다. 또 논의 진흙으로 앵도대의 알약을 만들어 맹물로 한 알을 먹으면 거머리가 나온다(『만병회춘』).

---

242 『種杏仙方』 卷四 「中毒」(앞의 책, 105쪽). '水蛭'이
　　'馬蟥'(말거머리)으로 되어 있다.
243 『萬病回春』 卷之八 「中毒」 '誤呑水蛭'(앞의 책,
　　475쪽).

單方

凡二十八種, 有聖烟筒, 吹喉散.

白礬
治咽喉閉.

明白礬末 一錢, 巴豆肉 一粒.

同熬乾, 取礬爲末, 吹入喉中, 涎出自愈〔直指〕[244]. ○ 纏喉風, 白礬末半錢烏雞子淸一箇, 調勻, 灌入喉中, 立效如神〔綱目〕[245].

朴硝
治喉痺, 神驗.

含口中, 細細嚥汁, 立差. 馬牙硝焰硝, 同功〔本草〕[246]. ○ 咽中瘡腫, 朴硝一錢草麻子去皮 一粒, 同硏, 新水和服, 卽效〔綱目〕[247].

鵬砂
治咽喉痺, 最爲要切. 含化嚥津〔本草〕[248].

○ 治穀賊, 鵬砂馬牙硝等分, 爲末, 綿裹半錢, 含嚥汁〔直指〕[249].

升麻
治咽喉痺痛.

剉煎取汁含之〔本草〕[250].

---

244 『仁齋直指』 卷二十一 咽喉 「咽喉證治」 '又方'(앞의 책, 415쪽).

245 『醫學綱目』 卷之十五 肝膽部 咽喉 「喉痺」(앞의 책, 292쪽).

246 『證類本草』 卷三 玉石部上品總七十三種 「朴消」(政和本 67쪽, 四庫本 101쪽). 원문과 들고남이 있다.

247 『醫學綱目』 卷之十五 肝膽部 咽喉 「咽嗌痛」 '咽中瘡腫'(앞의 책, 294쪽).

단방

모두 스물여덟 가지인데, 여기에는 성연통과 취후산이 들어 있다.

백반

인후가 막힌 것을 치료한다.

명백반가루 한 돈, 파두육 한 알.

위의 약들을 함께 볶아 말린 다음 백반가루만 다시 가루내어 목구멍에 불어넣으면 묽은 가래가 나오면서 저절로 낫는다(『인재직지』).　○ 전후풍에 백반가루 반 돈을 오골계 갈걀 한 개의 흰자위에 잘 섞어서 목구멍에 흘려 넣으면 바로 좋은 효과가 있다(『의학강목』).

박초

후비를 치료하는데 효과가 아주 좋다.

박초를 입에 머금고 입 안에 생긴 즙을 조금씩 삼키면 바로 낫는다. 마아초나 염초도 효과가 같다(『증류본초』).　○ 목구멍이 헐고 부은 데에 박초 한 돈과 비마자(껍질을 깐 것) 한 알을 함께 갈아 새로 길어온 물에 타서 먹으면 바로 효과가 있다(『의학강목』).

붕사

인후비를 치료하는 가장 중요한 약이다.

붕사를 입에 머금고 녹여서 생긴 즙을 삼킨다(『증류본초』).　○ 곡적을 치료할 때는 붕사와 마아초를 같은 양으로 가루내어 반 돈씩 면에 싼 다음 입에 머금어 생긴 즙을 삼킨다(『인재직지』).

승마

인후비로 아픈 것을 치료한다.

승마를 썰어서 달여 입에 머금는다(『증류본초』).

---

248 『證類本草』 卷五 玉石部下品總九十三種 「硼砂」(政
　　和本 104쪽, 四庫本 181쪽). 원문과 들고남이 있다.
249 『仁齋直指』 卷二十一 咽喉 「咽喉證治」 '又方'(앞
　　의 책, 414쪽).

250 『證類本草』 卷六 草部上品之上總八十七種 「升麻」
　　(政和本 137쪽, 四庫本 256쪽). 원문과 들고남이
　　있다.

馬藺根

治喉閉垂死.

取根擣絞取汁, 稍稍嚥之. 口噤者, 灌下. 葉及子, 同功. 子則取四十九枚, 爲末, 水調服, 葉則取二兩, 水煎服〔本草〕[251].

牛蒡子

治喉痺.

取子一合 半生半炒 爲末, 熱酒調下一錢, 又牛蒡子六分馬藺子八分, 爲末, 煖水調一錢服, 立差〔本草〕[252].

桔梗

療咽喉痛, 及喉痺.

桔梗, 甘草 等分.

水煎, 細呷之. ○ 喉痺深, 腫連頰, 吐氣數者, 名馬喉痺, 取二兩剉, 水三升煎至一升, 分三服〔本草〕[253].

射干

主喉閉, 水漿不入.

採根擣取汁, 細呷之. 治喉痺最捷. 或釅醋, 同研取汁, 噙引出涎, 更妙〔丹心〕[255].

251 『證類本草』 卷八 草部中品之上總五十三種 「蠡實」 (政和本 180쪽, 四庫本 359쪽). 원문과 들고남이 있다.

252 『證類本草』 卷八 草部中品之上總五十三種 「惡實」 (政和本 197쪽, 四庫本 404쪽).

253 『證類本草』 卷十 草部下品之上總六十二種 「桔梗」

마린근(타래붓꽃 뿌리)

후폐로 곧 죽을 것 같은 것을 치료한다.

뿌리를 찧어서 즙을 내어 조금씩 마신다. 입을 벌리지 못하면 흘려 넣는다. 잎과 씨의 효과는 같은데, 씨는 마흔아홉 알을 가루내어 물에 타서 먹고 잎은 두 냥을 물에 달여 먹는다(『증류본초』).

우방자(우엉의 씨)

후비를 치료한다.

우방자 한 홉(반은 날것, 반은 볶은 것)을 가루내어 뜨거운 술에 한 돈씩 타서 먹는다. 또는 우방자 여섯 푼, 마린자 여덟 푼을 가루내어 따뜻한 물에 한 돈씩 타서 먹으면 바로 낫는다(『증류본초』).

길경(도라지)

인후가 아픈 것과 후비를 치료한다.

길경 · 감초 각 같은 양.

위의 약들을 물에 달여 조금씩 삼킨다. ○ 후비가 심하여 뺨까지 붓고 자주 토하려고 하는 것을 마후비馬喉痺라고 하는데, 길경 두 냥을 썰어 물 석 되를 넣고 한 되가 되도록 달여 세 번에 나누어 먹는다(『증류본초』).

사간(범부채 뿌리)

후폐로 미음이나 물을 넘기지 못하는 것을 치료한다.

사간 뿌리를 찧어서 즙을 내어 조금씩 삼킨다. 후비를 치료하는 데 가장 빠르다. 혹은 진한 식초와 함께 갈아 즙을 낸 다음 입에 머금어서 묽은 가래가 나오게 하면 더욱 좋다(『단계심법부여』).

(政和本 227쪽, 四庫本 480쪽). 원문과 들고남이 있다.

254 '醶', 초 엄. 식초나 술 등의 맛이 진하다.

255 『丹溪心法附餘』卷之十「纏喉風喉痺」'一方'(앞의 책, 376쪽).

萆麻子

治喉痹, 及咽腫生瘡.

取子 去皮 一箇, 朴硝一錢, 新水同硏, 服連進, 卽效〔丹心〕.

○ 又法. 萆麻子取肉槌碎, 紙捲作筒, 燒烟吸之. 治喉痹, 名聖烟筒〔正傳〕[256].

馬勃

治喉閉, 咽痛.

以蜜揉拌, 小以水調呷〔本草〕[257]. ○ 又同白礬等分, 爲末, 以蛾翎管, 吹入喉中, 吐痰, 妙〔綱目〕[258].

皂莢

治急喉閉.

槌碎, 去皮子, 按水一盞, 灌下, 或吐或不吐, 卽安〔得效〕[259][260].

蠡魚膽

治急喉閉.

取少許, 點患處, 藥至卽差. 病深則水調灌之, 臘月收者, 佳〔本草〕[261].

256 『醫學正傳』卷之五 喉病「方法」‘聖烟筒’(앞의 책, 280쪽).

257 『證類本草』卷十一 草部下品之下總一百五種「馬勃」(政和本 263쪽, 四庫本 566쪽).

258 『醫學綱目』卷之十五 肝膽部 咽喉「喉痹」(앞의 책, 292쪽). ‘世’, 곧 『世醫得效方』을 인용하였다.

비마자(아주까리의 씨)

후비와 목이 붓고 헌 것을 치료한다.

비마자(껍질을 깐 것) 한 개와 박초 한 돈을 새로 길어온 물에 함께 갈아 계속 먹으면 바로 효과가 있다(『단계심법』).

○ 또 다른 방법으로 비마자 살을 발라 짓이긴 다음 종이에 놓고 둘둘 말아 담배같이 만들어 이것을 태워서 연기를 입으로 들이마신다. 이것은 후비를 치료하는데, 성연통聖烟筒이라고 한다(『의학정전』).

마발(먼지버섯)

후폐로 목구멍이 아픈 것을 치료한다.

마발을 꿀에 갠 다음 조금씩 물에 타서 마신다(『증류본초』). ○ 또는 마발과 백반 같은 양을 가루내어 거위 깃으로 만든 빨대로 목구멍에 불어넣으면 담을 토하고 낫는다(『의학강목』).

조협(쥐엄나무 열매)

갑자기 생긴 후폐를 치료한다.

망치로 부숴 껍질과 씨를 버리고 남은 살을 물 한 잔에 넣고 주무른 다음 흘려 먹인다. 토하기도 하고 토하지 않기도 하는데 곧 좋아진다(『세의득효방』).

여어담(가물치의 쓸개)

갑자기 생긴 후폐를 치료한다.

가물치 쓸개 조금을 아픈 곳에 찍어 바르는데 약이 닿으면 바로 효과가 있다. 병이 심하면 물에 타서 흘려 넣는다. 음력 섣달에 잡은 가물치가 좋다(『증류본초』).

---

259 '挼', 주무를 뇌. 비비다, 주무르다.

260 『世醫得效方』卷第十七 口齒兼咽喉科「喉病」‘又方’(앞의 책, 291-292쪽).

261 『證類本草』卷二十 蟲魚部上品總五十種「蠡魚」(政和本 394쪽, 四庫本 847쪽). 원문과 들고남이 있다.

壁錢

治喉痺, 雙乳蛾.

壁錢窩一箇, 取患者腦後髮拔一根, 纏定錢窩, 燈上以銀簪桃[262], 而燒之存性, 爲末. 吹入患處, 立消〔回春〕[263]. ○ 又壁錢 燒存性 白礬枯髮灰等分, 爲末. 吹入喉中, 治喉閉, 名吹喉散〔醫鑑〕[264].

蠐螬

治喉痺.

取汁, 點在喉中, 卽喉開〔本草〕[265].

蛇蛻

治喉閉.

燒爲末, 吹入喉中.

○ 治纏喉風, 氣不通.

蛇蛻 灸黃 當歸等分, 爲末, 酒服一錢, 愈〔本草〕[266].

蚯蚓

治喉閉.

取汁吞之, 咽喉卽開〔本草〕[267].

262 『萬病回春』에는 '桃'가 '挑'(휠 도)로 되어 있다.
263 『萬病回春』 卷之五 「咽喉」 '治喉痺雙乳蛾'(앞의 책, 289쪽).
264 『古今醫鑑』 卷九 「咽喉」 '吹喉散'(앞의 책, 256쪽).
265 『證類本草』 卷二十一 蟲魚部中品蠣五十六種 「蠐螬」(政和本 405쪽, 四庫本 868쪽).
266 『證類本草』 卷二十二 蟲部下品總八十一種 「蛇蛻」(政和本 420쪽, 四庫本 900쪽).

벽전(납거미의 집)

후비와 쌍유아를 치료한다.

납거미의 집 한 개를 환자 뒤통수에 난 머리카락 하나를 뽑아서 단단하게 묶은 다음 은비녀로 집어 등불에서 소존성으로 태워 가루낸다. 이것을 아픈 곳에 불어넣으면 바로 없어진다(『만병회춘』). ○ 또 소존성으로 태운 납거미의 집과 고백반, 머리카락 태운 재 같은 양을 가루내어 목구멍에 불어넣으면 후폐를 치료하는데, 이것을 취후산吹喉散이라고 한다(『고금의감』).

제조(굼벵이)

후비를 치료한다.

굼벵이를 즙을 내어 목구멍 아픈 곳에 찍어 바르면 바로 목구멍이 열린다(『증류본초』).

사태(뱀의 허물)

후폐를 치료한다.

뱀의 허물을 태워 가루낸 다음 목구멍에 불어넣는다.

○ 전후풍으로 숨이 통하지 않는 것을 치료한다.

누렇게 구운 뱀의 허물과 당귀 같은 양을 가루내어 한 돈씩 술에 타서 먹으면 낫는다(『증류본초』).

구인(지렁이)

후폐를 치료한다.

지렁이를 즙을 내어 삼키면 인후가 바로 열린다(『증류본초』).

---

267 『證類本草』卷二十二 蟲部下品總八十一種「白頸
　　蚯蚓」(政和本 422쪽, 四庫本 903쪽). 원문에는
　　'喉閉'가 아니라 '喉痺'로 되어 있으며, 원문과 들
　　고남이 있다.

白殭蠶

治急喉閉.

爲細末, 薑汁調灌下, 立愈[本草]. ○ 又殭蠶 炒 白礬 生 等分, 爲末, 白梅肉和丸皂子大, 綿裹含化, 嚥汁, 差[直指].

螻蛄

治咽喉哽噎, 又治諸物骾不下.

取腦吞之[本草].

石蟹

治咽喉腫塞.

擣絞取汁, 灌之, 卽開[本草].

雄雀糞

治咽喉閉塞, 口噤.

取糞, 細研, 溫水調, 灌半錢[本草].

268 『證類本草』卷二十一 蟲魚部中品癖五十六種「白僵蠶」(政和本 407쪽, 四庫本 873쪽). 원문에는 "治中風急喉痺欲死者, 擣篩細末, 生薑自然汁調灌之下喉, 立愈"라고 되어 있다.

269 『仁齋直指』卷二十一 咽喉「咽喉證治」'僵蠶丸'(앞의 책, 414쪽).

270 『證類本草』卷二十二 蟲部下品總八十一種「螻蛄」(政和本 429쪽, 四庫本 921쪽). 원문에서는 「外臺秘要」를 인용하여 "治鯁, 螻蛄腦一物吞, 亦治刺不出, 傅之, 刺卽出"이라고 하였다.

271 『證類本草』卷四 玉石部中品總八十七種「石蟹」(政和本 95쪽, 四庫本 161쪽)에는 이러한 구절이

백강잠

갑자기 생긴 후폐를 치료한다.

백강잠을 곱게 가루내어 생강즙에 타서 흘려 넣으면 바로 낫는다(『증류본초』). ○ 조 백강잠(볶은 것)과 생백반 같은 양을 가루내어 백매육으로 반죽하여 조자대의 알약을 만들어 면으로 싸서 입에 머금고 녹여 생긴 즙을 삼키면 낫는다(『인재직지』).

누고(땅강아지)

목구멍이 막힌 것을 치료하고 또 여러 물건과 뼈가 걸려 내려가지 않는 것을 치료한다.

땅강아지의 골〔腦〕을 먹는다(『증류본초』).

석해(가재)

인후가 붓고 막힌 것을 치료한다.

가재를 찧어서 즙을 내어 흘려 넣으면 바로 목구멍이 뚫린다(『증류본초』).

웅작분(수컷 참새의 똥)

인후가 막히고 입을 벌리지 못하는 것을 치료한다.

웅작분을 곱게 가루내어 따뜻한 물에 반 돈씩 타서 흘려 넣는다(『증류본초』).

없다. 그리고 『證類本草』에서의 '石蟹'는 가재가 아니라 가재의 화석으로 되어 있다.

272 『證類本草』 卷十九 禽部三品總五十六種 「雄雀屎」 (政和本 378쪽, 四庫本 817쪽).

雞子

開咽喉, 又治咽喉塞.

生雞卵一枚, 去黃留白. 着米醋, 煻火沸起, 就熱飮醋, 盡一二次, 卽差〔綱目〕[273].

瓠花上飛蛾

治咽喉腫痛, 閉塞.

燒爲末, 吹入喉中, 神效〔俗方〕.

梨汁

治喉痺熱痛.

上好消梨杵取汁, 頻飮之, 多服爲良〔正傳〕[275].

蘿蔔汁

治喉痺, 水穀不下.

取汁, 徐徐嚥之, 卽愈〔綱目〕[276].

---

273 『醫學綱目』卷之十五 肝膽部 咽喉「咽嗌痛」(앞의 책, 295쪽). ‘廣’을 인용하였다. “主咽喉塞, 鼻中瘡 出, 及乾嘔頭痛, 食不下. 生雞子一个, 開頭取白去 黃, 著米醋煨拌, 煻火頓沸起, 擎下沸定, 須頓三度, 就熱飲醋盡, 不過一二次瘥.”

274 ‘好消梨’는 크고 둥근 배로, 약으로도 쓰인다.

275 『醫學正傳』卷之五 喉病「方法」祖傳方 ‘又方’(앞 의 책, 280쪽).

276 『醫學綱目』卷之十五 肝膽部 咽喉「喉痺」(앞의 책, 291쪽). ‘世’, 곧 『世醫得效方』을 인용하였다.

계자(달걀)

인후를 열어주어 인후가 막힌 것을 치료한다.

날달걀 한 개를 쓰는데 노른자위는 버리고 흰자위에 쌀식초를 넣고 잿불에 한 번 끓어오르게 한 다음 뜨거울 때 그 식초를 마신다. 한두 번 먹으면 낫는다(『의학강목』).

호화상비아(박꽃 위를 날아다니는 나비)

인후가 붓고 아프며 막힌 것을 치료한다.

나비를 태워 가루내어 목구멍에 불어넣으면 효과가 매우 좋다(속방).

이즙(배즙)

후비로 화끈거리고 아픈 것을 치료한다.

아주 좋은 배를 공이로 찧어 즙을 내어 자주 마시는데, 많이 먹으면 좋다(『의학정전』).

나복즙(무즙)

후비로 아무것도 넘기지 못하는 것을 치료한다.

즙을 내어 천천히 마시면 바로 낫는다(『의학강목』).

飴糖

治魚骨鯁不下.

作丸, 如雞子黃大, 吞之. 若不下, 大作丸嚼下之, 爲妙 [本草] [277].

米醋

斂咽瘡, 治喉痺.

用好醋噙漱, 吐痰爲妙 [回春] [278].

大麥麪

治纏喉風, 食不能下.

取麪作稀粥, 令嚥之. 旣滑膩容易下咽, 以助胃氣 [本草] [279].

脂麻

治穀賊.

炒爲末, 湯點服之 [直指] [280].

277 『證類本草』卷二十四 米穀部上品總七種「飴糖」
　　(政和本 461쪽, 四庫本 990쪽).
278 『萬病回春』卷之五「咽喉」(앞의 책, 288쪽).
279 『證類本草』卷二十五 米穀部中品總二十二種「大
麥」(政和本 468쪽, 四庫本 1,006쪽).
280 『仁齋直指』卷二十一 咽喉「咽喉證治」'穀賊方'
　　(앞의 책, 414쪽).

이당(엿)

생선 가시가 걸려 내려가지 않는 것을 치료한다.

엿으로 달걀 노른자위만하게 알약을 만들어 먹는다. 그래도 내려가지 않으면 더 크게 알약을 만들어 씹어 먹는데 효과가 좋다(『증류본초』).

미초(쌀식초)

목구멍이 헌 것을 아물게 하고 후비를 치료한다.

좋은 쌀식초를 입에 머금고 양치하여 담을 토하면 잘 낫는다(『만병회춘』).

대맥면(보릿가루)

전후풍으로 음식을 넘기지 못하는 것을 치료한다.

보릿가루로 희멀건 죽을 쑤어 먹는다. 보릿가루 죽은 미끄러워 쉽게 목구멍을 넘어가 위기胃氣를 도와준다(『증류본초』).

지마(참깨)

곡적을 치료한다.

검은 참깨를 볶아 가루내어 끓인 물에 타서 먹는다(『인재직지』).

鍼灸法

喉閉, 少商, 合谷, 尺澤, 皆鍼之〔丹心〕. ○ 喉痺, 因惡血不散故也, 砭出惡血最, 爲上策〔綱目〕. ○ 咽喉腫痺鍼風府. 主咽喉諸病, 及毒氣歸心等, 項惡證, 無不效. 又鍼少商, 咽喉腫痛, 皆治之. 又鍼合谷, 又鍼上星, 治頰腫, 纏喉風等證, 又鍼足三里〔得效〕. ○ 喉痺, 刺手少陰, 卽神門穴〔綱目〕. ○ 喉閉, 刺手足少陽井, 卽關衝, 竅陰〔東垣〕. ○ 喉痺乳蛾, 取少商, 照海, 太衝〔東垣〕. ○ 咽喉閉塞, 取照海〔靈樞〕. ○ 牙關不開, 取陽靈穴, 出血, 卽愈〔得效〕. ○ 喉痺, 取豊隆, 涌泉, 關衝, 少商, 隱白, 少衝〔綱目〕. ○ 累年喉痺, 男左女右, 手大指甲第一節, 灸二三小壯〔丹心〕. ○ 根脚咽喉常發者, 耳垂珠下半寸近腮骨, 灸七壯, 二七尤妙〔得效〕. ○ 足陽明之別, 名曰豊隆, 其病氣逆, 則喉痺, 卒瘖, 宜取之〔靈樞〕.

281 『丹溪心法附與』 卷之十 痰鬱門 「纏喉風喉痺」 ‘鍼喉閉’ (앞의 책, 376쪽). “鍼少商出血, 其穴在兩手大指內側, 去爪甲角, 韭葉許, 三稜鍼鍼之. 鍼合谷二穴, 在虎口鍼五分. 鍼尺澤二穴, 在臂中橫紋, 出血妙.”

282 『醫學綱目』 卷之十五 肝膽部 咽喉 「喉痺」 (앞의 책, 293쪽). ‘孫’, 곧 孫兆의 글을 인용하였다.

283 『世醫得效方』 卷第十七 口齒兼咽喉科 「喉病」 ‘鍼灸法’ (앞의 책, 290쪽).

284 『醫學綱目』 卷之十五 肝膽部 咽喉 「喉痺」 (앞의 책, 293쪽). ‘脈’을 인용하였다.

285 『醫學綱目』 卷之七 陰陽臟腑部 「刺灸通論」 (앞의 책, 115쪽). ‘海’, 곧 왕호고의 글을 인용하였다. “喉閉, 手足少陽井幷少商.”

286 『醫學綱目』 卷之十五 肝膽部 咽喉 「喉痺」 (앞의 책, 293쪽). ‘撮’을 인용하였다.

287 『醫學綱目』 卷之十五 肝膽部 咽喉 「喉痺」 (앞의 책, 293쪽). ‘內經’을 인용하였다고 하였으나 『內經』

침구법

후폐에는 소상, 합곡, 척택에 모두 침을 놓는다(『단계심법부여』). ○ 후비는 나쁜 피〔惡血〕가 흩어지지 않았기 때문에 생기는 것이므로 삼릉침으로 피를 내는 것이 가장 좋은 방법이다(『의학강목』). ○ 인후가 붓고 막힌 데〔痺〕는 풍부에 침을 놓는다. 풍부혈은 인후의 여러 병과 독기가 심心으로 들어간 것 등을 치료하는데, 아울러 목덜미에 생기는 나쁜 증상에도 반드시 효과가 있다. 또 소상에 침을 놓아 인후가 붓고 아픈 모든 것을 치료한다. 또 합곡에 침을 놓거나 상성에 침을 놓아 뺨이 붓는 것과 전후풍 등을 치료하는데, 족삼리에도 침을 놓는다(『세의득효방』). ○ "후비에는 수소음경에 침을 놓는다"고 하였는데, 곧 신문혈이다(『의학강목』). ○ 후폐에는 수족소양경의 정혈에 침을 놓는데, 곧 관충과 규음이다(동원). ○ 후비와 유아에는 소상, 조해, 태충에 놓는다(동원). ○ 인후가 막힌 데는 조해에 놓는다(영추). ○ 이를 악다물고 벌리지 못하는 데는 양영혈에 침을 놓아 피를 내면 낫는다(『세의득효방』). ○ 후비에는 풍륭, 용천, 관충, 소상, 은백, 소충에 놓는다(『의학강목』). ○ 여러 해 된 후비증에는 남자는 왼쪽, 여자는 오른쪽 엄지손가락 첫 번째 마디에 작게 뜸을 두 장에서 세 장 뜬다(『단계심법부여』). ○ 원래 인후에 병이 잘 생기는 사람은 귓불 밑 반 치 되는 곳에 있는 시골腮骨 가까운 곳에 뜸을 일곱 장 뜨는데, 열네 장을 뜨면 더 좋다(『세의득효방』). ○ 족양명경의 별락을 풍륭이라고 하는데, 기가 거꾸로 치밀어 후비가 되어 갑자기 말을 하지 못하는 경우에 쓴다(『영추』).

에는 이런 구절이 없다. 樓英은 이 문장의 출전이 ‘鍼灸’라고 주를 달고 있다.

288 『世醫得效方』 卷第十七 口齒兼咽喉科 「喉病」 ‘鍼灸法’ (앞의 책, 290쪽).

289 『醫學綱目』 卷之十五 肝膽部 咽喉 「喉痺」(앞의 책, 293쪽). ‘攝’에서 인용한 문장과 ‘潔’에서 인용한 문장을 재구성하였다.

290 『丹溪心法附與』 卷之十 痰鬱門 「纏喉風喉痺」 ‘炎累年喉痺擧發’(앞의 책, 376쪽).

291 『世醫得效方』 卷第十七 口齒兼咽喉科 「喉病」 ‘鍼灸法’ (앞의 책, 290쪽).

292 『靈樞』 「經脈第十」. "足陽明之別, 名曰豐隆, 去踝八寸, 別走太陰. 其別者, 循脛骨外廉, 上絡頭項, 合諸經之氣, 下絡喉嗌. 其病氣逆則喉痺瘁瘖 實則狂顚, 虛則足不收, 脛枯, 取之所別也."

頸項

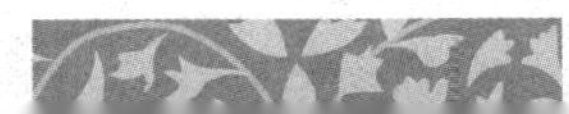

頸項寸數

結喉以下至缺盆中, 長四寸, 項髮以下至背骨[1], 長二寸半[2] 〔靈樞〕[3].

---

1 '背骨'은 제7경추 극상돌기와 제1흉추 극상돌기 사이의 大椎穴 부위를 말하기도 하고, 脊柱骨, 胸椎를 말하기도 한다.

2 『太素』에는 '二'가 '三'으로 되어 있다.

3 『靈樞』「骨度第十四」. "結喉以下至缺盆中, 長四寸. 缺盆以下至𩩲骭, 長九寸, 過則肺大, 不滿則肺小."

목의 길이

방패[갑상]연골[結喉]에서 아래로 양쪽 결분혈의 가운데까지의 길이는 네 치이며, 목 뒤의 머리카락이 나는 곳에서 아래로 일곱 번째 목뼈[背骨]까지의 길이는 두 치 반이다(『영추』).

방패[갑상]연골[結喉]에서 아래로 양쪽 결분혈의 가운데까지의 길이는 네 치이며, 목 뒤의 머리카락이 나는 곳에서 아래로 일곱 번째 목뼈[背骨]까지의 길이는 두 치 반이다(『영추』).

頸項部位

前曰頸, 後曰項. ○ 缺盆之中, 任脈也, 名曰天突. 一次任脈側之動脈, 足陽明也, 名曰人迎, 二次手陽明之脈, 名曰扶突, 三次手太陽之脈, 名曰天窓, 四次足少陽之脈, 名曰天容[4], 五次手少陽之脈, 名曰天牖, 六次足太陽之脈, 名曰天柱, 七次項中央督脈, 名曰風府〔靈樞〕[5].

---

4 '天容'은 현재 手太陽小腸經에 속하는 혈로 耳下曲頰後에 있다. 馬蒔는 天容穴이 아니라 足少陽經에 속하는 天衝穴이 아닌가 하였다.

5 『靈樞』「本輪第二」. 아래의 그림은 『類經圖翼』卷三 經絡一 「全面經穴總圖」와 「後頭穴總圖」이다.

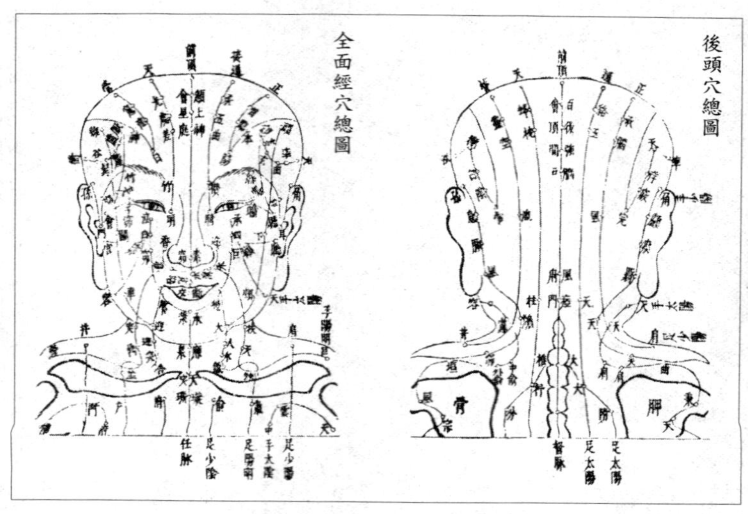

경과 항의 부위

목의 앞을 '경頸'이라 하고, 뒤를 '항項'이라고 한다. ○ 결분혈 가운데로는 임맥任脈이 지나가는데 그곳을 천돌혈이라고 한다. 〔목에서〕 첫 번째로 임맥의 옆을 지나가는 맥이 뛰는 경맥은 족양명경인데 그곳을 인영혈이라 하고, 두 번째로 수양명경맥이 지나가는데 그곳을 부돌혈이라고 하며, 세 번째로 수태양경맥이 지나가는데 그곳을 천창혈이라 하고, 네 번째로 족소양경맥이 지나가는데 그곳을 천용혈이라고 하며, 다섯 번째로 수소양경맥이 지나가는데 그곳을 천유혈이라 하고, 여섯 번째로 족태양경맥이 지나가는데 그곳을 천주혈이라고 하며, 일곱 번째로 목 뒤의 가운데로 독맥이 지나가는데 그곳을 풍부혈이라고 한다(『영추』).

項强

諸痙項强, 皆屬於濕〔內經〕. ○ 項强, 卒口噤, 背反張, 爲痙〔仲景〕. ○ 頸項乃足太陽膀胱之經, 足少陰腎經與膀胱經爲表裏. 故太陽感風濕, 爲頸項强痛, 身腰反張爲痙〔本事〕. ○ 項强, 宜木瓜煎, 椒附散, 回首散, 羌活勝濕湯. ○ 一人, 項强不能回顧, 動則微痛, 脈弦數實. 作痰熱客太陽經, 治用二陳湯, 方見痰飲, 加酒芩, 羌活, 紅花, 二服愈〔丹心〕. ○ 傷寒項强, 結胸項强, 痙病, 亦項强, 並見本門.

木瓜煎

治筋急, 項不得轉側.

木瓜 兩箇 取盖去瓤, 沒藥 五錢, 乳香 二錢半 並研.

右二味, 入木瓜中, 用盖盖了, 竹簽簽定. 飯上蒸三四次, 硏爛成膏. 每服三五匙, 地黃酒化下. 酒法, 地黃汁半盞, 好酒二盞相和用, 溫服.

---

6 '痙'은 목덜미와 등이 뻣뻣해지면서 팔다리가 오그라들거나 몸을 뒤로 젖히는 병이다.

7 『素問』「至眞要大論篇第七十四」.

8 '痓'는 보통 '痙'과 같은 뜻으로 쓰인다. 다만 '痓'은 근육이 뻣뻣해지면서 유연하지 못한 것이고, '痙'는 이를 악물고 활등처럼 몸을 뒤로 젖히는 차이가 있다.

9 『金匱要略方論』「痙濕暍病脈證第二」.

10 『丹溪治法心要』卷四「背項痛第四十八」(앞의 책, 913쪽). '二服愈'가 '服之後二日愈'로 되어 있다.

항강

경병痙病으로 목덜미가 뻣뻣해지는 것은 모두 습濕에 의하여 생기는 것이다(『내경』).
○ 목덜미가 뻣뻣해지고 갑자기 이를 악물고 등을 뒤로 젖히는 것은 치병痙病이다(『금궤요략』). ○ 목은 족태양방광경의 영역이다. 방광경은 족소음신경과 표리가 되기 때문에 쾌양경에 풍습이 침입하면 목이 뻣뻣해지면서 아프고 몸과 허리를 뒤로 젖히는 치병이 생긴다(본사). ○ 목덜미가 뻣뻣한 데는 모과전, 초부산, 회수산, 강활승습탕 등을 쓴다. ○ 거떤 사람이 목이 뻣뻣해져 고개를 돌리지 못하고 움직이면 약간 아픈데 맥은 현삭실弦數實하였다. 담열痰熱이 태양경을 침입한 것으로 보고 이진탕(처방은 「담음문」에 있다)에 황금(술로 법제한 것), 강활, 홍화를 넣어서 두 번을 먹이니 나았다(『단계치법심요』). ○ 상한에서도 목이 뻣뻣해지고 결흉에서도 목이 뻣뻣해지며 치병에서도 목이 뻣뻣해지는데, 모두 본문에 나와 있다.

모과전

힘줄이 당기고 목을 돌리지 못하는 것을 치료한다.

모과 두 개(뚜껑처럼 꼭지를 따고 속을 파낸다), 몰약 닷 돈, 유향 두 돈 반(이 두 가지 약은 모두 간다).

위의 몰약과 유향 두 가지 약을 모과 속에 넣은 다음 〔따놓았던〕 꼭지 뚜껑을 덮고 대나무 꼬챙이로 꽂아 고정시킨다. 이것을 밥 위에 놓고 서너 차례 찐 다음 문드러지게 갈아 고약처럼 만들어 한 번에 3~5순가락만큼 지황술에 녹여 먹는다. 지황술은 지황즙 반 잔에 좋은 술 두 잔을 서로 잘 섞은 것인데, 따뜻하게 데워 먹는다.

『醫學綱目』卷之十五 肝膽部 咽喉「咽中介介如梗
狀」(앞의 책, 296쪽)에도 인용되어 있다.
11 '瓢', 박속 양.
12 '簽', 농 첨. 찌, 竹籠.

○ 有人患此證, 自午後發, 至黃昏時定. 予曰, 此患必從足起. 盖足太陽之筋[13], 自足至項, 筋者, 肝之合也. 自离至兌[14], 陰旺陽弱之時. 故靈寶畢法云, 离至乾[15], 腎氣絶而肝氣弱[16], 肝腎二藏受陰氣, 故發於是時. 授此方, 三服而愈[17] 〔本事〕.

椒附散

治腎氣上攻, 項背不能轉移.

大附子[18] 一箇 炮去皮臍, 末之[19].

右末, 每二錢, 好川椒二十粒, 白麪塡滿, 水一盞半, 薑七片, 煎至七分, 去椒入鹽, 空心溫服.

○ 一人患項筋痛連背胛, 不可轉移, 服諸風藥, 皆不效. 予憶千金[20]有腎氣, 攻背强一證[21], 與此方一服差. 盖腎氣自腰挾脊, 上至曹溪穴[22], 然後入泥丸宮, 曹溪一穴, 非精於搬運者, 不能透. 今逆行至此, 不得通, 用椒以引歸經, 則安矣. 氣上逆, 椒下達, 故服之卽愈[23] 〔本事〕.

---

13 『普濟本事方』에는 '太陽'이 '少陰'으로 되어 있다.

14 '离'는 八卦 중의 하나로 방위로는 남쪽이며, 시간으로는 12시 반이다. '兌'는 八卦 중의 하나로 방위로는 서남쪽이며, 시간으로는 15시 반이다.

15 '乾'은 八卦 중의 하나로 방위로는 서쪽이며, 시간으로는 18시 반이다.

16 "自離至兌, 兌卦陰旺陽弱之時, … 離卦龍虎交媾, 名曰採藥. 時到乾卦, 氣液將欲還元而生膀胱之上, 脾

胃之下, 腎之前, 臍之後, 肝之左, 肺之右, 小腸之右, 大腸之左. 當時脾氣旺而肺氣盛, 心氣絶而肝氣弱"(『靈寶畢法』卷上. 『藏外道書』第六冊 所收, 巴蜀書社, 1994年 影印本, 109-110쪽).

17 『普濟本事方』卷一 「中風肝膽筋骨諸風」(앞의 책, 381쪽).

18 '大附子'는 한 개가 六錢 이상의 것을 쓰라고 하였다.

19 '臍'는 열매의 꽃받침이 붙었던 자리로 꼭지의 반

○ 어떤 사람이 이 병을 앓았는데 정오부터 목이 뻣뻣해져 황혼이 되면 그쳤다. 나는 "이 병은 반드시 발에서부터 생긴 것이다. 족태양의 근筋은 다리에서 뒷목까지 이르는데 근은 간肝과 짝하기 때문이다〔合〕. 이시离時에서 태시兌時까지는 음陰이 왕성하고 양陽이 약한 대이다. 그래서 『영보필법』에서는 '이시에서 건시乾時까지는 신기腎氣가 끊어지고 간기肝氣가 약하다'고 하였는데, 간과 신 두 장부가 음기陰氣를 받았으므로 이 시간에 병이 생기는 것이다'라고 하면서 이 약을 주었는데 세 번 먹고 나았다(『보제본사방』).

초부산

신기腎氣가 위로 치받아 목을 돌리지 못하는 것을 치료한다.

부자 한 개(큰 부자를 싸서 구운 다음 껍질과 배꼽을 없애고 가루낸다).

위의 약을 가루내어 두 돈씩 하얀 밀가루를 가득 채운 좋은 천초 스무 알과 함께 물 한 잔 반에 생강 일곱 쪽을 넣고 7푼이 되도록 달인 다음 천초를 제거하고 소금을 넣어 빈속에 따뜻하게 먹는다.

○ 어떤 사람이 목덜미의 근육이 어깻죽지〔背胛〕까지 아파서 돌릴 수가 없었는데 풍을 다스리는 어떤 약을 먹어도 효과가 없었다. 내가 『천금수방』에 있는 신기腎氣가 등을 치받아 등이 뻣뻣해지는 증證을 생각해내어 이 처방을 먹이자 한번에 나았다. 신기는 허리에서 척주脊柱를 끼고 위로 올라가 풍부혈〔曹溪穴〕에 이르며 그런 다음에 이환궁으로 들어간다. 풍부라는 혈은 반운搬運에 정통하지 않으면 뚫을 수가 없다. 그런데 〔신기가〕 거꾸로 올라 풍부혈에 이르러 혈을 뚫지 못하여 생긴 병이므로 천초를 써서 그 경락〔腎〕으로 돌아오게 하면 낫는다. 기가 거꾸로 오른 것을 천초는 아래로 내리므로 이 약을 먹으면 바로 낫는 것이다(『보제본사방』).

대편에 있는 오목한 곳이나 혹은 튀어나온 곳을 말하며, 물건에서 배꼽처럼 불룩하게 튀어나온 곳을 가리키기도 한다.

20 '千金髓'는 孫思邈의 이름을 가탁한 것으로 보이는 『千金髓方』을 가리킨다. 현재 전하지 않는다. 이 책은 『新唐志』 二十卷에서 언급한 이래 『本草綱目』 卷一에서 인용한 古今醫家書目에도 언급되어 있다(『中國醫籍通考』 第二卷, 2,125쪽).

21 '背'가 『普濟本事方』에는 '背項'으로 되어 있다.

22 '曹溪穴'은 곧 風府穴이다. 道家에서는 精氣를 逆流시켜 泥丸宮에서 朝會하게 한다고 하였는데, 그 관문이 조계혈이다. 『普濟本事方』 卷二 「肺腎經病」(앞의 책, 389쪽).

23 『普濟本事方』 卷二 「肺腎經病」(앞의 책, 388-389쪽). '氣上逆, 椒下達'이 원문에는 '肅氣上達, 椒下達'로 되어 있다.

回首散

治頭項强急筋急，或挫枕轉項不得者.

烏藥順氣散 方見風門，加羌活，獨活，木瓜.

水煎服〔醫鑑〕[24].

羌活勝濕湯

治太陽經中寒濕，項强或似拔，不得回顧.

羌活，獨活 各二錢，藁本，防風，甘草 各一錢，川芎，蔓荊子 各五分.

右剉作一貼，水煎服〔東垣〕[25].

24 『古今醫鑑』卷之九「頭痛」‘治’(앞의 책, 231쪽).
25 『脾胃論』卷上「分經隨病制方」(앞의 책, 73쪽). "如
脊痛項强，腰似折，項似拔，上衝頭痛者，乃足太陽經
之不行也，以羌活勝濕湯主之."

회수산

머리와 목덜미가 뻣뻣해지고 근육이 당기거나 베개를 잘못 베어 목을 돌리지 못하는 것을 치료한다.

오약순기산(처방은 「풍문」에 있다), 강활, 독활, 모과.

물에 달여 먹는다(『고금의감』).

강활승습탕

태양경에 한습이 침입하여 목이 뻣뻣하고 때로는 목을 잡아빼는 것 같으면서 목을 돌리지 못하는 것을 치료한다.

강활 · 독활 각 두 돈, 고본 · 방풍 · 감초 각 한 돈, 천궁 · 만형자 각 닷 푼.

위의 약들을 썰어 한 첩으로 하여 물에 달여 먹는다(『비위론』).

項軟

項軟者, 天柱骨[26]倒也, 宜用健骨散, 生筋散 方並見小兒, 小兒久患疳疾, 體虛不食, 及諸病後, 天柱骨倒, 醫者不識, 謂之五軟〔綱目〕[27]. ○ 小兒因風, 頸起軟, 頭不得正, 或去前或去後, 宜用天柱元, 五加皮散, 風熱項軟, 合用凉肝元 方見小兒〔得效〕[28].

天柱元

治項軟.

蛇含石[29] 一大塊 火煆醋淬七次, 鬱金 末 少許.

右研細, 入麝香少許. 飯丸芡實大, 每一丸, 荊芥湯, 入薑汁二三點, 化下〔得效〕[30].

五加皮散

治同上.

取皮爲末, 酒調, 傅項骨上, 乾則易濕者〔得效〕[31].

---

26 ‘天柱骨’은 제4, 5, 6 경추를 가리킨다.

27 『醫學綱目』卷之三十八 小兒部 脾主濕「疳」(앞의 책, 877쪽). 『世醫得效方』을 인용하였다. 원문과 들고남이 있다.

28 『世醫得效方』卷第十二 小兒科「項軟」(앞의 책, 208

쪽). ‘天柱元’의 主治 등을 재구성한 것이다.

29 ‘蛇含石’은 광물로, 性味는 甘寒하며 鎭痙止痛한다.

30 『世醫得效方』卷第十二 小兒科「項軟」(앞의 책, 208쪽). 복용법이 “上碾細, 又入鉢內硏極細, 和前藥末,

항연[목을 가누지 못하는 것]

항연項軟은 천주골天柱骨이 거꾸러진 것으로, 건골산이나 생근산(두 처방 모두 「소아문」에 있다)을 쓴다. 어린아이가 오랫동안 감질疳疾을 앓아 몸이 허약해지고 음식을 먹지 않거나, 여러 병을 앓은 후에 천주골이 거꾸러지는 것을 의사가 알지도 못하고 오연五軟이라고 한다(『의학강목』). ○ 어린아이가 풍으로 목을 드는데 힘이 없고 머리를 바로 세우지 못하여 앞으로 꺾이거나 뒤로 꺾이는 데는 천주원이나 오가피산을 쓰고, 풍열로 생긴 항연에는 양간원(처방은 「소아문」에 있다)을 같이 쓴다(『세의득효방』).

천주원

항연을 치료한다.

사함석 큰 덩어리 한 개(불에 달구어 식초에 일곱 번 담금질한다), 울금(가루낸 것) 조금.

위의 약들을 곱게 가루내어 사향을 조금 넣고 밥으로 반죽하여 감실대의 알약을 만든다. 한 알씩 생강즙 두세 방울을 넣은 형개 달인 물에 녹여서 먹는다(『세의득효방』).

오가피산

항연을 치료한다.

오가피를 가루내어 술에 갠 다음 목덜미의 뼈 위에 붙인다. 마르면 축축한 것으로 갈아준다(『세의득효방』).

入少麝香和勻, 用雪白大米飯圓, 龍眼大, 每服一圓,
荊芥湯化下, 或又入薑汁二三滴, 或用金銀薄荷湯, 早
晨不拘時下. 風熱項軟, 合用凉肝圓"으로 되어 있다.
31 『世醫得效方』卷第十二 小兒科 「項軟」(앞의 책, 208
쪽).

風府宜護

風府, 穴名也, 在腦後. ○ 內經曰, 巨陽者, 諸陽之屬也, 其脈連於風府. 故爲諸陽主氣也[32]. 然則固傷寒之所自起也[33]. 北人皆以毛裹之, 南人怯弱者, 亦以帛護其項, 俗謂三角[34], 是也. 凡怯弱者, 須護其項後, 可也[資生][35].

---

32 『素問』「熱論篇第三十一」. "巨陽者, 諸陽之屬也. 其脈連於風府, 故爲諸陽主氣也."

33 『素問』「評熱病論篇第三十三」. "巨陽主氣, 故先受邪."

34 동의학연구소 번역본에서는 '삼각건' 이라고 하였다(『동의보감』 2 외형편, 825쪽).

35 『鍼灸資生經』 卷一 '風府' (앞의 책, 235쪽). 원문과 들고남이 있다.

풍부는 잘 보호하여야 한다

풍부風府는 혈穴의 이름으로 머리 뒤에 있다. ○『내경』에서는 "태양〔巨陽〕에는 모든 양맥陽脈이 속하고, 그 경맥은 풍부에 연결되어 있다. 그래서 모든 양경의 기氣를 주관하게 된다"고 하였으므로, 상한병은 여기에서부터 생긴다. 북쪽 사람은 모두 털로 풍부를 싸고, 남쪽 사람도 허약한 사람은 비단으로 그 목덜미를 보호하는데, 세속에서 '삼각三角'이라고 하는 것이 바로 그것이다. 일반적으로 허약한 사람은 목덜미를 잘 감싸는 것이 좋다(『침구자생경』).

單方

凡四種.

黑豆

治頭項強, 不得顧視.

豆蒸熟, 納袋中, 枕之〔本草〕[36].

桃葉

治風項強, 不得回顧.

生桃葉蒸, 熱入袋, 着項上, 熨之〔本草〕[37].

活鼠

項強身中急者, 取活鼠, 破腹去五藏, 就熱傅之, 卽差〔本草〕[38].

蓖麻葉

治風濕項強, 常傅之, 爲妙〔俗方〕.

---

36 『證類本草』卷二十五 米穀部中品總二十二種「生大
豆」(政和本 462쪽, 四庫本 992쪽).

37 『證類本草』卷二十三 果部三品總五十三種「桃核
人」(政和本 449쪽, 四庫本 964쪽). 원문과 들고남이

있다.

38 『證類本草』卷二十二 蟲部下品總八十一種「牡鼠」
(政和本 417쪽, 四庫本 893쪽).

단방

모두 네 가지이다.

흑두(검정콩)

뒷목이 뻣뻣해서 뒤돌아보지 못하는 것을 치료한다.

검정콩을 푹 찐 다음 자루에 넣고 벤다(『증류본초』).

도엽(복숭아나무의 잎)

풍風으로 뒷목이 뻣뻣하여 목을 돌릴 수 없는 것을 치료한다.

생복숭아나무의 잎을 쪄서 뜨거운 채 자루에 넣은 다음 목덜미를 찜질한다(『증류본초』).

활서(살아 있는 쥐)

뒷목이 뻣뻣하고 몸 가운데〔등〕가 당길 때는 살아 있는 쥐를 잡아 배를 가르고 오장을 빼낸 다음 따뜻할 때 붙이면 바로 낫는다(『증류본초』).

비마엽(아주까리 잎)

풍습風濕으로 뒷목이 뻣뻣한 것을 치료하는데, 늘 붙이고 있으면 잘 낫는다(속방).

鍼灸法

項强, 取承漿, 風府〔綱目〕[39]. ○ 頸項痛强, 取通天, 百會, 風池, 完骨, 瘂門, 大杼〔甲乙〕[40]. ○ 頸項痛, 取後谿〔綱目〕[41]. ○ 頸腫, 取足陽明手陽明兩經〔綱目〕[42].

39 『醫學綱目』 卷之十五 脾胃部 咽喉 「項頸强痛」(앞의 책, 297쪽).

40 『鍼灸甲乙經』 卷七 六經受病發傷寒熱病第一中(앞의 책, 333-346쪽). 百會, 完骨은 없다.

41 『醫學綱目』 卷之十五 脾胃部 咽喉 「項頸强痛」(앞의 책, 297쪽).

42 『醫學綱目』 卷之十五 脾胃部 咽喉 「項頸强痛」 '內經刺灸項頸痛有二'(앞의 책, 297쪽). "其二. 取足手陽明, 治頸前痛. 經云, 足陽明之脈, 所生病者頸腫. 又云, 手陽明之脈, 是動則病頸腫, 皆視盛虛寒熱陷下取之也."

침구법

목덜미가 뻣뻣한 데는 승장, 풍부에 침을 놓는다(『의학강목』). ○ 목이 아프고 뻣뻣한 데는 통천, 백회, 풍지, 완골, 아문, 대저에 놓는다(『침구갑을경』). ○ 목이 아픈 데는 후계에 놓는다(『의학강목』). ○ 목이 부었을 때는 족양명경과 수양명경에 놓는다(『의학강목』).

목덜미가 뻣뻣한 데는 승장, 풍부에 침을 놓는다(『의학강목』). ○ 목이 아프고 뻣뻣한 데는 통천, 백회, 풍지, 완골, 아문, 대저에 놓는다(『침구갑을경』). ○ 목이 아픈 데는 후계에 놓는다(『의학강목』). ○ 목이 부었을 때는 족양명경과 수양명경에 놓는다(『의학강목』).

背

등

背脊骨節有數

膂骨以下至尾骶二十一節, 長三尺〔靈樞〕. ○ 上七顀, 每顀, 一寸四分一釐, 共九寸八分七釐, 中七顀, 每顀, 一寸六分一釐, 共一尺一寸二分七釐, 下七顀, 每顀一寸二分六釐, 共八寸八分二釐〔神應〕. ○ 二十一顀長三尺, 校之則上七顀共九寸八分七釐, 中七顀下七顀共二尺一分三釐, 合爲三尺〔資生〕.

---

1 '背'는 어깨뼈[견갑골]가 있는 부위를 말하며, 어깨뼈에서 허리까지를 脊, 등뼈 전체를 膂라 하고 뒷목을 項, 허리를 腰, 허리 아래를 骶, 그 아래를 尾閭라고 한다.

2 '膂骨'은 1) 제1흉추 극상돌기, 2) 등뼈를 말하기도 하고, 3) 제7경추 극상돌기, 4) 머리 뒷부분에서 만져 내려올 때 제일 먼저 튀어나온 척추로 보통 제5경추를 말하기도 한다. 여기에서는 4)의 뜻으로 쓰였다.

3 척추가 21개라는 것은 해부학적으로 말한 것이 아니라 '外形', 곧 밖으로 드러난 것으로서의 뼈를 말한 것이다. 다시 말해서 한의학에서 말하는 뼈는 일반적으로 보고 만져서 알 수 있는 뼈를 말하며, 그렇기 때문에 뼈[骨]는 '內景'이 아니라 '外形'에 속한다.

등뼈의 개수와 길이

여골에서 미저골까지는 21개의 뼈마디가 있는데, 길이는 석 자이다(『영추』). ○ 맨 위의 일곱 개의 뼈는 한 개의 길이가 한 치 너 푼 일 리로 전체 길이는 아홉 치 여덟 푼 칠 리이며, 가운데 일곱 개의 뼈는 한 개의 길이가 한 치 여섯 푼 일 리로 전체 길이는 한 자 한 치 드 푼 칠 리이다. 마지막 일곱 개의 뼈는 한 개의 길이가 한 치 두 푼 육 리로 전체 길이는 여덟 치 여덟 푼 이 리이다(신응). ○ 21개 추골의 길이는 석 자인데 헤아려보면 위의 일곱 개 뼈는 전체 길이가 아홉 치 여덟 푼 칠 리이고, 가운데 일곱 개의 뼈와 마지막 일곱 개 뼈의 전체 길이는 두 자 일 푼 삼 리로 모두 합치면 석 자이다(『침구자생경』).

---

4 『靈樞』「骨度第十四」.

5 '校', 학교 교. 본받다, 헤아리다.

6 『鍼灸資生經』卷二「孔穴相法」(앞의 책, 288쪽). "甲乙經云, 自大椎下至尾骿骨, 二十一椎, 析量取兪穴. 或云, 第一椎上更有大椎, 在宛宛陷中非有骨也. 有骨處, 卽是第一椎, 若以大椎之尾骶, 二十一椎, 長三尺, 法校之則, 上節云椎, 每傾一寸四分, 有第七椎下至於臀骨, 多分之七, 故上七節共九寸八分分之七. 下節十四椎, 每椎一寸四分分之五有奇, 故下七節共二尺一分分之三. 此亦是一說也. 但第一椎有骨, 乃骨節之收, 大椎, 雖無骨實是穴名, 旣曰自大椎下至十一椎, 豈可不量大椎以下, 或者之說於是不適矣."

背有三關

問背後三關. 荅曰, 腦後曰玉枕關, 夾脊曰轆轤關, 水火之際曰尾閭關, 乃精氣升降之道路也〔正理〕. ○ 人之脊骨, 二十四節, 節之末, 名曰尾閭穴, 又名龍虎穴, 又名曹溪路, 又名三岔路, 又名河車路, 又名朝天嶺, 又名上天梯. ○ 尾閭穴之骨頭, 圓如潼金, 上有九竅, 內外相連, 卽泥丸宮也. ○ 脊骨兩傍, 三條逕路, 上衝直至頂門泥丸宮, 下降復至丹田, 復連至尾閭穴. ○ 尾閭穴, 乃下關也, 從下至上十八節, 乃中關也, 泥丸宮, 爲上關, 此三關也〔正理〕.

---

7 『金丹問答』(『金丹大成集』所收). '乃精氣升降之道路也'는 나오지 않는다.

8 '岔', 갈림길 차. 높은 산, 산과 산이 나뉘는 곳.

9 '潼', 강 이름 동. 높은 모양.

10 여기에서의 '九竅'는 耳目口鼻, 前後陰의 아홉 구멍이 아니라 천골에 있는 팔료혈과 척추와 통하는 구멍을 합하여 구규라고 하였다. 도가에서는 이 구멍을 통해서 신들이 이환궁으로 올라간다고 본다.

등에는 세 개의 관關이 있다

등에 있는 세 개의 관關은 무엇인가? 머리의 뒷부분을 옥침관이라 하고, 척脊을 끼고 있는 곳을 녹로관이라 하며, 수水와 화火가 맞닿아 교제하는 곳을 미려관이라고 하는데, 이곳이 바로 정기精氣가 오르내리는 길이다(정리). ○ 사람의 척골脊骨은 24개인데, 마지막 뼈마디를 미려혈이라고 한다. 또는 용호혈, 조계로, 삼차로, 하거로, 조천령, 상천제라고도 한다. ○ 미려혈의 뼈 머리는 동금潼金처럼 둥글고 위로 아홉 개의 구멍이 있어 안팎이 서로 통하는데 이곳이 바로 이환궁泥丸宮이다. ○ 척골의 양쪽으로 세 개의 지름길이 있는데 위로 곧바로 올라가면 정수리의 이환궁에 이르고, 아래로 내려가면 다시 단전에 이르며 되돌아 미려혈에 연결된다. ○ 미려혈은 곧 하관下關이며, 아래에서 위로 18번째의 마디가 중관中關이고 이환궁은 상관上關으로 이것이 삼관三關이다(정리).

脈法

靈樞曰, 腎脈緩甚, 爲折脊[11]. ○ 內經曰, 寸口脈, 中手促上擊者, 曰肩背痛[12]. ○ 脈大者, 心下有留飮, 其人背寒冷〔仲景〕[13]. ○ 凡背惡寒甚者, 脈浮大而無力, 是陽虛也〔丹心〕[14].

11 『靈樞』 「邪氣藏府病形第四」.
12 『素問』 「平人氣象論篇第十八」.
13 『金匱要略方論』 「痰飮咳嗽病脈證幷治第十二」(『金匱要略註釋』, 325쪽. 『金匱要略精解』, 105쪽). "夫心下有留飮, 其人背寒冷如手大."
14 『丹溪心法』 卷三 「惡寒四十八」(앞의 책, 328쪽).

맥법

『영추』에서는 "신腎의 맥이 심하게 완緩하면 척추가 꺾이는 것처럼 아프다"고 하였다. ○ 『내경』에서는 "촌구맥을 짚으면 그 맥이 촉促하고 위로 치받는 것은 어깨와 등이 아픈 것이다"라고 하였다. ○ 맥이 대大하면 명치끝에 유음留飮이 있는 것으로, 등이 차고 시리다(『금궤요략』). ○ 등이 오싹오싹 추운 것이 심하면 맥이 부대浮大하고 힘이 없는데, 이것은 양허陽虛하기 때문이다(『단계심법』).

背爲胸府

背者, 胸中之府, 背曲肩隨, 胸將壞矣[內經][15][16]. ○ 元本, 胸作府, 誤也.

---

15 『素問』에는 '胸'이 '府'로 되어 있다.
16 『素問』「脈要精微論篇第十七」.

등은 가슴의 부府가 된다

등은 가슴의 장기를 담고 있는 곳〔胸中之府〕으로, 등이 굽으면 어깨가 따라 굽고 가슴이 무너지게 된다(『내경』). ○ 원나라 때 나온 『내경』에는 '흉胸'이 '부府'로 되어 있는데 잘못된 것이다.

등은 가슴의 장기를 담고 있는 곳〔胸中之府〕으로, 등이 굽으면 어깨가 따라 굽고 가슴이 무너지게 된다(『내경』). ○ 원나라 때 나온 『내경』에는 '흉胸'이 '부府'로 되어 있는데 잘못된 것이다.

背寒

內伏寒痰, 則寒從背起, 冷如掌大〔直指〕[17]. ○ 背惡寒是痰飮. 仲景云, 心下有留飮, 其人背惡寒, 冷如氷, 茯苓丸 方見痰飮, 主之〔綱目〕[18]. ○ 背心常一片氷冷者, 痰飮也. 導痰湯 方見痰飮, 合蘇子降氣湯 方見氣門, 服之〔入門〕[19]. ○ 凡人每日背上一條如線而寒起者, 痰也. 宜吐下之〔丹心〕[20]. ○ 背寒, 有陰有陽, 傷寒少陰證, 背惡寒者, 口中和, 陽明證, 背惡寒者, 口中乾燥. 此寒熱之辨也〔入門〕[21]. ○ 背寒, 宜貼禦寒膏〔醫鑑〕[22].

禦寒膏

治體虛人, 背上惡寒, 或夏月怕脫衣, 及婦人産後被風冷[23], 手足冷痛至骨, 又治腰痛[24].

生薑 半斤 取自然汁, 入明膠 三兩, 乳香, 沒藥 各一錢半[25].

銅杓內煎化. 移在滾湯內頓[26], 以柳條攪至成膏[27]. 又入川椒末少許, 再攪勻, 用皮紙攤貼患處[28]. 用鞋底烘熱熨之[29], 候五七日脫下. 或起小瘡, 不妨〔醫鑑〕[30].

---

17 『仁齋直指』 卷十二 痰瘀 「痰瘀方論」(앞의 책, 267쪽).

18 『醫學綱目』 卷之六 陰陽臟腑部 「治惡寒」(앞의 책, 92쪽).

19 『醫學入門』 外集 卷四 雜病分類 外感 風類 「痛風」(앞의 책, 356쪽).

20 『醫學綱目』 卷之二十一 脾胃部 內傷飮食 「百病皆生於痰」(앞의 책, 446쪽). ‘丹’, 곧 주진형의 글을 인용하였다.

21 『醫學入門』 에는 이 뒤에 ‘全無滋味’가 더 있다.

22 『醫學入門』 外集 卷三 傷寒 傷寒初證 「背惡寒」(앞의 책, 269-270쪽). "風寒客於表分. 當一身盡寒, 今但背惡寒者, 何也. 盖背爲陽, 腹爲陰, 又以背爲五臟所系, 是以背惡寒也. 寒邪在裏, 不能消耗津液, 故口中和, 此屬少陰, 宜附子湯. 熱邪陷內, 消耗津液, 故口中乾燥, 全無滋味此屬陽明幷三陽合病, 俱宜白虎湯. 中暑及暑月傷冷, 陰氣乘陽, 亦有背惡寒者."

등이 시린 것

속에 한담寒痰이 숨어 있으면 한기가 등에서 생겨 올라가는데 손바닥 크기만큼 차다(『인재직지』). ○ 등이 오싹오싹 추운 것은 담음痰飮이다. 장기는 "명치 밑에 유음이 있으면 등이 오싹오싹 춥다"고 하였는데, 얼음같이 차다. 복령환(처방은 「담음문」에 있다)이 주치한다(『의학강목』). ○ 등 한가운데에 얼음 덩어리가 있는 것처럼 늘 찬 것은 담음 때문이다. 도담탕(처방은 「담음문」에 있다)에 소자강기탕(처방은 「기문」에 있다)을 합방해서 먹는다(『의학입문』). ○ 일반적으로 사람이 매일 등 위로 한 쌍의 줄처럼 찬 기운이 올라가는 것은 담 때문이다. 토하게 하고 설사시킨다(단심). ○ 등이 추운 것에도 음증이 있고 양증이 있다. 상한에 등이 오싹오싹 추운 경우 소음증에는 입에 별다른 증상이 없고, 양명증에는 입이 마른다. 이것이 한증과 열증의 구분이다(『의학입문』). ○ 등이 오싹오싹 추운 데에는 어한고를 붙인다(『고금의감』).

어한고

몸이 허약한 사람이 등이 오싹오싹 춥고 여름에도 추워서 옷을 벗기가 두려운 것과 부인이 아이를 낳은 뒤 찬바람을 쏘여 손발이 차고 뼈까지 아픈 것을 치료하며, 허리가 아픈 것도 치료한다.

생강 반 근(즙을 낸다), 명교 석 냥, 유향·몰약 각 한 돈 반.

위의 약들을 구리그릇에 넣고 달여 녹인 다음 〔그릇 채로〕 끓는 물에 옮겨 중탕하여 〔삶는데〕 버드나무 가지로 고약처럼 될 때까지 자주 젓는다. 여기에 천초가루를 조금 넣고 다시 잘 섞은 다음 질긴 종이에 펴 발라서 아픈 곳에 붙인다. 그리고 신발 바닥을 그을릴 정도로 뜨겁게 다림질을 해주는데 5~7일이 지나면 떨어진다. 약간 헐기도 하는데 상관없다(『고금의감』).

23 『古今醫鑑』卷十「臂痛」'方'(앞의 책, 273쪽).

24 『古今醫鑑』에는 이 뒤에 '吹入經絡'이 더 있다.

25 『古今醫鑑』에는 이 뒤에 '一切冷痺痛'이 더 있다.

26 『古今醫鑑』에는 '乳香, 沒藥'이 '乳香末, 沒藥末'로 되어 있다.

27 『古今醫鑑』에는 '頓'이 '炖'(바람 불어 불길이 성할 돈, 삶다)으로 되어 있다.

28 버드나무는 전해도가 높아 이것으로 약을 저으면 여러 성분의 화학적 결합이 잘 이루어지고, 버드나무의 성질이 그 약에 영향을 주지 않는다고 한다.

29 '皮紙'는 일반적으로 질이 존존한 종이를 말하며, 닥나무의 표피가 많이 들어간 질이 낮은 창호지의 일종을 말하기도 한다. 佛家에서는 석가모니가 자신의 살갗을 벗기어 만들었다는 종이를 말한다.

30 '鞋', 신, 짚신 혜.

31 『古今醫鑑』卷十「臂痛」方 '禦寒膏'(앞의 책, 273쪽).

背熱

背熱屬肺, 肺居上焦, 故熱應於背〔入門〕.

등에서 열이 나는 것

등에서 열이 나는 것은 폐肺 때문인데, 폐는 상초上焦에 있기 때문에 이에 대응하여 열이 등에서 나는 것이다(입문).

등에서 열이 나는 것은 폐肺 때문인데, 폐는 상초上焦에 있기 때문에 이에 대응하여 열이 등에서 나는 것이다(입문).

背痛

肩背痛屬肺分野. 內經曰, 西風生於秋, 病在肺, 兪在肩背, 故秋氣者病在肩背[32]. 又曰, 秋脈太過, 則令人逆氣, 背痛愠愠然[33][綱目]. ○ 肺病者, 喘咳逆氣, 肩背痛, 汗出[34]. 又曰, 邪在腎, 則病肩背頸項痛[35][靈樞]. ○ 肩背痛, 宜用通氣防風湯, 脊痛項强, 腰似折, 項似拔, 宜羌活勝濕湯 方見頸項. ○ 背心一點痛, 宜三合湯[36][醫鑑]. ○ 脊骨胛眼痛, 宜蒼朮復煎湯[37][丹心]. ○ 臀尖痛者, 陰虛而膀胱有火也, 四物湯 方見血門, 加知母黃柏及桂少許, 有痰合二陳湯 方見痰飮 加澤瀉前胡木香爲引, 痛甚, 加乳香沒藥[38][入門]. ○ 背疼乃作勞所致. 技藝之人與士女刻苦者, 多有此患. 色勞者, 亦患之, 惟灸膏肓穴爲, 妙[39][資生].

---

32 『素問』「金匱眞言論篇第四」. 문장을 재구성하였다.

33 『素門』「玉機眞藏論篇第十九」.

34 『醫學綱目』卷之二十八 肺大腸部 肩背痛(앞의 책, 615쪽).

35 『素問』「藏氣法時論篇第二十二」. "肺病者, 喘欬逆氣, 肩背痛, 汗出尻陰股膝髀腨胻足皆痛."

36 『靈樞』「五邪第二十」.

37 『古今醫鑑』卷十「臂痛」方 '三合散'(앞의 책, 272쪽).

38 『丹溪心法附餘』卷之四 風門「肩背痛」'蒼朮復煎散'(앞의 책, 213쪽).

39 『醫學入門』外集 卷四 雜病分類 外感 風類「痛風」

등이 아픈 것

어깨와 등이 아픈 것은 폐肺가 관할하는 분야에 속한다. 『내경』에서는 "서풍은 가을에 불고 병은 폐수와 어깨, 등에 나타난다"고 하였으므로, 가을의 기〔肺氣〕로 생긴 병은 어깨와 등에 나타난다. 또 "가을의 맥〔폐맥〕이 지나치면 기를 거꾸로 치밀게 하여 등이 〔꽉 막힌 듯이〕 욱신욱신 아프다"고 하였다(『의학강목』). ○ 폐에 병이 생기면 숨이 차고 기침을 하며 기가 거꾸로 오르고 어깨와 등이 아프며 땀이 난다. 또 "사기가 신腎에 있으면 어깨와 등, 목이 아픈 병이 생긴다"고 하였다(『영추』). ○ 어깨와 등이 아픈 데는 통기방풍탕을 쓰고, 등줄기가 아프고 목이 뻣뻣하며 허리가 끊어지는 듯이 아프고 목을 잡아빼는 듯이 아픈 데는 강활승습탕(처방은 「경항문」에 있다)을 쓴다. ○ 등의 한가운데 한 곳이 아픈 데는 삼합탕을 쓴다(『고금의감』). ○ 등줄기가 아프고 견갑골 가운데가 아픈 데는 창출부전탕을 쓴다(『단계심법』). ○ 엉덩이 끝이 아픈 것은 음陰이 허하고 방광에 화火가 있는 것으로, 사물탕(처방은 「혈문」에 있다)에 지모와 황백을 더 넣고 계지를 조금 넣어 쓰며, 담이 있으면 이진탕(처방은 「담음문」에 있다)을 합방하고 택사와 전호·목향을 더 넣어 약의 기운을 끌고 가며, 심하게 아프면 유향과 몰약을 더 넣는다(『의학입문』). ○ 등이 아픈 것은 곧 너무 힘을 써서 생긴다. 기술자와 선비, 아녀자 중 몹시 애를 쓴 사람들에게 이 병이 많다. 또 성생활을 지나치게 하여도 이 병이 생긴다. 고황혈에 뜸을 떠야만 잘 낫는다(『침구자생경』).

(앞의 책, 356쪽).

40 '士女'는 남자와 여자, 미인, 처녀와 총각이라는 뜻
인데, 여기에서는 길쌈 같은 힘든 일을 많이 한 여자
나 오랫동안 앉아서 책을 읽어 등과 어깨가 아픈 선
비를 가리키는 것으로 보인다.

41 『鍼灸資生經』 卷五 「背痛」(앞의 책, 369-370쪽).

○ 一男子, 患背胛縫有一線痛起, 上肩跨至胸前側脇而止, 其痛晝夜不歇, 診其脈, 弦而數, 重取豁大, 左大於右. 予意, 背胛小腸經也, 胸脇膽經也, 此必思慮傷心, 心藏未病而小腸府先病, 故痛從肩胛起. 及慮不能決, 乃歸之膽, 故痛至胸脇而止. 乃小腸火乘膽木, 子來乘母, 是爲實邪[43]. 詢之, 果因謀事不成而病. 用人蔘四分, 木通二分[44]煎湯吞龍薈丸 方見五藏[45], 數服而愈[丹溪][46].

通氣防風湯

治太陽經中寒濕, 肩背痛, 不可回顧. 又云肩背痛, 乃風熱乘肺, 肺氣鬱甚也.

黃芪, 升麻, 柴胡 各一錢, 防風, 羌活, 陳皮, 人蔘, 甘草 各五分, 靑皮 三分, 白豆蔲, 黃柏 各二分.

右剉煎服[東垣][47].

---

42 『丹溪治法心要』에는 '心藏未病'이 '心上未病'으로 되어 있다.

43 '實邪'는 五行의 相生相剋 중 子가 母에 병을 옮기는 것을 말한다.

44 『丹溪治法心要』에는 '人蔘四分, 木通二分'이 '人蔘四錢, 木通二錢'으로 되어 있다.

45 '龍薈丸'은 '當歸龍薈丸'을 가리키는 것으로 보이며, 이 처방은 『東醫寶鑑』 內景篇 卷之三 五臟六腑 「肝臟」(內 12.10-05, 동의과학연구소 옮김, 『동의보감』 제일권, 1,044-1,045쪽).

○ 어떤 남자가 등과 날갯죽지 뼈가 만나는 곳에 한 줄로 통증이 생겨서 위쪽 어깨뼈를 타넘어 가슴과 앞쪽 옆구리까지 아픈데 통증이 밤낮으로 그치지 않았다. 그 사람의 맥을 보니 현弦하면서 삭數하고 깊게 눌러보니 활대豁大하였으며, 왼쪽이 오른쪽보다 대大하였다. 내 생각에 등과 날갯죽지 뼈는 소장경小腸經이 지나는 곳이고, 가슴과 옆구리는 담경膽經이 지나는 곳이다. 이 병은 분명히 생각을 너무 깊게 하여 마음〔心〕을 상한 것인데, 심心이라는 장藏에 병이 생기기 전에 소장이라는 부府가 먼저 병들어서 어깨뼈에 통증이 생긴 것이다. 또 생각만 깊게 하고 결단을 내리지 못하면 〔기가〕 담膽으로 돌아가기 때문에 통증이 가슴과 옆구리에까지 생긴 것이다. 이것은 소장의 화火가 담목膽木을 올라탄 것이며, 자식이 부모를 능멸한 것으로 실사實邪이다. 환자에게 물어보니 과연 일을 도모하다 이루지 못하고 나서 병을 앓게 되었다고 하였다. 인삼 너 푼과 목통 두 푼 달인 물로 용회환(처방은 「오장문」에 있다)을 여러 번 먹고 나았다(『단계심법심요』).

통기방풍탕

태양경이 한습寒濕의 침입을 받아 어깨와 등이 아프고 고개를 돌리지 못하는 것을 치료한다. 또 "어깨와 등이 아픈 것은 풍열風熱이 폐를 올라타 폐기肺氣가 심하게 뭉친 것이다"라고 하였다.

황기 · 승마 · 시호 각 한 돈, 방풍 · 강활 · 진피 · 인삼 · 감초 각 닷 푼, 청피 서 푼, 백두구 · 황백 각 두 푼.

위의 약들을 썰어 물에 달여 먹는다(『비위론』).

46 『丹溪心法心要』 卷四 「背項痛第四十八」(앞의 책, 914쪽). 『醫學綱目』 卷之二十八 肺大腸部 鼻塞 「鼻得冷則黑」(앞의 책, 615쪽)에도 인용되어 있다.

47 『脾胃論』 卷上 「分經隨病制方」(앞의 책, 73쪽). "脈經云, 風寒汗出, 肩背痛, 中風, 小便數而欠者, 風熱乘其肺, 使肺氣鬱甚也. 當瀉風熱, 以通氣防風湯主之." 여기에서 '風熱'은 肝風兼陰火를 말한다(앞의 책, 같은 곳, 編校者 注).

三合湯

治背心一點痛.

烏藥順氣散 方見風門, 合二陳湯 方見痰飮, 香蘇散 方見寒門, 加羌活, 蒼朮.

水煎服〔醫鑑〕[48].

蒼朮復煎湯

治寒濕相合, 腦痛[49], 脊骨胛眼痛, 膝臏[50]痛[51].

蒼朮 四兩 水二椀煎至一椀, 去滓, 入羌活, 升麻, 澤瀉, 柴胡, 藁本, 白朮 各五分, 黃柏 三分, 紅花 少許.

右剉, 入蒼朮湯內, 再煎至半, 去滓, 服〔丹心〕[52].

삼합탕

등 한가운데의 한 곳이 아픈 것을 치료한다.

오약순기산(처방은 「풍문」에 있다), 이진탕(처방은 「담음문」에 있다), 향소산(처방은 「한문」에 있다), 강활, 창출.

물에 달여 먹는다(『고금의감』).

창출부전탕

한寒과 습濕이 한꺼번에 들어와 머리가 아프고 등줄기와 견갑골 가운데가 아프며 무릎과 정강이뼈가 아픈 것을 치료한다.

창출 넉 냥(물 두 사발로 한 사발이 되게 달인 다음 창출을 버린다), 강활·승마·택사·시호·고본·백출 각 닷 푼, 황백 서 푼, 홍화 조금.

위의 약들을 썰어 창출 달인 물에 넣고 다시 반이 되게 달인 다음 찌꺼기를 버리고 먹는다(『단계심법부여』).

脊强

督脈之別, 名曰長强, 其病實, 則脊强〔靈樞〕[53]. ○ 足太陽之脈病, 腰脊强痛〔靈樞〕[54]. ○ 膀胱腎間冷氣, 攻衝背膂腰, 脊强俛仰不利, 宜烏沈湯 方見氣門. ○ 脊痛, 項强, 背痛, 不可回顧, 此足太陽手太陽經中濕, 氣鬱不行也. 宜羌活勝濕湯 方見頸項.

53 『靈樞』「經脈第十」.
54 『靈樞』「經脈第十」에 足太陽經의 是動病으로 '動則病衝頭痛, 目似脫, 項如拔, 脊痛, 腰似折, 髀不可以曲, 膕如結, 踹如裂, 是爲踝厥'이라는 문장이 나온다.

『素問』「熱論篇第三十一」에 대한 王冰의 注에 "足太陽脈, 從巓入絡腦, 還出別下項, 循肩髆內, 俠脊抵腰中, 故頭項痛腰脊强"이라는 문장이 있다.

척강

독맥의 별락別絡을 장강長強이라고 하는데, 병이 실實하면 등줄기가 뻣뻣해진다(『영추』).
○ 족태양의 경맥에 병이 들면 허리와 등줄기가 뻣뻣하고 아프다(『영추』). ○ 방광과 신腎
사이에 있던 찬 기운이 등과 척추, 허리를 치받으면 등줄기가 뻣뻣해져 굽혔다 폈다를 잘 하
지 못하는데 이럴 때는 오침탕(처방은 「기문」에 있다)을 쓴다. ○ 등줄기가 아프고 목이 뻣
뻣하며 등이 아파서 고개를 돌리지 못하는 것은 족태양경과 수태양경에 습濕이 침입하여 기
가 뭉쳐 돌지 못하기 때문이다. 강활승습탕(처방은 「경항문」에 있다)을 쓴다.

背傴僂

中濕背傴僂, 足攣成廢, 甘遂一錢爲末, 入猪腰子內煨, 食之, 上吐下瀉, 卽愈〔入門〕[55]. ○ 一人背傴僂足攣, 脈沈弦而細[56], 以煨腎散與之, 上吐下瀉, 凡三服, 乃愈 方見三法[57]〔丹心〕[58]. ○ 腰脊間骨節突出, 亦是中濕. 內經曰, 濕熱不攘[59], 大筋緛短[60], 小筋弛長. 緛短爲拘, 弛長爲痿[61]. 註曰, 大筋受熱, 則縮而短, 小筋得濕, 則引而長, 是故背傴僂, 而骨節突出也. 依上法, 治之〔綱目〕. ○ 老人傴僂, 乃精髓不足, 而督脈虛也, 宜用補腎益精髓之劑〔類聚〕.

55 『醫學入門』 外集 卷四 雜病分類 外感 風類 「痛風」 (앞의 책, 356쪽).

56 『醫學入門』에는 '細'가 '濇'으로 되어 있다.

57 '煨腎散'은 「汗吐下」 三法에는 없고 「腰門」에 나온다.

58 『醫學綱目』 卷之十二 肝膽部 諸痹 「攣」 (앞의 책, 216쪽). "一村夫, 背傴僂而足攣, 已成廢人. 予診其脈, 兩手皆沉弦而澀, 遂以戴人煨腎散與之, 上吐下瀉, 過月余久, 吐瀉交作, 如此凡三帖, 然後平復." '丹', 곧 주진형의 글을 인용하였다.

등이 굽은 병

습濕이 침입하여 등이 굽고 다리가 오그라들어 쓰지 못하면 감수 한 돈을 가루내어 돼지 콩팥 속에 넣어서 잿불에 묻어 구워 먹으면 위로 토하고 아래로 설사하면서 낫는다(『의학입문』). ○ 어떤 사람이 등이 굽고 다리가 오그라들며 맥이 침현沈弦하고 세細하여 외신산을 먹였더니 위로 토하고 아래로 설사하였다. 일반적으로 세 번 먹으면 낫는다(처방은 「요른」에 있다)(단심). ○ 허리와 척추의 뼈들이 튀어나온 것도 습이 침입하였기 때문이다. 『내경』에 서는 "습열이 없어지지 않으면 큰 근육은 쪼그라들어 짧아지고 작은 근육은 늘어져 길거진 다. 쪼그라들어 짧아지면 오그라들고〔拘〕, 늘어져 길어지면 힘이 없게 된다〔痿〕"고 하였다. 왕빙의 주에서는 "큰 근육은 열사熱邪를 받으면 오그라들어 짧아지고 작은 근육은 습사濕邪 를 받으면 늘어나고 길어진다"고 하였다. 그렇기 때문에 등이 굽고 등뼈가 튀어나오는 것이 다. 앞의 방법에 따라 치료한다(『의학강목』). ○ 노인이 등이 굽는 것은 정수精髓가 부족하 고 독맥이 허하기 때문이므로 신腎을 보하고 정수를 채워주는 약을 쓴다(『의방유취』).

---

59 '攘', 물리칠 양.
60 '緛', 쪼그라들 연.
61 『素問』 「生氣通天論篇第三」.

龜背[62]

詳見小兒門.

---

62 '龜背'는 척추가 굽어서 거북의 등처럼 된 병을 말
한다.

구배

「소아문」에 자세히 나와 있다.

單方

凡四種.

羌活

治風濕, 脊痛項强, 不可回顧.
剉, 水煎服之〔湯液〕[63].

獨活

治中濕, 頸項難舒.
剉, 酒水煎服〔本草〕[64].

烏藥

治膀胱腎間冷氣, 攻衝背膂.
剉, 水煎服, 或末服之〔湯液〕[65].

膃肭臍

主治背髆[66]勞悶, 或痛.
酒灸末服, 或丸服〔本草〕[67].

---

63 『湯液本草』 卷中 「羌活」(앞의 책, 199-200쪽). "主
    太陽經頭痛肢節痛, 一身盡漏非此不治."
64 『證類本草』 卷六 草部上品之上總八十七種 「獨活」
    (政和本 136쪽, 四庫本 253-254쪽). 원문과 들고남
    이 많다.
65 『湯液本草』 卷下(앞의 책, 252쪽).
66 '髆', 어깻죽지뼈 박.
67 『證類本草』 卷十八 獸部下品總二十一種 「膃肭臍」(政
    和本 371쪽, 四庫本 803쪽). 원문과 들고남이 있다.

단방

모두 네 가지이다.

강활

풍습風濕으로 등줄기가 아프고 목이 뻣뻣하여 고개를 돌리지 못하는 것을 치료한다.
썰어서 물에 달여 먹는다(『탕액본초』).

독활(땃두릅나물의 뿌리)

습濕이 침입하여 목을 들기 어려운 것을 치료한다.
썰어서 술을 탄 물에 달여 먹는다(『증류본초』).

오약

방광과 신腎 사이에 있던 찬 기운이 등과 척추를 치받는 것을 치료한다.
썰어서 물에 달여 먹거나 가루내어 먹는다(『탕액본초』).

올눌제(물개의 음경)

해구신은 등과 어깻죽지가 일을 많이 하여 뻐근하거나 아픈 것을 치료한다.
술에 축여 구워 가루내어 먹거나 알약을 만들어 먹는다(『증류본초』).

鍼灸法

脊膂强痛, 取人中〔綱目〕. ○ 肩背疼, 取手三里〔綱目〕. ○ 背痛連胛, 取五樞, 崑崙, 懸鍾, 肩井, 及胛縫穴 在背端骨下, 直腋縫尖及臂, 取二寸半, 瀉六吸〔綱目〕. ○ 背疼乃作勞所致, 惟膏肓爲要穴. 或背上先疼, 遂牽引肩上而疼者, 乃膏肓爲患. 當灸膏肓兪及肩井, 可愈〔資生〕.

---

68 『醫學綱目』卷之七 陰陽臟腑部「刺灸通論」(앞의 책, 109쪽). "人中除脊膂之强痛."

69 『醫學綱目』卷之二十八 肺大腸部 肩背痛(앞의 책, 615쪽).

70 '胛縫穴'은 팔을 아래로 내려 드리웠을 때 겨드랑이 뒤에 생긴 주름의 끝에 해당한다. 견갑골의 가장 위쪽 끝과 가장 아래쪽 끝에 있는 두 개의 기혈을 가리키기도 한다.

71 이상 『醫學綱目』에서 인용한 세 문장은 『醫學綱目』 卷之二十八 肺大腸部「肩背痛」(앞의 책, 616쪽)의 "肩背痛連胛, 胛縫(在背端骨下, 直腋縫尖及臂, 取二寸半, 瀉六吸), 五樞(二寸半, 瀉八吸)"와 『醫學綱目

침구법

등줄기가 뻣뻣하고 아픈 데는 인중혈에 침을 놓는다(『의학강목』). ○ 어깨와 등이 아픈 데는 수삼리에 놓는다(『의학강목』). ○ 등에서 어깨뼈까지 아픈 데는 오추, 곤륜, 현종, 견정, 갑봉혈(이 혈은 날갯죽지 뼈 아래, 겨드랑이 끝과 팔뚝이 맞붙은 곳 두 치 반 되는 곳에 있는데 여섯 번 숨을 마시면서 사瀉한다)에 놓는다(『의학강목』). ○ 등이 아픈 것은 너무 힘을 써서 생기는 것으로, 고황혈이 제일 중요하다. 때로는 등의 위쪽이 먼저 아프면서 어깨 위가 당기고 아픈 것은 고황膏肓에 병이 든 것이다. 고황수와 견정에 뜸을 떠야만 낫는다(『침구자생경』).

卷之二十八 腎膀胱部 腰痛 「脊痛脊强」(앞의 책, 635쪽)의 "脊脊幷腰疼, 人中(口含水突處, 針入三分, 略向上些, 但瀉無補, 留三吸), 委中(二寸半, 忌灸, 又於四畔紫脈上去血如藤塊者不可出血, 出血, 血不止, 令人夭), 三里(瀉), 五樞"의 두 문장을 재구성한 것이다.

72 『鍼灸資生經』 卷五 「背痛」(앞의 책, 369-37(쪽). 원문과 들고남이 있다.

東醫寶鑑

外形篇

卷之三

동의보감 외형편 제삼권

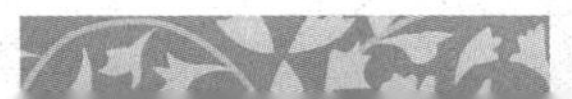

御醫忠勤貞亮扈聖功臣 崇祿大夫 陽平君 臣 許浚 奉教撰

어의 충근정량호성공신 숭록대부 양평군 신하 허준이 하교를 받들어 짓다.

胸

가슴

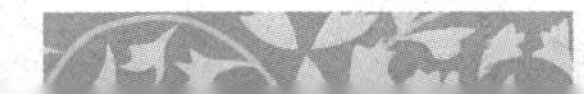

胸膈之名有義

夫人之胸者, 呼吸之所經, 飮食之所過, 一或失節, 則疾病邪氣, 交至於胸中, 乃有凶之兆, 故謂之胸也〔入式〕[1]. ○ 膈膜在心肺之下, 與背脊胸腹[2], 周回相着, 如幕不漏. 盖膈者, 隔也, 遮隔濁氣, 不使上熏於心肺, 故謂之膈也〔入門〕[3].

1 『素問入式運氣論奧』卷下「六病第二十八」. "陰陽之盛衰, 經曰, 天食人, 以五氣地食人, 以五味, 此之謂也. 夫人之胸膈者, 盖飮食之所納, 呼吸之所經. 若寒熱失節, 禁忌相干, 陰陽不和, 疾疫邪氣, 交至於胸中, 內舍五藏六府, 乃有凶之兆也, 故謂之胸."

2 『醫學入門』에는 '背脊胸腹'이 '脊腸腹'으로 되어 있다.

3 『醫學入門』卷首「天地人物氣候相應圖」, '臟腑圖'(앞의 책, 3쪽). "膈膜在心肺之下, 與脊腸腹, 周回相著, 如幕不漏, 以遮隔濁氣, 使不上熏於心肺."

흉격이라고 이름 붙인 데에는 뜻이 있다

사람의 가슴은 호흡이 이루어지고 음식이 지나는 곳으로, 만에 하나 절도를 잃으면 질병의 사기가 번갈아 가슴에 이르러 흉凶한 징조가 있게 되므로 '흉胸'이라고 한 것이다(『소문 입식운기론오』). ○ 격막은 심心과 폐肺 아래에 있고 등, 등줄기, 가슴, 배와 두루 돌아가며 붙어 있어 장막처럼 새지 않는다. '격膈'은 '막는다〔隔〕'는 뜻으로, 탁한 기를 막아 심계를 침범하지 못하게 하므로 '격膈'이라고 한 것이다(『의학입문』).

胸膈度數

胸圍四尺五寸, 缺盆以下至䯏骬長九寸〔靈樞〕[4]. ○ 咽以下膈以上, 通謂之胸〔入門〕.

---

4 『靈樞』 「骨度第十四」. "胸圍四尺五寸, … 缺盆以下 至䯏骬長九寸." 䯏骬는 胸骨下端의 劍狀突起를 말한 다(河北醫學院校釋, 『靈樞經校釋』 上卷, 人民衛生出 版社, 327-328쪽).

흉격의 치수

가슴의 둘레는 넉 자 다섯 치이고, 결분에서 칼돌기[鯣骭]까지의 길이는 아홉 치이다(『영추』). ○ 인咽에서 격막까지를 흉胸이라고 한다(입문).

胸膈部位

膈者, 心肺之分野也[綱目]. ○ 胸腹者, 藏府之郭也. 膻中者, 心主之宮城也[靈樞]. ○ 咽之下, 胃脘也. 貫膈與肺系相並, 在肺系之後. 其上卽, 咽門也, 胃脘之下, 卽胃之上口也, 謂之賁門. 其膈膜相貼之間, 亦漫脂相包也[入門]. ○ 胃脘 一作管 貫膈, 與心肺相通, 膈膜相綴也[入門]. ○ 心包絡在心下橫膈膜之上, 竪斜膈膜之下, 與橫膜相粘, 黃脂漫包者, 心也. 漫脂之外, 細筋膜如絲, 與心肺相連, 此包絡也[入門].

---

5 『醫學綱目』에는 '心肺' 앞에 '上焦'가 더 있다.

6 『醫學綱目』 卷之二十二 脾胃部 嘔吐膈氣總論 「咽喉噎塞口開目瞪」(앞의 책, 496쪽).

7 『靈樞』 「脹論第三十五」(『靈樞經校釋』 上卷, 522쪽).

8 '胃脘'은 일반적으로 胃 속을 말한다. 胃의 들문 부위를 上脘, 위의 가운데를 中脘, 위의 날문 부위를 下脘이라고 한다. 명치 밑이라는 뜻으로도 쓰이는데, 여기서는 식도를 가리키는 것으로 보인다.

9 '肺系'는 폐와 후두가 연결된 부위를 말하기도 하고, 폐에 부속된 기관, 즉 기관지, 후두, 코 등 호흡기 계통을 통틀어 이르기도 한다(『동의학사전』, 1,096쪽).

10 『醫學入門』 內集 卷一 臟腑 臟腑條分 「脾」(앞의 책, 63쪽). "膜連胃府, 重二斤三兩, 而散膏半斤. 脾之有大絡, 其系自膈下正中, 微著左脇於胃之上, 與胃胞絡相附. 其耳胃之包在脾之上, 與胃相並, 結絡周回, 漫脂遍布. 上下有二系, 上者貫膈入肺中, 與肺系相並,

흉격의 부위

격膈은 심폐가 관할하는 분야에 속한다(『의학강목』). ○ 흉복은 장부의 성곽이고, 전중은 심心이 거처하는 궁궐이다(『영추』). ○ 목구멍 아래는 위완胃脘〔식도〕이다. 위완은 격막을 뚫고 폐계肺系와 나란히 지나는데, 폐계 뒤에 있다. 위완의 위는 인문이고, 그 아래는 위胃의 상구上口로서 분문이라고 한다. 격막과 서로 붙어 있는 사이에는 풍부한 기름이 싸고 있다(『의학입문』). ○ 위완(위관胃管이라고 되어 있는 곳도 있다)은 격막을 뚫고 심폐와 통해 있으며 격막과 서로 연결되어 있다(『의학입문』). ○ 심포락은 명치와 횡격막 위에 있다 심포락은 격막의 아래에 비스듬히 서 있는데, 격막과 서로 달라붙어 있으면서 누런 기름이 풍부하게 싸고 있는 것이 심心이다. 풍부한 기름의 바깥에 실같이 가는 근막이 심폐를 서로 연결하고 있는데 이것이 포락이다(『의학입문』).

而在肺系之後, 其上卽咽門也. 咽下, 胃脘也. 胃脘下, 卽胃之上口也. 其處謂之賁門者也. 水穀自此而入胃, 以胃出穀氣, 傳之於肺. 肺在膈上, 因曰, 賁門. 賁門膈膜相貼之間, 亦漫脂相包也. 若胃中水穀腐熟, 則自幽門而傳入於小腸, 故言太倉之下口爲幽門."

11 『醫學入門』內集 卷一 臟腑 臟腑條分「肺」(앞의 책, 66쪽). "肺系喉管, 而爲氣之宗. 肺系有二, 一系上通喉嚨, 其中與心系相通. 肺之系者, 自膈正中微近左脇, 居胃之上, 並胃胞絡及胃脘相連, 貫膈與心肺相通, 膈膜相綴也."

12 '竪', 세울 수.

13 『醫學入門』內集 卷一 臟腑 臟腑條分「命門」(앞의 책, 70쪽). "心胞, 卽命門, 其經手厥陰, 其腑三焦, 其臟心胞絡, 其部分在心下橫膈膜之上, 竪斜腈膜之下, 與橫膜相粘, 其處黃脂漫包者心也, 其漫脂之外有細筋膜如絲, 與心肺相連者, 此胞絡也."

臟腑經脈皆貫膈

手太陰之脈, 上膈屬肺. ○ 手陽明之脈, 下膈屬大腸. ○ 足陽明之脈, 下膈屬胃絡脾. ○ 足太陰之脈, 上膈挾咽, 其支者, 別上膈, 注心中. ○ 手少陰之脈, 下膈絡小腸. ○ 手太陽之脈, 下膈屬小腸. ○ 足少陰之脈, 上貫肝膈. ○ 手厥陰之脈, 下膈歷絡三焦. ○ 手少陽之脈, 下膈偏[14]屬三焦. ○ 足少陽之脈, 貫膈絡肝屬膽. ○ 足厥陰之脈, 上貫膈布脅肋. ○ 已上十一經, 皆貫膈, 惟足太陽, 循下于背, 故不貫膈〔銅人〕[15].

---

14 '偏'은 '循'으로 되어 있는데 『脈經』 卷六 第十一, 『太素』 卷八 「首篇」 등에 根據하여 '遍'으로 고쳤다 (『靈樞經校釋』 上卷, 248쪽).

15 『銅人兪穴鍼灸圖經』의 각 경락의 冒頭 부분에 산재해 있다.

장부의 경맥은 모두 격막을 통과한다

　수태음폐경은 위로 격막을 뚫고 올라가 폐肺에 속한다.　○ 수양명대장경은 격막을 뚫고 내려가 대장에 속한다.　○ 족양명위경은 격막을 뚫고 내려가 위胃에 속하고 비脾를 얽는다.　○ 족태음비경은 격막을 뚫고 올라가 인후를 끼고 지나고, 그 가지는 별도로 격막을 뚫고 올라가 심心 속으로 흘러 들어간다.　○ 수소음심경은 격막을 뚫고 내려가 소장을 얽는다.　○ 수태양소장경은 격막을 뚫고 내려가 소장에 속한다.　○ 족소음신경은 간肝과 격막을 뚫고 올라간다.　○ 수궐음심포경은 격막을 뚫고 내려가 삼초三焦를 차례차례 얽는다.　○ 수소양삼초경은 격막을 뚫고 내려가 두루 삼초에 속한다.　○ 족소양담경은 격막을 뚫고 간을 얽으며 담에 속한다.　○ 족궐음간경은 격막을 뚫고 올라가 옆구리로 퍼진다.　○ 이상의 11개 경맥은 모두 격막을 뚫고 지나가는데 오직 족태양방광경은 등을 따라 내려가므로 격막을 뚫고 지나지 않는다(『동인수혈침구도경』).

脈法

脈陽微陰弦, 則胸痺而痛, 陽微故知在上焦, 陰弦故知胸痺心痛[16]〔仲景〕[17]. ○ 胸痺痛, 寸口脈, 沈而遲, 關上, 小緊而數〔仲景〕[18]. ○ 心腹痛, 宜見沈細, 不宜見浮大〔得效〕[19]. ○ 心腹痛, 脈宜沈細, 忌浮大弦長〔醫鑑〕[20]. ○ 心腹痛, 脈沈細宜, 浮大弦長命必殂〔脈訣〕[21]. ○ 沈弦細動, 皆是痛證, 心痛在寸, 腹痛在關, 下部在尺, 脈象顯然〔脈訣〕[22]. ○ 胸痞脈滑, 爲有痰結, 弦伏亦痞, 澀則氣劣〔脈訣〕[23]. ○ 心痛, 左手脈數, 熱多也, 脈澀, 有死血也. 右手脈緊實, 是痰積也, 脈大必, 是久病也. 兩手脈堅實, 不大便, 可下之, 痛甚者, 脈必伏〔丹心〕[24]. ○ 痞病, 右關脈多弦, 弦而遲者, 必心下堅〔正傳〕[25]. ○ 心脈微急爲痛, 微大爲心痺引背痛, 短而數或澀者, 心痛〔正傳〕[26][27].

---

16 ‘心痛’은 심장 부위와 명치 부위의 아픔을 통틀어 이르는 말로 1) 심장 부위가 터질 듯이 아픈 것으로, 여기에는 眞心痛이 속한다. 2) 명치 부위가 아픈 것으로, 여기에는 六種心痛과 九種心痛에서 眞心痛을 제외한 모든 심통과 胃脘痛이 속한다(『동의학사전』, 651쪽). 따라서 ‘心痛’을 일률적으로 가슴이 아픈 것으로 해석할 수 없어서 그냥 ‘심통’으로 번역하기도 하였다. 우리말로는 ‘가슴앓이’가 적절할 것으로 보이나 ‘가슴앓이’로는 ‘심통’의 다양한 의미를 모두 포함하기 어렵기 때문에 선택하지 않았다.

17 『金匱要略』「胸痺心痛短氣病脈證治第九」(앞의 책, 『金匱要略精解』, 73쪽). “脈陽微陰弦, 卽胸痺而痛. 所以然者, 責其極虛也. 今陽虛知在上焦, 所以胸痺. 心痛者, 以其陰弦故也.” 關前이 陽이고 關後가 陰이므로 陽微는 寸脈微한 것이고, 陰弦은 尺脈弦한 것이다. ‘陽微’는 上焦 陽氣不足하고 胸陽不振한 脈象이며, ‘陰弦’은 陰寒太盛하고 水飮內停한 脈象으로 陽微陰弦한 脈象은 胸痺, 心痛의 病理에 해당하는 上焦陽虛하고 陰邪上乘하여 邪正相搏한 상태를 나타내는 것이다(李克光 主編, 『金匱要略』, 人民衛生出版社, 1989, 218쪽).

18 『金匱要略』「胸痺心痛短氣病脈證治第九」(앞의 책, 73쪽). “胸痺之病, 喘息咳唾, 胸背痛短氣, 寸口脈沈

맥법

　양맥〔촌맥〕이 미微하고 음맥〔척맥〕이 현弦하면 가슴이 저리면서 아프다. 양맥이 미한 것으로 병이 상초에 있는 것을 알 수 있고, 음맥이 현한 것으로 가슴이 저리면서 아픈 것을 알 수 있다(『금궤요략』). ○ 흉비통에 촌구맥은 침지沈遲하고 관맥은 소小하며 긴삭하다(『금궤요략』). ○ 심복통은 맥이 침세沈細해야지 부대浮大해서는 안 된다(『세의득효방』). ○ 심복통은 맥이 침세해야지 부대현장浮大弦長해서는 안 된다(『고금의감』). ○ 심복통은 맥이 침세해야지 부대현장하면 목숨이 위태롭다(『맥결』). ○ 침현세동沈弦細動한 맥은 모두 통증이 있을 때 나타나는 맥인데, 심통은 촌寸에서 나타나고, 복통은 관關에서 나타나며, 하부의 통증은 척尺에서 맥상이 나타난다(『맥결』). ○ 흉비에 맥이 활滑한 것은 담결痰結이 있는 것이고 맥이 현복한 것도 역시 비증痞症이 있는 것이며 맥이 삽한 것은 기가 약한 것이다(『맥결』). ○ 심통에 왼손의 맥이 삭한 것은 열이 많은 것이고 색한 것은 어혈이 있는 것이다. 오른손의 맥이 긴실한 것은 담이 쌓인 것이고 대大한 것은 반드시 오래된 병이 있는 것이다. 양쪽 손의 맥이 견실하면 대변을 보지 못하므로 설사시켜야 하며, 통증이 심하면 반드시 복맥이 나타난다(『단계심법』). ○ 비병痞病에는 오른쪽 관맥이 대개 현한데, 현하면서 지遲하면 반드시 명치 부위가 단단하다(정전). ○ 심맥心脈이 약간 급한 것은 〔가슴에〕 통증이 있는 것이고 약간 대大한 것은 가슴이 저리며 등까지 당기면서 아픈 것이며 단하면서 삭하거나 혹은 색한 것은 심통이다(『의학정전』).

而遲, 關上小緊數, 瓜蔞薤白白酒湯主之."‘寸口脈沈而遲’에서 寸脈은 上焦를 나타내고 沈遲는 微와 같이 不及한 脈象이다. ‘關上小緊數’에서 關脈은 寸口에 비해서 陰에 屬하고 小는 脈體細小한 것이며 緊數은 脈象이 緊急躁動한 것으로 弦脈을 말한다. 따라서 결국 ‘陽微陰弦’한 脈象이다(李克光 主編, 앞의 책, 220쪽).

19 『世醫得效方』卷第一 大方脈雜醫科「集脈說」(앞의 책, 5쪽).

20 『古今醫鑑』卷一 脈訣「諸脈宜忌類」(앞의 책, 14쪽).

21 『校正圖注脈訣』卷之四「諸雜病生死歌」(앞의 책, 13쪽).

22 『脈訣』에는 ‘是’가 ‘氣’로 되어 있다.

23 『脈訣』(앞의 책, 15쪽).

24 『脈訣』(앞의 책, 16쪽).

25 『丹溪心法』卷四「心脾痛七十」(앞의 책, 380-381쪽). "脈堅實不大便者下之. 心痛用山梔並劫藥止之. 若又復發前藥必不效. 可用玄明粉一服立止. 左手脈數熱多, 脈濇有死血. 右手脈緊實, 痰積, 弦大必是久病."

26 『萬病回春』卷之二「痞滿」‘脈法’(앞의 책, 159쪽).

27 『醫學正傳』卷之四「胃脘痛」‘脈法’(앞의 책, 208쪽).

心痛與胃脘痛病因不同

心之包絡, 與胃口相應, 往往脾痛連心. 或陽虛陰厥, 亦令心下急痛〔直指〕. ○眞心痛, 卽死不治. 其久心痛者, 是心之支別絡, 爲風邪冷熱所乘痛. 故成疹不死, 發作有時, 經久不得差也〔得效〕. ○胃之上口, 名曰賁門. 賁門, 與心相連, 故經所謂胃脘當心而痛. 今俗呼爲心痛者, 誤也. 夫九種心痛, 詳其所由, 皆在胃脘, 而實不在於心也〔正傳〕. ○胃脘當心而痛, 脾藏連心而痛. 局方皆云心痛, 盖心痛少, 而脾胃痛居多. 心痛, 因傷思慮, 脾胃痛, 因傷飮食, 或痰飮故也〔入門〕. ○心病者, 胸中痛〔內經〕. ○諸經心痛引背, 多屬風冷, 諸府心痛難以俛仰嘔瀉, 多屬熱〔入門〕.

28 『仁齋直指』卷六 心氣「心疼方論」(앞의 책, 139쪽).

29 『世醫得效方』卷第四 大方脈雜醫科 心痛「卒痛」(앞의 책, 64쪽).

30 『靈樞』「邪氣藏府病形第四」. "黃帝曰, 願聞六腑之病. … 胃病者, 腹䐜脹, 胃脘當心而痛."

31 『醫學正傳』卷之四「胃脘痛」'論'(앞의 책, 207쪽).

32 『醫學入門』外集 卷四 雜病分類 外感 寒類「心脾痛」(앞의 책, 362쪽). "胃脘脾痛傷飮食, 腹脹便閉嘔頻頻, 胃脘當心而痛, 脾臟連心而痛, 局方云, 卽心痛, 盖厥痛亦少, 脾胃痛多. 且七情四氣, 歸脾, 蟲痛, 攻

심통과 위완통은 병의 원인이 다르다

심포락은 위胃의 입구와 서로 대응하고 있으므로 종종 비통脾痛이 심心에까지 이어진다. 혹은 양기가 허하여 음기가 거꾸로 치받아도 명치가 조이면서 아프다(『인재직지』). ○ 진심통은 곧 죽으므로 치료하지 못한다. 오랫동안 심통이 있는 것은 심에서 갈라진 별락別絡이 풍사와 냉열冷熱의 침입을 받아서 아픈 것이다. 그러므로 병을 앓아도 죽지 않고 때로 발작하면서 오래도록 낫지 않는다(『세의득효방』). ○ 위의 상구上口를 분문賁門이라고 한다. 분문은 심과 서로 연결되어 있다. 그러므로 『내경』에서는 "위완이 병들면 심의 부위가 아프다"고 하였다. 요즘 민간에서 심통이라고 하는 것은 잘못된 것이다. 구종심통의 원인을 자세히 살펴보면 모두 〔원인이〕 위완에 있고 실제로는 심에 있지 않다(『의학정전』). ○ 위완이 병들면 심의 부위가 아프고 비脾가 병들면 심까지 아프다. 『태평혜민화제국방』에서 말한 '심통'은 대개 심이 아픈 것은 적고 비위가 아픈 것이 대부분이다. 심통은 생각이 지나쳐서 생긴 것이고, 비위통은 음식에 상하거나 담음에 의하여 생긴 것이기 때문이다(『의학입문』). ○ 심이 병들면 가슴이 아프다(『내경』). ○ 경병經病으로 심통이 있으면서 등이 땅기는 것은 대개 풍랭에 속하고, 부병府病으로 심통이 있으면서 몸을 구부리고 펴는 것이 어렵고 토하고 설사하는 것은 대개 열熱에 속한다(『의학입문』).

脾入胃, 痰瘀, 脾胃所主, 但心痛, 因傷思慮, 脾胃痛, 因傷飲食. 胃痛, 善噫兩脅咽膈不利, 脾痛, 舌強喜嘔腹脹, 二便不通."　　(앞의 책, 362쪽).

33 『素問』 「藏氣法時論第二十二」.

34 『醫學入門』 外集 卷四 雜病分類 外感 寒類 「心脾痛」

心痛有九種

一曰虫, 二曰疰, 三曰風, 四曰悸, 五曰食, 六曰飮, 七曰冷, 八曰熱, 九曰去來, 下通用, 手拈散, 九痛元, 通靈散, 拈痛元, 神聖代鍼散 方見前陰.

手拈散

治九種心痛, 及心脾痛極驗. 詩曰, 草果玄胡索靈脂幷沒藥, 酒調三二錢, 一似手拈却[35][綱目].

九痛元

治九種心痛, 及積冷心胸痛.

炮附子 三兩, 吳茱萸, 人蔘, 乾薑 炮, 巴豆 去皮油 各一兩, 狼毒 五錢.

右爲末, 蜜丸梧子大, 溫酒下三五丸[36][局方].

通靈散

治九種心痛.

蒲黃, 五靈脂 各一兩, 木通, 赤芍藥 各五錢.

右剉五錢, 水煎入鹽少許服[37][入門].

拈痛元

治九種心痛.

乾薑 生 七錢半, 五靈脂, 木香, 當歸, 蓬朮 各五錢.

右末, 蜜丸梧子大, 陳皮煎湯下, 二三十丸[38][直指].

35 『醫學綱目』卷之十六 心小腸部「心痛」(앞의 책, 304-305쪽). "手拈散. 治心脾疼極驗. 詩云, 草果玄胡索靈脂幷沒藥, 酒調三二錢, 一似手拈却."

36 『太平惠民和劑局方』卷三 一切氣(앞의 책, 98쪽).

37 『醫學入門』外集 卷六 雜病用藥賦「心痛」(앞의 책, 507쪽).

심통에는 아홉 종류가 있다

심통心痛에는 충심통, 주심통, 풍심통, 계심통, 식심통, 음심통, 냉심통, 열심통, 거래통이 있다. 아래의 수점산, 구통원, 통령산, 점통원, 신성대침산(처방은 「전음문」에 있다) 등을 두루 쓴다.

수점산

구종심통과 심비통을 치료하는데, 효과가 매우 좋다. 어떤 시에서 "초과 · 현호색 · 오령지 · 몰약을 두서 돈씩 술에 타서 먹으면 단번에 손으로 끄집어내는 것처럼 [아픔이] 사라진다"고 하였다(『의학강목』).

구통원

구종심통과 냉이 쌓여 가슴이 아픈 것을 치료한다.

부자(싸서 구운 것) 석 냥, 오수유, 인삼, 건강(싸서 구운 것), 파두(껍질을 벗기고 기름을 뺀 것) 각 한 냥, 낭독 닷 돈.

위의 약들을 가루내어 꿀로 반죽하여 오자대의 알약을 만들어 세 알에서 다섯 알씩 따뜻한 술로 먹는다(『태평혜민화제국방』).

통령산

구종심통을 치료한다.

포황 · 오령지 각 한 냥, 목통 · 적작약 각 닷 돈.

위의 약들을 썰어 닷 돈씩 물에 달여 소금을 약간 넣어 먹는다(『의학입문』).

점통원

구종심통을 치료한다.

건강(날것) 일곱 돈 반, 오령지 · 목향 · 당귀 · 봉출 각 닷 돈.

위의 약들을 가루내어 꿀로 반죽하여 오자대의 알약을 만들어 스물에서 서른 알씩 진피 달인 물로 먹는다(『인재직지』).

---

38 『仁齋直指』卷六 心氣 「心疼證治」(앞의 책, 141쪽). 圜, 食前, 橘皮煎湯下."
"拈痛圓. 治九種心痛. 五靈脂木香當歸蓬莪朮煨 各
半兩, 生乾薑 三分. 右爲末, 煉蜜圓, 梧子大, 每二十

蟲心痛

胃脘痛, 痛定便能食, 時作時止者, 是虫痛也〔丹心〕[39]. ○ 心痛吐水者, 虫痛, 不吐水, 冷心痛〔綱目〕[40]. ○ 虫痛之證, 心腹痛[41], 上下攻刺, 嘔噦涎沫[42], 或吐清水, 面色靑黃. 宜化虫丸, 化虫散, 妙應丸 三方並見虫門. ○ 虫痛, 二陳湯 方見痰飮, 加苦練根, 煎服〔醫鑑〕[43]. ○ 虫痛, 小兒多有之. 當與虫部參考治之.

---

39 『丹溪心法』卷四「心脾痛七十」(앞의 책, 380쪽).

40 『醫學綱目』卷之三十七 小兒部 心主熱「心痛」(앞의 책, 840쪽).

41 '心腹痛'은 명치 아래와 배의 아픔이 겸한 증을 말하거나 위완통과 같은 뜻으로 쓰인다(『동의학사전』, 648쪽).

42 '噦'는 애역(딸꾹질)과 같은 뜻으로 쓰이며, 헛구역질을 말한다.

43 『古今醫鑑』卷十「心痛」'治'(앞의 책, 261쪽).

충심통

　위완 부위가 아픈데, 아픈 것이 멎으면 바로 식사를 할 수 있으면서 때로 아팠다가 그쳤다가 하는 것은 충 때문에 아픈 것이다(『단계심법』).　○ 심통心痛에 물을 토하는 것은 충심통蟲心痛이고 물을 토하지 않는 것은 냉심통이다(『의학강목』).　○ 충심통의 증상은 명치와 배가 아파 아래위로 찌르는 것 같고 토하며 헛구역질을 하고 멀건 침과 거품을 흘리며 혹은 맑은 물을 토하기도 하고 얼굴색은 푸르며 누렇다. 화충환, 화충산, 묘응환 등을 쓴다(세 가지 처방 모두 「충문」에 있다).　○ 충심통에는 이진탕(처방은 「담음문」에 있다)에 고련근을 넣어 달여 먹는다(『고금의감』).　○ 충심통은 소아에게 많이 있다. 「충문」을 참고하여 치료하여야 한다.

痓心痛

卒感惡忤尸疰[44], 神昏卒倒[45], 口噤不省. 宜蘇合香元 方見氣門. ○
備急丸 方見救急. ○ 與中惡同治[46][入門].

---

44 '惡忤'는 中惡과 客忤의 준말로(『동의학사전』,
1,060쪽), 中惡은 1) 類中風의 하나로, 나쁜 기운에
감촉되어 생긴다. 갑자기 손발이 싸늘하고 얼굴빛
은 파래지며 정신은 어리둥절하고 어지러우며 눈앞
이 아찔하고 말이 헛갈리며 심하면 이를 악물고 정
신을 잃고 넘어진다. 기혈을 잘 돌게 하고 정신을 맑
게 하며 독을 푸는 방법으로 소합향원을 쓴다. 일산
화탄소를 비롯한 유해 가스에 중독될 때 볼 수 있다.

2) 어린아이 진기가 쇠약한 중으로, 동의 고전에는
다른 병 없이 갑자기 명치 아래가 견디기 힘들 정도
로 찌르는 것처럼 아파서 죽을 것 같은 것이라고 하
였다(『동의학사전』, 769쪽). 客忤는 中客, 中人, 少
小客忤라고도 하며, 어린아이가 갑자기 놀란 것이
원인이 되어 생긴 병증을 말한다. 얼굴이 창백하고
거품이 섞인 침을 토하며 숨차하고 복통이 나며 온
몸에 경련이 이는 것이 전간과 비슷하다.

주심통

갑자기 중악이나 객오, 시주尸疰에 감촉되어 정신이 혼미하여 졸도하고 이를 악물며 깨어나지 못하는 데는 소합향원(처방은 「기문」에 있다)을 쓴다. ○ 비급환(처방은 「구급문」에 있다)을 쓴다. ○ 중악中惡과 같이 치료한다(『의학입문』).

---

45 '尸疰'는 일반적으로 勞瘵와 같은 뜻으로 쓰인다.
46 『醫學入門』 外集 卷四 雜病分類 外感 寒類 「心脾痛」
　　(앞의 책, 362쪽). "疰痛, 卒感惡忤尸疰, 素虛者, 腎經
　　陰氣上攻, 神昏卒倒, 蘇合香丸, 痛引背傴僂者, 沈香
　　降氣湯, 或五笭散倍桂, 韭汁爲丸, 小茴煎湯下. 素實
　　者, 腎火上攻, 小承氣湯, 勞瘵尸疰奏者, 紫河車丹."

風心痛

因傷風冷, 或肝邪乘心, 兩脇引痛. 宜麻黃桂枝湯, 或分心氣飮
方見氣門〔入門〕[47].

47 『醫學入門』 外集 卷四 雜病分類 外感 寒類 「心脾痛」
  (앞의 책, 362쪽). "外感三般風冷熱, 連脇腰背少舒
  伸. 風, 因肝邪乘心, 痛則兩脇引小腹陰股, 桂枝湯加
  附子, 便閉入蜜一匙同煎, 或分心氣飮加厚朴, 枳殼,
  蘿蔔子, 木香, 或阿魏撞氣丸."

풍심통

풍랭에 상하거나 간肝의 사기邪氣가 심心의 허한 틈을 타고 침입하여 생기는데, 양쪽 옆구리가 땅기며 아프다. 마황계지탕이나 분심기음(처방은 「기문」에 있다)을 쓴다(『의학입문』).

悸心痛

因七情怔忡驚悸, 以致心痛. 宜四七湯 方見氣門, 加味四七湯 方見神門, 七氣湯, 正氣天香湯 方並見氣門〔入門〕.[48] ○ 心傷者勞役, 則頭面赤而下重, 心中痛而自煩發熱, 臍上跳其脈弦. 宜辰砂妙香散 方見神門〔入門〕.[49]

48 『醫學入門』 外集 卷四 雜病分類 外感 寒類 「心脾痛」 (앞의 책, 362쪽). "悸痛, 內因七情, 輕則怔忡驚悸, 似痛非痛, 妙香散, 四七湯, 小草丸, 熱者連附六一湯, 重則兩目赤黃, 手足靑至節, 卽眞痛, 不治."

49 『金匱要略方論』 「五臟風寒積聚病脈證幷治第十一」. (『金匱要略註』, 296쪽. 『金匱要略精解』, 89쪽). "心傷者. 其人勞倦. 卽頭面赤而下重. 心中痛而自煩發熱. 當臍跳其脈弦. 此爲心臟傷所致也."

계심통

　칠정으로 정충怔忡, 경계驚悸가 있고 심통까지 생겼을 때는 사칠탕(처방은 「기문」에 있다), 가미사칠탕(처방은 「신문」에 있다), 칠기탕, 정기천향탕(두 처방 모두 「기문」에 있다) 등을 쓴다(『의학입문』).　○ 심心이 상한데다 힘들게 일하면 머리와 얼굴이 붉어지고 아랫도리가 묵직하며 가슴 속이 아프고 이유 없이 답답하며 열이 나고 배꼽 위에서 뛰는 맥이 현弦하다. 진사묘향산(처방은 「신문」에 있다)을 쓴다(입문).

食心痛

因食生冷，或食物過多，以致心痛. 宜香蘇散 方見寒門， 平胃散 方見五藏，香砂養胃湯 方見內傷〔入門〕[50].

50 『醫學入門』外集 卷四 雜病分類 外感 寒類 「心脾痛」
  (앞의 책, 362쪽). "傷食生冷, 遇熱食暫散者, 香蘇散
    加生薑菖蒲半夏枳殼. 或人蔘養胃湯, 加肉桂吳萸,
    或木香化滯湯, 感應丸,"

식심통

날것이나 찬 것을 먹거나 음식을 너무 많이 먹어서 심통까지 생겼을 때는 향소산(처방은 「한문」에 있다), 평위산(처방은 「오장문」에 있다), 향사양위탕(처방은 「내상문」에 있다) 등을 쓴다(『의학입문』).

飮心痛

傷水飮, 聚痰涎, 心痛如刺. 宜芎夏湯 方見痰飮, 五苓散 方見寒門. 水飮流注, 胸脇痛, 三花神祐丸 方見下門〔入門〕[51].

---

51 『醫學入門』 外集 卷四 雜病分類 外感 寒類 「心脾痛」
(앞의 책, 362쪽). "大槪傷水飮, 聚涎, 心痛如刺者,
溫膽湯, 加白朮."

음심통

수음水飮에 상하여 담연이 몰려 찌르는 듯한 심통이 생긴 데는 궁하탕(처방은 「담음문」에 있다)이나 오령산(처방은 「한문」에 있다)을 쓰고, 수음이 흘러들어 가슴과 옆구리가 아픈 데는 삼화신우환(처방은 「하문」에 있다)을 쓴다(『의학입문』).

冷心痛

寒氣客於背兪之脈, 則血脈澁, 血脈澁則血虛, 血虛則痛, 其兪注於心, 故相引而痛〔內經〕[52]. ○ 形寒飲冷, 當風取凉, 或腎邪乘心, 痛則心懸若飢, 泄利下重. 宜五積散〔入門〕[53]. ○ 寒冷心痛, 宜扶陽助胃湯, 桂枝四七湯, 雞舌香散, 神效散, 卻痛散, 草豆蔲丸, 溫胃湯, 抽刀散, 二薑丸.

扶陽助胃湯

治胃脘當心而痛. 經曰, 寒氣客於腸胃之間, 則卒然痛, 得熱則已. 此藥主之[54].

附子 炮 二錢, 乾薑 炮 一錢半, 草豆蔲, 益智仁, 白芍藥 酒炒, 人蔘, 甘草 灸, 官桂 各一錢, 吳茱萸, 白朮, 陳皮 各五分.

右剉作一貼, 薑三片棗二枚, 水煎服〔丹心〕[55].

桂枝四七湯

治寒邪客搏心痛.

桂枝, 半夏 各二錢, 白芍藥 酒炒 一錢半, 白茯苓, 厚朴, 枳殼 各七分, 人蔘, 紫蘇葉, 甘草 灸 各五分.

右剉作一貼, 入薑三片棗二枚, 水煎服〔直指〕[56].

---

52 『素問』「擧痛論第三十九」. "寒氣客於背兪之脈, 則脈泣, 脈泣則血虛, 血虛則痛. 其兪注於心, 故相引而痛."

53 『醫學入門』外集 卷四 雜病分類 外感 寒類「心脾痛」(앞의 책, 361쪽). "冷, 因形寒飲冷臥凉, 腎氣乘心, 痛則心懸若饑, 腰痛, 下重泄痢, 五積散, 便閉加大黃."

54 『素問』「擧痛論第三十九」. "寒氣客於腸胃之閒膜原之下, 血不得散, 小絡急引故痛."

55 『丹溪心法』卷四「心脾痛七十」(앞의 책, 383쪽). "扶

냉심통

한기가 배수혈이 있는 경맥〔背兪之脈〕에 침입하면 혈맥이 잘 흐르지 못하고 혈맥이 잘 흐르지 못하면 혈허하게 되고 혈허하게 되면 아프게 되는데, 배수혈의 기는 심〔가슴〕으로 흘러 들어가므로 서로 당기며 아프다(『내경』). ○ 몸이 찬데 찬 것을 마시고 바람을 쐬어 몸을 서늘하게 하거나 혹은 신腎의 사기가 심心에 침입하여 생기는데, 아플 때면 가슴에 무엇인가 매달린 것 같고 배고픈 것 같으며 설사를 하면서 뒤가 묵직하다. 오적산을 쓴다(『의학입문』). ○ 한랭寒冷으로 심통이 생기면 부양조위탕, 계지사칠탕, 계설향산, 신효산, 각통산, 초두구환, 온위탕, 추도산, 이강환 등을 쓴다.

부양조위탕

위완胃脘 부위가 아픈 것을 치료한다. 『내경』에서는 "찬 기운이 장과 위 사이에 침입하여 들어가 있으면 갑자기 아프게 되는데, 따뜻하게 하면 낫는다"고 하였는데, 〔이런 병에는〕 이 약이 주치한다.

부자(싸서 구운 것) 두 돈, 건강(싸서 구운 것) 한 돈 반, 초두구, 익지인, 백작약(술에 축여 볶은 것), 인삼, 감초(구운 것), 육계 각 한 돈, 오수유 · 백출 · 진피 각 닷 푼.

위의 약들을 썰어 한 첩으로 하여 생강 세 쪽, 대추 두 개를 넣고 물에 달여 먹는다(『단계심법』).

계지사칠탕

한사가 침입하여 심心을 쳐서 아픈 것을 치료한다.

계지 · 반하 각 두 돈, 백작약(술에 축여 볶은 것) 한 돈 반, 백복령 · 후박 · 지각 각 일곱 푼, 인삼, 자소엽, 감초(구운 것) 각 닷 푼.

위의 약들을 썰어 한 첩으로 하여 생강 세 쪽, 대추 두 개를 넣고 물에 달여 먹는다(『인재직지』).

陽助胃湯. 治寒氣客於腸胃, 胃脘當心而痛, 得熱則已."

56 『仁齋直指』卷六 心氣 「心疼證治」(앞의 책, 140쪽).
　"桂枝四七湯. 治風冷寒邪客搏心腹作痛. 桂枝, 白芍藥半夏製各一兩, 白茯苓厚朴製枳殼製甘草灸各半兩, 人蔘紫蘇葉各一分. 右剉, 每服四錢, 薑七片棗二枚, 食前煎服."

雞舌香散

治心腹冷痛[57].

丁香 百枚, 白芍藥 酒炒 二兩, 良薑 一兩, 甘草 灸 五錢.

右爲末, 每取二錢, 陳米飮調下〔得效〕[58].

神效散

治一切心脾疼[59]. 遇冷便作, 引入背脊痛, 不可忍, 服之絶根.

木香, 靑皮, 陳皮, 麥芽, 枳殼, 三稜, 蓬朮, 神麴, 白芍藥, 白芷, 肉桂, 玄胡索, 破故紙, 甘草 各七分, 華澄茄, 丁香 各三分.

右剉作一貼, 入薑五片棗二枚, 水煎服〔得效〕[60].

卻痛散

治心氣冷[61], 痛不可忍.

川烏 炮 一錢半, 當歸, 肉桂, 石菖蒲, 木香, 胡椒 各一錢, 五靈脂, 蒲黃 炒 各五分.

右剉作一貼, 入鹽醋各少許, 水煎服〔入門〕[62].

草豆蔲丸

治秋冬傷寒冷物, 胃脘當心而痛[63].

枳實 二兩, 草豆蔲 煨, 白朮 各一兩, 麥芽 炒, 神麴 炒, 半夏 製 各五錢, 乾生薑, 靑皮, 陳皮 各二錢, 炒鹽 五分.

右末, 蒸餠和丸菉豆大, 白湯下五七十丸〔東垣〕[64].

---

57 '冷痛'이 『世醫得效方』에는 '卒痛'으로 되어 있다.

58 『世醫得效方』卷第四 大方脈雜醫科 心痛 「卒痛」(앞의 책, 64쪽). 『世醫得效方』에서는 食遠服하라고 하였다.

59 『世醫得效方』의 文淵本에는 「心痛附脾疼」 항목의 '脾疼'이 '腹疼'으로 되어 있다.

60 『世醫得效方』卷第四 大方脈雜醫科 心痛 「通治」(앞의 책, 65쪽). 主治가 "治遠年近日, 一切脾疼, 遇食冷物, 或天氣寒, 陰冷便作, 胸間一點痛起, 或引入背脊, 痛不可忍, 服之絶根"으로 되어 있다. 복용법은 "空心服. 臨睡加鹽一抬, 再煎兩沸. 忌麵食豆腐一切生冷"이라고 하였다.

계설향산

심복냉통을 치료한다.

정향 백 개, 백작약(술에 축여 볶은 것) 두 냥, 양강 한 냥, 감초(구운 것) 닷 돈.

위의 약들을 가루내어 두 돈씩 묵은 쌀[진창미]로 쑨 미음에 타서 먹는다(『세의득효방』).

신효산

모든 심비통을 치료한다. 찬 기운을 만나면 다시 발작하여 등줄기가 당기고 참을 수 없이 아플 때 [이 약을] 복용하면 완전히 낫는다.

목향 · 청피 · 진피 · 맥아 · 지각 · 삼릉 · 봉출 · 신곡 · 백작약 · 백지 육계 · 현호색 · 파고지 · 감초 각 일곱 푼, 필징가 · 정향 각 서 푼.

위의 약들을 썰어 한 첩으로 하여 생강 다섯 쪽, 대추 두 개를 넣고 물에 달여 먹는다(『세의득효방』).

각통산

심기心氣가 냉하여 참을 수 없이 아픈 것을 치료한다.

천오(싸서 구운 것) 한 돈 반, 당귀 · 육계 · 석창포 · 목향 · 호초 각 한 돈, 오령지, 포황(볶은 것) 각 닷 푼.

위의 약들을 썰어 한 첩으로 하여 소금과 식초를 약간 넣고 물에 달여 먹는다(『의학입문』).

초두구환

가을과 겨울에 차가운 음식물에 상하여 위완 부위가 아픈 것을 치료한다.

지실 두 냥, 초두구(잿불에 묻어 구운 것), 백출 각 한 냥, 맥아(볶은 것), 신곡(볶은 것), 반하(법제한 것) 각 닷 돈, 생강(말린 것), 청피, 진피 각 두 돈, 소금(볶은 것) 닷 푼.

위의 약들을 가루내어 찐 떡으로 반죽하여 녹두대의 알약을 만들어 쉰에서 일흔 알씩 끓인 물로 먹는다(『난실비장』).

---

61 '心氣'는 넓은 의미에서는 심의 기능 활동을 말하고, 좁은 의미에서는 기혈 순환을 추동하는 기능을 말한다. 心陽과 밀접한 관계가 있다(『동의학사전』, 647쪽).

62 『醫學入門』外集 卷七 「拾遺」(앞의 책, 597쪽).

63 『蘭室秘藏』에는 이 뒤에 '上肢兩脇, 咽膈不通'이 더 있다.

64 『蘭室秘藏』卷上 飮食勞倦門 「脾胃虛損論」(앞의 책, 155-156쪽). 『蘭室秘藏』에는 처방 중에 '生黃芪'이 더 있는데, 겨울에는 쓰지 말라(冬月不用)고 하였다.

溫胃湯

治服寒藥, 多胃脘痛.

陳皮, 黃芪 各七錢, 益智仁 六錢, 白豆蔲, 薑黃, 乾薑, 澤瀉 各三錢, 縮砂, 厚朴, 人蔘, 甘草 各二錢.

右爲末, 每三錢, 入薑三片, 水煎服〔東垣〕[65]. ○ 一名益胃散〔入門〕[66].

抽刀散

治急心冷痛.

斑猫 七箇, 胡椒 四十九粒.

右同炒, 令猫焦碎, 去之, 取椒爲末, 熱酒調下〔丹心〕[67].

二薑丸

大治心脾冷痛.

炮乾薑, 良薑 等分.

爲末, 麪糊和丸梧子大, 橘皮湯呑下二三十丸〔綱目〕[68].

---

65 『脾胃論』卷下 温熱成痿肺金受邪論(앞의 책, 116쪽). 主治가 "專治服寒藥多, 致脾胃虛弱, 胃脘痛"으로 되어 있고, 처방 중 '薑三片'이 없다.

66 『醫學入門』卷七 通用古方歌括「脾胃」'益胃散'(앞의 책, 612쪽). "薑黃澤瀉乾薑砂草益智仁白蔲黃芪蔘厚朴陳皮通用十分靈."

67 『丹溪心法附餘』卷之十五 寒鬱門「心脾痛七十二」'附諸方'(앞의 책, 530쪽).

온위탕

찬약을 많이 먹어 위완 부위가 아픈 것을 치료한다.

진피 · 황기 각 일곱 돈, 익지인 엿 돈, 백두구 · 강황 · 건강 · 택사 각 서 돈, 사인 · 후박 · 인삼 · 감초 각 두 돈.

위의 약들을 가루내어 서 돈씩 생강 세 쪽을 넣고 물에 달여 먹는다(『비위론』). ○ 익의산 이라고도 한다(『의학입문』).

추도산

갑자기 생긴 냉심통을 치료한다.

반묘 일곱 개, 호초 마흔아홉 알.

위의 약들을 함께 불에 볶아 반묘가 타서 부스러지면 버리고 호초만 가루내어 뜨거운 술 에 타서 먹는다(『단계심법부여』).

이강환

심비냉통을 치료한다.

건강(싸서 구운 것), 양강 각 같은 양.

위의 약들을 가루내어 밀가루 풀로 반죽하여 오자대의 알약을 만들어 스물에서 서른 알씩 귤피 달인 물로 먹는다(『의학강목』).

---

68 『醫學綱目』 卷之十六 心小腸部 心痛(앞의 책, 300
　　쪽). "二薑丸. 養脾溫胃, 去冷消痰大, 大治心脾疼.
　　炮乾薑良薑. 右等分, 爲細末, 麵糊丸如梧子大, 每服
　　十五丸至二十丸, 食後陳皮湯, 姙娠婦人不宜服."

熱心痛

積熱攻心, 暑毒入心, 面目赤黃, 身熱煩躁, 掌中熱, 大便堅. 宜連附六一湯, 金鈴子散, 莎芎散, 梔薑飮. 甚者, 大承氣湯 方見寒門, 下之〔入門〕[69]. ○ 實熱心痛, 小柴胡湯 方見寒門, 去人蔘甘草, 加枳殼梔子仁赤芍藥各一錢, 水煎服〔醫鑑〕[70].

連附六一湯

治熱鬱胃脘痛甚.
黃連 六錢, 附子 一錢.
右剉作一貼, 入薑三棗二, 水煎熱服〔入門〕[71].

---

69 『醫學入門』外集 卷四 雜病分類 外感 寒類「心脾痛」
　　(앞의 책, 362쪽). "熱, 因心胞絡暑毒乘心, 痛徹背兪,
　　掌熱, 黃連香茹散加蔘草, 或單黃連丸."
70 『古今醫鑑』卷十「心痛」方 '加減柴胡湯'(앞의 책,

261쪽). 원문과 들고남이 있다.
71 『醫學入門』外集 卷六 雜病用藥賦「心痛」(앞의 책,
　　507쪽). "治胃脘痛甚, 諸藥不效者, 熱因熱用也."

열심통

쌓인 열이 심心을 치거나 심한 더위가 심에 들어가면 얼굴과 눈이 붉고 누렇게 되며 몸에 열이 나면서 답답하게 되고 손바닥에서 열이 나며 대변이 굳어진다. 연부육일탕, 금령자산, 사궁산, 치강음 등을 쓰고, 심하면 대승기탕(처방은 「한문」에 있다)으로 설사시킨다(『의학입문』). ○ 실열實熱로 심통이 생기면 소시호탕(처방은 「한문」에 있다)에서 인삼과 감초를 빼고 지각 · 치자인 · 적작약 각 한 돈을 더 넣어 물에 달여 먹는다(『고금의감』).

연부육일탕

열이 몰려서 위완胃脘 부위가 심하게 아픈 것을 치료한다.

황련 엿 돈, 부자 한 돈.

위의 약들을 썰어 한 첩으로 하여 생강 세 쪽, 대추 두 개를 넣고 물에 달여 뜨거울 매 먹는다(『의학입문』).

金鈴子散

治熱厥心痛.

金鈴子, 玄胡索 各一兩.

右爲末, 每二錢, 酒調下. 痛止. 與枳尤丸 方見內傷, 去其餘邪〔保命〕[72]. ○ 一名玄金散〔入門〕[73].

莎芎散

治曾服熱藥熱物, 致胃脘痛, 久成痼疹.

香附子, 川芎 各五錢, 黃連, 梔子 各二錢半, 木香, 乾薑 各一錢半, 檳榔, 酒黃芩, 芒硝 各一錢.

右爲末, 每二錢, 熱薑湯調, 痛時服〔入門〕[74].

梔薑飮

治胃熱作痛.

山梔仁 十五枚 炒焦.

水一盞煎至六分, 入生薑汁三匙, 再煎熱服. 或入川芎一錢, 尤妙〔入門〕[75].

72 『素問病機氣宜保命集』 卷中 「心痛論第二十」(앞의 책, 470쪽). "治熱厥心痛, 或發或止, 久不愈者當用."

73 『醫學入門』 外集 卷七 「拾遺」(앞의 책, 597쪽). 처방 명이 '古玄金散'으로 되어 있다.

74 『醫學入門』 外集 卷六 雜病用藥賦 「心痛」(앞의 책, 508쪽). "治曾服香燥熱藥, 以致病根深固者, 宜用."

75 『醫學入門』 外集 卷六 雜病用藥賦 「心痛」(앞의 책, 508쪽).

금령자산

열궐熱厥심통을 치료한다.

금령자 · 현호색 각 한 냥.

위의 약들을 가루내어 두 돈씩 술에 타서 먹는다. 통증이 멎으면 지출환(처방은 「내상문」에 있다)으로 나머지 사기를 없앤다(『소문병기기의보명집』). ○ 현금산이라고도 한다(『의학입문』).

사궁산

일찍이 뜨거운 성질의 약이나 음식을 먹어 위완통이 생겨 오래도록 잘 낫지 않는 것을 치료한다.

향부자 · 천궁 각 닷 돈, 황련 · 치자 각 두 돈 반, 목향 · 건강 각 한 돈 반, 빈랑, 황금(술로 법제한 것), 망초 각 한 돈.

위의 약들을 가루내어 두 돈씩 생강 달인 뜨거운 물에 타서 아플 때마다 먹는다(『의학입문』).

치강음

위열胃熱로 심통이 생긴 것을 치료한다.

산치인 열다섯 개(타게 볶는다).

위의 약을 물 한 잔이 6할이 되게 달여서 생강즙 세 숟가락을 넣고 다시 달여 뜨거울 때 먹는다. 혹은 천궁 한 돈을 넣으면 더욱 좋다(『의학입문』).

去來痛

心痛或作或止, 久而不愈也. ○ 心包絡爲風邪冷熱所乘痛, 故成疹不死, 發作有時, 經久不得差. 神仙九氣湯 方見氣門, 呑下, 九痛元 方見上, 一服卽止〔得效〕[76]. ○ 心胃久痛, 宜用莎芎散 方見上, 妙應丸 方見虫門, 丁香脾積元 方見腹門.

---

76 『世醫得效方』卷第四 大方脈雜醫科 心痛「眞心痛」
　　(앞의 책, 64쪽). "其久心痛者, 是心之別絡, 爲風邪冷
　　熱所乘痛, 故成疹不死. 發作有時, 經久不得差也."

거래통

심통心痛이 아팠다 안 아팠다 하면서 오래도록 낫지 않는 것이다. ○ 심포락이 풍사나 냉열의 침입으로 아픈 것이기 때문에 병이 들어도 죽지는 않고 때때로 아프면서 오래도록 낫지 않는 것이다. 신선구기탕(처방은 「기문」에 있다)으로 구통원(처방은 앞에 있다)을 한 번 먹으면 〔아픈 것이〕 바로 멎는다(『세의득효방』). ○ 심위통心胃痛이 오래된 것에는 사궁산(처방은 앞에 있다), 묘응환(처방은 「충문」에 있다), 정향비적원(처방은 「복문」에 있다) 등을 쓴다.

心痛亦有六

一曰脾心痛, 二曰胃心痛, 三曰腎心痛, 四曰積心痛, 五曰厥心痛, 六曰眞心痛[類聚][77].

77 『醫方類聚』卷九十二「心腹痛門一」(의학연구원 동
　　의학연구소 옮김, 『의방유취』 제7분책, 557-560쪽).

심통은 여섯으로 나누기도 한다

비심통, 위심통, 신심통, 적심통, 궐심통, 진심통이다(『의방유취』).

심통은 여섯으로 나누기도 한다

비심통, 위심통, 신심통, 적심통, 궐심통, 진심통이다(『의방유취』).

脾心痛

者, 心下急痛也. ○ 心痛甚, 而至於脇下, 如刀劚之痛者, 已連
及於脾藏矣. 古方名爲脾痛者, 是也〔正傳〕. ○ 如以錐鍼刺其心,
心痛甚者, 脾心痛也〔靈樞〕. ○ 宜用訶子散, 手拈散 方見上, 復元
通氣散 方見氣門.

訶子散

治心脾冷痛, 不可忍, 一服見效.

訶子 炮, 厚朴, 乾薑 炮, 草果, 陳皮, 良薑 炒, 茯苓, 神麴 炒,
麥芽 炒, 甘草 灸 各等分.

右麤末, 每三錢, 水一盞入鹽一捻, 候痛時煎服〔得效〕.

78 '劚', 가를 리. 쪼개다.
79 『醫學正傳』卷之四「胃脘痛」'論'(앞의 책, 207쪽).
80 『靈樞』「厥病第二十四」. "厥心痛, 痛如以鍼刺其心,
　　心痛甚者脾心痛也."
81 『世醫得效方』卷第四 大方脈雜醫科 心痛「卒痛」(앞

의 책, 64쪽). "訶子散. 治心脾疼, 冷痛不可忍, 一服
見效. 及老幼藿亂吐瀉, 其效如神. 訶子炮去核, 甘草
灸, 厚朴薑汁炒, 乾薑炮, 草果去皮, 陳皮, 良薑炒, 茯
苓, 神麴炒, 麴蘖炒各等分. 右爲末, 每服二錢, 候發
者不可忍時, 用水一盞, 煎七分, 入鹽服."

비심통

비심통脾心痛은 명치 아래가 조이면서 아픈 것이다. ○ 심통心痛이 심하여 옆구리까지 미치고 칼로 에이는 것처럼 아픈 것은 이미 〔병이〕 비장脾臟에까지 미친 것이다. 옛 처방에서 '비통脾痛'이라고 한 것이 이것이다(『의학정전』). ○ 심心을 송곳으로 찌르는 것처럼 매우 아픈 심통이 비심통이다(『영추』). ○ 가자산, 수점산(처방은 앞에 있다), 복원통기산(처방은 「기문」에 있다) 등을 쓴다.

가자산

심비냉통으로 참을 수 없을 정도로 아픈 것을 치료하는데, 한 번만 먹어도 효과가 있다.

가자(싸서 구운 것), 후박, 건강(싸서 구운 것), 초과, 진피, 양강(볶은 것), 복령, 신곡(볶은 것), 맥아(볶은 것), 감초(구운 것) 각 같은 양.

위의 약들을 거칠게 가루내어 서 돈씩 물 한 잔에 소금 한 자밤을 넣고 아플 때마다 달여 먹는다(『세의득효방』).

胃心痛

者腹脹而心痛, 胃脘當心而痛. 內經曰, 木鬱之發, 民病胃脘當心而痛, 上支兩脇嗝咽不通. 又厥陰之勝, 胃脘當心而痛〔綱目〕. ○ 盖木氣被鬱, 發則太過, 故民病有土敗木賊之候也. 夫胃爲脾之府, 陽先於陰, 故藏未病, 而府先病也〔正傳〕. ○ 宜用草豆蔲丸 方見上, 加味枳朮丸, 淸熱解鬱湯, 淸鬱散.

加味枳朮丸

治淸痰食積酒積茶積肉積, 在胃脘當心而痛, 及痞滿惡心, 嘈雜噫氣, 呑酸嘔吐, 脾疼等證.

白朮 三兩, 枳實, 蒼朮, 猪苓, 麥芽 炒, 神麯 炒, 半夏 各一兩, 澤瀉, 赤茯苓, 川芎, 黃連 東壁土同炒, 白螺螄殼 煆 各七錢, 縮砂, 草豆蔲, 黃芩 東壁土炒, 青皮, 蘿葍子 炒, 乾生薑 各五錢, 陳皮 去白, 便香附, 瓜蔞仁, 厚朴, 檳榔 各三錢, 木香, 甘草 各二錢.

右爲末, 青荷葉泡湯浸, 粳米粉作糊和丸, 梧子大, 淸米飮下百丸〔正傳〕.

82 『素問』「六元正紀大論第七十一」. "木鬱之發, 太虛埃昏, … 故民病胃脘當心而痛, 上支兩脇, 嗝咽不通, 食飮不下, 甚則耳鳴眩轉." 여기에서의 木鬱은 肝氣鬱結을 달리 부르는 말이 아니다. 五運의 氣가 어떤 運이 偏勝하면 곧 다른 運이 報復하게 되는 것을 復氣라고 하는데, 여기서 '木鬱之發'은 곧 金勝制木으로 木氣의 抑鬱이 極甚하여 復氣로서 發作하는 것이다.

83 『素問』「至眞要大論第七十四」. "帝曰, 六氣相勝奈何. 岐伯曰, 厥陰之勝, 耳鳴頭眩, 憒憒欲吐, 胃高如

위심통

위심통胃心痛은 배가 불러 오르면서 심통이 있는 것으로 위완胃脘과 심장 부위가 아픈 것이다. 『내경』에서는 "〔운기에서〕 몰려 맺혀 있던 목기木氣가 반발하여 드러나면 사람들은 위완과 심장 부위가 아픈데 위로 양쪽 옆구리까지 뻗치고 목구멍이 막혀 통하지 않는 병에 걸린다"고 하였고, 또 "궐음의 기운이 지나치게 성하면 위완과 심장 부위가 아프다"고 하였다 (『의학강목』). ○ 목기가 몰려 맺혀 있다가 반발하여 드러나는 것이 지나치기 때문에 사람들의 병에는 이미 무너진 토土를 목木이 더욱 심하게 상하게 하는 증상이 있게 된다. 〔이것은〕 위胃는 비脾의 부腑인데 양陽이 음陰보다 먼저 병들기 때문에 장臟이 병들기 전에 부가 먼저 병든 것이다(『의학정전』). ○ 초두구환(처방은 앞에 있다), 가미지출환, 청열해울탕, 청울산 등을 쓴다.

가미지출환

묽은 담〔淸痰〕, 식적, 주적, 다적, 육적으로 위완과 심장 부위가 아픈 것과 비만痞滿 메스꺼움, 조잡嘈雜, 트림, 신물이 오르는 것, 구토, 비심통〔脾疼〕 등을 치료한다.

백출 석 냥, 지실, 창출, 저령, 맥아(볶은 것), 신곡(볶은 것), 반하 각 한 냥, 택사, 격복령, 천궁, 황련(동쪽 벽의 흙과 같이 볶은 것), 백라사각(불에 달군 것) 각 일곱 돈, 사인, 초두구, 황금(동쪽 벽의 흙과 같이 볶은 것), 청피, 나복자(볶은 것), 생강(말린 것) 각 닷 돈, 진피(흰 속을 없앤 것), 향부자(동변으로 법제한 것), 과루인, 후박, 빈랑 각 서 돈, 목향 · 감초 각 두 돈.

위의 약들을 가루내어 청하엽 달인 물에 담갔다가 멥쌀가루로 쑨 풀로 반죽하여 오자대의 알약을 만들어 백 알씩 맑은 미음으로 먹는다(『의학정전』).

寒. 大風數擧, 倮蟲不滋, 胠脇氣幷, 化而爲熱, 小便 黃赤, 胃脘當心而痛, 上支兩脇, 腸鳴殘泄, 少腹痛, 注下赤白, 甚則嘔吐, 鬲咽不通."

84 『醫學綱目』 卷之十六 心小腸部 「心痛」 ‘運氣’(앞의 책, 299쪽). 원문과 들고남이 많다. ‘一曰’에서 ‘三曰’까지의 내용을 재정리한 것이다.

85 『醫學正傳』 卷之四 「胃脘痛」 ‘論’(앞의 책, 207쪽).

86 『醫學正傳』 卷之四 「胃脘痛」 ‘方法’(앞의 책, 212쪽).

清熱解鬱湯

治心痛, 卽胃脘痛, 一服立止.

山梔子 炒黑 一錢半, 枳殼, 川芎, 香附子 各一錢, 黃連 炒, 蒼朮 各七分, 陳皮, 乾薑 炒黑, 甘草 灸 各五分.

右剉作一貼, 薑三片水煎服, 戒飮食半日 〔醫鑑〕[87].

清鬱散

治胃中有伏火, 膈上有稠痰, 胃口作痛, 及嘔吐酸水, 惡心煩悶.

半夏, 陳皮, 白茯苓, 蒼朮, 便香附, 神麯, 黃連 薑汁炒, 梔子 薑汁炒 各一錢, 川芎 六分, 乾薑 炒黑 五分, 甘草 灸 二分.

右剉作一貼, 入薑三片, 水煎服〔醫鑑〕[88].

87 『古今醫鑑』卷十「心痛」'方'(앞의 책, 261쪽).
88 『古今醫鑑』卷十「心痛」'方'(앞의 책, 262쪽).

청열해울탕

심통, 즉 위완통을 치료하는데 한 번만 먹어도 바로 통증이 멎는다.

산치자(검게 타도록 볶은 것) 한 돈 반, 지각·천궁·향부자 각 한 돈, 황련(볶은 것), 창출 각 일곱 푼, 진피, 건강(검게 타도록 볶은 것), 감초(구운 것) 각 닷 푼.

위의 약들을 썰어 한 첩으로 하여 생강 세 쪽을 넣고 물에 달여 먹는다. 〔약을 먹은 후〕음식을 한나절 동안 먹지 말아야 한다(『고금의감』).

청울산

위胃 속에 화火가 잠복해 있고 격막 위에 끈끈한 담이 있어서 위구胃口가 아프며 신물을 토하고 메스꺼우며 답답한 것을 치료한다.

반하, 진피, 백복령, 창출, 향부자(동변으로 법제한 것), 신곡, 황련(생강즙에 축여 볶은 것), 치자(생강즙에 축여 볶은 것) 각 한 돈, 천궁 여섯 푼, 건강(검게 타도록 볶은 것) 닷 푼, 감초(구운 것) 두 푼.

위의 약들을 썰어 한 첩으로 하여 생강 세 쪽을 넣고 물에 달여 먹는다(『고금의감』).

腎心痛

心痛, 與背相控, 善瘈如從後觸其心, 傴僂者, 腎心痛也〔靈樞〕. ○ 下重而苦泄寒中, 名腎心痛〔類聚〕. ○ 腎傳之心, 病筋脈相引, 心下急痛, 病名曰瘈〔內經〕. ○ 腎之積名曰奔豚, 自臍下上衝, 心痛最甚. 五苓散 方見寒門, 去白朮倍肉桂, 服之〔入門〕. ○ 宜用神保元, 烏沈湯 方並見氣門, 蟠葱散 方見前陰, 神聖復氣湯.

神聖復氣湯

治腎元, 與膀胱經中, 陽氣不足, 致胸脇臍腹, 牽引冷痛, 大惡風寒, 或上熱如火, 下寒如氷等證.

預先一日, 用黃柏, 黃連, 生地黃 並酒洗, 枳殻 各三分, 另用新水浸. 又取細辛, 川芎, 蔓荊子 碎 各二分, 另用新水浸.

別取羌活, 柴胡 各一錢, 藁本, 甘草 各八分, 半夏, 升麻 各七分, 當歸 六分, 防風, 人蔘, 郁李仁 各五分, 乾薑 炮, 附子 炮 各三分, 白葵花 三朶 去心碎.

右剉作一貼, 水五大盞, 同煎至二盞, 入黃芪, 草豆蔲煨各一錢, 橘紅五分, 同煎至一盞. 乃入前浸兩藥再煎, 至一大盞, 去渣, 熱服空心〔東垣〕.

---

89 '控', 당길 공.

90 『靈樞』「厥病第二十四」. "厥心痛, 心痛與背相控, 善瘈, 如從後觸其心. 傴僂者, 腎心痛也."

91 『醫方類聚』卷九十二 心腹痛門一 巢氏病源「心痛候」(의학연구원 동의학연구소 옮김, 『의방유취』 제7분책, 557쪽).

92 『素問』「玉機眞藏論第十九」. "腎傳之心, 病筋脈相引而急, 病名曰瘈." 原文에는 '心下急痛'이 없다.

신심통

심통으로 가슴과 등이 서로 당기고 마치 〔무언가가〕 등 뒤에서 심心을 치는 것같이 자주 경련이 일고, 등줄기와 허리가 굽는 것은 신심통腎心痛이다(『영추』). ○ 뒤가 무직하면서 설사를 심하게 하고 속이 찬 것을 신심통이라고 한다(『의방유취』). ○ 신腎에서 〔사기를〕 심으로 전하면 근맥이 당기고 명치가 조이면서 아픈데 이를 '계瘀'라고 한다(『내경』). ○ 신의 적積을 '분돈奔豚'이라고 하는데, 배꼽 아래에서 위로 치밀어오르며 심통이 가장 심하다. 오령산(처방은 「한문」에 있다)에서 백출을 빼고 육계를 두 배로 넣어 먹는다(입문). ○ 신보원, 오침탕(두 처방 모두 「기문」에 있다), 반총산(처방은 「전음문」에 있다), 신성복기탕 등을 쓴다.

신성복기탕

신腎의 원기元氣와 방광경의 양기陽氣가 부족하여 가슴, 옆구리, 배꼽 주위가 땅기면서 차고 아프며, 바람과 찬 것을 매우 싫어하고 혹은 몸의 윗도리는 불처럼 뜨겁고 아랫도리는 얼음처럼 찬 것을 치료한다.

약을 짓기 하루 전에 황백·황련·생지황(모두 술로 씻은 것), 지각 각 서 푼을 금방 길어온 물에 따로 담가둔다. 다시 세신·천궁·만형자(부순 것) 각 두 푼을 금방 길어온 물에 따로 담가둔다.

강활·시호 각 한 돈, 고본·감초 각 여덟 푼, 반하·승마 각 일곱 푼, 당귀 여섯 푼, 방풍·인삼·욱리인 각 닷 푼, 건강(싸서 구운 것), 부자(싸서 구운 것) 각 서 푼, 백규화(심을 제거하고 부순 것) 세 송이.

위의 약들을 썰어 한 첩으로 하여 큰 사발로 물 5잔에 넣고 2잔이 되게 달여 황기, 초두구(잿불에 묻어 구운 것) 각 한 돈, 귤홍 닷 푼과 함께 한 잔이 되게 달인 후 앞서 담가두었던 두 가지 약재를 넣고 다시 달인다. 큰 사발로 한 잔이 되면 찌꺼기를 버리고 뜨거울 때 빈속에 먹는다(『난실비장』).

93 『醫學入門』內集 卷一 臟腑 臟腑條分 「腎」(앞의 책, 69쪽). "奔脈者, 腎之積, 發於小腹, 上至心下, 如豚之奔然."
94 『蘭室秘藏』卷上 胃脘痛門(앞의 책, 162쪽). 『脾胃論』卷下 「脾胃損在調飮食適寒溫」(앞의 책, 128쪽).

積心痛

飮食積聚, 遇食還發, 名曰積心痛〔類聚〕[95]. ○ 凡人飮食後, 忽然暈倒, 口噤不言, 目不識人, 四肢不擧, 多因飮食過度, 氣道窒塞, 或着氣惱而然[96]. 急用薑鹽湯, 多灌探吐之後, 服平胃散 方見內傷, 六君子湯 方見痰飮. ○ 食積心痛, 宜用行氣香蘇散, 煮黃丸 方見下, 草豆蔲丸 方見上, 加味枳朮丸 方見上.

行氣香蘇散

治內傷生冷, 外感風寒, 又觸七情惱怒, 飮食塡滯, 胸腹脹痛.
紫蘇葉, 陳皮, 蒼朮, 香附子, 烏藥, 川芎, 羌活, 枳殼, 麻黃, 甘草 各一錢.
右剉作一貼, 薑三片, 水煎, 不拘時溫服〔回春〕[97].

---

95 『醫方類聚』卷九十二 心腹痛門一 三因方「不內外因心痛證治」(의학연구원 동의학연구소 옮김, 『의방유취』제7분책, 560쪽). "皆有積物客於腸胃之間, 遇食還發名積心痛."

96 '氣惱', 화내다, 성내다.

97 『萬病回春』卷之二「飮食」(앞의 책, 105쪽). "行氣香蘇散. 治內傷生冷, 飮食厚味堅硬之物, 肚腹脹滿疼痛, 外感風寒濕氣, 頭疼身熱憎寒, 遍身骨節麻木而

적심통

음식으로 적취積聚가 생겨 음식을 먹기만 하면 다시 심통이 도지는 것을 적심통積心痛이라고 한다(『의방유취』). ○ 일반적으로 사람들이 흔히 음식을 먹은 뒤에 갑자기 어지러워 쓰러지고 이를 악다물어 말하지 못하며 사람을 알아보지 못하고 팔다리를 들지 못하는 것은 대개 지나치게 음식을 많이 먹어서 기도가 막히거나 혹은 부아가 치밀어 그렇게 되는 것이다. 급히 강염탕(생강과 소금 끓인 물)을 많이 먹여 토하게 한 다음 평위산(처방은 「내상문」에 있다)이나 육군자탕(처방은 「담음문」에 있다)을 먹인다. ○ 식적심통食積心痛에는 행기향소산, 자황환(처방은 뒤에 있다), 초두구환(처방은 앞에 있다), 가미지출환(처방은 앞에 있다) 등을 쓴다.

행기향소산

날것과 찬 것을 먹어 속을 상하였거나 풍한에 외감外感되거나 칠정七情으로 번뇌하거나 화를 내어 음식에 심하게 체하여 가슴과 배가 불러 오르며 아픈 것을 치료한다.

자소엽 · 진피 · 창출 · 향부자 · 오약 · 천궁 · 강활 · 지각 · 마황 · 감초 각 한 돈.

위의 약들을 썰어 한 첩으로 하여 생강 세 쪽을 넣고 물에 달여 아무 때나 따뜻하게 먹는다(『만병회춘』).

痛, 七情惱怒相沖, 飮食不下, 心腹氣痛. 紫蘇陳皮香
附烏藥川芎羌活枳殼麩炒麻黃甘草. 因濕加蒼朮. 上
銼, 生薑三片, 水煎溫服, 外感風寒加葱白三根, 內傷
飮食加山楂神麴炒."

厥心痛

者, 因內外邪犯心之包絡, 或他藏之邪, 犯心之支脈. 謂之厥者, 諸痛皆少陰厥陰氣逆上衝, 又痛極則發厥也〔入門〕[98]. ○ 厥心痛者, 他藏病干之而痛也. 邪在心, 則亦心痛〔綱目〕[99]. ○ 寒厥心痛者, 手足厥逆而通身冷汗出, 尿淸不渴, 氣微力弱, 急以朮附湯 方見寒門 溫之, 熱厥心痛者, 身熱足冷, 痛甚煩躁, 其脈洪大, 可與金鈴子散 方見上〔保命〕[100]. ○ 乍間乍甚, 成疹久不死, 名曰厥心痛〔類聚〕[101].

98 『醫學入門』 外集 卷四 雜病分類 寒類 「心脾痛」(앞의 책, 361쪽).

99 『醫學綱目』 卷之十六 「心痛」(앞의 책, 306쪽). 원문과 들고남이 많다. '邪在心, 則亦心痛'은 『靈樞』 「五邪第二十」에서 인용한 것이다. "邪在心, 則亦心痛, 喜悲, 時眩仆, 視有餘不足, 而調之其輸也."

『靈樞』 「邪客七十一」에서 "心者五臟六腑之大主也, 情神之所舍也. 其臟堅固, 邪弗能容也. 容之則傷心, 心傷則神去, 神去則死矣. 故諸邪之在於心者, 皆在於心包絡"이라고 하였다. 따라서 여기에서의 '邪在心'은 邪氣가 心包絡에 있는 것으로 보인다(『靈樞經校釋』 下卷, 380쪽).

궐심통

궐심통厥心痛은 안팎의 사기가 심포락을 침범하거나 혹은 다른 장부의 사기가 심心의 지맥을 침범하여 생긴다. '궐厥'이라고 한 것은 〔궐심통의〕 모든 아픈 것이 소음少陰과 궐음厥陰의 기운이 거꾸로 올라 치받아 생긴 것이기 때문이며, 또한 매우 심하게 아프면 궐증厥證이 생기기 때문이다(『의학입문』). ○ 궐심통은 다른 장부의 병이 심장을 침범하여 아픈 것인데, 사기가 심에 있어도 심통이 생긴다(『의학강목』). ○ 한궐寒厥심통은 팔다리가 차가워지며 온몸에서 식은땀이 나고 소변은 맑고 목은 마르지 않으며 기력이 약해지는데 빨리 출부탕(처방은 「한문」에 있다)으로 덥혀주어야 한다. 열궐熱厥심통은 몸에서 열이 나지만 발은 차고 몹시 아프며 답답하고 조급해지며 맥은 홍대洪大한데, 금령자산(처방은 앞에 있다)을 쓰면 된다(『소문병기기의보명집』). ○ 잠깐 덜했다 심해졌다 하면서 병이 든 지 오래되어도 죽지 않는 것을 궐심통이라고 한다(『의방유취』).

---

100 『素問病機氣宜保命集』卷中「心痛論第二十」(앞의
　　책, 469쪽). 원문과 들고남이 많다.
101 『醫方類聚』卷之九十二 心腹痛門「心痛論治」(『의
　　방유취』제7분책, 562쪽). 『嚴氏濟生方』을 인용하
　　였다.

眞心痛

心痛, 手足靑至節, 名曰眞心痛〔類聚〕. ○ 眞心痛者, 手足靑至節, 心痛甚, 朝發夕死, 夕發朝死〔靈樞〕. ○ 眞心痛者, 大寒觸犯心君, 或汚血衝心. 手足靑過節者, 朝發夕死, 夕發朝死〔正傳〕. ○ 心爲諸藏之主, 不可傷, 傷之而痛者, 爲眞心痛. 手足靑至節, 朝發夕死, 夕發朝死, 不假復治〔得效〕. ○ 眞心痛者, 因內外邪犯心君, 一日卽死, 無治法〔入門〕.

102 『醫方類聚』 卷之九十二 心腹痛門 「心痛論治」 (『의방유취』 제7분책, 562쪽). 『嚴氏濟生方』을 인용하였다.

103 『靈樞』 「厥病二十四」.

104 『醫學正傳』 卷之四 「胃脘」 '論' (앞의 책, 207쪽).

105 『世醫得效方』 卷第四 大方脈雜醫科 心痛 「眞心痛」 (앞의 책, 64쪽). "眞心痛. 大抵心爲諸藏之主. 其正經不可傷, 傷之而痛者, 則手足靑至節, 朝發夕死, 夕發朝死, 不假履治."

106 『醫學入門』 外集 卷四 雜病分類 外感 寒類 「心脾痛」 (앞의 책, 361쪽). 인용문 중에 '無治法'은 없다.

진심통

심통이 있으면서 손발이 관절까지 파래지는 것을 진심통眞心痛이라고 한다(『의방유취』). ○ 진심통은 손발이 관절까지 파래지고 심통이 심한데, 아침에 생기면 저녁에 죽고 저녁에 생기면 다음 날 아침에 죽는다(『영추』). ○ 진심통은 매우 찬 기운이 심心에 침범하였거나 나쁜 피가 심을 쳐서 생긴다. 손발이 관절까지 파래지는 경우는 아침에 생기면 저녁에 죽고 저녁에 생기면 다음 날 아침에 죽는다(『의학정전』). ○ 심은 모든 장부의 군주이므로 상하게 하지 말아야 하는데, 심이 상하여 아프면 진심통이 된다. 손발이 관절까지 파래지는 경우는 아침에 생기면 저녁에 죽고 저녁에 생기면 다음 날 아침에 죽게 되어 다시 치료할 겨를이 없다(『세의득효방』). ○ 진심통은 안팎의 사기가 군주인 심을 침범하여 생기는데, 하루 만에 죽게 되므로 치료할 방법이 없다(『의학입문』).

心腹並痛

心腹並痛, 宜二炒香良散, 二胡散, 厚朴湯, 桂靈散, 雞舌香散 方見上, 蟠葱散 方見前陰, 五積散 方見寒門, 備急丸 方見救急, 蘇合香元 方見氣門.

二炒香良散

治心腹痛[107].

香附子, 良薑 等分.

各炒爲末, 入鹽少許, 每二錢米飮調下, 若同炒, 則無效〔入門〕[108].

二胡散

治心腹痛.

玄胡索, 胡椒 等分.

爲末, 每二錢, 溫酒調下〔入門〕[109].

---

107 '心腹痛'은 명치 아래와 배의 아픔이 겸한 증을 말하거나 위완통과 같은 뜻으로 쓰인다(『동의학사전』, 648쪽).

108 『醫學入門』 外集 卷六 雜病用藥賦 「心痛」(앞의 책,

508쪽).

109 『醫學入門』 外集 卷六 雜病用藥賦 「心痛」(앞의 책, 508쪽). 처방 명이 '古二胡散'으로 되어 있다.

가슴과 배가 같이 아픈 것

가슴과 배가 같이 아픈 데는 이초향량산, 이호산, 후박탕, 계령산, 계설향산(처방은 앞에 있다), 반총산(처방은 「전음문」에 있다), 오적산(처방은 「한문」에 있다), 비급환(처방은 「그급문」에 있다), 소합향원(처방은 「기문」에 있다) 등을 쓴다.

이초향량산

심복통心腹痛을 치료한다.

향부자 · 양강 각 같은 양.

위의 약들을 따로 볶아서 가루내어 소금을 조금 넣고 두 돈씩 미음에 타서 먹는다. 만약 두 가지 약을 같이 볶으면 효과가 없다(『의학입문』).

이호산

심복통을 치료한다.

현호색 · 호초 각 같은 양.

위의 약들을 가루내어 두 돈씩 따뜻한 술에 타서 먹는다(『의학입문』).

厚朴湯

治虛寒, 心腹滿痛.

厚朴, 陳皮 各二錢, 赤茯苓, 乾薑 炮, 甘草 灸 各一錢.

右剉, 水煎服之〔東垣〕[110].

桂靈散

治心腹大痛危急者.

桂心, 五靈脂, 良薑 炒, 厚朴 製 各等分.

右細末, 熟醋湯, 服一錢, 立止〔丹心〕[111].

---

110 『醫學綱目』 卷之二十二 脾胃部 「腹痛」(앞의 책, 473쪽). "治脾胃虛寒, 心腹滿, 及秋冬客寒犯胃, 時作疼痛. 厚朴薑制陳皮去白二兩, 甘草灸乾薑各五錢, 茯苓去皮一兩. 戊火已衰, 不能運化, 又加客氣, 聚爲滿痛, 散以辛熱, 佐以苦甘溫, 以淡泄之, 扶持胃氣, 以期平也."

111 『丹溪心法附餘』 卷之十五 寒鬱門 「心脾痛七十二」 附諸方(앞의 책, 530쪽). 여기에는 처방 중 '桂心'이 없다.

후박탕

허하고 차서 가슴과 배가 그득하며 아픈 것을 치료한다.

후박·진피 각 두 돈, 적복령, 건강(싸서 구운 것), 감초(구운 것) 각 한 돈.

위의 약들을 썰어 물에 달여 먹는다(동원).

계령산

가슴과 배가 몹시 아파서 위급한 것을 치료한다.

계심, 오령지, 양강(볶은 것), 후박(법제한 것) 각 같은 양.

위의 약들을 곱게 가루내어 한 돈씩 오래 달인 식초로 먹으면 아픈 것이 곧 멎는다(『단계심법부여』).

七情作心痛，食積痰飮瘀血，皆作胃脘痛

七情心痛

七情者，喜怒憂思悲驚恐．盖喜則氣散，怒則氣上，憂則氣沈，思則氣結，悲則氣消，驚則氣亂，恐則氣下[112]．六情皆令心氣鬱結，所以作痛，惟喜則氣散，所以散六情之鬱，能止痛也．○ 息城司侯，聞父死于賊，乃大悲哭．哭罷便覺心痛，日增不已，月餘成塊狀如覆盃，大痛不堪，百藥無效．戴人至，學巫者，雜以狂言，以謔病者，至是大笑不忍，回面向壁．數日心中結硬皆散．戴人曰，憂則氣結，喜則氣散．又云，喜勝悲．內經自有此法〔入門〕[113]．○ 宜用加味四七湯 方見神門，分心氣飮 方見氣門．

112 『素問』「擧痛論篇第三十九」．

113 『儒門事親』卷七 內傷形「因憂結塊一百」(앞의 책，206쪽)．"息城司侯，聞父死于賊，乃大悲哭之，罷，便覺心痛，日增不已，月餘成塊狀，如覆盃，大痛不住，藥皆無功，議用燔針炷艾，病人惡之，乃求于戴

人．戴人至，適巫者在其傍，乃學巫者，雜以狂言，以謔病者，至是大笑不忍，回面向壁，一二日，心下結硬皆散．戴人曰，內經言，憂則氣結，喜則百脈舒和．又云，喜勝悲．內經自有此法治之．"

칠정은 심통을 생기게 하고 식적, 담음, 어혈은 모두 위완통을 생기게 한다

칠정심통

칠정七情은 기뻐하는 것, 성내는 것, 근심하는 것, 생각하는 것, 슬퍼하는 것, 놀라는 것, 두려워하는 것이다. 대체로 기뻐하면 기가 흩어지고 성내면 기가 올라가고 근심하면 기가 가라앉고 생각을 지나치게 하면 기가 맺히고 슬퍼하면 기가 소모되고 놀라면 기가 어지러워지고 두려워하면 기가 내려간다. 여섯 가지 정〔六情〕은 모두 심기心氣를 울결시켜 아프게 하는 까닭이 되는데, 오직 기뻐하는 것만은 기를 흩어지게 한다. 그러므로 육정으로 인한 울결을 흩어지게 하여 아픈 것을 멎게 할 수 있다. ○ 식성息城의 사후가 아버지가 적에게 살해되었다는 소식을 듣고 크게 슬퍼하며 울었다. 울음을 그치자 문득 심통을 느꼈는데 날이 갈수록 심해져 낫지 않더니 한 달이 지나자 가슴에 잔을 엎어놓은 것 같은 덩어리가 생겨 참을 수 없이 아파 여러 약을 써보았으나 효과가 없었다. 장종정이 〔병을 치료하러〕 와서 선무당에게 어지럽게 허튼소리로 환자를 웃기게 하였더니 웃음을 참지 못하여 얼굴을 벽 쪽으로 돌렸다. 며칠 만에 가슴 속의 덩어리가 모두 흩어졌다. 장종정은 "근심하면 기가 맺히고 기뻐하면 기가 흩어진다"고 하였고, 또 "기뻐하는 것은 슬퍼하는 것을 이긴다. 『내경』에 이미 이러한 치료법이 있다"고 하였다(입문). ○ 가미사칠탕(처방은 「신문」에 있다)이나 분심기음(처방은 「기문」에 있다)을 쓴다.

食積胃脘痛

飲食過多，以致積滯，成胃脘痛，先用吐法，次用香蘇散 方見寒門，入生薑，葱白，烏梅，煎服〔得效〕[114]．○ 或平胃散 方見內傷，加神麴，麥芽，山查肉〔入門〕[115]．○ 宜用加味二陳湯 方見痰飲，加味枳朮丸 方見上．

114 『世醫得效方』卷第九 大方脈雜醫科 虛煩「宿食」 '香蘇散'(앞의 책, 145쪽)．香蘇散 처방은 『世醫得效方』卷第一 大方脈雜醫科 傷寒「和解」(앞의 책, 12쪽)에 있다.

115 『醫學入門』卷四 雜病分類 寒流 腹痛附腹中窄狹「食積」(앞의 책, 363쪽)．"食積有形便後減，食積鬱結，腸胃作痛，得大便後，則減者，宜平胃散加消導藥."

식적위완통

  음식을 너무 많이 먹어 적체積滯가 되어 위완통이 된 것은 먼저 토법吐法을 쓴 다음에 향소산(처방은 「한문」에 있다)에 생강·총백·오매를 넣어 달여 먹는다(『세의득효방』). ○ 혹은 평위산(처방은 「내상문」에 있다)에 신곡·맥아·산사육을 넣어 쓴다(『의학입문』). ○ 가미이진탕(처방은 「담음문」에 있다)이나 가미지출환(처방은 앞에 있다)을 쓴다.

痰飮胃脘痛

胃中若有流飮淸痰作痛, 腹中漉漉有聲, 及手足寒痛, 或腰膝背脇, 抽掣作痛. 宜用小胃丹, 控涎丹 方並見痰飮, 三花神祐丸 方見下門, 芎夏湯 方見痰飮, 加味二陳湯 方見內傷, 加味枳朮丸 方見上.

○ 一方

治痰飮胃脘痛.

白螺螄殼 火煅, 南星 炮, 滑石, 梔子 炒, 便香附子, 蒼朮 各一兩, 枳殼, 靑皮, 木香, 半夏, 縮砂 各五錢.

右爲末, 薑汁浸蒸餠, 和丸菉豆大, 每五七十丸, 薑湯下. 春加川芎, 夏黃連, 冬吳茱萸〔丹心〕[116]. ○ 一名白螺殼丸〔入門〕[117].

116 『丹溪心法』 卷四 「心脾痛七十」(앞의 책, 382쪽).
117 『醫學入門』 外集 卷六 雜病用藥賦 「心痛」(앞의 책, 509쪽).

담음위완통

위胃 속에 유음有飮과 묽은 담이 있어 아픈데, 배에서 꾸룩꾸룩 소리가 나고 팔다리가 차면서 아프며 혹은 허리, 무릎, 등, 옆구리가 당기며 아프기도 한다. 소위단, 공연단(두 처방 모두 「담음문」에 있다), 삼화신우환(처방은 「하문」에 있다), 궁하탕(처방은 「담음문」에 있다), 가미이진탕(처방은 「내상문」에 있다), 가미지출환(처방은 앞에 있다) 등을 쓴다.

○ 다른 처방

담음위완통을 치료한다.

백라사각(불에 달군 것), 남성(싸서 구운 것), 활석, 치자(볶은 것), 향부자(동변으로 법제한 것), 창출 각 한 냥, 지각 · 청피 · 목향 · 반하 · 사인 각 닷 돈.

위의 약들을 가루내어 생강즙에 담가 불린 찐 떡으로 반죽하여 녹두대의 알약을 만들어 쉰에서 일흔 알씩 생강 달인 물로 먹는다. 봄에는 천궁을 더하고, 여름에는 황련을 더하고, 겨울에는 오수유를 더한다(『단계심법』). ○ 백라각환이라고도 한다(『의학입문』).

瘀血胃脘痛

心痛脈澁者, 有死血也. 又云, 作時, 飮湯水下, 作吃者, 有死血, 桃仁承氣湯 方見寒門, 下之〔丹心〕. ○ 如平日喜食熱物, 以致死血留於胃口, 作痛者. 桃仁承氣湯, 下之, 輕者, 韮汁桔梗, 開之〔丹心〕. ○ 飮湯水嚥下作餒, 乃素食熱物, 血死胃脘, 桃仁承氣湯, 下之〔入門〕. ○ 婦人, 瘀血入心脾, 痛甚者, 五積散 方見寒門, 加三稜蓬朮桃仁紅花〔入門〕. ○ 宜用失笑散 方見婦人, 神仙沈麝元 方見氣門, 玄胡索丸, 勝金散.

玄胡索丸

治死血作心痛.

玄胡索 一兩半, 桂心, 紅花, 滑石, 紅麴 各五錢, 桃仁 三十枚.
右爲末, 湯浸蒸餠和丸, 梧子大, 醋湯下五七十丸〔入門〕.

勝金散

治瘀血心痛.

桂枝, 玄胡索, 五靈脂, 當歸 各等分.
右爲末, 每三錢, 酒水各半煎服〔直指〕.

---

118 '吃', 어눌할 흘. 딸꾹질.

119 『丹溪心法』 卷四 「心脾痛七十」(앞의 책, 380-384 쪽). "左手脈數熱多, 脈澁有死", "時作時止, 或飮湯水咽下而作嘔者, 是有死血在其中, 以桃仁承氣湯下之."

120 『丹溪心法』 卷四 「心脾痛七十」(앞의 책, 380쪽). "凡治此證, 必要先問平日起居何如, 仮如心痛, 有因平日喜食熱物, 以致死血留於胃口作痛, 用桃仁承氣湯下之, 切記輕者用韮汁桔梗, 能開提其氣, 血藥中兼用之." 여기에서 '開提'는 치료법의 하나로, 表와 裏의 邪氣를 없애고 淸氣를 끌어올리는 방법이다. 表證이 있으면서 裏에 邪熱이 성한 病證에 쓴다. 開提에서 開는 解表시킨다는 뜻이고, 提는 淸氣를 끌어올린다는 말이다(『동의학사전』, 139-140쪽).

121 '餒', 餒과 仝字. 굶을 액, 주릴 액. '呃'(딸꾹질, 재채기 액)의 의미로 쓰인 듯하다.

어혈위완통

심통心痛이 있고 맥이 삽澁한 것은 어혈이 있는 것이다. 또한 "위완통胃脘痛이 있을 때 국이나 물을 마시고 딸꾹질을 하는 것은 어혈이 있는 것"이라고 하였다. 도인승기탕(처방은 「한문」에 있다)으로 설사시킨다(『단계심법』). ○ 평소에 뜨거운 음식을 즐겨 먹어서 어혈이 위구胃口에 머물게 되어 아픈 것은 도인승기탕으로 설사시킨다. 가벼운 경우는 구즙과 길경으로 표表를 풀어주고 청기淸氣를 끌어올린다(開提)(『단계심법』). ○ 국이나 물을 마시면 딸꾹질하게 되는 것은 평소에 뜨거운 음식을 먹어서 위완에 어혈이 생긴 것으로, 도인승기탕으로 설사시킨다(『의학입문』). ○ 부인의 경우 어혈이 심비心脾에 들어가 심하게 아프면 오적산(처방은 「한문」에 있다)에 삼릉·봉출·도인·홍화를 더 넣어 쓴다(『의학입문』). ○ 실소산(처방은 「부인문」에 있다), 신선침사원(처방은 「기문」에 있다), 현호색환, 승금산 등을 쓴다.

현호색환

어혈로 생긴 심통을 치료한다.

현호색 한 냥 반, 계심·홍화·활석·홍국 각 닷 돈, 도인 서른 개.

위의 약들을 가루내어 끓인 물에 담갔던 떡으로 반죽하여 오자대의 알약을 만들어 쉰에서 일흔 알씩 식초 끓인 물로 먹는다(『의학입문』).

승금산

어혈로 생긴 심통을 치료한다.

계지·현호색·오령지·당귀 각 같은 양.

위의 약들을 가루내어 서 돈씩 술 반, 물 반에 달여 먹는다(『인재직지』).

---

122 『醫學入門』 外集 卷四 雜病分類 外感 寒類 「心脾痛」(앞의 책, 361쪽).

123 『醫學入門』 外集 卷四 雜病分類 外感 寒類 「心脾痛」(앞의 책, 362쪽). "婦人瘀血入心脾, 痛甚者, 五積散(方見寒門) 加三稜, 莪朮. 經行未盡, 血衝心痛 加桃仁, 紅花. 經行已住, 作痛者, 七氣湯 加當歸. 産後痛者, 桂心湯, 木樻湯."

124 『醫學入門』 外集 卷六 雜病用藥賦 「心痛」(앞의 책, 509쪽).

125 『仁齋直指』 卷六 心氣 「心疼證治」(앞의 책, 140쪽). "勝金散. 治心下痛. 桂枝, 延胡索 炒, 五靈脂, 當歸 等分. 右爲末, 每服三錢, 水一盞酒三分, 同煎, 食前服."

心胃痛當分虛實

按之痛止者, 爲虛. 二陳湯 方見痰飮, 加炒乾薑和之〔丹心〕[126]. ○ 虛痛, 宜歸脾湯 方見神門, 加味小建中湯, 參朮散. ○ 按之痛反甚者, 爲實. 宜大柴胡湯 方見寒門, 下之〔仲景〕[127]. ○ 實痛, 宜梔萸丸, 煮黃丸.

加味小建中湯

治心腹痛不可忍. 按輕却痛, 按重則愈, 皆虛寒證[128].

白芍藥 酒炒 三錢, 桂心 一錢半, 甘草 灸, 遠志 薑汁炒 各一錢.

右剉作一貼, 薑五片棗二枚, 水煎服〔得效〕[129].

參朮散

治虛弱人心脾痛.

人蔘, 白朮, 乾薑 炮, 白豆蔻, 縮砂, 丁香, 橘皮, 甘草 炒 各一錢.

右剉作一貼, 薑三片水煎服, 入炒過眞蚌粉一錢, 倂服, 尤效〔得效〕[130].

126 『丹溪心法』卷四「心脾痛七十」(앞의 책, 380쪽). "以物柱按痛處則止者, 挾虛. 以二陳湯加炒乾薑和之."

127 『金匱要略』「腹滿寒疝宿食病脈證治第十」(『金匱要略譯釋』, 257쪽. 『金匱要略精解』, 82쪽). "按之心下滿者, 此爲實也, 當下之, 宜大柴胡湯."

128 『世醫得效方』에는 이 뒤에 '服熱藥幷鍼灸不差, 此藥主之'가 더 있다.

129 『世醫得效方』卷第四 大方脈雜醫科 心痛「虛證」(앞의 책, 63쪽).

심위통은 허실을 구분하여야 한다

누르면 아픈 것이 멎는 것은 허증이다. 이진탕(처방은 「담음문」에 있다)에 볶은 건강을 더 넣어 화해和解시킨다(『단계심법』). ○ 허하여 아픈 데는 귀비탕(처방은 「신문」에 있다), 가미소건중탕, 삼출산 등을 쓴다. ○ 누르면 아픈 것이 도리어 심해지는 것은 실증이다. 대시호탕(처방은 「한문」에 있다)으로 설사시킨다(『금궤요략』). ○ 실實하여 아픈 데는 치유환이나 자황환을 쓴다.

가미소건중탕

참을 수 없이 아픈 심복통을 치료한다. 가볍게 누르면 도리어 더 아프고 더욱 세게 누르면 〔아픈 것이〕 없어지는 것은 허한증이다.

백작약(술에 축여 볶은 것) 서 돈, 계심 한 돈 반, 감초(구운 것), 원지(생강즙에 축여 볶은 것) 각 한 돈.

위의 약들을 썰어 한 첩으로 하여 생강 다섯 쪽, 대추 두 개를 넣고 물에 달여 먹는다(『세의득효방』).

삼출산

허약한 사람의 심비통을 치료한다.

인삼, 백출, 건강(싸서 구운 것), 백두구, 사인, 정향, 귤피, 감초(볶은 것) 각 한 돈.

위의 약들을 썰어 한 첩으로 하여 생강 세 쪽을 넣고 물에 달여 먹는다. 잘 볶은 진황분 한 돈을 넣어 같이 먹으면 더욱 좋다(『세의득효방』).

---

130 『世醫得效方』 卷第四 心痛 「通治」(앞의 책, 65쪽).
　　"參朮散. 治虛弱人脾疼. 人蔘白朮去蘆炒乾薑炮白
　　豆蔲仁砂仁丁香橘皮甘草略炒. 右等分, 剉散. 每服
　　三錢, 煎取藥汁, 調炒過眞蚌粉一大錢, 幷服."

梔萸丸

治氣實心痛, 按之尤痛.

山梔仁 炒焦 一兩半, 吳茱萸, 香附子 各二錢半.

右爲末, 蒸餅和丸, 如川椒大, 以生薑生地黃, 煎湯下二三十丸
〔入門〕[131].

煮黃丸

治大實心痛, 因怒後飮食, 卒痛注悶, 心胸高起, 手不可近, 便
閉者, 可下之.

雄黃 水飛 一兩, 巴豆肉 五錢, 白麪 二兩.

右研勻, 水丸梧子大, 取十二丸, 用漿水煮熟, 漉入冷漿內, 沈
冷. 每一時, 冷漿水下一丸, 一日盡用十二丸, 得利卽止. 宜服
藁蒼湯, 以去餘邪〔入門〕[132].

藁蒼湯

服煮黃丸, 後服此斷根.

藁本 五錢, 蒼朮 一兩.

右剉, 每五錢, 水煎服〔入門〕[133].

---

131 『醫學入門』 外集 卷六 雜病用藥賦 「心痛」(앞의 책,
　　507쪽).

132 『醫學入門』 外集 卷六 雜病用藥賦 「心痛」(앞의 책,

133 『醫學入門』 外集 卷六 雜病用藥賦 「心痛」(앞의 책,
　　508쪽). 처방 명이 '古藁蒼湯'으로 되어 있다.

508쪽).

치유환

기氣가 실하여 생기는 심통心痛을 치료하는데, 누르면 더욱 아프다.

산치자(타게 볶은 것) 한 냥 반, 오수유·향부자 각 두 돈 반.

위의 약들을 가루내어 찐 떡으로 반죽하여 천초대의 알약을 만들어 스물에서 서른 알씩 생강과 생지황 달인 물로 먹는다(『의학입문』).

자황환

지나치게 실하여 생기는 심통을 치료하는데, 성낸 뒤에 음식을 먹어서 갑자기 아프며 답답하고 가슴〔心胸〕이 불러 오르며 손을 대지 못할 정도로 아프고 대변이 막히면 설사시켜야 한다.

웅황(수비한 것) 한 냥, 파두육 닷 돈, 백면 두 냥.

위의 약들을 고루 갈아서 물로 반죽하여 오자대의 알약을 만들어 열두 알을 미음에 푹 익힌 다음 건져내어 찬 미음에 넣어 가라앉혀 식힌다. 2시간마다 찬 미음으로 한 알씩 먹어 하루에 열두 알을 다 먹는데, 설사하면 그만 먹는다. 〔그 다음에〕 고창탕을 먹어 남아 있는 사기를 없앤다(『의학입문』).

고창탕

자황환을 먹고 난 뒤에 이 약을 먹어 병의 뿌리를 뽑는다.

고본 닷 돈, 창출 한 냥.

위의 약들을 썰어 닷 돈씩 물에 달여 먹는다(『의학입문』).

心胃痛治法

凡心胃痛, 須分新久. 若明知身受寒氣, 口喫寒物而得者, 於初得之時, 當與溫散或溫利之. 溫散, 謂麻黃桂枝湯, 桂枝四七湯 方見上, 溫利, 謂九痛元, 煮黃丸 方並見上, 得之稍久則成鬱, 鬱久則蒸熱, 熱久必生火, 若行溫散溫利, 寧不助火添病耶. 由是, 方中多以山梔, 爲熱藥之向導, 則邪易伏, 病易退, 正氣復而病安矣〔丹心〕[134]. ○ 寒冷自外而入, 初則是寒, 鬱久則變熱, 始終俱是熱也. 宜分寒熱血虫四條, 寒則溫之, 熱則淸之, 血則散之, 虫則殺之, 庶乎不惑也〔丹心〕[135].

麻黃桂枝湯

治外因寒冷, 心痛, 惡寒發熱, 內攻五藏, 拘急不得轉側.

麻黃, 桂枝, 芍藥, 細辛, 乾薑, 甘草 各一錢, 香附子, 半夏 各七分.

右剉作一貼, 薑五片, 水煎服〔三因〕[136].

134 『丹溪心法』卷四「心脾痛七十」(앞의 책, 380쪽).
　　"凡心膈之痛, 須分新久. 若明知身受寒氣, 口喫寒
　　物而得者, 於初得之時, 當與溫散或溫利之藥. 若日
　　得病之稍久則成鬱, 久鬱則蒸熱, 熱久必生火, 原病
　　式中備言之矣. 若欲行溫散溫利, 寧不助火添病耶.

古方中多以山梔子爲熱藥之向導, 則邪易伏, 病易
退, 正易復而病安然."

135 『丹溪心法附餘』卷之十五 寒鬱門「心脾痛七十二」
　　'廣按'(앞의 책, 533쪽). "然寒冷自外而入, 初則是
　　寒, 鬱久變熱, 怒氣自內而起, 始終俱是熱也. 遇此證

심위통의 치료법

일반적으로 심위통心胃痛은 오래된 것과 새로 생긴 것을 구분하여야 한다. 만일 몸에 찬 기운을 받았거나 찬 것을 먹어서 생긴 것을 분명히 알 수 있다면 반드시 초기에 따뜻한 약으로 흩어주거나〔發散〕, 설사시켜야 한다. 따뜻하게 하여 흩어주는 약은 마황계지탕과 계지사칠탕(처방은 앞에 있다)이 있고, 따뜻하게 하여 설사시키는 약은 구통원과 자황환(두 처방 모두 앞에 있다)이 있다. 병이 든 지 좀 오래되면 사기가 뭉치고 뭉친 것이 오래되면 열이 나게 되고 열이 오랫동안 나면 반드시 화火가 생기므로 만일 〔이때〕 따뜻한 약으로 흩어주거나 설사시키면 오히려 화를 도와 병을 더하게 하지 않겠는가. 그러므로 처방 중에 대개 산치자로 더운 약을 이끌어가게 하는 것이니 이렇게 하면 사기는 쉽게 수그러들고 병은 쉽게 없어지며 정기가 회복되어 병이 낫게 된다(『단계심법』). ○ 찬 기운이 외부에서 침입하면 처음에는 한증이 나타나고, 뭉친 것이 오래되면 열증으로 변하지만 모두 열증이다. 한증, 열증, 혈증血證, 충증蟲證의 네 가지 증으로 구별하여야 하는데, 한증이면 덥혀주고, 열증이건 식혀주고, 혈증이면 흩어주고, 충증이면 충을 죽인다. 이렇게 하면 거의 헛갈리지 않을 것이다(『단계심법부여』).

마황계지탕

외부의 찬 기운으로 심통이 생겨 오한이 나고 열이 나며 〔찬 기운이〕 안으로 오장에 침입하여 몸이 오그라들어 몸을 뒤척이지 못하는 것을 치료한다.

마황 · 계지 · 작약 · 세신 · 건강 · 감초 각 한 돈, 향부자 · 반하 각 일곱 푼.

위의 약들을 썰어 한 첩으로 하여 생강 다섯 쪽을 넣고 물에 달여 먹는다(『삼인극일병증방론』).

者, 若不分寒熱而治之, 若之何而能愈乎. 今予將古方, 分作寒熱血虫四條, 是寒則溫之, 是熱則淸之, 是血則散之, 是虫則殺之, 庶乎臨證而不眩惑也."
136 『三因極一病證方論』卷之九 「三因心痛總論」(앞의 책, 126쪽). "麻黃桂枝湯, 治外因心痛, 惡寒發熱, 內攻五藏, 拘急不得轉動, 寒也. 麻黃去節湯洗焙乾桂心白芍藥細辛去苗乾薑甘草灸各三分, 半夏湯洗七次香附炒去毛各五錢, 右剉散, 每服四大錢, 水一盞薑五片, 煎七分, 去滓食前服, 大便秘, 入大黃如象棋子大兩枚煎."

諸痛不可用補氣藥

痛甚, 則脈必伏, 多用溫藥附子之類, 不可用參朮. 盖諸痛, 不可補氣故也〔丹心〕[137]. ○ 諸痛不可用補氣藥, 氣旺不通而痛愈甚矣〔醫鑑〕[138].

137 『丹溪心法』 卷四 「心脾痛七十」(앞의 책, 380쪽).
138 『古今醫鑑』 卷八 「淋閉」 ‘病’(앞의 책, 208쪽). "小腸有氣則小便脹, 小腸有血則小便澀, 小腸有熱則小便痛. 治之但當行滯淸熱, 疏利小便, 不可用補氣藥. 蓋氣得補則愈脹, 血得補則愈澀, 熱得補則愈盛."

아픈 데에는 기를 보하는 약을 써서는 안 된다

아픈 것이 심하면 반드시 복맥伏脈이 나타나는데 주로 부자와 같은 더운 약을 쓰고, 인삼·백출과 같은 약은 쓰지 말아야 한다. 이는 모든 아픈 데에는 기를 보해서는 안 되기 때문이다(『단계심법』). ○ 모든 아픈 데에는 기를 보하는 약을 써서는 안 되는데 〔기를 보하면〕 기는 왕성하면서 통하지 않기 때문에 아픈 것이 더욱 심해지기 때문이다(『고금의감』).

心胃痛劫藥

止痛劫藥, 用倉卒散, 連附六一湯 方見上, 抽刀散 方見上, 愈痛散, 梔薑飲 方見上, 神靈丹, 治心頭疼方. ○ 心痛, 用山梔幷劫藥止之. 又復發, 前藥必不效, 可加玄明粉一錢, 卽止〔丹心〕.

倉卒散

治氣自腰腹間, 攣急疼痛, 不可屈伸, 痛不可忍, 自汗如洗, 手足氷冷, 垂死者.

山梔子 四十九枚 連皮燒半過, 大附子 一箇 炮去皮臍.

右麤, 每三錢, 水一盞酒半盞, 煎至七分, 入鹽少許服〔得效〕.

○ 加川芎一錢, 尤妙〔醫鑑〕. ○ 一名梔附湯, 治疝〔入門〕.

愈痛散

治急心痛胃疼.

五靈脂, 玄胡索 炒, 蓬朮 煨, 當歸, 良薑 炒 各等分.

右爲末, 每二錢, 熱醋湯, 調服〔丹心〕.

---

139 ‘劫藥’은 사기를 강하게 억누르는 약으로, 병이 급할 때 쓴다(『동의학사전』, 54쪽).

140 『丹溪心法』 卷四 「心脾痛七十」(앞의 책, 380쪽).

141 『世醫得效方』 卷第四 大方脈雜醫科 心痛 「卒痛」(앞의 책, 65쪽). 卷第三 大方脈雜醫科 諸疝 「寒證」(앞의 책, 43-44쪽)에도 나온다. 여기에서의 주

치와 처방 구성, 복용법은 다음과 같다. "倉卒散. 治寒疝入腹, 心腹卒痛, 及小腸膀胱氣痛刺, 脾腎氣攻, 攣急, 極痛不可忍, 屈身不能, 腹中冷重如石, 白汗出. 山梔子四十九個燒半過, 附子一枚炮. 右挫散, 每服二錢, 水一盞, 酒半盞, 煎至七分, 入鹽一捻, 溫服卽愈. 暑證, 香薷散加瞿麥木通, 每服四錢, 食

심위통을 빨리 멎게 하는 약

아픈 것을 빨리 멎게 하는 약으로는 창졸산, 연부육일탕(처방은 앞에 있다), 추도산(처방은 앞에 있다), 유통산, 치강음(처방은 앞에 있다), 신령단, 치심두동방 등을 쓴다. ○ 심통心痛에는 산치자와 아픈 것을 빨리 멎게 하는 약을 함께 써서 치료한다. 다시 도지면 이미 썼던 약은 반드시 효과가 없는데, 현명분 한 돈을 더 넣어 쓰면 곧 멎는다(『단계심법』).

창졸산

허리와 배 사이에서 경련이 일고 당기며 아파서 몸을 굽혔다 폈다 하지 못하고 참을 수 없이 아프며 물로 씻는 것처럼 땀이 나고 손발이 얼음처럼 차서 거의 죽을 것 같은 것을 치료한다.

산치자 마흔아홉 개(껍질째로 반쯤 태운다), 부자 한 개(큰 것으로 싸서 구워 껍질과 배꼽을 버린다).

위의 약들을 거칠게 가루내어 서 돈씩 물 한 잔과 술 반 잔에 넣고 달여 7할이 되면 소금을 약간 넣어 먹는다(『세의득효방』). ○ 천궁 한 돈을 넣으면 더욱 좋다(『고금의감』). ○ 치부탕이라고도 하는데, 산증疝證을 치료한다(『의학입문』).

유통산

갑자기 생긴 심통과 위통을 치료한다.

오령지, 현호색(볶은 것), 봉출(잿불에 묻어 구운 것), 당귀, 양강(볶은 것) 각 같은 양.

위의 약들을 가루내어 두 돈씩 뜨겁게 달인 식초에 타서 먹는다(『단계심법부여』).

---

142 『古今醫鑑』卷十「心痛」治 ‘倉卒散’(앞의 책, 261
　　쪽).

143 『醫學入門』外集 卷六 雜病用藥賦「疝」(앞의 책,
　　521쪽). 처방 명이 ‘古梔附湯’으로 되어 있다. "治
　　寒疝入腹, 心腹卒痛, 及小腸膀胱氣, 疝刺脾腎氣攻,

攣急極痛, 不可忍, 屈伸不能, 腹中冷, 重如石, 自汗
不止者宜."

144 『丹溪心法附餘』卷之十五 寒鬱門 心脾痛「附諸
　　方」(앞의 책, 532쪽). 이 처방은 『醫方類聚』卷九十
　　三에서 ‘濟生’을 인용하여 나온다(『中醫方劑大辭
　　典』第十冊, 941쪽).

神靈丹

專治急心痛, 立效.

五靈脂, 蒲黃 炒 各一兩, 良薑 五錢 以斑猫二十箇, 同炒焦, 去猫, 防己 五錢.

右細末, 醋糊和丸, 如皂角子大. 每一丸, 艾醋湯調下, 或爲末, 酒下二錢, 亦可〔活心〕[145].

治心頭疼方

歌曰, 三箇烏梅三箇棗, 七箇杏仁一處擣, 麝香一粒用酒煎, 永不心疼直到老.

○烏梅 三箇[146], 大棗 三箇 俱去核, 杏仁 泡去皮尖, 麝香 如小豆 一粒.

右共擣爲泥, 黃酒一鍾, 同煎兩沸, 溫服, 正疼時服之. 婦人尤神效, 當時卽止〔必用〕[147].

---

145 『臞仙活人心方』(『中醫方劑大辭典』第七册, 1,121 쪽).

146 '三箇'에 대하여 『醫家必用』에서는 작은 것은 세 개, 큰 것은 한 개를 쓴다고 하였다. 杏仁은 七箇를 쓴다고 하였다.

147 『醫家必用』「治心頭疼方」(馬興繼 等 選編, 『日本 現存中國稀觀古醫籍叢書』, 人民衛生出版社, 1999 年 所收, 455-456쪽). 孕婦는 麝香이 胎氣를 상하 게 할 수 있으므로 먹지 말라고 하였다. 원문과 들 고남이 많다.

신령단

오로지 갑자기 생긴 심통을 치료하는데, 효과가 바로 있다.

오령지, 포황(볶은 것) 각 한 냥, 양강 닷 돈(반묘 스무 개와 같이 타게 볶아서 반묘는 버린다), 방기 닷 돈.

위의 약들을 곱게 가루내어 식초로 쑨 풀로 반죽하여 조각자대의 알약을 만들어 한 알씩 쑥을 넣고 달인 식초에 타서 먹는다. 혹은 가루내어 두 돈씩 술에 [타서] 먹어도 된다(활심).

치심두동방

어떤 노래에서 "오매 세 개, 대추 세 개, 행인 일곱 개를 함께 찧어 쌀알만한 사향을 넣고 술에 달여 [먹으면] 늙을 때까지 가슴이 아프지 않게 된다"고 하였다.

○ 오매 세 개, 대추 세 개(모두 씨를 뺀다), 행인(물에 담가 껍질과 끝을 없앤 것) 일곱 개, 사향(팥알만한 것) 한 개.

위의 약들을 함께 찧어 막걸리 한 종지에 두 번 끓어오르게 달여 따뜻하게 먹는데, 아플 때 바로 먹는다. 부인은 더욱 효과가 좋아 먹으면 아픈 것이 바로 멎는다(『의가필용』).

心胃痛宜吐

凡心痛皆痰粘, 通用二陳湯 方見痰飮, 隨證加減〔入門〕[148]. ○ 凡痛攻走腰背, 發厥嘔吐, 諸藥不效, 二陳湯, 加蒼朮, 川芎, 梔子, 煎服, 探吐積痰, 椀許乃愈〔入門〕[149]. ○ 多飮鹽湯, 以鵝翎探吐痰積, 痛卽止〔醫鑑〕[150]. ○ 飮食過傷, 心胸痛甚, 不省人事, 多飮薑鹽湯, 探吐之, 卽止痛〔雜著〕[151]. ○ 食積痰, 心胃痛甚, 以瓜蔕散 方見吐門, 吐之. 又蘿葍子五合, 油炒擂碎, 和漿水濾汁, 入油與蜜, 各少許, 旋旋溫服, 吐之〔丹心〕[152].

148 『醫學入門』 外集 卷四 雜病分類 外感 寒類 「心脾痛」(앞의 책, 361쪽). "化痰消積氣已降. 凡痛皆痰粘胃, 通用二陳湯. 風寒初起, 無汗加麻黃, 有汗加桂枝, 裏寒加草豆蔲, 濕加蒼朮川芎, 熱加山梔鍋煤童便, 或少加炒乾薑反佐之, 冷加丁香良薑, 氣虛加參朮, 血虛加當歸, 大虛厥逆加薑附, 肝火加靑黛靑皮黃連, 痰飮加白螺殼滑石南星, 食積加砂仁香附, 瘀血加韭汁桔梗, 蟲痛加苦練根, 或木香檳榔, 急痛加胡椒, 略用斑猫炒過, 痛不可忍加細茶乳香, 或石礦. 凡痛攻走腰背, 發厥嘔吐, 諸藥不效者加蒼朮川芎山梔, 探吐積痰碗許乃愈."

149 『醫學入門』 外集 卷四 雜病分類 外感 寒類 「心脾痛」(앞의 책, 362쪽).

150 『古今醫鑑』에는 '多飮鹽湯'이 없다.

심위통에는 토하게 하여야 한다

일반적으로 심통은 모두 담이 엉겨 붙어 생긴다. 이진탕(처방은 「담음문」에 있다)을 두루 쓰는데 증證에 따라 〔약물을〕 더하거나 뺀다(『의학입문』). ○ 일반적으로 아픈 것이 허리와 등까지 뻗치고 팔다리가 차가워지며 토하는데 여러 약을 써도 좋아지지 않으면 이진탕에 창출·천궁·치자를 더 넣어 달여 먹이고 쌓인 담〔積痰〕을 한 사발 정도 토하게 하면 낫는다(『의학입문』). ○ 끓인 소금물을 많이 마시고 거위 깃털로 〔목구멍을〕 간질여서 쌓인 담을 토하게 하면 아픈 것이 바로 멎는다(『고금의감』). ○ 너무 많이 먹어 가슴이 몹시 아프고 사람을 알아보지 못하는 데는 강염탕을 많이 마시게 하여 토하게 하면 아픈 것이 멎는다(『명의잡저』). ○ 식적담食積痰으로 심위통心胃痛이 심하면 과체산(처방은 「토문」에 있다)으로 토하게 한다. 또 나복자(기름에 볶아 갈아 부순 것) 닷 홉과 좁쌀미음 웃물 거른 즙에 기름과 꿀을 약간씩 넣어 저어서 조금씩 따뜻하게 먹여 토하게 한다(단심).

151 『古今醫鑑』卷十 「心痛」 ‘治’(앞의 책, 261쪽). “凡心膈大痛, 攻走腰背, 發厥嘔吐, 諸藥不效者, 就吐中以鵝翎探之, 出痰積碗許, 而痛卽止.”

152 『明醫雜著』卷之三 續醫論 「飮食過傷」(沈鳳閣 點校, 『明醫雜著』, 人民衛生出版社, 1995, 84쪽).

153 『醫學綱目』卷之四 陰陽臟腑部 「治上下法」(앞의 책, 61쪽). “吐食積痰, 用蘿卜子五合, 油炒擂, 入漿水擂汁, 入桐油, 白蜜少許, 旋旋半溫, 用帛緊束肚皮, 然後用鵝毛攪喉中令吐.” ‘丹’, 곧 즈진형의 글을 인용하였다.

心胃痛宜下

心脾痛, 大小便不通者, 此是痰隔中焦, 氣聚下焦也〔丹心〕. ○[154] 心痛, 脈堅實, 不大便者, 下之, 宜大柴胡湯 方見寒門, 胃脘有濕 而痛, 小胃丹 方見痰飮, 下之〔丹心〕.[155] ○ 通則不痛, 不通則痛. 又 云, 諸實爲痛, 痛隨利減. 凡心胃痛甚, 須用下藥利之, 是爲捷 法〔東垣〕.[156] ○ 大凡心腹痛, 嘔吐大便不通者, 欲利其大便, 諸藥 皆吐, 惟蘇感元, 薑汁泡湯吞下, 最妙. 麝香蘇合元 方見氣門 四[157] 分, 感應元 方見大便 六分, 研和作丸, 菉豆大, 下二三十丸〔直 指〕.[158] ○ 宜用九痛元, 煮黃丸 方並見上, 神保元 方見氣門.

154 『丹溪心法』卷四「心脾痛七十」(앞의 책, 382쪽).
　　"又方. 治脾痛氣實者, 可用牡蠣煅爲粉, 用酒調一
　　二錢服. 有脾痛大小便不通者, 此是痰隔中焦, 氣聚
　　下焦."

155 『丹溪心法』卷四「心脾痛七十」(앞의 책, 380-381
　　쪽). "脈堅實不大便者, 下之", "胃脘有濕而痛者, 宜
　　小胃丹下之."

156 『醫學發明』本草十劑「泄可以去閉葶藶大黃之屬」
　　(앞의 책, 278쪽). 원문과 들고남이 많다.

157 처방은「大便門」에 있다. "治積痢, 腹內緊痛. 麝香
　　蘇合元(方見氣門) 四分, 感應元六分, 研勻丸, 菉豆
　　大, 米飮下三十丸."

심위통에는 설사시켜야 한다

심비통心脾痛에 대소변을 보지 못하는 것은 담이 중초中焦를 막아 기가 하초下焦에 몰려 있기 때문이다(『단계심법』). ○ 심통이 있고 맥이 견실堅實하며 대변을 보지 못하면 설사시켜야 하는데 대시호탕(처방은 「한문」에 있다)을 쓴다. 위완胃脘에 습이 있어서 아프면 소위단(처방은 「담음문」에 있다)으로 설사시킨다(『단계심법』). ○ 잘 통하면 아프지 않고 통하지 못하면 아프다. 또 모든 실증은 아픈데, 설사시키면 아픈 것이 없어진다고 하였다. 일반적으로 심위통이 심하면 마땅히 설사시키는 약으로 설사시키는데, 이것이 빠른 방법이다(『의학발명』). ○ 일반적으로 심복통心腹痛이 있고 토하며 대변이 막힌 경우에 설사시키려고 하지만 어떤 약을 써도 다 토할 때에는 오직 소감원을 생강즙 끓인 물에 먹이는 것이 가장 좋다. 〔소감원은〕 사향소합원(처방은 「기문」에 있다) 너 푼, 감응원(처방은 「대변문」에 있다) 여섯 푼을 갈아 녹두대의 알약을 만들어 스물에서 서른 알씩 먹는다(『인재직지』). ○ 구통원, 자황환(두 처방 모두 앞에 있다), 신보원(처방은 「기문」에 있다) 등을 쓴다.

---

158 『仁齋直指』에는 蘇感元이라는 이름은 없고 蘇合
   香圓과 感應圓을 같은 분량으로 沈香降氣湯으로
   복용하여 食積脾痛을 치료한다고 되어 있다(『仁齋
   直指』 卷六 「脾疼方論」, 앞의 책, 143쪽).

飮食禁忌

心痛, 雖日數多不喫飯, 不死. 若痛止便喫物, 卽還痛, 必須三五服藥, 方可喫物〔丹心〕[159]. ○ 凡心痛, 數日不食無妨, 痛止恣食, 卽復發〔入門〕[160]. ○ 病安之後, 若縱恣口味, 病必復作, 勿歸咎於醫也〔丹心〕[161].

159 『丹溪心法』 卷四 「心脾痛七十」(앞의 책, 380쪽).
160 『醫學入門』 外集 卷四 雜病分類 外感 寒類 「心脾痛」(앞의 책, 362쪽).
161 『丹溪心法』 卷四 「心脾痛七十」(앞의 책, 380쪽). "病安之後, 若縱恣口味, 不改前非, 病復作時, 反咎醫之失, 良可嘆哉."

금하거나 피하여야 할 음식

심통心痛이 있을 때 비록 여러 날 동안 음식을 먹지 않아도 죽지 않는다. 만일 아픈 것이 멎어 바로 음식을 먹으면 다시 아프게 되므로 반드시 세 번에서 다섯 번 정도는 약을 먹은 후에 음식을 먹어야 한다(『단계심법』). ○ 일반적으로 심통에는 여러 날 동안 음식을 먹지 않아도 무방하다. 아픈 것이 멎었다고 함부로 먹게 되면 다시 아프게 된다(『의학입문』). ○ 병이 나은 후에 만일 입맛대로 음식을 함부로 먹게 되면 다시 아프게 되는데, 이는 의사의 잘못이 아니다(『단계심법』).

龜胸

詳見小兒門.

구흥

「소아문」에 자세히 나와 있다.

胸痞

胸滿而不痛者, 爲痞, 滿而痛者, 爲結胸, 痞悶比之結胸爲輕, 始末用藥俱同, 但有輕重之殊耳〔入門〕. ○ 痞者, 心下滿而不痛, 是也. 太陰濕土主壅塞, 乃土來心下而爲痞也, 傷寒下之早, 亦爲痞, 乃寒傷榮血. 心主血, 邪入於本, 故爲心下痞. 仲景瀉心湯數方, 皆用黃連瀉心下之土邪, 其效如響應桴〔東垣〕. ○ 酒積雜病, 下之過, 亦作痞, 盖胸中之氣, 因虛而下陷于心之分野, 故致心下痞, 宜升胃氣以血藥兼之. 若全用氣藥導之, 則氣愈下降, 必變爲中滿鼓脹矣〔東垣〕. ○ 痞滿, 與脹滿不同. 脹滿, 內脹而外亦形. 痞, 則內覺痞悶而外無脹急之形也. 盖由陰伏陽蓄氣血不運而成, 位于心下之中, 塡滿痞塞, 皆土邪之所爲耳〔丹心〕. ○ 內經曰, 太陰所至, 爲積飮痞隔. ○ 痞者, 否也, 如易所謂天地不交之否, 內柔外剛, 萬物不通之義也. 物不可以終否, 故痞久, 則成脹滿, 而莫能療焉〔正傳〕. ○ 痞者, 胸膈飽悶而不舒暢也〔醫鑑〕.

162 『醫學入門』外集 卷四 雜病分類 濕類「痞滿」(앞의 책, 368쪽). "胸滿而痛者, 爲結胸. 不痛者, 爲痞滿. 同傷寒治法."『醫學入門』外集 卷三 傷寒 傷寒用藥賦雜證「痞氣」(앞의 책, 278쪽).

163 『東垣試效方』卷第二 心下痞門「心下痞論」(앞의 책, 412쪽).

164 徐彦純의 『玉機微義』卷三十七 心下痞滿門「論傷寒雜病痞皆血證」에서는 "酒積雜病, 下之過, 亦作痞滿, 皆血證也. … 故胸中之氣, 以其血虛而下陷于心之分, 故致心下痞. 止宜理脾胃, 以血藥兼之"라

고 하였다.

165 『東垣試效方』卷第二 心下痞門「心下痞論」(앞의 책, 412쪽). "非止傷寒如此, 至於酒積雜病, 下之太過, 亦作痞滿. 蓋下多則亡陰, 亡陰者, 謂脾胃水穀之陰亡也. 故胸中之氣, 因虛而下陷於心之分野, 故致心下痞. 宜升胃氣, 以血藥治之. 若全用氣藥導之, 則其痞益甚. 甚而復下, 氣愈下降, 必變爲中滿鼓脹, 皆非其治也."

166 '陰伏陽蓄'에 대하여 『萬病回春』卷之三「痞滿」에서 "脾土虛而受傷, 轉輸之官失職, 胃雖受穀, 不能

흉비

가슴이 그득하지만 아프지 않은 것은 비痞이고, 가슴이 그득하면서 아픈 것은 결흉結胸이다. 〔비는〕 답답한 것이 결흉에 비하여 가볍지만, 〔비와 결흉의〕 약 쓰는 법이 처음부터 끝까지 같고 단지 경중의 차이만 있을 뿐이다(『의학입문』). ○ 비는 명치가 그득하지만 아프지 않은 것이다. 태음습토太陰濕土의 기는 막는 것을 주관하므로 습토의 사기가 명치로 오면 비가 된다. 상한에 설사를 너무 일찍 시켜도 또한 비가 된다. 이것은 한사가 영혈榮血을 상하게 한 것이다. 심心은 혈을 주관하는데 사기가 심에 들어갔기 때문에 심하비心下痞가 되는 것이다. 장기의 여러 사심탕이 모두 황련으로 명치에 있는 토土의 사기를 없애는데, 그 효과가 북채로 북을 치면 소리가 나듯이 확실하다(『동원시효방』). ○ 주적酒積이나 잡병雜病에 너무 설사시켜도 비가 되는데, 이는 가슴 속의 기가 허한 틈을 타서 심이 관할하는 분야〔명치〕로 내려갔기 때문에 심하비가 되는 것이다. 위기胃氣를 끌어올리고 혈약血藥을 겸해서 치료하여야 한다. 만약 오로지 기약氣藥만을 써서 끌어내리려고 한다면 기는 더욱 아래로 내려가 반드시 중만中滿, 고창鼓脹으로 변하게 된다(『동원시효방』). ○ 비만痞滿과 창만脹滿은 같지 않다. 창만은 속이 부르면서 겉으로도 부른 모양이 나타나는 것이고, 비만은 속으로는 막히고 답답한 것을 느끼나 겉으로는 부른 모양이 없는 것이다. 대개 〔비는〕 음기가 속으로 숨고 양기가 쌓여서 기혈이 잘 돌지 못하여 생기는데, 명치 부위에 자리잡아 그득하고 막히게 되는 것은 습토濕土의 사기 때문이다(『단계심법』). ○『내경』에서는 "태음의 기운이 이르면 적음積飲과 비격痞隔이 생긴다"고 하였다. ○ 비痞는 '비否'로, 마치 『주역』에서 말하는 천지의 기운이 교류하지 못하는 비괘否卦가 안은 부드럽고 겉은 강하여 만물이 통하지 못한다는 뜻과 같다. 만물은 끝까지 막혀 있으면 안 되므로 비가 오래되면 창만이 되어 치료하지 못한다(『의학정전』). ○ 비는 흉격이 그득하며 답답하여서 통하지 못하는 것이다(『고금의감』).

運化, 故陽自升而陰自降, 而成天地不交之痞不通泰也. 盖陰伏陽蓄, 治用香砂養胃湯, 加減枳殼丸, 調養脾胃, 使心肺之陽下降, 肝腎之陰上升而成天地交泰, 是無病也"라고 하였다(앞의 책, 164-165쪽).

167 『丹溪心法』卷三「痞三十四」(앞의 책, 297쪽). "痞者與否同, 不通泰也. 由陰伏陽蓄, 氣與血不運而成, 處心下, 位中央, 膹滿痞塞者, 皆土之病也. 與脹滿有輕重之分, 痞則自覺痞悶, 而外無脹急之形者, 是痞也."

168 『黃帝内經素問』「六元正紀大論七十一篇」. "太陰所至爲積飲否膈." 『黃帝内經素問今釋』의 語譯에서 "太陰之氣所臨, 病則積滯飲邪痞塞"이라고 하였다(『黃帝内經素問今釋』, 403쪽).

169 『周易』「否卦」"象曰, … 是天地不交, 而萬物不通也. … 內陰而外陽, 內柔而外剛."

170 『醫學正傳』卷之一「醫學或問」(앞의 책, 23쪽).

171 『古今醫鑑』卷六「痞滿」'證'(앞의 책, 148쪽).

○ 寒痞, 枳實理中元. 熱痞, 加減陷胸湯. 痰痞, 柴梗半夏湯. 痞痛, 瓜蔞實丸. 久痞, 黃連消痞丸. 食已心下痞, 平補枳朮丸. 虛痞, 枳實消痞丸. 飮食不消痞, 橘皮枳朮丸 方見內傷, 或二陳湯 方見痰飮, 加山查, 神麴, 麥芽. 陰伏陽蓄爲痞. 香砂養胃湯. 加味枳朮丸 方見上. ○ 通用桔梗枳殼湯, 解鬱和中湯, 二陳湯加減.

枳實理中元

治寒實痞滿.

枳實 麩炒, 人蔘, 白朮, 白茯苓, 乾薑 炮, 甘草 灸 各等分.

右爲末, 蜜和一兩作四丸, 熱湯化下〔得效〕[172]. ○ 傷寒結胸, 心胸痞痛, 手不得近, 氣欲絶, 陷胸湯丸皆不效, 用此, 如神〔綱目〕[173].

加味陷胸湯

治熱痞, 胸膈滿痛.

桔梗, 枳殼 各一錢五分, 半夏, 黃芩, 黃連, 瓜蔞仁, 麥門冬 各一錢.

右剉作一貼, 薑五片, 水煎服〔醫林〕[174].

---

172 『世醫得效方』卷第一 大方脈雜醫科「通治」'枳實理中圓'(앞의 책, 19쪽). "治寒實結胸, 及傷寒諸吐利後, 胸痞欲絶, 膈高起急痛, 手不得近."

173 『醫學綱目』卷之二十二 脾胃部 嘔吐膈氣總論「嘔」'理中湯加減例'(앞의 책, 481쪽)와 『醫學綱目』卷之三十二 傷寒部 合病幷病汗下吐後等病「結胸續法」'枳實理中丸'(앞의 책, 736쪽)의 내용을 재구성한 것이다.

174 이 처방은 『醫統』卷二十九에서 『醫林集要』를 인용하여 나온다(『中醫方劑大辭典』第三册, 1,167쪽).

○ 한비寒痞에는 지실이중원을 쓰고, 열비熱痞에는 가미함흉탕을 쓰고, 담비痰痞에는 시경반하탕을 쓰고, 비통痞痛에는 과루실환을 쓰고, 구비久痞에는 황련소비환을 쓰고, 먹고 나면 생기는 심하비에는 평보지출환을 쓰고, 허비虛痞에는 지실소비환을 쓰고, 먹은 것이 소화되지 않는 비痞에는 귤피지출환(처방은 「내상문」에 있다)을 쓰거나 혹은 이진탕(처방은 「담음문」에 있다)에 산사·신곡·맥아를 더 넣어 쓰고, 음기가 속으로 숨고 양기가 쌓여 생긴 비에는 향사양위탕, 가미지출환(처방은 앞에 있다)을 쓴다. ○ 길경지각탕, 해울화중탕, 이진탕가감 등을 두루 쓴다.

지실이중원

한실비만寒實痞滿을 치료한다.

지실(밀기울과 함께 볶은 것), 인삼, 백출, 백복령, 건강(싸서 구운 것), 감초(구운 것) 각 같은 양.

위의 약들을 가루내어 꿀로 반죽하여 한 냥으로 네 알을 만들어 뜨거운 물에 녹여 먹는다(『세의득효방』). ○ 상한으로 결흉이 되어 손을 대지 못할 정도로 가슴이 막히고 아파 숨이 끊어질 것 같은데 함흉탕과 함흉환이 모두 효과가 없을 때 이 약을 쓰면 효과가 매우 좋다(『의학강목』).

가미함흉탕

열비로 가슴이 그득하고 아픈 것을 치료한다.

길경·지각 각 한 돈 닷 푼, 반하·황금·황련·과루인·맥문동 각 한 돈.

위의 약들을 썰어 한 첩으로 하여 생강 다섯 쪽을 넣고 물에 달여 먹는다(의림).

柴梗半夏湯

治痰熱盛胸痞脇痛.

柴胡 二錢, 瓜蔞仁, 半夏, 黃芩, 枳殼, 桔梗 各一錢, 青皮, 杏仁 各八分, 甘草 四分.

右剉作一貼, 薑三片, 水煎服〔入門〕[175].

瓜蔞實丸

治胸痞痛徹背, 喘急妨悶.

瓜蔞仁, 枳殼, 半夏 製, 桔梗 各一兩.

右爲末, 薑汁糊和丸, 梧子大, 薑湯下五七十丸〔濟生〕[176].

○ 瓜蔞仁潤肺降痰, 枳殼破滯氣, 半夏燥濕, 桔梗開膈載藥, 可謂善治痞悶喘急矣. 然痰因火動, 加黃連, 尤妙〔丹心〕[177].

黃連消痞丸

治心下痞, 久不愈.

黃芩, 黃連 炒 各六錢, 枳實 麩炒 五錢, 半夏 製 四錢, 薑黃, 白朮, 澤瀉 各三錢, 人蔘, 陳皮, 厚朴 各二錢, 猪苓 一錢半, 縮砂, 乾薑, 神麴, 甘草 各一錢.

右爲末, 蒸餅和丸梧子大, 白湯下百丸〔丹心〕[178].

○ 一名大消痞丸.

175 『醫學入門』外集 卷三 傷寒 傷寒用藥賦 雜證 「脇滿」(앞의 책, 306쪽). "治發熱咳嗽, 胸滿兩脇裁痛者. 此邪熱挾痰攻注也. 如口燥渴去半夏, 痰在脇下加白葵子或竹瀝, 薑汁逆妙."
176 『醫方類聚』卷一百六에서 '濟生'을 인용하여 나온 다(『中醫方劑大辭典』第三册, 888쪽). 『丹溪心法附餘』卷之七「痞」'瓜蔞實丸'(앞의 책, 287쪽)에서 『濟生方』을 인용하였다고 하였는데, 『濟生方』에는 '瓜蔞實丸'이 나오지 않는다. 이 처방은 『普濟方』卷一百九十七「諸癖門」에 나온다(李冀·李

시경반하탕

담열이 성하여 가슴이 막히고 옆구리가 아픈 것을 치료한다.

시호 두 돈, 과루인 · 반하 · 황금 · 지각 · 길경 각 한 돈, 청피 · 행인 각 여덟 푼, 감초 너 푼.

위의 약들을 썰어 한 첩으로 하여 생강 세 쪽을 넣고 물에 달여 먹는다(『의학입문』).

과루실환

가슴이 막히고 아픈 것이 등까지 뻗치고 숨이 차면서 답답한 것을 치료한다.

과루인, 지각, 반하(법제한 것), 길경 각 한 냥.

위의 약들을 가루내어 생강즙으로 쑨 풀로 반죽하여 오자대의 알약을 만들어 쉰에서 일흔 알씩 생강 달인 물로 먹는다(제생).

○ 과루인은 폐肺를 윤택하게 하며 담을 없애고, 지각은 막힌 기를 뚫어주며, 반하는 습을 말리고, 길경은 흉격을 열어주고 다른 약들을 끌고 가므로 이러한 약들은 가슴이 막히고 답답하며 숨이 찬 것을 잘 치료한다고 할 수 있다. 그러나 담으로 인하여 화火가 멋대로 움직이는 데는 황련을 넣는 것이 더욱 좋다(『단계심법부여』).

황련소비환

심하비가 오래도록 낫지 않는 것을 치료한다.

황금, 황련(볶은 것) 각 엿 돈, 지실(밀기울과 함께 볶은 것) 닷 돈, 반하(법제한 것) 너 돈, 강황 · 백출 · 택사 각 서 돈, 인삼 · 진피 · 후박 각 두 돈, 저령 한 돈 반, 사인 · 건강 · 신곡 · 감초 각 한 돈.

위의 약들을 가루내어 찐 떡으로 반죽하여 오자대의 알약을 만들어 백 알씩 끓인 물로 먹는다(『단계심법부여』). ○ 대소비환이라고도 한다.

笑然 主編, 『普濟方注錄』 上册, 黑龍江科學技術出版社, 1996, 1,629쪽).

177 『丹溪心法附餘』 卷之七 「痞二十」 '瓜蔞實丸'(앞의 책, 287쪽).

178 『丹溪心法附餘』 卷之七 「痞二十」 '黃連消痞丸'(앞의 책, 287쪽). 『醫學綱目』 卷之二十一 脾胃部 「痞」(앞의 책, 450쪽)에도 '丹', 곧 주진형의 글을 인용하여 나온다. 여기에서의 주치는 "治心下痞滿, 壅塞不散, 煩熱喘促不寧"으로 되어 있다.

平補枳朮丸

治食已心下痞, 去痰健脾調中.

白朮 三兩, 白芍藥 一兩半, 陳皮, 枳實, 黃連 各一兩, 人蔘, 木香 各五錢.

右爲末, 荷葉濃煎湯煮糊和丸, 梧子大, 米飮下, 百丸〔入門〕[179].

○ 白朮補脾氣爲君, 白芍藥補脾血爲臣, 陳皮枳實消痞, 黃連[180] 淸熱以爲佐, 人蔘補氣, 木香調氣以爲使. 如此, 則平補氣血[181], 均去痰火, 兼通氣道, 則病邪日消, 而脾胃日壯矣〔丹心〕[182].

枳實消痞丸

治心下虛痞[183], 惡食懶倦, 右關脈弦.

枳實, 黃連 各五錢, 厚朴 四錢, 半夏麴, 人蔘, 白朮 各三錢, 乾生薑, 白茯苓, 麥芽, 甘草 各二錢.

右爲末, 蒸餠和丸梧子大, 白湯下百丸, 空心〔入門〕[184]. ○ 一名失笑丸[185]〔東垣〕.

---

179 『醫學入門』 外集 卷六 雜病用藥賦 「溫」(앞의 책, 511쪽). "補枳朮丸. 古菴用白朮三兩補脾氣, 白芍 一兩半補脾血, 陳皮和胃, 枳實消痞, 黃連淸熱 各一 兩. 人蔘補元氣, 木香調諸氣 各五錢. 爲末, 荷葉煎 濃汁, 煮糊丸梧子大, 每五七十丸, 食遠米飮下, 調 中健脾, 去痰火通氣道."

180 『丹溪心法附餘』에는 "陳皮一兩以和胃"로 되어 있 다.

181 '平補'는 補法의 하나로 緩補라고도 하는데, 맛이

달고 성질이 平한 보약을 써서 점차적으로 보하는 방법이다. 상초에 오래된 병이 있거나 몸이 허약하 거나 병세가 비교적 완만할 때 쓴다(『동의학사전』, 909쪽).

182 『丹溪心法附餘』 卷之七 「痞」(앞의 책, 286-287쪽).

183 '虛痞'는 비만의 하나로, 음식 조절을 잘 못 하고 지 나친 정신적·육체적 피로로 비, 위, 심, 신이 허약하 고 음양기혈이 부족하여 생긴다. 빈속일 때 명치아 래와 배가 더부룩하면서 답답하며 언제나 입맛이

평보지출환

음식을 먹고 난 뒤에 생기는 심하비를 치료하는데, 담을 없애고 비脾를 튼튼히 하며 중초의 기를 고르게 한다.

백출 석 냥, 백작약 한 냥 반, 진피·지실·황련 각 한 냥, 인삼·목향 각 닷 돈.

위의 약들을 가루내어 연잎을 진하게 달인 물에 넣고 쑨 풀로 반죽하여 오자대의 알약을 만들어 백 알씩 미음으로 먹는다(『의학입문』). ○ 백출은 비기脾氣를 보해서 군약이 되고, 백작약은 비혈脾血을 보해서 신약이 되며, 진피는 위기胃氣를 조화시키고〔和胃〕 지실은 막힌 것을 삭여주며 황련은 열을 식혀주어 좌약이 되고, 인삼은 기를 보하며 목향은 기를 고르게 하여 사약이 된다. 그렇기 때문에 기혈을 완만하게 보하고〔平補〕 담화痰火를 모두 없애며, 더불어 기도氣道를 통하게 하므로 병사病邪는 날로 없어지고 비위脾胃는 날로 튼튼해진다(『단계심법부여』).

지실소비환

심하허비로 음식을 싫어하고 나른하며 오른쪽 관맥이 현현弦한 것을 치료한다.

지실·황련 각 닷 돈, 후박 너 돈, 반하국·인삼·백출 각 서 돈, 생강(말린 것), 백복령, 맥아, 감초 각 두 돈.

위의 약들을 가루내어 찐 떡으로 반죽하여 오자대의 알약을 만들어 빈속에 백 알씩 끓인 물로 먹는다(『의학입문』). ○ 실소환이라고도 한다(『난실비장』).

없고 설사를 한다. 혹 음식을 먹어도 소화가 안 되면서 썩은 냄새가 나는 트림을 하고 신물이 올라온다. 심하면 배가 창만해진다(『동의학사전』, 964쪽).

184 『醫學入門』 外集 卷六 雜病用藥賦 「濕」(앞의 책, 512-513쪽).

185 『蘭室秘藏』 卷上 「心腹痞門」(앞의 책, 160쪽). "失笑丸. 一名枳實消痞丸, 治右關脈弦, 心下虛痞, 惡食懶倦, 開胃進飮食. 乾生薑 一錢, 炙甘草, 麥蘗麪, 白茯苓, 白朮. 已上 各二錢, 半夏麴, 人蔘 已上 各三錢, 厚朴 四錢 炙, 枳實, 黃連 已上 各五錢. 右爲細末, 湯浸蒸餅餅爲丸, 梧桐子大, 每服五七十丸, 白湯下, 食遠服."

『東垣試效方』 卷第二 「心下痞門」(앞의 책, 413쪽). "枳實消痞丸. 治心下虛痞, 惡食懶倦, 開胃追食, … 每服三十丸, 溫水送下, 不拘時候, 量虛實加減."

香砂養胃湯

治陰伏陽蓄而爲痞滿, 能調養脾胃, 升降陰陽, 成天地交之泰[186].
白朮, 陳皮, 半夏, 白茯苓 各一錢, 香附子, 縮砂, 木香, 枳實,
藿香, 厚朴, 白豆蔲 各七分, 甘草 三分.
右剉作一貼, 薑三片棗二枚, 水煎服. 加味枳朮丸, 同功[回春][187].

桔梗枳殼湯

治痞氣, 胸滿不利, 煩悶欲死, 不論寒熱通用. 又傷寒結胸, 胸
滿欲死, 服之, 神效.
桔梗, 枳殼 各二錢, 甘草 一錢.
右剉作一貼, 薑五片, 煎服[直指][188]. ○ 一名枳梗湯[入門][189].

解鬱和中湯

治痞滿, 內熱夜不安臥, 臥則愈悶.
陳皮 去白 一錢二分, 便香附, 赤茯苓, 枳殼, 梔子 炒 各一錢,
半夏, 前胡 各七分, 黃連 薑汁炒, 神麴 炒, 厚朴, 靑皮, 蘇子 炒
各五分, 甘草 四分.
右剉作一貼, 薑五片, 水煎服[回春][190].

186 『周易』泰卦. "象曰, 泰, … 則是天地交而萬物通
　　也." 『周易本義』에서 "泰, 通也, 爲卦天地交而二氣
　　通, 故爲泰."
187 『萬病回春』卷之三「痞滿」(앞의 책, 165쪽). 처방
　　명이 '養胃湯'으로 되어 있고, 甘草가 '二分'이며

　　'棗一枚'가 더 있다.
188 『仁齋直指』卷七 附痞滿「痞滿方論」(앞의 책, 198
　　쪽). "活人桔梗枳殼湯, 治傷寒痞氣, 胸滿欲絕, 桔梗
　　枳殼去穰炒各三兩. 右剉, 水二盞, 煎至一盞, 去滓,
　　分作二服."

향사양위탕

음기가 〔올라가지 못하여〕 속으로 잠복하고 양기가 〔내려가지 못하여〕 쌓여서 생기는 비만痞滿을 치료하는데, 〔이 처방은〕 비위의 기를 다스리며 길러주고 음과 양의 기운을 오르내리게 하여 천天과 지地가 교제하는 태괘泰卦처럼 잘 통하게 한다.

백출·진피·반하·백복령 각 한 돈, 향부자·사인·목향·지실·곽향·후박·백두구 각 일곱 푼, 감초 서 푼.

위의 약들을 썰어 한 첩으로 하여 생강 세 쪽, 대추 두 개를 넣고 물에 달여 먹는다. 가미지출환과 효과가 같다(『만병회춘』).

길경지각탕

비기痞氣로 가슴이 그득하며 숨쉬기가 불편하고 답답하여 죽을 것 같은 것을 치료한다. 한증과 열증을 가리지 않고 두루 쓴다. 또한 상한병에 결흉이 되어 가슴이 그득하여 죽을 것 같은 데 먹으면 효과가 매우 좋다.

길경·지각 각 두 돈, 감초 한 돈.

위의 약들을 썰어 한 첩으로 하여 생강 다섯 쪽을 넣고 달여 먹는다(『인재직지』). ○ 지경탕이라고도 한다(『의학입문』).

해울화중탕

비만痞滿으로 속에서 열이 나 밤에 눕지 못하고 누우면 더욱 답답한 것을 치료한다.

진피(껍질 안쪽의 흰 속을 없앤 것) 한 돈 두 푼, 향부자(동변으로 법제한 것), 적복령, 지각, 치자(볶은 것) 각 한 돈, 반하·전호 각 일곱 푼, 황련(생강즙에 축여 볶은 것), 신곡(볶은 것), 후박, 청피, 소자(볶은 것) 각 닷 푼, 감초 너 푼.

위의 약들을 썰어 한 첩으로 하여 생강 다섯 쪽을 넣고 물에 달여 먹는다(『만병회춘』).

189 『醫學入門』外集 卷三 傷寒 傷寒用藥賦 雜證「結胸」(앞의 책, 305쪽). ‘檳榔湯’ 항목에 있으며, 처방은 ‘枳殼桔梗甘草各等分’으로 되어 있다.

190 『萬病回春』卷之三「痞滿」(앞의 책, 166쪽). "解鬱和中湯. 治胸膈痞滿, 內熱夜不安臥, 臥則愈悶. 陳皮去白一錢二分, 赤茯苓一錢, 半夏八分, 靑皮去瓤醋炒五分, 香附米童便炒一錢, 枳殼麩炒一錢, 梔子一錢, 黃連薑汁炒七分, 神麴炒七分, 前胡八分, 蘇子碾碎七分, 生甘草四分. 上剉一劑, 薑五片, 水煎熱服."

痞有寒熱

寒痞, 不渴, 脈遲. 宜辛甘散之, 枳實理中丸之類[191] 方見上. 熱痞, 煩渴脈數. 宜苦寒泄之, 黃連消痞丸, 加味陷胸湯之類 方並見上〔綱目〕[192].

191 여기에서 '枳實理中丸'은 앞의 '枳實理中元'을 말한다.

192 『醫學綱目』卷之二十一「痞」'治膈下冷氣及酒食飽滿'(앞의 책, 451쪽). "寒痞, 辛甘散之, 枳實理中丸之類是也. 熱痞, 苦寒泄之, 大消痞丸之類是也."

비痞에는 한증과 열증이 있다

한비寒痞는 갈증이 없고 맥이 지遲하다. 맵고 단 약으로 흩어주어야 하는데 지실이중환(처방은 앞에 있다) 같은 것을 쓴다. 열비熱痞는 답답하며 갈증이 나고 맥이 삭數하다. 쓰고 차가운 약으로 설사시켜야 하는데 황련소비환이나 가미함흉탕(두 처방 모두 앞에 있다) 같은 것을 쓴다(『의학강목』).

痞有虛實

痞有虛實之殊. 實痞, 大便閉, 厚朴枳實湯 方見大便 主之. 虛痞, 大便利, 芍藥陳皮湯主之〔東垣〕[193]. ○ 痞有虛有實, 大便易而利者, 爲虛, 大便難而閉者, 爲實〔入門〕.

193 『東垣試效方』 卷第二 心下痞門 「心下痞論」(앞의 책, 412쪽). "又有虛實之殊, 如實痞, 大便秘, 厚朴枳實主之. 虛痞, 大便利者, 芍藥陳皮治之." 『醫學綱目』 卷之二十一 脾胃部 「痞」(앞의 책, 449쪽)에서 "又有虛實之殊, 如實痞大便閉者, 厚朴枳實湯主之. 虛痞大便利者, 芍藥陳皮湯主之"를 인용한 것으로 보인다. 厚朴枳實湯은 「大便門」의 久泄에 있다.

비痞에는 허증과 실증의 차이가 있다

비痞에는 허증과 실증의 차이가 있다. 실비實痞에는 대변이 막히므로 후박지실탕(쳐방은 「대변문」에 있다)을 쓴다. 허비虛痞에는 대변을 [시원하지 않게] 자주 보므로 작약진피탕을 쓴다(『동원시효방』).   ○ 비에는 허증과 실증이 있는데 대변을 보기 쉽거나 잘 나오면 허증이고, 대변 보기가 힘들거나 막히면 실증이다(입문).

痞宜吐下

飮食過傷, 心胸痞悶, 兀兀欲吐者, 宜吐之〔東垣〕[194]. ○ 飮食傷脾痞滿, 輕者, 黃連消痞丸 方見上, 橘皮枳朮丸 方見內傷, 甚者, 微下之吐之. 下者, 枳實導滯丸, 加檳榔, 木香 方見內傷, 煮黃丸 方見上, 吐者, 二陳湯 方見痰飮, 瓜蔕散 方見吐門〔丹心〕[195].

194 『東垣試效方』 卷第二 心下痞門 「心下痞論」(앞의 책, 412쪽). "如飮食所傷, 而爲痞滿者, 當用藥消導其胸中窒塞. 上逆, 兀兀欲吐者, 則宜吐之." 『東醫寶鑑』 원문에는 ‘几几’로 되어 있으나 ‘兀兀’로 바꾸었다. ‘兀兀’은 속이 울렁거리며 메슥거리는 모양을 말하고, ‘几几’는 침착한 모양을 말한다.

195 『丹溪心法附餘』 卷之七 濕門 「痞」(앞의 책, 285-287쪽)에 橘皮枳朮丸, 黃連消痞丸이 나오며, 『丹溪心法附餘』 卷之三 內傷門 「傷食」(앞의 책, 180-189쪽)에 二陳湯, 枳實導滯丸, 瓜蔕散이 나온다. 煮黃丸은 나오지 않는다.

비痞는 토하게 하거나 설사시켜야 한다

음식을 지나치게 먹어서 가슴이 답답하고 메슥거리면서 토하려고 하면 토하게 하여야 한다(『동원시효방』). ○ 음식으로 비脾가 상하여 비만痞滿이 되었는데 가벼우면 황련소비환(처방은 앞에 있다)이나 귤피지출환(처방은 「내상문」에 있다)을 쓰고, 심하면 약하게 설사시키거나 토하게 한다. 설사시키는 데는 지실도체환(처방은 「내상문」에 있다)에 빈랑과 목향을 더 넣은 것이나 자황환(처방은 앞에 있다)을 쓰고, 토하게 하는 데는 이진탕(처방은 「담음문」에 있다)이나 과체산(처방은 「토문」에 있다)을 쓴다(『단계심법부여』).

痞證治法

心下痞, 須用枳實炒黃連. ○ 如稟實氣實而痞, 宜枳實黃連靑皮陳皮枳殼. ○ 如稟弱氣弱, 飮食不化而痞, 宜白朮山査神麴麥芽陳皮. ○ 如肥人心下痞, 乃濕痰, 宜蒼朮半夏縮砂茯苓滑石. ○ 如瘦人心下痞, 乃鬱熱, 宜枳實黃連葛根升麻. ○ 如感寒, 食不化, 心下痞, 宜藿香草豆蔲縮砂吳茱萸. ○ 痞挾血成窠囊, 宜桃仁紅花香附大黃〔丹心〕. ○ 王道消補, 不輕吐下. 故古人治痞, 用黃連黃芩枳實之苦, 以泄之, 厚朴生薑半夏之辛, 以散之, 人蔘白朮之甘溫, 以補之, 猪苓茯苓澤瀉之淡, 以滲之, 大槩與濕同治, 使上下分消其濕可也〔正傳〕. ○ 傷寒, 本無痞, 應發汗, 醫反下之, 遂成痞. 枳實理中丸 方見上, 最良. 審知是痞, 先用桔梗枳殼湯, 尤妙, 枳桔能行氣故也〔活人〕. ○ 盖痞自血中來, 治痞獨益脾土, 以血藥治之, 其法無以加矣〔海藏〕.

---

196 『丹溪心法』卷三「痞三十四」(앞의 책, 298쪽). 원문과 들고남이 있다.

197 '王道'는 吐法이나 下法, 汗法 등의 치료 방법을 흔히 覇道에 비유하고, 順平[和平]한 약으로 완만하게 치료하는 방법을 왕도에 비유한다(『精校註譯 東醫寶鑑』外形篇, 331쪽 주174).

198 『醫學正傳』卷之二 痞滿「方法」(앞의 책, 159쪽). 문장 중의 '王道消補, 不輕吐下. 故古人治痞'는 『醫學正傳』에 없다.

199 『增注類證活人書』卷第十 七十七問「心下滿而不痛」(앞의 책, 222쪽). "傷寒本無痞, 應身冷, 醫反下之, 遂成痞, 枳實理中丸, 最良. … 審知是痞, 先用桔

비증痞證의 치료법

심하비心下痞에는 반드시 지실(볶은 것), 황련을 쓴다. ○ 타고난 바도 실하고 기氣도 실한데 비痞가 생기면 지실·황련·청피·진피·지각을 쓴다. ○ 타고난 바도 약하고 기도 약하여 음식이 소화되지 않아 비가 생기면 백출·산사·신곡·맥아·진피를 쓴다. ○ 살찐 사람의 심하비는 습담 때문이므로 창출·반하·사인·복령·활석을 쓴다. ○ 마른 사람의 심하비는 울열 때문이므로 지실·황련·갈근·승마를 쓴다. ○ 식후에 찬 기운이 들어와 소화되지 않아서 심하비가 생기면 곽향·초두구·사인·오수유를 쓴다. ○ 비에 어혈이 겹쳐 주머니 같은 것이 생기면 도인·홍화·향부자·대황을 쓴다(『단계심법』). ○ 가장 좋은 치료법은 소보消補이므로 함부로 토하게 하거나 설사시키지 않는다. 그러므로 옛사람들이 비를 치료할 때는 황련·황금·지실의 쓴맛으로 설사시키고, 후박·생강·반하의 매운맛으로 흩어주고, 인삼·백출의 달며 따뜻한 맛과 성질로 보해주고, 저령·복령·택사의 담담한 맛으로 스며 나오게 하는데, 대개 습濕을 치료하는 것과 마찬가지로 치료하여 아래위로 나누어 그 습을 없애주어야 한다(『의학정전』). ○ 상한에는 원래 비가 없지만 땀을 내야 하는데 도리어 설사시키면 비가 된다. 지실이중환(처방은 앞에 있다)이 가장 효과가 좋다. 즉 살펴서 비인줄 알게 되어 먼저 길경지각탕을 쓰면 효과가 더욱 좋은데, 이것은 지각과 길경이 기를 잘 돌게 하기 때문이다(『활인서』). ○ 대개 비는 혈血에서 비롯되므로 비를 치료하는데, 단지 비토脾土를 더해줄 뿐만 아니라 혈약血藥으로 치료하면 더할 나위 없이 좋다(해장).

梗枳殼湯, 尤妙. 緣桔梗枳殼行氣下膈, 先用之無不驗也."

200 『醫學綱目』 卷之二十一 脾胃部 「痞」(앞의 책, 449쪽). "治痞獨益中州脾土, 以血藥治之, 其法無以加矣. 傷寒痞者, 從血中來. 雜病痞者亦從血中來. 雖俱爲血症, 大抵傷寒之症, 從外至內, 從有形至無形, 故無形氣症, 以苦泄之." '海', 곧 왕호고의 글을 인용하였다고 하였다.

盦痞氣法[201][202]

蘿葍子 三合, 生薑 二兩, 葱白 七莖, 橘葉 一握, 白麴 半合. 共擣勻, 炒令溫, 盦痞滿之處, 外用絹帛縛之, 候半日許, 胸中煩熱, 卽解去, 復以熱手揉之. 不拘寒熱虛實, 並用之. 無橘葉, 代椒葉[入門][203].

---

201 '盦', 두껑 암, 덮을 암.
202 '痞氣'는 痞 또는 痞滿과 같은 뜻으로 쓰인다.

203 『醫學入門』 外集 卷三 傷寒 傷寒用藥賦 雜證 「結胸」(앞의 책, 306쪽). 蘿葍子가 二合으로 되어 있다.

비기痞氣에 약으로 싸매는 법

나복자 서 홉, 생강 두 냥, 총백 일곱 뿌리, 귤엽 한 줌, 밀가루 반 홉을 같이 고루 찧어서 볶아 따뜻하게 하여 비만痞滿이 생긴 곳에 덮고 겉을 비단으로 싸맨 다음 한나절 동안 두었다가 가슴에 번열煩熱이 나면 풀어버리고 따뜻한 손으로 문질러준다. 한寒, 열熱, 허虛, 실實에 관계없이 쓴다. 귤엽이 없으면 초엽椒葉을 대신 쓴다(『의학입문』).

熨痞氣法

治心胸痞, 及一切胸膈, 寒結, 熱結, 水結, 食結, 痰結, 痞結[204], 皆治之.

生薑一斤, 擣取汁另貯, 只取渣炒熱帛包, 熨心胸脇下, 其痛豁然[205]而愈. 若薑冷, 再拌汁炒再熨之. 若熱結不用炒〔入門〕[206].

---

204 '痞結'은 윗배가 더부룩하고 그득하면서 아픈 증으로, 熱邪가 몰려서 장부의 기가 잘 퍼지지 못하고 영위가 잘 돌아가지 못해서 생긴다. 명치끝과 윗배가 더부룩하면서 뜬뜬하고 누르면 아파하고 음식을 적게 먹으며 열이 나고 대변을 잘 보지 못한다(『동의학사전』, 419쪽).

205 '豁然'은 넓은 모양, 탁 트이듯이 깨닫는 것을 말한다.

206 『醫學入門』 外集 卷三 傷寒 傷寒用藥賦 雜證「結胸」(앞의 책, 306쪽)에 熨痞氣法이 나오지만 내용이 다르다. "用橘葉一大握, 麥麩半升, 同炒熱以皮紙襯絹包之, 乘熱熨痞滿之處, 冷則再炒, 熨至病人, 覺快方止. 凡痞氣初起, 便宜用之."

비기痞氣에 찜질하는 법

가슴이 답답한 것, 흉격에 찬 기운이 뭉친 것, 열이 뭉친 것, 수水가 뭉친 것, 음식이 뭉친 것, 담이 뭉친 것, 비결 등을 모두 치료한다.

생강 한 근을 찧어 즙을 내어 따로 두고 찌꺼기를 뜨겁게 볶아 비단으로 싸서 가슴과 옆구리를 찜질하면 아프던 것이 시원하게 낫는다. 생강이 식으면 다시 생강즙으로 버무려 볶아서 다시 찜질한다. 열이 뭉친 경우에는 볶지 않고 쓴다(『의학입문』).

結胸

傷寒, 病發於陽, 而反下之, 熱入因作結胸, 病發於陰, 而反下之, 因作痞, 所以成結胸者, 以下之太早故也〔仲景〕. ○ 結胸之證, 當心緊痛而煩, 水漿不入, 但能仰而不能俛, 項强如柔痓狀〔入門〕. ○ 心下滿而硬痛, 爲結胸, 滿而不痛, 爲痞. 半夏瀉心湯 方見寒門 主之〔仲景〕. ○ 有大結胸, 小結胸, 寒實結胸, 熱實結胸, 水結胸, 血結胸, 陰陽毒結胸, 又有支結證. ○ 桔梗枳殼湯, 治結胸痞氣通用〔入門〕.

---

207 '病發於陽'은 病이 밖에서 생긴 것으로 發汗시켜야 하는데 잘못 설사시켜 겉에 있는 사기가 속으로 들어가 열로 변하여 邪熱과 痰水가 서로 뭉쳐서 結胸이 되는 것이다(『傷寒論講解』, 239쪽).

208 '病發於陰'은 病이 속에서 생긴 것으로, 裏證에는 下法을 쓰는 경우와 써서는 안 되는 경우가 있는데, 下法을 써서는 안 되는 경우에 下法을 쓰면 脾胃의 氣가 損傷되어 脾胃陰陽不和와 昇降失調로 氣機痞塞하는 心下痞證이 된다(『傷寒論講解』, 239쪽).

209 太陽病에 裏實之證을 兼하면 먼저 解表시키고 表解한 뒤에 攻裏한다. 만일 下法을 너무 일찍 쓰면 表邪가 化熱入裏하여 痰水와 相結하여 結胸이 된다(『傷寒論講解』, 239쪽).

210 『傷寒論』 卷第四 「辨太陽病脈證幷治下第七」 '131條'(문준전 외, 『傷寒論精解』, 경희대출판국, 1996, 284쪽).

211 '柔痓'은 柔痙을 달리 부른 이름으로, 痙證의 하나이며 强痙과 상대되는 말이다. 주로 風濕邪를 받아

결흉

상한병에 양陽에 병이 생겼는데 도리어 설사시키면 열사熱邪가 속으로 들어가 결흉結胸이 된다. 음陰에 병이 생겼는데 도리어 설사시키면 비痞가 된다. 결흉이 된 것은 설사를 너무 일찍 시켰기 때문이다(『상한론』). ○ 결흉의 증상은 명치가 당기며 아프고 답답하며 물이나 미음을 먹을 수 없고, 단지 몸을 뒤로 젖힐 수는 있으나 앞으로 구부리지 못하고 목이 뻣뻣한 것이 마치 유치柔痓의 증상과 같다(『의학입문』). ○ 명치가 그득하며 단단하고 아프면 결흉이고, 그득하지만 아프지 않으면 비이다. 반하사심탕(처방은 「한문」에 있다)으로 치료한다(『상한론』). ○ 〔결흉의 종류에는〕 대결흉, 소결흉, 한실결흉, 열실결흉, 수결흉, 혈결흉, 음양독결흉, 지결증 등이 있다. ○ 길경지각탕은 결흉과 비기痞氣를 치료하는 데 두루 쓴다(『의학입문』).

서 생긴다. 몸에 열이 나고 땀이 나며 목덜미가 뻣뻣하고 때로 머리를 흔들며 이를 악물면서 손발이 오그라든다. 심할 때는 각궁반장이 온다(『동의학사전』, 1,145쪽).

212 『醫學入門』 外集 卷三 傷寒 傷寒用藥賦 雜證 「結胸」(앞의 책, 278쪽).

213 『傷寒論』 卷第四 「辨太陽病脈證幷治下第七」 '149 條'(『傷寒論精解』, 317쪽). "若心下滿而硬痛者, 此爲結胸也, 大陷胸湯主之. 但滿而不痛, 此爲痞, 柴胡不中與之, 宜半夏瀉心湯."

214 '桔梗枳殼湯'은 『醫學入門』 外集 卷三 傷寒 傷寒用藥賦 雜證 「結胸」(앞의 책, 305쪽)의 '枳梗湯'을 가리킨 것으로 보인다. "枳梗湯. 枳殼桔硬甘草各等分, 水煎溫服. 治結胸痞氣. 及胸滿不利, 煩悶欲邪, 不論寒熱通用." 『醫學入門』에 '桔梗枳殼湯'은 없다.

大結胸

者, 不按而痛, 胸連臍腹痛硬, 手不可近, 不大便, 日晡潮熱.
宜大陷胸湯, 大陷胸丸 方並見寒門, 穿結散[215]. ○ 大結胸者, 心下
滿而硬痛, 手不可按[216][仲景].

穿結散

治大實大滿, 心胸高起, 氣塞不通爲結.
蟾酥, 麝香, 輕粉, 巴豆肉 各少許.
右研細, 人乳汁和丸黍米大, 薑湯下二三丸[217][綱目].

215 『醫學入門』 外集 卷三 傷寒 「傷寒雜證」(앞의 책,
　　276쪽). 『醫學入門』에 '穿結散'은 없다. '穿結散'
　　은 『醫學綱目』 卷之三十二 傷寒部 「結胸積法」(앞
　　의 책, 737쪽)에서 『潔古家珍』을 인용하여 나온다.
　　『潔古家珍』에서의 처방 명은 '穿結藥'이다. "穿結
　　藥. 蟾酥麝香輕粉各等分, 巴豆少許別研. 上爲細
　　末, 以乳汁爲丸. 每服如黍米大二粒, 薑湯送下, 不
　　拘時候."
216 『傷寒論』 卷第三 「辨太陽病脈證幷治下」 '137條'
　　(『傷寒論精解』, 294쪽). "從心下至腹, 硬滿而痛, 不

대결흉

대결흉大結胸은 누르지 않아도 아프며 가슴에서 배꼽 주위까지 손을 대지 못할 정도로 아프고 단단하며 대변을 보지 못하고 저녁 무렵에 조열潮熱이 난다. 대함흉탕, 대함흉환(두 처방 모두 「한문」에 있다), 천결산 등을 쓴다. ○ 대결흉은 손을 대지 못할 정도로 명치가 그득하며 단단하고 아프다(『상한론』).

천결산

매우 뜬뜬하고 그득하며 가슴이 불러 오르고 기운이 막혀 통하지 못하여 맺힌 것〔結〕을 치료한다.

섬수 · 사향 · 경분 · 파두육 각 조금씩.

위의 약들을 곱게 가루내어 사람의 젖으로 반죽하여 서미대의 알약을 만들어 두세 알씩 생강 달인 물로 먹는다(『의학강목』).

可近者, 大陷胸湯主之.” ‘大結胸’은 大陷胸湯證을
　　말한다.
217 『醫學綱目』 卷之三十二 傷寒部 合病幷病汗下吐後
　　等病「結胸續法」(앞의 책, 736쪽).

小結胸

者, 按之方痛, 只心下硬. 宜小陷胸湯 方見寒門. ○ 小結胸者, 正在心下, 按之則痛[仲景].

218 『醫學入門』 外集 卷三 傷寒 傷寒雜證 「結胸」(앞의 책, 278쪽).

219 『傷寒論』 卷第三 「辨太陽病脈證幷治下第七」 '138 條'(『傷寒論精解』, 296쪽).

소결흉

소결흉小結胸은 눌러야 비로소 아프고 명치 부위가 단단할 뿐이다. 소함흉탕(처방은 「한문」에 있다)을 쓴다. ○ 소결흉은 바로 명치 부위를 누르면 아픈 것이다(『상한론』).

寒實結胸

者, 身不熱, 口不渴, 只心中[220]脹硬而痛, 無熱證. 宜枳實理中丸 方見上. 甚者, 三物白散[221] 方見寒門〔入門〕.

---

220 『醫學入門』에는 ‘中’이 ‘下’로 되어 있다.
221 『醫學入門』外集 卷三 傷寒 傷寒雜證 「結胸」(앞의
   책, 278쪽)과 같은 책, 卷三 傷寒 傷寒用藥賦 「結
   胸」(앞의 책, 305쪽).

한실결흉

한실결흉寒實結胸은 몸에 열이 나지 않고 갈증이 없으면서 단지 가슴이 불러 오르고 단단하면서 아픈 것으로, 열증은 없다. 지실이중환(처방은 앞에 있다)을 쓰고, 심하면 삼물백산(처방은 「한문」에 있다)을 쓴다(『의학입문』).

한실결흉寒實結胸은 몸에 열이 나지 않고 갈증이 없으면서 단지 가슴이 불러 오르고 단단하면서 아픈 것으로, 열증은 없다. 지실이중환(처방은 앞에 있다)을 쓰고, 심하면 삼물백산(처방은 「한문」에 있다)을 쓴다(『의학입문』).

熱實結胸

者, 心下滿硬, 懊憹[222]煩躁而渴, 宜加味陷胸湯 方見上, 柴陷湯〔入門[223]〕.

柴陷湯

治熱實結胸, 及水結痰結.

半夏 三錢, 瓜蔞仁, 柴胡 各二錢, 黃芩, 黃連 各一錢, 人蔘 七分, 甘草 五分.

右剉作一貼, 入薑五片棗二枚, 水煎服, 卽小柴胡湯, 合小陷胸湯也〔入門[224]〕.

---

222 '懊憹'는 가슴이 몹시 답답하여 괴로워서 참기 힘
든 증상을 말한다. 오뇌는 가슴 속이 몹시 괴롭고
답답하며 뭉쳐 있는 것 같으면서 어찌할 바를 몰라
하는 것인데, 번조보다 더 심한 것이다(『동의학사
전』, 1,106쪽).
223 『醫學入門』 外集 卷三 傷寒 傷寒雜證 「結胸」(앞의

책, 278쪽). "有熱實結胸者, 心下滿硬, 懊憹煩躁而
渴, 柴陷湯. 甚者, 大陷胸湯."
224 『醫學入門』 外集 卷三 傷寒 傷寒用藥賦 「痞」(앞의
책, 305쪽). "柴陷湯. 卽小柴胡湯合小陷胸湯. 治結
胸痞氣, 初起有表, 及水結痰結熱結等證."

열실결흉

열실결흉熱實結胸은 명치가 그득하고 단단하며 오뇌懊憹하고 번조煩躁하며 갈증이 나는데, 가미함흉탕(처방은 앞에 있다)이나 시함탕을 쓴다(『의학입문』).

시함탕

열실결흉, 수결흉水結胸, 담결흉痰結胸을 치료한다.

반하 서 돈, 과루인 · 시호 각 두 돈, 황금 · 황련 각 한 돈, 인삼 일곱 푼, 감초 닷 푼.

위의 약들을 썰어 한 첩으로 하여 생강 다섯 쪽, 대추 두 개를 넣고 물에 달여 먹는다. 이것은 바로 소시호탕과 소함흉탕을 합한 것이다(『의학입문』).

水結胸

傷寒結胸, 無大熱者, 此爲水結在胸脇, 但頭微汗出〔仲景〕[225]. ○ 傷寒飮水過多, 水停心下, 爲水結胸, 但頭汗出, 身無大熱, 心下滿, 揉之汨汨有聲, 謂之水結胸. 宜赤茯苓湯[226], 甚者, 大陷胸湯 方見寒門〔入門〕[227]. ○ 凡水結胸脇間, 頭必有汗〔綱目〕[228]. ○ 一人, 忽患微熱, 心下滿, 頭有汗. 衆醫以爲濕病, 或以爲食積. 孫兆曰, 水結胸, 用半夏茯苓湯, 遂差, 衆問其故. 答曰, 頭有汗, 心下滿, 非濕病, 乃水結胸脇也. 水旣去, 其病當愈, 若濕氣, 心下滿, 自當遍身汗, 若食積頭豈有汗乎. 故知之〔綱目〕[229]. ○ 水結, 宜枳朮湯.

---

225 『傷寒論』 卷第三 「辨太陽病脈證幷治下」 '136條' (『傷寒論精解』, 293쪽).

226 『醫學入門』에는 '赤茯苓湯'이 '小半夏湯'으로 되어 있다.

227 『醫學入門』 外集 卷三 傷寒 正傷寒 「水證」(앞의 책, 261쪽).

228 『醫學綱目』 卷之三十二 傷寒部 合病幷病汗下吐後 等病 「結胸續法」(앞의 책, 737쪽). '孫', 곧 '孫兆' 의 말을 인용하였다.

229 『醫學綱目』 卷之三十二 傷寒部 合病幷病汗下吐後 等病 「結胸續法」(앞의 책, 737쪽). "按兪伯道忽患 微熱, 心下滿, 頭有汗, 不能解, 衆醫以爲溫病, 用表

수결흉

상한으로 인한 결흉에서 열이 심하게 나지 않는 것은 수기水氣가 흉협胸脇에 몰린 것으로, 머리에서 땀만 약간 난다(『상한론』). ○ 상한병에 물을 많이 마시면 수기가 명치에 머물러 수결흉水結胸이 된다. 머리에서만 땀이 날 뿐 몸에서는 심하게 열이 나지 않고 명치가 그득하며, 주무르면 꾸룩꾸룩 소리가 나는 것을 수결흉이라고 한다. 적복령탕을 쓰는데, 심하면 대함흉탕(처방은 「한문」에 있다)을 쓴다(『의학입문』). ○ 일반적으로 수기가 가슴과 옆구리 사이에 맺히면 머리에서 반드시 땀이 난다(『의학강목』). ○ 어떤 사람이 갑자기 미열이 나고 명치가 그득하며 머리에서 땀이 나는데 여러 의사들이 습으로 인한 병[濕病]이라고도 하고, 식적食積이라고도 하였다. 손조가 수결흉이라 하여 반하복령탕을 썼더니 곧 나았다. 여러 사람이 그 이유를 묻자 "머리에서 땀이 나고 명치가 그득하면 습으로 인한 병이 아니라 수기가 가슴과 옆구리에 맺힌 것이다. 수기만 없애면 병은 낫게 마련이다. 만일 습기 때문이라면 명치가 그득하면서 마땅히 온몸에서 땀이 날 것이고, 만일 식적 때문이라면 머리에서 어찌 땀이 나겠는가? 그러므로 이 병은 수결흉임을 알 수 있는 것이다"라고 하였다(『의학강목』). ○ 수결흉에는 지출탕을 쓴다.

藥, 有謂食在膈者, 治之皆不愈. 召孫至曰, 用半夏
茯苓湯遂差, 衆問其故. 曰, 頭有汗, 心下滿, 非濕病,
乃水結胸脇也, 水旣去, 其病乃愈. 且如濕氣心下滿,
自當遍身汗, 若有食, 心滿, 頭豈得有汗. 若言是表,
身又不疼, 不惡寒, 表證何在, 故凡水結胸脇, 頭必
有汗耳."

半夏茯苓湯

治水停心下, 爲水結胸, 痞滿頭汗.

半夏, 赤茯苓 各二錢, 陳皮, 人蔘, 川芎, 白朮 各一錢.

右剉作一貼, 入薑五片, 水煎服. ○ 一名, 赤茯苓湯〔綱目〕[230].

枳朮湯

治心下堅, 大如椀, 邊如旋盤, 名爲氣分, 乃飮水所結也.

白朮 四錢, 枳實 二錢.

右剉煎服〔千金〕[231].

---

230 『醫學綱目』卷之十二 肝膽部 諸痺「着痺」‘茯苓湯’(앞의 책, 213쪽). ‘濟’, 곧 『濟生方』을 인용하여 나온다. “治停蓄支飮, 手足麻痺, 多睡眩冒.”

231 이 처방의 源方은 『金匱要略』이다. 『金匱要略』「水氣病脈證幷治第十四」(『金匱要略註釋』, 480쪽. 『金匱要略精解』, 123쪽). “心下堅大如盤, 邊如旋盤, 水飮所作, 枳朮湯主之.”

반하복령탕

수水가 명치에 머물러 수결흉이 되어 답답하고 그득하며 머리에서 땀이 나는 것을 치료한다.

반하 · 적복령 각 두 돈, 진피 · 인삼 · 천궁 · 백출 각 한 돈.

위의 약들을 썰어 한 첩으로 하여 생강 다섯 쪽을 넣고 물에 달여 먹는다. ○ 적복령탕이라고도 한다(『의학강목』).

지출탕

명치가 단단한 것이 크기가 사발만하고 그 가장자리가 쟁반 같은 것을 기분氣分이라고 하는데 이것을 치료한다. 이것은 마신 물이 뭉쳐서 생긴 것이다.

백출 너 돈, 지실 두 돈.

위의 약들을 썰어 달여 먹는다(천금).

血結胸

婦人傷寒血結胸痛，不可忍．宜服海蛤散，玄胡索散〔入門〕[232]．

海蛤散

治血結胸，痛不可忍，手不可近．

海蛤粉[233]，滑石，甘草 各一兩，芒硝 五錢．

右爲末，每二錢，雞子淸調下，服此，則小腸利而膻中血自散矣．

盖小腸壅，則膻中血不流行，小腸通利，則膻中血散而痛自止矣〔得效〕．○ 雞子，一作鴨子〔入門〕[234]．

玄胡索散

治婦人血結胸，心腹作痛，連腰脇背膂，上下攻刺，甚作搐搦．

玄胡索 炒，當歸，蒲黃 炒，赤芍藥，官桂 各一錢，薑黃，木香，乳香，沒藥 各七分，甘草 灸 五分．

右剉作一貼，入薑七片，水煎服〔得效〕[235]．

---

232 『醫學入門』外集 卷三 傷寒 「婦人傷寒」(앞의 책, 312쪽).

233 『世醫得效方』에는 '海蛤粉'이 '海蛤'으로 되어 있다.

234 『世醫得效方』卷第十五 大方脈雜醫科 産科兼婦人 雜病科 「傷寒」(앞의 책, 255쪽).

235 『世醫得效方』卷第十五 産科兼婦人雜病科 「血氣」(앞의 책, 258쪽). "治婦人室女七情傷感, 遂使血與氣幷, 心腹作痛."

혈결흉

부인이 상한병으로 혈결흉血結胸이 되어 참을 수 없이 아픈 데에는 해합산이나 현호색산을 쓴다(『의학입문』).

해합산

혈결흉으로 참을 수 없이 아파서 손도 댈 수 없는 것을 치료한다.

해합분 · 활석 · 감초 각 한 냥, 망초 닷 돈.

위의 약들을 가루내어 두 돈씩 달걀 흰자위에 타서 먹는다. 이것을 먹으면 소장이 잘 통하고 전중膻中의 혈이 스스로 흩어진다. 대개 소장이 막히면 전중의 혈이 흐르지 못하고, 소장이 잘 통하면 전중의 혈이 흩어져 아픈 것이 저절로 멎는다(『세의득효방』). ○ 달걀이 오리 알로 되어 있는 곳도 있다(『의학입문』).

현호색산

부인이 혈결흉으로 심복心腹이 아파서 허리, 옆구리, 등, 등줄기까지 이어져 아래위로 찌르는 듯하고 심하면 팔다리가 뒤틀리는 것을 치료한다.

현호색(볶은 것), 당귀, 포황(볶은 것), 적작약, 육계 각 한 돈, 강황 · 목향 · 유향 · 몰약 각 일곱 푼, 감초(구운 것) 닷 푼.

위의 약들을 썰어 한 첩으로 하여 생강 일곱 쪽을 넣고 물에 달여 먹는다(『세의득효방』).

陰陽毒結胸

傷寒, 陰陽二毒伏逆變爲結胸, 有自利者, 有不得利者. 依結胸灸臍法[236], 以利之, 陽毒內服活龍散, 陰毒內服破結丹, 得泄則陰陽升降, 榮衛流行, 自然大汗而解矣. 若心下已結, 延至五日間, 斷不可治〔入門〕[237].

活龍散

治陽毒結胸, 藥下不通, 或稍通而復再結者.

活地龍 四條 大者去土硏爛, 入薑汁, 薄荷汁, 蜜 各一匙.

新汲水調和, 徐徐灌盡. 若熱熾, 加片腦 少許〔入門〕[238].

○ 治陽證結胸, 死無可藥者.

活蚯蚓 十二條 擂爛, 蜜半盞.

水半椀, 和灌之〔得效〕[239]. ○ 服後穩睡一場, 卽揉心下片時, 再令睡, 有汗卽愈〔醫鑑〕[240].

破結丹

治陰陽毒伏逆變爲結胸, 五六日大便結, 攻之不可[241], 達之不及[242], 此主之.

辰砂, 靑礞石, 葶藶子, 肉豆蔻, 木香, 桂心, 附子, 巴豆, 黑丑頭末[243] 各五錢, 輕粉 半分, 麝香 五分, 金箔 五片.

右爲末, 用米醋半盞, 入辰砂附子黑丑三味, 熬成膏, 次入餘藥, 和丸皂角子大, 輕粉爲衣. 每二丸蜜湯下〔入門〕[244].

---

236 『醫學入門』 外集 卷三 傷寒 傷寒用藥賦 「雜證」 '灸結胸法'(앞의 책, 306쪽).

237 『醫學入門』 外集 卷三 傷寒 變證 「陽毒」(앞의 책, 286쪽).

238 『醫學入門』 外集 卷三 傷寒 傷寒用藥賦 「變證」(앞의 책, 310쪽). "活地龍. 四條洗淨硏爛, 入薑汁 少許, 蜜一匙, 薄荷汁 少許, 新汲水調和, 徐徐灌盡, 漸次凉快, 若熱熾者, 加片腦少許, 未效再服. 自然汗出而解. 治陽毒. 累經藥下不通, 結胸硬痛, 或稍通而復再結, 喘促熱躁狂亂."

239 『世醫得效方』 卷第一 大方脈雜醫科 「通治」 '近效方'(앞의 책, 19쪽).

음독결흉과 양독결흉

상한으로 음독陰毒과 양독陽毒이 숨어 있다가 거꾸로 치밀어 결흉이 되는데, 설사하는 경우도 있고 설사하지 않는 경우도 있다. 결흉에 배꼽에 뜸뜨는 법을 써서 설사시키는데, 양독에는 활룡산을 먹고 음독에는 파결단을 먹어서 설사하게 되면 음양이 잘 오르내리고 영위쯽衛가 잘 돌아서 저절로 땀이 많이 나면서 풀린다. 만일 명치 부위가 뭉친 지 5일이 지났으면 절대로 치료할 수 없다(『의학입문』).

활룡산

양독결흉에 약을 써도 설사하지 않거나 약간 설사했다가 다시 결흉이 되는 것을 치료한다.

활지룡 네 마리(큰 것으로 흙을 없애고 곱게 간다), 생강즙, 박하즙, 꿀 각 한 숟가락.

위의 약들을 방금 길어온 물에 잘 섞어서 천천히 먹는다. 만일 열이 많이 나면 편뇌를 조금 넣어 쓴다(『의학입문』).

○ 양증결흉陽證結胸에 죽게 되어 쓸 만한 약이 없는 것을 치료한다.

활구인 열두 마리(곱게 간다), 꿀 반 잔.

위의 약들을 물 반 사발에 함께 섞어 먹는다(『세의득효방』). ○ 먹은 후 조용히 한숨 자게 한 뒤에 명치를 잠깐 주물러주고 다시 잠을 자게 하여 땀이 나면 낫는다(『고금의감』).

파결단

음양독陰陽毒이 숨어 있다가 거꾸로 치받아 결흉이 된 것을 치료하는데, 5~6일 동안 대변이 막혀 설사시키려고 하여도 듣지 않고 흩어주려고 하여도 듣지 않으면 이것으로 치료한다.

주사 · 청몽석 · 정력자 · 육두구 · 목향 · 계심 · 부자 · 파두 · 흑축(두말한 것) 각 닷 돈, 경분 반 푼, 사향 닷 푼, 금박 다섯 장.

위의 약들을 가루내어 쌀식초〔米醋〕 반 잔에 먼저 주사 · 부자 · 흑축을 넣고 끓여 고약을 만든 다음 나머지 약을 넣어 조각자대의 알약을 만들어 경분을 겉에 입힌다. 두 알씩 꿀을 넣고 달인 물에 먹는다(『의학입문』).

---

240 『古今醫鑑』 卷三 傷寒 「六經證」 方 '地龍水'(앞의 책, 69쪽).

241 '攻'은 補瀉法의 瀉와 같은 뜻으로 쓰이거나 下法과 같은 뜻이다.

242 '達'은 치료법의 하나로 達邪, 透邪를 말하며, 表에 있는 邪氣를 밖으로 내보내는 방법이다.

243 '頭末'은 만물가루를 말하며, 약을 가루낼 때 체로 쳐서 맨 처음에 나온 가루를 말한다.

244 『醫學入門』 外集 卷三 傷寒 傷寒用藥賦 「變證」(앞의 책, 310쪽).

支結

傷寒心下妨悶, 不滿不硬者, 謂之支結, 宜桂枝人蔘湯. [245] ○ 傷寒, 未經下而胸膈氣塞滿悶者, 非痞, 亦非結胸也. 柴梗湯, 柴陳湯, 胃虛者, 半夏瀉心湯 方見寒門〔入門〕. [246]

桂枝人蔘湯

治支結.

桂枝, 甘草 各二錢, 人蔘, 白朮, 乾薑 各一錢.
右剉作一貼, 水煎服〔入門〕. [247]

柴梗湯

治胸膈滿悶痞痛.

柴胡 二錢, 黃芩, 半夏, 枳殼, 桔梗 各一錢, 人蔘 七分, 甘草 五分.
右剉作一貼, 薑五片棗二枚, 水煎服〔入門〕. [248]

柴陳湯

治痰熱胸痞滿.

柴胡 二錢, 黃芩, 半夏, 赤茯苓, 陳皮 各一錢, 人蔘 七分, 甘草 五分.
右剉作一貼, 如上法, 煎服〔入門〕. [249]

---

245 『醫學入門』 外集 卷三 傷寒 傷寒雜證 「痞氣」(앞의 책, 278쪽).

246 『醫學入門』 外集 卷三 傷寒 傷寒雜證 「胸滿」(앞의 책, 279쪽). "胸滿者, 未經下而胸膈氣塞滿悶, 非心下痞氣, 亦非結胸也. 盖外邪自皮毛, 傳入胸中, 少陽所屬, 半表裏證也. 柴梗湯主之. 譫語身痛者, 柴胡龍骨牡蠣湯. 有痰氣逆上搶心者, 梔豉湯, 或加甘草生薑. 誤下脈促者, 桂枝湯去芍藥. 喘者, 麻杏甘石湯. 胃虛者, 半夏瀉心湯. 滿硬便閉屬臟者, 方可宜下. 尋常胸膈不利, 多挾痰氣食積者, 柴陳湯枳梗

지결

　상한으로 명치가 막힌 듯 답답하고 그득하지도 단단하지도 않은 것을 지결支結이라고 하는데, 계지인삼탕을 쓴다. ○ 상한병에 아직 설사시키지 않았는데 흉격의 기운이 막혀 그득하고 답답한 것은 비痞도 아니고 결흉도 아니다. 시경탕이나 시진탕을 쓰고, 위胃가 허하면 반하사심탕(처방은 「한문」에 있다)을 쓴다(『의학입문』).

계지인삼탕

지결을 치료한다.

계지 · 감초 각 두 돈, 인삼 · 백출 · 건강 각 한 돈.

위의 약들을 썰어 한 첩으로 하여 물에 달여 먹는다(『의학입문』).

시경탕

흉격이 그득하고 답답하며 아픈 것을 치료한다.

시호 두 돈, 황금 · 반하 · 지각 · 길경 각 한 돈, 인삼 일곱 푼, 감초 닷 푼.

위의 약들을 썰어 한 첩으로 하여 생강 다섯 쪽, 대추 두 개를 넣고 물에 달여 먹는다(『의학입문』).

시진탕

담열痰熱로 가슴이 답답하며 그득한 것을 치료한다.

시호 두 돈, 황금 · 반하 · 적복령 · 진피 각 한 돈, 인삼 일곱 푼, 감초 닷 푼.

위의 약들을 썰어 한 첩으로 하여 앞의 처방과 같은 방법으로 달여 먹는다(『의학입문』).

湯調之.”

247 『醫學入門』 外集 卷三 傷寒 傷寒雜證 「結胸」(앞의 책, 305쪽).

248 『醫學入門』 外集 卷三 傷寒 傷寒雜證 「痞結」(앞의 책, 306쪽). “柴梗湯. 卽小柴胡湯, 去人蔘, 合桔梗 湯. 治胸脇痞滿或痛.”

249 『醫學入門』 外集 卷三 傷寒 傷寒雜證 「痞結」(앞의 책, 306쪽). “柴陳湯. 卽小柴胡湯合二陳湯. 治痰氣 胸脇不利, 及痰瘧等證.”

盦結胸法

用初出殼黃毛雞子一隻，生薑四兩，共擣爛，炒微溫，攤在胸前結實之處，外以絹帛縛之．候半日許，覺腹中熱燥，解去，更以熱手揉之〔入門〕．[250]

250 『醫學入門』外集 卷三 傷寒 傷寒雜證 「痞結」(앞의
    책, 306쪽).

결흉에 약으로 싸매는 법

금방 알에서 깬 노란 병아리 한 마리와 생강 넉 냥을 함께 잘 찧어 볶아서 약간 따뜻하게 하여 가슴의 결흉이 된 곳에 펼쳐 바르고 비단으로 싸맨다. 한나절 동안 두었다가 뱃속이 뜨겁고 마르는 듯함이 느껴지면 풀어버리고 〔서로 비벼서〕 따뜻해진 손으로 문질러준다(『의학입문』).

熨結胸法

治陰證結胸, 手足厥逆.

大葱白 十莖, 生薑 一兩.

擣爛作餅灸熱, 貼臍中, 以熨斗, 火熨餅上. 待熱氣入內, 覺響卽住, 復用枳實理中丸之類 方見上〔入門〕[251].

251 『醫學入門』外集 卷三 傷寒 傷寒雜證「痞結」(앞의
　　책, 306쪽).

결흉에 찜질하는 법

음증결흉陰證結胸으로 손발이 차가워지는 것을 치료한다.

총백(큰 것) 열 뿌리, 생강 한 냥.

위의 약들을 잘 찧어 떡처럼 만들어 뜨겁게 구운 다음 배꼽에 붙이고 다리미로 떡 위를 다림질한다. 열기가 안으로 들어가는 느낌이 나면 다림질을 멈추고 다시 지실이중환(처방은 앞에 있다) 같은 약을 먹는다(『의학입문』).

結胸不治證

結胸脈浮大者, 不可下, 下之卽死〔仲景〕. ○ 結胸證悉具, 煩躁者, 死〔仲景〕. ○ 結胸見陰脈, 陰證, 及喘急䭇逆者, 亦死〔入門〕.

252 『傷寒論』卷第三「辨太陽病脈證幷治下第七」‘132 條’(『傷寒論講解』, 241쪽). “結胸證, 其脈浮大者, 不可下. 下之卽死.” “結胸證已具備, 脈見浮大, 浮主表邪未解, 大主裏熱未實, 故不可下. 倘若脈見浮大無力, 則又屬邪實正衰, 正氣虛脫之候, 更不可

下. 誤下則犯虛虛之戒, 極易導致死亡, 故曰下之則死.”

253 『傷寒論』卷第三「辨太陽病脈證幷治下第七」‘132 條’(『傷寒論講解』, 241쪽). “結胸證已具備, 脈見浮大, 浮主表邪未解, 大主裏熱未實, 故不可下. 倘若

결흉에 치료하지 못하는 증상

결흉에 맥이 부대浮大하면 설사시키지 말아야 하는데, 설사시키면 죽는다(『상한론』). ○ 결흉의 증상이 다 있으면서 답답하고 조급하게 되면 죽는다(『상한론』). ○ 결흉에 음맥陰脈과 음증이 나타나고 숨이 차며 딸꾹질하면 역시 죽는다(『의학입문』).

脈見浮大無力, 則又屬邪實正衰, 正氣虛脫之候, 更
不可下. 誤下則犯虛虛之戒, 極易導致死亡, 故曰下
之則死."
254 『醫學入門』 外集 卷三 傷寒 傷寒雜證 「結胸」(앞의
  책, 278쪽).

單方

凡三十八種.

伏龍肝

治卒心痛. 取爲末, 溫水調服二錢, 若冷, 則酒調服[本草][255].

白礬

治心痛. 取細末一錢, 茶淸調下[綱目][256]. ○ 又方, 礬末二錢, 醋半盞, 煮化溫服, 卽止, 去熱涎之功也[丹心][257].

百草霜

治心痛. 取細末二錢, 以熱童尿調服, 卽愈[丹心][258].

鹽

治胃脘痛, 卒急無藥, 以鹽置刀頭燒紅, 淬入水中, 乘熱飮之. 吐痰, 卽愈[正傳][259].

木香

治九種心痛. 爲末, 和酒服. ○ 木香, 專泄決胸腹間滯塞冷氣. 得橘皮肉豆蔻生薑, 相佐, 絶佳[本草][260].

---

255 『證類本草』卷五 玉石部下品總九十三種「伏龍肝」(政和本 101쪽, 四庫本 173쪽). 원문에서는 『外臺秘要』를 인용하고 있다.

256 『醫學綱目』卷之十六 心小腸部「心痛」(앞의 책, 305쪽). '世', 곧 『世醫得效方』에서 인용하였다.

257 『丹溪心法附餘』卷之十五 寒鬱門「心脾痛」附諸方 '又方'(앞의 책, 531쪽).

258 『丹溪心法附餘』卷之十五 寒鬱門「心脾痛」附諸

단방

모두 서른여덟 가지이다.

복룡간(오래된 아궁이 바닥의 누런 흙)

갑자기 생긴 심통心痛을 치료한다. 복룡간을 가루내어 두 돈씩 따뜻한 물에 타서 먹는다. 냉증에는 술에 타서 먹는다(『증류본초』).

백반

심통을 치료한다. 백반을 곱게 가루내어 한 돈씩 맑은 찻물에 타서 먹는다(『의학강목』). ○ 또 다른 처방으로는 백반가루 두 돈과 식초 반 잔을 달여 따뜻하게 먹으면 아픈 것이 곧 멎는데, 뜨거운 연涎을 없애는 효과가 있기 때문이다(『단계심법부여』).

백초상(가마솥 밑의 검댕)

심통을 치료한다. 백초상을 곱게 가루내어 두 돈씩 뜨거운 동변에 타서 먹으면 곧 낫는다 (『단계심법부여』).

소금

위완통胃脘痛을 치료하는데, 갑자기 별다른 약이 없을 때에는 소금을 칼끝에 올려놓고 빨갛게 달구었다가 담금질하듯 물속에 담가 뜨거울 때 마신다. 담痰을 토하면 곧 낫는다(『의학정전』).

목향

구종심통을 치료하는데, 가루내어 술에 타서 먹는다. ○ 목향은 주로 가슴과 배를 꽉 막고 있는 냉기를 몰아낸다. 귤피·육두구·생강을 같이 써서 좌약佐藥으로 하면 매우 좋다 (『증류본초』).

方 '又方'(앞의 책, 531쪽). 百草霜을 '鍋底墨'이라 고 하였다.

259 『醫學正傳』卷之四「胃脘痛」'方法'(앞의 책, 209 쪽).

260 『證類本草』卷六 草部上品之上總八十七種「木香」 (政和本 139쪽, 四庫本 260쪽).

生地黃

治一切心痛, 無問新久. 擣絞取汁, 搜麪作餺飥[261]或作冷淘[262]食之,
良久當利, 出虫長一尺許, 不復患矣. 後有二人, 患心痛垂絶,
皆服此, 得虫出, 遂愈〔本草〕[263].

乾薑

主卒心痛. 爲末, 米飮調二錢服〔本草〕[264].

生薑

和半夏煎服, 主心下急痛. ○ 又生薑汁和杏仁作煎服, 下氣結心
胸痞, 神效.

黃連

治卒心痛. 剉水煎服, 日三. ○ 黃連, 治心下痞滿, 必用藥也.
仲景, 治九種心下痞五等瀉心湯, 皆用之. ○ 黃連, 瀉心下土
邪, 故治痞, 最效〔湯液〕[265].

---

261 '餺飥'은 수제비를 말한다. '餺', 수제비 박. '飥',
　　수제비 탁.
262 '冷淘'는 녹말가루로 경단을 만들어 식힌 것을 말
　　한다.
263 『證類本草』 卷六 草部上品之上總八十七種 「乾地
黃」(政和本 128쪽, 四庫本 236쪽). 원문과 들고남
이 있다.
264 『證類本草』 卷八 草部中品之上總五十三種 「乾薑」
(政和本 172쪽, 四庫本 339쪽).
265 『湯液本草』 卷中 「黃連」(앞의 책, 221쪽).

생지황

오래되었거나 갓 생겼거나 할 것 없이 모든 심통을 치료한다. 생지황을 찧어 짜서 즙을 내어 밀가루와 반죽하여 수제비를 만들어 먹거나 경단을 만들어 차게 하여서 먹는다. 한참 뒤에 설사를 하게 되는데 길이가 한 자 정도 되는 충蟲이 나오면 다시는 앓지 않는다. 그 후 심통으로 다 죽게 된 두 사람이 있었는데 둘 다 이 약을 먹고 충이 나와 마침내 병이 나았다(『증류본초』).

건강(말린 생강)

갑자기 생긴 심통을 치료한다. 가루내어 두 돈씩 미음에 타서 먹는다(『증류본초』).

생강

반하와 같이 달여 먹으면 명치가 갑자기 아픈 것을 치료한다. ○ 또 생강즙과 행인을 같이 달여 먹으면 기氣가 맺혀서 생긴 흉비胸痞를 없애는 데 효과가 좋다.

황련

갑자기 생긴 심통을 치료하는데, 썰어서 물에 달여 하루 세 번씩 먹는다. ○ 황련은 명치가 답답하고 그득한 것을 치료하는 데 반드시 쓰는 약이다. 장기는 아홉 가지의 심하비를 치료하는데 다섯 종류의 사심탕에 모두 황련을 썼다. ○ 황련은 명치의 토사土邪를 없애므로 비痞를 치료하는 데 가장 효과가 좋다(『탕액본초』).

瓜蔞實

治胸痞痛, 不得臥, 心痛徹背.
黃瓜蔞大者一枚, 薤白三兩, 半夏 製 四兩.
並剉, 白酒七升, 煮取二升, 分再服〔綱目〕[266]. ○ 治胸痛及痰嗽,
瓜蔞子 連皮炒. 細研, 麪糊和丸梧子大, 米飮吞下五十丸〔本草〕[267].

草豆蔲

主心腹冷痛. 草豆蔲仁, 及梔子 炒. 爲末, 薑汁糊和丸, 服之.
或單煮服之, 亦佳〔丹心〕[268]. ○ 此藥, 性溫能散滯氣, 若胃脘因寒
作痛, 用之如鼓應桴. 濕痰作痛服之, 亦效. 但熱痛, 不可用也
〔正傳〕[270].

陳艾葉

治卒心痛. 取熟艾, 濃煎服之, 卽差〔本草〕[272].

玄胡索

止心痛. 爲末酒調服. 雷公云, 心痛欲死, 速覓玄胡, 卽此也〔本
草〕[273]. ○ 又治血刺心痛, 瓦上炒爲末, 每二錢, 溫酒調下, 卽愈
〔得效〕[274].

266 『醫學綱目』卷之十六 心小腸部 「心痛」(앞의 책, 300쪽). 처방 명이 '栝蔞薤白半夏湯'으로 되어 있다.
267 『證類本草』卷八 草部中品之上總六十二種 「栝蔞」 '莖葉'(政和本 175-176쪽, 四庫本 347-349쪽).
268 『丹溪心法附餘』卷之十五 寒鬱門 「心脾痛」 '又 方'(앞의 책, 528쪽). "山枝子仁炒黃色. 右爲末, 薑汁調粥丸. 亦得冷痛者, 加草豆蔲仁炒末, 薑汁炊餠丸服." '或' 이하는 나오지 않는다.
269 『醫學正傳』에는 이 뒤에 '利膈上痰'이 더 있다.
270 『醫學正傳』卷之四 胃脘痛 「丹溪活套」(앞의 책, 211쪽).

과루실(하눌타리 열매)

흉비통으로 눕지도 못하고 심통이 등까지 뻐치는 것을 치료한다.

황과루(큰 것) 한 개, 해백 석 냥, 반하(법제한 것) 넉 냥.

위의 약들을 모두 썰어 백주〔고량주〕 일곱 되를 두 되가 되게 달여 두 번에 나누어 먹는다 (『의학강목』). ○ 흉통과 담수痰嗽를 치료하는데, 과루자(껍질째 볶은 것)를 곱게 가루내어 밀가루 풀로 반죽하여 오자대의 알약을 만들어 쉰 알씩 미음으로 먹는다(『증류본초』).

초두구

가슴과 배가 차서 아픈 것을 치료한다. 초두구인과 치자(볶은 것)를 가루내어 생강즙으로 쏜 풀로 반죽하여 알약을 만들어 먹는다. 초두구만 달여 먹어도 역시 좋다(『단계심법부여』). ○ 이 약은 성질이 따뜻하여 체기滯氣를 잘 흩어주므로 위완胃脘이 차서 아플 때 쓰면 효과 가 매우 좋다. 습담으로 아플 때 먹어도 역시 효과가 있다. 다만 열로 아플 때 써서는 안 된다 (『의학정전』).

진애엽(오래 묵은 약쑥의 잎)

갑자기 생긴 심통을 치료한다. 덖은 쑥을 진하게 달여 먹으면 곧 낫는다(『증류본초』).

현호색

심통을 멎게 한다. 현호색을 가루내어 술에 타서 먹는다. 뇌공이 "심통으로 죽을 것 같으 면 빨리 현호색을 구하라"고 한 것이 바로 이것이다(『증류본초』). ○ 또한 어혈로 찌르는 듯 한 심통을 치료한다. 기와 위에 놓고 볶아서 가루내어 두 돈씩 따뜻한 술에 타서 먹으면 바로 낫는다(『세의득효방』).

---

271 '熟艾'는 잘 말려서 잘게 썬 쑥을 말한다.

272 『證類本草』 卷九 草部中品之下總七十八種 「艾葉」 (政和本 196쪽, 四庫本 402쪽). 원문과 들고남이 있다.

273 『證類本草』 卷九 草部中品之下總七十八種 「延胡 索」(政和本 209쪽, 四庫本 434쪽). 원문과 들고남

이 있다.

274 『世醫得效方』 卷第十五 産科兼婦人雜病科 「心痛」 '奇方'(앞의 책, 262쪽). "治血刺心痛. 右用玄胡索, 不以多少, 新瓦上炒, 微黃不可焦, 爲末, 每服三錢, 酒一盞煎服, 或陳米飮, 不炒亦可用, 酒脈效速."

白附子

主心痛. 炮爲末, 每二錢, 溫水調服, 卽差〔本草〕[275].

半夏

消胸痞去痰, 又治心下急痛堅痞. 半夏硏爲末, 香油炒熟, 薑汁浸, 蒸餠和丸, 薑湯下三五十丸. 亦治喘而心痛〔綱目〕[276].

牛膽南星

治結胸久不差, 狂言, 大小便不通.
取牛膽南星末二錢, 人蔘湯調服, 少頃更以熱人蔘湯投之, 便尿下黃黑物, 是效〔得效〕[277].

乾漆

治九種心痛, 及瘀血心痛. 乾漆炒烟盡爲末, 醋糊和丸, 梧子大, 熱酒或醋湯下, 五七丸〔本草〕[278].

275 『證類本草』 卷十一 草部下品之下總一百五種 「白
　　附子」(政和本 257쪽, 四庫本 550쪽). 원문과 들고
　　남이 있다.
276 『醫學綱目』 卷之二十七 肺大腸部 「喘」(앞의 책,
　　604쪽). "喘而心痛. 油炒半夏爲末, 粥丸, 薑湯下三

十丸." '丹', 곧 주진형의 글을 인용하였다.
277 『世醫得效方』 卷第一 大方脈雜醫科 「通治」 '無憂
　　散'(앞의 책, 20쪽).
278 『證類本草』 卷十二 木部上品總七十二種 「乾漆」(政
　　和本 279쪽, 四庫本 600쪽). 원문과 들고남이 있다.

백부자

심통을 치료한다. 싸서 구운 백부자를 가루내어 두 돈씩 따뜻한 물에 타서 먹으면 바로 낫는다(『증류본초』).

반하(끼무릇)

흉비를 없애며 담을 삭히고 명치가 갑자기 아프면서 단단하고 결리는 것을 치료한다. 반하를 가루내어 참기름으로 볶아 익혀서 생강즙에 담가 불린 떡으로 반죽하여 알약을 만들어 서른에서 쉰 알씩 생강 달인 물로 먹는다. 숨이 차면서 심통이 있는 것도 치료한다(『의학강목』).

우담남성

결흉結胸이 오래도록 낫지 않고 미친 소리를 하며 대소변이 막힌 것을 치료한다. 우담남성가루를 두 돈씩 인삼 달인 물에 타서 먹고 잠시 후 다시 뜨거운 인삼 달인 물을 먹으면 대소변으로 검고 누른 것이 나오는데 이것이 효과가 있는 것이다(『세의득효방』).

건칠(마른 옻)

구종심통과 어혈심통을 치료한다. 건칠을 연기가 나지 않을 때까지 볶아서 가루내어 식초로 쑨 풀로 반죽하여 오자대의 알약을 만들어 다섯에서 일곱 알씩 뜨거운 술이나 끓인 식초로 먹는다(『증류본초』).

梔子

胃口熱痛, 非梔子不可. 須以薑汁佐之, 川芎開之. ○ 心痛, 取大梔子十五枚, 去皮炒, 濃煎湯一小盞, 入薑汁令辣, 加川芎末一錢, 再煎服, 卽效. ○ 又方, 梔子仁, 炒爲末, 薑汁糊和丸, 服之, 亦效〔丹心〕.

枳實

治心下痞. 潔古用此, 去脾經積血, 故能去心下痞. 脾無積血, 則心下不痞矣. ○ 枳實, 能去脾間瘀血, 瘀血去而痞自消. ○ 非枳實, 不能除痞〔東垣〕. ○ 胸痞痛, 麩炒爲末, 米飮下二錢, 水煎服, 亦可〔本草〕.

茶

久心痛, 不可忍, 茶煎水和醋服之, 甚良〔本草〕.

胡椒

止心腹冷痛. 酒煮取汁, 服之. ○ 又取四十九粒, 乳香一錢, 爲末, 男用薑湯下, 女用當歸湯下〔丹心〕.

279 『醫學綱目』卷之十六 心小腸部「心痛」(앞의 책, 299쪽). '丹', 곧 주진형의 글을 인용하였다. "大槪 胃口有熱而作痛, 非山梔不可, 須薑汁佐之, 多用台芎開之", "用山梔炒去皮, 每十五枚, 煎濃湯一呷, 入薑汁令辣, 再煎少沸, 吞九枚, 加川芎一錢尤妙", "又方. 用山梔去殼炒黃爲末, 以薑汁調粥丸. 有寒者, 加草豆蔲末丸服之" 등의 문장을 재구성한 것이다.

280 『丹溪心法附餘』卷之十五 寒鬱門「心脾痛」'又方'(앞의 책, 528쪽).

281 『醫學綱目』卷之三「隨症用藥」(앞의 책, 48쪽)에 '潔古'의 말로 인용되어 있다. "非白朮不能去濕,

치자(치자나무의 열매)

위구胃口에 열이 있어 아픈 데는 치자가 아니면 안 된다. 반드시 생강즙을 좌약으로 하고 천궁으로 〔막힌 것을〕 열어주어야 한다. ○ 심통에는 큰 치자 열다섯 개를 껍질을 벗겨 볶아서 진하게 달여 작은 잔으로 생강즙 한 잔을 넣어 맵게 한 다음 천궁가루 한 돈을 넣어 다시 달여 먹으면 곧 효과가 있다. ○ 또 다른 처방으로는 치자를 볶아서 가루내어 생강즙으로 쑨 풀로 반죽하여 알약을 만들어 먹으면 역시 효과가 있다(『단계심법부여』).

지실(탱자나무의 덜 익은 열매)

심하비를 치료한다. 장원소는 이것을 써서 비脾에 쌓인 혈을 제거하였기 때문에 심하비를 없앨 수 있었다. 비에 쌓인 혈이 없으면 명치가 결리지 않는다. ○ 지실은 비脾의 어혈을 없앨 수 있으며, 어혈이 없어지면 비痞가 저절로 없어진다. ○ 지실이 아니면 비痞를 없앨 수 없다(동원). ○ 흉비통에는 지실을 밀기울과 함께 볶아서 가루내어 두 돈씩 미음으로 먹는다. 물에 달여 먹어도 된다(『증류본초』).

차

오래된 심통으로 참을 수 없이 아픈 데는 차를 달여 식초를 타서 먹으면 매우 좋다(『증류본초』).

호초

가슴과 배가 차서 아픈 것을 치료한다. 호초를 술에 달여 즙을 내어 먹는다. ○ 호초 마흔 아홉 알과 유향 한 돈을 가루내어 남자는 생강 달인 물로 먹고, 여자는 당귀 달인 물로 먹는다(『단계심법부여』).

非枳實不能消痞, 非天雄不能補上焦陽之虛, 非附子不能補下焦陰之虛."

282 『證類本草』卷十三 木部中品總九十二種「枳實」(政和本 301쪽, 四庫本 650쪽). 원문과 들고남이 있다.

283 『證類本草』卷十三 木部中品總九十二種「茗苦搽」(政和本 303쪽, 四庫本 654쪽). 원문에서는 『兵部手集』을 인용하고 있다.

284 앞 문장은 『證類本草』卷十四 木部下品總九十九種「胡椒」(政和本 326쪽, 四庫本 710쪽)에서 인용하였다. '又' 이하는 『丹溪心法附餘』卷之十五 寒鬱門「心脾痛」附諸方 '一方'(앞의 책, 531쪽)에서 인용하였다.

川椒

治心胸冷痛. 酒煮取汁, 飮之. ○ 苦熱食, 氷雪冷物過多, 積冷心脾疼, 半歲不愈, 川椒三十粒[285], 浸漿水中, 經一宿漉出, 還以漿水呑下, 其病卽脫, 更不復作〔得效〕[286].

蛤粉

治心氣不可忍. 蛤粉炒, 白湯調服〔丹心〕[287]. ○ 蛤粉和香附末, 薑汁調服, 治痰心痛, 甚效〔丹心〕[288]. ○ 熱心痛, 蛤粉, 百草霜, 爲末, 茶淸或冷水, 調下〔丹心〕[289].

田螺殼

治卒心痛.

田螺 爛殼, 燒爲末.

熱酒調下一錢半, 卽愈〔綱目〕[290]. ○ 亦治濕痰胃脘痛, 服之, 立止〔正傳〕[291].

285 『世醫得效方』에는 ‘三十’이 ‘二十’으로 되어 있다.
286 『世醫得效方』卷第四 大方脈雜醫科 心痛 「通治」 (앞의 책, 65쪽). 원문과 들고남이 있다.
287 『丹溪心法附餘』卷之十五 寒鬱門 「心脾痛」附諸方 ‘治心氣疼不可忍’(앞의 책, 531쪽).

288 『丹溪心法附餘』卷之十五 寒鬱門 「心脾痛」 ‘治脾痛用海粉’(앞의 책, 529쪽). “治脾疼用海蛤粉. 佐以香附末, 用川芎山梔生薑汁, 煎辣湯調服, 爲佳.”
289 『丹溪心法附餘』卷之十五 寒鬱門 「心脾痛」附諸方 ‘一方’(앞의 책, 531쪽).

천초(초피나무 열매)

가슴이 차서 아픈 것을 치료한다. 술에 달여 즙을 내어 마신다. ○ 뜨거운 음식을 싫어하고 얼음같이 차가운 것을 많이 먹어서 냉☆이 쌓여 심비통이 생긴 지 반년이 지나도 낫지 않을 때 천초 서른 알을 좁쌀죽 웃물에 하룻밤 담갔다가 걸러내어 다시 그 좁쌀죽 웃물로 먹으면 곧 나으며 재발하지 않는다(『세의득효방』).

합분(조가비가루)

가슴이 참을 수 없이 아픈 것을 치료하는데, 합분을 〔색이 변할 때까지〕 볶아서 끓인 물에 타서 먹는다(『단계심법부여』). ○ 합분과 향부자가루를 생강즙에 타서 먹으면 담으로 생긴 심통을 치료하는 데 효과가 매우 좋다(『단계심법부여』). ○ 열심통熱心痛에는 합분과 백초상을 가루내어 맑은 찻물이나 찬 물에 타서 먹는다(『단계심법부여』).

전라각(우렁이 껍데기)

갑자기 생긴 심통을 치료한다.

전라각을 태워 가루내어 한 돈 반씩 뜨거운 술에 타서 먹으면 곧 낫는다(『의학강목』). ○ 습담으로 생긴 위완통을 치료하는데 먹으면 곧 멎는다(『의학정전』).

---

290 『醫學綱目』 卷之十六 心小腸部 「心痛」(앞의 책, 305쪽). '世', 곧 『世醫得效方』을 인용하였다. 원문과 들고남이 있다.

291 『醫學正傳』 卷之四 胃脘痛 「方法」 '又方'(앞의 책, 209쪽). 이 처방은 '白螺殼丸'으로 되어 있으며, 구성과 主治는 "白螺螄殼 火煅, 滑石 炒, 山梔子, 香附 童便浸, 南星 煨裂 各一兩, 枳殼 麩炒黃色, 靑皮, 木香, 半夏, 砂仁 各五錢, 莪術 一兩. 上爲末, 春加川芎, 夏加黃連, 秋冬加吳茱萸, 用生薑汁浸, 蒸餠爲丸, 如綠豆大, 每服五十丸, 姜湯下"로 되어 있다.

鰻鱺魚

治諸虫心痛, 多吐涎. 取魚淡灸令熟, 食三五度差〔本草〕[292].

烏賊魚墨

婦人崩漏而心痛甚, 名曰殺血心痛. 烏賊墨炒爲末, 醋湯調服. 亦治小產[293]後, 下血過多心痛〔入門〕[294].

蜜

治卒心痛. 蜜與薑汁各一合, 水和頓服, 卽止〔本草〕[295].

桃仁

止心痛. 取七枚去皮尖熟研, 水一合和頓服, 良. 亦治三十年久痛〔本草〕[296].

桃奴[297]

治心痛及疰痛[298]. 桃奴爲末, 每二錢, 溫酒下空心. 名曰蟠桃酒〔醫鑑〕[299].

292 『證類本草』卷二十一 蟲魚部中品辟五十六種「鰻鱺魚」(政和本 408쪽, 四庫本 874쪽).

293 '小產'은 半產을 달리 부른 이름으로, 半產은 임신 3개월 이후에 저절로 중절되는 것, 즉 자연유산, 자연조산을 말한다(『동의학사전』, 332쪽).

294 『醫學入門』卷五 婦人門 經候「崩漏」(앞의 책, 409쪽). 원문과 들고남이 있다.

295 『證類本草』卷二十 蟲魚部上品總五十種「石蜜」

만려어(뱀장어)

모든 충심통蟲心痛으로 연涎을 토하는 것을 치료한다. 만려어를 심심하게 구워 세 번에서 다섯 번 먹으면 낫는다(『증류본초』).

오적어묵(오징어 먹물)

부인에게 붕루가 있으면서 심통이 심한 것을 살혈심통殺血心痛이라고 한다. 오적묵을 볶아 가루내어 달인 식초에 타서 먹는다. 또한 유산한 뒤에 하혈을 많이 하여 생긴 심통을 치료한다(『의학입문』).

꿀

갑자기 생긴 심통을 치료한다. 꿀과 생강즙을 한 홉씩 물에 타서 단번에 먹으면 통증이 바로 멎는다(『증류본초』).

도인(복숭아씨)

심통을 멎게 한다. 도인 일곱 개를 껍질과 끝을 버리고 잘 갈아서 물 한 홉에 타서 단번에 먹으면 좋다. 30년이나 된 심통도 치료한다(『증류본초』).

도노

심통과 주심통疰心痛을 치료한다. 도노를 가루내어 빈속에 두 돈씩 따뜻한 술로 먹는데, 반도주蟠桃酒라고도 한다(『고금의감』).

桃枝

治卒心痛. 取枝一握切, 酒一升煎取半升, 頓服, 大效〔本草〕[300].

芥子

治心痛, 酒醋研取汁, 服之〔本草〕[301].

脂麻油

治心痛, 無問冷熱. 生香油一合, 服之. ○ 又治蛔心痛, 飮之, 良. ○ 一人, 患腰痛牽心, 發則氣絶. 徐文伯視之曰, 髮瘕也, 以油灌之, 吐一物如蛇無目. 懸之滴盡, 惟一髮〔本草〕[302].

葱白

治心腹痛, 又治急心疼, 牙噤欲死. 老葱白三五根, 擂爲膏, 幹開口, 將膏送入咽喉, 以香油四兩灌下. 但得葱下喉, 其人必甦. 腹中虫積, 化爲黃水, 微利卽愈, 永除根〔綱目〕[303].

300 『證類本草』卷二十三 果部三品總五十三種「桃核人」(政和本 449쪽, 四庫本 965쪽).

301 『證類本草』卷二十七 菜部上品總三十種「芥」(政和本 480쪽, 四庫本 1,033쪽).

302 『證類本草』卷二十四 米穀部上品總七種「白油麻」(政和本 460-461쪽, 四庫本 989-990쪽).

303 『醫學綱目』卷之十六 心小腸部「心痛」(앞의 책, 307쪽). '竹'을 인용하였다. "海上方. 急救男子婦人心疼, 牙關緊, 欲死者. 用隔年陳葱白三五根, 去皮須葉, 擂爲膏, 將病人口幹開, 用匙將膏送入咽喉,

도지(복숭아나무 가지)

갑자기 생긴 심통을 치료한다. 도지 한 줌을 썰어 술 한 되로 반 되가 되게 달여 단번에 먹으면 효과가 매우 좋다(『증류본초』).

개자(겨자)

심통을 치료하는데, 술과 식초를 넣고 갈아서 즙을 내어 먹는다(『증류본초』).

지마유(참기름)

심통에 냉증과 열증에 상관없이 다 치료한다. 볶지 않고 짠 참기름 한 홉을 먹는다. ○ 또한 회충으로 생긴 심통을 치료하는 데 먹으면 좋다. ○ 어떤 사람이 허리가 아픈 것이 가슴까지 당기는데 통증이 발작하면 숨이 끊어질 듯하였다. 서문백이 이를 보고 '발가'라고 하고, 참기름을 부어 먹였더니 눈이 없는 뱀처럼 생긴 것을 토하였다. 이것을 매달아두었더니 물이 다 빠지고 한 올의 머리털만 남았다(『증류본초』).

총백(파흰밑)

가슴과 배가 아픈 것을 치료하고, 또 갑자기 가슴이 아파서 이를 악물고 죽을 것 같은 것을 치료한다. 늙은 총백 셋에서 다섯 뿌리를 갈아 고약처럼 만들어 입을 벌리고 목구멍 속으로 밀어 넣은 다음 참기름 넉 냥을 먹인다. 총백이 목구멍으로 내려가기만 하면 환자는 반드시 살아난다. 뱃속의 충적蟲積이 노란 물로 변한 것을 조금 설사하면 낫는데, 병의 뿌리를 완전히 없애게 된다(『의학강목』).

用香油四兩灌送下, 油不以多少, 但得蔥下喉, 其人
必蘇. 少時將腹中所停虫病等物, 化爲黃水, 微得利
爲佳, 除根永不再發, 累效."

蒜

血氣心痛, 生蒜擣取汁, 飮一盞, 卽差. ○ 久心痛, 不可忍, 小蒜醋煮, 頓服取飽, 不着鹽, 隨手神效〔本草〕[304].

韭汁

治胸痹心中急痛, 或痛徹背上欲死. 擣取汁, 灌服之, 卽吐胸中惡血而愈〔本草〕[305]. ○ 食鬱久, 則胃脘有瘀血作痛. 韭汁一盞, 先嚼桃仁十數枚, 以汁送下〔正傳〕[306]. ○ 韭汁, 能去胸中惡血滯氣〔綱目〕[307].

雞卵

治心痛. 取一枚, 打開好醋二合和攪, 煖頓服, 卽差〔本草〕[308].

麝香

主鬼疰心痛[309]. 取大豆許, 溫水研服之〔本草〕[310].

熊膽

治虫心痛. 取大豆許, 和水服, 大效〔本草〕[311].

---

304 『證類本草』卷二十九 菜部下品總二十二種「蒜」
  (政和本 493-494쪽, 四庫本 1,062-1,064쪽). 원문
  과 들고남이 있다.
305 『證類本草』卷二十八 菜部中品總一十三種「韭」
  (政和本 487쪽, 四庫本 1,047쪽).
306 『醫學正傳』卷之二 鬱證「方法」'生韭飮'(앞의 책,

98쪽).
307 『醫學綱目』卷之二十七 肺大腸部「喘」(앞의 책,
  605쪽). '丹', 곧 朱震亨의 말을 인용하였다. "治卒
  上氣喘鳴息便欲死者, 硏韭汁飮一升, 瘥. 蓋韭去胸
  中惡血滯氣."
308 『證類本草』卷十九 禽部三品總五十六種「丹雄雞」

산(마늘)

혈기심통血氣心痛에 생마늘을 찧어 즙을 내어 한 잔을 마시면 곧 낫는다. ○ 오래된 심통으로 참을 수 없이 아플 때 다래를 식초에 넣고 끓여 소금을 넣지 않고 단번에 배부르게 먹으면 치료하는 대로 바로 좋은 효과가 난다(『증류본초』).

구즙(부추즙)

흉비로 가슴 속이 매우 아프거나 아픈 것이 등까지 미쳐서 죽을 것 같은 것을 치료한다. 찧어서 즙을 내어 흘려 먹이면 가슴 속의 나쁜 피를 토하고 낫는다(『증류본초』). ○ 식울食鬱이 오래되면 위완에 어혈이 생겨서 아프게 된다. 도인 십여 개를 먼저 씹은 다음 구즙 한 잔으로 삼킨다(『의학정전』). ○ 구즙은 가슴 속의 나쁜 피와 체기를 없앨 수 있다(『의학강목』).

달걀(계란)

심통을 치료한다. 달걀 한 개를 깨서 좋은 식초 두 홉과 섞어 따뜻하게 하여 단번에 먹으면 곧 낫는다(『증류본초』).

사향

귀주심통鬼疰心痛을 치료한다. 콩알만한 사향을 따뜻한 물에 갈아 먹는다(『증류본초』).

웅담

충심통을 치료한다. 콩알만한 웅담을 물에 개어 먹는데, 효과가 매우 좋다(『증류본초』).

(政和本 375쪽, 四庫本 811쪽). 『肘後方』을 인용하였다.

309 '鬼疰'는 노채와 같은 뜻으로 쓰인다.

310 『證類本草』 卷十六 獸部上品總二十種 「麝香」(政和本 346쪽, 四庫本 750-752쪽). "藥性論云, 麝香臣, 禁食大蒜, 味苦辛. 除百邪魅鬼, 疰心痛, 小兒驚癎客忤, 鎭心安神, 以當門子一粒, 丹砂相似, 細研, 熟水灌下."

311 『證類本草』 卷十六 獸部上品總二十種 「熊脂」(政和本 348쪽, 四庫本 755쪽). 『外臺秘要』를 인용하였다.

鍼灸法

九種心痛, 取間使靈道公孫太衝足三里陰陵泉〔綱目〕. ○ 卒心痛, 取然谷上脘氣海涌泉間使支溝足三里大敦獨陰〔綱目〕. ○ 胃脘痛, 取足三里〔靈樞〕. ○ 病在膺, 必灸刺魂門〔資生〕. ○ 陰維爲病苦心痛, 取內關〔難經〕. ○ 手心主之病, 實則心痛, 取內關〔綱目〕. ○ 心痛引背, 取京骨崑崙, 不已, 取然谷委陽〔靈樞〕. ○ 心脾痛, 取巨闕上脘中脘〔綱目〕. ○ 厥心痛, 卽腎心痛也, 先取京骨崑崙, 不已, 取然谷大都太白太谿行間太衝魚際太淵〔靈樞〕. ○ 虫心痛, 灸上脘中脘陰都〔得效〕. ○ 血心痛, 取期門〔綱目〕. ○ 傷寒結胸, 先使人心蔽骨下正痛處左畔揉之, 以毫鍼刺左畔支溝穴, 次刺左間使. 名曰雙關刺. 次刺左行間, 左一壁結胸, 立效. 右畔依上法刺之, 慢慢呼吸停鍼卽時愈〔綱目〕. ○ 心胸痞, 涌泉太谿中衝大陵隱白太白少衝神門〔綱目〕.

312 『醫學綱目』 卷之十六 心小腸部 「心痛」(앞의 책, 307쪽). '集'을 인용하였다.

313 '獨陰'은 經外奇穴로 둘째발가락의 첫째 뼈마디의 발바닥 쪽 가로간 금의 중간점이다(『동의학사전』, 215쪽).

314 『醫學綱目』 卷之十六 心小腸部 「卒心痛」(앞의 책, 308쪽). '甲', 곧 『鍼灸甲乙經』을 인용하였다.

315 『靈樞』 「邪氣藏府病形第四」. "胃病者, 腹䐜脹, 胃脘當心而痛, 上肢兩脅, 膈咽不通, 食飮不下, 取之三里也." 이 문장은 『醫學綱目』 卷之二十四 脾胃部 「小腸脹」(앞의 책, 547쪽)에서 인용한 것으로 보인다. '靈', 곧 『靈樞』를 인용하였다고 하였다.

316 『鍼灸資生經』 卷五 「胸滿」(앞의 책, 367쪽). "魂門,

療胸背痛."

317 『難經』 「二十九難」(앞의 책, 57쪽). "陰維爲病苦心痛." '取內關'이라는 구절은 없다.

318 『醫學綱目』 卷之十六 心小腸部 心痛(앞의 책, 306쪽). "又經云, 手心主之別, 名曰內關, 去腕二寸, 出於兩筋之間. 實則心痛, 取之兩筋間也."

『靈樞』 「經脈第十」. "手心主之別, 名曰內關, 去腕二寸, 出於兩筋之間, 循經以上, 繫於心包絡. 心系實則心痛, 虛則爲頭强, 取之兩筋間也."

319 『靈樞』 「雜病第二十六」. "心痛引背, 不得息, 刺足少陰, 不已, 取手少陽." 이 문장은 『醫學綱目』 卷之十六 心小腸部 「心痛」(앞의 책, 306쪽)에서 인용한 것으로 보인다. '靈', 곧 『靈樞』를 인용하였다고 하

침구법

구종심통에는 간사, 영도, 공손, 태충, 족삼리, 음릉천에 침을 놓는다(『의학강목』). ◯ 갑자기 생긴 심통에는 연곡, 상완, 기해, 용천, 간사, 지구, 족삼리, 대돈, 독음에 놓는다(『의학강목』). ◯ 위완통에는 족삼리에 놓는다(『영추』). ◯ 가슴에 병이 있으면 반드시 혼문에 뜸을 뜨고 침을 놓는다(『침구자생경』). ◯ 음유맥陰維脈에 병이 있으면 심통이 생기는데, 내관에 놓는다(『난경』). ◯ 수소음심경의 병은 실하면 심통이 생기는데, 내관에 놓는다(『의학강목』). ◯ 심통으로 등까지 아프면 경골, 곤륜에 놓고 그래도 낫지 않으면 연곡, 위양에 놓는다(『영추』). ◯ 심비통에는 거궐, 상완, 중완에 놓는다(『의학강목』). ◯ 궐심통은 신심통腎心痛이다. 먼저 경골, 곤륜에 놓고 그래도 낫지 않으면 연곡, 대도, 태백, 태계, 행간, 태충, 어제, 태연에 놓는다(『영추』). ◯ 충심통에는 상완, 중완, 음도에 뜸을 뜬다(『세의득효방』). ◯ 혈심통에는 기문에 놓는다(『의학강목』). ◯ 상한결흉에는 먼저 사람을 시켜 칼돌기 아래 아픈 곳의 왼쪽을 주물러주고 호침毫鍼으로 왼쪽 지구혈에 침을 놓은 다음 왼쪽 간사혈에 침을 놓는다. 이것을 쌍관자雙關刺라고 한다. 다음에 왼쪽 행간혈에 침을 놓으면 왼쪽의 결흉은 곧 낫는다. 오른쪽도 앞의 방법과 같이 침을 놓고 천천히 숨을 쉬게 하면서 유침〔停鍼〕하면 곧 낫는다(『의학강목』). ◯ 흉비에는 용천, 태계, 중충, 대릉, 은백, 태백, 소충, 신문에 놓는다(『의학강목』).

였다.

320 『醫學綱目』卷之十六 心小腸部「心痛」(앞의 책, 306쪽) 중 '桑'을 인용한 부분과 '玉'을 인용한 부분(앞의 책, 307쪽)을 재구성한 것이다.

321 『靈樞』「厥病第二十四」. 원문과 들고남이 있다.

322 『世醫得效方』卷第四 大方脈雜醫科 心痛「通治」 '灸法'(앞의 책, 65쪽). "心痛有三蟲, 多涎, 不得反側, 上脘穴主之. 若心痛身寒, 難以俯仰, 心疝, 沖胃不知人, 中脘主之. 陰都二穴, 在通谷穴下一寸, 灸三壯, 主心腹絞刺, 痛不可忍."

323 『醫學綱目』卷之三十二 傷寒部 合病幷病汗下吐後等病「結胸續法」(앞의 책, 737쪽). "傷寒結胸. 先使人心蔽骨下正痛處左畔揉之, 以毫鍼刺左畔支溝穴(正坐側臂, 取之二分). 次刺左間使, 名曰雙關刺, 次左行間(臥取之, 鍼入六分. 此支溝行間穴下鍼之分數內, 撚鍼令病人五吸, 次外撚鍼三呼, 又此內撚鍼五吸訖, 長呼一口氣, 出鍼, 卽左畔一壁結胸立效. 右畔依上法刺之, 慢慢呼吸停鍼用鍼, 獲時而愈, 無有不效)."

324 『醫學綱目』卷之三十二 傷寒部 合病幷病汗下吐後等病「結胸續法」(앞의 책, 737쪽). "傷寒結胸痞氣. 胸中結痞, 涌泉, 太谿, 中衝, 大陵. 心中結痞, 隱白, 太白, 少衝, 神門."

○ 結胸身黃, 取涌泉〔綱目〕. ○ 結胸灸法, 巴豆十粒去皮硏細, 黃連末一錢, 右以津唾和成餠, 塡臍中以艾灸其上, 腹中有聲, 其病去矣. 不拘壯數, 病去爲度, 灸了, 溫湯浸手帕拭之, 恐生瘡〔綱目〕. ○ 一切心腹胸脇腰背苦痛, 川椒爲細末, 醋和爲餠, 貼痛處, 用熟艾鋪餠上, 發火燒艾, 痛卽止〔醫鑑〕.

---

325 『醫學綱目』卷之三十二 傷寒部 合病幷病汗下吐後 等病「結胸續法」(앞의 책, 737쪽).
326 『醫學綱目』卷之三十二 傷寒部 合病幷病汗下吐後 等病「結胸續法」(앞의 책, 737쪽). "治結胸灸法. 巴豆十四箇, 黃連七寸去皮用. 右搗細, 津唾和成膏, 塡入臍中, 以艾灸其上, 腹中有聲, 其病去矣. 不拘壯數, 病去爲度. 纔灸了, 便以溫湯浸手帕拭之, 恐生瘡."
327 『古今醫鑑』卷十「心痛」方 '治一切心腹胸腰背疼痛和錐刺秘方'(앞의 책, 261쪽).

○ 결흉으로 몸이 누렇게 된 데는 용천에 놓는다(『의학강목』). ○ 결흉에 뜸뜨는 법은 파두 열 알의 껍질을 벗겨 곱게 갈아서 황련가루 한 돈과 침으로 섞어서 떡처럼 만들어 배꼽을 메우고 그 위에 쑥뜸을 뜬다. 뱃속에서 소리가 나면 그 병이 나은 것으로, 병이 나을 때까지 뜸을 뜬다. 뜸을 뜬 다음에는 더운 물에 담갔던 수건으로 〔뜸뜬 자리를〕 닦아야 하는데, 이는 상처가 생길 염려가 있기 때문이다(『의학강목』). ○ 모든 가슴, 배, 옆구리, 허리, 등이 아픈 데는 천초를 곱게 가루내어 식초로 버무려 떡처럼 만들어 아픈 곳에 붙이고 숙애를 떡 위에 놓고 불을 붙여 태우면 아픈 것이 곧 멎는다(『고금의감』).

乳

젖

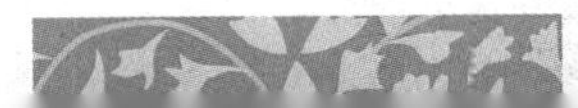

乳間度數

兩乳之間, 廣九寸半〔靈樞〕[1].

젖 사이의 치수

두 젖 사이의 너비는 아홉 치 반이다(『영추』).

두 젖 사이의 너비는 아홉 치 반이다(『영추』).

男女乳腎爲根本[2]

男子以腎爲重, 婦人以乳爲重, 上下不同, 而性命之根, 一也〔直指〕. ○ 女人屬陰, 陰極則必自下而上衝, 故乳房大, 而陰戶縮也. 男子屬陽, 陽極則必自上而下降, 故陰莖垂, 而乳頭縮也〔入門〕.

---

2 ‘腎’, 자지, 불알, 콩팥 신.

3 『仁齋直指』卷二十二 癰疽 乳癰 「乳癰方論」(앞의 책, 449쪽).

4 『醫學入門』內集 卷一 臟腑 臟腑總論 「命門」(앞의 책, 70쪽).

남자와 여자는 젖과 생식기를 근본으로 삼는다

남자는 생식기(腎)가 중요하고 부인은 젖이 중요한데, 아래와 위가 서로 같지는 않으나 타고난 바탕(性命)의 뿌리는 하나이다(『인재직지』). ○ 여자는 음陰에 속하는데, 음이 극에 이르면 반드시 아래로부터 위로 치밀어오르므로 젖은 커지고 생식기가 오므라든 것이다. 남자는 양陽에 속하는데, 양이 극에 이르면 반드시 위로부터 아래로 내려오므로 음경은 늘어지고 젖꼭지가 오므라든 것이다(『의학입문』).

産後乳汁不行有二

乳汁不行有二種, 有氣血盛而壅閉不行者, 有氣血弱而枯涸不行者. 虛當補之, 實當疎之. 疎用通草漏蘆土瓜輩. 補用鍾乳粉猪蹄鯽魚之類〔三因〕. ○ 累經産而無乳者, 亡津液故也, 須服滋益之藥以動之. 雖有乳却, 又不甚多者, 須服通經之藥以動之, 仍以羹臛引之. 盖婦人之乳, 資於衝脈與胃經通故也. 大抵婦人素有疾在衝任經者, 乳汁少而色黃, 所生之兒, 怯弱多病〔良方〕. ○ 氣血虛弱, 乳汁少者, 鍾乳粉二錢, 漏蘆濃煎湯, 調服, 或猪懸蹄一隻, 通草五兩, 煮汁服, 或鯽魚木通, 煮汁服, 亦好〔入門〕.

5 ‘鯽’, 붕어 즉.

6 『三因極一病證方論』卷之十八 「下乳治法」(앞의 책, 253쪽). 원문과 들고남이 있다.

7 ‘羹’, 국 갱. ‘臛’, 고깃국 학.

8 『婦人大全良方』卷之二十三 産後門 「産後乳汁或行或不行方論第十一」(앞의 책, 636쪽).

9 『醫學入門』外集 卷五 婦人門 「産後」(앞의 책, 421쪽).

산후에 젖이 나오지 않는 데는 두 가지가 있다

젖이 나오지 않는 데는 두 가지가 있다. 기혈氣血이 너무 성하여 막혀서 나오지 않는 것이 있고, 반면에 기혈이 너무 약하여 말라서 나오지 않는 것이 있다. 허한 것은 보해야 하고 실한 것은 소통시켜야 하는데, 소통시키는 데는 통초 · 누로 · 토과 등을 쓰고, 보하는 데는 종유분 · 저제 · 붕어 등을 쓴다(『삼인극일병증방론』). ○ 여러 번 아이를 낳아서 젖이 나오지 않는 사람은 진액이 말랐기 때문인데, 불려주고 늘려주는〔滋益〕약을 먹어서 나오게 해주어야 한다. 비록 젖이 있으나 나오다 말거나 그리 많지 않을 때는 경맥을 통하게 하는 약을 써서 통하게 한 다음 고깃국으로 끌어내야 한다. 부인의 젖이 나오는 것은 충맥衝脈과 위경胃經이 서로 통하였기 때문이다. 부인이 평소에 충맥경과 임맥경에 병이 있으면 젖이 적고 색도 누르스름하며 태어난 아기는 겁이 많고 마음이 약하며 병이 많다(『부인대전양방』). ○ 기혈이 약하여 젖이 적은 데는 누로를 진하게 달인 물에 종유분 두 돈을 타서 먹거나, 져현제 한 개와 통초 닷 냥을 달여 먹거나, 붕어와 목통을 달여 먹어도 좋다(『의학입문』).

下乳汁

氣滯乳少者, 宜漏蘆散, 氣塞乳少者, 宜涌泉散〔入門〕[10]. ○ 益元
散 方見暑門 以冷薑湯, 或井水調, 日三服, 下乳汁, 最妙〔入門〕[11].
○ 下乳汁, 宜猪蹄湯 方見上, 通乳湯, 通草湯, 立效方, 鍾乳散
卽上乳粉服法也.

漏蘆散

治乳汁壅塞不行, 乳內脹痛, 欲作癰腫, 服此, 自消.
漏蘆 二錢半, 蛇蛻 一條 燒, 瓜蔞 一箇.
右爲末, 酒調二錢, 服無時, 仍食熱羹湯, 助之. 若乳多急痛,
以溫帛, 熨之〔良方〕[12].

涌泉散

治乳汁絶少, 或不行脹痛.
瞿麥穗, 麥門冬, 穿山甲 炮黃, 龍骨, 王不留行 各等分.
右爲末, 先吃猪蹄羹, 後取藥一錢, 熱酒調下. 仍用木梳於左右
乳上, 各梳二三十下, 日三次〔綱目〕[13].

---

10 『醫學入門』 外集 卷五 婦人門 産後 「乳汁不通」(앞
　의 책, 421쪽).

11 『醫學入門』 外集 卷五 外科 癰疽總論 胸腹部 「乳核」
　(앞의 책, 472쪽). "吹乳, 因乳子膈有痰滯, 口氣烘熱,
　含乳而睡. 風熱, 吹入乳房, 凝住不散作痛, 初起須作

痛, 揉令稍軟, 吸令汁透, 自可消散. 不散, 宜益元散,
冷薑湯, 或井水調, 一日一夜, 服三五十次, 自解."

12 '漏蘆散'에서 '助之'까지는 『婦人大全良方』 卷之二
　十三 産後門 「産後乳汁或行或不行方論第十一」 '漏
　蘆散'(앞의 책, 637쪽), 그 이하는 『婦人大全良方』

젖을 나오게 하는 방법

기氣가 없혀서 젖이 적으면 누로산을 쓰고, 기가 막혀서 젖이 적으면 용천산을 쓴다(『의학입문』). ○ 익원산(처방은 「서문」에 있다)을 생강을 달여 식힌 물이나 우물물에 하루 세 번씩 타서 먹으면 젖을 나오게 하는 데 가장 좋다(『의학입문』). ○ 젖을 나오게 하는 데는 저제탕(처방은 앞에 있다), 통유탕, 통초탕, 입효방, 종유산(곧 앞에서 말한 종유분 먹는 방법이다) 등을 쓴다.

누로산

젖이 막혀 나오지 않아 젖이 불어서 아프고 멍울〔癰腫〕이 되려고 할 때에 이 약을 쓰으면 저절로 없어진다.

누로 두 돈 반, 사태(태운 것) 한 개, 과루 한 개.

위의 약들을 가루내어 수시로 두 돈씩 술에 타서 먹은 후 뜨거운 국을 먹어서 약의 기운을 도와준다. 젖이 너무 많아 당기며 아프면 따뜻한 수건으로 찜질한다(『부인대전양방』).

용천산

젖이 아주 적거나 나오지 않아 불어서 아픈 것을 치료한다.

구맥수, 맥문동, 천산갑(싸서 누렇게 구운 것), 용골, 왕불류행 각 같은 양.

위의 약들을 가루내어 먼저 저제국을 먹은 다음 약 한 돈을 뜨거운 술에 타서 먹는다. 이어서 나무 빗으로 양쪽의 젖을 각각 2, 30번씩 긁어주는데, 하루 세 번씩 한다(『의학강목』).

卷之二十三 産後門 「産後乳汁自出方論第十二」 ‘論曰’(앞의 책, 640쪽)에 나온다.

13 『醫學綱目』 卷之三十五 婦人部 産後癰 「産後無乳」
　(앞의 책, 815쪽).

通乳湯

治氣血不足, 乳汁澁少.

猪蹄 四隻, 通草, 川芎 各一兩, 穿山甲 十四片 炮黃, 甘草 一錢.

右剉, 以水五升, 煎至半取汁, 分三服. 更以溫葱湯, 頻洗乳房〔醫鑑〕[14].

通草湯

治乳汁不通.

桔梗 二錢, 瞿麥, 柴胡, 天花粉 各一錢, 通草 七分, 木通, 青皮, 白芷, 赤芍藥, 連翹, 甘草 各五分.

右剉作一貼, 水煎細飮, 更摩乳房〔醫鑑〕[15].

立效方

治乳汁不行.

萵苣子[16], 糯米 各一合.

細研, 水一椀, 攪勻, 入甘草末一字煎, 頻頻呷服, 妙〔丹心〕[17].

---

14 『古今醫鑑』卷十二 「乳病」 方 '通乳湯'(앞의 책, 341 쪽).

15 『古今醫鑑』卷十二 「乳病」 方 '通草湯'(앞의 책, 341 쪽).

16 '萵苣子'는 상추의 씨를 말한다. '萵', 상추 와. '苣', 상추 거.

17 『醫學綱目』卷之三十五 婦人部 産後癰 「産後無乳」(앞의 책, 815쪽). '丹', 곧 주진형의 글을 인용하였다.

통유탕

기혈이 부족하여 젖이 적고 잘 나오지 않는 것을 치료한다.

저제 네 쌍, 통초·천궁 각 한 냥, 천산갑(싸서 누렇게 구운 것) 열네 조각, 감초 한 돈.

위의 약들을 썰어 물 닷 되에 반이 되도록 달여 즙을 내어 세 번에 나누어 먹는다. 또 파를 달인 따뜻한 물에 젖을 자주 씻어준다(『고금의감』).

통초탕

젖이 나오지 않는 것을 치료한다.

길경 두 돈, 구맥·시호·천화분 각 한 돈, 통초 일곱 푼, 목통·청피·백지·적작약·연교·감초 각 닷 푼.

위의 약들을 썰어 한 첩으로 하여 물에 달여 조금씩 마시고, 또 젖을 문질러준다(『고금의감』).

입효방

젖이 나오지 않는 것을 치료한다.

와거자·나미 각 한 홉.

위의 약들을 곱게 갈아 물 한 사발에 넣고 잘 섞은 후 감초가루 한 자를 넣고 달여 자주 먹으면 좋다(단심).

産前乳出

産前乳汁自出者, 謂之乳泣, 生子多不育. 産後乳汁自出, 盖是
身虛, 宜服補藥以止之[良方].[18]

18『婦人大全良方』卷之二十三「産後乳汁自出方論第
　　十二」(앞의 책, 640쪽).

출산 전에 젖이 나오는 것

출산 전에 젖이 저절로 나오는 것을 '유읍乳泣'이라고 하는데, 이때 낳은 아이는 흔히 잘 자라지 못한다. 산후에 젖이 저절로 나오는 것은 몸이 허한 것이므로 보하는 약으로 그치게 한다(『부인대전양방』).

無兒則當消乳

無子飮乳, 乳房脹痛, 要消乳. 麥芽二兩炒爲末, 分作四貼, 每用白湯, 調下〔正傳〕.

○ 一方

要消乳, 麥芽末, 四物湯煎水, 調服, 卽止〔入門〕. ○ 産後乳膨, 麥芽末, 飮調服之, 自消〔丹心〕.

19 『醫學正傳』卷之七 婦人科下「産後」‘方法’(앞의 책, 438쪽).

20 『醫學綱目』卷之十九 心小腸部 癰疽所發部分名狀 不同「乳癰乳岩」(앞의 책, 406쪽). ‘丹’, 곧 주진형의 글을 인용하였다.

젖먹이가 없으면 젖을 말려야 한다

젖먹이가 없어 젖을 먹지 않으면 젖이 불어서 아프므로 젖을 말려야 한다. 맥아 두 냥을
볶아 가루내어 네 번에 나누어 먹을 때마다 끓인 물에 타서 먹는다(『의학정전』).

○ 다른 처방

젖을 말리려면 맥아가루를 사물탕 달인 물에 타서 먹으면 바로 그친다(입문). ○ 출산 후
에 젖이 부풀어오른 데는 맥아가루를 미음에 타서 먹으면 저절로 마른다(단심).

吹乳妬乳

乳房陽明所經, 乳頭厥陰所屬. 乳子之母, 不知調養, 忿怒所逆, 鬱悶所遏, 厚味所養, 以致厥陰之血[21]不行, 故竅閉而汁不通, 陽明之血沸騰, 故熱甚而化膿. 亦有所乳之子, 膈有滯痰, 口氣燋[22]熱, 含乳而睡, 熱氣所吹, 遂成結核, 謂之吹乳. 於初起時, 便須忍痛, 揉令稍軟, 吮[23]令汁透, 自可消散. 失此不治. 必成癰癤〔丹心〕[24]. ○ 嬰兒, 未能吮乳, 或爲兒口氣所吹, 或斷乳之時, 捻出不盡, 皆令乳汁停蓄其間, 與血氣搏, 始而腫痛, 繼而結硬, 至於手不能近, 則謂之妬乳〔直指〕[25]. ○ 吹乳, 一曰吹妳[26], 產前乳房結核, 名爲內吹妳, 產後結核, 名爲外吹妳, 並宜芷貝散〔入門〕[27]. ○ 產後, 宜勒擠乳汁, 不宜令乳汁蓄積, 蓄積不去, 便結惡汁於內, 引熱溫壯, 結堅掣痛, 大渴引飲, 乳腫急痛, 手不得近, 以成妬乳, 非癰也. 急灸兩手魚際, 二七壯, 斷癰脈也. 不復惡手近, 乳汁亦自出, 便可手助迸捋之, 則乳汁大出, 皆如膿狀, 內服連翹湯 卽五香連翹湯 方見癰疽門. 外以赤小豆末, 塗之, 便差〔資生〕[30]. ○ 宜橘皮散, 勝金丹, 皂蛤散, 立效散, 白丁散.

21 『丹溪心法』에는 '血'이 '氣'로 되어 있다.

22 '燋', 불사를 혼. 비추다, 빛나다, 태우다.

23 '吮' 빨 연.

24 『丹溪心法』卷五 癰疽 「乳癰」(앞의 책, 420쪽).

25 『仁齋直指』卷二十二 「乳癰方論」(앞의 책, 449쪽).

"夫嬰幼未能吮乳, 或乳爲兒輩, 所吹飮而不泄, 或斷乳之時捻出不盡, 皆令乳汁停蓄其間, 與血氣搏始而腫痛, 繼而結硬, 至於手不能近, 則乳癰之患成矣. 乳癰, 一名妬乳."

26 '妳', 젖 내. '奶'(젖 내)와 같은 字이다.

취유와 투유

젖은 양명경이 지나는 자리이고, 젖꼭지는 궐음에 속한다. 젖먹이의 어미가 조리할 즐을 몰라서 성내고 화낸 기운이 치밀어오르거나, 막히고 답답한 마음이 기운을 막히게 하거나, 너무 진한 음식을 먹으면 궐음의 혈이 돌지 않게 되므로 구멍이 막혀서 젖이 나오지 않게 되며, 양명의 혈이 끓어오르게 되므로 열이 심해져 곪게 된다. 또한 젖먹이의 가슴에 담痰이 뭉쳐서 입김이 뜨거운데 젖을 물고 자면 열기가 들어가 단단한 멍울이 되는데, 이를 취유吹乳라고 한다. 처음 병이 생겼을 때는 비록 아프더라도 참고 문질러서 조금씩 부드럽게 해주어야 하는데 [이어서] 젖을 다 빨아내면 저절로 풀어진다. 이때를 놓치면 치료할 수 없으며 반드시 옹절癰癤이 된다(『단계심법』). ○ 영아가 젖을 빨지 못하거나, 아기의 입김이 들어가거나, 젖을 뗄 때 덜 짜내면 젖이 모두 속에 머물러 쌓이게 되는데, 젖과 혈기가 부딪치면 처음에는 붓고 아프다가 뭉쳐져서 단단해지고 손을 대지도 못하게 아픈데, 이것을 투유妬乳라고 한다(『인재직지』). ○ 취유는 다른 말로 ‘취내吹妳’라고도 하며, 출산 전에 젖에 멍울이 생기는 것을 ‘내취내’라 하고, 출산 후에 생기는 멍울을 ‘외취내’라고 한다. 두 가지 모두 지패산을 쓴다(『의학입문』). ○ 출산 후에는 젖을 짜내서 젖이 고이지 않도록 하여야 하는데, 고인 젖을 짜내지 않으면 바로 젖의 찌꺼기가 속에서 뭉쳐 열이 심하게 나고 단단하게 뭉쳐서 당기듯 아프며 갈증이 심하여 물을 마시고 젖이 부어 몹시 아파서 손을 댈 수가 없는 투유가 되는데, 이는 ‘옹癰’이 아니다. 급히 양쪽 손의 어제혈에 뜸을 열네 장 떠서 옹이 되지 않게 하여야 한다. 다시 손을 대도 괜찮을 정도가 되면 젖이 저절로 흘러나오고 이때 바로 손으로 꽉 짜내면 젖이 많이 나오는데 모두 고름과 같다. 연교탕(곧 오향연교탕인데 처방은 「옹저문」에 있다)을 먹는다. 외용으로는 적소두가루를 바르면 바로 좋아진다(『침구자생경』). ○ 귤피산, 승금단, 조합산, 입효산, 백정산 등을 쓴다.

---

27 『醫學入門』 外集 卷七 婦人小兒外科用藥賦 「乳核」
  (앞의 책, 579쪽). “古芷貝散, 治有孕乳結核, 名內吹
  妳, 有兒外吹妳, 宜此頻服, 不然膿出.”
28 ‘勒’, 굴레 륵. 억지로 하다, 다스리다. ‘擠’, 밀 제.
  꺾다, 해치다, 상하게 하다.
29 ‘迮’, ‘窄’과 같은 字이다. 닥치다, 임박하다. ‘捋’,
  뽑을 랄. 만지다.
30 『鍼灸資生經』 卷七 「乳癰」(앞의 책, 428쪽).

橘皮散

治吹妳妬乳及乳癰, 未結卽散, 已結卽潰, 痛者卽不痛, 神效.

陳皮 去白麪炒, 爲細末, 麝香 硏.

酒調二錢, 服之, 一服卽效[雲岐][31].

勝金丹

治吹乳, 神效.

百齒霜 卽木梳上髮垢.

不拘多少, 以無根水[32], 爲丸如梧子大, 黃丹爲衣, 每服三丸, 以倒流水[33]送下. 食後, 令病左乳者左臥, 右乳者右臥, 於溫處汗出, 卽愈[綱目][34]. ○ 兩水, 詳見水部.

皂蛤散

治吹妳妬乳.

皂角灰, 蛤粉 各等分, 乳香 少許.

爲末, 每二錢, 熱酒調下[得效]. ○ 歌曰, 婦人吹妳意如何, 皂角燒灰蛤粉和, 熱酒一盃調八字, 雙手揉散笑呵呵[雲岐][36].

---

31 『醫學綱目』卷之十九 心小腸部 「乳癰乳岩」 '張氏橘皮湯'(앞의 책, 405쪽). "張氏橘皮湯. 治乳癰未結卽散, 已結卽潰, 極痛不可忍者, 神效. 因小兒吹乳變成斯疾者, 幷皆治之. 用陳皮一味, 湯浸去白, 晒乾, 面炒微黃, 爲細末, 麝香硏酒調二錢. 初發覺赤腫疼痛, 一服見效."

32 '無根水'는 潦水를 말하는데, 산골짜기의 사람 흔적이 없는 곳에 새로 판 흙구덩이 속에 고인 물을 말한다(『東醫寶鑑』湯液篇 卷之一 水部 「潦水(뫼꼴애비와고인믈)」). '潦', 큰비 료. 길바닥에 괸 물.

33 '倒流水'는 逆流水를 말하는데, 천천히 거꾸로 휘돌아가는 물을 말한다(『東醫寶鑑』湯液篇 卷之一 水

귤피산

취내와 투유, 유옹을 치료하는데, 아직 뭉치지 않았으면 풀어주고 이미 뭉쳤으면 헐어서 터지게 하며 아픈 것을 바로 그치게 하는 데 효과가 매우 좋다.

진피(흰 속을 버리고 밀가루와 함께 볶아서 곱게 가루낸다), 사향(간다).

위의 약들을 두 돈씩 술에 타서 먹는데, 한 번만 먹어도 곧 낫는다(운기).

승금단

취유를 치료하는데, 치료 효과가 아주 좋다.

백치상(곧 나무 빗에 묻은 머리때이다).

양에 관계없이 무근수로 반죽하여 오자대의 알약을 만들어 황단으로 옷을 입혀 한 번에 세 알씩 도류수로 넘긴다. 먹은 다음 왼쪽 젖이 아프면 왼쪽으로 눕고, 오른쪽 젖이 아프면 오른쪽으로 누워 따뜻한 곳에서 땀을 내면 바로 낫는다(『의학강목』). ○ 이 두 가지 물은 「수부水部」에 자세히 나와 있다.

조합산

취내와 투유를 치료한다.

조각회 · 합분 각 같은 양, 유향 조금.

위의 약들을 가루내어 두 돈씩 뜨거운 술에 타서 먹는다(『세의득효방』). ○ 어떤 노래에서는 "부인의 취내에 그 마음이 어떠할까? 조각 태운 재와 문합을 섞어 뜨거운 술 한 잔에 팔자八字를 타서 먹이고, 두 손으로 문질러 풀어주니 웃음소리 하하하"라고 하였다(운기).

部「逆流水(거스리도라흐르ᄂᆞᆯ믈)」.

34 『醫學綱目』卷之十九 心小腸部 癰疽 「乳癰乳岩」(앞의 책, 405쪽).

35 『世醫得效方』卷第十九 瘡腫科 「乳癰」 '又方'(앞의 책, 310쪽).

36 『婦人大全良方』卷之二十三 産後門 「産後吹奶方論

第十三」 '皂角散方'(앞의 책, 641쪽)에 같은 내용이 나온다. 『醫學綱目』卷之十九 心小腸部 癰疽 「乳癰乳岩」(앞의 책, 405쪽)에서는 '八字'가 '一字'로 되어 있다.

立效散

治吹妳, 立效.

生薑 去皮 一兩, 大黃, 甘草 各五錢, 黃瓜蔞 一箇.

右同擣作一塊, 水半椀煎至七分, 濾去滓, 入乳香沒藥末各一錢, 調和, 通作一服〔東垣〕[37].

白丁散

治吹妳, 初覺服此, 卽能下乳汁, 通血脈, 令自消.

白丁香 直者.

爲末, 每二錢, 溫酒調下〔醫鑑〕[38].

熨法

治吹乳妬乳.

連根葱白擣爛, 鋪患處, 上用瓦罐盛灰火盖葱上, 一時蒸熱, 出汗卽愈〔醫鑑〕[39].

---

37 『中醫方劑大辭典』에서는 『東醫寶鑑』 外形篇 卷三
　　에서 '東垣'을 인용하여 처음 나온다고 하였다(『中
　　醫方劑大辭典』第三册, 912쪽).

38 『古今醫鑑』卷二 藥性「藥性賦」(앞의 책, 29쪽). "白
　　丁香潰癰点目"이라는 문장만 나온다. 이 처방은

『證類本草』 卷十九 禽部三品總五十六種「雀」(政和
本 378쪽, 四庫本 817쪽)에서 『簡要濟衆方』을 인용
한 '獨勝散'과 같은 처방이다.

39 『古今醫鑑』卷十二「乳病」方 '熨法膏'(앞의 책, 342
　　쪽).

입효산

취내를 치료하는데, 바로 낫는다.

생강(껍질을 벗긴 것) 한 냥, 대황·감초 각 닷 돈, 황과루 한 개.

위의 약들을 찧어서 하나의 덩어리로 만들어 물 반 사발을 7할이 될 때까지 달여 찌꺼기는 걸러 버리고 유향과 몰약 가루 각 한 돈씩을 타서 한 번에 먹는다(동원).

백정산

취내를 치료한다. 처음 멍울이 만져질 때 이 약을 먹으면 젖이 바로 나오고 혈맥이 통혜서 저절로 없어지게 된다.

백정향(곧은 것).

위의 약을 가루내어 두 돈씩 따뜻한 술에 타서 먹는다(『고금의감』).

울법

취유와 투유를 치료한다.

뿌리가 달린 파흰밑을 짓찧어서 아픈 부위에 붙이고 잿불을 담은 도자기를 파 위에 놓고 두 시간 동안 찜질하여 땀이 나면 바로 낫는다(『고금의감』).

乳癰

多因厚味濕熱之痰, 停蓄膈間, 與滯乳相搏而成. 亦有兒口氣, 吹噓而成, 又有怒氣激滯而生. 煅石膏, 燒樺皮, 瓜蔞子, 甘草節, 靑皮, 皆神效藥也. 婦人此病, 若早治之, 便可立消. 月經行時, 悉是輕病, 五六十後, 無月經時, 不可作輕易看也〔丹心〕. ○ 核久, 內脹作痛, 外腫堅硬, 手不可近, 或寒熱頭痛, 謂之乳癰. 未潰者, 神效瓜蔞散, 內托升麻湯, 已潰者, 內托十宣散 方見癰疽, 八物湯 方見虛勞. ○ 婦人乳癰, 四十以下, 血氣周流, 患此可療, 年事旣高, 血氣耗澁, 患此難瘳. 惡寒發熱, 煩燥大渴, 是其候也. 甚則嘔吐無已, 盖毒氣上衝所致也. 生薑甘桔湯 方見癰疽, 最爲咽間要藥, 乳粉托裏散 方見癰疽 最能返出毒氣, 二香散 方見癰疽 加瓜蔞根, 止嘔止渴, 兩得其便, 更佐萬金一醉膏, 能事畢矣〔直指〕. ○ 初起, 便宜隔蒜灸法 方見癰疽, 切忌鍼刀. 能飮者, 萬金一醉膏加芎歸各一兩, 兩服卽效. 不飮酒者, 瓜蔞散〔入門〕. ○ 婦人兩乳間, 出黑頭瘡, 瘡頂陷下, 作黑眼子, 其脈弦洪, 按之細小, 宜服內托升麻湯〔正傳〕. ○ 乳癰作痛, 乃血氣凝滯不散也, 宜加味芷貝散〔回春〕. ○ 乳癰已潰未潰, 通用丹蔘膏.

---

40 『醫學綱目』에는 ‘亦有兒口氣, 吹噓而成’이 ‘又有滯乳, 因兒口氣吹噓而成’으로 되어 있다.

41 『醫學綱目』에는 ‘又有怒氣’가 ‘又有拗怒氣’로 되어 있다. ‘拗’, 꺾을 요.

42 『醫學綱目』 卷之十九 心小腸部 癰疽所發部分名象不同 「乳癰乳岩」(앞의 책, 405쪽). ‘丹’, 곧 주진형의 글을 인용하였다.

43 『東醫寶鑑』에 ‘內托十宣散’은 나오지 않는다. 「癰疽門」의 ‘內托散’(十宣散加白芍藥)을 가리키는 것으로 보인다.

44 『仁齋直指』 卷二十二 「乳癰方論」(앞의 책, 449쪽). ‘甚則嘔吐無已, 盖毒氣上衝所致也’가 『仁齋直指』에는 “甚則嘔吐無已, 咽膈窒礙, 何耶. 盖胃屬足陽明之經, 實通乎乳, 血熱入胃, 嘔吐何疑. 或者不能溫散,

유옹

대개 맛이 진한 음식과 습열로 생긴 담이 가슴에 머물러 쌓이고 이 담이 고여 있던 젖과 서로 엉켜서 생긴다. 또 아기의 입김이 젖에 들어가 생기기도 하고 성낸 기운이 심하게 〔젖에〕 몰려서도 생긴다. 석고(불에 달군 것), 화피(태운 것), 과루자, 감초절, 청피 모두 잘 듣는 약이다. 부인에게 이 병이 있을 때 일찍 치료하면 바로 없앨 수 있다. 월경이 있는 나이에는 이것이 가벼운 병이지만, 오륙십 살이 지나 월경이 없는 나이에는 가볍게 볼 수 없다(단심). ○ 멍울이 오래되어 속으로는 불어서 아프고 밖으로는 딴딴하게 부어서 손을 댈 수가 없거나, 추웠다 더웠다 하면서 머리가 아픈 것을 유옹이라고 한다. 아직 터지지 않은 데는 신효과루산이나 내탁승마탕을 쓰고, 이미 헐어서 터진 데는 내탁십선산(처방은 「옹저문」에 있다)이나 팔물탕(처방은 「허로문」에 있다)을 쓴다. ○ 부인의 유옹이 마흔 살 이전에서는 혈기가 고르게 돌기 때문에 이 병이 나을 수 있지만, 나이가 이미 많아서 혈기가 소모되어 잘 돌지 못할 때는 치료하기 어렵다. 추위하면서 열이 나고 가슴이 답답하고 갈증이 많이 나는 것이 이 병의 증상이다. 심하면 구토가 끊이지 않는데 이는 독기가 위로 치받아 오르기 때문이다. 먼저 생강감길탕(처방은 「옹저문」에 있다)을 쓰는데 목구멍에 가장 좋은 약이고, 다음에 유분탁리산(처방은 「옹저문」에 있다)을 쓰는데 독기를 내보내는 데 가장 좋다. 이어서 이향산(처방은 「옹저문」에 있다)에 과루근을 더 넣어 구역질과 갈증을 멈추게 하여 두 가지 모두를 낫게 하고, 다시 만금일취고를 보조약으로 쓰면 병을 마무리지을 수 있다(『인재직지』). ○ 초기에 격산구법(처방은 「침구편」에 있다)을 써야 하는데, 절대로 침과 칼을 써서는 안 된다. 술을 마실 수 있는 사람은 만금일취고에 천궁과 당귀를 한 냥씩 넣어 두 번만 먹으면 바로 낫는다. 술을 마시지 못하는 사람은 과루산을 쓴다(『의학입문』). ○ 부인의 두 젖 사이에 끝이 까만 창瘡이 생기고 창 끝이 꺼져 들어가 검은 눈처럼 되며, 맥은 현홍하고 느르면 세소細小한 데는 내탁승마탕을 쓴다(『의학정전』). ○ 유옹으로 아픈 것은 혈기가 뭉쳐서 흩어지지 못하기 때문인데, 가미지패산을 쓴다(『만병회춘』). ○ 유옹이 이미 터졌거나 터지지 않았거나 단삼고를 두루 쓴다.

妄以寒凉踈轉之劑, 行之卽使癰毒自外入裏, 嘔吐尤甚, 其咽膈妨礙者, 毒氣上衝所致也"로 되어 있다.

45 『東醫寶鑑』 원문에는 '方見癰疽'가 '方見鍼灸'로 되어 있으나 隔蒜灸法은 「옹저문」에 나오므로 바꾸었다.

46 『醫學入門』 卷五 外科 胸腹部 「乳房」(앞의 책, 474쪽).

47 『醫學正傳』 卷之六 癰疽 「乳梗方法」 '升麻托裏湯'(앞의 책, 359쪽).

48 『萬病回春』에는 '血氣凝滯'가 '血脈凝注'로 되어 있다.

49 『萬病回春』 卷之八 「乳病」(앞의 책, 372쪽). '加味芷貝散'이라는 처방 명은 없다.

神效瓜蔞散

治乳癰及妬巖, 神效.

黃瓜蔞 大者 一箇 去皮焙爲末, 子多者有力, 甘草 生, 當歸 酒浸焙 各五錢, 乳香, 沒藥 並另硏 各二錢半.

右爲末, 好酒三升, 於銀石器內, 慢火熬至一升半, 去滓, 分作三服, 食後良久服之. 如妬巖, 服此可杜絶病根, 如毒氣已成, 能化膿爲黃水, 毒未成, 則卽於大小便中通利. 病甚則再合服, 以差爲度〔精要〕. ○ 一方, 酒水各半煎服〔入門〕[50].

內托升麻湯

治乳癰未潰, 及兩乳間黑陷惡瘡.

升麻, 乾葛, 連翹 各一錢半, 黃芪, 當歸, 甘草 灸 各一錢, 惡實 五分, 肉桂 三分, 黃柏 二分.

右剉作一貼, 水二盞酒一盞, 同煎服〔東垣〕[51]. ○ 一名, 升麻托裏湯.

萬金一醉膏

治乳癰初起, 神效.

黃瓜蔞 一箇 去皮硏爛, 甘草 五錢, 沒藥 二錢半.

右麤末, 好酒二椀, 煎至一椀, 分二服. 重者再服, 以差爲度. 或加當歸白芷乳香, 亦妙, 如要宣毒, 加皂角刺〔直指〕[52].

50 『醫學入門』 卷七 婦人小兒外科用藥賦 「乳癰」(앞의 책, 580쪽). "瓜蔞散, 瓜蔞仁消毒, 靑皮踈肝各一錢, 石羔二錢(淸胃), 甘草節行瘀, 沒藥止痛, 歸尾破血, 皂刺金銀花各五分, 靑橘葉取汁二匕解毒, 水酒各半煎, 空心服. 治乳癰, 未潰者, 卽散."

51 『蘭室秘藏』 卷下 「瘡瘍門」 '升麻托裏湯'(앞의 책,

신효과루산

유옹 및 유암을 치료하는데, 효과가 아주 좋다.

황과루 한 개(큰 것으로 껍질을 벗기고 불에 말려서 가루낸 것, 씨가 많은 것이 효과가 좋다), 감초(날것), 당귀(술에 담갔다가 약한 불에 말린 것) 각 닷 돈, 유향·몰약(두 가지는 따로 간다) 각 두 돈 반.

위의 약들을 가루내어 좋은 술 석 되를 붓고 은그릇이나 돌그릇에서 약한 불로 한 되 반이 되도록 졸여 찌꺼기는 버리고 세 번에 나누어 먹는데, 밥을 먹은 후 한참 지나서 빈속에 먹는다. 유암에 이 약을 먹으면 병의 뿌리까지 뽑을 수 있다. 만일 독기가 이미 자리를 잡았을 때는 곪게 하여서 누런 물이 되게 하고, 독이 아직 생기지 않았을 때는 바로 대소변으로 빠져나오게 한다. 병이 심하면 다시 먹는데, 좋아질 때까지 먹는다(『정요』). ○ 다른 처방에서는 술과 물을 반반씩 넣고 달여 먹는다고 하였다(『의학입문』).

내탁승마탕

유옹이 아직 터지지 않은 것과 두 젖 사이의 까맣게 꺼지는 악창惡瘡을 치료한다.

승마·갈근·연교 각 한 돈 반, 황기·당귀·감초(구운 것) 각 한 돈, 우방자 닷 푼, 육계 서 푼, 황백 두 푼.

위의 약들을 썰어 한 첩으로 하여 물 두 잔과 술 한 잔을 넣고 같이 달여 먹는다(『난실비장』). ○ 승마탁리탕이라고도 한다.

만금일취고

초기 유옹을 치료하는데, 효과가 아주 좋다.

황과루 한 개(껍질을 벗기고 문드러지게 간다), 감초 닷 돈, 몰약 두 돈 반.

위의 약들을 거칠게 가루내어 좋은 술 두 사발을 붓고 한 사발이 되게 달여 두 번에 나누어 먹는다. 심한 사람은 나을 때까지 먹는다. 당귀·백지·유향을 넣으면 더욱 좋고, 독을 풀려면 조각자를 더 넣는다(『인재직지』).

239-240쪽).
52『仁齋直指』卷二十二「乳癰證治」(앞의 책, 449쪽).
  "究原五物湯, 癰疽發背, 乳癰通用. 瓜蔞皂角刺沒藥
乳香甘草. 右粗末, 醇酒三升煎, 取二升, 時時飮之. 痛不可忍, 立止. 萬金一醉膏, 內加川芎一分當歸半分."

瓜蔞散

治乳癰, 未潰速散, 已潰速歛.

石膏 二錢, 靑皮, 瓜蔞仁 各一錢, 沒藥, 甘草節, 當歸尾, 皂角刺, 金銀花, 靑橘葉 各五分.

右剉作一貼, 酒水各半煎服〔入門〕[53].

加味芷貝散

治乳癰, 腫硬作痛.

白芷, 貝母, 天花粉, 金銀花, 皂角刺, 穿山甲 土炒, 當歸尾, 瓜蔞仁, 甘草節 各一錢.

右剉作一貼, 酒水各半煎服〔回春〕[54].

丹參膏

治乳癰, 結核刺痛, 及潰後不歛[55].

丹參, 赤芍藥, 白芷 各等分.

剉, 酒淹二宿. 入猪脂半斤煎, 令白芷焦黃, 則膏成矣. 去滓, 入黃蠟一兩, 攪勻候凝, 每取少許, 塗之〔入門〕[56].

53『醫學入門』卷七 婦人小兒外科用藥賦「乳癰」(앞의 책, 580쪽). "瓜蔞散. 瓜蔞仁消毒, 靑皮踈肝各一錢, 石羔二錢(淸胃), 甘草節行瘀, 沒藥止痛, 歸尾破血, 皂刺金銀花各五分, 靑橘葉取汁二匕解毒, 水酒各半煎, 空心服. 治乳癰未潰者, 卽散. 如已潰者, 去石膏沒藥皂刺金銀花, 當用當歸身, 加人蔘黃芪川芎白芍藥煎服."

54『萬病回春』卷之八「乳病」(앞의 책, 372쪽). 『萬病回

과루산

유옹을 치료하는데, 아직 터지지 않은 것은 빨리 풀어주고 이미 터진 것은 빨리 아물게 한다.

석고 두 돈, 청피 · 과루인 각 한 돈, 몰약 · 감초절 · 당귀미 · 조각자 · 금은화 · 청귤엽 각 닷 푼.

위의 약들을 썰어 한 첩으로 하여 술과 물을 반반씩 넣고 달여 먹는다(『의학입문』).

가미지패산

유옹으로 붓고 딴딴해져 아픈 것을 치료한다.

백지, 패모, 천화분, 금은화, 조각자, 천산갑(흙과 함께 볶은 것), 당귀미, 과루인, 감초절 각 한 돈.

위의 약들을 썰어 한 첩으로 하여 술과 물을 반반씩 넣고 달여 먹는다(『만병회춘』).

단삼고

유옹에 젖멍울이 쑤시듯 아프고 터져서 아물지 않는 것을 치료한다.

단삼 · 적작약 · 백지 각 같은 양.

위의 약들을 썰어 술에 이틀 밤을 재웠다가 돼지기름 반 근을 넣고 끓이는데, 백지가 누렇게 되면 고약처럼 된 것이다. 찌꺼기는 버리고 황랍 한 냥을 넣고 엉길 때까지 고루 잘 저어 조금씩 환처에 바른다(입문).

春』에는 처방 명이 없고 "乳癰發痛者, 血脈凝注不散也"라고 되어 있다.

55 '歛'(바랄 감)은 '斂'(거둘 렴)의 誤字이다.

56 『太平惠民和劑局方』卷八 「瘡腫傷折」(앞의 책, 276쪽). "治乳腫乳癰, 毒氣焮作赤熱, 漸成攻刺疼痛, 及治乳核結硬不消散. 通順經絡, 宣導壅滯."

乳癰治法

以靑皮疎厥陰之滯, 石膏淸陽明之熱, 生甘草節行汚濁之血, 瓜蔞子消腫導毒. 或加沒藥靑橘葉皂角刺金銀花當歸頭, 或湯或散, 隨意加減, 須以少酒佐之. 若加艾火兩三壯於腫處, 其效尤捷, 若妄用鍼刀, 必致危困〔丹心〕[57]. ○ 乳癰未潰, 以靑皮瓜蔞橘葉連翹川芎桃仁皂角刺甘草節, 右剉, 水煎, 入酒服. 已潰以人蔘黃芪川芎當歸白芍藥靑皮連翹瓜蔞仁甘草節, 煎服〔丹心〕[58].

57 『丹溪心法』 卷五 癰疽 「乳癰」(앞의 책, 420쪽).
58 『丹溪心法』 卷五 癰疽 「乳癰」 '乳癰方'(앞의 책, 420-
   421쪽).

유옹의 치료법

청피로 궐음경에 뭉친 것을 풀어내고 석고로 양명경의 열을 내리고 생감초절로 탁한 피를 돌려주고 과루자로 부기를 내리고 독을 풀어준다. 또는 몰약 · 청귤엽 · 조각자 · 금은화 · 당귀두를 넣어 달여 먹거나 가루내어 쓰는데, 적절히 가감하되 술을 조금 넣어〔약력藥力을〕도와준다. 부은 자리에 쑥뜸을 두세 장 뜨면 그 효과가 더욱 빠른데, 만약 함부로 침과 칼을 쓰다가는 반드시 위험한 상황에 처한다(『단계심법』). ○ 유옹이 아직 터지지 않았을 대는 청피 · 과루 · 귤엽 · 연교 · 천궁 · 도인 · 조각자 · 감초절을 썰어 물에 달인 후 술을 넣어 먹는다. 이미 터졌을 때는 인삼 · 황기 · 천궁 · 당귀 · 백작약 · 청피 · 연교 · 과루인 · 감초절을 달여 먹는다(『단계심법』).

結核久成妳巖

婦人憂怒抑鬱, 時日積累, 脾氣消沮, 肝氣橫逆, 遂成隱核, 如鱉碁子, 不痛不痒, 十數年後方爲瘡陷. 名曰妳巖, 以其瘡形嵌凹似巖穴也, 不可治矣. 若於始作, 便能消釋病根, 使心淸神安, 然後施之. 治法亦有可安之理〔丹心〕.[59] ○ 婦人積傷憂怒, 乳房結核, 不痛不痒. 五七年後, 外腫紫黑, 內漸潰爛, 名曰乳巖, 滴盡氣血, 方死. 急用十六味流氣飮, 及單煮靑皮湯. 虛者, 只用淸肝解鬱湯, 淸心靜養, 庶可苟延歲月〔入門〕.[60] ○ 妳巖初, 宜多服踈氣行血之藥, 須情思如意, 則可愈. 此疾多生於憂鬱積忿, 中年婦人, 未破者, 尙可治, 成瘡者, 終不可治〔正傳〕.[61] ○ 乳房結核, 宜芷貝散, 橘葉散. ○ 一婦年六十, 性急多妬, 忽左乳結一核, 大如碁子不痛. 卽以人蔘湯, 調靑皮甘草末, 入薑汁, 細細呷, 一日夜五六次, 至六七日消矣〔丹心〕.[62] ○ 一婦性躁, 難於後姑, 乳生隱核. 以單煮靑皮湯, 間以加減四物湯, 加行經絡之劑, 治兩月而安. 此皆妳巖始起之證, 故易愈〔丹心〕.[63]

---

59 『丹溪心法』 卷五 癰疽 「乳廱」(앞의 책, 420쪽).

60 『醫學入門』 卷五 外科 胸腹部 「核小」(같은 책, 474
　　쪽). "鬱怒有傷肝脾, 結核如鱉碁子大, 不痛不痒, 五
　　七年後, 外腫紫黑, 內漸潰爛, 名曰乳痛, 滴盡氣血,
　　方死. 急用十六味流氣飮, 及單靑皮湯兼服. 虛者, 只

用淸肝解鬱湯, 或十全大補湯, 更可淸心靜養, 庶可
苟延歲月."

61 『醫學正傳』 卷之六 癰疽 「乳岩方法」(앞의 책, 359쪽).

62 『醫學綱目』 卷之十九 心小腸部 癰疽所發部分名象
　　不同 「乳廱乳岩」(앞의 책, 406쪽). '丹', 곧 주진형의

멍울이 오래되면 내암이 된다

부인이 근심과 화를 풀지 못하여 여러 날 쌓이면 비기가 약해지고 간기가 제멋대로 뻗쳐서 바둑알만한 멍울이 속에 생겨 아프지도 않고 가렵지도 않다가 10여 년이 지나 마침내 창瘡이 되어 푹 꺼진다. 이것을 내암妳巖이라고 하는데, 그 창의 모양은 오목하여 바위에 난 구멍 같은데 치료할 수 없다. 처음 생겼을 때는 바로 병의 뿌리를 없앨 수 있는데, 심心을 닦게 하고 신神을 편안히 한 다음에 치료한다. 치료 방법에도 마음을 안정시키는 이치가 있다(『단계심법』). ○ 부인이 근심과 화가 쌓여 상하면 젖에 멍울이 생기는데, 아프지도 않고 가렵지도 않다. 5년에서 7년 후 겉으로 검붉게 붓고 속으로 점점 터져 허는 것을 유암乳巖이라고 하는데, 이는 기혈이 모두 없어진 것이니 마침내 죽게 된다. 십육미류기음과 단자청피탕을 급히 먹인다. 허하면 오직 청간해울탕을 써서 심을 맑게 하고 고요히 북돋으면 오래 살 수 있을 것이다(『의학입문』). ○ 내암 초기에는 대개 기를 풀어주고 혈을 돌려주는 약을 쓰면서 마음을 편하게 해주면 나을 수 있다. 이 병은 대개 근심이 뭉치고 성냄이 쌓여서 생기는데, 중년의 부인에게서 아직 터지지 않았을 때는 치료할 수 있으나 창이 생기면 결국 치료할 수 없다(『의학정전』). ○ 젖에 멍울이 생긴 데는 지패산이나 귤엽산을 쓴다. ○ 어떤 부인의 나이가 육십인데 성미가 급하고 질투가 많더니 갑자기 왼쪽 젖에 바둑알만한 멍울 하나가 생겼는데 아프지는 않았다. 인삼탕에 청피와 감초 가루를 타고 생강즙을 넣어 조금씩 마시기를 하룻밤에 대여섯 번씩 예닐곱 날을 하였더니 없어졌다(단심). ○ 어떤 부인이 성미가 급한데 새 시어머니에게 괴롭힘을 당하더니 젖 속에 멍울이 생겼다. 단자청피탕과 사이사이 가감사물탕에 경락을 잘 돌게 하는 약을 더 넣은 것으로 두 달을 치료하니 좋아졌다. 이것은 내암이 이제 막 생기는 증세라서 쉽게 나은 것이다(단심).

十六味流氣飲

治妳巖.

紫蘇葉 一錢半, 人蔘, 黃芪, 當歸 各一錢, 川芎, 肉桂, 厚朴, 白芷, 防風, 烏藥, 檳榔, 白芍藥, 枳殼, 木香, 甘草 各五分, 桔梗 三分.

右剉作一貼, 加靑皮一錢, 水煎服[64]〔正傳〕.

單煮靑皮湯

治婦人百不如意, 久積憂鬱, 乳房結核.

靑皮 四錢.

剉水煎, 日三服[65]〔正傳〕.

淸肝解鬱湯

治肝藏鬱火傷血, 乳房結核, 凡肝膽不和之證, 皆治之.

當歸, 白朮 各一錢, 貝母, 赤茯苓, 白芍藥, 熟地黃, 山梔子 各七分, 人蔘, 柴胡, 牡丹皮, 陳皮, 川芎, 甘草 各五分.

右剉, 水煎服[66]〔入門〕.

64 『醫學正傳』 卷之六 「瘡瘍」 ‘方法’(앞의 책, 359쪽).
  『醫學綱目』 卷之六 癰疽 「乳岩方法」 ‘十六味流氣飲’(앞의 책, 359쪽).
65 『醫學正傳』 卷之六 「瘡瘍」 ‘方法’(앞의 책, 359쪽).

『醫學綱目』 卷之六 癰疽 「乳岩方法」 ‘單煮靑皮湯’(앞의 책, 359쪽).
66 『醫學入門』 外集 卷七 婦人小兒外科用藥賦 「癰疽」 (앞의 책, 575쪽). “淸肝解鬱湯, 治癰疽, 因肝經血虛

십육미류기음

유암을 치료한다.

자소엽 한 돈 반, 인삼 · 황기 · 당귀 각 한 돈, 천궁 · 육계 · 후박 · 백지 · 방풍 · 오약 · 빈랑 · 백작약 · 지각 · 목향, 감초 각 닷 푼, 길경 서 푼.

위의 약들을 썰어 한 첩으로 하여 청피 한 돈을 더 넣어 물에 달여 먹는다(『의학정전』).

단자청피탕

부인이 모든 일이 여의치 않아 근심과 걱정이 오래 쌓여 젖에 멍울이 생긴 것을 치료한다.

청피 너 돈.

위의 약을 썰어 물에 달여 하루 세 번씩 먹는다(『의학정전』).

청간해울탕

간장의 울화가 혈血을 상하게 하여 젖에 멍울이 생긴 것을 치료하는데, 간肝과 담膽이 조화되지 못하여 생기는 모든 증상을 치료한다.

당귀 · 백출 각 한 돈, 패모 · 적복령 · 백작약 · 숙지황 · 산치자 각 일곱 푼, 인삼 · 시호 · 목단피 · 진피 · 천궁 · 감초 각 닷 푼.

위의 약들을 썰어 물에 달여 먹는다(『의학입문』).

風熱, 或肝經鬱火傷血, 乳內結核, 或爲腫潰不愈. 凡
肝膽經, 氣血不和之證, 并皆治之. 當歸白朮各一錢
半, 人蔘柴胡牡丹皮陳皮川芎各八分, 茯苓貝母芍藥
熟地山梔各一錢, 甘草五分, 水煎服."

芷貝散

治乳房結核.

白芷, 貝母 等分.

爲末, 每一錢, 酒調頻服. ○ 結核, 以此爲主, 加芎歸升柴[入門][67].

橘葉散

治乳房結核, 及乳癰.

皂角刺 略炒 一錢半, 瓜蔞仁 一錢, 靑皮, 石膏, 甘草節, 當歸頭, 金銀花, 沒藥, 蒲公英 各五分.

右剉作一貼, 加靑橘葉一小握, 酒一盞半煎至一盞, 食後臨臥服[正傳][68].

一方

妳巖初起, 急用葱白寸許, 半夏大一枚, 擣爛爲丸, 芡實大, 綿裹. 如患左乳塞右鼻, 患右乳塞左鼻, 二宿而消[入門][69].

---

67 '治乳房'에서 '頻服'까지는 『醫學入門』 外集 卷七 婦人小兒外科用藥賦 「乳核」 '古芷貝散'(앞의 책, 579쪽), 그 이후는 『醫學入門』 外集 卷五 胸腹部 「結核」(앞의 책, 474쪽)에 있다. "結核, 亦有氣血虛弱, 略被外感內傷, 以致痰瘀凝滯, 俱以古芷貝散爲主. 血虛, 合四物湯, 更加滲出柴胡升麻. 氣虛, 合四君子湯, 更加芎歸柴胡升麻."

68 『醫學正傳』 卷之六 癰疽 「乳岩方法」 '橘葉散'(앞의 책, 360쪽).

69 『醫學入門』 外集 卷五 外科 胸腹部 「有核小」(앞의

지패산

젖멍울을 치료한다.

백지 · 패모 각 같은 양.

위의 약들을 가루내어 한 돈씩 술에 타서 자주 먹는다. ○ 멍울이 생긴 데는 이 약을 위주로 쓰되 천궁 · 당귀 · 승마 · 시호를 더 넣어 쓴다(『의학입문』).

귤엽산

젖멍울과 유옹을 치료한다.

조각자(대충 볶은 것) 한 돈 반, 과루인 한 돈, 청피 · 석고 · 감초절 · 당귀두 · 금은화 · 몰약 · 포공영 각 닷 푼.

위의 약들을 썰어 한 첩으로 하여 청귤엽 작은 한 줌을 더 넣고 술 한 사발 반을 한 사발이되게 달여 밥을 먹고 나서 자기 전에 먹는다(『의학정전』).

다른 처방

내암이 처음 생기면 급히 총백 한 토막과 반하 큰 것 한 개를 문드러지게 짓찧어 감실대의 알약을 만들어 솜으로 싸서 왼쪽 젖이 아프면 오른쪽 코를 막고, 오른쪽 젖이 아프면 왼쪽 코를 막아 이틀 밤을 지내면 없어진다(『의학입문』).

책, 474쪽). "惟初起, 不分屬何經絡, 急用蔥白寸許
生半夏一枚, 搗爛爲丸, 芡實大, 以綿塞之, 如患左塞
右鼻, 患右塞左鼻, 二宿而消."

乳癰年高不治

凡乳癰結核, 四十已下可治, 五十已上不可治. 治之則死, 不治則自得終其天年〔得效〕. ○ 千金曰, 女人患乳癰, 四十以下, 治之多愈, 四十以上, 治之多死. 不治則自終其天年. 予有親婦, 年七十生乳癰, 令外科用鍼刀治之, 時雖暫快, 未幾而殂. 方知千金之說信也, 歷試皆然〔資生〕.

70 『世醫得效方』卷第十五 産科兼婦人雜病과「下乳汁」‘靑桑膏’(앞의 책, 250쪽).　　71 『鍼灸資生經』卷七「乳癰」(앞의 책, 428쪽).

유옹에 나이가 많아 치료할 수 없는 것

　일반적으로 유옹이나 젖멍울은 마흔 살 이하는 치료할 수 있으나 쉰 살 이상은 치료할 수 없다. 치료하면 죽게 되고 치료하지 않고 그대로 놓아두면 자신의 명대로는 살 수 있다(『세의득효방』).　○『천금방』에서는 "여자의 유옹병은 마흔 살 이하에서는 치료하면 잘 나으나 마흔 살 이상에서는 치료하다가 대개 죽는다. 치료하지 않고 놓아두면 저절로 자신의 수명대로 산다"라고 하였다. 내 친척 부인이 나이 일흔에 유옹이 생겨서 침과 칼을 이용하여 수술하는 치료법을 쓰게 하였더니 비록 잠깐은 좋아진 듯하다가 오래지 않아 죽고 말았다. 비로소『천금방』의 이론이 믿을 만하다는 것을 알 수 있었고, 여러 번 시험해보아도 모두 그러하였다(『침구자생경』).

妳頭破裂

妳頭裂, 取秋後冷露茄子花裂開者, 陰乾燒灰, 水調付. 未秋時開花, 亦可用〔得效〕. ○ 乳頭裂破, 或小兒吹乳, 血乾自裂開多痛, 丁香爲末, 付裂處, 如燥, 津唾調付〔正傳〕. ○ 乳栗破, 小有生者, 必大補, 人蔘白朮黃芪當歸川芎連翹白芍藥甘草各一錢. 右剉作一貼, 水煎服〔丹心〕.

---

72 『世醫得效方』卷第十九 瘡腫科 「乳癰」(앞의 책, 310
   쪽).

73 『醫學正傳』卷之六 瘡瘍 「方法」'丁香散'(앞의 책,
   360쪽). 『醫學正傳』卷之六 瘡瘍 「方法」'丁香散'
   (앞의 책, 360쪽).

74 『丹溪心法』卷五 癰疽 「乳癰」'乳癰方'(앞의 책, 421
   쪽).

젖꼭지가 갈라지는 것

젖꼭지가 갈라지는 데는 가을이 지나 내리는 찬 이슬을 맞은 뒤에 핀 가지꽃을 그늘에 말려 태워서 재를 만들어 물에 개어 붙인다. 가을이 아닌 때 핀 꽃도 괜찮다(『세의득효방』). ○ 젖꼭지가 갈라지거나 아기 때문에 취유가 생겨 혈이 말라서 저절로 갈라지고 아픈 데는 정향을 가루 내어 붙이고 갈라진 곳이 건조하면 침에 개어 붙인다(『의학정전』). ○ 젖꼭지가 터져서 작은 멍울 같은 것이 생긴 데는 반드시 크게 보해야 하는데, 인삼·백출·황기·당귀·천궁·연교·백작약·감초 각 한 돈을 썰어 한 첩으로 하여 물에 달여 먹는다(『단계심법』).

乳懸證

產後瘀血上攻, 忽兩乳伸長, 細小如腸, 直過小腹, 痛不可忍, 名曰乳懸, 危證也. 川芎當歸各一斤, 濃煎湯, 不時溫服, 再用二斤, 逐旋燒烟, 安在病人面前卓子下, 令病人曲身低頭, 將口鼻及病乳, 常吸烟氣. 未甚縮, 再用一料, 猶不復舊, 則用如聖膏貼頂上 方見婦人[75][入門].

75 『醫學入門』 外集 卷五 婦人門 「怪疾乳」(앞의 책, 421쪽). 『醫學入門』에는 '用如聖膏'가 '用蓖麻子' 로 되어 있다.

유현증

출산 후에 어혈이 위로 치밀어올라 공격하면 갑자기 두 젖이 늘어지는데, 가늘기는 창자처럼 가늘어져 아랫배까지 늘어지고 아파서 견딜 수 없는 것을 유현乳懸이라고 한다. 위험한 증세이다. 천궁 · 당귀 각 한 근을 진하게 달여 수시로 따뜻하게 먹고, 다시 두 근을 태워서 연기가 나면 환자 앞 탁자 아래에 놓고 환자의 몸을 구부려 머리를 낮추게 하여 코와 입 및 아픈 젖에 연기를 쏘이게 한다. 많이 줄어들지 않으면 다시 한 번 반복하고 처음처럼 돌아오지 않으면 여성고(처방은 「부인문」에 있다)를 정수리에 붙인다(『의학입문』).

男女乳疾不同

男子乳疾, 與婦人微異者, 女損肝胃, 男損肝腎. 盖怒火房勞過度, 以致肝燥腎虛, 亦能結核, 或令腫痛. 宜十六味流氣飮, 清肝解鬱湯 方並見上〔入門〕.

76 『醫學入門』外集 卷五 外科 胸腹部「男子乳疾」(앞의 책, 474쪽). "男子乳疾, 治與婦人微異者, 女損肝胃, 男損肝腎, 盖怒火房慾過度, 以致肝虛血燥, 腎虛精怯, 不得上行, 痰瘀凝滯, 亦能結核. 婦人胎産後, 亦有肝虛者. 大槪男子兩乳腫者, 瓜蔞散十六味流氣飮. 左乳者, 足三陰虛, 鬱怒所致, 八物湯加山梔牡丹皮, 或清肝解鬱湯."

남자와 여자의 젖병은 다르다

남자의 젖병과 여자의 젖병은 조금 다르다. 여자는 간肝과 위胃를 손상받아 생기고 남자는 간과 신腎을 손상받아 생긴다. 성내어 생긴 화火나 성생활이 과도하면 간이 마르고[燥] 신이 허하게 되는데, 모두 멍울을 뭉치게 하거나 붓고 아프게 한다. 십육미류기음이나 청간해울탕(두 처방 모두 앞에 있다)을 쓴다(『의학입문』).

單方

凡二十種.

石膏

下乳汁.

取二兩, 水煎服, 日三〔本草〕[77]. ○ 乳癰初發, 煅爲細末, 取三錢, 溫酒調下〔直指〕[78].

山藥

生者, 治吹乳腫痛. 擣爛付上, 卽消. 速去之, 恐肉腐〔醫鑑〕[79].

益母草

治妬乳, 欲成癰. 生擣爛付之, 卽差. 乾則爲末, 水調付之〔本草〕[80].

蒲黃草

治妬乳, 及乳癰腫痛.

取生根, 擣付腫上, 日二易. 食之亦良, 取葉煎服, 亦好〔本草〕[81].

77 『證類本草』卷四 玉石部中品總八十七種「石膏」(政和本 87쪽, 四庫本 143쪽). 원문과 들고남이 있다.

78 『仁齋直指』卷二十二「乳癰證治」'又方'(앞의 책, 450쪽).

79 『古今醫鑑』卷十二「乳病」方 '一方'(앞의 책, 342쪽).

80 『證類本草』卷六 草部上品之上總八十七種「茺蔚子」(政和本 132쪽, 四庫本 245쪽).

단방

모두 스무 가지이다.

석고

젖을 나오게 한다.

석고 두 냥을 물에 달여 하루 세 번 먹는다(『증류본초』). ○ 유옹이 처음 생겼을 때 불에 달구어 곱게 가루내어 서 돈씩 따뜻한 술에 타서 먹는다(『인재직지』).

산약(마)

산약 날것은 취유吹乳로 붓고 아픈 것을 치료한다. 문드러지게 짓찧어 붙이면 바로 없어진다. 빨리 떼어내는데 이것은 살이 썩을 염려가 있기 때문이다(『고금의감』).

익모초

투유妬乳가 유옹이 되려는 것을 치료한다. 익모초 날것을 문드러지게 짓찧어 붙이면 바로 낫고, 마른 것은 가루내어 물에 개어 붙인다(『증류본초』).

포황초(부들)

투유와 유옹으로 붓고 아픈 것을 치료한다. 생뿌리를 짓찧어 부은 곳에 붙이는데, 하루 두 번 갈아 붙인다. 먹어도 좋고, 잎을 달여 먹어도 좋다(『증류본초』).

---

81 『證類本草』卷七 草部上品之下總五十三種「蒲黃」
(政和本 158쪽, 四庫本 308쪽). 원문과 들고남이
있다.

麥門冬

下乳汁.

去心爲末, 每二錢, 酒磨犀角約一錢, 同調服, 不過二服, 便下〔得效〕[82].

黃瓜蔞

治乳癰腫痛.

取一二箇, 連皮子, 剉碎, 好酒二升, 煮取一升, 時時溫服. 酒盡, 又煮服, 卽愈. ○ 子亦下乳汁, 炒爲末, 酒調下一錢. ○ 根亦下乳汁, 擣爲末, 水調下一錢〔本草〕[83].

通草

下乳汁.

剉一兩, 水煎服之〔本草〕[84].

王瓜根

下乳汁.

擣爲末, 酒服一錢, 日三〔本草〕[85].

---

82 『世醫得效方』卷第十四 産科兼婦人雜病科「下乳汁」‘奇效方’(앞의 책, 250쪽).

83 『證類本草』卷八 草部中品之上總六十二種「栝蔞」(政和本 176쪽, 四庫本 348쪽). 원문과 들고남이 많다.

84 『證類本草』卷八 草部中品之上總五十三種「通草」(政和本 179쪽, 四庫本 356-357쪽). 원문과 들고남이 많다. 『東醫寶鑑』은 『醫學入門』 등의 영향으로 목통과 통초를 같은 것으로 보고, 이 조항에서는 通草, 木通의 효능, 특성, 이명을 섞어 기록하였다"(윤석

맥문동

젖을 잘 나오게 한다.

속심을 빼내고 가루내어 두 돈씩 술에 갈은 서각 한 돈 정도와 같이 타서 먹으면 두 번을 먹지 않아서 바로 젖이 나온다(『세의득효방』).

황과루(누런 하눌타리 열매)

유옹으로 붓고 아픈 것을 치료한다. 황과루 한두 개를 씨와 껍질째 썰어 부셔서 좋은 술 두 되에 넣고 한 되가 되도록 달여 수시로 따뜻하게 먹는데, 술이 떨어지면 다시 달여 먹으면 바로 낫는다. ○ 씨도 젖을 나오게 하는데, 볶아서 가루내어 한 돈씩 술에 타서 먹는다. ○ 뿌리도 역시 젖을 나오게 하는데 짓찧어 가루내어 한 돈씩 물에 타서 먹는다(『증류본초』).

통초(으름덩굴)

젖을 나오게 한다.

통초 한 냥을 썰어 물에 달여 먹는다(『증류본초』).

왕과근(쥐참외 뿌리)

젖을 나오게 한다.

왕과근을 짓찧어 가루내어 하루 세 번 한 돈씩 술로 먹는다(『증류본초』).

희 외 옮김, 『對譯 東醫寶鑑』, 동의보감출판사, 2005,
　　(688쪽 주 118).
85 『證類本草』 卷九 草部中品之下總七十八種 「王瓜」
　　(政和本 198쪽, 四庫本 406쪽).

蒲公英

治妒乳及乳癰腫痛.

洗淨擣爛, 同忍冬藤, 煎濃湯, 入酒少許, 服罷隨手欲睡, 是其功也. 睡覺卽安〔丹心〕[86]. ○ 又採取, 水煮汁, 飮之, 又爛擣, 付患處, 立消〔入門〕[87].

靑桑葉

治乳硬作痛.

取嫩葉生, 擣細, 調米飮, 貼病處〔得效〕[88].

靑皮

治吹乳, 不痒不痛, 腫硬如石.

焙爲末, 酒調服二錢, 神驗〔本草〕[89].

赤小豆

下乳汁.

水煮取汁, 飮之卽下〔本草〕[90].

○ 治妒乳乳癰.

硏爛和酒, 去滓, 溫服, 以滓付患處, 卽效〔得效〕[91].

86 『醫學綱目』卷之十九 心小腸部 癰疽所發部分名象 不同 乳癰乳岩「乳癰」(앞의 책, 405쪽). '丹', 곧 주진형의 글을 인용하였다.

87 『醫學入門』內集 卷二 本草分類「治瘡門」'蒲英公' (앞의 책, 200쪽).

88 『世醫得效方』卷第十四 産科兼婦人雜病科「下乳汁」'靑桑膏'(앞의 책, 250쪽).

89 『證類本草』卷二十三 果部三品總五十三種「橘柚」(政和本 438쪽, 四庫本 940쪽). "又方, 治吹奶, 不痒不痛, 腫硬如石. 以靑桔皮二兩, 湯浸去穰, 焙爲末.

포공영(민들레)

투유 및 유옹으로 붓고 아픈 것을 치료한다.

포공영을 깨끗하게 씻어 문드러지게 짓찧어서 인동등과 함께 진하게 달여 술을 조금 넣어 먹으면 먹자마자 잠이 오는데, 이는 효과가 나타나는 것이다. 잠을 자고 나면 낫는다(단심).
○ 포공영을 캐서 물에 달여 마시거나 문드러지게 짓찧어 아픈 곳에 붙이면 바로 낫는다(『의학입문』).

청상엽(푸른 뽕잎)

젖이 딴딴하면서 아픈 것을 치료한다. 청상엽 여린 잎 날것을 곱게 짓찧어 미음에 개어서 아픈 곳에 붙인다(『세의득효방』).

청피(덜 익은 푸른 귤껍질)

취유에 가렵지도 아프지도 않고 돌덩이처럼 단단하게 부은 것을 치료한다.

약한 불에 말려 가루내어 두 돈씩 술에 타서 먹으면 아주 좋은 효과가 있다(『증류본초』).

적소두(붉은 팥)

젖을 나오게 한다.

물에 달여 그 즙을 마시면 젖이 바로 나온다(『증류본초』).

○ 투유와 유옹을 치료한다.

적소두를 술로 문드러지게 갈아 찌꺼기를 걸러 술은 따뜻하게 먹고 찌꺼기는 아픈 곳에 붙이면 바로 낫는다(『세의득효방』).

非時溫酒下, 神驗." '靑桔皮'는 '靑皮'의 異名이다(劉道淸 主編, 『中藥名大典』, 中原農民出版社, 1994, 274쪽).

90 『證類本草』 卷二十五 米穀部中品總二十二種 「赤小豆」(政和本 463쪽, 四庫本 995쪽).

91 『世醫得效方』 卷第十九 瘡腫科 「乳癰」(앞의 책, 309쪽).

蔓菁

治乳癰痛寒熱.

取根葉, 洗淨, 入鹽, 擣付, 熱, 卽換三五度, 卽差〔本草〕[92].

螃蟹

治吹乳, 神效.

螃蟹去足, 用盖燒存性, 爲末, 每二錢, 黃酒[93]調下〔醫鑑〕[94].

蜘蛛

治吹乳及乳癰.

蜘蛛 三, 紅棗 三.

棗去核每入蛛一箇夾於內, 炒熟, 口嚼吃, 以燒酒送下, 立效〔醫鑑〕.

鹿角

治妬乳.

石上磨, 取白汁塗之, 乾則又塗, 幷令人嗽却黃水, 卽消〔本草〕[96].

92 『證類本草』卷二十七 菜部上品總三十種「蕪菁」(政
　和本 477쪽, 四庫本 1,026쪽).

93 '黃酒'는 약을 마실 때 쓰는 약주의 일종으로, 보통
　수수로 만들며 도수가 낮고 누런빛이 난다.

94 『古今醫鑑』卷十二「乳病」方 '最效散'(앞의 책, 342
　쪽).

만청(순무)

유옹으로 아프면서 더웠다 추웠다 하는 것을 치료한다.

만청의 뿌리와 잎을 깨끗하게 씻어 소금을 넣고 짓찧어 붙인 후 뜨거워지면 세 번에서 다섯 번 갈아주는데, 바로 낫는다(『증류본초』).

방해(게)

취유에 효과가 아주 좋다.

방해의 발을 떼고 소존성으로 태워서 가루내어 쓰는데, 두 돈씩 황주에 타서 먹는다(『고금의감』).

지주(거미)

취유와 유옹을 치료한다.

지주 세 마리, 붉은 대추 세 개.

씨를 뺀 대추 하나하나에 지주 한 마리씩을 끼워 넣고 볶아 익혀서 입으로 씹어 소주로 넘기면 바로 낫는다(의감).

녹각

투유를 치료한다.

녹각을 돌 위에서 갈아 흰 즙을 내어 바르는데, 마르면 또 바른다. 다른 사람에게 빨게 하여 누런 물이 없어지면 바로 낫는다(『증류본초』).

---

95 '嗽', 빨 사.

96 『證類本草』 卷十七 獸部中品總一十七種 「鹿茸」(政
　　和本 354쪽, 四庫本 767쪽).

牛鼻

治乳無汁.

作羹, 空心食之, 三兩日, 有汁下無限〔本草〕[97].

猪四蹄

行婦人乳脈〔本草〕[98].

○ 産婦, 氣血衰少, 絶無乳汁, 猪蹄四隻, 通草四兩, 水一斗, 同煮得四五升, 取汁連飮. 飮了, 用梳頭木, 梳於乳上梳下, 卽效〔丹心〕[99].

野猪脂

治乳無汁.

取一匙, 和一盞溫酒服, 日三, 乳卽下. 且多乳汁, 可供五兒〔本草〕[100].

猫兒毛

治乳勞癰[101], 爛見心者.

取腹下毛燒存性. 爲末, 入輕粉少許, 清油調塗〔入門〕[102].

97 『證類本草』卷十七 獸部中品總一十七種「牛角」(政和本 354쪽, 四庫本 769쪽).

98 『證類本草』卷十八 獸部下品總二十一種「豚卵」(政和本 366쪽, 四庫本 792쪽).

99 『丹溪心法』卷五「産後九十二」(앞의 책, 442쪽)에 "有子者, 用木通通草猪蹄, 煎服"이라는 내용이 나

오고, 『丹溪心法附餘』卷之二十一「産後」'猪蹄湯' (앞의 책, 762쪽)에 猪蹄를 사용하는 내용이 있으나 원문과 들고남이 있다.

100 『證類本草』卷十八 獸部下品總二十一種「野猪黃」 (政和本 370쪽, 四庫本 801쪽). 원문과 들고남이 있다.

우비(소의 코)

젖이 나오지 않는 것을 치료한다.

국을 끓여 빈속에 2, 3일 먹으면 젖이 한정 없이 나온다(『증류본초』).

저사제(돼지 족발)

부인의 젖줄기를 잘 돌게 한다(『증류본초』).

○ 산모의 기혈이 약해져 젖이 끊겨 나오지 않으면 저제 네 개, 통초 넉 냥에 물 한 말을 붓고 네댓 되가 되게 달여 그 즙을 연달아 마신다. 다 먹은 후 나무 머리빗으로 젖을 쓸어내리면 바로 낫는다(『단계심법』).

야저지(멧돼지기름)

젖이 나오지 않는 것을 치료한다.

야저지 한 숟가락을 따뜻한 술 한 잔에 타서 하루 세 번 먹으면 젖이 바로 나온다. 젖이 많아서 아이 다섯까지 먹일 수 있다(『증류본초』).

묘아모(고양이 털)

유노옹乳勞癰이 헤져서 속이 보이는 것을 치료한다.

묘아의 배 아래 털을 소존성으로 태워 가루내어 경분을 조금 넣고 참기름에 개어 바른다(『의학입문』).

---

101 '乳勞'는 乳癆로, 젖무덤에 뜬뜬한 멍울이 생기는 병증을 말한다. 乳痰이라고도 한다. 주로 간기가 울결되고 위경에 담이 몰려 생긴다. 젖에 멍울이 생긴 다음 점점 커지면서 뜬뜬하나 아프지는 않고 살색은 정상이다. 몇 달 지나면 멍울이 점차 커지고 피부와 연달려 있으며 은근히 아프고 피부는 약간 붉어진다. 점차 곪아터진 다음 벌건 고름이 나오고 썩은 살은 떨어지지 않으며 주위 살색은 검붉은 색이고 가슴과 옆구리, 액와부로 퍼져간다. 입맛은 없어지고 옆구리가 아프며 몸이 여윈다(『동의학사전』, 1,146쪽).

102 『醫學入門』 外集 卷七 婦人小兒外科用藥賦 「單方」(앞의 책, 580쪽).

鍼灸法

妬乳, 取太淵. ○ 乳癰, 取膺窓, 乳中, 乳根, 巨虛下廉, 太衝, 復溜. ○ 乳癰, 諸藥, 不能止痛, 足三里穴, 鍼入五分, 痛立止〔綱目〕[103].

---

103 『醫學綱目』 卷之十九 心小腸部 癰疽 「乳癰乳岩」
　　(앞의 책, 406쪽).

침구법

투유에는 태연에 침을 놓는다. ○ 유옹에는 응창, 유중, 유근, 하거허, 태충, 부류에 놓는다. ○ 유옹에 여러 가지 약을 써도 아픔이 가시지 않을 때 족삼리혈에 오 푼 깊이로 침을 놓으면 아픔이 바로 멎는다(『의학강목』).

外形篇

腹

배

腹圍度數

髑骺以下至天樞, 長八寸, 天樞二穴, 正當臍兩傍, 各二寸, 天樞以下至橫骨, 長六寸半, 橫骨, 長六寸半〔靈樞〕[1].

배 둘레의 치수

갈우[칼돌기]에서 아래로 천추까지의 길이는 여덟 치인데, 천추 두 혈은 바로 배꼽 옆 두 치에 있다. 천추에서 아래로 횡골까지의 길이는 여섯 치 반인데, 횡골의 길이도 여섯 치 반이다(『영추』).

갈우[칼돌기]에서 아래로 천추까지의 길이는 여덟 치인데, 천추 두 혈은 바로 배꼽 옆 두 치에 있다. 천추에서 아래로 횡골까지의 길이는 여섯 치 반인데, 횡골의 길이도 여섯 치 반이다(『영추』).

腹有大小

臍之上, 曰大腹, 臍之下, 曰小腹. ○ 小腹, 謂臍下兩傍髎骨內也〔內經註〕. ○ 脾胃主中州, 大腹小腹, 是其候也〔類聚〕.

---

2 『素問』「氣交變大論篇第六十九」. "民病兩脇下, 少腹痛, 目赤痛, 皆瘍, 耳無所聞"에 대한 王冰의 注이다.
3 '中州'는 고대에 중국을 아홉으로 나누어 그 중 가운데에 해당하는 지역을 말한다. 豫州(지금의 河南省 一帶)가 중주에 해당한다. 사람에게서는 장부와 九州의 地勢가 서로 상응하는 부위를 말하는데, 『靈樞』「九鍼論第七十八」에서 "六府膈下三藏應中州"라고 하였다. 여기에서 '三藏'은 肝脾腎을 말한다.

배에는 윗배와 아랫배가 있다

배꼽 위를 윗배〔大腹〕라 하고, 배꼽 아래를 아랫배〔小腹〕라고 한다. ○ 아랫배는 배꼽 아래 양쪽 골반 뼈 안을 말하는 것이다(내경주). ○ 비위는 중주中州를 주관하는데, 윗배와 아랫배는 그 조짐이 나타나는 곳이다(유취).

腹痛有部分

大腹屬太陰, 臍腹屬少陰, 小腹屬厥陰〔入門〕. ○ 腹痛有部分. 中脘痛, 太陰也, 理中湯 方見寒門, 加味小建中湯, 草豆蔲丸 方見胸部 之類主之. 臍腹痛少陰也, 四逆湯, 薑附湯, 或五積散 三方見寒門 加吳茱萸主之. 小腹痛厥陰也, 當歸四逆湯 方見寒門 加吳茱萸主之〔東垣〕. ○ 大腹痛, 多食積外邪, 臍腹痛, 多積熱痰火, 小腹痛, 多瘀血及痰, 與尿澁〔入門〕. ○ 從心下至小腹, 皆硬滿而痛者, 是邪實也. 須以大陷胸湯 方見寒門 下之. 若小腹硬滿而痛, 小便利, 則是蓄血之證, 小便不利, 則尿澁之證也〔正傳〕.

복통은 부위에 따라 나누어진다

윗배는 태음에 속하고 제복은 소음에 속하며 아랫배는 궐음에 속한다(『의학입문』). ○ 복통은 부위에 따라 나누어진다. 중완中脘 부위가 아픈 것은 태음에 속하는데, 이중탕(처방은 「한문」에 있다), 가미소건중탕, 초두구환(처방은 「흉문」에 있다) 등이 주치한다. 제복통은 소음에 속하는데 사역탕, 강부탕, 오적산(세 가지 처방 모두 「한문」에 있다)에 오수유를 더한 것이 주치한다. 소복통은 궐음에 속하는데, 당귀사역탕(처방은 「한문」에 있다)에 오수유를 더한 것이 주치한다(『내외상변혹론』). ○ 대복통은 대개 음식이 뭉친 것과 밖에서 들어온 나쁜 기운 때문이고, 제복통은 대개 열이 뭉친 것과 담화 때문이며, 소복통은 대개 어혈 및 담과 소변이 잘 나오지 않는 것 때문에 생긴다(『의학입문』). ○ 명치에서 소복까지 모두 딴딴하고 그득하면서 아픈 것은 사기가 실한 것이다. 반드시 대함흉탕(처방은 「한문」에 있다)으로 설사시켜야 한다. 아랫배가 딴딴하고 그득하게 아프면서 소변이 잘 나오면 축혈증이고, 소변이 잘 나오지 않으면 요삽증이다(『의학정전』).

脈法

尺脈弦, 則腹痛〔醫鑑〕[9]. ○ 脈細小緊急, 腹中刺痛. ○ 陰弦, 則腹痛. ○ 弦急, 小腹痛. ○ 尺脈緊, 臍下痛. ○ 尺脈伏或實, 小腹痛〔脈經〕[10]. ○ 心腹痛不得息, 脈細小遲者生, 堅大疾者死. ○ 腹痛, 脈反浮大而長者死〔脈經〕[11]. ○ 心腹痛, 脈沈細, 宜浮大弦長, 命必殂〔脈訣〕[12].

9 『古今醫鑑』 卷十 腹痛 「脈」(앞의 책, 266쪽).

10 『脈經』 卷二 「平三關病候幷治宜第三」(앞의 책, 82쪽).

11 『脈經』 卷五 「扁鵲診諸反逆死脈要訣第五」(앞의 책, 248쪽).

12 『脈訣』 卷四 「諸雜病生死歌」(『校正圖註王叔和脈訣』, 13쪽).

맥법

척맥이 현弦하면 배가 아프다(『고금의감』). ○ 맥이 세소긴급細小緊急하면 배가 쑤시듯이 아프다. ○ 음맥이 현弦하면 배가 아프다. ○ 맥이 현급弦急하면 아랫배가 아프다. ○ 척맥이 긴緊하면 배꼽 아래가 아프다. ○ 척맥이 복伏하거나 실實하면 아랫배가 아프다(『맥경』). ○ 가슴과 배가 아파서 숨을 쉴 수 없을 때 맥이 세소지細小遲하면 살 수 있으나, 맥이 견대질堅大疾하면 죽는다. ○ 배가 아픈데 맥이 오히려 부대浮大하면서 장長하면 죽는다(『맥경』). ○ 가슴과 배가 아플 때는 맥이 침세沈細하여야 하는데 맥이 부대현장浮大弦長하면 목숨이 위태롭다(『맥결』).

腹痛有六

有寒, 有熱, 有死血, 有食積, 有痰飮, 有虫. ○ 氣血痰水食積風冷諸證之痛, 每每停聚而不散, 惟虫痛則乍作乍止, 來去無定, 又有嘔吐淸沫之爲可驗焉〔直指〕[13].

13 『仁齋直指』 卷六 脾胃 「脾疼方論」(앞의 책, 142쪽).

복통에는 여섯 가지가 있다

한복통, 열복통, 어혈[死血]복통, 식적복통, 담음복통, 충복통이 있다. ○ 기혈, 담수, 식적, 풍랭 등의 병증으로 아픈 것은 [기혈, 담음 등이] 각기 어떤 곳에 몰려서 [통증이] 흩어지지 않는다. 그러나 오직 충복통만은 아팠다 그쳤다 하는 것이 오락가락 대중이 없고, 또 멀건 거품을 토하는 것으로 [충으로 인한 복통임을] 알 수 있다(『인재직지』).

寒腹痛

寒氣客於脈外則脈寒, 脈寒則縮綣, 縮綣則脈絀急[14], 絀急則外引小絡, 故卒然而痛, 因重中於寒, 則痛久矣〔內經〕. ○ 寒氣客於背兪, 其兪注于心, 故相引而痛[15]〔內經〕. ○ 寒氣客於厥陰之脈[16], 則血澁脈急, 故脇肋與小腹, 相引痛矣[17]〔內經〕. ○ 寒氣客於五藏[18], 厥逆上泄, 陰氣竭, 陽氣未入, 故卒然痛死不知人, 氣復反則生矣[19]〔內經〕. ○ 綿綿痛而無增減者, 寒痛也〔丹心〕. ○ 寒痛[20], 宜厚朴溫中湯, 桂香散, 溫胃湯 方見胸部, 沈香磨脾散, 酒煮當歸丸 方見婦人, 代灸塗臍膏 方見臍部, 玉抱肚[21]. ○ 冒寒卒痛, 五積散 方見寒門 加吳茱萸葱白[22]〔入門〕[23].

厚朴溫中湯

治客寒犯胃, 心腹虛冷脹痛.

乾薑 炮 二錢, 厚朴, 陳皮 各一錢半, 赤茯苓, 草豆蔲 煨 各七分, 木香, 甘草 灸 各五分.

右剉作一貼, 入薑三片, 棗二枚, 水煎服. ○ 戊火已衰, 不能運化, 又加客寒聚爲滿痛, 散以辛熱, 佐以苦甘, 氣溫胃和, 痛自止矣[24]〔東垣〕.

---

14 『太素』에는 ‘脈’이 모두 ‘腸’으로 되어 있다. 뒤의 ‘脈寒, 脈絀急’의 경우도 같다.

15 『內經』에는 ‘綣’이 ‘踡’으로 되어 있다.

16 ‘絀急’은 屈曲拘急의 뜻이다.

17 『素問』「擧痛論第三十九』. 원문에는 ‘卒然而痛’ 다음에 ‘得炅則痛立止’가 더 있다.

18 『素問』「擧痛論第三十九』. “寒氣客於背兪之脈則脈泣, 脈泣則血虛, 血虛則痛. 其兪注於心, 故相引而痛.”

19 『素問』「擧痛論第三十九』. “寒氣客於厥陰之脈, 厥陰之脈者, 絡陰器繫於肝. 寒氣客於脈中, 則血泣脈急, 故脇肋與少腹相引痛矣.”

한복통

한기가 맥의 바깥에 침범하면 맥이 한寒하고, 맥이 한하면 오므라들고 오므라들면 맥이 구부러져 팽팽해지고 구부러져 팽팽해지면 밖으로 작은 맥락을 당기므로 갑자기 아프며, 한기에 거듭 상하면 통증이 오래간다(『내경』). ○ 한기가 등의 수혈兪穴에 침범하면 수혈이 심心으로 들어가므로 [등과 가슴이] 서로 당기면서 아프다(『내경』). ○ 한기가 궐음맥에 침범하면 혈血의 흐름이 껄끄럽고 맥이 급하게 되므로 옆구리와 아랫배가 당기면서 아프다(『내경』). ○ 한기가 오장五臟에 침범하면 기가 거꾸로 치밀어 위로 새어나가 음기가 모두 없어졌는데도 양기는 들어가지 못하므로 갑자기 죽을 것같이 아파서 사람을 알아보지 못하나 기가 다시 돌아오면 살아난다(『내경』). ○ 은근하게 계속 아프면서 더하거나 덜함이 없는 것은 차서〔寒〕 아픈 것이다(『단계심법』). ○ 차서 아픈 데는 후박온중탕, 계향산, 온위탕(처방은 「흉문」에 있다), 침향마비산, 주자당귀환(처방은 「포문」에 있다), 대구도제고(처방은 「제문」에 있다), 옥포두법 등을 쓴다. ○ 한기를 쐬어 갑자기 아픈 데는 오적산(처방은 「한문」에 있다)에 오수유와 총백을 더 넣어 쓴다(『의학입문』).

후박온중탕

한기가 위胃에 들어와 가슴과 배가 서늘하면서 그득하게 아픈 것을 치료한다.

건강(싸서 구운 것) 두 돈, 후박·진피 각 한 돈 반, 적복령, 초두구(잿불에 묻어 구운 것) 일곱 푼, 목향, 감초(구운 것) 각 닷 푼.

위의 약들을 썰어 한 첩으로 하여 생강 세 쪽, 대추 두 개를 넣고 물에 달여 먹는다. ○ 무화〔위胃의 화火〕가 이미 쇠퇴하여 운화작용을 할 수 없는데다 침범한 한기가 몰려 그득하면서 아픈 데는 맵고 뜨거운 약으로 흩뜨리고, 쓰고 단약으로 보좌하여 기가 따뜻해지고 위가 편안하면 아픔이 저절로 멎는다(『내외상변혹론』).

---

20 『素問』「擧痛論第三十九」.

21 『丹溪心法』 卷四 腹痛七十二 附腹中窄狹 「絞腸痧」
  (앞의 책, 386쪽). '戴', 곧 장종정의 글을 인용하였다.

22 이 처방은 「부인문」이 아니라 「포문」에 있다.

23 『醫學入門』 外集 卷四 雜病分類 寒類 腹痛 「寒痛」
  (앞의 책, 363쪽). "尋常外感胃寒證卒痛, 吐利俱酸,
  喜熱物熨者, 五積散加吳萸木瓜煨蔥. 或藿香正氣散
  加木香少許."

24 『內外傷辨惑論』 卷中 「肺之脾胃虛方」 '厚朴溫中
  湯'(앞의 책, 29쪽).

桂香散

治脾藏久冷腹痛.

草豆蔲 煨, 良薑 炒, 白朮, 縮砂, 甘草 灸, 生薑 煨, 切厚朴 薑製, 大棗肉 各一兩, 靑皮 炒, 訶子肉 各五錢, 肉桂 二錢半.

右剉, 水一椀同煮, 令乾杵作團, 硏爲麤末, 每三錢, 沸湯入鹽少許點服, 空心. 腹痛最難得藥, 此特工止痛. 理不可知[得效][25].

沈香磨脾散

治脾胃虛寒, 腹中脹痛.

藿香 一錢, 丁香, 白檀, 木香, 白豆蔲, 縮砂, 半夏麴, 辣桂, 烏藥 各七分, 甘草 灸 五分, 人蔘, 沈香 各三分.

右剉作一貼, 入薑三片, 棗二枚, 水煎服[直指][26].

玉抱肚法

治心腹冷痛.

鍼砂 四兩 炒似烟出, 入白礬 五錢, 硇砂, 粉霜 各半錢.

右新水, 拌勻, 微濕裹以皮紙, 貼安懷中候熱發, 置臍中, 或氣海關元, 大補元氣. 置于他冷處, 亦汗出立差. 此藥燥則不熱, 再以新水拌再熱, 可用十餘次. 如藥力盡, 却晒乾, 再入礬末, 則如舊. 或只用鍼砂白礬, 亦效[資生][27].

25 이 처방은 『蘇氏良方』 卷五에 처음 나온다(『中醫方劑大辭典』 第八册, 72쪽). "治脾胃虛弱幷婦人脾血久冷" 한다고 하였다.

26 『仁齋直指』 卷二十二 「和胃證治」(앞의 책, 145쪽).

27 『鍼灸資生經』 卷下 第四 「心痛」(앞의 책, 328쪽).

계향산

비장이 오랫동안 냉하여 배가 아픈 것을 치료한다.

초두구(잿불에 묻어 구운 것), 양강(볶은 것), 백출, 사인, 감초(구운 것), 생강(잿불에 묻어 구운 것), 절후박(생강으로 법제한 것), 대조육 각 한 냥, 청피(볶은 것), 가자육 각 닷 돈, 육계 두 돈 반.

위의 약들을 썰어 물 한 사발에 쪄서 말려 절구로 찧어 덩어리를 만든 다음 거칠게 가루내어 빈속에 서 돈씩 소금을 약간 넣은 끓인 물에 타서 먹는다. 배가 아픈 데에 약을 구하기가 가장 어려운데, 이 약은 특히 아픔을 멎게 하는 데 좋은 효과가 있다. 이치는 알 수 없다(득효).

침향마비산

비위脾胃가 허하고 차서 배가 그득하고 아픈 것을 치료한다.

곽향 한 돈, 정향 · 단향 · 목향 · 백두구 · 사인 · 반하국 · 날계 · 오약 각 일곱 푼, 감초(구운 것) 닷 푼, 인삼 · 침향 각 서 푼.

위의 약들을 썰어 한 첩으로 하여 생강 세 쪽, 대추 두 개를 넣고 물에 달여 먹는다(『인재직지』).

옥포두법

가슴과 배가 차가우면서 아픈 것을 치료한다.

침사 넉 냥(연기가 날 정도로 볶는다), 백반 닷 돈, 노사 · 분상 각 반 돈.

위의 약들을 새로 길어온 물과 고루 섞어 조금 축축할 때 두꺼운 종이로 싸서 열이 날 때까지 가슴에 품었다가 배꼽 또는 기해氣海나 관원關元에 붙이면 원기를 크게 보한다. 다른 찬 곳에 붙여도 역시 땀이 나면서 바로 낫는다. 이 약이 마르면 열이 나지 않는데, 그러면 다시 새로운 물을 섞어서 거듭 열이 나게 하여 10여 차례 쓸 수 있다. 약 기운이 모두 떨어지면 햇볕에 말려 다시 백반가루를 넣으면 처음과 같아진다. 침사나 백반만 써도 효과가 있다(『침구자생경』).

熱腹痛

熱氣留於小腸, 小腸中痛, 癉熱[28]焦渴[29], 則堅乾不得出, 故痛而閉不通矣〔內經〕. ○ 時痛時止者, 熱也[30]〔丹心〕. ○ 腹中常覺有熱, 而暴痛暴止, 此爲積熱, 宜調胃承氣湯 方見寒門 下之[31]〔正傳〕. ○ 積熱腹痛, 時作時止, 痛處亦熱, 手不可近, 便閉喜冷, 宜調胃承氣湯, 四順淸凉飮 方見火門〔入門〕[32]. ○ 熱痛, 宜黃芩芍藥湯 方見大便.

28 『內經』에는 '小腸'이 '腸'으로 되어 있다.

29 '癉熱'은 溫病 때 나는 심한 열을 말한다.

30 『素問』「擧痛論第三十九」.

31 『丹溪心法』卷四 腹痛七十二 附腹中窄狹 「絞腸痧」 (앞의 책, 386쪽).

32 『醫學綱目』卷之四 腹痛 「丹溪活套」(앞의 책, 218쪽).

33 『醫學入門』外集 卷四 雜病分類 寒類 腹痛 「寒痛」 (앞의 책, 363쪽). "積熱, 時痛時止, 痛處亦熱, 手不可近, 便閉喜冷, 宜四順淸凉飮, 大承氣湯, 三黃丸, 老人, 麻子仁丸."

열복통

뜨거운 기운이 소장에 머무르면 소장이 아픈데, 단열(癉熱)로 진액이 말라 갈증이 나면 〔대변이〕 말라 굳어져 나오지 않으므로 아프면서 대변이 막힌다(『내경』). ○ 아팠다 그쳤다 하는 것은 열 때문이다(『단계심법』). ○ 배에 항상 열이 있는 것같이 느껴지고 갑자기 아팠다가 금방 그치는 것은 열이 쌓인 것이다. 조위승기탕(처방은 「한문」에 있다)으로 설사시킨다(정전). ○ 열이 쌓여서 배가 아픈데, 〔아픈 것이〕 아팠다 그쳤다 하며 아픈 부위가 뜨겁고 손을 댈 수 없이 아프며 대변이 나오지 않고 찬 것을 좋아하는 데는 조위승기탕이나 사순청량음(처방은 「화문」에 있다)을 쓴다(『의학입문』). ○ 열로 아픈 데는 황금작약탕(처방은 「대변문」에 있다)을 쓴다.

死血腹痛

瘀血腹痛有常處. 或跌撲傷損,[34] 或婦人經來, 産後惡瘀未盡下而凝. 四物湯 方見血門 去地黃加桃仁大黃紅花〔入門〕.[35] ○ 其痛有常處, 而不移動者, 是死血也〔丹心〕.[36] ○ 如打撲墜墮, 而腹痛, 乃是瘀血. 宜桃仁承氣湯 方見寒門 加當歸蘇木紅花, 入童便, 並酒煎服, 下之〔丹心〕.[37] ○ 血痛, 宜失笑散 方見婦人, 消瘀飮, 萬靈散.

消瘀飮

治瘀血腹痛.

當歸, 赤芍藥, 生乾地黃, 桃仁, 紅花, 蘇木, 大黃 各一錢, 甘草 五分.

右剉作一貼, 水煎去滓, 入芒硝一錢, 溫服〔醫鑑〕.[38]

萬靈散

治婦人小腹痛, 小便淋澁, 是血也氣也熱也. 或大小産後, 遺經敗血所致.

當歸 一兩, 乾地黃 六錢, 桂心, 蓬朮 各五錢, 木香 三錢.

右爲末, 每二錢, 空心, 熱酒下二錢〔類聚〕.[39]

<hr>

34 『醫學入門』에는 이 뒤에 '或憂思逆鬱'이라는 구절이 더 있다.

35 『醫學入門』外集 卷四 雜病分類 寒類 腹痛「瘀血痛」 (앞의 책, 363쪽).

36 『丹溪心法』卷四 腹痛七十二 附腹中窄狹「絞腸痧」 (앞의 책, 386쪽).

37 『丹溪心法』卷四 腹痛七十二 附腹中窄狹「絞腸痧」 '入方'(앞의 책, 387쪽).

어혈복통

어혈로 배가 아플 때는 아픈 부위가 일정하다. 넘어져서 다쳤을 때, 부인이 월경이 있을 때, 출산 후에 나쁜 피가 다 나오지 않았을 때 뭉쳐서 생긴다. 사물탕(처방은 「혈문」에 있다)에서 지황을 빼고 도인 · 대황 · 홍화를 더 넣어 쓴다(『의학입문』). ○ 아픈 곳이 일정하여 바뀌지 않는 것은 어혈이다(『단계심법』). ○ 부딪치거나 높은 곳에서 떨어져 배가 아픈 것은 어혈 때문이다. 도인승기탕(처방은 「한문」에 있다)에 당귀 · 소목 · 홍화를 더 넣고, 동변과 술을 넣어 달여 먹어 설사시켜야 한다(『단계심법』). ○ 어혈로 아픈 데는 실소산(처방은 「부인문」에 있다), 소어음, 만령산 등을 쓴다.

소어음

어혈로 배가 아픈 것을 치료한다.

당귀 · 적작약 · 건지황 · 도인 · 홍화 · 소목 · 대황 각 한 돈, 감초 닷 푼.

위의 약들을 썰어 한 첩으로 하여 물에 달여 찌꺼기는 버리고 망초 한 돈을 넣어 따뜻하게 하여 먹는다(『고금의감』).

만령산

부인의 아랫배가 아프고 소변이 찔금거리면서 시원하지 않은 것을 치료하는데, 이는 혈血이나 기氣, 열熱 때문이다. 또는 정상 출산이나 유산 후에 어혈이 남아 있는 까닭이다.

당귀 한 냥, 건지황 엿 돈, 계심 · 봉출 각 닷 돈, 목향 서 돈.

위의 약들을 가루내어 빈속에 두 돈씩 뜨거운 술로 먹는다(『의방유취』).

---

38 『古今醫鑑』 卷十 「腹痛」 方 ‘消瘀飮’(앞의 책, 267쪽).

39 『醫方類聚』 第二百十八卷 婦人門十三(『의방유취』 제17분책, 106쪽).

食積腹痛

脈弦者, 食積痛, 宜溫散之〔丹心〕[40]. ○ 在上者, 多屬食, 食能作痛, 宜溫散之, 如乾薑炒蒼尤川芎白芷香附薑汁之類. 不可妄用峻利藥攻下. 盖食得寒則凝, 得熱則化, 更兼行氣快氣藥助之, 無不愈者〔丹心〕[41]. ○ 痛甚欲大便, 利後痛減者, 是食積也〔丹心〕[42]. ○ 食積痛, 平胃散 方見內傷 加山査神麯麥芽縮砂靑皮, 或加味二陳湯 方見痰飮 調之. 木香檳榔丸, 或利氣丸下之〔入門〕[43]. ○ 食物塡塞, 心胸作痛, 宜吐之, 用瓜蔕散 方見吐門, 薑鹽湯〔入門〕[44]. ○ 食積腹痛, 宜服丁香脾積丸〔丹心〕[45].

---

40 『丹溪心法』 卷四 腹痛七十二 附腹中窄狹 「絞腸痧」 「腹痛有寒」(앞의 책, 386쪽).

41 『丹溪心法』 卷四 腹痛七十二 附腹中窄狹 「絞腸痧」 「腹痛有寒」(앞의 책, 386쪽).

42 『丹溪心法』 卷四 腹痛七十二 附腹中窄狹 「絞腸痧」 (앞의 책, 386-387쪽).

43 『醫學入門』 外集 卷四 雜病分類 嘔吐 「胸滿」(같은 책, 391쪽). "消積, 尋常平胃散, 二陳湯加靑皮砂仁白豆蔲山査神麴調之."

44 『醫學入門』 外集 卷三 外感 類傷寒 「食積」(같은 책,

식적복통

맥이 현현(弦)한 것은 음식이 쌓여 아픈 것이니 따뜻하게 하여 풀어야 한다(『단계심법』). ○ 〔배의〕 위쪽이 아픈 것은 대개 음식 때문이다. 음식으로 아플 때는 건강(볶은 것), 창출, 천궁, 백지, 향부자, 생강즙과 같은 따뜻한 약으로 풀어주어야 한다. 강하게 설사시키는 약으로 함부로 쳐 내려서는 안 된다. 음식이란 차면 뭉치고 따뜻하면 풀리는데, 여기에 기를 고르게 하고 소통시키는 약을 겸해서 도와주면 낫지 않는 것이 없다(『단계심법』). ○ 배가 아프면 대변이 마렵다가 대변을 보고 나면 아픔이 가시는 것은 식적食積 때문이다(『단계심법』). ○ 식적통에는 평위산(처방은 「내상문」에 있다)에 산사 · 신곡 · 맥아 · 사인 · 청피를 더하여 쓰거나, 가미이진탕(처방은 「담음문」에 있다)으로 고르게 하여야 한다. 목향빈랑환이나 이기환으로 설사시킨다(『의학입문』). ○ 음식이 꽉 막아서 가슴이 아픈 데는 토하게 하여야 하는데 과체산(처방은 「토문」에 있다)이나 강염탕을 쓴다(『의학입문』). ○ 식적복통에는 정향비적환을 쓴다(『단계심법부여』).

267쪽). 원문과 들고남이 있다. '薑鹽湯'은 생강과
소금을 넣어 달인 물이다.
45 『丹溪心法附餘』 卷之十五 寒鬱門 「腹痛」 '丁香脾積
丸'(같은 책, 536쪽).

木香檳榔丸

治食積氣滯腹痛.

麥芽 七錢, 枳實 六錢, 白朮, 靑皮, 陳皮 各五錢, 厚朴 四錢,
木香, 檳榔 各三錢.

右爲末, 蒸餠和丸梧子大, 溫水下五七十丸〔正傳〕[46].

利氣丸

治食積酒毒, 幷一切氣滯, 大小便秘澁.

大黃 生, 黑牽牛 頭末 各二兩, 香附子 炒 一兩三錢, 黃柏 一兩,
木香, 檳榔, 枳殼, 靑皮, 陳皮, 蓬朮, 黃連 各三錢.

右爲末, 水丸梧子大, 淡薑湯, 呑下, 百丸〔醫鑑〕[47].

丁香脾積丸

治食積氣滯, 胸滿腹痛.

三棱, 蓬朮 各七錢, 靑皮 三錢半, 良薑 醋煮, 丁香, 木香, 巴豆
霜 各一錢七分, 皂莢 一片 燒灰, 百草霜 一匙.

右爲末, 糊丸麻子大, 白湯下二三十丸〔東垣〕[48].

46 『醫學正傳』 卷之四 「腹痛」 方法 ‘木香檳榔丸’(앞의
　　책, 216쪽).

47 『古今醫鑑』 卷六 「諸氣」 方 ‘利氣丸’(앞의 책, 145쪽).

48 『內外傷辨惑論』 卷下 「三棱消積丸」(앞의 책, 40쪽).
　　원문과 들고남이 많다.

목향빈랑환

음식이 쌓이거나 기氣가 체해서 배가 아픈 것을 치료한다.

맥아 일곱 돈, 지실 엿 돈, 백출 · 청피 · 진피 각 닷 돈, 후박 너 돈, 목향 · 빈랑 각 서 돈.

위의 약들을 가루내어 찐 떡으로 반죽하여 오자대의 알약을 만들어 쉰에서 일흔 알씩 따뜻한 물로 먹는다(『의학정전』).

이기환

음식이 쌓인 것과 술독 및 모든 기가 체하여 대변이 잘 나오지 않고 소변이 시원하지 않는 것을 치료한다.

대황(날것), 흑견우자(두말한 것) 각 두 냥, 향부자(볶은 것) 한 냥 서 돈, 황백 한 냥, 목향 · 빈랑 · 지각 · 청피 · 진피 · 봉출 · 황련 각 서 돈.

위의 약들을 가루내어 물로 반죽하여 오자대의 알약을 만들어 백 알씩 묽게 끓인 생강물로 먹는다(『고금의감』).

정향비적환

음식이 쌓이거나 기가 체해서 가슴이 그득하고 배가 아픈 것을 치료한다.

삼릉 · 봉출 각 일곱 돈, 청피 서 돈 반, 양강(식초에 삶은 것), 정향, 목향, 파두상 각 한 돈 일곱 푼, 조협(재가 되게 태운 것) 한 조각, 백초상 한 숟가락.

위의 약들을 가루내어 밀가루로 반죽하여 마자대의 알약을 만들어 스물에서 서른 알씩 끓인 물로 먹는다(『내외상변혹론』).

痰飮腹痛

凡腹痛脈滑者, 是痰, 宜導痰解鬱[丹心]. ○ 淸痰多作腹痛, 川芎蒼朮香附白芷爲末, 薑汁和湯, 點服[丹心]. ○ 痰痛者, 必小便不利, 又云, 痛則小便不利者, 痰也[丹心]. ○ 濕痰阻滯氣道而作痛, 宜芎朮散. 淸痰作痛, 胸腹有聲, 宜控涎丹 方見痰飮[入門]. ○ 或曰, 痰豈能作痛. 殊不知氣鬱則痰聚, 痰聚則碍氣道, 不得運行, 故作痛. 宜芎夏湯 方見痰飮, 四合湯.

芎朮散

治痰積腹痛.

川芎, 蒼朮, 香附, 白芷 各等分.

右爲末, 薑汁, 磨木香, 點熱湯, 調下二錢[入門].

四合湯

治痰積氣滯腹痛.

陳皮, 半夏 各一錢半, 厚朴, 枳殼, 赤茯苓, 紫蘇葉, 香附子, 鬱金 各七分, 甘草 五分.

右剉作一貼, 薑五片, 水煎服[醫鑑].

49 『丹溪心法』 卷四 腹痛七十二 附腹中窄狹 「絞腸痧」 '腹痛有寒'(앞의 책, 386쪽). 원문과 들고남이 있다.

50 『丹溪心法』 卷四 腹痛七十二 附腹中窄狹 「絞腸痧」 '腹痛有寒'(앞의 책, 386쪽).

51 『丹溪心法』 卷四 腹痛七十二 附腹中窄狹 「絞腸痧」 (앞의 책, 386-387쪽).

52 『醫學入門』 外集 卷四 雜病分類 寒類 「腹痛」(앞의 책, 363쪽). "濕痰溺澁火鳴腸. 濕痰阻滯氣道, 必小

담음복통

배가 아프면서 맥이 활滑한 것은 담 때문인데, 이때는 담을 〔제 길로〕 이끌어 내보내고 뭉친 것을 풀어주어야 한다(『단계심법』). ○ 묽은 담이 배를 아프게 하는 경우가 많은데 천궁 · 창출 · 향부자 · 백지를 가루내어 생강 달인 물에 타서 먹는다(『단계심법』). ○ 담으로 아프면 반드시 소변이 잘 나오지 않는다. 또 "배가 아프면 소변이 잘 나오지 않는 것은 담 때문이다"라고 하였다(『단계심법』). ○ 습담이 기氣의 길을 막아서 아픈 데는 궁출산을 쓴다. 묽은 담으로 가슴과 배에서 소리가 나면서 아픈 데는 공연단(처방은 「담음문」에 있다)을 쓴다(『의학입문』). ○ 어떤 사람이 "담이 어찌 아프게 할 수 있겠는가?" 하고 물었는데, 이는 기가 뭉치면 담이 모이고 담이 모이면 기의 길을 막아 기가 잘 돌지 못하여 아프게 되는 것을 모르는 탓이다. 이때는 궁하탕(처방은 「담음문」에 있다)이나 사합탕을 쓴다.

궁출산

담이 쌓여서 배가 아픈 것을 치료한다.

천궁 · 창출 · 향부자 · 백지 각 같은 양.

위의 약들을 가루내어 생강즙에 목향을 갈아 뜨거운 물에 넣고 그 물에 두 돈씩 타서 먹는다(『의학입문』).

사합탕

담이 쌓이고 기가 막혀서 배가 아픈 것을 치료한다.

진피 · 반하 각 한 돈 반, 후박 · 지각 · 적복령 · 자소엽 · 향부자 · 울금 각 일곱 푼, 감초 닷 푼.

위의 약들을 썰어 한 첩으로 하여 생강 다섯 쪽을 넣고 물에 달여 먹는다(『고금의감』).

便不利, 或二便俱不利, 宜芎朮散. 如淸滯胸腹作聲者, 控涎丹, 小胃丹."

53 『醫學入門』外集 卷六 雜病用藥賦 「腹痛」(앞의 책, 509쪽). "芎朮散, 治痰積作痛, 脈滑, 小便不利. 川芎

蒼朮香附白芷各等分, 爲末, 磨木香薑汁, 點熱湯調服."

54 『古今醫鑑』卷十 「腹痛」方 '四合飮'(같은 책, 267쪽). '水煎服'이 '生薑煎服'으로 되어 있다.

蟲腹痛

詳見虫門.

충복통

「충문」에 자세히 나와 있다.

腹痛有虛實

凡腹痛, 按之痛者爲實, 按之不痛爲虛〔醫鑑〕[55]. ○ 腹痛按之痛, 重按却不痛者, 此是氣痛, 乃虛寒證也. 若重按愈痛而堅者, 有積也〔資生〕[56]. ○ 腹痛時有積者, 按之痛愈甚, 無積者, 按之不痛〔易老〕[57]. ○ 凡腹痛大便利, 或用手重按之不痛者, 爲虛爲寒, 宜加味小建中湯 方見胸部 加桂, 理中湯 方見寒門 之類, 其或大便堅, 或用手按之痛甚, 手不可近者, 爲實爲熱, 宜大柴胡湯, 調胃承氣湯 並見寒門 之類〔入門〕. ○ 腎虛則胸中痛, 大腹小腹痛, 淸厥, 意不樂〔內經〕[58]. ○ 寒氣客於經脈之中, 與炅氣相薄則脈滿, 滿則痛而不可按也〔內經〕[59]. ○ 寒氣客於俠脊之脈, 則深按之不能及, 故按之無益也〔內經〕[60]. ○ 壯實與初病宜下, 宜備急丸 方見救急 之類, 虛弱與久病宜和, 宜建中湯 方見虛勞 之類〔入門〕[61].

---

55 『古今醫鑑』 卷十 腹痛 「病」 (같은 책, 266쪽).

56 『鍼灸資生經』 卷四 「腹滿」 (앞의 책, 361쪽).

57 『素問病機氣宜保命集』 卷中 「吐論第十七」 ‘木香白朮散’ (앞의 책, 456쪽).

58 『素問』 「藏氣法時論第二十二」.

59 『素問』 「擧痛論第三十九」.

60 『素問』 「擧痛論第三十九」.

61 ‘健中湯’은 「虛勞門」의 虛勞通治藥 중 ‘小健中湯’을 가리킨다.

배가 아픈 데는 허증과 실증이 있다

일반적으로 배가 아플 때 눌러서 아픈 것은 실증이고, 눌러서 아프지 않은 것은 허증이다(『고금의감』). ○ 배가 아플 때 누르면 아프고 더 세게 누르면 아픔이 사라지는 것은 기통氣痛인데, 허한증虛寒證이다. 만일 세게 누르면 더욱 아프면서 단단해지면 적積이 있는 것이다(『침구자생경』). ○ 배가 아플 때 적이 있으면 누르면 더 심해지고 적이 없으면 눌러도 아프지 않다(『소문병기기의보명집』). ○ 일반적으로 배가 아프고 설사기가 있거나 손으로 세게 눌러도 아프지 않은 것은 허한 것이거나 찬 것이므로 가미소건중탕(처방은 「흉문」에 있다)에 계지를 더 넣은 것이나, 이중탕(처방은 「한문」에 있다) 종류를 쓴다. 혹 〔배가 아프면서〕 대변이 단단하거나 손으로 세게 누르면 더 아파서 손을 댈 수가 없는 것은 실한 것이거나 열이 있는 것이니 대시호탕이나 조위승기탕(두 처방 모두 「한문」에 있다) 같은 것을 쓴다(입문). ○ 신腎이 허하면 가슴이 아프고 윗배와 아랫배가 아프며 사지가 싸늘해지고 마음이 편하지 않다(『내경』). ○ 찬 기운이 경맥 속으로 침범하여 열기와 서로 맞부딪치면 맥이 가득 차고, 맥이 가득 차면 아파서 누를 수가 없다(『내경』). ○ 찬 기운이 등골뼈를 끼고 지나가는 맥에 침범하면 〔병이〕 깊은 데 있기 때문에 〔배를〕 눌러도 닿지 않으므로 도움이 되지 않는다(『내경』). ○ 몸이 건장하거나 병이 초기일 때는 설사시켜야 하는데, 비급환(처방은 「구급문」에 있다) 같은 것을 쓴다. 허약하거나 병이 오래되었을 때는 화법和法을 써야 하는데, 건중탕(처방은 「허로문」에 있다) 같은 것을 쓴다(입문).

積冷腹痛

有一田夫, 醉飽露宿, 一枕天明. 自此脾疼攻刺, 百藥罔功. 淹淹數載, 後遇至人, 授以和劑抽刀散, 溫酒調下, 數服頓愈. 則知風露之根入胃. 良薑菖蒲爲能散其邪, 巴猫借氣, 爲能伐其根也, 故有如是之驗焉[62]〔直指〕.

和劑抽刀散

治積冷腹痛.

白薑 五兩, 入巴豆肉二錢二分半, 同炒黑, 去巴豆, 良薑 五兩 入斑猫二十五箇, 同炒黑, 去斑猫, 石菖蒲 五兩 不炒, 糯米 六兩 炒黃.

右爲末, 每二錢, 溫酒調下[63]〔直指〕.

62 『仁齋直指』卷二十二「脾疼方論」(앞의 책, 142쪽).
63 『仁齋直指』卷二十二「脾疼方論」(앞의 책, 143쪽).

냉기가 쌓여 배가 아픈 것

어떤 농부가 술을 취하게 배불리 먹고 한데서 하룻밤을 잤다. 그 뒤부터 배[脾]가 찌르듯이 아팠는데 모든 약이 아무 소용이 없었다. 그렇게 몇 년을 질질 끌다가 후에 지인至人을 만나 화제추도산을 받아 따뜻한 술에 타서 몇 번 먹으니 바로 나았다. 이것으로 바람과 이슬의 기운이 위胃에 들어갔음을 알았다. 양강과 석창포는 그 사기를 흩뜨릴 수 있고, 파두와 반묘의 기를 빌려다가 병의 원인을 없앨 수 있는 까닭에 이런 효험이 있을 수 있었던 것이다(『인재직지』).

화제추도산

냉기가 쌓여 배가 아픈 것을 치료한다.

건강 닷 냥(파두육 두 돈 두 푼 반을 넣고 함께 까맣게 볶은 다음 파두는 버린다), 양강 닷 냥(반묘 스물다섯 개를 함께 넣고 까맣게 볶은 다음 반묘는 버린다), 석창포 닷 냥(볶지 않는다), 찹쌀 엿 냥(누렇게 볶는다).

위의 약들을 가루내어 두 돈씩 따뜻한 술에 타서 먹는다(『인재직지』).

腹痛嘔泄

寒氣客於腸胃, 厥逆上出, 故痛而嘔也〔內經〕[64]. ○ 寒氣客於小腸, 小腸不得成聚, 故後泄腹痛矣〔內經〕[65]. ○ 太陰傳少陰, 腹痛甚者, 當變下利不止〔東垣〕[66]. ○ 腹痛作嘔, 欲利大便, 諸藥皆吐, 惟蘇感元 方見胸門, 用薑湯吞下, 最妙〔直指〕[67][68]. ○ 腹痛嘔泄, 宜理中湯, 治中湯 並見寒門. ○ 上熱下寒, 腹痛嘔吐, 宜黃連湯〔入門〕[69].

黃連湯

腹痛欲嘔吐者, 上熱下寒也. 以陽不得降, 而胸熱欲嘔, 陰不得升, 而下寒腹痛, 是升降失常也.

黃連 二錢, 人蔘 一錢半, 半夏 一錢二分, 乾薑, 桂枝 各一錢, 甘草 五分.

右剉作一貼, 入薑三片, 棗二枚, 水煎服〔河間〕.

---

64 『素問』 「擧痛論第三十九」.

65 『素問』 「擧痛論第三十九」.

66 『此事難知』 卷一 太陰證 「太陰證禁忌不可犯」(四庫本 600쪽. 四庫醫學叢書 『病機機宜保命集 外七種』, 上海古籍出版社, 1991年 所收).

67 이 처방은 「흉문」이 아니라 「대변문」에 있다.

68 『仁齋直指』 卷二十二 大便秘澁證治 「蘇感圓」(앞의 책, 316쪽).

69 『醫學入門』 外集 卷三 外感 傷寒雜病 「濕嘔」(앞의 책, 276쪽).

배가 아프면서 토하고 설사하는 것

찬 기운이 장腸과 위胃에 침범하여 치받으면 위로 올라 나오게 되므로 아프면서 토한다 (『내경』). ○ 한기가 소장에 침범하면 소장이 〔수곡을〕 모아주지 못하므로 설사하면서 배가 아프다(『내경』). ○ 태음에서 소음으로 전변되어 배가 심하게 아프면 계속 설사하게 된다 (동원). ○ 배가 아프면서 구역질을 하고 대변이 마렵고 모든 약을 다 토하는 데는 오직 소감원(처방은 「대변문」에 있다)을 생강 달인 물로 먹는 것이 가장 좋다(『인재직지』). ○ 배가 아프면서 토하고 설사하는 데는 이중탕이나 치중탕(두 처방 모두 「한문」에 있다)을 쓴다. ○ 위에는 열이 있고 아래는 차가워 배가 아프면서 구토하는 데는 황련탕을 쓴다(『의학입문』).

황련탕

배가 아프면서 토하려고 하는 것은 위에는 열이 있고 아래는 차기 때문이다. 양陽은 내려가지 못하여 가슴에 열이 있어 토하려고 하며, 음陰은 올라가지 못하여 아래가 차서 배가 아프게 되는데 이는 〔기의〕 오르내리는 기능이 제대로 작용하지 못하기 때문이다.

황련 두 돈, 인삼 한 돈 반, 반하 한 돈 두 푼, 건강·계지 각 한 돈, 감초 닷 푼.

위의 약들을 썰어 한 첩으로 하여 생강 세 쪽, 대추 두 개를 넣고 물에 달여 먹는다(하간).

腹中窄狹

乃濕痰濁氣, 攻於心脾二藏, 升降失常, 以致自覺腹中窄狹. ○ 肥人乃濕痰流灌藏府, 宜二陳湯, 加蒼朮, 香附. ○ 瘦人乃濕熱熏蒸藏府, 宜二陳湯加黃連, 蒼朮. ○ 神昏性躁, 心神不斂者, 二陳湯加遠志, 麥門冬, 酸棗仁, 血氣虛者, 宜以六君子湯 方見痰飮 加芎歸, 養血流濕, 自然平復〔入門〕[70]. ○ 腹中窄狹, 須用蒼朮〔丹心〕[71].

70 『醫學入門』 外集 卷四 雜病分類 寒類 腹痛 「腹中窄狹」(앞의 책, 364쪽). "性偏躁, 無非痰火善爲殃. 腹中自覺窄狹, 神昏性躁, 乃濕痰濁氣攻於心脾, 以致升降失常, 肥人多濕痰, 宜二陳湯加蒼朮燥濕, 香附行氣, 瘦人多火, 宜二陳湯加黃連清熱, 蒼朮流濕, 心神不斂者, 俱加遠志麥門冬酸棗仁. 血氣虛者, 六君子湯加芎歸養血流濕, 自然平復."

71 『丹溪心法』 卷四 腹痛七十二 附腹中窄狹 「絞腸痧」 '附方'(앞의 책, 388쪽).

뱃속이 좁아진 것

습담濕痰의 탁한 기가 심心과 비脾 두 장을 공격하면 〔기의〕 오르내리는 기능이 제대로 작용하지 못해서 뱃속이 좁아지는 느낌이 들게 된다. ○ 뚱뚱한 사람은 습담이 장부로 흘러 들어가므로 이진탕에 창출과 향부자를 더 넣어 쓴다. ○ 마른 사람은 습과 열이 장부를 훈증하므로 이진탕에 황련과 창출을 더 넣어 쓴다. ○ 정신이 어지럽고 성미가 급하며 마음이 안정되지 않는 사람은 이진탕에 원지·맥문동·산조인을 더 넣어 쓰고, 혈기가 허한 사람은 육군자탕(처방은 「담음문」에 있다)에 천궁과 당귀를 더 넣어 쓰면 혈을 북돋우고 습을 흘려보내서 저절로 회복된다(『의학입문』). ○ 뱃속이 좁아지면 창출을 꼭 쓴다(『단계심법』).

腹皮麻痺或痛

腹皮麻痺不仁, 多煮葱白吃之, 自愈〔綱目〕[72]. ○ 肚皮痛者, 由腎虛, 不能行水, 加之酒麵無度, 酒與水, 交聚於腹中, 而麵毒復纏滯其氣, 是以水滲於肚皮, 而作痛矣. 以錢氏宣風散 方見小兒, 用蜜水煎嚥下, 神保元 方見氣門. 竢其大便流利後, 以靑木香元 方見氣門[73] 一分, 安腎元 方見虛勞[74] 倍之, 用二陳湯煎水, 空心嚥下, 脾腎氣復, 自然向安〔直指〕[75].

72 『醫學綱目』卷之二十五 脾胃部 「奇病」(앞의 책, 582쪽).

73 이 처방은 「기문」이 아니라 「전음문」에 있다.

74 「虛勞門」에 '安腎元'은 없고 三味安神丸, 九味安神丸, 小安神丸의 세 종류가 있다.

75 『仁齋直指』卷二 證治提綱 「肚皮痛」(앞의 책, 41쪽).

뱃가죽이 마비되거나 아픈 것

뱃가죽이 마비되고 감각이 둔해지는 데는 대개 파뿌리를 끓여 먹으면 저절로 낫는다(『의학강목』). ○ 뱃가죽이 아픈 것은 신허하여 수水를 잘 돌리지 못하는데다 술과 밀가루 음식을 함부로 먹어서 술과 수가 뱃속에 몰리고, 밀가루의 독이 그 몰린 기운을 다시 감싸기 때문에 수가 뱃가죽으로 스며 나와서 아프게 되는 것이다. 전씨선풍산(처방은 「소아문」에 있다)을 달인 꿀물로 넘기거나 신보원(처방은 「기문」에 있다)을 쓴다. 대변이 다 나온 후에는 청목향원(처방은 「전음문」에 있다)과 안신원(처방은 「허로문」에 있다)을 1대 2로 하여 빈속에 이진탕 달인 물로 넘기면 비신脾腎의 기가 회복되어 저절로 낫게 된다(『인재직지』).

腹中鳴

腹中鳴者, 病本於胃也〔內經〕[76]. ○ 脾氣虛, 則腹滿腸鳴〔內經〕[77]. ○ 中氣不足, 腸爲之苦鳴〔靈樞〕[79]. ○ 腹中水鳴, 乃火擊動其水也, 二陳湯 方見痰飮 加芩連梔子〔丹心〕[80]. ○ 腸鳴者, 火欲升, 水欲降, 相擊而鳴〔丹心〕. ○ 亦有藏寒有水而鳴者, 宜五積散 方見寒門, 或理中湯 方見寒門 加吳茱萸赤茯苓〔丹心〕.

---

76 『素問』「評熱病論第三十三」.

77 '滿'은 『鍼灸甲乙經』, 『諸病源候論』, 『雲笈七籤』 등에 모두 '脹'으로 되어 있는데, 이것이 옳다. '滿'은 實이 많고 '脹'은 '虛'가 많은 것인데, 여기에서는 脾氣가 虛하여 병이 생긴 것이므로 '脹'이 부합된다 (『精校對譯 東醫寶鑑』 外形篇, 375쪽 주70).

78 『素問』「藏氣法時論篇第二十二」.

79 『靈樞』「口問第二十八」.

80 『醫學綱目』 卷之二十二 腹痛 「腸鳴」(같은 책, 479쪽). '丹', 곧 주진형의 글을 인용하였다.

뱃속에서 소리가 나는 것

뱃속에서 소리가 나는 것은 병의 근원이 위胃에 있다(『내경』). ○ 비기脾氣가 허하면 배가 그득하고 장이 꾸르륵거린다(『내경』). ○ 중기中氣가 부족하면 장이 심하게 꾸르트거린다(『영추』). ○ 뱃속에서 물소리가 나는 것은 화火가 수水를 치기 때문인데, 이진탕(처방은 「담음문」에 있다)에 황금·황련·치자를 더 넣어 쓴다(단심). ○ 장이 꾸르륵거리는 것은 올라가려는 화와 내려가려는 수가 서로 부딪쳐 소리가 나는 것이다(단심). ○ 장이 차고 수가 있어서 꾸르륵거리는 데는 오적산(처방은 「한문」에 있다)이나 이중탕(처방은 「한문」에 있다)에 오수유와 적복령을 더하여 쓴다(단심).

涌水證

內經曰, 肺移寒於腎, 爲涌水, 涌水者, 按之腹不堅. 水氣客於大腸, 疾行則鳴, 濯濯如囊裏漿, 水之病也. 宜葶藶丸[81][宣明][82].

葶藶丸

治涌水病.

葶藶子 隔紙炒, 澤瀉, 椒目, 桑白皮, 杏仁, 猪苓 各五錢.

右爲末, 蜜丸梧子大, 葱白湯下, 三五十丸[河間][83].

---

81 『素門』「氣厥論第三十七」.
82 『黃帝素問宣明論方』卷一 「涌水證」(앞의 책, 210 쪽). 원문과 들고남이 있다.
83 『黃帝素問宣明論方』卷一 「涌水證」(앞의 책, 210 쪽).

용수증

『내경』에서는 "폐肺가 한기寒氣를 신腎으로 옮기면 용수증涌水證이 된다"고 하였는데, '용수'는 눌러도 배가 딴딴하지 않다. 수기水氣가 대장에 머물러 있어서 빨리 걸으면 소리가 나는 것이 마치 주머니 속에 미음을 넣은 것처럼 꾸르륵거리는데, 이는 수水의 병이다. 정력환을 쓴다(『황제소문선명론방』).

정력환

용수증을 치료한다.

정력자(종이를 깔고 볶은 것), 택사, 촉목, 상백피, 행인, 저령 각 닷 돈.

위의 약들을 가루내어 꿀로 반죽하여 오자대의 알약을 만들어 서른에서 쉰 알씩 파뿌리 달인 물로 먹는다(『황제소문선명론방』).

腹痛諸證

疝氣腹痛, 痢疾腹痛, 積聚腹痛, 霍亂腹痛, 腸癰腹痛, 並見諸
門〔入門〕.

복통의 여러 증상

산기복통, 이질복통, 적취복통, 곽란복통, 장옹복통은 각각 해당하는 문에 있다(입문).

腹痛宜通利

凡腹痛, 大抵宜通, 塞則爲痛. 凡痛甚, 須通利藏府乃愈. 隨冷熱, 用巴豆大黃牽牛, 最爲要法〔得效〕[84]. ○ 初得時, 元氣未虛, 必推蕩之, 此通因通用之法也〔丹心〕[85]. ○ 實痛, 宜辛寒推蕩, 經曰, 通因通用, 又曰, 痛隨利減, 是也〔入門〕[87]. ○ 宜用備急丸 方見救急, 利氣丸 方見上.

84 『世醫得效方』卷第三 大方脈雜醫科 腹痛「通治」(앞의 책, 52쪽).

85 『丹溪心法』卷四 腹痛七十二 附腹中窄狹 絞腸痧「腹痛有寒」(앞의 책, 386쪽).

86 『素問』「至眞要大論第七十四」.

87 『醫學入門』外集 卷五 雜病分類 寒類 腹痛「初起虛溫」(앞의 책, 364쪽).

복통에는 설사시켜야 한다

일반적으로 배가 아픈 데는 통하게 하여야 하는데, 막히면 아프게 된다. 일반적으로 아픔이 심할 때는 설사시켜야 하는데, 그러면 장부臟腑가 곧 낫는다. 다만 차고 더운 것에 따라 파두·대황·견우자를 쓰는 것이 가장 중요한 방법이다(『세의득효방』). ○ 처음 아플 때는 아직 원기가 허하지 않으므로 반드시 씻어 내려야 하는데, 이는 설사하는 증상에 설사시키는 방법〔반치법〕이다(『단계심법』). ○ 실증으로 아픈 데는 맵고 찬약으로 씻어 내는데, 『내경』에서 "설사하는 데는 설사시켜야 한다"고 하였고, 또 "아픔은 설사시키면 줄어든다"고 하였는데 바로 이 뜻이다(『의학입문』). ○ 비급환(처방은 「구급문」에 있다)이나 이기환(처방은 앞에 있다)을 쓴다.

腹痛通治

凡腹痛, 必用溫散, 此是鬱結不行, 阻氣不運, 故痛也〔丹心〕. ○ 凡腹痛, 多屬血澁, 通用芍藥甘草湯. 治四時腹痛, 脈弦傷氣加黃芩, 脈洪傷金倍芍藥, 脈緩傷水加桂枝, 脈澁傷血加當歸, 脈遲傷火加乾薑, 臍下痛加熟地黃〔入門〕. ○ 雜病腹痛, 通用四物苦練湯, 酒煮當歸丸 方見胞門, 開鬱導氣湯.

芍藥甘草湯

白芍藥 四錢, 甘草 灸 二錢.

右剉作一貼, 水煎服. ○ 稼穡作甘. 甘者, 己也. 曲直作酸. 酸者, 甲也. 甲己化土, 此仲景妙法也. 酸以收之, 甘以緩之〔東垣〕.

---

88 『丹溪心法』卷四 腹痛七十二 附腹中窄狹「絞腸痧」
　　'腹痛有寒'(앞의 책, 386쪽).

89 『醫學入門』外集 卷四 雜病分類 寒類 腹痛「瘀血痛」
　　(앞의 책, 363쪽). "凡痛, 多屬血澁, 通用芍藥甘草湯
　　爲主, 惡寒而痛屬脾腎, 加肉桂, 惡熱而痛, 屬脾胃,

加黃芩. 脈緩傷水, 加桂枝, 脈澁傷血, 加當歸, 脈遲
傷寒, 加乾薑, 臍下痛, 加熟地. 惟氣分諸痛, 不宜芍
藥, 酸收, 宜木香檳榔靑皮陳皮香附, 辛散之."

90 '稼穡'은 곡식을 심고 거두는 것, 농사일을 말하며
　　五行에서는 곡식을 뜻한다.

복통을 두루 치료하는 법

일반적으로 배가 아픈 데는 반드시 따뜻한 약으로 풀어야 하는데, 이는 뭉치고 막혀서 기가 잘 돌지 못하기 때문에 아픈 것이다(『단계심법』). ○ 일반적으로 배가 아픈 것은 대개 혈血이 매끄럽게 돌지 못하는 것이므로 작약감초탕을 두루 쓴다. 사계절 복통에 맥이 현弦하고 기氣를 상한 데는 황금을 더 넣고, 맥이 홍洪하고 금金을 상한 데는 작약을 두 배로 넣고, 맥이 완緩하고 수水를 상한 데는 계지를 더 넣고, 맥이 색濇하고 혈을 상한 데는 당귀를 더 넣고, 맥이 지遲하고 화火를 상한 데는 건강을 더 넣고, 배꼽 아래가 아프면 숙지황을 더 넣는다(『의학입문』). ○ 잡병으로 배가 아픈 데는 사물고련탕, 주자당귀환(처방은 「포문」에 있다), 개울도기탕을 두루 쓴다.

작약감초탕

백작약 너 돈, 감초(구운 것) 두 돈.

위의 약들을 썰어 한 첩으로 하여 물에 달여 먹는다. ○ 가색稼穡은 단맛을 만들고, 단맛은 '기己'에 속한다. 곡직曲直은 신맛을 만들고, 신맛은 '갑甲'에 속한다. '갑'과 '기'는 합하여 '토土'가 되는데 이는 장기의 오묘한 방법이다. 〔갑기탕의〕 신맛으로 수렴시키고, 단맛으로 완화한다(『비위론』).

---

91 '曲直'은 『書經』「洪範」에 나오는 말로, 굽기도 하
고 곧게 펴지기도 하는 木의 성질을 말한다.
92 『脾胃論』卷上「脾胃盛衰論」(앞의 책, 62쪽).

四物苦練湯

通治腹痛, 亦治臍下冷痛.

四物湯 方見血門 加玄胡索, 苦練子 各一錢.

右水煎服〔丹心〕[93].

開鬱導氣湯

治諸般腹痛, 一服立止.

蒼朮, 香附 便炒, 白芷, 川芎, 赤茯苓, 滑石, 梔子 炒, 神麴 炒

各一錢, 乾薑 炮, 陳皮 各五分, 甘草 灸 三分.

右剉作一貼, 水煎服〔醫鑑〕[94].

93 『丹溪心法』 卷五 「婦人八十八」 ‘四物湯’(앞의 책, 431-432쪽).

94 『古今醫鑑』 卷十 「腹痛」 方 ‘開鬱導氣湯’(앞의 책, 266쪽).

사물고련탕

배가 아픈 것을 두루 치료하고, 또 배꼽 아래가 차가우면서 아픈 것을 치료한다.

사물탕(처방은 「혈문」에 있다), 현호색, 고련자 각 한 돈.

위의 약들을 물에 달여 먹는다(『단계심법』).

개울도기탕

여러 가지 배가 아픈 것을 치료하는데, 한 번만 먹어도 바로 낫는다.

창출, 향부자(동변에 축여 볶은 것), 백지, 천궁, 적복령, 활석, 치자(볶은 것), 신곡(볶은 것) 각 한 돈, 건강(싸서 구운 것), 진피 각 닷 푼, 감초(구운 것) 서 푼.

위의 약들을 썰어 한 첩으로 하여 물에 달여 먹는다(『고금의감』).

腹痛凶證

太陰連小腹痛甚, 自利不止者, 難治〔入門〕[95]. ○ 鼻頭色靑, 腹中痛, 舌冷者, 死〔靈樞〕[96]. ○ 臍下忽大痛, 人中黑色者, 多死〔丹心〕[97].

95 『醫學入門』外集 卷三 外感 傷寒雜病 「腹痛」(앞의 책, 280쪽).
96 『金匱要略方論』「臟腑經絡先後病脈證第一」. 『醫學綱目』卷之二 陰陽臟腑部 「診法通論」(앞의 책, 25쪽). '仲', 곧 장기의 글을 인용하였다.
97 『丹溪心法』腹痛七十二 附腹中窄狹 「絞腸痧」 '附錄'(앞의 책, 387쪽).

복통의 흉증

태음병으로 윗배에서 아랫배까지 심하게 아프면서 설사가 멈추지 않으면 치료하기 어렵다(『의학입문』). ○ 코끝이 푸르면서 배가 아프고 혀가 차면 죽는다(영추). ○ 배꼽 아래가 갑자기 심하게 아프고 인중이 검으면 대부분 죽는다(『단계심법』).

單方

凡十四種.

鹽

腹脹痛痞悶欲死, 極鹹鹽湯, 頓服一二椀, 吐下, 卽定〔本草〕[98].

竈中熱灰

治心腹冷痛.

和醋熨之, 冷則易〔本草〕[99].

磁石

鐵氣入腹作痛, 以磁石杵爲末, 鋪簟[100]席, 睡其上, 再以磁石煎湯, 調小調氣散, 服之效[101].

芍藥

治腹中疞痛.

以此爲君, 甘草爲佐, 煎服之. ○ 能治血虛腹痛, 氣分諸痛, 不宜用也〔丹心〕[102].

---

98 『證類本草』 卷四 玉石部中品總八十七種 「食鹽」(政和本 85쪽, 四庫本 139쪽). 원문에는 '梅師方'을 인용하여 "治心服脹堅, 痛悶不安, 雖未吐下欲死, 以鹽五合水一升煎令消, 頓服, 自吐下食出卽定, 不吐更服"이라고 하였다.

99 『證類本草』 卷五 玉石部下品總九十三種 「鍛竈灰」(政和本 112쪽, 四庫本 200쪽).

100 '簟', 삿자리 점. 멍석, 대자리.

단방

모두 열네 가지이다.

소금

배가 그득하게 아프면서 가슴이 답답하여 죽을 것만 같을 때 아주 진하게 끓인 소금물 한 두 사발을 한 번에 마시고 토하면 진정된다(『증류본초』).

조중열회(아궁이 속의 뜨거운 재)

가슴과 배가 차가워서 아픈 것을 치료한다.
식초에 개어 찜질하는데, 식으면 갈아준다(『증류본초』).

자석

쇠의 기운이 뱃속으로 들어가 아픈 데는 자석을 절구로 찧어 가루내어 멍석에 깔아 그 위에서 자고 또 자석을 달인 물에 소조기산을 타서 먹으면 좋다.

작약

뱃속이 아픈 것을 치료한다.
작약을 군약으로 하고, 감초를 좌약으로 하여 달여 먹는다. ○ 혈이 허하여 배가 아픈 것을 치료하는데, 기 때문에 아픈 데는 써서는 안 된다(『단계심법』).

---

101 『證類本草』 卷四 玉石部中品總八十七種 「磁石」(政
　　和本 90쪽, 四庫本 148쪽). 원문과 들고남이 있다.
102 『丹溪心法』 腹痛七十二 附腹中窄狹 「絞腸痧」 '附
　　錄'(앞의 책, 387쪽).

乾薑

治脾冷腹痛嘔吐.

炒薑 三錢, 甘草 灸 半錢.

右剉, 棗一枚, 同煎服, 或爲末, 和飲服〔直指〕[103].

艾葉

心腹惡氣作痛.

擣取汁飲之, 乾則濃煎, 服之〔本草〕[104].

桔梗

主腹中滿痛.

剉取濃煎, 服之〔本草〕[105].

丁香

止腹中冷痛.

剉取水煎服, 或爲末, 點湯服〔本草〕[106].

吳茱萸

主腹痛不可忍.

水煎服之〔本草〕[107].

103 『仁齋直指』卷六「乾薑甘草湯」(앞의 책, 144쪽).
　　 "治脾中冷痛, 嘔吐不食. 川白薑甘草, 右剉散, 每服
　　 二錢, 大棗一枚, 同煎, 食前溫服, 微炒一兩灸二錢."
104 『證類本草』卷九 草部中品之下總七十八種「艾葉」

(政和本 195쪽, 四庫本 401쪽). 원문과 들고남이
있다.
105 『證類本草』卷十 草部下品之上總六十二種「桔梗」
(政和本 227쪽, 四庫本 480쪽). 원문과 들고남이

건강

비脾가 차서 배가 아프거나 구토하는 것을 치료한다.

건강(볶은 것) 서 돈, 감초(구운 것) 반 돈.

위의 약들을 썰어 대추 한 개와 함께 달여 먹는다. 또는 가루내어 미음에 타서 먹는다(『인재직지』).

애엽(약쑥)

가슴과 배가 나쁜 기운 때문에 아픈 것을 치료한다.

애엽을 찧어서 즙을 먹는데, 마른 것은 진하게 달여 먹는다(『증류본초』).

길경(도라지)

뱃속이 그득하고 아픈 것을 주치한다.

길경을 썰어서 진하게 달여 먹는다(『증류본초』).

정향

뱃속이 차서 아픈 것을 멎게 한다.

정향을 썰어서 물에 달여 먹거나, 가루내어 끓인 물에 타서 먹는다(『증류본초』).

오수유

참을 수 없이 배가 아픈 것을 주치한다.

물에 달여 먹는다(『증류본초』).

있다.

106 『證類本草』卷十二 木部上品總七十二種 「丁香」(政和本 285쪽, 四庫本 613-614쪽). 원문과 들고남이 많다.

107 『證類本草』卷十三 木部中品總九十二種 「吳茱萸」(政和本 296쪽, 四庫本 637쪽). 원문과 들고남이 있다.

厚朴

主腹痛脹滿雷鳴.

薑製水煎服, 或爲末, 薑湯點服〔本草〕[108].

桂皮

治腹內冷痛不可忍.

煎服末服, 並良. 秋冬腹痛, 非桂不能止〔湯液〕[109].

川椒

主腹內冷痛.

取四十九粒, 漿水浸一宿, 令口合空心, 以井水呑下〔本草〕[110].

葱白

主腹冷痛.

濃煎湯飮之, 又細切, 和鹽炒, 熱熨之, 良〔俗方〕.

狗肉

治脾胃冷弱, 腹中刺痛.

肥狗肉半斤, 以椒薑鹽醬[111], 煮粥喫, 良〔本草〕[112].

---

108 『證類本草』卷十三 木部中品總九十二種「厚朴」(政
和本 302쪽, 四庫本 652쪽). 원문과 들고남이 있다.

109 『湯液本草』卷下「桂」(앞의 책, 241쪽).

110 『證類本草』卷十四 木部下品總九十九種「蜀椒」
(政和本 317쪽, 四庫本 688쪽). 원문과 들고남이
많다.

111 '鹽醬'은 중국에서 밀가루 등으로 만든 된장류를
말한다. 우리나라에서는 소금과 간장 또는 음식에

후박

배가 아프면서 불러 오르고 심하게 꾸르륵거리는 것을 주치한다.

생강에 법제하여 물에 달여 먹거나, 가루내어 생강 달인 물에 타서 먹는다(『증류본초』).

계피

뱃속이 차가워서 참을 수 없이 아픈 것을 치료한다.

계피를 달여 먹거나, 가루내어 먹어도 다 좋다. 가을과 겨울에 배가 아픈 데는 계피가 아니면 멎지 않는다(『탕액본초』).

천초(초피나무 열매)

뱃속이 차서 아픈 것을 주치한다.

천초 마흔아홉 알을 좁쌀죽 웃물에 하룻밤 재워서 입에 물고 있다가 빈속에 우물물르 넘긴다(『증류본초』).

총백(파흰밑)

배가 차서 아픈 것을 주치한다.

총백을 진하게 달여 먹거나 또는 잘게 썰어서 소금에 버무려 볶아서 뜨겁게 찜질하면 좋다(『속방』).

구육(개고기)

비위脾胃가 차고 약하여 배가 쑤시듯이 아픈 것을 치료한다.

살찐 개의 고기 반 근을 후추·생강·염장을 넣고 삶아 죽을 쑤어 먹으면 좋다(『증류본초』).

간을 맞추는 양념을 통틀어 말한다.
112 『證類本草』卷十七 獸部中品總一十七種 「狗陰莖」
  (政和本 358쪽, 四庫本 776쪽).

鍼灸法

腹痛, 取內關, 支溝, 照海, 巨闕, 足三里〔綱目〕[113]. ○ 臍腹痛, 取陰陵泉, 太衝, 足三里, 支溝, 中脘, 關元, 天樞, 公孫, 三陰交, 陰谷. ○ 腹中切痛, 取公孫〔靈樞〕[114]. ○ 臍中痛溏泄, 灸神闕, 卽效. ○ 積痛, 取氣海, 中脘, 隱白〔綱目〕[115]. ○ 臍腹痛甚, 灸獨陰, 神效〔得效〕[117].

---

113 『醫學綱目』卷之二十二 脾胃部「腹痛」(앞의 책, 476쪽). '玉'을 인용하였다.

114 『靈樞』「經脈第十」.

115 『醫學綱目』卷之二十二 脾胃部「腹痛」'攝'(앞의 책, 476쪽).

116 '獨陰'은 둘째발가락 발바닥 쪽 첫째 횡문 정중앙 부위에 있는 혈자리이다.

117 『世醫得效方』卷第三 大方脈雜醫科 諸氣 通治「灸法」(앞의 책, 46쪽).

침구법

　배가 아픈 데는 내관, 지구, 조해, 거궐, 족삼리에 침을 놓는다(『의학강목』).　○ 제복통에는 음릉천, 태충, 족삼리, 지구, 중완, 관원, 천추, 공손, 삼음교, 음곡에 놓는다.　○ 뱃속이 끊어질 듯이 아픈 데는 공손에 놓는다(『영추』).　○ 배꼽 부위가 아프면서 묽은 설사를 할 때 신궐에 뜸을 뜨면 바로 낫는다.　○〔음식이〕쌓여 아픈 데는 기해, 중완, 은백에 놓는다(『의학강목』).　○ 배꼽 부위가 심하게 아플 때는 독음에 뜸을 뜨면 매우 잘 낫는다(『세의득효방』).

臍

배꼽

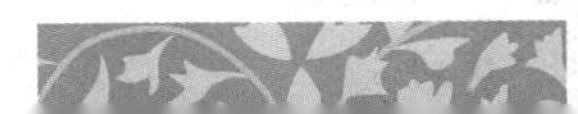

臍居一身之中

臍者, 齊也, 言其上下齊也. 身之半正, 謂臍中也. 當伸臂指天, 舒足至地, 以繩量之, 則中正當臍. 天樞之穴, 正當臍兩傍各二寸, 是爲身半也[內經][1].

1 이 구절은 『素問』 「至眞要大論篇第七十四」의 "氣之
上下, 何謂也. 岐伯曰, 身半以上, 其氣三矣, 天之分也,
天氣主之. 身半以下, 其氣三矣, 地之分也, 地氣主之.
以名命氣, 以氣命處, 而言其病. 半, 所謂天樞也"에 대

한 王冰의 注이다. "身之半正, 謂齊中也. 或以腰爲身
半, 是以居中爲義, 過天中也. 中原之人悉如此矣. 當
伸臂指天, 舒足指地, 以繩量之, 中正當齊也. 故又曰,
半所謂天樞也. 天樞, 正當齊兩傍同身寸之二寸也."

배꼽은 몸 한가운데 있다

'제臍' 자는 '같다〔齊〕'는 뜻이며, 배꼽의 아래쪽과 위쪽〔의 길이〕가 같음을 말하는 것이다. 몸의 중간이 바로 배꼽이다. 팔을 쭉 펴서 하늘을 향하고 다리를 쭉 펴서 땅에 대고 줄로 재보면 중심이 바로 배꼽이 된다. 천추혈은 바로 배꼽 양쪽으로 두 치 거리에 있는데, 몸의 중간이 된다(내경).

臍下有丹田

下丹田在臍下三寸，方圓四寸．着於脊梁兩腎之間，左靑右白，上赤下黑，中央黃色．名曰大海，貯其精血〔正理〕．○十二經脈，皆係於生氣之源，所謂生氣之源者，謂腎間動氣，卽下丹田也．此五藏六府之本，十二經脈之根，呼吸之門，三焦之源也〔難經〕．

---

2 「胞門」에서는 上과 中央의 색이 바뀌어 上黃과 中央 赤으로 되어 있다.

3 『鍼灸資生經』卷第一「腹部中行十五穴」'關元'(앞의 책, 263쪽).

4 『難經』「第八難」.

배꼽 아래에는 단전이 있다

하단전下丹田은 배꼽 아래 세 치 거리에 있고, 둘레는 네 치이다. 두 신장 사이의 척추에 붙어 있으며, 왼쪽은 푸르고 오른쪽은 희며 윗쪽은 붉고 아래쪽은 검으며 가운데는 누렇다. 이것을 '대해大海'라고 하는데, 정精과 혈血을 저장한다(정리). ○ 십이경맥은 모두 기가 생기는 근원〔生氣之源〕'에 이어져 있다. '기가 생기는 근원'이라는 것은 신장 사이에서 움직이는 기운〔腎間動氣〕을 말하며, 이것이 바로 하단전이다. 이것은 오장육부의 근본이며 십이경맥의 뿌리이며 호흡의 출입문이며 삼초三焦의 근원이다(『난경』).

煉臍延壽

宜長生延壽丹, 小接命熏臍秘方, 接命丹, 灸臍得延年.

長生延壽丹

夫人之臍也, 受生之初, 父精母血, 相受凝結, 以成胞胎, 在母腹中, 母呼兒呼, 母吸兒吸, 是一身臍帶, 如花果在枝, 而通蔕也. 旣生之後, 從口呼吸, 臍門自閉. 旣長之後, 外耗精神, 內傷生冷, 眞氣不得條暢. 所以蒸臍固蔕, 如水灌土培草木, 自茂壯也. 人常依法熏蒸, 則榮衛調和, 安魂定魄, 寒暑不侵, 身體輕健, 其中有神妙也.

人蔘, 附子, 胡椒 各七錢, 夜明砂, 沒藥, 虎骨, 蛇骨, 龍骨, 五靈脂, 白附子, 朱砂, 麝香 各五錢, 靑鹽, 茴香 各四錢, 丁香, 雄黃, 乳香, 木香 各三錢.

배꼽을 단련하여 수명을 늘린다

장생연수단, 소접명훈제비방, 접명단을 쓰거나 배꼽에 뜸을 떠서 수명을 늘릴 수 있다.

장생연수단

무릇 사람의 배꼽은 처음 생명이 생길 때 아버지의 정精과 어머니의 혈血을 받아 이것이 서로 엉키어 태아가 되는데, 어머니 뱃속에 있을 때 어머니가 숨을 내쉬면 태아도 내쉬고 어머니가 들이쉬면 태아도 들이쉰다. 이것은 몸의 탯줄이 마치 꽃과 과일이 가지에 달려서 꼭지로 통하는 것과 같다. 태어난 후에는 입으로 숨을 쉬고 배꼽의 문은 저절로 닫힌다. 다 자란 후에는 밖으로 정과 신神을 소모하고 안으로 날것과 찬 것에 상하여 진기가 활짝 펴지지 못하게 된다. 그러므로 배꼽을 훈증해서 꼭지를 단단하게 하는 것은 마치 물을 주고 흙을 북돋우면 나무가 저절로 무성하게 자라는 것과 같다. 평소에 이 방법대로 훈증하면 영위榮衛가 고르게 되고 혼과 백魄이 안정되어서 추위와 더위가 침범하지 못하며 몸이 가볍고 건강하게 되니 여기에 신묘함이 있는 것이다.

인삼 · 부자 · 호초 각 일곱 돈, 야명사 · 몰약 · 호골 · 사골 · 용골 · 오령지 · 백부자 · 주사 · 사향 각 닷 돈, 청염 · 회향 각 너 돈, 정향 · 웅황 · 유향 · 목향 각 서 돈.

右爲末, 另用白麪, 作條圈於臍上. 將前藥一料, 分爲三分, 內取一分, 先塡麝香末五分入臍孔內, 乃將一分藥入麪圈內, 按藥令緊, 中插數孔, 外用槐皮一片, 盖於藥上, 以艾火灸之無時, 損則易壯. 其熱氣透身, 患人必倦沈如醉, 灸至五六十壯, 遍身大汗. 苟不汗, 則病未除, 再於三五日後, 又灸至汗出爲度, 愼風寒, 戒生冷油膩, 保養一月, 百病皆除, 益壽延年. 婦人腹冷無子, 尤宜此灸, 去麝香加小腦一錢〔入門〕.

---

5 『醫學入門』에는 ‘小腦’가 ‘韶腦’로 되어 있다. 韶腦
  는 樟腦의 異名이다.
6 『醫學入門』內集 卷一 鍼灸 附「煉臍法」(앞의 책,
  123-124쪽). “夫人之臍也, 受生之初, 父精母血相受,
  凝結胞胎混沌, 從太極未分之時, 一氣分得二穴. 穴中
  如産四穴, 外通二腎, 內長赤白二脈. 四穴之中, 分爲
  表裏, 在母腹中, 母呼兒呼, 母吸兒吸, 是一身臍蔕, 如
  花菓在枝而通蔕也. 一月一周, 眞氣漸足, 旣産胎衣未
  脫, 臍帶且緩斷, 徜臍門未閉, 惑風傷寒, 卽損嬰兒眞
  氣. 逡以艾火薰蒸數次, 則眞氣無患矣. 三七臍門自閉,
  惟覺日深, 於是陽盛年長, 汨於五味, 溺於五音, 探於
  五氣, 外耗精神, 內傷生冷, 而眞氣不得條暢, 所以立
  法蒸臍固蔕, 如水灌土培草木, 根本自壯茂也. 人常依
法薰蒸, 則榮衛調和, 安魂定魄, 寒暑不侵, 身體可健,
其中有神妙也. 夫肺爲五臟之華蓋, 聲音所從生者, 皮
毛之而滋潤, 腎水由之而生養. 腠理不密, 外感內傷乘
之, 令人咳嗽. 外感發散, 內傷滋潤, 又有鬱結則當解
之. 或傷辛燥之藥, 或未發散而遂使鬱遏之劑, 則氣不
散而滯於肺中, 多生粘痰而作喘急咳嗽. 或傷房勞飮
食, 致使吐血, 乍寒熱, 耳目昏昏, 身體倦怠拘急, 胸滿
煩悶, 飮食少思, 精神怯弱等疾作矣. 醫者可急用保眞
丸, 化痰丸等劑療之. 徜用之無效, 必須依法薰臍. 今
將此方藥料, 開具于後.
麝香五錢, 引諸藥入五臟六腑, 周徹百節. 丁香三錢,
入肺補血, 實脾胃. 青監四錢, 入腎以實其子, 使肺母
無泄漏, 如乳補下益其氣脘. 夜明砂五錢, 透肺孔, 補

위의 약들을 가루내어 따로 흰 밀가루로 반죽하여 배꼽 위에 동그란 띠를 만든다. 사향 가루 닷 푼을 배꼽 구멍에 넣어 메운 다음, 앞의 약 한 제를 세 몫으로 나누어 그 중 한 몫을 밀가루 동그란 띠 안에 넣는다. 약을 단단하게 다지고 가운데에 여러 개의 구멍을 낸다. 약 위를 괴피 한 조각으로 덮고 약쑥으로 아무 때나 뜸을 뜨는데, 부스러질 정도로 약이 다 타면 바꾸어준다. 뜨거운 기운이 몸속으로 들어가면 환자는 술에 취한 듯 나른하게 가라앉는다. 오륙십 장의 뜸을 뜨면 전신에 땀이 흠뻑 난다. 땀이 나지 않으면 낫지 않은 것이므로 다시 사흘에서 닷새 후에 땀이 날 때까지 뜸을 뜬다. 찬바람을 피하고 차고 기름진 음식을 조심하여 한 달을 보양하면 모든 병이 없어지고 수명이 길어져 오래 살게 된다. 부인이 배가 차서 아이를 갖지 못하는 데는 사향을 빼고 소뇌 한 돈을 더 넣어 이와 같이 뜸을 뜬다(『의학입문』).

氣不足, 散內傷有餘. 乳香大香各三錢. 小茴四錢, 治濕瀝之證, 調達周流, 升降其氣, 不致喘嗽, 如欲斷水, 先尋此源. 投藥虎骨蛇骨龍骨朱砂各五錢. 雄黃三錢, 削除病根扶弱助强. 白附子五錢, 循各經絡有推前拽後之功. 人蔘附子胡椒各七錢, 補元氣, 行血化痰爲津液. 五靈脂五錢, 保肺氣, 削有餘, 補不足. 槐皮, 能閉押諸氣之性, 使無走竄. 艾葉, 取其火勢, 却病去毒, 起死回生.

上爲末. 另用白麪作條, 圈於臍上, 將前藥一料分爲三分, 內取一分, 先塡麝香末五分入臍眼內. 又將前藥一分, 入麪圈內, 按藥令緊, 中揷數孔, 外用槐皮一片蓋於藥上, 艾火灸之, 無時損易, 壯其熱氣, 或自上而下, 自下而上, 一身熱透. 患人必倦沈如醉, 灸至五六十壯,

遍身大汗, 上至泥丸宮, 下至湧泉穴. 如此, 則骨髓風寒暑濕, 五勞七傷盡皆拔除. 苟不汗則病未愈, 再於三五日後又灸, 灸至汗出爲度. 學者須用小心灸至百二十壯, 則疾必痊. 灸時要愼風寒, 戒油膩生冷, 保養一月以後, 愈加精神健旺. 若婦人灸臍, 去麝加韶腦一錢. 扁鵲明此二十味浮沈升降, 君臣佐使, 其所台勞嗽之疾, 無不痊愈, 不惟勞疾. 凡一年四季各薰一次, 元氣堅固, 百病不生, 及久嗽久喘, 吐血寒勞, 遺精白濁, 陽事不擧, 下元極弱, 精神失常, 痰膈等疾, 婦人赤白帶下, 久無生育, 子宮極冷, 凡用此灸, 則百病頓除, 益氣延年."

小接命熏臍秘方

夫人賴精血而成形, 其在胞胎, 惟有臍帶, 與母氣相通, 隨母呼吸. 十月脫胎, 漸長成人, 七情六慾, 內外交侵, 喪失眞元, 殞軀喪命, 良可惜也. 余哀悶世人, 特傳良方. 壯固根蒂, 保護形軀, 熏蒸本源, 除却百病, 其效如神. 每年中秋日, 熏蒸一次, 却病延年.

乳香, 沒藥, 猵鼠糞[7], 靑鹽, 兩頭尖[8], 續斷 各二錢, 麝香一分.

右爲末. 令人食飽仰臥, 用蕎麥麪, 水和捏一團, 徑過寸餘, 臍大則徑二寸, 內入藥末, 安臍上. 用槐皮一片, 覆圈藥之上, 以豆許艾壯灸之, 百脈和暢, 冷汗如雨. 不可令痛, 痛則反泄眞氣. 灸至行年歲數而止, 無病者, 連日灸之. 有病則三日一次, 灸至腹內作聲作痛, 大便有涎沫等物出爲止. 只服米湯, 兼食白肉黃酒, 以助藥力. 若患風氣, 有鬱熱在腠理者, 加女子紅鉛拌藥, 則汗易出, 而疾隨愈矣[回春][10].

---

7 『萬病回春』에는 '猵鼠糞' 뒤에 '一頭有尖者是'가 더 있다.

8 '兩頭尖'은 烏頭의 異名이다(『中藥名大典』, 255쪽). 『本草綱目』에서는 烏喙의 異名이라고 하였다. 李時珍은 烏喙는 烏頭 중 야생에서 자란 것으로 민간에서는 草烏頭라고도 하며, 竹節烏頭라고도 한다. 江北에서 나는 것을 淮烏頭라고 하며 日華子가 土附子라고 한 것이 바로 이것이다. 烏喙는 [새의 부리처럼 뿌리가] 두 갈래가 난 것을 말한다. 이것을 민간에서 兩頭尖이라고 부르는데, 모양을 보고 그렇게 이름을 붙였지만 사실은 모두 하나이다. 附子(烏頭의 子根)나 天雄(附子가 땅 속에서 몇 년을 묵어 크게 된 것) 중에서 두 갈래 난 것도 烏喙라고 부르며 효능도 天雄과 같지만 이것은 烏頭가 아니라고 하였다(『本草綱目』草部 第十七卷 「烏頭」, 앞의 책, 974쪽). 『御制本草品滙精要』卷之十三 草部下品之上 「兩頭尖」에서는 附子의 일종으로 싹과 잎이 부자와 비슷한데 뿌리는 草烏와 비슷하며 껍질은 검고 속은 하얗다. 가늘고 양쪽 끝이 모두 예리하므로 이런 이름이 붙었다고 하였다(陳仁壽 杭愛武 點校, 『御制本草品滙精要』, 上海科學技術出版社, 2005, 486쪽). 『中藥大辭典』에서는 이를 竹節香附(미나리아재비과 식물 紅背銀蓮花의 뿌리

소접명훈제비방

무릇 사람은 정과 혈에 힘입어 형形을 이루는데, 뱃속에 있을 때는 오직 탯줄로만 어머니의 기와 서로 통하므로 어머니를 따라 숨을 쉰다. 열 달이 되어 태에서 떨어져 나와 점점 자라 어른이 되는데, 칠정七情과 육욕六慾이 안과 밖에서 서로 침범하여 진원眞元을 손상하여 몸을 버리고 목숨을 잃게 되니 참으로 안타까운 일이다. 나는 세상 사람들을 가엾이 여겨 좋은 처방 하나를 특별히 전해준다. 배꼽을 튼튼히 하여 몸뚱이를 잘 보호하고 본래의 근원〔배꼽〕을 훈증하여 수많은 병을 물리치는데, 그 효과가 매우 뛰어나다. 해마다 추석에 한 차례씩 훈증하면 병을 물리쳐서 오래 살게 된다.

유향 · 몰약 · 가서분 · 청염 · 천오 · 속단 각 두 돈, 사향 한 푼.

위의 약들을 가루낸다. 환자를 배불리 먹이고 눕게 한 다음 메밀가루를 물로 반죽하여 지름이 한 치 정도 되는 덩어리로 만드는데, 배꼽이 크면 두 치로 만들어 안에 약가루를 넣고 배꼽 위에 올려놓는다. 괴피 한 조각을 약 위에 얹고 여기에 콩알만하게 쑥뜸을 뜨면 모든 맥이 잘 통하게 되어 식은땀이 비 오듯 한다. 아프지 않게 하여야 하는데 아프면 오히려 진기를 소모한다. 나이 수대로 뜸을 뜨고 멈추는데, 병이 없는 사람은 매일 뜨고 병이 있는 사람은 사흘에 한 번씩 뜬다. 뱃속에서 소리가 나면서 아프고 대변에 침이나 거품 같은 것이 섞여 나오면 그만 뜬다. 쌀로 쑨 미음을 먹거나 돼지 수육과 황주를 먹어서 약의 기운을 도와준다. 만일 풍병을 앓아 주리腠理에 몰린 열이 있으면 여자의 첫 월경을 약에 섞어 쓰면 쉽게 땀이 나고 병도 따라 낫는다(『만병회춘』).

줄기, *Anemone raddeana* Reg.)라고 하였다. 『中藥別名辭典』에서는 陶弘景의 말을 인용하여 牡鼠糞의 異名이라고 하였다(앞의 책, 470쪽). 『新註校正 國譯本草綱目』에서는 烏頭를 *Aconitum Fischeri* Reichb.로 추정하고 있으며 兩頭尖에 대한 譯註에서 "현재 中藥 시장에서 '兩頭尖'이라고 하는 것은 *Anemone Raddeana Rege*의 根莖을 말린 것으로, 四川, 黑龍江, 山東 등의 각 省에서 생산하며 感冒藥, 去痰藥으로 쓰고 있지만 本草書에서 말하는 '兩頭尖'이 아니라 근래의 민간약이다"라고 하였다(木村康一 外, 『新註校正 國譯本草綱目』第六冊, 春陽堂書店, 1979, 14쪽

주3). 『中藥大辭典』에서는 Aconitum carmichaeli Debx.를 烏頭(川烏頭)로 보고 附子는 그 子根, 草烏頭는 야생종의 덩이뿌리로 구분하고 있다.

9 '白肉'은 돼지 수육이다.

10 『萬病回春』卷之四 「補益」'彭祖小接命熏臍秘方' (앞의 책, 197-198쪽). 원문과 들고남이 많다. 참고로 1726년에 완성된 『醫部全錄』卷三三一 「頤養補益門二」에는 『東醫寶鑑』에 인용된 내용과 같은 문장이 나오는데, 처방 중 '兩頭尖'은 없다.

接命丹

養丹田, 助兩腎, 添精補髓, 返老還童, 却病延年.
大附子一枚, 切作八片, 以布包定, 用甘草甘遂各二兩槌碎, 燒酒二斤, 共浸半日. 文武火煮, 酒乾爲度, 取起附子去草遂, 加麝香三分. 槌千餘下, 分作二丸, 陰乾, 納一丸於臍中, 七日一換. 一丸則放盒內養之〔入門〕[11].

灸臍得延年

詳見身形.

11 『醫學入門』內集 卷一 鍼灸 附 「煉臍法」(앞의 책, 124쪽).

접명단

단전丹田의 기를 기르고 신腎과 명문을 도와 정을 더해주며 골수를 보해서 노인을 젊어지게 하고 병을 없애 수명을 늘려준다.

부자(큰 것) 한 개를 여덟 조각으로 썰어 헝겊으로 잘 싸놓고, 감초와 감수 각 두 냥을 방망이로 부순 후 소주 두 근에 넣어 한나절 동안 담근다. 세지도 약하지도 않은 불로 술이 마를 정도로 달여 감초와 감수는 버리고 부자를 꺼내어 사향 서 푼을 더 넣은 후 천여 번 방망이질하여 알약 두 개로 만들어 그늘에서 말린 다음 한 알은 배꼽에 넣고 7일에 한 번 갈아준다. 나머지 한 알은 뚜껑이 있는 그릇 속에 잘 넣어둔다(『의학입문』).

배꼽에 뜸을 떠서 수명을 늘인다

「신형문」에 자세히 나와 있다.

臍宜溫煖

宜用代灸塗臍膏, 溫臍種子方, 溫臍兜肚方, 封臍艾.

代灸塗臍膏

治下元虛寒, 臍腹冷痛.
大附子, 馬藺子, 蛇床子, 木香, 肉桂, 吳茱萸 各等分.
右爲末, 入白麵薑汁調成膏, 作片貼臍上, 以帛包繫〔醫林〕[13].

溫臍種子方

五靈脂, 白芷, 靑鹽 各二錢, 麝香 一分.
右爲末. 用蕎麥粉, 水和成條圈, 安於臍上, 以前藥末, 實於臍
中, 用艾灸之. 婦人尤宜. 但覺臍中溫煖卽止. 過數日再灸, 太
過則生熱也〔入門〕[14].

---

12 '馬藺子'는 붓꽃과에 속한 여러해살이 풀인 타래붓
　꽃의 여문 씨를 말린 것이다.
13 이 처방은 『衛生寶鑑』 補遺 「煩滿囊縮」에 처음 나온

다(『衛生寶鑑』, 앞의 책, 418쪽).
14 『醫學入門』 內集 卷一 鍼灸 附 「煉臍法」(앞의 책,
　124쪽).

배꼽은 따뜻하게 하여야 한다

대구도제고, 온제종자방, 온제두두방, 봉제애를 쓴다.

대구도제고(뜸 대신 배꼽에 바르는 고약)

신腎이 허하고 차며 배꼽 주위가 차면서 아픈 것을 치료한다.

대부자 · 마린자 · 사상자 · 목향 · 육계 · 오수유 각 같은 양.

위의 약들을 가루내어 흰 밀가루와 생강즙을 넣고 잘 섞어 고약처럼 납작하게 만들어 배꼽 위에 붙이고 헝겊으로 싸맨다(의림).

온제종자방(배꼽을 따뜻하게 하여 아이를 갖게 하는 방법)

오령지 · 백지 · 청염 각 두 돈, 사향 한 푼.

위의 약들을 가루낸다. 메밀가루를 물과 섞어 반죽한 다음 동그란 띠를 만들어 배꼽 위에 놓은 후 앞의 약가루를 배꼽 안에 채우고 나서 쑥뜸을 뜬다. 부인에게 더욱 좋다. 다만 배꼽이 따뜻해지면 바로 멈춘다. 며칠 지나서 다시 뜨는데, 지나치게 뜨면 열이 난다(『의학입문』).

溫臍兜肚方

專主痞積, 遺精白濁, 婦人赤白帶下, 經脈不調, 久不受孕.

白檀, 羚羊角 各一兩, 零陵香, 沈香, 白芷, 馬兜鈴, 木鱉子, 甘松, 升麻, 血竭 各五錢, 丁香皮 七錢, 麝香 九分.

右爲末, 分作三分, 每用一分, 以熟艾絮綿, 裝白綾兜肚內. 初服者, 每三日後一解, 至第五日又服, 一月後常服之 〔入門〕[15].

封臍艾

治臍腹冷痛, 或泄瀉.

陳艾葉, 蛇床子 各一兩, 木鱉子 二箇 帶殼生用.

右爲末, 和勻, 用綿包裏安在臍上, 以紙圈圍定, 以熨斗火, 熨之爲妙 〔醫林〕[16].

---

15 『醫學入門』 內集 卷一 鍼灸 附「煉臍法」(앞의 책, 124쪽).

16 이 처방은 『醫方類聚』 卷之一百五十三 諸虛門十一 에서 『瑞竹堂經驗方』을 인용하여 처음 나온다(『中醫方劑大辭典』 第七册, 162쪽). 『醫方類聚』에서는 이 처방이 "治腰膝痛, 臍腹冷痛, 老人弱人婦人小兒 泄瀉, 又宜用之每日熨烙爲效"라고 하였다(『의방유취』 제12분책, 336쪽).

온제두두방(배를 감싸서 배꼽을 따뜻하게 하는 방법)

비적痞積으로 자신도 모르게 정액이 나오거나 소변이 뿌옇거나 부인에게서 붉거나 흰 대하가 나오거나 월경이 고르지 않아 오랫동안 임신이 되지 않는 것을 주치한다.

단향·영양각 각 한 냥, 영릉향·침향·백지·마두령·목별자·감송향·승마·혈갈 각 닷 돈, 정향피 일곱 돈, 사향 아홉 푼.

위의 약들을 가루내어 세 몫으로 나누어 한 몫씩 쓰는데, 묵은 쑥을 부드럽게 비벼 솜처럼 만들어 흰 비단으로 만든 배두렁이에 넣는다. 처음 두루는 사람은 사흘에 한 번 풀어주고 닷새째 되는 날 다시 감싸 맨다. 한 달 뒤에는 늘 두르고 다닌다(『의학입문』).

봉제애(쑥으로 배꼽을 봉하는 방법)

배꼽이 차면서 아프거나 설사하는 것을 치료한다.

진애엽·사상자 각 한 냥, 목별자 두 개(껍질째 날로 쓴다).

위의 약들을 가루내어 고루 섞어 헝겊으로 싸서 배꼽 위에 놓고 종이로 테두리처럼 똬리를 만들어 다리미로 찜질하면 좋다(의림).

臍築證[17]

臍築湫痛, 命將難痊. 湫者, 深也, 盖臍爲生氣之源, 築痛者, 生氣已絶也〔仲景〕[18]. ○臍下築者, 腎氣動也, 理中湯 方見寒門 去朮加桂一兩. 腎惡燥, 故去朮, 恐作奔豚, 故加桂皮. 若悸者, 加茯苓一兩〔海藏〕[19][20]. ○白朮閉氣, 故去之, 桂瀉奔豚, 茯苓伐腎邪, 故加之〔入門〕[21]. ○臍下發痛者, 腎經也, 非熟地黃, 不能除〔湯液〕[22].

---

17 '築'이 원문에는 '木' 받침 대신에 '寸'으로 되어 있다. 여기에서는 躁動, 悸動의 뜻으로 쓰였다. 『雜病源流犀燭』卷二十 瘟疫源流「溫疫論」에 "臍築湫痛, 正與俗稱絞腸瘟, 軟脚瘟符也"라는 구절이 있다.

18 『傷寒論』卷第一「辨脈法第一」(南京中醫學院 編著,

『傷寒論譯釋』, 上海科學技術出版社, 1992, 145쪽). '湫者' 이하는 나오지 않는다.

19 여기에서 '悸'는 '臍下悸'를 가리키는 것으로 보인다. 복령은 腎氣奔豚을 치료한다.

20 『醫壘元戎』卷七「王氏易簡理中湯」(앞의 책, 758

제축증

배꼽이 벌떡벌떡하면서 깊은 곳이 아프면 잘 낫지 않는다. '추湫' 자는 깊다는 뜻이다. 배꼽은 생기生氣의 근원인데, 벌떡거리면서 아픈 것은 생기가 이미 끊어진 것이다(『상한론』). ○ 배꼽 아래가 벌떡거리는 것은 신기腎氣가 움직이는 것이다. 이중탕(처방은 「한문」에 있다)에서 백출을 빼고 계피 한 냥을 더 넣어 쓴다. 신腎은 마른 것을 싫어하기 때문에 백출을 빼는 것이며, 분돈奔豚이 생길 염려가 있으므로 계피를 더 넣는 것이다. 만일 〔분돈으로 배꼽 아래가〕 뛰면 복령을 한 냥 더 넣는다(『의루원융』). ○ 백출은 기를 막히게 하므로 빼고 계피는 분돈을 없애고 복령은 신장의 사기를 치기 때문에 더 넣은 것이다(『의학입문』). ○ 배꼽 아래가 아프기만 한 것은 신경腎經에 생긴 병이다. 숙지황이 아니면 없앨 수 없다(『탕액본초』).

쪽). "臍上築者, 腎氣動也. 去朮加官桂一兩半, 醫恐

　　燥故去朮, 恐作奔豚, 故加官桂, 悸多者加茯苓一兩."

21 『醫學入門』 外集 卷三 外感 傷寒雜病 「妄施三法」

　　(앞의 책, 280쪽).

22 『湯液本草』 卷中 「熟地黃」(앞의 책, 215쪽).

臍凶證

病人臍腫反出者, 死, 臍反出, 此爲脾先死〔扁鵲〕[23]. ○ 水腫臍突出者, 死〔丹心〕. ○ 凡人膿從臍中出者, 肚癰也〔集要〕. ○ 腸癰爲病, 遶臍生瘡, 或膿從臍出〔東垣〕[24].

23 『醫學綱目』卷之二 陰陽臟腑部「診生死」(앞의 책, 33쪽). ‘臍反出’ 이하는 樓英의 注이다.
24 『外科精義』卷上「辨膿法」(『東垣十種醫書』所收, 489쪽). "腸癰論曰, 或遶臍生瘡, 膿從瘡出者, 有出臍中者, 惟大便下膿血者, 自愈也." 『醫學綱目』卷之十九 癰疽所發部分名狀不同「肺癰腸癰胃脘癰」‘濟生排膿湯’(앞의 책, 409쪽)에도 유사한 내용이 나온다.

배꼽의 흉증

환자의 배꼽이 부어서 뒤집혀 튀어나오면 죽는다. 배꼽이 튀어나오는 것은 비기脾氣가 먼저 끊어진 것이다(편작). ○ 수종병에서 배꼽이 튀어나오면 죽는다(단심). ○ 일반적으로 배꼽에서 고름이 나오는 것은 두옹肚癰이다(집요). ○ 장옹腸癰에 걸리면 배꼽 주위가 헐거나 배꼽에서 고름이 나오기도 한다(『외과정의』).

小兒臍瘡

詳見小兒門.

어린아이의 배꼽이 허는 것

「소아문」에 자세히 나와 있다.

어린아이의 배꼽이 허는 것

「소아문」에 자세히 나와 있다.

外形篇

腰

허리

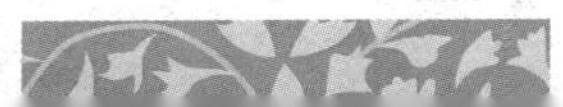

腰圍度數

腰圍, 四尺二寸〔靈樞〕[1]. ○ 腰脊者, 身之大關節也〔靈樞〕[2].

---

[1]『靈樞』「骨度第十四」.
[2]『靈樞』「刺節眞邪第七十五」.

허리 둘레의 치수

허리 둘레는 넉 자 두 치이다(『영추』). ○ 허리뼈는 몸에서 가장 큰 관절이다(『영추』).

허리 둘레는 넉 자 두 치이다(『영추』). ○ 허리뼈는 몸에서 가장 큰 관절이다(『영추』).

腰爲腎府[3]

腰者, 腎之府, 轉搖不能, 腎將憊矣〔內經〕[4]. ○ 腰者, 腎之外候, 一身所恃, 以轉移開闔者也. 然諸經貫於腎, 絡於腰脊, 雖外感內傷, 種種不同, 必腎虛而後邪能湊之. 故不可純用凉藥, 亦不可純用蔘芪補氣也〔入門〕[5].

---

3 '府'는 정부의 중요 문서나 재화를 넣어두는 창고 혹은 그런 일을 담당하는 관청을 말한다.

4 『素問』「脈要精微論第十七」.

5 『醫學入門』外集 卷四 雜病分類 外感 濕類 「腰痛」(앞의 책, 375쪽).

허리는 신의 집〔府〕이다

허리는 신腎의 집이므로 허리를 자유롭게 움직일 수 없으면 앞으로 신이 쇠약해지게 된다 (『내경』). ○ 허리는 신의 상태가 밖으로 드러나는 곳이며, 허리에 의지해서 온몸을 움직이고 구부렸다 폈다 한다. 그런데 모든 경맥이 신을 거쳐서 허리뼈를 얽고 있으므로 비록 외감 外感과 내상內傷의 병이 여러 가지로 다르더라도 반드시 신이 허한 뒤에야 사기가 신에 침입할 수 있다. 그러므로 서늘한 약만 써서도 안 되고, 인삼과 황기같이 기를 보하는 약만 써서도 안 된다(『의학입문』).

脈法

按之至骨, 脈氣少者, 腰脊痛而身有痺也〔內經〕. ○ 尺脈沈, 腰
背痛. ○ 腰痛之脈皆沈弦, 沈弦而緊者爲寒, 沈弦而浮者爲風,
沈弦而濡細者爲濕, 沈弦而實者爲挫閃〔脈經〕. ○ 腰痛脈必沈而
弦, 沈爲滯, 弦爲虛, 澁是瘀血. 緩者是濕, 滑者伏者是痰, 大
者是腎虛也〔丹心〕.

6 『素問』「脈要精微論第十七」.

7 『脈經』卷二「平三關病候幷治宜第三」(앞의 책, 82
　쪽).

8 『玉機微義』卷之三十一 腰痛門「脈法」(田令靑 整理,
　『中華醫書集成』第二十三册, 中醫古籍出版社 所收,
　262쪽).

9 『丹溪心法』卷四「腰痛七十三」(앞의 책, 388-389쪽).
　"脈大者腎虛, 杜冲龜板黃柏知母枸杞五味之類爲末,
　豬脊髓丸服. 脈澁者瘀血, 用補陰丸加桃仁紅花. 脈緩
　者濕熱, 蒼朮杜冲黃柏川芎之類. 痰積作痛者二陳加
　南星半夏. 腰曲不能伸者, 鍼人中."　"脈若弦而沈者爲
　虛, 沈者爲滯, 澁者瘀血, 緩者爲濕, 滑與伏者是痰氣."

맥법

뼈가 닿게 눌러야 맥이 잡힐 정도로 맥의 기氣가 적으면 허리뼈가 아프고 몸이 저린 것이다(『내경』). ○ 척맥이 침沈하면 허리와 등이 아프다. ○ 허리가 아픈 맥은 모두 침현沈弦하다. 맥이 침현하며 긴緊한 것은 한요통이고, 침현하며 부浮한 것은 풍요통이며, 침현하며 유세濡細한 것은 습요통이고, 침현하며 실實한 것은 좌섬요통이다(맥경). ○ 요통 때의 맥은 반드시 침하고 현한데, 침한 것은 막힌 것〔滯〕이고 현한 것은 허虛한 것이다. 삽澁한 것은 어혈요통이며, 완맥緩脈은 습요통이고, 활맥滑脈과 복맥伏脈은 담음요통이며, 대맥大脈은 신허요통이다(『단계심법』).

腰痛有十

有腎虛, 有痰飮, 有食積, 有挫閃, 有瘀血, 有風, 有寒, 有濕, 有濕熱, 有氣, 凡十種.

요통에는 열 가지가 있다

요통에는 신허요통, 담음요통, 식적요통, 좌섬요통, 어혈요통, 풍요통, 한요통, 습요통, 습열요통, 기요통 등 모두 열 가지가 있다.

요통에는 신허요통, 담음요통, 식적요통, 좌섬요통, 어혈요통, 풍요통, 한요통, 습요통, 습열요통, 기요통 등 모두 열 가지가 있다.

腎虛腰痛

脈大者, 腎虛腰痛也〔丹心〕[10]. ○ 腎虛者, 疼之不已者, 是也〔丹心〕[11]. ○ 房慾傷腎, 精血不足養筋. 陰虛悠悠痛, 不能擧者, 六味地黃元, 或八味元[12] 方並見虛勞, 加鹿茸, 當歸, 木瓜, 續斷〔東垣〕[13]. ○ 腎虛腰痛, 宜靑娥元, 加味靑娥元, 壯本丹, 局方安腎丸[14], 補髓丹. ○ 陽虛腰軟, 不能運用, 宜九味安腎丸, 百倍丸, 杜冲丸, 補腎湯. ○ 腰軟者, 肝腎伏熱, 治用黃柏防己〔醫鑑〕[15].

---

10 『丹溪心法』 卷四 「腰痛七十三」(앞의 책, 388쪽).

11 『丹溪心法』 卷四 「腰痛七十三」(앞의 책, 388쪽).

12 「虛勞門」에 '八味元'이라는 처방은 없고 '八味補腎元'이 있다. 여기에서는 「五臟門」 '腎'에 나오는 '八味丸'(內16.11-04)을 가리키는 것으로 보인다.

13 『醫學綱目』 卷之二十八 腎膀胱部 「腰痛」(앞의 책,

628쪽). '垣', 곧 이고의 글을 인용하였다. 원문과 들고남이 많다.

14 '局方安腎丸'은 뒤에 나오는 처방에 '局方安腎元'으로 되어 있다. 표기의 통일을 위하여 번역에서는 '국방안신원'으로 하였다.

15 『古今醫鑑』 卷之十 腰痛 「痔」(앞의 책, 269쪽).

신허요통

맥脈이 대大하면 신腎이 허하여 허리가 아프다(『단계심법』). ○ 신이 허한 경우에는 통증이 멎지 않는다(『단계심법』). ○ 지나친 성생활로 신을 상하면 정혈精血이 힘줄〔筋〕을 충분히 기르지 못한다. 음이 허하여 은은히 아프면서 허리를 펼 수 없으면 육미지황원이나 팔미원(두 처방 모두 「허로문」에 있다)에 녹용 · 당귀 · 모과 · 속단을 더 넣어 쓴다(동원). ○ 신허요통에는 청아원, 가미청아원, 장본단, 국방안신원 · 보수단 등을 쓴다. ○ 양이 허하여 허리에 힘이 없어 움직일 수 없으면 구미안신환, 백배환, 두충환, 보신탕 등을 쓴다. ○ 허리에 힘이 없는 것은 간신肝腎에 열이 잠복해 있는 것이므로 황백과 방기를 써서 치료한다(『고금의감』).

靑娥元

治腎虛腰痛.

杜冲 薑汁炒, 破故紙 炒 各四兩, 胡桃肉 三十箇.

右爲末, 生薑二兩半取汁, 入煉蜜和丸, 梧子大, 空心溫酒, 或
鹽湯呑下百丸〔丹心〕[16].

加味靑娥元

治腎腰[17]或風寒血氣相搏爲痛.

破故紙 六兩 脂麻同炒, 變色, 去脂麻, 杜冲 六兩 薑汁浸炒, 胡桃肉,
沈香, 乳香, 沒藥 各三兩.

右爲末, 以肉蓯蓉 六兩, 酒浸成膏, 和藥擣千杵, 丸如梧子大,
溫酒或鹽湯下, 五七十丸〔醫鑑〕[18].

壯本丹

治腎虛腰痛, 甚妙.

杜冲 酒炒, 破故紙 鹽水炒, 茴香 炒 各一兩, 肉蓯蓉 酒洗, 巴戟
酒浸, 靑鹽 各五錢.

右爲末, 將猪腰子分開, 入藥在內, 縫住[19], 紙包煨熟, 每一箇作
一服, 以黃酒送下〔醫鑑〕[20].

---

16 『丹溪心法』卷四「腰痛七十三」‘靑娥丸’(앞의 책,
　　390쪽).

17 『古今醫鑑』에는 ‘腎腰’가 ‘腎虛腰痛’으로 되어 있다.

18 『古今醫鑑』卷之十「腰痛」方 ‘加味靑娥元’(앞의

책, 269-270쪽).

19 ‘住’는 견고함, 안정됨을 나타내는 보어로 쓰였다.

20 『古今醫鑑』卷之十「腰痛」方 ‘壯本丹’(앞의 책, 269
쪽).

청아원

신이 허하여 허리가 아픈 것을 치료한다.

두충(생강즙에 축여 볶은 것), 파고지(볶은 것) 각 넉 냥, 호도육 서른 개.

위의 약들을 가루내어 생강 두 냥 반을 즙을 내어 여기에 졸인 꿀을 넣고 반죽하여 오자대의 알약을 만들어 빈속에 백 알씩 따뜻한 술이나 소금 끓인 물로 먹는다(『단계심법』).

가미청아원

신이 허하여 허리가 아픈 것이나, 풍한風寒이 들어와 혈기와 서로 부딪쳐서 아프게 된 것을 치료한다.

파고지 엿 냥(참깨와 함께 색이 변할 때까지 볶아서 참깨를 버린다), 두충 엿 냥(생강즙에 담갔다가 볶는다), 호도육 · 침향 · 유향 · 몰약 각 석 냥.

위의 약들을 가루내어 육종용 엿 냥(술에 담갔다가 고膏를 만든다)과 섞어서 잘 짓찧어 오자대의 알약을 만들어 쉰에서 일흔 알씩 따뜻한 술이나 소금 끓인 물로 먹는다(『고금의감』).

장본단

신이 허하여 허리가 아픈 것을 치료하는 데 매우 좋다.

두충(술에 축여 볶은 것), 파고지(소금물에 축여 볶은 것), 회향(볶은 것) 각 한 냥, 육종용(술로 씻은 것), 파극(술에 담갔던 것), 청염 각 닷 돈.

위의 약들을 가루내어 돼지 콩팥을 갈라 그 안에 약을 넣고 단단히 꿰맨 다음 종이로 싸서 잿불에 묻어 구워 익혀서 한 번에 한 개씩 황주로 먹는다(『고금의감』).

局方安腎元

治腎虛腰痛, 下元虛冷, 小便滑數.

桃仁, 白蒺藜, 巴戟, 肉蓯蓉, 山藥, 破故紙, 白茯苓, 石斛, 萆薢, 白朮 各二兩四錢, 川烏 炮, 肉桂 各一兩三錢.

右爲末, 蜜丸梧子, 空心, 酒下五七十丸〔入門〕[21].

補髓丹

治腎虛腰痛.

破故紙 五兩 以脂麻二兩半同炒, 去脂麻, 杜冲 薑汁炒 五兩, 鹿茸 一兩, 沒藥 五錢.

右爲末, 胡桃肉十五箇軟膏, 入麪少許, 酒煮爲糊, 作丸梧子大, 空心, 鹽湯下百丸〔東垣〕[22].

九味安腎丸

治腎虛腰痛, 目眩耳聾, 面黑羸瘦.

胡蘆巴, 破故紙 炒, 川練肉, 茴香, 續斷 各一兩半, 桃仁, 杏仁, 山藥, 白茯苓 各一兩.

右爲末, 蜜丸梧子大, 空心, 鹽湯下五七十丸〔三因〕[24].

---

21 『太平惠民和劑局方』 卷五「補虛損」紹興續添方 '安腎丸'(앞의 책, 159-160쪽).

22 『玉機微義』 卷之三十一「腰痛門」補劑『百一選方』 '補髓丹'(앞의 책, 265쪽). "治老人虛弱, 腎傷腰痛, 不可屈伸. 杜冲(炒)破故紙(用芝蔴五兩同研, 以芝蔴黑色無聲爲度, 篩去芝蔴不用)各十兩, 鹿茸(燎去毛, 酒浸, 炙)一兩, 沒藥一兩(另硏). 右爲末, 和勻, 用胡桃三十箇, 浸去皮, 杵爲膏, 入麵少許, 煮糊丸, 如梧子大. 每百丸, 溫酒鹽湯任下." 『仁齋直指』 卷十八「身體」'補髓丹'(앞의 책, 352쪽).

국방안신원

신이 허하여 허리가 아픈 것과 명문이 허하고 찬 것, 소변이 자주 마려운 것을 치료한다.

도인·백질려·파극·육종용·산약·파고지·백복령·석곡·비해·백출 각 두 냥 너 돈, 천오(싸서 구운 것), 육계 각 한 냥 서 돈.

위의 약들을 가루내어 꿀로 반죽하여 오자대의 알약을 만들어 빈속에 쉰에서 일흔 알씩 술로 먹는다(입문).

보수단

신이 허하여 허리가 아픈 것을 치료한다.

파고지 닷 냥(참깨 두 냥 반과 함께〔참깨가 검게 변하고 볶는 소리가 나지 않을 때까지〕볶은 다음 참깨를 버린다), 두충(생강즙에 축여 볶은 것) 닷 냥, 녹용 한 냥, 몰약 닷 돈.

위의 약들을 가루내어 호도육 열다섯 개를 부드러운 고약처럼 만든 후 밀가루를 조금 넣고 술에 쪄서 풀처럼 만들어 오자대의 알약을 만든다. 빈속에 백 알씩 소금 끓인 물로 먹는다 (동원).

구미안신환

신이 허하여 허리가 아프고 눈이 어지럽고 귀가 먹은 것과 얼굴이 검고 여위는 것을 치료한다.

호로파, 파고지(볶은 것), 천련육, 회향, 속단 각 한 냥 반, 도인·행인·산약·백복령 각 한 냥.

위의 약들을 가루내어 꿀로 반죽하여 오자대의 알약을 만들어 빈속에 쉰에서 일흔 알씩 소금 끓인 물로 먹는다(『삼인극일병증방론』).

---

23 『三因極一病證方論』에는 '耳聾'이 '耳鳴'으로 되어
  있다.
24 『三因極一病證方論』 卷之十三 「腰痛治法」 '安腎
  丸'(앞의 책, 183쪽).

百倍丸

治腎虛腰腿痛, 及折傷挫閃, 有百倍之功.

破故紙 炒, 牛膝 酒洗, 龜板 酥灸 各一兩, 肉蓯蓉, 虎骨 各五錢,
木鱉子, 乳香, 沒藥, 自然銅 火煅醋淬九次 各二錢.

右末, 蜜丸梧子大, 空心, 溫酒或鹽湯下三五十丸〔入門〕[25].

杜冲丸

治腎虛腰痛, 動止軟弱, 脈大虛, 疼不已.

杜冲 薑汁炒, 龜板 酥灸, 黃柏, 知母 並鹽水炒, 枸杞子, 五倍子,
當歸, 白芍藥, 黃芪, 破故紙 炒 各一兩.

右爲末, 煉蜜入猪脊髓, 和丸梧子大, 空心, 鹽湯呑下八十丸或
百丸〔入門〕[26].

補腎湯

治腎虛腰痛[27].

破故紙 炒, 茴香 鹽酒炒, 玄胡索, 牛膝 酒洗, 當歸 酒洗, 杜冲 酒
炒, 黃柏, 知母 並鹽酒炒 各一錢.

右剉作一貼, 薑三片, 水煎, 空心服〔醫鑑〕[28].

---

25 『醫學入門』外集 卷七「拾遺」(앞의 책, 598쪽).

26 『醫學入門』外集 卷六 雜病用藥部「腰痛」'杜冲丸'
　　(앞의 책, 518쪽).

27 『古今醫鑑』에는 '腎虛腰痛'이 '一切腰痛'으로 되어

있다.

28 『古今醫鑑』卷之十「腰痛」方 '補腎湯'(앞의 책, 269
　　쪽).

백배환

신이 허하여 허리와 허벅다리가 아픈 것과 부러졌거나 삔 것을 치료하는 데 매우 좋은 효과가 있다.

파고지(볶은 것), 우슬(술로 씻은 것), 구판(졸인 젖에 버무려 구운 것) 각 한 냥, 육종용·호골 각 닷 돈, 목별자·유향·몰약·자연동(불에 달구어 식초에 담금질하기를 아홉 차례 한 것) 각 두 돈.

위의 약들을 가루내어 꿀로 반죽하여 오자대의 알약을 만들어 빈속에 서른에서 쉰 알씩 따뜻한 술이나 소금 끓인 물로 먹는다(『의학입문』).

두충환

신이 허하여 허리가 아프고 움직이는 데 힘이 없으며 맥이 대大하고 허虛하면서 통증이 멎지 않는 것을 치료한다.

두충(생강즙에 축여 볶은 것), 구판(졸인 젖에 버무려 구운 것), 황백·지모(둘 다 소금물에 축여 볶은 것), 구기자, 오배자, 당귀, 백작약, 황기, 파고지(볶은 것) 각 한 냥.

위의 약들을 가루내어 졸인 꿀에 돼지 등뼈 골수를 넣고 반죽하여 오자대의 알약을 만들어 빈속에 여든에서 백 알씩 소금 끓인 물로 먹는다(『의학입문』).

보신탕

신이 허하여 허리가 아픈 것을 치료한다.

파고지(볶은 것), 회향(소금을 탄 술에 축여 볶은 것), 현호색, 우슬(술로 씻은 것), 당귀(술로 씻은 것), 두충(술에 축여 볶은 것), 황백·지모(둘 다 소금을 탄 술에 축여 볶은 것) 각 한 돈.

위의 약들을 썰어 한 첩으로 하여 생강 세 쪽을 넣고 물에 달여 빈속에 먹는다(『고금의감』).

痰飮腰痛

脈滑者伏者. 是痰飮痛也〔丹心〕[29]. ○ 痰飮流注經絡, 腰背疼痛, 二陳湯, 或芎夏湯 並見痰飮 加南星蒼朮黃柏, 或用控涎丹 方見痰飮. ○ 痰飮腰痛, 宜南星半夏, 加快氣藥佐之〔丹心〕[30].

담음요통

맥이 활滑하거나 복伏한 것은 담음痰飮으로 아픈 것이다(『단계심법』). ○ 담음이 경락을 돌아다녀 허리와 등이 아픈 데는 이진탕이나 궁하탕(두 처방 모두 「담음문」에 있다)에 남성·창출·황백을 더 넣어 쓰거나, 공연단(처방은 「담음문」에 있다)을 쓴다. ○ 담음으로 허리가 아픈 데는 남성과 반하에 기를 잘 돌려주는 약을 더 넣어 도와주어야 한다(『단계심법』).

食積腰痛

因醉飽入房, 濕熱乘虛入腎, 腰痛難以俛仰, 四物湯 方見血門 合
二陳湯 方見痰飮 加麥芽神麴葛花縮砂杜冲黃柏官桂枳殼桔梗,
煎服. 痛甚者, 宜速效散〔入門〕[31].

速效散

治腰痛不可忍.

川練肉 以巴豆肉五粒, 同炒赤, 去巴豆, 茴香 鹽炒, 破故紙 炒 各一兩.
右爲末, 每一錢, 空心, 以熱酒調下〔入門〕[32].

---

31 『醫學入門』 外集 卷四 雜病分類 濕類 「腰痛」 ‘痰運
   背脇積難仰’(앞의 책, 375쪽).

32 『醫學入門』 外集 卷六 雜病用藥部 濕類 「腰痛」 ‘速
   效散’(앞의 책, 519쪽).

식적요통

술에 취하거나 음식을 많이 먹고 성생활을 하여 습열濕熱이 허한 틈을 타서 신腎에 들어가 허리가 아파 구부리거나 펴는 것이 어려운 데는 사물탕(처방은 「혈문」에 있다)에 이진탕(처방은 「담음문」에 있다)을 합한 것에 맥아·신곡·갈화·사인·두충·황백·육계·지각·길경을 더 넣어 달여 먹는다. 통증이 심한 데는 속효산을 쓴다(『의학입문』).

속효산

허리가 참을 수 없이 아픈 것을 치료한다.

천련육(파두육 다섯 개를 붉게 될 때까지 함께 볶아서 파두는 버린 것), 회향(소금물에 축여 볶은 것), 파고지(볶은 것) 각 한 냥.

위의 약들을 가루내어 빈속에 한 돈씩 뜨거운 술에 타서 먹는다(『의학입문』).

挫閃腰痛

舉重勞傷, 或挫閃墜落, 以作痛, 亦謂之臂腰痛. 宜獨活湯, 乳香趁痛散, 如神湯, 舒筋散, 立安散, 神麴酒.

獨活湯

治勞役腰痛如折.

當歸, 連翹 各一錢半, 羌活, 獨活, 防風, 澤瀉, 肉桂 各一錢, 防己, 黃柏, 大黃, 甘草 各五分, 桃仁 留尖 九粒.

右剉作一貼, 酒水各半煎, 空心服〔東垣〕.

乳香趁痛散

治挫閃打墮腰痛.

骨碎補 炒, 蒼耳子 炒, 自然銅 火煅醋淬, 白芷, 桂皮, 防風, 當歸, 赤芍藥, 血竭, 沒藥, 白附子 各三錢, 虎脛骨 酒灸, 龜板 酒灸 各二錢, 牛膝, 天麻, 檳榔, 五加皮, 羌活 各一錢, 加全蝎 一錢.

右爲末, 每二錢, 溫酒調下〔東垣〕.

如神湯

治挫閃腰痛.

玄胡索, 當歸, 桂心, 杜冲 薑汁炒 各等分.

右爲末, 每二錢, 溫酒調下〔雲岐〕.

33 '臂', 허리가 문득 아플 개. 腰忽痛.
34 『蘭室秘藏』 「腰痛門」 '獨活湯'(앞의 책, 200쪽).
35 '趁', 쫓을 진.
36 『醫學入門』 外集 卷七 婦人小兒外科用藥部 「折傷」 '乳香定痛散'(앞의 책, 589쪽). "治打撲墜墮傷損, 一切疼痛. 乳香當歸白朮各二錢, 白芷沒藥甘草羌活人蔘各一錢, 爲末, 每二錢, 溫酒幷童便, 調服. 如血虛者, 去羌蔘加川芎芍藥生地牡丹皮."

좌섬요통

무거운 것을 들다가 힘에 겨워 다치거나 삐끗하거나 떨어져서 아프게 되는데, 이것을 개요통䐴腰痛이라고도 한다. 독활탕, 유향진통산, 여신탕, 서근산, 입안산, 신곡주 등을 쓴다.

독활탕

지나치게 일을 하여 허리가 끊어질 것처럼 아픈 것을 치료한다.

당귀 · 연교 각 한 돈 반, 강활 · 독활 · 방풍 · 택사 · 육계 각 한 돈, 방기 · 황백 · 대황 · 감초 각 닷 푼, 도인(끝이 있는 것) 아홉 개.

위의 약들을 썰어 한 첩으로 하여 술과 물을 반반씩 넣고 달여 빈속에 먹는다(『난실비장』).

유향진통산

삐끗하거나 두들겨맞거나 떨어져서 허리가 아픈 것을 치료한다.

골쇄보(볶은 것), 창이자(볶은 것), 자연동(불에 달구어 식초에 담금질한 것), 백지, 계피, 방풍, 당귀, 적작약, 혈갈, 몰약, 백부자 각 서 돈, 호경골(술에 축여 구운 것), 구판(술에 축여 구운 것) 각 두 돈, 우슬 · 천마 · 빈랑 · 오가피 · 강활 각 한 돈, 전갈 한 돈.

위의 약들을 가루내어 두 돈씩 따뜻한 술에 타서 먹는다(동원).

여신탕

삐끗하여 허리가 아픈 것을 치료한다.

현호색 · 당귀 · 계심 · 두충(생강즙에 축여 볶은 것) 각 같은 양.

위의 약들을 가루내어 두 돈씩 따뜻한 술에 타서 먹는다(운기).

---

37 『醫學綱目』卷二十八 腎膀胱部 「腰痛」 '如神湯'(앞
　의 책, 631쪽)에 '雲', 곧 雲岐를 인용하여 나온다. 이
　처방은 '治男子婦人腰痛'하며, 三錢씩 복용하라고
　하였다.

舒筋散

治挫閃血瀝[38]腰痛.

玄胡索, 當歸, 桂心 等分.

爲末, 每二錢, 溫酒調下, 空心. 或加牛膝桃仁續斷, 亦[39]效〔得效〕[40].

立安散

治挫閃氣滯腰痛.

白牽牛 頭末, 半生半炒 二錢, 當歸, 肉桂, 玄胡索 炒, 杜冲 薑汁炒, 茴香 炒 各一錢, 木香 半錢.

右爲末, 空心, 以溫酒調下二匙〔醫鑑〕[41].

神麴酒

治挫閃腰痛.

神麴 一塊 約如拳大, 燒令通赤, 好酒 二大盞.

淬酒中, 便飲之令盡, 仰臥少頃卽安. 或以此酒呑靑娥元, 尤妙〔得效〕[42].

---

38 『世醫得效方』에는 '瀝'이 '滯'로 되어 있다.

39 '亦', 크게 역.

40 『世醫得效方』 卷第三 大方脈雜醫科「腰痛」'舒筋散'(앞의 책, 46쪽).

41 『古今醫鑑』 卷之十「腰痛」 方 '立安散'(앞의 책, 270쪽).

42 『世醫得效方』 卷第三 大方脈雜醫科「腰痛」'神麴酒'(앞의 책, 47쪽).

서근산

삐끗하여 피멍이 들어 허리가 아픈 것을 치료한다.

현호색 · 당귀 · 계심 각 같은 양.

위의 약들을 가루내어 빈속에 두 돈씩 따뜻한 술에 타서 먹는다. 우슬 · 도인 · 속단을 더 넣으면 큰 효과가 있다(『세의득효방』).

입안산

삐끗하여 기가 뭉쳐 허리가 아픈 것을 치료한다.

백견우자(두말하여 반은 날것, 반은 볶은 것) 두 돈, 당귀, 육계, 현호색(볶은 것), 두충(생 강즙에 축여 볶은 것), 회향(볶은 것) 각 한 돈, 목향 반 돈.

위의 약들을 가루내어 빈속에 두 숟가락씩 따뜻한 술에 타서 먹는다(『고금의감』).

신곡주

삐끗하여 허리가 아픈 것을 치료한다.

신곡 한 덩어리(주먹만한 것을 속까지 빨갛게 되도록 불에 굽는다), 호주 큰 잔으로 두 잔.

달구어진 신곡을 술에 넣고 그 술을 바로 다 마신 후 잠깐 동안 바로 누워 있으면 낫는다. 또는 이 술로 청아원을 먹으면 더욱 좋다(『세의득효방』).

瘀血腰痛

跌撲墜墮, 以致血瘀腰痛〔入門〕. ○ 晝輕夜重者, 是瘀血痛也〔丹心〕. ○ 血瀝, 則腰痛, 轉側, 如錐之所刺〔直指〕. ○ 瘀血腰痛, 宜破血散疼湯, 川芎肉桂湯, 地龍散. 實者, 桃仁承氣湯 方見寒門, 久者, 五積散 方見寒門, 去麻黃加桃仁紅花木香檳榔茴香 炒, 或四物湯 方見血門 加桃仁蘇木酒紅花. ○ 腰連脇痛者, 復元通氣散 方見氣門 加木香, 服之〔入門〕.

43 『醫學入門』 外集 卷四 雜病分類 濕類 「腰痛」 '閃挫瘀逆夜偏呼'(앞의 책, 375쪽). "閃挫跌撲墜墮, 以致血瘀腰痛, 日輕夜重, 宜行血順氣."
44 『丹溪心法』 卷四 「腰痛七十三」(앞의 책, 388쪽). '戴', 곧 장종정의 글을 인용하여 나온다.
45 『仁齋直指』 卷十八 身體 腰 「腰痛方論」과 「腰痛證治」(앞의 책, 354-355쪽)의 문장을 재구성한 것이다.
46 『醫學入門』 外集 卷四 雜病分類 濕類 「腰痛」 '閃挫瘀逆夜偏呼'(앞의 책, 375쪽). "實者, 桃仁承氣湯, 或大黃生薑等分, 水浸一宿, 五鼓服之. 久者, 補陰丸加

어혈요통

넘어지거나 얻어맞거나 떨어지면 어혈이 생겨 허리가 아프게 된다(『의학입문』). ○ 낮에는 덜하다가 밤에 심한 것은 어혈 때문에 아픈 것이다(『단계심법』). ○ 피멍이 들면 허리가 아픈데 이때 몸을 옆으로 돌리면 송곳으로 찌르는 듯하다(『인재직지』). ○ 어혈요통에는 파혈산동탕, 천궁육계탕, 지룡산 등을 쓰고, 실증에는 도인승기탕(처방은 「한문」에 있다)을 쓰며, 오래된 것에는 오적산(처방은 「한문」에 있다)에서 마황을 빼고 도인·홍화·목향·빈랑·회향(볶은 것)을 더 넣어 쓰거나, 사물탕(처방은 「혈문」에 있다)에 도인·소목·홍화(술로 법제한 것)를 더 넣어 쓴다. ○ 허리에서 옆구리까지 아픈 데는 복원통기산(처방은 「기문」에 있다)에 목향을 더 넣어 먹는다(『의학입문』).

桃仁紅花, 或五積散去麻黃加茴香木香檳榔. 連脇痛
者, 復元通聖散加木香. 作勞血脈難周養, 勞力傷腎
者, 黃芪建中湯加當歸杜冲, 或四物湯加知母黃柏五
味子杜冲, 吞大補陰丸. 熱者, 獨活湯. 勞心者, 夢授
天王補心丹, 杜冲煎湯下."

破血散疼湯

治墮落損傷, 跌其腰脊, 惡血留於脇下, 痛楚不能轉側.

水蛭 三錢 炒令烟盡, 另細研, 連翹, 當歸, 柴胡 各二錢, 蘇木 一錢半, 羌活, 防風, 桂心 各一錢, 麝香 五分 另研.

右剉分二貼, 每服, 酒二盞水一盞, 煎至一盞, 去滓, 調水蛭, 麝香末, 空心服, 兩服卽愈〔東垣〕.

川芎肉桂湯

治瘀血在足太陽足少陰足少陽三經, 以作腰痛.

羌活 一錢半, 肉桂, 川芎, 柴胡, 當歸梢, 蒼朮, 甘草 灸 各一錢, 神麴, 獨活 各五分, 酒防己, 防風 各三分, 桃仁 五箇.

右剉作一貼, 酒三盞, 煎至一盞, 空心服〔東垣〕.

地龍散

治瘀血在太陽經, 令腰脊痛.

羌活 二錢, 獨活, 黃柏 鹽酒炒, 甘草 各一錢, 蘇木 六分, 麻黃 五分, 地龍, 中桂 各四分, 當歸梢 二分, 桃仁 六箇.

右剉作一貼, 水煎服〔東垣〕.

---

47 『蘭室秘藏』「腰痛門」'破血散疼湯'(앞의 책, 200쪽).

48 『蘭室秘藏』「腰痛門」'川芎肉桂湯'(앞의 책, 199-200쪽).

49 '中桂'는 '桂心'을 말한다. 『仁齋直指』卷六「四時用藥加減法」(앞의 책, 162쪽).

50 『蘭室秘藏』「腰痛門」'地龍散'(앞의 책, 200-201쪽).

파혈산동탕

떨어져 다치거나 넘어져서 허리뼈를 다쳐 나쁜 피가 옆구리 아래에 머물러 있어서 몸을 옆으로 돌릴 수 없을 정도로 아픈 것을 치료한다.

수질 서 돈(연기가 나지 않을 때까지 볶아서 따로 곱게 가루낸다), 연교 · 당귀 · 시호 각 두 돈, 소목 한 돈 반, 강활 · 방풍 · 계심 각 한 돈, 사향 닷 푼(따로 가루낸다).

위의 약들을 썰어 두 첩으로 나누어 먹을 때마다 술 두 잔과 물 한 잔을 넣고 한 잔이 될 때까지 달여 찌꺼기는 버리고 수질과 사향가루를 타서 빈속에 먹는데, 두 번만 먹어도 곧 낫는다(『난실비장』).

천궁육계탕

어혈이 족태양, 족소음, 족소양의 세 경에 있어서 허리가 아픈 것을 치료한다.

강활 한 돈 반, 육계, 천궁, 시호, 당귀(잔뿌리), 창출, 감초(구운 것) 각 한 돈, 신곡 · 독활 각 닷 푼, 방기(술로 법제한 것), 방풍 각 서 푼, 도인 다섯 개.

위의 약들을 썰어 한 첩으로 하여 술 세 잔을 넣고 한 잔이 될 때까지 달여 빈속에 먹는다(『난실비장』).

지룡산

어혈이 태양경에 있어서 허리뼈가 아픈 것을 치료한다.

강활 두 돈, 독활, 황백(소금을 탄 술에 축여 볶은 것), 감초 각 한 돈, 소목 여섯 푼, 마황 닷 푼, 지룡 · 계심 각 너 푼, 당귀(잔뿌리) 두 푼, 도인 여섯 개.

위의 약들을 썰어 한 첩으로 하여 물에 달여 먹는다(『난실비장』).

風腰痛

風傷腎, 而腰痛者, 或左或右, 痛無常所, 引兩足强急, 五積散 方見寒門 加防風全蝎, 或烏藥順氣散 方見風門 加五加皮, 痛勢甚者, 加味龍虎散〔入門〕. ○ 風熱腰痛, 敗毒散 方見寒門 加續斷天麻木瓜薄荷〔得效〕.

加味龍虎散

治風寒腰痛, 筋骨拳攣.

蒼朮 一兩, 全蝎 五錢, 草烏, 附子 並炮製 各二錢, 天麻 三錢.
右爲末, 每一錢, 空心, 豆淋酒調下〔得效〕.

51 『醫學入門』 外集 卷四 雜病分類 濕類 「腰痛」 '風牽脚膝' (앞의 책, 375쪽).
52 『世醫得效方』 卷第三 大方脈雜醫科 「腰痛」 '敗毒散' (앞의 책, 46쪽).
53 '豆淋酒'는 검정콩을 볶아서 뜨거운 채로 술병에 넣어 꼭 덮어놓은 술로, 풍으로 경련이 일어 몸이 뒤로 젖혀지는 것을 치료한다. 『東醫寶鑑』 湯液篇 穀部 해당 항목 참조.

풍요통

풍風으로 신腎을 상하여 허리가 어떤 때는 왼쪽이 아프고 어떤 때는 오른쪽이 아픈데 아픈 곳이 일정하지 않고 두 다리가 당기면서 뻣뻣하다. 오적산(처방은 「한문」에 있다)에 방풍과 전갈을 더 넣거나, 오약순기산(처방은 「풍문」에 있다)에 오가피를 더 넣어 쓰며, 아픈 증세가 심한 데는 가미용호산을 쓴다(『의학입문』). ○ 풍열로 허리가 아플 때는 패독산(처방은 「한문」에 있다)에 속단·천마·모과·박하를 더 넣어 쓴다(『세의득효방』).

가미용호산

풍한風寒으로 허리가 아프며 힘줄과 뼈가 경련이 이는 것을 치료한다.

창출 한 냥, 전갈 닷 돈, 초오·부자(둘 다 싸서 구워 법제한 것) 각 두 돈, 천마 서 돈.

위의 약들을 가루내어 빈속에 한 돈씩 두림주에 타서 먹는다(『세의득효방』).

---

54 『世醫得效方』에는 이 처방이 나오지 않는다. 『醫學
  入門』에 이 처방이 나오는데 主治가 "能養腎氣, 治
  積聚癥瘕, 內傷生冷, 外中風寒, 腰脚膝脛, 曲折攣拳,
  筋骨疼痛, 經年不能步履者, 如神"으로 되어 있다.

寒腰痛

寒傷腎經腰痛, 不能轉側, 見熱則減, 遇寒則發. 脈沈弦急. 五積散加吳茱萸杜冲桃仁, 痛甚加黑丑頭末一錢調服〔入門〕[55]. ○ 痛甚, 服加味龍虎散〔入門〕[56]. ○ 代灸膏, 貼腰眼穴[57] 方見寒門.

55 『醫學入門』外集 卷四 雜病分類 濕類 「腰痛」 '外感暴痛寒背拘'(앞의 책, 375쪽).

56 『醫學入門』外集 卷四 雜病分類 濕類 「腰痛」 '風牽脚膝'(앞의 책, 375쪽).

57 '代灸膏'는 外刑篇 「臍門」에 나오는 '代灸塗臍膏'를 가리킨다.

한요통

한寒으로 신경腎經이 상하여 허리가 아프면 몸을 옆으로 돌릴 수 없으며, 열熱을 만나면 통증이 덜하고 한을 만나면 통증이 생긴다. 맥은 침현沈弦하며 급急하다. 오적산에 오수유·두충·도인을 더 넣고, 통증이 심하면 흑축(두말한 것) 한 돈을 타서 먹는다(『의학입문』). ○ 통증이 심하면 가미용호산을 먹는다(『의학입문』). ○ 대구고(처방은 「한문」에 있다)를 요안혈에 붙인다.

濕腰痛

久處卑濕, 雨露浸淫, 腰重痛如石, 冷如氷, 五積散加桃仁吳茱萸, 最效〔得效〕[58]. ○ 濕腰痛, 宜朮附湯, 通經散. ○ 川芎肉桂湯 方見上, 治露宿寒濕之地, 腰痛不能轉側〔醫鑑〕[59]. ○ 腎着證, 同參治之.

朮附湯

治濕傷腎經, 腰痛冷重.

白朮, 附子 炮 各二錢, 杜冲 炒 一錢.

右剉作一貼, 薑三片, 水煎服〔濟生〕.

通經散

治腰痛, 下水濕.

陳皮, 當歸, 甘遂 各等分.

右爲末, 每三錢, 臨臥, 溫酒調下〔子和〕[60].

又方

坐臥濕地, 濕入腎經, 外腎腫, 腰背曲, 痛楚甚, 用五苓散煎水 方見寒門, 入胚子少許, 吞下靑木香元 方見氣門 三五十粒. 數服, 藏府微動, 腫消腰直, 其痛立止〔得效〕[61].

습요통

　지대가 낮고 습한 곳에 오래 머무르거나 비와 이슬에 젖어서 허리가 돌처럼 무겁게 아프고 얼음처럼 차가운 데는 오적산에 도인과 오수유를 더 넣어 쓰면 효과가 가장 좋다(『세의득효방』).　○ 습요통에는 출부탕이나 통경산을 쓴다.　○ 천궁육계탕(처방은 앞에 있다)은 차고 습기가 있는 곳에서 노숙을 하여 허리가 아파서 몸을 돌릴 수 없는 것을 치료한다(『고금의감』).　○ 신착증腎着證을 함께 참고하여 치료한다.

출부탕

습으로 신경腎經을 상하여 허리가 아프고 차가우면서 무거운 것을 치료한다.

백출 · 부자(싸서 구운 것) 각 두 돈, 두충(볶은 것) 한 돈.

위의 약들을 썰어 한 첩으로 하여 생강 세 쪽을 넣고 물에 달여 먹는다(제생).

통경산

허리가 아픈 것을 치료하며, 수습水濕을 아래로 내보낸다.

진피 · 당귀 · 감수 각 같은 양.

위의 약들을 가루내어 서 돈씩 잠잘 때 따뜻한 술에 타서 먹는다(『유문사친』).

또 다른 처방

　습한 곳에 앉거나 누워서 습기가 신경에 들어와 고환이 붓고 허리와 등이 굽어지며 통증이 매우 심하면 오령산(처방은 「한문」에 있다) 달인 물에 날기와 조각을 조금 넣고 청목향원(처방은 「전음문」에 있다)을 서른에서 쉰 알씩 먹는다. 몇 번 먹으면 장부가 미묘하게 움직여 부기가 빠지고 허리가 곧게 펴지며 통증이 금방 멎는다(『세의득효방』).

濕熱腰痛

平日膏粱厚味之人, 腰痛, 皆是濕熱陰虛〔綱目〕[64]. ○ 濕熱腰痛者, 遇天陰或久坐而發者, 是也〔丹心〕[65]. ○ 脈緩或沈, 是濕腰痛〔丹心〕[66]. ○ 濕熱腰痛, 實者, 二炒蒼柏散 方見足部, 虛者, 七味蒼柏散, 或當歸拈痛湯 方見足部, 如諸藥不效, 用三花神祐丸 方見下門, 或煨腎散下之〔入門〕[67].

七味蒼柏散

蒼朮, 黃柏, 杜冲, 破故紙, 川芎, 當歸, 白朮 各一錢.
右剉作一貼, 空心, 水煎服〔入門〕[68].

煨腎散

治水濕停蓄, 作腰痛.
甘遂 末 三錢, 猪腰子.
細批破, 着少鹽椒淹透, 糝藥在內, 以荷葉包裹, 慢火煨熟, 空心, 細嚼, 溫酒送下. 無荷葉, 則用濕紙〔子和〕[69].

64 『醫學綱目』卷之二十八「腰痛」‘本’(앞의 책, 630-631쪽).
65 『丹溪心法』卷四「腰痛七十三」(앞의 책, 388쪽).
66 『丹溪心法』卷四「腰痛七十三」(앞의 책, 388쪽). 원문과 들고남이 있다.
67 『醫學入門』外集 卷四 雜病分類 濕類「腰痛」‘濕痛重着熱煩躁’(앞의 책, 375쪽).
68 『醫學入門』外集 卷六 雜病用藥部「腰痛」‘七味蒼

습열요통

평소에 기름지고 맛이 진한 음식을 즐기는 사람이 허리가 아픈 것은 모두 습열濕熱과 음허陰虛 때문이다(『의학강목』). ○ 습열요통은 날이 흐리거나 오래 앉아 있어서 생기는 것이다(『단계심법』). ○ 맥이 완緩하거나 침沈하면 습요통이다(『단계심법』). ○ 습열요통에서 실한 경우에는 이초창백산(처방은 「족문」에 있다)을 쓰고, 허한 경우에는 칠미창백산이나 당귀점통탕(처방은 「족문」에 있다)을 쓴다. 만약 모든 약이 효과가 없으면 삼화신우환(처방은 「하문」에 있다)을 쓰거나 외신산으로 설사시킨다(『의학입문』).

칠미창백산

창출 · 황백 · 두충 · 파고지 · 천궁 · 당귀 · 백출 각 한 돈.
위의 약들을 썰어 한 첩으로 하여 물에 달여 빈속에 먹는다(『의학입문』).

외신산

수습水濕이 쌓여서 허리가 아픈 것을 치료한다.
감수(가루낸 것) 서 돈, 돼지 콩팥.
돼지 콩팥을 잘게 다져서 소금과 후추를 조금 뿌려 배어들면 약가루를 콩팥 속에 넣고 연잎으로 싸서 은근한 잿불에 묻어 구워 익혀서 곱게 씹어 빈속에 따뜻한 술로 넘긴다. 연잎이 없으면 젖은 종이를 쓴다(『유문사친』).

柏散'(앞의 책, 519쪽).

69 『儒門事親』卷十二 三法六門 「下劑」 '益胃散'(앞의
　　책, 283쪽). "甘遂依前製過用, 右爲細末, 每服三錢,
　　以獖猪腰子, 細批破, 以鹽椒等物, 淹透爛切, 摻藥在
　　內, 以荷葉裹燒熟, 溫淡酒調服."

氣腰痛

凡人失志, 則心血不旺, 不養筋脈, 氣滯腰痛, 不能久立遠行. 七氣湯 方見氣門, 倍加茯苓加沈香乳香各少許, 煎服〔入門〕[70]. ○ 憂思傷脾則腰痛, 忿怒傷肝亦作腰痛. 俱宜沈香降氣湯 方見氣門 合調氣散, 入薑三片棗二枚, 煎服〔直指〕[71].

調氣散

治諸氣.

藿香, 甘草 各八錢, 縮砂 四錢, 白豆蔻, 丁香, 白檀, 木香 各二錢.

右末, 每二錢, 鹽湯點服, 不拘時〔丹心〕[72].

---

70 『醫學入門』 外集 卷四 雜病分類 濕類 「腰痛」 '內傷失志腰膨脹'(앞의 책, 375쪽).

71 『仁齋直指』 卷十八 身體 腰 「腰痛證治」(앞의 책, 355-356쪽). '調肝散'과 '沈香降氣湯'을 재구성한 것이다. '調氣散'이 '調肝散'으로 되어 있다.

72 『丹溪心法附餘』 卷之十六 火鬱門 「跌撲損傷」 '木香調氣散'(앞의 책, 545쪽). "治從高墮下, 或打撲傷損, 腰脇心痛." 복용법은 "右爲末, 每服二錢, 加紅麴末少許, 童子小便同酒調, 空心熱服, 如無紅麴, 紅酒亦好"로 되어 있다. 『丹溪心法』 卷三 「欬逆三十一」 '木香調氣散'(앞의 책, 274쪽)에도 같은 처방이 나온다.

기요통

 일반적으로 사람이 의욕을 잃으면 심혈心血이 왕성하지 못하여 근맥筋脈을 기르지 못하고 기가 막혀서 허리가 아파 오래 서 있거나 멀리 다닐 수가 없다. 칠기탕(처방은 「기문」에 있다)에 복령을 두 배로 넣고 침향과 유향을 각각 조금씩 더 넣어 달여 먹는다(『의학입문』). ○ 근심과 깊은 생각으로 비脾가 손상되면 허리가 아프다. 분노로 간肝이 손상되어도 허리가 아프게 된다. 모두 침향강기탕(처방은 「기문」에 있다)에 조기산을 합방하여 생강 세 쪽, 대추 두 개를 넣고 달여 먹는다(『인재직지』).

조기산
모든 기氣를 다스린다.

곽향 · 감초 각 여덟 돈, 사인 너 돈, 백두구 · 정향 · 단향 · 목향 각 두 돈.

위의 약들을 가루내어 두 돈씩 소금 끓인 물에 수시로 타서 먹는다(『단계심법부여』).

腎着證

病人身體重, 腰中冷如坐水, 形如水狀, 反不渴, 小便自利, 飲
食如故, 腰以下冷痛, 腰重如帶五千錢. 腎着湯主之〔仲景〕.[73] ○
大抵與濕, 同治.

腎着湯

白朮 二錢半, 乾薑 炮, 赤茯苓 各一錢半, 甘草 灸 五分.
右剉作一貼, 水煎服.
○ 流濕兼用溫煖之藥以散之〔丹心〕.[74]

73 『金匱要略方論』 「五臟風寒積聚脈證幷治第十二」
  (『金匱要略譯釋』, 306-307쪽. 『金匱要略精解』, 91쪽).
  "腎著之病, 其人身體重, 腰中冷如坐水中, 形如水狀,
  反不渴, 小便自利, 飲食如故, 病屬下焦, 身勞汗出, 衣

裏冷濕, 久久得之, 腰以下冷痛, 腹重如帶五千錢, 甘
薑苓朮湯主之."
74 『丹溪心法』 卷四 「腰痛七十三」 (앞의 책, 388쪽). 원
문과 들고남이 있다.

신착증

환자가 몸이 무겁고 허리가 물속에 앉아 있는 것처럼 차가우며 겉모습은 습병 같으나 도리어 갈증이 없고 소변이 잘 나오며 먹는 것은 여전한데 허리 아래가 차갑고 아프며 무거운 것을 맨 것처럼 허리가 몹시 무겁다. 신착탕이 주치한다(『금궤요략』). ○ 대개 습濕과 같이 치료한다.

신착탕

백출 두 돈 반, 건강(싸서 구운 것), 적복령 각 한 돈 반, 감초(구운 것) 닷 푼.

위의 약들을 썰어 한 첩으로 하여 물에 달여 먹는다.

○ 습을 흘려보내고 아울러 따뜻한 약을 써서 흩어준다(『단계심법』).

腰痛通治

六氣皆能爲痛, 大抵寒濕多, 而風熱少. 又有房室勞傷, 腎虛腰痛者, 居多. 是陽氣虛弱, 不能運動故也〔入門〕[75]. ○ 久腰痛, 必用官桂以開之, 腹脇痛, 皆然〔丹心〕[76]. ○ 諸腰痛, 不可用補氣藥, 亦不宜峻用寒凉藥〔丹心〕[77]. ○ 補腎湯治一切腰痛 方見上.

75 『醫學入門』外集 卷四 雜病分類 濕類「腰痛」(앞의 책, 375-376쪽)의 내용을 재구성한 것이다.

76 『丹溪心法』卷四「腰痛七十三」‘治腰腿濕痛’(앞의 책, 388쪽).

77 『丹溪心法』卷四「腰痛七十三」(앞의 책, 388쪽). 원문과 들고남이 있다.

요통을 두루 치료하는 법

　육기六氣는 모두 통증을 일으킬 수 있는데 대개 한습寒濕이 많고 풍열風熱은 적다. 또 성생활과 노동에 상하여 신허요통이 된 경우도 많다. 이것은 양기가 허약하여 기를 돌릴 수 없기 때문이다(『의학입문』).　○ 오래된 요통에는 반드시 육계를 써서 기를 통하게 하는데, 배나 옆구리가 아픈 데도 그렇게 한다(『단계심법』).　○ 여러 가지 요통에는 보기약을 쓸 수 없는데, 한량약寒凉藥을 많이 쓰는 것도 마땅치 않다(『단계심법』).　○ 보신탕은 모든 요통을 치료한다(처방은 앞에 있다).

腰痛凶證

腰痛, 面上忽見紅點, 人中黑者, 死〔入門〕.[78]

78 『醫學入門』外集 卷四 雜病分類 濕類「腰痛」'腰痛
新久總腎虛'(앞의 책, 375쪽).

요통의 나쁜 증상

허리가 아프면서 갑자기 얼굴 위에 붉은 점이 나타나거나 인중이 검어지면 죽는다(『의학입문』).

요통의 나쁜 증상

허리가 아프면서 갑자기 얼굴 위에 붉은 점이 나타나거나 인중이 검어지면 죽는다(『의학입문』).

導引法

理腰背痛, 病人正東坐, 收手抱心, 一人於前, 據躡其兩膝, 一人後捧其頭, 徐牽令, 偃臥頭到地. 三起三臥, 便差〔得效〕.

---

79 '躡', 밟을 섭.
80 '捧', 들어올릴, 받들 봉.
81 '偃', 쓰러질, 넘어질 언.
82 『世醫得效方』 卷第三 「腰痛」 '導引法' (앞의 책, 46쪽).

도인법

허리와 등이 아픈 것을 다스리려면 환자가 동쪽을 향해 앉아서 손을 심장 부위에 포갠 후 한 사람은 앞에서 양 무릎을 누르고 한 사람은 뒤에서 머리를 받쳐서 천천히 뒤로 머리가 땅에 닿도록 눕힌다. 세 번 일어났다 세 번 누우면 곧 좋아진다(『세의득효방』).

單方

凡二十二種, 有固陽丹, 煨腎丸.

磁石

補腎治腰痛.

火煅醋淬九次, 爲末水飛, 作丸服, 或入補腎藥, 皆佳〔本草〕[83].

○ 腎虛腰不利, 宜用〔本草〕[84].

兔絲子

治腰痛膝冷. 酒煮作末, 溫酒下二錢. ○ 又兔絲子牛膝各一兩, 酒浸五日, 曝乾爲末, 酒糊丸服. ○ 又兔絲子末二兩, 杜冲蜜炙末一兩, 山藥末酒煮爲糊作丸, 酒下五七十丸, 名固陽丹〔本草〕[85].

牛膝

除腰脊痛.

煮汁飮, 或酒浸服, 並良. 又取嫩葉, 和米醬, 空心, 作粥服〔本草〕[86].

83 『證類本草』 卷四 玉石部中品總八十七種 「磁石」(證類本 90쪽, 四庫本 148-149쪽). 원문과 들고남이 있다.

84 『證類本草』 卷四 玉石部中品總八十七種 「磁石」(證類本 90쪽, 四庫本 148-149쪽). 원문과 들고남이 있다.

단방

모두 스물두 가지인데, 여기에는 고양단, 외신환이 들어 있다.

자석

신腎을 보하여 요통을 치료한다.

자석을 불에 달구어 식초에 담금질하기를 아홉 번 하고 가루내어 수비하여 알약을 만들어 먹거나, 신을 보하는 약에 넣어 먹어도 좋다(『증류본초』). ○ 신이 허하여 허리가 불편한 데도 좋다(『증류본초』).

토사자(새삼의 씨)

허리가 아프고 무릎이 시린 것을 치료한다. 술에 달여 가루내어 두 돈씩 따뜻한 술로 먹는다. ○ 또 토사자·우슬 각 한 냥을 5일 동안 술에 담갔다가 햇볕에 말려 가루내어 술에 쑨 풀로 반죽하여 알약을 만들어 먹는다. ○ 또 토사자가루 두 냥과 두충(꿀을 발라 구운 것)가루 한 냥을 산약가루에 술을 넣고 쑨 풀로 반죽하여 알약을 만들어 쉰에서 일흔 알씩 술로 먹는다. 이것을 고양단이라고 한다(『증류본초』).

우슬(쇠무릎)

허리뼈가 아픈 것을 치료한다.

우슬 달인 즙을 마시거나 술을 담가 먹어도 좋다. 또 어린잎을 따서 쌀과 장을 넣고 죽을 쑤어 빈속에 먹기도 한다(『증류본초』).

---

85 『證類本草』卷六 草部上品之上總八十七種「菟絲子」(證類本 130-131쪽, 四庫本 240-241쪽). 원문과 들고남이 있다.

86 『證類本草』卷六 草部上品之上總八十七種「牛膝」(證類本 131쪽, 四庫本 243쪽). 원둔과 들고남이 있다.

石斛

治腰痛脚弱.

煮服, 末服, 浸酒服, 皆佳〔本草〕[87].

蒺藜子

治腰脊痛.

爲末, 蜜丸服, 或作末, 和酒服, 並佳〔本草〕[88].

肉蓯蓉

主腰痛.

作丸, 服之〔本草〕[89].

續斷

主腰痛.

煮服末服, 並佳〔本草〕[90].

萆薢

主骨腰痛.

酒浸服之. ○ 又萆薢三兩, 杜冲一兩, 擣爲末, 空心, 酒服二錢, 禁食牛肉〔本草〕[91].

---

87 『證類本草』卷六 草部上品之上總八十七種「石斛」
　　(證類本 143쪽, 四庫本 272쪽). 원문과 들고남이
　　있다.
88 『證類本草』卷七 草部上品之下總五十三種「蒺藜
　　子」(政和本 155-156쪽, 四庫本 300-301쪽). 원문과
　　들고남이 있다.
89 『證類本草』卷七 草部上品之下總五十三種「肉蓯
　　蓉」(政和本 157쪽, 四庫本 303쪽). 원문과 들고남이

석곡

허리가 아프고 다리가 약한 것을 치료한다.

석곡을 달여 먹거나 가루내어 먹거나 술을 담가 먹어도 좋다(『증류본초』).

질려자(남가새의 열매)

허리뼈가 아픈 것을 치료한다.

질려자를 가루내어 꿀로 반죽하여 알약을 만들어 먹거나 가루내어 술에 타서 먹어도 좋다(『증류본초』).

육종용

허리가 아픈 것을 주치한다.

알약을 만들어 먹는다(『증류본초』).

속단

허리가 아픈 것을 주치한다.

속단을 달여 먹거나 가루내어 먹어도 좋다(『증류본초』).

비해(도코로마 뿌리)

갑자기 허리가 아픈 것을 주치한다.

술을 담가 먹는다. ○ 또 비해 석 냥, 두충 한 냥을 찧어서 가루내어 빈속에 두 돈씩 술에 타서 먹는데, 쇠고기를 먹지 말아야 한다(『증류본초』).

있다.

90 『證類本草』 卷七 草部上品之下總五十三種 「續斷」 (政和本 159쪽, 四庫本 309쪽). 원문과 들고남이 있다.

91 『證類本草』 卷七 草部上品之下總五十三種 「草薢」 (政和本 191쪽, 四庫本 391쪽). 원문과 들고남이 있다.

威靈仙

治腰痛.

生爲末, 酒調二錢服〔丹心〕[92]. ○ 又方, 細末二錢, 猪腰子一隻, 批藥在內, 濕紙裏煨熟, 早晨細嚼, 熱酒下〔綱目〕[93]. ○ 又酒浸爲末, 麪糊和丸, 梧子大, 酒下八十丸至百丸. 大便下靑膿, 是效也〔本草〕[94].

牽牛子

治腰痛, 下冷膿.

○ 半生半炒, 取頭末一兩, 入硫黃一分, 同硏, 分三服. 每一服, 白麪一匙, 水和捏[95], 作碁子, 五更初, 以水一盞煮熟, 連湯送下, 只一服, 痛止〔綱目〕[96].

破故紙

治腰痛, 神妙.

炒爲末, 酒下二錢〔本草〕[97].

五加皮

治腰脊痛, 及髎腰痛.

細剉, 酒浸服之〔本草〕[98].

92 『丹溪心法』卷四「腰痛七十三」‘治腰腿濕痛’(앞의 책, 388쪽).

93 『醫學綱目』卷之二十八 腎膀胱部「腰痛」(앞의 책, 629쪽). "治腰痛, 用威靈仙. 丹溪云, 威靈仙治痛之要藥, 爲細末, 每服二錢, 猪腰子一只, 批開, 摻藥在內, 濕紙煨熟, 五更細嚼, 熱酒下."

94 『證類本草』卷十一 草部下品之下總一百五種「威靈仙」(政和本 242쪽, 四庫本 512쪽). 원문과 들고남이 있다.

95 ‘捏’, 반죽할 날.

위령선(으아리 뿌리)

허리가 아픈 것을 치료한다.

위령선을 날로 가루내어 두 돈씩 술에 타서 먹는다(『단계심법』). ○ 또 다른 방법은 곱게 가루낸 위령선 두 돈을 돼지 콩팥 한 보 속에 넣고 젖은 종이로 싸서 잿불에 묻어 익혀서 이른 새벽에 뜨거운 술로 잘게 씹어 먹는다(『의학강목』). ○ 또 술에 담갔다가 가루내어 밀가루 풀로 반죽하여 오자대의 알약을 만들어 여든에서 백 알씩 술로 먹는다. 대변에 푸른 고름 같은 것이 나오면 효과가 있는 것이다(『증류본초』).

견우자(나팔꽃 씨)

허리가 아프고 변으로 찬 고름이 나오는 것을 치료한다.

○ 견우자(반은 날것, 반은 볶아서 두말한 것) 한 냥에 유황 한 푼을 넣고 함께 갈아서 세 번에 나누어 먹는다. 먹을 때마다 밀가루 한 숟가락과 함께 물에 개어 반죽하여 바둑알만하게 만들어 새벽〔五更初〕에 물 한 잔에 끓여 익혀서 그 물로 바로 먹으면 한 번만 먹어도 통증이 멎는다(『의학강목』).

파고지

허리가 아픈 것을 치료하는데 아주 잘 낫는다.

파고지를 볶아서 가루내어 두 돈씩 술로 먹는다(『증류본초』).

오가피

허리뼈가 아픈 것과 허리가 갑자기 아픈 것을 치료한다.

오가피를 잘게 썰어서 술을 담가 먹는다(『증류본초』).

96 『醫學綱目』卷之二十八「腰痛」‘本’ (앞의 책, 630쪽).

97 『證類本草』卷九 草部中品之下總七十八種「補骨脂」(政和本 242쪽, 四庫本 435쪽). 원문과 들고남이 있다.

98 『證類本草』卷十二 木部上品總七十二種「五加皮」(政和本 280쪽, 四庫本 601쪽). 원문과 들고남이 있다.

杜冲

治腰脊痛, 及髁腰痛. 又治腎勞腰脊攣 〔本草〕[99]. ○ 薑汁炒, 爲末,
空心, 酒下一錢. ○ 又一兩, 炒, 去絲, 浸二升酒中, 每服三合,
日三服 〔綱目〕[100].

橘核

治腰痛.

微炒, 去殼, 爲末, 空心, 酒下二錢, 良 〔本草〕[101].

胡桃

治虛損腰痛.

取肉, 和杜冲茴香, 浸酒, 空心服 〔入門〕[102].

芡仁

主腰脊痛.

爲末, 煮粥, 空心服 〔入門〕[103].

胡麻

治腰痛.

熬令香, 爲末, 以酒飮蜜湯薑湯, 調下三錢, 日三服, 卽永差 〔本
草〕[104].

---

99 『證類本草』卷十二 木部上品總七十二種 「杜冲」(政
　　和本 283쪽, 四庫本 608쪽). 원문과 들고남이 있다.

100 『醫學綱目』卷之二十八 腰痛 無 「杜冲酒」(앞의 책,
　　628쪽).

101 『證類本草』卷二十三 果部三品總五十三種 「橘柚」
　　(政和本 438쪽, 四庫本 939쪽).

102 『醫學入門』內集 卷二 本草分類 附食治方 「諸虛」
　　'胡桃酒'(앞의 책, 250쪽).

두충

허리뼈가 아픈 것과 갑자기 허리가 아픈 것을 치료한다. 또한 신로腎勞로 허리뼈가 옥죄이는 것을 치료한다(『증류본초』). ○ 생강즙에 축여 볶은 두충을 가루내어 빈속에 한 돈씩 술로 먹는다. ○ 또한 두충 한 냥을 〔두충 안의〕 실 같은 것이 없어지도록 볶아서 술 두 되게 담가두고 그 술을 서 홉씩 하루 세 번 먹는다(『의학강목』).

귤핵(귤의 씨)

허리가 아픈 것을 치료한다.

귤핵을 살짝 볶아서 꺼풀은 버리고 가루내어 빈속에 두 돈씩 술로 먹으면 좋다(『증류본초』).

호도(호두)

허손虛損하여 허리가 아픈 것을 치료한다.

호도의 살을 발라서 두충·회향과 함께 술을 담갔다가 빈속에 먹는다(『의학입문』).

감인(가시연밥)

허리뼈가 아픈 것을 주치한다.

감인을 가루내어 죽을 쑤어 빈속에 먹는다(『의학입문』).

호마(참깨)

허리가 아픈 것을 치료한다.

호마를 고소한 냄새가 나도록 볶아서 가루낸 다음 술이나 미음, 꿀물, 생강 달인 물 등에서 돈씩 하루 세 번 타서 먹으면 오래도록 아프지 않는다(『증류본초』).

103 『醫學入門』 內集 卷二 本草分類 果部 「芡實」(앞의 책, 229쪽)과 같은 책 卷二 本草分類 附食治方 「陰虛」 '芡實粥'(앞의 책, 251쪽)에 나온다.

104 『證類本草』 卷二十四 米穀部上品總七種 「胡麻」 (政和本 457쪽, 四庫本 983쪽). 원문과 들고남이 있다.

鹿茸

主腰脊痛.

酥灸紫色, 去毛爲末, 每日空心, 溫酒下一錢〔本草〕[105].

鹿角

除腰脊痛.

熬黃爲末, 溫酒一盃, 調一錢, 日二服〔本草〕[106].

羊脊骨

治腰痛, 轉搖不得.

脊骨一具, 槌碎爛煮[107], 和五味食之, 因[108]飲酒少許〔本草〕[109].

黃狗肉

煖腰膝, 止痛.

取淨肉, 和五味煮熟, 空心食之〔本草〕[110].

猪腎

治腎虛腰痛.

取腰子一枚, 薄批, 以椒鹽末淹過, 糝杜冲末三錢在內, 包以荷葉或濕紙, 慢火煨熟, 以酒嚼下, 名曰煨腎丸〔入門〕[111]. ○ 又方, 童便二盞, 好酒一盞, 腰子一對, 盛磁缸, 黃泥封口, 日晚以慢火養熟, 至中夜[112], 待五更初, 以火溫之, 發瓶飲酒, 食腰子. 此以血養血, 絶勝金石草木之藥[113]〔入門〕.

---

105 『證類本草』卷十七 獸部中品總一十七種 「鹿茸」(政和本 353쪽, 四庫本 765쪽). 원문과 들고남이 있다.

106 『證類本草』卷十七 獸部中品總一十七種 「鹿茸」(政和本 353쪽, 四庫本 765쪽). 원문과 들고남이 있다.

107 '槌', 망치 퇴 추.

108 '因', 이에, 곧.

109 『證類本草』卷十七 獸部中品總一十七種 「羊角」(政和本 357쪽, 四庫本 774쪽). 원문과 들고남이 있다.

녹용

허리뼈가 아픈 것을 주치한다. 녹용에 젖을 발라 자줏빛이 되도록 구워 털을 제거한 다음 가루내어 매일 빈속에 한 돈씩 따뜻한 술로 먹는다(『증류본초』).

녹각

허리뼈가 아픈 것을 치료한다.

녹각을 누렇게 볶아서 가루내어 한 돈씩 따뜻한 술 한 잔에 타서 하루 두 번 먹는다(『증류본초』).

양척골(양의 등뼈)

허리가 아파서 움직일 수 없는 것을 치료한다.

양의 척골 한 대를 망치로 부스러뜨려 푹 고아 갖은 양념〔五味〕을 하여 먹은 후 술을 조금 마신다(『증류본초』).

황구육(누렁개의 고기)

허리와 무릎을 따뜻하게 하고 아픈 것을 멎게 한다.

깨끗한 황구육에 갖은 양념을 하여 푹 삶아서 빈속에 먹는다(『증류본초』).

저신(돼지 콩팥)

신허요통을 치료한다.

돼지 콩팥 한 보를 얇게 썰어 후추와 소금 가루를 뿌려 재워두었다가 두충가루 서 돈을 뿌려 넣고 버무려 연잎이나 젖은 종이로 싸서 약한 잿불에 구워 익혀서 술로 씹어 먹는데, 이것을 외신환이라고 한다(『의학입문』). ○ 또 다른 방법은 동변 두 잔, 좋은 술 한 잔, 돼지 콩팥 한 보를 자기 단지에 넣고 진흙으로 주둥이를 싸서 바른 다음 날이 저물 때부터 한밤중까지 약한 불로 잘 익힌 후 〔불을 끄고〕 새벽〔五更初〕까지 기다렸다가 다시 불에 데워 단지를 열어 술을 마시면서 돼지 콩팥을 먹는다. 이것은 혈血로써 혈을 기르는 것인데, 그 어떤 광물성 〔金石〕이나 식물성〔草木〕 약보다 훨씬 좋다(『의학입문』).

---

110 『證類本草』 卷十七 獸部中品總一十七種 「牡狗陰
　　莖」(政和本 358쪽, 四庫本 775쪽). 원문과 들고남
　　이 있다.
111 『醫學入門』 內集 卷二 本草分類 食治門 附食治方

「諸虛」 '煨腎丸'(앞의 책, 250쪽).
112 『醫學入門』에는 이 뒤에 '止'가 더 있다.
113 『醫學入門』 內集 卷二 本草分類 食治門 附食治方
　　「諸虛」 '猪腎酒'(앞의 책, 250쪽).

鍼灸法

腰痛, 灸腎兪三七壯, 卽差〔綱目〕[114]. ○ 腰曲不能伸, 鍼委中出血, 立愈〔丹心〕[115]. ○ 腰背痛, 以鍼決膝腰句畫中, 靑赤絡脈出血, 便差〔得效〕[116]. ○ 腰痛不得俛仰, 令患人正立, 以竹拄地度, 至臍斷竹. 乃以度背脊, 灸竹上頭盡處, 隨年壯. 灸訖藏竹, 勿令人知〔資生〕[117]. ○ 神仙灸法, 治腰痛. 灸曲䐐兩文頭, 左右脚四處, 各三壯. 每灸一脚, 二火齊下, 艾炷纔燒至肉, 初覺痛, 便用二人, 兩邊齊吹, 至火滅. 午時着灸, 至人定已來, 藏府自動一二行, 或轉動如雷聲, 其疾立愈. 此法神效〔綱目〕[124]. ○ 腎虛腰痛, 取腎兪, 人中, 委中, 肩井〔綱目〕. ○ 挫閃腰痛, 取尺澤, 勿灸委中, 人中, 陽陵泉, 束骨, 崑崙, 下髎, 氣海〔綱目〕. ○ 腰痛, 崑崙, 委中, 出血, 又取腎兪, 中膂兪, 腰兪〔綱目〕. ○ 腰强痛, 命門, 崑崙, 志室, 行間, 復溜〔綱目〕.

---

114 『醫學綱目』卷之二十八「腰痛」‘本’(앞의 책, 628
　　쪽).

115 『丹溪心法』卷四「腰痛七十三」(앞의 책, 388쪽)에
　　는 "腰曲不能伸者, 針人中"으로 되어 있다.

116 ‘決’, 터지다, 터놓다 결.

117 『世醫得效方』卷第三「腰痛」‘鍼灸法’(앞의 책, 46
　　쪽).

118 ‘拄’, 떠바칠 주. 굄대를 세우다.

119 ‘訖’, 그칠 흘. 마치다, 끝내다.

120 『鍼灸資生經』卷五「腰痛」(앞의 책, 385쪽).

121 ‘䐐’, 오금 추.

122 ‘纔’, 비로소 재.

123 ‘人定’은 밤이 깊어 모든 사람이 조용해졌을 때를
　　말한다.

124 『醫學綱目』卷之二十八「腰痛」(앞의 책, 634쪽).
　　‘羅’를 인용하여 나온다.

침구법

요통에는 신수혈에 스물한 장의 뜸을 뜨면 바로 낫는다(『의학강목』). ○ 허리가 굽어 펼 수 없을 때는 위중혈에 침을 놓아 피를 빼면 바로 낫는다(『단계심법』). ○ 허리와 등이 아픈 데는 오금과 허리의 주름진 곳에 나타나는 푸르죽죽한 핏줄을 침으로 터뜨려 피를 빼면 바로 낫는다(『세의득효방』). ○ 허리가 아파서 굽혔다 폈다 하지 못하는 데는 환자를 똑바로 세우고 대나무로 꼽대를 세워 땅에서 배꼽까지 재어 대나무를 자른다. 이것을 등뼈 쪽에 대어 대나무 위쪽이 닿는 곳에 나이 수만큼 뜸을 뜬다. 뜸을 다 뜨고 나면 대나무를 감추어 사람들이 알지 못하게 한다(『침구자생경』). ○ 신선구법神仙灸法은 요통을 치료한다. 뜸은 오금 주름선 양쪽 끝에 뜨는데 좌우 다리 네 곳에 각각 세 장씩 뜬다. 매번 한쪽 다리씩 두 곳에 함께 뜸을 뜨는데, 뜸봉이 거의 타서 살에 닿아 뜨거워지면 곧 두 사람이 양쪽에서 불이 꺼질 때까지 함께 불어준다. 한낮에 뜸을 뜨면 깊은 밤이 되면 장부臟腑가 저절로 한두 번 꿈틀거리거나 천둥소리같이 꾸르륵거리면서 병이 곧 낫는다. 이 방법은 매우 좋은 효과가 있다(『의학강목』). ○ 신허요통은 신수, 인중, 위중, 견정혈에 침을 놓는다(『의학강목』). ○ 좌섬요통에는 척택혈에 침을 놓되 위중, 인중, 양릉천, 속골, 곤륜, 하료, 기해혈에는 뜸을 뜨지 달아야 한다(『의학강목』). ○ 요통에는 곤륜, 위중혈에서 피를 빼고 또한 신수, 중려수, 요수혈에 침을 놓는다(『의학강목』). ○ 허리가 뻣뻣하게 아플 때는 명문, 곤륜, 지실, 행간, 부류혈에 침을 놓는다(『의학강목』).

125 『醫學綱目』 卷之二十八 「腰痛」(앞의 책, 634쪽). ‘玉’을 인용하여 나온다. 원문에는 “腎虛腰痛, 腎腧(取法以杖量與臍平去脊各一寸半, 灸二七壯), 人中委中”으로 되어 있고, ‘肩井’이 없다.

126 『醫學綱目』 卷之二十八 「腰痛」(앞의 책, 634쪽). ‘集’을 인용하여 나온다. “腰閃挫氣痛, 尺澤(忌灸) 委中人中陽陵泉束骨昆侖下窌.” ‘氣海’는 ‘摘’을 인용한 부분(앞의 책, 634쪽)에 나온다.

127 『醫學綱目』 卷之二十八 「腰痛」(앞의 책, 634쪽). ‘羅’를 인용하여 나온다. 『醫學綱目』 卷之七 刺灸通論(앞의 책, 115쪽). ‘海’를 인용한 부분에서 “腰痛, 昆侖及委中出血”이라고 하였다.

128 『醫學綱目』 卷之二十八 「腰痛」(앞의 책, 634쪽)의 ‘壕’과 ‘摘’을 인용한 부분을 재구성한 것이다.

脇

옆구리

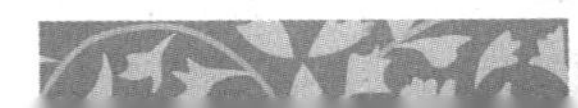

脇腋度數

腋以下至季脇, 長一尺二寸, 季脇以下至髀樞, 長六寸〔靈樞〕.

---

1 ‘季脇’은 마지막 갈빗대, 곧 제11, 12 늑골이 있는 부위로, 軟肋이라고도 한다. 또는 허구리를 말하기도 하고 章門穴을 말하기도 한다.

2 ‘髀樞’는 대퇴골의 大轉子 부위를 말한다. ‘髀’, 넓적다리 비.

3 『靈樞』 「骨度第十四」.

겨드랑이에서 옆구리까지의 길이

겨드랑이부터 마지막 갈빗대까지의 길이는 한 자 두 치이며, 마지막 갈빗대부터 비추髀樞까지의 길이는 여섯 치이다(『영추』).

脇腋屬肝膽

肝膽之脈, 布脇肋, 肋者, 脇骨也〔銅人〕[4]. ○ 肝有邪, 其氣流于兩脇〔靈樞〕[5]. ○ 脇痛者, 厥陰肝經爲病也〔醫鑑〕[6]. ○ 肩下曰腋, 腋下曰脇, 脇之下曰季脇〔綱目〕.

---

4 『銅人兪穴鍼灸圖經』「足少陽膽經」(앞의 책, 27쪽)과 「足厥陰肝經」(앞의 책, 31쪽)의 문장을 재구성한 것이다.

5 『靈樞』「邪客第七十一」. "肝有邪, 其氣留于兩腋."

6 『古今醫鑑』卷之十「脇痛」'病'(앞의 책, 270쪽).

겨드랑이와 옆구리는 간담경에 속한다

간담의 경맥은 옆구리와 갈빗대〔肋〕에 퍼져 있는데, '늑肋'이란 갈비뼈〔脇骨〕이다(『동인수혈침구도경』). ○ 간에 사기가 있으면 그 사기는 양쪽 옆구리로 흐른다(『영추』). ○ 협통脇痛은 족궐음간경이 병든 것이다(『고금의감』). ○ 어깨 밑을 겨드랑이라 하고 겨드랑이 아래를 옆구리라 하며 옆구리 아래를 허구리라고 한다(강목).

脈法

寸口脈弦者, 卽脇下拘急而痛, 其人嗇嗇惡寒也〔仲景〕. ○ 脈雙弦者, 肝氣有餘, 兩脇作痛〔正傳〕. ○ 肝脈沈之而急, 浮之亦然. 若脇下痛, 有氣支滿, 引小腹而痛, 時小便難苦, 目眩頭痛, 腰背痛, 得之少時有所墜墮〔正傳〕. ○ 肝脈搏堅而長, 色不靑, 當病墮若搏, 因血在脇下, 令人喘逆〔內經〕. ○ 肝脈軟而散, 其色澤者, 當病溢飲. 溢飲者, 渴暴多飲, 而溢入肌皮腸胃之外也〔內經〕. ○ 氣鬱胸脇痛, 看其沈澁, 當作鬱治也〔丹心〕.

---

7 『金匱要略方論』「腹滿寒疝宿食病脈證幷治第十」(『金匱要略譯釋』, 248쪽. 『金匱要略精解』, 78쪽).

8 '雙弦'은 맥을 짚었을 때 兩手皆弦한 것을 말한다. '偏弦'은 一手獨弦을 말한다(尤在涇, 『金匱要略心典』「痰飮咳嗽病脈證治第十二」).

9 『醫學正傳』卷之四「脇痛」'脈法'(앞의 책, 225쪽).

10 『醫學正傳』에는 '若'이 '苦'로 되어 있다.

11 '支滿'은 속이 치받치는 것 같으면서 그득한 것을 말한다.

12 『醫學正傳』卷之四 脇痛「脈法」'脈經'(앞의 책, 225

맥법

촌구맥이 현弦하면 옆구리 아래가 뻐근하고 당기면서 아프며 으슬으슬 오한惡寒이 난다 (『금궤요략』). ○ 양쪽 맥이 현하면 간기肝氣가 지나쳐서 양쪽 옆구리가 아프다(『의학정전』). ○ 간맥肝脈은 꾹 눌러도 급하고 살짝 대도 급하다. 만약 옆구리 아래가 아프고 속이 치받치는 듯하면서 그득하고 아랫배가 당기며 아프고 때때로 소변이 잘 나오지 않으며 눈이 어지럽고 머리가 아프며 허리와 등이 아픈 것은 어릴 때 떨어진 적이 있어서 얻은 병이다(『의학정전』). ○ 간맥이 견堅하면서 장長하고 얼굴색이 푸르지 않으면 반드시 떨어지거나 맞아서 생긴 피가 옆구리 아래에 있어서 환자가 숨차한다(『내경』). ○ 간맥이 연軟하면서 산散한데 얼굴색이 윤택하면 반드시 일음병溢飮病을 앓는다. 일음병이란 갈증이 심하여 물을 많이 마셔서 〔수기가〕 기육과 피부, 장위腸胃의 밖으로 흘러넘치는 것이다(『내경』). ○ 기가 뭉쳐서 〔鬱〕 흉협통이 생긴 것은 맥이 침삽沈澁한데, 뭉친 것〔울증〕으로 보고 치료하여야 한다(『단계심법』).

쪽).

13 『素問』「脈要精微論篇第十七」.

14 『素問』「脈要精微論篇第十七」. 『素問』에는 '溢入' 이 '易入'으로 되어 있다.

15 『丹溪心法』卷四「脇痛七十一」(앞의 책, 384쪽).

脇痛有五

脇痛者, 肝火盛, 木氣實也〔醫鑑〕. ○ 肝苦急, 是其氣有餘, 急食辛以散之, 宜用川芎蒼朮靑皮〔丹心〕. ○ 肝火盛, 兩脇痛, 不得伸舒, 先以琥珀膏 方見積聚, 貼痛處, 却以生薑湯, 吞下蜜丸當歸龍薈丸 方見五藏 最妙. 此藥蜜丸, 乃治脇痛〔丹心〕. ○ 龍薈丸亦治飮食大飽, 勞力行房脇痛, 乃瀉肝火之要藥也〔丹心〕. ○ 凡脇痛, 皆肝木有餘. 小柴胡湯 方見寒門, 加靑皮川芎芍藥草龍膽, 甚者, 入靑黛麝香, 調服〔正傳〕. ○ 凡脇痛, 有氣鬱, 有死血, 有痰飮, 有食積, 有風寒. ○ 肝熱鬱, 則脇必痛〔入門〕.

---

16 『古今醫鑑』 卷之十 脇痛 「治」 (앞의 책, 271쪽).

17 『丹溪心法』 卷四 「脇痛七十一」 (앞의 책, 384쪽). 원문과 들고남이 있다.

18 『丹溪心法』 卷四 「脇痛七十一」 '當歸龍薈丸' (앞의 책, 385쪽). 원문과 들고남이 있다. 『丹溪心法附餘』 卷之十六 火鬱門 「脇痛」 에서는 "蜜丸治脇痛, 麴丸降肝火" 라고 하였다 (앞의 책, 538쪽).

19 '龍薈丸' 은 뒤에 나오는 '小龍薈丸' 을 가리킨다.

20 『丹溪心法』 卷四 「脇痛七十一」 '小龍薈丸' (앞의 책, 385쪽). 원문과 들고남이 있다.

협통에는 다섯 가지가 있다

협통은 간화肝火가 성하고 목기木氣가 실한 것이다(『고금의감』). ○ 간은 급急한 것을 싫어하는데 이것은 〔간이 급하게 되면〕 간기肝氣가 넘치기 때문이다. 급히 매운맛을 먹어 흩어버려야 하는데 천궁·창출·청피를 쓴다(『단계심법』). ○ 간화가 왕성하여 양쪽 옆구리가 아파서 펼 수 없을 때는 먼저 호박고(처방은 「적취문」에 있다)를 아픈 곳에 붙인 후 꿀로 단든 당귀용회환(처방은 「오장문」에 있다)을 생강 달인 물로 먹는 것이 가장 좋다. 당귀용회환은 꿀로 만들어야 협통을 치료할 수 있다(『단계심법』). ○ 용회환 역시 음식을 너무 배부르게 먹거나 성생활을 지나치게 하여서 생긴 협통을 치료하는데, 간화을 없애는 중요한 약이다(『단계심법』). ○ 일반적으로 협통은 간목肝木의 기가 지나쳐서 생긴 것이다. 소시호탕(처방은 「한문」에 있다)에 청피·천궁·작약·용담초를 더 넣어 먹고, 심하면 청대와 사향을 타서 먹는다(『의학정전』). ○ 일반적으로 협통에는 기울협통, 사혈협통, 담음협통, 식적협통, 풍한협통이 있다. ○ 간열肝熱이 뭉치면 반드시 옆구리가 아프다(『의학입문』).

---

21 『醫學正傳』 卷之四 「脇痛」 ‘方法’ (앞의 책, 227쪽).
　　‘丹溪活套’를 인용하였다.
22 『醫學入門』 內集 卷一 臟腑 臟腑條分 「肝」 ‘熱爭’
　　(앞의 책, 62쪽).

氣鬱脇痛

大怒氣逆, 及謀慮不決, 皆令肝火動甚, 脇痛難忍, 宜當歸龍薈丸, 輕者, 小柴胡湯加黃連牡蠣枳殼〔入門〕[23]. ○ 性急多怒之人, 時常腹脇作痛, 小柴胡湯加川芎芍藥靑皮, 呑下龍薈丸, 甚捷〔正傳〕[24][25]. ○ 氣鬱脇痛, 宜枳殼煮散, 沈香降氣散, 枳殼散, 桂枝湯, 復元通氣散 方見氣門, 木通散, 神保元, 小龍薈丸.

枳殼煮散

治悲哀傷肝, 兩脇痛, 又治七情傷肝, 兩腋兩脇牽痛.

枳殼 二錢, 細辛, 桔梗, 防風, 川芎 各一錢, 葛根 七分, 甘草 五分.

右剉作一貼, 入薑三片, 棗二枚, 水煎服〔本事〕[26].

23 『醫學入門』外集 卷四 雜病分類 外感 火類 「脇痛」 '左爲怒火與死血'(앞의 책, 380쪽).

24 '龍薈丸'은 '當歸龍薈丸'을 가리킨다.

25 『醫學正傳』卷之四 「脇痛」 '方法'(앞의 책, 227쪽). '丹溪活套'를 인용하였다.

26 『普濟本事方』卷第七 「腹脇疼痛」 '枳殼煮散'(앞의 책, 432쪽). "治悲哀煩惱, 肝氣至兩腋, 骨疼筋脈拘急, 腰脚滯重, 兩股筋急, 兩脇牽痛, 四肢不能擧, 漸致背攣急, 大治脇痛."

기울협통

화가 몹시 나서 기가 거슬러 오르거나[氣逆] 지나치게 많이 생각하여 결정하지 못하면 간화가 심하게 동하게 되어 옆구리가 견딜 수 없이 아프게 되는 데는 당귀용회환을 쓰며, 통증이 가벼운 데는 소시호탕에 황련 · 모려 · 지각을 더 넣어 쓴다(『의학입문』). ○ 성질이 급하고 화를 잘 내는 사람은 늘 배와 옆구리가 아픈데, 소시호탕에 천궁 · 작약 · 청피를 더 넣어 달인 약으로 [당귀]용회환을 먹으면 효과가 더욱 빠르다(『의학정전』). ○ 기가 뭉쳐서 생긴 협통에는 지각자산, 침향강기산, 지각산, 계지탕, 복원통기산(처방은 「기문」에 있다), 목통산, 신보원, 소룡회환 등을 쓴다.

지각자산

슬픔으로 간肝이 상하여 양쪽 옆구리가 아픈 것을 치료한다. 또 칠정으로 간이 상하여 양쪽 겨드랑이와 양쪽 옆구리가 당기면서 아픈 것을 치료한다.

지각 두 돈, 세신 · 길경 · 방풍 · 천궁 각 한 돈, 갈근 일곱 푼, 감초 닷 푼.

위의 약들을 썰어 한 첩으로 하여 생강 세 쪽, 대추 두 개를 넣고 물에 달여 먹는다(『보제본사방』).

沈香降氣散

治氣滯, 脇肋刺痛, 胸膈痞塞.

薑黃, 陳皮, 甘草 各一錢, 三稜, 蓬朮 並煨, 益智, 厚朴 各七分, 白朮, 紫蘇葉, 香附子, 神麴, 麥芽, 烏藥 各五分, 人蔘, 訶子, 大腹皮 各二分半.

右剉作一貼, 煎服[丹心][27].

枳殼散

治脇痛, 如有物刺之. 乃氣實也.

枳殼 一兩二錢半, 甘草 灸 三錢七分半.

右爲末, 每服二錢, 以濃煎葱白湯調下[得效][28].

桂枝湯

治驚傷肝, 脇骨裏疼痛.

枳殼 小者 一兩, 桂枝 五錢.

右末, 每二錢, 薑棗湯調下[本事][29].

27 『丹溪心法附餘』卷之十六 火鬱門「脇痛」‘沈香升氣丸’(앞의 책, 538쪽). 여기에는 沈香과 檳榔이 더 들어 있다.

28 『世醫得效方』卷第三 大方脈雜醫科「脇痛」通治 ‘枳殼散’(앞의 책, 51쪽).

29 『普濟本事方』卷第七「腹脇疼痛」‘桂枝散’(앞의 책, 433쪽).

침향강기산

기氣가 막혀 옆구리가 찌르듯이 아프고 흉격이 막히는 것을 치료한다.

강황·진피·감초 각 한 돈, 삼릉·봉출(둘 다 잿불에 묻어 구운 것), 익지인, 후박 각 일곱 푼, 백출·자소엽·향부자·신곡·맥아·오약 각 닷 푼, 인삼·가자·대복피 각 두 푼 반.

위의 약들을 썰어 한 첩으로 하여 달여 먹는다(『단계심법부여』).

지각산

무엇이 찌르듯이 옆구리가 아픈 것을 치료한다. 이것은 기가 실한 것이다.

지각 한 냥 두 돈 반, 감초(구운 것) 서 돈 일곱 푼 반.

위의 약들을 가루내어 두 돈씩 총백을 진하게 달인 물에 타서 먹는다(『세의득효방』).

계지탕

놀라서 간이 상하여 갈비뼈 속이 아픈 것을 치료한다.

지각(작은 것) 한 냥, 계지 닷 돈.

위의 약들을 가루내어 두 돈씩 생강과 대추 달인 물에 타서 먹는다(『보제본사방』).

木通散

治脇肋苦痛.

木通, 靑皮, 川練子 各六錢半 以巴豆肉二錢半同炒黃, 去巴豆, 蘿葍子 炒, 茴香 炒 各五錢, 蓬朮, 木香, 滑石 各二錢半. [30]

右爲末, 濃煎葱白湯, 調三錢服, 卽愈〔得效〕. [31]

神保元

諸氣, 惟膀胱氣脇下痛, 最難治, 獨此藥能去之. 有人, 病項筋痛, 醫治久不差, 乃流入背膂. 久之又注右脇, 攣痛甚苦, 服此藥, 一投而差 方見氣門〔局方〕. [32]

小龍薈丸

治肝火盛脇痛.

當歸, 草龍膽, 梔子, 黃連, 川芎, 大黃 各五錢, 蘆薈 三錢, 木香 一錢.

右爲末, 入麝香少許, 粥丸綠豆大, 薑湯下五七十丸, 仍以琥珀膏貼痛處〔丹心〕. [33]

30 『世醫得效方』에서는 川練子와 巴豆만 함께 볶는다고 되어 있다.

31 『世醫得效方』卷第十五 産科兼婦人雜病科「脇痛」 '木通散'(앞의 책, 262쪽).

32 『太平惠民和劑局方』卷三「一切氣」'神保圓'(앞의 책, 100쪽).

33 『丹溪心法』卷四「脇痛七十一」'小龍薈丸'(앞의 책, 385쪽).

목통산

옆구리가 몹시 아픈 것을 치료한다.

목통·청피·천련자 각 엿 돈 반(파두육 두 돈 반을 넣고 함께 누렇게 볶은 후 파두는 버린다), 나복자(볶은 것), 회향(볶은 것) 각 닷 돈, 봉출·목향·활석 각 두 돈 반.

위의 약들을 가루내어 서 돈씩 총백을 진하게 달인 물에 타서 먹으면 바로 낫는다(『세의득효방』).

신보원

여러 가지 기병氣病 중에서 방광기膀胱氣로 옆구리 아래가 아픈 것이 가장 치료하기 어려운데 오직 이 약이 그것을 없앨 수 있다. 어떤 환자가 목덜미 근육이 아팠는데 의사가 치료를 하였으나 오랫동안 낫지 않자 등골뼈까지 옮아갔다. 시일이 오래 지나자 또 오른쪽 옆구리로 옮아가서 경련이 일고 몹시 아팠는데 이 약을 먹고는 한번에 효과를 보았다(처방은 「기문」에 있다)(『태평혜민화제국방』).

소룡회환

간화가 지나치게 왕성하여 옆구리가 아픈 것을 치료한다.

당귀·용담초·치자·황련·천궁·대황 각 닷 돈, 노회 서 돈, 목향 한 돈.

위의 약들을 가루내어 사향을 조금 넣고 죽으로 반죽하여 녹두대의 알약을 만들어 쉰에서 일흔 알씩 생강 달인 물로 먹은 다음 호박고를 아픈 곳에 붙인다(『단계심법』).

死血脇痛

因惡血停留於肝, 居於脇下而痛, 按之則痛益甚〔丹心〕[34]. ○ 瘀血必歸肝經, 脇夜痛或午後發者, 小柴胡湯, 合四物湯, 加桃仁紅花乳香沒藥. 大便堅黑者, 桃仁承氣湯 方見寒門 下之〔入門〕[35]. ○ 脇痛有死血, 用桃仁紅花川芎之類, 若跌撲脇痛者, 亦爲汚血流歸脇下而痛, 宜復元活血湯 方見諸傷 之類〔丹心〕[36].

---

34 『丹溪心法』 卷四 「脇痛七十一」(앞의 책, 384쪽). 원문과 들고남이 있다.

35 『醫學入門』 外集 卷四 雜病分類 外感 火類 「脇痛」

'左爲怒火與死血'(앞의 책, 380쪽).

36 『醫學綱目』 卷之十四 肝膽部 「脇痛」(앞의 책, 246쪽). '丹', 곧 주진형의 글을 인용하였다.

사혈협통

　　나쁜 피가 간에 모여 있다가 옆구리 아래에 머무르면 옆구리가 아픈데, 누르면 더욱 심해진다(『단계심법』).　○ 어혈은 반드시 간경肝經으로 들어가는데, 옆구리가 밤이나 오후에 아픈 데는 소시호탕과 사물탕을 합방하여 도인·홍화·유향·몰약을 더 넣어 쓴다. 대변이 굳고 검은 데는 도인승기탕(처방은 「한문」에 있다)으로 설사시킨다(『의학입문』).　○ 죽은피가 있어 옆구리가 아플 때는 도인·홍화·천궁 같은 것을 쓴다. 만약 넘어졌거나 맞아서 옆구리가 아플 때도 더러운 피가 옆구리 아래로 들어가서 아픈 것이므로 복원활혈탕(처방은 「제상문」에 있다)과 같은 것을 쓴다(단심).

痰飮脇痛

痰飮流注於厥陰之經, 亦能使脇下痛. 病則咳嗽氣急, 引脇痛〔丹心〕. ○ 咳嗽引脇痛爲縣飮, 宜十棗湯 方見寒門〔仲景〕. ○ 咳引脇痛, 宜疎肝氣, 用靑皮枳殼香附白芥子之類〔丹心〕. ○ 痰注脇痛, 宜控涎丹 方見痰飮 以加南星川芎蒼朮, 二陳湯煎水呑下〔丹心〕. ○ 兩脇走痛, 可用控涎丹〔丹心〕. ○ 痰注脇痛, 漉漉有聲, 芎夏湯 方見痰飮, 最妙〔直指〕. ○ 痰脇痛, 宜調中順氣丸.

調中順氣丸

治氣滯, 飮積, 脇下虛滿刺痛.

半夏 薑製, 大腹子 各一兩, 木香, 白豆蔲, 陳皮, 靑皮, 三稜 各五錢, 縮砂, 檳榔, 沈香 各二錢半.

右爲末, 粥丸, 梧子大, 陳皮湯下五七十丸〔丹心〕.

---

37 『金匱要略方論』「痰飮咳嗽病脈證幷治第十二」(『金匱要略譯釋』, 319쪽, 342쪽), 「痰飮咳嗽病脈證幷治第十三」(『金匱要略精解』, 107쪽, 110쪽). 해당 부분을 재구성한 것이다.

38 『醫學綱目』肺大腸部 卷之二十六 「咳嗽」(앞의 책, 591쪽). '海', 곧 王好古의 글을 인용하였다. "丹溪云, 咳引脇痛宜疏肝氣, 用靑皮枳殼香附子等, 實者白芥子之屬."

39 『丹溪心法』卷四 「脇痛七十一」(앞의 책, 384쪽). 원문과 들고남이 있다.

담음협통

담음痰飮이 궐음경에 흘러 들어가도 옆구리 아래가 아프다. 담음협통은 기침을 하며 숨이 가빠지고 옆구리가 당기면서 아프다(단심). ○ 기침을 하며 옆구리가 당기면서 아픈 것은 현음縣飮인데, 십조탕(처방은 「한문」에 있다)을 쓴다(『금궤요략』). ○ 기침을 하며 옆구리가 당기면서 아픈 데는 간기肝氣를 통하게 하여야 하는데 청피·지각·향부자·백개자 같은 것을 쓴다(단심). ○ 담이 옆구리로 들어가서 아플 때는 공연단(처방은 「담음문」에 있다)에 남성·천궁·창출을 더 넣고, 이진탕 달인 물로 먹는다(『단계심법』). ○ 양쪽 옆구리로 통증이 뻗치면 공연단을 쓸 수 있다(『단계심법』). ○ 담이 옆구리로 들어가서 아프며 그렁그렁 하는 소리가 나면 궁하탕(처방은 「담음문」에 있다)이 가장 좋다(『인재직지』). ○ 담으로 옆구리가 아픈 데는 조중순기환을 쓴다.

조중순기환

기氣가 막히고 담음이 쌓여서 옆구리 아래가 그득하고 찌르는 듯이 아픈 것을 치료한다.

반하(생강으로 법제한 것), 대복자 각 한 냥, 목향·백두구·진피·청피·삼릉 각 닷 돈, 사인·빈랑·침향 각 두 돈 반.

위의 약들을 가루내어 죽으로 반죽하여 오자대의 알약을 만들어 쉰에서 일흔 알쎅 진피 달인 물로 먹는다(『단계심법』).

40 『丹溪心法』卷四「脇痛七十一」(앞의 책, 384쪽). 원문과 들고남이 있다.

41 『仁齋直指』卷七 痰涎「水飮證治」'芎夏湯'(앞의 책, 190쪽). 원문과 들고남이 있다.

42 '大腹子'는 『本草綱目』果部 夷果類에서 "大腹子出 嶺表滇南, 卽檳榔中一種. 腹大形扁而味澁者, 不似檳榔, 尖長味良耳. 所謂猪檳榔者, 是矣"라고 하였다.

43 『醫學綱目』卷之十四 肝膽部「脇痛」'調中順氣丸'(앞의 책, 246쪽). '東', 곧 李杲의 글을 인용하였다.

食積脇痛

食積, 脇下如杠梗起一條作痛, 神保元 方見氣門 以枳實煎湯吞下
〔入門〕. ○ 發寒熱脇痛, 似有積塊, 必是飲食太飽, 勞力所致, 須
用當歸龍薈丸治之〔正傳〕.

---

44 '杠', 깃대, 장대 강.
45 『醫學入門』 外集 卷四 雜病分類 外感 火類 「脇痛」
  '右食痰飮七情居'(앞의 책, 380쪽).

46 『醫學正傳』 卷之四 「脇痛」 方法 '發寒熱脇痛'(앞의
  책, 226쪽).

식적협통

식적食積으로 옆구리 아래에 장대[杠梗]가 하나 뻗치듯이 아픈 데는 신보원(처방은 「기문」에 있다)을 지실 달인 물로 먹는다(『의학입문』). ○ 추웠다 더웠다 하면서 옆구리가 아프며 덩어리가 있는 듯하면 이것은 반드시 음식을 너무 배부르게 먹고 지나치게 힘을 써서 생긴 것이므로 당귀용회환을 써서 치료한다(『의학정전』).

風寒脇痛

外感脇痛寒熱者, 小柴胡湯 方見寒門, 加枳殼桔梗〔入門〕[47]. ○ 外感脇痛, 宜芎葛湯, 芍藥散.

芎葛湯

治風寒脇痛.

川芎, 乾葛, 桂枝, 細辛, 枳殼, 人蔘, 芍藥, 麻黃, 防風 各一錢, 甘草 五分.

右剉作一貼, 入薑三片, 水煎服〔本事〕[48].

芍藥散

治婦人冷證脇痛, 諸藥不效.

香附子 四兩 以醋二升鹽一兩, 同煮, 乾爲度, 肉桂, 玄胡索 炒, 白芍藥 酒炒 各一兩.

右爲末, 每二錢, 沸湯調下〔得效〕[49].

47 『醫學入門』 外集 卷四 雜病分類 外感 火類 「脇痛」 '兩脇常兼左右證'(앞의 책, 380쪽).

48 『普濟本事方』 卷第七 「腹脇疼痛」 '芎葛湯'(앞의 책, 433쪽).

49 『世醫得效方』 卷第十五 産科兼婦人雜病科 「雜方」 '芍藥湯'(앞의 책, 267쪽).

풍한협통

외감外感으로 옆구리가 아프고 추웠다 더웠다 하는 데는 소시호탕(처방은 「한문」에 있다)에 지각과 길경을 더 넣어 쓴다(『의학입문』). ○ 외감으로 옆구리가 아픈 데는 궁갈탕이나 작약산을 쓴다.

궁갈탕

풍한으로 생긴 협통을 치료한다.

천궁 · 갈근 · 계지 · 세신 · 지각 · 인삼 · 작약 · 마황 · 방풍 각 한 돈, 감초 닷 푼.

위의 약들을 썰어 한 첩으로 하여 생강 세 쪽을 넣고 물에 달여 먹는다(『보제본사방』).

작약산

부인이 냉증으로 옆구리가 아픈데, 모든 약이 효과가 없는 것을 치료한다.

향부자 넉 냥(식초 두 되, 소금 한 냥을 넣고 물기가 마를 정도로 졸인 것), 육계, 현호색(볶은 것), 백작약(술에 축여 볶은 것) 각 한 냥.

위의 약들을 가루내어 두 돈씩 끓인 물에 타서 먹는다(『세의득효방』).

乾脇痛

虛甚成損, 脇下常一點痛不止者, 名曰乾脇痛, 甚危. 宜以八物湯 方見虛勞, 加木香靑皮桂心. 有火, 去桂加山梔仁, 或吳茱萸水炒黃連〔入門〕[50].

50 『醫學入門』 外集 卷四 雜病分類 外感 火類 「脇痛」
　　(앞의 책, 380쪽).

허증이 심해져 허손증虛損證이 되어 옆구리 아래의 한곳이 아프면서 멎지 않는 것을 건협통乾脇痛이라고 하는데, 매우 위험하다. 팔물탕(처방은 「허로문」에 있다)에 목향·청피·계심을 더 넣어 쓴다. 화火가 있으면 계심을 빼고 산치자를 더 넣거나 오수유 물로 축여 볶은 황련을 더 넣어 쓴다(『의학입문』).

脇痛有虛實

肝氣實脇痛者, 手足煩躁, 不得安臥, 小柴胡湯, 加川芎當歸白芍藥蒼朮靑皮草龍膽〔入門〕[51]. ○ 肝氣虛脇痛者, 悠悠不止, 耳目眩眩, 善恐如人將捕, 四物湯, 加柴胡靑皮[52]〔入門〕[53]. ○ 兩脇下痛, 引小腹, 善怒, 是肝氣實也, 當歸龍薈丸, 以薑汁吞下〔入門〕[54]. ○ 氣弱之人, 脇下痛, 脈弦細, 多從勞役, 怒氣得之, 八物湯 方見虛勞, 加木香靑皮桂心煎服, 或用枳實散.

枳實散

治男子肝氣不足, 兩脇痛.

枳實 一兩, 白芍藥 炒, 雀腦芎[55], 人蔘 各五錢.

右爲細末, 每二錢, 以薑棗湯調下, 酒亦可〔本事〕[56].

---

51 『醫學入門』外集 卷四 雜病分類 外感 火類「脇痛」
   (앞의 책, 380쪽).
52 『醫學入門』에는 ‘氣’가 ‘血’로 되어 있다.
53 『醫學入門』外集 卷四 雜病分類 外感 火類「脇痛」
   (앞의 책, 380쪽).
54 『醫學入門』外集 卷四 雜病分類 外感 火類「脇痛」
   (앞의 책, 380쪽). “兩脇常兼左右證, 濕熱盛則兩脇
   痛, 當歸龍薈丸, 諸脇痛皆效. 如痛不可舒伸者, 用此
   丸二錢半, 加薑黃桃仁各五錢, 蜜丸或煎服.”
55 ‘雀腦芎’은 참새 머리 모양을 한 천궁으로, 효능이

협통에는 허증과 실증이 있다

간기肝氣가 실實하여 옆구리가 아플 때는 손발이 편치 않아서 가만 둘 수가 없으며〔須躁〕 편안히 누워 있을 수가 없는데, 소시호탕에 천궁·당귀·백작약·창출·청피·용담초를 더 넣어 쓴다(『의학입문』). ○ 간혈〔肝氣〕이 허하여 옆구리가 아플 때는 통증이 은은히 아프면서 멎지 않으며 귀와 눈이 어두워지고 누가 잡으러 오는 것처럼 무서움을 잘 탄다. 사물탕에 시호·청피를 더 넣어 쓴다(『의학입문』). ○ 양쪽 옆구리 아래가 아프고 아랫배가 당기며 화를 잘 내는 것은 간기가 실한 것인데, 당귀용회환을 생강즙으로 먹는다(『의학입문』). ○ 기가 허약한 사람이 옆구리 아래가 아프며 맥이 현세弦細한 것은 일을 지나치게 많이 하였거나 화를 많이 내서 생긴 것인데, 팔물탕(처방은 「허로문」에 있다)에 목향·청피·계심을 더 넣어 달여 먹거나 지실산을 쓰기도 한다.

지실산

남자가 간기肝氣 부족으로 양쪽 옆구리가 아픈 것을 치료한다.

지실 한 냥, 백작약(볶은 것), 작뇌궁, 인삼 각 닷 돈.

위의 약들을 곱게 가루내어 두 돈씩 생강과 대추 달인 물에 타서 먹는데, 술로 먹어도 좋다(『보제본사방』).

가장 뛰어나다(『東醫寶鑑』 湯液篇 草部上).

56 『普濟本事方』卷第七「腹脇疼痛」'枳實散'(앞의 책, 432쪽).

脇痛分左右

左脇痛, 先以琥珀膏, 貼痛處 方見積聚, 却以當歸龍薈丸, 熱薑汁呑下〔入門〕[57]. ○ 左脇痛, 宜枳芎散, 或小柴胡湯, 加川芎靑皮草龍膽〔正傳〕[58]. ○ 右脇痛, 宜推氣散, 或枳殼散 方見上, 以生薑靑皮葱白煎湯調下, 或用神保元〔得效〕[59].

枳芎散

治左脇肋刺痛.

枳實, 川芎 各五錢, 甘草 二錢半.

右爲末, 每二錢, 薑棗湯調下〔入門〕[60].

推氣散

治右脇痛.

枳殼, 桂心, 薑黃 各五錢, 甘草 二錢半.

右爲末, 每二錢半, 薑棗湯, 或酒調下〔入門〕[61].

57 『醫學入門』外集 卷四 雜病分類 外感 火類「脇痛」
(앞의 책, 380쪽). "左爲怒火與死血, 大怒氣逆及謀
慮不決, 或外感風邪, 皆令肝火動甚, 脇痛難忍, 古萸
連丸, 當歸龍薈丸."
58 『醫學綱目』陰陽臟腑部 卷之四 脇痛 方法「左脇痛」
(앞의 책, 226쪽). "以柴胡爲君, 加佐使藥川芎靑皮
龍膽草之類." '枳芎散'(앞의 책, 227쪽)에는 李東垣
의 글을 인용하여 "治右脇疼痛不可忍"한다고 되어
있다.
59 『世醫得效方』卷第三 大方脈雜醫科「脇痛」(앞의

협통은 왼쪽과 오른쪽으로 나뉜다

왼쪽 옆구리가 아픈 데는 먼저 호박고(처방은 「적취문」에 있다)를 아픈 곳에 붙인 다음 당귀용회환을 뜨거운 생강즙으로 먹는다(『의학입문』). ○ 왼쪽 옆구리가 아픈 데는 지궁산을 쓰거나, 소시호탕에 천궁·청피·용담초를 더 넣어 쓴다(정전). ○ 오른쪽 옆구리가 아픈 데는 추기산을 쓰거나 지각산(처방은 앞에 있다)을 생강·청피·총백 달인 물에 타서 먹거나 신보원을 쓴다(『세의득효방』).

지궁산
왼쪽 옆구리가 찌르듯이 아픈 것을 치료한다.
지실·천궁 각 닷 돈, 감초 두 돈 반.
위의 약들을 가루내어 두 돈씩 생강과 대추 달인 물에 타서 먹는다(『의학입문』).

추기산
오른쪽 옆구리가 아픈 것을 치료한다.
지각·계심·강황 각 닷 돈, 감초 두 돈 반.
위의 약들을 가루내어 두 돈 반씩 생강과 대추 달인 물이나 술에 타서 먹는다(『의학입문』).

책, 50쪽).

60 『醫學入門』外集 卷六 雜病用藥部 「脇痛」 ‘古枳芎
散’(앞의 책, 525쪽).

61 『醫學入門』外集 卷六 雜病用藥部 「脇痛」 ‘推氣散’
(앞의 책, 525쪽).

腎邪上薄爲脇痛

一人患脇痛, 衆以爲癰, 陽脈弦, 陰脈濇, 投諸香薑桂之屬, 益甚. 項昕見之曰, 弦者痛也, 濇者腎邪有餘也. 腎上薄於脇, 不能下, 且腎惡燥, 今服燥藥過多, 非得利不愈. 先用神保元, 下黑溲痛止, 更服神芎丸. 或疑其太過, 昕曰, 向用神保元者, 以腎邪透膜, 非全蝎不能引導. 然巴豆性熱, 非得硝黃蕩滌, 後遇熱必再作, 乃大泄數次, 病遂愈〔入門〕.

신의 사기가 위로 치받아서 협통이 된 것

어떤 사람이 협통을 앓았는데 여러 의사들이 양맥陽脈은 현弦하고 음맥陰脈은 색澁하므로 옹저癰疽라 보고 여러 가지 방향성[香]이 있는 것과 생강·계피 같은 것을 썼으나 병이 더욱 심해졌다. 항흔이 보고 "현맥弦脈은 아픈 것이고, 색맥澁脈은 신腎의 사기邪氣가 지나친 것이다. 신의 사기가 옆구리를 치받아 내려가지 않고, 또 신은 조燥를 싫어하는데 지금 조한 약을 지나치게 먹어서 잘 소통되지 않아 낫지 않는 것이다"라고 말하고, 먼저 신보원을 쓰자 시키면 소변이 나오며 아픈 것이 멎었는데 다시 신궁환을 먹게 하였다. 어떤 사람이 혹시 약이 너무 세지 않은지 묻자 항흔이 "앞에서 신보원을 쓴 까닭은 신의 사기가 막膜을 뚫고 들어갔기 때문에 전갈이 아니면 끌어낼 수 없다. 그러나 파두는 성질이 더운 약으로, 망초와 대황으로 확 씻어내지 않으면 나중에 열을 만나게 되면 반드시 도지게 된다"고 말하고, 여러 번 크게 설사를 하게 하니 병이 드디어 나았다(『의학입문』).

息積證 ⁶⁵

詳見積聚門.

식적증

「적취문」에 자세히 나와 있다.

肥氣證

詳見積聚門.

비기증

「적취문」에 자세히 나와 있다.

비기증

「적취문」에 자세히 나와 있다.

腋臭

一曰腋氣, 亦曰狐臭. 五更時, 取精猪肉二大片, 以甘遂末一兩拌之, 挾腋下, 至天明, 以甘草一兩煎湯飮之. 良久, 瀉出穢物, 須在荒野之外. 恐穢氣傳人也. 依法三五次卽愈. 其他密陀僧, 胡粉之類, 皆塞竅, 以治其末耳〔回春〕.[67] ○ 患此疾者, 耳內有油濕, 是也. 大田螺一箇, 水中養之, 候靨[68]開, 以巴豆肉一粒, 鍼挑, 放在螺內, 仰頓[69]盞內, 夏月一宿, 多則五七宿, 自然成水, 取搽腋下, 絶根〔丹心〕.[70] ○ 一方, 先用胭脂塗腋下, 其出狐臭之處黃色. 就將前巴豆田螺, 去靨掩於狐臭之上, 絹帛勒緊, 其胡臭從大便出, 則絶根矣〔丹心〕.[71] ○ 大蜘蛛一箇, 鹽泥作一窠, 包裹蜘蛛煅紅放冷, 取蜘蛛硏細, 入輕粉一字, 醋調成膏, 夕付腋下, 明日登厠, 必瀉下黑汁臭穢. 於僻處埋之〔三因〕.[72] ○ 以自己小便, 洗一次, 米泔洗二次, 生薑自然汁, 每日擦十次, 一月之後, 可以斷矣〔回春〕.[73]

---

67 『萬病回春』卷之四「體氣」‘治腋氣’(앞의 책, 254쪽). 원문과 들고남이 있다.

68 ‘靨’, 보조개 엽. 검은 사마귀(面黑子).

69 『丹溪心法附餘』에는 ‘頓’(조아릴 돈. 안치하다)이 ‘傾’으로 되어 있다.

70 『丹溪心法附餘』卷之二十四 雜治門「體氣」‘田螺膏’(앞의 책, 865쪽).

71 『丹溪心法附餘』卷之二十四 雜治門「體氣」‘一方’(앞의 책, 865쪽). 『醫學綱目』肝膽部 卷之十四「脇痛」‘經’(같은 책, 247쪽). "治狐臭. 用生薑塗腋下, 絶

암내

겨드랑이 냄새〔腋氣〕 또는 여우 냄새〔狐臭〕라고도 한다. 새벽〔五更〕에 신선한 돼지고기를 크고 넓적하게 썬 것 두 점에 감수가루 한 냥을 묻혀서 겨드랑이 밑에 끼고 날이 밝을 때까지 있다가 감초 한 냥을 달여 마신다. 한참 있으면 더러운 것을 배설하는데 반드시 먼 들녘에서 하여야 한다. 이것은 더러운 기가 다른 사람에게 전염될까 염려되기 때문이다. 이렇게 세 번에서 다섯 번을 하면 바로 낫는다. 그 밖에 밀타승과 호분 같은 것은 모두 구멍을 막아서 겉만 치료할 뿐이다(『만병회춘』). ○ 이러한 병을 앓는 사람은 귓속에 끈적끈적한 기름기나 습기가 있다. 큰 우렁이 한 개를 물속에서 기르다가 딱지가 벌어질 때 파두육 한 알을 침으로 꽂아 우렁이 속에 들이민 다음 잔 속에 딱지가 위로 가게 놓고 여름에는 하루, 겨울에는 5일에서 7일 동안 두면 저절로 물이 생긴다. 이것을 겨드랑이 밑에 바르면 냄새가 아주 없어진다(『단계심법부여』). ○ 다른 처방으로는 먼저 연지를 겨드랑이 밑에 바르면 암내 나는 곳이 누렇게 된다. 그때 앞에서 만들어놓은 파두 우렁이의 딱지를 떼서 암내가 나는 곳 위에 덮고 천으로 잘 싸매둔다. 암내가 대변으로 나가면 냄새가 아주 없어진다(『단계심법부여』). ○ 소금을 넣고 이긴 진흙으로 큰 거미 한 마리를 싸서 벌겋게 달구어 그냥 식게 두었다가 거미를 곱게 가루내어 경분 한 자一字를 넣고 식초로 개어 고약처럼 만든다. 저녁깨 겨드랑이 밑에 붙였다가 다음 날 아침 화장실에 가면 반드시 검고 냄새가 나는 설사를 하게 된다. 〔이것을〕 외딴 곳에 묻는다(『삼인극일병증방론』). ○ 자신의 소변으로 한 번 씻고 쌀뜨물에 두 번 씻고 생강즙으로 매일 열 번씩 문질러서 한 달이 되면 냄새를 없앨 수 있다(『만병회춘』).

根本." 『醫學綱目』 肝膽部 卷之十四 「脇痛」 '三因' (같은 책, 247쪽). "治狐臭. 大蜘蛛一个, 以黃泥入少赤石脂, 搗羅極細, 入鹽少許, 杵爲一窠, 包藏蜘蛛在內, 以火燒令通紅, 放冷剖開, 將蜘蛛硏細, 臨臥入輕粉一字, 用釀醋調成膏, 敷腋下. 明日登廁, 必瀉下墨汁, 臭穢不可聞, 於遠僻處傾埋之, 免致染人."

72 『三因極一病證方論』 卷之十六 「胡臭漏腋證治」 '蜘蛛散'(앞의 책, 220쪽). 원문과 들고남이 있다.

73 『萬病回春』 卷之四 「體氣」 '治腋臭'(앞의 책, 254쪽).

漏腋

凡人腋下手掌足心陰下股裏, 常如汗濕汚衣, 宜用六物散.

六物散

治漏腋.

乾枸杞根, 乾薔薇根, 甘草 各二兩, 胡粉, 商陸根, 滑石 各一兩.

右爲末, 以苦酒少許和塗, 當微汗出. 易衣更塗, 不過三着, 便愈〔得效〕.

---

74 『世醫得效方』卷第十 大方脈雜醫科 「腋氣」 '六物
　　散'(앞의 책, 169쪽).

누액

일반적으로 겨드랑이와 손바닥, 발바닥, 음낭 아래, 허벅다리 안쪽에 땀이 난 것처럼 축축해서 늘 옷이 더러워지는 데는 육물산을 쓴다.

육물산

누액을 치료한다.

건구기근[마른 구기자 뿌리], 건장미근[마른 장미 뿌리], 감초 각 두 냥, 호분·상륙근·활석 각 한 냥.

위의 약들을 가루내어 식초를 조금 섞어서 환부에 바른다. 약간 땀이 나면 옷을 갈아입고 다시 약을 바르면 세 번 안에 바로 낫는다(『세의득효방』).

單方

凡七種.

靑皮

凡脇痛, 用靑皮, 必須醋炒用, 煎服末服, 並佳〔醫鑑〕[75]. ○ 靑皮乃肝膽二經之藥. 人多怒, 脇下有鬱積, 固宜用此以解之. 若二經氣血不足, 則當先補血, 少用靑皮, 可也〔丹心〕[76][77].

枳實

主脇風痛.
煎服末服, 並佳〔本草〕[78].

枳殼

主兩脇痛.
煎服末服, 並佳〔本草〕[79].

75 『古今醫鑑』卷之十「脇痛」‘治’(앞의 책, 271쪽).
76 『醫學正傳』에는 ‘血’이 ‘血氣’로 되어 있다.
77 『醫學正傳』卷之四「脇痛」(앞의 책, 226쪽).
78 『證類本草』卷十三 木部中品總九十二種「枳實」(政
和本 301쪽, 四庫本 650쪽). 원문과 들고남이 있다.
79 『證類本草』卷十三 木部中品總九十二種「枳殼」(政
和本 300쪽, 四庫本 648쪽). 원문과 들고남이 있다.

단방

모두 일곱 가지이다.

청피(덜 익은 귤껍질)

일반적으로 협통에 청피를 쓸 때는 반드시 식초에 축여 볶아서 쓰는데, 달여 먹거나 가루로 먹어도 다 좋다(『고금의감』). ○ 청피는 간肝과 담膽 두 경락의 약이다. 사람이 화를 갑자기 내면 옆구리 아래에 덩어리가 뭉치는데, 이 약을 써서 풀어야 한다. 만약 간담의 두 경락에 기혈이 부족하면 마땅히 먼저 혈을 보하고 청피를 조금 넣어 쓰는 것이 좋다(단심).

지실(탱자나무의 덜 익은 열매)

풍風으로 옆구리가 아픈 것을 다스린다.

달여 먹거나 가루내어 먹어도 다 좋다(『증류본초』).

지각(탱자나무의 다 익은 열매)

양쪽 옆구리가 아픈 것을 치료한다.

달여 먹거나 가루내어 먹어도 다 좋다(『증류본초』).

旋覆花

治痰飮結聚, 兩脇脹痛.

水煎服之〔本草〕[80].

防風

治風脇痛.

水煎服之〔本草〕[81].

蟅蟲

治瘀血在脇下堅痛.

焙爲末, 和酒服〔本草〕[82].

生薑

治狐臭.

取汁常塗腋下, 可絶根〔本草〕[83].

---

80 『證類本草』卷十 草部下品之上總六十二種「旋覆花」(政和本 229쪽, 四庫本 484쪽). 원문과 들고남이 있다.

81 『證類本草』卷七 草部上品之下總五十三種「防風」(政和本 157쪽, 四庫本 306쪽). 원문과 들고남이 있다.

82 『證類本草』卷二十一 蟲魚部中品癖五十六種「蟅蟲」(政和本 404쪽, 四庫本 868쪽). 원문과 들고남이

선복화(금불초)

담음이 뭉쳐서 양쪽 옆구리가 그득하고 아픈 것을 치료한다.

물에 달여 먹는다(『증류본초』).

방풍

풍風으로 옆구리가 아픈 것을 치료한다.

물에 달여 먹는다(『증류본초』).

제조(굼벵이)

어혈이 옆구리 아래에 있어 단단하고 아픈 것을 치료한다.

약한 불에 말려 가루내어 술에 타서 먹는다(『증류본초』).

생강

겨드랑이에서 암내가 나는 것을 치료한다.

생강즙을 짜서 늘 겨드랑이에 바르면 완전히 낫게 된다(『증류본초』).

있다.

83 『證類本草』 卷八 草部中品之上總六十二種 「生薑」
   (政和本 172쪽, 四庫本 340쪽). 원문과 들고남이
   있다.

鍼灸法

脇痛, 取懸鐘, 竅陰, 外關, 三里, 支溝, 章門, 中封, 陽陵泉, 行間, 期門, 陰陵泉〔綱目〕. ○ 脇幷胸痛不可忍, 取期門, 章門, 行間, 丘墟, 涌泉, 支溝, 膽兪〔綱目〕. ○ 胸脇脹痛, 取公孫, 三里, 太衝, 三陰交〔綱目〕. ○ 腰脇痛, 取環跳, 至陰, 太白, 陽輔〔綱目〕. ○ 脇肋痛, 取支溝, 外關, 曲池〔綱目〕. ○ 兩脇痛, 取竅陰, 大敦, 行間〔內經〕.

84 『醫學綱目』卷之十四 肝膽部 「脇痛」(앞의 책, 247 쪽). ‘集’과 ‘通’에 나뉘어 나온다.

85 『醫學綱目』卷之十四 肝膽部 「脇痛」(앞의 책, 247 쪽). ‘集’과 ‘東’에 나뉘어 나온다.

86 『醫學綱目』卷之十四 肝膽部 「脇痛」(앞의 책, 247 쪽).

87 『醫學綱目』卷之十四 肝膽部 「脇痛」(앞의 책, 247 쪽).

88 『醫學綱目』卷之十四 肝膽部 「脇痛」(앞의 책, 247 쪽). 원문에는 曲池가 없다.

침구법

협통에는 현종, 규음, 외관, 삼리, 지구, 장문, 중봉, 양릉천, 행간, 기문, 음릉천에 침을 놓는다(『의학강목』). ○ 옆구리와 가슴이 모두 아파서 참을 수 없을 때는 기문, 장문, 행간, 구허, 용천, 지구, 담수에 놓는다(『의학강목』). ○ 가슴과 옆구리가 그득하고 아픈 데는 공손, 삼리, 태충, 삼음교에 놓는다(『의학강목』). ○ 허리와 옆구리가 아픈 데는 환도, 지음, 태백, 양보에 놓는다(『의학강목』). ○ 옆구리가 아픈 데는 지구, 외관, 곡지에 놓는다(『의학강목』). ○ 양쪽 옆구리가 아픈 데는 규음, 대돈, 행간에 놓는다(내경).

外形篇

皮

피부

皮有部分[1]

凡十二經絡者, 皮之部也. 視其部中浮絡, 其色多靑則痛, 多黑則痺, 黃赤則爲熱, 多白則寒, 五色皆見則寒熱也. 絡盛則入客於經, 陽主外, 陰主內[2][內經][3]. ○ 皮者, 脈之部也. 十二經, 皆有部分, 不與而生大病也. 不與者, 不與他脈同色也[內經][4].

---

1 '部'는 거느리는 부분을 말하며, '分'은 맡은 부분(몫)을 말한다.

2 '陽主外, 陰主內'에 대한 張志聰의 注는 다음과 같다. "此言, 經絡之分陰陽內外也. 經云, 內有陰陽, 外有陰陽. 在外者, 皮膚爲陽, 筋骨爲陰, 故見於皮膚間者, 爲絡爲陽而主外. 絡於筋骨間者, 爲經爲陰而主內. 蓋在陽者可從外解, 在陰者則內入, 而舍於藏府矣.

3 『素問』「皮部論第五十六」. 이 문장은 이 편의 "凡十二經絡脈者, 皮之部也"와 "陽明之陽, 名曰害蜚(音飛), 上下同法, 視其部中, 有浮絡者, 皆陽明之絡也. 多靑則痛, 多黑則痺, 黃赤則熱, 多白則寒, 五色皆見, 則寒熱也. 絡盛則入客於經, 陽主外, 陰主內"의 두 문

피부에는 부와 분이 있다

일반적으로 12개 경맥經脈의 낙맥絡脈은 피부의 부部이다. 각 부에 나타나는 낙맥〔絡〕을 살펴보아 푸른색이 많으면 아픈 것이고, 검은색이 많으면 저린 것이다. 누렇거나 붉은색이면 열이 있는 것이고, 흰색이 많으면 찬 것이며, 다섯 가지 색깔이 모두 나타나면 추웠다 더웠다 하는 것이다. 사기邪氣가 낙맥에서 넘치면 경맥으로 들어와 머무르는데, 양〔에 속하는 낙맥〕은 바깥을 주관하고, 음〔에 속하는 경맥〕은 안을 주관한다(『내경』). ○ 피부는 맥〔경맥과 낙맥〕의 부이다. 〔피부에는〕 12개의 경맥과 낙맥이 〔각각 주관하는〕 부와 분分이 있는데, 서로 같지 않으면 큰 병이 생긴다. '서로 같지 않다' 는 것은 다른 경맥과 낙맥이 〔주관하는〕 피부의 색깔과 같지 않다는 것이다(『내경』).

장을 재구성한 것이다.

4 『素問』「皮部論第五十六」. "帝曰, 夫子言皮之十二部, 其生病皆何如. 岐伯曰, 皮者, 脈之部也. 邪客於皮, 則腠理開, 開則邪入客於絡脈, 絡脈滿, 則注於經脈, 經脈滿, 則入舍於腑臟也. 故皮者, 有分部, 不與而生大病也."

皮毛屬肺

內經曰, 肺之合皮也, 其榮毛也. 又云, 肺主皮毛[5]. 又云, 在藏爲肺, 在體爲皮毛[6]. ○ 邪在肺, 則病皮膚痛[靈樞][7]. ○ 皮膚亦曰腠理. 津液滲泄之所曰腠, 文理縫會之中曰理[內經][8]. ○ 腠理亦曰玄府, 玄府者, 汗孔也[9]. 汗液色玄, 從空而出, 以汗聚於裏, 故謂之玄府. 府, 聚也[內經][10][11].

5 『素問』「五藏生成篇第十」. "肺之合皮也, 其榮毛也, 其主心也."

6 『素問』「痿論第四十四」. "黃帝問曰, 五藏使人痿, 何也. 岐伯對曰, 肺主身之皮毛, 心主身之血脈, 肝主身之筋膜, 脾主身之肌肉, 腎主身之骨髓."

7 『素問』「五運行大論第六十七」. "西方生燥, 燥生金, 金生辛, 辛生肺, 肺生皮毛, 皮毛生腎. 其在天爲燥, 在地爲金, 在體爲皮毛, 在氣爲成, 在藏爲肺. 其性爲凉, 其德爲淸, 其用爲固, 其色爲白, 其化爲斂, 其蟲介, 其政爲勁, 其令霧露, 其變肅殺, 其眚蒼落, 其味爲辛, 其志爲憂. 憂傷肺, 喜勝憂, 熱傷皮毛, 寒勝熱, 辛傷皮毛, 苦勝辛."

피부와 털은 폐에 속한다

『내경』에서는 "폐肺와 표리의 짝을 이루는 것〔合〕은 피부이고, 〔폐의〕 상태가 바깥으로 드러나는 것〔榮〕은 털이다"라고 하였다. 또한 "폐는 피부와 털을 주관한다"고 하였다. 또 "〔서쪽의 금기金氣는〕 장臟에서는 폐가 되고, 몸통에서는 피부와 털이 된다"고 하였다. ○ 사기邪氣가 폐에 머무르면 피부가 아픈 병이 생긴다(『영추』). ○ 피부는 다른 말로 주리腠理라고 한다. 진액이 빠져나가는 곳을 '주腠'라 하고, 피부의 결이 모이고 만나는 곳을 '이理'라고 한다(내경). ○ 주리는 다른 말로 '현부玄府'라고도 하는데, 현부는 땀구멍이다. 왕빙의 주에 "땀은 오묘하여 〔잘 보이지 않지만〕 땀구멍을 통해서 바깥으로 나오는데, 땀이 피부 안쪽에 모이기 때문에 〔땀구멍을〕 오묘한 곳간〔玄府〕이라고 한다. '곳간'이란 무엇이 모이는 곳이라는 뜻이다"라고 하였다(『내경』).

---

8 『靈樞』「五邪第二十」. "邪在肺, 則病皮膚痛, 寒熱, 上氣喘, 汗出, 欬動肩背, 取之膺中外腧, 背三節五藏之傍, 以手疾按之, 快然, 乃刺之, 取之缺盆中以越之."

9 『傷寒明理論』卷上「無汗」. "腠理者, 津液湊泄之所爲腠, 文理縫會之中爲理."

10 『素問』「水熱穴論第六十一」. "所謂玄府者, 汗空也."

11 '汗液色玄'이하는 『素問』「水熱穴論第六十一」의 "所謂玄府者, 汗空也"에 대한 王冰의 注이다.

風寒之邪先入皮毛

百病之始生也, 必先於皮毛. 邪中之, 則腠理開, 開則入客於絡脈, 留而不去, 傳入於經, 留而不去, 傳入於府, 廩於腸胃. 邪之始入於皮也, 泝然起毫毛, 開腠理. 其入於絡也, 則絡脈盛色變. 其入客於經也, 則感虛乃陷下. 其留於筋骨之間, 寒多則筋攣骨痛, 熱多則筋弛骨消, 肉爍䐃破, 毛直而敗〔內經〕.

---

12 '廩', 곳집 름. 모이다, 저장하다.

13 '泝然'은 한기가 들어 오싹함을 말한다. '泝', 거슬러 올라갈 소.

14 '爍', 빛날 삭. 무너뜨리다, 꺼지다.

15 '䐃', 창자 속 기름 균. 오금이나 팔꿈치에 모인 살덩어리를 말한다.

16 『素問』「皮部論第五十六」. "是故百病之始生也, 必先於皮毛, 邪中之則腠理開, 開則入客於絡脈, 留而不去, 傳入於經, 留而不去, 傳入於府, 廩於腸胃. 邪之始入於皮也, 泝然起毫毛, 開腠理. 其入於絡也, 則

풍한의 사기는 먼저 피부와 털로 들어온다

　모든 병이 처음 생길 때는 반드시 피부와 털로 먼저 들어온다. 사기를 맞으면 땀구멍이 열리고, 땀구멍이 열리면 사기가 낙맥絡脈으로 들어와 머문다. 머물러 있던 사기가 없어지지 않으면 경맥으로 전해 들어가고, 이것이 없어지지 않으면 육부로 전해져서 장腸과 위胃에 모이게 된다. 사기가 피부를 통해 처음 들어오면 한기가 들면서 오싹해지며 털이 곤두서고 땀구멍이 열린다. 사기가 낙맥으로 들어오면 낙맥이 사기로 가득 차서 〔피부의 색깔이〕 변한다. 사기가 경맥으로 들어와 머물면 허한 기운과 감응하여 곧 깊숙한 곳으로 내려간다 사기가 힘줄과 뼈 사이에 머물 때 찬 기운이 많으면 힘줄이 조이고 뼈가 아프며, 뜨거운 기운이 많으면 힘줄이 늘어지면서 뼈가 삭고 살이 빠지며 오금이나 팔꿈치의 군살이 없어지고 털이 뻣뻣해지면서 부스러진다(『내경』).

絡脈盛色變. 其入客於經也, 則感虛乃陷下. 其留於
筋骨之間, 寒多則筋攣骨痛, 熱多則筋弛骨消, 肉爍
䐃破, 毛直而敗."

脈法

脈浮而大, 浮爲風虛, 大爲氣强. 風氣相搏, 以成癮疹, 身體爲痒, 痒者, 名泄風. 久久爲痂癩[17][18] 〔仲景〕. ○ 斑疹之脈, 陽浮而數, 陰實而大. 火盛而表, 故陽脈浮數, 下焦實熱, 故陰脈實大[19] 〔正傳〕. ○ 脈多沈伏, 或細而散, 或絶無[20] 〔正傳〕. ○ 滑伯仁曰, 脈者, 血之波瀾. 發癍者, 血散於皮膚, 故脈伏[21] 〔正傳〕. ○ 脈浮而濡, 屬氣虛. 關前得之, 麻在上體, 關後得之, 麻在下體[22] 〔正傳〕. ○ 脈浮而緩, 屬濕爲麻痺. 脈緊而浮, 屬寒爲痛痺. 脈濇而芤, 屬死血爲木, 不知痛痒[23] 〔正傳〕.

---

17 ‘痂’, 헌데 딱지 가. ‘癩’, 문둥병 라(뢰). ‘가뢰(라)’는 딱지가 앉은 한센병(나병)을 말한다.

18 『金匱要略』 「水氣病脈證幷治第十四」(『金匱要略譯釋』, 417쪽. 『金匱要略精解』, 128쪽). "脈浮而洪, 浮則爲風, 洪則爲氣, 風氣相搏, 風强則爲隱疹, 身體爲痒, 痒爲泄風, 久爲痂癩. 氣强則爲水, 難以俛仰. 風氣相擊, 身體洪腫, 汗出乃愈. 惡風則虛, 此爲風水. 不惡風者, 小便通利, 上焦有寒, 其口多涎, 此爲黃汗."

19 『醫學正傳』 卷之二 「斑疹」 ‘脈法’(앞의 책, 66쪽). "其證有陽毒有陰毒, 是皆冬應寒而反溫, 人受不正之氣, 故至春夏而發爲斑爛. 夫陽脈浮數而陰脈實大者, 名爲溫毒." "脈法. 脈陽浮而數, 陰實而大. 火盛

맥법

〔피부에 병이 생기면〕 맥이 부浮하면서 대大하다. 부맥은 풍사 때문이거나 몸이 허한 것이고, 대맥은 정기正氣가 강한 것이다. 풍사와 정기가 몸속에서 서로 부딪치면 은진이 생겨서 몸이 가려워지는데, 이렇게 가려운 것을 설풍泄風이라고 한다. 매우 오래되면 한센병이 된다(『금궤요략』). ○ 반진일 때의 맥인 양맥陽脈은 부하면서 삭數하고, 음맥陰脈은 실하면서 대하다. 화사火邪가 왕성하면서 〔사기가〕 겉에 있기 때문에 양맥이 부하면서 삭한 것이고, 하초는 실하면서 열이 있기 때문에 음맥이 실하면서 대해지는 것이다(『의학정전』). ○ 〔피부에 병이 있으면〕 맥이 대부분 침沈하거나 복伏한데, 간혹 세細하거나 산散하기도 하고, 아주 끊어져 없을 수도 있다(『의학정전』). ○ 활수가 "맥이란 피가 파도치듯 출렁이는 것이다"라고 하였다. 반진이 생기면 피가 피부 속으로 흩어져 없어지기 때문에 맥이 복伏한 것이다(『의학정전』). ○ 맥이 부하면서 유濡한 것은 기허에 속한다. 촌맥에서 유한 맥이 나타나면 윗몸이 뻣뻣한 것이고, 척맥에서 나타나면 몸 아래가 뻣뻣한 것이다(『의학정전』). ○ 맥이 부하면서 완한 것은 습사 때문으로 몸이 뻣뻣하면서 저리고〔麻痺〕, 맥이 긴緊하면서 부한 것은 한사 때문으로 아프면서 저리다〔痛痺〕. 맥이 삽하면서 규한 것은 죽은 피 때문으로 뻣뻣해지는데, 아프거나 가렵지 않다(『의학정전』).

　在表, 故陽脈浮數, 下焦實熱, 故陰脈實大."
20 『醫學正傳』卷之二「斑疹」'脈法'(앞의 책, 66쪽).
21 『醫學正傳』卷之二「斑疹」'脈法'(앞의 책, 66쪽). 본
　　문 중의 '肌膚'가 '皮膚'로 되어 있다.
22 『醫學正傳』卷之五「麻木」'脈法'(앞의 책, 260쪽).
23 『醫學正傳』卷之五「麻木」'脈法'(앞의 책, 260쪽).

痒痛

痒痛, 生於皮毛. ○ 內經曰, 諸痒爲虛. 血不榮肌腠, 所以痒也. 當以滋補藥, 以養陰血. 血和肌潤, 痒自不作〔丹心〕. ○ 痒得爬而解者, 爬爲火化. 微則亦能痒, 甚則痒去者, 謂令皮膚辛辣而屬金化. 辛能散火, 故金化見, 則火化解矣〔河間〕. ○ 人近火氣者, 微熱則痒, 熱甚則痛, 附近則灼而爲瘡, 皆火之用也. 痒者, 美疾也, 故火旺於夏而萬物蕃美也. 或云, 痛爲實, 痒爲虛, 非謂虛爲寒也, 正謂熱之微甚也〔河間〕. ○ 諸痛, 皆屬於火〔內經〕. ○ 皮膚痛, 屬心實. 內經曰, 夏脈者, 心也. 夏脈太過, 則病身熱, 膚痛爲浸淫〔綱目〕. ○ 身上虛痒, 四物湯加黃芩, 煎水調浮萍末, 服之〔丹心〕. ○ 身痒如虫行, 此血虛也, 大料四物湯服之, 兼用澡洗藥〔丹心〕. ○ 飮酒後, 遍身痒如風瘡, 搔至血出, 宜服蟬蛻散〔入門〕.

---

24 『內經』에는 이 구절이 나오지 않는다. 『局方發揮』에서는 '經曰'로 인용하였다.

25 『局方發揮』卷之一(앞의 책, 48쪽). "又曰, 治皮膚燥痒. 經曰, 諸陽爲虛, 血不榮肌腠, 所以痒也. 當與滋補藥, 以養陰血, 血和肌潤, 痒自不作, 豈可以一十七兩重之金石, 佐以五兩重之腦麝香桂, 而欲以一兩重之當歸和血, 一升之童便活血, 一升之生地黃汁生血. 夫枯槁之血, 果能和而生乎, 果能潤澤肌肉之乾瘦乎."

26 『素問玄機原病式』「五運主病」(앞의 책, 348쪽). "痒得爬而解者, 爬爲火化, 微則亦能令痒, 甚則痒去者, 爬令皮膚辛辣, 而屬金化, 辛能散, 故金化見則火力分而解矣."

27 『素問玄機原病式』「五運主病」(앞의 책, 345-346쪽). "人近火氣者, 微熱則痒, 熱甚則痛, 附近則灼而爲瘡, 皆火之用也. 或痒痛如針經刺者, 猶飛進火星灼之然也. 痒者, 美疾也. 故火旺於夏, 而萬物蕃鮮榮美也. … 或云痛爲實, 痒爲虛者, 非謂虛爲寒也, 正謂熱之微甚也."

28 『素問』「至眞要大論第七十四」. "諸熱瞀瘛, 皆屬於

가렵거나 아픈 것

가렵거나 아픈 병은 피부와 털에서 생긴다. ○『내경』에서는 "모든 가려움증은 허해서 생긴다"고 하였다. 피가 피부를 잘 길러주지 못하였기 때문에 가려운 것이다. 자보滋補하는 약으로 음혈陰血을 길러주어야 한다. 피가 잘 돌고 피부가 윤택해지면 가려움증이 저절로 사라진다(『국방발휘』). ○ 가려울 때 긁으면 시원해지는 것은 긁는 것이 화火를 일으키기 때문이다. 살살 긁으면 가렵지만, 벅벅 긁으면 가려움증이 사라지는 것은 피부를 얼얼하게〔辛辣〕하여 〔피부가〕 금金의 성질로 바뀌었기 때문이다. 매운 것〔辛〕은 화기火氣를 없앨 수 있기 때문에 〔피부가〕 금의 성질로 바뀌면서 화기가 없어진 것이다(『소문현기원병식』). ○ 사람이 불을 가까이할 때 약간 뜨거우면 가렵고, 매우 뜨거우면 아프며, 너무 가까이하면 데어서 상처〔瘡〕가 생기는데 이것은 모두 화기火氣의 작용이다. 가려움증을 '미질美疾'이라고 하는 것은 원래 화기가 여름에 왕성하여 만물이 번성하고 아름다워지기〔美〕 때문이다. 어떤 사람은 아픈 것은 실實한 것이고, 가려운 것은 허虛한 것이라고 하는데, 허하다는 것은 한寒한 것이 아니라 열이 약간 심하다는 뜻이다(『소문현기원병식』). ○ 아픈 것은 모두 화火에 속한다(『내경』). ○ 피부가 아픈 것은 심心이 실實하기 때문이다.『내경』에서는 "여름의 맥은 심에 속하는데, 여름의 맥이 너무 지나치면 몸에서 열이 나고 피부가 아프면서 피부에 침음浸淫이 생긴다"고 하였다(『의학강목』). ○ 몸이 허하여 가려우면 사물탕에 황금을 더 넣어 물에 달여 부평가루를 타서 마신다(『단계심법』). ○ 벌레가 기어다니듯이 몸이 가려운 것은 피가 허하기 때문이다. 사물탕의 양을 늘려 복용하면서 조세약을 겸하여 쓴다(단심). ○ 술을 마신 뒤 온몸이 풍창을 앓을 때처럼 가려워서 피가 나도록 긁을 때에는 선태산을 쓴다(『의학입문』).

火, 諸痛癢瘡, 皆屬於心."

29 '浸淫'은 피부에 생기는 瘡疾을 말한다.

30 『醫學綱目』卷之二十七 皮膚 肺大腸部「皮膚痛」(앞의 책, 617쪽). 여기에 인용된 '經'은『素問』「玉機眞藏論第十九」이다. "夏脈如鉤, 何如而鉤. 岐伯曰, 夏脈者心也, 南方火也, … 太過則令人身熱而膚痛, 爲浸淫. 其不及, 則令人煩心, 上見欬唾, 下爲氣泄."

31 『丹溪心法』卷四 癩風六十四(附身上虛癢)「瀉青丸」(앞의 책, 370쪽). "身上虛癢, 血不榮於腠理, 所以癢也. 右用四物湯加黃芩煎調浮萍末服之."

32 『醫學綱目』卷之十 肝膽部 中風「癢」(앞의 책, 179쪽). '丹', 곧 주진형의 글을 인용하였다. 澡洗藥은『醫學綱目』卷之十 中風「癢」(앞의 책, 179쯕)에 나온다. "澡洗藥, 治一切諸風, 及遍身瘙癢, 光澤皮膚."

33 '風瘡'은 疥瘡, 곧 옴을 말한다.

34 『醫學入門』外集 卷五 外科 遍身部「血風」(앞의 책, 484쪽).

澡洗藥

治風燥[35]身痒.

威靈仙, 零陵香, 茅香 各半斤, 乾荷葉, 藁本, 藿香, 白芷, 甘松 各四兩.

右剉四兩, 水三桶熬數沸, 於房內沐浴, 避風〔丹心〕[36].

蟬蛻散

治酒後身痒.

蟬殼, 薄荷 各等分.

右爲末, 每二錢, 酒水調服. 一名蟬退散〔得效〕[37].

---

35 '風燥'는 風邪와 燥邪가 겹친 것을 말한다. 풍조가 몸에 침범하면 일반적으로 오한과 열이 나면서 머리가 아프고 땀은 나지 않으며 코가 메고 마른기침이 나며 입술과 목구멍이 마르며 가슴과 옆구리가 아프고 살갗이 말라서 거칠어지고 흰 혀이끼가 껴서 말라 있고 맥이 부삭한 증상이 나타난다(『동의학사전』, 921쪽).

36 『醫學綱目』 卷之十 中風 「痒」(앞의 책, 179쪽).

37 『世醫得效方』 卷七十九 瘡腫科 「諸瘡」(앞의 책, 314쪽). '酒水'가 '小酒'로 되어 있다. '소주'는 더운 날 빨리 발효시킨 맛이 떨어지는 술을 말한다.

조세약〔씻는 약〕

풍조風燥로 몸이 가려운 것을 치료한다.

위령선 · 영릉향 · 모향 각 반 근, 건하엽 · 고본 · 곽향 · 백지 · 감송향 각 넉 냥.

위의 약들을 썰어 그 중에 넉 냥을 물 세 통에 넣고 몇 번 끓어오르게 졸인 후 방 안에서 목욕을 하는데, 바람을 피하여야 한다(단심).

선태산

술을 마신 뒤 몸이 가려운 것을 치료한다.

선각 · 박하 각 같은 양.

위의 약들을 가루내어 두 돈씩 술을 탄 물에 타서 먹는다. 선퇴산이라고도 한다(『서의득효방』).

癍疹

有色點而無顆粒者, 曰癍, 浮小而有顆粒者, 曰疹, 隨出卽沒而又出〔丹心〕[38]. ○ 發癍者, 因胃熱助手少陰火, 入于手太陰肺也. 紅點如斑, 生於皮毛之間, 白虎湯, 瀉心湯, 調胃承氣湯 三方並見寒門, 選用之〔丹心〕[39]. ○ 傷寒發癍, 謂之陽毒. 春溫發癍, 謂之溫毒. 夏熱發癍, 謂之熱毒. 時行發癍, 謂之時毒. 名雖不同, 同歸於熱, 皆心火入肺, 故紅點見於皮毛之間. 輕如疹子蚊跡, 只在手足, 先紅後黃. 重如錦紋, 發在胸腹, 先紅後赤, 切忌發汗, 重令開泄, 甚則皮膚斑爛〔入門〕[41]. ○ 陽毒發癍, 宜人蔘白虎湯, 三黃石膏湯 並見寒門, 消癍靑黛飮. ○ 溫毒發癍, 宜黑膏, 葛根橘皮湯, 玄參升麻湯. ○ 熱毒發癍, 時行發癍, 宜化癍湯, 猪膽雞子湯, 犀角玄參湯. 癍盛破爛者, 用芒硝猪膽汁法〔入門〕[42]. ○ 冬月溫暖, 人受不正之氣, 至春, 冬溫始發, 肌中斑爛如錦紋, 而咳心悶, 但嘔淸水. 宜用黑膏〔活人〕[43]. ○ 斑斑如錦紋, 色紅赤者, 胃熱也. 紫黑者, 胃爛也〔海藏〕[44]. ○ 孕婦傷寒發癍, 宜梔子大靑湯〔入門〕[45]. ○ 癍色紫黑, 咽喉閉痛, 譫語煩躁, 宜用紫雪 方見火門〔入門〕[46].

---

38 『丹溪心法』卷二「斑疹七」(앞의 책, 221쪽).

39 『醫學綱目』卷之三十二 傷寒部 合病幷病汗吐下後等病「續增斑」(앞의 책, 752쪽). "海藏云, 陽明發斑亦有紅点, 如斑出於皮毛之間者, 宜白虎瀉心等藥, 當審之."

40 『醫學入門』에는 '傷寒發癍'이 '傷寒陽症發癍'으로 되어 있다.

41 『醫學入門』外集 卷三 外感 傷寒 傷寒雜證「陰陽發斑」(앞의 책, 283-284쪽).

42 『醫學入門』外集 卷三 外感 傷寒 傷寒雜證「陰陽發斑」(앞의 책, 284쪽).

43 『增注類證活人書』六卷「問初春病人肌肉發班癮疹如錦紋或咳心煩但嘔淸汁」(앞의 책, 175-176쪽). "此名溫毒也. 溫毒發癍者, 冬時觸冒疹毒, 至春始發. 病初在表, 或已發汗吐下, 而表證未罷, 毒氣不散, 故發癍. 黑膏主之. 又有冬月溫暖, 因感乖戾之氣, 冬

반진

〔피부에〕 색깔이 있는 점이 나타나지만 오톨도톨하게 돋지 않는 것을 '반癍'이라 하고, 자잘하게 돋아 오톨도톨한 것을 '진疹'이라고 하는데, 돋았다가 금방 들어가지만 다시 돋는다(『단계심법』). ○ '반'이 돋는 것은 위胃의 열이 수소음경의 화火를 부추겨서 수태음手太陰 폐경肺經으로 들어가게 하였기 때문이다. 피부 겉에 마치 얼룩이 지듯 붉은 반점이 돋을 때에는 백호탕, 사심탕, 조위승기탕(세 처방 모두 「한문」에 있다) 중에서 골라 쓴다(단심). ○ 상한으로 반진이 돋는 것을 양독陽毒이라 하고, 봄에 온병으로 반진이 돋는 것을 온독溫毒이라고 한다. 여름의 뜨거운 열기 때문에 반진이 돋는 것을 열독熱毒이라 하고, 유행성으로 반진이 돋는 것을 시독時毒이라고 한다. 이름은 비록 다르지만 모두 열 때문에 생기는 병으로, 심心의 화가 폐로 들어가서 피부에 붉은 반점이 나타나는 것이다. 가벼울 때에는 모기가 문 듯 오톨도톨한 것이 팔다리에만 돋는데, 처음에는 빨갛다가 나중에는 노랗게 된다. 심할 때에는 비단 무늬 같은 것이 가슴과 배에 돋는데, 처음에는 벌겋다가 나중에는 새빨갛게 된다. 〔이때에는〕 절대로 땀을 내서는 안 되는데, 병이 심할 때 땀을 내면 피부가 짓무르기도 한다(『의학입문』). ○ 양독으로 반진이 돋을 때에는 인삼백호탕, 삼황석고탕(두 처방 모두 「한문」에 있다), 소반청대음 등을 쓴다. ○ 온독으로 반진이 돋을 때에는 흑고, 갈근귤피탕, 현삼승마탕 등을 쓴다. ○ 열독이나 유행성으로 반진이 돋을 때에는 화반탕, 저담계자탕, 서각현삼탕 등을 쓴다. 반진이 심해져서 피부가 짓무를 때에는 망초저담즙법을 쓴다(『의학입문』). ○ 겨울에 날씨가 따뜻하면 사람들이 나쁜 기운을 받는데, 봄이 되면 겨울에 받은 온독 때문에 병이 생긴다. 피부가 비단 무늬처럼 짓무르는 반진이 돋으면서 기침을 하고 가슴이 답답해지며 멀건 물만 토할 때에는 흑고를 쓴다(『증주류증활인서』). ○ 비단 무늬 같은 반진이 돋으면서 색깔이 검붉게 되면 위胃에 열이 있는 것이다. 〔반진의 색깔이〕 자주색이거나 검으면 〔우의 열이 너무 심해서〕 위가 타버린 것이다(해장). ○ 임신부가 상한으로 반진이 돋으면 치자대청탕을 쓴다(『의학입문』). ○ 반진의 색깔이 자주색이거나 검고 목구멍이 막히면서 아프고 헛소리를 하면서 안절부절못하면 자설(처방은 「화문」에 있다)을 쓴다(『의학입문』).

未卽病, 至春或被積寒所折, 毒氣不得泄, 至天氣暄熱, 溫毒始發, 則肌肉癍爛癮疹, 如錦紋而咳心煩, 但嘔淸汁. 葛根橘皮湯主之, 黃連橘皮湯尤佳."

44 『醫學綱目』 卷之三十二 傷寒部 合病幷病汗下吐後等病 「續發癍」(앞의 책, 752쪽). '海', 곧 왕호고의 글을 인용하였다.

45 『醫學入門』 外集 卷三 外感 「傷寒用藥賦」(앞의 책, 308쪽). "梔子大靑湯, 梔子大靑黃芩各一錢半, 升麻一錢, 杏仁八分, 秕白煎服. 治孕婦傷寒, 發斑變黑或尿血. 蘇木湯蘇木赤芍陳皮黃芩黃連各一錢 甘草四分, 水煎服取汗."

46 『醫學入門』 外集 卷三 外感 「傷寒用藥賦」 '消斑靑黛紫雪'(앞의 책 308쪽).

消癍靑黛飮

治陽毒熱毒, 發癍如錦紋.

黃連, 石膏, 知母, 柴胡, 玄參, 生地黃, 梔子, 犀角, 靑黛 各一錢, 人蔘, 甘草 各五分.

右剉作一貼, 薑一片棗二枚煎, 入苦酒一匙服〔入門〕[47].

黑膏

治溫毒發癍.

生地黃 二兩六錢半, 好豉 一兩六錢半, 猪膏 十兩.

右合煎, 令三分減一絞去滓, 入雄黃麝香各一分爲末, 和勻再煎, 分三服. 白湯化下, 其毒從皮中出, 卽愈〔入門〕[48].

葛根橘皮湯

治冬溫發癍.

葛根, 橘皮, 杏仁, 知母, 黃芩, 麻黃, 甘草 各一錢.

右剉作一貼, 煎服〔元戎〕[49].

玄參升麻湯

治傷寒發癍, 煩躁譫語, 咽喉閉痛.

玄參, 升麻, 甘草 各三錢.

右剉作一貼, 煎服〔入門〕[51].

---

47 『醫學入門』 外集 卷三 外感 「傷寒用藥賦」(앞의 책, 308쪽). "陶氏消斑靑黛飮. 黃連甘草石膏知母柴胡玄參生地山梔犀角靑黛人蔘, 大便實者, 去蔘加大黃, 薑一片, 棗二枚, 水煎, 臨熟入苦酒一匙調服."
48 『醫學入門』 外集 卷三 「傷寒用藥賦」(앞의 책, 308쪽). "黑膏. 生地二兩六錢半, 淡豆豉一兩六錢半, 猪脂十兩, 和勻, 露一宿煎之, 令三分減一, 濾去渣, 入雄黃末五分, 麝香末一分, 攪勻分作三服, 白湯化下. 毒從皮膚中出則愈, 未效再服, 忌蕪荑. 治溫毒發癍嘔逆."

소반청대음

양독이나 열독으로 비단 무늬 같은 반진이 돋은 것을 치료한다.

황련 · 석고 · 지모 · 시호 · 현삼 · 생지황 · 치자 · 서각 · 청대 각 한 돈, 인삼 · 감초 각 닷 푼.

위의 약들을 썰어 한 첩으로 하여 생강 한 쪽, 대추 두 개를 넣고 달인 후 식초 한 숟가락을 넣어 마신다(『의학입문』).

흑고

온독으로 반진이 돋은 것을 치료한다.

생지황 두 냥 엿 돈 반, 담두시 한 냥 엿 돈 반, 저고 열 냥.

위의 약들을 함께 달여 3분의 1이 줄어들면 짜서 찌꺼기를 버리고 웅황과 사향 각 한 푼씩을 가루내어 넣고 잘 섞은 다음 다시 달여서 세 번에 나누어 먹는다. 끓인 물에 타서 먹으면 반진 독이 피부 바깥으로 나오면서 곧 낫는다(『의학입문』).

갈근귤피탕

겨울에 생긴 온독 때문에 반진이 돋은 것을 치료한다.

갈근 · 귤피 · 행인 · 지모 · 황금 · 마황 · 감초 각 한 돈.

위의 약들을 썰어 한 첩으로 하여 달여 먹는다(『의루원융』).

현삼승마탕

상한〔열독〕으로 반진이 돋고 답답하면서 안절부절못하며 헛소리를 하고 목구멍이 막히면서 아픈 것을 치료한다.

현삼 · 승마 · 감초 각 서 돈.

위의 약들을 썰어 한 첩으로 하여 달여 먹는다(『의학입문』).

---

49 『醫壘元戎』卷二「葛根橘皮湯」(앞의 책, 651쪽).

50 '煩躁'는 胸中이 熱하고 不安함을 '煩'이라 하고, 手足을 擾動하며 不寧한 것을 '躁'라고 한다.

51 『醫學入門』外集 卷三「傷寒用藥賦」'陽毒升麻玄蔘'(앞의 책, 309쪽). "玄蔘升麻湯. 甘草三味各三錢, 水煎溫服. 治發斑煩躁譫語, 咽喉閉塞腫瘡. 陰毒正陽甘草, 厥痛."

化癍湯

治陽毒溫毒熱毒, 發癍. 卽人蔘白虎湯也 方見寒門.

猪膽雞子湯

治熱毒時毒, 發癍.

猪膽 二合, 苦酒 三合, 雞子生 一箇.

右煎三沸, 强人盡服, 弱人煎五六沸, 服之〔活人〕[52].

犀角玄參湯

治發癍.

犀角 鎊 一錢, 升麻 二錢, 黃芩 一錢半, 香附子, 玄參 各一錢,
人蔘 五分, 甘草 三分.

右剉作一貼, 加大靑一錢, 水煎服〔回春〕[53].

梔子大靑湯

治孕婦傷寒, 發癍變黑.

梔子, 大靑, 黃芩 各一錢半, 升麻 一錢, 杏仁 八分.

右剉作一貼, 入葱白三莖, 水煎服〔入門〕[54].

芒硝猪膽汁法

治癍瘡紫黑, 臭爛.

右相和, 雞翎蘸塗之〔入門〕[55].

---

52 『增注類證活人書』十七卷「猪膽雞子湯四十四」(앞의 책, 422쪽). "治傷寒五六日出斑者, 猪膽二合, 雞子一枚, 苦酒三合, 右三味和合煎三沸, 强人盡服, 羸人煎六七沸服, 汗出卽差."

53 『萬病回春』卷之三「斑疹」(앞의 책, 182쪽). "犀角一錢, 升麻二錢, 香附一錢, 黃芩一錢半, 人蔘五分, 玄參一錢, 甘草二分, 右剉一劑, 加大靑, 水煎服."

54 『醫學入門』外集 卷三「傷寒用藥賦」'産前'(앞의

화반탕

양독과 온독, 열독으로 반진이 돋은 것을 치료한다. 곧 인삼백호탕(처방은 「한문」에 있다)이다.

저담계자탕

열독이나 시독으로 반진이 돋은 것을 치료한다.

저담 두 홉, 고주 서 홉, 계자(날것) 한 개.

위의 약들을 세 번 끓어오르게 달인 후 체력이 강한 사람은 한번에 다 먹고, 약한 사람은 대여섯 번 끓어오르게 달여 먹는다(『증주류증활인서』).

서각현삼탕

반진이 돋은 것을 치료한다.

서각(대패칼로 깎은 것) 한 돈, 승마 두 돈, 황금 한 돈 반, 향부자 · 현삼 각 한 돈, 인삼 닷 푼, 감초 서 푼.

위의 약들을 썰어 한 첩으로 하여 대청 한 돈을 더 넣고 물에 달여 마신다(『만병회춘』).

치자대청탕

임신부가 상한[양독]으로 반진이 돋았는데, 검은색으로 변한 것을 치료한다.

치자 · 대청 · 황금 각 한 돈 반, 승마 한 돈, 행인 여덟 푼.

위의 약들을 썰어 한 첩으로 하여 파흰밑 세 뿌리를 넣고 물에 달여 먹는다(『의학입문』).

망초저담즙법

반진이 자주색이나 검은색을 띠고 악취가 나면서 문드러지는 것을 치료한다.

망초와 저담즙을 골고루 섞어서 닭의 깃에 묻혀 바른다(『의학입문』).

책, 312쪽). "梔子大靑湯. 梔子大靑黃芩各一錢半, 升麻一錢, 杏仁八分, 秏白煎服. 治孕婦傷寒, 發斑變黑或尿血."

55 『醫學入門』 外集 卷三 「傷寒用藥賦」 '芒硝猪膽汁法'(앞의 책, 309쪽). "芒硝三錢爲末, 猪膽汁調塗瘡上, 候乾卽痂落無瘢, 仍硏末烏之."

陰證發癍

陰證發癍, 出胸背及手足, 亦稀少而微紅. 若作熱, 投之凉藥, 大誤矣. 此無根失守之火, 聚於胸中, 上獨熏肺, 傳於皮膚而爲斑點, 但如蚊蚋蚤虱咬形狀, 而非錦紋也. 宜用調中湯, 升麻鱉甲湯之類, 其癍自退〔活人〕.

調中湯

治內傷外感爲陰證發癍.

蒼朮 一錢半, 陳皮 一錢, 縮砂, 藿香, 白芍藥, 桔梗, 半夏, 白芷, 羌活, 枳殼, 甘草 各七分, 川芎 五分, 麻黃, 桂枝 各三分.
右剉作一貼, 薑三片水煎服〔丹心〕.

升麻鱉甲湯

治陰毒發陰癍.

升麻 二錢, 當歸, 甘草 各一錢二分, 鱉甲 灸 一錢, 雄黃 末 四分, 川椒 二十粒.
右剉作一貼, 水煎服〔正傳〕.

음증 반진

음증 반진은 가슴과 등, 팔다리에 돋는데 드문드문 나면서 연한 붉은색을 띤다. 만약 열증으로 알고서 서늘한 성질의 약을 쓰면 큰 잘못이다. 이것은 뿌리 없이 제자리를 떠난 화〔虛火〕가 가슴 속에 뭉쳤다가 홀로 위로 올라가 폐肺만 훈증하고 이것이 피부로 전해져서 반점이 된 것으로, 모기나 독충, 벼룩, 이가 문 듯한 모양이지만 비단 무늬 같지는 않다. 조증탕이나 승마별갑탕과 같은 약을 쓰면 음증 반진은 저절로 없어진다(활인).

조증탕

내상이나 외감으로 음증 반진이 돋은 것을 치료한다.

창출 한 돈 반, 진피 한 돈, 사인 · 곽향 · 백작약 · 길경 · 반하 · 백지 · 강활 · 지각   감초 각 일곱 푼, 천궁 닷 푼, 마황 · 계지 각 서 푼.

위의 약들을 썰어 한 첩으로 하여 생강 세 쪽을 넣고 물에 달여 먹는다(『단계심법』).

승마별갑탕

음독으로 음증 반진이 돋은 것을 치료한다.

승마 두 돈, 당귀 · 감초 각 한 돈 두 푼, 별갑(구운 것) 한 돈, 웅황(가루낸 것) 너 푼   천초 스무 알.

위의 약들을 썰어 한 첩으로 하여 물에 달여 먹는다(『의학정전』).

治本, 而不治標也."

59 『丹溪心法』 卷二 「斑疹七」(앞의 책, 221-222쪽).

60 『醫學正傳』 卷之二 「斑疹」 '方法'(앞의 책, 68쪽).
　처방 명이 '陰毒升麻鱉甲湯'으로 되어 있다.

內傷發癍

內傷發癍, 乃胃氣極虛, 一身之火, 遊行於外所致. 宜補以降之 〔丹心〕[61]. ○ 內傷發癍, 亦或痰熱所致. 火則補以降之, 痰熱則微汗以散之, 切不可下〔丹心〕[62]. ○ 內傷發癍, 輕如蚊跡, 疹子者, 多在手足, 初起無頭痛身熱. 宜調中益氣湯 方見內傷, 黃芪建中湯 方見虛勞〔入門〕[63].

61『丹溪心法』卷三「內傷五十三」(앞의 책, 345쪽).
62『丹溪心法』卷三「內傷五十三」(앞의 책, 345쪽).
63『醫學入門』外集 卷四 雜病分類 外感 風類「斑疹」(앞의 책, 358쪽). "內傷發斑, 輕如蚊迹, 疹子者, 多在手足, 初無頭疼身熱, 乃胃虛火遊於外, 宜調中益氣湯, 黃芪建中湯."

내상 반진

내상 반진은 위기胃氣가 매우 허하여 온몸의 화火가 겉으로 나와서 돌아다니기 때문에 생기는데 〔위기를〕 보하여 화가 내려가도록 하여야 한다(『단계심법』). ○ 내상 반진은 또한 담열痰熱 때문에도 생긴다. 화 때문이면 〔위기를〕 보하여 〔화〕를 내리고, 담열 때문이면 약간 땀을 내어 흩어주는데 절대로 설사를 시켜서는 안 된다(『단계심법』). ○ 내상 반진이 가벼우면 모기가 문 듯한 것이 팔다리에 많이 생기는데, 처음 생길 때 두통이나 몸에서 열이 나는 증상은 없다. 조중익기탕(처방은 「내상문」에 있다)이나 황기건중탕(처방은 「허로문」에 있다)을 쓴다(『의학입문』).

發癍候

凡汗下不解, 足冷耳聾煩悶嘔咳, 便是發癍之候, 宜化癍[64]消癍[65]之藥, 以防之〔入門〕[66]. ○ 癍欲出未出之際, 且與升麻葛根湯 方見寒門, 先透[67]其毒[68]〔回春〕.

---

64 '化癍'은 淸熱, 涼血, 解毒하는 약물을 사용하여 溫熱病으로 熱入營血하여 피부의 반점이나 출혈을 治療하는 방법으로, 熱毒이 계속 속으로 들어가는 것을 막는다.

65 '消癍'은 消散시키고 消導하는 약물을 사용하여 반진을 없애는 방법을 말한다.

66 『醫學入門』 外集 卷三 外感 傷寒 傷寒雜證 「陰陽發斑」(앞의 책, 284쪽).

67 '透'는 '透斑' 혹은 '化斑'을 말한다. '투반'은 溫病의 열이 營分에 들어가 안으로 營血을 몰아내어 반점이 조금씩 나오려고 할 때 淸營透熱하여 淸透斑毒하는 방법을 말한다.

반진이 돋으려는 조짐

땀을 내거나 설사를 시켜도 사기邪氣가 풀리지 않으면서 발이 차고 귀가 들리지 않으며 가슴이 답답하면서 구역질이 나고 기침을 하면 반진이 돋으려는 조짐이다. 화반하거나 소반하는 약을 먹어서 병을 막아야 한다(『의학입문』). ○ 반진이 돋을 듯하면서 아직 돋지 않았을 때에는 승마갈근탕(처방은 「한문」에 있다)을 먹어서 투법透法으로 먼저 그 독을 빼내야 한다(『만병회춘』).

---

68 『萬病回春』 卷之七 「痘瘡」(앞의 책, 421쪽).
　　"發熱之初, 耒分麻痘, 傷寒傷食等症, 宜此解散, 庶
　　無誤事."

癍疹吉凶證

赤癍出, 五死一生. 黑癍出, 十死一生. 皆用化癍湯, 兼與紫雪 方見火門〔綱目〕. ○ 凡癍疹, 赤色身煖, 自胸腹散四肢者, 吉. 黑色身凉, 自四肢入胸腹者, 死〔入門〕. ○ 陽毒發癍, 紅潤稀踈 起發, 五六日自愈. 若陰脈見, 而黑癍稠密成片, 身凉, 六七日死〔入門〕. ○ 先紅後黯如果實者, 亦死〔入門〕. ○ 發癍, 大便自利者, 不治. 發癍, 先赤後黯, 面色黧晦, 不治〔得效〕. ○ 發赤癍者, 半生半死. 發黑癍者, 九死一生〔正傳〕. ○ 發癍紅赤, 爲胃熱, 若紫不赤, 爲熱甚, 紫黑, 爲胃爛, 故赤癍爲輕, 黑癍爲重. 大抵鮮紅明朗者, 吉, 紫黑者, 難治, 雜黑斑爛者, 死〔回春〕. ○ 凡丹毒, 先從四肢起, 而後入腹者, 死〔正傳〕. ○ 丹毒滿身遍黑, 入腹入陰, 難治〔得效〕.

69 『醫學綱目』卷之三十二 傷寒部「合病幷病汗下吐後 等病」‘續增斑’(앞의 책, 752쪽).

70 『醫學入門』外集 卷四 雜病分類 風類「斑疹」‘黑而 入腹最傷人’(앞의 책, 359쪽).

71 『醫學入門』外集 卷三 外感 傷寒 傷寒雜證「陰陽發

斑」(앞의 책, 284쪽).

72 『醫學入門』外集 卷三 外感 傷寒 傷寒雜證「陰陽發 斑」(앞의 책, 284쪽).

73 『世醫得效方』卷第十九 瘡腫科「總說」(앞의 책, 303-304쪽). 원문과 들고남이 많다.

반진의 예후가 좋은 것과 나쁜 것

붉은 반진이 돋으면 다섯은 죽고 하나만 산다. 검은 반진이 돋으면 열은 죽고 하나만 산다. 이때에는 모두 화반탕에 자설(처방은 「화문」에 있다)을 함께 쓴다(『의학강목』). ○ 일반적으로 반진이 붉은색이고 몸이 따뜻하며 가슴과 배에서 생겨나 팔다리로 퍼져나가면 〔예후가〕 좋고, 반진이 검은색이고 몸이 차며 팔다리에서 생겨나 가슴과 배로 번져 들어가면 죽는다(『의학입문』). ○ 양독으로 반진이 생겼을 때 빨갛고 윤택이 나며 드물게 돋으면 생긴 지 닷새나 엿새 후면 저절로 낫는다. 그러나 음맥陰脈이 나타나면서 검은 반진이 빽빽이 돋아 조각처럼 되고 몸이 차면 엿새나 이레 후에 죽는다(『의학입문』). ○ 반진이 처음에는 붉다가 나중에 과일의 씨처럼 검어지면 또한 죽는다(『의학입문』). ○ 반진이 돋을 때 설사를 하는 사람은 치료할 수 없다. 또한 반진의 색이 처음에는 붉다가 나중에 검어지면서 얼굴색이 시커멓게 되는 사람도 치료할 수 없다(『세의득효방』). ○ 붉은색의 반진이 돋으면 반은 살고 반은 죽는다. 검은색 반진이 돋으면 아홉은 죽고 하나만 산다(『의학정전』). ○ 빨갛거나 붉은 반진이 돋으면 위열胃熱이 있기 때문이다. 그러나 자주색이면서 붉지 않으면 위열이 심한 것이고, 검붉은 색을 띠면 위胃가 〔열이 너무 심해〕 타서 문드러진 것이다. 그러므로 붉은 반진은 병이 가벼운 것이고, 검은 반진은 중한 것이다. 대체로 선홍색의 밝은 반진은 〔예후가〕 좋고, 검붉은 색의 반진은 치료하기 어렵고, 우중충하게 검으면서 짓무르는 경우는 죽는다(『만병회춘』). ○ 일반적으로 단독丹毒이 팔다리에서 먼저 생겨나 나중에 배로 번져 들어가면 죽는다(『의학정전』). ○ 단독이 몸에 생겨나 두루 검은색을 띠고 배나 음부로 번져 들어가면 치료하기 어렵다(『세의득효방』).

74 『醫學正傳』 卷之二 「斑疹」 ‘論’ (앞의 책, 66쪽).

75 『萬病回春』 卷之三 「斑疹」 (앞의 책, 181쪽).

76 『醫學正傳』 卷之二 「斑疹」 ‘方法’ (앞의 책, 67쪽).

77 『世醫得效方』 卷第十二 小方科 「癉毒」 ‘蜞鍼法’ (앞
　　의 책, 198쪽). “癉毒滿身徧黑, 入腹入陰, 難治.”

癮疹

癮疹多屬脾, 隱隱然在皮膚之間, 故言癮疹也. 發則多痒, 或不仁者, 是也. 兼風熱濕之殊, 色紅者, 兼火化也〔丹心〕. ○ 疹者, 紅靨隱隱, 皮膚表分, 但作瘙痒, 全無腫痛, 名曰癮疹. 當春而發最重, 卽溫毒也, 宜升麻葛根湯 方見寒門 加牛蒡子荊芥防風〔入門〕. ○ 疹有赤白, 赤疹屬陽, 遇淸凉而消. 白疹屬陰, 遇溫煖而滅〔正傳〕. ○ 赤疹, 宜胡麻散, 白疹, 宜消風散 方見頭部〔入門〕. ○ 生癮疹, 或赤或白, 防風通聖散 方見風門 去芒硝, 加豆豉葱白倍麻黃, 煎服出汗〔臞仙〕. ○ 遍身白疹, 瘙痒不止, 天陰日冷則重, 天淸日暖則輕, 此由寒邪伏於肌膚, 凝滯而成, 宜服枳實酒, 更用枳實煎水, 洗患處, 兼服烏藥順氣散 方見風門〔得效〕. ○ 癮疹若喫醋, 則風疹蝕人〔直指〕. ○ 患風疹者, 必多眼暗, 但攻其風, 則暗自去〔入門〕. ○ 癮疹, 宜用樺皮散, 淸肌散, 加味羌活散, 犀角消毒飮. 作瘡, 宜加味烏荊元.

---

78 『丹溪心法』卷二「斑疹七」(앞의 책, 221쪽). "癮疹多
　　屬脾, 隱隱然在皮膚之間, 故言癮疹也. 發則多痒, 或
　　不仁者, 是兼風兼濕之殊, 色紅者兼火化也."

79 '靨', 보조개 엽, 사마귀 염.

80 『醫學入門』에는 '當春而發最重'이 '當春發在傷寒
　　最重'으로 되어 있다.

81 『醫學入門』外集 卷四 雜病分類 風類 斑疹「疹隱皮
　　痒無腫痛」(앞의 책, 359쪽).

82 『醫學正傳』卷之八 痘疹 方法「辨疹有陰陽二證十
　　八」(앞의 책, 492쪽).

83 『醫學入門』外集 卷四 雜病分類 風類 斑疹「出如粟
　　米赤白分」(앞의 책, 359쪽). "赤疹, 因天熱燥氣乘之,

은진

은진(두드러기)은 대부분 비장脾臟의 병인데, 은은하게 피부 밑에 있으므로 은진癮疹이
라고 한다. 돋을 때 매우 가렵고 간혹 감각이 둔해지는 것이 바로 은진이다. 풍이나 열, 습을
어떻게 겸하느냐에 따라 다른데, 색이 붉은 것은 화火를 겸해서 그렇게 된 것이다(『단계심
법』). ○ 은진은 붉은 반점 같은 것이 은은하게 피부 바로 밑에 나타나는 것으로 단지 가렵
기만 하고 전혀 붓거나 아프지 않으므로 은진이라고 한다. 봄에 생기는 은진이 가장 중한 병
으로, 이것이 바로 온독溫毒이다. 승마갈근탕(처방은 「한문」에 있다)에 우방자·형개·방
풍을 더 넣어 쓴다(『의학입문』). ○ 은진에는 붉은 것과 흰 것이 있는데, 붉은 은진은 양陽
에 속하므로 시원한 것을 만나면 없어지고, 흰 은진은 음陰에 속하므로 따뜻한 것을 만나면
사라진다(『의학정전』). ○ 붉은 은진에는 호마산을 쓰고, 흰 은진에는 소풍산(처방은 「두
문」에 있다)을 쓴다(『의학입문』). ○ 붉거나 흰 은진이 생기면 방풍통성산(처방은 「풍문」에
있다)에서 망초를 빼고 두시와 총백을 더 넣고, 마황을 두 배로 넣어서 달여 마신 후 땀을
낸다(『활인심』). ○ 온몸에 흰 은진이 돋으면 가려움이 계속 되면서 날씨가 흐리거나 차면
더욱 심해지고 날씨가 맑거나 따뜻하면 덜해진다. 이것은 한사寒邪가 피부에 숨어들어 뭉쳤
기 때문이다. 지실주를 마신 후에 지실 달인 물로 아픈 곳을 씻으면서 오약순기산(처방은
「풍문」에 있다)을 함께 먹는다(『세의득효방』). ○ 은진이 생겼을 때 식초를 먹으면 그 사람
에게 풍진이 생길 수 있다(『인재직지』). ○ 풍진을 앓는 사람은 대개 눈이 어두워지는데 이
때 풍사風邪만 없애면 어두운 것은 저절로 없어진다(『의학입문』). ○ 은진에는 화피산, 청
기산, 가미강활산, 서각소독음 등을 쓰고, 〔은진이〕 헐면 가미오형원을 쓴다.

稍凉則消, 川芎茶調散, 人參羌活散, 胡麻散. 裏熱者,
解毒湯. 白疹, 因天寒冷氣折之, 稍暖則消, 惺惺散.
裏虛者, 理中湯."

84 臞仙, 『活人心』 「玉笈二十六方」 '防風通聖散.' 麻黃
은 去節하라고 하였다.

85 『世醫得效方』 卷第十三 風科 「虛證」(앞의 책, 216
쪽)에 '通氣驅風湯' 으로 처방만 나온다.

86 『仁齋直指』 卷二十四 隱疹風 「隱疹證治」(앞의 책,
488쪽). "丹疹並不得喫醋."

87 『醫學入門』 外集 卷四 雜病分類 風類 「眼」 '翳膜眵
昏總是表'(앞의 책, 350쪽).

胡麻散

治風熱癮疹, 遍身瘙痒, 或成瘡疥[88], 及紫白癜風.

胡麻子 二兩半, 苦參, 荊芥穗, 何首烏 各一兩, 威靈仙 炒, 防風, 石菖蒲, 惡實 炒, 甘菊, 蔓荊子, 白蒺藜 炒, 甘草 各七錢半.

右末, 每二錢, 薄荷湯下〔得效〕[89].

枳實酒

治遍身白疹瘙痒.

枳實 不拘多少 麩炒黃, 切片.

每三錢, 溫酒一盞, 浸一時, 去枳實, 飮酒〔得效〕[90].

樺皮散

治肺藏風, 遍身癮疹, 瘙痒成瘡或作疥.

樺皮 燒存性, 枳殼 麩炒 各二兩, 杏仁, 荊芥穗 各一兩, 甘草 炙 二錢半.

右爲末, 每二錢, 溫酒調下, 日二〔局方〕[91].

---

88 '瘡疥'는 疥瘡으로 옴을 말한다. 헌데가 겹친 진옴을 말하기도 한다. 옴 독이 살갗에 침입하여 생기며 개창 경과 중에 습열독이 겹칠 수 있다. 손가락 사이, 겨드랑이, 자개미, 아랫배 등 살이 연약한 곳에 침이나 바늘 대가리만한 구진과 잔 물집이 생기며 몹시 가렵다. 그러므로 늘 긁은 자리와 딱지가 앉은 것을 볼 수 있다. 또한 감염을 받아 곪을 수 있고 임파매듭 부기도 생길 수 있다. 진물과 감염이 있는가 없는가에 따라 건개, 사개, 습개, 충개, 농개 등으로 갈라본다(『동의학사전』, 140쪽).

호마산

풍열로 은진이 생겨서 온몸이 가렵거나 옴이나 자전풍과 백전풍 등도 치료한다.

호마자 두 냥 반, 고삼 · 형개수 · 하수오 각 한 냥, 위령선(볶은 것), 방풍, 석창포, 우방자(볶은 것), 감국, 만형자, 백질려(볶은 것), 감초 각 일곱 돈 반.

위의 약들을 가루내어 두 돈씩 박하 달인 물로 먹는다(『세의득효방』).

지실주

온몸에 흰 은진이 돋아서 가려운 것을 치료한다.

지실(분량에 상관없이 밀기울과 함께 누렇게 될 때까지 볶은 후 썬다).

위의 약을 서 돈씩 따뜻하게 데운 술 한 잔에 두 시간 동안 담갔다가 지실은 버리고 술만 먹는다(『세의득효방』).

화피산

폐肺에 풍사가 들어 온몸에 은진이 돋아 가려우면서 헐거나 혹은 옴이 된 것을 치료한다.

화피(소존성으로 태운 것), 지각(밀기울과 함께 볶은 것) 각 두 냥, 행인 · 형개수 각 한 냥, 감초(구운 것) 두 돈 반.

위의 약들을 가루내어 두 돈씩 따뜻하게 데운 술에 타서 하루 두 번 먹는다(『태평혜민화제국방』).

89 『世醫得效方』卷第十九 瘡腫科「癮疹」(앞의 책, 313쪽).

90 『世醫得效方』卷第十三 風科「通治」(앞의 책, 226쪽).

91 『太平惠民和劑局方』卷八「瘡腫傷折」(앞의 책, 266쪽). "治肺藏風毒, 遍身瘡疥, 及癮疹瘙痒, 搔之成瘡, 又治頭上風刺, 及婦人分刺."

淸肌散

治癮疹, 或赤或白, 瘙痒.

荊防敗毒散 方見寒門, 加天麻, 薄荷, 蟬殼.

入生薑三片, 水煎服〔得效〕[92].

加味羌活散

治癮疹瘙痒.

羌活, 前胡 各一錢二分, 人蔘, 桔梗, 枳殼, 川芎, 天麻, 赤茯苓, 甘草 各七分, 蟬殼, 薄荷 各五分.

右剉作一貼, 入薑三片, 水煎服〔得效〕[93].

加味烏荊元

治癮疹上攻頭面, 赤腫瘙痒, 皮脫落作瘡, 浸淫走注, 有似虫行.

川烏 湯洗三五次焙, 荊芥穗 各四兩, 薄荷 二兩半, 當歸 洗浸, 三日焙乾 八兩.

右末, 醋煮米粉糊和丸, 梧子大, 溫酒下五七十丸〔得效〕[94].

---

92 『世醫得效方』卷第十九 瘡腫科「癮疹」(앞의 책, 313
   쪽). "敗毒散一兩半, 加天麻薄荷各三錢, 蟬蛻二十七
   箇去足翼. 分作六服. 每服水一盞半, 生薑三片煎, 溫
   服取效."

93 『世醫得效方』卷第十九 瘡腫科「癮疹」(앞의 책, 313
   쪽).

94 『世醫得效方』卷第十九 瘡腫科「癮疹」(앞의 책, 313
   쪽).

청기산

은진이 붉거나 희면서 피부가 가려운 것을 치료한다.

형방패독산(처방은 「한문」에 있다), 천마, 박하, 선각.

위의 약에 생강 세 쪽을 넣고 물에 달여 먹는다(『세의득효방』).

가미강활산

은진으로 가려운 것을 치료한다.

강활 · 전호 각 한 돈 두 푼, 인삼 · 길경 · 지각 · 천궁 · 천마 · 적복령 · 감초 각 일곱 푼, 선각 · 박하 각 닷 푼.

위의 약들을 썰어 한 첩으로 하여 생강 세 쪽을 넣고 물에 달여 먹는다(『세의득효방』).

가미오형원

은진이 머리와 얼굴로 치받아 올라 벌겋게 붓고 가려우면서 피부가 떨어져나가 헐고 퍼져나가 마치 벌레가 기어가는 듯한 것을 치료한다.

천오(끓는 물에 세 번에서 다섯 번 씻은 후 약한 불에 말린 것), 형개수 각 넉 냥, 박하 두 냥 반, 당귀(물에 씻어서 사흘 동안 물에 담갔다가 약한 불에 말린 것) 여덟 냥.

위의 약들을 가루내어 식초에 쌀가루를 넣고 쑨 풀로 반죽하여 오자대의 알약을 만들어 쉰에서 일흔 알씩 따뜻하게 데운 술로 먹는다(『세의득효방』).

瘡痤痱 [95]

內經曰, 勞汗當風, 寒薄爲瘡, 鬱乃痤 [96]. 此勞汗出於玄府, 脂液所凝. 防風通聖散, 去芒硝, 倍加芍藥當歸, 發散玄府之風, 調其榮衛. 俗云風刺 [97] 〔綱目〕. ○ 內經曰 [98], 汗出見濕, 乃生痤痱. 痤者, 小癤也, 大如酸棗或如豆, 色赤而內有膿血也 [99] 〔綱目〕. ○ 暑月汗漬, 肌生紅粟, 謂之痱子. 爛破成瘡, 謂之痱瘡, 宜用玉女英 〔奇效〕. ○ 痤痱瘡 [100], 靑蒿煎湯, 洗之 〔入門〕. ○ 痱子痒痛 [101], 井水按靑蒿汁, 調蛤粉, 付之 〔得效〕. ○ 臘雪水 [102], 洗痱瘡, 妙. 和蚌粉, 付之, 尤妙 〔入門〕. ○ 棗葉擣汁 [104], 揩熱痱瘡, 良 〔本草〕. ○ 粟米, 浸累日令敗, 硏澄取之去, 痱瘡, 甚佳, 名曰英粉 [105] 〔本草〕. ○ 痱瘡 [106], 宜用玉粉散.

---

95 ‘瘡’, 병 이름 사. 고름이 없고 단지 색만 변하는 작은 뾰루지를 말한다. ‘皶’(여드름 사)와 같은 字이다. ‘痤’, 뾰루지 좌. 작은 부스럼(小癤, 粉刺)을 말한다. ‘痱’, 땀띠 비. ‘痱子’와 같은 뜻이다.
참고로 ‘痤痱瘡’은 뾰루지와 땀띠를 통틀어 일컫는 말로, 비교적 큰 것을 ‘痤’라고 하는데, 크기는 산조인이나 콩알만하며 벌겋게 붓고 속에 고름이 있다. ‘痱’는 땀띠가 헐어서 물집이 생겨 가렵고 점차 곪으면서 아픈 것이다. 특히 엉덩이에 생긴 것을 痤板瘡이라고 한다.

96 『素問』「生氣通天論篇第三」. “陽氣者, 大怒則形氣絶, 而血菀於上, 使人薄厥. 有傷於筋縱, 其若不容, 汗出偏沮, 使人偏枯. 汗出見濕, 乃生痤痱. 高粱之變, 足生大丁, 受如持虛. 勞汗當風, 寒薄爲皶, 鬱乃痤.” 張志聰은 “勞汗當風, 寒濕薄於皮膚之間, 則爲皶爲痤矣. 夫皶與痤痱, 乃血滯於膚表之輕證, 蓋言陽氣外. 衛於皮膚之間, 爲邪所薄, 則淡滲於皮毛之血而爲病矣”라고 하였고, 馬蒔는 “又人當汗出之時, 玄府未閉, 乃受水濕, 則陽氣方泄, 寒水制之, 熱鬱皮內, 濕邪凝結, 遂爲瘡痤痱. 痤則較痱爲大, 其形類癤, 痱則較痤爲小, 卽所謂風癮是也”라고 하였다.

97 ‘風刺’는 여드름보다 더 붉은색을 띠는 뾰루지가 얼

작은 뾰루지, 뾰루지, 땀띠

『내경』에서는 "과로해서 땀이 났을 때 바람을 쐬어 한기가 〔피皮와 부膚 사이에〕 들면 작은 뾰루지〔皶〕가 생기고, 한기 때문에 막혀서 흐르지 못하면 뾰루지〔痤〕가 된다"고 하였다. 이것은 과로해서 흘리는 땀이 땀구멍으로 나올 때 기름기와 엉켜서 생긴 것이다. 방풍통성산에서 망초를 빼고 작약과 당귀를 두 배로 더 넣어 땀구멍에 머물러 있는 풍사風邪를 흩어버리고 영위榮衛를 조화롭게 하여야 한다. 민간에서는 이것을 '풍자風刺'라고 한다(『의학강목』). ○ 『내경』에서는 "땀이 날 때 습사濕邪를 만나면 좌痤나 비痱가 생긴다"고 하였다. '좌' 란 조그만 종기〔小癤〕로, 크기는 산조인이나 콩알만하며 색은 벌겋고 속에 피고름이 들어 있다(『의학강목』). ○ 여름에 땀으로 흠뻑 젖으면 몸에 붉은 좁쌀만한 것이 돋는데 이것을 '땀띠〔痱子〕' 라고 한다. 이것이 짓무르고 터져서 헐은 것을 '비창痱瘡' 이라고 하는데, 옥녀영을 쓴다(『기효양방』). ○ 좌비창에는 청호 달인 물로 씻는다(『의학입문』). ○ 땀띠로 가렵고 아플 때에는 우물물에 청호를 넣고 주물러 즙을 내어 합분을 개어 붙인다(『세의득효방』). ○ 납설수로 비창을 씻으면 좋다. 여기에 방분을 개어 붙이면 더욱 좋다(『의학입문』). ○ 비창이 생긴 곳에 대추나무 잎을 찧어서 낸 즙을 열이 나도록 문지르면 좋다(『증류본초』). ○ 좁쌀을 여러 날 동안 물에 담가 발효시켜서 곱게 간 후 맑게 뜨는 웃물을 떠서 버리고, 〔가루를〕 비창 치료에 쓰면 매우 좋다. 이것을 영분이라고 한다(『증류본초』). ○ 티창에는 옥분산을 쓴다.

굴에 생기는 병을 말한다.

98 『醫學綱目』 卷之十一 肝膽部 眩 「癲癇」(앞의 책, 186쪽).

99 『醫學綱目』 卷之二十 心小腸部 丹㿀痤疹 「痤」(앞의 책, 412쪽).

100 『奇效良方』 卷之五十四 「瘡瘍門」 '玉女英'(앞의 책 3, 1,014쪽). 원문과 들고남이 많다.

101 『醫學入門』 外集 卷五 外科 遍身部 「暑痱」(앞의 책, 488쪽).

102 『世醫得效方』 卷第十九 「瘡腫科」 '痱子痒痛方'(앞의 책, 317쪽).

103 '臘雪水'는 음력 섣달에 온 눈 녹인 물을 말한다.

104 『醫學入門』 外集 卷五 外科 遍身部 「暑痱」(앞의 책, 488쪽).

105 『證類本草』 卷二十三 果部三品總五十三種 「大棗」(政和本 439쪽, 四庫本 942쪽). 원문과 들고남이 있다.

106 『證類本草』 卷二十五 米穀部中品總二十二種 「粟米」(政和本 997쪽, 四庫本 464쪽). 원문과 들고남이 있다.

玉女英

治痱瘡痒痛.

滑石, 綠豆粉 等分.

爲末, 以綿纏子蘸撲之, 或加黃柏棗葉各五錢, 片腦少許, 尤妙.
一方用粟米粉〔入門〕[107].

玉粉散

治熱汗浸漬成瘡, 腫痒焮痛.

蛤粉 四兩七錢半, 滑石 四兩二錢半, 寒水石 煅, 粟米粉 各一
兩, 定粉 五錢, 石膏, 白石脂, 龍骨 各二錢半.

右爲末, 乾糝患處〔丹心〕[108].

---

107 『醫學入門』外集 卷五 外科 遍身部 「痱瘡」(앞의 책, 488쪽).

108 『丹溪心法附餘』卷之十六 火鬱門 「頭面瘡」(앞의 책, 555쪽).

옥녀영

비창으로 가렵고 아픈 것을 치료한다.

활석 · 녹두분 각 같은 양.

위의 약들을 가루내어 면봉에 묻혀서 아픈 부위에 두드리듯 바른다. 황백 잎과 대추나무 잎 각 닷 돈과 편뇌를 조금 더 넣어 쓰면 더욱 좋다. 어떤 처방에서는 〔녹두 대신에〕 좁쌀가루를 썼다(『의학입문』).

옥분산

더위로 땀에 흠뻑 젖어 비창이 생겨서 붓고 가려우면서 화끈거리고 아픈 것을 치료한다.

합분 넉 냥 일곱 돈 반, 활석 넉 냥 두 돈 반, 한수석(불에 달군 것), 속미분 각 한 냥, 연분 닷 돈, 석고 · 백석지 · 용골 각 두 돈 반.

위의 약들을 가루내어 마른 채로 아픈 곳에 뿌려준다(『단계심법부여』).

丹毒

人身忽然變赤, 如塗丹之狀, 俗云赤瘤. 或有因瘡而誤觸, 四畔焮赤, 謂之瘡瘤. 皆遊走不定, 狀如雲氣者, 是也. 小兒得之, 最忌, 百日之內, 謂之胎瘤, 最爲難治〔東垣〕[109]. ○ 丹疹, 皆是惡毒, 熱血蘊蓄於命門, 遇君相二火合起, 則發也. 如遇熱時, 以通聖辛凉之劑, 解之, 寒時, 以葛根升麻辛溫之劑, 解之. 凡丹從四肢起入腹者, 死〔丹心〕[110]. ○ 小兒丹毒及胎丹[111], 並詳見小兒門. ○ 丹毒, 宜藍葉散, 拔毒散, 犀角消毒飮.

---

109 『醫學綱目』卷之三十六 小兒部「生下胎疾」(앞의 책, 821쪽). '垣', 곧 李杲의 글을 인용하여 나온다. "汝腎中伏火, 精中多有紅絲, 以氣相傳, 生子故有此疾, 遇觸而動, 發於肌肉之間, 俗名胎瘤是也."

『外科精義』「辨瘡疽癤腫證候法」에 "又有丹毒者, 謂人身忽然變赤, 如塗丹之狀, 故謂之丹毒. 世俗有云赤瘤, 或因有瘡, 誤而相觸, 四畔焮赤, 論之瘡瘤, 凡丹毒之疾, 皆遊走不定, 狀如雲氣者, 是也. 小兒得之, 最忌百日之內, 謂之胎瘤"라는 구절이 나온다.

단독

단독丹毒이란 마치 붉은 칠을 한 듯 온몸이 갑자기 붉게 변하는 것으로, 민간에서는 '적류赤瘤'라고 한다. 또는 피부가 헐었을 때 잘못 만지면 상처 둘레가 불타오르는 듯 붉게 되는데, 이것은 '창류瘡瘤'라고 한다. 둘 다 마치 구름처럼 여기저기 생기는 것이 바로 단독으로, 어린아이가 이 병에 걸리면 아주 좋지 않은데, 태어난 지 백 일도 안 되었을 때 이 병에 걸린 것을 '태류胎瘤'라고 하며 치료하기 매우 어렵다(동원). ○ 단진은 모두 나쁜 독 때문에 생기는데, 뜨거워진 피〔熱血〕가 명문에 꽉 차 있다가 군화와 상화가 합쳐질 때 생긴다. 더울 때 생기면 통성산과 같은 맵고 서늘한 약〔辛凉〕으로 풀어주고, 추울 때 생기면 갈근 · 승마와 같은 맵고 더운 약〔辛溫〕으로 풀어준다. 단독이 팔다리에서 생겨 배로 몰려 들어가면 죽는다(단심). ○ 소아의 단독과 태단胎丹은 모두 「소아문」에 자세히 나온다. ○ 단독에는 납엽산, 발독산, 서각소독음 등을 쓴다.

---

110 『醫學綱目』卷之二十 心小腸部 「丹熛痤疹」(앞의
책, 411쪽). "毒自腹內生出四肢者, 則易愈. 自四肢
入腹者, 則難治."
111 '胎丹'은 胎熱丹毒으로 胎毒發丹 또는 赤遊風이라
고도 한다.

藍葉散

治丹毒.

藍葉, 乾葛, 升麻, 生地黃, 赤芍藥, 川芎, 杏仁, 知母, 柴胡, 白芷, 甘草 生 各一錢, 石膏, 梔子 各五分.

右剉作一貼, 水煎服〔直指〕[112].

拔毒散

治丹毒遊走不定.

寒水石, 生石膏 各二兩, 黃柏, 甘草 各五錢.

右爲末, 新水調, 雞羽刷上, 或攤紙花[113], 貼之〔東垣〕[114].

犀角消毒飮

治丹毒及癍疹癮疹.

鼠粘子 四錢, 荊芥, 防風 各二錢, 甘草 一錢, 犀角 一錢半 另水磨取汁.

右剉作一貼, 水煎調犀角汁, 服之〔丹心〕[115].

112 『仁齋直指』卷二十四「隱疹風」(앞의 책, 489쪽).

113 '攤', 펼 탄.

114 『外科精義』卷下「拔毒散」. "治熱毒丹腫遊走不定, 寒水石石膏黃蘗甘草, 右爲細末, 每用新水調掃之, 或油調塗之, 或紙花子小貼, 亦妙涼水潤之."

115 『丹溪心法』卷二「斑疹七」'消毒犀角飮子' (앞의 책, 222쪽). "治斑及癮疹, 牛蒡子六錢, 荊芥防風各三錢, 甘草一錢, 右㕮咀, 水煎."

남엽산

단독을 치료한다.

남엽 · 갈근 · 승마 · 생지황 · 적작약 · 천궁 · 행인 · 지모 · 시호 · 백지 · 감초(날것) 각 한 돈, 석고 · 치자 각 닷 푼.

위의 약들을 썰어 한 첩으로 하여 물에 달여 먹는다(『인재직지』).

발독산

단독이 여기저기 생기는 것을 치료한다.

한수석 · 생석고 각 두 냥, 황백 · 감초 각 닷 돈.

위의 약들을 가루내어 새로 길어온 물에 개어서 닭의 깃으로 아픈 곳에 발라준다. 또는 종이에 약을 발라 아픈 곳에 붙이기도 한다(동원).

서각소독음

단독과 반진, 은진을 치료한다.

우방자 너 돈, 형개 · 방풍 각 두 돈, 감초 한 돈, 서각 한 돈 반(서각은 따로 물과 흩께 갈아서 즙을 낸다).

서각을 뺀 나머지 약들을 썰어 한 첩으로 하여 물에 달인 후 서각즙을 타서 마신다(『단계심법』).

麻木

靈樞曰, 衛氣不行, 則爲麻木.[116] ○ 靈樞曰, 開目, 則陽道行, 陽氣遍布周身, 閉目, 則陽道閉而不行, 如晝夜之分, 知其陽衰而陰旺也. 久坐而起, 亦有麻木, 知其氣不行也. 當補其肺中之氣, 則麻木自去矣〔東垣〕.[117] ○ 如肌肉麻, 必待瀉榮氣而愈〔綱目〕.[118] ○ 諸痺之中, 着痺, 卽麻木不仁也〔綱目〕.[119] ○ 河間曰, 着痺者, 留着不去, 四肢麻木, 拘攣也. 內經曰, 病久入深, 榮衛之行澁, 經絡時踈, 故不痛, 皮膚不榮, 故爲不仁.[120] 夫所謂不仁者, 或周身或四肢, 喞喞然麻木, 不知痛痒如繩札縛初解之狀. 古方, 名爲麻痺者, 是也〔正傳〕.[121] ○ 麻是氣虛, 木是濕痰死血, 然則曰麻曰木, 以不仁中而分爲二也〔丹心〕.[122][123]

---

116 『靈樞』「刺節眞邪篇第七十五」. "衛氣不行, 則爲不仁."

117 『蘭室秘藏』婦人門「補氣升陽和中湯」(앞의 책, 217-218쪽). "又云, 諸脈皆屬於目. 靈樞經云, 開目則陽道行, 陽氣遍布周身, 閉目則陽道閉而不行, 如晝夜之分, 知其陽衰而陰旺也. 且麻木爲風, 三尺之童, 皆以爲然. 細校之, 則有區別耳. 久坐而起, 亦有麻木, 爲如繩縛之久, 釋之覺麻作, 而不敢動, 良久則自已. 以此驗之, 非有風邪, 乃氣不行, 主治之, 當補其肺中之氣, 則麻木自去矣."

118 『醫學綱目』卷之十二 肝膽部 諸痺「着痺」(앞의 책, 211쪽).

119 『醫學綱目』卷之十二 肝膽部 諸痺「着痺」(앞의 책, 211쪽).

120 『素問』「痺論篇第四十三」. "其不痛不仁者, 病久入深, 榮衛之行澁, 經絡時踈, 故不通, 皮膚不營, 故爲

마목

『영추』에서는 "위기衛氣가 잘 돌지 못하면 마목麻木이 생긴다"고 하였다. ○『영추』에서는 "잠에서 깨면 양기가 다니는 길〔陽道〕이 열리므로 양기가 온몸을 두루 돌고, 잠이 들면 양기가 다니는 길이 닫히므로 양기가 돌지 못하는데, 이는 마치 밤낮의 구별이 있는 것과 같으니 이로써 양陽이 쇠약해지면 음陰이 왕성해진다는 것을 알 수 있다"고 하였다. 오랫동안 앉아 있다가 일어나면 또한 마목이 생기는데 이로써 기가 흐르지 못했다는 것을 알 수 있다. 이때 위기〔肺中之氣〕를 보하면 마목은 저절로 없어진다(동원). ○ 근육에 쥐가 나면 반드시 피를 빼야〔瀉榮氣〕 낫는다(『의학강목』). ○ 여러 가지 비증痺證 중에서 착비着痺가 바로 마목불인이다(『의학강목』). ○ 유완소는 "착비란 착 달라붙어서 없어지지 않는 것으로, 팔다리에 마목이 생기고 떨리면서 오그라든다"고 하였다. 『내경』에서는 "병이 오래되면 〔사기가〕 깊은 곳으로 들어가 영혈榮血과 위기가 잘 돌지 못하게 되는데, 경락이 간혹 뚫리는 때가 있으므로 아프지는 않지만 피부를 잘 길러주지 못하므로 불인不仁하게 된다"고 하였다. '불인'이란 온몸이나 팔다리가 찌릿찌릿하게 마목이 되며 아픔이나 가려움은 잘 모르는데, 마치 〔팔다리를〕 줄로 묶었다가 처음 풀었을 때 나타나는 느낌과 같다. 옛날 의서에서 '마비'라고 한 것이 바로 이것이다(『의학정전』). ○ '마麻'는 기가 허할 때 생기고, '목木'은 습담이나 죽은피 때문에 생기는데, '마'나 '목'은 불인을 둘로 나눈 것이다(『단계심법』).

不仁."

121 '喞', 소리 많은 모양 즐. 소리가 나는 모양. '喞喞'은 찌릿찌릿, 소근거리는 소리를 말한다.

122 『醫學正傳』 卷之五 「麻木」 '論'(앞의 책, 260쪽).

123 『丹溪心法』 卷四 「厥五十七」(앞의 책, 357쪽). "手足麻者屬氣虛, 手足木者有濕痰死血; 十指麻木是胃中有濕痰死血."

○ 手十指麻, 是胃中有濕痰死血, 痰用二陳湯 方見痰飮 加蒼白朮桃仁紅花, 少加附子行經, 血用四物湯 方見血門 加蒼白朮陳皮茯苓羌活蘇木紅花〔醫鑑〕[124]. ○ 手足麻因濕者, 香蘇散 方見寒門 加蒼朮麻黃桂枝羌活白芷木瓜〔醫鑑〕[126]. ○ 手足麻木, 四物湯合二陳湯, 加桃仁紅花白芥子竹瀝薑汁以行經〔醫鑑〕[127]. ○ 渾身麻, 是氣虛也, 補中益氣湯 方見內傷 加木香烏藥香附靑皮防風川芎, 少加桂枝行經〔醫鑑〕[128]. ○ 麻木, 宜人蔘益氣湯, 神效黃芪湯, 冲和補氣湯, 雙合湯, 開結舒經湯, 麻骨方.

人蔘益氣湯

治夏月濕熱, 兩手麻木困怠.

黃芪 二錢, 人蔘, 生甘草 各一錢半, 白芍藥 七分, 柴胡 六分, 升麻, 灸甘草 各五分, 五味子 三十粒.

右剉作一貼, 水煎服, 日二. 於麻處頻按摩, 屈伸之〔東垣〕[129].

---

124 『古今醫鑑』卷七 「麻木」 ‘治’ (앞의 책, 192쪽). 『古今醫鑑』에는 四物湯에 더하는 약 중에 桃仁이 더 있다.

125 『古今醫鑑』에는 ‘手足麻’가 ‘手指麻痺’로 되어 있다.

126 『古今醫鑑』卷七 「麻木」 ‘治’ (앞의 책, 192쪽).

127 『古今醫鑑』卷七 「麻木」 ‘治’ (앞의 책, 192쪽).

128 『古今醫鑑』卷七 「麻木」 ‘治’ (앞의 책, 192쪽).

129 『蘭室秘藏』卷下 「自汗門」 (앞의 책, 248쪽).

○ 열 손가락이 뻣뻣한 것은 위胃에 습담과 죽은피가 있기 때문이다. 습담이 있으면 이진탕(처방은 「담음문」에 있다)에 창출·백출·도인·홍화를 더 넣어 쓰는데, 부자를 조금 넣어 경락을 잘 돌게 한다. 죽은피가 있으면 사물탕(처방은 「혈문」에 있다)에 창출·백출·진피·복령·강활·소목·홍화를 더 넣어 쓴다(『고금의감』). ○ 팔다리가 뻣뻣해진 것이 습濕 때문이면 향소산(처방은 「한문」에 있다)에 창출·마황·계지·강활·백지·모과를 더 넣어 쓴다(『고금의감』). ○ 팔다리가 뻣뻣할 때에는 사물탕과 이진탕을 합한 것에 도인·홍화·백개자·죽력·강즙을 더 넣어 경락을 잘 돌게 한다(『고금의감』). ○ 온몸에 마목이 생기는 것은 기가 허하기 때문이다. 보중익기탕(처방은 「내상문」에 있다)에 목향·오약·향부자·청피·방풍·천궁을 더 넣고 계지를 조금 넣어 경락을 잘 돌게 한다(『고금의감』). ○ 마목에는 인삼익기탕, 신효황기탕, 충화보기탕, 쌍합탕, 개결서경탕, 마골방 등을 쓴다.

인삼익기탕

여름철 습열 때문에 두 손이 뻣뻣해지고 노곤해지는 것을 치료한다.

황기 두 돈, 인삼·생감초 각 한 돈 반, 백작약 일곱 푼, 시호 여섯 푼, 승마·감초(구운 것) 각 닷 푼, 오미자 서른 알.

위의 약들을 썰어 한 첩으로 하여 물에 달여 하루 두 번씩 먹는다. 뻣뻣한 곳은 자주 안마해주고 굽혔다 폈다 움직여준다(『난실비장』).

神效黃芪湯

治渾身麻木.

黃芪 二錢, 白芍藥, 灸甘草 各一錢半, 人蔘 一錢, 陳皮 七分,
蔓荊子 五分.

右剉作一貼, 水煎服〔東垣〕[130].

冲和補氣湯

治合目則麻作, 開目則不麻, 四肢痿厥, 目昏頭眩.

黃芪 二錢, 蒼朮, 陳皮 各一錢半, 人蔘, 白朮, 白芍藥, 澤瀉,
猪苓 各一錢, 羌活 七分, 升麻, 甘草 各五分, 獨活, 當歸, 黃
柏 各三分, 柴胡, 神麯, 木香, 草豆蔲, 麻黃, 黃連 各二分.

右剉分作二貼, 水煎服之〔東垣〕[131].

雙合湯

治濕痰死血作麻木.

當歸, 川芎, 白芍藥, 生乾地黃, 陳皮, 半夏, 白茯苓, 白芥子
各一錢, 桃仁 八分, 酒紅花, 甘草 各三分.

右剉作一貼, 水煎, 入竹瀝薑汁調服〔醫鑑〕[132].

---

130 『蘭室秘藏』 卷上 「眼耳鼻門」(앞의 책, 176쪽).

131 『蘭室秘藏』 卷中 婦人門 「半産誤用寒涼之藥論」
 '經除濕湯'(앞의 책, 217쪽). "十月霜冷後, 四肢無
 力, 乃痿厥, 濕熱在下焦也. 醋心者, 是濁氣不下降,

欲爲滿也. 合眼麻木作者, 陽道不行也. 惡風寒者,
上焦之分, 皮膚中氣不行也. 開目不麻者, 目開助陽
道, 故陰寒之氣少退也. 頭目眩運者, 風氣下陷於血
分, 不得伸越而作也, 近火則有之." 『普濟方』 卷三

신효황기탕

온몸의 마목을 치료한다.

황기 두 돈, 백작약·감초(구운 것) 각 한 돈 반, 인삼 한 돈, 진피 일곱 푼, 만형자 닷 푼.

위의 약들을 썰어 한 첩으로 하여 물에 달여 먹는다(『난실비장』).

충화보기탕

잠이 들면 마목이 되고 잠에서 깨어나면 풀리며, 팔다리가 힘이 없고 싸늘해지며〔痿厥〕, 눈이 침침하고 머리가 어지러운 것을 치료한다.

황기 두 돈, 창출·진피 각 한 돈 반, 인삼·백출·백작약·택사·저령 각 한 돈, 강활 일곱 푼, 승마·감초 각 닷 푼, 독활·당귀·황백 각 서 푼, 시호·신곡·목향·초두구·마황·황련 각 두 푼.

위의 약들을 썰어 두 첩으로 나누어 물에 달여 먹는다(『난실비장』).

쌍합탕

습담이나 죽은피 때문에 마목이 된 것을 치료한다.

당귀·천궁·백작약·건지황·진피·반하·백복령·백개자 각 한 돈, 도인 여덟 푼, 홍화(술로 법제한 것), 감초 각 서 푼.

위의 약들을 썰어 한 첩으로 하여 물에 달인 후 죽력과 생강즙을 타서 먹는다(『고금의감』).

百二十八 婦人諸疾門「雜病」‘冲和補氣湯’(李翼 李笑然 主編, 『普濟方注錄』下册, 黑龍江科學技術 出版社, 1996, 2,914쪽).

132 『古今醫鑑』卷七「麻木」‘治’(앞의 책, 192쪽). "麻, 用補中益氣湯加當歸木香香附靑皮川芎, 少加桂枝 引經. 木, 用四物湯幷二陳湯, 加桃仁紅花. 二方俱 用竹瀝薑汁白芥子, 以行經至脇肋, 達痰之所在也. 竹瀝枳朮丸, 搜風順氣丸皆可選用."

開結舒經湯

治婦人七情六鬱, 氣滯經絡, 手足麻痺.

紫蘇葉, 陳皮, 香附子, 烏藥, 川芎, 蒼朮, 羌活, 南星, 半夏, 當歸 各八分, 桂枝, 甘草 各四分.

右剉作一貼, 薑三片, 煎入竹瀝薑汁調服〔醫鑑〕[133].

麻骨方

有自頭麻至心窩而死者, 或自足心麻至膝盖而死者, 人糞燒灰, 用豆腐漿調飲, 卽止.

○ 又方

用練子燒灰爲末, 每服三五錢, 黃酒調下, 卽止〔回春〕[134].

---

133 『古今醫鑑』 卷七 「麻木」 '治'(앞의 책, 193쪽).

134 『萬病回春』 卷之四 「麻木」(앞의 책, 219쪽).

개결서경탕

부인이 칠정과 육울 때문에 기가 경락을 막아 팔다리가 마비되는 것을 치료한다.

자소엽·진피·향부자·오약·천궁·창출·강활·남성·반하·당귀 각 여덟 푼, 계지·감초 각 너 푼.

위의 약들을 썰어 한 첩으로 하여 생강 세 쪽을 넣고 달인 후 죽력과 생강즙을 타서 먹는다(『고금의감』).

마골방

머리부터 명치끝까지 뻣뻣해져서 죽으려고 하거나, 발바닥에서 무릎까지 뻣뻣해져서 죽으려고 하는 경우에 사람의 똥을 태워서 재로 만들어 콩국에 타서 마시면 뻣뻣한 것이 곧 풀린다.

○ 또 다른 처방

천련자를 재가 되도록 태워서 가루내어 서 돈에서 닷 돈씩 약술에 타서 마시면 뻣뻣한 것이 곧 풀린다(『만병회춘』).

索澤證

內經曰, 三陽爲病, 發寒熱, 其傳, 爲索澤. 王註云, 索, 盡也. 精血枯涸, 故皮膚潤澤之氣, 皆盡也. ○ 足少陽之脈病, 體無膏澤〔靈樞〕. ○ 虛損之疾, 一損損於肺, 皮聚而毛落, 宜四君子湯 方見氣門, 心肺俱虛, 則宜八物湯 方見虛勞〔綱目〕. ○ 皮膚索澤, 卽仲景所謂皮膚甲錯, 盖皮膚澁而不滑澤者, 是也〔綱目〕. ○ 肺者, 行氣溫於皮毛者也, 氣不營, 則皮毛焦, 皮毛焦, 則津液去, 津液去, 則皮節傷, 津液旣去, 則爪枯毛折而死〔綱目〕. ○ 五勞虛極, 羸瘦內有乾血, 則皮膚甲錯〔仲景〕.

---

135 『素問』「陰陽別論篇第七」. "曰, 三陽爲病, 發寒熱, 下爲癰腫, 及爲痿厥, 腨㾓, 其傳爲索澤, 其傳爲頹疝."

136 『靈樞』「經脈第十」. "膽足少陽之脈, 起於目銳眥 … 甚則面微有塵, 體無膏澤, 足外反熱, 是爲陽厥."

137 『醫學綱目』卷之四 陰陽臟腑部「治虛實法」(앞의

책, 57쪽).

138 『醫學綱目』卷之二十七 肺大腸部 皮膚「皮膚索澤」(앞의 책, 617쪽).

139 『醫學綱目』卷之二 陰陽臟腑部「診生死」(앞의 책, 32쪽). 『靈樞』「經脈第十」을 인용하였다. "手太陰氣絶, 則皮毛焦, 太陰者, 行氣溫于皮毛者也, 故氣不

색택증

『내경』에서는 "수태양소장경〔三陽〕에 병이 들면 추웠다 더웠다 하는 증상이 나타나는데, 병이 전해져서 변하면 색택증素澤證이 된다"고 하였다. 왕빙의 주에서는 "'색'이란 없어진다는 말이다. 정혈이 고갈되기 때문에 피부를 윤택하게 하는 기가 모두 없어지는 것이다"라고 하였다. ○ 족소양담경에 병이 들면 몸에 윤기가 사라진다(『영추』). ○ 허손 중에서 첫 번째는 폐가 상하는 것으로 피부가 쪼그라들고 털이 빠지는데, 이때에는 사군자탕(처방은 「기문」에 있다)을 쓴다. 심과 폐가 모두 허해지면 팔물탕(처방은 「허로문」에 있다)을 쓴다(『의학강목』). ○ '피부색택'이란 곧 장기張機가 말한 '피부갑착'으로, 피부가 꺼칠하면서 윤택하지 않은 것을 말한다(『의학강목』). ○ 폐는 기를 잘 돌게 하여 피부를 따뜻하게 하는 일을 한다. 기가 돌지 못하여 〔피부를〕 영양해주지 못하면 피부가 초췌해지고, 피부가 초췌해지면 진액이 마르며 진액이 마르면 피부가 상하게 되고, 진액이 완전히 말라붙으면 손톱과 발톱에 윤기가 없어지고 털이 부스러지면서 죽는다(『의학강목』). ○ 오로五勞로 매우 허해지면 몸이 여위면서 속으로는 피가 말라붙어 피부가 거칠어지면서 윤기가 사라진다(『금궤요략』).

榮則皮毛焦, 皮毛焦則津液去皮節, 津液去皮節者則
爪枯毛折, 毛折者則毛先死, 丙篤丁死, 火勝金也."
140 '乾血'은 허로손상으로 혈이 몹시 부족해진 증이
다. 몸이 여위고 배가 그득하며 음식을 먹지 못하
고 살갗이 거칠어지며 눈이 잘 보이지 않는다(『동
의학사전』, 52쪽).

141 『金匱要略方論』「血痺虛勞病脈證幷治第六」(『金
匱要略譯釋』, 164쪽),「血痺虛勞病脈證幷治第六」
(『金匱要略精解』, 59쪽). 원문과 들고남이 있다.

癜風癧瘍風白駮

凡人身體皮肉變色, 赤者, 謂之紫癜, 白者, 謂之白癜, 或謂之癧瘍風. 白駮者, 浸淫漸長, 色白似癬, 但無瘡也. 皆因風搏皮膚, 血氣不和所生, 宜胡麻散 方見上, 蒼耳散, 追風丸, 三黃散, 加減何首烏散, 如聖膏.

蒼耳散

治紫白癜風, 及瘑疥斑駮甲錯汁出.
五月五日採蒼耳葉, 日乾爲末, 酒服二錢, 日二. 滿百日, 病當出, 皮起落痂, 肌如凝脂. 或蜜丸梧子大, 酒下三五十丸, 亦佳 〔本草〕.

---

142 '癜風'은 紫白癲風의 줄인 말로, 목이나 몸통 등 땀이 많이 나는 부위에 희기도 하고 푸르기도 한 꽃보라 모양의 반점이 생기는 것을 말한다. 몸이 열한데 풍습이 침습하여 기부에 몰리거나 서습이 털구멍에 머물러 생긴다고 본다. 청장년 남자에게 많고 가족성으로 전염되는 경우도 있다. 여름에 더하고 겨울에 호전된다. 흔히 콩알 크기의 희끄무레하거나 혹은 연한 밤색이거나 푸르스름한 반점이 여러 개 나타난다. 경계가 명료한 원형이거나 불규칙한 형태를 취하며 약간의 광채가 있으면서 긁으면 쌀겨 모양의 인설이 있다. 심하면 융합되어 큰 반점을 이루며 얼굴, 팔다리 윗부분 등에도 퍼질 수 있다. 일반적으로 자각 증상이 없으나 약간 가려울 수 있다. 다른 곳의 피부나 다른 사람에게 옮겨갈 수 있다(『동의학사전』, 676쪽).

143 '瘑'는 '瘑瘡'으로 습진의 하나이다. 사지에 대칭

전풍, 역양풍, 백철

일반적으로 몸에서 피부와 살의 색이 변하는데 붉게 변하는 것을 '자전紫癜'이라 하고, 희게 변하는 것을 '백전白癜'이라고 하는데, 혹은 '역양풍'이라고도 한다. '백철'이란 침음浸淫이 점차 커지면서 흰색이 되어 마치 옴과 같이 되지만 헐지는 않는다. 이것은 모두 풍사가 피부에 부딪혔기 때문으로 혈기가 조화롭지 못하여서 생긴다. 호마산(처방은 앞에 있다), 창이산, 추풍환, 삼황산, 가감하수오산, 여성고 등을 쓴다.

창이산

자전풍과 백전풍, 부스럼〔瘑疥〕, 반진과 백철, 피부가 말라 터져서 진물이 나는 것을 치료한다.

음력 5월 5일에 창이엽을 따서 햇볕에 말린 후 가루내어 하루 두 번 두 돈씩 술에 타서 먹는다. 백 일을 채우면 병이 몸속에서 빠져나와 새살이 돋으면서 딱지가 떨어지고 살에 기름기가 돌게 된다. 혹은 꿀로 반죽하여 오자대의 알약을 만들어 서른에서 쉰 알씩 술로 먹어도 좋다(『증류본초』).

성으로 생기는 습진을 말한다. 진물이 많은 것은 濕瘑瘡, 진물 없이 몹시 가렵고 밤색 딱지가 앉으며 오래 끄는 것은 燥瘑瘡 또는 血風瘡이라고 하며, 자주 도지면서 살갗이 두터워지고 거칠어지며 오래 낫지 않는 것은 久瘑瘡이라고 한다(『동의학사전』, 155-156쪽).

144 『證類本草』 卷八 草部中品之上總六十二種 「耳實」
　　(政和本 173쪽, 四庫本 342쪽).

追風丸

治白癜風.

何首烏, 荊芥穗, 苦參, 蒼朮 各四兩.

右爲末, 肥皂角二斤, 去皮弦子, 磁器水煮, 熬爲膏, 和丸梧子大, 空心, 酒茶任下三五十丸〔丹心〕[145].

三黃散

治白癜風.

雄黃, 硫黃 各五錢, 黃丹, 天南星, 白礬枯, 密陀僧 各三錢.

右爲末, 先以薑汁擦患處, 薑片蘸藥末, 擦後漸黑, 次日再擦, 黑散則無矣〔醫鑑〕[146].

治紫癜風方

官粉[147] 五錢, 硫黃 三錢.

右爲末, 雞子淸調搽〔醫鑑〕[148].

145 『丹溪心法附餘』 火門 「火」 '追風散' (앞의 책, 389쪽).

146 『古今醫鑑』 卷十五 「癩風」 (앞의 책, 441쪽).

147 '官粉' 은 鉛粉, 납가루를 말한다.

148 『古今醫鑑』 卷十五 「癩風」 (앞의 책, 442쪽).

추풍환

백전풍을 치료한다.

하수오 · 형개수 · 고삼 · 창출 각 넉 냥.

위의 약들을 가루내어 두툼한 조협(겉껍질과 시울, 씨를 제거한 것) 두 근을 사기그릇에 넣고 물을 부어 달여서 고약처럼 졸인 것으로 반죽하여 오자대의 알약을 만들어 빈속에 서른에서 쉰 알씩 술이나 찻물로 먹는다(『단계심법부여』).

삼황산

백전풍을 치료한다.

웅황 · 유황 각 닷 돈, 황단 · 천남성 · 고백반 · 밀타승 각 서 돈.

위의 약들을 가루내어 먼저 생강즙으로 백전풍이 생긴 곳을 문지른 후 생강 조각에 가루약을 찍어 문지르면 그곳이 점차 검어진다. 다음 날에도 또 문지르면 검은색이 사라지면서 백전풍이 낫는다(『고금의감』).

자전풍을 치료하는 처방

관분 닷 돈, 유황 서 돈.

위의 약들을 가루내어 달걀 흰자위에 개어서 자전풍이 있는 부위에 바른다(『고금의감』).

加減何首烏散

治紫白癜風, 及癧瘍風白駁癮疹疥癬等疾.

何首烏, 蔓荊子, 石菖蒲, 荊芥穗, 苦參, 威靈仙, 甘菊, 枸杞子 各等分.

右爲末, 每三錢, 蜜茶調下〔綱目〕[149].

如聖膏

歌曰, 紫癜白癜兩般風, 附子硫黃最有功, 薑汁調勻茄蒂蘸, 擦來兩度更無蹤.

○ 右附子, 硫黃 等分.

爲末, 以茄蒂蘸醋, 點藥末擦之. 紫癜用紫茄, 白癜用白茄〔得效〕[150]. ○ 丹溪方, 用白附子.

治赤白汗斑方[151]

雄黃, 硫黃, 全蝎, 白殭蠶, 白附子, 密陀僧 各五錢, 麝香 二分.

右爲末, 以生薑片蘸擦, 日三四, 五日除根〔醫鑑〕[152].

149 『醫學綱目』卷之二十 心小腸部 丹燦痤疹「紫白癜風白禿」(앞의 책, 416쪽).

150 『世醫得效方』卷第十三 風科「癜風」(앞의 책, 230쪽).

151 '汗斑'은 紫白癜風의 다른 이름이다.

152 『古今醫鑑』卷十五「癩風」(앞의 책, 442쪽).

가감하수오산

자전풍과 백전풍, 역양풍, 백철, 은진, 옴 등을 치료한다.

하수오 · 만형자 · 석창포 · 형개수 · 고삼 · 위령선 · 감국 · 구기자 각 같은 양.

위의 약들을 가루내어 서 돈씩 꿀을 넣은 찻물에 타서 먹는다(『의학강목』).

여성고

노랫말에 "자전풍과 백전풍에 부자와 유황이 가장 좋다. 생강즙에 고루 개어 가지 꼭지로 약을 찍어 두어 번만 문지르면 흔적 없이 사라진다"고 하였다.

○ 부자 · 유황 각 같은 양.

위의 약들을 가루내어 가지 꼭지에 식초를 묻혀서 가루약을 찍어 발라 아픈 곳에 문지르는데, 자전풍이면 붉은색 가지를 쓰고 백전풍이면 흰색 가지를 쓴다(『세의득효방』).

○ 주진형의 처방에서는 백부자를 썼다.

자전풍과 백전풍을 치료하는 처방

웅황 · 유황 · 전갈 · 백강잠 · 백부자 · 밀타승 각 닷 돈, 사향 두 푼.

위의 약들을 가루내어 생강 조각으로 찍어서 하루에 서너 번씩 문지른다. 5일 후면 병의 뿌리를 뽑을 수 있다(『고금의감』).

黑痣靨子

黑痣者, 黑子也, 是風邪變生也〔類聚〕. ○ 色黑而大, 曰靨. ○ 宜用爐灰膏, 取痣餠, 去黑靨方.

爐灰膏

點黑痣, 卽去, 最妙.

用響糖爐內灰 一升半, 風化石灰 一升 炒紅, 以竹箕盛貯, 用滾湯三椀, 慢慢淋自然汁一椀, 鍋盛慢火熬如稀糊, 先下巴豆 末, 次下蟾酥 各二錢, 白丁香 末 五分, 炒石灰末 一錢, 攪勻, 再熬, 如乾, 麪糊, 取起竢冷, 磁罐盛貯, 勿令泄氣. 每用時, 以簪頭挑少許, 放指甲上研[153], 呵口氣調勻如泥. 將患處用鍼撥開, 以藥點之, 卽效[154]〔入門〕.

---

153 '研'은 남산당본(內局重校戊寅改刊版을 底本으로 하여 南山堂에서 1985년에 上下 두 권으로 영인한 판본) 등에는 '斫'(벨 작)으로 되어 있으나 『동의보감』의 다른 판본 및 『의학입문』의 여러 판본과 비교해볼 때 '研'이 맞는 것으로 보인다.

154 『醫學入門』外集 卷七 外科用藥部 「點」(앞의 책, 591쪽).

흑지와 엽자

'흑지'란 검은 사마귀(점)로, 풍사가 변해서 생긴 것이다(유췌). ○ 색이 검고 큰 것을 '엽자'라고 한다. ○ 노회고, 취지병, 거흑엽방 등을 쓴다.

노회고

흑지에 찍어 바르면 바로 없어지는데, 효과가 가장 좋다.

향당로 속에 담긴 재 한 되 반과 풍화석회 한 되(빨갛게 달군다)를 대나무로 엮어 만든 키에 가득 담아놓고, 그 위에 끓는 물 세 사발을 천천히 뿌려서 아래로 저절로 스며 나온 물 한 사발을 받는다. 이 물을 놋쇠 냄비에 붓고 약한 불로 졸여서 멀건 풀처럼 만든다. 여기에 먼저 파두가루 두 돈을 넣은 다음 섬수 두 돈을 넣은 후 백정향(가루낸 것) 닷 푼, 석회(불에 구워 가루낸 것) 한 돈을 넣고 골고루 저으며 다시 졸여서 마르면 밀가루 풀을 넣어 이것을 스혀서 사기그릇에 담아 약의 기운이 새어나가지 않도록 한다〔입구를 밀봉한다〕. 약을 쓸 때에는 비녀 끝으로 조금 찍어서 손톱 위에 올려놓고 곱게 간 후 입김을 쏘여 진흙처럼 풀어지게 한다. 흑지가 생긴 곳을 침으로 살짝 찌른 후 약을 찍어 바르면 곧바로 효과가 있다(『의학입문』).

取痣餠藥

糯米 百粒, 石灰 拇指大, 巴豆 三粒 去殼研.
右爲末, 入磁瓶同窖三日, 以竹簽挑粟許點上, 自然蝕落〔綱目〕[155].

去黑靨子方

石灰, 水調一盞如稀糊. 糯米全者, 半置灰中, 半出灰外, 經宿,
則其米變如水精, 先以鍼微撥靨子, 置少米於其上, 經半日許,
靨汁自出, 剔去其藥, 不得着水, 二三日愈〔綱目〕[156].

흑지를 빼는 약 떡

나미 백 톨, 석회 엄지손가락만한 것, 파두 세 알(껍질을 벗겨 곱게 간다).

위의 약들을 가루내어 사기병에 함께 넣고 사흘 동안 땅속에 묻어두었다가 대나무 꼬챙이로 좁쌀만큼 떼어 흑지 위에 바르면 좀 먹듯이 저절로 떨어져나간다(『의학강목』).

흑엽자를 없애는 처방

석회를 물 한 잔에 풀어서 묽은 풀처럼 만든다. 여기에 온전한 모양의 찹쌀을 석회 풀 속에 반만 잠기게 꽂아두어 하룻밤을 묵히면 찹쌀이 수정처럼 투명해진다. 먼저 침으로 엽자를 살짝 딴 후 그 위에 찹쌀을 조금 올려놓고 반나절쯤 지나면 엽자에서 진물이 저절로 나오는데, 이때 찹쌀을 떼어내고 그 자리에 물을 대지 않으면 2, 3일 만에 낫는다(『의학강목』).

單方

凡三十二種.

鹽湯

治一切風痒.

鹽一斗, 水一石, 煎減半, 溫浴三次.

○ 浴痒無如鹽. 濃煎湯浴身, 最妙〔綱目〕[157]. ○ 海水浴, 尤妙〔俗方〕.

赤土

治風疹瘙痒不可忍.

爲末, 冷水調服二錢, 又蜜水調塗〔本草〕[158].

石灰

治白癜, 癧瘍風.

以石灰汁溫洗之. ○ 卒發癮疹, 石灰和醋漿水塗之, 隨手卽減〔本草〕[159].

半天河水[160]

治白駁.

取水洗之, 擣桂屑和唾付駁上, 日再〔本草〕[161].

---

157 『醫學綱目』卷之十 肝膽部 中風 「痒」(앞의 책, 180 쪽).

158 『證類本草』卷五 玉石部下品總九十三種 「代赭」 (政和本 107쪽, 四庫本 188쪽). 원문과 들고남이 있다.

159 『證類本草』卷五 玉石部下品總九十三種 「石灰」 (政和本 107쪽, 四庫本 188쪽). 원문과 들고남이 있다.

단방

모두 서른두 가지이다.

염탕(소금 끓인 물)

풍사 때문에 생긴 모든 가려움증을 치료한다.

소금 한 말에 물 한 섬(열 말)을 붓고 물이 절반으로 줄어들 때까지 달인 후 따뜻하게 하여 세 번 목욕한다.

○ 가려움증 때문에 목욕을 할 때에는 소금보다 더 좋은 것이 없다. 진하게 달인 소금물로 온몸을 씻는 것이 가장 좋다(『의학강목』). ○ 바닷물로 목욕을 하면 더욱 좋다(속방).

적토(붉은 흙)

풍진으로 참을 수 없이 가려운 것을 치료한다.

가루내어 두 돈씩 찬물에 타서 먹는다. 또한 꿀물에 타서 바르기도 한다(『증류본초』).

석회

백전풍과 역양풍을 치료한다.

석회 자연즙을 따뜻하게 하여 씻는다. ○ 갑자기 은진이 돋을 때에는 신 좁쌀죽 웃물에 석회를 넣어 개어서 바르면 즉시 낫는다(『증류본초』).

반천하수

백철을 치료한다.

이 물을 떠서 씻은 후 계피를 빻아서 가루내어 침으로 반죽한 후 백철 위에 하루 두 번씩 붙인다(『증류본초』).

---

160 '半天河水'는 왕대 울타리 위에 잘라낸 그루터기 나 살아 있는 큰 나무의 속이 썩어 구멍이 뚫린 곳에 고인 빗물을 말한다. 長桑君이 扁鵲에게 주어서 마시게 한 上池水가 여기에 해당한다.

161 『證類本草』卷五 玉石部下品總九十三種「半天河」(政和本 110쪽, 四庫本 188쪽). 원문과 들고남이 있다.

芒硝

主一切疹.

水煮塗之, 焰硝, 亦可〔本草〕[162].

硫黃

治紫白癜風.

硫黃一兩 醋煮一日, 海螵蛸二箇. 並爲末, 浴後, 以生薑蘸藥熟擦, 數度絶根〔得效〕[163].

茺蔚莖葉

主癮疹痒.

濃煎湯, 浴之〔本草〕[164].

藍葉汁

主風疹及丹毒.

飮之塗之, 並佳〔本草〕[165].

蒺藜子

主風痒及白癜風.

煮湯服之, 兼浴之〔本草〕[166].

---

162 『證類本草』卷三 玉石部上品總七十三種 「芒硝」 (政和本 65쪽, 四庫本 98쪽). 원문과 들고남이 있다.

163 이 처방은 『普濟方』卷百十二 諸風門 「紫白癲風」 에 나온다. '熟擦'이 '熱擦'로 되어 있다.

164 『證類本草』卷六 草部上品之上總八十七種 「茺蔚 子」(政和本 132쪽, 四庫本 244쪽). 원문과 들고남 이 있다.

165 『證類本草』卷七 草部上品之下總五十三種 「藍實」 (政和本 152쪽, 四庫本 291쪽). 원문과 들고남이 있다.

망초

모든 반진을 주치한다.

물에 달여 바른다. 염초도 쓸 수 있다(『증류본초』).

유황

자전풍과 백전풍을 치료한다.

유황 한 냥(식초에 넣고 하루 동안 끓인다), 해표초 두 개를 함께 가루내어 목욕을 한 후 생강으로 가루약을 찍어 열이 나도록 문지르는데, 이렇게 여러 번 하면 병의 뿌리가 완전히 뽑힌다(득효).

충위경엽(익모초의 줄기와 잎)

은진으로 가려운 것을 주치한다.

진하게 달인 물로 목욕을 한다(『증류본초』).

남엽즙(쪽 잎의 즙)

풍진과 단독을 주치한다.

마시거나 바르거나 모두 좋다(『증류본초』).

질려자(남가새의 열매)

풍사로 가려운 것과 백전풍을 주치한다.

삶거나 달여서 마시고 아울러 그 물로 목욕을 한다(『증류본초』).

---

166 『證類本草』 卷七 草部上品之下總五十三種 「蒺藜
　　子」(政和本 155쪽, 四庫本 300쪽). 원문과 들고남
　　이 있다.

景天

主癮疹惡痒.

擣取汁, 付塗之〔本草〕.[167]

茵蔯

主遍身風痒生瘡疥.

煮濃汁, 洗之〔本草〕.[168]

蒼耳

主婦人風瘙癮疹, 身痒不止.

取花葉子等分, 爲末, 豆淋酒調下二錢〔本草〕.[169][170]

苦參

主遍身風熱細疹, 痒痛不可忍.

苦參末一兩, 皂角二兩, 水一升, 揉濾取汁, 銀石器熬膏和丸,
梧子大, 食後溫水下三五十丸, 次日, 便愈〔本草〕.[171]

牛蒡子

主皮膚風熱, 遍身生癮疹瘙痒.

牛蒡子, 浮萍等分. 爲末, 以薄荷湯調下二錢, 日二服〔本草〕.[172]

---

167 『證類本草』卷七 草部上品之下總五十三種「景天」
　　(政和本 166쪽, 四庫本 325쪽). 원문과 들고남이
　　있다.
168 『證類本草』卷七 草部上品之下總五十三種「茵蔯

篇」(政和本 166쪽, 四庫本 326쪽). 원문과 들고남
이 있다.
169 『證類本草』에서는 '爲末'이 '擣羅爲末'로 되어 있
다. 곧 날것을 찧은 다음 펼쳐서 말린 다음 가루낸다.

경천(꿩의 비름)

은진으로 몹시 가려운 것을 주치한다.

찧어서 즙을 내어 붙이거나 바른다(『증류본초』).

인진(더위지기)

온몸이 풍사 때문에 가렵거나 헐면서 딱지가 생긴 것을 주치한다.

진하게 달인 물로 씻는다(『증류본초』).

창이(도꼬마리)

부인이 풍사 때문에 가렵거나, 은진이 생겨서 가려움증이 그치지 않는 것을 치료한다.

창이의 꽃, 잎, 열매 각 같은 양을 가루내어 두 돈씩 두림주에 타서 먹는다(『증류본초』).

고삼(너삼)

풍열 때문에 온몸에 촘촘한 반진이 돋아 참을 수 없는 가려움증과 통증을 주치한다.

고삼(가루낸 것) 한 냥과 조각 두 냥에 물 한 되를 붓고 문지르면서 걸러 즙을 낸다. 이것을 은그릇이나 돌그릇에 붓고 졸여서 고약처럼 만든 후 오자대의 알약을 만든다. 식사 후에 서른에서 쉰 알씩 따뜻한 물로 먹으면 다음 날 곧 낫는다(『증류본초』).

우방자(우엉의 씨)

피부에 풍열이 있어서 온몸에 은진이 생기고 가려운 것을 주치한다.

우방자·부평 각 같은 양을 가루내어 두 돈씩 박하 달인 물에 타서 하루 두 번 먹는다(『증류본초』).

<hr>

170 『證類本草』卷八 草部中品之上總六十二種「耳實」
　　(政和本 173쪽, 四庫本 342쪽).

171 『證類本草』卷八 草部中品之上總六十二種「苦參」
　　(政和本 176쪽, 四庫本 350쪽). 원문과 들고남이
　　있다.

172 『證類本草』卷九 草部中品之下總七十八種「惡實」
　　(政和本 196쪽, 四庫本 403쪽). 원문과 들고남이
　　있다.

蘿摩草
主白癜風.
取莖中白汁, 付上, 揩令破, 三度差〔本草〕[173].

夏枯草
主紫白癜風. 濃煎湯, 日洗數次〔丹心〕[174].

芭蕉油
治遊風風疹丹毒.
取油塗之〔本草〕[175].

蒴藋
治風瘙癮疹身痒.
濃煎湯, 浴之, 卽差〔本草〕[176].

羊蹄根
治癧瘍風.
取根於生鐵上, 以好醋磨旋, 旋刮取塗之. 更入硫黃末少許, 尤妙〔本草〕[177].

173 『證類本草』卷九 草部中品之下總七十八種「蘿摩子」(政和本 207쪽, 四庫本 430쪽). 원문과 들고남이 있다.
174 『丹溪心法』卷五「疔癰八十六」(앞의 책, 424쪽). "夏枯草, 大能散結氣, 而有補養血脈之功, 能退寒熱."
175 『證類本草』卷十一 草部下品之下總一百五種「甘蕉根」(政和本 249쪽, 四庫本 529쪽). 원문과 들고남이 있다.
176 『證類本草』卷十四 木部下品總九十九種「接骨木」

나마초(박주가리)

백전풍을 주치한다.

줄기에서 나는 흰 즙을 부위에 바르고 딱지가 벗겨지게 문지르기를 세 번만 하면 낫는다(『증류본초』).

하고초(꿀풀)

자전풍과 백전풍을 주치한다.

진하게 달인 물로 하루 여러 번 씻는다(『단계심법』).

파초유(파초기름)

유풍遊風과 풍진, 단독을 치료한다.

기름을 짜서 바른다(『증류본초』).

삭조

풍으로 가렵거나 은진이 돋아서 몸이 가려운 것을 치료한다.

진하게 달인 물로 목욕을 하면 곧바로 낫는다(『증류본초』).

양제근(소루쟁이의 뿌리)

역양풍을 치료한다.

뿌리를 캐서 무쇠 위에 올려놓고 좋은 식초를 부으면서 가는데, 이때 나오는 즙을 바른다. 유황가루를 조금 더 넣으면 더욱 좋다(『증류본초』).

(政和本 332쪽, 四庫本 724쪽). 원문과 들고남이 있다.

177 『證類本草』 卷十一 草部下品之下總一百五種 「羊蹄根」(政和本 245쪽, 四庫本 519쪽). 원문과 들고남이 있다.

凌霄花

治遍身風痒癮疹. 爲細末, 酒下一錢, 立止〔丹心〕[178].

柳木中蟲屑

主風瘙痒癮疹.

取屑煮湯, 浴之, 大效〔本草〕[179].

樺皮

主肺風毒身痒.

煮湯, 服之〔本草〕[180].

露蜂房

治風氣瘙痒不止.

蜂房 灸過, 蟬蛻等分. 爲末, 酒調一錢服, 日二三〔本草〕[181].

蠐螬

治赤白遊疹.

以生布擦疹令破, 取蠐螬汁, 塗之〔本草〕[182].

178 『醫學綱目』卷之十 中風 「痒」(앞의 책, 179쪽).
  ‘丹’, 곧 주진형의 글을 인용하여 나온다. 이 문장
  은 『證類本草』卷十三 木部中品總九十二種 「紫葳」
  (政和本 305쪽, 四庫本 659쪽)에서 인용한 것이다.

‘紫葳’는 곧 ‘凌霄花’이다.
179 『證類本草』卷十四 木部下品總九十九種 「柳華」
  (政和本 320쪽, 四庫本 694쪽).
180 『證類本草』卷十四 木部下品總九十九種 「樺木皮」

능소화

온몸이 풍으로 가려운 것과 은진을 치료한다.

곱게 가루내어 한 돈씩 술로 먹으면 곧 낫는다(단심).

유목중충설(버드나무의 좀 똥)

풍으로 가려운 것과 은진을 주치한다.

유목중충설 달인 물로 목욕을 하면 효과가 아주 좋다(『증류본초』).

화피(자작나무 껍질)

폐에 풍독이 있어 몸이 가려운 것을 주치한다.

달여서 먹는다(『증류본초』).

노봉방(말벌의 집)

풍으로 가려움증이 멎지 않는 것을 치료한다.

노봉방(구운 것)과 선태 각 같은 양을 가루내어 한 돈씩 술에 타서 하루 두세 번 덕는다
(『증류본초』).

제조(굼벵이)

적유진과 백유진을 치료한다.

살아 있는 굼벵이를 〔병든 부위에 올려놓은〕 비단 위에서 세게 문질러 터뜨려 나온 즙을
바른다(『증류본초』).

(政和本 333쪽, 四庫本 725쪽). 원문과 들고남이
있다.

181 『證類本草』 卷二十一 蟲魚部中品癬五十六種 「露
蜂房」(政和本 401쪽, 四庫本 860쪽). 원문과 들고
남이 있다.

182 『證類本草』 卷二十一 蟲魚部中品癬五十六種 「蠐
螬」(政和本 404쪽, 四庫本 868쪽). 원문과 들고남
이 있다.

鰻鱺魚

主風瘙痒, 及白駁癧瘍風.
燒炙, 長食之. 又火灸取油, 塗之[本草][183].

蛇蛻

主白癜白駁癧瘍風.
燒末, 醋調付之, 或煎汁, 塗之[本草][184].

蚯蚓

主癧瘍風.
取路中死蚯蚓, 杵爛. 常揩令熱, 封之[本草][185].

白花蛇

治暴風瘙痒, 及身生白癜, 癧瘍風, 斑點.
取肉, 爲末, 酒服一二錢, 烏蛇, 尤效[本草][186].

丹雄雞冠血

治白癜風癧瘍風.
取血, 塗之[本草][187].

183 『證類本草』卷二十一 蟲魚部中品辟五十六種「鰻鱺魚」(政和本 407쪽, 四庫本 874쪽). 원문과 들고남이 있다.
184 『證類本草』卷二十二 蟲部下品總八十一種「蛇蛻」(政和本 420쪽, 四庫本 899쪽). 원문과 들고남이 있다.
185 『證類本草』卷二十二 蟲部下品總八十一種「蚯蚓」(政和本 428쪽, 四庫本 917쪽). 원문과 들고남이

만려어(뱀장어)

풍으로 가려운 것과 백철, 역양풍을 주치한다.

완전히 익도록 구워서 오랫동안 먹는다. 또는 구워서 기름을 내어 바른다(『증류본초』).

사태(뱀의 허물)

백전풍과 백철, 역양풍을 주치한다.

태워서 가루낸 후 식초에 개어서 붙이거나, 사태 달인 물을 바른다(『증류본초』).

강랑(말똥구리)

역양풍을 주치한다.

길가에 죽어 있는 강랑을 주워서 문드러질 때까지 빻는다. 항상 이것으로 역양풍이 있는 곳을 열이 나도록 문지른 후 붙인다(『증류본초』).

백화사

갑자기 풍으로 가려운 것과 몸에 백전풍, 역양풍, 반점이 생긴 것을 치료한다.

살만 골라 가루내어 한두 돈씩 술에 타서 먹는다. 오사(먹구렁이)가 더욱 좋다(『증류본초』).

단웅계관혈(붉은 수탉 볏의 피)

백전풍과 역양풍을 치료한다.

피를 내어 바른다(『증류본초』).

있다.

186 『證類本草』 卷二十二 蟲部下品總八十一種 「白花蛇」(政和本 427쪽, 四庫本 914쪽). 원문과 들고남이 있다.

187 『證類本草』 卷十九 禽部三品總五十六種 「丹雄雞」(政和本 374쪽, 四庫本 808쪽). 원문과 들고남이 있다.

鶺鴿

治風瘙, 及白癜, 癧瘍風.

可炙食之〔本草〕[188].

牛酪

主丹癮疹.

取酪和鹽熟煮, 以摩之, 卽消〔本草〕[189].

雞卵

治紫白癜風.

取生卵一枚, 用醋浸一宿, 以鍼刺小穿, 滴淸烊爲汁, 入砒礵幷菉豆末少許, 和勻. 用石擦破, 靑布蘸藥, 擦之〔得效〕[190].

188 『證類本草』 卷十九 禽部三品總五十六種 「白鴿」
　　(政和本 381쪽, 四庫本 824쪽). 원문과 들고남이
　　있다.
189 『證類本草』 卷十六 獸部上品總二十種 「酪」(政和

本 350쪽, 四庫本 760쪽). 원문과 들고남이 있다.
190 『仁齋直指』 卷二十四 「癜風」 '癜風方'(앞의 책,
　　495쪽). '滴淸烊爲汁'이 '瀝淸汁'으로 되어 있다.

발합(집비둘기)

풍으로 가려운 것과 백전풍, 역양풍을 치료한다.

구워서 먹는다(『증류본초』).

우락(졸인 젖)

단독과 은진을 주치한다.

졸인 우유에 소금을 넣고 푹 끓여서 문지르면 바로 낫는다(『증류본초』).

달걀(계란)

자전풍과 백전풍을 치료한다.

날 달걀 한 개를 식초에 하룻밤 담갔다가 꺼내어 침으로 찔러 조그만 구멍을 낸 후 맑은 액체〔淸洋爲汁〕를 따라내고 비상과 녹두가루를 함께 조금씩 넣어 골고루 섞는다. 돌로 피부병이 생긴 곳을 문질러 상처를 내고 쪽물 들인 옷감으로 약을 찍어 바른 다음 문지른다(득효).

灸法

癲風及癧瘍風, 灸左右手中指節宛宛中, 灸三五壯. 凡贅疣[191]諸痣, 皆效〔入門〕[192].

---

191 『醫學入門』에는 '疣'(사마귀 우)가 '疵'(사마귀 자)로 되어 있다.

192 『醫學入門』內集 卷一 鍼灸 治病奇穴 「灸癲風」(앞의 책, 123쪽).

구법

전풍과 역양풍에는 양손 가운뎃손가락 마디의 오목한 곳에 뜸을 세 장에서 다섯 장을 뜬다. 일반적으로 군살이나 사마귀에도 모두 효과가 있다(『의학입문』).

肉

살

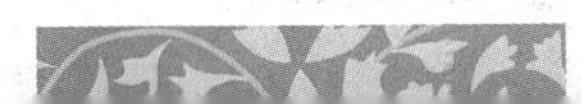

肉屬脾胃

內經曰, 脾主肉[1]. 又曰, 脾在體爲肉[2]. ○ 邪在脾胃則病, 肌肉痛, 是也〔入門〕[3]. ○ 人之肉如地之土, 豈可人而無肉, 故肉消盡, 則死矣〔東垣〕[4].

1 『素問』「宣明五氣篇第二十三」. "五藏所主. 心主脈, 肺主皮, 肝主筋, 脾主肉, 腎主骨, 是謂五主."

2 『素問』「陰陽應象大論第五」. "中央生濕, 濕生土, 土生甘, 甘生脾, 脾生肉, 肉生肺, 脾主口. 其在天爲濕, 在地爲土, 在體爲肉, 在藏爲脾, 在色爲黃, 在音爲宮, 在聲爲歌, 在變動爲噦, 在竅爲口, 在味爲甘, 在志爲思. 思傷脾, 怒勝思. 濕傷肉, 風勝濕. 甘傷肉, 酸勝甘."

3 『靈樞』「五邪第二十」.

4 『醫學綱目』 卷之二十三 脾胃部「飱泄」(앞의 책, 509쪽). '垣', 곧 李杲의 글을 인용하였다.

살은 비위에 속한다

『내경』에서는 "비脾는 살을 주관한다"고 하였다. 어떤 곳에서는 "비의 기는 몸에서는 살이 된다"고 하였다. ○ 사기邪氣가 비위脾胃에 있으면 병이 드는데 살이 아프게 된다(입문). ○ 사람의 살은 땅의 흙과 같으니, 살이 없는 사람을 어찌 사람이라 하겠는가? 그러므로 살이 다 빠지면 죽는다(동원).

『내경』에서는 "비脾는 살을 주관한다"고 하였다. 어떤 곳에서는 "비의 기는 몸에서는 살이 된다"고 하였다. ○ 사기邪氣가 비위脾胃에 있으면 병이 드는데 살이 아프게 된다(입문). ○ 사람의 살은 땅의 흙과 같으니, 살이 없는 사람을 어찌 사람이라 하겠는가? 그러므로 살이 다 빠지면 죽는다(동원).

肉有谿谷

黃帝曰, 願聞谿谷之會也. 岐伯曰, 肉之大會爲谷, 肉之小會爲谿. 肉分之間, 谿谷之會, 以行榮衛, 以會大氣〔內經〕.[5]

5 『素問』「氣穴論篇第五十八」.

살에는 계谿와 곡谷이 있다

황제가 "계谿와 곡谷이 서로 만나는 것〔谿谷之會〕에 대해서 듣고 싶다"라고 하였다. 기백이 "큰 살이 서로 만나는 곳을 '곡'이라 하고, 작은 살이 서로 모이는 곳을 '계'라고 한다. 살이 나뉜 사이, 곧 '계'와 '곡'이 서로 만나는 곳에서 영기營氣와 위기衛氣가 돌고, 종기宗氣가 서로 만난다"고 하였다(『내경』).

䐃爲肉標

䐃者, 肉之標也. 䐃, 謂肘膝後肉如塊者〔內經〕. ○ 五藏傷損, 䐃
破肉脫, 皆爲不治之證也〔內經〕.

---

6 『素問』「玉機眞藏論第十九」의 해당 구절에 대한 王
　冰의 注이다. "䐃者, 肉之標. 脾主肉, 故肉如脫盡, 䐃
　如破敗也. 見斯證者, 期後三百日內死, 䐃後肘膝後肉
　如塊者, 此脾之藏也."

군胭은 살의 잣대이다

'군'은 살의 잣대이다. '군'이란 팔꿈치나 무릎 뒤쪽에 있는 덩어리 모양의 살이다(『내경』).
○ 오장이 상하면 '군'이 없어지고 다른 살도 빠지는데, 이는 모두 치료할 수 없다(『내경』).

肉主肥瘦

脾虛, 則肌肉削〔東垣〕[7]. ○ 肥而澤者, 血氣有餘. 肥而不澤者, 氣有餘血不足. 瘦而無澤者, 血氣俱不足〔靈樞〕[8]. ○ 血實氣虛則肥, 氣實血虛則瘦, 所以肥耐寒而不耐熱, 瘦耐熱而不耐寒者, 由寒則傷血, 熱則傷氣, 損其不足, 則陰陽愈偏, 故不耐也. 損其有餘者, 方得平調, 故耐之矣〔河間〕[9]. ○ 人之言曰, 血氣未動者, 瘠甚而不害, 血氣旣竭者, 雖肥而死矣. 則身之羸瘦, 若未足爲人之害者, 殊不知人之羸瘦, 必其飮食不進, 飮食不進, 則無以生榮衛, 榮衛無以生, 則氣血因之以衰, 終於必亡而已〔資生〕[10]. ○ 羸瘦固瘵疾, 若素來淸臞者, 非有疾也. 惟病後瘦甚, 久不復常, 謂之形脫. 與夫平昔充肥, 忽爾羸瘦, 飮食減少, 此爲五勞六極之疾, 宜服滋補藥, 兼灸勞法〔資生〕[11].

7 『脾胃論』 卷上 「脾胃勝衰論」(앞의 책, 61쪽).

8 『靈樞』 「陰陽二十五人第六十四」. "黃帝曰, 二十五人者, 刺之有約乎. 岐伯曰, 美眉者, 足太陽之脈, 氣血多. 惡眉者, 血氣少. 其肥而澤者, 血氣有餘. 肥而不澤者, 氣有餘, 血不足. 瘦而無澤者, 氣血俱不足. 審察其形氣有餘不足而調之, 何以知逆順矣."

9 『素問玄機原病式』 六氣爲病 「火流」(앞의 책, 370쪽). 원문과 들고남이 있다.

살은 살찐 것과 마른 것을 결정한다

비脾가 허하면 살이 마르게 된다(『비위론』). ○ 살이 찌고 윤기가 있으면 혈血과 기氣가 모두 넉넉한 것이고, 살이 찌고 윤기가 없으면 기는 많지만 혈이 부족한 것이다. 마르면서 윤기가 없으면 혈과 기가 모두 부족한 것이다(『영추』). ○ 혈이 실하면서 기가 허하면 살이 찌고, 기가 실하면서 혈이 허하면 마른다. 살이 찌면 추위를 잘 견디지만 더위를 참지 못하고, 마르면 더위를 잘 견디지만 추위를 참지 못한다. 왜냐하면 추위는 혈을 상하게 하고, 더위는 기를 상하게 하여 부족한 것을 더욱 부족하게 하기 때문에 음양의 조화가 더욱 한쪽으로 치우쳐 참지 못하게 되는 것이다. 넉넉한 것을 덜어내면 치우친 것이 비로소 고르게 조화를 이루게 되므로 참을 수 있다(『소문현기원병식』). ○ 어떤 사람은 "혈과 기에 아직 변동이 없으면 많이 말랐어도 괜찮지만, 혈과 기가 이미 고갈되면 비록 살이 쪄도 죽는다"고 말한다. 그러나 "몸이 마르는 것은 사람에게 해가 되지 않는다"고 한 것은 사람이 마르려면 반드시 음식을 먹지 못하고, 음식을 먹지 못하면 영기營氣와 위기衛氣를 만들지 못하고, 영기와 위기가 만들어지지 않으면 이 때문에 기와 혈이 쇠약해져서 마침내 반드시 죽게 된다는 것을 알지 못하기 때문이다(『침구자생경』). ○ 몸이 마르는 것은 원래 노채병勞療病이지만 원래부터 마른 사람은 노채병이 있는 것이 아니다. 질병을 앓은 후 몹시 마르고 오랫동안 회복되지 못하는 것을 일반적으로 형탈形脫이라고 하는데, 평소에 살찐 사람이 어느 날 갑자기 마르면서 음식을 적게 먹는 것은 모두 오로五勞와 육극六極이란 병이므로 자양滋養하는 보약을 먹으면서 노증勞證을 치료하는 뜻을 겸하여야 한다(『침구자생경』).

---

10 『鍼灸資生經』 卷三 「諸疾皆治云」(앞의 책, 296쪽).
11 『鍼灸資生經』 卷三 「勞療」(앞의 책, 299쪽).

食㑊證

內經曰, 大腸, 移熱於胃, 善食而瘦, 又謂之食㑊. 胃移熱於膽, 亦曰食㑊. 註云, 食㑊者, 謂飲食移易而過, 不生肌膚, 亦易飢也. 宜服蔘苓元〔河間〕.

蔘苓元

治胃中結熱, 消穀善食, 不生肌肉. 此名食㑊.

人蔘, 石菖蒲, 遠志, 赤茯苓, 地骨皮, 牛膝 酒浸 各一兩.

右爲末, 蜜丸梧子大, 米飮下三五十丸, 不拘時〔河間〕.

12 『素問』「氣厥論第三十七」.

13 『黃帝素問宣明論方』卷一「食㑊證」(앞의 책, 211쪽).

14 『黃帝素問宣明論方』卷一「食㑊證」‘蔘苓元’(앞의 책, 211쪽).

식역증

『내경』에서는 "대장이 열을 위胃로 옮기면 잘 먹지만 살이 마른다. 이것을 식역食㑊이라고 한다. 위가 열을 담膽으로 옮기는 것도 또한 식역이라고 한다"고 하였다. 왕빙의 주에서는 "식역이란 음식이 너무 쉽게 빠져나가므로 살로 가지 않고 배도 금방 고픈 것이다"라고 하였다. 삼령원을 쓴다(『황제소문선명론방』).

삼령원

위 속에 열이 뭉쳐서 소화도 빨리 되고 음식도 잘 먹지만 살이 찌지 않는 것을 치료하는 데, 이와 같은 병을 식역이라고 한다.

인삼 · 석창포 · 원지 · 적복령 · 지골피 · 우슬(술에 담갔던 것) 각 한 냥.

위의 약들을 가루내어 꿀로 반죽하여 오자대의 알약을 만들어 서른에서 쉰 알씩 아무 때나 미음으로 먹는다(『황제소문선명론방』).

肉苛證

黃帝曰, 人之肉苛者, 雖近於衣絮, 猶尙苛也, 是謂何疾. 岐伯曰, 榮氣虛, 衛氣實也[15]. 榮氣虛, 則不仁, 衛氣虛, 則不用. 榮衛俱虛, 則不仁, 且不用, 肉如故也. 人身與志不相有, 曰死[內經][16].

○ 宜前胡散.

前胡散

治肉苛證. 苛者, 痹重也[17].

前胡, 白芷, 細辛, 官桂, 白朮, 川芎 各三兩, 吳茱萸, 附子 炮, 當歸 各二兩, 川椒 三錢.

右剉擣, 以茶酒三升, 拌勻. 同窨一宿, 以猪脂五斤入, 藥微煎, 候白芷黃色, 去滓熬成膏, 病在處摩之, 以熱爲度[河間][18].

---

15 ‘衛氣實’에 대하여 『素問今釋』에서는 ‘衛氣虛’로 바꾸어야 한다고 하였다(王琦 等 主編, 『素問今釋』, 貴州人民出版社, 1981, 168쪽).

16 『素問』 「逆調論篇第三十四」.

17 ‘痹’, 손발이 저릴 군.

18 『黃帝素問宣明論方』 卷一 「肉苛證」(앞의 책, 209쪽).

육가증

　황제가 "육가肬는 부드러운 옷 솜에 닿아도 오히려 거칠고 뻣뻣하게 느끼는데 이 병은 어떤 병인가?"라고 물었다. 기백이 "영기榮氣가 허하고 위기衛氣가 허〔實〕하기 때문이다. 영기가 허하면 감각이 둔해지고, 위기가 허하면 쓸 수 없게 되며, 영기와 위기 모두가 허하면 감각이 둔해지면서 쓸 수 없게 되는데 살에는 아무런 변화가 없다. 몸을 뜻대로 움직일 수 없으면 죽게 된다"고 하였다(『내경』). ○ 전호산을 쓴다.

전호산

　육가증을 치료한다. '가肬'는 마비되어 무겁다는 말이다.

　전호 · 백지 · 세신 · 육계 · 백출 · 천궁 각 석 냥, 오수유, 부자(싸서 구운 것), 당귀 각 두 냥, 천초 서 돈.

　위의 약들을 썰어 짓찧은 후 차와 술 석 되에 넣고 골고루 섞는다. 이것을 어두운 곳에 하룻밤 두었다가 돼지기름 닷 근을 약에 넣고 살짝 끓여서 백지가 누렇게 변하면 찌꺼기를 버리고 졸여서 고약으로 만든다. 병이 난 곳에 열이 나도록 문지른다(『황제소문선명론방』).

肉瘻證

詳見足部.

육위증

「족문」에 자세히 나와 있다.

婦人瘦瘁

宜服谷靈丸. 歌曰, 氣不充時血不榮, 肌肉不長瘦其身, 谷靈丸子服兩月, 頰紅肥大長精神.

谷靈丸

黃芪, 人蔘, 牛膝, 當歸 各一兩, 附子 炮 一箇, 熟地黃, 白茯苓 各五錢, 杜冲, 蒼朮, 白朮, 肉桂, 枸杞子 各三錢.
右爲末, 酒糊, 和丸梧子大, 人蔘湯下百丸〔濟陰〕[19].

부인이 야위는 병

곡령환을 먹는다. 노랫말에 "기氣가 부족하면 피도 충분하지 못하고, 살이 찌지 않아 몸이 야윈다. 곡령환을 두 달 먹으면 뺨이 붉어지고 살도 찌면서 정신이 좋아진다"라고 하였다.

곡령환

황기 · 인삼 · 우슬 · 당귀 각 한 냥, 부자(싸서 구운 것) 한 개, 숙지황 · 백복령 각 닷 돈, 두충 · 창출 · 백출 · 육계 · 구기자 각 서 돈.

위의 약들을 가루내어 술로 쑨 풀로 반죽하여 오자대의 알약을 만들어 백 알씩 인삼 달인 물로 먹는다(제음).

肉脫不治證

形肉已脫, 九候雖調, 猶死〔內經〕[20]. ○ 皮膚着者, 死〔內經〕[21]. ○ 脫肉身不去者, 死[22]. 註曰, 穀氣外衰, 則肉如脫盡, 天眞內竭, 故身不能行, 去謂行去也〔內經〕. ○ 形瘦脈大, 胸中多氣者, 死〔內經〕[23]. ○ 虛勞肉脫甚者, 難治〔丹心〕[24].

20 『素問』「三部九候論第二十」.

21 『素問』「三部九候論第二十」.

22 『素問』「三部九候論第二十」.

23 『素問』「三部九候論第二十」.

24 『丹溪心法』卷二「勞療十七」(앞의 책, 264쪽).

살이 너무 빠져서 치료할 수 없는 병증

살이 이미 다 빠졌으면 구후맥九候脈이 비록 조화롭다고 하여도 죽는다(『내경』). ○ 피부가 [뼈에] 착 달라붙어 있으면 죽는다(『내경』). ○ 살이 모두 빠져서 움직일 수 없는 사람은 죽는다. 왕빙의 주에서는 "바깥에서 들어오는 곡기가 부족해지면 살이 완전히 마르고 천진天眞이 안에서 고갈되므로 몸을 움직일 수 없게 되는 것이다. '거去'는 다닌다〔行去〕는 뜻이다"라고 하였다(『내경』). ○ 몸이 마르고 대맥大脈이 뛰면서 숨을 헐떡거리는 사람은 죽는다(『내경』). ○ 허로虛勞로 살이 몹시 빠진 사람은 치료하기 어렵다(『단계심법』).

肉絶候

肉絶, 六日死, 何以知之. 耳聾, 舌背腫, 尿血, 大便赤泄, 是也〔脈經〕[25].

---

[25]『脈經』卷四「診五臟六腑氣絶證候第三」(앞의 책, 173쪽). "病人肉絶六日死, 何以知之. 目乾, 舌皆腫, 溺血, 大便赤泄."

육절의 증상

육절肉絶의 증상이 나타나면 6일 만에 죽는데, 육절이란 것을 어떻게 알 수 있는가? 귀가 먹고 혀가 부으며 소변으로 피가 나오고, 피가 섞인 설사를 하는 것이 바로 육절의 증상이다 (『맥경』).

贅肉

亦曰努肉. ○ 諸瘡中, 努肉如蛇出數寸, 用硫黃細研, 於肉上薄, 塗之, 卽便縮〔本草〕. ○ 瘡凸出寸許, 如小豆或大如梅, 取花脚蜘蛛絲以纏其根, 則漸乾而自脫落〔綱目〕. ○ 贅疣, 以蜘蛛綱絲纏之, 自落〔本草〕. ○ 贅肉瘜肉, 取初生小兒臍中屎, 塗之, 卽蝕盡〔本草〕. ○ 諸瘡凸出, 烏梅肉擣爛作餠, 貼肉上, 立盡, 極妙〔本草〕. ○ 白梅肉同功, 貼贅肉, 努肉, 並佳〔本草〕.

---

26 『證類本草』 卷四 玉石部中品總八十七種 「石硫黃」 (政和本 82쪽, 四庫本 132쪽). 원문과 들고남이 있다.

27 『醫學綱目』 卷之二十 心小腸部 丹熛痤疹 「反花瘡」 (앞의 책, 423쪽). '世', 곧 『世醫得效方』을 인용하였다.

28 『證類本草』 卷二十二 蟲部下品總八十一種 「蜘蛛」 (政和本 421쪽, 四庫本 901쪽). 원문과 들고남이 있다.

29 『證類本草』 卷十五 人部總二十五種 「新生小兒臍中屎」(政和本 344쪽, 四庫本 746쪽). 원문과 들고남이 있다.

군살

군살〔贅肉〕은 '노육努肉'이라고도 한다. ○ 여러 가지 종기 중에서 노육은 뱀처럼 생겨서 몇 치 정도 삐져나오는 것인데, 유황을 곱게 가루내어 군살 위에 얇게 바르면 곧 줄어든다 (『증류본초』). ○〔노육일 때에는〕종기가 한 치 정도 튀어나오는데, 작은 것은 콩만하고 큰 것은 매실만하다. 이때에는 거미의 거미줄로 돌기의 뿌리를 묶어두면 점점 마르면서 저절로 떨어진다(『의학강목』). ○ 군살이나 사마귀가 났을 때 거미줄로 묶어두면 저절로 떨어진다 (『증류본초』). ○ 군살이나 굳은살에 갓난아이의 배꼽 속에 있는 때를 발라주면 삭아서 없어진다(『증류본초』). ○ 튀어나오는 여러 가지 종기에는 오매육을 찧어서 떡을 만들어 군살 위에 붙이면 곧 없어지는데, 효과가 매우 좋다(『증류본초』). ○ 백매육도 같은 효과가 있어서 군살이나 노육 모두에 좋다(『증류본초』).

---

30 『證類本草』卷二十三 果部三品總五十三種「梅實」
    (政和本 443쪽, 四庫本 951쪽). 원문과 들고남이
    있다.
31 『證類本草』卷二十三 果部三品總五十三種「梅實」
    (政和本 443쪽, 四庫本 951쪽). 원문과 들고남이
    있다.

疣目

亦曰瘊子. 是人手足, 忽生如豆或如結筋, 或五箇或十箇, 相連
而生, 皆由風邪搏於肌肉, 而變生也〔類聚〕. ○ 多患於手足背及
指間, 拔之, 則絲長三四寸許〔入門〕. ○ 蒴藋赤子, 按使壞於疣
目上, 塗之, 卽差〔本草〕. ○ 苦菜, 折之, 有白汁出, 常點瘊子,
自落〔本草〕. ○ 取活螳蜋, 放於疣上, 令蝕唼, 肉平爲度〔醫林〕.
○ 七月七日, 取大豆一合, 拭疣目上三遍, 自手種豆於南屋東頭
第二霤中, 豆生四葉, 以湯沃殺, 卽疣落〔類聚〕. ○ 蜘蛛綱絲, 纏
之, 自落〔本草〕. ○ 烏雞膽汁, 日三塗之, 妙〔本草〕. ○ 牛口中
涎, 數塗, 自落〔資生〕. ○ 杏仁, 燒硏, 塗之〔資生〕.

---

32 '瘊', 무사마귀 후.

33 『醫學入門』外集 卷五 外科 手部 「疣」(앞의 책, 473
쪽).

34 『證類本草』卷十一 草部下品之下總一百五種 「蒴
藋」(政和本 244쪽, 四庫本 516쪽). 원문과 들고남이
있다.

35 『證類本草』卷二十七 菜部上品總三十種 「苦菜」
(政和本 482쪽, 四庫本 1,036쪽). 원문과 들고남이
있다.

36 『證類本草』卷二十二 蟲部下品總八十一種 「蜘蛛」
(政和本 421쪽, 四庫本 901쪽). 원문과 들고남이
있다.

무사마귀

무사마귀는 '후자疣子'라고도 한다. 무사마귀는 사람의 손발에 콩알이나 뭉친 살점만한 것이 갑자기 생기는 것으로, 다섯 개 혹은 열 개가 연달아 난다. 이것은 모두 풍사風邪가 살에 부딪혀 병적으로 변하여 생기는 것이다(유취). ○ 무사마귀는 손등, 발등 그리고 손가락 사이에 많이 생기는데, 뽑으면 실 같은 것이 서너 치 정도 나온다(『의학입문』). ○ 말오줌나무〔蒴藋〕의 붉은 씨앗을 사마귀 위에 올려놓고 눌러서 부스러뜨려 바르면 곧 낫는다(『증류본초』). ○ 씀바귀〔苦菜〕를 꺾으면 흰색의 진액이 나오는데, 이것을 무사마귀 위에 늘 바르면 저절로 떨어진다(『증류본초』). ○ 살아 있는 사마귀〔螳螂〕를 무사마귀 위에 올려놓고 맨 살처럼 평평해질 때까지 파먹게 한다(의림). ○ 음력 7월 7일에 대두 한 홉으로 무사마귀 위를 세 번 문지른 후 남쪽을 향한 지붕의 동쪽 끝에서 두 번째 처마 밑에 자기 손으로 그 콩을 심는다. 콩이 자라서 네 장의 잎이 났을 때 끓는 물을 부어서 〔그 싹을〕 죽이면 무사마귀도 떨어진다(유취). ○ 거미줄로 무사마귀를 동여매면 저절로 떨어진다(『증류본초』). ○ 오계의 쓸개즙을 매일 세 번씩 무사마귀에 바르면 효과가 있다(『증류본초』). ○ 소의 입 속에 고여 있는 침을 무사마귀에 자주 바르면 저절로 떨어진다(『침구자생경』). ○ 행인을 태워 갈아서 무사마귀에 바른다(『침구자생경』).

---

37 『證類本草』 卷十九 禽部三品總五十六種 「丹雄雞」 (政和本 375쪽, 四庫本 811쪽). 원문과 들고남이 있다.

38 『鍼灸資生經』 卷七 「癬疥瘡」 (앞의 책, 427쪽). "疣目, 雖可灸千金方亦有用, 杏仁燒令黑研膏塗上者, 有用. 松柏脂合和塗之, 一宿失去者, 有用. 牛口中涎敷塗自落者, 有用."

39 『鍼灸資生經』 卷七 「癬疥瘡」 (앞의 책, 426쪽).

單方

凡二十四種.

乾地黃

長肌肉, 肥健.

作丸服, 釀酒久服, 尤佳〔本草〕[40].

薯蕷

長肌肉, 補虛勞羸瘦, 能肥人.

生者, 磨如泥, 和酪作粥服, 甚佳〔本草〕[41].

何首烏

治積年勞瘦, 能肥人.

末服, 丸服, 並佳〔本草〕[42].

五加皮

療虛羸, 能肥人.

釀酒服或煎服, 並佳〔本草〕[43].

---

40 『證類本草』卷六 草部上品之上總八十七種「乾地黃」(政和本 127쪽, 四庫本 235쪽). 원문과 들고남이 있다.

41 『證類本草』卷六 草部上品之上總八十七種「薯蕷」(政和本 139쪽, 四庫本 261쪽). 원문과 들고남이 있다.

42 『證類本草』卷十一 草部下品之下總一百五種「何首烏」(政和本 240쪽, 四庫本 508쪽). 원문과 들고남이

단방

모두 스물네 가지이다.

건지황

살을 길러서 살찌며 튼튼하게 한다.

알약을 만들어 먹는데, 술을 빚어서 오랫동안 먹으면 더욱 좋다(『증류본초』).

서여(산약, 마)

살을 기르고 허로로 몸이 마르는 것을 보하여 살찌게 한다.

날것을 진흙처럼 갈아서 졸인 우유에 타서 죽을 쑤어 먹으면 더욱 좋다(『증류본초』)

허수오

오랫동안 과로하여 살이 빠진 것을 치료하여 살찌게 한다.

가루내어 먹거나 알약을 만들어 먹어도 다 좋다(『증류본초』).

오가피(오갈피나무의 껍질)

허해서 몸이 야윈 것을 치료하여 살찌게 한다.

술을 빚어 먹거나 달여 먹어도 다 좋다(『증류본초』).

있다.

43 『證類本草』 卷十二 木部上品總七十二種 「五加皮」

(政和本 280쪽, 四庫本 601쪽). 원문과 들고남이

있다.

海松子

主虛羸, 令肥健人.

作粥常服, 甚佳〔本草〕.[44]

鮒魚

主虛羸, 能肥人.

作羹食蒸食, 皆佳〔本草〕.[45]

鱉

主勞瘦, 能肥人.

取肉作羹常食. 又取甲, 灸爲末, 酒服一錢〔本草〕.[46]

芋

充肌膚, 令人肥. 白作羹常食, 甚佳〔本草〕.[47]

胡麻

長肌肉, 肥健人.

蒸曝久服, 妙〔本草〕.[48]

44 『證類本草』卷二十三 果部三品總五十三種「海松子」(政和本 455쪽, 四庫本 977쪽). 원문과 들고남이 있다.

45 『證類本草』卷二十三 果部三品總五十三種「鯽魚」(政和本 394쪽, 四庫本 849쪽). 원문과 들고남이 있다.

46 『證類本草』卷二十一 蟲魚部中品癖五十六種「鱉甲」(政和本 402쪽, 四庫本 862쪽). 원문과 들고남이 있다.

47 『證類本草』卷二十三 果部三品總五十三種「芋」(政

해송자(잣)

허해서 몸이 야윈 것을 치료하여 살을 찌우고 튼튼하게 하는 것을 주치한다.

죽을 쑤어 늘 먹으면 매우 좋다(『증류본초』).

부어(붕어)

허해서 몸이 야윈 것을 치료하여 살찌게 하는 것을 주치한다.

국을 끓여 먹거나 찜으로 먹어도 다 좋다(『증류본초』).

별(자라)

과로해서 몸이 야윈 것을 치료하여 살찌게 하는 것을 주치한다.

살을 발라 국을 끓여서 늘 먹는다. 또 등딱지는 구운 후 가루내어 한 돈씩 술에 타서 먹기도 한다(『증류본초』).

우(토란)

피부에 살을 채워서 살찌게 하고 뽀얗게 한다.

국을 끓여서 늘 먹으면 매우 좋다(『증류본초』).

호마(참깨)

살을 길러서 살찌고 튼튼하게 한다.

쪄서 햇볕에 말린 것을 오랫동안 먹으면 좋다(『증류본초』).

和本 445쪽, 四庫本 955쪽). 원문과 들고남이 있다.

48 『證類本草』 卷二十四 米穀部上品總七種 「胡麻」(政

和本 457쪽, 四庫本 983쪽). 원문과 들고남이 있다.

大豆黃末

補勞瘦, 肥健人.

煉猪膏和丸服之, 又鴈脂和丸服, 亦可〔本草〕[49].

大麥

滑肌膚, 令人肥健.

作飯, 作粥久服, 佳〔本草〕[50].

蔓菁子

令人肥健.

蒸晒作末, 酒飮任下二三錢. 其根, 作羹常食, 佳〔本草〕[51].

韭薤

俱能肥健人.

作葅常食, 並佳〔本草〕[53].

人乳汁

治瘦瘁, 令人肥白悅澤.

可久服之〔本草〕[54].

---

49 『證類本草』卷二十五 米穀部中品總二十二種「大豆黃卷」(政和本 463쪽, 四庫本 995쪽). 원문과 들고남이 있다.

50 『證類本草』卷二十五 米穀部中品總二十二種「大麥」(政和本 467쪽, 四庫本 1,005쪽). 원문과 들고남이 있다.

51 『證類本草』卷第二十七 菜部上品總三十種「蕪菁」(政和本 477쪽, 四庫本 1,025쪽). 원문과 들고남이 있다.

52 '葅', 채소 절임 저, 풀이 돋은 늪 재. 식초 따위로 걸

대두황말(대두황가루)

과로해서 살이 빠진 것을 보하여 살찌고 튼튼하게 한다.

졸인 돼지기름으로 반죽하여 알약을 만들어 먹는다. 또 기러기기름으로 알약을 만들어 먹어도 좋다(『증류본초』).

대맥(보리)

살과 피부를 매끄럽게 하여 살찌고 튼튼하게 한다.

밥을 지어 먹거나 죽을 쑤어 오랫동안 먹으면 좋다(『증류본초』).

만청자(순무 씨)

살찌고 튼튼하게 한다.

쪄서 햇볕에 말린 후 가루내어 두서 돈씩 술이나 미음에 타서 아무 때나 먹는다. 뿌리는 국을 끓여서 늘 먹으면 좋다(『증류본초』).

구해(부추와 염교)

둘 다 살찌고 튼튼하게 한다.

절여서 늘 먹으면 좋다(『증류본초』).

인유즙(사람의 젖)

몸이 마르고 초췌해진 것을 치료하여 살찌고 뽀얗게 하며 촉촉하게 한다.

오랫동안 먹어도 좋다(『증류본초』).

절이를 한 채소를 말한다.

53 『證類本草』 卷二十八 菜部中品總一十三種 「韭」(政和本 486쪽, 四庫本 1,047쪽). 원문과 들고남이 있다.

『證類本草』 卷二十八 菜部中品總一十三種 「薤」(政和本 487쪽, 四庫本 1,049쪽). 원문과 들고남이 있다.

54 『證類本草』 卷十五 人部總二十五種 「人乳汁」(政和本 341쪽, 四庫本 741쪽). 원문과 들고남이 있다.

人胞

卽胎衣也. 主血氣羸瘦, 能肥人.

蒸熟和五味食之, 或合滋補藥作丸, 久服, 尤佳〔本草〕[55].

牛乳

補虛羸, 肥健人.

作粥常食, 佳〔本草〕[56].

黃雌雞

治羸瘦着床, 能肥人.

煮爛作羹服, 甚良〔本草〕[57].

羊肉

治瘦病, 能肥健人.

或煮或燒, 常食, 佳〔本草〕[58].

黑牛髓

治瘦病, 能肥人.

和地黃汁, 白蜜等分, 作煎服之, 佳〔本草〕[59].

55 『證類本草』卷十五 人部總二十五種「人胞」(政和本 343쪽, 四庫本 745쪽). 원문과 들고남이 있다.

56 『證類本草』卷十六 獸部上品總二十種「牛乳」(政和本 349쪽, 四庫本 759쪽). 원문과 들고남이 있다.

57 『證類本草』卷十九 禽部三品總五十六種「黃雌鷄」(政和本 374쪽, 四庫本 809쪽). 원문과 들고남이 있다.

58 『證類本草』卷十七 獸部中品總一十七種「羊角」(政

인포(태반)

태반〔胎衣〕이다. 혈기가 부족하여 마른 것을 주치하고 살찌게 한다.

쪄서 갖은 양념으로 버무려 먹거나, 자보滋補하는 약과 함께 알약으로 만들어 오랫동안
먹으면 더욱 좋다(『증류본초』).

우유

허해서 몸이 야윈 것을 보하며 살찌고 튼튼하게 한다.

죽을 쑤어서 늘 먹으면 좋다(『증류본초』).

황자계(누런 암탉)

몸이 야위어 자리에서 일어나지 못하는 것을 치료하여 살찌게 한다.

푹 고아서 국을 끓여 먹으면 더욱 좋다(『증류본초』).

양육(양고기)

살이 빠지는 병을 치료하여 살찌고 튼튼하게 한다.

삶거나 구워서 늘 먹으면 좋다(『증류본초』).

흑우수(검은 소의 골수)

살이 빠지는 병을 치료하여 살찌게 한다.

지황즙과 꿀 각 같은 양을 섞어서 달여 마시면 좋다(『증류본초』).

和本 356쪽, 四庫本 777쪽). 원문과 들고남이 있다.

59 『證類本草』卷十七 獸部中品總一十七種「牛角」(政
和本 354쪽, 四庫本 768쪽). 원문과 들고남이 있다.

茶

久服, 去人脂, 令人瘦.

太肥者, 可服[本草][60].

赤小豆

能瘦人. 久服令人黑瘦, 枯燥.

肥盛者, 可服[本草][61].

冬瓜

太肥欲得瘦, 輕健, 則可長食.

作羹, 作菹佳. 欲肥, 則勿食[本草][62].

桑枝茶

逐濕, 令人瘦.

過肥者, 宜久服之[本草][63].

昆布

下氣, 久服瘦人.

作䐑作菜, 常食, 佳[本草][64][65].

60 『證類本草』卷十三 木部中品總九十二種「茗苦搽」
   (政和本 302쪽, 四庫本 653쪽). 원문과 들고남이
   있다.
61 『證類本草』卷二十五 米穀部中品總二十二種「赤小
   豆」(政和本 463쪽, 四庫本 994쪽). 원문과 들고남이
   있다.
62 『證類本草』卷二十七 菜部上品總三十種「冬瓜」
   (政和本 479쪽, 四庫本 1,029쪽). 원문과 들고남이

차

오랫동안 먹으면 몸의 기름기를 빼서 살을 빠지게 한다.
아주 뚱뚱한 사람에게 좋다(『증류본초』).

적소두(붉은팥)

살을 빠지게 한다. 오랫동안 먹으면 피부가 검어지면서 살이 빠지고 마르면서 건조해진
다. 아주 뚱뚱한 사람에게 좋다(『증류본초』).

동과(동아)

아주 뚱뚱한 사람이 살을 빼서 몸을 가볍게 하거나 건강해지려면 오래 먹어도 좋다.
국을 끓여 먹거나 절여서 먹는다. 살이 찌고자 하는 사람은 먹지 말아야 한다(『증류본초』).

상지차(뽕나무 가지 차)

습기를 없애서 몸을 마르게 한다.
아주 뚱뚱한 사람은 오랫동안 먹어야 한다(『증류본초』).

곤포(다시마)

기氣를 내리기 때문에 오랫동안 먹으면 살이 빠진다.
국을 끓여 먹거나 나물로 늘 먹으면 좋다(『증류본초』).

---

63 『證類本草』卷十三 木部中品總九十二種「桑根白
　　皮」(政和 293쪽, 四庫本 630쪽). 원문과 들고남이
　　있다.

64 '臛', 고깃국 학.

65 『證類本草』卷九 草部中品之下總七十八種「昆布」
　　(政和本 101쪽, 四庫本 412쪽). 원문과 들고남이
　　있다.

灸法

疣目, 支正灸之, 卽差〔綱目〕[66]. ○ 凡贅疣諸痣, 當其上灸三五壯, 卽差〔綱目〕.

---

66 『醫學綱目』卷之二十 心小腸部 丹熛瘅疹 「肬」(앞의
    책, 424쪽).

무사마귀는 지정혈에 뜸을 뜨면 곧 낫는다(『의학강목』). ○ 일반적으로 군살이나 므사마귀를 비롯한 모든 사마귀에는 그 위에 뜸을 세 장에서 다섯 장 뜨면 곧 낫는다(강목).

外形篇

脈

맥

脈者血氣之先

河間云, 脈者, 血氣之先, 斯論得之矣. 人身之脈, 血氣之所爲, 而不知所以周流不息者, 正乾道乾乾之意. 亦猶理之寓乎氣, 所以爲血氣之先. 先之一字, 厥有旨焉〔綱目〕. ○ 脈者, 先天一氣, 先天之靈. 非心淸氣定者, 不能察識. 醫者, 平時對先天圖, 靜坐調息, 觀氣往來, 庶可嘿合〔入門〕. ○ 噫, 折一臂瞽一目而不夭, 脈少有變, 則病患隨之, 可不愼哉〔入門〕.

---

1 '乾乾之意'는『周易』六十四卦 중 '乾乾卦'를 가리킨다. 乾卦 위에 또 乾卦가 있으므로 乾爲天이라고도 한다. 乾卦 象辭에서 "天行健, 君子以自彊不息"이라고 하였다. 곧 '乾乾'은 스스로 힘써 쉬지 않는다는 뜻이다.

2『醫學綱目』卷之一 陰陽臟腑部「陰陽」(앞의 책, 1-2쪽).

3『醫學入門』內集 卷一 診脈 總看三部脈法「大衍五十爲至數」(앞의 책, 95쪽) 등 여러 곳의 문장을 이용하여 재구성한 것이다. 인용문 중 '先天一氣'라는 구절

맥은 혈기에 앞선다

유완소는 "맥이 혈血과 기氣에 앞선다는 말은 참으로 뜻을 얻은 말이다. 사람의 맥은 혈기의 작용으로 뛰는 것이지만, 이는 〔혈기가〕 온몸을 쉼없이 도는 것이 바로 맥〔乾道〕의 자강불식自彊不息하는 힘에 의한 것임을 모르고 하는 말이다. 또한 이것은 이理가 기에 깃들어 있는 것처럼 맥이 혈기에 앞서는 까닭이 된다. '선先'이라는 글자 하나에 바로 그 뜻이 있다"고 하였다(『의학강목』). ○ 맥은 선천先天의 일기一氣이며, 선천의 신령스러움〔靈〕이다. 그러므로 마음이 맑지 못하고 기가 안정되지 못한 사람은 맥을 알 수 없다. 의사는 평소에 선천도先天圖를 앞에 놓고 고요히 앉아 숨을 고르면서 기가 오가는 것을 살피며 조용히 입을 다물고 있어야 한다(『의학입문』). ○ 아! 한쪽 팔이 부러지거나 한쪽 눈이 멀어도 죽지는 않지만, 맥은 조금만 변하여도 질병이 따르니 조심하지 않을 수 있겠는가(『의학입문』).

은 『醫學入門』에 없다.

4 『醫學入門』 內集 卷一 診脈 總看三部脈法 「大衍五十
爲至數」(앞의 책, 94-95쪽).

脈者有義

榮行脈中, 衛行脈外. 脈者, 所以主宰榮衛, 而不可須臾失也. 從月從永, 謂得此可永歲月也. 古脈字, 從血從瓜所以使氣血各依分派, 而行經絡也〔入門〕. ○ 脈者, 幕也. 如幕外之人, 而欲知幕內之事也〔丹心〕.

5 『醫學入門』에는 '脈'이 '脈'으로 되어 있다.
6 『醫學入門』內集 卷一「診脈」(앞의 책, 75쪽).
7 『釋名疏證』에서는 "膜, 幕也. 幕絡一體也. 膜, 太平御覽引作脈, 非"라고 하여 '장막[幕]'이라는 뜻은 '脈'이 아니라 '膜', 곧 근막에 해당하는 풀이라고 하였다.
8 『丹溪心法附餘』卷之二十四「醫略」(앞의 책, 891쪽).

맥이라는 말의 뜻

영혈[榮]은 맥 속으로 다니고, 위기[衛]는 맥 바같으로 다닌다. 맥은 영위의 운행을 주관하기 때문에 〔그 기능을〕 잠시라도 잃어서는 안 된다. 그래서 '달 월[月]'과 '영원할 영[永]'의 글자를 따왔는데, 이것은 맥이 있어야 영원히 살 수 있다는 뜻을 담고 있다. 맥의 옛날 글자[衇]가 '피 혈[血]'과 '물굽어 흐를 비[瓜]'의 글자를 따온 것은 맥이 기혈로 하여금 나누어진 갈래를 따라서 경락을 돌게 하기 때문이다(『의학입문』). ○ 맥에는 '장막[幕]'이라는 뜻도 있다. 마치 장막 밖에 있는 사람이 장막 안의 일을 알려고 하는 것과 같다(단심).

診脈有法

診法, 常以平旦, 陰氣未動, 陽氣未散, 飮食未進, 經脈未盛, 絡脈調勻, 氣血未亂, 故乃可診有過之脈. 切脈動靜, 而視精明, 察五色, 觀五藏有餘不足, 六府强弱, 形之盛衰. 以此參伍, 決死生之分〔內經〕. ○ 診法有七, 一者靜其心, 存其神也, 二者忘外意, 無私慮也, 三者勻呼吸, 定其氣也, 四者輕指於皮膚之間, 探其府脈也, 五者微重指於肌肉之間, 取其胃氣也, 六者沈指於筋骨之上, 取其藏脈也, 七者察病人脈息往來也〔入門〕. ○ 上古診法有三, 一者十二經, 動脈分三部, 侯其藏府, 二者以氣口人迎, 決內外病因, 三者獨取寸口, 以決五藏六府之生死吉凶也〔入門〕. ○ 淸高貴客, 脈證兩憑, 勞苦麤人, 多憑外證, 傷寒陰陽證, 多從脈斷〔入門〕.

---

9 ‘平旦’은 보통 이른 새벽, 동틀 무렵을 말하는데, 사람의 陽氣가 생겨나는 때(‘平旦人氣生.’ 『素問』 「生氣通天論篇第三」)이다. 고대에는 寅時(오전 3시 30분에서 오전 5시 30분)를 가리키기도 하였다.

10 ‘陰氣未動, 陽氣未散’에 대하여 王冰은 “動謂動而降卑, 散謂散布而出也”라고 하였는데 新校正에서는 “按金匱眞言論云, 平旦至日中天之陽, 陽中之陽也, 則平旦爲一日之中, 純陽之時, 陰氣未動耳, 何有降卑爲義”라고 하였다. 한편 汪機는 『脈訣刊誤』 附錄 「診脈早晏法」에서 “機按, 診法以平旦主, 無病者言若遇, 有病則隨時皆可以診, 不必以平旦爲拘也. 於此又知前聖決死生之分, 不專於脈, 必須察色觀形, 以此相參伍也, 今世專尙診脈, 而不復問其餘, 是不知前聖垂訓之意也, 故表而出之以示警”이라고 하였다. 張景岳은 『類經』 五卷 脈色類 「診法常以平旦」에서 “平旦者, 陰陽之交也, 陽主晝, 陰主夜, 陽主表, 陰主裏. 凡人身營衛之氣, 一晝一夜五十周於身, 晝則行於陽分, 夜則行於陰分, 迨至平旦, 復皆會於寸口.

진맥하는 법

진맥은 늘 이른 새벽[平旦]에 하는데, 이때 음기는 아직 움직이지 않았고 양기는 흩어지지 않았으며, 음식을 먹지 않았기 때문에 경맥이 아직 가득 차지 않았고, 낙맥이 고르게 퍼져 있어서 기혈이 아직 뒤섞이지 않았기 때문에 맥의 이상을 진찰해낼 수 있다. 진맥으로 맥의 움직임을 살피면서 환자의 눈[에 나타나는 신神]을 보고, 얼굴에 나타나는 다섯 가지 색을 살펴서 오장의 허실과 육부의 강약, 몸의 성쇠를 관찰한다. 이러한 것을 비교, 분석, 종합하여 죽고 사는 것을 결정한다(『내경』). ○ 진맥에는 일곱 단계가 있다. 첫째는 마음을 고요하게 하여 신神을 보존하는 것이고, 둘째는 딴생각을 버려서 사사로운 생각을 하지 않는 것이다. 셋째는 호흡을 고르게 하여 기를 안정시키는 것이고, 넷째는 가볍게 손가락으로 살갗[皮膚之間]을 눌러서 육부의 맥을 찾는 것이다. 다섯째는 손가락에 좀더 힘을 주어 눌러서[肌肉之間] 위기胃氣를 살피는 것이고, 여섯째는 손가락에 힘을 세게 주어 깊이 눌러서[筋骨之間] 오장의 맥을 살피는 것이다. 일곱째는 환자의 맥과 호흡의 흐름을 살피는 것이다(『의학입문』). ○ 옛날에는 세 가지 방법으로 진맥을 하였다. 첫 번째는 십이경맥이 뛰는 곳[動脈]을 세 부분[浮中沈]으로 나누어 장부를 살피는 것이고, 두 번째는 기구氣口와 인영人迎을 진맥하여 병의 내인內因과 외인外因을 정하는 방법이다. 세 번째는 촌구寸口만 진맥하여 오장육부의 생사길흉을 정하는 방법이다(『의학입문』). ○ 인품이 고귀한 사람들은 맥과 증을 모두 함께 보아야 하고, 힘든 노동을 하거나 무례한 사람은 바깥으로 드러나는 증을 더욱 중시하여야 하며, 상한병의 음증과 양증은 대부분 맥으로 판단한다(『의학입문』).

故難經曰, 寸口者脈之大會, 五藏六府之所終始也. 營衛生會篇曰, 平旦陰盡而陽受氣矣. 日中而陽隴, 日西而陽衰, 日入陽盡而陰受氣矣. 口問篇曰, 陽氣盡, 陰氣盛, 則目暝, 陰氣盡而陽氣盛, 則寤矣. 故診法當於平旦初寤之時, 陰氣正平而未動, 陽氣將盛而未散, 飮食未進而穀氣未行, 故經脈未盛, 絡脈調勻, 氣血未至撓亂, 脈體未及變更, 乃可以診有過之脈. 有過言脈不得中而有過矣也"라고 하였다.

11 『素問』「脈要精微論第十七」.

12 『醫學入門』內集 卷一 診脈 總看三部脈法「欲識根源無別巧」(앞의 책, 96쪽).

13 『醫學入門』內集 卷一 診脈(앞의 책, 75쪽).

14 『醫學入門』外集 卷三 外感 傷寒 傳陽變陰 陽毒「憑脈而不憑證」(앞의 책, 286쪽). "淸高貴客, 脈證兩憑, 勞苦粗人, 多憑外證. 又有信一二分證者, 又有信一二分脈者, 須要臨時參酌. 傷寒陽證似陰, 陰證似陽, 全憑脈斷."

下指法

凡初下指, 先以中指揣按得關脈. 掌後高骨, 謂之關也. 乃齊下前後二指, 是爲三部脈, 前指, 寸口也, 後指, 尺部也. 若人臂長, 則疎下指, 臂短則密下指, 先診寸口, 浮按消息之, 次中按消息之, 次重按消息之, 次上竟消息之, 次下竟消息之, 次推指外消息之, 次推指內消息之〔綱目〕. ○ 脈有三部分爲寸關尺. 每部各浮中沈三診, 合爲九候. 浮以診其府, 見六府之盛衰, 沈以診其藏, 見五藏死生盈虛. 中則診其胃氣. 盖胃爲水穀之海, 氣血之源, 有胃氣則生, 無胃氣則死故也〔得效〕.

15 『醫學綱目』卷之二 陰陽臟腑部「診法通論」(앞의 책, 19쪽). '活人', 곧 『活人書』를 인용하였다.

16 『世醫得效方』卷第一 大方脈雜醫科「集脈說」(앞의 책, 1쪽).

맥 짚는 법

일반적으로 손가락으로 맥을 짚을 때에는 먼저 가운뎃손가락으로 눌러가며 관맥을 찾아야 한다. '관'은 손바닥에서 팔꿈치 쪽으로 뼈가 튀어나온 곳이다. 그리고 두 번째와 네 번째 손가락을 가지런히 내려놓으면 이것이 바로 삼부맥으로, 두 번째 손가락이 촌구이고 네 번째 손가락이 척부이다. 만약 환자의 팔이 길면 손가락 사이를 벌려서 짚고, 팔이 짧으면 손가락 사이를 바싹 붙여서 짚어야 한다. 촌구를 진맥할 때에는 우선 살짝 대어 상태를 살핀 후 그 다음에 가운데까지 눌러서 살피고 그 다음에는 꾹 눌러서 살핀다. 그 다음에는 위쪽으로 밀어 올리며 살피고, 그 다음에는 아래쪽으로 밀어 내리며 살피고, 그 다음에는 손가락을 바깥쪽으로 밀면서 살피고, 그 다음에는 손가락을 안쪽으로 밀면서 살핀다(『의학강목』). ○ 맥은 촌寸, 관關, 척尺의 세 부분으로 나누어진다. 각 부위에서 살짝 누르거나〔浮〕, 지긋이 누르거나〔中〕, 꾹 누르는〔沈〕 세 가지 진맥을 하므로 모두를 합하면 아홉 가지 부위의 징후〔九候〕가 된다. 가볍게 눌러서 부맥府脈을 진맥하면 육부가 지나치게 왕성하거나 쇠약한 것을 살필 수 있고, 꾹 눌러서 장맥臟脈을 진맥하면 오장이 허하거나 실해서 죽을지 살지를 알 수 있다. 지긋이 눌러서 위기맥胃氣脈을 진맥한다. 위胃는 음식물이 모이는 곳〔水穀之海〕으로 기혈의 근본이 되므로 위기가 있으면 살고, 위기가 없으면 죽게 된다(『세의득효방』).

十二經脈

詳見鍼灸.

十五絡脈

詳見鍼灸.

奇經八脈

詳見鍼灸.

십이경맥

「침구편」에 자세히 나와 있다.

십오낙맥

「침구편」에 자세히 나와 있다.

기경팔맥

「침구편」에 자세히 나와 있다.

脈動有準

人一呼脈再動, 一吸脈亦再動. 呼吸定息, 脈五動, 閏以太息[17], 命曰平人. 平人者, 不病也. 常以不病, 調病人醫不病, 故爲病人, 平息以調之爲法. 人一呼脈一動, 一吸脈一動, 曰少氣. 人一呼脈三動, 一吸脈三動而躁, 尺熱曰病溫, 尺不熱脈滑曰風, 脈濇曰痺〔內經〕[18]. ○ 一息四至, 號平和, 更加一至, 大無痾[19]. 三遲二敗, 冷危困, 六數七極, 熱生多. 八脫九死十歸墓, 十一十二絕魂瘥. 三至爲遲, 一二敗, 兩息一至死非怪〔脈訣〕[20]. ○ 凡人病, 脈亦當病, 方爲相應. 如强健人脈病, 病人却有强健脈, 長人脈短, 短人脈長, 肥人脈瘦, 小人脈大, 皆相反也〔脈訣〕[21].

17 ‘閏以太息’이란 마치 달력에 閏月이 있는 것처럼 맥이 다섯 번 뛰는 동안 호흡은 여섯 번을 쉬게 되어 호흡과 맥이 딱 맞지 않기 때문에 중간에 한 번 몰아쉬는 것을 말한다.
18 『素問』 「平人氣象論第十八」.
19 『脈訣』에는 ‘大’가 ‘亦’으로 되어 있다.
20 『脈訣』 卷之一(앞의 책, 18쪽).
21 『脈訣』 卷之四 「形症相反可」(앞의 책, 7쪽). 원문과 들고남이 있다.

맥이 뛰는 데는 일정한 기준이 있다

사람이 숨을 한 번 내쉴 때 맥은 두 번 뛰고, 숨을 한 번 들이쉴 때 또한 맥은 두 번 뛴다. 숨을 내쉬고[呼] 들이쉬고[吸] 숨을 쉬는 사이[定息]에 맥은 다섯 번 뛰는데, 가끔 [윤달이 드는 것처럼] 한숨을 쉬는 사람을 평인平人이라고 한다. 평인이란 병이 없는 사람을 말한다. 병이 없어야 병든 사람을 살펴볼 수 있으니, 의사가 병이 없어야 자신의 고른 숨으로 환자를 살펴볼 수 있다. 사람이 숨을 한 번 내쉴 때 맥이 한 번 뛰고, 숨을 한 번 들이쉴 때 맥이 한 번 뛰는 것을 소기少氣라고 한다. 사람이 숨을 한 번 내쉴 때 맥이 세 번 뛰고, 숨을 한 번 들이쉴 때 맥이 세 번 뛰면 빨리 뛰는 맥[躁]으로, 척부에서 열이 나면 온병溫病이고, 척브에서 열이 나지 않으면서 활맥[滑]이면 풍병風病이고, 삽맥[濇]이면 비증[痺]이다(『내경』). ○ 한 번 숨쉴 때 맥이 네 번 뛰면 [몸의 기가] 고르며 조화로운 것이고, 한 번 더 뛰어도 큰 병은 없다. 세 번 뛰는 지맥[遲]이나 두 번 뛰는 패맥敗脈은 냉증으로 목숨이 위태로운 것이고, 여섯 번 뛰는 삭맥[數]이나 일곱 번 뛰는 극맥極脈은 열이 많은 것이다. 여덟 번 뛰면 탈맥脫脈이고, 아홉 번 뛰면 사맥死脈이며, 열 번 뛰면 죽어서 무덤으로 갈 사람이고, 열한 번이나 열두 번 뛰면 이미 혼이 빠져나간 사람이다. 세 번 뛰면 지맥遲脈이고, 한두 번만 뛰면 패맥이며, 두 번 숨쉴 때 맥이 한 번 뛰면 당연히 죽는다(『맥결』). ○ 일반적으로 사람이 병들면 맥도 병에 따라 서로 상응하게 마련이다. 그러나 건강한 사람에게서 병든 사람의 맥이 나타나거나, 병든 사람에게서 건강한 사람의 맥이 나타나거나, 키가 큰 사람에게서 키가 작은 사람의 맥이 나타나거나, 키가 작은 사람에게서 키가 큰 사람의 맥이 나타나거나, 뚱뚱한 사람에게서 마른 사람의 맥이 나타나거나, 어린아이에게서 어른의 맥이 나타나는 것은 모두 상반되는 맥이다(『맥결』).

寸口者脈之大要會

人一呼, 脈行三寸, 一吸, 脈行三寸, 呼吸定息, 脈行六寸. 人一日一夜, 凡一萬三千五百息, 脈行五十度周於身, 漏水下百刻. 榮衛行陽二十五度, 行陰亦二十五度, 爲一周也. 故五十度, 復會於手太陰, 卽寸口也〔入門〕. ○ 五味入口藏於胃, 以養五藏氣, 氣口亦太陰也, 是以五藏六府之氣味, 皆出於胃, 變見於氣口. 氣口, 一名寸口也. 故獨取寸口, 以決人之生死吉凶也〔內經〕.

---

22 『醫學入門』內集 卷一 診脈 總看三部脈法「大衍五　　23 『素問』「五藏別論篇第十一」.
　　十爲至數」(앞의 책 94쪽).

촌구는 가장 중요한 맥이 모이는 곳이다

사람이 숨을 한 번 내쉴 때 맥은 세 치를 가고, 숨을 한 번 들이쉴 때 맥은 세 치를 가므로 숨을 한 번 쉴 때 맥은 여섯 치를 간다. 일반적으로 사람은 하룻동안 1만 3,500번 숨을 쉬므로 맥은 온몸을 50번 돌고, 물시계의 누각으로는 100각刻이다. 영기와 위기는 양분陽分을 25번 돌고, 음분陰分 또한 25번 돌아서 일주一周한다. 그러므로 50번을 돈 뒤 수태음경맥에서 다시 만나게 되는데, 이곳이 바로 촌구寸口이다(『의학입문』). ○ 음식〔五味〕은 입으로 들어와 위胃에 저장되었다가 오장의 기氣를 기르는데, 기구氣口도 태음이므로 오장육부의 기와 미味는 모두 위에서 나와 기구에서 그 변화가 드러난다. 기구는 촌구라고도 한다. 그러므로 촌구만 진맥하여도 사람이 살 수 있을지 죽을지, 길한지 흉한지를 결정할 수 있다(『내경』).

六部脈圖

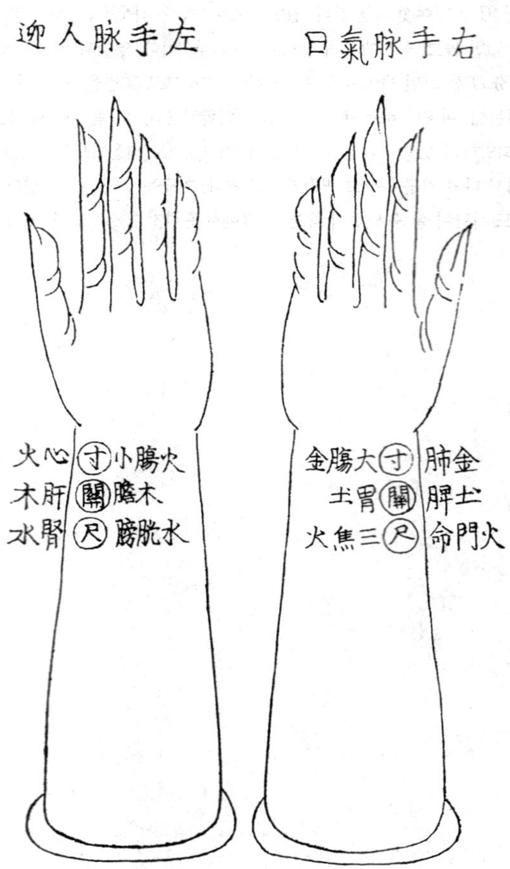

六脈陰陽錯綜

左尺水生左關木, 左關木生左寸火, 左寸火接右尺火, 右尺火生右關土, 右關土生右寸金, 右寸金生左尺水, 生生之意不絶, 有子母之親也〔入門〕[24]. ○左寸火剋右寸金, 左關木剋右關土, 左尺水剋右尺火, 左剛右柔, 有夫婦之別也〔入門〕[25]. ○左手屬陽, 右手屬陰, 左寸君火, 以尊而在上, 右尺相火, 以卑而在下, 有君臣之道也〔入門〕[26].

---

24 『醫學入門』內集 卷一 診脈 「臟腑定位」(앞의 책, 76쪽).

25 『醫學入門』內集 卷一 診脈 「臟腑定位」(앞의 책, 76쪽).

26 『醫學入門』內集 卷一 診脈 「臟腑定位」(앞의 책, 76쪽).

좌우의 촌관척에 음양이 뒤섞어 있다

왼손 척맥의 수기水氣는 왼손 관맥의 목기木氣를 생生하고, 왼손 관맥의 목기는 왼손 촌맥의 화기火氣를 생한다. 왼손 촌맥의 화기는 오른손 척맥의 화기와 이어지고, 오른손 척맥의 화기는 오른손 관맥의 토기土氣를 생한다. 오른손 관맥의 토기는 오른손 촌맥의 금기金氣를 생하고, 오른손 촌맥의 금기는 왼손 척맥의 수기를 생한다. 살아 있는 것을 살게 해주려는 뜻이 끊임없이 이어지니 여기에도 자식과 어머니의 피붙이 관계가 있다(『의학입문』). ○ 왼손 촌맥의 화기는 오른손 촌맥의 금기를 극剋하고, 왼손 관맥의 목기는 오른손 관맥의 토기를 극한다. 왼손 척맥의 수기는 오른손 척맥의 화기를 극하는데, 왼쪽은 굳세고 오른쪽은 부드러우니 여기에도 남편과 아내의 분별이 있다(『의학입문』). ○ 왼손은 양陽에 속하고 오른손은 음陰에 속하는데, 왼손의 촌맥은 군화로 지위가 높으므로 위치 또한 높은 곳에 있으며, 오른손의 척맥은 상화로 지위가 낮으므로 위치 또한 낮은 곳에 있으니 여기에도 임금과 신하의 도리가 있다(『의학입문』).

人迎氣口脈

左手關前, 曰人迎, 右手關前, 曰氣口, 兩關之後一分, 卽曰神門. 故脈法讚曰, 肝心出左, 脾肺出右, 腎與命門, 俱出尺部. 魂魄穀神, 皆見寸口〔東垣〕. ○ 關前一分, 人命之主, 左爲人迎, 右爲氣口. 神門決斷, 兩在關後, 故曰人迎緊盛, 傷於寒, 氣口緊盛, 傷於食. 此兩脈有內傷外感之辨也〔脈贊〕.

27 '脈法讚'은 『脈經』에 인용된 고대의 醫書로, 전해지지 않는다.

28 『脈法讚』에서 인용한 부분은 『脈經』卷第一「兩手六脈所主五藏六腑陰陽逆順第七」에 있다.

인영맥과 기구맥

왼손 관맥의 앞쪽을 인영人迎이라 하고 오른손 관맥의 앞쪽을 기구氣口라고 하며, 양손 관맥에서 한 푼 뒤쪽을 신문神門이라고 한다. 그러므로 『맥법찬』에서는 "간肝과 심心의 기는 왼쪽에서 나타나고, 비脾와 폐肺의 기는 오른쪽에서 나타나며 신과 명문의 기는 모두 척부에서 나타난다. 그리고 혼백과 곡기〔穀神〕의 상태는 모두 촌구에서 나타난다"고 하였다(동원). ○ 관맥에서 한 푼 앞쪽에는 사람의 목숨을 주관하는 곳이 있는데, 왼쪽을 인영이라 하고, 오른쪽을 기구라고 한다. 신문을 진맥하면 〔생사를〕 결정할 수 있는데 양쪽 관맥 뒤쪽에 있다. 그러므로 인영의 맥이 긴성緊盛하면 한사寒邪에 상한 것이고, 기구의 맥이 긴성하면 음식을 잘못 먹어서 상한 것이다. 그러므로 두 곳의 맥에는 내상內傷과 외감外感의 구별이 있다(맥찬).

寸關尺合一寸九分

寸脈六分, 關脈六分, 其上三分, 入于寸內. 是陽得寸內九分, 陽數九也. 尺內七分, 關下三分, 入于尺內. 是陰得尺內一寸, 陰數十也. 終始一寸九分者, 此也〔醫鑑〕[29].

29『古今醫鑑』卷一 脈訣「脈學大要」(앞의 책, 1쪽).

촌관척의 길이를 합하면 한 치 아홉 푼이다

촌맥의 길이는 여섯 푼이고, 관맥의 길이도 여섯 푼이지만 관맥의 위쪽 서 푼이 촌맥의 구역에 들어간다. 그러므로 양陽인 촌맥은 모두 아홉 푼인데 양의 수는 구九이다. 척맥의 길이는 일곱 푼이지만, 관맥의 아래쪽 서 푼이 척맥의 구역에 들어간다. 그러므로 음陰인 척맥은 모두 한 치〔열 푼〕가 되는데, 음의 수는 십十이다. 처음〔촌〕부터 끝〔척〕까지의 길이가 한 치 아홉 푼이란 말은 바로 이런 의미이다(『고금의감』).

二十七脈

浮芤滑實弦緊, 洪爲七表脈, 微沈緩濇遲伏濡弱, 爲八裏脈. 長短虛促結代牢動細, 爲九道脈, 又有數脈大脈散脈, 合爲二十七脈也〔入門〕.[30]

浮

陽脈也. 按之不足, 擧之有餘. 脈在肉上行也, 瞥瞥如羹上肌. 又曰, 泛泛浮浮如水漂木. ○ 浮爲風爲虛, 浮而有力爲風, 無力爲虛. 又曰, 浮者風虛, 運動之候〔入門〕.[31]

芤

陽脈也. 浮大而軟, 按之中空傍實, 如按葱葉. 芤者, 葱葉也. ○ 芤者, 失血之候, 爲吐衄便尿等血〔入門〕.[32]

30 『醫學入門』 內集 卷一 診脈 「七表八裏九道脈名」(앞의 책, 76쪽). "浮芤滑實弦緊洪, 名爲七表, 屬陽宮, 微沈緩濇遲幷伏濡弱爲陰, 八裏同. 細數動虛促結散代革同歸九道, 中又有長短大三脈, 經書所載亦當通."

31 『醫學入門』 內集 卷一 診脈 「諸脈相兼主病」(앞의 책, 78쪽). '又曰' 이하의 문장은 없다.

32 『醫學入門』 內集 卷一 診法 「雜病脈法」(앞의 책, 98쪽)의 "失血皆見芤脈"과 『醫學入門』 內集 卷一 診法

이십칠맥

부맥, 규맥, 활맥, 실맥, 현맥, 긴맥, 홍맥은 일곱 가지 표맥表脈이고, 미맥, 침맥, 완맥, 삽맥, 지맥, 복맥, 유맥, 약맥은 여덟 가지 이맥裏脈이다. 장맥, 단맥, 허맥, 촉맥, 결맥, 대맥, 뇌맥, 동맥, 세맥은 아홉 가지 도맥道脈이고, 여기에 삭맥, 대맥, 산맥을 합하면 이십칠맥이 된다(『의학입문』).

부맥

부맥浮脈은 양맥에 속한다. 손가락으로 꾹 누르면 미약하게 뛰지만, 살짝 들어올리면 힘차게 뛴다. 맥이 살 위에서 뛰고 있으므로 마치 국을 끓일 때 살코기가 언뜻언뜻 보이는 것과 같다. 또한 부맥은 '물 위에 둥둥 떠다니는 나무와 같다' 라고도 한다. ○ 부맥은 풍증이나 허증일 때 나타나는데 힘차게 뛰면 풍증이고, 힘없이 뛰면 허증이다. 어떤 곳에서는 "부맥은 풍증이나 허증에서 나타나며 병이 움직일 때 나타난다"고 하였다(『의학입문』).

규맥

규맥芤脈은 양맥이다. 맥이 떠 있는 듯하고〔浮〕 크게 느껴지지만〔大〕 부드럽고, 손가락으로 눌러보면 가운데에서는 뛰지 않고 아래위에서만 힘차게 뛰는데, 마치 〔속이 비어 있는〕 파의 잎을 누르는 것 같다. '규芤'는 파의 잎이다. ○ 규맥은 피를 흘렸을 때, 즉 입으로 피를 토하거나 코에서 피가 나거나 대변을 볼 때 피가 나거나 소변을 볼 때 피가 나올 때 나타나는 맥이다(『의학입문』).

「臟腑六脈診法」(같은 책, 89쪽)의 "浮芤大腸便血"
의 두 문장을 재구성한 것이다.

滑

陽脈也. 按之累累如珠. 往來疾速. 又曰, 往來流利, 應指圓滑如珠. ○ 滑爲多痰. 滑者, 血實氣壅之候. 滑而不斷絶者, 經不閉也, 其有斷絶者, 經閉也. 盖滑主月經閉也〔入門〕[33].

實

陽脈也. 擧按皆有力, 隱指愊愊然[34], 浮中沈皆有力曰實. 又曰, 健而有力. ○ 實者, 三焦氣滿之候. 又曰, 實爲熱爲吐〔入門〕[35].

弦

陽脈也. 勁直以長如弦. 又曰, 擧之無有, 按之如弓弦狀. ○ 弦者, 氣血收斂不舒之候. 又曰, 弦脈爲勞, 爲寒熱瘧, 爲拘急痛, 偏弦爲飮〔入門〕[36]. ○ 最難調治者, 弦脈也. 弦爲肝脈, 肝木尅脾土, 五藏俱傷故也〔丹心〕[37].

---

33 『醫學入門』 內集 卷中 診脈 「諸脈相兼主病」(앞의 책, 78쪽)에는 滑脈이 氣血實할 때 나타난다고 되어 있다.

34 『瀕湖脈學』에는 '隱指愊愊'이 '應指愊愊'으로 되어 있다. 『千金要方』 卷八十四와 『全生指迷方』 卷一은 『東醫寶鑑』과 같다. '愊', 답답할 핍. 막히다. '愊愊'은 답답한 모양을 말한다. 『精校註譯 東醫寶鑑』 外形篇에서는 '울컥울컥'에 해당하는 의성어로 보았다(앞의 책, 430쪽 주 121).

35 『醫學入門』 內集 卷一 診法 「諸脈相兼主病」(앞의 책, 80-81쪽)의 "實爲伏熱咳且吐, 實與人迎相應則風寒貫經, 鬱熱在內, 薰蒸脾胃不食, 氣喘作咳, 或時

활맥

활맥滑脈은 양맥이다. 손가락으로 눌러보면 구슬 목걸이를 만지는 듯하며 뛰는 것이 매끄럽고 빠르다. 어떤 곳에서는 "활맥은 물 흐르듯 막힘 없이 뛰는데 손가락으로 눌러보면 둥글고 매끈한 구슬을 만지는 듯하다"고 하였다. ○ 활맥이 나타나면 담이 많은 것이다. 또한 활맥은 혈血이 실하고 기氣가 막혔을 때 나타난다. 맥이 활하면서 끊어지지 않고 계속 뛰면 월경이 끊어지지 않은 것이고, 활하면서 중간에 맥이 끊어지면 월경이 끊어진 것이다. 그러나 활맥은 주로 월경이 끊어졌을 때 나타난다(『의학입문』).

실맥

실맥實脈은 양맥이다. 손가락으로 살짝 대거나 꾹 눌러도 힘차게 뛰며, 손가락에 맥이 팍팍 뛰는 느낌이 와 닿는다. 살갗이나 살 속, 뼈 근처에서 모두 힘차게 뛰는 맥이 실맥이다. 어떤 곳에서는 "실맥은 '굳세고 힘차게 뛰는 맥'이다"라고 하였다. ○ 실맥은 삼초三焦에서 기가 〔막혀서〕 가득 차 있을 때 나타나는 맥이다. 또한 실맥은 열이 있거나 토할 때 나타난다(『의학입문』).

현맥

현맥弦脈은 양맥이다. 팽팽하면서 길게 늘어지는 것이 마치 활시위를 만지는 것 같다. 어떤 곳에서는 "현맥은 손가락으로 살짝 대면 없는 듯 있는 듯하지만, 눌러보면 마치 활시위를 만지는 듯하다"고 하였다. ○ 현맥은 기혈이 안으로만 수렴되고 퍼지지 못할 때 생기는 맥이다. 또한 현맥은 과로하거나 추웠다 더웠다 하는 학병瘧病이 있거나 힘줄이 당겨서 아플 때 나타나고, 한쪽 손에서만 현맥이 나타나면 담음痰飮이 있는 것이다(『의학입문』). ○ 몸을 조리하거나 치료하기 가장 어려운 병이 바로 현맥이 나타나는 병이다. 왜냐하면 현맥은 간肝의 맥으로 목木에 속하는 간이 토土에 속하는 비脾를 극剋하여서 오장이 모두 상하였을 때 나타나기 때문이다(단심).

嘔吐. 實濇氣塞痢且墜, 實濇與氣口相應, 則氣血壅滯, 爲三焦痞塞, 食積濕熱成痢, 裏急後墜"와 『醫學入門』 內集 卷一 診法 「諸脈主病」(앞의 책, 78쪽)의 "實主氣實有熱" 두 문장을 재구성한 것이다.

36 『醫學入門』 內集 卷一 診法 「諸脈主病」(앞의 책, 78쪽). "弦主勞傷氣血拘斂, 緊主邪搏, 氣血沸亂, 故痛." '又曰' 이하는 『醫學入門』 內集 卷一 診法 「諸脈相兼主病」 '弦爲血弱'(앞의 책, 81쪽)에 나온다.

37 『醫學綱目』 卷之二 陰陽臟腑部 「諸脈診病雜法」(앞의 책, 35쪽). '丹', 곧 주진형의 글을 인용하여 나온다. '最難調治者, 弦脈也' 뒷부분은 원문에 없다.

緊

陽脈也. 數而有力爲緊. 又曰, 擧按急數, 指下如牽繩轉索之狀, 緊如切繩狀, 誠得之. ○ 緊者, 風寒激搏, 伏於陽脈絡之候. 又曰, 弦緊爲傷寒. 又曰, 人迎緊盛傷於寒, 氣口緊盛, 傷於食〔丹心〕[38].

洪

陽脈也. 指下洪大有力, 如洪水波浪, 卽鉤脈也[39]. 極大滿指曰洪, 卽大脈也. ○ 洪者, 榮衛大熱, 血氣燔灼之候. 又曰, 洪爲熱爲脹〔丹心〕[40].

微

陰脈也. 若有若無, 極細而軟, 無浮沈之別曰微. 微如細絲, 時或欲絶. ○ 微者, 血氣俱虛之候〔丹心〕[41].

沈

陰脈也. 輕手不見, 重手乃得曰沈. 沈若爛綿, 尋之至骨. ○ 沈者, 陰氣厥逆, 陽氣不舒之候〔丹心〕[42].

38 『醫學綱目』 卷之十四 肝膽部 「脇痛」(앞의 책, 246
쪽). '仲', 곧 張機의 글을 인용하여 나온다. "脇下偏
痛, 發熱, 其脈弦緊, 此寒也." 『丹溪心法』 卷三 「六
鬱五十二」에는 "食鬱者噯酸腹飽不能食, 人迎脈平
和, 氣口脈緊盛者是也"라는 구절이 있고 나머지는
나오지 않는다.

39 '鉤脈'은 갈고리 모양의 맥이라는 말로, 홍수가 밀
려왔다 빠져나가는 것처럼 들어올 때의 맥은 왕성

긴맥

긴맥緊脈은 양맥이다. 빠르고 힘있게 뛰는 맥이 바로 긴맥이다. 어떤 곳에서는 "손가락을 살짝 대거나 눌러도 모두 급하고 빠르게 뛰는데, 손가락에 새끼줄이나 동아줄을 당겨서 꼬는 느낌이 있으며, 팽팽하기가 줄이 끊어질 듯하다"고 하였는데 참으로 적합한 말이다. ○ 긴맥은 풍風과 한寒이 격렬하게 부딪쳐서 양락맥陽絡脈 속에 숨어 있을 때 나타난다. 어떤 곳에서는 "현맥과 긴맥은 한寒에 상했을 때 나타나는 맥이다"라고 하였고, "인영맥에서 긴맥이 뚜렷하게 나타나면 한에 상한 것이고, 기구맥에서 긴맥이 뚜렷하게 나타나면 음식을 잘못 먹은 것이다"라고 하였다(단심).

홍맥

홍맥洪脈은 양맥이다. 손가락을 대면 크게 출렁이면서 힘차게 뛰는 맥으로, 마치 홍수가 났을 때 거대한 물이 파도를 치면서 일렁거리는 듯하다. 홍맥은 바로 구맥鉤脈이다. 맥이 뛰는 것이 대단히 커서 세 손가락 모두에서 느껴지는 맥이 홍맥이라고 하는데, 이것이 바로 대맥大脈이다. ○ 홍맥은 영위榮衛에 심한 열이 있어서 혈기가 모두 불타오를 때 나타나는 맥이다. 어떤 곳에서는 "홍맥은 열병이 있거나 창병瘡病이 있을 때 나타나는 맥이다"라고 하였다(단심).

미맥

미맥微脈은 음맥이다. 있는 듯 없는 듯하면서 매우 가늘고 연軟하게 뛰는데, 손가락을 살짝 대거나 꾹 눌러도 별다른 차이가 없으므로 미맥이라고 한다. 미맥은 마치 가는 실처럼 때로 끊어질 것 같다. ○ 미맥은 혈기가 모두 허할 때 나타나는 맥이다(단심).

침맥

침맥沈脈은 음맥이다. 가볍게 손가락을 대면 나타나지 않고 꾹 눌러야만 나타나므로 침맥이라고 한다. 맥이 가라앉아 있어서 낡은 솜을 만지는 듯하므로 뼈 있는 곳까지 눌러야 잡을 수 있다. ○ 침맥은 음기陰氣가 치밀어올라서 양기陽氣가 퍼지지 못할 때 나타나는 맥이다(단심).

하고 빠져나갈 때의 맥은 미약한 것이 마치 갈고리 모양 같다고 하여 붙인 이름이다.

40 『脈經』 卷第一 「脈形狀指下秘訣第一」. "洪脈, 極大, 在指下."

41 『脈經』 卷第一 「脈形狀指下秘訣第一」. "微脈, 極細 而軟, 或欲絶, 若有若無."

42 『脈經』 卷第一 「脈形狀指下秘訣第一」. "沈脈, 擧之 不足, 按之有餘."

緩

陰脈也. 一息四至, 往來和緩, 少駃於遲. 又曰, 擧按大而慢[43].
○ 緩者, 衛氣有餘, 榮氣不足之候[丹心][44].

澁

陰脈也. 細而遲, 往來難且散, 或一止復來. 又曰, 往來澁滯,
如雨沾沙, 如輕刀刮竹狀, 澁與澀同. ○ 澁者, 氣多血少之候.
又曰, 澁爲, 精竭血枯[丹心][45].

遲

陰脈也. 一息三至, 去來極遲, 隨浮沈而見曰遲. ○ 遲者, 陰盛
陽虛之候, 遲爲虛寒[丹心][46].

伏

陰脈也. 伏者, 脈行筋下也. 輕手取之絶不可見, 重手取亦不得,
必推開筋附着於骨, 乃得見也. 又曰, 沈至極曰伏, 伏潛於骨,
重按乃得. ○ 伏者, 陰陽潛伏, 關格閉塞之候. 又曰, 伏爲積聚,
停痰蓄水[丹心][47].

---

43 '駃', 버새 결. 수말과 암나귀 사이에서 난 튀기. 질
   주하다, 빠르다. 『脈經』에는 '駛'(달릴 사)로 되어
   있다.

44 『脈經』卷第一 「脈形狀指下秘訣第一」. "緩脈, 去來
   亦遲, 小駃於遲."

45 『脈經』卷第一 「脈形狀指下秘訣第一」. "澁脈, 細而

완맥

완맥緩脈은 음맥이다. 한 번 숨쉴 때 네 번 뛰는 맥으로, 뛰는 모양이 고르면서 부드럽지만 지맥보다는 약간 빠르다. 어떤 곳에서는 "완맥은 손가락을 살짝 들어올리거나 눌러보아도 크고 느슨하게 뛴다"고 하였다. ○ 완맥은 위기衛氣가 넉넉하지만 영기榮氣가 부족할 때 나타나는 맥이다(단심).

삽맥

삽맥澁脈은 음맥이다. 가늘면서 느리게 뛰고 맥이 오가는 모양이 힘겹고 흩어지기도 하고, 간혹 한 번 쉬었다가 다시 뛰기도 한다. 어떤 곳에서는 "맥이 오가는 것이 껄끄럽고 막힌 듯하여 마치 빗물이 모래 위에 떨어지는 듯하고, 칼로 가볍게 대나무 껍질을 긁는 듯하다"고 하였다. '색濇'은 '삽澁'과 같다. ○ 삽맥은 기氣가 너무 많고 혈血이 적을 때 나타나는 맥이다. 어떤 곳에서는 "삽맥은 정精이 고갈되고 혈이 말랐을 때 나타난다"고 하였다(단심).

지맥

지맥遲脈은 음맥이다. 한 번 숨쉴 때 세 번 뛰는 맥으로, 맥이 오가는 것이 매우 느리며 손가락을 살짝 대거나 꾹 눌러도 모두 나타나므로 지맥이라고 한다. ○ 지맥은 음陰이 너무 많고 양陽이 허할 때 나타나는 맥이다. 지맥은 허한증이 있을 때 나타나는 맥이다(단심).

복맥

복맥伏脈은 음맥이다. 복맥은 맥이 힘줄 아래에서 뛰는 맥으로, 가볍게 눌러서는 짚이지 않고 꾹 눌러서 진맥하여도 역시 짚이지 않는다. 반드시 뼈에 붙어 있는 힘줄을 밀어내고 잡아야 나타난다. 또한 침맥沈脈이 극도에 이른 것이 복맥이다. 뼛속에 숨어 있어서 꾹 눌러야 잡을 수 있다. ○ 복맥은 음양이 깊이 숨어 들어가 관격關格이 생겨 꽉 막혔을 때 나타나는 맥이다. 어떤 곳에서는 "복맥은 적취나 담이 머물러 있거나 축수증에 나타나는 맥이다"라고 하였다(단심).

遲, 往來難且散, 或一止復來."
46 『脈經』 卷第一 「脈形狀指下秘訣第一」. "遲脈, 呼吸三至, 去來極遲."

47 『脈經』 卷第一 「脈形狀指下秘訣第一」. "伏脈, 極重指按之, 着骨乃得."

濡

陰脈也. 卽軟脈也. 極軟而浮細, 輕手乃得, 不任尋按曰濡. 軟而無力也. ○ 濡者, 血氣俱不足之候. 又曰, 爲亡血爲自汗〔丹心〕[48].

弱

陰脈也. 極軟而沈細, 按之如欲絶, 沈而無力. ○ 弱乃六極之脈. 老人則爲順, 少壯則爲逆. 脈弱者, 無陽. 又主客風面腫〔丹心〕[49].

長[50]

陽脈也. 按之洪大而長, 出於本位, 三關通度. ○ 氣血俱有餘也. 長爲陽毒, 主三焦熱, 及渾身壯熱. 又曰, 長而緩者, 胃脈也, 百病皆愈. 盖長則氣治也〔丹心〕.

短

陰脈也. 兩頭無, 中間有, 不及本位曰短. ○ 爲心腹痛, 爲宿食, 爲氣鬱. 又曰, 諸病脈短, 皆難治, 盖短則氣病, 無胃氣故也〔丹心〕.

유맥

유맥濡脈은 음맥이다. 곧 연맥軟脈이다. 매우 연하면서 떠 있고 가늘어 가볍게 눌러야만 잡을 수 있으며 꾹 누르면 잡을 수 없으므로 유맥이라고 한다. 연하면서 힘이 없는 맥이다. ○ 유맥은 혈기가 모두 부족할 때 나타나는 맥이다. 어떤 곳에서는 "유맥은 망혈이나 자한이 있을 때 나타나는 맥이다"라고 하였다(단심).

약맥

약맥弱脈은 음맥이다. 매우 연하면서 가라앉아 있고 가늘어서 누르면 마치 끊어질 것 같다. 가라앉아 있으면서 힘이 없는 맥이다. ○ 약맥은 육극六極이 있을 때 나타나는 맥으로, 노인에게 나타나면 순증順證이지만, 젊은이에게 나타나면 역증逆證이다. 약맥이 나타나면 양기가 없는 것이다. 또한 풍사가 침입하여 얼굴이 부었을 때 주로 나타난다(단심).

장맥

장맥長脈은 양맥이다. 누르면 크게 출렁이면서 길게 이어지는 맥으로, 제자리에서 벗어나 삼부〔寸關尺〕 밖으로 뻗쳐서 나타난다. ○ 장맥은 기혈이 모두 많을 때 나타난다. 또한 장맥은 양독陽毒이 있을 때 나타나며, 삼초열三焦熱과 온몸에 심한 열이 날 때 나타난다. 어떤 곳에서는 "맥이 장長하면서 완완緩한 것은 위胃의 맥으로 〔이 맥이 나타나면〕 모든 병이 낫는다. 장맥이 나타나면 기氣가 다스려진 것이다"라고 하였다(단심).

단맥

단맥短脈은 음맥이다. 양쪽 끝에서는 나타나지 않고 가운데에서만 나타나며 제자리까지 미치지 못하므로 단맥이라고 한다. ○ 단맥은 심복통心腹痛이 있거나 숙식宿食이 있거나 기가 뭉쳤을 때 나타난다. 어떤 곳에서는 "모든 병에 단맥이 나타나면 모두 치료하기 어려운데, 단맥은 기병氣病으로 위기胃氣가 없기 때문이다"라고 하였다(단심).

虛

陰脈也. 遲大而軟, 輕擧指下豁然而空. 又曰, 尋之不足, 擧之有餘. ○ 虛者, 血氣俱虛之候. 又曰, 虛爲傷暑之脈〔丹心〕[51].

促

陽脈也. 來去數, 時一止復來. 又曰, 尋之極數. ○ 促爲怒, 厥熱極[52]. 老人及久病得之, 非福〔丹心〕[53].

結

陰脈也. 往來遲緩, 時一止復來. 又曰, 指下聚而却還曰結. ○ 結爲陰盛爲積聚〔丹心〕[54].

代

陰脈也. 動而中止, 不能自還, 因而復動, 由是復止. 尋之良久, 乃復强起, 曰代. 又曰, 動中一止, 停久乃還. 代者, 更代也. 止歇有定數, 未比促結止而不定. ○ 代者, 藏氣絶, 危亡之脈也. 代爲脾元氣衰〔丹心〕[55].

---

51 『脈經』卷第一「脈形狀指下秘訣第一」. "虛脈, 遲大而軟, 按之不足, 隱指, 豁豁然空."

52 '厥熱'은 熱邪가 위로 치밀어서 된 궐증을 말한다.

53 『脈經』卷第一「脈形狀指下秘訣第一」. "促脈, 來去數, 時一止復來."

54 『脈經』卷第一「脈形狀指下秘訣第一」. "結脈, 往來

허맥

허맥虛脈은 음맥이다. 느리고 크면서도 부드럽게 뛰며 손가락을 눌렀다가 조금 들어올려도 뻥 뚫린 듯 속이 비어 있다. 어떤 곳에서는 "세게 누르면 맥이 없지만, 손가락을 들면 맥이 뛴다"고 하였다. ○ 허맥은 기혈이 모두 허할 때 나타나는 맥이다. 어떤 곳에서는 "허맥은 더위에 상했을 때 나타나는 맥이다"라고 하였다(단심).

촉맥

촉맥促脈은 양맥이다. 맥이 오가는 것이 빠르지만 때때로 한 번 쉬었다가 다시 뛴다. 어떤 곳에서는 "세게 누르면 아주 빠르게 뛰는 맥이다"라고 하였다. ○ 촉맥은 화를 냈거나, 궐열병이 심해졌을 때 나타난다. 어떤 곳에서는 "노인이나 오랫동안 병을 앓은 사람에게 촉맥이 나타나면 좋지 않다"고 하였다(단심).

결맥

결맥結脈은 음맥이다. 맥이 오가는 것이 느리고 부드럽지만, 때때로 한 번 쉬었다가 다시 뛴다. 어떤 곳에서는 "손끝에 모였다가 도리어 물러가는 맥이 결맥이다"라고 하였다. ○ 결맥은 음陰이 너무 왕성하거나 적취가 생겼을 때 나타나는 맥이다(단심).

대맥

대맥代脈은 음맥이다. 맥이 뛰다가 멈춰서 저절로 되돌아오지 못하다가 다시 뛰는데 또다시 멎는다. 한참 동안 누르고 있으면 다시 세게 뛰는 맥을 대맥이라고 한다. 어떤 곳에서는 "맥이 뛰다가 한 번 쉬는데, 오랫동안 멈췄다가 또다시 뛰는 맥이다. 여기서 '대代'란〔뛰는 것과 멈추는 것이〕 번갈아 든다는 뜻이다. 대맥은 멎는 횟수가 일정하여 멎는 것이 일정하지 않은 촉맥이나 결맥과는 다르다. ○ 대맥은 오장의 기가 끊어졌을 때 나타나는 매우 위험한 맥이다. 대맥은 비脾의 원기가 쇠약해졌을 때 나타난다(단심).

緩, 時一止復來."
55 『脈經』卷第一「脈形狀指下秘訣第一」. "代脈, 來數
　　中止, 不能自還因而復動脈結者生代者死."

牢

牢, 卽革脈也, 陽脈也. 沈而有力, 動而不移曰牢. 牢比弦緊, 轉堅而勁. ○ 寒虛相搏, 則革. 婦人則半産崩漏, 男子則亡血失精[丹心].

動

陰脈也. 數脈, 見於關上, 上下無頭尾, 大如豆, 厥厥然動搖, 名曰動. 又曰, 不往不來, 不離其處, 多於關部見之. 動者, 陰陽氣相搏耳, 陰陽和則脈不動也. ○ 陰陽相搏, 名曰動. 陽動則陽虛, 故汗出, 陰動則陰虛, 故發熱. 又曰, 動爲驚爲痛爲血痢爲崩漏[丹心].

細

陰脈也. 較微脈差大耳, 細如一線, 小而有力. 又曰, 細細如絲, 來往極微. ○ 細爲精血不足, 脛痠髓冷. 又曰, 細爲氣少[丹心].

<hr>

56 『脈經』卷第一「脈形狀指下秘訣第一」. "革脈, 有似沈, 伏實大而長, 微弦."

57 '上下無頭尾'는 "맥이 尺部에서 寸部로 올라오는 파동을 上이라 하고, 寸部에서 尺部로 내려가는 것을 下라고 한다. 動脈은 시작하여 올라오는 頭와 끝나고 내려가는 尾가 없는 것이니, 즉 파동 없이 한 부위에 浮沈으로만 박동하기 때문에 上下無頭尾라고 한다"(『精校註釋 東醫寶鑑』外形篇, 469쪽 주183).

뇌맥

뇌맥牢脈은 혁맥革脈으로, 양맥이다. 가라앉아 있으면서도 힘이 있고 움직여보아도 이동하지 않는 맥이 뇌맥이다. 뇌맥은 현맥과 긴맥에 비하여 더욱 단단하고 굳게 뛴다. ○ 한사寒邪가 〔몸이〕 허虛한 상태에 들어와 서로 부딪힐 때 혁맥이 나타난다. 부인이 유산을 하였거나 심한 하혈을 할 때, 또는 남자가 피를 많이 흘렸거나 실정失精이 되었을 때 뇌맥이 나타난다(단심).

동맥

동맥動脈은 음맥이다. 빠르게 뛰는 맥이 관關 부위에서만 나타나고 맥의 앞뒤가 없으며 콩알만한 것이 톡톡 뛰는 것을 동맥이라고 한다. 어떤 곳에서는 "동맥은 맥이 오가는 것이 없고 뛰는 그 자리에서 벗어나지 않으며 대부분 관 부위에서 나타난다. 동맥은 음양의 기가 서로 부딪힌 것뿐이므로 음양의 기가 조화로우면 동맥이 나타나지 않는다"고 하였다. ○ 음양이 서로 부딪혔을 때 나타나는 맥이 동맥이다. 양陽의 부위〔寸〕에서 동맥이 나타나면 양이 허해서 땀이 나고, 음陰의 부위〔尺〕에서 동맥이 나타나면 음이 허해서 열이 난다. 어떤 곳에서는 "동맥은 크게 놀라거나, 아프거나, 혈리가 있거나, 붕루가 있을 때 나타난다"고 하였다(단심).

세맥

세맥細脈은 음맥이다. 세맥은 미맥보다 약간 클 뿐으로, 한줄기 실처럼 가늘며 작지만 힘이 있다. 어떤 곳에서는 "세맥은 가느다란 실과 같은 맥으로, 맥이 오가는 것이 매우 미미하다"라고 하였다. ○ 세맥은 정혈精血이 부족하여 정강이가 시리고 뼛속이 차가울 때 나타난다. 또 어떤 곳에서는 "세맥은 기가 부족할 때 나타난다"고 하였다(단심).

---

58 『脈經』 卷第一 「脈形狀指下秘訣第一」. "動脈, 見於
　關上, 無頭尾, 大如豆, 厥厥然動搖."
59 『脈經』 卷第一 「脈形狀指下秘訣第一」. "細脈, 小大
　於微常有但細耳."

數

陽脈也. 一息六至, 去來促急. 又曰, 過平脈兩至曰數. ○ 數爲
心煩, 數而有力爲熱, 無力爲瘡〔丹心〕[60].

大

陽脈也. 大卽洪之別名也. ○ 大爲病進, 爲血虛〔丹心〕[61].

散

陽脈也. 舉之則似浮, 而散大無力, 按之則滿指, 散而不聚, 來
去不明, 漫無根柢. ○ 渙漫不收, 其脈爲散. 散乃將死之脈, 散
而不聚, 命亦危矣〔丹心〕[62].

---

60 『脈經』卷第一「脈形狀指下秘訣第一」. "數脈, 來去
　　促急."

61 『脈經』卷第一「遲疾短長雜脈法第十三」. "大則病
　　進."

62 『脈經』卷第一「脈形狀指下秘訣第一」. "散脈, 大而
　　散, 散者氣實血虛有表無裏."

삭맥

삭맥數脈은 양맥이다. 한 번 숨쉴 때 여섯 번 뛰며 맥이 오가는 것이 빠르고 급하다. 어떤 곳에서는 "정상맥〔平脈〕보다 두 배로 뛰는 것을 삭맥이라고 한다"고 하였다. ○ 삭맥은 심번心煩이 있을 때 나타난다. 힘있는 삭맥이 나타나면 열증이고, 힘없는 삭맥이 나타나면 종기가 난 것이다(단심).

대맥

대맥大脈은 양맥이다. 대맥이란 홍맥의 별명이다. ○ 대맥이 나타나면 병이 진행되거나 혈血이 허한 것이다(단심).

산맥

산맥散脈은 양맥이다. 손가락을 살짝 들면 부맥 같지만 맥이 확 흩어지면서 힘이 없고, 누르면 손가락이 가득 찰 정도로 맥이 뛰지만 흩어져 있어서 모이지 않고, 오가는 것도 명확하지 않으며 가라앉아 있지만 뿌리가 없다. ○ 뿔뿔이 흩어져서 거두어들이지 못하기 때문에 맥이 흩어지는 것이다. 산맥은 곧 죽을 맥이다. 맥이 흩어져서 모이지 않으므로 생명 또한 위험하다(단심).

相類脈

浮與芤相類　浮則不端，芤則中斷．
弦與緊相類　弦如弓弦，緊如轉索．
滑與數相類　滑往來流利，數一息六至．
牢與實相類　牢沈而有力，實浮而有力．
沈與伏相類　沈重手乃得，伏着骨乃得．
微與濇相類　微脈如毛[63]，濇則細遲．
軟與弱相類　軟則浮細，弱則沈細．
緩與遲相類　緩脈少駃，遲則尤緩．
又曰，*浮似虛*　輕手爲浮，無力爲虛．
滑似動　滑度三關，動只在一處〔三因〕．

서로 비슷한 맥

부맥과 규맥은 서로 비슷하다 : 부맥은 〔상중하가〕 끊어지지 않지만 규맥은 가운데에서 맥이 뛰지 않는다.

현맥과 긴맥은 서로 비슷하다 : 현맥은 〔굵기가〕 활시위 같지만 긴맥은 꼬아놓은 서끼줄 같다.

활맥과 삭맥은 서로 비슷하다 : 활맥은 〔맥이〕 오가는 것이 매끄럽지만 삭맥은 한 번 숨쉴 때 여섯 번 뛴다.

뇌맥과 실맥은 서로 비슷하다 : 뇌맥은 가라앉아 있으면서 힘이 있지만 실맥은 떠 있으면서 힘이 있다.

침맥과 복맥은 서로 비슷하다 : 침맥은 꾹 눌러야 잡을 수 있지만 복맥은 뼈까지 가야 잡을 수 있다.

미맥과 삽맥은 서로 비슷하다 : 미맥은 터럭처럼 가늘고 삽맥은 가늘지만 느리다.

연맥과 약맥은 서로 비슷하다 : 연맥은 떠 있으면서 가늘지만 약맥은 가라앉아 있으면서 가늘다.

완맥과 지맥은 서로 비슷하다 : 완맥은 약간 빠르고 지맥은 약간 느리다.

또 어떤 곳에서는 "부맥은 허맥과 비슷하고(가볍게 손을 올려서 잡은 맥은 부맥이지만 힘이 없으면 허맥이다), 활맥과 동맥이 비슷하다(활맥은 삼관〔寸關尺〕에 나타나지만 동맥은 한 부분〔關〕에서만 뛴다)"고 하였다(삼인).

相反脈

浮與沈相反 浮主表, 沈主裏.

遲與數相反 遲主寒, 數主熱.

虛與實相反 虛主不足, 實主有餘.

洪與細相反 洪主血氣多, 細主血氣少.

滑與濇相反 滑主血實, 濇主氣實.

緩與緊相反 緩主熱, 緊主寒.

結與促相反 結主陰盛, 促主陽盛.

强革與濡弱相反 强革主虛寒, 濡弱主虛熱〔三因〕.

서로 반대되는 맥

부맥과 침맥은 서로 반대된다 : 부맥은 표병表病에 나타나지만, 침맥은 이병裏病에 나타난다.

지맥과 삭맥은 서로 반대된다 : 지맥은 한증寒證에 나타나지만, 삭맥은 열증熱證에 나타난다.

허맥과 실맥은 서로 반대된다 : 허맥은 부족할 때 나타나지만, 실맥은 너무 많을 때 나타난다.

홍맥과 세맥은 서로 반대된다 : 홍맥은 혈기가 많을 때 나타나지만, 세맥은 혈기가 적을 때 나타난다.

활맥과 삽맥은 서로 반대된다 : 활맥은 혈血이 실할 때 나타나지만, 삽맥은 기氣가 실할 때 나타난다.

완맥과 긴맥은 서로 반대된다 : 완맥은 열증熱證에 나타나지만, 긴맥은 한증寒證에 나타난다.

결맥과 촉맥은 서로 반대된다 : 결맥은 음陰이 성할 때 나타나지만, 촉맥은 양陽이 성할 때 나타난다.

강한 혁맥革脈과 약한 유맥은 서로 반대된다 : 강한 혁맥은 허한虛寒이 있을 때 나타나지만, 약한 유맥은 허열虛熱이 있을 때 나타난다(삼인).

五臟脈

內經曰, 五脈應象. 肝脈弦, 心脈鉤 一作洪, 脾脈代 一作緩, 肺脈毛 一作濇, 腎脈石 一作沈. ○ 心之平脈, 浮大而數, 肝之平脈, 弦細而長. 腎之平脈, 沈濡而滑, 肺之平脈, 浮短而濇. 脾之平脈, 和緩而大〔入門〕.

64 『素問』 「宣明五氣篇第二十三」.

65 『醫學入門』 內集 卷一 診脈 臟腑六脈診法 「心浮」 (앞의 책, 84쪽)의 "心浮大散是本宮, 心之本宮, 平脈也"와 「肝弦」 (앞의 책, 85쪽)의 "肝弦而軟無些病, 弦乃肝之正脈, 帶軟則弦而得中, 故無些病", 「腎本」 (앞의 책, 86쪽)의 "腎本沈石帶滑形, 沈實而滑者, 腎之本脈也", 「肺脈」 (앞의 책, 87쪽)의 "肺脈浮濇短爲平, 浮短而濇者, 肺之本脈也", 「脾脈」 (앞의 책, 88쪽)의 "脾脈本緩善不見, 緩乃脾之本脈, 隱隱和緩"을 재구성한 것이다. 脈象에 대한 서술이 다르게 되어 있다.

오장의 맥

　『내경』에서는 "오장五臟의 맥은 〔四時와 五行의〕 상象과 상응한다. 간맥肝脈은 '현弦'에 상응하고, 심맥心脈은 '구鉤'에 상응하며(어떤 곳에는 '홍洪'으로 되어 있다), 비맥脾脈은 '대代에' 상응하고(어떤 곳에는 '완緩'으로 되어 있다), 폐맥肺脈은 '모毛'에 상응하고(어떤 곳에는 '색澁'으로 되어 있다), 신맥腎脈은 '석石'에 상응한다(어떤 곳에는 '침沈'으로 되어 있다)"고 하였다.　○ 심心의 정상맥〔平脈〕은 부대하면서 삭하고, 간肝의 정상맥은 현세하면서 장長하다. 신腎의 정상맥은 침유하면서 활하고, 폐肺의 정상맥은 부단하면서 삽하다. 비脾의 정상맥은 화완하면서 대大하다(『의학입문』).

六腑脈

小腸脈微洪，大腸脈微濇，膀胱脈微沈，膽脈微弦急，胃脈微緩.
此乃府與藏合氣，同氣相求，斯有得其近似者矣[直指][66].

66 『仁齋直指』卷一「五臟所生論」(앞의 책, 5쪽).

육부의 맥

　소장의 맥은 미홍하고, 대장의 맥은 미삽하며, 방광의 맥은 미침微沈하고, 담의 맥은 미현급微弦急하며, 위의 맥은 미완微緩하다. 이렇게 육부六腑와 오장五臟이 서로의 기氣를 합하고 같은 기끼리는 서로를 구하기 때문에 비슷한 맥을 얻게 된 것이다(『인재직지』).

四時脈

春肝脈來, 軟弱輕虛而滑, 端直以長, 故曰弦. 夏心脈來, 來盛去衰, 故曰鉤 一作洪. 秋肺脈來, 輕虛而浮, 來急去散, 故曰浮 一作濇. 冬腎脈來, 來沈以搏, 故曰營 一作石. 四季脾脈來, 和緩而大〔內經〕[67]. ○肝弦, 心洪, 肺濇, 腎沈, 脾緩者, 本藏脈也. 然春微弦, 夏微洪, 秋微毛, 冬微石. 俱帶和緩, 是有胃氣, 無病也〔入門〕[68].

67 『素問』「玉機眞藏論篇第十九」. 本文 중 脈에 해당하는 부분만 모아서 재구성한 것이다.

68 『醫學入門』 內集 卷一 診脈 總看三部脈法「四時胃氣爲之本」(앞의 책, 95쪽).

사계절의 맥

봄에 간맥肝脈이 오는 것은 부드럽고 약하며 가볍고 빈 듯하고 매끄러우며 곧고 길게 뻗어오기 때문에 '현弦'이라고 한다〔활시위 같다고 한다〕. 여름에 심맥心脈이 오는 것은 올 때 성하게 오고 갈 때 약해지기 때문에 '구鉤'(어떤 곳에는 '홍洪'으로 되어 있다)라고 란다〔갈고리가 구부러진 것 같다고 한다〕. 가을에 폐맥肺脈이 오는 것은 가볍고 빈 듯하며 뜨고 올 때 급하게 왔다가 갈 때 흩어지기 때문에 '부浮'(어떤 곳에는 '색濇'으로 되어 있다)라고 한다〔떠 있는 듯하다고 한다〕. 겨울에 신맥腎脈이 오는 것은 가라앉아 오지만 치듯이 오기 때문에 '영嬰'(어떤 곳에는 '석石'으로 되어 있다)이라고 한다〔군대의 진영을 짜는 것 같다〕. 사계절 사이에 비맥脾脈이 오는 것은 고르고 부드러우며 크게 온다(『내경』). ○ 간맥은 '현'하고, 심맥은 '홍'하며〔큰물이 몰려왔다 빠지는 것 같으며〕, 폐맥은 '삽'하고〔껄끄럽게 느껴지고〕, 신맥은 '침'하며, 비맥은 '완'한데, 이것이 바로 그 장기의 본래 맥〔本臟〕이다. 그러나 봄에는 약간 '현'하고, 여름에는 약간 '홍'하며, 가을에는 약간 '모'하고〔털처럼 가볍게 떠 있는 듯하고〕, 겨울에는 약간 '석'한 맥을 띤다〔돌같이 가라앉은 느낌이다〕. 이렇게 뛰면서 고르고 부드러우면 위기胃氣가 있어서 아무 병이 없는 것이다(『의학입문』).

寸關尺所主

脈有三部, 卽寸關尺也. 一部有浮中沈三診, 是爲九候也. 上部
法天, 主胸以上至頭之有疾, 中部法人, 主膈下至臍之上有疾,
下部法地, 主臍以下至足之有疾〔難經〕.

69 『難經』「第十八難」. "三部者, 寸關尺也. 九候者, 浮
中沈也. … 審而刺之者也."

촌관척이 주관하는 것

맥에는 세 부분이 있는데 바로 촌부, 관부, 척부이다. 한 부위마다 부浮, 중中, 침沈의 세 가지 진찰하는 곳이 있는데, 이를 '구후九候'라고 한다. 상부〔寸〕는 하늘을 본받아 가슴에서 머리까지 병이 있는지를 본다. 중부〔關〕는 사람을 본받아 흉격에서 배꼽까지 병이 있는지를 본다. 하부〔尺〕는 땅을 본받아 배꼽에서 다리까지 병이 있는지를 본다(『난경』).

人身九候脈

黃帝曰, 何謂三部. 岐伯曰, 有下部, 有中部, 有上部, 部各有三候. 三候者, 有天有地有人也. 上部天, 兩額之動脈, 以候頭角之氣. 上部地, 兩頰之動脈, 以候口齒之氣. 上部人, 耳前之動脈, 以候耳目之氣. ○ 中部天, 手大陰也 太淵穴, 以候肺. 中部地, 手陽明也 合谷穴, 以候胸中之氣. 中部人, 手少陰也 神門穴, 以候心. ○ 下部天, 足厥陰也 太衝穴, 以候肝. 下部地, 足少陰也 太谿穴, 以候腎. 下部人, 足太陰也 衝陽穴, 以候脾胃之氣. ○ 察九候, 獨小者病, 獨大者病, 獨疾者病, 獨遲者病, 獨熱者病, 獨寒者病, 獨陷下者病. ○ 九候之相應也, 上下若一, 不得相失. 一候後則病, 二候後則病甚, 三候後則病危. 所謂後者, 應不俱也. 三部九候皆相失者, 死, 上下左右相失不可數者, 死〔內經〕.

---

70 '兩額之動脈'에 대하여 太陽穴(吳崑), 頷厭穴(張介賓) 등의 설이 있다.

71 '兩頰之動脈'에 대하여 地倉, 大迎穴(張琦), 巨髎, 地倉 등의 설이 있다.

72 '耳前之動脈'에 대하여 耳門(吳崑), 禾髎(張介賓) 등의 설이 있다.

73 '獨熱者病, 獨寒者病'에서 '熱'과 '寒'은 각각 滑脈과 緊脈을 가리키는 것으로 보인다.

74 『素問』「三部九候論第二十」. "有天有地有人也. 必指而導之, 乃以爲眞."

몸에 나타나는 구후맥

황제가 "무엇을 삼부三部라고 하는가?" 하고 물었다. 기백이 "맥에는 하부, 중부, 상부가 있는데 각 부위에는 삼후三候가 있다. 삼후에는 천天, 지地, 인人이 있다. 상부에서 '천'은 양쪽 이마에서 뛰는 맥[動脈]으로, 머리의 기운[頭角之氣]을 살핀다. 상부에서 '지'는 양쪽 광대뼈에서 뛰는 맥으로, 입과 이의 기운[口齒之氣]을 살핀다. 상부에서 '인'은 귀 앞에서 뛰는 맥으로, 귀와 눈의 기운[耳目之氣]을 살핀다"라고 대답하였다. ○ 중부에서 '천'은 수태음경(태연혈이다)으로, 폐의 기를 살핀다. 중부에서 '지'는 수양명경(합곡혈이다)으로, 가슴 속의 기운[胸中之氣]을 살핀다. 중부에서 '인'은 수소음경(신문혈이다)으로, 심을 살핀다. ○ 하부에 '천'은 족궐음경(태충혈이다)으로, 간을 살핀다. 하부에서 '지'는 족소음경(태계혈이다)으로, 신腎의 기를 살핀다. 하부에서 '인'은 족태음경(충양혈이다)으로, 비위의 기운[脾胃之氣]을 살핀다. ○ 구후를 살펴보아 한 곳이라도 작게 뛰면 병이고, 한 곳이라도 크게 뛰면 병이며, 한 곳이라도 빨리 뛰면 병이고, 한 곳이라도 느리게 뛰면 병이며, 한 곳이라도 열이 있어도 병이고, 한 곳이라도 차가우면 병이며, 한 곳이라도 맥이 움푹 들어가 꺼져 있으면 병이다. ○ 구후가 서로 상응하여 아래위가 한결같고 서로 어긋나서는 안 된다. 만약 한 곳이 어그러지면[後] 병든 것이고, 두 곳이 어그러지면 병이 심한 것이며, 세 곳이 어그러지면 병이 위중한 것이다. 여기에서 '후後'라는 말은 일치하지 않는다는 말이다. 삼부구후가 모두 어긋나면 죽고, 상하좌우가 많이 어긋나도 죽는다(『내경』).

脈病藥餌

止代脈見, 宜服灸甘草湯, 人蔘黃芪湯. 脈虛軟, 宜服茯神湯, 補氣湯.

灸甘草湯

治傷寒脈結代, 心動悸. 凡見代脈, 卽宜服之.

甘草 灸 二錢, 生乾地黃 酒炒, 桂枝, 麻仁, 麥門冬 各一錢半, 人蔘, 阿膠珠 各一錢.

右剉作一貼, 入薑五片大棗三枚, 水二分酒一分, 同煎至半. 去滓入阿膠, 再一沸溫服 日三〔綱目〕[75]. ○ 一名, 復脈湯. 脈結代者, 血氣虛弱不能相續也. 心動悸者, 眞氣虛也. 成無己云, 補可去弱, 人蔘大棗之甘, 以補不足之氣, 桂枝生薑之辛, 以益正氣. 五藏痿弱, 榮衛涸流, 濕劑所以潤之. 故用麻仁阿膠麥門冬地黃之甘, 潤經益血, 復脈通心, 是也〔東垣〕[76].

75 『醫學綱目』卷之二 陰陽臟腑部 「診生死」(앞의 책, 30쪽). "仲景傷寒脈結代, 心動悸, 灸甘草湯主之." 처방은 『醫學綱目』卷之三十二 傷寒部 「合病幷病汗下吐后等病」(앞의 책, 735쪽)에 나온다. "傷寒脈結代, 心動悸, 宜灸甘草湯. 甘草灸一兩, 生薑三片, 人蔘半兩, 生地一兩, 桂枝去皮, 麥門冬去心各一兩, 麻仁一合, 阿膠半兩. 上㕮咀, 每服五錢, 水一盞半, 入酒半鐘, 煎至八分, 去渣納阿膠, 溶盡溫服, 日三."

76 『湯液本草』卷上 東垣先生用藥心法 「藥味專精」.

맥이 병들었을 때 쓰는 약

대맥代脈이 나타나면 구감초탕이나 인삼황기탕을 쓴다. 맥이 허虛하거나 연軟하면 복신탕이나 보기탕을 쓴다.

구감초탕

상한으로 맥이 결하거나 대하고, 가슴이 두근거리는 것을 치료한다. 대맥이 나타나면 바로 이 처방을 쓴다.

감초(구운 것) 두 돈, 건지황(술에 축여 볶은 것), 계지, 마자인, 맥문동 각 한 돈 반, 인삼·아교주 각 한 돈.

위의 약들을 썰어 한 첩으로 하여 생강 다섯 쪽, 대추 세 개를 더 넣고〔아교를 뺀 나머지 약들을〕물과 술을 2대 1의 비율로 섞은 것을 반이 될 때까지 달인다. 찌꺼기를 버리고 아교를 넣은 후 다시 한 번 끓어오르게 달여 따뜻할 때 하루 세 번 먹는다(『의학강목』). ○ 복맥탕이라고도 한다. 맥이 결結하거나 대代한 것은 혈기가 허약해서 맥이 이어지지 못하는 것이다. 가슴이 두근거리는 것은 진기眞氣가 허해진 것이다. 성무기는 "보하면 약한 것을 없앨 수 있다"고 하였는데, 인삼과 대추의 단맛〔甘〕으로 부족한 기를 보하고, 계지와 생강의 대운맛〔辛〕으로 정기를 북돋운다. 오장이 매우 약하여 영혈과 위기가 말랐기 때문에 습한 약으로 축여주는〔潤〕 것이다. 그래서 마자인·아교주·맥문동·건지황의 단맛으로 경맥을 축여주고 피를 보해주면 맥이 다시 뛰기 시작하면서 심心으로 통하게 된다(『탕액본초』).

人蔘黃芪湯

滋養血氣, 調和榮衛, 和順三焦, 通行血脈. 治雜病脈代.
陳皮 二錢, 黃芪, 白芍藥, 桔梗, 天門冬, 半夏, 當歸 各一錢,
人蔘, 白茯苓, 熟地黃, 地骨皮, 甘草 各五分.
右剉作一貼, 薑七片煎服〔脈訣〕[77].

茯神湯

治六脈虛軟, 咳則心痛, 喉中吩吩如哽狀.
茯神, 人蔘, 遠志, 通草, 麥門冬, 黃芪, 桔梗 各七分, 五味子,
甘草 各三分.
右剉作一貼, 薑二片水煎服〔濟生〕[78].

補氣湯

治氣虛脈浮軟, 怔忡無時.
黃芪 二錢, 人蔘, 麥門冬, 桔梗, 甘草 各一錢.
右剉, 薑三片煎服〔正傳〕[79].

77 『脈訣』卷之四「九道脈方」(앞의 책, 45-46쪽).
78 『濟生方』卷一「虛損」'茯神湯'(앞의 책, 4쪽). "治
　　膽氣虛冷, 頭痛目眩, 心神恐畏, 不能獨處, 胷中滿悶.
　　茯神去木酸棗仁炒去殼黃耆去蘆白芍藥五味子柏子
仁炒各一兩, 桂心不見火熟地黃洗人蔘甘草灸各半
兩."
79 『醫學正傳』卷之五「麻木」'方法'(앞의 책, 262쪽).

인삼황기탕

혈기를 길러주고 영위를 고르게 하며 삼초를 순조롭게 하고 혈맥을 잘 돌게 한다. 잡병에서 대맥이 나타나는 것을 치료한다.

진피 두 돈, 황기 · 백작약 · 길경 · 천문동 · 반하 · 당귀 각 한 돈, 인삼, · 백복령 · 숙지황 · 지골피 · 감초 각 닷 푼.

위의 약들을 썰어 한 첩으로 하여 생강 일곱 쪽을 넣고 물에 달여 먹는다(『맥결』).

복신탕

육맥〔左右寸關尺〕에 허맥과 연맥이 나타나고, 기침할 때 가슴이 아프며 목구멍에 무엇인가 걸린 듯하여 캑캑거리는 것을 치료한다.

복신 · 인삼 · 원지 · 통초 · 맥문동 · 황기 · 길경 각 일곱 푼, 오미자 · 감초 각 서 푼.

위의 약들을 썰어 한 첩으로 하여 생강 두 쪽을 넣고 물에 달여 먹는다(『제생방』).

보기탕

기가 허하여 부맥과 연맥이 나타나고, 시도 때도 없이 가슴이 벌렁거리는 것〔怔忡〕을 치료한다.

황기 두 돈, 인삼 · 맥문동 · 길경 · 감초 각 한 돈.

위의 약들을 썰어 생강 세 쪽을 넣고 물에 달여 먹는다(『의학정전』).

單方

凡十四種.

乾地黃

通血脈, 補血脈.

或丸服, 或釀酒, 久服, 尤佳〔本草〕[80].

甘草

治脈結代, 心動悸.

甘草炙二兩, 剉, 水三升煎至半, 分三服〔本草〕[81].

牛膝

助十二經脈.

煎服之, 或釀酒服, 尤佳〔本草〕[82].

通草

通利九竅血脈. 且通諸經脈壅不通之氣.

煎湯飲之〔本草〕[83].

80 『證類本草』卷六 草部上品之上總八十七種「乾地黃」(政和本 127쪽, 四庫本 235쪽). 원문과 들고남이 있다.

81 『證類本草』卷六 草部上品之上總八十七種「甘草」(政和本 126쪽, 四庫本 232쪽). 원문과 들고남이 있다.

82 『證類本草』卷六 草部上品之上總八十七種「牛膝」(政和本 131쪽, 四庫本 243쪽). 원문과 들고남이

단방

모두 열네 가지이다.

건지황

혈맥을 통하게 하고 보한다.

알약을 만들어 먹거나 술을 담가 먹는데, 오랫동안 먹으면 더욱 좋다(『증류본초』).

감초

결대맥이 뛰거나 가슴이 두근거리는 것〔動悸〕을 치료한다.

감초(구운 것) 두 냥을 썰어서 물 석 되를 넣고 반이 될 때까지 달여 세 번에 나누어 먹는다(『증류본초』).

우슬(쇠무릎)

십이경맥을 돕는다.

달여서 먹는데, 술을 담가 먹으면 더욱 좋다(『증류본초』).

통초

아홉 구멍〔九竅〕과 혈맥을 잘 통하게 한다. 또한 경맥이 막혀서 기가 통하지 않는 것을 통하게 한다.

달여서 마신다(『증류본초』).

있다.

83 『證類本草』 卷八 草部中品之上總六十二種 「通草」
(政和本 179쪽, 四庫本 356쪽). 원문과 들고남이
있다.

燕覆子

通十二經脈.

可常食之〔本草〕[84].

防己

通行十二經脈.

水煎服之〔湯液〕[85].

何首烏

氣雄壯, 通十二經絡.

末服丸服, 並佳〔入門〕[86].

大棗

助十二經脈.

煎湯常飮, 佳. 味甘補經不足, 以緩陰血, 血緩脈生. 故能助十二經脈〔湯液〕[87].

蓮子

利益十二經脈血氣.

煎湯常飮, 或爲末煮粥常服, 尤佳〔本草〕[88].

84 『證類本草』 卷八 草部中品之上總六十二種 「通草」
   (政和本 179쪽, 四庫本 356쪽). 원문과 들고남이
   있다.
85 『湯液本草』 卷中 「防己」(앞의 책, 233쪽).
86 『醫學入門』 內集 卷二 本草分類 「治風門」(앞의 책,
   137쪽).
87 『湯液本草』 卷下 「大棗」(앞의 책, 257쪽).
88 『證類本草』 卷二十三 果部三品總五十三種 「藕實」
   (政和本 437쪽, 四庫本 936쪽). 원문과 들고남이
   있다.

연복자(으름덩굴 열매)

십이경맥을 통하게 한다.

늘 먹으면 좋다(『증류본초』).

방기

십이경맥을 통하게 한다.

물에 달여 먹는다(『탕액본초』).

하수오

기가 강해서 십이경락을 통하게 한다.

가루로 먹거나 알약을 만들어 먹어도 다 좋다(『의학입문』).

대조(대추)

십이경맥을 돕는다.

달여서 늘 먹으면 더욱 좋다. 대추의 단맛[甘]은 경맥의 부족을 보하여 음혈이 도 살아나고 음혈이 되살아나면 맥이 돈다. 그러므로 십이경맥을 도울 수 있는 것이다(『탕액본초』).

연자(연밥)

십이경맥의 혈기를 이롭게 한다.

달여서 늘 먹거나, 가루내어 죽을 쑤어 늘 먹으면 더욱 좋다(『증류본초』).

酒

通血脈, 爲百藥之先.

溫服微醺, 爲妙〔本草〕[89].

菉豆

行十二經脈.

水煎服或煮粥服之〔本草〕[90].

苦苣

調十二經脈.

可常食之〔本草〕[91].

黃狗肉

補血脈.

和五味煮爛, 空腹食之〔本草〕[92].

石膏

善能去脈數, 病退而脈數不退.

可煎湯服之〔東垣〕[93].

89 『證類本草』卷二十五 米穀部中品總二十二種「酒」(政和本 463쪽, 四庫本 996쪽). 원문과 들고남이 있다.

90 『證類本草』卷二十五 米穀部中品總二十二種「菉豆」(政和本 469쪽, 四庫本 1,009쪽). 원문과 들고남이 있다.

91 『證類本草』卷二十七 菜部上品總三十種「苦苣」(政和本 483쪽, 四庫本 1,040쪽). 원문과 들고남이 있다.

술

혈맥을 통하게 하므로, 모든 약에서 으뜸이 된다.

따뜻하게 데워서 약간 취한 듯하게 마시는 것이 좋다(『증류본초』).

녹두

십이경맥을 잘 돌게 한다.

물에 달여 먹거나 죽을 쑤어 먹는다(『증류본초』).

고거(씀바귀)

십이경맥을 고르게 한다.

늘 먹으면 좋다(『증류본초』).

황구육(누렁개의 고기)

혈맥을 보한다.

갖은 양념을 하여 흐물흐물해질 때까지 삶아 빈속에 먹는다(『증류본초』).

석고

맥이 삭數한 것을 잘 낫게 하는데, 병을 앓고 난 뒤에도 삭맥이 남아 있는 것을 잘 없앤다.

달여 먹는다(『비위론』).

---

92 『證類本草』卷十七 獸部中品總一十七種「牡狗陰
莖」(政和本 358쪽, 四庫本 775쪽). 원문과 들고남이
있다.
93 『脾胃論』卷上「君臣佐使法」(앞의 책, 72쪽).

鍼灸法

傷寒六脈俱無, 取復溜 補之, 大回六脈, 合谷, 中極, 支溝, 巨闕, 氣衝, 灸七壯〔綱目〕[94]. ○ 又氣海多灸之〔海藏〕[95]. ○ 乾嘔不止, 四肢厥冷, 脈絶. 灸間使三十壯, 此回生起死之法也〔得效〕[96].

94 『醫學綱目』 卷之三十一 傷寒部 厥續法 「集」(앞의 책, 726쪽).

95 『醫壘元戎』 卷九 「異簡四逆湯」(앞의 책, 797쪽). "或氣虛陽脫, 體冷無脈, 氣息欲絶, 不省人事者, 當 灸丹田氣海."

96 『世醫得效方』 卷第四 大方脈雜醫科 嘔吐 通治「灸 法」(앞의 책, 68쪽).

침구법

상한으로 육맥이 모두 뛰지 않을 때에는 부류(보하면 육맥을 잘 돌게 한다), 합곡, 중극, 지구, 거궐, 기충에 뜸을 일곱 장 뜬다(『의학강목』). ○ 또한 기해에 뜸을 많이 뜬다(『의루원융』). ○ 헛구역질이 그치지 않고 팔다리가 싸늘해지면서 맥이 끊어지면 간사에 뜸을 서른 장 뜬다. 이것이 바로 기사회생시키는 방법이다(『세의득효방』).

外形篇

1

筋

힘줄

筋屬肝

內經曰, 肝主筋.[1] ○ 又曰, 肝主身之筋膜〔得效〕[2]. ○ 肝在體爲筋,[4] 筋者, 肝之合也.[5] ○ 又曰, 肝病, 驚駭筋攣〔得效〕[6].

---

1 『釋名疏證』卷第二「釋形體第八」에서는 "筋, 靳也(肉中之力. 說文云, 筋, 肉之力也. 從力肉竹, 竹物之多筋者, 從力象筋也), 氣之元也, 靳固於身形也"라고 하였다.

2 『素問』「宣明五氣篇第二十三」.

3 『世醫得效方』卷第十一 小方科「急驚」(앞의 책, 184쪽). 이 문장은 『素問』「痿論篇第四十四」에서 인용한 것이다.

4 『素問』「陰陽應象大論第五」.

5 『素問』「五藏生成篇第十」. "肝之合筋也."

6 『世醫得效方』卷第十一 小方科「急驚」(앞의 책, 184쪽). 원문과 들고남이 있다.

근은 간에 속한다

『내경』에서는 "간肝은 근筋을 주관한다"고 하였다. ○ 또 "간은 몸의 근막筋膜을 주관한다"고 하였다(『세의득효방』). ○ 간은 체體에 있어서 근이 되며, 근은 간의 합습이다. ○ 또한 "간이 병들면 잘 놀라고 근이 떨린다"고 하였다(『세의득효방』).

『내경』에서는 "간肝은 근筋을 주관한다"고 하였다. ○ 또 "간은 몸의 근막筋膜을 주관한다"고 하였다(『세의득효방』). ○ 간은 체體에 있어서 근이 되며, 근은 간의 합습이다. ○ 또한 "간이 병들면 잘 놀라고 근이 떨린다"고 하였다(『세의득효방』).

宗筋

內經曰, 主束骨而利機關也[7]. 註曰, 宗筋謂陰毛中橫骨上下之竪[8]筋也. 上絡胸腹, 下貫髖[9]尻, 又經於背腹上頭項, 故云, 宗筋也.

---

7 『素問』「痿論第四十四」. "陽明者, 五藏六府之海, 主潤宗筋, 宗筋主束骨而利機關也."

8 '竪', '挿'(설 수)의 俗子. 위아래로 반드시 서 있는 것을 말한다.

9 '髖', 허리뼈 관. 엉덩이뼈, 사타구니.

종근

『내경』에서는 "종근宗筋은 뼈를 묶어 관절을 부드럽게 움직이게 한다"고 하였으며, 왕빙의 주에서는 "종근은 음모陰毛 부위에 있는 횡골橫骨의 위아래에 걸쳐 있는 근이다. 위로는 가슴과 배를 얽고〔絡〕, 아래로는 사타구니와 꼬리뼈 부위를 뚫고 지나며 또 등과 배를 지나 머리로 올라가므로 종근〔宗主가 되는 근〕이라고 한다"고 하였다.

十二經皆有筋

足太陽之筋

起於足小指, 上結於踝, 斜上結于膝. 其別者, 結于腨, 上膕中, 結于臀, 上挾脊, 上項. 其支者, 入結舌本, 其直者, 結于枕骨, 上頭下顔結于鼻. 其支者, 爲目上綱, 下結于頄. ○ 其病, 小指支跟腫痛, 膕攣, 脊反折, 項筋急, 肩不擧. 治在燔鍼劫刺, 以知爲數, 以痛爲愈〔靈樞〕.

足少陽之筋

起于小指次指, 上結外踝, 結于膝, 其支者, 上走髀, 前者, 結于伏兎, 後者, 結于尻. 其直者, 上走腋, 繫于膺乳, 其直者, 上出腋, 貫缺盆, 上額角, 交巓上, 下走頷, 結于頄. ○ 其病, 小指次指轉筋, 膝不可屈伸, 膕筋急上引缺盆. 鍼法, 同上〔靈樞〕.

---

10 '腨', 장딴지, 종아리 천. 종아리는 오금에서 발목까지를 가리키며, 장딴지는 종아리 중 고기의 배같이 올라온 부분을 말한다.

11 '燔鍼'은 火鍼이다.

12 '劫刺'는 침을 놓자마자 빨리 빼는 것을 말한다.

13 '知', 알 지. 병이 낫다.

14 『靈樞』에 '愈'는 '輸'로 되어 있다. '以痛爲愈'는 통증이 있는 부위에 침을 놓는다는 뜻이다.

15 『靈樞』「經筋第十三」. "足太陽之筋, 起于足小指上, 結于踝, 邪上結于膝, 其下循足外側, 結于踵, 上循跟, 結于膕. 其別者, 結于踹外, 上膕中內廉, 與膕中幷上結于臀, 上挾脊上項. 其支者, 別入結于舌本. 其直者, 結于枕骨上頭, 下顔, 結于鼻. 其支者, 爲目上綱, 下結于頄. 其支者, 從腋後外廉, 結于肩髃. 支者, 入腋下, 上出缺盆, 上結于完骨. 其支者, 出缺盆, 邪上出于頄. 其病小指支, 跟腫痛, 膕攣, 脊反折, 項筋急,

십이경에는 모두 근이 있다

족태양경의 근

족태양경의 근은 새끼발가락에서 일어나 위로 올라가 바깥쪽 복숭아뼈에서 맺히고〔結〕, 비스듬히 올라가 무릎에 맺힌다. 갈라진 가지는 장딴지에서 맺히고, 오금으로 올라가〔다시 만나서 올라가〕 엉덩이에 맺히고, 등뼈를 끼고 뒷목으로 올라간다. 갈라진 가지는 혀끝으로 들어가 맺히고 직행하는 가지는 뒤통수에 맺히고, 머리로 올라갔다가 다시 얼굴로 내려와 코에 맺힌다. 따로 갈라진 가지는 눈 위쪽의 벼리가 되고 내려가 광대뼈에 맺힌다. ○ 족태양경의 근이 병들면 새끼발가락과 발뒤꿈치가 붓고 아프며, 장딴지에 경련이 생기고 등이 뒤로 꺾이며 뒷목의 근이 당기고 어깨를 들지 못한다. 치료는 뜨겁게 달군 침으로 아픈 부위를 신속히 찌른 후 빨리 빼는데 병이 나을 때까지 여러 번 한다(『영추』).

족소양경의 근

족소양경의 근은 네 번째 발가락에서 시작하여 위로 올라가 바깥쪽 복숭아뼈에 맺히고 올라가 무릎 바깥쪽에 맺히며 갈라진 가지는 허벅지〔髀〕로 올라가는데, 앞의 것은 복토伏兎에 맺히고 뒤의 것은 뒤꽁무니〔尻〕에 맺힌다. 곧바로 가는 것〔直行〕은 겨드랑이로 올라가 젖가슴을 맨다〔繫〕. 곧바로 가는 것은 올라가 겨드랑이로 나오는데, 결분을 뚫고 이마 모서리로 올라가 머리 꼭대기에서 〔다른 가지와〕 서로 만나 〔기를〕 주고받으며〔交〕 다시 턱으로 내려왔다가 광대뼈에 맺힌다. ○ 족소양경의 근이 병들면 네 번째 발가락이 뒤틀리고 무릎을 굽혔다 폈다 하지 못하며 오금의 근이 위로 결분까지 당긴다. 침놓는 방법은 족태양경과 같다(『영추』).

肩不擧, 腋支, 缺盆中紐痛, 不可左右搖. 治在燔鍼劫
刺, 以知爲數, 以痛爲輸, 名曰仲春痺也."

16 '伏兎'는 다리를 폈을 때 대퇴부 앞쪽으로 가장 높
이 솟은 근육을 말한다.

17 '膺', 가슴 응.

18 『靈樞』「經筋第十三」. "足少陽之筋, 起于小指次指,
上結外踝, 上循脛外廉, 結于膝外廉. 其支者, 別起外
輔骨, 上走髀. 前者, 結于伏兎之上, 後者, 結于尻. 其
直者, 上乘䏚季脅, 上走腋前廉, 繫于膺乳, 結于缺盆.
直者, 上出腋, 貫缺盆, 出太陽之前, 循耳後, 上額角,
交巓上, 下走頷, 上結于頄. 支者, 結于目眥爲外維, 其
病小指次指支轉筋, 引膝外轉筋, 膝不可屈伸 膕筋急,
前引髀, 後引尻, 卽上乘䏚季脅痛, 上引缺盆膺乳頸維
筋急. 從左之右, 右目不開, 上過右角, 竝蹻脈而行, 左
絡于右, 故傷左角, 右足不用, 命曰維筋相交 治在燔
鍼劫刺, 以知爲數, 以痛爲輸, 名曰孟春痺也."

足陽明之筋

起于中二指, 結于跗, 上加輔骨[19], 上結于膝[20], 上髀樞[21], 上脇屬脊. 其直者, 循伏兎, 上結于髀, 聚于陰器, 上腹而布, 至缺盆, 上頸挾口, 合于頄, 下結于鼻, 上合于太陽. 太陽爲目上綱, 陽明爲目下綱. ○ 其病, 足中指轉筋, 髀腫㿉疝, 腹筋急引缺盆, 口僻, 目不合. 鍼法, 同上〔靈樞〕[22].

足太陰之筋

起于大指之端, 上結于內踝. 其直者, 絡于膝, 循陰股, 結于髀, 聚于陰器, 上腹, 結于臍, 循腹裏, 散於胸中, 着於脊. ○ 其病, 足大指轉筋, 膝引髀而痛, 陰器紐痛引臍, 脊痛, 鍼法, 同上〔靈樞〕[23].

---

19 馬蒔는 "䯒兌는 둘째발가락에서 시작하지만 그 근은 둘째발가락에서 시작하여 셋째발가락으로 이어진다"고 하였다.

20 '輔骨'은 곧 腓骨이다.

21 '髀樞'는 여러 가지로 해석된다. 1) '機'라고도 하며, 股關節을 가리킨다. 골반 외측 가운데의 髖骨臼 부위, 비골이 깊이 들어가 있는 곳으로 관절을 돌리는 지도리[樞]와 같은 역할을 한다. 곧 關節을 말한다.

2) 비골의 大轉子 부위로, 고관절 외측의 가장 위쪽, 고골이 밖으로 향한 쪽의 가장 두드러져 나온 부위를 말한다(이상 『中醫大辭典』, 1,723쪽). 3) 앞쪽 넓적다리가 움직일 때 중심이 되는 곳, 사타구니와 허벅지가 만나 굽혀지는 곳으로 장골릉의 아래쪽에 근육이 붙는 곳을 말한다.

22 『靈樞』「經筋第十三」. "足陽明之筋, 起于中三指, 結于跗上, 邪外上加于輔骨, 上結于膝外廉, 直上結于

족양명경의 근

족양명경의 근은 둘째발가락에서 시작하여 발등에 맺히고, 올라가 비골〔輔骨〕의 높은 부위를 타고 올라가 무릎에 맺히며, 비추로 올라갔다 옆구리로 올라가서 등뼈에 속한다. 곧바로 가는 것은 복토伏兎를 따라 올라가 허벅지에 맺히고, 생식기에 모였다가 배로 올라가 넓게 퍼졌다가 결분에 다다르며, 앞쪽 목으로 올라가 입을 끼고 돌아서 광대뼈에서 합쳤다가 내려가 코에 맺히고, 다시 올라가 태양의 근과 합친다. 그래서 태양경근은 눈 위쪽의 벼리가 되고, 양명경근은 눈 아래쪽의 벼리가 된다. ○ 족양명경의 근이 병들면 가운뎃발가락이 뒤틀리고 허벅지가 붓고 퇴산㿉疝이 생기며, 배의 근이 결분까지 당기고 입이 돌아가며 눈을 감지 못한다. 침놓는 방법은 족태양경과 같다(『영추』).

족태음경의 근

족태음경의 근은 엄지발가락에서 시작하여 올라가 안쪽 복숭아뼈에 맺힌다. 곧바로 가는 것은 무릎을 얽고 허벅지 안쪽을 따라 올라가 허벅지에 맺히고, 생식기에 모였다가 배로 올라가 배꼽에 맺히며, 뱃속을 따라 가슴 속에서 갈래갈래 흩어져 등뼈에 붙는다. ○ 족티음경의 근이 병들면 엄지발가락이 뒤틀리며 무릎에서 허벅지로 당기고 아프며, 생식기가 조이듯이 아프면서 배꼽까지 당기고 등뼈가 아프다. 침놓는 방법은 족태양경과 같다(『영추』).

<hr>

髀樞, 上循脅屬脊. 其直者, 上循骭, 結于缺. 其支者, 結于外輔骨, 合少陽. 其直者, 上循伏兎, 上結于髀, 聚于陰器, 上腹而布, 至缺盆而結, 上頸, 上挾口, 合于頄, 下結于鼻, 上合于太陽, 太陽爲目上綱, 陽明爲目下綱. 其支者, 從頰結于耳前, 其病足中指支脛轉筋, 脚跳堅, 伏兎轉筋, 髀前腫, 㿉疝, 腹筋急, 引缺盆及頰, 卒口僻, 急者, 目不合."

23 『靈樞』 「經筋第十三」. "足太陰之筋, 起于大指之端內側, 上結于內踝. 其直者, 絡于膝內輔骨, 上循陰股, 結于髀, 聚于陰器, 上腹, 結于齊, 循腹裏, 結于肋, 散于胸中. 其內者, 著于脊. 其病足大指支內踝痛, 轉筋痛, 膝內輔骨痛, 陰股引髀而痛, 陰器紐痛, 下引齊兩脅痛, 引膺中脊內痛. 治在燔鍼劫刺, 以知爲數, 以痛爲輸, 命曰孟秋痺也."

足少陰之筋

起于小指之下, 斜走內踝之下, 結于踵, 上于內輔之下, 循陰股, 結于陰器, 循脊內, 上至項, 結于枕骨, 與足太陽之筋合. ○ 其病, 足下轉筋 所過而結者, 皆痛, 在外者, 不能俛, 在內者, 不能仰. 鍼法, 同上〔靈樞〕[24].

足厥陰之筋

起于大指之上, 結于內踝, 上循脛, 上結內輔之下, 上循陰股, 結于陰器, 絡諸筋. ○ 其病, 足大指內踝, 所過而結者, 皆痛, 陰器不用, 傷於內, 則不起, 傷於寒, 則陰縮入, 傷于熱, 則縱挺不收. 鍼法, 同上〔靈樞〕[25].

手太陽之筋

起于小指之上, 結于腕, 上循臂, 結于肘入, 結于腋下. 其支者, 上繞肩胛, 循頸, 結于耳後完骨. 其支者, 入耳中, 直者, 出耳上, 屬目外眥. ○ 其病, 手小指, 肘內, 腋下痛, 繞肩胛引頸而痛, 耳鳴目瞑. 鍼法, 同上〔靈樞〕[28].

---

24 『靈樞』「經筋第十三」. "足少陰之筋, 起于小指之下, 竝足太陰之筋, 邪走內踝之下, 結于踵, 與太陽之筋, 合而上結于內輔之下, 竝太陰之筋而上, 循陰股, 結于陰器, 循脊內, 挾膂上至項, 結于枕骨, 與足太陽之筋合. 其病足下轉筋, 及所過而結者, 皆痛及轉筋. 病在此者, 主癇瘛及痙, 在外者不能俛, 在內者, 不能仰."

25 『靈樞』「經筋第十三」. "足厥陰之筋, 起于大指之上, 上結于內踝之前, 上循脛, 上結內輔之下, 上循陰股, 結于陰器, 絡諸筋. 其病足大指支內踝之前痛, 內輔痛, 陰股痛轉筋, 陰器不用. 傷於內則不起, 傷於寒則陰縮入, 傷於熱則縱挺不收. 治在行水清陰氣. 其病轉筋者, 治在燔鍼劫刺, 以知爲數, 以痛爲輸, 命曰季秋痺也."

족소음경의 근

족소음경의 근은 새끼발가락 밑에서 시작하여 비스듬히 안쪽 복숭아뼈 아래로 곧장 가서 뒤꿈치에 맺히고, 비골 안쪽 아래로 올라가 안쪽 허벅지를 따라 올라가서 생식기에 맺히며, 등뼈 안쪽을 따라 뒷목에 다다랐다가 올라가서 뒤통수에 맺힌 다음 족태양의 근과 만난다. ○ 족소음경의 근이 병들면 발바닥이 뒤틀리고 〔족소음경 근이〕 지나가면서 맺히는 곳이 모두 아프며, 병이 겉에 있으면 몸을 구부리지 못하고 속에 있으면 젖히지를 못한다. 침놓는 방법은 족태양경과 같다(『영추』).

족궐음경의 근

족궐음경의 근은 엄지발가락 위에서 시작하여 안쪽 복숭아뼈에 맺히고, 정강이를 따라 올라가 비골 안쪽 아래에 맺힌 다음 허벅지 안쪽을 따라 올라가 생식기에 맺히면서 여러 근과 얽힌다. ○ 족궐음경의 근이 병들면 엄지발가락, 안쪽 복숭아뼈, 〔족궐음경의 근이〕 지나가면서 맺히는 곳 모두가 아프며 생식기를 쓰지 못하는데 방사房事로 상하면 발기가 안 되고 찬 기운에 상하면 생식기가 쪼그라들며 열에 상하면 생식기가 늘어지게 된다. 침놓는 방법은 족태양경과 같다(『영추』).

수태양경의 근

수태양경의 근은 새끼손가락 위에서 일어나 손목에 맺히고, 팔을 따라 올라가 팔꿈치로 들어가 맺히며 겨드랑이 아래로 들어가 맺힌다. 갈라진 가지는 어깻죽지를 둘러싸고 올라가서 목을 따라 올라가 귀 뒤의 완골에 맺힌다. 갈라진 가지는 귓속으로 들어가고 곧바로 가는 것은 귀 위쪽에서 나와 바깥쪽 눈초리에 속한다. ○ 수태양의 근이 병들면 새끼손가락과 팔꿈치 안쪽, 겨드랑이 밑이 아프고 어깻죽지에서 앞쪽 목으로 당기고 아프며 귀가 울고 눈이 침침하다. 침놓는 방법은 족태양경과 같다(『영추』).

---

26 '臂'는 손목에서 팔꿈치까지를 말한다.

27 '繞', 두를 요. 둘러싸다, 감다, 얽다.

28 『靈樞』「經筋第十三」. "手太陽之筋, 起于小指之上, 結于腕, 上循臂內廉, 結于肘內銳骨之後, 彈之應小指之上, 入結于腋下. 其支者, 後走腋後廉, 上繞肩胛, 循頸出走太陽之前, 結于耳後完骨. 其支者, 入耳中. 直者, 出耳上, 下結于頷, 上屬目外眥. 其病小指支肘內銳骨後廉痛, 循臂陰, 入腋下, 腋下痛, 腋後廉痛, 繞肩胛引頸而痛, 應耳中鳴痛引頷, 目瞑良久乃得視, 頸筋急則爲筋瘻頸腫. 寒熱在頸者, 治在燔鍼劫刺之, 以知爲數, 以痛爲輸."

手少陽之筋

起于小指次指之端, 結于腕, 上循臂, 結于肘, 上肩走頸. 其支者, 入繫舌本. 其支者, 上曲牙[29], 循耳前, 屬目外眥. ○ 其病, 當所過者, 卽支轉筋[30], 舌卷. 鍼法, 同上[靈樞][31].

手陽明之筋

起于大指次指之端, 結于腕, 循臂, 結于肘, 上臑[32], 結于髃[33]. 其支者, 繞肩胛, 挾脊. 其直者, 從肩髃, 上頸, 其支者, 上頰, 結于頄. ○ 其病, 當所過者, 支痛轉筋, 肩不擧, 頸不可顧. 鍼法, 同上[靈樞][34].

手太陰之筋

起于大指之上, 結于魚[35], 上循臂, 結肘中, 上臑入腋下, 出缺盆, 結髃上, 下結胸裏, 散貫賁[36], 下抵季脇. ○ 其病, 當所過者, 支轉筋[37], 甚成息賁. 鍼法, 同上[靈樞][38].

---

29 '曲牙'는 頰車穴 부위(어금니가 있는 부위)를 가리킨다.

30 '支'는 '당기다'라는 뜻이다.

31 『靈樞』「經筋第十三」. "手少陽之筋, 起于小指次指之端, 結于腕, 上循臂, 結于肘, 上繞臑外廉, 上肩. 走頸, 合手太陽, 其支者, 當曲頰入繫舌本. 其支者, 上曲牙, 循耳前, 屬目外眥, 上乘頷, 結于角. 其病當所過者卽支轉筋舌卷. 治在燔鍼劫刺, 以知爲數, 以痛爲輸, 名曰季夏痺也."

32 '臑'는 팔꿈치에서 어깨까지를 말한다.

33 '髃'는 어깨의 앞쪽, 어깨에서 팔로 흘러내리는 봉우리, 肩峰을 말한다.

34 『靈樞』「經筋第十三」. "手陽明之筋, 起于大指次指之端, 結于腕, 上循臂, 上結于肘外, 上臑, 結于髃. 其支者, 繞肩胛, 挾脊. 直者, 從肩髃上頸. 其支者, 上頰, 結于頄. 直者, 上出手太陽之前, 上左角, 絡頭, 下

수소양경의 근

수소양경의 근은 넷째손가락 끝에서 시작하여 손목에서 맺히고, 팔을 따라 올라가 팔꿈치에 맺히며, 어깨로 올라가 목으로 올라간다. 갈라진 가지는 혀 밑〔舌本〕으로 들어가 혀를 맨다. 갈라진 가지는 곡아曲牙로 올라가고 귀 앞을 따라 바깥쪽 눈초리에 속한다. ○ 수소양경의 근이 병들면 수소양경의 근이 지나가는 곳이 당기고 뒤틀리며 혀가 말린다. 침놓는 방법은 족태양경과 같다(『영추』).

수양명경의 근

수양명경의 근은 둘째손가락 끝에서 시작하여 손목에 맺히고, 팔을 따라 올라가 팔꿈치에 맺히며, 팔죽지로 올라가 어깨뼈 위쪽〔髃〕에 맺힌다. 갈라진 가지는 어깻죽지를 싸고 돌아가서 등뼈를 사이에 끼게 된다. 직행하는 것은 어깨뼈를 따라 앞 목으로 올라가고 갈라진 가지는 뺨으로 올라가 광대뼈에 맺힌다. ○ 수양명경의 근이 병들면 수양명경의 근이 지나가는 곳이 당기고 아프며 뒤틀리고 어깨를 들지 못하며 고개를 돌리지 못한다. 침놓는 방법은 족태양경과 같다(『영추』).

수태음경의 근

수태음경의 근은 엄지손가락 위에서 시작하여 어복魚腹에 맺히고, 팔을 따라 올라가 안쪽 팔꿈치의 가운데에 맺히며, 팔죽지로 올라가 겨드랑이 밑으로 들어갔다가 결분으로 나와 어깨뼈 위쪽에 맺히고, 가슴 속으로 내려가 맺히며, 흉격을 뚫고 퍼져 내려가 허구리에 도달한다. ○ 수태음경의 근이 병들면 지나가는 곳이 당기고 뒤틀리며 심하면 식분息賁이 된다. 침놓는 방법은 족태양경과 같다(『영추』).

右頷. 其病當所過者, 支痛及轉筋, 肩不擧, 頸不可左右視. 治在燔鍼劫刺, 以知爲數, 以痛爲輸, 名曰孟夏痺也."

35 '魚'는 보통 魚腹, 魚際라고 하는데, 엄지손가락과 손바닥이 만나는 살이 도톰한 곳이다.

36 '賁'은 여기에서는 흉격을 가리킨다.

37 '息賁'은 肺積으로 오른쪽 옆구리에 덩어리가 생기고 기가 치밀며 피를 토하는 등의 증상을 말한다.

38 『靈樞』「經筋第十三」. "手太陰之筋, 起于大指之上, 循指上行, 結于魚後, 行寸口外側, 上循臂, 結肘中, 上臑內廉, 入腋下, 出缺盆, 結肩前髃, 上結缺盆, 下結胸裏, 散貫賁, 合賁下, 抵季脅. 其病當所過者支轉筋痛, 甚成息賁, 脅急吐血. 治在燔鍼劫刺, 以知爲數, 以痛爲輸, 名曰仲冬痺也."

手心主之筋[39]

起于中指, 結于肘, 上臂陰, 結腋下, 挾脇. 其支者, 入腋, 散胸中, 結于臂[40]. ○ 其病, 當所過者, 支轉筋, 胸痛, 息賁. 鍼法, 同上〔靈樞〕[41].

手少陰之筋

起于小指之內, 結于銳骨[42], 上結肘, 入腋, 挾乳裏, 結于胸中, 下繫于臍. ○ 其病, 內急, 心承伏梁[43], 下爲肘綱. 其病, 當所過者, 支轉筋, 筋痛. 鍼法, 同上. 其成伏梁唾血膿者, 死不治〔靈樞〕[44].

---

39 '心主'는 '心包'를 말한다.
40 『甲乙經』,『太素』에는 '臂'가 '賁'으로 되어 있다.
41 『靈樞』「經筋第十三」. "手心主之筋, 起于中指, 與太陰之筋並行, 結于肘內廉, 上臂陰, 結腋下, 下散前後挾脅. 其支者, 入腋散胸中, 結于臂. 其病當所過者, 支轉筋前, 及胸痛息賁. 治在燔鍼劫刺, 以知爲數, 以痛爲輸, 名曰孟冬痺也."
42 '銳骨'은 새끼손가락 쪽 팔목 뒤쪽에 튀어나온 뼈이다.
43 '伏梁'은 心積으로 배꼽의 양 옆, 위에 팔뚝만한 덩

수심주경의 근

수심주경의 근은 가운뎃손가락에서 시작하여 팔꿈치에 맺히고, 팔 안쪽으로 올라가 겨드랑이 밑에서 맺히며 옆구리를 끼게 된다. 갈라진 가지는 겨드랑이로 들어가 가슴 속에서 흩어지고 횡격에 맺힌다. ○ 수심주경의 근이 병들면 수심주경의 근이 지나가는 곳이 당기고 뒤틀리며 가슴이 아프고 식분息賁이 생긴다. 침놓는 방법은 족태양경과 같다(『영추』).

수소음경의 근

수소음경의 근은 새끼손가락 안쪽에서 시작하여 예골銳骨에서 맺히고, 올라가 팔꿈치에 맺히며, 겨드랑이로 들어가 젖 속을 끼고 가슴 속에 맺히며 내려가 배꼽에 매달린다. ○ 수소음경의 근이 병들면 속이 켕기고 아래에서 가슴으로 복량伏梁이 치밀며 가슴에서 팔꿈치로 당기는 듯하다. 수소음경의 근이 병들면 지나가는 곳의 근이 당기고 뒤틀리며 근이 아프다. 침놓는 방법은 족태양경과 같다. 복량이 되어 피고름을 토하면 치료하지 못하고 죽는다(『영추』).

어리가 생겨 은밀히 숨어 있고 움직이지 않아서 마치 대들보와 같아 伏梁이라고 하였으며, 가슴까지 이어진다.

44 『靈樞』 「經筋第十三」. "手少陰之筋, 起于小指之內側, 結于銳骨, 上結肘內廉, 上入腋, 交太陰, 挾乳裏, 結于胸中, 循臂, 下繫于臍. 其病內急心承伏梁, 下爲肘網. 其病當所過者, 支轉筋, 筋痛. 治在燔鍼劫刺, 以知爲數, 以痛爲輸. 其成伏梁唾血膿者, 死不治."

膝爲筋府

內經曰, 膝者, 筋之府, 屈伸不能, 行則僂俯, 筋將憊矣.[45] ○ 諸
筋者, 皆屬於節[46]〔靈樞〕.

45『素問』「脈要精微論第十七」.
46『素問』「五藏生成篇第十」.

무릎은 근의 곳집이다

『내경』에서는 "무릎은 근의 곳집인데, 무릎을 굽혔다 폈다 하지 못하고 걸을 때 구부러지는 것은 근이 병들려고 하는 것이다"라고 하였다. ○ 모든 근은 다 관절에 속한다(『내경』).

무릎은 근의 곳집이다

『내경』에서는 "무릎은 근의 곳집인데, 무릎을 굽혔다 폈다 하지 못하고 걸을 때 구부러지는 것은 근이 병들려고 하는 것이다"라고 하였다. ○ 모든 근은 다 관절에 속한다(『내경』).

筋急筋緩

內經曰, 濕熱不攘, 大筋緛短, 小筋弛長, 緛短爲拘, 弛長爲痿. 註曰, 大筋受熱, 則縮而短, 小筋得濕, 則引而長. 縮短, 故拘攣而不伸, 引長, 故痿弱而無力. ○ 靈樞曰, 筋之病, 寒則反折筋急, 熱則筋弛縱不收, 陰痿不用, 寒急用燔鍼, 熱弛, 無用燔鍼. ○ 脈不榮, 則筋急. 仲景云, 血虛則筋急, 此皆血脈不榮於筋而成變. 故丹溪治攣, 用四物湯 方見血門 加減, 本事方, 治筋急, 用養血地黃元, 蓋本乎此也〔綱目〕. ○ 寒則筋急, 熱則筋縮, 急因於堅强, 縮因於短促. 若受濕則弛, 弛因於寬而長. 蓋受寒使人筋急, 受熱使人筋攣. 若但熱而不曾受寒, 亦使人筋緩. 若受濕, 則又引長無力也〔得效〕. ○ 酒煮木瓜粥, 裹筋急痛處, 佳〔綱目〕. ○ 金絲膏, 主風濕筋寒諸病, 可外貼之 方見丹心.

酒煮木瓜粥

治脚膝筋急痛.

大木瓜, 酒水相和, 煮令爛, 研作膏. 熱裹痛處. 冷卽易, 一宿三五度, 便差〔本草〕.

---

47 '攘', 물리칠 양.

48 '緛', 쪼그라들 연.

49 『素問』「生氣通天論第三」.

50 '反折'은 보통 衍文으로 본다.

51 『靈樞』「經筋第十三」. "經筋之病, 寒則反折筋急, 熱則筋弛縱不收, 陰痿不用. 陽急則反折, 陰急則俛不伸. 焠刺者, 刺寒急也, 熱則筋縱不收, 無用燔鍼, 名曰季冬痺也."

52 『靈樞』「經脈第十」.

53 『醫學綱目』 卷之十二 心小腸部 諸痺 「攣」 '活血通經湯'(앞의 책, 216쪽).

54 『醫學綱目』 卷之十 肝膽部 中風 「中深半身不遂舌難言」(앞의 책, 175쪽)에서 '丹', 곧 주진형의 글을 인용하여 나온다. "寒則筋急, 熱則筋緩. 緩因於弛長, 縮因於短促. 若受濕則弛, 弛因於寬而長. 然寒與濕, 未嘗不挾熱, 三者皆因於濕. 然外濕, 非內濕無以啓之, 不能成疾. 致濕之由." 원문과 들고남이 많다.

55 『醫學綱目』 卷之十二 心小腸部 諸痺 「攣」(앞의 책,

근이 당기는 것과 늘어지는 것

『내경』에서는 "습열이 없어지지 않으면 큰 근은 쪼그라들고〔緛短〕 작은 근은 늘어지 는데, 쪼그라들면 '구拘'가 되고, 늘어지면 '위痿'가 된다"고 하였다. 왕빙의 주에서는 "큰 근이 열을 받으면 쪼그라들어 짧아지고 작은 근이 습을 받으면 늘어져서 길어진다. 쪼그라들기 때문에 당기면서 경련이 생겨 펴지를 못하고, 늘어지기 때문에 시들시들해져 근에 힘이 없다"고 하였다. ○『영추』에서는 "근병이 찬 기운에 의하여 생기면 근이 당기며, 열에 의하여 생기면 근이 늘어져 수축하지 못하고 생식기가 늘어져 쓸 수가 없다. 찬 기운 때문에 당기는 데는 뜨겁게 달군 침을 쓰고, 열 때문에 늘어진 데는 달군 침을 쓰지 말라"고 하였다. ○ 맥기〔근에 혈血을〕 대주지 못하면 근이 당긴다. 장기는 "혈이 허하면 근이 당긴다"고 하였는데, 이는 모두 혈맥이 근에 혈을 대주지 못하여 경련이 생기는 것이다. 그래서 주진형은 경련을 치료하는 데에 사물탕(처방은 「혈문」에 있다)에 가감하여 치료하였고, 『보제본사방』에서는 근이 당기는 것을 양혈지황원으로 치료하였는데, 이는 모두 이런 원리에 바탕을 둔 것이다〔『의학강목』). ○ 추우면 근이 당기고〔急〕 뜨거우면 근이 쪼그라든다〔縮〕. 당기는 것은 근이 단단하고 강해졌기 때문이며, 쪼그라드는 것은 근이 짧아졌기 때문이다. 근은 습을 받으면 늘어지는데, 늘어지는 것은 근이 퍼지고 늘어나기 때문이다. 찬 기운을 받으면 근이 당기고 열을 받으면 근이 떨린다. 만약 열만 받고 찬 기운을 받지 않았어도 근은 늘어진다. 만약 습을 받으면 또한 근이 늘어져 힘이 없게 된다(득효). ○ 주자모과죽으로 근이 당기고 아픈 곳을 싸매면 좋다(『의학강목』). ○ 금사고(처방은 『단계심법부여』에 있다)는 풍습과 근이 찬 기운을 받은 모든 병을 다스리는데, 겉에 붙인다.

주자모과죽

다리와 무릎의 근이 당기고 아픈 것을 치료한다.

큰 모과를 술과 물을 반씩 섞은 곳에 넣어 문드러지게 삶은 다음 갈아서 고약을 만든다. 뜨거울 때 아픈 곳에 붙이고 식으면 바꾸어주는데, 하룻밤에 3~5번 정도 하면 낫는다(『증류본초』).

<hr>

216쪽).

56 『丹溪心法附餘』卷之十六「跌撲損傷」에 '金絲膏藥'과 '立應金絲膏' 두 가지 약이 나온다(앞의 책, 547쪽). "金絲膏藥. 治打撲傷損, 閃肭疼痛, 風溫氣痛. 當歸川芎蒼朮香白芝赤芍藥木鱉子大黃草烏頭各半兩, 香油四兩, 瀝靑半斤, 松香半斤, 乳香二錢半另研, 沒藥二錢半爲研. 右前八味, 同香油四兩熬, 去渣瀝靑熬, 軟硬冬軟歲夏, 歲乳香沒藥, 攤膏藥時, 用之." "立應金絲膏. 當歸尾香白芝杏仁草烏生挫用猪牙皂角不蛀者去皮各三錢, 蔥連鬚葉肥者十莖, 白膠香三錢, 瀝靑明者八兩, 黃臘一兩, 乳香另研爲末, 沒藥另研爲末各半兩, 淸油七兩. 上將前項六味, 入淸油內, 依法熬, 濾去渣, 入白膠香瀝靑, 熔化攪勻, 入黃臘又攪勻, 待冷, 入沒乳末, 攪勻."

57 『證類本草』卷二十三 果部三品總五十三種「木瓜」(政和本 444쪽, 四庫本 954쪽). "脚膝筋急瘴, 煮木瓜令爛, 硏作漿粥樣, 用裹痛處. 冷卽易, 一宿三五度, 熱裏便瘥." 원문에서는 『食療』를 인용하였다.

筋痿

內經曰, 肝氣熱, 則膽泄, 口苦, 筋膜乾. 筋膜乾, 則筋急而攣, 發爲筋痿. 思想無窮, 所願不得, 意淫於外[58], 入房太甚, 宗筋弛縱, 發爲筋痿, 及爲白淫. 故下經曰, 筋痿者, 生於肝, 使內[59]也[60]. ○肝氣熱, 爲筋痿, 則筋急而攣〔本草〕[61].

---

58 '意淫於外'는 직접적인 성행위를 하지 못하면서 지속적으로 성적인 상상을 하는 것을 가리키는 것으로 보인다.

59 '使內'에 대하여 王冰은 "使內謂勞役陰力, 費竭精氣也"라고 하여 지나친 성생활을 가리킨다고 하였다.

60 『素問』「痿論第四十四」.

61 『素問』「痿論第四十四」.

근위

『내경』에서는 "간기肝氣가 뜨거워지면 담즙이 흘러나와 입이 쓰고 근막筋膜이 마른다. 근막이 마르면 근이 당기고 떨리는데 이것이 근위筋痿이다. 정욕은 끝이 없는데 원하는 바를 얻지 못하여 그 뜻이 바깥으로 넘치거나 성생활을 지나치게 하면 종근이 늘어져 근위와 백음白淫이 된다. 그래서 『하경』에는 '근위는 간에서 생기는데 성생활이 지나쳐서 그러한 것이다'라고 되어 있다"라고 하였다. ○ 간기가 뜨거우면 근위가 되는데 그러면 근이 당기고 떨린다(본초).

筋瘻

內經曰, 筋脈相引而急, 病名曰瘈, 亦曰瘈瘲, 俗謂之搐, 是也〔綱目〕. ○筋攣, 皆屬肝〔綱目〕. ○熱氣燥爍於筋, 則攣瘈而痛〔河間〕. ○諸熱瞀瘈, 皆屬于火. 熱勝風搏, 併于經絡, 風火相乘, 是以瞀瘈生矣. 治宜祛風滌熱之劑, 折其火熱, 則立愈〔河間〕.

62 『素問』「玉機眞藏論第十九」. "弗治, 腎傳之心, 病筋脈相引而急, 病名曰瘈, 當是之時, 可灸可藥."

63 『醫學綱目』卷之二 陰陽臟腑部「診生死」(앞의 책, 30쪽). "病筋脈相引而急, 病名曰瘈"(『素問』「玉機眞藏論第十九」).

64 『醫學綱目』卷之十一 肝膽部 破傷風「瘈瘲」(앞의 책, 195쪽). "肝脈小急, 亦癎瘈筋攣. 此肝虛也"(『靈樞』「大奇論篇第四十八」).

65 『素問玄機原病式』六氣爲病「熱流」(앞의 책, 348쪽).

근계

『내경』에서는 "근과 맥이 서로 끌어서 당기는 것을 '계종瘈' 라고 한다"고 하였는데, '계종瘈瘲' 이라고도 하며, 민간에서는 쥐가 난다고 하는 것이다(『의학강목』). ○ 근의 경련은 모두 간肝에 속한다(『의학강목』). ○ 열기가 근을 지나치게 말리면 경련이 일면서 뒤틀리고 아프다(『소문현기원병식』). ○ 열로 눈이 흐리고 근이 뒤틀리는 것은 모두 화火 때문이다 열이 왕성한데 풍이 치면 풍열이 경락에 함께 있어 풍과 화가 서로〔의 기〕를 부추기기 때문에 눈이 흐리고 근이 뒤틀리는 것이다. 풍을 없애고 열을 씻어내는 약을 써서 그 화열火熱을 꺾으면 바로 낫는다(『소문병기기의보명집』).

---

66 '瞀', 어두울 무.

67 『素問』「至眞要大論第七十四」.

68 『素問病機氣宜保命集』卷上「病機論第七」(앞의 책, 410쪽).

筋惕肉瞤

詳見寒門.

근과 살이 떨리는 것

「한문」에 자세히 나와 있다.

근과 살이 떨리는 것

「한문」에 자세히 나와 있다.

轉筋

轉筋, 屬血熱〔丹心〕[69]. ○ 有筋轉于足大指, 轉上至大腿近腰結了,
此因奉養厚飮酒, 感風寒而作. 四物湯 方見血門, 加酒芩紅花蒼
朮南星〔丹心〕[70]. ○ 霍亂後轉筋, 詳見霍亂.

69『丹溪心法』卷二「霍亂」(앞의 책, 244쪽).
70『丹溪心法』卷三「脚氣五十五」(앞의 책, 353쪽). '又
　　方'에 나온다. "有筋動於足大趾, 上至大腿近腰結了,
乃因奉養厚遇風寒, 宜四物湯加酒芩紅花蒼朮南星生
薑煎服."

근이 뒤틀리는 것

근이 뒤틀리는 것은 혈血에 열이 있기 때문이다(『단계심법』). ○ 엄지발가락에서 근이 뒤틀리기 시작하여 허벅지를 거쳐 허리 근처에까지 이르는 것은 지나친 봉양을 받거나 술을 마신 뒤 풍한의 침입을 받았기 때문이다. 사물탕(처방은 「혈문」에 있다)에 황금(술로 법제한 것), 홍화, 창출, 남성을 더 넣어 쓴다(『단계심법』). ○ 곽란을 앓은 뒤에 생기는 전근轉筋은 「곽란문」에 자세히 나와 있다.

筋傷證

內經曰, 久行傷筋[71]. ○ 有傷於筋, 縱, 其若不容[72]〔內經〕[73]. ○ 形苦志樂, 病生於筋, 治之以熨引[74]〔內經〕.

근이 상한 증

『내경』에서는 "너무 오래 걸으면 근을 상한다"고 하였다. ○ 근을 상하여 근이 늘어지면 제대로 쓰지 못한다(『내경』). ○ 몸은 힘들고 마음만 즐거우면 병이 근에서 생기는데, 찜질〔熨〕과 도인으로 치료한다(『내경』).

筋病外證

靈樞曰, 目色靑黃赤白黑者, 病在筋.[75]

75 『靈樞』「衛氣失常篇第五十九」.

근병이 겉으로 드러나는 증

『영추』에서는 "눈이 퍼렇거나 누렇거나 벌겋거나 허옇거나 검으면 병이 근에 있는 것이다"라고 하였다.

근병이 겉으로 드러나는 증

『영추』에서는 "눈이 퍼렇거나 누렇거나 벌겋거나 허옇거나 검으면 병이 근에 있는 것이다"라고 하였다.

筋絶證

靈樞曰, 筋絶, 九日死, 何以知之. 手足爪甲靑, 呼罵不休.[76]

---

76 『脈經』 卷四 「診五臟六腑氣絶證候第三」 (『脈經校
釋』, 172쪽).

근의 기가 끊어진 증

『영추』에서는 "근의 기氣가 끊어지면 9일 만에 죽는데 어떻게 알 수 있는가? 손발톱이 퍼렇고 쉼없이 고래고래 욕을 하는 것으로 안다"고 하였다.

舒筋法

治破傷後, 筋攣縮不能伸, 他病筋縮, 亦可. 用大竹管長尺餘, 兩頭鑽一竅, 繫以繩, 掛于腰間. 一坐貼[77], 舉足搓挼[78]之. 勿計工程, 久當有效〔得效〕[79]. ○ 有人墜馬折脛, 脚筋攣縮, 不能行步. 遇一道人, 敎以此法, 數日, 便愈如常〔醫說〕[80].

77 『世醫得效方』卷第十八 正骨兼金鏃科「舒筋法」에
　는 ‘一坐貼’이 ‘平坐貼’으로 되어 있다. 『世醫得效方』의 校注者는 『朱氏集驗醫方』에 따라 ‘每坐則’으로 바꾸어야 한다고 하였다(앞의 책, 301쪽 주 1).
78 ‘搓挼’은 손바닥으로 비비고 주먹으로 문대는 것을 말한다.
79 『世醫得效方』卷之十八 正骨兼金鏃科「舒筋法」(앞의 책, 301쪽).
80 『醫說』卷七 積「搓挼舒筋」(앞의 책, 153쪽).

근을 펴는 방법

'근을 펴는 방법'은 상처를 입은 다음 근에 경련이 생기고 오그라들어 펴지 못하는 것을 치료하는데, 다른 병으로 근이 오그라드는 데도 사용할 수 있다. 길이가 한 자 남짓 되는 대나무의 양 끝에 구멍을 하나씩 뚫고 줄을 꿰어 허리에 두른다. 그리고 의자에 앉아서〔대나무를 발바닥에 붙이고〕다리를 들어〔대나무에 발바닥을〕문지른다. 이 과정을 오랫동안 계속 되풀이하면 확실히 효과가 있다(『세의득효방』). ○ 어떤 사람이 말에서 떨어져 정강이가 부러졌는데 그 다음부터 근에 경련이 생기고 오그라들어 걸어다닐 수가 없었다. 우연히 한 도인을 만나 이 방법을 배워서 며칠 동안 하였더니 곧 나아서 예전처럼 되었다(『의설』).

單方

凡十五種.

溫泉

主諸風寒, 筋骨攣縮者, 可浴之. 濕多者, 不可 〔本草〕[81].

薏苡仁

主熱風, 筋脈攣急, 又主筋急拘攣.

煮粥常服 〔本草〕[82].

獨活

治筋骨拳攣.

煮湯服之 〔本草〕[83].

淫羊藿

治筋骨攣急.

煮湯飲之, 又可釀酒服之 〔本草〕[84].

松節

治筋痛攣急.

剉取 一兩, 入乳香 一錢, 銀石器, 同炒令焦, 爲末, 木瓜酒, 下二錢. 凡筋病, 皆治之 〔本草〕[85].

---

81 『證類本草』 卷五 玉石部下品總九十三種 「溫湯」(政和本 117쪽, 四庫本 210쪽). 원문과 들고남이 있다.

82 『證類本草』 卷六 草部上品之上總八十七種 「薏苡仁」(政和本 140쪽, 四庫本 263쪽). 원문과 들고남이 있다.

83 『證類本草』 卷六 草部上品之上總八十七種 「獨活」

단방

모두 열다섯 가지이다.

온천

풍한으로 생긴 여러 병을 주치한다. 근과 뼈가 오그라드는 사람은 온천에서 목욕하면 좋다. 그러나 습濕이 많은 사람은 해서는 안 된다(『증류본초』).

의이인(율무쌀)

열풍으로 근맥이 오그라들고 당기는 것을 주치한다. 또한 근이 당기고 오그라드는 것도 주치한다.

율무로 죽을 쑤어 늘 먹는다(『증류본초』).

독활(땃두릅나물의 뿌리)

근과 뼈가 말리고 오그라드는 것을 치료한다.

달여 먹는다(『증류본초』).

음양곽(삼지구엽초)

근과 뼈가 오그라들고 당기는 것을 치료한다.

달여 마시거나 술을 담가 먹어도 좋다(『증류본초』).

송절(소나무 마디)

근이 아프고 오그라들며 당기는 것을 치료한다.

송절(썬 것) 한 냥과 유향 한 돈을 은이나 돌로 만든 그릇에 함께 넣어 탈 정도로 볶아서 가루낸 다음 두 돈씩 모과주에 타서 먹는다. 모든 근병을 치료한다(『증류본초』).

(政和本 136쪽, 四庫本 254쪽).

84 『證類本草』 卷八 草部中品之上總五十三種 「淫羊藿」(政和本 185쪽, 四庫本 371쪽).

85 『證類本草』 卷十二 木部上品總七十二種 「松脂」(政和本 269-270쪽, 四庫本 579쪽). 원문에서는 『孫尙藥』을 인용하였다.

何首烏

長筋力.

或丸, 或散, 或浸酒, 久服佳〔本草〕[86].

五加皮

堅筋骨.

或煮服, 或釀酒, 久服〔本草〕[87].

酸棗仁

主筋骨風攣痛.

作末, 和酒服, 或煮粥服〔本草〕[88].

杜冲

能使筋骨强.

或煮服, 或丸服, 並佳〔本草〕[89].

木瓜

入肝, 故益筋, 能强筋骨. 凡筋病, 皆治之.

煮服, 丸服, 皆佳〔本草〕[90].

86 『證類本草』卷十一 草部下品之下總一百五「何首烏」(政和本 240쪽, 四庫本 508쪽).

87 『證類本草』卷十二 木部上品總七十二種「五加皮」(政和本 280쪽, 四庫本 601쪽).

88 『證類本草』卷十二 木部上品總七十二種「酸棗」(政和本 277쪽, 四庫本 594쪽). 원문과 들고남이 있다.

89 『證類本草』卷十二 木部上品總七十二種「杜冲」(政和本 283쪽, 四庫本 608쪽)에는 "主腰脊通, 補中益

하수오

하수오는 근력을 키워준다.

알약을 만들어 먹거나 가루내어 먹거나 술에 담갔다가 먹는데, 오래 먹는 것이 좋다(『증류본초』).

오가피

오가피는 근과 뼈를 단단하게 한다.

달여 먹거나 술을 담가 먹는데, 오래 먹어야 한다(『증류본초』).

산조인

근과 뼈에 풍이 생겨 오그라들고 아픈 것을 치료한다.

가루내어 술에 타서 먹거나 죽을 쑤어 먹는다(『증류본초』).

두충

두충은 근과 뼈를 강하게 한다.

달여 먹거나 알약을 만들어 먹어도 다 좋다(『증류본초』).

모과

모과는 간肝으로 들어가므로 근을 이롭게 하고 근과 뼈를 강하게 한다. 모든 근병을 다스린다.

달여 먹거나 알약을 만들어 먹어도 좋다(『증류본초』).

精氣, 堅筋骨强" 이라고 되어 있다.
90 『證類本草』 卷二十三 果部三品總五十三種 「木瓜」
　(政和本 444쪽, 四庫本 953쪽). 원문과 들고남이
　있다.

覆盆子

益力, 又云倍力.

末服, 丸服, 皆佳〔本草〕[91].

荊芥

治手足筋急.

煮湯飮. 嫩者, 作虀食, 亦可〔本草〕[92].

鹿髓

主筋急痛.

以溫酒和服〔本草〕[93].

羚羊角

主風病筋攣.

鎊取屑煮湯服〔本草〕[94].

諸筋

食之, 令人多筋力. 六畜, 及獐鹿之筋, 皆可食〔本草〕[95].

---

91 『證類本草』卷二十三 果部三品總五十三種 「覆盆子」(政和本 441쪽, 四庫本 947쪽). 원문과 들고남이 있다.

92 『證類本草』卷二十八 菜部中品總一十三種 「假蘇」(政和本 488쪽, 四庫本 1,051쪽). 원문과 들고남이 있다. 假蘇는 荊芥의 다른 이름이다.

93 『證類本草』卷十七 獸部中品總一十七種 「鹿茸」(政和本 353쪽, 四庫本 765쪽). 원문과 들고남이 있다.

복분자(나무딸기, 복분자딸기)

복분자는 힘을 북돋아주는데, 힘을 두 배로 늘려준다고도 한다.
가루내어 먹거나 알약을 만들어 먹어도 좋다(『증류본초』).

형개

손발의 근이 당기는 것을 치료한다.
달여 마신다. 여린 싹은 무쳐 먹으면 좋다(『증류본초』).

녹수(사슴의 골수)

근이 당기고 아픈 것을 주치한다.
따뜻한 술에 타서 먹는다(『증류본초』).

영양각

풍병으로 근이 오그라드는 것을 치료한다.
영양각을 깎아서 나온 가루를 달여 먹는다(『증류본초』).

제근(여러 동물의 힘줄)

여러 동물의 힘줄을 먹으면 사람의 근력을 좋게 한다. 가축이나 노루, 사슴의 근은 모두
먹을 수 있다(『증류본초』).

94 『證類本草』 卷十七 獸部中品總一十七種 「羚羊角」
   (政和本 359쪽, 四庫本 777쪽). 원문과 들고남이
   있다.
95 『證類本草』 卷十七 獸部中品總一十七種 「鹿茸」(政
和本 353-354쪽, 四庫本 765-767쪽). 원문과 들고남
이 있다.

鍼灸法

筋攣, 骨痛, 補魂門〔綱目〕[96]. ○ 膝曲筋急不能舒, 取曲泉〔綱目〕[97]. ○ 筋急不能行, 內踝筋急, 灸內踝四十壯, 外踝筋急, 灸外踝三十壯, 立愈〔千金〕. ○ 膝筋攣急不開, 兩膝內外曲交尖, 各灸二七壯, 卽委陽穴〔綱目〕[98]. ○ 筋轉而痛, 瀉承山或灸二七壯〔綱目〕[99]. ○ 肝熱生筋痿, 補行間瀉太衝〔綱目〕[100]. ○ 筋攣陰縮痛, 灸中封五十壯〔資生〕[101]. ○ 筋會陽陵泉, 筋病治此〔難經〕[102].

---

96 『醫學綱目』卷之七 陰陽臟腑部 刺灸通論「標幽賦」(앞의 책, 114쪽).

97 『醫學綱目』卷之十二 肝膽部 諸痺「攣」(앞의 책, 217쪽).

98 『醫學綱目』에는 '內' 자가 없다.

99 『醫學綱目』卷之十二 肝膽部 諸痺「攣」(앞의 책, 217쪽).

100 『醫學綱目』卷之十四 肝膽部 筋「轉筋」(앞의 책, 274쪽). "轉筋而疼, 灸承山而可治."『醫學綱目』卷之十四 肝膽部 筋「霍亂轉筋」(앞의 책, 275쪽). "霍亂轉筋, 灸承山. 灸二十七壯, 神效."

101 『醫學綱目』卷之十七「諸痿」(앞의 책, 346쪽). "肝

침구법

근에 경련이 일고 뼈가 아픈 데는 혼문을 보한다(『의학강목』). ○ 무릎이 구부러져 근이 당기고 펴지지 않는 데는 곡천에 침을 놓는다(『의학강목』). ○ 근이 당겨 걷지 못하는데 안쪽 복숭아뼈의 근이 당기면 안쪽 복숭아뼈에 뜸을 사십 장 뜨고, 바깥쪽 복숭아뼈의 근이 당기면 바깥쪽 복숭아뼈에 뜸을 삼십 장 뜬다(『천금방』). ○ 무릎의 근이 오그라들고 당겨서 펼 수 없는 데는 두 무릎을 굽혀서 바깥쪽〔살이〕 만나는 끝 점에 뜸을 열네 장 뜨는데 이곳이 바로 위양혈이다(『의학강목』). ○ 근이 뒤틀리고 아픈 데는 승산을 사하거나 뜸을 열네 장 뜬다(『의학강목』). ○ 간肝에 열이 있으면 근위가 생기는데 행간을 보하고 태충을 사한다(『의학강목』). ○ 근이 오그라들어 생식기가 오그라들고 아픈 데는 중봉에 뜸을 오십 장 뜬다(『침구자생경』). ○ 근회는 양릉천이므로, 근병에는 이곳을 치료한다(『난경』).

熱生筋痿, 下白淫, 口苦筋急攣, 色蒼而爪枯者, 補
　　其滎行間, 通其兪太冲, 至春病已.”
102 『鍼灸資生經』卷三「陰痿縮」(앞의 책, 301쪽).
103 『難經』「第四十五難」(앞의 책, 81쪽).

外形篇

骨

明

骨屬腎

內經曰, 腎主骨, 又曰, 腎之合骨也. ○ 少陰者, 冬脈也, 伏行而濡骨髓者也〔內經〕.

---

1 "骨, 滑也. 骨堅而滑也"(『釋名疏證』「釋形體第八」).　　2 『素問』「宣明五氣篇第二十三」.
　여기에서 뼈는 해부를 하여 드러난 것, 고정된 것이　　3 『素問』「五藏生成篇第十」.
　아니라 몸의 외부에서 눈으로 보거나 만지거나 하여　　4 『靈樞』「經脈篇第十」.
　알 수 있는 뼈, 움직이는 뼈를 가리킨다.

뼈는 신에 속한다

『내경』에서는 "신腎은 뼈를 주관한다"고 하였고, 또 "신의 합合은 뼈이다"라고 하였다.
○ 족소음신경은 겨울의 맥으로, 드러나지 않게 다니면서 골수를 적신다(『내경』).

骨爲髓府

內經曰, 骨者, 髓之府. 不能久立, 行則振掉, 骨將憊矣[5]. ○ 髓者, 骨之充也〔內經〕[6]. ○ 骨爲髓之藏, 髓者, 飮食五味之實秀也. 髓虛則骨虛, 勢所必至矣〔直指〕[7].

5 『素問』「脈要精微論第十七」.
6 『素問』「解精微論第八十一」.
7 『仁齋直指』卷十八 身體「身疼方論」(앞의 책, 350쪽).

뼈는 골수의 곳집이다

『내경』에서는 "뼈는 골수의 곳집이다. 오래 서 있지 못하고 걸을 때 흔들리는 것은 뼈가 장차 병들려고 하는 것이다"라고 하였다. ○ 골수는 뼈를 채우는 것이다(『내경』). ○ 뼈는 골수를 저장하는 곳으로, 골수는 마시고 먹는 온갖 음식의 가장 정미로운 것이다. 골수가 비면 뼈가 비는 것은 당연한 것이다(『인재직지』).

脊骨有數

靈樞曰, 膂骨以下至尾骶, 二十一顀, 長三尺. ○ 脊節謂之顀,
脊窮謂之骶〔內經〕. ○ 脊骨, 乃一身之大骨也〔內經〕.

---

8 『素問』「刺熱篇第三十二」. "七椎下間主腎熱, 榮在骶   9 『靈樞』나 『素問』, 王冰의 注에는 나오지 않는다.
也"에 대한 王冰의 注이다.

등뼈의 치수

『영추』에서는 "등뼈에서 꼬리뼈〔骶〕까지는 21개의 마디가 있고, 길이는 석 자이다"라고 하였다. ○ 등뼈의 마디를 '추〔顀〕'라 하고, 등뼈가 끝나는 곳을 '저〔骶〕'라고 한다(『내경』). ○ 등뼈는 몸의 가장 중요한 뼈이다(내경).

顴爲骨本

靈樞曰, 顴骨者, 骨之本也. 顴大則骨大, 顴小則骨小.[10]

10『靈樞』「五變第四十六」. "黃帝曰, 何以候骨之小大,
　　肉之堅脆, 色之不一也. 少兪答曰, 顴骨者, 骨之本也.
　　顴大則骨大, 顴小則骨小."

광대뼈는 뼈의 본보기이다

『영추』에서는 "광대뼈는 뼈의 본보기이다. 광대뼈가 크면 뼈도 크고, 광대뼈가 작으면 뼈도 작다"고 하였다.

『영추』에서는 "광대뼈는 뼈의 본보기이다. 광대뼈가 크면 뼈도 크고, 광대뼈가 작으면 뼈도 작다"고 하였다.

骨寒

黃帝曰, 人有身寒, 湯火不能熱, 厚衣不能溫, 然不凍慄, 是爲
何病. 岐伯對曰, 是人者, 素腎氣勝, 以水爲事[11]. 太陽氣衰, 腎
脂枯不長[12], 一水不能勝兩火. 腎者, 水也而生於骨, 腎不生, 則
髓不能滿, 故寒甚至骨也. 所以不能凍慄者, 肝一陽也, 心二陽
也, 腎孤藏也, 一水不能勝二火, 故不能凍慄. 病名曰, 骨痺,
是人當攣節也[內經][13].

11 '以水爲事'에 대하여 王冰은 房事라 하였고, 張志聰
　　은 水寒한 곳에서 일을 한 것이라고 하였다.
12 '腎脂'는 腎精 중에서 골수의 생성과 관련된 물질을
말한다(『中醫名辭術語精華辭典』, 608-609쪽).
13 『素問』「逆調論第三十四」.

뼈가 시린 것

황제가 "어떤 사람의 몸이 찬데, 뜨거운 물이나 불 기운에도 따뜻해지지 않고 두꺼운 옷을 입어도 따뜻해지지 않으며 그렇다고 추워서 덜덜 떨지도 않는 것은 어떤 병인가" 하고 물으니, 기백이 "이 사람은 평소에 신기腎氣가 왕성한데 수水와 관련된 일을 많이 하여 태양(방광)의 기가 약해지고 신지腎脂가 영양분이 말라서 자라지 못하여 하나의 수〔一水〕가 두 개의 화〔兩火〕를 이기지 못하는 것이다. 신은 수水라서 뼈를 만드는데, 신이 뼈를 만들지 못하면 골수가 뼈에 가득하지 못하여 찬 기운이 뼛속까지 스며든다. 그러나 덜덜 떨지 않는 것은 간肝은 일양一陽이고, 심心은 이양二陽으로 〔양陽은〕 둘인데 신은 외톨이 장臟이므로 하나의 수가 두 개의 화를 이기지 못하기 때문에 덜덜 떨지 않는 것이다. 이 병을 '골비骨痺'라고 하는데, 이런 사람은 뼈 마디마디가 당긴다"고 대답하였다(『내경』).

骨熱

骨熱者, 髓涸齒乾, 乃爲骨熱病也〔內經〕[14]. ○ 口前板齒[15]乾燥者, 骨熱病也〔易老〕. ○ 其或骨間有熱, 以至四肢, 緩弱不擧, 此則骨痿, 欲斯疾之有瘳也, 艱哉〔直指〕[16]. ○ 當與骨蒸門, 參看.

---

14 『素問』 「痿論第四十四」에 "腎主身之骨髓", "腎氣熱, 則腰脊不擧, 骨枯而髓減, 發爲骨痿", "腎熱者, 色黑而齒槁" 등의 구절을 재구성한 것이다.

15 '板齒'는 앞니로, 위아래 네 개가 있으며 門齒, 前齒 라고도 한다.

16 『仁齋直指』 卷九 虛勞 「虛勞方論」(앞의 책, 225쪽).

뼈에 열이 있는 것

뼈에 열이 있으면 골수와 이가 마르는데, 이것이 바로 골열병骨熱病이다(『내경』). ○ 앞니가 마르고 건조하면 골열병이다(역로). ○ 때로 뼛속에 열이 있으면 팔다리가 늘어지고 약해져 들지 못하게 되는데 이것이 바로 골위骨痿이다. 이 병을 치료하고자 하나 어렵다(『인재직지』). ○ 골증 항목을 참고해서 보아야 한다.

骨痿

腎氣熱，則腰脊不擧，骨枯而髓減，發爲骨痿．有所遠行勞倦，
逢大熱而渴，渴則陽氣內伐，內伐則熱舍於腎．腎者，水藏也，
今水不勝火，則骨枯而髓虛，故足不任身，發爲骨痿．下經曰，
骨痿者，生於大熱也〔內經〕[17].

17『素問』「痿論第四十四」．"腎氣熱則腰脊不擧，骨枯
而髓減，發爲骨痿""有所遠行勞倦，逢大熱而渴，渴
則陽氣內伐，內伐則熱舍於腎，腎者水藏也，今水不
勝火，則骨枯而髓虛，故足不任身，發爲骨痿．故下經
曰，骨痿者，生於大熱也."

골위

신기腎氣가 뜨거워지면 허리를 들지 못하고 뼈가 마르며 골수가 줄어들어 골위骨痿가 된다. 오랫동안 걸어 매우 피곤한데 몹시 뜨거운 것을 만나면 진액이 마르고, 진액이 마르면 양陽의 사기邪氣가 속으로 치고 들어가며, 속으로 치고 들어온 열은 신腎에 머물게 된다. 신은 수장水臟인데 수水가 화火를 이기지 못하여 뼈가 마르고 골수가 줄어들기 때문에 다리가 몸을 지탱하지 못하여 골위가 된다. 그래서 『하경』에서는 "골위는 심한 열 때문에 생긴다"고 하였다(『내경』).

骨痛

凡人一身, 風淫濕滯, 血刺痰攻, 皆能作痛. 至於骨之痠疼, 或寒, 或熱, 入裏徹骨, 則倍筵千萬大不侔焉. 病入於骨, 此勞極損傷之不可救藥者也〔直指〕. ○扁鵲曰, 疾在腠理, 湯熨之所及也, 在血脈, 鍼石之所及也, 在腸胃, 酒醴之所及也. 其在骨髓, 雖司命, 無奈之何矣. 夫病在骨髓, 扁鵲以爲難, 則骨髓有病, 病亦惙矣〔資生〕. ○痛風, 骨髓痛, 虎骨散方主之 方見風門 濕熱, 筋骨痛, 二妙散主之 方見風門.

뼈가 아픈 것

일반적으로 사람의 몸은 풍이 침습하거나 습이 막거나 혈이 찌르거나 담이 치면 아프게 된다. 뼈가 시큰거리게 아프기까지 한 것은 찬 기운이나 열기가 뼛속으로 뚫고 들어가 아픔이 두 배, 다섯 배, 천 배, 만 배로도 비할 수가 없다. 병이 뼈에 들어가면 이것은 노극勞極에 의하여 손상된 병으로 약을 구할 수 없는 심한 병이다(『인재직지』). ○ 편작이 "병이 주리腠理에 있으면 뜨거운 찜질로 치료할 수 있고 혈맥에 있으면 침석으로 치료할 수 있으며 장위腸胃에 있으면 술과 약으로 치료할 수 있다. 그러나 병이 골수에 있으면 사명司命도 어떻게 할 수가 없다"고 하였다. 병이 골수에 있으면 편작도 치료하기 어렵다고 한 것으로 보아 골수병은 치료하기 매우 어려운 병이다(『침구자생경』). ○ 통풍과 골수통骨髓痛은 호골산(처방은 「풍문」에 있다)이 주치한다. 습열로 근골이 아픈 데는 이묘산(처방은 「풍문」에 있다)이 주치한다.

骨傷證

內經曰，久立傷骨[26]，又曰，多食甘，則骨痛而髮落[27].

26 『素問』「宣明五氣篇第二十三」.
27 『素問』「五藏生成篇第十」.

뼈가 상한 증상

『내경』에서는 "너무 오래 서 있으면 뼈를 상한다"고 하였고, 또 "단것을 많이 먹으면 뼈가 아프고 머리카락이 빠진다"고 하였다.

骨病外證

靈樞曰, 耳焦枯, 受塵垢者, 病在骨.[28]

28 『靈樞』「衛氣失常篇第五十九」.

뼈의 병이 겉으로 드러난 증후

『영추』에서는 "귀가 초췌하게 마르고 때가 많이 끼는 것은 병이 뼈에 있는 것이다"라고 하였다.

『영추』에서는 "귀가 초췌하게 마르고 때가 많이 끼는 것은 병이 뼈에 있는 것이다"라고 하였다.

骨絶證

病人骨絶者, 齒黃落, 十日死〔脈經〕[29].

29 『脈經』 卷四 「診五臟六腑氣絶證候第三」(『脈經校
釋』, 173쪽).

뼈의 기가 끊어진 증후

뼈의 기氣가 끊어진 환자는 이가 누렇게 되면서 빠지고 10일 만에 죽는다(『맥경』).

뼈의 기가 끊어진 증후

뼈의 기氣가 끊어진 환자는 이가 누렇게 되면서 빠지고 10일 만에 죽는다(『맥경』).

單方

凡十四種.

磁石

強骨氣.

醋淬九次, 水飛, 爲末, 鹽湯調下〔本草〕[30].

地黃

塡骨髓, 主屬骨.

或丸, 或煎, 或釀酒服, 並佳〔本草〕[31].

牛膝

塡骨髓.

或煎, 或丸, 或釀酒服, 皆佳〔本草〕[32].

石斛

治骨中久冷虛損.

丸服, 煎服, 皆佳. 久服, 永無骨痛〔本草〕[33].

단방

모두 열네 가지이다.

자석

자석은 뼈의 기를 강하게 한다.

식초에 아홉 번 담금질한 다음 수비한 가루를 소금 끓인 물에 타서 먹는다(『증류본초』).

지황

골수를 채우고 뼈에 속한 것을 다스린다.

알약을 만들어 먹거나 달여 먹거나 술을 담가 먹어도 좋다(『증류본초』).

우슬(쇠무릎)

골수를 채운다.

달여 먹거나 알약을 만들어 먹거나 술을 담가 먹어도 좋다(『증류본초』).

석곡

뼛속이 오랫동안 차고 허해진 것을 치료한다.

알약을 만들어 먹거나 달여 먹어도 좋다. 오래 먹으면 다시는 뼈가 아프지 않게 된다(『증류본초』).

---

33 『證類本草』 卷六 草部上品之上總八十七種 「石斛」
  (政和本 143쪽, 四庫本 272쪽). 원문과 들고남이
  있다.

五味子

壯筋骨.

作丸, 久服, 佳〔本草〕[34].

知母

主骨熱勞[35].

或丸服, 或煎服, 佳〔本草〕[36].

補骨脂

主骨髓傷敗.

或丸服, 或末服, 並佳〔本草〕[37].

地骨皮

去骨熱.

煮湯常服, 佳〔本草〕[38].

鱉甲

除骨節間勞熱.

取甲灸黃爲末, 酒下一錢, 其肉, 作羹食之, 佳〔本草〕[39].

---

34 『證類本草』卷七 草部上品之下總五十三種「五味子」(政和本 163쪽, 四庫本 319쪽). 원문과 들고남이 있다.

35 '骨熱勞'는 骨蒸勞熱, 곧 골증열을 말한다. 虛勞病일 때 뼛속이 후끈후끈 달아오르는 증상으로, 腎精을 지나치게 소모하였거나 힘든 일을 지나치게 하여 眞陰이 부족하고 혈이 소모되어 골수가 고갈되기 때문에 생긴다. 기침이 나고 미열이 나며 식은땀이 나고 뼛속이 달아오르며 때로 피가래를 뱉거나 각혈하며 유정이 있으면서 몸이 점차 여윈다.

36 『證類本草』卷八 草部中品之上總五十三種「知母」(政和本 183쪽, 四庫本 368쪽). 원문과 들고남이 있다.

오미자

근골을 튼튼하게 한다.

알약을 만들어 오래 먹으면 좋다(『증류본초』).

지모

골증열을 주치한다.

알약을 만들어 먹거나 달여 먹어도 좋다(『증류본초』).

보골지

골수가 상하여 무너진 것을 주치한다.

알약을 만들어 먹거나 가루내어 먹어도 좋다(『증류본초』).

지골피

뼈의 열을 없앤다.

달여서 늘 먹으면 좋다(『증류본초』).

별갑(자라 등딱지)

뼈마디 사이에 있는 노열勞熱을 없앤다.

자라 등딱지를 누렇게 구워 가루낸 다음 한 돈씩 술에 타서 먹고, 고기는 국을 끓여 먹으면 좋다(『증류본초』).

<hr>

37 『證類本草』卷九 草部中品之下總七十八種 「補骨脂」(政和本 209쪽, 四庫本 435쪽). 원문과 들고남이 있다.

38 『證類本草』卷十二 木部上品總七十二種 「枸杞」(政和本 272쪽, 四庫本 583쪽). 원문에서는 『食療』를 인용하였다.

39 『證類本草』卷二十一 蟲魚部中品癖五十六種 「鱉甲」(政和本 402쪽, 四庫本 863쪽). 원문과 들고남이 있다.

川椒

逐骨節寒濕痺痛.

煮服, 丸服, 並佳. 又有服法, 見寒門〔本草〕[40].

海松子

主骨節風.

可作粥常服〔本草〕[41].

鹿茸

壯筋骨.

灸爲末, 和酒服〔本草〕[42].

牛髓

塡骨髓.

以酒和服, 良〔本草〕[43].

黃狗肉

塡骨髓, 爛煮食之〔本草〕[44].

40 『證類本草』 卷十四 木部下品總九十九種 「蜀椒」(政
　和本 317쪽, 四庫本 (687쪽). 원문과 들고남이 있다.

41 『證類本草』 卷二十三 果部三品總五十三種 「海松
　子」(政和本 455쪽, 四庫本 977쪽). 원문과 들고남이
　있다.

42 『證類本草』 卷十七 獸部中品總一十七種 「鹿茸」(政
　和本 353쪽, 四庫本 765쪽). 원문과 들고남이 있다.

43 『證類本草』 卷十七 獸部中品總一十七種 「牛角鰓」
　(政和本 354쪽, 四庫本 768쪽). 원문과 들고남이
　있다.

천초(산초)

뼈마디에 한습寒濕이 들어와 저리고 아픈 것을 몰아낸다.

달여 먹거나 알약을 만들어 먹어도 좋다. 또 다른 복용법은 「한문」에 있다(『증류본초』).

해송자(잣)

뼈마디가 아픈 것을 주치한다.

죽을 쑤어 늘 먹으면 좋다(『증류본초』).

녹용

근골을 튼튼하게 한다.

구워서 가루낸 다음 술에 타서 먹는다(『증류본초』).

우수(소의 골수)

골수를 채워준다.

술에 타서 먹으면 좋다(『증류본초』).

황구육(누렁개의 고기)

개고기는 골수를 채워주는데, 푹 삶아 먹는다(『증류본초』).

---

44 『證類本草』 卷十七 獸部中品總一十七種 「狗陰莖」
   (政和本 358쪽, 四庫本 775쪽).

鍼灸法

骨會, 大杼, 骨病治此, 宜灸之〔難經〕[45]. ○ 筋攣骨痛, 補魂門〔綱目〕[46].
○ 脊膂强痛, 鍼人中〔綱目〕[47].

45 『難經』「第四十五難」(앞의 책, 81쪽). 원문과 들고
　　남이 있다.

46 『醫學綱目』卷之十二 肝膽部 諸痺「攣」(앞의 책,
　　217쪽).

47 『醫學綱目』卷之七 陰陽臟腑部「刺灸通論」(앞의
　　책, 114쪽). "人中除脊膂之强痛."

침구법

골회骨會는 대저大杼이다. 뼈가 병들면 대저를 치료하는데, 이곳에 뜸을 뜬다(『난경』).
○ 근이 떨리고 뼈가 아픈 데는 혼문을 보한다(『의학강목』). ○ 등줄기가 뻣뻣하고 아픈 데
는 인중에 침을 놓는다(『의학강목』).

東醫寶鑑

外形篇

卷之四

동의보감 외형편 제사권

御醫忠勤貞亮扈聖功臣 崇祿大夫 陽平君 臣 許浚 奉教撰

어의 충근정량호성공신 숭록대부 양평군 신하 허준이 하교를 받들어 짓다.

手

手部度數

肩至肘, 長一尺七寸, 肘至腕, 長一尺二寸半, 腕至中指本節,
長四寸, 本節至其末, 長四寸半〔靈樞〕.

팔의 치수

어깨에서 팔꿈치까지의 길이는 한 자 일곱 치이고, 팔꿈치에서 손목까지의 길이는 한 자 두 치 반이며, 손목에서 가운뎃손가락 첫 마디[本節]까지의 길이는 네 치이고, 가운뎃손가락 첫 마디에서 끝까지가 네 치 반이다(『영추』).

手領肩臑肘臂腕

項傍缺盆之上曰肩. ○ 肩下臂上, 通名曰臑. ○ 臑下臂上接處曰肘, 肘, 卽臂節也. ○ 肘下掌上, 名曰臂, 臂有二骨. ○ 臂下掌上節處曰腕, 又曰, 掌後曰腕〔銅人〕. ○ 肢脛者, 人之管以趨上者也〔靈樞〕[2].

2 『靈樞』「刺節眞邪篇第七十五」. "肢脛者, 人之管以趨翔也." 『太素』, 『甲乙經』에는 '肢脛'이 '股胻'으로 되어 있다. '趨翔'은 『大戴禮』「曾子事父母第五十三」에 처음 나오는데, 『儀禮述注』卷三의 注에서 "성큼 걷는 것을 '추'라 하고, 팔을 휘저으며 걷는 것을 '상'이라고 한다(張足曰趨, 行而張拱曰翔)"고 하였다.

팔은 어깨, 팔죽지, 팔꿈치, 팔뚝, 손목을 거느린다

목덜미 옆으로 결분 위까지를 어깨라고 한다. ○ 어깨 아래에서 팔뚝 위쪽까지를 통틀어 팔죽지라고 한다. ○ 팔죽지 아래쪽과 팔뚝 위쪽이 만나는 곳을 팔꿈치라고 하는데, 팔꿈치는 바로 팔뚝의 마디이다. ○ 팔꿈치에서부터 손바닥 위쪽까지를 팔뚝이라고 하는데, 팔뚝에는 두 개의 뼈가 있다. ○ 팔뚝 아래쪽과 손바닥 위쪽이 만나는 마디를 손목이라고 하는데, 어떤 곳에서는 "손바닥 뒤쪽을 손목이라고 한다"고 하였다(동인). ○ 팔다리는 사람의 중요한 곳으로, 이것으로 올라갈 수 있게 된다〔팔을 휘저으며 성큼성큼 걸을 수 있기 된다〕(『영추』).

手五指有名

一曰大指, 二曰鹽指, 三曰長指, 四曰無名指, 五曰小指〔銅人〕.[3]

---

3 『春秋左傳要義』 卷二十二에 "手之五指之名, 曰巨指
食指將指無名指小指也"라고 하였다. '鹽指'는 '啑鹽
指'라고도 하는데, 소금을 찍어 먹는 손가락이라는
뜻이다. 무엇을 먹을 때 주로 검지를 쓰기 때문에 食
指라고도 한다.

손가락 다섯 개에는 모두 이름이 있다

첫 번째는 엄지〔大指〕이고 두 번째는 검지〔鹽指〕이며 세 번째는 가운뎃손가락〔長指〕이고 네 번째는 약지〔無名指〕이며 다섯 번째는 새끼손가락〔小指〕이다(동인).

첫 번째는 엄지〔大指〕이고 두 번째는 검지〔鹽指〕이며 세 번째는 가운뎃손가락〔長指〕이고 네 번째는 약지〔無名指〕이며 다섯 번째는 새끼손가락〔小指〕이다(동인).

四肢爲諸陽之本

內經曰, 四肢者, 諸陽之本也. 陽盛, 則四肢實. 又曰, 諸陽受氣於四肢也.

---

4 『素問』「陽明脈會篇第三十」. "岐伯曰, 四支者, 諸陽之本也. 陽盛則四支實, 實則能登高也."

5 『靈樞』「終始篇第九」. "凡刺之道, 畢于終始, 明知終始, 五藏爲紀, 陰陽定矣. 陰者主藏, 陽者主府, 陽受氣于四末, 陰受氣于五藏."

팔다리는 모든 양의 근본이다

『내경』에서 "팔다리는 모든 양陽의 근본이다. 양이 왕성하면 팔다리도 실하다"고 하였고, 또 "모든 양은 팔다리에서 기氣를 받는다"고 하였다.

手掌以候胃

靈樞曰, 掌中熱者, 腹中熱, 掌中寒者, 腹中寒. ○ 魚上白肉有靑血脈者, 胃中有寒〔靈樞〕. ○ 胃中寒, 則手魚際之絡多靑, 胃中有熱, 則魚際之絡赤. 其暴黑者, 久留痺也. 其有赤有黑有靑者, 寒熱氣也〔靈樞〕. ○ 大指本節後白肉際, 名曰魚, 以其形似魚也, 有穴名魚際〔靈樞〕. ○ 傷寒手心熱者, 邪在裏也, 手背熱者, 邪在表也. 手足溫者, 陽證也, 手足冷者, 陰證也〔回春〕.

6 『靈樞』「論疾診尺篇第七十四」.

7 『靈樞』「論疾診尺篇第七十四」.

8 『靈樞』「經脈篇第十」.

9 『萬病回春』卷之二 內傷 「外傷內傷證辨」(앞의 책, 98쪽). 원문과 들고남이 있다.

손바닥으로 위胃의 기를 살핀다

『영추』에서는 "손바닥이 뜨거우면 뱃속에 열이 있는 것이며, 손바닥이 차가우면 벗속이 찬 것이다"라고 하였다. ○ 어제魚際 부위의 흰 살에 퍼런 핏줄이 있으면 위胃에 찬 기운이 있는 것이다(『영추』). ○ 위 속이 차면 손의 어제 부위의 낙맥이 대개 퍼렇고, 위 속이 뜨거우면 어제의 낙맥이 붉다. 갑자기 시커멓게 되는 것은 오래된 비痺 때문이다. 어제 부위가 검붉고 퍼런 빛이 도는 것은 차고 뜨거운 기가 겸하여 있는 것이다(『영추』). ○ 엄지손가락 첫마디 뒤의 뽀얀 살 부위를 '어魚'라고 하는데, 이는 그 모양이 물고기 같기 때문이며 그곳의 혈穴 이름을 어제라고 한다(영추). ○ 상한에 손바닥이 뜨거우면 사기가 속에 있는 것이고, 손등이 뜨거우면 사기가 겉에 있는 것이다. 손발이 따뜻한 것은 양증陽證이고, 손발이 찬 것은 음증陰證이다(『만병회춘』).

四肢熱

黃帝曰, 人有四肢熱, 逢風寒如炙如火者, 何也. 岐伯曰, 是人者, 陰氣虛陽氣盛, 四肢者, 陽也, 兩陽相得而陰氣虛少[10], 少水不能滅盛火, 而陽獨治. 獨治者, 不能生長也, 獨勝而止耳. 逢風而如炙如火者, 是人當肉爍也〔內經〕[11].

---

10 '兩陽'에 대하여 馬蒔는 "四肢는 陽에 속하고 風도 陽에 속하므로 한번 風寒을 만나면 두 陽이 서로 만나게 된다"고 하였다.

11 『素問』「逆調論第三十四」.

팔다리에 열이 나는 것

황제가 "팔다리에 열이 나는 사람이 풍한을 만나면 불에 덴 듯 열이 나는 것은 무엇 때문인가?" 하고 묻자, 기백이 "그 사람은 음기陰氣가 허하고 양기陽氣가 왕성하기 때문이다. 팔다리도 양陽에 속하여 두 양이 서로를 얻어 더욱 왕성해지는데 음기는 허하여 적으므로, 적은 수水로는 왕성한 화火를 끌 수가 없어 양 홀로 왕성하게 된다. 홀로 왕성하면 낳고 기를 수가 없어서 홀로 왕성할 뿐이다. 풍을 만나 불에 덴 듯 열이 나는 사람은 반드시 살이 마른다"고 하였다(『내경』).

四肢不用

黃帝曰, 脾病而四肢不用, 何也. 岐伯對曰, 四肢, 皆稟氣於胃, 而不得至經, 必因於脾, 乃得稟也. 今脾病, 不能爲胃行其津液, 四肢不得稟水穀氣. 氣日以衰, 脈道不利, 筋骨肌肉, 皆無氣以生, 故不用焉〔內經〕. ○ 四肢解墮者, 脾精之不行也〔內經〕. ○ 帝曰, 人之軃者, 何氣使然. 岐伯曰, 胃不實, 則諸脈虛, 諸脈虛, 則筋脈解墮, 筋脈解墮, 則行陰用力, 氣不能復, 故爲軃. 軃, 謂手足軃曳也〔靈樞〕. ○ 帝曰, 脾與胃以膜相連, 而能爲之行其津液, 何也. 岐伯曰, 足太陰者, 脾也, 爲之行氣於三陰, 陽明者, 胃也, 亦爲之行氣於三陽. 藏府各因其經, 而受氣於陽明, 故爲胃行其津液也〔內經〕. ○ 脾實, 則四肢不擧, 內經曰, 脾太過, 則令人四肢不擧, 是也. 此謂膏粱之疾, 其治宜瀉. 三化湯 方見風門, 調胃承氣湯 方見寒門, 選而用之. 若脾虛, 則四肢不用. 盖脾病, 不能與胃行其津液, 其治宜補. 十全大補湯 方見虛勞, 去邪留正〔保命〕.

---

12 丹波元簡은 "『太素』에서는 '至經'을 '徑至(곧장 이름)'라고 하였는데 이것을 따르는 것이 낫다"라고 하였다.

13 '爲', 할 위. 돕다, 대신하다.

14 『素問』「太陰陽明論第二十九」. "帝曰, 脾病而四支不用, 何也. 岐伯曰, 四支皆稟氣於胃, 而不得至經, 必因於脾, 乃得稟也. 今脾病不能爲胃行其津液, 四

支不得稟水穀氣, 氣日以衰, 脈道不利, 筋骨肌肉皆無氣以生, 故不用焉."

15 『素問』「示從容論第七十六」.

16 '軃', 휘늘어질 타.

17 '行陰'은 성생활을 말한다.

18 『靈樞』「口問第二十八」.

19 『素問』「太陰陽明論第二十九」. "帝曰, 脾與胃以膜

팔다리를 쓰지 못하는 것

황제가 "비脾가 병들면 팔다리를 쓰지 못한다고 하였는데 어째서인가?" 하고 묻자, 기백이 "팔다리는 모두 위胃에서 기氣를 받는데, 위기胃氣는 스스로 경經에 〔곧장〕 이르지 못하고 반드시 비의 도움을 받아야 팔다리가 위기를 받을 수 있다. 그런데 비가 병들면 위에서 진액을 운행하지 못하므로 팔다리가 수곡의 기를 받지 못한다. 그래서 기가 날로 약해지고 경맥이 잘 돌지 않아 근筋, 뼈, 기육의 기가 없어 살지 못하므로 팔다리를 쓰지 못한다"고 대답하였다(『내경』). ○ 팔다리가 늘어져 쓰지 못하는 것은 비의 정精이 돌지 못하기 때문이다(『내경』). ○ 황제가 "사람이 늘어지는 것은 어떤 기 때문인가?" 하고 묻자, 기백이 "위가 실하지 못하면 모든 맥이 허하고 모든 맥이 허하면 근맥이 늘어지고 근맥이 늘어졌는데 성생활〔行陰〕로 무리하게 힘을 쓰면 기가 회복되지 않기 때문에 늘어지게〔彈〕 된다"고 대답하였다. '타彈'는 손발이 늘어지고 끌리는 것이다(『영추』). ○ 황제가 "비는 위와 막膜을 사이에 두고 서로 붙어 있는데, 〔비가〕 위를 대신하여 진액을 운행한다는 것은 무엇인가?" 하고 묻자, 기백이 "족태음경은 비인데 위를 대신하여 기를 삼음경三陰經으로 돌게 하고, 양명陽明은 위인데 〔비가〕 위를 대신하여 기를 삼양경三陽經으로 돌게 한다. 장부는 각각의 경맥을 따라 양명경에서 기를 받으므로 〔비가〕 위를 대신하여 진액을 돌리게 되는 것이다"라고 하였다(『내경』). ○ 비가 실하면 팔다리를 들지 못하는데 『내경』에서 "비기脾氣가 지나치게 많으면 사람이 팔다리를 들지 못한다"고 한 것이 바로 이것이다. 이는 기름진 음식을 많이 먹어 생기는 병으로 설사시켜 치료한다. 삼화탕(처방은 「풍문」에 있다)이나 조위승기탕(처방은 「한문」에 있다) 중에서 골라 쓴다. 만약 비가 허하면 팔다리를 쓰지 못한다. 이것은 티에 병이 들어 위를 대신하여 진액을 운행하지 못하여 생기는 것으로 보하여 치료한다. 십전대보탕(처방은 「허로문」에 있다)으로 사기邪氣를 없애고 정기를 보존한다(『소문병기기의보명집』).

相連耳, 而能爲之行其津液, 何也. 岐伯曰, 足太陰者三陰也, 其脈貫胃屬脾絡嗌, 故太陰爲之行氣於三陰. 陽明者, 表也, 五藏六府之海也, 亦爲之行氣於三陽. 藏府各因其經而受氣於陽明, 故爲胃行其津液. 四支不得稟水穀氣, 日以益衰, 陰道不利, 筋骨肌肉, 無氣以生, 故不用焉."

20 『素問』「玉機眞藏論第十九」. "岐伯曰, 其來如水之流者, 此謂太過, 病在外, 如鳥之喙者, 此謂不及, 病在中. 帝曰, 夫子言脾爲孤藏, 中央土, 以灌四傍, 其太過與不及, 其病皆何如. 岐伯曰, 太過則令人四支不擧, 其不及則令人九竅不通, 名曰重强."

21 『素門病機氣宜保命集』卷中「中風論第十」(앞의 책, 428쪽).

肩臂病因

靈樞曰, 肺心有邪, 其氣流于兩肘[22]. ○ 手屈而不伸者, 其病在筋, 伸而不屈者, 其病在骨, 在骨守骨, 在筋守筋[靈樞][23][24]. ○ 酒家之癖, 多爲項腫臂痛. 盖熱在上焦, 不能清利, 故醞釀日久, 生痰涎, 聚飮氣, 流走於項臂之間, 不腫則痛耳[直指][25]. ○ 臂爲風寒濕所搏, 或睡後手在被外, 爲寒邪所襲, 遂令臂痛. 或乳婦以臂枕兒, 傷於風寒, 亦致臂痛. 寒痛, 宜五積散 方見寒門, 風痛, 宜烏藥順氣散, 濕痛, 宜蠲痺湯 並見風門, 加蒼朮酒防己[醫鑑][26]. ○ 氣血凝滯臂痛, 宜薑黃散, 舒經湯. ○ 風濕臂痛, 宜活絡湯. ○ 七情臂痛, 宜白芥子散. ○ 臂腂痛, 宜五靈脂散. ○ 折傷後手足痛, 宜應痛元.

---

22 『靈樞』「邪客篇第七十一」. "黃帝問於岐伯曰, 人有八虛, 各何以候. 岐伯答曰, 以候五藏. 黃帝曰, 候之奈何. 岐伯曰, 肺心有邪, 其氣留於兩肘. 肝有邪, 其氣留于兩腋. 脾有邪, 其氣留于兩髀. 腎有邪, 其氣留于兩膕."

23 '守'는 '求, 探, 索'의 뜻이다(『黃帝內經靈樞校注語譯』, 天津科學技術出版社, 1989, 95쪽).

24 『靈樞』「終始篇第九」. "凡刺此者, 以指按之, 脈動而實且疾者, 疾寫之, 虛而徐者則補之, 反此者, 病益甚. 其動也, 陽明在上, 厥陰在中, 少陰在下. 膺腧中膺,

어깨와 팔죽지 병의 원인

『영추』에서는 "폐肺와 심心에 사기가 있으면 그 사기가 팔꿈치로 들어간다"고 하였다. ○ 팔을 굽힐 수는 있는데 펴지 못하는 것은 병이 근筋에 있는 것이고, 펼 수는 있는데 굽히지 못하는 것은 병이 뼈에 있는 것이다. 병이 뼈에 있으면 〔병을〕 뼈에서 치료하고 근에 있으면 근에서 치료한다(『영추』). ○ 술을 좋아하는 사람의 병은 대개 뒷목에 종기가 생기며 팔죽지가 아프다. 그 열이 상초에 몰려 내려가지 않고 오래 쌓여 숙성되면 담연痰涎이 생기고 음기飲氣가 뭉쳐 뒷목과 팔로 흘러 들어가서 종기가 생기지 않으면 아프다(『인재직지』). ○ 팔에 풍한습風寒濕이 침입하거나 잠이 든 다음 손을 이불 밖으로 내놓고 자서 찬 기운이 들어오면 팔이 아프다. 또 엄마가 아기에게 팔베개를 해줄 때 풍한에 상하여도 팔이 아프다. 찬 기운으로 아픈 데는 오적산(처방은 「한문」에 있다), 풍으로 아픈 데는 오약순기산, 습으로 아픈 데는 견비탕(두 처방 모두 「풍문」에 있다)에 창출과 방기(술로 법제한 것)를 넣어 쓴다(『고금의감』). ○ 기혈이 뭉쳐서 팔이 아픈 데는 강황산이나 서경탕을 쓴다. ○ 풍습으로 팔이 아픈 데는 활락탕을 쓴다. ○ 칠정七情으로 팔이 아픈 데는 백개자산을 쓴다. ○ 팔과 어깻죽지가 아픈 데는 오령지산을 쓴다. ○ 부러진 후 팔다리가 아픈 데는 응통원을 쓴다.

背臟中背, 肩膊虛者, 取之上. 重舌, 刺舌柱以鈹鍼也. 手屈而不伸者, 其病在筋. 伸而不屈者, 其病在骨. 在骨守骨, 在筋守筋."

25 『仁齋直指』 卷十八 身體 「身疼方論」(앞의 책, 350쪽).

26 『古今醫鑑』 卷十 「臂痛」 '病'(앞의 책, 272쪽).

薑黃散

治臂痛. 非風, 非痰, 盖氣血滯也.

薑黃 三錢, 白朮 一錢半, 羌活, 甘草 各二分半.

右剉作一貼, 水煎服之〔綱目〕[27].

舒經湯

治氣血凝滯于經絡, 臂痛不擧.

薑黃 二錢, 當歸, 海東皮, 白朮, 赤芍藥 各一錢, 羌活, 甘草 各五分.

右剉作一貼, 薑 三片, 同煎, 入沈香磨汁 少許, 服之〔正傳〕[28]. ○ 一名通氣飲子, 有人常患左臂痛不能擧, 或以爲風, 以爲痰, 以爲濕, 諸藥鍼灸, 皆不效, 得此方而愈. 盖氣血凝滯經絡, 不行所致〔澹寮〕[29].

活絡湯

治風濕臂痛.

羌活, 獨活, 川芎, 當歸, 甘草 各一錢, 白朮 二錢.

右剉作一貼, 薑五片, 煎服〔得效〕[30].

27 『醫學綱目』卷之十二 肝膽部 諸痺「痛痺」(앞의 책, 208쪽).

28 『醫學正傳』卷之四「痛風」‘舒筋湯’(앞의 책, 250 쪽). “治臂痛不能擧, 蓋是氣血凝滯經絡不行所致. 一名通氣飲子, 一名五痺湯, 其效如神. 片子姜黃二錢, 甘草灸羌活各五分, 海桐皮去外皮當歸去頭赤芍藥白朮各一錢. 上細切, 作一服, 加生薑三片, 水一盞半, 煎至一盞, 去渣, 磨沉香水少許入內溫服, 凡腰以上痛食后, 腰以下痛食前服.”

29 ‘澹療’는 元代의 僧 繼洪이 撰輯한 『澹療集驗方』을

강황산

팔이 아픈 것을 치료한다. 이것은 풍이나 담으로 아픈 것이 아니라 모두 기혈이 막혀서 생긴 것이다.

강황 서 돈, 백출 한 돈 반, 강활·감초 각 두 푼 반.

위의 약들을 썰어 한 첩으로 하여 물에 달여 먹는다(『의학강목』).

서경탕

기혈이 경락에 뭉치고 막혀 팔이 아프며 들지 못하는 것을 치료한다.

강황 두 돈, 당귀·해동피·백출·적작약 각 한 돈, 강활·감초 각 닷 푼.

위의 약들을 썰어 한 첩으로 하여 생강 세 쪽을 넣고 함께 달인 다음 침향을 갈아서 낸 즙을 조금 넣어 먹는다(『의학정전』). ○ 통기음자라고도 한다. 어떤 사람이 왼쪽 팔이 늘 아파서 들지 못하였다. 풍 때문이라고도 하고 담 때문이라고도 하며 습 때문이라고도 하여 여러 가지 약과 침, 뜸을 써보았지만 효과가 없었는데 이 약을 먹고 나았다. 이 병은 기혈이 경락에 뭉치고 막혀 돌지 못하여 생긴 것이다(담료).

활락탕

풍습으로 팔이 아픈 것을 치료한다.

강활·독활·천궁·당귀·감초 각 한 돈, 백출 두 돈.

위의 약들을 썰어 한 첩으로 하여 생강 다섯 쪽을 넣고 달여 먹는다(『세의득효방』).

말한다.
30 『世醫得效方』 卷第三 大方脈雜醫科 臂痛 「濕證」(앞
　의 책, 49쪽).

白芥子散

治七情鬱結, 營衛凝滯, 肩臂背胛牽引作痛, 時發時止.

白芥子, 木鼈子 各一兩, 沒藥, 木香, 桂心 各二錢半.

右爲末, 每取一錢, 溫酒調下〔得效〕[31].

五靈脂散

治風寒濕氣血壅滯, 臂胛疼痛.

五靈脂, 荊芥穗, 防風, 羌活, 獨活, 穿山甲, 骨碎補, 草烏 製,

甘草節 各五錢, 麝香 半錢.

右爲末, 每二錢, 溫酒調, 臨睡服〔得效〕[32].

應痛元

治折傷後, 爲風寒濕所侵[33], 手足疼痛.

生蒼朮, 破故紙 半生半炒, 骨碎補, 穿山甲 桑灰炒爲珠[34], 生草烏 各

二兩, 茴香 一兩半.

右將草烏剉如麥大, 同連皮, 生薑四兩擂爛[35], 淹兩宿焙乾, 同前

藥爲末, 酒糊和丸, 梧子大, 溫酒下五十丸, 少麻無妨〔得效〕[36].

---

31 『世醫得效方』卷第三 大方脈雜醫科 臂痛 「七情」(앞
　　의 책, 49쪽). "治臂痛外連肌肉, 牽引背胛, 時發時
　　止. 此由榮衛之氣循行失度, 留滯經絡, 與正氣相搏,
　　其痛發則有似癱瘓."
32 『世醫得效方』卷第三 大方脈雜醫科 臂痛 「風證」(앞

의 책, 49쪽).
33 『世醫得效方』에는 '風寒濕'이 '四氣'로 되어 있다.
　　王育學 등 『世醫得效方』의 校注者들은 '四氣'는 뜻
　　으로 보아 '血氣'로 바꾸어야 한다고 하였다(앞의
　　책, 302쪽 주2).

백개자산

칠정으로 〔기가〕 몰려 뭉치고 영기와 위기가 막혀서 어깨와 팔죽지, 어깻죽지가 당겨서 아픈 것을 치료하는데, 〔이 병은〕 아팠다 안 아팠다 한다.

백개자 · 목별자 각 한 냥, 몰약 · 목향 · 계심 각 두 돈 반.

위의 약들을 가루내어 한 돈씩 따뜻한 술에 타서 먹는다(『세의득효방』).

오령지산

풍한습으로 기혈이 막혀 팔죽지가 아픈 것을 치료한다.

오령지, 형개수, 방풍, 강활, 독활, 천산갑, 골쇄보, 초오(법제한 것), 감초절 각 닷 돈, 사향 반 돈.

위의 약들을 가루내어 두 돈씩 따뜻한 술에 타서 자기 전에 먹는다(『세의득효방』).

응통원

뼈가 부러진 후 풍한습의 침입을 받아 손발이 아픈 것을 치료한다.

창출(날것), 파고지(반은 날것, 반은 볶은 것), 골쇄보, 천산갑(뽕나무 재에 볶는데, 구슬처럼 부풀어오르게 한다), 초오(날것) 각 두 냥, 회향 한 냥 반.

초오를 보리알만하게 썰어 껍질째 생강 넉 냥을 간 즙에 이틀간 담갔다가 약한 불어 말린다. 이 초오를 앞의 약들과 함께 가루내어 술로 쑨 풀로 반죽하여 오자대의 알약을 만들어 쉰 알씩 따뜻한 술로 먹는데, 약간 마비되어도 괜찮다(『세의득효방』).

---

34 『世醫得效方』에는 ‘桑灰炒爲珠’가 ‘去腹, 桑灰炒脹
　　爲度, 柴灰亦可’로 되어 있다.
35 ‘擂’, 갈 뢰. 연마하다.
36 『世醫得效方』 卷第十八 正骨兼金鏃科 「止痛」(앞의
　　책, 302쪽).

痰飮多爲臂痛

凡人忽患胸背手脚腰胯, 隱痛不可忍, 連筋骨牽引釣痛, 坐臥不寧, 時時走易不定, 意謂是風證, 或疑是癰疽, 皆非也. 此乃痰涎伏在心膈上下, 變爲此疾〔集要〕. ○ 治臂痛不能擧, 或左右時復轉移, 由伏痰在中脘停滯, 脾氣不得流行, 上與氣搏. 四肢屬脾, 滯而氣不升, 故上行攻臂, 其脈沈細者, 是也. 氣實者, 控涎丹 方見痰門, 最效. 宜用半硝丸, 消痰茯苓丸〔入門〕. ○ 痰飮臂痛, 宜加減茯苓丸, 芎活湯, 半夏芩朮湯. ○ 臂痛, 或麻木, 或戰掉, 皆痰飮所作, 二陳湯 方見痰門, 呑下靑州白元子 方見痰門.

半硝丸

治痰飮流注疼痛.

半夏 二兩, 風化硝 一兩.

右爲末, 薑汁糊和丸, 梧子大, 薑湯下五十丸〔入門〕.

消痰茯苓丸

治痰飮流注, 臂痛不能擧, 時復轉移, 脈沈細.

半夏 二兩, 赤茯苓 一兩, 枳殼 五錢, 朴硝 二錢半.

右爲末, 薑汁糊和丸, 梧子大, 薑湯下三五十丸. 無朴硝, 則以熖硝代之. ○ 有人爲痰飮所苦, 兩手戰掉痛, 不能擧. 服此, 卽愈〔得效〕.

---

37 『醫方類聚』에는 '升'이 '下'로 되어 있다(『精校註　　　38 『醫學入門』 外集 卷六 雜病用藥賦 「痛風」 '古半硝　　譯 東醫寶鑑』 外形篇, 505쪽 주79).　　　　　　　　　　丸'(앞의 책, 504쪽).

담음은 대개 팔을 아프게 한다

사람이 갑자기 가슴, 등, 팔, 다리, 허리, 사타구니가 은근히 아파서 참을 수 없으며, 근골까지 낚싯바늘로 당기듯이 아파서 앉으나 누우나 편안하지 못하고 아픈 곳이 돌아다녀 일정하지 않아 풍증風證이라 짐작하기도 하고, 옹저가 아닌가 여기기도 하지만 모두 아니다. 이것은 담연痰涎이 가슴의 위아래에 잠복해 있다가 변화하여 생긴 병이다(집요). ○ 팔이 아파 들어올리지 못하는데 때로는 왼팔, 오른팔로 왔다 갔다 하는 것은 잠복해 있던 담이 중완中脘에 뭉쳐 있어 비기脾氣가 돌지 못하고 위에서 기와 싸우는 것이다. 팔다리는 비脾에 속하는데, 〔비의 기가〕 막혀 올라가지 못하여 담이 위로 올라가 팔죽지를 공격한 것으로, 맥이 침세沈細한 것이 바로 이것이다. 기가 실한 데는 공연단(처방은 「담음문」에 있다)이 가장 효과가 좋다. 반초환이나 소담복령환을 쓴다(『의학입문』). ○ 담음으로 팔이 아픈 데는 가감복령환, 궁활탕, 반하금출탕 등을 쓴다. ○ 팔이 아프거나 뻣뻣하거나 떨리는 것은 모두 담음 때문으로 이진탕(처방은 「담음문」에 있다)으로 청주백원자(처방은 「담음문」에 있다)를 먹는다.

반초환

담음이 돌아다녀 아픈 것을 치료한다.

반하 두 냥, 풍화초 한 냥.

위의 약들을 가루내어 생강즙으로 쑨 풀로 반죽하여 오자대의 알약을 만들어 쉰 알씩 생강 달인 물로 먹는다(『의학입문』).

소담복령환

담음이 돌아다녀 팔이 아파 들지 못하고 때로는 이 팔, 저 팔로 왔다 갔다 아프며 먹이 침세한 것을 치료한다.

반하 두 냥, 적복령 한 냥, 지각 닷 돈, 박초 두 돈 반.

위의 약들을 가루내어 생강즙으로 쑨 풀로 반죽하여 오자대의 알약을 만들어 서른에서 쉰 알씩 생강 달인 물로 먹는다. 박초가 없으면 염초를 대신 쓴다. ○ 어떤 사람이 담음으로 양손이 떨리고 아파서 팔을 들지 못하였다. 그런데 이 약을 먹고 바로 나았다(『세의득효방』).

---

39 『世醫得效方』 卷第四 大方脈雜醫科 痰飮 「通治」
　　'茯苓圓'(앞의 책, 50쪽).

加減茯苓丸

治濕痰壅滯, 經絡不通, 兩臂作痛, 不能梳洗.

半夏 三兩 以白礬皂角生薑各一兩, 煎湯浸七日取用, 陳皮 鹽水炒, 白芍藥 酒炒, 黃芪 鹽水炒 各二兩, 白茯苓 一兩半, 朴硝 一兩三錢, 海桐皮 酒洗, 薑黃, 木瓜 各一兩, 薄桂, 甘草 各五錢.

右爲末, 薑汁竹瀝糊和丸, 梧子大, 白湯下百丸〔醫鑑〕[40].

芎活湯

治水飲停注經絡, 發爲臂痛.

川芎, 半夏, 赤茯苓, 獨活, 陳皮, 枳殼 各一錢, 白朮, 甘草 各五分.

右剉作一貼, 薑五片, 水煎服〔得效〕[41].

半夏芩朮湯

治痰飲臂痛不能擧.

半夏, 蒼朮 各一錢半, 片芩 酒炒, 白朮, 南星 炮, 香附子 各七分, 陳皮, 赤茯苓 各五分, 威靈仙, 甘草 各三分.

右剉作一貼, 薑五片, 水煎服〔正傳〕[42].

40 『古今醫鑑』卷十「臂痛」‘方’(앞의 책, 272쪽).

41 『世醫得效方』卷第三 大方脈雜醫科 臂痛「痰證」(앞의 책, 50쪽).

42 『醫學正傳』卷之四 痛風「方法」(앞의 책, 248쪽). 처방 명이 ‘潛行散’으로 되어 있다. "用黃柏一味酒浸, 曝干爲細末, 每服方寸匕, 煎四物湯調下, 治血虛陰火痛風藥也, 多服帖數取效. 手臂痛, 是上焦濕痰, 橫行經絡中作痛也. 半夏酒芩白朮南星香附各一錢. 陳

가감복령환

습담이 막아 경락이 통하지 않기 때문에 양팔이 아파 머리를 빗지도 못하고 씻지도 못하는 것을 치료한다.

반하 석 냥(백반·조각·생강 각 한 냥을 달인 물에 7일 동안 담갔다가 꺼내 쓴다), 진피(소금물에 축여 볶은 것), 백작약(술에 축여 볶은 것), 황기(소금물에 축여 볶은 것) 각 두 냥, 백복령 한 냥 반, 박초 한 냥 서 돈, 해동피(술로 씻은 것), 강황, 모과 각 한 냥, 계피(얇은 것), 감초 각 닷 돈.

위의 약들을 가루내어 생강즙과 죽력으로 쑨 풀로 반죽하여 오자대의 알약을 만들어 백 알씩 끓인 물로 먹는다(『고금의감』).

궁활탕

수음水飮이 경락에 들어가 머물러 팔이 아픈 것을 치료한다.

천궁·반하·적복령·독활·진피·지각 각 한 돈, 백출·감초 각 닷 푼.

위의 약들을 썰어 한 첩으로 하여 생강 다섯 쪽을 넣고 물에 달여 먹는다(『세의득효방』).

반하금출탕

담음으로 팔이 아파서 들지 못하는 것을 치료한다.

반하·창출 각 한 돈 반, 황금(술에 축여 볶은 것), 백출, 남성(싸서 구운 것), 향부자 각 일곱 푼, 진피·적복령 각 닷 푼, 위령선·감초 각 서 푼.

위의 약들을 썰어 한 첩으로 하여 생강 다섯 쪽을 넣고 물에 달여 먹는다(『의학정전』).

皮茯苓各五分, 蒼朮一錢半, 葳靈仙三錢, 甘草三分.
上細切, 作一服, 加生薑五片, 水二盞, 煎至一盞, 食
后服."

臂痛有六道經絡

當以兩手伸直, 其臂貼身垂下, 大指居前小指居後, 而定之. 則其臂臑之前廉痛, 屬陽明經, 後廉痛, 屬太陽經, 外廉痛, 屬少陽經, 內廉痛, 屬厥陰經, 內前廉痛, 屬太陰經, 內後廉痛, 屬少陰經. 視其何經, 而用鍼藥治之也〔東垣〕[43].

43 『醫學綱目』 卷之十二 肝膽部 諸痺 「痛痺」(앞의 책,
   208쪽). '垣', 곧 李杲의 글을 인용하였다.

팔이 아픈 데는 여섯 개의 경락에 원인이 있다

두 팔을 곧게 펴서 몸에 붙여 늘어뜨려 엄지손가락은 앞쪽, 새끼손가락은 뒤쪽을 향하게 한 후 경락을 정한다. 〔이런 상태에서〕 팔죽지의 앞쪽이 아픈 것은 양명경에 속하고 뒤쪽이 아픈 것은 태양경에 속하며 바깥쪽이 아픈 것은 소양경에 속하고 안쪽이 아픈 것은 궐음경에 속하며 안쪽의 앞이 아픈 것은 태음경에 속하고 안쪽의 뒤가 아픈 것은 소음경에 속하게 된다. 그러므로 어떠한 경락이 아픈지를 살펴 침과 약으로 그 경락을 치료한다(동원).

風淫末疾

詳見風門.

結陽證

詳見浮腫.

十指麻木

詳見皮部.

풍이 들어와 팔다리가 병든 것

「풍문」에 자세히 나와 있다.

결양증

「부종문」에 자세히 나와 있다.

열 손가락이 뻣뻣한 것

「피문」에 자세히 나와 있다.

肩臂骨脫臼

兩肩頭冷疼, 尤不可忍, 屢見將中風[44]. 人臂骨脫臼, 不與肩相連接, 多有治不愈者. 要之纔覺肩上冷疼[45], 必先灸肩髃等穴, 毋使至於此, 極可也〔資生〕[46]. ○ 留飮之證, 四肢歷節痛, 氣短脈沈. 久則令人骨節蹉跌. 宜導痰湯 方見痰門, 加減用之〔入門〕[47].

---

44 여기에서의 '中風'은 넓은 의미에서의 '풍에 맞다', '풍에 적중되다'라는 뜻이다. '중풍'이 뇌혈관 장애를 가리키기 시작한 것은 대체로 明代부터이다. 여기 인용된 『鍼灸資生經』은 宋代인 1220년에 간행되었다.

45 '纔', 겨우 재. 잠깐.

46 『鍼灸資生經』 卷五 「肩痺痛」(앞의 책, 371쪽).

47 『醫學入門』 外集 卷四 雜病分類 外感 風類 「七情刺痛食停痰」(앞의 책, 357쪽). 『醫學入門』 外集 卷二 雜病用藥賦 「風」 '導痰湯' (앞의 책, 491쪽).

어깨가 빠진 것

양쪽 어깨의 끝이 시리면서 아프고, 심하면 참을 수 없이 아팠다가 결국 중풍이 되는 것을 여러 번 보았다. 팔이 빠져 어깨와 붙지 않는 것은 치료하여도 낫지 않는 경우가 많다. 결론적으로 어깨가 약간 시리고 아프다고 느끼면 바로 반드시 견우혈 등에 먼저 뜸을 떠서 어깨가 빠지는 경우에까지 이르지 않게 하는 것이 가장 좋다(『침구자생경』). ○ 유음留飮으르 생기는 증상은 팔다리의 마디가 돌아다니면서 아프며 숨이 차고 맥이 침沈하다. 이것이 오쾌되면 뼈마디가 뒤틀린다. 도담탕(처방은 「담음문」에 있다)을 가감하여 쓴다(『의학입문』).

手循衣撮空摸床[48]

傷寒熱病之極, 手循衣撮空摸床者, 凶. 産後血脫, 亦有此證〔綱目〕.[49] ○病人手尋衣領, 及亂捻物者, 肝熱也. 手捫眉目鼻面者,[50] 肺熱也〔綱目〕.[51] ○傷寒熱病, 尋衣撮空, 許學士, 說作肝熱風淫末疾. 此論雖然, 莫若斷之. 爲肺熱似爲愈矣. 其人必譫言妄語, 經曰, 肺邪入心爲譫語.[52] 兼上焦有疾, 肺必主之, 手經者, 上焦也. 此肺之體肝之用. 肝主血, 血者, 陰物也. 陰不能自動. 盖肺主氣, 爲氣所鼓舞. 故靜者得動. 一者說肝之用, 一者說肺之體, 此天地互爲體用也〔東垣〕.[53]

48 ‘撮空’은 허공에 무엇인가 있는 듯하여 자꾸 잡고 쫓는 행동을 하는 것을 말한다.

49 『醫學綱目』卷之十六 心小腸部 諸痛門 譫妄 「循衣撮空」(앞의 책, 318쪽). 원문과 들고남이 있다.

50 『醫學綱目』에는 ‘搯’(꺼낼 도, 두드리다)가 ‘掐’(딸 겹, 할퀴다)으로 되어 있다.

51 『醫學綱目』卷之三十六 小兒部 「小兒通治」(앞의 책, 817쪽). ‘錢’, 곧 錢乙의 글을 인용하였다.

52 『難經』「第四十九難」. “當譫言妄語. 何以言之. 肺主聲. 入肝爲呼, 入心爲言, 入脾爲歌, 入腎爲呻, 自入爲哭. 故知肺邪入心爲譫言妄語也. 其病身熱, 洒洒惡寒, 甚則喘咳, 其脈浮大而濇.”

손으로 옷을 만지작거리고 헛손질하며 침상을 더듬는 것

상한열병이 심해져 손으로 옷을 만지작거리고 헛손질하며 침상을 더듬으면 예후가 매우
나쁘다. 아이를 낳은 후 피를 많이 흘려도 이런 증상이 나타난다(『의학강목』). ○ 환자가 손
으로 옷깃을 만지작거리고 무엇인가를 어지럽게 비비 꼬는 것은 간肝의 열 때문이다. 손으로
눈썹, 눈, 코, 얼굴을 할퀴는 것은 폐肺의 열 때문이다(『의학강목』). ○ 상한열병에 옷을 만
지작거리고 헛손질하는 것을 허숙미는 간열肝熱과 풍사로 팔다리가 병든 것이라고 하였다.
이 말은 그럴 듯하지만 그렇다고 단정하기는 어렵다. 폐열 때문이라고 하는 것이 더 나을 듯
하다. 헛소리를 하고 이랬다저랬다 하는 것을 『난경』에서는 "폐사肺邪가 심心에 들어가면 헛
소리를 한다"고 하였다. 아울러 상초가 병든 것은 반드시 폐 때문이며, 팔의 경락도 상초에
있다. 〔이 두 가지 모두 이치에 맞는다. 왜냐하면〕 폐는 체體이고 간은 용用이기 때문이다.
간은 혈血을 주관하는데 혈은 음陰에 속하는 물질〔陰物〕이다. 음은 스스로 움직이지 못한다.
폐는 기를 주관하는데, 기가 혈을 움직이게 한다. 그래서 움직이지 않는 것에 움직임이 생긴
다. 이렇게 하나는 간의 용을 이야기하였고, 하나는 폐의 체를 이야기한 것으로 이것은 천지
天地가 서로 체용體用이 되기 때문이다(『차사난지』).

---

53 『此事難知』 卷下「尋衣撮空何藏所主」. "傷寒熱病,
尋衣撮空. 許學士說作肝熱風淫末疾, 故手爲之尋衣
撮空. 此論雖然, 莫若斷之, 爲肺熱似爲愈矣. 其人必
譫言妄言, 經曰, 肺入火爲譫語, 兼上焦有疾, 肺必主
之, 手經者上焦也, 二者皆當其理, 果何如哉. 天地互
爲體用, 此肺之體肝之用, 肝主諸血, 血者陰物也, 此
靜體何以自動, 盖肺主諸氣, 爲氣所鼓舞, 故靜得動.
一者說肝之用, 一者說肺之體, 此天地互爲體用也,
二者俱爲當矣."

心虛手振

心虛手振, 見神門. ○ 酒客手振, 見內傷.

심이 허하여 손이 떨리는 것

심이 허하여 손이 떨리는 것은 「신문」에 나와 있다. ○ 술꾼의 손이 떨리는 것은 「내상문」에 나와 있다.

手爪占病

內經曰, 肝之合, 筋也, 其榮, 爪也. ○ 肝熱者, 色蒼, 而爪枯〔內經〕. ○ 病人爪甲白者, 不治. ○ 病人爪甲靑者, 死. ○ 病人手足爪甲下肉黑者, 八日死. ○ 病人手掌腫無文者, 死〔扁鵲〕.

54 『素問』「五藏生成篇第十」.

55 『素問』「痿論第四十四」.

56 『備急千金要方』卷第二十八 平脈 「扁鵲華佗察聲色要訣第十」(앞의 책, 978쪽). "病人爪甲靑者死, 病人爪甲白者不治, 病人手足爪甲下肉黑者八日死, 病人榮衛竭絶面浮腫者死, 病人卒腫其面蒼黑者死, 病人手掌腫無文者死."

손톱으로 병을 안다

『내경』에서는 "간肝의 합合은 근이고, 간의 상태는 손톱에 나타난다"고 하였다. ○ 간에 열이 있으면 얼굴이 퍼렇고 손톱이 마른다(『내경』). ○ 환자의 손톱이 허옇게 되면 치료하지 못한다. ○ 환자의 손톱이 퍼렇게 되면 죽는다. ○ 환자의 손발톱 밑의 살이 시커멓게 되면 9일 만에 죽는다. ○ 환자의 손바닥이 부어서 손금이 없어지면 죽는다(편작).

代指

代指者, 指頭先腫焮熱掣痛. 然後於爪甲邊結膿潰破. 甚者, 爪甲俱脫〔入門〕[57]. ○ 代指, 亦謂之天蛇頭瘡〔綱目〕[58]. ○ 天蛇頭瘡, 開口腫痛, 以雄黃入雞子內, 以患指浸其中一宿, 次早更以蜈蚣燒烟熏病指, 一二次卽消〔入門〕[59]. ○ 治代指, 蒲公英與蒼耳草等分, 爲末, 好醋濃煎, 浸洗卽愈〔丹心〕[60]. ○ 蒲公英擣細, 水和去滓服之, 滓盦患處, 累效〔丹心〕[61][62]. ○ 手指忽腫痛, 名爲代指, 熖硝煎湯, 淋漬之. 又取烏梅核中仁, 爲末, 醋調成膏. 入指漬之, 自愈〔本草〕[63]. ○ 又猪脂, 和蚯蚓, 擣爛付之. 又田螺生, 擣碎付之〔本草〕[64]. ○ 生雞卵, 開一孔, 將指浸之, 三箇, 卽愈〔綱目〕[65]. ○ 手足觸木惡刺, 及狐尿刺, 腫痛, 蒲公英摘取白汁, 多塗, 立差〔入門〕[66][67].

57 『醫學入門』 外集 卷五 外科 手部 「代指」(앞의 책, 473쪽).

58 『醫學綱目』 卷之十九 心小腸部 癰疽所發部分名狀 不同 「天蛇頭代指」(앞의 책, 404쪽).

59 『醫學入門』 外集 卷五 外科 手部 「甲疽」(앞의 책, 473쪽).

60 『醫學綱目』 卷之十九 心小腸部 癰疽所發部分名狀 不同 「天蛇頭代指」(앞의 책, 404쪽). '丹', 곧 朱震亨 의 글을 인용하였다.

61 '盦', 뚜껑 암.

62 『醫學綱目』 卷之十九 心小腸部 癰疽所發部分名狀 不同 「天蛇頭代指」(앞의 책, 404쪽). '世', 곧 『世醫

생인손

생인손은 먼저 손가락 끝이 욱신욱신 쑤시며 붓고 당기듯이 아프다. 그런 다음 손톱 옆이 곪아터진다. 심하면 손톱이 모두 빠진다(『의학입문』). ○ 생인손은 '천사두창天蛇頭瘡'이라고도 한다(『의학강목』). ○ 천사두창에 창이 벌어져 붓고 아픈 데는 웅황을 넣은 달걀 속에 아픈 손가락을 넣고 하룻밤 잔다. 다음 날 아침에는 다시 지네 태운 연기를 아픈 손가락에 쏘인다. 이렇게 한두 번만 하면 없어진다(『의학입문』). ○ 생인손에는 포공영과 창이초 각 같은 양을 가루내어 좋은 식초에 진하게 달인 다음 이 물에 생인손을 담가 씻으면 낫는다(단심). ○ 포공영을 곱게 찧어서 물에 탄 다음 즙을 짜내어 마신다. 남은 찌꺼기로는 아픈 곳을 싸맨다. 여러 번 써서 효과가 있었다(단심). ○ 손가락이 갑자기 붓고 아픈 것을 생인손이라고 하는데, 〔생인손을〕 염초 달인 물에 담근다. 또 오매 씨 속의 씨앗을 가루내어 식초에 개어 고를 만든다. 이 고에 손가락을 담그면 저절로 낫는다(『증류본초』). ○ 또 돼지비계와 지렁이를 잘 빻아서 섞어 붙이거나 우렁이 날것을 찧어서 붙인다(『증류본초』). ○ 날달걀에 구멍을 내어 손가락을 넣어 담근다. 이렇게 세 개만 하면 낫는다(『의학강목』). ○ 손발이 나무 가시에 찔리거나 호뇨자狐尿刺로 붓고 아픈 데는 포공영에서 하얀 즙을 내어 여러 번 바르면 바로 낫는다(『의학입문』).

득效方』을 인용하였다.

63 『證類本草』卷二十三 果部三品總五十三種「梅實」
(政和本 443쪽, 四庫本 952쪽).

64 『證類本草』卷十八 獸部下品總二十一種「豚卵」(政和本 366쪽, 四庫本 792쪽). 원문과 들고남이 있다.

65 『醫學綱目』卷之二十 心小腸部「丹熛痤疹」(앞의 책,

411쪽). "治諸腫丹毒. 伏龍肝不拘多少爲末, 用雞子白和敷之, 日三次, 甚妙."

66 '狐尿刺'는 螳螂(사마귀)과 같은 곤충의 분비물이 손에 묻어 반점이 생기며 붓고 아픈 毒瘡이다.

67 『醫學入門』內集 卷二 本草分類「治瘡門」(앞의 책, 200쪽).

手足皸裂[68]

冬月手足皸裂作痛, 宜用黃蠟膏, 臘享膏 方見雜方.[69] ○ 手足皸裂, 取生薑汁, 紅糟[70], 白鹽, 臘猪脂, 同研爛炒. 熱擦, 入皸內. 一時雖痛, 少頃卽安〔綱目〕.[71] ○ 冬月冒涉凌凍, 面目手足皸裂血出作痛. 猪腦髓, 着熱酒中, 以洗之, 差〔本草〕.[72] ○ 又兔腦髓生塗之. 雀腦髓, 亦可〔本草〕.[73] ○ 又百沸湯洗後, 油髮灰付之, 卽安. 白芨末, 水調塗之, 亦效〔丹心〕.[74]

黃蠟膏

治冬月手足皸裂作痛.

淸油五錢, 慢火煎沸, 入黃臘一塊, 再煎, 候熔入胡粉五倍子末各少許, 熬令紫色爲度. 先以熱湯洗患處, 火上烘乾. 用藥付上, 以紙貼之. 其痛立止. 入水, 亦不落〔得效〕.[75]

---

68 ‘皸’, 틀 균. 손발이 얼어 터지다, 트다.
69 이 처방은 雜病篇「諸瘡門」에 나온다.
70 ‘糟’, 전국 조. 거르지 않은 술, 지게미.
71 『醫學綱目』 卷之二十 心小腸部 丹熛瘭疹「手足皴裂脚縫爛」(앞의 책, 423쪽).

72 『證類本草』 卷十八 獸部下品總二十一種「豚卵」(政和本 366쪽, 四庫本 792-793쪽).
73 『證類本草』 卷十七 獸部中品總一十七種「兔頭骨」(政和本 362쪽, 四庫本 783쪽). 『太平聖惠方』을 인용하였다.

손발이 트는 것

겨울에 손발이 터서 아픈 데는 황랍고나 납향고(처방은 「제창문」에 있다)를 쓴다. ⊂ 손발이 튼 데에는 생강즙, 홍조, 흰 소금, 선달에 잡은 돼지비계를 함께 문드러지게 갈아 볶아서 뜨거울 때 문질러 튼 살 속으로 넣는다. 잠깐은 아프지만 조금 지나면 편안해진다(『의학강목』). ○ 겨울에 추위를 무릅쓰고 손발에 물이 닿는 일을 하면 얼굴이나 손발이 터서 피가 나고 아프다. 뜨거운 돼지의 골을 따뜻한 술에 넣어 튼 곳을 씻으면 낫는다(『증류본초』). ○ 또 토끼 골 날것을 바르거나 참새 골을 발라도 된다(『증류본초』). ○ 또한 팔팔 끓인 물로 씻은 다음 기름기 있는 머리카락 태운 재를 붙이면 낫는다. 백급가루를 물에 개어 발라도 효과가 있다(단심).

황랍고

겨울에 손발이 터서 아픈 것을 치료한다.

참기름 닷 돈을 약한 불로 끓인 다음 황랍 한 덩어리를 넣고 다시 끓이는데, 황랍이 녹으면 호분과 오배자가루를 조금씩 넣으면서 붉은빛이 날 정도로 졸인다. 먼저 뜨거운 물로 아픈 곳을 씻고 불 위에서 물기를 말린 다음 약을 붙이고 그 위를 종이로 싼다. 그러면 통증이 바로 멎는다. 이렇게 붙이면 물에 넣어도 약이 떨어지지 않는다(『세의득효방』).

---

74 『醫學綱目』 卷之十九 心小腸部 癰疽所發部分名狀
  不同 「瘰癧馬刀」(앞의 책, 398쪽). "治諸瘰疾. … 及
  將白芨末水調塗上, 立效."
75 『世醫得效方』 卷第十七 瘡腫科 「手足裂腫」(앞의
  책, 319쪽).

單方

凡十四種.

羌活

治肢節痛.

煎湯服之〔東垣〕[76].

防風

治四肢拘攣.

煎湯服, 或丸服〔本草〕[77].

細辛

治手足拘急.

或煎服, 或末服, 皆佳〔本草〕[78].

蒼耳子

主四肢拘攣痛.

取三兩, 炒搗末, 水一升半, 煎至半, 去滓呷服〔本草〕[79].

---

76 『醫學綱目』卷之三 陰陽臟腑部「隨症用藥」(앞의 책, 47쪽). '垣', 곧 李杲의 글을 인용하였다.

77 『證類本草』卷七 草部上品之下總五十三種「防風」(政和本 158쪽, 四庫本 306쪽). 원문과 들고남이 있다.

78 『證類本草』卷六 草部上品之上總八十七種「細辛」(政和本 143쪽, 四庫本 271쪽). 원문과 들고남이 있다.

단방

모두 열네 가지이다.

강활

팔다리의 마디가 아픈 것을 치료한다.

달여 먹는다(동원).

방풍

팔다리가 당기고 떨리는 것을 치료한다.

달여 먹거나 알약을 만들어 먹는다(『증류본초』).

세신(족두리풀 뿌리)

손발이 뻣뻣하게 당기는 것을 치료한다.

달여 먹거나 가루내어 먹어도 좋다(『증류본초』).

창이자(도꼬마리 씨)

팔다리가 당기고 떨리며 아픈 것을 주치한다.

창이자 석 냥을 볶은 다음 빻아서 가루낸다. 이것에 물 한 되 반을 넣고 반이 되게 달인 후 찌꺼기를 버리고 마신다(『증류본초』).

---

79 『證類本草』卷八 草部中品之上總五十三種 「菓耳
　　實」(政和本 173쪽, 四庫本 342쪽). 원문과 들고남이
　　있다.

天麻

主四肢拘攣.

水煎服, 或蒸熟食, 或生食, 並佳〔本草〕[80].

淫羊藿

治四肢不仁.

水煎服, 或浸酒服, 並佳〔本草〕[81].

地膚草

主手足煩疼.

水煮服日三〔本草〕[82].

桑枝茶

療臂痛.

可常飮之. 有人療兩臂痛, 百藥不效, 服此, 卽愈〔綱目〕[83].

五倍子

治手足皸裂.

搗爲末, 調牛腦髓. 塡封, 卽愈〔得效〕[84].

80 『證類本草』 卷九 草部中品之下總七十八種 「天麻」 (政和本 202쪽, 四庫本 415쪽). 원문과 들고남이 있다.

81 『證類本草』 卷八 草部中品之上總五十三種 「淫羊藿」(政和本 185쪽, 四庫本 371쪽). 원문과 들고남이 있다.

82 『證類本草』 卷七 草部上品之下總五十三種 「地膚子」(政和本 165쪽, 四庫本 324쪽). 원문과 들고남이

천마(수자해좆)

팔다리가 당기고 떨리는 것을 주치한다.

물에 달여 먹거나 쪄서 익혀 먹거나 날로 먹어도 좋다(『증류본초』).

음양곽

팔다리의 감각이 무딘 것을 치료한다.

물에 달여 먹거나 술에 담가 먹어도 좋다(『증류본초』).

지부초(댑싸리)

손발이 욱신욱신 아픈 것을 주치한다.

물에 달여 하루 세 번 먹는다(『증류본초』).

상지차(뽕나무 가지 차)

팔이 아픈 것을 치료한다.

늘 마시면 좋다. 어떤 사람이 양쪽 어깨가 아파서 치료를 하였는데 모든 약이 효과가 없었다. 그런데 이 약을 먹자 바로 나았다(『의학강목』).

오배자(붉나무 벌레집)

손발이 튼 것을 치료한다.

오배자를 찧어 가루낸 다음 소의 골에 개어 이것을 튼 곳에 메워 넣고 싸매면 바로 낫는다(『세의득효방』).

있다.

83 『醫學綱目』 卷之十 肝膽部 中風 「中淺半身偏痛舌能言」 ‘服桑枝法’(앞의 책, 165쪽). 원문과 들고남이 있다.

84 『世醫得效方』 卷第十七 瘡腫科 「手足裂凥」 ‘秘方’ (앞의 책, 319쪽).

松脂

療代指.

入蠟熔化, 候溫以籠指頭, 卽差〔本草〕.

醬淸

治手指掣痛.

和蜜溫漬之, 卽愈〔本草〕[85].

鹿髓脂

主四肢不隨.

和酒服之, 佳〔本草〕[86].

馬糞

治毒熱攻手足, 腫痛欲脫.

水煮馬糞取汁溫漬之〔本草〕[87].

虎骨酒

治臂脛痛. 不計深淺, 皆效.

虎脛骨 熬黃擣末 二兩, 羚羊角 屑 一兩, 白芍藥 剉 二兩.

右以好酒五升浸之, 春夏七日, 秋冬倍之. 每日空腹飮一盃. 冬月欲速服, 銀器盛置爐中三兩日, 卽可服〔本草〕[88].

---

85 『證類本草』卷二十六 米穀部下品總一十八種「醬」
(政和本 473쪽, 四庫本 1,016쪽). 『千金方』을 인용하
여 "治指攣痛, 以醬淸和蜜, 任多少溫傅之, 愈"라고
하였다.

86 『證類本草』卷十七 獸部中品總一十七種「鹿茸」(政
和本 353쪽, 四庫本 766쪽). 원문과 들고남이 있다.

87 『證類本草』卷十七 獸部中品總一十七種「白馬莖」
(政和本 352쪽, 四庫本 764쪽). 원문에서는 『外臺秘

송지(송진)

생인손을 치료한다.

송지를 밀랍에 넣고 녹여 따뜻할 때 손가락에 골무 씌우듯이 하면 바로 낫는다(본초).

장청(간장)

손가락이 당기면서 아픈 것을 치료한다.

간장에 꿀을 타서 따뜻하게 하여 〔아픈 손가락을〕 담그면 바로 낫는다(『증류본초』).

녹수지(사슴의 골수와 기름)

팔다리를 쓰지 못하는 것을 주치한다.

사슴의 골수를 술에 타서 먹으면 좋다(『증류본초』).

마분(말똥)

열독이 손발을 쳐서 붓고 빠질 듯이 아픈 것을 치료한다.

말똥을 물에 달여서 짠 즙을 따뜻하게 하여 담근다(『증류본초』).

호골주

팔이나 정강이가 아픈 것을 치료한다. 심하거나 가벼운 것 모두 효과가 있다.

호경골(누렇게 구워서 빻아 가루낸 것) 두 냥, 영양각(끌로 깎은 것) 한 냥, 백작약(썬 것) 두 냥.

위의 약들을 좋은 술 닷 되에 담그는데 봄, 여름에는 7일, 가을과 겨울에는 14일 동안 담 갔다가 매일 빈속에 한 잔씩 마신다. 겨울에 빨리 쓰고 싶으면 약술을 은그릇에 담아서 화로 에 6일 동안 올려놓으면 바로 먹을 수 있다(『증류본초』).

要』를 인용하여 "治毒熱功手足, 腫疼痛欲脫, 水煮
馬糞汁漬之"라고 하였다.

88 『證類本草』 卷十七 獸部中品總一十七種 「虎骨」(政
和本 361쪽, 四庫本 781쪽).

鍼灸法

靈樞曰, 手陽明之脈病, 肩前臑痛, 大指次指痛不用. ○ 手太陽之脈病, 肩似拔, 臑似折. ○ 手少陽之脈病, 肩臑肘臂外, 皆痛, 小指次指不用. ○ 手厥陰之脈病, 手心熱, 肘臂攣急, 腋腫. ○ 手太陰之脈病, 臑臂內前廉痛厥, 掌中熱. ○ 手少陰之脈病, 臑臂內後廉痛厥, 掌中熱痛. 隨其經, 鍼灸之. ○ 肩髃係兩手之安否〔資生〕[89]. ○ 五指拘攣, 取三間, 前谷〔綱目〕[90]. ○ 五指皆痛, 取陽池, 外關, 合谷〔綱目〕[91]. ○ 兩手攣急, 偏枯, 取大陵〔綱目〕[92]. ○ 肘攣筋急, 取尺澤〔綱目〕[93]. ○ 肩不可動, 臂不可擧, 取肩髃, 巨骨, 淸冷淵, 關衝〔東垣〕[94]. ○ 臂膊痛麻痺, 取肩髃, 手三里, 外關, 肩井, 曲池 手上廉, 合谷〔綱目〕[95]. ○ 肘痛不可屈伸, 取天井, 尺澤〔綱目〕[96]. ○ 肘臂腕痛, 取前谷, 液門, 中渚〔綱目〕[97]. ○ 臂痿攣, 取肘髎, 竅陰, 尺澤, 前谷, 後谿〔綱目〕. ○ 腕痛, 取陽谿, 曲池, 腕骨〔綱目〕[98]. ○ 兩胛痛, 取肩井, 支溝〔綱目〕[99].

89 『鍼灸資生經』 卷五 「肩痺痛」(앞의 책, 371쪽). "肩髃係兩手之安否, 環跳係兩足之安否, 不可不灸也."

90 『醫學綱目』 卷之十二 肝膽部 諸痺 「痛痺」(앞의 책, 210쪽).

91 『醫學綱目』 卷之十二 肝膽部 諸痺 「痛痺」(앞의 책, 210쪽).

92 『醫學綱目』 卷之十二 肝膽部 諸痺 「攣」(앞의 책, 217쪽).

93 『醫學綱目』 卷之十二 肝膽部 諸痺 「痛痺」(앞의 책, 210쪽).

94 『醫學綱目』 卷之二十八 肺大腸部 肩背痛 「肩痛」(앞의 책, 616쪽). '東', 곧 李杲의 글을 인용하였다.

침구법

『영추』에서는 "수양명경맥이 병들면 어깨와 팔죽지 앞쪽이 아프고 검지가 아파서 쓰지를 못한다"고 하였다. ○ 수태양경맥이 병들면 어깨가 빠질 듯하고 팔죽지가 끊어질 것 같다. ○ 수소양경맥이 병들면 어깨와 팔죽지, 팔꿈치, 바깥쪽 팔뚝이 모두 아프고 약지를 쓰지 못한다. ○ 수궐음경맥이 병들면 손바닥에서 열이 나고 팔꿈치와 팔뚝이 떨리고 당기며 겨드랑이가 붓는다. ○ 수태음경맥이 병들면 팔죽지와 팔뚝 안쪽 앞이 아프고 시리며 손바닥에서 열이 난다. ○ 수소음경맥이 병들면 팔죽지와 팔뚝 안쪽 뒤가 아프고 시리며 손바닥에서 열이 나고 아프다. 그 경맥에 따라 침과 뜸을 쓴다. ○ 두 팔의 건강 여부는 견우에 달려 있다(『침구자생경』). ○ 다섯 손가락이 당기고 떨리는 데는 삼간, 전곡에 놓는다(『의학강목』). ○ 다섯 손가락이 모두 아플 때는 양지, 외관, 합곡에 놓는다(『의학강목』). ○ 두 팔이 떨리고 당기거나 한쪽을 쓰지 못하는 데는 대릉에 놓는다(『의학강목』). ○ 팔꿈치가 떨리고 근이 당기는 데는 척택에 놓는다(『의학강목』). ○ 어깨를 움직이지 못하고 팔을 들지 못하는 데는 견우, 거골, 청령연, 관충에 놓는다(동원). ○ 팔죽지가 아프고 마비되면 견우, 수삼리, 외관, 견정, 곡지, 수상렴, 합곡에 놓는다(『의학강목』). ○ 팔꿈치가 아파서 굽히고 펴지 못하는 데는 천정, 척택에 놓는다(『의학강목』). ○ 팔꿈치와 팔뚝, 손목이 아픈 데는 전곡, 액문, 중저에 놓는다(『의학강목』). ○ 팔죽지가 시리고 떨리는 데는 주료, 규음, 척택, 전곡, 후계에 놓는다(『의학강목』). ○ 손목이 아픈 데는 양계, 곡지, 완골에 놓는다(『의학강목』). ○ 양쪽 어깻죽지가 아픈 데는 견정, 지구에 놓는다(『의학강목』).

95 『醫學綱目』 卷之十二 肝膽部 諸痺 「痛痺」(앞의 책, 210쪽). '撮', '摘', '集'을 인용한 문장을 재구성한 것이다.

96 『醫學綱目』 卷之十二 肝膽部 諸痺 「痛痺」(앞의 책, 210쪽).

97 『醫學綱目』 卷之十二 肝膽部 諸痺 「痛痺」(앞의 책, 210쪽). '玉', '甲'을 인용한 문장을 재구성한 것이다.

98 『醫學綱目』 卷之十二 肝膽部 諸痺 「痛痺」(앞의 책, 210쪽). '撮', '玉'을 인용한 문장을 재구성한 것이다.

99 『醫學綱目』 卷之二十八 肺大腸部 肩背痛 「肩痛」(앞의 책, 616쪽).

足

다리

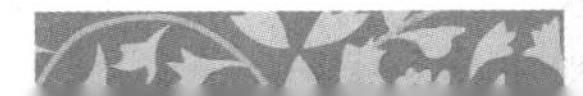

足部度數

靈樞曰, 橫骨上廉以下至內輔之上廉, 長一尺八寸. 內輔之上廉以下至下廉, 長三寸半. 內輔下廉下至內踝, 長一尺三寸, 內踝以下至地, 長三寸. 膝膕以下至跗屬, 長一尺六寸. 跗屬以下至地, 長三寸. ○ 髀樞以下至膝中, 長一尺九寸. 膝以下至外踝, 長一尺六寸. 外踝以下至京骨, 長三寸. 京骨以下至地, 長一寸. ○ 兩髀之間, 廣六寸半, 足長一尺二寸, 廣四寸半〔靈樞〕.

---

1 ‘內輔’는 ‘輔骨’의 안쪽 큰 뼈가 튀어나온 곳을 말한다. 輔骨은 일반적으로 비골이나 경골로 보지만 여기에서는 무릎을 보골이라고 한 것으로 보인다. 다른 곳에서 보골을 경골이나 비골로 본 경우도 모두 무릎과 연관되어 경골이나 비골을 지칭하는 것이지 해부학적 의미의 경골이나 비골을 가리키는 것은 아닌 듯하다.

2 『靈樞』 「骨度第十四」. “橫骨上廉以下至內輔之上廉, 長一尺八寸. 內輔之上廉以下至下廉, 長三寸半. 內輔下廉, 下至內踝, 長一尺三寸. 內踝以下至地, 長三寸. 膝膕以下至跗屬, 長一尺六寸. 跗屬以下至地, 長三寸.”

3 ‘京骨’은 足外側 第五跖骨 발바닥의 골격 부분을 말한다.

다리의 치수

『영추』에서는 "불두덩 뼈〔橫骨〕 위 모서리 아래로 안쪽 무릎 뼈〔輔骨〕 위 모서리까지의 길이는 한 자 여덟 치이고, 안쪽 무릎 뼈 위 모서리에서 아래 모서리까지의 길이는 세 치 오 푼이다. 안쪽 무릎 뼈 아래 모서리에서 안쪽 복사뼈〔內踝〕까지의 길이는 한 자 세 치이고, 안쪽 복사뼈에서 발바닥까지의 길이는 세 치이다. 무릎 오금에서 발뒤꿈치〔跗屬〕까지의 길이는 한 자 여섯 치이고, 발뒤꿈치에서 발바닥까지의 길이는 세 치이다"라고 하였다. ○ 고관절〔髀樞〕에서 아래로 무릎 가운데까지의 길이는 한 자 아홉 치이고, 무릎에서 아래로 바깥 복사뼈〔外踝〕까지는 한 자 여섯 치이다. 바깥 복사뼈에서 아래로 경골京骨까지의 길이는 세 치이고, 경골에서 발바닥까지의 길이는 한 치이다. ○ 양쪽 허벅다리〔髀〕 사이의 너비는 여섯 치 오 푼이다. 발의 길이는 한 자 두 치이고, 너비는 네 치 오 푼이다(『영추』).

---

4 『靈樞』 「骨度第十四」. "髀樞以下至膝中, 長一尺九
　寸. 膝以下至外踝, 長一尺六寸. 外踝以下至京骨, 長
　三寸. 京骨以下至地, 長一寸."
5 『靈樞』 「骨度第十四」. "兩髀之間, 廣六寸半. 足長一
　尺二寸, 廣四寸半."

足領髀股膝臏腨脛腕

膝上曰髀, 膝上骨曰髀骨, 髀骨與髖骨接處曰髀樞 穴名也. 髀內曰股, 髀外曰腿, 腿下脛上接處曰膝, 膝之盖骨曰臏, 膝下曰脛, 一名曰骭, 膝下之骨曰䯒骨, 䯒骨之外骨曰輔骨, 脛之後魚腹曰腨, 一云足肚曰腨, 脛下跗上接處曰腕, 腕骨曰踝〔銅人〕. ○足通謂之脚, 脚者, 却也, 以其坐時, 却在後也〔回春〕.

---

6 '䯒骨'은 경골을 가리킨다.

7 '輔骨'은 비골을 가리킨다.

8 『釋名』「釋形體第八」.

9 『萬病回春』卷之一 「釋形體」(앞의 책, 31쪽). 원문과 들고남이 있다.

다리는 허벅다리, 허벅지, 무릎, 종지뼈, 장딴지, 정강이, 발목을 거느린다

무릎 위를 허벅다리〔髀〕라 하고 무릎 위의 뼈를 허벅다리뼈〔髀骨〕라고 하며, 허벅다리뼈와 엉덩이뼈〔髖骨〕가 맞붙은 곳을 비추髀樞(혈자리 이름이다)라고 한다. 허벅다리 안쪽을 허벅지〔股〕라 하고 허벅다리의 바깥쪽을 넓적다리〔腿〕라고 한다. 허벅다리 아래와 정강이 위가 맞붙은 곳을 무릎〔膝〕이라고 하며, 무릎을 덮는 뼈를 종지뼈〔臏〕라 하고 무릎 아래를 정강이〔脛〕라고도 하며 종아리〔骭〕라고도 한다. 무릎 아래의 뼈를 행골䯒骨이라고도 하고 경골의 바깥쪽 뼈를 보골輔骨이라고 한다. 정강이 뒤쪽의 물고기 배같이 생긴 데를 장딴지〔腨〕라 하고 또 족두足肚라고도 하는데, 이는 장딴지를 말하는 것이다. 정강이 아래와 발등 위가 맞붙은 곳을 발목〔腕〕이라고 하며 발목의 뼈〔腕骨〕를 복사뼈〔踝〕라고 한다(동인). ○ 다리 전체를 '각脚'이라고 하는데, '각'이라는 말은 '물러난다〔却〕'는 뜻이다. 이는 앉을 때 ˙다리를〕 뒤로 빼기 때문이다(『만병회춘』).

脈法

脚氣之脈, 其狀有四. 浮弦爲風, 濡弱濕氣, 遲濇因寒, 洪數熱鬱〔脈訣〕. ○ 微滑者虛, 牢堅者實〔正傳〕. ○ 脚氣之脈, 浮爲風, 緊爲寒, 緩細爲濕, 洪數爲熱. 又曰, 沈而弦者爲風, 沈而緊者爲寒, 沈細爲濕, 沈數爲熱〔三因〕. ○ 脾脈緩甚, 爲痿厥〔內經〕. ○ 尺脈, 虛弱緩濇而緊, 病爲足痛, 或是痿病〔脈訣〕. ○ 痿脈, 多浮而大〔子和〕. ○ 診人痿躄, 其脈虛者生, 緊急疾者死〔脈經〕.

---

10 『醫學入門』卷一 診脈 雜病脈法「脚氣之脈」(앞의 책, 100쪽). "浮弦爲風, 濡濕遲寒, 熱數且洪, 緊則人怒, 散則憂怖, 細乃悲過, 結爲氣攻, 兩尺不應, 醫必無功."

11 『醫學正傳』卷之四 脚氣「脈法」(앞의 책, 241쪽).

12 『三因極一病證方論』卷之三「脚氣脈證」(앞의 책, 35쪽).

13 『靈樞』「邪氣藏府病形第四」. "脾脈急甚爲瘈瘲, 微急爲膈中食飮入而還出, 後沃沫. 緩甚爲痿厥, 微緩爲風痿, 四肢不用, 心慧然若無病."

맥법

각기의 맥은 네 가지 상태가 있다. 부현浮弦한 것은 풍風 때문이고 유약濡弱한 것은 습기 때문이며 지삽遲澁한 것은 한寒 때문이고 홍삭洪數한 것은 열이 뭉친 것이다(맥결). ○ 맥이 미활한 것은 허증이고 뇌견한 것은 실증이다(『의학정전』). ○ 각기의 맥에서 부한 것은 풍 때문이고 긴한 것은 한 때문이며 완세한 것은 습 때문이고 홍삭한 것은 열 때문이다. 또한 침하면서 현한 것은 풍 때문이고 침하면서 긴한 것은 한 때문이며 침세한 것은 습 때문이고 침삭한 것은 열 때문이라고 하였다(『삼인극일병증방론』). ○ 비맥脾脈이 몹시 완한 것은 위궐痿厥이다(『영추』). ○ 척맥이 허약하고 완삽하면서 긴하면 다리가 아픈 것인데, 위병痿病일 수도 있다(맥결). ○ 위맥은 대개 부대浮大하다(『유문사친』). ○ 위벽痿躄인 사람을 진찰하여 그 맥이 허하면 살고 긴급하면서 빠르면 죽는다(『맥경』).

---

14 『儒門事親』 卷一 「指風痺痿厥近世差玄說二」(앞의 책, 31쪽).

15 『脈經』 卷四 「診百病死生決第七」(앞의 책, 202쪽).

厥有寒熱

王太僕[16]云, 厥者, 氣逆上也, 世謬傳爲脚氣[17]. 內經曰, 寒厥者, 手足寒也, 熱厥者, 手足熱也. 蓋陽衰於下, 則爲寒厥, 陰衰於下, 則爲熱厥[18], 陰陽之氣, 不相接續, 則爲厥〔綱目〕[19]. ○ 厥證, 多以不勝乘其所勝, 如腎移寒於脾, 則爲寒厥, 心移熱於腎, 則爲熱厥〔入門〕[20]. ○ 厥論, 寒熱皆由腎之精氣內竭而成也〔綱目〕[22].

---

16 '王太僕'은 太僕令을 歷任한 王冰을 가리킨다.

17 『素門』 「厥論第四十五」. "黃帝問曰, 厥之寒熱者, 何也. 厥謂氣逆上也, 世謬傳爲脚氣"에 대한 王冰의 注이다.

18 『素問』 「厥論第四十五」. "黃帝問曰, 厥之寒熱者, 何也. 岐伯對曰, 陽氣衰於下, 則爲寒厥. 陰氣衰於下, 則爲熱厥."

19 『醫學綱目』 卷之二十八 腎膀胱部 厥 「寒熱二厥」(앞의 책, 636쪽).

20 『醫學入門』 外集 卷四 雜病分類 虛類 厥 「總因酒色陰陽衰」(앞의 책, 400쪽). "但厥冷多以不勝乘其所勝, 如腎移寒於脾則爲寒厥, 心移熱於腎, 則爲熱厥."

궐에는 한증과 열증이 있다

왕빙은 "'궐厥'이란 기가 위로 거슬러 올라가는 것이다"라고 하였다. 세상에 이것이 잘못 전해져 각기脚氣가 되었다. 『내경』에서는 "한궐이란 손발이 찬 것이고, 열궐이란 손발이 뜨거운 것이다. 대체로 양기가 아래에서 쇠약해지면 한궐이 되고 음기가 아래에서 쇠약해지면 열궐이 된다"고 하였다. 이것은 음양의 기가 서로 맞닿아 이어지지 못하여 궐이 된 것이다 (『의학강목』). ○ 궐증이란 〔오장의 상생상극상〕 대개 이기지 못하는 것이 이기는 것을 올라 탄〔乘〕 것이다. 예를 들면 신腎이 한기를 비脾에 옮기면 한궐이 되고 심心이 열기를 신에 옮기면 열궐이 된다(『의학입문』). ○『소문』「궐론」에서 말한 한궐과 열궐은 모두 신의 정기가 안으로 고갈되어 그렇게 된 것이다(『의학강목』).

---

21 『醫學入門』에는 '寒熱'이 '寒熱二厥'로 되어 있다.

22 『醫學綱目』卷之二十八 腎膀胱部 厥「寒熱二厥」(앞
　의 책, 636쪽). 『素問』의 해당 구절에 대한 樓英의 注
　이다.

寒厥

黃帝曰, 寒厥之爲寒也, 必從五指而上於膝者, 何也. 岐伯對曰, 陰氣起於五指之裏, 集於膝下, 而聚於膝上. 故陰氣勝, 則從五指至膝上寒. 其寒也, 不從外, 皆從內也〔內經〕. ○ 帝曰, 寒厥何爲而然也. 岐伯曰, 前陰者, 宗筋之所聚, 太陰陽明之所合也. 春夏則陽氣多而陰氣少, 秋冬則陰氣盛而陽氣衰. 此人者, 以秋冬奪於所用, 下氣上爭, 不能復, 精氣溢下, 邪氣因從而上之也. 氣因於中, 陽氣衰, 不能滲營其經絡, 陽氣日損, 陰氣獨作, 故手足爲之寒也〔內經〕. ○ 內經曰, 腎虛, 則清厥意不樂. 又曰, 下虛則厥. ○ 寒厥, 脈沈數實, 爲熱. 東垣治一人, 脚膝尻臀皆冷, 脈沈數有力, 用滋腎丸 方見小便, 再服而愈. 又治一人, 上熱下寒, 用旣濟解毒湯, 良愈, 則寒厥用藥, 不可不審〔綱目〕. ○ 寒厥, 宜十全大補湯 方見虛勞 加附子, 或當歸四逆湯 方見寒門〔入門〕.

---

23 『素問』「厥論第四十五」. "帝曰, 寒厥之爲寒也, 必從五指而上於膝者, 何也. 岐伯曰, 氣起於五指之裏, 集於膝下而聚於膝上, 故氣勝, 則從五指至膝上寒, 其寒也, 不從外, 皆從內也."

24 『素問』「厥論第四十五」. "帝曰, 寒厥何失而然也. 岐伯曰, 前陰者, 宗筋之所聚, 太陰陽明之所合也. 春夏, 則陽氣多而陰氣少, 秋冬, 則氣盛而陽氣衰, 此人者質壯, 以秋冬奪於所用, 下氣上爭, 不能復, 精氣溢下, 邪氣因從之而上也, 氣因於中, 陽氣衰, 不能滲營其經絡, 陽氣日損, 陰氣獨在, 故手足爲之寒也."

한궐

　황제가 "한궐寒厥로 싸늘해지는 것은 반드시 다섯 발가락에서부터 시작하여 무릎까지 올라가는데 이것은 어째서인가?"라고 물었다. 그러자 기백이 "음기는 다섯 발가락의 안쪽에서 일어나 무릎 아래에 모였다가 무릎 위에서 뭉친다. 그러므로 음기가 너무 왕성하면 다섯 발가락에서부터 무릎 위까지 싸늘해지는데, 이렇게 싸늘해지는 것은 〔그 원인이〕 밖에서 들어와 생긴 것이 아니라 모두 안에서 생긴 것이다"라고 대답하였다(『내경』). ○ 황제가 "한궐은 무엇 때문에 그렇게 되는가?"라고 물었다. 그러자 기백이 "전음前陰은 종근宗筋이 모인 곳이고 족태음과 족양명이 합쳐지는 곳이다. 봄과 여름에는 양기가 많고 음기는 적으며, 가을과 겨울에는 음기가 성하고 양기는 쇠약해진다. 한궐이 있는 사람은 가을과 겨울에 〔방사로〕 힘을 너무 많이 써서 정기가 빠져서 아래의 음기가 위로 치받아 올라갔다가 되돌아가지 못하고 〔신腎의〕 정기가 넘쳐서 아래로 흘러버린다. 한사寒邪가 이로 인하여 〔사지의 끝에서부터〕 올라온다. 또 기는 중초로부터 나오는데, 비위의 양기가 쇠약해지면 경락을 축여주거나 운영하지 못한다. 이렇게 되면 양기는 날로 쇠약해지고 음기만 홀로 남아 손발이 싸늘해진다"라고 대답하였다(『내경』). ○ 『내경』에서는 "신이 허약해지면 한궐이 생기고 기분이 좋지 않다"고 하였고, 또 "아래가 허약하면 궐이 생긴다"고 하였다. ○ 한궐에 맥이 침하고 삭실數實한 것은 열이 있는 것이다. 이고李杲가 다리와 무릎, 꽁지, 엉덩이가 모두 차고 맥이 침삭, 유력한 어떤 사람을 치료하였는데, 자신환(처방은 「소변문」에 있다)을 두 번 먹였더니 나았다. 또 한 사람을 치료하였는데 위는 뜨겁고 아래는 차서 기제해독탕을 썼더니 잘 나았다. 한궐에 약을 쓸 때는 잘 살펴야 한다(『의학강목』). ○ 한궐에는 십전대보탕(처방은 「허로문」에 있다)에 부자를 더 넣어 쓰거나 당귀사역탕(처방은 「한문」에 있다)을 쓴다(『의학입믄』).

25　『素問』「藏氣法時論第二十二」. "腎病者, … 虛則中痛, 大腹小腹痛, 清厥意不樂."

26　『靈樞』「衛氣第五十二」. "下虛則厥."

27　『醫學綱目』卷之二十八 腎膀胱部 厥「寒厥手足冷」(앞의 책, 637쪽).

28　『醫學入門』外集 卷四 雜病分類 虛類 厥「總因酒色陰陽衰」(앞의 책, 400쪽). "寒厥因多慾奪精, 元陽大有所損, 不能滲營經絡, 陰氣獨在, 故手足皆寒, 宜十全大補湯加附子, 或當歸四逆湯."

熱厥

黃帝曰, 熱厥之爲熱也, 必起於足下者, 何也. 岐伯曰, 陽氣, 起於足五指之表, 陰脈者, 集於足下而聚於足心, 故陽氣勝, 則足下熱也〔內經〕. ○ 帝曰, 熱厥, 何如而然也. 岐伯曰, 酒入於胃, 則絡脈滿而經脈虛. 脾主爲胃行其津液者也, 陰氣虛則陽氣入, 陽氣入則胃不和, 胃不和, 則精氣竭, 精氣竭, 則不營其四肢也. 此人必數醉若飽以入房, 氣聚於脾, 中不得散, 酒氣與穀氣相搏, 熱盛於中. 故熱遍於身, 內熱而尿赤也. 夫酒氣盛而慄悍, 腎氣日衰, 陽氣獨勝, 故手足爲之熱也〔內經〕. ○ 熱厥, 宜升陽散火湯, 火鬱湯 方並見火門. ○ 厥論, 寒熱皆由腎之精氣內竭而成也〔綱目〕.

29 『素問』「厥論第四十五」. "帝曰, 熱厥之爲熱也, 必起
　　於足下者, 何也. 岐伯曰, 陽氣起於足五指之表, 脈者,
　　集於足下而聚於足心, 故陽氣勝, 則足下熱也."
30 『素問』「厥論第四十五」. "帝曰, 熱厥何如而然也. 岐
　　伯曰, 酒入於胃, 則絡脈滿而經脈虛, 脾主爲胃行其

津液者也, 陰氣虛, 則陽氣入, 陽氣入, 則胃不和, 胃
不和, 則精氣竭, 精氣竭, 則不營其四支也. 此人必數
醉若飽以入房, 氣聚於脾中, 不得散, 酒氣與穀氣相
薄, 熱盛於中, 故熱偏於身, 內熱而溺赤也. 夫酒氣盛
而慄悍, 腎氣有衰, 陽氣獨勝, 故手足爲之熱也."

열궐

황제가 "열궐熱厥로 열이 날 때는 반드시 발바닥에서부터 시작되는데 어째서인가?"라고 물었다. 그러자 기백이 "양기는 다섯 발가락의 겉에서부터 시작되고, 음맥은 발바닥예 모였다가 발바닥 가운데에 뭉친다. 그러므로 양기가 너무 왕성하면 발바닥이 뜨겁다"고 대답하였다(『내경』). ○ 황제가 "열궐은 어찌하여 그렇게 되는가?"라고 물었다. 그러자 기백기 "위胃에 술이 들어가면 낙맥이 가득 차고 경맥이 허해진다. 비脾는 위를 대신하여 진액이 돌게 하는 것을 주관하는데, 경맥의 기가 허하면 〔술로 인하여 낙맥에 있던〕 양기가 〔경맥으로〕 들어오게 되고 〔경맥으로 들어온〕 양기가 〔위에까지〕 들어오게 되어 위가 조화롭지 믓하게 된다. 위가 조화롭지 못하면 〔비의〕 정기가 고갈되는데, 정기가 고갈되면 팔다리를 영양하지 못하게 된다. 열궐이 있는 사람은 반드시 자주 술에 취하거나 배불리 먹은 다음 성생활을 하여서 비에 기가 몰려 가운데서 흩어지지 못한다. 이렇게 되어 술기운과 음식의 기운이 서로 부딪쳐서 속에 열이 성해졌다. 그러므로 그 열이 온몸에 퍼지고 속에서 열이 나 소변이 붉어진다. 술기운은 세고 날래기 때문에 신기는 날로 쇠약해지고 양기는 홀로 성하게 되어 손발이 뜨거워지는 것이다"라고 대답하였다(『내경』). ○ 열궐에는 승양산화탕이나 화울탕(두 처방 모두 「화문」에 있다)을 쓴다. ○『소문』 「궐론」에서 말한 한궐과 열궐은 모두 신腎의 정기가 안으로 고갈되어 그렇게 된 것이다(『의학강목』).

여기서 陽氣와 陰氣는 경맥과 낙맥으로 볼 수 있고 비와 위로도 볼 수 있구.

31 『醫學綱目』卷之二十八 腎膀胱部 厥「寒熱二厥」(앞의 책, 636쪽).『素問』의 해당 구절에 대한 樓英의 注이다.

脚氣異名

脚氣, 古謂之緩風, 又謂之厥者, 是古今之異名也. 有乾濕之分, 其脚腫者, 名濕脚氣, 不腫者, 名乾脚氣, 漸而至於足脛腫大, 如瓜瓠者, 有之[醫鑑].

32 『古今醫鑑』卷十「脚氣」'病'(앞의 책, 278쪽).

각기의 다른 이름

각기脚氣를 옛날에는 '완풍緩風' 또는 '궐厥'이라고도 하였는데, 이것이 옛날과 지금의 다른 이름이다. 각기를 건각기와 습각기로 나누기도 하는데, 다리가 붓는 것을 습각기 붓지 않는 것을 건각기라고 한다. 그리고 발에서부터 정강이까지 점차 부어올라 오이나 박처럼 되는 것도 있다(『고금의감』).

脚氣病因

脚氣之疾, 實水濕之所爲也. 其爲病, 有證無名, 脚氣之稱, 自蘇敬始. 關中河朔無有也, 惟南方地下水寒. 其淸濕之氣, 中於人, 必自足始, 故經曰, 淸濕襲虛, 則病起於下, 是也〔綱目〕. ○ 南方者, 其地下, 水土弱, 霧露之所聚也. 江東嶺南, 春夏之交, 山林蒸鬱風濕, 毒氣爲甚, 足或感之, 遂成瘴毒脚氣〔東垣〕. ○ 水性潤下, 氣不能呴, 故下疰於足脛, 積久而作腫痛. 此飮食下流之所致也. 內經曰, 太陰之勝, 火氣內鬱, 流散於外, 足脛胕腫. 飮發於中, 胕腫於下, 加之房事不節, 陰盛陽虛, 遂成痼疾. 孫眞人云, 古人少有此疾, 自永嘉南渡, 衣冠士人, 多有之, 亦此意也〔東垣〕. ○ 凡脚氣之病, 始起甚微, 多不令人識也. 食飮嬉戲, 氣力如故, 惟卒起, 脚屈伸不能動, 爲異耳〔千金〕. ○ 內經曰, 傷於濕者, 下先受之, 盖足居于下, 而多受其濕, 濕鬱生熱, 濕熱相搏, 其病乃作. 東南卑濕之地, 比比皆是, 西北高燥之地, 鮮有之. 古方名爲緩風, 宋元以來, 呼爲脚氣. 雖有外感內傷之殊, 其濕熱之患則一也〔正傳〕.

---

33 ‘蘇敬’(7세기)은 『新修本草』(659)를 편찬한 唐代의 의사이다.

34 ‘關中’은 현재 중국의 函谷關 以西 지역을 가리키기도 하고, 陝西 渭河 유역 일대를 가리키는 등 일정하지 않다.

35 ‘河朔’은 고대에 현재 중국의 黃河 以北 지역을 널리 가리키는 말이었다.

36 『醫學綱目』 卷之二十八 腎膀胱部 厥 「脚氣頑麻腫痛爲痺厥」(앞의 책, 638쪽).
　『靈樞』 「百病始生第六十六」. “喜怒不節, 則傷臟, 臟

傷則病起於陰也. 淸濕襲虛, 則病起於下, 風雨襲虛, 則病起於上, 是謂三部.”

37 ‘江東’은 대체로 현재 중국의 芙湖와 南京 사이, 長江의 남쪽 지역을 가리킨다.

38 ‘嶺南’은 현재 중국의 五嶺 以南, 곧 廣東과 廣西 지역을 가리킨다.

39 『醫學綱目』 卷之二十八 腎膀胱部 厥 「脚氣頑麻腫痛爲痺厥」(앞의 책, 639쪽). ‘垣’, 곧 李杲의 글을 인용하였다.

40 ‘呴’, 숨내쉴 구. 입김을 불어 따뜻하게 하다.

각기병의 원인

각기병은 실제로 수습水濕으로 생긴다. 이 병은 증상만 있고 이름이 없었는데, 각기라는 이름은 소경蘇敬이라는 사람이 처음으로 사용하였다. 각기는 관중이나 하삭 지방에는 없고 오직 땅이 낮고 물이 찬 남쪽에만 있다. 그 서늘하고 습한 기운이 사람의 몸에 침범하면 반드시 발에서부터 시작된다. 그러므로 『내경』에서 "서늘하고 습한 기운이 허한 것을 침범하면 병이 아래에서부터 생긴다"고 한 것이 바로 이것이다(『의학강목』). ○ 남쪽은 그 땅이 낮고 물과 토질이 나빠서 안개와 이슬이 잘 생기는 곳이다. 강동과 영남은 봄과 여름이 바뀔 때 산뜻이 풍과 습의 기운을 쪄내기 때문에 독기가 심하다. 이것이 혹 다리에 침범하면 장독각기瘴毒脚氣가 된다(동원). ○ 물의 성질은 적셔주고 아래로 내려가는 것인데, 기가 〔따뜻하게 하여〕 뿜어 올리지 못하면 발과 정강이로 내려가서 머무르고 이것이 오랫동안 쌓여 붓고 아프게 된다. 이는 음식의 기운이 아래로 흘러서 생긴 것이다. 『내경』에서는 "〔태음〕 습기가 성하면 화기火氣가 속에서 뭉쳐 있다가 밖으로 흘러 퍼지므로 다리의 정강이와 발등이 붓는다. 음陰은 중초에서 나오는데 아래에서는 발등이 붓는다"고 하였다. 여기에 성생활을 무절제하게 하면 듭이 성해지고 양이 허해져서 결국 고질병이 된다. 손사막이 '옛날 사람들에게는 이 병이 적었는데 진나라 영가永嘉 연간에 수도를 남쪽으로 옮긴 후부터 벼슬하는 선비들에게 많이 생겼다'고 하였는데, 역시 이와 같은 뜻이다(동원). ○ 일반적으로 각기병이 시작될 때는 증상이 미미하여 환자도 잘 알지 못한다. 먹고 마시고 노는 기운은 이전과 같다가 갑자기 증상이 나타나 다리를 구부렸다 폈다 하지 못하게 되는 것이 특징이다(『천금방』). ○ 『내경』에서는 "습에 상하면 먼저 아래부터 〔사기를〕 받는다"고 하였는데, 발은 아래에 있으므로 습을 많이 받게 된다. 습이 뭉치면 열이 생기고 습과 열이 서로 부딪치게 되어 이 병이 생긴다. 동남쪽은 지대가 낮고 습한 곳이라서 흔한 것이 각기이고, 서북쪽은 지대가 높고 건조한 곳이라서 이 병에 드물다. 옛날 처방에서는 완풍緩風이라고 하였는데, 송나라와 원나라 때부터 각기라고 불렀다. 비록 내감과 외상의 차이는 있다 하더라도 각기가 습열의 병이라는 것은 같다(『의학정전』).

41 『素問』에는 '胕腫於下'가 '胕腫於上'으로 되어 있다. 『素問』「至眞要大論第七十四」. "太陰之勝, 火氣內鬱, 瘡瘍於中, 流散於外, 病在肤脅, 甚則心痛, 熱格, 頭痛, 喉痺, 項强, 獨勝則濕氣內鬱, 寒迫下焦, 痛留頂, 互引眉閒, 胃滿, 雨數至, 燥化見, 少腹滿, 腰脽重强, 內不便, 善注泄, 足下溫, 頭重, 足脛胕腫, 飮發於中, 胕腫於上."

42 '永嘉'는 西晉의 孝懷帝 때(307-313)의 연호를 말한다.

43 『醫學綱目』卷之二十八 腎膀胱部 厥 「脚氣頑麻腫痛爲痺厥」(앞의 책, 641쪽). '垣', 곧 李杲의 글을 인용하였다.

44 『備急千金要方』卷七 「論得已便今人覺不」(앞의 책, 267쪽).

45 『醫學正傳』卷之四 「脚氣」 '論'(앞의 책, 240쪽). 원문과 들고남이 있다.
『素問』「太陰陽明論第二十九」. "傷於風者, 上先受之, 傷於濕者, 下先受之."

脚氣病證

靈樞曰, 脾有邪, 其氣流于兩股 一作髀, 腎有邪, 其氣流于兩膕[46]. ○ 蹷跛, 寒風濕之病也[內經][47][48][49]. ○ 脚氣外證, 全類傷寒, 但初起, 脚膝軟弱, 頑痺轉筋, 赤腫爲異耳[入門]. ○ 脚氣爲病[50], 雖起於足, 實周乎身. 或壯熱頭痛, 或百節拘攣, 或十指走注, 或轉筋急痛, 或小腹不仁, 以至胸滿喘息, 煩悶怔忪[51], 昏憒羞明[52], 腹痛下利, 嘔噦痰涎, 惡聞食氣, 大便小便多是秘澁. 自腿至膝, 自脛及踝, 屈弱頑痺, 攣急痠疼, 或燃不燃, 或腫不腫, 皆其候也. 其傳足六經, 外證與傷寒頗類, 但卒然脚痛爲異耳[直指][53]. ○ 人黑瘦者, 易治, 肥大肉厚赤白者, 難愈. 黑人耐風濕, 赤白者, 不耐風濕, 瘦人肉硬, 肥人肉軟, 肉軟則受病難愈[千金][54].

---

46 『靈樞』「邪客第七十一」. "黃帝問於岐伯曰, 人有八虛, 各何以候. 岐伯答曰, 以候五臟. 黃帝曰, 候之奈何. 岐伯曰, 肺心有邪, 其氣留於兩肘. 肝有邪, 其氣流於兩腋. 脾有邪, 其氣留於兩髀. 腎有邪, 其氣留於兩膕."

47 '蹷', 밟을 척. 다리, 발바닥.

48 '跛', 절뚝발이 파. 비틀거림.

49 『素問』「通評虛實論第二十八」 "凡治消癉仆擊, 偏枯痿厥, 氣滿發逆, 肥貴人, 則高粱之疾也. 隔塞閉絶, 上下不通, 則暴憂之病也. 暴厥而聾, 偏塞閉不通, 內氣暴薄也. 不從內外中風之病, 故瘦留着也. 蹷跛, 寒風濕之病也."

각기병의 증상

『영추』에서는 "비脾에 사기가 있으면 그 사기는 양쪽 허벅지('허벅다리〔髀〕'로 된 곳도 있다)로 들어가고, 신腎에 사기가 있으면 양쪽 오금으로 들어간다"고 하였다. ○ 다리를 절면서 싸늘한 것은 풍습으로 인하여 생긴 병이다(『내경』). ○ 각기병이 겉으로 나타나는 증상은 모두 상한과 비슷하다. 그러나 처음 병이 생길 때 다리와 무릎이 연약해지고 매우 저리며 근이 뒤틀리면서 벌겋게 붓는 것이 상한과 다르다(『의학입문』). ○ 각기병은 발에서부터 시작되나 실제는 온몸에 두루 나타나는데, 열이 심하게 나고 머리가 아프거나 모든 뼈마디가 당기며 떨리거나 병이 열 발가락을 돌아다니거나 근이 뒤틀리고 당기며 아프거나 아랫배가 뻣뻣해지다가 심하면 가슴이 그득하고 숨이 차며 매우 답답하고, 가슴이 두근거리며 정신이 어질어질하고 눈이 부셔서 햇빛을 볼 수 없는 상황에까지 이르기도 한다. 배가 아프고 설사가 나며 딸꾹질이 나고 가래가 생기며, 음식 냄새를 싫어하고 대소변이 대개 잘 나오지 않는다. 넓적다리에서 무릎까지 또는 정강이에서 복사뼈까지 굽어지고 힘이 없거나 심하게 저리고 떨리며 당기고 시리면서 아프며, 후끈거리기도 하고 후끈거리지 않기도 하며 붓기도 하고 붓지 않기도 하는데 이것이 모두 이 병의 증후이다. 이 병은 다리의 육경六經으로 전해지며 겉으로 나타나는 증상은 상한과 아주 비슷하나 갑자기 다리가 아픈 것이 다르다(『인재직지』). ○ 환자의 피부색이 거멓고 몸이 여위었으면 치료하기 쉽고, 살찌고 덩치가 크며 살이 두텁고 붉으면서 희면 치료하기 어렵다. 피부색이 검은 사람은 풍습을 잘 견디고, 붉고 흰 사람은 풍습을 견디지 못한다. 여윈 사람은 살이 단단하고 살찐 사람은 살이 연하다. 살이 연한 사람이 이 병에 걸리면 치료하기 어렵다(『천금방』).

50 『醫學入門』 外集 卷三 外感 傷寒 類傷寒 「脚氣」(앞의 책, 267쪽). "外證全類傷寒, 且有六經傳變, 一如太陽頭疼身熱云云, 直至厥陰, 煩滿囊拳, 又有合併二病. 但初起脚膝軟弱頑痺, 轉筋赤腫爲異耳."

51 '忪', 당황할 종.

52 '憒', 심란할 궤. 어둡다, 어리석다.

53 『仁齋直指』 卷四 「脚氣」 '脚氣方論'(앞의 책, 111-112쪽).

54 『備急千金要方』 卷七 風毒脚氣 「論脈候法」(앞의 책, 270쪽).

脚氣治法

脚氣, 是爲壅疾, 治以宣通之劑, 使氣不能成壅. 壅旣成而盛者, 砭惡血而去其重勢. 經曰, 蓄則腫熱, 砭射之後, 以藥治之〔綱目〕. ○ 脚氣之疾, 自古皆尙疎下, 爲疾壅故也. 然不可太過, 太過則損傷脾胃. 又不可不及, 不及則使壅氣不能消散〔東垣〕. ○ 脚氣之疾, 皆由氣實而死, 終無一人以服藥致虛而殂. 故其病皆不得大補, 亦不可大瀉. 縱甚虛羸, 亦須微微通泄, 亦宜, 時取汗也〔千金〕. ○ 治法大要, 疎導大便, 使毒氣得泄而後愈. 其補湯淋洗, 皆醫家之大戒也〔直指〕. ○ 脚痛患在風濕, 風則用烏藥順氣散 方見風門, 濕則不換金正氣散 方見寒門 加赤茯苓生乾薑〔直指〕. ○ 治法, 用蒼朮白朮以治濕, 黃芩黃柏知母以治熱, 當歸芍藥地黃以調血, 木瓜檳榔以調氣, 羌活獨活以利關節而散風濕, 兼用木通防己牛膝引諸藥下行, 此爲治之大法. 淸熱瀉濕湯, 亦可〔醫鑑〕.

<hr>

55 『難經』「第二十八難」. "其受邪氣, 畜則腫熱, 砭射之也."

56 『醫學綱目』卷之二十八 腎膀胱部 厥「脚氣頑麻腫痛爲痺厥」(앞의 책, 638쪽). '垣', 곧 李杲의 글을 인용하였다.

57 『醫學綱目』卷之二十八 腎膀胱部 厥「脚氣頑麻腫痛爲痺厥」(앞의 책, 642쪽). '垣', 곧 李杲의 글을 인용하였다.

58 『備急千金要方』卷七 風毒脚氣「論虛實可服藥不可服藥」(앞의 책, 269쪽).

각기병의 치료법

각기병은 〔기가〕 막혀서 생긴 병이므로, 치료는 잘 통하게 하는 약으로 기가 막히지 않게 하여야 한다. 기가 이미 막혀서 왕성해진 경우에는 침〔砭〕으로 나쁜 피를 빼내어 그 중한 기세를 없애야 한다. 『난경』에서 “〔사기가〕 쌓이면 붓고 열이 난다”고 하였다. 그러므로 침으로 피를 빼낸 다음 약으로 치료하여야 한다(『의학강목』). ○ 각기병에는 옛날부터 모두 풀어주고 설사시키는 방법을 높이 샀는데, 이는 그 병이 막혀서 생긴 것이기 때문이다. 그러나 이 방법을 지나치게 써서는 안 되는데, 너무 지나치게 쓰면 비위가 상한다. 또한 이 방법을 〔적당한 정도에〕 너무 적게 써서도 안 되는데, 너무 적게 쓰면 막힌 기를 흩어 없애버리지 못한다(동원). ○ 각기라는 병은 모두 기가 실해져서 죽는 것이지 약을 먹고 허해져서 목숨이 위태롭게 되는 경우는 하나도 없다. 그러므로 이 병은 많이 보補하여도 안 되고 많이 사瀉하여도 안 된다. 비록 매우 허하고 야위었어도 반드시 미약하게나마 설사를 시키는 것이 옳다. 또 때로 땀을 내게 하여야 한다(『천금방』). ○ 각기병을 치료하는 방법 중 가장 중요한 겂은 대변을 잘 통하게 해주는 것으로, 이렇게 독기를 모두 빼낸 다음에야 낫는다. 보하는 탕약이나 약으로 씻어주는 것은 모두 의사들이 매우 주의하여야 한다(『인재직지』). ○ 다리7- 아픈 것은 풍습이 있기 때문이다. 풍이 있으면 오약순기산(처방은 「풍문」에 있다)을 쓰고, 습이 있으면 불환금정기산(처방은 「한문」에 있다)에 적복령과 생건강을 더 넣어 쓴다(『인재직지』). ○ 각기병을 치료하는 법은 창출와 백출을 써서 습을 다스리고, 황금 · 황백 · 지모를 써서 열을 다스리며, 당귀 · 작약 · 지황을 써서 피를 고르게 하고, 모과 · 빈랑을 써서 기를 고르게 하며, 강활 · 독활을 써서 뼈마디를 부드럽게 하고 풍습을 흩으며, 목통 · 방기 · 우슬을 같이 써서 모든 약을 아래로 끌고 내려가게 하는데, 이것이 치료법의 요점이다. 청결사습탕을 써도 된다(『고금의감』).

---

59 『仁齋直指』 卷四 「脚氣」 ‘脚氣方論’(앞의 책, 117쪽).　　61 『古今醫鑑』 卷十 「脚氣」 ‘治’(앞의 책, 279쪽).

60 『仁齋直指』 卷四 「脚氣」 ‘脚氣方論’(앞의 책, 117쪽).
　　『仁齋直指』에는 烏藥順氣散에 麻黃과 白芷를 더 넣
　　는다고 되어 있다. 「풍문」의 오약순기산에는 마황
　　과 백지가 더 들어 있다.

○ 濕熱在三陽, 則宜神秘左經湯, 在太陽, 則宜麻黃左經湯, 在少陽, 則宜半夏左經湯, 在陽明, 則宜大黃左經湯, 或加味敗毒散, 通宜檳蘇散(入門)[62]. ○ 濕熱在三陰, 則宜羌活導滯湯, 除濕丹 方見入門, 三花神祐丸 方見下門[63], 搜風丸, 枳實大黃湯, 開結導引丸, 當歸拈痛湯(入門)[64]. ○ 氣血虛者, 宜獨活寄生湯, 羌活續斷湯(入門)[65]. ○ 寒濕盛, 則宜勝駿丸, 捉虎丹. ○ 病久者, 宜卷柏散, 熱甚者, 宜二炒蒼柏散, 加味蒼柏散, 腫甚, 宜勝濕餅子, 桑白皮散.

清熱瀉濕湯

治濕熱脚氣, 腫痛諸證.

蒼朮, 黃柏 鹽酒炒 各一錢, 紫蘇葉, 赤芍藥, 木瓜, 澤瀉, 木通, 防己, 檳榔, 枳殼, 香附子, 羌活, 甘草 各七分.

右剉作一貼, 水煎服. 痛加木香, 腫加大腹皮, 熱加黃連大黃(正傳)[66].

神秘左經湯

治風寒暑濕, 流注足三陽經, 脚膝拘攣腫痛.

麻黃, 桂心, 黃芩, 枳殼, 柴胡, 赤茯苓, 半夏, 羌活, 防風, 厚朴, 白薑, 小草, 防己, 麥門冬, 乾葛, 細辛, 甘草 各五分[67].

右剉作一貼, 薑三棗二, 煎服(得效)[68].

---

62 삼양증의 처방은 『醫學入門』外集 卷三 傷寒 類傷寒 「脚氣」(앞의 책, 267쪽)에 있는 처방과 유사하고, 삼음증의 처방은 『醫學入門』外集 卷四 雜病分類 濕類 「脚氣」(앞의 책, 378쪽)에 있는 처방과 유사하다.

63 "除濕丹. 檳榔甘遂威靈仙赤芍葶藶各二兩, 乳香沒藥各一兩, 牽牛大戟各三兩, 陳皮四兩(一方去葶藶加澤瀉靑皮). 爲末, 麪糊丸, 梧子大, 每五十丸至八十丸, 食前溫水下, 服藥前後忌酒麪二三日, 宜淡粥補胃尤佳. 治諸濕客搏, 腰膝重痛, 足脛浮腫, 筋脈緊急, 津液凝澁, 便溺不利, 目赤癮疹, 癰疽發背, 疥癬瘡癤及走注脚氣." 『醫學入門』外集 卷六 雜病用藥賦 「濕」(앞의 책, 512쪽).

64 『醫學入門』外集 卷四 雜病分類 習類 「脚氣」 '表汗里下任湯丸'(앞의 책, 378쪽). "三陰裏證, 胸滿怔忡,

○ 습열이 삼양경에 있으면 신비좌경탕을 쓰고, 태양경에 있으면 마황좌경탕을 쓰며, 소양경에 있으면 반하좌경탕을 쓰고, 양명경에 있으면 대황좌경탕이나 가미패독산을 쓰며, 소통시키는 약으로 빈소산을 두루 쓴다(입문). ○ 습열이 삼음경에 있으면 강활도체탕과 저습단(처방은 『의학입문』에 있다), 삼화신우환(처방은 「하문」에 있다), 수풍환, 지실대황탕, 개결도인환, 당귀점통탕 등을 쓴다(『의학입문』). ○ 기혈이 허약하면 독활기생탕이나 강활속단탕을 쓴다(『의학입문』). ○ 한습이 성한 데는 승준환이나 착호단을 쓴다. ○ 각기병이 오래된 데는 권백산을 쓰고, 열이 심한 데는 이초창백산이나 가미창백산을 쓰며, 몹시 부은 데는 승습병자나 상백피산을 쓴다.

청열사습탕

습열로 인한 각기병으로 붓거나 아픈 여러 증상을 치료한다.

창출, 황백(소금물과 술에 축여 볶은 것) 각 한 돈, 자소엽·적작약·모과·택사·목통·방기·빈랑·지각·향부자·강활·감초 각 일곱 푼.

위의 약들을 썰어 한 첩으로 하여 물에 달여 먹는다. 아프면 목향을 넣고 부으면 대복피를 넣으며 열이 나면 황련과 대황을 넣는다(『의학정전』).

신비좌경탕

풍사, 한사, 서사, 습사가 족삼양경으로 돌아다녀서 다리와 무릎이 당기고 떨리며 붓고 아픈 것을 치료한다.

마황·계심·황금·지각·시호·적복령·반하·강활·방풍·후박·건강·원지·방기·맥문동·갈근·세신·감초 각 닷 푼.

위의 약들을 썰어 한 첩으로 하여 생강 세 쪽, 대추 두 개를 넣고 달여 먹는다(『세의득효방』).

遍體轉筋, 二便閉澁, 或自利者, 羌活導滯湯, 除濕丹, 導水丸, 搜風順氣丸, 挾痰者, 三花神佑丸, 挾食積者, 開結導飮丸, 裏虛者, 獨活寄生湯, 換腿丸, 表裏兼見者, 左經湯加大黃."

65 『醫學入門』外集 卷四 雜病分類 習類 「脚氣」 '表汗里下任湯丸'(앞의 책, 378쪽).

66 『醫學正傳』卷之四 脚氣 「方法」 '治濕熱脚氣方'(앞의 책, 241쪽).

67 '小草'는 遠志의 異名이다(『中藥別名辭典』, 425쪽).

68 『世醫得效方』卷第九 大方脈雜醫科 「脚氣」 '陽經表散'(앞의 책, 153쪽).

麻黃左經湯

治四氣流注足太陽經, 腰脚攣痺重痛, 增寒發熱, 無汗惡寒, 或自汗, 頭疼眩暈.

羌活 一錢, 麻黃, 乾葛, 白尤, 細辛, 赤茯苓, 防己, 桂心, 防風, 甘草 各七分.

右剉作一貼, 煎法同上〔三因〕.

半夏左經湯

治足少陽經爲四氣流注, 發熱腫痛, 腰脚引痛.

柴胡 一錢半, 乾葛, 半夏, 赤茯苓, 白尤, 細辛, 麥門冬, 桂心, 防風, 白薑, 黃芩, 小草, 甘草 各五分.

右剉作一貼, 煎法同上〔三因〕.

大黃左經湯

治四氣流注足陽明經, 腰脚赤腫, 痛不可行, 大小便秘澁.

大黃 一錢, 羌活, 茯苓, 細辛, 前胡, 枳殼, 厚朴, 黃芩, 杏仁, 甘草 各七分.

右剉作一貼, 煎法同上〔三因〕.

마황좌경탕

풍한서습의 네 가지 사기가 족태양경으로 흘러들어 허리와 다리가 오그라들면서 저리고 무거우며 아프고 찬 것을 싫어하며, 열이 나면서 땀이 나지 않고 오한이 나거나 혹은 자한이 있고 머리가 아프며 어지러운 것을 치료한다.

강활 한 돈, 마황 · 갈근 · 백출 · 세신 · 적복령 · 방기 · 계심 · 방풍 · 감초 각 일곱 푼.

위의 약들을 썰어 한 첩으로 하여 앞의 처방과 같은 방법으로 달여 먹는다(『삼인극일병증방론』).

반하좌경탕

족소양경에 풍한서습의 네 가지 사기가 흘러 들어와 열이 나고 부으며 아픈 것과 허리와 다리가 당기면서 아픈 것을 치료한다.

시호 한 돈 반, 갈근 · 반하 · 적복령 · 백출 · 세신 · 맥문동 · 계심 · 방풍 · 건강 · 황금 · 원지 · 감초 각 닷 푼.

위의 약들을 썰어 한 첩으로 하여 앞의 처방과 같은 방법으로 달여 먹는다(『삼인극일병증방론』).

대황좌경탕

풍한서습의 네 가지 사기가 족양명경으로 흘러 들어와 허리와 다리가 벌겋게 붓고 아파서 걸어 다니지 못하며 대소변이 잘 나오지 않는 것을 치료한다.

대황 한 돈, 강활 · 복령 · 세신 · 전호 · 지각 · 후박 · 황금 · 행인 · 감초 각 일곱 푼.

위의 약들을 썰어 한 첩으로 하여 앞의 처방과 같은 방법으로 달여 먹는다(『삼인극일병증방론』).

의 책, 37쪽).

72 『三因極一病證方論』 卷之三 「陽明經脚氣治法」(앞의 책, 36쪽). 여기에는 '防己'가 더 들어 있다.

加味敗毒散

治三陽經脚氣, 流注脚踝, 焮熱赤腫, 寒熱自汗.

卽人蔘敗毒散 方見寒門 一兩, 加大黃, 蒼朮 各一錢.

右剉作一貼, 入薑三片薄荷七葉, 同煎服〔得效〕[73].

檳蘇散

治風濕脚氣, 腫痛拘攣. 用此踈通氣道.

蒼朮 二錢, 香附子, 紫蘇葉, 陳皮, 木瓜, 檳榔, 羌活, 牛膝 各一錢, 甘草 五分.

右剉作一貼, 入薑三片葱白三莖, 同煎服〔十三方〕.

羌活導滯湯

治脚氣初發, 一身盡痛, 或肢節腫痛, 便尿阻隔. 先以此導之, 後用當歸拈痛湯除之.

大黃 酒煨 二錢四分, 羌活, 獨活 各一錢二分, 防己, 當歸尾 各七分, 枳實 五分.

右剉作一貼, 水煎服, 微利卽止〔東垣〕[74].

73 『世醫得效方』卷第九 大方脈雜醫科 脚氣「陽經表散」(앞의 책, 153-154쪽).

74 『醫學發明』「脚氣論」(앞의 책, 305쪽).

가미패독산

삼양경의 각기병으로 사기가 아래로 흘러 들어와 다리와 복사뼈가 후끈거리며 열이 나고 벌겋게 부으며 추웠다 더웠다 하면서 자한이 있는 것을 치료한다.

인삼패독산(처방은 「한문」에 있다) 한 냥, 대황·창출 각 한 돈.

위의 약들을 썰어 한 첩으로 하여 생강 세 쪽, 박하 일곱 잎과 함께 달여 먹는다(『체의득효방』).

빈소산

풍습으로 생긴 각기로 인하여 붓고 아프며 당기고 떨리는 것을 치료한다. 이 약은 기氣가 다니는 길을 통하게 한다.

창출 두 돈, 향부자·자소엽·진피·모과·빈랑·강활·우슬 각 한 돈, 감초 닷 푼

위의 약들을 썰어 한 첩으로 하여 생강 세 쪽, 총백 세 뿌리를 넣고 달여 먹는다(십삼방).

강활도체탕

각기가 처음 생겨서 온몸이 다 아프거나, 사지의 마디가 붓고 아프면서 대소변이 막힌 것을 치료하는데, 먼저 이 약으로 끌어내린 다음 당귀점통탕을 써서 병을 없앤다.

대황(술에 축여 잿불에 묻어 구운 것) 두 돈 너 푼, 강활·독활 각 한 돈 두 푼, 방기·당귀미 각 일곱 푼, 지실 닷 푼.

위의 약들을 썰어 한 첩으로 하여 물에 달여 먹는데, 설사가 약간 나고 곧 낫는다(『의학발명』).

當歸拈痛湯

治濕熱脚氣腫痛.

羌活, 茵蔯 酒炒, 黃芩 酒炒, 甘草 灸 各一錢, 知母, 澤瀉, 赤茯苓, 猪苓, 白朮, 防己 各六分, 人蔘, 苦蔘, 升麻, 乾葛, 當歸, 蒼朮 各四分.

右剉作一貼, 水二盞浸藥少時, 煎至一盞, 空心臨臥, 各一服〔寶鑑〕[75].

○ 一相公領兵至南方, 忽得脚氣, 遍身微腫, 其痛手不可近, 足脛尤甚. 內經云, 飮發於中, 胕腫於下[76]. 又云, 諸痛爲實. 血實宜決之, 以三稜鍼數刺腫上, 血突出高二尺餘, 漸漸如線, 其色黑紫, 頃時腫消痛減. 以當歸拈痛湯服之, 是夜得睡, 明日再服而愈〔寶鑑〕[77].

搜風丸

治脚氣腫痛.

黑牽牛子 生取頭末 二兩, 大黃, 檳榔, 枳實 各五錢.

右爲末, 糊丸梧子大, 米飮下三五十丸〔丹心〕[78].

75 『衛生寶鑑』卷二十二「北方脚氣治驗」(앞의 책, 375 쪽). 여기에는 '赤茯苓'이 없고 '防己'가 '防風'으로 되어 있다.

76 『內經』에는 '胕腫於下'가 '胕腫於上'으로 되어 있다. 『素問』「至眞要大論篇第七十四」. "太陰之勝, 火氣 內鬱, 瘡瘍於中, 流散於外, 病在胠脇, 甚則心痛, 熱格, 頭痛, 喉痺, 項强, 獨勝則濕氣內鬱, 寒迫下焦, 痛 留頂, 互引眉間, 胃滿, 雨數至, 燥化見, 少腹滿, 腰脽 重强, 內不便, 善注泄, 足下溫, 頭重, 足脛胕腫, 飮發 於中, 胕腫於上."

당귀점통탕

습열로 생긴 각기로 인하여 붓고 아픈 것을 치료한다.

강활, 인진(술에 축여 볶은 것), 황금(술에 축여 볶은 것), 감초(구운 것) 각 한 돈, 지고 · 택사 · 적복령 · 저령 · 백출 · 방기 각 여섯 푼, 인삼 · 고삼 · 승마 · 갈근 · 당귀 · 창출 각 너 푼.

위의 약들을 썰어 한 첩으로 하여 물 두 잔에 잠시 담가두었다가 한 잔이 되게 달여 자기 전 빈속에 한 번씩 먹는다(『위생보감』).

○ 어떤 상공이 군대를 거느리고 남쪽에 이르러 갑자기 각기병을 얻었다. 온몸이 약간 붓고 아파서 손도 대지 못할 정도였는데 발과 정강이가 더욱 심하였다. 『내경』에서 "수음水飮은 중초에서부터 나오는데 아래에서는 발등이 붓는다"고 하였다. 또 "모든 통증은 실증이다"라고 하였으며, 혈이 실하면 터주어야 한다고 하였으므로 삼릉침으로 부은 곳을 몇 번 찔렀다. 그러자 피가 두 자 남짓하게 솟아 나오다가 점차 실같이 가늘어졌는데 그 색이 검붉었다. 조금 지나자 부은 것이 내리고 통증도 줄어들었다. 당귀점통탕을 먹였더니 그날 밤에는 잠을 잘 수 있었다. 다음 날 다시 먹였더니 병이 나았다(『위생보감』).

수풍환

각기로 인하여 붓고 아픈 것을 치료한다.

흑견우자(날것으로 두말한 것) 두 냥, 대황 · 빈랑 · 지실 각 닷 돈.

위의 약들을 가루내어 풀로 반죽하여 오자대의 알약을 만들어 서른에서 쉰 알씩 미음으로 먹는다(『단계심법부여』).

---

77 『衛生寶鑑』 卷二十二 「北方脚氣治驗」(앞의 책, 374쪽).

78 『丹溪心法附餘』 卷之十七 濕鬱門 「脚氣」(앞의 책, 623쪽).

枳實大黃湯

治濕熱脚氣腫痛.

大黃 酒煨 三錢, 羌活 一錢半, 當歸 一錢, 枳實 五分.

右作一貼, 水煎空心服[寶鑑][79].

○ 廉平章體肥, 得脚氣微腫皆赤色, 足脛腫痛不可忍, 手不敢近. 投以當歸拈痛湯一貼, 其痛減半, 再服腫痛悉除. 又以三稜鍼刺爪甲端多出黑血, 赤腫全去, 數日因食麪復痛, 再以枳實大黃湯治之[寶鑑][80].

開結導引丸

治脚氣因食積流注, 心下痞悶.

陳皮, 白朮, 澤瀉, 茯苓, 神麴, 麥芽, 半夏 薑製 各一兩, 枳實, 靑皮, 乾薑 各五錢, 巴豆霜 一錢半.

右爲末, 蒸餅和丸梧子大, 溫水下五七十丸[寶鑑][81]. ○ 一名開鬱導飲丸[丹心][82].

獨活寄生湯

治肝腎虛弱, 筋攣骨痛, 脚膝偏枯, 緩弱冷庳.

獨活, 當歸, 白芍藥, 桑寄生 各七分, 熟地黃, 川芎, 人蔘, 白茯苓, 牛膝, 杜冲, 秦艽, 細辛, 防風, 肉桂 各五分, 甘草 三分.

右剉作一貼, 薑三片水煎空心服[回春][83].

---

79 『赤水玄珠』卷十一 脚氣門「脚氣」'大黃枳實湯'.

80 『赤水玄珠』卷十一 脚氣門「脚氣」.

81 『赤水玄珠』卷十一 脚氣門「脚氣」'開結導飲丸.' "飲食不消, 心下痞悶. 陳皮白朮茯苓澤瀉麥蘖酒麴半夏 各一兩, 枳實靑皮乾薑各五錢. 如有積塊者, 加巴豆霜一錢. 右爲末䤬, 餅糊丸, 梧子大, 每服五十丸, 溫湯下."

82 『赤水玄珠』卷十一 脚氣門「脚氣」'開結導飲丸.'

지실대황탕

습열로 생긴 각기로 인하여 붓고 아픈 것을 치료한다.

대황(술에 축여 잿불에 묻어 구운 것) 서 돈, 강활 한 돈 반, 당귀 한 돈, 지실 닷 푼.

위의 약들을 한 첩으로 하여 물에 달여 빈속에 먹는다(보감).

○ 염평장은 몸이 뚱뚱하였는데 각기병에 걸려서 약간 부었다. 그 색이 모두 붉었고 발과 정강이가 붓고 참을 수 없이 아파서 손도 대지 못할 정도였다. 당귀점통탕 한 첩을 먹이자 통증이 절반으로 줄었고 다시 이 약을 먹이니 붓고 아프던 것이 모두 없어졌다. 또 삼릉침으로 발톱 끝을 찔러 검은 피를 많이 빼내자 붉게 부었던 것이 모두 없어졌다. 며칠 후에 밀가루 음식을 먹고 다시 아파서 지실대황탕으로 치료하였다(보감).

개결도인환

식적이 돌아다녀 생긴 각기병에 명치 아래가 막히고 답답한 것을 치료한다.

진피, 백출, 택사, 복령, 신곡, 맥아, 반하(생강으로 법제한 것) 각 한 냥, 지실·츤피·건강 각 닷 돈, 파두상 한 돈 반.

위의 약들을 가루내어 찐 떡으로 반죽하여 오자대의 알약을 만들어 쉰에서 일흔 알씩 따뜻한 물로 먹는다(보감). ○ 개울도음환이라고도 한다(『단계심법』).

독활기생탕

간과 신이 허약하여 근이 떨리고 뼈가 아프며, 다리와 무릎 한쪽이 마르고 늘어지며 약하고 시리면서 저린 것을 치료한다.

독활·당귀·백작약·상기생 각 일곱 푼, 숙지황·천궁·인삼·백복령·우슬·두충·진교·세신·방풍·육계 각 닷 푼, 감초 서 푼.

위의 약들을 썰어 한 첩으로 하여 생강 세 쪽과 함께 물에 달여 빈속에 먹는다(『만병회춘』).

83 『萬病回春』 卷之二 「中濕」(앞의 책, 94쪽). "治腎氣
虛弱, 冷臥濕地, 腰背拘急, 筋攣骨痛, 當風取凉過度,
風邪流入脚膝, 爲偏枯冷痺, 緩弱疼痛, 牽引脚中, 行
步艱難, 幷白虎歷節風痛."

羌活續斷湯

治脚氣肝腎虛弱, 筋攣骨痛.

羌活, 防風, 白芷, 細辛, 杜冲, 牛膝, 秦艽, 續斷, 熟地黃, 當歸, 人蔘, 白芍藥, 赤茯苓, 桂心, 川芎 各五分.

右剉作一貼, 薑三片水煎服. ○ 獨活寄生湯, 桑寄生無眞者, 世以他寄生代之, 爲害不少, 故今去寄生代續斷. 又以羌活代獨活, 功效殊勝〔辨疑〕.

勝駿丸

治脚氣拘攣疼痛, 行步不隨, 去一切足弱病.

木瓜 四兩, 當歸 酒浸, 天麻 酒浸, 牛膝 酒浸, 酸棗仁 炒, 熟地黃 酒浸, 防風 各二兩, 全蝎 去毒 一兩, 附子 一枚 炮去皮臍, 乳香, 沒藥, 羌活, 木香, 甘草 各五錢, 麝香 二錢.

右爲末, 生地黃二斤洗淨, 杵爛如泥, 好酒四升同煮如膏, 和前藥擣令堅, 每一兩作十丸. 每取一丸, 臨睡細嚼酒下, 或丸如梧子, 酒下五十丸, 亦可. 服至半月, 行步如飛, 故名曰勝駿〔三因〕[84]. ○ 多月不用地黃, 只煉蜜作丸〔入門〕[85].

84 『三因極一病證方論』卷之三「脚氣總治」'勝駿圓'(앞의 책, 42-43쪽). "治元氣不足, 眞氣虛弱, 及諸虛寒濕氣進襲, 手足拳攣, 脚指連脚面拘急, 走注疼痛, 筋脈不伸, 行步不隨. 常服, 益眞氣, 壯筋骨, 黑髭鬚, 活皮膚, 一切足弱鶴膝諸風."

85 『證類本草』卷六 草部上品之上總八十七種「乾地黃」(政和本 128쪽, 四庫本 235쪽). "生地黃, 大寒. … 服食地黃, 采取根淨洗, 擣絞取汁, 煎令小稠, 納白蜜更煎, 令可丸."

강활속단탕

간肝과 신腎이 허약하여 각기가 생겨 근이 떨리고 뼈가 아픈 것을 치료한다.

강활·방풍·백지·세신·두충·우슬·진교·속단·숙지황·당귀·인삼·백작약·적복령·계심·천궁 각 닷 푼.

위의 약들을 썰어 한 첩으로 하여 생강 세 쪽을 넣고 물에 달여 먹는다. ○ 독활기생탕에 들어가는 상기생의 진품이 없는 경우 민간에서는 다른 나무에 기생하는 것으로 대신하는데 그 해가 적지 않다. 그러므로 이제는 상기생을 빼고 속단을 대신 쓴다. 강활 대신 독활을 쓰기도 하는데 효과가 매우 뛰어나다(변의).

승준환

각기병으로 다리가 오그라들고 떨리며 아파서 제대로 걷지 못하는 것을 치료하고, 다리가 약해지는 여러 병을 없앤다.

모과 넉 냥, 당귀(술에 담갔던 것), 천마(술에 담갔던 것), 우슬(술에 담갔던 것), 산조인(볶은 것), 숙지황(술에 담갔던 것), 방풍 각 두 냥, 전갈(독을 없앤 것) 한 냥, 부자(싸서 구워 껍질과 배꼽을 제거한 것) 한 개, 유향·몰약·강활·목향·감초 각 닷 돈, 사향 두 돈.

위의 약들을 가루낸다. 생지황 두 근을 깨끗하게 씻어서 진흙처럼 찧어 문드러지게 한 다음 좋은 술 넉 되와 함께 달여 고膏가 되게 한다. 여기에 앞의 약들과 함께 찧어서 둔어지게 하여 한 냥으로 알약을 열 알 만든다. 한 번에 한 알씩 잘 무렵에 잘 씹어서 술로 넘긴다. 또는 오자대의 알약을 만들어 쉰 알씩 술로 먹어도 된다. 반달 동안 복용하면 걸음걸이가 날아갈 듯하므로 승준환〔준마를 능가하게 하는 알약〕이라고 한다(『삼인극일병증방론』). ○ 겨울에는 생지황을 쓰지 않고 졸인 꿀로 알약을 만든다(입문).

捉虎丹

治脚氣走注疼痛不可忍.

五靈脂, 白膠香, 草烏 黑豆同煮, 去豆, 木鱉子, 地龍 各一兩半,
乳香, 沒藥, 當歸 各七錢半, 麝香, 松烟墨 煅 各二錢半.

右爲末, 糯米糊和丸芡實大. 每一丸空心溫酒化下, 趕到脚面[86].
赤腫不散, 再服一丸, 趕至脚心中出黑汗, 乃除根〔入門〕[87]. ○ 一
名一粒金丹〔丹心〕[88].

卷柏散

治遠年脚氣難治, 此方特效.

卷柏 東向者佳, 先以鹽水煮半日, 卽甘冷水煮半日[89], 焙乾, 黑牽牛子 頭末,
甘遂, 檳榔.

右各爲末, 不得相雜. 每服每件各取一錢, 惟檳榔二錢. 五更初,
濃煎葱白湯調下, 至辰巳時, 取下惡物如魚凍. 虛人減半服, 隨
喫淡粥, 更服湯藥如淸熱瀉濕湯, 調之〔得效〕[90].

---

86 '趕', 달릴, 쫓을 간. '赶'(달릴 간)과 같은 字이다.
87 『醫學入門』外集 卷六 雜病用藥賦 「痛風」(앞의 책,
　　503쪽). "麝香二錢半, 京墨煅一錢半, 乳香沒藥當歸
　　各七錢半, 白膠香草烏地龍木鱉子五靈脂一兩半, 糯

米糊丸, 芡實大, 每一丸, 酒化下. 治一切痛風走注,
手足癱瘓, 麻木不仁, 白虎歷節等證. 如遠年近日, 寒
濕脚氣, 臨發時, 空心服, 取脚面, 黑汗出, 爲効."
88 『丹溪心法附餘』卷之四 風門 「痛風」(앞의 책, 209쪽).

착호단

각기가 돌아다녀 참을 수 없이 아픈 것을 치료한다.

오령지, 백교향, 초오(검정콩과 함께 달인 후 콩을 버린 것), 목별자, 구인 각 한 냥 반, 유향·몰약·당귀 각 일곱 돈 반, 사향, 송연묵(불에 달군 것) 각 두 돈 반.

위의 약들을 가루내어 찹쌀풀로 반죽하여 감실대의 알약을 만들어 빈속에 한 알씩 다뜻한 술로 녹여서 넘기면 약 기운이 발등까지 달려 내려간다. 벌겋게 부은 것이 흩어지지 않으면 다시 한 알을 먹어 〔약 기운이〕 발등까지 달려 내려가 검은 땀이 나게 하면 곧 병의 뿌리까지 없어진다(『의학입문』). ○ 일립금단이라고도 한다(『단계심법부여』).

권백산

각기가 오래되어 치료하기 어려운 것을 치료하는데, 이 처방은 뛰어난 효과가 있다

권백(동쪽으로 향한 것이 좋은데, 먼저 소금물로 반일 동안 삶은 다음 바로 찬물로 한나절 동안 삶아서 약한 불기운에 말린 것), 흑견우자(두말한 것), 감수, 빈랑.

위의 약들을 각각 가루내어 서로 섞이지 않게 한다. 먹을 때마다 각각의 약을 한 돈씩 쓰는데 빈랑만은 두 돈을 쓴다. 오경〔새벽 3시 반부터 5시 반까지〕의 시작 무렵에 총백을 진하게 달인 물에 타서 먹으면 진사시〔오전 7시 반에서 11시 반〕에 이르러 언 물고기〔魚凍〕 같은 더러운 것을 설사한다. 허약한 사람은 약을 반으로 줄여 먹은 다음 멀건 죽을 먹고 다시 청열사습탕과 같은 탕약을 먹어서 조리한다(『세의득효방』).

---

89 『世醫得效方』에는 ‘卽甘冷水’가 ‘次用冷水’로 되어
　　있다.

90 『世醫得效方』卷第九 大方脈雜醫科 脚氣 「通治」(앞
　　의 책, 155쪽).

二炒蒼柏散

治濕熱脚氣, 令足膝痛或赤腫, 脚骨間作熱痛, 雖一點能令步履艱苦, 令人痿躄, 百用百效.

蒼朮 泔浸一日夜, 鹽炒, 黃柏 酒浸一日夜, 焦炒 各四兩.

右剉五錢水煎服, 或水和丸服, 亦可〔入門〕[91]. ○ 一名蒼朮散〔得效〕[92]. ○ 作丸名二妙丸.

加味蒼柏散

治濕熱脚氣痿躄.

蒼朮 一錢, 白朮 八分, 知母, 黃柏, 黃芩 各六分, 當歸, 芍藥, 生地黃 各四分, 木瓜, 檳榔, 羌活, 獨活, 木通, 防己, 牛膝 各三分, 甘草 一分.

右剉作一貼, 薑三片水煎服〔入門〕[93].

---

91 『醫學入門』 外集 卷六 雜病用藥賦 「脚氣」(앞의 책, 522쪽). "蒼朮鹽炒黃柏酒灸各五錢. 水煎服. 二物皆有雄壯之氣. 如氣實加酒少許, 氣虛加補氣藥, 血虛加補血藥, 痛再加薑汁, 或爲末, 爲丸服, 尤妙. 治一切風寒濕熱脚氣, 骨間作熱, 或腰膝臀髀腫痛, 令人痿躄, 用之神效."

92 『世醫得效方』 卷第九 大方脈雜醫科 脚氣 「通治」(앞의 책, 156쪽).

93 『醫學入門』 外集 卷六 雜病用藥賦 「脚氣」(앞의 책, 522쪽). "蒼朮一錢, 白朮八分去濕, 知母黃柏黃芩各

이초창백산

습열로 생긴 각기는 발과 무릎이 아프거나 벌겋게 붓고, 다리뼈 사이에 열이 나며 다프게 되는데 비록 한 곳만 아프더라도 걷고 발 디디기가 힘들며 또 다리에 힘이 없어 늘어지 고 절룩거리게 되는 것을 다스리는데, 쓸 때마다 효과가 있다.

창출(쌀뜨물에 하루 밤낮 동안 담갔다가 소금물에 축여 볶은 것), 황백(술에 하루 밤낮 동안 담갔다가 탈 정도로 볶은 것) 각 녁 냥.

위의 약들을 썰어 닷 돈씩 물에 달여 먹거나, 물에 반죽하여 알약을 만들어 먹어도 좋다(『의학입문』). ○ 창출산이라고도 한다(『세의득효방』). ○ 알약으로 만든 것을 이묘환이라고 한다.

가미창백산

습열로 생긴 각기로 다리가 힘이 없이 늘어지고 절룩거리는 것을 치료한다.

창출 한 돈, 백출 여덟 푼, 지모 · 황백 · 황금 각 여섯 푼, 당귀 · 작약 · 생지황 각 녀 푼, 모과 · 빈랑 · 강활 · 독활 · 목통 · 방기 · 우슬 각 서 푼, 감초 한 푼.

위의 약들을 썰어 한 첩으로 하여 생강 세 쪽을 넣고 물에 달여 먹는다(『의학입문』).

五分去熱, 當歸芍藥生地各四分調血, 木瓜檳榔行氣,
羌活獨活利關節散風濕, 木通防己牛膝引藥下行及
消腫濕各三分, 甘草和藥一分. 薑煎溫服. 有痰加竹
瀝薑汁, 大便實加桃仁, 小便澁倍牛膝."

勝濕餅子

治遠年脚氣, 足脛腫如瓜瓠者.

黑丑 二兩取頭末 五錢, 白丑 二兩取頭末 五錢, 甘遂 五錢.

右爲極細末, 用蕎麥麪一兩半, 調水和藥, 捏爲餅子, 如折三錢
大, 放飯上蒸熟. 每一餅空心, 茶淸嚼下, 以利爲度〔正傳〕[94].

桑白皮散

治脚氣浮腫尿澁, 氣急腹滿.

赤茯苓 二錢, 木香, 防己, 大腹子[95] 各一錢二分, 桑白皮, 郁李
仁 各一錢, 蘇葉, 木通, 檳榔, 靑皮 各七分.

右剉作一貼, 薑三片煎服〔活人〕[96].

94 『醫學正傳』卷之四「脚氣」‘方法’(앞의 책, 244쪽).

95 ‘大腹子’는 『太平聖惠方』에 따르면 ‘大腹皮’의 誤
記로 보인다. 『醫學綱目』에는 ‘大腹子’로 되어 있으
나 大腹子는 檳榔의 異名이다.

96 이 처방은 『太平聖惠方』卷六十九「治婦人脚氣諸
方」(앞의 책, 2,180쪽)에 처음 나온다(『中醫方劑大
辭典』第八冊, 925-926쪽). 『婦人大全良方』卷之四

「婦人脚氣方論第九」(앞의 책, 131쪽)에도 같은 내용
이 나온다. "治婦人脚氣盛發, 兩脚浮腫, 小便赤澁,
腹脇脹滿, 氣急坐臥不得. 桑白皮郁李仁各一兩, 赤
茯苓二兩, 木香防已大腹皮各半兩, 紫蘇子木通檳榔
靑皮各三分. 右㕮咀, 每服三錢, 水一盞, 薑三片, 煎
至七分去滓溫服."

승습병자

오래된 각기로 발과 정강이가 오이나 박같이 부은 것을 치료한다.

흑축(두 냥을 두말하여 얻은 것) 닷 돈, 백축(두 냥을 두말하여 얻은 것) 닷 돈, 감수 닷 돈.

위의 약들을 아주 곱게 가루내어 메밀가루 한 냥 반을 물에 타서 가루낸 약과 함께 탄죽하여 떡처럼 만든다. 동전 세 개 크기만큼씩 잘라 밥 위에 얹어 쪄서 익힌다. 한 번에 하나씩 빈속에 찻물로 씹어 먹는데, 설사가 날 때까지 먹는다(『의학정전』).

상백피산

각기로 붓고 소변이 잘 나오지 않으며 숨이 가쁘고 배가 그득한 것을 치료한다.

적복령 두 돈, 목향·방기·대복피 각 한 돈 두 푼, 상백피·욱리인 각 한 돈, 자소엽·목통·빈랑·청피 각 일곱 푼.

위의 약들을 썰어 한 첩으로 하여 생강 세 쪽과 함께 달여 먹는다(활인서).

脚氣危證

凡脚氣, 覺病候有異, 卽須急治之. 稍緩, 則氣上肩息, 胸脇逆滿, 急者, 死不旋踵, 寬者, 數日必死, 不可不急治也. 但見心下急, 氣喘不停, 或自汗出, 或乍熱乍寒, 其脈促短而數, 嘔吐不止者, 死〔千金〕. ○ 上氣脈數, 不得臥者, 亦死〔千金〕. ○ 脚氣之病, 其小腹頑痺不仁者, 多不腫. 小腹頑後, 不過三五日, 卽令人嘔吐, 名曰脚氣入心, 死在朝夕〔千金〕. ○ 脚氣脈浮大而緊駃, 此最惡脈也. 若細而駃, 同是惡脈〔千金〕. ○ 脚氣入心, 則恍惚譫妄, 嘔吐不食, 左寸脈, 乍大乍小乍有乍無者死. 宜杉節湯, 三脘散, 或三和散 方見氣門 加烏藥, 救之〔綱目〕. ○ 入腎則腰脚腫, 小便不通, 氣上喘急, 目與額皆黑, 左尺脈絶者死. 宜八味元去山藥, 救之. 蓋少陰腎經, 脚氣入腹, 上氣喘急, 此證最急. 以腎乘心, 水剋火, 死不旋踵, 此藥救之. 又四物湯加炒黃柏煎服, 外以附子末, 津唾調付涌泉穴, 以艾灸之引熱下行〔丹心〕. ○ 脚氣入腹, 喘急欲死, 宜木萸湯, 杉節湯, 三將軍元, 烏藥平氣湯, 救之〔入門〕.

97 『備急千金要方』 卷七 風毒脚氣 「論須療緩急」(앞의 책, 269쪽).

98 『備急千金要方』 卷十八 大腸腑 「欵嗽第五」(앞의 책, 627쪽). "夫病吐血喘欬上氣, 其脈數有熱, 不得臥者死."

99 『備急千金要方』 卷七 風毒脚氣 「論腫不腫」(앞의 책, 271쪽).

100 '駃', 버새 결. 달리다, 駿馬의 이름.

101 『備急千金要方』 卷七 風毒脚氣 「論服湯藥色目」(앞의 책, 273쪽).

102 『醫學綱目』 卷之二十八 腎膀胱部 厥 「脚氣頑麻腫痛爲痺厥」(앞의 책, 646쪽). '千', 곧 『千金方』을 인용하였다. 원문과 들고남이 많다. 다음의 여러 구절을 재구성한 것으로 보인다. 『醫學綱目』 卷之二十八 腎膀胱部 厥 「脚氣頑麻腫痛爲痺厥」(앞의 책, 645쪽). "治脚赤腫. 杉皮煎濃湯洗數次, 立愈. 本草

각기의 위험한 증상

일반적으로 각기에 병의 조짐이 좀 이상하다고 느껴지면 반드시 빨리 치료하여야 한다. 조금이라도 늦어지면 기氣가 위로 올라가서 숨쉴 때 어깨를 들먹거리고 가슴과 옆구리가 치받고 그득해지는데, 급한 경우 곧바로 죽으며 더디다 하여도 며칠 뒤에 반드시 죽는다. 그러므로 빨리 치료하지 않을 수 없다. 다만 명치가 당기거나 기천氣喘이 멈추지 않거나 자한이 나거나 잠깐 열이 났다 추웠다 하며, 그 맥이 촉단促短하면서 삭數하고 구토가 멈추지 않으면 죽는다(『천금방』). ○ 기가 위로 오르면서 맥이 삭하고 눕지 못하면 역시 죽는다(『천금방』). ○ 각기병은 아랫배의 감각이 둔하고 저릴 때는 대개 붓지 않는다. 아랫배가 둔해진 뒤 3~5일이 안 되어 구토하는 것을 '각기가 심心에 들어갔다〔脚氣入心〕'고 하는데, 이 경우는 곧 죽는다(『천금방』). ○ 각기에 맥이 부대浮大하면서 긴緊하고 빠른 것이 제일 나쁜 맥이다. 세細하면서 빠른 것도 역시 나쁜 맥이다(『천금방』). ○ 각기가 심에 들어가면 정신이 어지럽고 몽롱하며 헛소리를 하는데, 토하고 먹지 못하면서 왼쪽 촌맥이 잠깐 커졌다 작아졌다 하거나, 있다가 없다가 하면 죽는다. 이 경우 삼절탕이나 삼완산을 쓰거나, 삼화산(처방은 「기문」에 있다)에 오약을 더 넣어 써서 살린다(『의학강목』). ○ 각기가 신腎으로 들어가면 허리와 다리가 붓고 소변이 나오지 못하는데, 기가 위로 올라가서 숨이 몹시 차고 눈과 이마가 모두 시커멓게 되며 왼쪽 척맥이 끊어지면 죽는다. 이 경우 팔미원에서 산약을 빼고 써서 살린다. 대개 족소음신경을 따라 각기가 배로 들어가면 기가 위로 올라가 숨이 몹시 찬데, 이것이 제일 위급한 증상이다. 신이 심을 억눌러 수水가 화火를 이기면 곧 죽는데 이 약으로 치료한다. 또는 사물탕에 황백 볶은 것을 넣어서 달여 먹고, 밖으로는 부자가루를 침에 개어 용천혈에 붙인 다음 쑥으로 뜸을 떠서 열기를 끌어 아래로 내려오게 한다(『단계심법』). ○ 각기가 배로 들어가 숨이 몹시 차서 죽을 것 같은 데에는 목유탕, 삼절탕, 삼장군원, 오약평기탕 등으로 치료한다(『의학입문』).

云, 用杉節殊效." 『醫學綱目』 卷之二十八 腎膀胱部 厥 「脚氣冲心爲厥逆」(앞의 책, 648쪽). "三脘敝, 治脚氣冲心, 腹氣飽悶, 大便秘滯者最良." 『醫學綱目』 卷之三十四 婦人部 調經 「經閉」(앞의 책, 781쪽). "三和者, 四物, 凉膈, 當歸等分也."

103 '又' 이하는 『丹溪心法』 卷三 「脚氣五十五」(앞의 책, 352쪽)에 있다.

104 『醫學入門』 外集 卷四 雜病分類 濕類 脚氣 「在下升之」(앞의 책, 378쪽). "入腹, 不仁, 喘急欲死者, 木萸散. 腹脹煩躁者, 松節湯. 入肺, 喘咳 小靑龍湯加檳榔. 入肝, 頭目昏眩, 喘滿逼促, 烏藥平氣散. 入腎, 腰脚腫脹, 小便不利, 目額皆黑, 左尺絶者, 死, 牛膝散加大黃, 救之. 如少陰腎氣入心, 乃水尅火也. 急宜八味丸救之. 有脚氣, 寒熱足腫, 心煩體痛, 垂死者, 杉節湯, 不食加砂仁靑皮木瓜."

杉節湯

治脚氣入腹衝心, 危急欲絶, 以此救之.

杉木節[105] 四兩, 大腹皮 一兩, 檳榔 七箇, 靑橘葉 四十九片 無則用皮.

右剉作一貼, 以順流水煎服[106][正傳][107]. ○ 柳子厚謫南方, 得脚氣, 衝心痞絶, 脇下有塊, 大如石, 不省人. 有人傳此方服之, 半食頃, 大下三次, 氣通塊散而甦[108]. 其法童便三升煮取一升, 分二服[綱目][109].

三脘散

治脚氣衝心痞悶, 便尿澁滯.

獨活, 白朮, 木瓜, 大腹皮, 紫蘇葉 各一錢, 檳榔 麪裹煨䥫末, 陳皮, 沈香, 木香, 川芎 各七分, 甘草 灸 五分.

右䥫末每三錢, 水煎服, 取利爲效[活人][110].

---

105 '杉木節'은 『本草圖經』에 나온다. 杉節이라고도 한다. 삼과 식물인 삼목(*Cunninghamia lanceolata* (Lamb.) Hook.)의 가지 狀의 結節이다. 去風, 活伊血, 止痛한다. 心氣痛, 骨節疼痛, 痞塊, 帶下, 打撲瘀血을 치료하고 만성하지궤양도 치료한다. 脚氣에는 물에 달여서 환부를 씻어준다.

106 '順流水'는 『東醫寶鑑』 湯液篇 「水部」에 "그 성이 순하게 아래로 흐른다. 그러므로 이 물로 하초나 허리, 무릎의 증상을 다스리거나 二便을 통하게 하는 데 쓴다"고 하였다(순히흘러는믈. 其性順而下流, 故取以治下焦腰膝之證, 及通利二便之用也).

107 『醫學正傳』 卷之四 「脚氣」 方法 '杉木節飮'(앞의

삼절탕

각기가 배로 들어가 심心으로 치받는 것을 치료하는데, 위급하여 숨이 끊어질 것 같은 것은 이 약으로 살린다.

삼목절 넉 냥, 대복피 한 냥, 빈랑 일곱 개, 청귤엽 마흔아홉 장(청귤엽이 없으면 껍질을 쓴다).

위의 약들을 썰어 한 첩으로 하여 순류수에 달여 먹는다(『의학정전』). ○ 유자후가 남쪽에 갔다가 각기병에 걸렸는데, 그것이 심으로 치받아 죽을 것처럼 몹시 답답하고 옆구리 아래에 돌만한 덩어리가 생기며 사람을 알아보지 못하였다. 어떤 사람이 이 처방을 전㩼주어 먹여 보았더니 얼마 지나지 않아 크게 설사를 세 번 하고는 기가 통하면서 덩어리가 흩어지고는 깨어났다. 이 처방은 〔삼절탕에〕 동변 석 되를 넣고 한 되가 되게 달여 두 번에 나누어 먹는다(『의학강목』).

삼완산

각기가 심을 치받아 속이 답답하고 대소변이 잘 나오지 않는 것을 치료한다.

독활, 백출, 모과, 대복피, 자소엽 각 한 돈, 빈랑(밀가루 떡에 싸서 잿불에 묻어 구의 거칠게 가루낸 것), 진피, 침향, 목향, 천궁 각 일곱 푼, 감초(구운 것) 닷 푼.

위의 약들을 거칠게 가루내어 서 돈씩 물에 달여 먹는데, 설사가 나면 효과를 본다(『활인서』).

책, 244쪽).

108 '甦'는 '穌'(긁어모을 소. 잠이 깨다)의 俗字이다.

109 『醫學綱目』 卷之二十五 脾胃部 「積塊癥瘕」(앞의 책, 555쪽). 원문과 들고남이 있다.

110 『增注類證活人書』 卷十八 「大三脘散七十」(앞의 책, 445-446쪽).

木萸湯

治脚氣入腹, 喘悶欲死.

木瓜, 檳榔 各二錢半, 吳茱萸 一錢半.

右剉作一貼, 水煎服〔入門〕[111].

三將軍元

治脚氣衝心, 大便不通.

吳茱萸, 木瓜, 大黃 各等分.

右末, 米糊和丸梧子大, 枳殼湯下五七十丸〔得效〕[112].

烏藥平氣湯

治脚氣上攻, 昏眩喘促.

烏藥 一錢, 茯神, 人蔘, 白朮, 川芎, 當歸, 木瓜, 白芷, 五味子, 紫蘇葉 各七分, 甘草 三分.

右剉作一貼, 薑五片棗二枚煎服〔三因〕[113].

111 『醫學入門』外集 卷六 雜病用藥部 風「霍亂」‘木萸 散’(앞의 책, 507쪽)이 나오나 이 처방은 檳榔 대신 食鹽이 들어간 것으로, 霍亂吐瀉 등에 쓰는 처방이다. 『東醫寶鑑』에 인용된 처방은 『雜病源流犀燭』 卷二十九「腿股膝臏踝足病源流」(앞의 책, 478쪽) 에 나온다.

112 『世醫得效方』卷第九 大方脈雜醫科「脚氣」‘通治’ (앞의 책, 156쪽).

113 『三因極一病證方論』卷之三「脚氣總治」(앞의 책, 41쪽). 원문과 들고남이 있다.

목유탕

각기가 배로 들어가서 숨이 차고 답답하여 죽을 것 같은 것을 치료한다.

모과 · 빈랑 각 두 돈 반, 오수유 한 돈 반.

위의 약들을 썰어 한 첩으로 하여 물에 달여 먹는다(『의학입문』).

삼장군원

각기가 심心을 치받아 대변이 나오지 않는 것을 치료한다.

오수유 · 모과 · 대황 각 같은 양.

위의 약들을 가루내어 쌀로 쑨 풀로 반죽하여 오자대의 알약을 만들어 쉰에서 일흔 알씩 지각 달인 물로 먹는다(『세의득효방』).

오약평기탕

각기가 위로 치밀어올라 눈앞이 캄캄하고 어지러우며 숨이 차는 것을 치료한다.

오약 한 돈, 복신 · 인삼 · 백출 · 천궁 · 당귀 · 모과 · 백지 · 오미자 · 자소엽 각 일곱 푼, 감초 서 푼.

위의 약들을 썰어 한 첩으로 하여 생강 다섯 쪽, 대추 두 개를 넣고 달여 먹는다(『삼인극일병증방론』).

脚氣禁忌法

第一忌嗔, 嗔則心煩脚氣發, 第二禁大語, 大語則傷肺, 亦發動, 又不得露足當風入水, 以冷水洗脚, 雖夏月常須着綿褌. 至冬寒倍, 令兩脛溫煖, 得微汗爲佳. 常令按摩, 數勞動關節, 令氣血通暢. 此養生之要, 拒風濕之法也〔外臺〕[114]. ○ 每至丑寅日, 割手足甲, 割小侵肉去氣〔外臺〕[115]. ○ 凡飮食之後, 宜緩行二三百步, 疲倦卽止, 如此則不能成壅也〔東垣〕[116]. ○ 每朝早飯任意飽食, 午飯少食, 晚飯不食彌佳. 夜食則血氣壅滯, 而愈增腫痛矣〔寶鑑〕[117]. ○ 凡飮食酒麪潼酪, 勿使過度, 過度則脚氣發. 慾不可縱, 嗜慾多則脚氣亦發〔東垣〕[118]. ○ 脚氣之病, 極忌房室. 勿食牛羊魚肉, 葱蒜韭菘菜, 酒麪酥油, 猪雞鵝鴨. 惟食粳粟醬鼓薑椒, 及生果子, 犯禁者, 病不差〔千金〕[119][120][121]. ○ 最忌熱藥蒸泡, 恐逼邪入經絡也〔入門〕[122][123][124].

114 『外臺秘要方』 卷十八 脚氣論二十三首 「論善能療者幾日可差」(上海古籍出版社, 1991, 595쪽).

115 『外臺秘要方』 卷十八 脚氣論二十三首 「論善能療者幾日可差」(앞의 책, 595쪽).

116 『醫學綱目』 卷之二十八 腎膀胱部 厥 「脚氣頑麻腫痛爲痺厥」(앞의 책, 646쪽). '垣', 곧 李杲의 글을 인용하였다.

117 『衛生寶鑑』 卷二十二 「北方下疰脚氣論」(앞의 책, 373쪽).

118 『醫學綱目』에는 '潼酪'이 '湩酪'으로 되어 있다. '湩酪'은 버터를 말한다.

119 『醫學綱目』 卷之二十八 腎膀胱部 厥 「脚氣頑麻腫痛爲痺厥」(앞의 책, 646쪽). '垣', 곧 李杲의 글을 인용하였다.

각기의 금기법

첫째로 성을 내지 말아야 한다. 성을 내면 가슴이 답답해지면서 각기가 나타난다. 둘째로 말을 크게 하지 말아야 한다. 말을 크게 하면 폐가 상하면서 각기가 발동한다. 또한 볕을 드러내어 바람을 쏘이거나 물에 들어가서 찬물로 다리를 씻어서는 안 된다. 비록 여름이라고 하여도 반드시 면바지를 입어야 한다. 겨울이 되면 더욱 추우니 두 다리〔종아리〕를 따뜻하게 하여 땀이 약간 나게 하는 것이 좋다. 또한 늘 안마를 하고 자주 관절을 쓰고 움직여 기혈을 잘 통하게 한다. 이것이 양생에서 중요한 것으로 풍습風濕을 막는 방법이다(『외대비요』). ○ 축일丑日과 인일寅日마다 손발톱을 깎되 바짝 깎아서 각기를 나가게 한다(『외대비요』). ○ 일반적으로 음식을 먹은 뒤 200~300보 천천히 걷는데 피곤하면 멈춘다. 이렇게 하면 기가 막히지 않게 된다(동원). ○ 매일 아침은 마음대로 포식하고 점심은 소식하며 저격은 먹지 않는 것이 더 좋다. 밤에 먹으면 혈기가 막히기 때문에 더 붓고 더 아프게 된다(『위생보감』). ○ 술, 국수, 연유는 너무 지나치게 먹지 말아야 한다. 지나치면 각기가 생긴다. 성생활을 마음대로 하지 말아야 한다. 바라는 것과 성욕이 많으면 역시 각기가 생긴다(동원). ○ 각기병에는 성생활을 가장 금한다. 쇠고기, 양고기, 물고기, 파, 마늘, 부추, 배추, 술, 국수, 수유, 기름, 돼지고기, 닭고기, 거위고기, 오리고기 등을 먹지 말아야 한다. 오즈 쌀이나 조, 간장, 된장, 생강, 후추만 먹어야 하며, 생과일은 먹지 말아야 한다. 만약 금하는 것을 어기면 병이 낫지 않는다(『천금방』). ○ 가장 금해야 할 것은 열약으로 훈증하거나 습포하는 것인데, 이는 사기를 몰아서 경락으로 들어가게 할 우려가 있기 때문이다(『의학입문』).

---

120 '菘', 배추 숭.

121 '酥油'는 양이나 소의 젖을 바짝 졸여 만든 기름을 말한다.

122 『備急千金要方』에는 '及生果子'가 '不得食諸生果子酸酢之食'으로 되어 있다.

123 『備急千金要方』 卷七 風毒脚氣 「論須愼不愼」(앞의 책, 271쪽). 원문과 들고남이 있다. "凡脚氣之病, 極須愼房室, 羊肉牛肉魚蒜豉菜芸菜蔓菁瓠子酒麪酥油乳糜猪雞鵝鴨, 有方用鯉魚頭, 此等並切禁, 不得犯之, 幷忌大怒. 惟得食粳粱粟米醬豉葱韭薤椒薑橘皮, 又不得食諸生果子酸酢之食, 犯者皆不可瘥. 又大宜生牛乳栗子矣."

124 『醫學入門』 外集 卷四 習類 脚氣 「在下升之」(앞의 책, 378쪽).

脚氣按摩法

涌泉穴在足心, 濕氣皆從此入. 日夕之間, 常以兩足赤肉[125], 更次用一手握指, 一手摩擦, 數目多時, 覺足心熱, 卽將脚指略略動轉, 倦則少歇. 或令人擦之亦得, 終不若自擦爲佳. 脚力强健, 無痿弱痿痛之疾矣[126]〔養老〕.

각기에 안마하는 방법

용천혈은 발바닥 가운데에 있는데, 습기는 모두 이곳으로 들어온다. 밤이나 낮이나 항상
양쪽 발바닥의 붉은 부분을 번갈아 가면서 비비는데, 한 손으로 〔문지를 발의〕 발가락을 잡
고 다른 한 손으로 비빈다. 한참 동안 비벼 발바닥 가운데에 뜨거운 감이 느껴지면 곧 발가락
을 약간 움직이고 돌려주는데 피곤해지면 잠시 쉰다. 혹은 다른 사람을 시켜 비비게 할 수도
있으나 스스로 비비는 것만큼 좋지 않다. 이와 같이 하면 다리의 힘이 세져서 다리에 힘이 없
고 약해지거나 시리고 아픈 병이 생기지 않을 것이다(『수친양로신서』).

痿病之因

內經曰, 肺者, 藏之長也, 爲心之蓋也. 有所失亡, 所求不得, 則發肺鳴, 鳴則肺熱葉焦, 故曰五藏因肺熱肺焦, 發爲痿躄, 此之謂也. ○ 陽明者, 五藏六府之海, 主潤宗筋, 宗筋主束骨, 而利機關也. 陽明虛則宗筋縱, 帶脈不引, 故足痿不用也〔內經〕. ○ 心氣熱爲脈痿, 則脛縱而不任地. 肝氣熱爲筋痿, 則筋急而攣. 脾氣熱爲肉痿, 則胃乾而渴, 肌肉不仁. 腎氣熱爲骨痿, 則腰脊不擧, 骨枯而髓減〔內經〕. ○ 痿謂手足痿弱, 無力以運動也. 由肺金本燥, 燥之爲病, 血衰不能榮養百骸, 故手足痿弱, 不能運動. 猶秋金旺則草木萎落, 病之象也, 痿猶萎也〔河間〕. ○ 痿之作也, 皆五月六月七月之時, 午者, 少陰君火之位, 未者, 濕土庚金伏火之地, 申者, 少陽相火之分, 故病痿之人, 其脈浮大〔子和〕.

127 '肺鳴'은 氣鬱不利하여 나는 소리로, 기침이나 숨찬 소리 등이 여기에 해당한다.

128 『素問』에는 '肺熱肺焦'가 '肺熱葉焦'로 되어 있다.

129 『素問』「痿論篇第四十四」.

130 『素問』「痿論篇第四十四」. "帝曰, 如夫子言可矣, 論言治痿者, 獨取陽明何也. 岐伯曰, 陽明者, 五藏六腑之海, 主潤宗筋, 宗筋主束骨而利機關也. 衝脈者, 經脈之海也, 主滲灌谿谷, 與陽明合於宗筋. 陰陽揔宗筋之會, 會於氣街, 而陽明爲之長, 皆屬於帶脈, 而絡於督脈. 故陽明虛則宗筋縱, 帶脈不引, 故足痿不用也."

위병痿病의 원인

『내경』에서 "폐肺는 모든 장臟의 우두머리로 심장의 덮개가 된다. 〔무엇을〕 잃어버리거나 〔하던 일이〕 뜻대로 되지 않거나 욕구를 채우지 못하면 폐가 울린다〔鳴〕. 폐가 울리면 폐에 열이 생겨서 폐엽肺葉이 탄다. 그러므로 '오장은 폐에 열이 생겨 폐가 타기 때문에 (으장이) 위벽痿躄을 생기게 한다'고 하는데 이것을 두고 한 말이다"라고 하였다. ○ 양명은 오장육부의 바다로 종근宗筋을 눅여주는 일을 주관하고, 종근은 뼈를 묶는 일을 주관하므로 뼈마디를 잘 움직이게 한다. 그러므로 양명이 허해지면 종근이 늘어지는데 대맥이 끌어당기지 못하므로 다리가 말라서 잘 쓰지 못한다(『내경』). ○ 심기心氣가 뜨거워져 맥위가 되면 정강이가 늘어져 땅을 디딜 수 없다. 간기肝氣가 뜨거워져 근위가 되면 근이 당기면서 떨린다. 비기脾氣가 뜨거워져 육위가 되면 위胃가 마르고 살의 감각이 둔해진다. 신기腎氣가 뜨거워져 골위가 되면 허리와 등골〔腰脊〕을 움직이지 못하고 뼈가 마르면서 골수가 줄어든다(『내경』). ○ '위痿'는 팔다리가 마르고 약해져서 움직일 힘이 없는 것을 말한다. 〔오행의〕 금에 속하는 폐는 원래 조燥한데, 조해서 병이 생기면 피가 적어져서 온몸을 영양하지 못한다. 그러므로 팔다리가 마르고 약해서 잘 움직이지 못한다. 가을의 금기金氣가 왕성하면 풀과 나뭇잎이 시들어 떨어지는 것과 같은 것이다. '위'는 '시든다〔萎〕'는 말이다(『소문현기원병식』). ○ '위'가 생기는 것은 모두 음력 5월, 6월, 7월이다. '오午'에 해당하는 음력 5월은 소음군화少陰君火의 기가 작용하는 때이고, '미未'에 해당하는 음력 6월은 습토濕土와 경금庚金으로 복화伏火의 기가 작용하는 때이며, '신申'에 해당하는 음력 7월은 소양상화少陽相火가 작용하는 때이다. 그러므로 '위'를 앓는 사람은 그 맥이 부대浮大하다(『유문사친』).

---

131 『素問』「痿論篇第四十四」. "黃帝問曰, 五臟使人痿, 何也. 岐伯對曰, 肺主身之皮毛, 心主身之血脈, 肝主身之筋膜, 脾主身之肌肉, 腎主身之骨髓. 故肺熱葉焦, 則皮毛虛弱, 急薄著則生痿躄也. 心氣熱, 則下脈厥而上, 上則下脈虛, 虛則生脈痿, 樞折挈, 脛縱而不任地也. 肝氣熱, 則膽泄口苦, 筋膜乾, 筋膜乾則筋急而攣, 發爲筋痿. 脾氣熱, 則胃乾而渴, 肌肉不仁, 發爲肉痿. 腎氣熱, 則腰脊不擧, 骨枯而髓減, 發爲骨痿."

132 『素問玄機原病式』「五運主病」(앞의 책, 346쪽).

133 『儒門事親』卷一「指風痺痿厥近世差玄說二」(앞의 책, 31쪽).

痿病治法

肺金, 體燥而居上主氣, 畏火者也. 脾土, 性濕而居中主四肢, 畏木者也. 火性炎上, 若嗜慾無節, 則水失所養, 火寡于畏, 而侮所勝, 肺得火邪而熱矣. 木性剛急, 肺受熱, 則金失所養, 木寡于畏, 而侮所勝, 脾得木邪而傷矣. 肺熱, 則不能管攝一身, 脾傷, 則四肢不能爲用, 而諸痿之病作矣. 瀉南方, 則肺金淸而東方不實, 何脾傷之有, 補北方, 則心火降而西方不虛, 何肺熱之有. 故陽明實, 則宗筋潤, 能束骨而利機關矣. 治痿之法, 無出於此〔丹心〕[134]. ○ 東垣, 取黃柏爲君, 黃芪等輔佐, 以治諸痿, 無一定之方. 有兼痰積者, 有濕多者, 有熱多者, 有濕熱相半者, 有挾氣者, 臨病製方, 其善於治痿者乎. 雖然若將理失宜, 醫所不治. 天産作陽, 厚味發熱, 患痿之人, 若不淡薄食味, 吾知其必不能安全也〔丹心〕[135]. ○ 痿病, 切不可作風治用風藥〔丹心〕[136]. ○ 蒼朮, 黃柏, 治痿之要藥也〔正傳〕[137]. ○ 肝腎俱虛, 筋骨痿弱, 宜加味四斤元, 五獸三匱丸, 鹿角膠丸, 養血壯筋健步丸[138]. ○ 濕熱痿弱, 宜神龜滋陰丸, 三妙丸, 加味二妙丸, 加味四物湯, 滋血養筋湯. ○ 長夏濕熱成痿, 宜健步丸, 四製蒼柏丸, 二炒蒼柏散 方見上, 淸燥湯. ○ 兼濕痰, 二陳湯 方見痰門 加蒼朮黃柏黃芩白朮竹瀝薑汁. 血虛, 四物湯加蒼柏. 氣虛, 四君子湯加蒼柏.

134 『丹溪心法附餘』 卷之十九 虛損門 「痿」 '附諸賢論'
    (앞의 책, 655쪽).
135 '天産'은 동물, 특히 六畜을 가리킨다. 『周禮』 春官
「大宗伯」의 "以天産作陰德, 以中禮防之. 以地産作
陽德, 以和樂防之"라고 하였는데, 鄭玄의 注에 "天
産者動物, 謂六牲之屬. 地産者植物, 謂九穀之屬"

위병의 치법

〔오행의〕 금에 해당하는 폐肺는 체體가 조燥하고 위쪽에 있으며 기를 주관하고 화火를 두려워한다. 토에 해당하는 비脾는 성질이 습하며 가운데에 있고 사지를 주관하며 목木을 두려워한다. 화火의 성질은 타오르는 것인데, 만약 바라는 것과 성욕에 절도가 없으면 수水가 길러지지 못하게 되어 화火가 〔수를〕 두려워하는 바가 적어져 자기를 이기는 〔수를〕 업신여기게 되고 그러면 폐가 화의 사기를 받게 되어 열이 생긴다. 목木의 성질은 굳세고 급하다. 폐가 열을 받아서 금金이 길러지지 못하면 목이 두려워하는 바가 적어져 자기를 이기는 금을 업신여기게 되고 그러면 비가 목의 사기를 받아서 상하게 된다. 폐가 뜨거워지면 온몸을 관할하고 통솔할 수 없게 되고, 비가 상하면 사지를 잘 쓰지 못하게 되어 모든 위병이 생긴다. 남쪽의 기운인 화를 사瀉하면 금에 해당하는 폐가 서늘해지고 동쪽의 기운인 목이 실하게 되지 않으니 어떻게 비를 상하는 일이 있겠는가? 북쪽의 기인 수를 보하면 심화가 내려가고 서쪽의 기운인 금이 허해지지 않으니 어떻게 폐에 열이 생길 수 있겠는가? 그러므로 양명이 실하면 종근이 눅여져서 뼈를 묶어주어 뼈마디를 잘 움직일 수 있게 한다. '위痿'를 치료하는 방법은 이것에서 벗어나지 않는다(『단계심법부여』). ○ 이고李杲는 황백을 군약으로 하고 황기 등을 보좌약으로 삼아서 여러 가지 위증을 치료하였을 뿐 하나의 정해진 처방은 없었다. 담적痰積을 겸하는 경우도 있고 습이 많은 경우도 있으며 열이 많은 경우도 있고 습과 열이 반반인 경우도 있으며 기를 낀 경우도 있으니 병에 따라 처방을 내는 것이 위증을 잘 치료하는 것이 아니겠는가. 그렇지만 조리를 제대로 하지 못하면 의사가 치료할 수 없다. 천산은 양陽을 생기게 하고, 기름진 음식은 열이 나게 하기 때문에 '위'를 앓는 사람이 만약 담백한 음식을 먹지 않는다면 반드시 병이 나을 수 없을 것이다(『단계심법부여』). ○ 우병을 풍증으로 보아 치료할 때 풍약을 써서는 안 된다(『단계심법부여』). ○ 창출과 황백든 위병을 치료하는 중요한 약이다(『의학정전』). ○ 간과 신이 모두 허약하여 근과 뼈가 마르고 약한 데는 가미사근원, 오수삼궤환, 녹각교환, 양혈장근건보환 등을 쓴다. ○ 습열로 마르고 약해진 데는 신구자음환, 삼묘환, 가미이묘환, 가미사물탕, 자혈양근탕 등을 쓴다. ○ 장하長夏에 습열로 위가 된 데는 건보환, 사제창백환, 이초창백산(처방은 앞에 있다), 청조탕 등을 쓴다. ○ 습담을 겸한 데는 이진탕(처방은 「담음문」에 있다)에 창출·황백·황금·백출·죽력·생강즙을 더 넣고, 혈이 허한 데는 사물탕에 창출과 황백을 더 넣으며, 기가 허한 데는 사군자탕에 창출과 황백을 더 넣어서 쓴다.

이라고 하였다.

136 『丹溪心法附餘』 卷之十九 虛損門 「痿」 '附諸賢論' (앞의 책, 655쪽).

137 『丹溪心法附餘』 卷之十九 虛損門 「痿」(앞의 책, 657쪽).

138 『醫學正傳』 卷之四 「痿證」 '方法'(앞의 책, 253쪽).

加味四斤元

治肝腎俱虛, 脚膝痿疼痿弱, 或受風寒濕氣, 以致脚痛.

牛膝 酒浸 一兩半, 川烏, 虎脛骨, 肉蓰蓉 各一兩, 乳香, 沒藥 各五錢, 木瓜 一箇 蒸熟.

右爲末, 入木瓜膏, 和酒糊丸如梧子, 溫酒或鹽湯下七十丸〔濟生〕[139].

五獸三匱丸

治肝腎不足, 兩脚痿軟.

鹿茸 酥灸, 血竭, 虎脛骨 酥灸, 牛膝 酒浸, 金毛狗脊 燎去毛 各一兩.

爲末, 卽五獸也[140]. 另用附子一箇, 去皮剜去中心[141], 入辰砂細末一兩塡滿, 又用木瓜一枚, 去皮剜去中心, 入附子於內, 以附子末蓋口, 卽三匱也[142]. 却以三匱, 正坐於磁缸內, 重湯蒸至極爛取出, 和五獸末, 搗丸芡實大, 木瓜酒化下. 血竭, 一名騏麟竭〔澹寮〕.

鹿角膠丸

治兩足痿軟, 久臥不起, 神效.

鹿角膠 一斤, 鹿角霜, 熟地黃 各八兩, 當歸身 四兩, 牛膝, 白茯苓, 兔絲子, 人蔘, 白朮, 杜冲 各二兩. 虎脛骨, 龜板 並酥灸 各一兩.

右爲末, 將鹿角膠, 入酒烊化, 和丸梧子大, 薑鹽湯呑下百丸〔正傳〕[143].

---

139 『濟生方』卷四「脚氣」'加味四斤丸'(앞의 책, 21쪽). 『濟生方』에는 天麻 一兩이 더 들어 있다.

140 『丹溪心法附餘』에는 '五獸'가 '五獸丹料'로 되어 있다(『丹溪心法附餘』卷十九「痿八十七」, 앞의 책, 656-657쪽).

141 '剜', 깎을 완.

가미사근원

간과 신의 기가 모두 허하여 다리와 무릎이 시리고 아프며 마르고 약한 것과 풍한습의 사기를 받아 다리가 아픈 것을 치료한다.

우슬(술에 담갔던 것) 한 냥 반, 천오·호경골·육종용 각 한 냥, 유향·몰약 각 닷 돈, 모과(쪄서 익힌 것) 한 개.

위의 약들을 가루내어 모과고에 넣고 술로 쑨 풀로 반죽하여 오자대의 알약을 만들어 일흔 알씩 데운 술이나 소금 끓인 물로 먹는다(『제생방』).

오수삼궤환

간과 신의 기가 부족하여 두 다리가 마르고 무른 것을 치료한다.

녹용(연유를 발라 구운 것), 혈갈, 호경골(연유를 발라 구운 것), 우슬(술에 담갔던 것), 금모구척(불에 그슬려 털을 없앤 것) 각 한 냥.

위의 약들을 가루낸 것이 오수단五獸丹이다. 따로 부자 한 개의 껍질을 제거하고 속을 파낸 다음 곱게 간 주사 한 냥을 가득 채워 넣는다. 또 모과 한 개를 껍질을 제거하고 속을 파내어 부자를 속에다 넣고 부자가루로 입구를 막은 것이 바로 삼궤단三匱丹이다. 이 삼궤단을 자기로 된 단지 안에 똑바로 앉히고 중탕하여 푹 무르도록 쪄서 꺼내어 오수단가루와 섞어 짓찧어 감실대의 알약을 만들어 모과주로 먹는다. 혈갈을 기린갈이라고도 한다(담료).

녹각교환

두 다리가 마르고 물러서 오래 누워만 있고 일어나지 못하는 것을 치료하는데, 그 효과가 매우 좋다.

녹각교 한 근, 녹각상·숙지황 각 여덟 냥, 당귀신 넉 냥, 우슬·백복령·토사자·인삼·백출·두충 각 두 냥, 호경골(연유를 발라서 구운 것), 구판(연유를 발라서 구운 것) 각 한 냥.

위의 약들을 가루내어 녹각교를 술에 넣고 녹여서〔약가루와 반죽하여〕오자대의 알약을 만들어 백 알씩 생강과 소금 달인 물로 먹는다(『의학정전』).

---

142 『丹溪心法附餘』에는 '三匱'가 '三匱丹'으로 되어 있다(『丹溪心法附餘』, 앞의 책, 657쪽).

143 『醫學正傳』 卷之四 「痿證」 '方法'(앞의 책, 254쪽).

養血壯筋健步丸

治氣血兩虛, 兩脚痿軟, 不能行動.

熟地黃 四兩, 牛膝 酒浸 杜冲 薑汁炒, 當歸 酒洗, 蒼朮, 黃柏 鹽水炒 各二兩, 白芍藥 酒炒 一兩半, 黃芪 鹽水炒, 山藥, 五味子, 破故紙 鹽水炒, 人蔘, 枸杞子, 兎絲子, 白朮 炒, 虎脛骨, 龜板 並酥炙 各一兩, 防風 六錢, 防己 酒洗 五錢, 羌活 酒洗 三錢.

右爲末, 猪脊髓七條, 入煉蜜, 和丸梧子大, 鹽湯下百丸〔醫鑑〕[144].

神龜滋陰丸

治膏粱之人, 濕熱傷腎, 脚膝痿弱無力.

龜板 酥炙 四兩, 黃柏, 知母 並鹽水炒 各二兩, 枸杞子, 五味子, 鎖陽 各一兩, 乾薑 五錢.

右爲末, 酒糊和丸梧子大, 鹽湯下七十丸〔綱目〕[145].

三妙丸

治濕熱下流, 兩脚麻木痿弱, 或如火烙之熱.

蒼朮 泔浸 六兩, 黃柏 酒炒 四兩, 牛膝 二兩.

右爲末, 麪糊和丸梧子大, 薑鹽湯下五七十丸〔正傳〕[146].

144 『古今醫鑑』卷十「痿躄」‘方’(앞의 책, 283쪽).
145 『醫學綱目』卷之二十八 腎膀胱部 厥「足痿軟不收 爲痿厥」(앞의 책, 647쪽).
146 『醫學正傳』卷之四「麻木」‘方法’(앞의 책, 263쪽).

양혈장근건보환

기혈이 모두 허하여 두 다리가 마르고 물러서 걷고 움직이지 못하는 것을 치료한다.

숙지황 넉 냥, 우슬(술에 담갔던 것), 두충(생강즙에 축여 볶은 것), 당귀(술로 씻은 것), 창출, 황백(소금물에 축여 볶은 것) 각 두 냥, 백작약(술에 축여 볶은 것) 한 냥 반, 황기(소금물에 축여 볶은 것), 산약, 오미자, 파고지(소금물에 축여 볶은 것), 인삼, 구기자, 토사자, 백출(볶은 것), 호경골(연유를 발라서 구운 것), 구판(연유를 발라서 구운 것) 각 한 냥, 방풍 엿 돈, 방기(술로 씻은 것) 닷 돈, 강활(술로 씻은 것) 서 돈.

위의 약들을 가루내어 돼지 척수 일곱 개와 졸인 꿀을 넣고 반죽하여 오자대의 알약을 만들어 백 알씩 소금 끓인 물로 먹는다(『고금의감』).

신구자음환

기름지고 부드러운 음식을 즐겨 먹는 사람이 습열에 신腎을 상하여 다리와 무릎이 마르고 약하며 힘이 없는 것을 치료한다.

구판(연유를 발라서 구운 것) 넉 냥, 황백(소금물에 축여 볶은 것), 지모(소금물에 축여 볶은 것) 각 두 냥, 구기자 · 오미자 · 쇄양 각 한 냥, 건강 닷 돈.

위의 약들을 가루내어 술로 쑨 풀로 반죽하여 오자대의 알약을 만들어 일흔 알씩 소금 끓인 물로 먹는다(『의학강목』).

삼묘환

습열이 아래로 내려가서 두 다리가 뻣뻣해지고 마르며 약해진 것이나, 불에 덴 것같이 뜨거운 것을 치료한다.

창출(쌀뜨물에 담갔던 것) 엿 냥, 황백(술에 축여 볶은 것) 넉 냥, 우슬 두 냥.

위의 약들을 가루내어 밀가루 풀로 반죽하여 오자대의 알약을 만들어 쉰에서 일흔 알씩 생강과 소금 달인 물로 먹는다(『의학정전』).

加味二妙丸

治兩足如火燎, 從足蹠熱起, 漸至腰胯, 麻痺痿軟, 皆是濕熱爲病.

蒼朮 泔浸 四兩, 黃柏 酒浸 二兩, 牛膝, 當歸尾 酒洗, 萆薢, 防己, 龜板 酥灸 各一兩.

右爲末, 酒麪糊和丸, 梧子大, 空心薑鹽湯下百丸〔正傳〕[147].

加味四物湯

治濕熱兩脚痿軟無力.

熟地黃 二錢, 當歸身, 麥門冬, 黃柏, 蒼朮 各一錢, 白芍藥, 川芎, 杜冲 各七分, 人蔘, 黃連 各五分, 知母, 牛膝 各三分, 五味子 九粒.

右剉作一貼, 水煎空心服〔正傳〕[148].

滋血養筋湯

治氣血兩虛, 兩足痿軟, 不能行動.

熟地黃 一錢半, 白芍藥, 當歸, 麥門冬, 黃柏 酒炒, 牛膝 酒浸, 杜冲 酒炒, 蒼朮, 薏苡仁 各八分, 人蔘, 川芎, 防風, 知母 各五分, 羌活, 甘草 各三分, 五味子 九粒.

右剉作一貼, 入薑三棗二, 水煎服〔醫鑑〕[149].

---

147 『醫學正傳』卷之四「痛風」方法 '加味三妙丸'(앞의 책, 250쪽). "治兩足濕痺疼痛, 或如火燎, 從足附熱起, 漸至腰胯, 或麻痺痿軟, 皆是濕爲病, 此藥主之. 蒼朮四兩米泔浸, 黃柏二兩酒浸日干, 川牛膝一兩去芦, 當歸尾一兩酒洗, 川萆薢一兩, 防己一兩, 龜板酥灸一兩. 上爲細末, 酒煮面糊爲丸, 如梧桐子大, 每服一百丸, 空心姜鹽湯下."

148 『醫學正傳』卷之四「痛風」方法 '加味四物湯'(앞의 책, 246쪽). "治諸痿, 四肢軟弱, 不能擧動. 當歸身一錢, 熟地黃三錢, 白芍藥川芎各七分半, 五味子

가미이묘환

양쪽 발이 불에 타는 것 같다가 발등에서부터 열이 일어나 점차 허리와 사타구니에까지 이르러 저리고 여위며 약해지는 것을 치료하는데, 이것은 모두 습열로 생긴 병이다.

창출(쌀뜨물에 담갔던 것) 넉 냥, 황백(술에 담갔던 것) 두 냥, 우슬, 당귀미(술르 씻은 것), 비해, 방기, 구판(연유를 발라서 구운 것) 각 한 냥.

위의 약들을 가루내어 술로 쑨 밀가루 풀로 반죽하여 오자대의 알약을 만들어 백 알씩 빈속에 생강과 소금 끓인 물로 먹는다(『의학정전』).

가미사물탕

습열로 두 다리가 마르고 물러서 힘이 없는 것을 치료한다.

숙지황 두 돈, 당귀신 · 맥문동 · 황백 · 창출 각 한 돈, 백작약 · 천궁 · 두충 각 일곱 푼, 인삼 · 황련 각 닷 푼, 지모 · 우슬 각 서 푼, 오미자 아홉 알.

위의 약들을 썰어 한 첩으로 하여 물에 달여 빈속에 먹는다(『의학정전』).

자혈양근탕

기혈이 모두 허하여 두 다리가 마르고 물러서 걷거나 움직이지 못하는 것을 치료한다.

숙지황 한 돈 반, 백작약, 당귀, 맥문동, 황백(술에 축여 볶은 것), 우슬(술에 담갔던 것), 두충(술에 축여 볶은 것), 창출, 의이인 각 여덟 푼, 인삼 · 천궁 · 방풍 · 지모 각 닷 푼, 강활 · 감초 각 서 푼, 오미자 아홉 알.

위의 약들을 썰어 한 첩으로 하여 생강 세 쪽, 대추 두 개를 넣고 물에 달여 먹는다(『고금의감』).

九枚, 麥門冬一錢, 人蔘五分, 黃柏一錢, 黃連五分,
知母三分, 杜冲七分半, 牛膝三分足不軟者不用, 蒼
朮一錢. 上細切, 作一服, 水二盞, 煎至一盞, 空心溫
服. 酒糊爲丸服, 亦可."
149 『古今醫鑑』 卷十 「痿躄」 '方'(앞의 책, 283쪽).

健步丸

治濕熱盛, 脚膝無力, 不能屈伸, 腰腿沈重, 行步艱難.

防己 一兩, 羌活, 柴胡, 滑石, 瓜蔞根 酒洗, 甘草 灸 各五錢,
澤瀉, 防風 各三錢, 苦參, 川烏 各一錢, 肉桂 五分.
右爲末, 酒糊和丸梧子大, 以葱白荊芥煎湯下七十丸[丹心][150][151].

四製蒼柏丸

治濕熱盛脚膝痿弱. 能滋陰降火.

黃柏 二斤 以乳汁, 童便, 米泔, 各浸八兩, 酥灸八兩, 浸灸各宜十三次, 蒼
朮 八兩 用川椒, 破故紙, 五味子, 川芎各炒 二兩, 揀去炒藥[152].
只取柏朮. 爲末蜜丸梧子大. 早酒午茶晚白湯, 呑下三五十丸[入
門][153].

清燥湯

治長夏濕熱盛, 兩脚痿厥癱瘓.

黃芪, 白朮 各一錢半, 蒼朮 一錢, 陳皮, 澤瀉 各七分, 赤茯苓,
人蔘, 升麻 各五分, 生地黃, 當歸, 猪苓, 麥門冬, 神麯, 甘草
各三分, 黃連, 黃柏, 柴胡 各二分, 五味子 九粒.
右剉作一貼, 水煎服[東垣][154].

---

150 『丹溪心法』에는 '葱白荊芥煎湯'이 '葱白煎愈風
　　湯'으로 되어 있다.
151 『丹溪心法』 卷四 「痿五十六」 '附方'(앞의 책, 356
　　쪽).
152 이상의 약들은 輔料로 쓴 것이다.
153 『醫學入門』 外集 卷六 雜病用藥部 「習」(앞의 책,
　　512쪽).
154 『蘭室秘藏』 卷下 自汗門 「自汗論」(앞의 책, 247쪽).

건보환

습열이 지나치게 성해서 다리와 무릎에 힘이 없고 굽혔다 폈다 하지 못하며, 허리와 넓적다리가 무거워 걷기 힘든 것을 치료한다.

방기 한 냥, 강활, 시호, 활석, 과루근(술로 씻은 것), 감초(구운 것) 각 닷 돈, 택사·방풍 각 서 돈, 고삼·천오 각 한 돈, 육계 닷 푼.

위의 약들을 가루내어 술로 쑨 풀로 반죽하여 오자대의 알약을 만들어 일흔 알씩 총백과 형개 달인 물로 먹는다(『단계심법』).

사제창백환

습열이 지나치게 성하여 다리와 무릎이 마르고 약해진 것을 치료하는데, 음陰을 길러 화火를 내린다〔滋陰降火〕.

황백 두 근(젖·동변童便·쌀뜨물에 각 여덟 냥씩 담근다. 나머지 여덟 냥은 연유를 발라서 굽는데, 담그고 굽는 것을 각 열세 번씩 한다), 창출 여덟 냥(천초·파고지·오미자·천궁 각 두 냥씩으로 창출을 볶은 후 볶을 때 쓴 약은 골라낸다).

황백과 창출만을 가루내어 꿀로 반죽하여 오자대의 알약을 만든다. 서른에서 쉰 알씩 아침에는 술, 점심에는 차, 저녁에는 끓인 물로 먹는다(『의학입문』).

청조탕

장하에 습열이 지나치게 성하여 두 다리가 마르고 싸늘해지면서 마음대로 쓰지 못하는 것을 치료한다.

황기·백출 각 한 돈 반, 창출 한 돈, 진피·택사 각 일곱 푼, 적복령·인삼·승가 각 닷 푼, 생지황·당귀·저령·맥문동·신곡·감초 각 서 푼, 황련·황백·시호 각 두 푼, 오미자 아홉 알.

위의 약들을 썰어 한 첩으로 하여 물에 달여 먹는다(『난실비장』).

熱厥成痿

一人自踝以下, 常覺熱, 冬不可加綿於上, 常自言曰, 我禀質壯, 不怕冷. 予曰, 足三陰虛, 宜斷慾事, 以補養陰血, 庶乎可免. 彼笑而不答, 年近五十患痿, 半年而死〔丹心〕.

○ 一相公, 兩脚痿弱, 臍下尻陰皆冷, 精滑不固, 服鹿茸丸, 不減. 東垣診其脈沈數而有力. 告曰, 飮醇酒, 食膏粱, 滋火于內, 逼陰於外. 醫不知此, 投以熱劑, 反瀉其陰而補其陽, 眞所謂實實虛虛也. 遂處以滋腎丸, 再服而愈. 或問其故, 答曰, 是病相火熾盛, 以乘陰位, 故用此. 大寒之劑, 以瀉相火而復眞陰, 陰旣復其位, 則皮裏之寒自消矣〔東垣〕.

155 『醫學綱目』卷之二十八 腎膀胱部 厥「熱厥手足熱」(앞의 책, 638쪽). ‘丹’, 곧 주진형의 글을 인용하였다.

156 『醫學綱目』卷之二十八 腎膀胱部 厥「足痿軟不收爲痿厥」(앞의 책, 647쪽).

열궐이 위痿가 된 것

어떤 사람이 복사뼈 아래가 늘 뜨겁다고 느껴 겨울에도 버선을 신지 못하였다. 항상 그는 "나는 타고난 체질이 튼튼하여 찬 것을 무서워하지 않는다"고 하였다. 그래서 나는 "[발이 뜨거운 것은] 족삼음경이 허한 것이니 성생활을 금하여 음혈陰血을 보하고 길러야만 병을 피할 수 있을 것이다"라고 말해주었으나 그는 웃기만 하고 대답을 하지 않았다. 그러다가 쉰 살이 다 되어 위痿를 앓았는데 반년 만에 죽었다(단심).

○ 어떤 상공相公이 두 다리가 마르고 약하며 배꼽 아래에서 엉덩이, 음부까지 모두 차고 정精이 흘러내려 막을 수 없어서 녹용환을 먹었으나 증상이 나아지지 않았다. 이고李昊가 그의 맥을 짚어보니 침삭하면서 힘이 있었다. 그에게 "이것은 독한 술을 마시고 지나치게 기름지고 부드러운 음식을 먹어 속에서 화를 길러 음기를 밖으로 내몬 것이다. 의사들이 이것을 알지 못하고 뜨거운 약을 써서 도리어 음을 없애고 양을 보하였으니 정말로 실實한 것을 더 실하게 하고 허虛한 것을 더 허하게 한 것이다"라고 하면서 자신환을 처방하여 두 번 먹이니 나았다. 누군가가 그 이유를 묻자 "이 병은 상화相火가 몹시 성하여 음의 자리를 침범한 것이기 때문에 이 약을 썼다. 매우 찬 약은 상화를 사하여 진음眞陰을 회복시키므로 음이 그 자리로 제대로 돌아가자 피부 속의 한기가 저절로 없어진 것이다"라고 대답하였다(동원).

鶴膝風

患痢後, 脚痛痿弱, 不能行履, 名曰痢風. 或兩膝腫大痛, 髀脛枯腊,[157] 但存皮骨, 如鶴膝之節. 拘攣踡臥,[158] 不能屈伸, 大防風湯主之[局方].[159] ○ 鶴膝風, 乃足三陰虛損, 風邪乘之. 痛者, 五積散 方見寒門 加松節. 久痢後, 或手足腫者, 或歷節痛者, 乃餘瘀不散, 宜大防風湯, 或獨活寄生湯 方見上. 脚細者, 蒼龜丸[入門].[160] ○ 鶴膝風腫痛, 宜經驗二防飮[正傳].[161] ○ 又四物湯, 加人蔘, 黃芪, 白朮, 附子, 牛膝, 杜冲, 防風, 羌活, 甘草, 服[醫鑑].[162]

---

157 ‘腊’, 포, 마른 생선 석.

158 ‘踡’, 굽을, 오그릴 전.

159 『太平惠民和劑局方』卷一「諸風」‘大防風湯’(앞의 책, 48쪽).

160 『醫學入門』外集 卷五 外科 足膝部「鶴膝風」(앞의 책, 481쪽).

161 『醫學正傳』卷之三「痢」‘二防飮’(앞의 책, 140쪽).

162 『古今醫鑑』卷十「脚氣」(앞의 책, 279쪽).

학슬풍

이질을 앓은 뒤에 다리가 아프고 마비되며 약해져서 잘 걷지 못하는 것을 이풍痢風이라고 한다. 혹은 두 무릎이 붓고 매우 아프며 넓적다리와 정강이가 말라붙어 껍데기와 뼈만 남아서 학의 무릎처럼 된다. 당기고 떨리며 다리가 굽어 누워 지내며 구부렸다 폈다 하지 못하는데, 대방풍탕이 주치한다(『태평혜민화제국방』). ○ 학슬풍은 족삼음경이 허하고 손상되었는데 풍사가 이 틈을 타서 침범한 것이다. 아픈 경우 오적산(처방은 「한문」에 있다)에 송절을 넣어 쓴다. 오래 설사한 뒤에 손발이 붓거나 뼈마디의 여기저기가 아픈 것은 남아 있던 어혈[瘀]이 흩어지지 못한 것으로, 대방풍탕이나 독활기생탕(처방은 앞에 있다)을 쓴다. 다리가 가늘어진 데는 창구환을 쓴다(『의학입문』). ○ 학슬풍으로 붓고 아픈 데는 경험이방음을 쓴다(『의학정전』). ○ 또 사물탕에 인삼 · 황기 · 백출 · 부자 · 우슬 · 두충 · 방풍 · 강활 · 감초를 넣어 먹는다(『고금의감』).

大防風湯

治鶴膝風.

熟地黃 一錢半, 白朮, 防風, 當歸, 白芍藥, 杜冲, 黃芪 各一錢, 附子, 川芎, 牛膝, 羌活, 人蔘, 甘草 各五分.

右剉作一貼, 薑五片棗二枚, 水煎服. 祛風順氣, 活血脈, 壯筋骨〔正傳〕[163].

蒼龜丸

治痢後脚弱漸細.

蒼朮, 龜板, 白芍藥 各二兩半, 黃柏 鹽酒炒 五錢.

右爲末, 粥丸梧子大, 以四物湯加陳皮甘草煎, 下五七十丸〔入門〕[164].

經驗二防飲

治痢後脚痛, 如刀劙虎咬之狀[165]. 膝臏腫大[166], 不能行步, 名曰鶴膝風.

熟地黃, 人蔘 各一錢, 白朮, 黃芪, 當歸, 川芎, 白芍藥, 杜冲, 萆薢 各七分, 防風, 防己, 羌活, 牛膝, 甘草 各五分, 附子 童便浸三日炮 七分 冬則一錢.

右剉作一貼, 薑三棗二, 水煎服〔正傳〕[167].

163 『醫學正傳』卷之一「中風」(앞의 책, 36쪽).
164 『醫學入門』外集 卷六「雜病用藥部」(앞의 책, 511쪽).
165 '劙', 가를, 쪼갤 리.
166 '膝臏'은 슬개골을 의미한다. '臏', 종지뼈 빈.
167 『醫學正傳』卷之三「痢」'二防飲'(앞의 책, 140쪽).

대방풍탕

학슬풍을 치료한다.

숙지황 한 돈 반, 백출·방풍·당귀·백작약·두충·황기 각 한 돈, 부자·천궁·우슬·강활·인삼·감초 각 닷 푼.

위의 약들을 썰어 한 첩으로 하여 생강 다섯 쪽, 대추 두 개를 넣고 물에 달여 먹는다. 이 약은 풍을 몰아내고 기를 잘 돌게 하며 혈맥을 잘 통하게 하고 근과 뼈를 튼튼하게 한다(『의학정전』).

창구환

이질을 앓은 뒤에 다리가 약해지고 점차 가늘어지는 것을 치료한다.

창출·구판·백작약 각 두 냥 반, 황백(소금물과 술에 축여서 볶은 것) 닷 돈.

위의 약들을 가루내어 죽으로 반죽하여 오자대의 알약을 만들어 쉰에서 일흔알 씩 사물탕에 진피와 감초를 넣어 달인 물로 먹는다(『의학입문』).

경험이방음

이질을 앓은 뒤에 다리가 칼로 베거나 범이 물어뜯는 것같이 아픈 것을 치료한다. 구릎뼈 부위가 부어서 걷지 못하는 것을 학슬풍이라고 한다.

숙지황·인삼 각 한 돈, 백출·황기·당귀·천궁·백작약·두충·비해 각 일곱 푼, 방풍·방기·강활·우슬·감초 각 닷 푼, 부자(동변에 3일 동안 담가두었다가 싸서 구운 것) 일곱 푼(겨울에는 한 돈을 쓴다).

위의 약들을 썰어 한 첩으로 하여 생강 세 쪽, 대추 두 개를 넣고 물에 달여 먹는다(『의학정전』).

脚病凶證

脚氣衝心, 恍惚氣急, 脈乍大乍小者, 死[入門][168]. ○ 骨痿不能起於床者, 死[入門][169]. ○ 病人足跗上腫, 膝大如斗者, 十日死[扁鵲][170].

168 『醫學入門』 外集 卷四 雜病分類 濕類 「脚氣」(앞의 책, 378쪽).

169 『醫學入門』 外集 卷四 雜病分類 虛類 痿 「諸痿」(앞의 책, 399쪽).

170 『備急千金要方』 卷第二十八 平脈 「扁鵲華佗察聲色要訣第十」(앞의 책, 978쪽).

다릿병에 예후가 나쁜 증상

각기가 심心으로 치받아 정신이 몽롱하고 숨이 차며 맥이 잠깐 커졌다 작아졌다 하는 경우는 죽는다(『의학입문』). ○ 골위骨痿로 자리에서 일어나지 못하는 경우는 죽는다(『의학입문』). ○ 환자의 발등과 무릎이 심하게 붓는 경우는 열흘 만에 죽는다(편작).

甲疽瘡

一名嵌甲. 或因割甲傷肌, 遂成瘡腫, 復緣窄靴, 硏損四邊, 腫焮黃水出, 浸淫相染, 五指俱爛, 漸漸引上脚趺. 綠礬五錢, 火煅候冷, 硏爲末. 先以鹽湯, 洗瘡拭乾, 付礬末, 軟帛裹定, 一日一易, 自然差矣〔本草〕.[171]

○ 一方, 枯礬五錢, 蘆薈一錢半, 麝香少許, 和用如上法, 尤妙〔入門〕.[172] ○ 又方, 陳皮濃煎湯, 浸良久, 甲肉自相離開, 輕手剪[173]去肉中爪甲. 外用, 蛇退燒灰, 雄黃一錢, 爲末乾摻,[174] 或香油調付〔入門〕.[175] ○ 脚指間濕爛, 或指甲角入肉, 便刺作瘡, 不可着履靴. 枯白礬三錢, 黃丹五分, 爲末摻之, 食惡肉, 生好肉, 細細割去甲角, 便差. 又鵝掌黃皮, 燒灰, 爲末, 摻之, 又細茶嚼爛, 付之〔入門〕.[176]

---

171 『證類本草』卷三 玉石部上品總七十三種「礬石」(政和本 63쪽, 四庫本 94-95쪽). 원문과 들고남이 있다.

172 『醫學入門』外集 卷五 外科 手部「甲疽」(앞의 책, 473쪽).

173 '手剪'은 손가위를 말한다.

174 '摻', 섬섬할 섬. 쥐다, 움켜잡다.

175 『醫學入門』外集 卷五 外科 足膝部「嵌甲」(앞의 책, 482쪽).

176 『醫學入門』外集 卷五 外科 足膝部「嵌甲」(앞의 책, 482쪽).

갑저창

　갑저창甲疽瘡은 '감갑'이라고도 한다. 발톱을 깎다가 살을 다쳐서 헐고 붓게 되었는데 다시 꼭 끼는 신을 신어서 발 둘레가 닳고 손상되어 붓고 화끈거리며 누런 진물이 나와서 〔다른 발가락으로〕 스며들고 서로 옮아가서 다섯 발가락이 모두 짓무르며 점차 다리와 발등으로 올라간다. 녹반 닷 돈을 불에 달구었다가 식혀서 가루낸다. 먼저 소금 끓인 물로 헌데를 씻은 다음 닦아 말린 후 녹반가루를 붙이고 부드러운 비단으로 싸서 고정한다. 하루 런 번씩 갈아 붙이면 저절로 나을 것이다(『증류본초』).

　○ 다른 처방에서는 고백반 닷 돈, 노회 한 돈 반, 사향 조금을 섞어서 앞의 방법대르 썼는데 더 좋다(『의학입문』).　○ 또 다른 처방에서는 진피를 진하게 달여서 〔그 물에〕 오랫동안 담그고 있으면 발톱과 살이 서로 떨어지는데, 작은 손가위로 살 속의 발톱을 잘라낸다. 외용으로는 사태(태워서 재로 만든 것)와 웅황 한 돈을 가루내어 마른 채로 뿌리거나 참기름에 개어 붙인다(『의학입문』).　○ 발가락 사이가 짓무르거나 발톱이 살을 파고들어 찔러 헐어서 신을 신지 못하는 데는 고백반 서 돈, 황단 닷 푼을 가루내어 뿌리면 상한 살이 삭고 새살이 돋는다. 그리고 조금씩 발톱을 깎으면 곧 낫는다. 또는 거위 발바닥의 노란 껍질(태워서 재로 만든 것)을 가루내어 뿌리거나 가는 차를 씹어서 으깨어 붙인다(『의학입문』).

肉刺

生指間硌痛, 不得着履靴, 此因穿窄靴而生. 黑虱, 多取擣付之, 卽根出〔本草〕[177]. ○ 又法取莨菪根, 繫裩帶上, 感應永不痛〔本草〕[178]. ○ 又法撑黨實[179], 爛擣貼之, 卽脫去〔俗方〕. ○ 又大棗去核, 付貼, 候爛剔去[180]〔俗方〕.

177 『證類本草』卷二十二 蟲部下品總八十一種「虱」(政和本 435쪽, 四庫本 931쪽). 원문과 들고남이 있다.

178 『證類本草』卷一「雷公炮炙論序」(政和本 20쪽, 四庫本 27쪽).

179 ‘撑黨實’은 “「湯液篇」‘紫莞’조에는 ‘紫莞’을 ‘탱알’이라고 밝히고 있다. 따라서 撑黨實은 ‘탱알’을 이두식으로 표현한 것임을 알 수 있다”(『신편대역 동의보감』 내경편·외형편, 법인문화사, 2005, 1,450쪽 주249).

180 ‘剔’, 바를 척.

티눈

발가락 사이에 생겨 성가시고 아파서 신을 신지 못하는데, 이것은 꽉 끼고 볼이 좁은 신을 신어서 생긴 것이다. 검은 이를 많이 잡아서 찧어 붙이면 뿌리가 빠진다(『증류논초』). ○ 또 다른 한 가지 방법은 낭탕근을 속옷 끈에 매달아두어 〔티눈과 낭탕근이 서로〕 감응하게 하면 다시는 아프지 않게 된다(『증류본초』). ○ 또 탱당실을 문드러지게 찧어 붙여도 곧 빠진다(속방). ○ 또 씨를 뺀 대조육을 붙인 후 티눈이 불기를 기다렸다가 발라낸다(속방).

單方

凡二十三種.

牛膝

治脚膝痛痿弱, 不可屈伸.

煎服丸服或浸酒服, 並佳. 腰腿之疾, 必用藥也〔本草〕[181].

石斛

治脚膝疼冷弱.

煎服丸服, 並佳〔本草〕[182].

薏苡仁

去乾濕脚氣, 大驗.

和郁李仁作粥, 常服良〔本草〕[183].

威靈仙

一人足病, 不能行數十年, 一僧敎服此藥, 爲末每二錢, 酒調服.

數日能步履〔本草〕[184].

---

181 『證類本草』卷六 草部上品之上總八十七種「牛膝」
（政和本 131쪽, 四庫本 243쪽）. 원문과 들고남이
있다.

182 『證類本草』卷六 草部上品之上總八十七種「石斛」

（政和本 143쪽, 四庫本 272쪽）. 원문과 들고남이
있다.

183 『證類本草』卷六 草部上品之上總八十七種「薏苡
人」（政和本 140쪽, 四庫本 263쪽）. 원문과 들고남

단방

모두 스물세 가지이다.

우슬(쇠무릎)

다리와 무릎이 아프며 마르고 약해져 굽혔다 폈다 하지 못하는 것을 다스린다.

달여 먹거나 알약으로 먹거나 술에 담갔다가 먹어도 좋다. 허리와 허벅다리의 병에 반드시 쓰는 약이다(『증류본초』).

석곡

다리와 무릎이 아프고 시리며 약해지는 것을 치료한다.

달여 먹거나 알약을 만들어 먹어도 좋다(『증류본초』).

의이인(율무쌀)

건각기와 습각기를 없애는 데 효과가 좋다.

욱리인과 같이 죽을 쑤어 늘 먹는 것이 좋다(『증류본초』).

위령선(으아리 뿌리)

어떤 사람이 다리에 병이 생겨 걷지 못한 지가 수십 년이 되었는데, 어떤 승려가 더 약을 가루내어 두 돈씩 술에 타서 먹으라고 알려주었다. 이렇게 며칠 동안 하니 걸을 수 있게 되었다(『증류본초』).

이 있다.

184 『證類本草』卷十一 草部下品之下總一百五種 「威
靈仙」(政和本 242쪽, 四庫本 513쪽). 『崔氏海上集』
을 인용하였다.

何首烏

治骨軟風, 腰膝痛.

何首烏一斤, 牛膝半斤, 黑豆三升 煮取汁, 拌蒸三次, 共擣成泥,
晒乾爲末. 棗肉和丸梧子大, 酒下五七十丸〔入門〕[185].

萆麻葉

主脚氣腫痛.

取葉蒸裹, 日三易卽差〔本草〕[186].

牽牛子

治脚氣腫滿.

取頭末, 蜜丸小豆大. 每五丸薑湯下, 小便利, 卽止〔本草〕[187].

松節

主脚弱痺痛.

煮取汁, 釀酒取淸飮之, 良〔本草〕[188].

185 『醫學入門』外集 卷六 雜病用藥部「虛」'何首烏
　　丸'(앞의 책, 549-550쪽). 원문과 들고남이 있다.
186 『證類本草』卷十一 草部下品之下總一百五種「萆
　　麻子」(政和本 243쪽, 四庫本 516쪽). 원문과 들고

남이 있다.
187 『證類本草』卷十一 草部下品之下總一百五種「牽
　　牛子」(政和本 234쪽, 四庫本 514쪽). 『肘後方』을
　　인용하였다.

하수오

뼈가 연약한 것〔痿〕과 허리와 무릎이 아픈 것을 치료한다.

하수오 한 근과 우슬 반 근을 흑두 석 되를 삶아 즙을 낸 것에 버무려 세 번 찐 다음 함께 문드러지게 짓찧어 볕에 말려 가루로 만든다. 대조육으로 반죽하여 오자대의 알약을 만들어 쉰에서 일흔 알씩 술로 먹는다(『의학입문』).

비마엽(아주까리 잎)

각기로 붓고 아픈 것을 주치한다.

잎을 모아 쪄서 아픈 데를 감싸주는데 하루 세 번 바꾸어준다. 이렇게 하면 바로 낫는다 (『증류본초』).

견우자(나팔꽃 씨)

각기로 붓는 것을 다스린다.

두말頭末하여 꿀로 반죽하여 소두대의 알약을 만들어 다섯 알씩 생강 달인 물로 걱어 소변이 잘 나오면 그만 먹는다(『증류본초』).

송절(소나무 마디)

다리가 약해지면서 저리고 아픈 것을 주치한다.

삶아서 즙을 내어 술을 빚은 다음 걸러서 맑은 술을 마시면 좋다(『증류본초』).

---

188 『證類本草』 卷十二 木部上品總七十二種 「松脂」
　　(政和本 269쪽, 四庫本 578쪽). 원문과 들고남이
　　있다.

五加皮

療痿躄脚弱.

釀酒服, 或水煎如茶飲之〔本草〕[189].

桑枝茶

治脚氣.

久服之, 佳〔本草〕[190].

川椒

治寒濕脚氣.

川椒盛疎布袋中, 置微火上, 跣足踏椒囊, 寒濕散去, 卽效〔入門〕[191][192].

檳榔

治脚氣衝心氣急.

雞心檳榔末二錢, 以童便薑汁溫酒各半盞, 調服〔本草〕[193][194].

蠡魚及鰻鱺魚

並主脚氣.

作膾常食, 鯽魚膾, 亦佳〔本草〕[195][196].

---

189 『證類本草』卷十二 木部上品總七十二種「五加皮」(政和本 280쪽, 四庫本 601쪽). 원문과 들고남이 있다.

190 『證類本草』卷十三 木部中品總九十二種「桑根白皮」(政和本 293쪽, 四庫本 629쪽). 원문과 들고남이 있다.

191 '跣', 맨발, 돌아다닐 선.

192 『醫學入門』外集 卷六 雜病用藥部「脚氣」'椒囊法'(앞의 책, 522쪽).

193 '鷄心檳榔'은 길어서 모양이 닭의 심장과 같고 그

오가피

위벽痿躄으로 다리가 약해진 것을 치료한다.

술을 담가 먹거나 물에 달여서 차처럼 마신다(『증류본초』).

상지차(뽕나무 가지 차)

각기병을 치료한다.

오랫동안 먹으면 좋다(『증류본초』).

천초(초피나무 열매)

한습으로 생긴 각기를 치료한다.

천초를 성긴 베주머니에 넣어 약한 불 위에 얹어놓고 맨발로 주머니를 밟는데, 찬 기운과 습기가 없어질 때면 효과가 바로 나타난다(『의학입문』).

빈랑

각기가 심心으로 치받아 숨이 찬 것을 치료한다.

계심빈랑가루 두 돈을 동변과 생강즙, 따뜻한 술 각 반잔에 타서 먹는다(『증류본초』).

여어 및 만려어(가물치와 뱀장어)

모두 각기병을 주치한다.

회로 늘 먹는데, 붕어회도 좋다(『증류본초』).

안에 錦紋이 있는 빈랑을 말한다.
194 『證類本草』 卷十三 木部中品總九十二種 「檳榔」
　　(政和本 297쪽, 四庫本 640쪽).
195 '鯽', 붕어 즉.
196 『證類本草』 卷二十 蟲魚部上品總五十種 「蠡魚」
(政和本 394쪽, 四庫本 847쪽) 및 「鱧魚」(政和本 395쪽, 四庫本 849쪽). 원문과 들고남이 있다.

田螺

主脚氣上衝.

取螺煮食之, 蜆肉亦佳〔本草〕[197].

生栗

治脚氣及脚弱無力.

袋盛風乾, 每日空心食十餘枚〔本草〕[198].

木瓜

治脚氣及脚氣上衝.

取一顆濃煎湯飮之〔本草〕[199].

黑豆

治脚氣衝心.

取豆濃煎汁飮之, 和甘草煎服, 尤佳〔本草〕[200].

赤小豆

甚治脚氣水腫.

和鯉魚煮食, 甚佳〔本草〕[201].

197 『證類本草』 卷二十二 蟲部下品總八十一種 「田中
　　螺」(政和本 425쪽, 四庫本 910쪽).

198 『證類本草』 卷二十三 果部三品總五十三種 「栗」
　　(政和本 441쪽, 四庫本 945쪽). 원문과 들고남이

있다.

199 『證類本草』 卷二十三 果部三品總五十三種 「木瓜」
　　(政和本 444쪽, 四庫本 953쪽).

200 『證類本草』 卷二十五 米穀部中品總二十二種 「生

전라(우렁이)

각기가 위로 치받는 것을 주치한다.

우렁이를 잡아서 삶아 먹는데, 가막조갯살(민물 재첩)도 좋다(『증류본초』).

생률(날밤)

각기와 다리가 약해지고 힘이 없는 것을 치료한다.

자루에 넣어서 바람에 말려 매일 빈속에 여남은 알씩 먹는다(『증류본초』).

모과

각기와 각기가 위로 치받는 것을 치료한다.

한 개를 진하게 달여서 마신다(『증류본초』).

흑두(검정콩)

각기가 심心으로 치받는 것을 치료한다.

검정콩을 진하게 달여서 그 물을 마시는데, 감초와 함께 달여 먹으면 더욱 좋다(『증류본초』).

적소두(붉은팥)

각기와 수종을 잘 치료한다.

잉어와 함께 삶아 먹으면 아주 좋다(『증류본초』).

大豆」(政和本 462쪽, 四庫本 993쪽). 『廣利方』을
　인용하였다. 원문과 들고남이 있다.
201 『證類本草』 卷二十五 米穀部中品總二十二種 「赤
　小豆」(四庫本 995쪽). ‘食療’를 인용하였다.

紫蘇

治脚氣.

取葉煮湯如茶飲之. 又取子二兩研取汁, 入粳米葱醬椒薑煮粥食
之[本草][202].

鹿蹄肉

治脚膝痠痛, 不得踐地.

取蹄四隻, 治如食法, 着五味, 煮熟食之[本草][203].

犬肝猪肝

並主脚氣上衝.

作膾以薑醋進之, 當泄, 若先泄, 勿服[本草][204].

烏牛尿

治脚氣水腫.

取雄牛新尿, 飲一升, 小便利, 則漸消. 黃牛, 亦可[本草][205].

人尿

治脚氣痛不可忍.

取自己尿, 或童子尿, 令煖盛桶, 浸兩脚, 以物盖覆, 勿泄氣[澹寮].

202『證類本草』卷二十八 菜部中品總一十三種「蘇」 　　　（政和本 354쪽, 四庫本 767쪽）.
　　（政和本 489쪽, 四庫本 1,054쪽）. 　　204『證類本草』卷十七 獸部中品總一十七種「狗陰莖」
203『證類本草』卷十七 獸部中品總一十七種「鹿茸」 　　　（政和本 358쪽, 四庫本 769쪽）.

자소(차조기)

각기를 치료한다.

잎을 달여서 차처럼 마신다. 또 씨(자소자) 두 냥을 갈아서 즙을 낸 다음 여기에 멥쌀·파·간장·후추·생강을 넣고 삶아 죽을 쑤어 먹는다(『증류본초』).

녹제육(사슴의 족발)

다리와 무릎이 시리고 아파서 땅을 디딜 수 없는 것을 치료한다.

사슴 족발 네 개를 보통 먹는 것처럼 손질한 다음 갖은 양념을 하여 푹 삶아서 먹는다(『증류본초』).

견간과 저간(개의 간과 돼지의 간)

개나 돼지의 간 모두 각기가 위로 치받는 것을 주치한다.

간을 회를 떠서 생강과 식초를 쳐서 먹으면 설사를 하게 되는데, 만일 약을 먹기 전에 먼저 설사를 하면 먹지 말아야 한다(『증류본초』).

오우뇨(검은 소의 오줌)

각기의 수종을 치료한다.

수소의 첫 오줌을 받아서 한 되를 마시는데, 소변이 잘 통하면 점차 부종이 가라앉는다. 누런 소의 오줌도 괜찮다(『증류본초』).

인뇨

각기로 참을 수 없이 아픈 것을 치료한다.

자신의 소변이나 어린아이의 소변을 받아서 식지 않게 통에 담아 두 다리를 담그고 담요 같은 것으로 덮어서 기가 빠져나가지 않게 한다(담료).

---

205 '牛新尿'는 새벽에 금방 받은 첫 오줌을 말한다.

206 『證類本草』卷十七 獸部中品總一十七種「牛角䚡」

　(政和本 355쪽, 四庫本 769쪽).

鍼灸法

環跳穴, 係兩足之安否〔資生〕[207]. ○ 腿膝攣痛, 或枯黑, 取風市, 陽陵泉, 曲泉, 崑崙〔綱目〕[208]. ○ 髀脛痛急, 取風市, 中瀆, 陽關, 懸鍾〔綱目〕[209]. ○ 腰脚痛, 取委中, 崑崙, 人中, 陰市〔綱目〕[210]. ○ 膝痛足蹶, 取環跳, 懸鍾, 居髎, 委中〔綱目〕[211]. ○ 髀痛脛痠, 取陽陵泉, 絶骨, 中封, 臨泣, 足三里, 陽輔〔綱目〕[212]. ○ 膝內廉痛, 取膝關, 太衝, 中封〔綱目〕[213]. ○ 膝外廉痛, 取俠谿, 陽關, 陽陵泉〔綱目〕[214]. ○ 足腕痛, 取崑崙, 太谿, 申脈, 丘墟, 商丘, 照海, 太衝, 解谿〔綱目〕[215]. ○ 足五指盡痛, 取湧泉, 然谷〔綱目〕[216]. ○ 脚氣一病, 最宜鍼. 有熱者, 不可灸〔資生〕[217]. ○ 脚氣初發, 先灸風市, 次伏兔, 次犢鼻, 次三里, 次上廉, 次下廉, 次絶骨, 日日報灸, 以百壯爲率〔資生〕[218]. ○ 濕熱脚氣, 紅腫生瘡, 取中封, 陽輔, 風市, 絶骨〔資生〕[219]. ○ 脚氣取足十指端, 名曰氣端. 去指奇一分, 日灸三壯, 神效〔資生〕[220]. ○ 膝中痛, 鍼犢鼻〔綱目〕[221]. ○ 膝腫, 以火鍼刺三里, 其腫如失, 又取行間〔資生〕[222]. ○ 脚氣, 速灸風市, 三里, 以瀉毒氣〔資生〕[223]. ○ 脚弱瘦削, 取三里, 絶骨. 絶骨, 治脚疾, 神效〔資生〕[224].

---

207 『鍼灸資生經』卷五「肩髀痛」(앞의 책, 371쪽).

208 『醫學綱目』卷之十二 肝膽部 諸痹「痛痹」(앞의 책, 210쪽).

209 『醫學綱目』卷之十二 肝膽部 諸痹「痛痹」(앞의 책, 210쪽).

210 『醫學綱目』卷之十二 肝膽部 諸痹「痛痹」(앞의 책, 210쪽). 陰市는 나오지 않는다.

211 '蹶', 넘어질 궐.

212 『醫學綱目』卷之十二 肝膽部 諸痹「痛痹」(앞의 책, 210쪽). '攄', '標幽' 등에서 인용한 글을 재구성한 것이다.

213 『醫學綱目』卷之十二 肝膽部 諸痹「痛痹」(앞의 책, 210쪽).

214 『醫學綱目』卷之十二 肝膽部 諸痹「痛痹」(앞의 책, 210쪽). '甲', '東'에서 인용한 글을 재구성한 것이다.

215 『醫學綱目』卷之十二 肝膽部 諸痹「痛痹」(앞의 책, 210쪽).

216 『醫學綱目』卷之十二 肝膽部 諸痹「痛痹」(앞의 책, 211쪽). '攄', '集'에서 인용한 글을 재구성한 것이다.

침구법

환도혈에 두 다리가 건강한지의 여부가 달려 있다(『침구자생경』). ○ 넓적다리와 무릎이 떨리면서 아프거나 거멓게 마르는 데는 풍시, 양릉천, 곡천, 곤륜에 침을 놓는다(『의학강목』). ○ 허벅다리와 정강이가 아프면서 당기는 데는 풍시, 중독, 양관, 현종에 놓는다(『의학강목』). ○ 허리와 다리가 같이 아픈 데는 위중, 곤륜, 인중, 음시에 놓는다(『의학강목』). ○ 구륜이 아파서 다리를 저는 데는 환도, 현종, 거료, 위중에 놓는다(『의학강목』). ○ 허벅다리가 아프고 정강이가 시큰거리면 양릉천, 절골, 중봉, 임읍, 족삼리, 양보에 놓는다(『의학강목』). ○ 무릎의 안쪽 모서리가 아픈 데는 슬관, 태충, 중봉에 놓는다(『의학강목』). ○ 무릎의 바깥쪽 모서리가 아픈 데는 협계, 양관, 양릉천에 놓는다(『의학강목』). ○ 발목이 아픈 데는 곤륜, 태계, 신맥, 구허, 상구, 조해, 태충, 해계에 놓는다(『의학강목』). ○ 발가락이 모두 아픈 데는 용천, 연곡에 놓는다(『의학강목』). ○ 각기병에는 침이 가장 알맞다. 열이 있을 경우 뜸을 떠서는 안 된다(『침구자생경』). ○ 각기가 처음 생겼을 때는 먼저 풍시에 뜸을 뜬 다음 복토, 독비, 족삼리, 상렴, 하렴, 절골의 순서로 매일 반복해서 백 장씩 뜸을 뜬다(『침구자생경』). ○ 습열로 생긴 각기에 의하여 벌겋게 붓고 헌데는 중봉, 양보, 풍시, 절골에 놓는다(『침구자생경』). ○ 각기에는 열 발가락 끝에 뜸을 뜨는데, 이를 기단氣端이라고 한다. 발가락〔발톱〕 끝에서 〔발바닥 쪽으로〕 한 푼쯤 떨어져 있는 곳〔八庶〕에 날마다 뜸을 세 장씩 뜨면 좀 낫는다(『침구자생경』). ○ 무릎의 속이 아픈 데는 독비에 놓는다(『의학강목』). ○ 무릎이 부은 데는 족삼리에 화침을 놓는다. 붓기가 가라앉은 것 같으면 다시 행간에 놓는다(『침구자생경』). ○ 각기에는 빨리 풍시, 족삼리에 뜸을 떠서 독기를 빼야 한다(『침구자생경』). ○ 다리가 약하고 마르는 데는 족삼리와 절골에 놓는데, 절골은 다릿병을 치료하는 데 효과가 대우 좋다(『침구자생경』).

217 『醫學綱目』卷之十二 肝膽部 諸痺 「痛痺」(앞의 책, 211쪽).

218 『鍼灸資生經』卷五 「脚氣」(앞의 책, 378쪽).

219 '報', 갚을 보. 반복하다.

220 『鍼灸資生經』卷五 「脚氣」(앞의 책, 378쪽). 원문과 들고남이 있다.

221 『鍼灸資生經』卷五 「脚膝痛」(앞의 책, 382-383쪽) 및 「膝痛」(앞의 책, 같은 곳)에 中封, 風市, 絶骨이 나온다. 『鍼灸資生經』卷五 「足麻痺」(앞의 책, 375쪽)에 "陽輔, 陽交, 陽陵泉主髀樞脚骨痺不仁" 이라는 구절이 있다. 원문과 들고남이 많다.

222 '氣端', 경외기혈.

223 『鍼灸資生經』卷五 「脚氣」(앞의 책, 378쪽).

224 『醫學綱目』卷之十二 肝膽部 諸痺 「鶴膝風」(앞의 책, 215쪽).

225 『鍼灸資生經』卷五 「脚腫」(앞의 책, 379쪽). 원문과 들고남이 있다.

226 『鍼灸資生經』卷五 「脚氣」(앞의 책, 378쪽).

227 『鍼灸資生經』卷五 「脚弱」(앞의 책, 379쪽).

毛髮

모발

髮屬腎

內經曰, 腎主髮. 又曰, 腎之合骨也. 其榮髮也.[1]

---

1 『素問』「六節藏象論篇第九」. "腎者, 主蟄封藏之本, 精之處也, 其華在髮." '又' 이하는 『素問』「五藏生成篇第十」이다.

머리카락은 신에 속한다

『내경』에서 "신腎은 머리카락을 주관한다"고 하였고, 또 "신의 합은 뼈이며, 그 상태는 머리카락에서 드러난다"고 하였다.

髮者血之餘

血盛則髮潤, 血衰則髮衰, 血熱則髮黃, 血敗則髮白[入門][2].

---

2 『醫學入門』內集 卷一 臟腑 「臟腑條分」(앞의 책, 59
쪽). 『醫學入門』에는 "髮者血之苗, 血盛則髮潤"이라
는 구절만 나온다.

머리카락은 혈의 여분이다

혈血이 넉넉하면 머리카락에 윤기가 있고, 혈이 줄어들면 머리카락이 줄어든다. 혈에 열이 있으면 머리카락이 누렇게 되고, 혈이 상하면 머리카락이 하얗게 된다(『의학입문』).

혈血이 넉넉하면 머리카락에 윤기가 있고, 혈이 줄어들면 머리카락이 줄어든다. 혈에 열이 있으면 머리카락이 누렇게 되고, 혈이 상하면 머리카락이 하얗게

十二經毛髮多少

靈樞曰, 美眉者, 太陽多血, 通髥極鬚者少陽多血, 美鬚者, 陽明多血. ○ 足陽明之上血氣盛, 則髥美長, 血氣少則無髥, 兩吻多畫. ○ 足陽明之下血氣盛, 則下毛美長至胸. 血氣皆少, 則無毛, 雖有則稀枯瘁. ○ 足少陽之上血氣盛, 則通髥美長, 血氣皆少則無髥. ○ 足少陽之下血氣盛, 則脛毛美長, 血氣皆少則脛無毛. ○ 足太陽之上血氣盛, 則美眉, 眉有毫毛 毛之長者曰毫, 血多氣少則惡眉. ○ 手陽明之上血氣盛, 則髭美, 血氣皆少則無髭. ○ 手陽明之下血氣盛, 則腋下毛美. ○ 手少陽之上血氣盛, 則眉美以長. ○ 手太陽之上血氣盛, 則頜多鬚〔靈樞〕.

---

3 이 문장에 나오는 '髥'는 『鍼灸甲乙經』에 모두 '鬚'로 되어 있다. 『靈樞』「五音五味第六十五」에 "美鬚者, 陽明多血"이라고 하였으므로, '鬚'가 맞는 것으로 보인다.

4 『靈樞』「陰陽二十五人第六十四」.

십이경맥과 모발의 많고 적음

『영추』에서는 "고운 눈썹은 태양경에 혈血이 많은 것이고, 구레나룻이 턱수염과 이어져 있으면 소양경에 혈이 많은 것이며, 고운 수염은 양명경에 혈이 많은 것이다"라고 하였다. ○ 족양명경의 위(上)에 혈과 기氣가 넉넉하면 수염이 곱고 길다. 혈과 기가 적으면 수염이 나지 않고 양 입가에 주름이 많다. ○ 족양명경의 아래(下)에 혈과 기가 넉넉하면 음모가 곱고 길며 가슴에까지 나 있다. 혈과 기가 모두 적으면 음모가 나지 않고 비록 있더라도 드문드문 자라고 마르며 가늘다. ○ 족소양경의 위에 혈과 기가 넉넉하면 구레나룻이 넓고 고우며 길다. 혈과 기가 모두 적으면 구레나룻이 나지 않는다. ○ 족소양경의 아래에 혈기가 넉넉하면 다리털이 곱고 길다. 혈과 기가 모두 적으면 다리에 털이 나지 않는다. ○ 족태양경의 위에 혈과 기가 넉넉하면 눈썹이 곱고, 눈썹에 긴 털이 있다(털 중에 긴 것을 '호毫'라고 한다). 혈이 많고 기가 적으면 눈썹이 거칠다. ○ 수양명경의 위에 혈과 기가 넉넉하면 콧수염이 곱다. 혈과 기가 모두 적으면 콧수염이 나지 않는다. ○ 수양명경의 아래에 혈과 기가 넉넉하면 겨드랑이의 털이 곱다. ○ 수소양경의 위에 혈과 기가 넉넉하면 눈썹이 곱고 길다. ○ 수태양경의 위에 혈기가 넉넉하면 턱에 수염이 많다(『영추』).

髮眉鬚髯髭各異

在頭曰髮, 髮者拔也, 拔擢而出也. ○ 在目曰眉, 眉者媚也, 有娥媚也. ○ 下曰鬚頤, 鬚者秀也, 物成乃秀, 人成而鬚生也. ○ 在頰曰髯, 隨口動搖, 髯髯然也. ○ 口上曰髭, 髭者姿也, 爲姿容之美也〔回春〕.

5 ‘擢’, 뽑을 탁.
6『萬病回春』卷之一「釋形體」(앞의 책, 30쪽).

머리카락, 눈썹, 수염, 구레나룻, 콧수염은 서로 다르다

머리에 나는 털을 '발拔'이라고 한다. '발'은 뽑는다는 뜻이니 뽑아져 나오는 것이다. ○ 눈에 나는 털을 '미眉'라고 한다. '미'는 예쁘다는 뜻이니 아름다운 것이다. ○ 턱 아래에 나는 털을 '수鬚'라고 한다. '수'는 빼어나다는 뜻이니 만물이 자라 열매나 꽃을 피우듯이 사람이 자라게 되면 수염이 생긴다. ○ 뺨에 나는 털을 '염髥'이라고 한다. 입을 따라 들썩들썩 움직인다. ○ 입 위에 나는 털을 '자髭'라고 한다. '자'는 맵시라는 뜻이니 맵시가 아름답기 때문이다(『만병회춘』).

髮眉鬚各有所屬

髮屬心, 故上生, 禀火氣也. 眉屬肝, 故橫生, 禀木氣也. 鬚屬腎, 故下生, 禀水氣也〔醫說〕. ○ 人之髮眉鬚雖皆毛類, 而所主五藏各異. 故有老而鬚白, 眉髮不白者, 或髮白, 而眉鬚不白者, 藏氣有所偏故也. 男子腎氣外行, 上爲鬚, 下爲勢, 故女子宦人, 無勢則亦無鬚, 而眉髮無異於男子, 則知不屬腎也明矣〔醫鑑〕.

---

7 『醫說』 卷八 「鬚髮眉所屬」(앞의 책, 188쪽). 원문과 8 '勢'는 睾丸을 가리킨다.
  들고남이 있다.   9 『古今醫鑑』 卷九 「鬚髮」(앞의 책, 231쪽).

머리카락, 눈썹, 수염은 각기 속하는 곳이 있다

머리카락은 심心에 속하기 때문에 위로 나며 화火의 기운을 받았다. 눈썹은 간肝에 속하기 때문에 옆으로 나며 목木의 기운을 받았다. 수염은 신腎에 속하기 때문에 아래로 나며 수水의 기운을 받았다(『의설』). ○ 사람의 머리카락, 눈썹, 수염은 비록 모두 털의 종류이나 이것을 주관하는 오장이 각기 다르다. 그러므로 늙어 수염은 희어지나 눈썹과 머리카락은 희어지지 않는 사람이 있고, 머리카락은 희어지나 눈썹과 수염은 희어지지 않는 사람이 있으니, 이는 장부의 기운이 치우친 바가 있기 때문이다. 남자의 신기腎氣는 밖으로 흘러 위로는 수염이 되고 아래로는 음낭이 된다. 그러므로 여자와 환관은 음낭이 없으니 수염도 없다. 그러나 눈썹과 머리카락은 남자와 다르지 않다. 따라서 〔눈썹과 머리카락은〕 분명히 신에 속하지 않음을 알 수 있다(『고금의감』).

婦人無鬚

黃帝曰, 婦人無鬚者, 無血氣乎. 岐伯對曰, 衝脈任脈皆起於胞中, 上循腹裏, 爲經絡之海, 其浮而外者, 循腹右上行, 會於咽喉, 別而絡脣口. 血氣盛則充膚熱肉, 血獨盛則澹滲皮膚, 生毫毛. 今婦人之生, 有餘於氣, 不足於血, 以其數脫血也. 衝任之脈不榮口脣, 故鬚不生焉〔靈樞〕.

---

10 ‘胞中’은 子宮을 가리킨다.

11 『靈樞』에는 ‘腹’이 ‘背’로 되어 있다.

12 『靈樞』「五音五味第六十五」.

부인은 수염이 없다

황제가 "부인은 수염이 없는 것이 혈血과 기氣가 없기 때문인가?"라고 물었다. 기백이 "충맥과 임맥이 모두 자궁에서 일어나 배 안을 따라 올라가서 경락의 바다가 되고, 밖으로 뜨는 것은 배의 오른쪽을 따라 위로 올라가 인후에서 모였다가 따로 입술과 입을 얽는다. 혈과 기가 모두 충만하면 피부가 팽팽하고 살에 열이 난다. 혈만 혼자 충만하면 피부가 촉촉해지고 긴 털이 생긴다. 그런데 부인의 몸은 기는 넉넉하지만 혈이 부족한데, 이는 〔월경을 하여〕 자주 혈이 빠져나가기 때문이다. 그러므로 충임맥이 입과 입술을 무성하게 해줄 수 없기 때문에 수염이 나지 않는다"라고 대답하였다(『영추』).

宦官無鬚

黃帝曰, 士人有傷於陰[13], 陰氣絶而不起, 陰不用, 然其鬚不去何也. 宦者獨去何也. 岐伯對曰, 宦者去其宗筋, 傷其衝脈, 血瀉不復, 皮膚內結, 脣口不榮, 故鬚不生焉. 帝曰, 其有天宦者, 未嘗被傷, 不脫於血, 然其鬚不生何也. 岐伯曰, 此天之所不足也. 其衝任不盛, 宗筋不成, 有氣無血, 脣口不榮, 故鬚不生也〔靈樞〕[14].

---

13 '陰'은 性器를 가리킨다.
14 『靈樞』「五音五味第六十五」.

환관은 수염이 없다

황제가 "남자가 성기를 상하면 음기가 끊어져 성기가 일어나지 않아 쓰지 못하는데, 그런데도 수염이 없어지지 않는 것은 어째서인가? 환관만 〔수염이〕 없어지는 것은 어째서연가?"라고 물었다. 기백이 "환관은 그 사람의 종근宗筋을 제거하면 그 충맥衝脈을 상하게 하여 피를 쏟아 회복되지 않으니 피부가 안으로 뭉치고 입술과 입이 무성해지지 않아 수염이 나지 않는다"라고 대답하였다. 황제가 "태어나면서 고자인 사람이 있는데 〔성기에〕 손상을 입은 적이 없고 피가 빠져나간 적이 없는데도 수염이 나지 않는 것은 어째서인가?"라고 둘었다. 기백이 "그것은 선천적으로 부족한 것이다. 그 사람의 충맥과 임맥任脈의 기가 충만하지 못하여 종근이 갖추어지지 않고, 기氣는 있으나 혈血이 없으니 입술과 입이 윤택해지지 못하므로 수염이 나지 않는다"라고 대답하였다(『영추』).

鬚髮榮枯

內經曰, 女子七歲, 齒更髮長, 五七, 面始焦髮始墮, 六七, 面焦髮白. 丈夫八歲, 齒更髮長, 五八, 髮墮齒枯, 六八, 面焦髮白.[15] ○ 鬚髮顔面皆督脈所絡, 陽精盛, 注於外則鬚髮榮盛, 面體光潤〔入門〕.[16] ○ 膽榮在鬚, 腎華在髮, 精氣上升則鬚潤而黑. 六八以後, 精華不能上升, 秋冬令行金, 削肺枯, 以致鬚髮焦槁如灰白色, 養生者, 宜預服補精血藥以防之, 染掠亦非上策〔入門〕.[17] ○ 補養精血, 變白髮, 宜張天師草還丹, 延年益壽不老丹 方見身形, 四物坎离丸, 秤金丹, 還元秋石丸, 神仙烏雲丹, 却老烏鬚健陽丹, 七仙丹, 五老還童丹 方見身形, 加味蒼朮膏, 一醉不老丹, 中山還童酒, 烏鬚酒, 二方.

張天師草還丹

此藥久服則身輕, 隨風而去, 如列子之乘虛. 若髮白者從根而黑, 如未白者永不白. 有不信者, 將藥枠飯, 與白猫, 吃一月卽黑.
地骨皮, 生地黃, 石菖蒲, 牛膝, 遠志, 兎絲子 酒煮.
右等分, 爲細末, 蜜丸梧子大, 每三五十丸, 空心溫酒, 或鹽湯送下. 修製忌鐵器及婦人雞犬見〔海藏〕.[18]

---

15 『素問』「上古天眞論篇第一」.
16 『醫學入門』 卷一 臟腑 臟腑條分 「腎」(앞의 책, 68쪽).
17 『醫學入門』 卷四 雜病分類 養老 「鬚」(앞의 책, 404쪽).
18 『醫壘元戎』 卷九 「張天師草還丹」(앞의 책, 810쪽).

수염과 머리카락의 윤기와 거칠음

『내경』에서는 "여자 7세에 이를 갈고 머리카락이 길어진다. 35세에 얼굴이 초췌래지기 시작하고 머리카락이 빠지기 시작한다. 42세에 얼굴이 초췌해지고 머리카락이 희어진다. 장부 8세에 이를 갈고 머리카락이 길어지며, 40세에는 머리카락이 빠지고 〔잇몸이 줄어들어〕 이가 마른〔것처럼 보인〕다. 48세에 얼굴이 마르고 머리카락이 희어진다"고 하였다. ○ 수염과 머리카락, 얼굴은 모두 독맥督脈이 얽는 곳이고, 양정陽精이 충만하여 〔그 기가〕 밖으로 흐르면 수염과 머리카락이 왕성해지고 얼굴과 몸에 윤기가 난다(『의학입문』). ○ 담膽의 상태는 수염에 나타나고 신腎의 상태는 머리카락에 나타나는데, 정기精氣가 위로 오르면 머리카락이 윤기 있고 검어진다. 48세 이후는 정기가 위로 올라가지 못한다. 가을과 겨울에는 금의 기운이 〔時令으로〕 행해져서 폐肺의 기가 깎여 마르게 되니 수염과 머리카락이 마르고 거칠게 되어 잿빛처럼 세게 된다. 그러므로 양생하는 사람은 미리 정혈을 보하는 약을 먹어서 이를 막아야 한다. 염색을 하거나 〔새치를〕 뽑는 것은 좋은 방법이 아니다(『의학입문』). ○ 정혈을 보충하여 기르고 흰 머리를 다시 검게 하려면 장천사초환단, 연년익수불로단(처방은 「신형문」에 있다), 사물감리환, 청금단, 환원추석환, 신선오운단, 각로오수건양단, 칠선단, 오로환동단(처방은 「신형문」에 있다), 가미창출고, 일취불로단, 중산환동주와 오수주 두 가지를 쓴다.

장천사초환단

이 약을 오래 먹으면 몸이 가벼워져서 바람을 따라 움직이는 것이 마치 열자列子가 허공을 오르는 것 같다. 만약 머리카락이 센 사람은 뿌리부터 검어지고 아직 세지 않은 사람은 영원히 세지 않는다. 믿지 못하겠으면 이 약을 먹이에 섞어서 흰 고양이에게 한 달 동안 먹여보면 검게 될 것이다.

지골피, 생지황, 석창포, 우슬, 원지, 토사자(술에 삶은 것).

위의 약들을 같은 양으로 하여 곱게 가루내어 꿀로 반죽하여 오자대의 알약을 간들어 서른에서 쉰 알씩 빈속에 따뜻한 술로 먹거나 소금 끓인 물로 먹는다. 약을 만들 때 쇠붙이를 닿지 않게 하고 부인이나 닭, 개가 보지 못하게 한다(『의루원융』).

四物坎离丸

善烏鬚髮.

熟地黃 三兩. 生地黃 一兩半 同酒浸擣膏, 當歸 二兩, 白芍藥 一兩半 同酒炒, 知母 一兩, 黃柏 二兩 同鹽酒浸炒, 側柏葉, 槐子 各一兩 同炒, 連翹 六錢.

右爲末, 蜜丸梧子大, 盛磁盒內, 放地上七日[19], 晒乾收之. 每五六十丸, 或溫酒或白湯下[入門][20].

秤金丹

又名一秤金. 久服鬚髮黑, 返老還童.

熟地黃 二兩, 地骨皮, 蓮花蕊, 槐角子 俱用酒浸, 夏一日, 春秋三日, 冬六日, 取出晒乾, 薄荷 各三兩, 沒石子[21] 一兩, 人蔘, 木香 各五錢.

右爲末, 密丸芡實大, 每一丸, 嚼化[22]溫酒送下, 日三服[入門][23].

還元秋石丸

治因房室損精, 鬚髮早白.

秋石 一斤, 白茯苓 一斤, 天門冬, 麥門冬, 生地黃, 熟地黃, 人蔘, 地骨皮, 人乳粉 各四兩.

右爲末, 蜜丸梧子大, 白湯或酒下, 三五十丸[入門][24].

19 『醫學入門』에는 '放地上七日'이 '涼地下, 放七日, 去火毒'으로 되어 있다.

20 『醫學入門』 卷六 雜病用藥賦 「虛火」 '四物坎离丸' (앞의 책, 525쪽).

21 '沒石子'는 '沒食子'의 異名이다.

22 '嚼化'는 알약을 입에 넣고 녹인다는 뜻으로, 嚼은 머금다의 의미이다.

23 『醫學入門』 卷六 雜病用藥賦 「諸虛類」 '秤金丹' (앞

사물감리환

수염과 머리카락을 검게 한다.

숙지황 석 냥, 생지황 한 냥 반(두 약을 같이 술에 담갔다가 고약처럼 되게 찧는다), 당귀 두 냥, 백작약 한 냥 반(두 약을 같이 술에 축여 볶는다), 지모 한 냥, 황백 두 냥(두 약을 같이 소금을 탄 술에 담갔다가 볶는다), 측백엽·괴자 각 한 냥(두 약을 같이 넣고 볶는다), 연교 엿 돈.

위의 약들을 가루내어 꿀로 반죽하여 오자대의 알약을 만들어 사기그릇에 담아서 땅 위에 7일 동안 두었다가 햇볕에 말려서 거둔다. 쉰에서 예순 알씩 따뜻한 술이나 끓인 물로 먹는다(『의학입문』).

칭금단

일칭금이라고도 한다. 오래 먹으면 수염과 머리카락이 검어지고 노인은 다시 젊어진다.

숙지황 두 냥, 지골피, 연화예, 괴각자(이 약들을 모두 술에 담그는데 여름에는 하루, 봄과 가을에는 3일, 겨울에는 6일 동안 담갔다가 꺼내어 햇볕에 말린다), 박하 각 석 냥, 몰석자 한 냥, 인삼·목향 각 닷 돈.

위의 약들을 가루내어 꿀로 반죽하여 감실대의 알약을 만들어 하루 세 번 입에 머금어 녹인 다음 따뜻한 술로 먹는다(『의학입문』).

환원추석환

성생활로 정精이 손상되고 수염과 머리카락이 일찍 센 것을 치료한다.

추석 한 근, 백복령 한 근, 천문동·맥문동·생지황·숙지황·인삼·지골피·인유분 각 넉 냥.

위의 약들을 가루내어 꿀로 반죽하여 오자대의 알약을 만들어 서른에서 쉰 알씩 끓인 물이나 술로 먹는다(『의학입문』).

의 책, 548쪽).

24 『醫學入門』 卷六 雜病用藥賦 「諸虛類」 ‘還元秋石
　丸’(앞의 책, 549쪽). 원문과 들고남이 있다.

神仙烏雲丹

烏鬚黑髮, 返老還童, 神效無比.

何首烏 八兩 入砂鍋內, 黑豆同蒸半日, 去豆用好酒浸七日, 晒乾. 如此蒸七次, 破故紙 四兩 酒洗, 砂鍋內炒黃旱, 蓮汁 二兩, 槐角 二兩 爲末, 胡桐淚 一兩 爲末.

右細末, 棗肉二斤, 胡桃仁半斤, 擣爲丸, 梧子大, 空心, 鹽湯下五七十丸, 服三月勿輟〔醫鑑〕[25].

却老烏鬚健陽丹

能變白鬚髮令黑.

赤何首烏, 白何首烏 各一斤, 牛膝 八兩 以黑豆汁拌, 蒸三次, 赤茯苓 用牛乳五升, 白茯苓 人乳汁五升, 各以文武火煮乾 各一斤, 兔絲子, 破故紙 各八兩.

右爲末, 蜜丸彈子大, 每服一丸, 溫酒化下, 日二次, 或生地黃熟地黃各一斤, 加入尤妙〔入門〕[26].

七仙丹

補心腎, 駐容顏, 黑鬚髮之聖藥.

何首烏 九蒸九晒 四兩, 人蔘, 生乾地黃 酒洗, 熟地黃, 麥門冬, 天門冬, 白茯苓, 茴香 炒 各二兩.

右爲末, 蜜丸彈子大, 每一丸, 細嚼, 好酒送下, 鹽湯亦可. 或丸如梧子, 每五七十丸, 空心酒下. 忌食三白[27], 及犯房事〔丹心〕[28].

---

25 『古今醫鑑』卷九「鬚髮」'神仙烏雲丹'(앞의 책, 232쪽).

26 『醫學入門』卷六 雜病用藥賦「諸虛類」'却老烏鬚健陽丹'(앞의 책, 550쪽). 원문과 들고남이 있다.

신선오운단

수염과 머리카락을 검게 하고, 노인을 다시 젊어지게 하는 데 비할 바 없이 좋은 효과가 있다.

하수오 여덟 냥(사기그릇에 검정콩과 함께 넣고 반나절 동안 찐다. 콩은 버리고 좋은 술에 7일 동안 담가두었다가 햇볕에 말리기를 일곱 차례 한다), 파고지 넉 냥(술로 씻어 사기그릇 안에서 누렇게 볶는다), 연즙 두 냥, 괴각 두 냥(가루낸다), 호동루 한 냥(가루낸다).

위의 약들을 곱게 가루내어 대조육 두 근, 호도 씨 반 근과 함께 찧어 오자대의 알약을 만들어 쉰에서 일흔 알씩 빈속에 소금 끓인 물로 먹는다. 3개월 동안 쉬지 않고 먹어야 한다(『고금의감』).

각로오수건양단

흰 수염과 머리카락을 검게 만들 수 있다.

적하수오 · 백하수오 각 한 근, 우슬 여덟 냥(검정콩즙으로 버무려 세 번 찐다), 적복령 · 백복령(적복령은 우유 닷 되, 백복령은 사람 젖 닷 되를 넣고 각각 중간 불로 마를 정도로 졸인다) 각 한 근, 토사자 · 파고지 각 여덟 냥.

위의 약들을 가루내어 꿀로 반죽하여 탄자대의 알약을 만들어 한 알씩 따뜻한 술로 하루 두 번 먹는다. 생지황과 숙지황 각 한 근씩을 넣으면 더욱 효과가 좋다(『의학입문』).

칠선단

심心과 신腎을 보하고 얼굴을 늙지 않게 하며, 수염과 머리카락을 검게 하는 아주 좋은 약이다.

하수오(아홉 번 찌고, 아홉 번 햇볕에 말린 것) 넉 냥, 인삼, 건지황(술로 씻은 것), 숙지황, 맥문동, 천문동, 백복령, 회향(볶은 것) 각 두 냥.

위의 약들을 가루내어 꿀로 반죽하여 탄자대의 알약을 만들어 한 알씩 곱게 씹어 좋은 술이나 소금 끓인 물로 먹는다. 또는 오자대의 알약을 만들어 빈속에 쉰에서 일흔 알씩 술로 먹어도 되는데, 무나 파, 마늘을 피하고 성관계를 하지 말아야 한다(『단계심법부여』).

---

27 '三白'은 무, 파, 마늘을 가리킨다.

28 『丹溪心法附餘』 卷之二十四 雜治門 「附諸方」(앞의 책, 869쪽).

加味蒼朮膏

久服, 精滿氣盛, 髮白變黑, 齒落更生.

蒼朮 十斤 擣如泥, 入大鍋內, 用水二桶, 以文武火煮, 至十餘椀, 絹濾取汁, 入磁罐內, 以人蔘, 生地黃, 熟地黃, 黃柏, 遠志, 杜冲, 川芎, 胡桃肉, 川椒, 破故紙, 當歸, 薑汁 各四兩, 靑鹽 二兩, 朱砂 一兩, 旱蓮草汁 二椀, 白蜜 二斤.

各藥爲末, 入朮膏內, 封固, 大鍋水煮, 官香二炷爲度, 取出埋土中七日, 每取二三匙, 空心, 酒湯任下, 日二次, 養精養氣養神 〔入門〕[29].

一醉不老丹

專養血, 烏鬚黑髮.

蓮花蕊, 生地黃, 槐角子, 五加皮 各二兩, 沒石子 六箇.

右以木石臼擣碎, 以生絹袋盛藥, 同好淸酒十斤入淨罈內, 春冬浸一月, 秋二十日, 夏十日, 緊封罈口, 浸滿日數, 任意飮之, 以醉爲度. 須連日服令盡, 酒盡而鬚髮白者自黑矣. 若不黑, 再製服之, 神效 〔醫鑑〕[30].

29 『醫學入門』 卷六 雜病用藥賦 「諸虛類」 '加味蒼朮膏'(앞의 책, 549쪽). 원문과 들고남이 있다.

30 『古今醫鑑』 卷九 「鬚髮」(앞의 책, 233쪽). "一醉不老丹. 專養血化痰, 烏須黑發, 男女皆可服."

가미창출고

오래 먹으면 정精이 넘치고 기가 가득 차니, 흰 머리카락이 검게 변하고 빠진 이가 다시 생긴다.

창출 열 근(진흙처럼 찧어 큰 솥 안에 넣은 다음 물 두 동이를 붓고 중간 불로 열 사발 정도 되게 달여 명주로 걸러 즙을 받아 자기 항아리에 넣는다), 인삼·생지황·숙지황·황백·원지·두충·천궁·호도육·천초·파고지·당귀·생강즙 각 넉 냥, 청염 두 냥, 주사 한 냥, 한련초즙 두 사발, 백밀 두 근.

[창출을 제외한] 위의 약들을 가루내어 먼저 만들어놓은 창출고 속에 넣고 항아리의 주둥이를 단단히 싸맨다. 이것을 물을 담은 큰 솥에 넣고 향불 두 대가 다 탈 동안 달인 뒤 꺼내어 땅속에 7일 동안 묻는다. 하루 두 번 빈속에 먹을 때마다 두세 숟가락씩 술이나 끓인 굴로 먹는다. 정, 기, 신神을 기른다(『의학입문』).

일취불로단

혈을 기르고 수염과 머리카락을 검게 한다.

연화예·생지황·괴각자·오가피 각 두 냥, 몰석자 여섯 개.

위의 약들을 나무나 돌로 만든 절구에 넣고 찧어 새 비단 주머니에 약을 담은 다음 좋은 청주 열 근과 함께 깨끗한 항아리 속에 넣는다. 봄과 겨울에는 한 달, 가을에는 20일, 여름에는 열흘 동안 항아리 입구를 잘 막아 담가두었다가 날짜가 되면 취할 정도로 마음대로 마시는데, 반드시 매일 술이 다 없어질 때까지 먹는다. 술을 다 먹으면 희어졌던 수염과 머리카락이 저절로 검어진다. 만약 검어지지 않으면 다시 만들어 먹는다. 효과가 아주 좋다(『고금의감』).

中山還童酒

歌曰, 中山還童酒[31], 人間處處有, 善緣得遇者, 便是蓬萊叟.

○ 馬藺子 一升 埋土三日, 取出, 馬藺根 洗切片 一升.

用黃米二斗, 水煮成煤[32], 陳麴二塊爲末, 酒酵子二椀[33], 幷前馬藺子, 共和一處, 做酒待熟, 另用馬藺子幷根一升, 用水煮十沸, 入酒內三日, 每日攪勻, 去渣, 隨量飲醉, 其酒飲盡, 鬚髮盡黑, 其酒之色如漆之黑〔回春〕[34].

經驗烏鬚酒

能變白爲黑, 身輕體健, 功不可述.

每年冬十月壬癸日, 面東採摘, 紅肥大枸杞子二升, 擣破, 同好無灰酒二斗, 同盛於磁器內, 浸二十一日足開封, 添生地黃汁三升, 攪勻, 各以紙三層封其口[35], 俱至立春前三十日開瓶, 空心, 煖飲一盃[36], 至立春後, 髭鬚都黑, 勿食三白〔回春〕[37].

烏鬚酒

能變白髮 方見身形.

중산환동주

어떤 노래에서 "중산의 젊음을 되돌려주는 술, 사람이 있는 곳곳에 다 있다. 좋은 인연 있어 이 술을 만난 사람은 곧 봉래산의 신선이 된다"고 하였다.

○ 마린자 한 되(3일 동안 땅에 묻어두었다가 꺼낸다), 마린근(씻어서 썬 것) 한 되.

위의 약들을 기장 두 말과 함께 물에 넣고 숯 검댕과 같이 되게 달인다. 묵은 누룩 두 덩어리를 가루내고, 술 찌꺼기 두 사발을 먼저 달여놓은 마린자와 한곳에 섞는다. 이것으로 술을 만들어 익기를 기다렸다가 따로 마린자와 마린근 한 되를 물로 열 번 끓어오르게 달여서 술에 넣고 3일 동안 두는데, 매일 고루 저어준다. 찌꺼기를 버리고 자신의 주량껏 취하드록 마신다. 만든 술을 다 먹으면 수염과 머리카락이 모두 검어진다. 이 술의 빛은 옻같이 검다(『만병회춘』).

경험오수주

흰 머리가 검어지고 몸이 가벼워지며 튼튼해지니 그 효능을 이루 다 말할 수 없다.

매년 겨울, 음력 10월 임계일에 동쪽으로 뻗은 붉고 큰 구기자 두 되를 따서 찧은 다음 석회를 넣지 않고 만든 술 두 말과 자기그릇 안에 함께 넣고 21일 동안 두었다가 뚜껑을 연다. 여기에 생지황즙 석 되를 넣어 고루 저어주고 종이 세 겹으로 그 입구를 덮는다. 입춘 30일 전이 되면 항아리를 열어 빈속에 따뜻하게 데워 한 잔을 마시면 입춘이 지나 콧수염과 머리카락이 모두 검어진다. 무나 파, 마늘은 먹지 않는다(『만병회춘』).

오수주

희어진 머리카락을 검게 바꿀 수 있다(처방은 「신형문」에 있다).

36 『萬病回春』에는 '煖'이 '熱'로 되어 있다.
37 『萬病回春』 卷之五 「鬚髮」(앞의 책, 261쪽).

鬚髮黃落

虛損之疾, 一損損於肺, 皮聚而毛落, 宜八物湯 方見虛勞〔保命〕[38].
○ 脈弦氣弱, 皮毛枯槁, 黃芪建中湯 方見虛勞, 四物湯亦主之〔東垣〕[39][40]. ○ 老來髮落鬚長, 常也. 少壯有髮落, 或鬚亦落者, 火炎血燥故也. 宜服地黃酒, 天門冬膏 方並見身形. ○ 髮燥者, 膽有怒火也, 膽合膀胱, 上榮毛髮, 風氣盛則焦燥, 汁竭則枯也〔入門〕[41].
○ 初生兒胎髮, 或童男女髮, 洗淨, 鹽泥固濟, 火煅爲末, 空心酒下二三分, 或入補藥服, 尤妙〔入門〕[42]. ○ 髮黃落, 宜滋榮散, 三聖膏, 菊花散, 巫雲散, 二仙丸, 生禿烏雲油, 金珠綠雲油. ○ 一男年少, 頭髮盡脫, 用六味地黃丸, 不久髮生寸許, 兩月復舊〔回春〕[43]. ○ 一婦年少, 髮盡脫, 不留一莖, 脈微弦而濇, 此由厚味成熱, 濕痰在膈上, 而熏蒸髮根之血, 漸枯而脫. 用防風通聖散, 去芒硝, 惟大黃三度酒炒, 兼以四物湯酒製, 合和作小劑[44], 煎以服兩月, 濕熱漸解, 停藥淡食, 調養一年而復舊〔丹心〕[45].

---

38 『素門病機氣宜保命集』卷下「虛損論第二十二」(앞의 책, 477쪽).

39 『醫學綱目』에는 '四物湯'이 '四君子湯加熟地'로 되어 있다.

40 『醫學綱目』卷之二十九 腎膀胱部「發落不生」(앞의 책, 663쪽).

41 『醫學入門』卷一 臟腑 臟腑條分「膽」(앞의 책, 549쪽).

42 『醫學入門』卷四 雜病分類 養老「鬚髮脫落」(앞의 책, 549쪽).

43 『萬病回春』卷之五「鬚髮」(앞의 책, 265쪽).

44 '小劑'는 원래 약의 양을 적게 하여 쓰는 것을 말하는

수염과 머리카락이 누렇게 되면서 빠지는 경우

허하여 손상된 질환의 첫 번째 손상은 폐肺가 손상되어 피부가 쭈글쭈글해지고 털이 빠지는 것이다. 팔물탕을 쓴다(처방은 「허로문」에 있다)(『소문병기기의보명집』). ○ 맥이 현현하고 기가 약하여 피부와 털이 마르는 데에는 황기건중탕(처방은 「허로문」에 있다)을 쓰는데, 사군자탕도 이를 주치한다(동원). ○ 늙으면 머리카락이 빠지고 수염이 길어지는 것은 당연한 것이다. 그런데 젊어서 머리카락이 빠지고 수염도 빠지는 사람이 있는데, 이는 화火가 타올라 혈이 말랐기〔燥〕 때문이다. 지황주나 천문동고(두 처방 모두 「신형문」에 있다)를 먹는다. ○ 머리카락이 마르는 것은 담膽에 노기怒氣와 화기가 있기 때문이다. 담은 방광과 합의 관계가 있으니 〔그 기는〕 위로 올라 털과 머리카락을 무성하게 한다. 그런데 풍기風氣가 심하면 태워 말리게 되어 담의 액이 모두 없어지기 때문에 마르는 것이다(『의학입문』). ○ 갓난아이의 머리카락이나 어린아이의 머리카락을 깨끗이 씻어 소금물로 갠 진흙으로 단단하게 밀봉하여 불에 달구어 가루를 낸다. 빈속에 두세 푼씩 술로 먹는데, 보약에 넣어 먹으면 더욱 효과가 있다(『의학입문』). ○ 머리카락이 누렇게 되면서 빠지면 자영산, 삼성고, 국화산, 무운산, 이선환, 생독오운유, 금주녹운유 등을 쓴다. ○ 어떤 남자가 젊어서 머리카락이 다 빠졌는데 육미지황환을 써 오래지 않아 머리카락이 조금 나오고 두 달쯤 되니 예전처럼 되었다(『만병회춘』). ○ 어떤 부인이 젊어서 머리카락이 다 빠져 한 올도 남아 있지 않고, 맥이 미현하고 색澁하였다. 이는 기름진 음식이 열로 변하여 가슴에 습담이 생겼는데 머리카락 뿌리의 혈을 훈증하여 〔머리카락이〕 점점 말라서 빠진 것이다. 방풍통성산에서 망초를 빼고 다만 대황은 세 번 술에 축여 볶아 쓰는데, 이것과 사물탕(술로 법제한 것)을 합방하여 소제小劑로 지어 두 달 동안 달여 먹자 습열이 점차 풀려서 약을 그만 먹고 담백한 음식을 먹으면서 1년 정도 조리를 하니 다시 예전과 같이 되었다(단심).

데, 여기에서는 한 첩의 뜻으로 쓰인 듯하다.

45 『醫學綱目』卷之二十九 腎膀胱部「發落不生」(앞의 책, 663쪽). "胡氏年十七八歲, 發脫不留一莖, 飮食起居如常, 脈微弦而澁, 輕重皆同. 予曰, 此厚味成熱, 濕痰在膈間. 又曰多吃梅, 酸味收濕熱之痰, 隨上升之氣至於頭, 蒸熏發根之血, 漸成枯槁, 遂一時盡脫. 遂處以補血升散之藥, 用防風通聖散去芒硝, 惟大黃三度酒炒, 兼以四物湯酒制合和, 作小劑煎, 以灰湯入水頻與之. 兩月余後診其脈, 濕熱漸解, 停藥, 淡味調養. 又二年, 發長如初而愈."

滋榮散

長毛髮, 髮落最宜.

生薑 焙乾, 人蔘 各一兩.

右細末, 生薑切片蘸藥, 髮落處擦之, 日二次〔瑞竹〕[46].

三聖膏

治髭髮脫落, 能令再生.

附子, 蔓荊子, 柏子仁 各五錢.

右爲末, 烏雞脂和勻, 擣乾, 置瓦合內, 封固百日, 取出塗落處, 三五日, 卽生新髮〔綱目〕[47].

菊花散

治鬚髮黃燥, 能令黑潤.

甘菊, 蔓荊子, 側柏葉, 川芎, 白芷, 細辛, 桑白皮, 旱蓮根莖花葉 各一兩.

右剉, 每二兩, 漿水三椀煎至二椀, 去滓, 洗鬚髮〔丹心〕[48].

자영산

털과 머리카락을 자라게 하고, 머리카락이 빠지는 데 가장 좋다.

생강(약한 불에 말린 것), 인삼 각 한 냥.

위의 약들을 곱게 가루내어 썬 생강 조각에 묻혀 머리카락이 빠진 곳에 문지르는데, 하루 두 번씩 문지른다(서죽).

삼성고

콧수염과 머리카락이 빠지는 것을 치료하여 다시 나게 할 수 있다.

부자 · 만형자 · 백자인 각 닷 돈.

위의 약들을 가루내어 오계기름에 섞어 찧어서 말린다. 이것을 사기그릇에 넣고 뚜껑을 꼭 막아서 백 일 동안 두었다가 꺼내어 머리카락이 빠진 곳에 3~5일 동안 바르면 곧 새 머리카락이 난다(『의학강목』).

국화산

수염과 머리카락이 누렇게 되면서 마르는 것을 치료하여 다시 검게 하고 윤기 나게 할 수 있다.

국화 · 만형자 · 측백엽 · 천궁 · 백지 · 세신 · 상백피 · 한련근 · 한련경 · 한련화 · 한련엽 각 한 냥.

위의 약들을 썰어 두 냥씩 좁쌀죽 웃물 세 사발에 넣고 두 사발이 될 때까지 달인다. 찌꺼기를 버린 다음 이것으로 수염과 머리카락을 씻는다(『단계심법부여』).

巫雲散

治鬚髮黃白不澤.

膽礬, 五倍子, 百藥煎, 靑胡桃皮, 酸石榴皮, 訶子皮, 木瓜皮, 猪牙皂角, 何首烏, 細辛 各等分.

右爲末, 蜜和如錢大, 常於木炭內培養, 勿令離炭. 用時以熱酒化開, 塗之〔丹心〕[49].

二仙丸

治髮脫落神效.

側柏葉 焙乾 八兩, 當歸 全身 四兩.

右不犯鐵爲末, 水糊和丸, 梧子大, 酒或鹽湯下五七十丸, 日再〔醫鑑〕[50].

生禿烏雲油

能生鬚髮.

川椒, 白芷, 川芎 各一兩, 蔓荊子, 零陵香, 附子 各五錢.

右麤末, 入絹袋浸香油一斤中, 過二十一日, 取油擦頭上, 卽生新髮〔類聚〕.

金珠綠雲油

能生髮.

蔓荊子, 沒石子, 躑躅花, 訶子皮, 白芷, 沈香, 附子, 防風, 覆盆子, 生地黃, 零陵香, 芒硝, 旱蓮草, 丁香 各一錢半, 卷柏 三錢.

右剉, 袋盛, 浸淸油八兩中, 封過七日, 取擦頭上, 日三〔類聚〕.

---

49 『丹溪心法附餘』卷之二十四 雜治門「烏鬚髮」'附諸方'(앞의 책, 866쪽).

50 『古今醫鑑』卷九「鬚髮」(앞의 책, 233쪽). 처방 명이 '三仙丸'으로 되어 있다.

무운산

수염과 머리카락이 누렇고 희어져 윤택하지 않은 것을 치료한다.

담반·오배자·백약전·청호도피·산석류피·가자피·모과피·저아조각·하수오·세신 각 같은 양.

위의 약들을 가루내어 꿀로 반죽하여 동전 크기의 알약을 만들어 늘 나무 숯 속에 묻어두어 〔약의 기운을〕 키우는데, 약을 늘 숯과 붙어 있게 한다. 사용할 때는 뜨거운 술에 개어서 바른다(『단계심법부여』).

이선환

머리카락이 빠지는 것을 치료하는 데 효과가 매우 좋다.

측백엽(약한 불에 말린 것) 여덟 냥, 당귀 넉 냥(전체를 쓴다).

위의 약들을 쇠붙이에 닿지 않게 가루내어 물로 쑨 풀로 반죽하여 오자대로 알약을 만들어 하루 두 번 쉰에서 일흔 알씩 술이나 소금 끓인 물로 먹는다(『고금의감』).

생독오운유

수염과 머리카락을 다시 나게 할 수 있다.

천초·백지·천궁 각 한 냥, 만형자·영릉향·부자 각 닷 돈.

위의 약들을 거칠게 가루내어 명주 주머니에 넣고 참기름 한 근에 21일 동안 담가두었다가 기름을 짜내어 그 기름으로 머리를 문지르면 곧 새 머리카락이 생긴다(유취).

금주녹운유

머리카락을 다시 나게 할 수 있다.

만형자·몰석자·척촉화·가자피·백지·침향·부자·방풍·복분자·생지황·영릉향·망초·한련초·정향 각 한 돈 반, 권백 서 돈.

위의 약들을 썰어 주머니에 넣고 참기름 여덟 냥에 7일 동안 담가두었다가 꺼내어 그 기름으로 머리를 하루 세 번 문지른다(유취).

染白烏鬚髮

宜秘傳烏鬚方, 染鬚方, 外染烏雲膏, 烏鬚髮方, 旱蓮膏.

秘傳烏鬚方

五倍子不拘多少, 槌碎去灰, 入砂鍋內炒, 烟盡爲度. 以靑布巾打濕, 扭乾布裹脚踏成餠, 爲末, 每用一錢半.

○ 烏黑霜, 卽炒黃好細麪四兩, 當歸尾一兩爲末, 白芨末一兩. 三味攪勻, 每用一分半.

○ 紅銅末[51]不拘多少, 火內燒極紅, 投入水碗中, 取出再燒再投, 取水內自然之末, 用水淘淨, 醋煮數沸至乾, 隨炒黑色. 每用一分半.

○ 明白礬末一分半, 靑鹽一分二釐, 沒石子二釐半, 訶子肉二釐半 二味俱用麪包, 入砂鍋內, 將桑炭同拌, 炒至焦乾.

右爲末, 用濃茶調勻, 以酒盞盛貯, 用鐵杓注水, 煮如糊, 先將皂角水洗淨鬚髮, 然後塗藥, 包裹一夜, 次早洗去, 以胡挑油塗之令潤〔醫鑑〕[52].

外染烏雲膏

五倍子 製 五錢, 銅末 製 二錢, 白礬, 白鹽 各一錢半, 沒石子二箇 麪炒黃色.

右爲末, 濃茶調, 重湯煮見黑色, 如上法用, 卽黑〔種杏〕[53].

---

51 '紅銅末'은 赤銅屑로 銅을 鍛鍊할 때 떨어진 구리가루를 말한다.

52 『古今醫鑑』 卷九 「鬚髮」 '方'(앞의 책, 231-232쪽).

'天下烏鬚第一方'과 '京師秘傳烏鬚方' 두 부분을 재구성한 것이다. 원문과 들고남이 있다.

53 『種杏仙方』 卷二 「鬚髮」(앞의 책, 45쪽).

센 수염과 머리카락을 검게 물들이는 방법

비전오수방, 염수방, 외염오운고, 오수발방, 한련고 등을 쓴다.

비전오수방

오배자 적당량을 두드려 부수어 잡질雜質을 버리고 사기그릇에 담아 연기가 나지 않을 때까지 볶는다. 이것을 푸른 베로 덮고 두들겨 〔천이〕 젖게 한 다음 마른 베 보자기로 싸서 〔빨래를 밟을 때처럼〕 발로 밟아 떡처럼 만든다. 이것을 가루내어 한 돈 반씩 쓴다.

○ 오흑상(누렇게 볶은 좋은 밀가루) 넉 냥, 당귀미 한 냥(가루낸다), 백급(가루낸 것) 한 냥.

위의 세 가지 약을 잘 섞어 한 푼 반씩 쓴다.

○ 홍동가루 적당량을 불에 아주 벌겋게 달구어 물 사발에 넣고 꺼내었다가 다시 달구어 물에 넣는다. 물 안에서 자연히 생긴 가루를 물로 씻어 식초에 넣고 여러 번 끓어오르게 달여 식초가 다 졸아들 때까지 달인다. 이것을 검게 될 때까지 볶아 한 푼 반씩 쓴다.

○ 명백반(가루낸 것) 한 푼 반, 청염 한 푼 두 리, 몰석자 두 리 반, 가자육 두 리 단(몰석자와 가자육 두 가지는 밀가루 떡에 싸서 사기그릇에 넣고 뽕나무 태운 재와 같이 섞어 그을려 마를 때까지 볶는다).

위의 약들을 가루내어 진하게 우려낸 차로 잘 반죽하여 술잔에 담아둔다. 쇠 국자로 물을 치면서 풀같이 되게 달이는데, 먼저 조각 달인 물로 수염과 머리카락을 깨끗이 씻은 다음 약을 바른다. 하룻밤 머리를 싸매두었다가 다음 날 아침에 씻고 버린다. 호도기름을 발라 윤기나게 한다(『고금의감』).

외염오운고

오배자(법제한 것) 닷 돈, 구리가루(법제한 것) 두 돈, 백반 · 백염 각 한 돈 반, 몰석자 두 개(밀가루와 함께 누렇게 볶는다).

위의 약들을 가루내어 진하게 우려낸 차로 반죽하여 검게 될 때까지 중탕으로 달인다. 앞의 방법과 같이 사용하면 머리카락이 곧 검어진다(『종행선방』).

染鬚方

大烏龜一箇, 餓一二日, 將飯與肉骨果子烟火之食飼之, 三五月後, 夜間以漆盝盛之, 用竹片置盝口, 令通氣, 外放燈一盞, 盝內熱, 龜自撒尿, 急則只麻油烟熏鼻, 亦卽尿. 先用五倍子末炒醋如膠. 若龜尿得一小鍾, 入五倍醋半鍾, 入磁器炒一滾, 角罐收貯, 以新筆略蘸搽鬚, 多用面黑〔入門〕.

烏鬚髮方

大水蛭二箇, 放磁椀中, 餓一七日, 取烏骨雄雞血, 以松烟墨濃磨汁, 傾入猪尿胞內, 任水蛭吮飽, 將鍼刺蛭流出血汁, 塗鬚髮, 留根二分, 其汁浸漬入肉, 鬚髮一年茂黑, 且柔軟, 極妙〔丹心〕.

旱蓮膏

烏鬚黑髮如神.

旱蓮草十六斤, 六月下半月, 七月上半月, 採取, 不許水洗, 扭乾取汁, 對日晒過五日, 不住手攪, 午時方加眞生薑汁, 好蜜各一斤相和, 如前晒攪至數日, 似稀糖成膏, 磁罐收貯, 每日空心, 好酒一鍾藥一匙, 調服. 午後, 又一服. 至二十一日, 將白者摘去, 卽生黑者〔醫鑑〕.

---

54 '盝' 작은 궤 록. 여기서는 궤짝을 말한다.

55 『醫學入門』 卷四 養老 「鬚」(앞의 책, 404-405쪽).

56 『丹溪心法附餘』 卷之二十四 雜治門 「烏鬚髮」 '附諸 方'(앞의 책, 867-868쪽).

57 『古今醫鑑』 卷九 「鬚髮」 '旱蓮丸'(앞의 책, 232쪽). 원문과 들고남이 있다.

염수방

큰 검은 거북 한 마리를 하루나 이틀 동안 굶겼다가 밥과 고기, 뼈, 과실을 불에 익혀 먹여
기른다. 3~5개월 뒤 밤에 옻칠을 한 궤짝에 넣어두고, 대나무 마디로 궤짝에 구멍을 내어
밖으로 공기가 통하게 한 다음 궤짝 밖에 등 한 개를 두어 궤짝 안이 더워지면 거북 스스로
오줌을 누게 되는데, 빨리 쓰려면 참기름 연기로 코를 자극하기만 하여도 바로 오줌을 눈다.
먼저 오배자가루를 따뜻한 식초에 넣어 뭉근한 불로 오래 달여 아교처럼 만든다. 거북의 오
줌 작은 종지 하나에 〔먼저 초로 아교처럼 만들어두었던〕 오배자 반 종지를 사기그릇에 넣고
뭉근한 불로 한 번 끓어오르게 달여서 뿔로 만든 통 안에 저장한다. 이것을 새 붓으로 조금씩
찍어 수염에 바르는데, 너무 많이 바르면 얼굴이 검어진다(『의학입문』).

오수발방

큰 거머리 두 마리를 사발 안에 놓아두고 일주일 동안 굶긴다. 수컷 오골계의 피로 송연묵
을 진하게 갈아서 돼지오줌통에 기울여 넣는다. 이것을 거머리에게 주어 배부르게 빨아먹도
록 한다. 그런 다음 침으로 거머리를 찔러 흘러나온 피를 수염이나 머리카락의 뿌리 가까이
두 푼 정도 떨어진 곳에 바르면 그 피가 살 속으로 스며들어간다. 수염과 머리카락이 1년이
면 무성하게 검어지면서 또 부드러워지는데, 효과가 아주 좋다(『단계심법부여』).

한련고

수염과 머리카락이 검어지게 하는 데 효과가 아주 좋다.

한련초 열여섯 근을 음력 6월 16일에서 7월 15일 사이에 채취하여 물에 씻지 않고 눌러
짜서 즙을 내어 햇볕에 5일 동안 말리는데 손으로 쉬지 않고 저어준다. 〔5일째 되는 날〕 낮
정오에 좋은 생강즙과 좋은 꿀 각 한 근을 넣고 섞어서 앞에서 말렸던 것처럼 여러 날 동안
저어 묽은 엿처럼 되게 한다. 이것을 사발 안에 저장해두고 매일 아침 빈속에 좋은 술 한 종
지에 약 한 숟가락을 타서 먹고 오후에 또 먹는다. 복용한 지 21일이 되어 흰 털을 뽑아버리
면 바로 검은 털이 난다(『고금의감』).

髮宜多櫛

髮是血之餘, 一日一次梳〔類聚〕. ○ 髮多梳, 則明目去風, 故道家晨梳, 常以百二十爲數〔延壽〕.[58]

58『三元延壽參贊書』卷二「櫛髮」(앞의 책, 26쪽). 원
　문과 들고남이 있다.

머리카락은 자주 빗어야 한다

머리카락은 혈의 여분이므로 하루에 한 번씩은 빗어야 한다(유취). ○ 머리카락을 자주 빗으면 눈이 밝아지고 풍風이 없어진다. 그러므로 도를 닦는 사람은 매일 새벽에 120번씩 빗는다(『삼원연수참찬서』).

髮占凶證

病人髮直如麻者, 十五日死. ○ 病人髮如乾麻, 善怒者死. ○ 病
人髮與眉衝起者, 死〔扁鵲〕.

髮占凶證

59『脈經』卷五「扁鵲華佗察聲色要訣第四」(앞의 책,
    241쪽).

머리카락을 보고 흉한 증 점치기

병든 사람의 머리카락이 삼같이 뻣뻣하면 15일 만에 죽는다. ○ 병든 사람의 머리카락이 마치 마른 삼 같고 화를 잘 내면 죽는다. ○ 병든 사람의 머리카락과 눈썹이 곧추 일어서면 죽는다(『맥경』).

單方

凡十八種.

鍼砂

染白髮令黑.

取二錢, 醋浸七日, 取晒乾, 炒黑, 入沒石子一箇, 爲末, 搽如上法〔本草〕[60].

地黃

乾熟二種, 皆黑鬚髮良藥. 丸服, 或釀酒服之, 並佳〔本草〕[61].

牛膝

止髮白.

煎服, 或釀酒服之, 佳〔本草〕[62].

旱蓮草

長鬚髮, 令變白爲黑.

六月採, 取汁, 入薑汁蜜, 熬爲膏, 每一匙, 酒服〔本草〕[63].

---

60 『證類本草』卷四 玉石部中品總八十七種「鐵精」(政和本 92쪽, 四庫本 155쪽). 원문과 들고남이 있다. 여기에서 '上法'이라고 하였는데 어떤 방법인지 분명하지 않다. 『증류본초』의 용법은 "染髭發令永黑. 竝及熱末凝涂之, 少當乾硬, 以竹木燕火於刀斧刃上, 燒之津出, 如漆者是也"라고 하여 『동의보감』과 완전히 다르다.

61 『證類本草』卷六 草部上品之上總八十七種「乾地黃」(政和本 128쪽, 四庫本 235쪽). 원문과 들고남이 있다.

단방

모두 열여덟 가지이다.

침사

흰 머리카락을 검어지게 한다.

침사 두 돈을 7일 동안 식초에 담가두었다가 햇볕에 말려 검게 볶는다. 몰석자 한 개를 넣어 가루내어 앞과 같은 방법으로 바른다(『증류본초』).

지황

숙지황과 건지황 두 종류가 있는데, 모두 수염과 머리카락을 검어지게 하는 좋은 약이다. 알약으로 먹거나 술을 담가 먹어도 좋다(『증류본초』).

우슬(쇠무릎)

머리카락이 세는 것을 멈추게 한다.

달여 먹거나 술을 담가 먹어도 좋다(『증류본초』).

한련초

수염과 머리카락을 자라게 하고, 흰 것을 검어지게 할 수 있다.

6월에 채취하여 즙을 내어 여기에 생강즙과 꿀을 넣고 달여 고를 만들어 한 숟가락씩 술로 먹는다(『증류본초』).

---

62 『證類本草』卷六 草部上品之上總八十七種「牛膝」(政和本 131쪽, 四庫本 243쪽). 원문과 들고남이 있다.

63 『證類本草』卷十一 草部下品之下總一百五種「連翹」(政和本 253쪽, 四庫本 541쪽). "圖經曰, 連翹, 南方生者, 葉狹而小, 莖短, 才高一二尺, 屯亦黃, 實房黃黑, 內含黑子如粟粒, 亦名旱蓮草." 원문과 들고남이 있다.

半夏

治眉髮落不生.

先用生薑, 擦三次後, 半夏生爲末, 麻油調塗之, 卽生〔入門〕[64].

竹瀝

男女粘髮, 或因油膏而粘滯者, 取竹瀝塗之卽解, 和少鹽, 尤妙〔野語〕[65].

何首烏

黑鬚髮.

末服, 丸服, 或釀酒服, 皆佳〔本草〕[66].

芭蕉油

治婦人髮落.

塗之長髮, 令黑〔本草〕[67].

槐實

久服, 令鬚髮不白.

服法詳見身形〔本草〕[68].

64 『醫學入門』外集 卷五 外科「癩風」(앞의 책, 485쪽).

65 『齊東野語』卷十「明眞王眞人」. "有陳生隷職御酒庫, 其妻適見之, 因扣以婦人頭腯(音膩), 不可踈者, 還可禳解否嫗曰, 此特細事命市, 眞麻油半斤, 燒竹瀝投之, 且爲持呪俾之沐髮."

66 『證類本草』卷十一 草部下品之下總一百五種「何首烏」(政和本 230쪽, 四庫本 508쪽). 원문과 들고남이 있다.

67 『證類本草』卷十一 草部下品之下總一百五種「甘蕉根」(政和本 249쪽, 四庫本 529쪽). 원문과 들고남이

반하(끼무릇)

눈썹과 머리카락이 빠져서는 다시 나지 않는 것을 치료한다.

먼저 생강으로 〔털이 빠진 곳을〕 세 차례 문지른 다음 반하를 날것으로 가루내서 참기름에 개어 〔털이 빠진 곳에〕 바르면 곧 다시 난다(『의학입문』).

죽력(참대기름)

남녀의 머리카락이 끈적끈적하거나 기름기로 끈적끈적해진 것은 죽력을 바르면 곧 풀어지는데, 죽력에 소금을 조금 타서 쓰면 더욱 효과가 좋다(『제동야어』).

하수오

수염과 머리카락을 검어지게 한다.

가루내어 먹거나 알약을 만들어 먹거나 술을 담가 먹어도 좋다(『증류본초』).

파초유(파초기름)

부인의 머리카락이 빠지는 것을 치료한다.

파초기름을 바르면 머리카락이 자라고 검어진다(『증류본초』).

괴실(회화나무 열매)

오래 먹으면 수염과 머리카락이 세지 않는다.

먹는 방법은 「신형문」에 자세히 나온다(『증류본초』).

있다.

68 『證類本草』 卷十二 木部上品總七十二種 「槐實」(政
和本 270쪽, 四庫本 580쪽).

黑桑椹

變白髮. 釀酒服之佳. 又取一斤, 和科斗一升, 瓶盛, 封口懸屋東頭百日, 盡化爲黑泥, 染白髮髭黑, 如漆〔本草〕.

母丁香

以生薑汁研, 拔去白鬚, 塗孔中, 卽生黑髮. 又白蜜塗孔中, 亦生黑者〔本草〕.

胡桃

外靑皮, 和科斗爲泥, 染白鬚令黑. 又胡桃仁取油, 塗鬚髮, 令黑潤有光〔本草〕.

胡麻

生取油, 塗頭生禿髮. 又烏麻, 九蒸九暴爲末, 棗膏丸服, 令白髮還黑. 又取葉煎湯沐頭, 長髮〔本草〕.

蔓菁子

壓取油, 塗頭, 能變蒜髮. 今人呼斑髮, 爲蒜髮〔本草〕.

---

69 '科斗'는 蝌蚪, 곧 올챙이를 말한다. 蝦蟆子라고도 한다.

70 『證類本草』卷十三 木部中品總九十二種「桑根白皮」(政和本 293쪽, 四庫本 630쪽).

71 『證類本草』卷十二 木部上品總七十二種「丁香」(政和本 285쪽, 四庫本 613쪽). 인용문 중 '又' 이하는 『證類本草』卷二十 蟲魚部上品總五十種「石蜜」(政和本 387쪽, 四庫本 833쪽)에 나온다.

72 '外靑皮'는 胡桃殼이 아니라 호도의 미성숙한 外果皮를 말한다.

흑상심(익은 오디)

흰 머리카락을 변하게 한다. 술을 담가 먹으면 좋다. 또 한 근을 올챙이 한 되와 섞어 항아리에 담아 입구를 싸매어 동쪽 처마 밑에 백 일 동안 매달아두면 오디가 녹아 검은 진흙과 같이 된다. 흰 머리카락과 콧수염에 바르면 옻칠한 것과 같이 검어진다(『증류본초』).

모정향(정향)

모정향을 생강즙에 갈아서 흰 수염을 뽑아버리고 털구멍에 바르면 곧 검은 털이 난다. 백밀을 털구멍에 발라도 검은 털이 난다(『증류본초』).

호도

호도의 푸른 겉껍질을 올챙이와 같이 진흙처럼 되게 반죽하여 흰 수염에 바르면 검어진다. 또 호도인에서 짜낸 기름을 수염이나 머리카락에 바르면 검어지고 윤기가 난다(『증류본초』).

호마(참깨)

참깨를 날로 기름을 내어 머리에 바르면 머리카락이 난다. 또 검은깨를 아홉 번 찌고 아홉 번 말려 가루를 내고, 대조육으로 만든 고약에 섞어 알약을 만들어 먹으면 흰 머리를 다시 검게 만든다. 또 잎을 달여 머리를 감으면 머리카락이 길어진다(『증류본초』).

만청자(순무 씨)

순무의 씨를 눌러 기름을 짜서 머리에 바르면 파뿌리처럼 흰머리를 검게 할 수 있다. 요즘 사람들이 '반발〔센 머리〕'이라고 하는 것은 '산발〔파뿌리처럼 흰머리〕'을 말한다(『증류본초』).

---

73 『證類本草』卷二十三 果部三品總五十三種「胡桃」
　　(政和本 454쪽, 四庫本 976쪽).
74 『證類本草』卷二十四 米穀部上品總七種「胡麻」(政
　　和本 457쪽, 四庫本 983쪽).
75 『證類本草』卷二十七 菜部上品總三十種「蕪菁」(政
和本 477쪽, 四庫本 1,026쪽). "孟詵云, 蔓荊, 消食下氣. 其子, 九蒸九曝, 搗爲粉, 服之長生. 壓油涂頭, 能變蒜發."

熊脂

主頭痒生白禿瘡髮落[76]. 常常塗之, 令生髮且長黑. ○ 髮落, 熊腦髓作油, 塗之. ○ 髮黃落, 熊脂亦常塗之[本草][77].

白鴿糞

治頭上白禿瘡.
取糞爲末, 以酸泔洗了, 香油調付[本草][78][79].

羊糞

治髮落.
燒灰, 淋汁沐頭, 令易生而黑. 又髮鬢落, 糞和鴈膏, 付三宿卽生[本草][80].

猪鬐膏

主髮落.
取臘月者, 火上烊化塗之, 卽生. 髮薄不生, 亦宜[本草][81].

---

76 ‘白禿瘡’은 독창의 하나로, 머리에 흰 재색 비듬반이 생기며 머리카락이 빠지는 것을 말한다. 머리를 깎을 때 주리를 따라 외풍이 들어와서 기혈을 장애하여 피육이 말라들어 생기거나, 속에 비위의 습열이 얽히고 성하여 진물이 나며 풍이 동하여 생긴다. 어린아이들에게서 볼 수 있으며 처음 머리에 여러 개의 작은 비듬반이 나타나고 점차 많아지며 커지고 융합되며 두터워져서 원형, 유원형의 큰 반점이 된다. 머리카락은 윤기가 없어지며 2-4mm의 밑둥을 남기고 끊어진다. 동시에 남은 털뿌리가 놀고(드물다-인용자) 흰 재색 균초가 있는 것이 특징이다. 간혹 약간 벌개지거나 가려움이 있을 수 있으며 염증 반응은 거의 없고 치료하지 않으면 어른이 되기 전까지 낫지 않는다. 곪으면 허물을 남긴다(『동의학

웅지(곰의 기름)

머리가 가렵거나 백독창이 생겨 머리카락이 빠지는 것을 주치한다. 늘 바르면 머리카락을 나게 하고 또 길고 검어지게 한다. ○ 머리카락이 빠지면 곰의 골수로 기름을 내어 바른다. ○ 머리카락이 누렇게 되면서 빠지는 데에도 곰의 기름을 늘 바른다(『증류본초』).

백합분(흰 비둘기의 똥)

머리의 백독창을 다스린다.

똥을 가루내어 〔먼저 머리를〕 신 쌀뜨물에 씻은 다음 참기름에 개어 붙인다(『증류본초』).

양분(양의 똥)

머리카락이 빠지는 것을 치료한다.

양의 똥을 태운 재에서 잿물을 받아 머리를 감으면 머리카락이 쉽게 나고 검어지게 된다. 또 머리카락이나 수염이 빠지면 똥을 기러기기름과 섞어 3일 밤을 붙여두면 바로 난다(『증류본초』).

저기고(돼지 목덜미의 기름)

머리카락이 빠지는 것을 주치한다.

음력 12월에 기름을 불 위에서 녹여 바르면 곧 머리카락이 난다. 드문드문 나거나 생기지 않는 데에도 좋다(『증류본초』).

사전』, 443쪽).

77 『證類本草』 卷十六 獸部上品總二十種 「熊脂」(政和本 347-348쪽, 四庫本 754-755쪽).

78 '泔', 뜨물 감. 원문에는 '酸泔'이 '醋米泔'으로 되어 있다.

79 『證類本草』 卷十九 禽部三品總五十六種 「白鴿」(政和本 381쪽, 四庫本 824쪽).

80 『證類本草』 卷十七 獸部中品總一十七種 「羊角」(政和本 357쪽, 四庫本 772쪽). 원문과 들고남이 있다.

81 『證類本草』 卷十八 獸部下品總二十一種 「豚卵」(政和本 365쪽, 四庫本 791쪽). 원문과 들고남이 있다.

前陰

전음

前陰屬宗筋

內經曰, 前陰者, 宗筋之所聚, 太陰陽明之所合也[1]. 註曰, 宗筋, 挾臍下[2], 合於陰器, 太陰脾脈, 陽明胃脈, 皆輔近宗筋, 故云合也[3]. ○ 宗筋, 謂陰毛中橫骨上下之豎筋也[4] 〔內經〕[5].

---

1 『素問』「厥論第四十五」.

2 '挾'이 南山堂本(甲戌 木版本)에는 '埃'으로 되어 있고, 『素問』王冰의 注에는 '俠'으로 되어 있다.

3 『素問』「厥論第四十五」. 王冰의 注는 "宗筋俠臍下合於陰器, 故云前陰者, 宗筋之所聚也. 太陰者脾脈, 陽明者胃脈, 脾胃之脈, 皆輔近宗筋, 故云太陰陽明之所合"으로 되어 있다.

4 '豎', 더벅머리 수. '挿'와 같은 字. 세로, 곧다.

5 『素問』「痿論第四十四」. "主閏宗筋, 宗筋主束骨, 而利機關也"의 '宗筋'에 대한 王冰의 注이다.

전음은 종근에 속한다

『내경』에서 "전음前陰은 종근宗筋이 모이는 곳이며, 태음경과 양명경이 합쳐지는 곳이다"라고 하였다. 왕빙의 주에서는 "종근은 배꼽을 끼고 내려가 음기에 합쳐진다. 족태음비맥과 족양명위맥은 모두 종근을 옆에서 거들므로 합쳐진다고 한 것이다"라고 하였다. ○ 증근은 음모 가운데에 있는 치골의 아래위로 뻗은 세로근을 말한다(『내경』).

前陰諸疾

前陰諸疾, 皆由足厥陰, 與督脈. 經曰, 足厥陰之脈, 入毛中, 過陰器, 抵小腹, 是肝脈所過也. 又曰, 督脈者, 起於小腹以下骨中央, 女子, 入繫挺孔, 循陰器, 男子, 循莖下, 至篡, 與女子等, 是督脈所過也. ○ 足厥陰之脈病, 爲丈夫, 㿉疝狐疝, 婦人, 小腹腫〔靈樞〕. ○ 督脈, 起於下極之俞, 並於脊裏, 上至風府. 任脈, 起於中極之下, 以上毛際, 循腹裏, 至咽喉. 任脈爲病, 男子, 內結七疝, 女子, 帶下瘕聚〔靈樞〕. ○ 陰腫, 陰痿, 陰痒, 陰挺, 陰縮, 木腎, 陰蝕瘡, 腎藏風, 皆前陰之疾也.

---

6 『靈樞』「經脈第十」.

7 '繫挺孔'에서 '挺孔'은 '廷孔'이다. '廷孔'은 여자의 음도, 요도구를 말한다. 王冰의 注에서는 "繫廷孔者, 謂窈漏近, 所謂前陰穴也, 以其陰廷繫屬於中, 故名之"라고 하였다. 인용에서 생략된 다음 문장인 "其孔溺孔之端也"에 대한 注에서는 "孔則窈漏也, 窈漏之中其上有溺孔焉, 端謂陰廷在此溺孔之上端也"라고 하였다.

8 '篡'은 '篡間'을 가리키며, '間'은 前陰과 後陰 사이를 말한다.

9 『素問』「骨空論第六十」. "督脈者, 起於少腹以下骨中央, 女子入繫挺孔, 其孔溺孔之端也. 其絡循陰器, 合篡間繞篡後, … 男子循莖下至篡, 與女子等."

10 『靈樞』「經脈第十」. "是動則病, 腰痛不可以俛仰, 丈夫㿉疝, 婦人少腹腫, 甚則嗌乾, 面塵脫色. 是主肝所生病者, 滿, 嘔逆, 飱泄, 狐疝, 遺溺, 閉癃 爲此諸病."

전음의 여러 가지 병

전음의 여러 가지 병은 모두 족궐음맥과 독맥督脈에서 비롯된다. 『영추』에서 "족궐음맥은 음모 속으로 들어가서 음기陰器를 지나 아랫배로 거슬러간다"고 하였는데, 이는 간맥肝脈이 지나는 곳이다. 또 "독맥은 아랫배 밑의 뼈 한가운데에서 시작하는데, 여자는 음문으로 들어가 음기를 감싸 돌고 남자는 음경 아래를 감싸 돌아 회음까지 이르는 것이 여자와 같다"라고 하였는데, 이는 독맥이 지나는 곳이다. ○ 족궐음맥이 병들면 남자는 퇴산이나 호산이 되고, 여자는 아랫배가 붓는다(『영추』). ○ 독맥은 맨 아래 수혈에서 시작하여 척추 속을 따라 위로 올라가 풍부혈에 이르고, 임맥은 중극혈의 아래에서 시작하여 털이 난 경계선으로 올라가 뱃속을 감싸 돌아서 인후에까지 이른다. 임맥에 병이 생기면 남자는 안으로 뭉쳐서 일곱 가지 산병이 되고, 여자는 대하나 징가, 적취가 된다(영추). ○ 음종, 음위, 음양, 음정, 음축, 목신, 음식창, 신장풍은 모두 전음의 병이다.

---

11 ‘下極之兪’에서 ‘下極’은 회음, 장강, 항문, 횡골, 꼬리뼈 등에 해당하는데, 여기서는 횡골을 가리키는 것으로 보인다.

12 ‘中極’은 任脈의 穴로, 臍下 四寸, 曲骨上 一寸에 있다.

13 ‘督脈’ 이하의 구절은 『難經』 「第二十八難」에 나오며, ‘任脈’ 이하의 구절은 『素問』 「骨空論篇第六十」에 나온다.

14 ‘腎藏風’은 종아리에 버짐 같은 것이 생겨 가려우면서 허는 것이 점점 넓적다리와 온몸에 퍼지는 증상을 말하거나, 음낭 부위가 축축하면서 가렵고 긁으면 허는 병증을 말한다.

疝病之因

內經曰, 病在小腹, 腹痛, 不得大小便, 病名曰疝, 得之寒[15]. ○疝者, 寒氣結聚之所爲也[內經][16]. ○疝者, 睾丸連小腹急痛也 睾, 陰丸也, 有痛在睾丸者, 有在五樞穴邊者[17], 皆足厥陰之經也. 或有形, 或無形, 或有聲如蛙, 有形如瓜. 自素問以下, 皆以爲寒, 理固然也. 予思之, 此病始於濕熱在經, 鬱而至久, 又感寒氣外束, 所以作痛. 若只作寒論, 恐爲未備. 人有踢氷涉水[18], 終身不病此者, 無熱故也. 盖大怒則火起於肝, 醉飽則火起于胃, 房勞則火起于腎. 火積之久, 母能生子虛, 濕氣便盛. 厥陰屬木, 係於肝, 爲將軍之官, 其性急速, 火性又暴, 爲寒所束, 宜其痛之太暴也. 有以烏頭梔子作湯服之, 其效亦敏. 然濕熱, 又須分多少而治. 濕者腫多, 癀病是也[丹心][19].

---

15 『素問』「長刺節論第五十五」. "病在少腹, 腹痛不得大小便, 病名曰疝, 得之寒."

16 『證治準繩』卷七十六「疝」.

17 '五樞穴'은 족소음담경에 속하며, 腹側의 腸骨棘 앞쪽 半寸에 있으며 關元穴과 나란히 있다.

18 '踢', 넘어질 탕.

19 『格致餘論』「疝氣論」(앞의 책, 32쪽). "疝氣之甚者,

睾丸連小腹急痛也. 有痛在睾丸者, 有痛在五樞穴邊者, 皆足厥陰之經也. 或有形, 或無形, 或有聲, 或無聲, 有形如瓜, 有聲如蛙. 自素問以下, 歷代名醫皆以爲寒. 盖寒主收引, 經絡得寒, 故引不行, 所以作痛, 理固然也. 有得寒而無疝者, 又必有說以通之可也. 予嘗屢因門戶雪上有霜, 沒臍之水, 踢氷徒涉, 不曾病此, 以予素無熱在內也. 因而思之, 此證始於濕熱

산병의 원인

『내경』에서는 "병이 아랫배에 있어 배가 아프면서 대소변이 잘 나오지 않는 것의 병명을 산병疝病이라고 하는데, 이것은 찬 기운 때문에 생긴 것이다"라고 하였다. ○ 산병은 한기가 뭉쳐서 생기는 것이다(내경). ○ 산병은 고환에서 아랫배까지 땅기면서 아픈 것이다('고睾'는 음환, 곧 불알이다). 통증이 고환에 있거나 오추혈 주위에 있기도 하는데, 모두 족궐음간경에 속한다. 형체가 있기도 하고 없기도 하며, 개구리 소리 같은 소리가 나기도 하고 오이 모양 같은 것도 있다. 『소문』 이래로 모두 찬 기운이 원인이라고 보았는데 이치가 참으로 그러하다. 내가 생각하기에 이 병은 경맥에 있는 습열에서 비롯되는데, 뭉친 것이 오래된데다가 또 찬 기운이 밖에서 속박하였기 때문에 아픈 것이다. 〔그렇지만〕 찬 기운만으로 생긴다고 하면 아마도 〔설명으로〕 부족할 것이다. 오랫동안 얼음 위에서 뒹굴거나 물을 건너다닌다고 하여도 평생 이 병에 걸리지 않는 사람이 있는데, 그 이유는 속에 열이 없기 때문이다. 크게 성을 내면 화가 간肝에서 일어나고, 술에 취하거나 배불리 먹으면 화가 위胃에서 일어나며, 지나치게 성생활을 하면 화가 신腎에서 일어난다. 화가 쌓여 오래되면 어미〔火〕가 자식〔土〕을 허하게 하는 것과 같은 이치로 습기가 바로 왕성해진다. 궐음은 목木에 속하고 간과 연관되어 있으며, 장군과 같은 기관이기 때문에 성질이 급하며 빠른데다가 화火의 성질도 사나워서 찬 기운의 속박을 받게 되면 그 아픔은 당연히 아주 갑작스럽고 세차다. 오두와 치자를 끓여 먹어도 효과가 빠르지만 습열이 또한 많고 적음에 따라 구분해서 치료하여야 한다. 습이 있을 때 붓는 경우가 많은데 퇴산㿗疝이 바로 이것이다(『격치여론』).

在經, 鬱而至久, 又得寒氣外束, 濕熱之邪不得疏散, 所以作痛. 若只寒論, 恐爲未備. 或曰, 厥陰一經, 其道遠, 其位卑, 鬱積濕熱, 何由而致. 予曰, 大勞則火起於筋, 醉飽則火起於胃, 房勞則火起於腎, 大怒則火起於肝, 本經火積之久, 母能令子虛, 濕氣便盛. 厥陰屬木係於肝, 爲將軍之官, 其性急速, 火性又暴, 爲寒所束, 宜其痛之大暴也. 愚見有用烏頭梔子等分, 作湯用之, 其效亦敏. 後因此方, 隨證與形加減用之, 無有不應. 然濕熱又須分多少而始治, 但睾者腫多癩病是也. 又有挾虛而發者, 當以蔘朮爲主, 而以疏導藥佐之. 診其脈, 有甚沈緊而大豁無力者是也, 其痛亦輕, 惟覺重墮牽引耳."

脈法

內經, 皆以滑脈爲疝[入門]. ○ 心脈搏滑急, 爲心疝, 肺脈沈搏, 爲肺疝, 腎脈肝脈, 大急沈, 皆爲疝[內經]. ○ 肝脈滑甚爲㿉疝, 心脈微滑爲心疝, 腎肝滑甚爲癃㿉[內經]. ○ 腎脈大甚爲陰痿[綱目]. ○ 脈急者, 曰疝瘕小腹痛[內經]. ○ 三陽急爲瘕, 三陰急爲疝. 註曰, 太陽受寒血聚爲瘕, 太陰受寒氣聚爲疝[內經]. ○ 腎脈小急, 肝脈小急, 心脈小急不鼓, 皆爲瘕. 註曰, 小急爲寒甚, 不鼓則血不流, 故血內凝而爲瘕[內經]. ○ 疝脈弦急, 積聚在裏牢, 急者生, 弱急者死, 沈遲浮澁, 疝瘕寒痛, 痛甚則伏, 或細或動[脈訣]. ○ 寸口脈, 弦而緊, 弦緊相搏, 則爲寒疝[正傳]. ○ 婦人少陰脈, 滑而數者, 陰中生瘡, 少陰脈, 浮而動, 浮則爲虛, 動則爲痛, 婦人則陰脫下[脈經]. ○ 疝瘕積聚, 脈弦急者, 生, 虛弱小者, 死[脈經].

---

20 『靈樞』「邪氣藏府病形第四」.

21 『素問』「大奇論第四十八」.

22 여기에서 ‘肝’은 『靈樞』의 내용에 비추어볼 때 ‘脈’의 誤記로 보인다.

23 『靈樞』「邪氣藏府病形第四」. “腎脈急甚爲骨癲疾, … 滑甚爲癃㿉, 微滑爲骨痿, 坐不能起, 起則目無所見.” 『儒門事親』 卷二 「疝本肝經宜通勿塞狀十九」. “靈樞亦曰, 心脈微滑爲心疝, 肝脈滑甚爲㿉癃, 腎脈滑甚爲癃㿉. 凡此三藏脈之疝, 亦以滑爲疝也.”

24 『醫學綱目』 卷之四 陰陽臟腑部 「診五邪相乾」(앞의 책, 69쪽). “腎脈急甚爲骨癲疾, 微急爲沉厥奔豚, 足不收, 不得前後(謂色黑脈石而急也, 余脈仿此). 緩甚爲折脊, 微緩爲洞, 洞者食不化, 下嗌還出. 大甚爲陰痿.” 『靈樞』「邪氣藏府病形第四」를 인용하였다.

25 『素問』「平人氣象論第十八」. ‘小腹’이 ‘少腹’으로 되어 있다.

맥법

『내경』에서는 활맥을 모두 산병으로 보았다(입문). ○ 심맥이 활급하면서 세차게 뛰면 심산心疝이고, 폐맥이 침하면서 세차게 뛰면 폐산肺疝이며, 신맥과 간맥이 대大하면서 급침하면 모두 산병이다(『내경』). ○ 간맥이 심하게 활하면 퇴산㿉疝이고, 심맥이 조금 활하면 심산이며, 신맥이 심하게 활하면 융퇴이다(내경). ○ 신맥이 심하게 대하면 음위이다(『의학강목』). ○ 맥이 급하면 산가인데 아랫배가 아프다(『내경』). ○ 삼양맥이 급하면 가瘕이고, 삼음맥이 급하면 산병이다. 왕빙의 주에서는 "태양이 한기를 받아 피가 모이면 가가 되고, 태음이 한기를 받아 기가 모이면 산병이 된다"고 하였다(『내경』). ○ 신맥과 간맥이 세細하고 급하거나 심맥이 세하고 급하면서 고동치지 않는 것은 모두 가瘕이다. 왕빙의 주에서는 "세하고 급한 것은 한寒이 심한 것인데, 고동치지 않으면 피가 잘 흐르지 못하므로 피가 속에서 엉겨 가가 된다"고 하였다(『내경』). ○ 산병의 맥은 현급하며 적취가 안에 있으면 뇌牢하다. 맥이 급하면 살 수 있으나 약하면서 급하면 죽는다. 침지부삽沈遲浮澁하면 산가인데, 이때는 차서 아픈 것이다. 아픔이 심하면 맥이 복伏한데, 세하거나 동동動하기도 한다(맥결). ○ 촌구맥이 현하면서 긴한데, 현맥과 긴맥이 함께 나타나면 한산이다(『의학정전』). ○ 부인의 소음맥이 활하면서 삭하면 음기陰器가 헌 것이고, 소음맥이 부하면서 동한 경우 부한 것은 허한 것이고, 동한 것은 아프기 때문인데 부인에게서는 음기가 아래로 빠져나온다〔陰脫〕(『맥경』). ○ 산가와 적취에서 맥이 현급하면 살고 허약하면서 세하면 죽는다(『맥경』).

26 『素問』「大奇論第四十八」.

27 『素問』「大奇論第四十八」. 王冰의 注에는 '血聚'가 '血凝'으로 되어 있다.

28 『素問』「大奇論第四十八」. 王冰의 注에는 '血不流' 다음에 '血不流而寒薄'이 더 있다.

29 『醫學入門』卷一 診脈 雜病脈法「疝脈弦急」(앞의 책, 100쪽). "沈遲浮濇, 疝瘕寒痛, 痛甚則伏, 或細或動, 牢急者生, 弱急者喪."

30 『醫學正傳』卷之四 疝氣「脈法」(앞의 책, 234쪽). 『脈經』「平腹滿寒疝宿食脈證第十一」을 인용하였다.

31 『脈經』卷九「平陰中寒轉胞陰吹陰生瘡脈下證第七」(앞의 책, 632쪽). 해당 구절을 재구성한 것이다.

32 『脈經』卷九「平婦人病生死證第八」(앞의 책, 635쪽).

疝專主肝

疝專主肝經, 與腎經絶不相干〔丹心〕[33]. ○ 疝痛屬足厥陰肝經也, 小腹亦肝經也, 故疝痛與小腹痛, 同一治法〔綱目〕[34]. ○ 局方多以爲小腸氣[35]膀胱氣[36]腎氣[37]者, 亦自其標本[38]而言, 其實主於肝也. 盖肝脈環陰器, 而上入小腸, 又肝腎皆[39]屬於下, 與衝任督脈相附. 腎與膀胱爲藏府, 其氣相通, 運爲外腎, 系於睾丸. 此三經相連相會. 然肝主筋, 睾丸雖名外腎, 非厥陰環而引之, 則與玉莖無由伸縮. 在女子則爲篡戶 陰門也. 靈樞云, 邪在小腸, 連睾系[40]屬於腎, 貫肝絡肺心系, 氣盛厥逆, 上衝腸胃, 熏肝, 散於肓, 結於臍, 惟取厥陰以下之[41], 亦以厥陰爲主也[42][43]〔入門〕.

---

33 『丹溪心法』 卷四 「疝痛七十四」 (앞의 책, 391쪽).

34 『醫學綱目』 卷之十四 肝膽部 「諸疝」 (앞의 책, 248쪽).

35 '小腸氣'는 '疝'을 달리 부른 이름이다.

36 '膀胱氣'는 '疝'을 달리 부른 이름이다.

37 '腎氣'는 '疝'을 달리 부른 이름이다. 腎과 연관하여 腎系陰腫이라는 표현도 쓴다.

38 『醫學入門』에는 '本'이 '末'로 되어 있다. '標末'은 나무의 끝, 곧 가지를 말한다.

39 『醫學入門』에는 '皆'가 '所'로 되어 있다.

40 '睾系'는 외부 생식기 계통을 일컫는다(『中醫名詞述語精華辭典』, 1,122쪽).

산병은 오로지 간경이 주관한다

산병은 오로지 간경肝經이 주관하고 신경腎經과는 아무 상관이 없다(『단계심법』). ○ 산통은 족궐음간경에 속하고 아랫배도 간경에 속하므로 산통과 아랫배가 아픈 것의 치료 방법은 같다(『의학강목』). ○ 『태평혜민화제국방』에서 〔산疝을〕 대부분 소장기, 방광기, 신기라고 본 것도 그 표標와 본본에 따라 말한 것이나 사실은 간에서 주관한다. 간맥은 음기陰器를 빙 돌아 위로 소장으로 들어가며, 간과 신腎은 모두 하초에 속하여 충맥, 임맥, 독맥과 서로 붙어 있다. 신과 방광은 장藏과 부府로서 그 기운이 서로 통하고 외신外腎으로 운행되어 고환으로 이어진다. 이 세 경락은 서로 이어지고 서로 모인다. 그러나 간이 근筋을 주관하므로, 고환을 비록 외신이라고 하지만 궐음경이 빙 돌아서 이를 당기지 않으면 음경과 함께 늘어났다 오므라들었다 하지 못한다. 여자에게 있어서는 찬호(음문이다)에 해당된다. 『영추』에서는 "사기가 소장에 있는데 〔소장은〕 고계睾系로 이어지고 신에 속하였다가 간을 통과하여 폐와 심계를 얽는데, 〔소장의〕 사기가 너무 왕성해지면 거꾸로 치밀어 창자와 위胃를 위로 치받아 간의 기를 찌고 명치로 흩어졌다가 배꼽에서 뭉치므로 오로지 궐음경을 취하여 아래로 내려준다"고 하였는데, 역시 궐음경을 위주로 삼은 것이다(『의학입문』).

41 『靈樞』「四時氣第十九」. "小腹控睾, 引腰脊, 上衝心, 邪在小腸者, 連睾系, 屬於脊, 貫肝肺, 絡心系. 氣盛則厥逆, 上衝腸胃, 燻肝, 散於肓, 結於臍, 故取之肓原以散之, 刺太, 以予之, 取厥, 以下之, 取巨虛下廉以去之, 按其所過之經以調之取厥陰以下之." 『靈樞』에는 '腎'이 '脊'으로 되어 있고, '貫肝絡肺心系'가 '貫肝肺絡心系'로 되어 있다.

42 '亦以厥陰爲主也'는 『醫學入門』에 나오지 않는다.

43 『醫學入門』 外集 卷四 雜病分類 濕類 「疝氣」(앞의 책, 376쪽).

疝病有七

疝名雖七, 寒疝卽疝之總名也. 水疝卽㿉疝之屬, 氣疝卽狐疝之屬, 血疝卽癰癤之屬, 惟筋疝罕見之, 盖下疳瘡之屬也〔綱目〕.[44] ○ 七疝者, 寒疝, 水疝, 筋疝, 血疝, 氣疝, 狐疝, 㿉疝, 是也〔子和〕.[45] ○ 曰疝, 曰奔豚, 曰小腸氣, 曰膀胱氣, 通謂之腎氣〔直指〕.[46] ○ 㿉有四種, 曰腸㿉, 曰卵㿉, 曰氣㿉, 曰水㿉〔千金〕.[47] ○ 㿉疝之中, 有木腎者, 有偏墜者〔入門〕.[48] ○ 陰㿉屬肝, 系宗筋, 胃陽明養之, 世多不識, 謂之外腎, 非也〔三因〕.[49] ○ 又有七疝, 一曰厥疝, 二曰癥疝, 三曰寒疝, 四曰氣疝, 五曰盤疝, 六曰附疝, 七曰狼疝〔聖惠方〕 無證. ○ 戴氏曰, 疝本屬厥陰一經, 俗說小腸膀胱腎氣者, 皆妄言也〔丹心〕.[50][51]

---

44 『醫學綱目』卷之十四 肝膽部 「諸疝」(앞의 책, 255쪽).

45 『儒門事親』卷二「疝本肝經宜通勿塞狀十九」(앞의 책, 83쪽).

46 『仁齋直指』卷十八 腎氣 「腎氣方論」(앞의 책, 357쪽).

47 『備急千金要方』卷第二十四 「癲病第八」(앞의 책, 851쪽). "癲有四種, 有腸癲卵脹氣癲水癲." '癲'는 '㿉'와 같이 쓴다.

48 『醫學入門』外集 卷四 雜病分類 濕類 疝氣 「硬木不

산병에는 일곱 가지가 있다

산병의 이름이 비록 일곱 가지이지만 한산寒疝이 산병을 총괄하는 이름이다. 수산은 퇴산 종류에 속하고 기산은 호산에 속하며 혈산은 옹절에 속하고 오직 근산이 드물게 보이는데, 대체로 하감창에 속한다(『의학강목』). ○ 일곱 가지 산병은 한산, 수산, 근산, 혈산, 기산, 호산, 퇴산이다(『유문사친』). ○ 산이라고도 하고 분돈이라고도 하며, 소장기라고도 하고 방광기라고도 하는 것은 모두 신기腎氣를 말하는 것이다(『인재직지』). ○ 퇴산에는 네 가지가 있는데 장퇴, 난퇴, 기퇴, 수퇴이다(『천금방』). ○ 퇴산 중에는 목신이 있고 한쪽으로 처진 것〔偏墜〕이 있다(『의학입문』). ○ 음퇴는 간肝에 속하고 종근에 잇닿아 있는데 위胃의 양명이 이를 길러준다는 것을 사람들이 잘 모르고 〔음퇴를〕 외신병이라고 하는 것은 틀린 것이다(『삼인극일병증방론』). ○ 또 다른 일곱 가지 산병이 있는데 첫째는 궐산, 둘째는 징산, 셋째는 한산, 넷째는 기산, 다섯째는 반산, 여섯째는 부산, 일곱째는 낭산이다(『태평성혜방』, 증상은 나오지 않는다). ○ 대원례는 "산병은 본래 궐음경이라는 한 경맥에 속한다. 속설에 소장기니 방광기니 신기니 하는 것은 모두 허튼소리이다"라고 하였다(『단계심법』).

通腫偏丸」(앞의 책, 376쪽).
49 『三因極一病證方論』 卷之十四 「陰㿗叙論 」(앞의 책, 195쪽).
50 '戴氏'는 戴思恭으로 明代의 戴原禮를 말한다.
51 『丹溪心法』 卷四 「疝痛七十四」(앞의 책, 391쪽).

寒疝

者, 囊冷結硬如石, 陰莖不擧, 或控睾丸而痛. 得之坐臥濕地, 或寒月涉氷, 或値雨雪, 或坐臥風冷, 使內過房. 宜以溫劑下之. 久而無子[子和][52].

水疝

者, 腎囊腫痛, 陰汗出, 或囊腫狀如水晶, 或瘙痒出黃水, 或小腹按之, 作水聲. 得之於飮水, 醉酒使內也[53]. 勞汗出, 而遇風寒濕之氣, 聚於囊中, 故如氷冷, 令人爲卒疝. 宜以逐水之劑, 下之[子和][54].

筋疝

者, 陰莖腫脹, 或潰而爲膿, 裏急筋縮, 或莖中作痛, 痛極則痒, 或挺縱不收, 或出白物如精, 隨溲而下. 得之於房室勞傷, 及邪術所使[55]. 宜以降心火之劑, 下之[子和][56].

---

52 『儒門事親』卷二「疝本肝經宜通勿塞狀十九」(앞의 책, 87쪽).

53 『儒門事親』에는 '也'가 '過'로 되어 있다.

54 『儒門事親』卷二「疝本肝經宜通勿塞狀十九」(앞의 책, 87쪽).

55 여기에서 '邪術'은 약을 포함한 비정상적인 성행위를 의미한다.

56 『儒門事親』卷二「疝本肝經宜通勿塞狀十九」(앞의 책, 87쪽).

한산

한산寒疝은 고환이 차갑고 돌덩이같이 딱딱하게 뭉쳐서 음경이 서지 않거나 고환이 땅기면서 아픈 것이다. 눅눅한 곳에 앉거나 눕고 추운 때에 얼음 위를 걷거나 눈비에 맞거나 바람이 부는 찬 곳에 앉거나 눕고 지나치게 성생활을 하여서 생긴다. 따뜻한 약제로 설사시켜야 한다. 오래되면 자식을 낳지 못한다(『유문사친』).

수산

수산水疝은 고환이 붓고 아프면서 음부에 땀이 나거나, 고환이 수정같이 말갛게 붓거나 가려우면서 누런 진물이 나오거나, 아랫배를 누르면 물소리가 난다. 물을 많이 마시거나 술에 취한 후 성생활을 하여서 생긴다. 일을 많이 하여서 땀이 났는데 풍한습의 사기를 맞아 〔그 사기가〕 고환에 모여들어 얼음같이 차가워지며 갑자기 산병이 된다. 수水를 몰아내는 약으로 설사시킨다(『유문사친』).

근산

근산筋疝은 음경이 붓는 것이다. 헐어서 고름이 나오거나 속이 땅기고 힘살이 오드라들기도 하며 음경 속이 아프거나 심하게 아플 때는 가렵기도 하며, 늘어져서 오그라들지 않기도 하고 정액 같은 허연 물이 소변을 따라 흘러내리기도 한다. 이것은 성생활을 지나치게 하거나 이상한 방법을 써서 생긴다. 심화心火를 내리는 약으로 설사시킨다(『유문사친』).

血疝

者, 狀如黃瓜, 在小腹兩傍, 橫骨兩端約紋中. 俗名便癰. 得之於重感春夏大煥[57], 勞於使內, 氣血流溢, 滲入胕囊, 留而不去, 結成癰腫, 膿少血多. 或值情慾當泄不泄, 亦成此疾. 宜以和血之劑下之〔子和〕[58].

氣疝

者, 其狀上連腎兪[59], 下及陰囊. 多得於號哭忿怒, 氣鬱而脹, 號哭怒罷, 卽氣散者, 是也. 有一治法, 以鍼出氣而愈, 然鍼有得失, 宜以散氣之劑下之. 或小兒亦有此疾, 俗名偏墜[60]. 得之於父已年老, 或年少多病, 陰痿精怯[61], 强力入房, 因而有子, 禀胎病也. 此證難治, 惟築賓一穴, 灸之而愈者〔子和〕[62].

狐疝

者, 其狀如仰瓦, 臥則入小腹, 行立則出小腹, 入囊中, 如狐晝出穴而尿, 夜入穴而不尿. 此疝出入往來上下, 正與狐同類也. 與氣疝大同小異, 宜以逐氣流經之劑下之〔子和〕[63]. ○ 狐疝, 臥則入腹, 立則出腹, 偏入囊中者, 是也. 狐夜伏而晝見, 以見疝處, 厥陰之分, 卽人之陰篡隱奧之所, 晝下而夜上, 故以狐名焉〔綱目〕[65].

혈산

혈산血疝은 오이 같은 것이 아랫배 양쪽 치골 양 끝의 주름진 곳에 있다. 민간에서는 '변옹[가래톳]'이라고 한다. 봄여름의 큰 더위에 거듭 상한데다 성생활을 지나치게 하여 기혈이 넘쳐 방광으로 스며들어가 머물러 있으면서 없어지지 않고 뭉쳐서 옹종이 생기는데, 고름은 적고 피가 많다. 때로는 정욕이 생겨서 발설하여야 하는데 발설하지 못하여도 이 병이 생긴다. 화혈和血하는 약으로 설사시킨다(『유문사친』).

기산

기산氣疝은 그 모양이 위로는 신수로 이어지고 아래로는 고환에까지 미친다. 대개 소리내어 울거나 크게 성을 내어 생기는데, 기가 몰려서 음낭이 부어올랐다가 소리내어 울거나 성을 내는 것을 그치면 기가 흩어지는데 이것을 기산이라고 한다. 한 치료법에 침으로 기를 빼내면 나으나 침은 이로운 점과 해로운 점이 있으므로 기를 흩어주는[散氣] 약으로 설사시킨다. 어린아이에게도 이 병이 생길 수 있는데 민간에서는 편추偏墜라고 한다. 아버지가 이미 늙었거나 젊었더라도 병이 많아 음위하고 정겁한데 억지로 성관계를 하여서 자식이 생긴 배냇병이다. 이 병은 치료가 어려운데 오로지 축빈 한 혈에 뜸을 떠야만 낫는다(『유문사친』).

호산

호산狐疝은 그 모양이 암키와와 같은데 누으면 아랫배로 들어가고 걷거나 서면 다랫배에서 나와 고환 속으로 들어가는데, 이것은 마치 낮에는 굴에서 나와 오줌을 누고 밤에는 굴로 들어가 오줌을 누지 않는 여우와 같다. 이 산병은 위아래로 들락날락하는 것이 마치 여우와 같다. [이 병은] 기산氣疝과 거의 같으므로 나쁜 기를 쫓아내고[逐氣] 경맥을 잘 흐르게 하는 약으로 설사시킨다(『유문사친』). ○ 호산은 누우면 뱃속으로 들어가고 서면 배 밖으로 나와 고환 한쪽 속으로 들어가는 것이다. 여우가 밤에는 숨어 있다가 낮에 나타나는데, 산증이 나타나는 곳은 궐음의 부분, 곧 사람의 은밀한 회음 부위로, 낮에는 내려왔다가 밤에는 올라가는 까닭에 '여우[狐]'라고 이름을 붙였다(『의학강목』).

책,87쪽).

63 『儒門事親』卷二「疝本肝經宜通勿塞狀十九」(앞의 책,87쪽).

64 '篡'은 회음 부위를 가리킨다.

65 『醫學綱目』卷之十四 肝膽部「諸疝」(앞의 책, 254쪽).

㿗疝

者, 其狀陰囊, 大如升斗, 不痒不痛者, 是也. 得之於地氣卑濕, 故江淮之間, 多有之, 宜以去濕之劑下之. 女子陰戶凸出, 亦是此類, 不可溫之, 補之, 宜以苦藥下之, 以苦堅之〔綱目〕[66]. ○ 㿗疝者, 睾囊腫大, 如升如斗者, 是也〔綱目〕[67]. ○ 㿗疝腫痛硬如石, 婦人陰門挺出, 亦稱㿗病. 小兒生來有此者, 乃胎中宿疾也〔三因〕[68]. ○ 㿗有四種, 腸㿗卵㿗, 難治, 氣㿗水㿗, 鍼灸易治〔千金〕[69][70]. ○ 腸㿗, 卽小腸氣也. 弔外腎偏墜腫痒[71]. ○ 卵㿗玉莖腫硬, 引臍絞痛, 甚則陰縮肢冷, 囊上生瘡. 二證出水不止者, 死. ○ 氣㿗素有濕熱, 因怒激火昏眩, 手搐面黑, 睾丸能左右相過. ○ 水㿗外腎腫大, 如升如斗, 不痛不痒, 俗呼膀胱氣也〔入門〕[72]. ○ 臍下疠痛連腰脊, 控睾丸而痛者, 謂之小腸氣. ○ 小腹牽囊莖痛者, 名曰㿗〔入門〕[73].

---

66 『醫學綱目』卷之十四 肝膽部「諸疝」(앞의 책, 254쪽). "陰囊腫縋, 如升如斗, … 卑濕所生, 故江淮之間, 湫溏之處, 多有此疾. … 女子陰戶突出, 雖亦此類, 乃熱則不禁固也. 不可便謂虛寒, 而遊之燥之補之. 本名曰瘕, 宜以苦下之, 以苦堅之."

67 『醫學綱目』卷之十四 肝膽部「諸疝」(앞의 책, 254쪽).

68 『三因極一病證方論』卷之十四「陰癩叙論」(앞의 책, 196쪽). 원문과 들고남이 있다.

69 『備急千金要方』에는 '㿗'가 '脹'으로 되어 있다.

70 『備急千金要方』卷二十四「癩病第八」(앞의 책, 851쪽).

71 '弔', 조문할 조. 이를 적. '弔'의 俗字이다. 『醫學入

퇴산

퇴산㿗疝은 고환의 모양이 됫박이나 말〔斗〕처럼 크지만 가렵지도 아프지도 않은 것이다. 땅이 낮고 눅눅한 곳에서 생기므로 양자강과 회수淮水 사이의 지역에 이 병이 많다. 습을 없애는〔去濕〕 약으로 설사시킨다. 여자의 음문이 삐죽 나온 것도 이런 종류인데, 따뜻하게 하거나 보해서는 안 되며, 쓴 약으로 설사시키고 쓴맛으로 굳게 하여야 한다(『의학강목』). ○ 퇴산은 고환이 됫박이나 말처럼 부은 것이다(『의학강목』). ○ 퇴산은 붓고 아프며 돌처럼 딱딱한데, 부인의 음문이 삐져나온 것도 퇴병이라고 한다. 어린아이가 태어나면서부터 이 병이 있는 것은 오래된 배냇병이다(『삼인극일병증방론』). ○ 퇴병에는 네 가지가 있는데, 장퇴腸㿗와 난퇴卵㿗는 치료하기 어렵고, 기퇴氣㿗와 수퇴水㿗는 침이나 뜸으로 치료하기 쉽다(『천금방』). ○ 장퇴는 곧 소장기이다. 외신이 한쪽으로 처지고 붓고 가렵다. ○ 난퇴는 음경이 붓고 딴딴해지며 배꼽까지 당기면서 쥐어짜듯이 아프고 심하면 고환이 오그라들면서 손발이 싸늘해지며 고환에 헌데가 생긴다. 이 두 가지 증〔장퇴와 난퇴〕이 나타나면서 물이 계속 흘러나오면 죽는다. ○ 기퇴는 평소에 습열이 있는데다 성을 내어 화를 돋우면 눈앞이 아찔하게 어지럽고 손이 오그라들며 얼굴이 검어지고 고환이 왼쪽 오른쪽으로 넘나들 수 있다. ○ 수퇴는 외신이 부어서 됫박이나 말만큼 커지지만 아프지도 가렵지도 않은 것인데, 속칭 방광기라고 한다(『의학입문』). ○ 배꼽 밑에서 허리와 등뼈까지 당기면서 아프며 고환이 당기고 아픈 것을 소장기라고 한다. ○ 아랫배에서 고환과 음경까지 당기면서 아픈 것을 '퇴'라고 한다(『의학입문』).

門』에는 '腸癩, 卽小腸氣也. 弔外腎偏墜腫痒'이 '腸
癩, 卽小腸氣, 而外腎偏墜腫痒'으로 되어 있다.

72 『醫學入門』 外集 卷四 雜病分類 濕類 「疝氣」(앞의
책, 376쪽).

73 『醫學入門』 內集 卷一 臟腑 臟腑條分 「肝」(앞의 책,
62쪽).

疝病證候

內經曰, 小腹控睪, 引腰脊, 上衝心, 唾出淸水, 及爲噫噫[74], 邪在小腸也. ○ 靈樞曰, 腎脈生病[75], 從小腹, 上衝心而痛, 不得前後, 爲衝疝[76]. ○ 小腹痛有三. 肝病, 小腹引脇痛, 小腸病, 小腹引睪丸腰脊痛, 膀胱病, 小腹痛腫, 不得小便〔綱目〕[77]. ○ 疝之爲病, 外腎小腹作痛, 或攻刺腰脇, 或遊走背膂, 或冷氣搶心, 或手足厥冷. 有壯熱惡寒者, 有洒淅寒熱者, 有不得大小便者, 有下泄者, 有自汗者. 有積聚, 如盃如臂如桃李如盤大, 其於陰間則卵有大小而上下不常, 囊有腫脹痛歇無定, 挾冷觸怒, 則塊物上衝心胸, 心平氣和, 則塊物歸入囊中〔直指〕[78].

74 『素問』「至眞要大論第七十四」. "少腹控睪, 引腰脊, 上衝心, 唾出淸水, 及爲噫噫, 甚則入心, 善忘善悲, 神門絶, 死不治."

75 『醫學綱目』卷之十四 肝膽部「諸疝」(앞의 책, 251 쪽). 인용문 다음에 "甲乙經曰, 邪在小腸也. 小腸病者, 小腹痛引腰脊, 貫於肺"라는 구절이 이어진다.

76 『醫學綱目』卷之十四 肝膽部「諸疝」(앞의 책, 252-253쪽). 이 구절은 『靈樞』가 아니라 『素問』「骨空論第六十」을 인용한 것이다. "此生病, 從少腹上衝心而痛, 不得前後, 爲衝疝." 『東醫寶鑑』에 인용되면서 '此生病'의 '此'가 '腎脈'으로 바뀌었다. 王冰은 이를 任脈으로 보았다. 『醫學綱目』에는 '腎脈'으로 되

산병의 증후

『내경』에서는 "아랫배에서 고환까지 당기는 것이 허리와 등뼈까지 이어지고 위로 심心을 치받아 멀건 물을 뱉고 딸꾹질까지 하게 된다"라고 하였는데, 이는 사기가 소장에 있는 것이다.　○『소문』에서는 "신맥腎脈에 병이 생기면 아랫배에서 위로 심을 치받아 아프고 대소변을 보지 못하는 것이 충산衝疝이다"라고 하였다.　○ 아랫배가 아픈 것에는 세 가지가 있다. 간병으로 아랫배에서 옆구리까지 당기며 아픈 것과 소장병으로 아랫배에서 고환, 허리, 등뼈까지 당기고 아픈 것과 방광병으로 아랫배가 붓고 아프며 소변을 보지 못하는 것이다(『의학강목』).　○ 산疝이라는 병은 외신과 아랫배가 아픈데, 허리와 옆구리가 찌르듯이 아프기도 하고 등으로 돌아다니기도 하며 냉기가 심心에 부딪치기도 하고 손발이 싸늘해지기도 한다. 심한 열이 나면서 한기가 들기도 하고 오싹오싹 추웠다 더웠다 하기도 하며 대소변을 보지 못하기도 하고 설사하기도 하며 식은땀을 흘리기도 한다. 적취가 있을 때는 잔 크기단하기도 하고 연장 자루만하기도 하며 복숭아나 오얏만하기도 하고 접시만하기도 한데, 음부에 있을 때는 고환의 크기와 오르내리는 것이 일정하지 않고, 고환이 붓고 아팠다 안 아팠다 하는 것도 일정하지 않으며, 찬 기운이 들거나 성을 내면 덩어리가 위로 가슴을 치받는데, 마음이 안정되고 기가 조화롭게 되면 덩어리가 고환 속으로 되돌아간다(『인재직지』).

어 있다.

77『醫學綱目』卷之十四 肝膽部 「諸疝」(앞의 책, 252-253쪽).

78『仁齋直指』卷十八 腎氣 「腎氣方論」(앞의 책, 357쪽).

諸疝治法

疝痛屬濕熱, 痰積流下作病, 因寒鬱而發也〔丹心〕. ○ 疝痛之證, 古方用辛溫之劑以散之, 是治其標也. 丹溪以爲痰飮食積死血流注, 歸於厥陰肝經, 用辛平之藥, 以豁痰消積破血, 是治其本也. 夫疝痛有定處, 是有形之積也. 非痰飮, 與食積死血相聚, 而何哉. 若是無形之氣, 作痛則走注滿腹, 而流散於遍身矣〔方廣〕. ○ 治法大要, 以流行踈利爲先. 毋曰, 腎虛得病, 不敢踈泄. 盖腎爲邪氣所干, 若不逐去病根, 病何由愈. 倘或姑息補住, 使大小府秘而不通, 邪氣入腹衝心, 危殆必矣〔直指〕. ○ 凡疝痛走注無形者, 屬氣也. 痛有常處而有形, 乃濕痰食積瘀血也〔入門〕. ○ 此疾雖因虛而得, 不可以虛驟補. 經云, 邪之所湊, 其氣必虛, 留而不去, 其病卽實, 故必先滌去所蓄之邪, 然後補之. 諸藥多借巴豆氣者, 盖爲此也〔本事〕. ○ 疝有挾虛而發者, 其脈不甚沈緊, 而豁大無力者, 是也. 其痛亦輕, 惟覺重墜牽引耳. 當以蔘朮爲君, 踈導藥佐之. 踈導卽桃仁山查枳實梔子茱萸川練玄胡索丁香木香之類, 是也〔丹心〕. ○ 諸疝, 以手按之大痛者, 爲實, 不痛者, 爲虛〔丹心〕.

---

79 『丹溪心法』卷四 「疝痛七十四」(앞의 책, 391쪽).

80 『丹溪心法附餘』卷之十七 濕鬱門 「疝痛」(앞의 책, 610쪽). '廣安', 곧 方廣의 글을 인용하였다.

81 '倘', 혹시 당.

82 『仁齋直指』卷十八 腎氣 「腎氣方論」(앞의 책, 357쪽).

83 『醫學入門』外集 卷四 雜病分類 濕類 疝氣 「消痰瘀積」(앞의 책, 377쪽).

84 『素問』「評熱病論第三十三」.

85 『普濟本事方』卷第三 「膀胱疝氣小腸精漏」'茴香散'(앞의 책, 403쪽).

86 『醫學綱目』卷之十四 肝膽部 「諸疝」(앞의 책, 248

여러 가지 산병의 치료법

산통은 습열 때문에 생기며 담과 적이 흘러내려 병이 되는데, 찬 기운을 만나 뭉쳐서 아프게 된다(『단계심법』). ○ 옛 처방에서는 산병으로 아픈 증을 신온한 약으로 〔그 기를〕 흩어주었는데, 이는 그 표標를 치료한 것이다. 주진형은 담음이나 식적, 어혈이 돌아다니는 것이 족궐음간경으로 들어간 것으로 보고 맵고 성질이 평한 약을 써서 담을 풀고〔豁痰〕 적을 삭히며〔消積〕 혈을 풀었는데〔破血〕, 이는 그 본本을 치료한 것이다. 산통은 일정한 자리가 있는데 이것은 형체가 있는 덩어리〔積〕가 있기 때문이다. 담음과 식적과 어혈이 서로 모이지 않고서는 어떻게 이렇게 되겠는가? 만약 형체가 없는 기가 아프게 한다면 배 전체로 돌아다닐 것이고, 전신으로 흩어져 퍼질 것이다(『단계심법부여』). ○ 치료법의 큰 줄기는 잘 흐르게 하고〔流〕 잘 돌게 하고〔行〕 잘 소통시키고〔疎〕 잘 나가게 하는 것〔利〕을 우선으로 한다. 신허하여 생긴 병이니 함부로 소설시키지 말라고 하여서는 안 된다. 신腎이 사기의 침범을 받았는데 만약 병의 뿌리를 뽑아내지 않으면 무슨 수로 병이 낫겠는가? 늘 하던 대로 보하기만 하면 대장과 소장을 막히게〔秘澁〕 하여 〔대소변이〕 통하지 않게 되니, 사기가 뱃속으로 들어가 심心을 치받아 반드시 위태로워진다(『인재직지』). ○ 일반적으로 산통이 돌아다니고 형체가 없는 것은 기병氣病에 속한다. 아픈 데가 일정하고 형체가 있는 것은 습담과 식적과 어혈 때문이다(『의학입문』). ○ 이 병은 비록 허해서 생긴 것이지만 허한 것을 급하게 보해서는 안 된다. 『내경』에 "사기가 들어간 곳은 그 기가 반드시 허하다"고 하였는데, 사기가 머물러 없어지지 않으면 이 병이 실해지므로 반드시 먼저 사기가 쌓인 것을 몰아내 없애고 나서 보한다. 여러 처방들이 파두의 〔사瀉하거나 파破하는〕 기를 빌려오는 것은 대체로 이 때문이다(『보제본사방』). ○ 산병에는 몸이 허한 틈을 타서 생기는 것이 있는데, 맥이 심하게 침긴하지 않고 활대무력豁大無力한 것이 이것이다. 그 아픔도 심하지 않아 무겁게 처지고 당기는 느낌이 있을 뿐이다. 마땅히 인삼과 백출을 군약으로 하고, 소도약을 좌약으로 하여야 한다. 소도하는 약은 도인·산사·지실·치자·오수유·천련자·현호색·정향·목향 같은 것들이다(단심). ○ 모든 산병에서 〔아픈 곳을〕 손으로 눌러서 많이 아픈 것은 실한 것이고 아프지 않은 것은 허한 것이다(단심).

쪽). '丹', 곧 주진형의 글을 인용하였다. 원문과 들
고남이 있다.

87 『醫學綱目』 卷之十四 肝膽部 「諸疝」(앞의 책, 250
쪽). '丹', 곧 주진형의 글을 인용하였다. "諸疝痛處,
用手按之大痛者, 爲實也."

寒疝藥

宜禹功散 方見下門, 加味五苓散下靑木香元, 蟠葱散, 當歸四逆湯, 羊肉湯, 烏頭桂枝湯, 三因葱白散, 四神丸.

加味五苓散
治寒疝.

本方 方見寒門, 加木香, 茴香, 川練子, 檳榔, 黑丑, 破故紙, 木通, 靑皮, 三稜, 蓬朮, 煎水, 呑下靑木香元 〔醫鑑〕[88].

靑木香元
治寒疝, 及膀胱疝氣, 腫氣[89].

黑丑 頭末 三兩, 破故紙, 蓽澄茄, 檳榔 各二兩, 靑木香 一兩.
右爲末, 水丸梧子大, 空心鹽湯, 下五十丸 〔入門〕[90]. ○ 一法, 靑木香元二百粒, 斑猫七箇, 同炒, 令微香, 以磁器盖之, 候冷去猫, 每五十丸, 茴香酒呑下. 盖疝屬肝, 故借猫以治風 〔入門〕[91].

---

88 『古今醫鑑』 卷十 癩疝 「方」(앞의 책, 276쪽).
89 『醫學入門』에는 '腫氣'가 '腫痛'으로 되어 있다.
90 『醫學入門』 外集 卷六 雜病用藥賦 疝 「靑木香丸」
91 『醫學入門』 外集 卷六 雜病用藥賦 疝 「靑木香丸」
(앞의 책, 520쪽).
(앞의 책, 521쪽).

한산에 쓰는 약

우공산(처방은 「하문」에 있다)을 먹거나 가미오령산 달인 물로 청목향원을 먹거나 반총산, 당귀사역탕, 양육탕, 오두계지탕, 삼인총백산, 사신환 등을 먹는다.

가미오령산

한산을 치료한다.

본방(처방은 「한문」에 있다)에 목향 · 회향 · 천련자 · 빈랑 · 흑축 · 파고지 · 목통 · 청피 · 삼릉 · 봉출을 더하여 물에 달여 〔이 물로〕 청목향원을 먹는다(『고금의감』).

청목향원

한산 및 방광산기로 붓고 아픈 것을 치료한다.

흑축(두말한 것) 석 냥, 파고지 · 필징가 · 빈랑 각 두 냥, 청목향 한 냥.

위의 약들을 가루내어 물로 반죽하여 오자대의 알약을 만들어 빈속에 쉰 알씩 소금 끓인 물로 먹는다(『의학입문』). ○ 다른 방법으로 청목향원 이백 알과 반묘 일곱 개를 함께 타서 조금 냄새가 날 정도로 볶아서 사기그릇에 넣고 뚜껑을 덮어 식힌 다음 반묘를 빼내고 한 번에 쉰 알씩 회향으로 담근 술로 먹는다. 산병은 간에 속하므로 반묘의 기를 빌려서 풍을 다스리는 것이다(『의학입문』).

蟠葱散

治脾胃虛冷. 心腹攻刺, 連胸脇, 膀胱小腸腎氣作痛.
蒼朮, 甘草 各一錢, 三稜, 蓬朮, 白茯苓, 靑皮 各七分, 縮砂,
丁香皮, 檳榔 各五分, 玄胡索, 肉桂, 乾薑 各三分.
右麤末作一貼, 葱白一莖, 煎服〔入門〕[92].

當歸四逆湯

治寒疝, 臍下冷痛.
當歸 一錢二分, 附子, 肉桂, 茴香 各一錢, 白芍藥, 柴胡 各九
分, 玄胡索, 川練子, 茯苓 各七分, 澤瀉 五分.
右剉作一貼, 水煎, 空心服〔綱目〕[93].

羊肉湯

治寒疝, 臍腹脹痛, 手不敢近.
羊肉 一斤, 生薑 五兩, 當歸 三兩.
右水八升煮取三升, 每服七合, 日三服. ○ 一婦, 冬月解産, 寒
入産門, 臍腹脹痛, 手不敢近, 服此湯二服, 卽愈〔仲景〕[94].

92 『醫學入門』 外集 卷七 通用古方詩括 心痛 「蟠葱散」
　　(앞의 책, 607쪽).
93 『醫學綱目』 卷之十四 肝膽部 諸疝 羅 「當歸四逆湯」
　　(앞의 책, 248쪽).
94 『金匱要略方論』 「腹滿寒疝宿食病脈證幷治第十」
　　(『金匱要略譯釋』, 269쪽. 『金匱要略精解』, 83-84쪽).
　　'一婦' 이하의 내용은 『普濟方』 卷三百五十六 「産難
　　門」 '羊肉湯'에 나온다. "寒月中産, 當寒月寒入産

반총산

비위가 허하고 차가워서 가슴과 배가 콕콕 찌르는 것이 옆구리까지 이어지는 것과 방광기, 소장기, 신기로 아픈 것을 치료한다.

창출 · 감초 각 한 돈, 삼릉 · 봉출 · 백복령 · 청피 각 일곱 푼, 사인 · 정향피 · 빈랑 각 닷 푼, 현호색 · 육계 · 건강 각 서 푼.

위의 약들을 거칠게 가루내어 한 첩으로 하여 총백 한 뿌리를 넣고 달여 먹는다(『의학입문』).

당귀사역탕

한산으로 배꼽 아래가 차며 아픈 것을 치료한다.

당귀 한 돈 두 푼, 부자 · 육계 · 회향 각 한 돈, 백작약 · 시호 각 아홉 푼, 현호색 · 천련자 · 복령 각 일곱 푼, 택사 닷 푼.

위의 약들을 썰어 한 첩으로 하여 물에 달여 빈속에 먹는다(『의학강목』).

양육탕

한산으로 배꼽노리가 불러 오르고 아파서 손도 댈 수 없는 것을 치료한다.

양육 한 근, 생강 닷 냥, 당귀 석 냥.

위의 약들을 물 여덟 되를 붓고 서 되가 되도록 삶아 한 번에 일곱 홉씩 하루에 세 번 먹는다. ○ 어떤 부인이 겨울에 아이를 낳다가 찬 기운이 음문으로 들어가 배꼽노리가 二득하게 아파 손도 댈 수 없었는데, 이 약을 두 차례 먹고 바로 나았다(『금궤요략』).

門, 臍下脹悶, 手不可犯, 此寒疝也. 若謂其有瘀血,

欲以抵薰湯治之, 有曰非其治也, 可服張仲景羊肉湯,

二服愈. 兼治産後腹中疼痛, 虛勞不足, 裏急脇痛."

烏頭桂枝湯

治風寒疝氣, 入腹刺痛陰縮, 手足逆冷.

大川烏 一箇 用蜜一盞, 同煎減半, 取出細切, 肉桂, 白芍藥 各三錢三分, 甘草 二錢半.

右剉分二貼, 入薑三棗二, 及前煎蜜半合, 同煎服〔入門〕[95]. ○ 去烏頭, 代附子, 名爲蜜附湯〔得效〕[96].

三因葱白散

治寒冷氣, 入膀胱作痛.

川芎, 當歸, 熟地黃, 白芍藥, 枳殼, 厚朴, 蓬朮, 三稜, 赤茯苓, 肉桂, 乾薑, 人蔘, 川練肉, 神麴, 麥芽, 靑皮, 茴香, 木香 各五分.

右剉作一貼, 葱白二莖, 鹽一匙, 煎服〔三因〕[97].

四神丸

治冷疝脹痛.

吳茱萸 一半酒浸, 一半醋浸, 焙乾, 蓽澄茄, 靑木香 各五錢, 大香附 一兩.

右爲末, 糊丸梧子大, 鹽湯下, 七八十丸〔丹心〕[98].

95 『醫學入門』外集 卷六 雜病用藥賦「疝」(앞의 책, 520쪽).

96 『世醫得效方』卷第三 大方脈雜醫科 第疝「風寒證」(앞의 책, 43쪽).

97 『三因極一病證方論』卷之七「諸疝證治」'葱白散' (앞의 책, 85쪽). "治一切冷氣不和, 及本臟膀胱氣. 攻刺疼痛, 及治婦人産前産後腹痛, 胎不安. 或血刺者, 兼能治血臟宿冷, 百節倦痛, 肌瘦怯弱, 傷勞帶癖, 久服盡除. 但婦人一切疾病. 最宜服之." 변비에는 大黃을 더 넣고, 自利에는 訶子를 더 넣어 食前에 먹

오두계지탕

풍한의 산기가 뱃속으로 들어가 찌르듯이 아프고 고환이 오그라들며 손발이 찬 것을 치료한다.

대천오 한 개(꿀 한 잔과 함께 달여 반으로 졸면 꺼내어 잘게 썬다), 육계 · 백작약 각 서 돈 서 푼, 감초 두 돈 반.

위의 약들을 썰어 두 첩으로 나누어 생강 세 쪽, 대추 두 개를 넣고 먼저 오두를 달였던 꿀 반 홉을 넣고 함께 달여 먹는다(『의학입문』). ○ 오두를 빼고 부자를 대신 넣은 것을 딜부탕이라고 한다(『세의득효방』).

삼인총백산

차고 서늘한 기운이 방광으로 들어가 아픈 것을 치료한다.

천궁 · 당귀 · 숙지황 · 백작약 · 지각 · 후박 · 봉출 · 삼릉 · 적복령 · 육계 · 건강 · 인삼 · 천련육 · 신곡 · 맥아 · 청피 · 회향 · 목향 각 닷 푼.

위의 약들을 썰어 한 첩으로 하여 총백 두 뿌리와 소금 한 숟가락을 넣고 달여 먹는다(『삼인극일병증방론』).

사신환

한산으로 〔배가〕 불러 오르며 아픈 것을 치료한다.

오수유(반은 술에 담그고 반은 식초에 〔하루 동안〕 담갔다가 약한 불에 말린 것), 필징가, 청목향 각 닷 돈, 대향부자 한 냥.

위의 약들을 가루내어 풀로 반죽하여 오자대의 알약을 만들어 일흔에서 여든 알씩 소금 끓인 물로 먹는다(『단계심법부여』).

水疝藥

宜禹功散, 三花神祐丸 方並見下門, 腰子散, 秘傳茱萸內消元, 外用, 牡礬丹, 擦之.

腰子散

治水疝腫痛.

黑丑, 白丑 等分 並炒取頭末.

右末三錢, 取猪腰子一部, 薄批, 入川椒五十粒, 茴香百粒, 以牽牛末, 遍糝之. 濕紙包裹, 以線扎定, 煨令香熟, 取出. 空心, 溫酒嚼下, 取下惡物, 便愈[99][直指].

---

99 『仁齋直指』卷十八 「腎氣論治」(앞의 책, 362쪽).

수산약

우공산, 삼화신우환(두 처방 모두 「하문」에 있다), 요자산, 비전수유내소원 등을 쓰고, 외용으로는 모반단으로 문지른다.

요자산

수산水疝으로 붓고 아픈 것을 치료한다.

흑축 · 백축 각 같은 양(함께 볶아서 두말한다).

위의 가루 서 돈을 준비해놓은 후 돼지 콩팥 한 보를 얇게 갈라서 천초 쉰 알과 회향 백 알을 넣고 준비해놓은 견우자가루를 여기에 고루 뿌린다. 물에 젖은 종이로 싸서 실로 묶어 잿불에 익는 냄새가 나도록 구워 꺼낸다. 빈속에 따뜻한 술로 씹어 먹고 나쁜 것을 설사르 내보내면 바로 낫는다(『인재직지』).

秘傳茱萸內消元

治疝氣及陰癀偏大, 或生瘡出黃水.

吳茱萸 半酒半醋, 浸一宿, 焙乾, 山茱萸, 馬藺花 醋浸焙, 川練肉, 肉桂, 黑丑 頭末, 茴香 鹽炒, 玄胡索 炒, 陳皮, 靑皮 並去白, 海藻 洗去鹹, 焙, 桃仁 炒, 白蒺藜 炒, 木香 各五錢.

右爲末, 酒糊和丸梧子大, 鹽湯或溫酒下五七十丸〔直指〕[100].

牡礬丹

治陰囊生瘡出水, 其痒甚苦, 搔之無足, 後必自痛.

牡蠣粉, 黃丹 各二兩, 枯白礬 四兩.

爲末, 遇夜, 用手捏[101]藥, 於痒處擦之. 連擦三四次, 自然平復〔入門〕[102].

100 『仁齋直指』卷十八「腎氣論治」(앞의 책, 362쪽).
101 '捏', 이길 날. 손으로 찍어 바르다. '捏'은 '捏'의 俗字이다.
102 『醫學入門』外集 卷七 婦人小兒外科用藥部「囊痒」(앞의 책, 583쪽).

비전수유내소원

산기 및 음퇴로 고환 한쪽이 커지거나 헐어서 누런 진물이 나오는 것을 치료한다.

오수유(반은 술에 담그고 반은 식초에 담가 하룻밤을 재운 뒤 약한 불에 말린 것), 산수유, 마린화(식초에 담갔다가 약한 불에 말린 것), 천련육, 육계, 흑축(두말한 것), 회향(소금물에 축여 볶은 것), 현호색(볶은 것), 진피·청피(둘 다 흰 부분을 떼낸 것), 해조(씻어서 소금기를 없애 약한 불에 말린 것), 도인(볶은 것), 백질려(볶은 것), 목향 각 닷 돈.

위의 약들을 가루내어 술로 쑨 풀로 반죽하여 오자대의 알약을 만들어 쉰에서 일흔 알씩 소금 끓인 물이나 따뜻한 술로 먹는다(『인재직지』).

모반단

고환이 헐어서 진물이 흐르고 가려움이 심하여 긁어도 시원하지 않고 나중에는 반드시 아픈 것을 치료한다.

모려분·황단 각 두 냥, 고백반 넉 냥.

위의 약들을 가루내어 밤이 되면 손으로 약을 찍어 가려운 곳에 문지른다. 문지르기를 연이어 서너 차례 하면 저절로 낫는다(『의학입문』).

筋疝藥

宜瀉心湯 方見五藏, 加減柴苓湯, 淸心蓮子飮 方見消渴, 龍膽瀉肝湯.

龍膽瀉肝湯

治肝臟濕熱, 男子陰挺腫脹, 婦人陰挺瘡痒[103], 或陰莖濕痒, 出膿水. 此因酒得之.

龍膽草, 柴胡, 澤瀉 各一錢, 木通, 車前子, 赤茯苓, 生地黃, 當歸 竝酒拌, 山梔仁, 黃芩, 甘草 各五分.

右剉作一貼, 水煎, 空心服〔入門〕[104].

加減柴苓湯

治諸疝因濕熱, 腫痛出水.

柴胡, 澤瀉 各一錢, 半夏, 赤茯苓, 白朮, 猪苓, 山査, 梔子, 荔枝核 各七分.

右剉作一貼, 水煎服, 無荔枝核, 則代橘核〔入門〕[105].

---

103 '男子陰挺'은 陰莖이 늘어져 수축되지 않는 强中 또는 陰縱을 말하며, '婦人陰挺'은 자궁하수를 말한다.

104 『醫學入門』外集 卷七 婦人小兒外科用藥部 「瀉肝 清肝」(앞의 책, 575쪽). 『醫學入門』의 처방에는 柴胡와 赤茯苓이 없다. "治肝經濕熱, 或囊腫便毒, 下疳懸癰, 腫燉灼痛, 小便澁滯, 或婦人陰瘡痒痛, 或男子陰挺腫脹, 或出膿水."

근산약

사심탕(처방은 「오장문」에 있다), 가감시령탕, 청심연자음(처방은 「소갈문」에 있다), 용담
사간탕 등을 쓴다.

용담사간탕

간장의 습열로 남자의 음경과 고환이 늘어지고 부어오른 것과 부인의 음문에서 삐져나와
헐어서 가려운 것, 음경이 축축하여 가렵고 고름이 나오는 것을 치료한다. 이것은 술 대문에
생긴 것이다.

용담초 · 시호 · 택사 각 한 돈, 목통, 차전자, 적복령, 생지황, 당귀(생지황과 당귀는 술로
버무린다), 산치인, 황금, 감초 각 닷 푼.

위의 약들을 썰어 한 첩으로 하여 물에 달여 빈속에 먹는다(『의학입문』).

가감시령탕

습열로 생긴 여러 산병으로 붓고 아프며 진물이 나는 것을 치료한다.

시호 · 택사 각 한 돈, 반하 · 적복령 · 백출 · 저령 · 산사 · 치자 · 여지핵 각 일곱 푼.

위의 약들을 썰어 한 첩으로 하여 물에 달여 먹는다. 여지핵이 없으면 귤핵을 대신 쓴다
(『의학입문』).

---

105 『醫學入門』 外集 卷六 雜病用藥部 「疝」(앞의 책,
　　520쪽). 『醫學入門』에서는 薑煎服하라고 하였다.

血疝藥

宜玉燭散 方見胞門, 桃仁承氣湯 方見寒門, 復元通氣散 方見氣門,
神聖代鍼散.

神聖代鍼散
治血積疝痛, 及諸疝刺痛, 服之, 神效.
乳香, 沒藥, 當歸, 白芷, 川芎, 芫靑 製 各一錢.
右爲末, 每服一字, 甚者五分. 先點好茶一盞, 次糝藥末在茶上,
不得吹攪, 立地細細呷之[正傳][106].

---

106 『醫學正傳』卷之四 「胃脘痛」(앞의 책, 211쪽).

혈산약

옥촉산(처방은 「포문」에 있다), 도인승기탕(처방은 「한문」에 있다), 복원통기산(처방은 「기문」에 있다), 신성대침산 등을 쓴다.

신성대침산

혈적산통 및 여러 산병으로 찌르듯이 아픈 것을 치료한다. 먹으면 아주 잘 낫는다.

유향·몰약·당귀·백지·천궁·원청(법제한 것) 각 한 돈.

위의 약들을 가루내어 한 번에 한 자字씩 먹는데, 심하면 닷 푼을 먹는다. 먼저 좋은 차 한 잔을 따라놓은 다음에 약가루를 차 위에 뿌리는데, 불거나 젓지 말고 바로 조금씩 마신다 (『의학정전』).

氣疝藥

宜蕩疝丸, 蟠葱散 方見上, 氣疝飮, 三茱丸, 聚香飮子.

蕩疝丸

治氣疝.

黑丑 頭末, 破故紙 炒, 茴香 炒, 川練子 炒 各一兩, 蓬朮, 木香 各四錢, 靑皮, 陳皮 各三錢.

右爲末, 酒糊和丸, 梧子大, 空心, 酒下五七十丸〔醫鑑〕[107].

氣疝飮

治氣疝.

黃連 以吳茱萸煎水浸炒 二錢, 人蔘, 白朮 各一錢, 白芍藥, 陳皮 各七分, 甘草 三分.

右剉作一貼, 薑三片, 水煎服〔入門〕[108].

107 『古今醫鑑』 卷十 「癩疝」 ‘方’ (앞의 책, 276쪽).
108 『醫學入門』 外集 卷六 雜病用藥賦 「疝」 (앞의 책, 521쪽).

기산약

탕산환, 반총산(처방은 앞에 있다), 기산음, 삼수환, 취향음자 등을 쓴다.

탕산환

기산氣疝을 치료한다.

흑축(두말한 것), 파고지(볶은 것), 회향(볶은 것), 천련자(볶은 것) 각 한 냥, 봉출·목향 각 너 돈, 청피·진피 각 서 돈.

위의 약들을 가루내어 술로 쑨 풀로 반죽하여 오자대의 알약을 만들어 빈속에 쉰에서 일흔 알씩 술로 먹는다(『고금의감』).

기산음

기산을 치료한다.

황련(오수유 달인 물에 담갔다가 볶은 것) 두 돈, 인삼·백출 각 한 돈, 백작약·진피 각 일곱 푼, 감초 서 푼.

위의 약들을 썰어 한 첩으로 하여 생강 세 쪽을 넣고 물에 달여 먹는다(『의학입문』).

三茱丸

治氣疝腫痛.

山茱萸, 吳茱萸, 食茱萸[109] 各二兩, 破故紙 炒 一兩七錢, 川練肉 一兩 斑猫十四箇, 同炒赤, 去猫, 黑丑 頭末, 炒 一兩, 靑鹽, 靑皮, 茴香 炒 各三錢.

右爲末, 醋麪糊和丸, 梧子大, 先嚼桃仁十五粒, 以溫酒或鹽湯下, 三五十丸〔丹心〕[110].

聚香飮子

治七情所傷遂成疝氣.

乳香, 沈香, 白檀香, 木香, 藿香, 丁香 各八分, 玄胡索, 薑黃, 烏藥, 桔梗, 桂心, 甘草 各四分.

右剉作一貼, 薑三棗二, 水煎服〔入門〕[111].

---

109 '食茱萸'는 운향과 식물 머귀나무의 열매이다.
110 『丹溪心法附餘』卷之十七 濕鬱門「疝痛」(앞의 책, 611-612쪽).
111 『醫學入門』外集 卷七 通用古方詩括「疝氣」(앞의 책, 610쪽). 처방 중 烏藥이 川烏로 되어 있다.

삼수환

기산으로 붓고 아픈 것을 치료한다.

산수유·오수유·식수유 각 두 냥, 파고지(볶은 것) 한 냥 일곱 돈, 천련육 한 냥(반묘 열네 개와 같이 벌겋게 볶아 반묘는 버린다), 흑축(두말하여 볶은 것) 한 냥, 청염, 청피, 회향(볶은 것) 각 서 돈.

위의 약들을 가루내어 식초로 쑨 밀가루 풀로 반죽하여 오자대의 알약을 만든다. 먼저 도인 열다섯 알을 씹어 먹은 다음 서른에서 쉰 알씩 따뜻한 술이나 소금 끓인 물로 먹는다(『단계심법부여』).

취향음자

칠정에 상하여 생긴 산기疝氣를 치료한다.

유향·침향·백단향·목향·곽향·정향 각 여덟 푼, 현호색·강황·오약·길경·계심·감초 각 너 푼.

위의 약들을 썰어 한 첩으로 하여 생강 세 쪽, 대추 두 개를 넣고 물에 달여 먹는다(『의학입문』).

狐疝藥

寒濕下注于囊中, 名爲狐疝, 亦屬痰病. 二陳湯 方見痰飮, 加靑皮香附蒼朮〔入門〕[112]. ○ 宜服二香丸, 又丁香練實丸, 四炒川練丸, 茴香練實丸, 皆可選用 三方見下.

二香丸

治狐疝, 上下出入作痛, 或疝痛作, 則腹內塊痛止, 疝痛止, 則腹內塊痛復作.

木香, 香附子 各三兩, 山査肉 二兩, 三稜, 蓬朮 並醋煮, 神麴, 薑黃, 南星 各一兩, 黃連 與吳茱萸同炒, 蘿葍子, 桃仁, 梔子仁, 橘核 炒 各五錢.

右爲末, 薑汁浸, 蒸餠和丸, 梧子大, 白湯下, 五七十丸〔丹心〕[113].

---

112 『醫學入門』外集 卷四 雜病分類「疝氣」(앞의 책, 377쪽). "狐疝加靑皮香附蒼朮."　　113 『丹溪心法』卷四「疝痛七十四」'又方'(앞의 책, 393쪽). 원문과 들고남이 있다.

호산약

한습이 고환으로 내려온 것을 호산狐疝이라고 하는데, 이것 역시 담병에 속한다. 이진탕(처방은 「담음문」에 있다)에 청피 · 향부자 · 창출을 더하여 쓴다(『의학입문』). ○ 이향환을 쓰는데, 또 정향연실환, 사초천련환, 회향연실환(세 처방 모두 뒤에 있다) 중에서 골라 써도 된다.

이향환

호산으로 아래위로 들락거리면서 아픈 것과 산통이 발작하면 뱃속의 덩어리가 아프던 것이 멎고 산통이 멎으면 뱃속의 덩어리가 아프던 것이 다시 발작하는 것을 치료한다.

목향 · 향부자 각 석 냥, 산사육 두 냥, 삼릉 · 봉출(둘 다 식초에 삶은 것), 신곡, 강황, 남성 각 한 냥, 황련(오수유와 같이 볶은 것), 나복자, 도인, 치자인, 귤핵(볶은 것) 각 닷 돈.

위의 약들을 가루내어 생강즙에 담갔다가 찐 약 떡으로 반죽하여 오자대의 알약을 만들어 쉰에서 일흔 알씩 끓인 물로 먹는다(『단계심법』).

㿉疝藥

大抵㿉疝屬濕多〔綱目〕[114]. ○ 㿉有四種, 一曰腸㿉, 一名小腸氣. 宜天台烏藥散, 救命通心散, 去鈴丸, 加味通心飮, 蠲痛元, 消疝丸, 立效散. ○ 二曰卵㿉, 卽水疝之類藥, 亦同. ○ 三曰氣㿉, 卽氣疝藥, 亦同. ○ 四曰水㿉, 卽膀胱氣. 宜靑木香元 方見上, 三花神祐丸 方見下門, 神保元, 治膀胱氣, 脇下痛, 最妙 方見氣門, 三白散, 四味茴香散, 茱萸內消元, 楊氏麝香元, 金鈴散, 三疝湯. ○ 㿉疝中, 有偏墜, 有木腎, 別立條. ○ 㿉病通用橘核丸, 橘核散.

天台烏藥散

治小腸氣.

川練子 十箇, 巴豆 十四粒 同麩, 炒黑色, 去豆麩, 不用, 烏藥, 木香, 茴香 炒, 良薑, 靑皮 各五錢, 檳榔 三錢.

右細末, 每一錢, 溫酒調下. 痛甚, 炒薑熱酒下〔東垣〕[115].

114 『醫學綱目』卷之十四 肝膽部 諸疝 「㿉疝」(앞의 책, 255쪽).

115 『醫學發明』「滑脈生㿉散」(앞의 책, 292쪽). "天台烏藥木香茴香靑皮去皮良薑炒各半兩, 檳榔剉二箇, 川練子十箇, 巴豆七十粒. 右八味, 先以巴豆微打破, 同練子用麩炒, 候黑色豆麩不用, 外爲細末, 每服一錢, 溫酒送下, 疼甚者炒生薑熱酒下亦得."

퇴산약

퇴산癩疝은 습에 속한 경우가 많다(『의학강목』).   ○ 퇴산에는 네 종류가 있다. 첫째는 장퇴腸癩인데, 소장기라고도 한다. 천태오약산, 구명통심산, 거령환, 가미통심음, 견통원, 소산환, 입효산 등을 쓴다.   ○ 둘째는 난퇴卵癩인데, 수산에 쓰는 약과 같다.   ○ 셋째는 기퇴氣癩인데, 기산 약과 같다.   ○ 넷째는 수퇴水癩로, 이것이 바로 방광기이다. 청목향원(처방은 앞에 있다), 삼화신우환(처방은 「하문」에 있다), 신보원(방광기와 협하통을 치료하는 데 가장 좋다. 처방은 「기문」에 있다), 삼백산, 사미회향산, 수유내소환, 양씨사향원, 금령산, 삼산탕 등을 쓴다.   ○ 퇴산 중에는 편추와 목신이 있는데 따로 항목을 두었다.   ○ 퇴병에는 귤핵환이나 귤핵산을 두루 쓴다.

천태오약산

소장기를 치료한다.

천련자 열 개, 파두 열네 알(두 가지를 밀기울과 함께 검게 볶아 파두와 밀기울은 버리고 쓰지 않는다), 오약, 목향, 회향(볶은 것), 양강, 청피 각 닷 돈, 빈랑 서 돈.

위의 약들을 곱게 가루내어 한 돈씩 따뜻한 술에 타서 먹는다. 심하게 아프면 볶은 생강을 뜨거운 술로 먹는다(『의학발명』).

救命通心散

治小腸氣痛.

川烏 一兩 以靑鹽一錢酒一盞, 浸一宿, 去皮尖, 焙乾, 川練子肉 一兩 以巴豆肉 二十一粒, 同炒黑色, 去豆, 茴香 五錢, 石燕 一對 化煅醋淬, 土狗 五枚, 芥子 一錢六分.

右爲末, 每三錢, 入羊石子內, 濕紙裹煨熟, 夜半時, 好酒半升入鹽, 細嚼石子以酒, 嚥下不得作聲. 小便大利, 其病卽去〔綱目〕.

去鈴丸

大治小腸疝氣.

茴香一斤, 以生薑一斤, 取自然汁, 浸一宿, 約薑汁盡入茴香, 然後入靑鹽二兩, 同炒赤, 取出, 焙燥爲末. 酒糊丸梧子大, 每三五十丸, 溫酒米飮任下. 此藥全實脾胃, 且有鹽能引入下部, 有薑汁專一發散, 而無疎導之害. 服之累效〔入門〕.

加味通心飮

治小腸疝氣熱痛, 小便不通.

瞿麥, 木通, 梔子, 黃芩, 連翹, 枳殼, 川練子, 甘草 各一錢.

右剉作一貼, 燈心二十莖, 車前草 五葉, 同煎服〔得效〕.

---

116 '石燕'은 고생대 완족류 석연자과 동물 中華弓石
燕 및 그 근연동물의 화석이다. 기미는 鹹凉(『本草
綱目』에서는 甘凉無毒하다고 하였다)하다.

117 '羊石子'는 羊의 腎臟(羊腎. 外腎을 포함한다)이
며, 羊腎子(『鷄峰普濟方』), 羊腰子(『本草述』) 등으
로 쓰였다.

구명통심산

소장기로 아픈 것을 치료한다.

천오 한 냥(청염 한 돈을 넣은 술 한 잔에 천오를 담가 하룻밤을 재운 뒤 껍질과 꼬리를 떼어내고 약한 불에 구워 말린다), 천련자육 한 냥(파두육 스물한 알과 함께 검게 볶아 파두는 버린다), 회향 닷 돈, 석연 한 쌍(불에 달구어 식초에 담금질한다), 토구 다섯 마리, 백개자 한 돈 여섯 푼.

위의 약들을 가루내어 한 번에 서 돈씩 양의 고환 속에 넣고 젖은 종이로 싸서 잿불에 구워 익혀서 한밤중에 좋은 술 반 되에 소금을 타서 고환을 잘게 씹어 술로 넘기는데, 먹는 소리가 나지 않게 한다. 소변을 시원하게 보고 나면 병이 없어진다(『의학강목』).

거령환

소장산기를 잘 치료한다.

회향 한 근을 생강 한 근의 자연즙에 하룻밤 재워 생강즙이 회향에 거의 다 스며들면 청염 두 냥을 넣고 벌겋게 볶아내어 약한 불에 말려서 가루낸다. 술로 쑨 풀로 반죽하여 오자대의 알약을 만들어 서른에서 쉰 알씩 따뜻한 술이나 미음으로 먹는다. 이 약은 오로지 비위脾胃를 실하게 하는데, 여기에 소금이 있어서 〔약의 기운을〕 아래쪽으로 끌고 들어갈 수 있고 또 생강즙이 들어 있어서 오로지 발산하게 하지만 지나치게 소도시키는 피해는 없다. 써서 여러 번 효과를 보았다(『의학입문』).

가미통심음

소장산기로 화끈거리고 아프며 소변이 나오지 않는 것을 치료한다.

구맥 · 목통 · 치자 · 황금 · 연교 · 지각 · 천련자 · 감초 각 한 돈.

위의 약들을 썰어 한 첩으로 하여 등심 스무 줄기, 차전초 다섯 잎과 함께 달여 먹는다(『세의득효방』).

118 『醫學綱目』 卷之十四 肝膽部 「諸疝」(앞의 책, 252쪽).

119 『醫學入門』 外集 卷六 雜病用藥賦 「疝」(앞의 책, 520쪽).

120 『世醫得效方』 卷第三 大方脈雜醫科 疝氣 「熱證」(앞의 책, 44쪽).

蠲痛元

治小腸膀胱氣痛.

玄胡索 一兩, 川練肉, 茴香 炒 各五錢, 白丑 頭末炒, 當歸, 良薑, 靑皮, 木香, 烏藥 各二錢半, 全蝎 焙 七箇.

右爲末, 薑汁浸蒸餠, 和丸梧子大, 燒綿灰調酒, 送下三五十丸 〔直指〕[121].

消疝丸

治小腸疝氣.

蒼朮 一斤 泔浸切片, 葱白一斤切和鹽一兩, 同炒黃, 去葱, 川椒 微炒, 白茯苓, 茴香 炒 各四兩.

右爲末, 酒糊和丸, 梧子大, 空心, 溫酒下五七十丸〔集略〕.

立效散

治小腸氣痛.

全蝎 七箇, 縮砂 三七枚, 茴香 一錢.

右爲末, 分三貼, 熱酒調下空心, 卽效〔資生〕[122].

121 『仁齋直指』卷十八「腎氣論治」(앞의 책, 362쪽).

122 『鍼灸資生經』卷三「腎虛」(앞의 책, 300쪽). "立聖散. 用全乾蝎七枚, 縮砂仁三七枚, 炒茴香一錢爲末, 分三服, 熱酒調下和滓, 空心服. 此疾是小腸受熱, 蘊積不散, 久而成疾, 服此立效, 雖未試用, 以其說有理."

견통원

소장기나 방광기로 아픈 것을 치료한다.

현호색 한 냥, 천련육, 회향(볶은 것) 각 닷 돈, 백축(두말하여 볶은 것), 당귀, 양강, 청피, 목향, 오약 각 두 돈 반, 전갈(약한 불에 말린 것) 일곱 개.

위의 약들을 가루내어 생강즙에 불린 약 떡으로 반죽하여 오자대의 알약을 만들어 서른에서 쉰 알씩 솜 태운 재를 탄 술로 넘긴다(『인재직지』).

소산환

소장산기를 치료한다.

창출 한 근(쌀뜨물에 담갔다가 썰어 총백 한 근 썬 것과 소금 한 냥을 함께 누렇게 볶아 파는 버린다), 천초(살짝 볶은 것), 백복령, 회향(볶은 것) 각 넉 냥.

위의 약들을 가루내어 술로 쑨 풀로 반죽하여 오자대의 알약을 만들어 빈속에 쉰에서 일흔 알씩 따뜻한 술로 먹는다(집략).

입효산

소장기로 아픈 것을 치료한다.

전갈 일곱 마리, 사인 스물한 개, 회향 한 돈.

위의 약들을 가루내어 세 첩으로 나누어 빈속에 뜨거운 술에 타서 먹으면 효과가 바로 있다(『침구자생경』).

茱萸內消丸

治膀胱腎虛, 結成寒疝, 偏墜引痛, 及小腸奔豚痃癖[123] 等證.

山茱萸, 吳茱萸, 川練子, 馬藺花, 茴香, 青皮, 陳皮, 山藥, 肉桂 各二兩, 木香 一兩.

右爲末, 酒糊和丸, 梧子大, 酒下五十丸〔入門〕[124].

楊氏麝香元

能尋諸處痛. 凡膀胱氣脇下痛, 最難治, 此藥主之.

木香, 胡椒 各一兩, 全蝎 炒, 巴豆霜 各四錢, 麝香 一錢.

右爲末, 蒸餅和丸, 麻子大, 朱砂爲衣, 熟水, 下五七丸〔直指〕[125].
○ 神保元同, 無麝香.

金鈴散

治膀胱小腸氣腫痛.

大川練子 三十枚 取肉切片, 巴豆肉三十粒作片, 同炒色焦, 去巴豆, 右以茴香炒, 與川練肉等分, 並入木香二錢半.

右爲末, 每二錢, 水酒各半, 煎葱白湯, 調下空心〔直指〕[126].

123 '痃癖'은 적취의 하나로, 배꼽 부위와 갈비 아래에 덩어리가 생긴 것을 통틀어 말한다.
124 『醫學入門』 外集 卷六 雜病用藥賦 「疝」(앞의 책, 519쪽).
125 『仁齋直指』 卷五 諸氣 「諸氣方論」(앞의 책, 131쪽).
126 『仁齋直指』 卷十八 「腎氣論治」(앞의 책, 360쪽).

수유내소환

방광과 신腎이 허하여 한산이 되어 〔음낭이〕 한쪽으로 늘어져 당기고 아픈 것과 소장기와 분돈, 현벽 등을 치료한다.

산수유 · 오수유 · 천련자 · 마린화 · 회향 · 청피 · 진피 · 산약 · 육계 각 두 냥, 목향 한 냥.

위의 약들을 가루내어 술로 쑨 풀로 반죽하여 오자대의 알약을 만들어 쉰 알씩 술로 먹는다(『의학입문』).

양씨사향원

〔이 약은〕 여러 아픈 곳을 찾아 없앨 수 있다. 일반적으로 방광기로 옆구리 아래가 아픈 것이 가장 치료하기 어려운데 이 약이 주치한다.

목향 · 호초 각 한 냥, 전갈(볶은 것), 파두상 각 녀 돈, 사향 한 돈.

위의 약들을 가루내어 약 떡으로 반죽하여 마자대의 알약을 만들어 주사로 옷을 입혀 다섯에서 일곱 알씩 끓인 물로 먹는다(『인재직지』). ○ 신보원도 〔이 처방과〕 같은데, 사향만 없다.

금령산

방광기나 소장기로 〔생식기가〕 붓고 아픈 것을 치료한다.

대천련자 서른 개(살만 골라 썰고 파두육 서른 알을 부수어 함께 까맣게 볶아서 파두는 버린다)에 회향(볶은 것)을 천련육과 같은 양으로 하여 목향 두 돈 반과 함께 넣는다.

위의 약들을 가루내어 빈속에 두 돈씩 물과 술 반반에 총백을 넣어 달인 물에 타서 먹는다(『인재직지』).

三疝湯

治膀胱氣腫痛.

車前子 二錢四分, 茴香 一錢六分, 葱白 一錢二分, 沙參 八分.

右剉作一貼, 水煎服〔集成〕.

橘核丸

治四種㿉疝, 卵核腫脹, 偏有大小, 或硬如石, 或小腹絞痛, 甚則囊腫潰爛, 出黃水.

橘核 炒, 海藻 鹽酒炒, 昆布 鹽酒炒, 海帶 鹽水洗, 桃仁 麩炒, 川練子 炒 各一兩, 玄胡索 炒, 厚朴, 枳實, 桂心, 木香, 木通 各五錢.

右爲末, 酒糊和丸, 梧子大, 溫酒或鹽湯下六七十丸〔入門〕[127]. ○久不消, 加醋煮硇砂二錢〔得效〕[128].

橘核散

治四種㿉疝[129], 久者, 用橘核丸, 新者, 用橘核散.

橘核 一錢半, 桃仁 十五枚, 梔子仁 一錢, 川烏 炮, 吳茱萸 各五分.

右各炒, 爲麤末作一貼, 水煎服〔丹心〕[130]. ○橘核單止痛, 烏頭散寒鬱, 山梔除濕熱, 又引烏頭速下, 不令胃中停留, 用之甚捷〔入門〕[131].

127 『醫學入門』 外集 卷六 雜病用藥賦 「疝」(앞의 책, 520쪽).

128 『世醫得效方』 卷第九 大方脈雜醫科 「陰㿗」 '橘核圓'(앞의 책, 153쪽).

129 이 구절은 『丹溪心法』이나 『醫學入門』에 나오지 않는다.

130 『丹溪心法』 卷四 「疝痛七十四」(앞의 책, 392쪽).

131 『醫學入門』 外集 卷六 雜病用藥賦 「疝」(앞의 책,

삼산탕

방광기로 붓고 아픈 것을 치료한다.

차전자 두 돈 너 푼, 회향 한 돈 여섯 푼, 총백 한 돈 두 푼, 사삼 여덟 푼.

위의 약들을 썰어 한 첩으로 하여 물에 달여 먹는다(집성).

귤핵환

네 가지 퇴산을 치료하는데, 고환이 팽팽하게 붓는 것과 한쪽이 크거나 작은 것과 돌같이 단단한 것과 아랫배가 쥐어짜듯이 아프며 심하면 고환이 붓고 문드러져 진물이 흐르는 것을 치료한다.

귤핵(볶은 것), 해조(소금 탄 술에 축여 볶은 것), 곤포(소금 탄 술에 축여 볶은 것), 해대(소금물로 씻은 것), 도인(밀기울과 볶은 것), 천련자(볶은 것) 각 한 냥, 현호색(볶은 것), 후박, 지실, 계심, 목향, 목통 각 닷 돈.

위의 약들을 가루내어 술로 쑨 풀로 반죽하여 오자대의 알약을 만들어 예순에서 일흔 알씩 따뜻한 술이나 소금 끓인 물로 먹는다(『의학입문』). ○ 오래도록 부은 것이 가라앉지 않으면 식초에 끓인 노사 두 돈을 더 넣는다(『세의득효방』).

귤핵산

네 가지 퇴산을 치료하는데, 오래된 것은 귤핵환을 쓰고 새로 생긴 것은 귤핵산을 쓴다.

귤핵 한 돈 반, 도인 열다섯 개, 치자인 한 돈, 천오(싸서 구운 것), 오수유 각 닷 픈.

위의 약들을 각각 볶아 거칠게 가루내어 한 첩으로 하여 물에 달여 먹는다(『단계심법』). ○ 귤핵은 오로지 아픔을 멎게 하고, 오두는 뭉친 찬 기운을 풀어내며 산치인은 습열을 없애면서 오두의 기를 빨리 아래로 끌어내려 위 속에 머무르지 않게 하는데, 써보면 아주 빨리 낫는다(『의학입문』).

521쪽). 앞의 『丹溪心法』의 橘核散에 대한 설명을 재구성한 것이다.

三白散

治膀胱氣蘊熱, 陰囊腫脹, 大小便不通.

白丑 頭末 一兩, 桑白皮, 白朮, 木通, 陳皮 各二錢半.

右爲末, 每二錢, 薑湯, 或葱白湯, 調下〔得效〕[132].

四味茴香散

治囊莖抽痛不可忍, 俗名小腸氣.

烏藥 酒浸一宿, 焙, 良薑, 茴香, 靑皮 各一兩.

右爲末, 每二錢, 發時, 熱酒調下〔入門〕[133].

132 『世醫得效方』卷第十二 小方科「陰腫」(앞의 책, 215쪽).　　133 『醫學入門』外集 卷六 雜病用藥賦「疝」(앞의 책, 520쪽).

삼백산

방광기로 열이 쌓여 고환이 팽팽하게 붓고 대소변이 나오지 않는 것을 치료한다.

백축(두말한 것) 한 냥, 상백피·백출·목통·진피 각 두 돈 반.

위의 약들을 가루내어 두 돈씩 생강이나 총백 달인 물에 타서 먹는다(『세의득효방』).

사미회향산

고환과 음경이 빠질 듯이 아파서 참을 수 없는 것을 치료하는데, 민간에서는 이를 소장기라고 한다.

오약(술에 담가 하룻밤 재웠다가 약한 불에 말린 것), 양강, 회향, 청피 각 한 냥.

위의 약들을 가루내어 두 돈씩 아플 때마다 뜨거운 술에 타서 먹는다(『의학입문』).

陰卵偏墜

陰卵一邊, 腫大偏墜, 牽引或痛, 古方謂之卵癀. 宜金鈴子丸, 茱萸內消元, 馬藺花丸, 茴香安腎湯, 加減香苓散. ○ 偏左, 多瘀血怒火, 偏右, 多濕痰食積〔入門〕[134].

金鈴子丸

治疝氣偏墜痛不可忍.

川練子肉　五兩　剉作五分, 一用斑猫　十箇　同炒, 去猫, 二用茴香　三錢, 鹽半錢, 同炒, 去鹽, 留茴香, 三用黑丑　三錢, 同炒, 去黑丑, 四用破故紙　三錢, 同炒, 留故紙, 五用蘿葍子　一錢, 同炒, 去蘿葍子.

右爲末, 酒糊和丸梧子大, 溫酒下三五十丸〔澹寮〕.

茱萸內消元

治陰癀偏大, 腎囊腫脹, 或生瘡瘍, 時出黃水.

川練肉　一兩半, 大腹皮, 五味子, 玄胡索, 海藻　各一兩二錢半, 桔梗, 靑皮, 山茱萸　各一兩, 木香　七錢, 茴香, 桂心, 川烏　炮, 吳茱萸, 食茱萸, 桃仁　各五錢.

右爲末, 酒糊和丸, 梧子大, 溫酒下三五十丸〔得效〕[135].

고환 한쪽이 늘어진 것

한쪽 고환이 부어 커져서 늘어져 당기거나 아프기도 하는 것을 옛 의서에서는 난퇴卵癀라고 하였다. 금령자환, 수유내소원, 마린화환, 회향안신탕, 가감향령산 등을 쓴다. ○ 왼쪽으로 늘어진 것은 어혈과 성을 내서 생긴 화로 오는 경우가 많고, 오른쪽으로 늘어진 것은 습담과 식적으로 오는 경우가 많다(『의학입문』).

금령자환

산기로 [고환] 한쪽이 늘어져서 참을 수 없이 아픈 것을 치료한다.

천련자육 닷 냥(천련자를 썰어 다섯 몫으로 나누어 첫 번째 몫은 반묘 열 개와 함께 볶아 반묘를 버리고, 두 번째 몫은 회향 서 돈, 소금 반 돈과 함께 볶아 소금은 버리고 회향은 남기고, 세 번째 몫은 흑축 서 돈과 함께 볶아 흑축을 버리고, 네 번째 몫은 파고지 서 돈과 함께 볶아 파고지를 남기고, 다섯 번째 몫은 나복자 한 돈과 함께 볶아 나복자를 버린다).

위의 약들을 가루내어 술로 쑨 풀로 반죽하여 오자대의 알약을 만들어 서른에서 쉰 알씩 따뜻한 술로 먹는다(담료).

수유내소원

음퇴로 한쪽 고환이 커져 팽팽하게 붓거나 헐어서 때때로 진물이 흐르는 것을 치료한다.

천련육 한 냥 반, 대복피 · 오미자 · 현호색 · 해조 각 한 냥 두 돈 반, 길경 · 청피 · 산수유 각 한 냥, 목향 일곱 돈, 회향, 계심, 천오(싸서 구운 것), 오수유, 식수유, 도인 각 닷 돈.

위의 약들을 가루내어 술로 쑨 풀로 반죽하여 오자대의 알약을 만들어 서른에서 쉰 알씩 따뜻한 술로 먹는다(『세의득효방』).

馬藺花丸

治癀疝偏墜, 及婦人陰癀, 小兒偏墜, 無有不效. 卽上橘核丸,
加馬藺花一兩, 檳榔五錢也. 服法亦同〔正傳〕[136].

茴香安腎湯

治左邊偏墜, 丸如雞鴨子大.

人蔘, 白朮, 白茯苓, 茴香, 破故紙, 檳榔, 烏藥, 便香附, 縮砂,
荔枝核 各八分, 黃柏, 澤瀉 各六分, 木香, 玄胡索 各四分, 升
麻, 甘草 各二分.
右剉作一貼, 煎服〔醫鑑〕[137].

加減香苓散

治偏墜氣初起, 壯熱憎寒, 乃發表分利藥也. 一服而愈.
枳殼, 陳皮, 香附子, 蒼朮, 麻黃, 猪苓, 澤瀉, 木通, 滑石, 車
前子, 三稜, 蓬朮, 川練子, 玄胡索, 甘草 各七分.
右剉作一貼, 入生薑三片葱白二莖, 水煎服〔醫鑑〕[138].

136 『醫學正傳』卷之四 「疝氣」(앞의 책, 239쪽).
137 『古今醫鑑』卷十 「癩疝」 ‘方’(앞의 책, 276쪽).
138 『古今醫鑑』卷十 「癩疝」 ‘方’(앞의 책, 276쪽). 『古
今醫鑑』에는 ‘一服而愈’가 ‘輕者, 一服而愈’로 되
어 있으며, 香薷가 더 들어 있다.

마린화환

퇴산으로 한쪽 고환이 늘어진 것, 부인의 음퇴, 아이의 한쪽 고환이 늘어진 것을 치료하는데, 낫지 않는 것이 없다. 〔이 처방은〕 곧 앞의 귤핵환에 마린화 한 냥, 빈랑 닷 돈을 더한 것이다. 먹는 방법도 같다(『의학정전』).

회향안신탕

왼쪽 고환이 달걀이나 오리알만하게 늘어진 것을 치료한다.

인삼 · 백출 · 백복령 · 회향 · 파고지 · 빈랑 · 오약 · 변향부자 · 사인 · 여지핵 각 여덟 푼, 황백 · 택사 각 여섯 푼, 목향 · 현호색 각 너 푼, 승마 · 감초 각 두 푼.

위의 약들을 썰어 한 첩으로 하여 달여 먹는다(『고금의감』).

가감향령산

한쪽 고환이 막 늘어지려고 할 초기에 몹시 열이 나면서 추워하는 것을 치료하는데, 겉으로 발산시키고 대소변을 갈라 내보내는 약이다. 한 번 먹으면 낫는다.

지각 · 진피 · 향부자 · 창출 · 마황 · 저령 · 택사 · 목통 · 활석 · 차전자 · 삼릉 · 봉출 · 천련자 · 현호색 · 감초 각 일곱 푼.

위의 약들을 썰어 한 첩으로 하여 생강 세 쪽, 총백 두 뿌리를 넣고 물에 달여 먹는다(『고금의감』).

木腎

木腎之證, 脹大作痛, 頑痺結硬. 治法當溫散溫利, 以內消之. 又有墜墮跌傷, 驚氣與敗血交攻, 亦有木强脹痛之證. 治法更爲之消瘀, 宜川練散〔直指〕[139]. ○ 木腎者, 陰莖堅硬, 頑痺不痛, 乃心火不降, 腎水不溫. 宜四製茱萸丸, 四炒川練丸 二方見下[140], 敗血攻入者, 當消瘀血〔入門〕[141]. ○ 木腎不痛, 宜活腎丸〔入門〕[142]. ○ 消渴木腎, 一名强中, 無治法 詳見消渴.

139 『仁齋直指』 卷十八 木腎 「木腎方論」(앞의 책, 365쪽).

140 『仁齋直指』 卷十八 木腎 「木腎證治」(앞의 책, 365쪽).

141 『醫學入門』 外集 卷四 雜病分類 濕類 疝氣 「硬木不通」(앞의 책, 376-377쪽).

142 『醫學入門』 外集 卷四 雜病分類 濕類 疝氣 「硬木不通」(앞의 책, 377쪽).

목신

　목신木腎의 병증은 〔음경이〕 팽팽하게 커져서 아프고 우리하게 저리면서 딴딴하게 뭉친 것이다. 치료 방법은 따뜻하게 하여 흩어주고 〔소변으로〕 잘 나가게 하여〔溫散溫利〕 안에서 삭혀주어야 한다. 또 높은 곳에서 떨어지거나 넘어져 다쳐서 놀란 기운과 어혈이 번갈아 음경을 치면 역시 나무처럼 뻣뻣하고〔木强〕 팽팽하게 아픈 병증이 생긴다. 치료 방법은 무엇보다도 어혈을 풀어주어야 하는데 천련산을 쓴다(『인재직지』).　○ 목신은 음경이 딴딴해져 우리하게 저리면서도 아프지는 않은데, 이것은 심화가 내려오지 못하여 신수가 따뜻해지지 않기 때문이다. 사제수유환이나 사초천련환(두 처방 모두 뒤에 있다)을 쓰고, 어혈이 속으로 침입하면 어혈을 풀어주어야 한다(『의학입문』).　○ 목신에 아프지는 않은 데는 활신환을 쓴다(『의학입문』).　○ 소갈병으로 생긴 목신을 강중强中이라고 하는데, 치료 방법이 없다(「소갈문」에 자세히 나와 있다).

川練散

治外腎脹大, 麻木痛硬, 謂之木腎. 又治奔豚疝氣偏墜.

川練子 四十九箇 先切七箇, 取肉, 以茴香 二錢半, 同炒, 併留. 又切七箇, 以破故紙 二錢半, 同炒, 併留. 又切七箇, 以黑丑 二錢半, 同炒, 併留. 又切七箇, 以鹽 一錢, 同炒, 併留. 又切七箇, 以斑猫 十四箇, 同炒, 去猫. 又切七箇, 以巴豆肉 十四箇, 同炒, 去巴, 又切七箇, 以蘿葍子 二錢半, 同炒, 去蘿葍, 乃入下藥, 茴香 炒, 木香 各五錢, 辣桂 二錢半.

右爲末, 酒麪糊和丸梧子大, 空心鹽酒下, 三五十丸. ○ 瘀血木腎, 以前方加玄胡索五錢略炒劑之, 以沒藥末, 和溫酒吞下〔直指〕[143].

活腎丸

治木腎不痛.

蒼朮 鹽炒 一兩, 黃柏 酒洗, 枳實, 滑石 各七錢, 南星 炮, 半夏 製, 山查肉, 神麴 炒, 白芷 各五錢, 昆布, 吳茱萸 各三錢.

右爲末, 酒糊和丸, 梧子大, 鹽湯下七十丸. 一方, 無枳實, 有枸杞子〔入門〕[144].

143 『仁齋直指』卷十八 木腎「木腎證治」(앞의 책, 365쪽).

144 『醫學入門』外集 卷六 雜病用藥賦「疝」(앞의 책, 521쪽).

천련산

음경이 팽팽하게 커지고 감각이 둔해지며 딱딱하게 아픈 것을 목신이라고 하는데, 이를 치료한다. 또 분돈이나 산기로 〔고환〕 한쪽이 늘어진 것을 치료한다.

천련자 마흔아홉 개(먼저 일곱 개를 썰어서 살만 골라내어 회향 두 돈 반과 함께 볶아둔다. 다시 일곱 개를 썰어서 파고지 두 돈 반과 함께 볶고, 다시 일곱 개를 썰어서 흑축 두 돈 반과 함께 볶아둔다. 다시 일곱 개를 썰어서 소금 한 돈과 함께 볶아둔다. 다시 일곱 개를 썰어서 반묘 열네 개와 함께 볶아 반묘를 버린다. 다시 일곱 개를 썰어서 파두육 열네 개와 함께 볶아 파두는 버린다. 나머지 일곱 개는 썰어서 나복자 두 돈 반과 함께 볶아 나복자는 버린다. 여기에 다음의 약들을 넣는다), 회향(볶은 것), 목향 각 닷 돈, 날계 두 돈 반.

위의 약들을 가루내어 술로 쑨 밀가루 풀로 반죽하여 오자대의 알약을 만들어 빈속에 서른에서 쉰 알씩 소금 탄 술로 먹는다. ○ 어혈로 생긴 목신에는 앞의 처방에 현호색 갓 돈을 대충 볶아 넣은 다음 몰약가루를 탄 따뜻한 술로 먹는다(『인재직지』).

활신환

목신에 아프지는 않은 것을 치료한다.

창출(소금물에 축여 볶은 것) 한 냥, 황백(술로 씻은 것), 지실, 활석 각 일곱 돈, 남성(싸서 구운 것), 반하(법제한 것), 산사육, 신곡(볶은 것), 백지 각 닷 돈, 곤포 · 오수유 각 ㅅ 돈.

위의 약들을 가루내어 술로 쑨 풀로 반죽하여 오자대의 알약을 만들어 일흔 알씩 소금 끓인 물로 먹는다. 어떤 처방에는 지실이 없고 구기자가 있다(『의학입문』).

奔豚疝氣

臍下有動氣, 名曰腎氣, 亦曰奔豚. 奔豚, 腎之積名也. 五積中, 惟臍下奔豚衝心, 最急. 其人素有腎積, 因傷寒之邪, 衝突下焦, 致其發動, 如江豚之奔衝也. 大抵眞氣內虛, 水結不散, 氣與之搏, 卽發奔豚. 雖有發表攻裏之證, 汗之下之, 皆不可也. 理中湯 方見寒門 加肉桂及赤茯苓去白朮主之. 盖桂能泄奔豚, 茯苓能伐腎邪故也. 白朮助土剋水, 燥腎閉氣, 是以去之〔丹心〕. ○ 奔豚氣衝心, 宜奪命丹, 胡蘆巴元, 一捏金散.

---

145 '江豚'은 상괭이를 말한다. 돌고래의 일종으로 돌고래 무리 중 가장 작아서 길이가 약 1.3m 정도이며, 얕은 바다나 강어귀에 산다. 쇠물돼지라고도 한다.

146 『醫學綱目』 卷之二十二 脾胃部 嘔吐膈氣總論 「嘔」 (앞의 책, 481쪽). 원문과 들고남이 많다. '海', 곧 王好古의 글을 인용하였다.

분돈산기

배꼽 아래가 툭툭 뛰는 것을 신기腎氣라고도 하고, 분돈奔豚이라고도 한다. 분돈이란 신腎과 연관된 적積의 이름이다. 다섯 가지 적 가운데 배꼽 아래의 분돈이 심心으로 치받는 것이 가장 위급하다. 평소 신적腎積이 있는 사람에게 상한의 사기가 들어와 하초에 부딪치기 때문에 마치 상괭이가 물을 차고 뛰어오르듯이 〔분돈이〕 발동하게 된다. 이 병은 대개 진기가 속으로 허한데 수기가 맺혀 흩어지지 않아 기가 이것과 맞부딪치게 되면 분돈이 나타난다. 〔이런 경우〕 비록 겉으로 발산시키고 속을 훑어내야 할 병증이 있더라도 땀을 내거나 설사시켜서는 안 된다. 이중탕(처방은 「한문」에 있다)에 육계·적복령을 더하고, 백출을 뺀 약으로 주치한다. 육계는 분돈을 풀어 내릴 수 있고, 복령은 신의 사기를 칠 수 있기 때문이다. 백출은 토土를 도와 수水를 제약〔克〕하여 신을 마르게 하고 기를 막기 때문에 뺀 것이다(단심).
○ 분돈의 기가 심을 치받으면 탈명단, 호로파원, 일날금산 등을 쓴다.

奪命丹

治奔豚疝氣上衝, 小腹引痛, 神效.

吳茱萸 一斤 內四兩酒浸, 四兩醋浸, 四兩白湯浸, 四兩童便浸, 並焙乾, 澤瀉 二兩.

右爲末, 酒麪糊和丸, 梧子大, 空心, 鹽湯下, 五七十丸〔局方〕[147].
○ 入門, 一名四製茱萸丸.

胡蘆巴元

治奔豚疝氣上衝, 痛不可忍.

茴香 炒 三兩, 白丑 頭末 二兩, 川烏 炮, 巴戟, 吳茱萸 各一兩半, 川練子, 胡蘆巴 各一兩.

右爲末, 酒糊和丸, 梧子大, 空心, 酒下二三十丸〔直指〕[148].

一捏金散

治奔豚, 疝氣上衝, 及小腸氣, 臍腹大痛.

玄胡索, 川練肉, 全蝎 炒, 茴香 炒.

右爲末, 每二錢, 熱酒調下, 神驗〔正傳〕[149].

147 『太平惠民和劑局方』 卷八 「雜病」(앞의 책, 261쪽).

148 『仁齋直指』 卷十八 腎氣 「腎氣證治」(앞의 책, 362쪽).

149 『醫學正傳』 卷之四 「腹痛」 '方法'(앞의 책, 218쪽).

탈명단

분돈과 산기가 위로 치받아 아랫배가 당기고 아픈 것을 치료하는데, 효과가 아주 좋다.

오수유 한 근(한 근 중 넉 냥은 술에 담그고 넉 냥은 식초에 담그며 넉 냥은 끓인 물에 담그고 넉 냥은 〔하루 동안〕 동변에 담갔다가 다 같이 약한 불에 말린다), 택사 두 냥.

위의 약들을 가루내어 술로 쑨 밀가루 풀로 반죽하여 오자대의 알약을 만들어 빈속에 쉰에서 일흔 알씩 소금 끓인 물로 먹는다(『태평혜민화제국방』).　○『의학입문』에서는 사제수유환이라고 하였다.

호로파원

분돈과 산기가 위로 치받아서 참을 수 없이 아픈 것을 치료한다.

회향(볶은 것) 석 냥, 백축(두말한 것) 두 냥, 천오(싸서 구운 것), 파극, 오수유 각 한 냥 반, 천련자 · 호로파 각 한 냥.

위의 약들을 가루내어 술로 쑨 풀로 반죽하여 오자대의 알약을 만들어 빈속에 스물에서 서른 알씩 술로 먹는다(『인재직지』).

일날금산

분돈과 산기가 위로 치받거나 소장기로 배꼽노리가 심하게 아픈 것을 치료한다.

현호색, 천련육, 전갈(볶은 것), 회향(볶은 것).

위의 약들을 가루내어 두 돈씩 뜨거운 술에 타서 먹으면 매우 잘 듣는다(『의학정전』).

陰縱陰縮

靈樞曰, 莖垂者, 身中之機, 陰精之候, 津液之道也. ○ 陰縱謂前陰受熱, 挺長不收也. 陰縮謂前陰受寒, 入腹內也. 經曰, 足厥陰之筋, 傷於內, 則不起, 傷於寒, 則陰縮入, 傷於熱, 則縱挺不收, 是也〔綱目〕. ○ 陰囊垂縮, 有寒有熱. 夫熱在外, 寒在內, 則囊垂, 此九夏之氣也. 寒在外, 熱在內, 則囊縮, 此三冬之氣也. 以不病人論之, 夏暑大熱, 囊卵累垂, 冬天大寒, 急縮收上. 盖冬天, 陽氣在內, 陰氣在外, 故寒在外, 則皮急, 皮急, 則囊縮. 夏月陰氣在內, 陽氣在外, 故熱在外, 則皮緩, 皮緩, 則囊垂. 此㿉疝之象. 至於傷寒, 及熱病, 熱入厥陰, 則囊卵縮者, 熱傷筋, 筋急故也. 凡火灼則筋急, 亦其類也〔綱目〕. ○ 陰縮在女子, 則陰戶急痛, 引小腹疼〔入門〕. ○ 男子陰挺腫脹, 陰莖諸疾, 通用龍膽瀉肝湯 方見上. ○ 陰囊縮, 詳見傷寒門, 及霍亂門, 可參考. ○ 一少年, 玉莖挺長腫而痿, 皮塌常潤, 磨股難行, 兩脇氣逆上, 手足倦弱, 先以小柴胡湯 方見寒門, 加黃連大劑, 行其濕熱, 少加黃柏, 降其逆上之氣, 腫漸收, 外以絲瓜汁, 調五倍子末, 付之而愈〔丹心〕.

---

150 '莖垂'는 음경과 고환을 함께 이른 말이다.

151 『靈樞』 「刺節眞邪第七十五」.

152 『靈樞』 「經筋第十三」. 여기에서 '傷於內'는 주로 使內, 곧 성생활을 가리키는 것으로 보인다.

153 『醫學綱目』 卷之十四 肝膽部 前陰諸疾 「陰縮陰縱」 (앞의 책, 270쪽).

154 '九夏'는 90일 간의 여름을 말한다.

155 『醫學綱目』 卷之十四 肝膽部 諸疝 「㿉疝」(앞의 책, 257쪽).

156 『醫學入門』 外集 卷三 外感 傷寒 六經正病 「厥陰」 (앞의 책, 255쪽).

157 '塌', 떨어질, 처질 탑.

음종과 음축

『영추』에서는 "음경과 고환은 몸의 기틀이요, 음정陰精의 상태가 드러나는 곳이며 진액의 길이다"라고 하였다. ○ 음종陰縱은 음경이 열을 받아 길게 늘어져 다시 줄어들지 않는 것이다. 음축陰縮은 음경이 찬 기운을 받아 뱃속으로 들어간 것이다. 『영추』에서 "족궐음의 근이 안[內, 성생활]으로 상하면 (음경이) 일어서질 않고, 찬 기운에 상하면 오므라들어 들어가고, 열에 상하면 늘어져 다시 줄어들지 않는다"라고 한 것이 이것이다(『의학강목』). ○ 고환이 늘어지거나 오므라드는 것은 찬 기운이 있거나 열 기운이 있기 때문이다. 열이 바깥에 있고 찬 기운이 안에 있으면 고환이 늘어지는데, 이는 여름 기운 때문이다. 찬 기운이 바깥에 있고 열이 안에 있으면 고환이 오므라드는데 이는 겨울 기운 때문이다. 병이 없는 사람을 예로 들어보면 여름에 더울 때 고환이 늘어지고, 겨울에 날이 추울 때는 금방 쪼그라들어 위로 올라붙는다. 겨울에는 양기가 안에 있고 음기가 바깥에 있는 까닭에 찬 기운이 밖에 있으면 피부가 당겨지고 피부가 당겨지면 고환이 오므라든다. 여름에는 음기가 안에 있고 양기가 바깥에 있는 까닭에 열이 바깥에 있으면 피부가 느슨해지고 피부가 느슨해지면 고환이 늘어진다. 이것이 퇴산이 생기는 모양새이다. 상한이나 열병에서 열이 궐음경으로 들어가 고환이 오므라드는 것은 열이 근筋을 상하여 근이 당기기 때문이다. 화火가 세지면 근이 당기는데 이것도 같은 이유이다(『의학강목』). ○ 음축이 여자에게서는 음문이 당기고 아프면서 아랫배까지 당기며 아픈 것이다(『의학입문』). ○ 남자가 음정으로 붓고 팽팽해지는 것과 음경의 여러 병에는 용담사간탕을 두루 쓴다(처방은 앞에 있다). ○ 고환이 오므라드는 것에 대한 자세한 내용은 「상한문」을 보거나 「곽란문」을 참고하라. ○ 어떤 청년이 음경이 길게 늘어져 붓고 힘이 없어 거죽이 처져서 늘 축축해져 사타구니에 쓸려서 걷기가 어렵고, 양 옆구리의 기가 거꾸로 치밀어올라 팔다리에 힘이 없었는데, 먼저 소시호탕(처방은 「한문」에 있다)에 황련을 많이 넣어 습열을 풀고 (그 다음에는) 황백을 조금 넣어 거꾸로 치미는 기운을 내려주니 부기가 점점 줄어들었다. 외용으로 수세미[絲瓜]즙에 오배자가루를 타서 붙이니 나았다(단심).

---

158 『醫學綱目』 卷之十四 前陰諸疾 「陰縮陰縱」(앞의 책, 270쪽). '丹', 곧 朱震亨의 글을 인용하였다. "鮑兄二十余歲, 玉莖挺長, 腫而痿, 皮塌常潤, 磨股不能行, 兩脇氣上, 手足倦弱. 先以小柴胡加黃連大劑行其濕熱, 略加黃柏降其逆上之氣, 其挺腫漸收, 漸減及半, 但莖中有一堅塊未消, 遂以靑皮爲君, 佐以散風之劑, 末服, 外以絲瓜汁調五味子末, 傅之而愈." 『醫學綱目』에서는 외용약으로 오미자를 썼는데, 『名醫類案』에서는 五味子 대신 五倍子를 쓰기도 한다고 하였다(『名醫類案』 卷八 「前陰病」).

脫陽證

詳見救急.

탈양증

「구급문」에 자세히 나와 있다.

陰痿

陰痿皆耗散過度, 傷于肝筋所致. 經云, 足厥陰之經, 其病傷于內, 則不起, 是也〔綱目〕[159][160]. ○ 陰痿乃七傷之疾, 虛勞門參考. ○ 陰痿, 宜還少丹, 五精丸, 上丹, 膃肭補天丸, 固本健陽丹 方見婦人, 九仙靈應散.

還少丹

治下部脈微細, 陰痿不起.

熟地黃, 枸杞子 各一兩半, 山藥, 牛膝, 遠志, 山茱萸, 巴戟, 白茯苓, 五味子, 石菖蒲, 肉蓯蓉, 楮實子, 杜冲, 茴香[161].

右爲末, 蜜和棗肉爲丸, 梧子大, 空心, 溫酒或鹽湯下, 三五十丸〔集略〕[162]. ○ 亦有鬱火甚而致痿者, 非還少丹所能起, 當服黃柏知母淸火堅腎之藥[163]〔節齊〕.

五精丸

治腎虛陰痿.

秋石, 鹿角霜, 白茯苓, 陽起石, 山藥 各等分.

右爲末, 酒糊和丸, 梧子大, 每服五十丸. 常近火氣, 使乾燥服之, 無戀膈之患[164][165]〔丹心〕.

---

159 『靈樞』「經筋第十三」. "足厥陰之筋, 起於大指之上, 上結於內踝之前, 上循脛, 上結內輔之下, 上循陰股, 結於陰器, 絡諸筋. 其病足大指支內踝之前痛, 內輔痛, 陰股痛轉筋, 陰器不用. 傷於內則不起, 傷於寒則陰縮入, 傷於熱則縱挺不收. 治在行水淸陰氣. 其病轉筋者, 治在燔鍼刺, 以知爲數, 以痛爲輸, 命曰季秋痺也."

160 『醫學綱目』卷之十四 前陰諸疾「陰痿陰汗陰冷陰

음위

음경이 시드는 것은 모두 지나치게 소모하여 간肝의 경근이 상하였기 때문이다. 『영추』에서 "족궐음경맥의 병은 안〔內, 성생활〕으로 상하면 〔음경이〕 일어서지 않는다"고 한 것이 바로 이것이다(『의학강목』). ○ 음경이 시든 것은 칠상의 병이니 「허로문」을 참고하라. ○ 음위陰痿에는 환소단, 오정환, 상단, 올눌보천환, 고본건양단(처방은 「부인문」에 있다), 구선영응산 등을 쓴다.

환소단

척맥이 미세하고 음경이 시들어 서지 않는 것을 치료한다.

숙지황 · 구기자 각 한 냥 반, 산약 · 우슬 · 원지 · 산수유 · 파극 · 백복령 · 오미자 · 석창포 · 육종용 · 저실자 · 두충 · 회향 각 한 냥.

위의 약들을 가루내어 꿀과 대조육으로 반죽하여 오자대의 알약을 만들어 빈속에 서른에서 쉰 알씩 따뜻한 술이나 소금 끓인 물로 먹는다(집략). ○ 또 울화가 심하여 음경이 시드는 경우도 있는데 환소단으로 서게 할 수 없으니 황백이나 지모같이 화火를 내리고 신腎을 튼튼하게 하는 약을 먹어야 한다(『명의잡저』).

오정환

신腎이 허하여 음경이 시든 것을 치료한다.

추석 · 녹각상 · 백복령 · 양기석 · 산약 각 같은 양.

위의 약들을 가루내어 술로 쑨 풀로 반죽하여 오자대의 알약을 만들어 쉰 알씩 먹는다. 늘 화기 옆에 두고 말려서 먹으면 〔음경이 시들어서〕 애만 태울 염려가 없다(『단계심법부여』).

痿」(앞의 책, 270쪽).

161 이상의 약재 분량은 各一兩이다.

162 여기에서의 '鬱火'는 腎經의 울화를 말한다.

163 王綸, 『明醫雜著』 卷之三 「男子陰痿」(앞의 책, 93-94쪽).

164 『丹溪心法附餘』에는 '膈'이 '隔'으로 되어 있다.

165 『丹溪心法附餘』 卷之十九 虛損門 「補損」(앞의 책, 681쪽).

上丹

治勞傷虛損, 男子絶陽, 庶事不興.

五味子 八兩, 蛇床子, 兔絲子, 百部根, 杜冲, 白茯苓, 防風, 巴戟, 肉蓯蓉, 山藥, 遠志, 枸杞子, 柏子仁 各二兩.

右爲末, 蜜丸梧子大, 空心, 溫酒, 或鹽湯, 下五十丸〔局方〕[166].

膃肭補天丸

治虛損陰痿.

胡桃肉 三兩, 白朮 二兩半, 白芍藥, 黃芪, 熟地黃, 杜冲, 牛膝, 破故紙, 川練肉, 遠志 各二兩, 膃肭臍, 人蔘, 白茯苓, 枸杞子, 當歸, 川芎, 茴香 各一兩半, 木香, 茯神, 甘草 蜜灸 各一兩, 沈香 五錢.

右爲末, 用膃肭製酒[167]煮麪糊和丸, 如梧子大, 空心, 溫酒或鹽湯下五七十丸〔入門〕[168].

九仙靈應散

治男子陰濕陽痿, 每逢不擧.

附子 炮, 蛇床子, 紫梢花, 遠志, 石菖蒲, 海螵蛸, 丁香, 木鱉子 各二錢, 小腦 一錢半.

右麤末, 每五錢, 水三椀煎至一椀半, 溫洗濕處幷陰囊, 日二次, 留水再溫洗, 多洗尤好[169]〔回春〕.

---

166 『太平惠民和劑局方』 卷五 「補虛損」(앞의 책, 177-178쪽).

167 『醫學入門』에는 ‘膃肭製酒’가 ‘制膃肭酒’로 되어 있다. "膃肭臍를 법제할 때 쓰던 술을 말한다. 膃肭臍는 酒浸一日한 다음 종이로 싸서 文火로 향기가 날 정도로 구워서 쓴다"(『精校對譯 東醫寶鑑』 外形篇, 593쪽 주249).

168 『醫學入門』 外集 卷六 「雜病用藥賦」(앞의 책, 545

상단

〔몸이나 마음을〕 너무 써서 허해져 남자가 양기가 끊어져 어떤 경우에도 일어서지 않는 것을 치료한다.

오미자 여덟 냥, 사상자·토사자·백부근·두충·백복령·방풍·파극·육종용·산약·원지·구기자·백자인 각 두 냥.

위의 약들을 가루내어 꿀로 반죽하여 오자대의 알약을 만들어 빈속에 쉰 알씩 따뜻한 술이나 소금 끓인 물로 먹는다(『태평혜민화제국방』).

올눌보천환

몸이 허하여 음경이 시든 것을 치료한다.

호도육 석 냥, 백출 두 냥 반, 백작약·황기·숙지황·두충·우슬·파고지·천련육·원지 각 두 냥, 올눌제·인삼·백복령·구기자·당귀·천궁·회향 각 한 냥 반, 목향, 복신, 감초(꿀에 축여 구운 것) 각 한 냥, 침향 닷 돈.

〔올눌제를 제외한〕 위의 약들을 가루내어 올눌제를 법제했던 술로 쑨 밀가루 풀로 반죽하여 오자대의 알약을 만들어 빈속에 쉰에서 일흔 알씩 따뜻한 술이나 소금 끓인 물르 먹는다(『의학입문』).

구선영응산

남자의 음부가 축축하고 음경이 시들어 성교할 때마다 서지 않는 것을 치료한다.

부자(싸서 구운 것), 사상자, 자초화, 원지, 석창포, 해표초, 정향, 목별자 각 두 돈, 장뇌 한 돈 반.

위의 약들을 거칠게 가루내어 닷 돈에 물 세 사발을 붓고 한 사발 반이 되게 달여 축축한 곳과 고환을 하루 두 번씩 따뜻하게 씻고 남은 물을 다시 데워 씻는데, 여러 번 씻으면 더욱 좋다(『만병회춘』).

〔쪽).

169 『萬病回春』 卷之四 「補益」(앞의 책, 200쪽). 원문
　　과 들고남이 있다.

陰冷

下部陽虛, 陰冷如氷, 宜八味丸 方見五藏, 加減內固丸, 十補丸, 吳茱萸湯, 淸魂湯, 回春散, 助陽散. ○ 一僧病疝, 冷氣上貫齒, 下貫腎, 緊若繩挽, 兩睾時腫而冷. 戴人診兩手脈細而弱, 斷之曰, 秋脈也. 此因金氣在上, 下伐肝木, 木畏金, 抑而不伸, 故病如是. 肝氣盤礴, 不能下榮於睾丸, 故其寒實非寒也. 木受金制, 傳之胃土, 胃爲陽明, 故上貫齒. 肝木者, 心火之母也, 母旣不伸, 子亦屈伏. 故下冷而水化乘之. 經曰, 木鬱則達之, 土鬱則泄之[170]. 令涌泄四次, 果覺氣和, 睾丸痒而煖. 戴人曰, 氣已入睾中矣. 以茴香蓬朮之藥, 使服之, 一月而愈〔子和〕[171].

---

170 『素問』「六元正紀大論第七十一」. "鬱之甚者, 治之奈何. 岐伯曰, 木鬱達之, 火鬱發之, 土鬱奪之, 金鬱泄之, 水鬱折之, 然調其氣過者折之, 以其畏也, 所謂瀉之."

171 『儒門事親』卷七「寒疝亦名水疝九十五」(앞의 책, 204쪽).

음랭

하초의 양기가 허하여 음부가 얼음같이 차가운 데에 팔미환(처방은 「오장문」에 있다), 가감내고환, 십보환, 오수유탕, 청혼탕, 회춘산, 조양산 등을 쓴다. ○ 어떤 중이 산병을 앓아 냉기가 위로 이[齒]를 관통하고 아래로 신腎을 관통하여 마치 줄이 당기듯이 팽팽하고, 양쪽 고환이 때때로 붓고 싸늘하였다. 장종정이 두 손의 맥을 짚으니 세細하고 약弱하였다. 이에 판단하여 말하기를 "이것은 추맥秋脈이다. 이는 금기가 위에 있어서 아래로 오행의 목木에 해당하는 간肝을 치므로 목이 금金을 어려워하여 억눌려 펴지 못하게 되어 병이 이렇게 된 것이다"라고 하였다. 간기는 가득 차 있으나 아래로 고환을 성하게 하지 못하는 까닭에 그 찬 기운은 실은 찬 기운이 아니다. 목이 금의 제약을 받아 오행의 토土에 해당하는 위胃로 전해주는데, 위는 양명이므로 위[上]로 치아를 관통한 것이다. 오행의 목에 해당하는 간은 화火에 해당하는 심心의 어미인데, 어미가 이미 〔자신의 기를〕 펴지 못하여 자식 또한 굴복하게 된다. 따라서 아래가 서늘해지고 수가 화를 올라타게 되는 것이다. 『소문』에서는 "목기가 뭉치면 뚫어주고 토기가 뭉치면 설사시켜야 한다"고 하였다. 네 차례 토하게 하고 설사시키니 기가 고르게 되고 고환이 가렵고 따뜻해지는 것을 느끼게 되었다. 장종정이 "기가 이미 고환 속으로 들어갔다"고 하였다. 회향과 봉출 같은 약을 한 달 먹이니 나았다(『유문사친』).

加減內固丸

治命門火衰, 腎寒陰痿, 元陽虛憊.

巴戟, 肉蓯蓉, 山茱萸, 兔絲子 各三兩, 破故紙 二兩半, 石斛,
胡蘆巴 各二兩, 茴香 一兩, 附子 五錢.

右爲末, 蜜丸梧子大, 溫酒, 或鹽湯, 下五七十丸〔入門〕[172].

十補丸

治寒疝陰冷, 及小腸膀胱奔豚等證.

附子 一兩 防風一兩, 剉如豆大, 鹽四兩黑豆一合, 同炒附子裂, 去諸藥. 只
取附子, 胡蘆巴, 木香, 巴戟, 川練肉, 肉桂, 玄胡索, 蓽澄茄, 茴
香 炒, 破故紙 炒 各一兩.

右爲末, 糯米粉酒打糊和丸, 梧子大, 朱砂爲衣, 酒下五七十丸
〔丹心〕[173].

吳茱萸湯

治厥疝上逆, 陰冷囊寒.

川烏, 細辛 各七分半, 吳茱萸 五分, 良薑, 當歸, 乾薑, 肉桂
各二分半.

右剉作一貼, 水煎服〔正傳〕[174].

172 『醫學入門』外集 卷六 「雜病用藥賦」(앞의 책, 547 　　174 『醫學正傳』卷之四 「疝氣」 '方法'(앞의 책, 237쪽).
　　쪽).

173 『丹溪心法附餘』卷之十七 濕鬱門 「疝痛」(앞의 책,
　　610쪽).

가감내고환

명문의 화가 쇠약하여 음경이 차갑고 시들며 원양元陽이 허약해진 것을 치료한다.

파극 · 육종용 · 산수유 · 토사자 각 석 냥, 파고지 두 냥 반, 석곡 · 호로파 각 두 냥, 회향 한 냥, 부자 닷 돈.

위의 약들을 가루내어 꿀로 반죽하여 오자대의 알약을 만들어 쉰에서 일흔 알씩 따뜻한 술이나 소금 끓인 물로 먹는다(『의학입문』).

십보환

한산寒疝으로 음경이 차가운 것과 소장기, 방광기, 분돈 등을 치료한다.

부자 한 냥(방풍 한 냥을 콩만하게 썰어 소금 넉 냥, 흑두 한 홉과 함께 부자가 터질 정도로 볶아 다른 약은 버리고 부자만 골라놓는다), 호로파, 목향, 파극, 천련육, 육계, 현호색, 필징가, 회향(볶은 것), 파고지(볶은 것) 각 한 냥.

위의 약들을 가루내어 술로 쑨 찹쌀가루 풀로 반죽하여 오자대의 알약을 만들어 주사로 옷을 입혀 쉰에서 일흔 알씩 술로 먹는다(『단계심법부여』).

오수유탕

궐산으로 〔기가〕 위로 치밀어 음부가 냉하고 고환이 차가운 것을 치료한다.

천오 · 세신 각 일곱 돈 반, 오수유 닷 푼, 양강 · 당귀 · 건강 · 육계 각 두 푼 반.

위의 약들을 썰어 한 첩으로 하여 물에 달여 먹는다(『의학정전』).

淸魂湯

治外腎冷, 前陰痿, 陰囊濕痒.
柴胡, 酒黃柏, 生甘草 各一錢, 升麻, 澤瀉 各七分半, 當歸梢,
羌活, 麻黃根, 防己, 草龍膽, 赤茯苓 各五分, 紅花 一分, 五味
子 九粒.
右剉作一貼, 水煎服〔東垣〕[175].

回春散

治陰冷如神. ○ 歌曰, 一錢白礬八分丹 黃丹也, 二分胡椒細細
硏, 焰硝一分共四味, 好醋調和手內攤. ○ 又歌曰, 男左女右合
陰處, 渾身是汗濕衣衫, 此方用者如神效, 不義之人不可傳〔醫
鑑〕[176].

助陽散

治急陰冷.
乾薑, 牡蠣 各一兩.
右爲末, 以燒酒調稠搽手上, 用雙手揉外腎. 婦人揉兩乳〔醫鑑〕[177].

175 『蘭室秘藏』 卷下 陰痿陰汗門 「陰痿陰汗及臊臭論」
　　(앞의 책, 229-230쪽).
176 『古今醫鑑』 卷七 「痼冷」 '方' (앞의 책, 176-177쪽).
177 『古今醫鑑』 卷七 「痼冷」 '方' (앞의 책, 177쪽).

청혼탕

음경이 차갑고 시들며 고환이 축축하면서 가려운 것을 치료한다.

시호 · 주황백 · 생감초 각 한 돈, 승마 · 택사 각 일곱 푼 반, 당귀초 · 강활 · 마황근 · 방기 · 용담초 · 적복령 각 닷 푼, 홍화 한 푼, 오미자 아홉 알.

위의 약들을 썰어 한 첩으로 하여 물에 달여 먹는다(『난실비장』).

회춘산

음부가 서늘한 것을 치료하는 데 아주 좋다. ○ 어떤 노래에서 "백반 한 돈에 황단 여덟 푼, 호초 두 푼을 곱게 갈아서 염초 한 푼을 합하여 약 네 가지를 좋은 식초에 타서 손 안에 발라라"라고 하였다. ○ 또 어떤 노래에서는 "남자는 왼손, 여자는 오른손을 음부에 갖다 대면 온몸은 땀이요, 옷가지가 젖는다. 이 처방을 쓰면 기가 막히나, 마음이 바르지 않은 사람에게는 전하지 말라"고 하였다(『고금의감』).

조양산

갑자기 음경이 차가워진 것을 치료한다.

건강 · 모려 각 한 냥.

위의 약들을 가루내어 소주에 타서 손바닥 위에 두텁게 발라 두 손으로 음경을 주무른다. 부인은 양쪽 젖가슴을 주무른다(『고금의감』).

陰腫

陰囊腫大或不痛, 卽水癀之類. 新發者, 宜三白散, 橘核散, 久者, 宜橘核丸 三方見上. ○ 陰腫, 宜五苓散 方見寒門, 合三疝湯 方見上, 加靑皮檳榔木通, 空心煎服〔入門〕. ○ 陰腫偏大或痛, 牡蠣 煅粉, 乾薑炮末一兩, 水調如糊, 塗病處, 卽愈〔本草〕. ○ 陰腫, 宜用蟬退散. ○ 小兒外腎腫大, 莖物通明, 牡蠣粉津唾調塗. 又地龍糞薄荷汁, 調塗. 葱白汁甘草汁, 皆可〔本草〕. ○ 大人小兒, 陰腫硬痛, 地龍不去土爲末, 蚯蚓糞等分, 以雞子淸, 調付患處, 綿巾包裹, 登時縮上. 卽洗去, 如神〔種杏〕.

蟬退散

治陰囊忽腫大, 多因坐地觸風濕, 或虫蟻吹着.

蟬蛻 五錢.

水煎, 洗腫處, 再三次, 服五苓散, 合三疝湯, 如上法〔得效〕.

178 『醫學入門』 卷四 雜病分類 水腫 「莖囊」(앞의 책, 372-373쪽). 원문과 들고남이 있다.

179 『證類本草』 卷二十 蟲魚部上品總五十種 「牡蠣」(政和本 389쪽, 四庫本 837쪽). 원문과 들고남이 있다.

180 『證類本草』 卷二十二 蟲部下品總八十一種 「白頸蚯蚓」(政和本 422쪽, 四庫本 903쪽). 원문과 들고남이 있다.

181 『種杏仙方』 卷二 「疝氣」(앞의 책, 59쪽).

음종

고환이 크게 부었지만 아프지 않은 것은 수퇴 종류이다. 갓 생긴 데에는 삼백산이나 귤핵 산을 쓰고, 오래된 데에는 귤핵환을 쓴다(세 처방 모두 앞에 있다). ○ 고환이 부은 데에는 오령산(처방은 「한문」에 있다)에 삼산탕(처방은 앞에 있다)을 합하고, 청피·빈랑·곡통을 더 넣고 달여서 빈속에 먹는다(『의학입문』). ○ 고환 한쪽이 부어서 커지고 아프기도 한 데 에는 모려(불에 달구어 가루낸 것), 건강(싸서 구워 가루낸 것) 한 냥을 물에 풀처럼 개어서 아픈 곳에 바르면 바로 낫는다(『증류본초』). ○ 고환이 부은 데에는 선퇴산을 쓴다. ○ 아 이의 고환〔外腎〕이 부어서 커지고 음낭이 말갛게 비치는 데는 모려분을 침에 개어 바른다. 또 지룡분을 박하즙에 개어 바른다. 총백즙이나 감초즙〔에 개어 발라〕도 된다(『증류본초』). ○ 어른이나 아이의 고환이 부어 딴딴하고 아픈 데에는 지룡(흙을 털지 않고 가루낸 것)과 구인분을 같은 양으로 하여 달걀 흰자위로 개어 아픈 곳에 붙이고 무명 수건으로 감싸면 바 로 오므라든다. 〔오므라들면〕 바로 씻어내는데 아주 잘 낫는다(『종행선방』).

선퇴산

고환이 갑자기 크게 부은 것을 치료한다. 〔이 병은〕 땅바닥에 앉아서 풍습에 감촉되었거 나 벌레나 개미가 물어서 잘 생긴다.

선태 닷 돈.

위의 약을 물에 달여 부은 곳을 두세 차례 씻고, 오령산에 삼산탕을 합하여 앞의 방법대로 달여 먹는다(『세의득효방』).

---

182 『世醫得效方』에는 '吹'가 '咬'(물 교)로 되어 있다.

183 『世醫得效方』 卷第十二 小方科 「陰腫」(앞의 책, 215쪽).

囊癰

詳見癰疽.

낭옹

「옹저문」에 자세히 나와 있다.

陰囊濕痒

陰囊濕痒, 謂之腎藏風. 人之精血不足, 內爲嗜慾所耗, 外爲風冷所乘, 風濕毒氣, 從虛而入, 囊下濕痒, 或生瘡皮脫. 下注則兩脚生瘡癬, 或耳鳴眼昏. 宜活血驅風散, 蒺藜散, 四生散, 乳香龍骨散, 烏頭丸, 椒粉散[直指][184].

活血驅風散

治腎藏風, 囊下濕痒, 脚生瘡癬.

白蒺藜 炒, 當歸, 川芎, 白芷, 細辛, 桃仁, 半夏, 槐潤[185], 白芍藥, 五靈脂, 甘草 生 各六分, 蒼朮, 杜冲, 桂皮, 薏苡仁, 天麻, 橘紅, 檳榔, 厚朴, 枳殼 各三分.

右剉作一貼, 薑五棗二, 水煎, 入乳香末少許, 空心服之. 乳香以佐心氣, 使心腎相交也[直指][186].

蒺藜散

治癘風上攻, 耳鳴目眩, 下注陰濕瘡痒.

草烏 水浸三日, 逐日換水, 去皮, 晒乾, 白蒺藜 炒 各五錢, 白芷, 白附子, 生蒼朮 炒, 荊芥穗 各二錢半.

右爲末, 米糊和丸, 梧子大, 鹽酒下, 三五十丸[直指][187].

184 『仁齋直指』卷十九 腎臟風瘡 「腎瘡方論」(앞의 책, 367쪽). 원문과 들고남이 있다.

185 '槐潤'이 '槐角'으로 된 곳도 있다. 槐潤은 회화나무의 樹脂 Sophora japonica L.(Leguminosae)를 말한다. 『東醫寶鑑』雜病篇 「雜方」의 救苦膏 항목에서는 槐潤이 없으면 桃膠를 쓰라고 하였다.

186 『仁齋直指』卷十九 腎臟風瘡 「腎瘡證治」(앞의 책, 367-368쪽).

고환이 축축하고 가려운 것

고환이 축축하고 가려운 것을 신장풍腎藏風이라고 한다. 정혈이 부족한데다가 안으로는 내키는 대로 성생활을 지나치게 하여 소모하고 밖으로는 풍사와 냉기가 침범하여 풍과 습의 독기가 허한 곳을 따라 들어와 고환 아래가 축축하고 가렵거나 헐어서 살갗이 벗겨지게 된다. 아래로 내려가면 두 다리에 헌데나 부스럼이 생기고 또는 귀가 울고 눈이 침침해진다. 활혈구풍산, 질려산, 사생산, 유향용골산, 오두환, 초분산 등을 쓴다(『인재직지』).

활혈구풍산

신장풍으로 고환 아래가 축축하고 가려운 것과 다리가 헐거나 부스럼이 생긴 것을 치료한다.

백질려(볶은 것), 당귀, 천궁, 백지, 세신, 도인, 반하, 괴윤, 백작약, 오령지, 감초(날것) 각 여섯 푼, 창출·두충·계피·의이인·천마·귤홍·빈랑·후박·지각 각 서 푼.

위의 약들을 썰어 한 첩으로 하여 생강 다섯 쪽, 대추 두 개를 넣고 물에 달여 유향가루를 조금 넣어 빈속에 먹는다. 유향은 심기를 도와 심心과 신腎이 교통하게 해준다(『인재직지』).

질려산

퇴풍[신장풍]이 위를 쳐서 귀가 울고 눈이 아찔하며 아래로 흘러 내려가 음부가 축축하고 헐며 가려운 것을 치료한다.

초오(날마다 물을 갈아주면서 사흘 동안 물에 담갔다가 껍질을 버리고 햇볕에 말린 것), 백질려(볶은 것) 각 닷 돈, 백지, 백부자, 생창출(볶은 것), 형개수 각 두 돈 반.

위의 약들을 가루내어 쌀로 쑨 풀로 반죽하여 오자대의 알약을 만들어 서른에서 쉰 알씩 소금 탄 술로 먹는다(『인재직지』).

---

187 『仁齋直指』卷十九 腎臟風瘡 「腎瘡證治」(앞의 책,
　368쪽).

四生散

治腎藏風, 脚下生瘡癬, 或兩耳鳴痒.

白蒺藜, 黃芪, 獨活[188], 白附子 各等分.

右爲末, 每二錢, 薄荷酒, 調下. ○ 或以猪腰子批開, 入藥末二錢, 合定裹, 煨香熟. 空心, 細嚼以鹽酒, 送下, 卽差[局方][189].

乳香龍骨散

治外腎濕痒[190], 滛爛如瘑[191].

龍骨, 石膏生, 五倍子 各二錢半, 白芨, 乳香, 黃丹 各一錢二分半, 麝香 少許.

右爲末, 先以苦參大腹皮紫蘇葉煎湯, 溫洗後糝付[東垣][192].

烏龍丸

治腎藏風, 下注生瘡癬.

川烏, 草烏 各一兩 以黑豆半升, 煮透軟, 去皮臍, 切晒乾, 入白附子, 天麻, 地龍 各五錢.

右爲末, 酒糊和丸, 梧子大, 空心, 鹽湯, 吞下三五十丸[本事][193].

椒粉散

治陰囊濕痒.

麻黃根 二錢, 黑狗脊 卽貫衆也, 蛇床子 各一錢, 川椒, 當歸梢, 猪苓 各六分, 斑猫 四枚, 輕粉, 紅花 各少許.

右爲末, 乾糝, 避風冷[東垣][194].

---

188 『太平惠民和劑局方』에는 ‘獨活’이 ‘羌活’로 되어 있다.

189 『太平惠民和劑局方』卷一「諸風」(앞의 책, 36쪽). "治男子婦人肝腎風毒上攻, 眼赤痒痛不時, 羞明多淚. 下注脚膝生瘡, 及偏身風癬, 服藥不驗, 居常多覺兩耳中痒, 正宜服此, 無不取效."

190 ‘滛’은 ‘淫’의 俗字이다.

191 ‘瘑’는 『醫學入門』卷首「音字」에서 "瘑, 音衣"라고 하였다. 이 字는 자전에 나오지 않는 字로 뜻이 불분명하다.

사생산

신장풍으로 다리 아래쪽이 헐고 부스럼이 생기거나 두 귀가 울며 가려운 것을 치료한다.

백질려 · 황기 · 독활 · 백부자 각 같은 양.

위의 약들을 가루내어 두 돈씩 박하술에 타서 먹는다. ○ 또는 돼지 콩팥을 얇게 저며 벌려서 그 속에 약가루 두 돈을 넣고 잘 여며 싸서 냄새가 날 정도로 구워 익힌다. 빈속에 소금 탄 술로 잘게 씹어 넘기면 바로 낫는다(『태평혜민화제국방』).

유향용골산

고환[외신]이 축축하고 가려운 것과 퍼져가며 심하게 짓무르는 것을 치료한다.

용골, 석고(날것), 오배자 각 두 돈 반, 백급 · 유향 · 황단 각 한 돈 두 푼 반, 사향 조금.

위의 약들을 가루내어 먼저 고삼 · 대복피 · 자소엽을 끓여 따뜻할 때 〔환부를〕 씻은 다음에 〔이 약을〕 뿌려준다(동원).

오두환(오룡환)

신장풍이 아래로 흘러 들어가 헐고 부스럼이 생긴 것을 치료한다.

천오 · 초오 각 한 냥(이 두 가지는 검은콩 반 되와 푹 무르게 삶아 껍질과 배꼽은 버리고 썰어서 햇볕에 말린다), 백부자 · 천마 · 지룡 각 닷 돈.

위의 약들을 가루내어 술로 쑨 풀로 반죽하여 오자대의 알약을 만들어 빈속에 서른에서 쉰 알씩 소금 끓인 물로 먹는다(『보제본사방』).

초분산

고환이 축축하고 가려운 것을 치료한다.

마황근 두 돈, 흑구척(곧 관중이다) · 사상자 각 한 돈, 천초 · 당귀초 · 저령 각 여섯 푼, 반묘 네 개, 경분 · 홍화 각 조금씩.

위의 약들을 가루내어 마른 채로 뿌려 바르고 바람이나 찬 기운을 피한다(『난실비장』).

192 『仁齋直指』 卷十九 腎臟風瘡 「腎臟方論」(앞의 책, 367쪽).

193 『普濟本事方』 卷第四 「腎臟風及足膝腰腿脚氣等質」 '烏頭丸'(앞의 책, 412쪽). "治腎臟風, 上攻下注生瘡幷癬." 『東醫寶鑑』 外形篇 「陰囊濕痒」 조문에는 처방 명 '烏龍丸'이 '烏頭丸'으로 되어 있으므로 번역에서는 오두환이라고 하였다.

194 『蘭室秘藏』 卷下 陰痿陰汗門 「陰痿陰汗及臊臭論」(앞의 책, 230쪽).

疝痛劫藥[195]

寒疝入腹刺痛, 及小腸膀胱氣, 痛劇, 宜梔附湯. ○ 劫疝痛藥, 烏頭梔子, 並切炒, 擂[196] 細順流水[197], 入薑汁調服. 梔子以降濕熱, 烏頭以破寒鬱, 皆下焦之藥, 而烏頭爲梔子所引, 其性急速, 不容胃中停留也〔正傳〕[198].

○ 又方

桂枝, 山梔 炒, 川烏 細切炒.

右爲末, 薑汁糊和丸, 薑湯下三四十丸, 大能劫痛〔綱目〕[199].

梔附湯

能劫疝止痛.

山梔 四十九枚 燒半過, 大附子 一箇 炮熟.

右剉取二錢, 水一盞酒半盞, 煎至七分, 去滓, 入鹽一撮, 溫服. 盖川烏, 治外束之寒, 梔子治內鬱之熱也〔綱目〕[200]. ○ 一名倉卒散.

神聖代鍼散

治諸疝, 極痛不可忍, 服之神效 方見上.

195 '劫藥'은 증상을 신속하게 경감시키고, 증상의 악화를 막는 약물을 말한다.
196 '擂', 갈 뢰.
197 '順流水'는 성질이 순하고 아래로 흐르는 물이다.
198 『醫學正傳』 卷之四 「疝氣」 '方法'(앞의 책, 235쪽).
199 『赤水玄珠』 卷十五 疝氣門 「挾虛者」.
200 『醫學綱目』 卷之十四 肝膽部 「諸疝」 '蒺藜湯'(앞의 책, 250-251쪽)의 "治陰疝牽引小腹痛, 諸厥疝, 卽陰疝也, 房欲勞痛不可忍者. 蒺藜炒去尖附子炮去皮臍山梔仁各半兩, 上研爲末, 每服三錢, 水一盞

산통을 빨리 없애는 약

한산寒疝이 배로 들어가 찌르듯이 아프고 소장기, 방광기로 심하게 아픈 데는 치부탕을 쓴다. ○ 산통을 빨리 없애는 약으로는 오두와 치자를 함께 썰어 볶아서 순류수에 곱게 갈아 생강즙을 넣어 먹는다. 치자는 습열을 내리고 오두는 찬 기운이 뭉친 것을 깨뜨리는데 둘 다 하초의 약으로, 오두는 치자에 끌려서 그 성질이 급하고 빨라져 위胃 속에 머물러 있지 않게 된다(『의학정전』).

○ 또 다른 처방

계지, 산치자(볶은 것), 천오(잘게 썰어 볶은 것).

위의 약들을 가루내어 생강즙으로 쑨 풀로 반죽하여 〔오자대의〕 알약을 만들어 서른에서 마흔 알씩 생강 달인 물로 먹는다. 통증을 매우 빨리 없애준다(강목).

치부탕

산병을 몰아내어 아픔을 빨리 멎게 한다.

산치자 마흔아홉 개(반 이상 태운다), 대부자 한 개(싸서 구워 익힌다).

위의 약들을 썰어 두 돈에 물 한 잔과 술 반 잔을 붓고 칠 푼이 되도록 달여 찌꺼기를 버리고 소금 한 자밤을 넣어 따뜻하게 먹는다. 천오는 밖을 둘러싼 한기를 다스리고, 치자는 안에 뭉친 열을 다스린다(『의학강목』). ○ 창졸산이라고도 한다.

신성대침산

여러 산병으로 참을 수 없이 몹시 아픈 것을 치료하는데, 먹으면 아주 잘 낫는다(처방은 앞에 있다).

半, 煎至七分, 去渣, 食前溫服"과, 같은 책 卷之十
四 肝膽部 「諸疝」(앞의 책, 250쪽)의 "治疝劫痛方.
川烏頭細切梔子仁去殼, 上各等分, 煎湯服之神效.
濕多癲腫者, 烏頭爲君. 蓋川烏頭治外束之寒, 梔仁
治內鬱之熱也"의 두 문장을 재구성한 것이다.

諸疝通治

治疝痛, 用二陳湯, 隨證加減〔入門〕[201]. ○ 四氣七情疝, 通用五苓散 方見寒門, 猪苓澤瀉分陰陽, 以和心與小腸. 白朮利腰臍間濕與死血, 茯苓利膀胱水. 木得桂則枯, 故用以伐肝木〔入門〕[203]. ○ 通治宜胡蘆巴丸 方見上. 又治小腹有形如卵, 上下痛不可忍. ○ 馬藺花丸 方見上, 茱萸內消元 方見上, 復元通氣散 方見氣門. ○ 通治宜茴香練實丸, 木香金鈴丸, 丁香練實丸, 四炒川練丸, 五炒川練丸, 烏附通氣湯, 十味蒼柏散, 神消散.

茴香練實丸

治男子七疝, 婦人帶下瘕聚, 痛不可忍, 皆任脈所主, 治法同焉[204].
川練子 炒, 茴香, 山茱萸, 吳茱萸, 食茱萸, 靑皮, 陳皮, 馬藺花, 芫花 各一兩.
右爲末, 醋糊和丸, 梧子大, 溫酒, 下五十丸〔丹心〕[205].

---

201 『醫學入門』外集 卷七 婦人小兒外科用藥部「癥瘕」(앞의 책, 564쪽).

202 일반적으로 '四氣'는 運氣 용어로, 主氣의 四氣를 말한다. 『醫學入門』에서는 風寒暑濕의 四氣와 칠정으로 인한 산증을 서술한 다음 통용방으로 오령산 등을 언급하고 있다.

203 『醫學入門』外集 卷四 雜病分類 濕類「疝氣」(앞의 책, 377쪽).

204 『丹溪心法附餘』에는 '皆任脈所主, 治法同焉'이 '皆任脈所主陰經也, 乃肝腎受病, 治法同歸於一'로

여러 산병을 두루 치료하는 약

산통을 치료하는 데는 이진탕을 쓰는데 증상에 따라 가감한다(『의학입문』). ○ 사기四氣와 칠정으로 생긴 산병에는 오령산(처방은 「한문」에 있다)을 두루 쓰는데, 저령과 택사는 음기와 양기를 갈라서 심心과 소장을 편안하게 한다. 백출은 허리와 배꼽 사이의 습과 어혈을 빼주고, 복령은 방광의 수기를 빼준다. 목木 기운이 계지를 만나면 마르게 되므로 〔계지를〕써서 간목을 친다(『의학입문』). ○ 호로파원(처방은 앞에 있다)을 두루 쓴다. 또 아랫배에 달걀 같은 것이 있어 올라갔다 내려갔다 하면서 참을 수 없이 아픈 것을 치료한다. ○ 마린화환(처방은 앞에 있다), 수유내소원(처방은 앞에 있다), 복원통기산(처방은 「기문」에 있다) 등을 쓴다. ○ 회향연실환, 목향금령환, 정향연실환, 사초천련환, 오초천련환, 오부통기탕, 십미창백산, 신소산 등을 두루 쓴다.

회향연실환

남자의 칠산과 부인의 대하, 징가, 적취로 참을 수 없이 아픈 것을 치료하는데, 모두 임맥이 주관하므로 치료 방법이 같다.

천련자(볶은 것), 회향, 산수유, 오수유, 식수유, 청피, 진피, 마린화, 원화 각 한 냥.

위의 약들을 가루내어 식초로 쑨 풀로 반죽하여 오자대의 알약을 만들어 쉰 알씩 따뜻한 술로 먹는다(『단계심법부여』).

되어 있다.

205 『丹溪心法附餘』 卷之十七 濕鬱門 疝痛 「茴香練實
　　丸」(앞의 책, 606쪽).

木香金鈴丸

治諸般疝氣, 及外腎腫脹痛, 一服立應.

乳香, 沒藥, 木香, 附子 炮, 茴香 鹽炒, 川練肉, 玄胡索, 全蝎 炒, 人蔘 各等分.

右爲末, 酒糊和丸, 梧子大, 空心, 黃酒下百丸[206]〔醫鑑〕[207].

丁香練實丸

治男子七疝, 女子瘕聚帶下.

當歸, 附子 炮, 川練肉, 茴香 各一兩. 右剉, 好酒三升, 煮酒盡爲度, 焙作細末. 每藥末一兩, 入丁香, 木香 各二錢, 全蝎 十三箇, 玄胡索 一兩.

右並爲末, 與前藥, 拌勻酒糊和丸, 梧子大, 空心, 酒下百丸. 凡疝氣帶下, 皆屬於風, 全蝎治風之聖藥, 川練茴香, 皆入小腸經, 當歸玄胡索, 和血止痛. 疝氣帶下, 皆積寒邪於小腸之間, 故以附子佐之, 丁香木香爲引導也. 有人患疝痛三年, 服此三劑, 良愈〔綱目〕[208].

목향금령환

여러 산기 및 고환〔외신〕이 붓고 팽팽하게 아픈 것을 치료하는데, 한 번 먹으면 바로 효과가 있다.

유향, 몰약, 목향, 부자(싸서 구운 것), 회향(소금물에 축여 볶은 것), 천련육, 현호색, 전갈(볶은 것), 인삼 각 같은 양.

위의 약들을 가루내어 술로 쑨 풀로 반죽하여 오자대의 알약을 만들어 빈속에 백 알씩 황주로 먹는다(『고금의감』).

정향연실환

남자의 칠산과 여자의 징가, 적취, 대하를 치료한다.

당귀, 부자(싸서 구운 것), 천련육, 회향 각 한 냥. 이 약들을 썰어서 좋은 술 석 되를 붓고 술이 다 졸아들 때까지 달여서 약한 불에 말려 곱게 가루낸다. 이 약가루 한 냥에 정향·목향 각 두 돈, 전갈 열세 마리, 현호색 한 냥을 넣는다.

위의 약들을 함께 가루내어 앞의 약들과 고루 섞어 술로 쑨 풀로 반죽하여 오자대의 알약을 만들어 빈속에 백 알씩 술로 먹는다. 산기와 대하는 모두 풍에 속한다. 전갈은 풍을 다스리는 아주 좋은 약이고, 천련과 회향은 모두 소장경으로 들어가며, 당귀와 현호색은 혈을 조화롭게 하고〔和血〕 아픔을 멎게 한다. 산기와 대하는 소장 사이에 찬 기운이 쌓인 것이므로 부자를 좌약으로 하고, 정향과 목향이 끌고 가게 한다. 어떤 사람이 산통을 앓은 지 2년이 되었는데 이 약을 세 첩 먹고 좋아졌다(『의학강목』).

四炒川練丸

治一切疝氣腫痛縮小, 久服斷根.

川練肉 一斤 作四分, 一分用麩一合, 斑猫四十九枚, 同炒, 一分用麩一合, 巴戟一兩, 同炒, 一分麩一合, 巴豆四十九枚, 同炒, 一分用鹽一兩, 茴香一合, 同炒, 並以麩黃色爲度, 揀去同炒藥, 只取川練肉, 再加木香, 破故紙 炒 各一兩.

爲末, 酒糊和丸, 梧子大, 每五十丸, 鹽湯下, 日三服〔入門〕[209].

五炒川練丸

治諸疝.

川練肉 五兩.

將一兩, 斑猫三箇同炒, 一兩, 茴香三錢鹽五分同炒, 一兩, 破故紙三錢同炒, 一兩, 黑丑三錢同炒, 一兩, 蘿葍子一錢同炒, 揀去同炒藥, 只留茴香破故紙川練肉.

爲末, 酒糊和丸梧子大, 溫酒, 下五十丸〔入門〕[210].

---

209 『醫學入門』 外集 卷六 雜病用藥部 「疝」(앞의 책, 519쪽).

210 『醫學入門』 外集 卷六 雜病用藥部 「疝」(앞의 책, 519쪽).

사초천련환

모든 산기로 〔외신이〕 붓고 아프거나 오므라든 것을 치료하는데, 오래 먹으면 병의 뿌리를 뽑을 수 있다.

천련육 한 근(네 몫으로 나누어 하나는 밀기울 한 홉, 반묘 마흔아홉 개와 함께 볶고, 하나는 밀기울 한 홉, 파극 한 냥과 함께 볶고, 하나는 밀기울 한 홉, 파두 마흔아홉 개와 함께 볶고, 하나는 소금 한 냥, 회향 한 홉과 함께 볶는데, 모두 밀기울이 누렇게 되도록 볶는다. 같이 볶은 약들은 버리고 천련육만 골라낸다), 여기에 다시 목향, 파고지(볶은 것) 각 현 냥을 넣는다.

위의 약들을 가루내어 술로 쑨 풀로 반죽하여 오자대의 알약을 만들어 하루 세 번 쉰 알씩 소금 끓인 물로 먹는다(『의학입문』).

오초천련환

여러 산병을 치료한다.

천련육 닷 냥.

한 냥은 반묘 세 개와 함께 볶고, 한 냥은 회향 서 돈, 소금 닷 푼과 함께 볶고, 한 냥은 파고지 서 돈과 함께 볶고, 한 냥은 흑축 서 돈과 함께 볶고, 한 냥은 나복자 한 돈과 함께 볶는다. 함께 볶은 약은 회향·파고지·천련육만 남기고 버린다.

위의 약들을 가루내어 술로 쑨 풀로 반죽하여 오자대의 알약을 만들어 쉰 알씩 따뜻한 술로 먹는다(『의학입문』).

烏附通氣湯

治新久疝病, 四氣七情疝, 皆效.

烏藥, 香附子, 當歸, 白芍藥, 山查肉, 橘皮 各一錢, 白朮 七分, 赤茯苓, 澤瀉 各五分, 猪苓, 木香, 甘草 各三分.

右剉作一貼, 水煎, 空心服〔入門〕[211].

十味蒼柏散

通治濕熱疝痛.

蒼朮, 黃柏, 香附子 各一錢, 靑皮, 玄胡索, 益智仁, 桃仁 各七分, 茴香 炒, 附子 炮, 甘草 各五分.

右剉作一貼, 空心, 水煎服〔入門〕[212].

神消散

治諸般疝氣, 外腎脹痛.

山梔仁 鹽水炒黑, 橘核 炒, 茴香 鹽水炒 各一兩, 荔枝核 八錢, 益智仁 炒 七錢, 檳榔 五錢, 靑皮 油炒 [213] 三錢.

右爲末, 每二錢, 燒酒調, 空心服. 不飮酒, 鹽湯服〔醫鑑〕[214].

211 『醫學入門』 外集 卷七 通用古方詩括 「疝氣」(앞의 책, 610쪽).

212 『醫學入門』 外集 卷六 雜病用藥部 「疝」(앞의 책, 520쪽).

213 '油炒'는 기름을 두르고 炒하는 것을 말한다.

214 『古今醫鑑』 卷十 「癩疝」(앞의 책, 277쪽).

오부통기탕

갓 생긴 것이거나 오래된 산병과 사기와 칠정으로 생긴 산병을 치료하는데, 모두 효과가 있다.

오약 · 향부자 · 당귀 · 백작약 · 산사육 · 귤피 각 한 돈, 백출 일곱 푼, 적복령 · 택사 각 닷 푼, 저령 · 목향 · 감초 각 서 푼.

위의 약들을 썰어 한 첩으로 하여 물에 달여 빈속에 먹는다(『의학입문』).

십미창백산

습열로 인한 산통을 두루 치료한다.

창출 · 황백 · 향부자 각 한 돈, 청피 · 현호색 · 익지인 · 도인 각 일곱 푼, 회향(볶은 것), 부자(싸서 구운 것), 감초 각 닷 푼.

위의 약들을 썰어 한 첩으로 하여 물에 달여 빈속에 먹는다(『의학입문』).

신소산

여러 가지 산기와 고환[외신]이 붓고 아픈 것을 치료한다.

산치인(소금물에 축여 검게 볶은 것), 귤핵(볶은 것), 회향(소금물에 축여 볶은 것) 각 한 냥, 여지핵 여덟 돈, 익지인(볶은 것) 일곱 돈, 빈랑 닷 돈, 청피(기름에 볶은 것) 서 돈.

위의 약들을 가루내어 빈속에 두 돈씩 소주에 타서 먹는다. 술을 마시지 못하면 소금 끓인 물로 먹는다(『고금의감』).

疝病危證

疝痛之證, 或因風寒外襲, 或因怒氣上衝, 小腹作痛, 上連脇肋. 甚則搐人反張, 咬牙戰掉, 冷汗交流, 須臾不救〔丹心〕. ○ 疝病虛甚, 上爲嘔吐, 下有遺精者, 危〔入門〕. ○ 惟是逆氣長噓, 中脘停酸, 躁悶擾擾, 甚而至於嘔吐, 最爲惡候. 盖脾土不濟, 腎水上乘, 必爲酸汁, 或爲痰涎, 遂成暴吐. 大小二便, 關格閉澁, 而腎汁胃汁, 皆自其口出也. 如此者, 大抵不救矣〔直指〕.

215 『丹溪心法附餘』에는 '風寒'이 '風濕'으로 되어 있다.

216 『丹溪心法附餘』卷之十七 濕鬱門「疝痛」(앞의 책, 610쪽).

217 『醫學入門』外集 卷四 雜病分類 濕類「疝氣」(앞의 책, 377쪽).

218 『仁齋直指』卷十八 腎氣「腎氣方論」(앞의 책, 358쪽). 원문과 들고남이 있다.

산병위증

산통의 병증은 풍한의 기가 밖에서 침범하거나 성을 내어 기운이 위로 치받아서 생기는데 아랫배가 아픈 것이 위로 옆구리까지 이른다. 심하면 고환이 오므라들어 속으로 들어가고 몸이 뒤로 활처럼 휘며 이를 악물고 떨며 식은땀이 줄줄 흐르게 되는데, 잠깐 사이에 치료할 수 없게 된다(『단계심법부여』). ○ 산병에 몹시 허하여 위로는 토하고 아래로 유정이 있으면 위험하다(『의학입문』). ○ 치미는 기운으로 긴 한숨을 내쉬고 중완中脘에 신물이 머물러 조급증이 나서 어쩔 줄 몰라 하며, 심하면 토하는 것이 가장 나쁜 증후이다. 비토脾土가 〔신수를〕 막지 못하여 신수가 위로 오르면 반드시 신물이 생기고 혹은 담연이 되기도 하는데 결국에는 갑자기 토한다. 대소변이 꽉 막히므로 신장의 즙과 위의 즙이 모두 제 구멍으로 나오게 되는 것이다. 이렇게 되면 대개 치료할 수 없다(『인재직지』).

疝病禁忌

凡疝病非痛斷房事與厚味, 不可用藥〔丹心〕[219].

219 『醫學綱目』卷之十四 肝膽部 諸疝 「㿉疝」(앞의 책, 255쪽). '丹', 곧 朱震亨의 글을 인용하였다. "細思非痛斷房事與厚味不可, 用藥惟促其壽."

산병의 금기

일반적으로 산병에 성생활과 맛이 진한 음식을 완전히 끊지 않으면 약을 써도 소용이 없다(단심).

陰囊病死候

靈樞曰, 悲哀動中則傷魂, 魂傷則陰縮而攣[220]. ○ 傷寒及熱病, 肝氣絶, 則舌卷卵上縮, 而終矣[221]. 盖肝者, 筋之合也, 筋者, 聚于陰器, 而脈絡于舌本, 故如是也〔靈樞〕[222]. ○ 病人陰囊莖俱腫者, 死〔扁鵲〕[223].

---

220 『靈樞』 「本神第八」. "肝悲哀動中, 則傷魂, 魂傷則狂忘不精. 不精則不正當, 人陰縮而攣筋, 兩脇骨不舉, 毛悴色夭, 死於秋."

221 『靈樞』 「終始第九」. "厥陰終者, 中熱嗌乾, 喜溺心煩, 甚則舌卷, 卵上縮而終矣."

222 『靈樞』 「經脈第十」. "肝者, 筋之合也, 筋者, 聚於陰氣, 而脈絡於舌本也. 故脈弗榮則筋急, 筋急則引舌與卵, 故脣青舌卷卵縮, 則筋先死, 庚篤辛死, 金勝木也."

223 『備急千金要方』 卷第二十八 平脈 「扁鵲華佗察聲色要訣第十」 (앞의 책, 978쪽).

고환병에 죽게 되는 징후

『영추』에서는 "슬퍼하여 속을 흔들면 혼이 상하는데 혼이 상하면 고환이 오므라들고 〔근이〕 떨린다"고 하였다. ○ 상한과 열병에 간기가 끊어지면 혀가 말려들고 고환이 위로 오므라들어 죽게 된다. 간肝은 근筋의 합슴이고, 근은 음경〔陰器〕에 모이며 〔그 맥은〕 혀뿌리에 맥의 갈래가 얽고 있으므로 그렇게 되는 것이다(『영추』). ○ 환자의 고환과 음경이 도두 부으면 죽는다(편작).

導引法

坐舒兩脚, 以兩手捉大拇指, 使足上頭下, 極挽五息止. 引腹中氣, 遍行身體, 去疝瘕病[類聚][224].

도인법

앉아서 두 다리를 펴고 양손으로 엄지발가락을 잡아 다리는 위로 올리고 머리는 아래로 내려가게 하는데, 다섯 번 숨을 쉴 동안 한껏 당겼다가 그친다. 뱃속의 기를 끌어다 온몸으로 돌게 하면 산병과 가병이 낫는다(『의방유취』).

陰蝕瘡下疳瘡

詳見諸瘡.

婦人陰門諸疾

有陰挺陰脫, 陰腫陰冷, 陰痒陰瘡, 交接出血.

음식창과 하감창

「제창문」에 자세히 나와 있다.

부인의 음문에 생기는 여러 병

음정, 음탈, 음종, 음랭, 음양, 음창, 교접출혈 등이 있다.

陰挺陰脫

癩疝在婦人, 則爲陰戶突出, 名曰陰癩. 宜馬藺花丸 方見上〔正傳〕. ○ 陰中突出, 如菌如雞冠, 四圍腫痛, 乃肝鬱脾虛下陷. 先以補中益氣湯 方見內傷, 加梔子茯苓車前子靑皮, 淸肝火升脾氣, 更以歸脾湯 方見神門, 加梔子茯苓川芎, 調理. 外塗藜蘆膏〔入門〕. ○ 陰挺出一條尺許, 痛墮尿澁, 朝服補中益氣湯, 晚服龍膽瀉肝湯 方見上. 外塗藜蘆膏〔入門〕. ○ 陰中生一物漸大, 牽引腰腹膨痛, 此因多服熱藥, 或犯非理房事, 兼意淫不遂. 名曰陰挺. 洗心散 方見火門 末每二錢, 生地黃湯調下, 仍用黑狗脊五倍子白礬水楊根魚腥草 未詳 黃連各一兩, 爲散, 分四貼, 以有觜瓦罐煎熟, 以罐觜上貫挺上, 先熏後洗, 立效〔得效〕. ○ 陰挺, 宜服一捻金元. ○ 陰挺突出, 有熱, 小柴胡湯合四物湯, 加龍膽靑皮〔入門〕. ○ 陰脫, 詳見婦人.

---

225 『醫學正傳』卷之四「疝氣」‘論’(앞의 책, 233쪽).
　　원문과 들고남이 있다.
226 『醫學入門』外集 卷五. 外科 臀腿部「婦人陰瘡」(앞
　　의 책, 480쪽).
227 『醫學入門』外集 卷五. 外科 臀腿部「婦人陰瘡」(앞

의 책, 480쪽).
228 ‘魚腥草’는 三白草과의 다년생 초본인 약모밀
　　(Houttuynia cordata Thunberg)의 개화기의 地上部
　　를 말한다. 중국에서는 全草 또는 地上部를 쓴다.
229 『世醫得效方』卷第十五 産科兼婦人雜病科「雜方」

음정과 음탈

　부인에게 퇴산이 나타나면 음문이 삐져나오는데, 이것을 음퇴陰癀라고 한다. 마린화환(처방은 앞에 있다)을 쓴다(『의학정전』).　○ 음문이 닭의 볏이나 버섯같이 삐져나와 둘레가 붓고 아픈 것은 간기가 뭉치고[肝鬱] 비기가 허하여 아래로 처진 것이다. 먼저 보중익기탕(처방은 「내상문」에 있다)에 치자·복령·차전자·청피를 더 넣어 간화를 내리고 비기를 올리며, 다시 귀비탕(처방은 「신문」에 있다)에 치자·복령·천궁을 더 넣어 조리한다. 외용으로 여로고를 바른다(『의학입문』).　○ 음문이 한 자쯤 삐져나와 빠질 듯이 아프고 소변이 시원하게 나오지 않을 때는 아침에 보중익기탕을 먹고 저녁에 용담사간탕(처방은 앞에 있다)을 먹는다. 외용으로 여로고를 바른다(『의학입문』).　○ 음문에 무엇이 나서 점점 커지고 허리와 배를 당겨서 팽팽하게 아픈 것은 [성질이] 뜨거운 약을 많이 먹었거나 무절제하게 성생활을 하였거나 음란한 생각을 이루지 못한 까닭이다. 이것을 음정陰挺이라고 한다. 세심산(처방은 「화문」에 있다)가루 두 돈씩을 생지황 달인 물에 타서 먹고 이어서 관중, 오배자, 백반, 수양근, 어성초(알 수 없다), 황련 각 한 냥을 가루내어 네 첩으로 나누어 주전자에 푹 달여 주전자 주둥이 위에 [음부가] 삐져나온 곳을 대고 먼저 김을 쏘이고 나서 씻으면 바로 효과가 있다(『세의득효방』).　○ 음정에는 일념금원을 먹는다.　○ 음문이 삐져나오고 옆이 있는데는 소시호탕과 사물탕을 합하고, 용담초와 청피를 더 넣어 쓴다(『의학입문』).　○ 음탈陰脫에 대해서는 「부인문」에 자세히 나와 있다.

‘一捻金圓’(앞의 책, 269쪽). “玄胡索舶上茴香吳茱萸炒川練子靑木香各二兩. 右爲末粳米糊圓, 如梧桐子大, 每服三十五圓, 空心, 木通湯服. 又用梅花腦子半錢鐵孕粉一錢, 水調刷上如. 陰畔生疱, 以凉血飮, 每服三錢, 加凌霄花少許, 煎空心服.”

230 『醫學入門』 外集 卷四 雜病分類 濕類 「疝氣」 ‘硬木不通’(앞의 책, 377쪽).

一捻金元

治婦人陰挺, 諸藥不效.

玄胡索, 茴香, 吳茱萸, 川練子, 木香 各二兩.

右爲末, 粳米糊和丸, 梧子大, 空心, 木通湯下, 三五十丸, 仍
用片腦五分鐵孕粉一錢, 水調刷, 付陰挺上〔得效〕.[231][232]

藜蘆膏

治諸努肉如菌突出.

藜蘆爲末, 猪脂調和塗之, 一日一易, 努肉自入〔入門〕.[233]

---

231 '鐵孕粉'은 무엇인지 분명하지 않다. 참고로 鐵線
粉은 鐵銹, 鐵艶粉은 鐵華粉, 鐵精粉은 鐵精이다.

232 『世醫得效方』卷第十五 産科兼婦人雜病科「雜方」
(앞의 책, 269쪽).

233 『醫學入門』外集 卷五 外科 臀腿部「婦人陰瘡」(앞
의 책, 480쪽). '藜蘆爲末' 이하는 『醫學入門』外集
卷五 外科 臀腿部「偏身部」'外塗藜蘆膏'(앞의 책,
487쪽)에 나온다.

일념금원

부인의 음정에 여러 약을 써도 효과가 없는 것을 치료한다.

현호색 · 회향 · 오수유 · 천련자 · 목향 각 두 냥.

위의 약들을 가루내어 쌀로 쑨 풀로 반죽하여 오자대의 알약을 만들어 빈속에 서른에서 쉰 알씩 목통 달인 물로 먹고 이어서 편뇌 닷 푼, 철잉분 한 돈을 물에 개어 음정에 바른다(『세의득효방』).

여로고

여러 가지 군살이 버섯같이 나온 것을 치료한다.

여로를 가루내어 돼지기름에 개어 바른다. 하루에 한 번씩 갈아주면 군살이 저절로 들어간다(『의학입문』).

陰腫陰痒陰瘡陰冷交接出血

陰腫痛極, 便秘欲死, 枳橘熨之. 四物湯, 加柴胡梔子牡丹皮龍膽草, 煎服〔入門〕[234]. ○ 陰戶腫痛不閉, 寒熱尿澁, 宜加味逍遙散 方見婦人, 加知母地骨皮車前子〔入門〕[235]. ○ 婦人陰戶生瘡, 乃七情鬱火, 損傷肝脾, 濕熱下注也〔入門〕[236]. ○ 陰內下疳瘡, 因月後便行房, 致成湛濁[237], 伏流陰道[238], 遂生疳瘡. 與男子妬精瘡[239], 略同. 黃丹枯白礬萹蓄藁本各一兩, 硫黃蛇床子荊芥各五錢, 蛇蛻一條燒灰. 右爲末, 別以荊芥蛇床子煎湯, 溫洗拭乾, 以淸油調藥末糝之〔得效〕[240]. ○ 婦人陰蝕瘡, 宜用洗蝎湯, 疳濕散〔得效〕[241]. ○ 陰中生濕䘌瘡虫如小蛆, 乃濕熱鬱滯也. 宜服硫鯉丸, 外用生艾汁, 調雄黃末, 燒烟熏之, 更用雄黃銳散 方見寒門, 納陰中〔入門〕[242]. ○ 陰中生細虫, 痒不可忍, 蝕人藏府, 卽死. 令人發寒熱, 先以蛇床子煎湯, 洗淨拭乾, 銅綠散糝之〔入門〕[243]. ○ 濕痒出水痛者, 憂思過傷所致, 歸脾湯 方見神門, 加柴胡梔子牡丹皮赤芍藥, 煎服. 潰爛者, 宜加味逍遙散〔入門〕[244]. ○ 婦人陰畔生疱, 以凉血飮 方見後陰, 加凌霄花少許, 煎, 空心服〔得效〕[245].

234 『醫學入門』 外集 卷五 外科 臀腿部 「婦人陰瘡」(앞의 책, 480쪽).

235 『醫學入門』 外集 卷五 外科 臀腿部 「婦人陰瘡」(앞의 책, 480쪽).

236 『醫學入門』 外集 卷五 外科 臀腿部 「婦人陰瘡」(앞의 책, 480쪽).

237 '湛濁'은 더럽고 흐린 것을 말한다.

238 '伏流'는 지하수처럼 속으로 흐르는 것을 말한다.

239 '妬精瘡'은 下疳을 말한다.

240 『世醫得效方』 卷第十五 産科兼婦人雜病科 「雜方」 '治陰瘡'(앞의 책, 268쪽).

241 『世醫得效方』 卷第十五 産科兼婦人雜病科 「雜方」

음종, 음양, 음창, 음랭, 교접출혈

음종으로 아픔이 극심한데 변비가 있어 죽을 것 같을 때는 지실과 귤피로 찜질한 후 사물탕에 시호·치자·목단피·용담초를 더 넣어 달여 먹는다(『의학입문』). ○ 음문이 붓고 아픈데〔음문이〕닫히지 않으며 추웠다 더웠다 하고 소변이 시원하게 나오지 않는 데는 가미소요산(처방은 「부인문」에 있다)에 지모·지골피·차전자를 더 넣어 쓴다(『의학입문』). ○ 부인의 음문이 허는 것은 칠정으로 화가 뭉쳐〔鬱火〕간肝과 비脾를 손상하여 습열이 아래로 내려갔기 때문이다(『의학입문』). ○ 음문 속의 하감창下疳瘡은 월경 후에 바로 성생활을 하여 더러운 것이 생겨서 음도로 흘러 들어가 감창이 생긴 것이다. 남자의 투정창과 비슷하다. 황단·고백반·편축·고본 각 한 냥, 유황·사상자·형개 각 닷 돈, 사태 한 개(태워 재를 낸다). 앞의 약들을 가루내어 따로 형개와 사상자를 달여 따뜻하게 씻은 뒤 닦아내고 참기름으로 약가루를 개어 바른다(『세의득효방』). ○ 부인의 음식창에는 세탑탕이나 감습산을 쓴다(『세의득효방』). ○ 음문이 축축하고 헐어 작은 구더기 같은 벌레가 생기는 것은 습열이 뭉치고 몰렸기 때문이다. 유리환을 쓰고, 외용으로는 생쑥즙에 웅황가루를 개어 태운 연기를 쏘인 다음 웅황예산(처방은 「한문」에 있다)을 음문 속에 넣는다(『의학입문』). ○ 음문 속에 가느다란 벌레가 생겨 참을 수 없이 가렵고 장부를 파먹게 되면 바로 죽는다. 추웠다 더웠다 할 때는 먼저 사상자 달인 물로 깨끗이 씻은 뒤 마른 것으로 닦은 다음 동록산을 바른다(『의학입문』). ○ 축축하면서 가렵고 진물이 나며 아픈 것은 근심과 생각이 지나쳐 상한 까닭이므로 귀비탕(처방은 「신문」에 있다)에 시호·치자·목단피·적작약을 더 넣어 달여 먹는다. 헐어 문드러진 데는 가미소요산을 쓴다(『의학입문』). ○ 부인의 음순에 물집이 생기면 양혈음(처방은 「후음문」에 있다)에 능소화를 조금 넣어 달여 빈속에 먹는다(『세의득효방』).

‘洗瀃湯’(앞의 책, 267쪽).

242 『醫學入門』外集 卷七 婦人小兒外科用藥部「陰瘡」‘古硫鯉丸’(앞의 책, 583쪽)과 『醫學入門』外集 卷三 外感 傷寒用藥部 ‘治蠱桃仁湯’(앞의 책, 308쪽)의 문장을 재구성한 것이다.

243 『醫學入門』外集 卷五 外科 臀腿部「婦人陰瘡」(앞의 책, 480쪽).

244 『醫學入門』外集 卷五 外科 臀腿部「婦人陰瘡」(앞의 책, 480쪽).

245 『世醫得效方』卷第十五 産科兼婦人雜病科「雜方」‘一捻金圓’(앞의 책, 269쪽).

○ 陰冷, 宜麝香丸, 回春散, 助陽散 方見上. ○ 交接出血而作痛, 乃房室有傷, 由肝火動脾, 而不能攝血. 宜用歸脾湯 方見神門, 補中益氣湯 方見內傷, 外用熟艾綿裹, 入陰中, 亂髮靑皮燒灰爲末, 糝之[入門][246].

枳橘熨法

治婦人陰腫如石, 痛不可忍, 二便不利欲死.

橘皮, 枳實 各四兩 炒令香熱.

以絹袋盛, 分兩包, 遍身從上至下, 及陰腫處, 頻頻熨之, 冷則換溫者. 直至喉中, 有枳實氣, 卽效[入門][247].

洗滌湯

療婦人陰蝕瘡.

龜甲 五兩, 黃芩, 乾地黃, 當歸, 芍藥 各二兩, 乾漆, 甘草 各一兩.

右剉, 水七升煮取一半, 去滓, 以綿帛蘸湯, 以滌瘡處. 日二度滌, 後拭乾, 取疳濕散, 糝付瘡上[得效][248].

疳濕散

治同上.

五月五日蝦蟇[249], 木香, 硫黃, 鐵精[250] 等分.

爲末, 入麝香少許, 糝付患處[得效][251].

246 『醫學入門』 外集 卷五 外科 臀腿部 「交接血」(앞의 책, 480쪽).

247 『醫學入門』 外集 卷六 雜病用藥部 「腫」 '枳橘熨' (앞의 책, 517쪽).

248 『世醫得效方』 卷第十五 産科兼婦人雜病科 「雜方」 (앞의 책, 267쪽).

249 '蝦蟇'는 개구리과 동물 澤蛙이다.

250 '鐵精'은 철을 제련하는 용광로 속의 재를 말한다.

○ 음랭에는 사향환, 회춘산, 조양산(처방은 앞에 있다) 등을 쓴다. ○ 성관계를 할 때 피가 나면서 아픈 것은 성관계에서 손상이 생긴 것인데, 간화肝火가 비脾를 동하여 혈을 지키지 못한 까닭이다. 귀비탕(처방은 「신문」에 있다)이나 보중익기탕(처방은 「내상문」에 있다)을 쓴다. 외용으로는 숙애를 솜으로 싸서 음문 속에 넣거나 난발과 청피 태운 재를 가루내어 붙인다(『의학입문』).

지실과 귤피로 찜질하는 법

부인의 음문이 돌처럼 부어 참을 수 없이 아프고 대소변이 잘 나오지 않아 죽을 것 같은 것을 치료한다.

귤피 · 지실 각 넉 냥(익어서 냄새가 날 정도로 볶아 뜨겁게 한다).

위의 약을 명주 자루에 넣어 두 몫으로 나누어 위에서 아래로 온몸과 음문이 부은 곳을 자주 찜질하는데, 식으면 따뜻한 것으로 갈아준다. 지실 냄새가 목구멍에서 나면 바로 낫는다(『의학입문』).

세탑탕

부인의 음식창陰蝕瘡을 치료한다.

귀갑 닷 냥, 황금 · 건지황 · 당귀 · 작약 각 두 냥, 건칠 · 감초 각 한 냥.

위의 약들을 썰어 물 일곱 되를 붓고 반이 되도록 달여 찌꺼기는 버리고 무명이나 비단을 약물에 담갔다가 헌데를 적셔준다. 하루 두 차례 적신 다음 물기를 닦아내고 감습산을 헌데에 바른다(『세의득효방』).

감습산

앞과 같은 병을 치료한다.

오월 초닷새에 잡은 하마 · 목향 · 유황 · 철정 각 같은 양.

위의 약들을 가루내어 사향을 조금 넣어서 아픈 곳에 바른다(『세의득효방』).

性味는 辛苦平하다.
251 『世醫得效方』 卷第十五 産科兼婦人雜病科 「雜方」
    (앞의 책, 267쪽).

硫鯉丸

治陰門內疳瘡生虫, 下如柿汁, 臭穢難近.

大鯉魚 一箇 去頭皮, 硫黃 一兩.

入魚肚中, 濕紙裹, 黃泥固濟, 火煅烟盡, 爲末. 米糊和丸, 梧子大, 空心, 溫酒, 下三十丸〔入門〕[252].

銅綠散

治男女陰濕瘡, 蟲蝕瘡[253].

五倍子 五錢, 白礬 一錢, 乳香, 銅綠 各五分, 輕粉 二分半.

右爲末, 先以藥水洗, 後糝之〔入門〕[254].

麝香丸

治婦人陰中久冷無子, 或下白帶.

蛇床子, 龍骨 各五錢, 吳茱萸, 枯白礬, 木香 各三錢, 不灰木[255],

白芷 各二錢半, 零陵香, 藿香 各二錢, 丁香, 小腦 各一錢半,

麝香 二分半.

右爲末, 蜜和兩作三十丸, 每取一丸, 綿裹, 納陰中〔丹心〕[256].

---

252 『醫學入門』外集 卷七 婦人小兒外科用藥部 「陰戶」 ‘古硫鯉丸’(앞의 책, 583쪽).

253 ‘蟲蝕瘡’은 月蝕瘡으로, 어린아이에게서 자주 나타난다. 胎毒이 남아 있는데 탁한 肝膽의 기와 脾經의 濕熱 때문에 생긴다. 귀에 부스럼이 생겨서 심했다 덜했다 하는데, 달이 찰 때 심해지고 그믐이 되면 덜해지기도 한다.

254 『醫學入門』外集 卷七 婦人小兒外科用藥部 「陰瘡」(앞의 책, 582쪽).

255 ‘不灰木’은 硅酸鹽類 鑛物 角閃石綿이다.

유리환

음문 속에 감창으로 벌레가 생겨 홍시즙 같은 것이 흘러 냄새가 나서 가까이 할 수 없는 것을 치료한다.

큰 이어 한 마리(머리와 껍질은 버린다), 유황 한 냥.

유황을 이어〔잉어〕 뱃속에 넣고 젖은 종이로 싸서 황토로 단단히 발라 불에 연기가 나지 않을 때까지 구워 가루낸다. 쌀로 쑨 풀로 반죽하여 오자대의 알약을 만들어 빈속에 서른 알씩 따뜻한 술로 먹는다(『의학입문』).

동록산

남자나 여자의 음부가 축축하여 헌 것이나〔濕瘡〕, 월식창〔蟲蝕瘡〕을 치료한다.

오배자 닷 돈, 백반 한 돈, 유향 · 동록 각 닷 푼, 경분 두 푼 반.

위의 약들을 가루내어 〔환부를〕 먼저 약수로 씻은 다음 뿌린다(『의학입문』).

사향환

부인의 음문 속이 오랫동안 차가워서 자식이 없거나 백대하가 흐르는 것을 치료한다.

사상자 · 용골 각 닷 돈, 오수유 · 고백반 · 목향 각 서 돈, 불회목 · 백지 각 두 돈 반, 영릉향 · 곽향 각 두 돈, 정향 · 소뇌 각 한 돈 반, 사향 두 푼 반.

위의 약들을 가루내어 꿀로 반죽하여 한 냥으로 서른 알씩 알약을 만들어 한 알씩 솜에 싸서 음문 속에 넣는다(『단계심법부여』).

單方

凡三十八種, 有蜘蛛散, 驛馬丸.

白礬

治陰生瘡.

白礬麻仁等分, 爲末. 槐白皮, 煎湯洗瘡, 猪脂調付. ○ 陰痒, 白礬蛇床子煎水, 淋洗〔本草〕[257].

硫黃

治女人陰瘡.

硫黃爲末, 日三付. ○ 瘡痒不可忍, 硫黃白礬煎湯, 洗之, 杏仁燒灰, 油調塗之〔本草〕[258].

甘爛水[259]

治奔豚, 殊勝.

煎藥用之〔本草〕[260].

牛膝

主陰痿.

煎服, 或釀酒服之. ○ 婦人小戶嫁痛, 牛膝 二兩, 酒煎服之〔本草〕[262].

---

257 『證類本草』卷三 玉石部上品總七十三種「礬石」(政和本 64쪽, 四庫本 95쪽). 원문과 들고남이 있다.

258 『證類本草』卷四 玉石部中品總八十七種「石硫黃」(政和本 82쪽, 四庫本 133쪽). 원문과 들고남이 있다.

259 '甘爛水'는 흐르는 물을 그릇에 담고 국자로 떠서 높이 들고 드리워 쏟아서 구슬 같은 거품이 무수히 일어나면서 서로 부딪치게 한 물을 말한다(『동의학사전』, 34쪽).

260 『證類本草』卷五 玉石部下品總九十三種「熱湯」

단방

모두 서른여덟 가지인데, 이 중에는 지주산, 역마환도 있다.

백반

음부가 허는 것을 치료한다.

백반과 마인을 같은 양으로 하여 가루낸다. 괴백피를 달여서 헌데를 씻은 다음 돼지기름에 〔앞의 가루를〕 개어 붙인다. ○ 음부가 가려운 데는 백반과 사상자를 물에 달여 그 물로 씻는다(『증류본초』).

유황

음문이 헌데를 치료한다.

유황을 가루내어 하루 세 번 붙인다. ○ 헐어서 참을 수 없이 가려운 데는 유황과 백반을 끓여서 씻은 다음 행인 태운 재를 기름에 개어 바른다(『증류본초』).

감란수

분돈을 치료하는 데 아주 좋다.

약을 달이는 데 쓴다(『증류본초』).

우슬(쇠무릎)

음경이 시든 것을 주치한다.

달여 먹거나 술을 담가 먹는다. ○ 부인의 음문이 아픈 데에는 우슬 두 냥을 술에 달여 먹는다(『증류본초』).

(政和本 110쪽, 四庫本 193쪽). 원문과 들고남이 있다. "別說云, 謹按外台秘要有作甘爛水法, 以木盆盛水, 杓揚千百下, 泡起作珠子五六千顆, 撇取治霍亂及入膀胱, 治奔豚, 藥用殊勝. 傷寒論第三卷, 亦有此法."

261 '小戶嫁痛'은 陰戶가 작아서 性交時 동통을 일으키는 것, 또는 넓은 의미로 음문에 생긴 동통을 말한다.

262 『證類本草』 卷六 草部上品之上總八十七種 「牛膝」(政和本 131쪽, 四庫本 243쪽).

蛇床子

溫陰之主藥.

煎湯, 浴男女陰, 去風冷, 益陽事, 去陰汗. 又爲末, 和米粉, 綿
裹納陰中, 卽溫[263]〔本草〕.

地膚子

治跳躍擧重, 卒得陰㿗.

地膚子 二兩半, 白朮 一兩半, 桂心 五錢.

右爲末, 酒下二錢[264]〔千金〕.

沙參

治諸疝痛欲死.

爲末, 酒服二錢, 或剉 一兩, 煎服, 亦佳[265]〔本草〕.

淫羊藿

主陰痿, 此興陽之劑也.

取一斤, 酒浸服之, 或作丸久服, 亦佳[266]〔本草〕.

263 『證類本草』卷七 草部上品之下總五十三種 「蛇床
　　子」(政和本 165쪽, 四庫本 322쪽). 원문과 들고남
　　이 있다.
264 『備急千金要方』卷五下 「小兒雜病第九」(앞의 책,
　　192쪽).
265 『證類本草』卷七 草部上品之下總五十三種 「沙參」
　　(政和本 168쪽, 四庫本 330쪽). 원문과 들고남이
　　있다.

사상자(뱀도랏 열매)

음부를 따뜻하게 하는 주된 약이다.

끓여서 남자와 여자의 음부를 씻으면 풍랭을 없애고, 성관계 하는 데 도움이 되며 음부의 땀을 없앤다. 또 가루내어 쌀가루와 섞어 솜에 싸서 음문 속에 넣으면 바로 따뜻해진다(『증류본초』).

지부자(댑싸리 씨)

뛰어오르거나 무거운 것을 들다가 갑자기 생긴 음퇴를 치료한다.

지부자 두 냥 반, 백출 한 냥 반, 계심 닷 돈.

위의 약들을 가루내어 두 돈씩 술로 먹는다(『천금방』).

사삼(더덕)

여러 산통으로 죽을 것 같은 것을 치료한다.

사삼을 가루내어 두 돈씩 술로 먹는다. 또는 한 냥을 썰어서 달여 먹어도 좋다(『증류본초』).

음양곽(삼지구엽초)

음경이 시든 것을 주치한다. 이것은 발기시키는 약이다.

한 근을 술을 담가 먹거나, 알약을 만들어 꾸준히 먹어도 좋다(『증류본초』).

---

266 『證類本草』 卷八 草部中品之上總五十三種 「淫羊
　　藿」(政和本 184-185쪽, 四庫本 371-372쪽). 원문과
　　들고남이 있다.

海藻

療疝癀核腫.

常食. 消男子癀疾, 入藥服亦佳. 海帶昆布[267], 同功〔本草〕[268].

茴香

治小腸疝痛, 不省人事.

茴香 鹽炒, 枳殼 各一兩, 沒藥 五錢.

爲末, 酒下二錢. ○ 卒疝痛欲死, 茴香莖葉, 擣取汁一合, 和熱酒一合, 服之〔本草〕[269].

玄胡索

治小腸疝痛.

玄胡索 鹽炒 五錢, 全蝎 一錢.

爲末, 酒下一錢. 或與乾薑等分, 末服亦佳〔入門〕[270].

狼牙

婦人陰蝕瘡, 潰爛臭穢.

狼牙煎, 取濃汁浸, 洗患處, 或綿纏子蘸汁, 滴入陰戶, 日四五次〔得效〕[271].

---

267 '海帶'는 다시마과에 속한 다년생 대형 褐藻植物인 다시마이다. '昆布'는 감태의 葉狀體를 건조한 것이다.

268 『證類本草』 卷九 草部中品之下總七十八種 「海藻」 (政和本 199쪽, 四庫本 410쪽). 원문과 들고남이 있다.

269 『證類本草』 卷九 草部中品之下總七十八種 「蘹香子」(政和本 203-204쪽, 四庫本 420쪽).

해조(바닷말)

산퇴로 혹이 생기는 것을 치료한다.

해조를 늘 먹는다. 남자의 산퇴를 없애주는데, 약에 넣어 먹어도 좋다. 해대나 곤포도 효능이 같다(『증류본초』).

회향

소장기로 인한 산통으로 정신을 차리지 못하는 것을 치료한다.

회향(소금물에 축여 볶은 것), 지각 각 한 냥, 몰약 닷 돈.

위의 약들을 가루내어 두 돈씩 술로 먹는다. ○ 갑자기 산통이 생겨 죽을 것 같은 데에는 회향의 줄기와 잎을 짓찧어 즙을 내어 한 홉을 뜨거운 술 한 홉에 섞어 먹는다(『증류본초』).

현호색

소장기로 인한 산통을 치료한다.

현호색(소금물에 축여 볶은 것) 닷 돈, 전갈 한 돈.

위의 약들을 가루내어 한 돈씩 술로 먹거나, 건강과 같은 양으로 하여 가루내어 먹어도 좋다(『의학입문』).

낭아(짚신나물의 뿌리)

부인이 음식창이 생겨 문드러지고 헤어져서 더러운 냄새가 나는 것을 치료한다.

낭아를 달여 진한 즙을 내어 아픈 부위를 담가 씻거나, 솜뭉치에 즙을 적셔서 음문 속에 떨어뜨려 넣는데 하루에 네다섯 번 한다(『세의득효방』).

270 『醫學入門』 外集 卷六 雜病用藥部 「疝」 '古玄蝎
散'(앞의 책, 520쪽).
271 『世醫得效方』 卷第十五 産科兼婦人雜病科 「雜方」
'狼牙湯'(앞의 책, 267쪽).

桂皮

寒疝痛, 四肢逆冷.

桂心末一錢, 熱酒調下. ○ 外腎腫痛, 桂心末, 和酒塗之. 桂能
泄奔豚, 故效 〔本草〕. ○ 治偏墜大者. 桂心乾薑各一兩, 爲末,
綿一兩, 水三椀同煮, 晒乾. 又浸煮又晒, 水盡爲度. 用綿包陰
丸, 汗出數次, 便愈. 亦治癀疝不痛 〔綱目〕.

槐白皮

主男子陰疝卵腫, 婦人陰門痒痛, 及下部濕痒.

水煮, 取湯, 淋浴之 〔本草〕.

黃柏

治下疳瘡, 及陰莖上瘡.

黃柏, 蛤粉 等分. 爲末, 糝之, 卽愈. 盖黃柏, 去熱, 蛤粉, 燥濕
故也 〔丹心〕.

楮木葉

治木腎.

取雄楮葉, 晒乾爲末, 酒糊和丸, 梧子大, 空心, 鹽酒下, 三十
丸. 楮無實者, 雄也 〔綱目〕.

272 『證類本草』 卷十二 木部上品總七十二種 「桂」(政
　　和本 268쪽, 四庫本 575쪽).

273 『證類本草』 卷十二 木部上品總七十二種 「桂」(政
　　和本 268쪽, 四庫本 576쪽).

274 『醫學綱目』 卷之十四 肝膽部 諸疝 「癩疝」(앞의 책,
　　255쪽).

275 『證類本草』 卷十二 木部上品總七十二種 「槐實」
　　(政和本 270쪽, 四庫本 580쪽). 원문과 들고남이

계피

한산으로 아프며 팔다리가 차가운 것을 치료한다.

계심가루 한 돈을 뜨거운 술에 타서 먹는다. ○ 고환[외신]이 붓고 아픈 데는 계심가루를 술에 개어 바른다. 계심은 분돈을 빠져나가게 하기 때문에 효과가 있는 것이다(『증류본초』). ○ [고환이] 한쪽으로 늘어져 커진 것을 치료한다. 계심·건강 각 한 냥을 가루내어 무명 한 냥과 물 세 대접을 같이 끓여 햇볕에 말린다. 다시 담가서 끓이고 말리기를 물이 없어질 때까지 하여 그 무명으로 고환을 싸서 땀이 여러 차례 나면 바로 낫는다. 아프지 않은 퇴산도 치료한다(『의학강목』).

괴백피(회화나무 뿌리껍질)

남자가 퇴산으로 고환이 붓는 것과 부인의 음문이 가렵고 아픈 것, 아랫도리가 축축하여 가려운 것을 주치한다.

물에 달여 뜨거운 물로 목욕한다(『증류본초』).

황백(황벽나무 껍질)

하감창과 음경 끝이 헌 것을 치료한다.

황백과 합분을 같은 양으로 하여 가루내어 바르면 바로 낫는다. 황백은 열을 내리고, 합분은 습을 말리는 까닭이다(『단계심법』).

저목엽(닥나무 잎)

목신木腎을 치료한다.

수컷 저엽을 햇볕에 말려 가루내어 술로 쑨 풀로 반죽하여 오자대의 알약을 만들어 빈속에 서른 알씩 소금을 탄 술로 먹는다. 저나무는 열매가 열리지 않는 것이 수컷이다(『의학강목』).

있다.

276 『醫學綱目』卷之十四 肝膽部 諸疝「癩疝」(앞의 책, 255쪽). "木腎以楮木葉雄者, 晒乾爲末, 酒糊爲丸, 空心鹽酒下. 本事方云, 無實者雄也."

枳實

主婦人陰腫痛.

枳實多取炒, 令熱布裹熨之, 冷即易〔本草〕[277].

川椒

凡腎氣痛, 須用川椒, 水煎服. ○ 陰冷腫痛, 生椒布裹, 着囊丸, 熱氣通, 即差. ○ 奔豚氣, 及內外腎牽痛, 椒葉和艾及葱白, 同研爛, 以醋湯拌罯, 妙〔本草〕[278]. 秦椒, 亦可.

川練子

治疝氣, 大小便不通, 痛不可忍.

川練子肉 四十九箇, 巴豆肉 四十九箇 同炒, 以練子黃色爲度, 去巴豆, 只取練子.

爲末, 每二錢, 溫酒調下〔得效〕[279].

亂髮灰

治下疳瘡, 及陰頭瘡[280].

先以藥水洗, 取髮灰付之. 乾則油調付. 仍以米飲, 調髮灰, 空心服〔直指〕[281].

277 『證類本草』 卷十三 木部中品總九十二種 「枳實」 (政和本 301쪽, 四庫本 651쪽). 원문에서는 『子母秘錄』을 인용하고 있다.

278 『證類本草』 卷十四 木部下品總九十九種 「蜀椒」 (政和本 317쪽, 四庫本 687-689쪽). 원문과 들고남이 있다.

279 『世醫得效方』 卷第三 大方脈雜醫科 諸疝 「通治」 '川練子圓'(앞의 책, 46쪽).

지실(탱자나무의 덜 익은 열매)

부인의 음문이 붓고 아픈 것을 주치한다.

지실을 많이 볶아서 뜨겁게 하여 헝겊에 싸서 찜질하는데, 식으면 갈아준다(『증류본초』).

천초(초피나무 열매)

모든 신기통腎氣痛에 천초를 물에 달여 먹는다. ○ 음부가 차고 부으면서 아픈 데는 천초 날것을 헝겊에 싸서 고환에 붙이는데 뜨거운 기운이 통하면 좋아진다. ○ 분돈기와 콩팥, 생식기가 당기고 아픈 데는 천초의 잎을 쑥·총백과 함께 문들어지게 갈아 끓인 식초에 개어서 덮어주면 잘 낫는다(『증류본초』). 진초秦椒도 괜찮다.

천련자(멀구슬나무의 열매)

산기로 대소변이 나오지 않아 참을 수 없이 아픈 것을 치료한다.

천련자육 마흔아홉 개, 파두육 마흔아홉 개(두 약을 함께 볶아 천련자가 누렇게 되면 파두는 버리고 천련자만 쓴다).

위의 약을 가루내어 두 돈씩 따뜻한 술에 타서 먹는다(『세의득효방』).

난발회(저절로 빠진 머리카락 태운 재)

하감창과 음두창을 치료한다.

먼저 약물로 씻은 뒤 머리털 태운 재를 붙인다. 마르면 기름에 개어 붙인다. 이어서 미음에 머리털 태운 재를 타서 빈속에 먹는다(『인재직지』).

---

280 '陰頭瘡'은 귀두에 부스럼이 생긴 것을 말한다.
281 『仁齋直指』 卷十九 腎臟風瘡 「腎瘡證治」(앞의 책, 368쪽). 원문과 들고남이 많다.

鼈甲

治陰蝕瘡, 及陰頭癰[282].

取甲燒, 爲末, 雞子白調付之[本草][283].

烏賊魚骨

主陰蝕瘡.

爲末付之. ○ 又治小戶嫁痛, 燒爲末, 酒服二錢[本草][284].

原蠶蛾

壯陽, 起陰痿, 令交接不倦.

焙爲末, 酒服一錢, 或丸服, 亦佳[本草][285].

鰻鱺魚

起陽.

取魚, 和五味煮熟, 空心食, 甚補益. ○ 婦人陰蝕瘡痒, 取油塗,
或燒烟熏[本草][286].

地龍糞

治小兒陰囊腫痛.

取糞, 甘草汁調付. 薄荷汁, 尤好. ○ 乾地龍爲末, 葱椒湯洗後,
唾調付[綱目][287].

---

282 '陰頭癰'은 龜頭가 자색으로 붓고 아픈 것을 말하
며, 頭癰이라고도 한다.

283 『證類本草』卷二十一 蟲魚部中品癖五十六種「鼈
甲」(政和本 402쪽, 四庫本 863쪽). 원문과 들고남

이 있다.

284 『證類本草』卷二十一 蟲魚部中品癖五十六種「烏
賊魚骨」(政和本 406쪽, 四庫本 870쪽).

285 『證類本草』卷二十一 蟲魚部中品癖五十六種「原

별갑(자라 등딱지)

음식창과 음두옹을 치료한다.

등딱지를 태워 가루내어 달걀 흰자위에 개어 붙인다(『증류본초』).

오적어골(오징어 뼈)

음식창을 주치한다.

가루내어 붙인다. ○ 또 성교시 음문이 아픈 데에 태워 가루내어 두 돈씩 술로 먹는다(『증류본초』).

원잠아(누에나방)

양기를 굳세게 하고 음경이 시든 것을 일어서게 하며, 성관계를 하여도 피로하지 않게 한다.

약한 불에 구워 말려 가루내어 한 돈씩 술로 먹거나 알약을 만들어 먹어도 좋다(『증류본초』).

만려어(뱀장어)

음경을 일으켜 세운다.

고기에 갖은 양념을 하여 푹 끓여 빈속에 먹는다. 〔양기를〕 보하고 북돋우는 힘이 크다. ○ 부인이 음식창으로 가려운 데는 기름을 내어 바르거나 태워 연기를 쏘인다(『증류본초』).

지룡분(지렁이 똥)

아이의 고환이 붓고 아픈 것을 치료한다.

지렁이 똥을 감초즙에 개어 바른다. 박하즙은 더욱 좋다. ○ 말린 지렁이를 가루내어 총초탕(파흰밑과 천초 달인 물)으로 씻은 다음 침에 개어 바른다(『의학강목』).

蠶蛾」(政和本 406쪽, 四庫本 871-872쪽). 원문과 들고남이 있다.

286 『證類本草』卷二十一 蟲魚部中品癖五十六種 「鰻鱺魚」(政和本 407쪽, 四庫本 874쪽). 원문과 들고남이 있다.

287 『醫學綱目』卷之三十六 小兒部 肝主風 「陰腫囊腫脫囊」(앞의 책, 835쪽).

蜘蛛

主大人小兒癀, 及狐疝上下作痛, 蜘蛛散主之.

蜘蛛 十四枚 熬, 肉桂 五錢.

爲末, 大人一錢, 小兒五分, 酒下空心, 或蜜丸, 服之, 亦佳〔本草〕[288].

橘核

治膀胱腎氣痛.

微炒去殼, 爲末, 酒調下一錢〔本草〕[289].

覆盆子

主陰痿, 能令堅長.

作丸, 久服, 良〔本草〕[290].

桃葉

主女人陰瘡, 如蟲咬痒痛.

生桃葉爛擣, 綿裹納陰中, 日三易. ○ 又桃枝五七枚, 打頭使散, 以綿纏之 蘸塗硫黃末, 燒烟熏陰中. ○ 婦人陰腫, 小兒癀, 杵桃仁付之〔本草〕[291].

288 『證類本草』卷二十二 蟲部下品總八十一種「蜘蛛」(政和本 421쪽, 四庫本 901쪽). 원문과 들고남이 있다.
289 『證類本草』卷二十三 果部三品總五十三種「橘柚」(政和本 438쪽, 四庫本 939쪽).
290 『證類本草』卷二十三 果部三品總五十三種「覆盆子」(政和本 441쪽, 四庫本 947쪽).
291 『證類本草』卷二十三 果部三品總五十三種「桃核人」(政和本 449쪽, 四庫本 963-964쪽). 원문과 들고남이 있다.

지주(말거미)

어른이나 아이의 퇴산과 호산으로 올라갔다 내려갔다 하면서 아픈 것을 주치하는데, 지주산이 주치한다.

지주 열네 개(볶는다), 육계 닷 돈.

위의 약들을 가루내어 빈속에 어른은 한 돈, 아이는 닷 푼씩 술로 먹거나 꿀로 알약을 만들어 먹어도 좋다(『증류본초』).

귤핵(귤의 씨)

방광기나 신기로 아픈 것을 치료한다.

살짝 볶아서 껍질은 버리고 가루내어 한 돈씩 술에 타서 먹는다(『증류본초』).

복분자(나무딸기, 복분자딸기)

음위를 주치한다. 〔음경을〕 단단하게 하고 길어지게 한다.

알약을 만들어 꾸준히 먹으면 좋다(『증류본초』).

도엽(복숭아나무의 잎)

여자의 음문이 헐어 벌레가 무는 것같이 가려운 것을 주치한다.

복숭아나무 잎 날것을 문드러지게 짓찧어 솜에 싸서 음문 속에 넣는데, 하루에 세 번씩 갈아준다. ○ 또 복숭아나무 가지 다섯에서 일곱 개를 두드려 헤어지게 하여 〔이 부분을〕 무명으로 싸서 유황가루를 묻혀서 태운 연기를 음문에 쏘인다. ○ 부인의 음종과 아이의 퇴산에는 도인을 짓찧어 바른다(『증류본초』).

杏仁

治婦人陰蝕瘡, 痒不可忍.

燒研如泥, 綿裹, 納陰中, 能殺蟲〔本草〕[292].

葱白

治奔豚, 疝氣痛, 濃煎湯, 飲之. ○ 又癀疝小腹痛, 細切和鹽炒, 熨之〔本草〕[293].

雀肉

壯陽强陰.

取肉, 以蛇床子熬膏, 和丸服. 謂之驛馬丸. ○ 雀卵, 和天雄, 兔絲子丸, 服令陰强盛〔本草〕[294].

鹿腎

壯陽氣. 作酒, 及煮粥服. ○ 鹿頭骨髓, 和蜜煮服, 壯陽, 令有子〔本草〕[295].

牡狗陰莖

主陰痿, 令强熱大.

生子, 焙乾, 爲末, 和酒服. ○ 黃狗肉, 壯陽道, 和五味煮熟, 空心, 食〔本草〕[296].

---

292 『證類本草』 卷二十三 果部三品總五十三種 「杏核
　　人」(政和本 450쪽, 四庫本 967쪽).

293 『證類本草』 卷二十八 菜部中品總一十三種 「葱實」
　　(政和本 485-486쪽, 四庫本 1,045-1,046쪽). 원문
　　과 들고남이 있다.

294 『證類本草』 卷十九 禽部三品總五十六種 「雀卵」
　　(政和本 378쪽, 四庫本 816쪽). 원문과 들고남이
　　있다.

295 『證類本草』 卷十七 獸部中品總一十七種 「鹿茸」
　　(政和本 353쪽, 四庫本 766쪽).

행인(살구 씨)

부인이 음식창이 생겨 참을 수 없이 가려운 것을 치료한다.

태워서 진흙같이 갈아 솜에 싸서 음문 속에 넣는데, 벌레를 죽인다(『증류본초』).

총백(파흰밑)

분돈과 산기로 아픈 것을 치료하는데, 진하게 달여 먹는다. ○ 또 퇴산으로 아랫배가 아
픈 데는 잘게 썰어 소금과 볶아 찜질한다(『증류본초』).

작육(참새고기)

양기를 굳세게 하고 음기를 세게 한다.

살만 발라서 사상자를 볶아 고약처럼 달인 것으로 알약을 만들어 먹는다. 이것을 격마환
이라고 한다. ○ 참새 알을 천웅 · 토사자와 함께 알약을 만들어 먹으면 음기를 강하고 세게
한다(『증류본초』).

녹신(사슴의 음경)

양기를 굳세게 한다. 술을 담거나 삶아 죽으로 먹는다. ○ 사슴의 머리 골수를 꿀과 함께
삶아 먹으면 양을 굳세게 하여 자식을 낳게 한다(『증류본초』).

모구음경(수캐의 음경)

음경이 시든 것을 주치하여 세고 뜨겁고 크게 한다.

날것을 약한 불에 말려 가루내어 술로 먹는다. ○ 누렁개의 고기는 음경을 굳세게 하는
데, 갖은 양념을 하여 푹 삶아 빈속에 먹는다(『증류본초』).

---

296 『證類本草』卷十七 獸部中品總一十七種「狗陰莖」
   (政和本 357-358쪽, 四庫本 774-776쪽). 원문과 들
   고남이 있다.

膃肭臍

主陰痿, 助陽氣, 治疝冷.

酥炙, 爲末, 空心, 酒下一錢, 或丸服之〔本草〕[297].

牛外腎

治疝痛.

牛陰莖, 炙乾, 作末, 溫酒調服〔俗方〕. ○ 婦人陰痒痛悶, 牛肝, 或猪肝, 炙熱, 納陰中, 虫盡出〔本草〕[298].

貂鼠四足

主卒疝痛. 燒爲灰, 酒調服. ○ 靑鼠足, 黃獷足, 亦同〔俗方〕.

弱陽諸物

水銀, 不可近陰, 令陰消無氣〔本草〕[299]. ○ 兔肉, 弱陽, 不可食〔本草〕[300]. ○ 蔘, 葴, 蕨, 俱弱陽, 勿食〔本草〕[301].

297 『證類本草』卷十八 獸部下品總二十一種「膃肭臍」
(政和本 371쪽, 四庫本 802-803쪽). 원문과 들고남이 있다.

298 『證類本草』卷十七 獸部中品總一十七種「牛角䚡」
(政和本 354-355쪽, 四庫本 768-770쪽)에는 이런
구절이 없다.

299 『證類本草』卷四 玉石部中品總八十七種「水銀」
(政和本 86쪽, 四庫本 140쪽).

300 『證類本草』卷十七 獸部中品總一十七種「兔頭骨」
(政和本 362쪽, 四庫本 783쪽).

올눌제(물개의 음경)

음경이 시든 것을 주치하여 양기를 돕고 산병으로 찬 것을 치료한다.

졸인 젖에 구워 가루내어 빈속에 한 돈씩 술로 먹거나 알약을 만들어 먹는다(『증류본초』).

우외신(소의 음경)

산통을 치료한다.

소의 음경을 구워 말려서 가루내어 따뜻한 술에 타서 먹는다(속방). ○ 부인의 음문이 가렵고 아프며 찝찝한 데는 소의 간이나 돼지의 간을 구워서 뜨겁게 하여 음문 속에 넣으면 벌레가 모두 나온다(『증류본초』).

초서사족(담비의 발 네 개)

갑자기 생긴 산통을 주치한다. 태워 재를 내어 술에 타서 먹는다. ○ 청서의 발이나 족제비의 발도 효과가 같다(속방).

약양제물

수은을 음부 가까이 하여서는 안 된다. 음기를 깎아서 기가 없어진다(『증류본초』). ○ 토끼고기는 양기를 약하게 하므로 먹지 않는다(『증류본초』). ○ 여뀌 · 삼백초 · 고사리는 모두 양기를 약하게 하므로 먹지 않는다(『증류본초』).

---

301 『證類本草』 卷二十七 菜部上品總三十種 「蕨」(政
　　和本 848쪽, 四庫本 1,041쪽), 卷二十八 菜部中品
　　總一十三種 「蓼」(政和本 849쪽, 四庫本 1,043쪽),
　　卷二十九 菜部下品總二十二種 「蕺」(政和本 497쪽,
　　四庫本 1,070쪽).

鍼灸法

諸疝, 取關元灸三七壯, 大敦灸七壯〔得效〕[302]. ○ 大敦, 主七疝痛〔綱目〕[303]. ○ 諸疝大法. 取大敦, 行間, 太衝, 中封, 蠡溝, 關門, 關元, 水道, 三陰交, 足三里〔綱目〕[304]. ○ 卒疝睾腫暴痛, 取蠡溝, 大敦, 陰市, 照海, 下巨虛, 小腸兪〔綱目〕[305]. ○ 陰縮痛, 灸中封〔資生〕[306]. ○ 狐疝, 取太衝, 商丘, 大敦, 蠡溝〔綱目〕[307]. ○ 婦人疝瘕痛, 與狐疝, 同取天井, 肘尖, 氣海, 中極〔綱目〕[308]. ○ 膀胱氣, 取委中, 委陽〔綱目〕[309]. ○ 小腸氣, 灸風市, 氣海, 又灸獨陰, 取太衝. 又灸臍左右, 各去一寸半兩穴, 各七壯, 立效, 名曰外陵穴〔得效〕[310]. ○ 諸疝, 上衝氣欲絶, 灸獨陰, 神效〔得效〕[311]. ○ 癀疝偏墮, 取大巨, 地機, 中極, 中封, 交信, 湧泉〔綱目〕[312].

302 『世醫得效方』 卷第九 大方脈雜醫科 陰癲 「灸法」 (앞의 책, 153쪽).

303 『醫學綱目』 卷之十四 前陰諸疾 「陰臭陰腫陰痛陰吹」(앞의 책, 272쪽). "男子陰頭痛, 女子陰中痛, 大敦." 『醫學綱目』 卷之十四 諸疝 「甲」(앞의 책, 253쪽). "陰跳遺溺, 小便難痛, 陰上下入腹中, 寒疝陰挺出, 偏大腫, 腹臍痛, 腹中悒悒不樂, 大敦主之."

304 『醫學綱目』 卷之十四 肝膽部 「諸疝」(앞의 책, 253

쪽). '集' 과 '甲' 을 인용한 문장을 재구성하였다.

305 『醫學綱目』 卷之十四 肝膽部 「諸疝」 '上取腑經少陰'(앞의 책, 253쪽).

『醫學綱目』 卷之十四 肝膽部 前陰諸疾 「陰痿陰汗陰冷陰癢」(앞의 책, 272쪽). "針灸陰暴癢痛, 足厥陰之別, 名曰蠡溝, 上內踝五寸是也."

306 『鍼灸資生經』 卷三 「陰痿縮」(앞의 책, 301쪽).

307 『醫學綱目』 卷之十四 肝膽部 諸疝 「狐疝」(앞의

침구법

여러 산병에는 관원에 뜸을 스물한 장 뜨거나 대돈에 일곱 장 뜬다(『세의득효방』). ○ 대돈은 일곱 가지 산통을 주치한다(『의학강목』). ○ 여러 산병의 주요 치료법은 대돈 행간, 태충, 중봉, 여구, 관문, 관원, 수도, 삼음교, 족삼리를 쓴다(『의학강목』). ○ 갑자기 산병이 생겨 고환이 붓고 몹시 아픈 데는 여구, 대돈, 음시, 조해, 하거허, 소장수를 쓴다(『의학강목』). ○ 고환이 오므라들고 아픈 데는 중봉에 뜸을 뜬다(『침구자생경』). ○ 호산에는 태충, 상구, 대돈, 여구를 쓴다(『의학강목』). ○ 부인의 산가통과 호산에는 모두 천정, 주첨, 기해, 중극을 쓴다(『의학강목』). ○ 방광기에는 위중, 위양을 쓴다(『의학강목』). ○ 소장기에는 풍시, 기해에 뜸을 뜨거나 또는 독음에 뜸을 뜨기도 하며, 태충에 뜨기도 한다. 또 배꼽 좌우에서 한 치 오 푼씩 떨어진 두 혈에 일곱 장씩 뜸을 뜨면 바로 낫는데, 이 혈을 외릉혈이라고 한다(『세의득효방』). ○ 여러 산병에 기가 치밀고 끊어지려는 데는 독음에 뜸을 뜨면 아주 잘 낫는다(『세의득효방』). ○ 퇴산으로 고환이 한쪽으로 처진 데에는 대거, 지기, 중극, 중봉, 교신, 용천을 쓴다(『의학강목』).

책, 258쪽).

308 『醫學綱目』卷之十四 肝膽部 諸疝 狐疝 「心」(앞의
　　책, 258쪽).

309 『醫學綱目』卷之七 陰陽臟腑部 「刺虛實」(앞의 책,
　　120쪽). "膀胱病者, 小腹偏腫而痛, 以手按之, 卽欲
　　小便而不得, 肩上熱, 若脈陷及足小指外廉, 及脛踝
　　後皆熱, 若脈陷, 取委中央. (同上邪氣篇). 三焦病
　　者, 腹氣滿, 小腹尤堅, 不得小便, 窘急溢則水留, 卽
　　爲脹候, 在足太陽之外大絡, 大絡在太陽少陽之間,
　　亦見於脈, 取委陽."

310 『世醫得效方』卷第三 大方脈雜醫科 諸疝 「灸法」
　　(앞의 책, 46쪽).

311 『世醫得效方』卷第三 大方脈雜醫科 諸疝 「灸法」
　　(앞의 책, 46쪽).

312 『醫學綱目』卷之十四 諸疝 「癩疝」(앞의 책, 257쪽).

○ 又法, 以稈量患人口兩角, 爲一摺斷. 如此則三摺, 成三角如 △樣. 以一角當臍心, 兩角在臍之下, 兩傍盡處, 是穴. 左偏灸 右, 右偏灸左. 左右灸, 亦無害. 灸四十壯, 神效〔得效〕. ○ 氣 衝專主癀〔資生〕. ○ 水癀偏墮, 取闌門, 三陰交〔綱目〕. ○ 小兒 胎疝, 卵偏墮, 囊縫後十字紋上, 灸三壯, 春灸夏差, 夏灸冬差 〔綱目〕. ○ 擧重物得癀, 灸關元兩傍相去各三寸靑脈上, 灸七 壯, 卽愈〔資生〕. ○ 木腎大如升不痛, 取大敦, 三陰交. 木腎紅 腫痛, 取然谷, 闌門〔綱目〕. ○ 腎藏風濕痒瘡, 取血郄, 三陰交 〔綱目〕. ○ 內經, 刺癀疝一節, 卽靈樞所謂鈹鍼, 取睪囊中水液, 是也. 此法令人亦多能之囊大如斗者, 中藏穢液, 必有數升. 信 知此法, 出於古也〔綱目〕.

313 『世醫得效方』에는 '四十'이 '二七'로 되어 있다.

314 『世醫得效方』卷第三 大方脈雜醫科 諸疝「灸法」 (앞의 책, 46쪽).

315 『鍼灸資生經』卷三「膀胱氣」(앞의 책, 302쪽).

316 『醫學綱目』에는 '水癀'가 '木腎紅腫陰汗'으로 되 어 있다.

317 『醫學綱目』卷之十四 肝膽部 諸疝「癩疝」(앞의 책,

257쪽).

318 '胎疝'은 선천적으로 기가 부족하여 생기는 것으 로, 자개미 부위(서혜부)에 멍울이 있으면서 아픈 것을 말하거나 어린아이의 고환이 부어서 오랫동 안 낫지 않는 것을 말한다.

319 『醫學綱目』卷之三十六 小兒部 肝主風「偏墜」(앞 의 책, 835쪽).

○ 또 다른 방법으로는 짚으로 환자의 입 양쪽 귀퉁이를 재어 한 변으로 삼는다. 이렇게 세 번 하면 삼각형 모양이 되는데, 한쪽 꼭지점을 배꼽 중심에 대고 나머지 두 꼭지점을 태꼽 아래로 가게 하면 두 꼭지점의 끝이 바로 혈이다. 왼쪽으로 처졌으면 오른쪽에 뜸을 뜨고 오른쪽으로 처졌으면 왼쪽에 뜸을 뜬다. 왼쪽과 오른쪽 모두 떠도 탈은 없다. 뜸을 사십 장 뜨면 아주 잘 낫는다(『세의득효방』). ○ 기충은 오로지 퇴를 주치한다(『침구자생경』). ○ 수퇴로〔고환〕 한쪽이 늘어진 데에는 난문, 삼음교를 쓴다(『의학강목』). ○ 어린아이의 배냇 산병으로 고환이 한쪽으로 치우친 데는 음낭 뒤쪽 봉합선〔주름〕 위에 뜸을 세 장 뜨는데, 봄에 뜨면 여름에 낫고 여름에 뜨면 겨울에 낫는다(『의학강목』). ○ 무거운 것을 든 다음 퇴산이 생긴 데에는 관원 양쪽에서 각 세 치씩 떨어진 곳의 퍼런 핏줄이 드러나는 곳에 뜸을 뜨는데, 일곱 장 뜨면 바로 낫는다(『침구자생경』). ○ 목신으로 고환이 됫박만하게 커졌으나 아프지 않은 데는 대돈, 삼음교를 쓴다. 목신으로 벌겋게 붓고 아픈 데는 연곡, 난문을 쓴다(『의학강목』). ○ 신장풍으로 음낭이 축축하여 가렵고 헌데에는 혈극, 삼음교를 쓴다(『의학강목』) ○ 『내경』에서 "퇴산에 침을 놓는다"는 구절은 『영추』에서의 "고환 속에 물을 피침으로 빼라"는 말이다. 이 방법은 오히려 고환을 말〔斗〕만큼 커지게 할 수 있으며, 속에 들어 있는 더러운 물이 여러 되가 된다. 이 방법은 옛날에 나온 것임을 확실히 알 수 있다(『의학강목』).

320 『鍼灸資生經』 卷三 「癩疝」(앞의 책, 305쪽).

321 『醫學綱目』 卷之十四 諸疝 「癩疝」(앞의 책, 257쪽).

322 『醫學綱目』 卷之二十 心小腸部 丹熛痤疹 「腎臟風 陰瘡」(앞의 책, 520쪽).

323 "莖垂者, 身中之機, 陰精之候, 津液之道也. 故飮食 不節, 喜怒不時, 津液內溢, 乃下留於睾, 血道不通, 日大不休, 俛仰不便, 趨翔不能." 『靈樞』 「刺節眞邪 第七十五」.

324 『醫學綱目』 卷之十四 諸疝 「癩疝」(앞의 책, 256-257쪽). "刺灸癩疝共四法."

外形篇

後陰

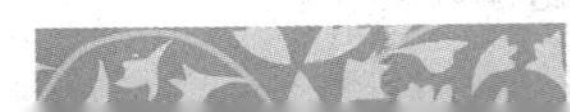

肛門重數

靈樞曰, 肛門重十二兩, 大八寸, 徑二寸太半, 長二尺八寸, 受穀九升三合八分合之一.[1]

---

1 『靈樞』 「平人絶穀第三十二」. "廣腸大八寸, 徑二寸寸之大半, 長二尺八寸, 受穀九升三合八分合之一." 『難經』 「第四十二難」에 인용된 문장과 동일한 문장이 나온다.

항문의 무게와 치수

『영추』에서는 "항문의 무게는 열두 냥이고, 둘레는 여덟 치이며, 지름은 두 치 반이 넘고
길이는 두 자 여덟 치이다. 수곡 아홉 되 서 홉 여덟 푼과 한 홉의 8분의 1을 받아들인다"고
하였다.

肛門別名

肛門者, 大腸之下截也. 一曰廣腸, 言其廣闊於大小腸也. 又曰
魄門, 言大腸爲肺之府, 肺藏魄, 故曰魄門也. 肛者, 言其處似
車釭形也〔入門〕. ○ 內經曰, 魄門亦爲五藏使, 水穀不得久留,
主出而不納, 以傳送也〔內經〕.

2 '釭', 바퀴통쇠 강. '工'은 꿰뚫다는 뜻으로, 바퀴의 축　　　　책, 67쪽).
　을 바퀴통의 구멍에 끼워 마멸을 막는 철관을 말한다.　　4 『素問』 「五藏別論篇第十一」.
3 『醫學入門』 內集 卷一 臟腑 臟腑條分 「大腸」(앞의

항문의 다른 이름

항문은 대장의 아래 끝 마디이다. '광장廣腸'이라고도 하는데, 이는 〔항문이〕 대장이나 소장보다 넓기 때문이다. 또한 '백문魄門'이라고도 하는데, 이는 대장이 폐의 부府이며 폐는 백魄을 간직하므로 백문이라고 한 것이다. '항문'이라는 말은 항문이 바퀴통쇠〔缸〕 모양 같기 때문이다(『의학입문』). ○『내경』에 "백문은 또한 오장의 심부름꾼으로, 수곡은 이곳에 오래 머물 수 없다"고 하였는데, 〔백문은〕 내보내기만 하고 넣어두지 않아서 옮겨 보내는 일을 주관한다(『내경』).

痔病之因

小腸有熱必痔, 大腸有熱必便血〔仲景〕[5]. ○ 內經曰, 因而飽食, 筋脈橫解, 腸澼爲痔. 又曰, 飮食不節, 起居不時者, 陰受之, 陰受之則入五藏, 入五藏則䐜滿閉塞, 下爲飱泄, 久爲腸澼[7]. ○ 腸澼者, 大便下血, 卽腸風臟毒也. 澼者, 腸間積水也〔類聚〕. ○ 盖飽食則脾不能運, 食積停聚大腸, 脾土一虛, 肺金失養, 則肝木寡畏, 風邪乘虛下流, 輕則腸風下血, 重則變爲痔漏. 或醉飽入房, 精氣脫泄, 熱毒乘虛下注, 或淫極入房, 致傷膀胱與腎肝筋脈, 盖膀胱筋脈, 抵腰絡腎, 貫臀走肝, 環前後二陰, 故痔乃筋脈病也〔入門〕. ○ 痔非外邪, 乃藏內濕熱風燥四氣相合而成, 其腸頭成塊者, 濕也. 腸頭墜腫者, 濕兼熱也, 出膿血水者, 熱勝血也, 作大痛者, 火熱也, 痒者, 風熱也, 大便秘者, 燥熱也, 小便澁者, 肝藏濕熱也〔入門〕.

---

5 『金匱要略方論』「五臟風寒積聚病脈證幷治第十一」（『金匱要略譯釋』, 313쪽）,「五臟風寒積聚病脈證幷治第十一」(『金匱要略精解』, 93쪽). "大腸有寒者多鶩溏, 有熱者便腸垢, 小腸有寒者, 其人下重便血, 有熱者必痔."

6 『素問』「生氣通天論篇第三」. "風客淫氣, 精乃亡, 邪傷肝也, 因而飽食, 筋脈橫解, 腸澼爲痔."

7 『素問』「太陰陽明論篇第二十九」.

8 『醫學入門』 外集 卷五 外科 臀腿部「五痔」(앞의 책, 478쪽).

치질의 원인

소장에 열이 있으면 반드시 치질이 되고, 대장에 열이 있으면 반드시 피가 섞인 대변을 본다(『금궤요략』). ○『내경』에서는 "음식을 너무 배불리 먹으면 근맥이 제멋대로 풀려서 피가 섞인 대변을 보니〔腸澼〕치질이 된다." 또한 "음식을 절제하지 않고 일상적인 생활을 알맞게 하지 못하면 음陰이 사기를 받고, 음이 사기를 받으면 그 사기가 오장에 들어가고 사기가 오장에 들어가면 배가 불러 그득 차서 막히게 되어 삭지 않은 음식을 설사하니 오래되면 장벽이 된다"고 하였다. ○ '장벽'은 피가 섞인 대변을 보는 것으로, 장풍이나 장독을 말한다. '벽澼'이란 장 사이에 고인 물이다(유취). ○ 음식을 배불리 먹으면 비脾가〔기를〕운화시킬 수 없으므로 식적이 대장에 모여 머무르게 된다.〔오행의〕토土에 해당하는 비가 한번 허해지면 금金에 해당하는 폐肺의 기를 기르지 못하게 되어 목木에 해당하는 간肝이〔폐를〕어려워함이 적어져 풍사가〔폐의〕허한 틈을 타서 아래로 흐르니〔병세가〕가벼우면 장풍으로 피똥을 누고, 무거우면 치루가 된다. 취하거나 배부른 때에 성생활을 하여 정기가 빠져나가면 열독이 허한 틈을 타서 아래로 흘러들거나 음탕한 마음으로 지나치게 성생활을 하게 되면 방광과 신腎, 간의 근맥이 상하게 된다. 방광의 근맥은 허리에 이르러 신을 얽고 엉덩이를 뚫고 간으로 달리고, 전음과 후음을 돌므로 치질은 근맥의 병이다(『의학입문』). ○ 치질은 밖으로부터 침범한 사기 때문에 생기는 것이 아니라 장臟 안의 습·열·풍·조 네 가지의 사기가 서로 합쳐져서 생기는 것이다. 장腸 끝이 덩어리진 것은 습 때문이고, 장 끝이 부어 처진 것은 습이 열을 겸하였기 때문이다. 피고름이 나오는 것은 열이 혈을 이겼기 대문이고, 몹시 아픈 것은 화열 때문이다.〔아프면서〕가려운 것은 풍열 때문이고, 대변이 굳은 것은 조열 때문이다. 소변을 보기 어려운 것은 간장의 습열 때문이다(『의학입문』).

---

9 『醫學入門』外集 卷五 外科 臀腿部「五痔」(앞의 책,
　478쪽). 『醫學入門』에는 인용문의 마지막 '肝藏濕
　熱也'가 '肝火濕熱也'로 되어 있고, 이 뒤에 '又瘡頭
　向上, 或硬者, 熱多. 向下, 或軟者, 濕多'라는 글이 더
　있다.

痔者峙也

內經曰, 腸澼爲痔[10]. 如大澤中有小山突出爲峙, 人於九竅中, 凡有小肉突出, 皆曰痔, 不特於肛門邊者. 有鼻痔眼痔牙痔等類, 其狀不一〔三因〕[11]. ○ 漢避呂后諱, 號痔疾爲野雞病〔類聚〕[12].

---

10 『素問』「生氣通天論篇第三」.

11 『三因極一病證方論』卷之十五「五痔證治」(앞의 책, 209쪽).

12 '呂后'는 漢나라 高祖의 부인으로, 이름이 '雉'였기 때문에 같은 발음의 '痔'를 피하기 위하여 병명을 바꾼 것이다.

'치'는 언덕과 같다

『내경』에서는 "피가 섞인 대변을 보니〔腸澼〕치질이 된다"고 하였다. 큰 못 가운데 작은 산이 우뚝 솟아 언덕이 되는 것과 같이, 사람의 아홉 구멍 중에 작은 살덩이가 나오는 것을 모두 '치痔'라고 하는데, 항문 주변에 있는 것만을 특별히 이르는 것은 아니다. 비치, 안치, 아치 등의 종류가 있는데 그 증상은 각기 다르다(『삼인극일병증방론』). ○ 한나라 때에는 여후의 이름을 피하여 치질을 야계병이라고 불렀다(유취).

脈法

蟲蝕肛陰, 其脈虛小者生, 緊急者死〔脈經〕[13]. ○ 凡痔脈, 沈小實者易治, 浮洪而軟弱者, 難愈〔正傳〕[14]. ○ 便血則芤, 數則赤黃, 實脈癃閉, 熱在膀胱〔醫鑑〕[15].

---

13 『脈經』卷四 「診百病死生決第七」(앞의 책, 203-204 쪽).

14 『醫學正傳』卷之五 「痔漏」 '脈法'(앞의 책, 296쪽).

15 『古今醫鑑』卷八 「腸澼」 '脈'(앞의 책, 221쪽).

맥법

항문이 좀먹어 들어갈 때 그 맥이 허소虛小하면 살고 긴급緊急하면 죽는다(『맥경』).
○ 치질의 맥이 침소沈小하나 실하면 낫기 쉽고, 맥이 부홍浮洪하나 연약하면 낫기 어렵다
(『의학정전』). ○ 대변에 피가 섞여 나오면 맥이 규한데, 맥이 삭하면 소변이 붉거나 노랗
고, 맥이 실하면 융폐나 열이 방광에 있는 것이다(『고금의감』).

諸痔名目

方書有五種, 一曰牡痔, 二曰牝痔, 三曰脈痔, 四曰腸痔, 五曰氣痔. 又有酒痔, 血痔, 瘻痔〔三因〕. ○ 凡痔毒甚者, 大如雞冠蓮花核桃, 毒淺者, 小如松子牛乳雞心鼠乳櫻桃. 雖種種不同, 皆三陰虛也〔入門〕. ○ 凡痔因酒色風氣食, 五事過度, 而變成二十四證.

16 『三因極一病證方論』卷之十五 「五痔證治」(앞의 책, 209쪽).

17 『醫學入門』外集 卷五 外科 臀腿部 「五痔」(앞의 책, 478쪽).

18 二十四痔의 이름은 책마다 약간씩의 차이가 있다. 아래 그림은 『醫宗金鑑』에 나오는 것으로, 참고로 싣는다. 『醫宗金鑑』外科心法要訣 卷六十九 下部 「痔瘡」‘圖一百八十.’

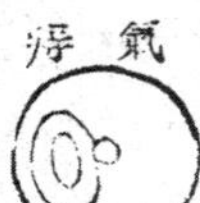

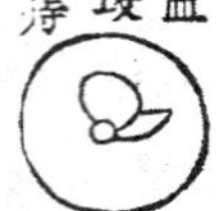

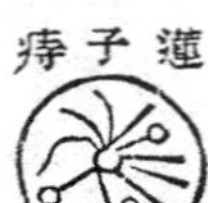

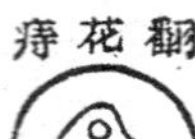

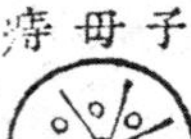
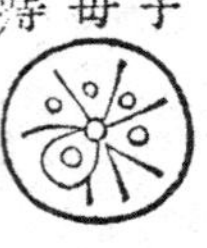

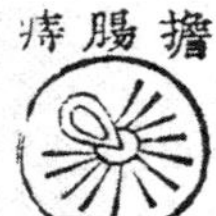

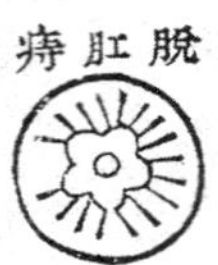

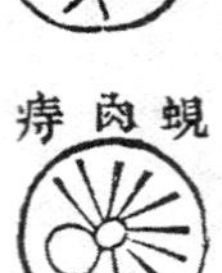

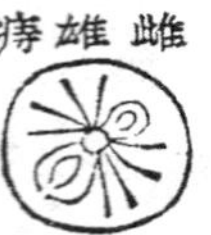

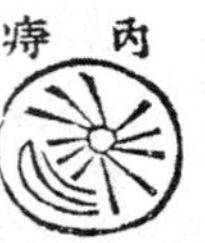

여러 치질의 이름

어떤 방제 책에서는 〔치질을〕 다섯 종류로 나누었는데 첫째는 모치(수치질)이고, 둘째는 빈치(암치질), 셋째는 맥치, 넷째는 장치, 다섯째는 기치이다. 이외에도 주치, 혈치, 누치가 더 있다(『삼인극일병증방론』). ○ 치질의 독기가 깊으면 크기가 커서 닭의 볏이나 연꽃, 호도만하고, 독기가 얕으면 크기가 작아서 잣이나 소의 젖꼭지, 닭의 심장, 쥐의 젖꼭지, 앵도만하다. 비록 각각이 같지 않지만 모두 〔脾肝腎〕 삼음이 허하여 생기는 것이다(『의학입문』). ○ 일반적으로 치질은 술, 성생활, 풍, 기, 음식 등 다섯 가지가 지나쳐 생기는데 스물네 가지로 변한다.

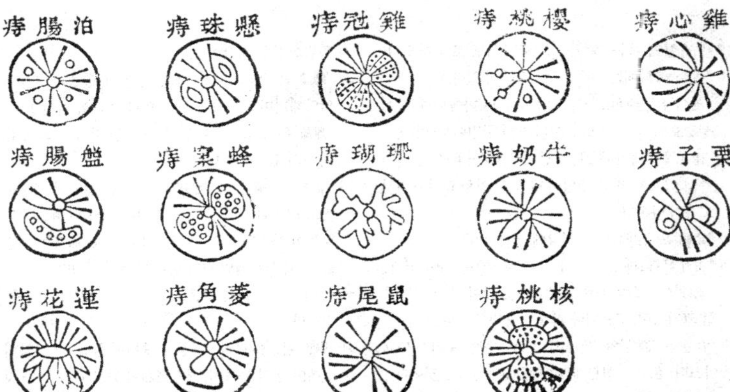

歌曰, 痔證分三八, 憑君子細看, 莫教年月久, 見者膽心寒, 菱角看形怪, 蓮花不可觀, 穿腸幷鼠奶, 酒色兩相干, 莫願飜花怨, 蜂窠亦不寬, 雌雄同氣血, 子母及腸盤, 玄珠尤可怪, 鉤腸痛若鑽, 核桃與流氣, 見者便心酸, 栗子於中大, 雞心在外安, 瑚珊形可惡, 那更脫肛難, 內痔紅不出, 搭腸裏內蟠, 垂珠更難治, 日久有雞冠, 切莫輕刀火, 令君性命殘, 用功無半月, 去病更除根〔醫鑑〕. ○ 痔之名, 曰牛奶, 曰鼠奶, 曰雞心, 曰雞冠, 曰蓮花, 曰飜花, 曰蜂窠, 曰穿腸, 曰外痔, 曰內痔, 爲狀不一, 而其因則同焉〔正傳〕. ○ 五痔宜五痔散, 神應散, 槐角元, 神應黑玉丹.

---

19 『古今醫鑑』에는 '歌'가 '二十四症痔歌'로 되어 있다.

20 『古今醫鑑』에는 '敎'가 '交'로 되어 있다.

21 '菱角'은 '菱角痔'로, 모양이 菱角(마름열매)같이 생겼으며, 좌우에 모두 서너 개의 구멍이 나 있다.

22 '蓮花'는 '蓮花痔'로, 모양이 蓮花(연꽃)같이 생겨 층져 있으며, 작은 구멍이 나 있고 가렵고 아프면서 고름이 나온다.

23 '穿腸'은 '穿腸痔'로, 직장에 구멍이 나 있다.

24 『古今醫鑑』에는 '奶'가 '奶'(젖 내)로 되어 있다. '鼠奶'는 '鼠奶痔'로, 鼠奶(쥐 젖)같이 생겨 콩알만 한 크기이며, 고름이나 피가 나오기도 한다.

25 '酒色'은 '酒痔'와 '色痔'로, 酒痔는 항문 주위가 붓고 아프다. 色痔는 성관계 뒤에 腫痛이 생기는 것이다.

26 '飜花'는 '飜花痔'로, 反花痔라고도 하며 마치 꽃이 뒤집힌 듯한 모양이다.

27 '蜂窠'는 '蜂窠痔'로, 蜂窠(벌집)같이 생겨 피부가 딱딱해지며 검은색이 된다. 안에 누관이 여럿 있다.

28 '雌雄'은 '雌雄痔'로, 긴 것과 둥근 것 두 개의 痔核이 나와 있는 것이다.

29 '氣血'은 '氣痔'와 '血痔'로, 氣痔는 갑자기 항문이 붓고 대변이 잘 나오지 않으면서 피가 나며 심하면 항문이 빠져나와 잘 들어가지 않는다. 血痔는 대변을 볼 때 선홍색의 피가 같이 나오는 것이다.

30 '子母'는 '子母痔'로, 크고 작은 痔核이 같이 있는 것이다.

31 '腸盤'은 '腸盤痔'로, 항문 주위에 둥근 띠 모양의 腫核이 생겨 아프며, 惡寒發熱이 있고 피가 나는 것이다.

어떤 노래에서 "스물네 가지로 나뉘는 치질의 증상을 그대여 자세히 살펴보라. 오래 볼 것도 없이 참으로 한심하다. 능각치는 그 모양이 괴상하고, 연화치는 눈뜨고 볼 수 없다. 천장치와 서내치는〔보기 흉한 정도에서〕어깨를 나란히 하며, 주치와 색치는 서로 간여한다. 번화치를 원망하지 마라. 봉과치도 만만치 않다. 자웅치는 기혈치와 꼭 같고 자모치는 장반치에 미친다. 현주치는 모양이 더욱 괴상하고 구장치는 뼈를 뚫는 듯이 아프다. 핵도치와 유기치는 보는 사람의 마음을 저리게 한다. 율자치는 그 중에서 제일 크고 계심치는 밖에 나와 있다. 산호치의 모양이 험악하지만 어찌 탈홍치보다 더 하겠는가. 내치는 붉은 피가 나오지만〔치질은〕밖으로 나오지 않고 탑장치는 몸속 안쪽에 똬리를 틀고 있다. 수주치는 치료가 어렵지만 계관치는 더 오래 걸린다. 결코 가볍게 칼로 자르거나 불로 지지지 마라. 그대의 성과 명을 해친다. 열심히 공을 들이면 보름이 되지 않아 병을 고쳐 뿌리까지 뽑아버릴 수 있다"고 하였다(『고금의감』). ○ 치질의 이름은 우내, 서내, 계심, 계관, 연화, 번화, 봉과, 천장, 외치, 내치 등이며, 모양은 같지 않으나 원인은 같다(『의학정전』). ○ 다섯 가지 치질에는 오치산, 신응산, 괴각원, 신응흑옥단 등을 쓴다.

---

32 '玄珠'는 '玄珠痔'로, 검은 구슬 모양이다.

33 '鉤腸'은 '鉤腸痔'로, 항문 부위가 짓무르고 羊의 똥 같은 대변이 나오며 대변을 본 뒤에 피가 나고 통증이 매우 심하다.

34 '核桃'는 '核桃痔'로, 항문 외부의 한쪽이 마치 核桃(복숭아 씨)같이 구멍이 나며 붓고 아프면서 고름이 나온다.

35 '流氣'는 '流氣痔'로 보이나 분명하지 않다.

36 '栗子'는 '栗子痔'로, 모양이 밤 같고 진한 紫紅色이다.

37 '鷄心'은 '鷄心痔'로, 모양이 鷄心(달걀 노른자)과 같고 항문 주위의 피부가 사마귀처럼 불거져 늘어지면서 가렵다.

38 '瑚珊'은 '瑚珊痔'로, 모양이 산호와 같다.

39 '內痔'는 대변을 볼 때마다 출혈이 있는 것이다.

40 '搭腸'은 擔腸痔의 異名 같다. 모양이 마치 장을 걸쳐놓은 것 같은 痔疾을 말한다(『精校 東醫寶鑑』 外形篇, 619쪽 주 65).

41 『古今醫鑑』에는 '蟠'이 '盤'으로 되어 있다.

42 '垂珠'는 '垂珠痔'로, 구슬이 드리워진 듯한 모양이다.

43 '鷄冠'은 '鷄冠痔'로, 모양이 닭의 볏처럼 붓고 붉으면서 딴딴하게 아프고 가려운데, 긁어서 터지면 피가 물처럼 흐른다.

44 『古今醫鑑』 卷八 「痔漏」 '痔'(앞의 책, 217쪽).

45 『醫學正傳』 卷之五 「痔漏」 '論'(앞의 책, 296쪽).

痔有內外

脈痔, 腸痔, 氣痔, 血痔, 酒痔屬內. 牡痔, 牝痔, 瘻痔屬外.

치질에는 내치와 외치가 있다

맥치, 장치, 기치, 혈치, 주치는 내치에 속하고, 모치와 빈치, 누치는 외치에 속한다.

脈痔

腸口顆顆發癗, 且痛且痒. 宜槐角元, 釣腸丸, 神應黑玉丹, 神應散, 逐瘀湯〔綱目〕.[46]

---

46 『醫學綱目』 卷之二十七 肺大腸部 「痔」(앞의 책, 627
  쪽). 『醫學綱目』에는 '且痛且痒' 뒤에 '出血淋漓'가
  더 있다.

맥치

맥치脈痔는 항문 입구에 과립과 같은 것이 생기면서 붓는데 아프기도 하고 가렵기도 하
다. 괴각원, 조장환, 신응흑옥단, 신응산, 축어탕 등을 쓴다(『의학강목』).

맥치脈痔는 항문 입구에 과립과 같은 것이 생기면서 붓는데 아프기도 하고 가렵기도 하
다. 괴각원, 조장환, 신응흑옥단, 신응산, 축어탕 등을 쓴다(『의학강목』).

腸痔

肛內結核, 寒熱往來, 登溷脫肛, 卽下脫肛條同治[三因].[47][48]

---

47 『醫學綱目』에는 '肛內結核'이 '肛內結核有血'로 되어 있다.

48 『三因極一病證方論』 卷之十五 「五痔證治」(앞의 책, 209-210쪽). 원문과 들고남이 많다.

장치

장치腸痔는 항문 안쪽에 멍울이 맺히고 추웠다 열이 났다 하면서 대변을 보려고 하면 항문이 빠진다. 치료는 뒤에 나오는 탈항 조문의 치료법과 같다(『삼인극일병증방론』).

장치腸痔는 항문 안쪽에 멍울이 맺히고 추웠다 열이 났다 하면서 대변을 보려고 하면 항문이 빠진다. 치료는 뒤에 나오는 탈항 조문의 치료법과 같다(『삼인극일병증방론』).

氣痔

憂恐恚怒, 適臨乎前, 立見腫痛, 氣散則愈. 宜加味香蘇散, 橘皮湯〔綱目〕[49].

---

49 『醫學綱目』卷之二十七 肺大腸部「痔」(앞의 책, 627 쪽).

기치

　기치氣痔는 근심하거나 두려워하거나 화를 내려고 하면 바로 항문이 붓고 아픈데, 기가 흩어지면 (마음이 편해지면) 낫는다. 가미향소산이나 귤피탕을 쓴다(『의학강목』).

血痔

每遇大便, 淸血隨下而不止. 與下腸風, 藏毒同治〔綱目〕[50].

50 『醫學綱目』 卷之二十七 肺大腸部 「痔」(앞의 책, 627
쪽).

혈치

혈치血痔는 대변을 볼 때마다 맑은 피가 나오며 멎지 않는 것이다. 뒤에 나오는 장풍, 장독과 같은 방법으로 치료한다(『의학강목』).

혈치血痔는 대변을 볼 때마다 맑은 피가 나오며 멎지 않는 것이다. 뒤에 나오는 장풍, 장독과 같은 방법으로 치료한다(『의학강목』).

酒痔

每遇飮酒輒, 發腫痛或下血. 宜乾葛湯〔綱目〕[51].

51 『醫學綱目』卷之二十七 肺大腸部 「痔」(앞의 책, 627
쪽).

주치

주치酒痔는 술을 마시면 바로 항문이 붓고 아프며 피똥을 누는 것이다. 건갈탕을 쓴다(『의학강목』).

주치酒痔는 술을 마시면 바로 항문이 붓고 아프며 피똥을 누는 것이다. 건갈탕을 쓴다(『의학강목』).

牡痔[52]

肛邊發露肉, 珠狀如鼠妳, 時時滴潰[53]膿血. 宜加味槐角丸, 秦艽蒼朮湯〔綱目〕[54].

---

52 '牡痔'에 대한 언급은 『諸病源候論』에 처음 나오는데, 여기에서는 "肛邊生鼠乳, 出在外者, 時時出膿血者是也"라고 하였다(『諸病源候論』 卷之三十四 痔病諸侯 「牡痔候」, 앞의 책, 986쪽). 『三因極一病證方論』에서는 "牡痔者, 肛邊腫痛, 突出一枚, 五六日後, 潰出膿血, 自愈"라고 하였다(『三因極一病證方論』 卷之十五 「五痔證治」, 앞의 책, 209쪽). 『普濟方』에서는 "肛邊生鼠乳, 或痒或痛, 膿血時下, 謂之牡痔"라고 하였다(『普濟方』 卷二百九十八 痔漏門 「牡痔」, 앞의 책, 2,603쪽).

53 『醫學綱目』에는 '潰'가 '潰'로 되어 있다.

54 『醫學綱目』 卷之二十七 肺大腸部 「痔」(앞의 책, 627쪽).

모치(수치질)

모치牡痔는 항문 주위에 쥐 젖 같은 구슬 모양의 군살이 생기는데, 때로 피고름이 방울방울 배어나오는 것이다. 가미괴각환이나 진교창출탕을 쓴다(『의학강목』).

牡痔⁵⁵

肛邊生瘡腫突出, 一日數枚, 膿潰且散. 治藥同上〔綱目〕⁵⁶.

---

55 『諸病源候論』에는 "肛邊腫生瘡, 而出血者, 牡痔也"라고 하였다(『諸病源候論』 卷之三十四 痔病諸候 「牡痔候」, 앞의 책, 986쪽). 『三因極一病證方論』에서는 "牡痔者, 肛邊發瘰數箇, 如鼠乳狀"이라고 하였다(『三因極一病證方論』 卷之十五 「五痔證治」, 앞의 책, 209쪽).

56 『醫學綱目』 卷之二十七 肺大腸部 「痔」(앞의 책, 627쪽).

빈치(암치질)

빈치牝痔는 항문 주변에 헌 곳으로 삐져나오며, 하루에도 몇 개씩 곪아터지거나 삭는 것이다. 치료하는 약은 모치와 같다(『의학강목』).

빈치牝痔는 항문 주변에 헌 곳으로 삐져나오며, 하루에도 몇 개씩 곪아터지거나 삭는 것이다. 치료하는 약은 모치와 같다(『의학강목』).

瘻痔[57]

浸淫濕爛, 歲積月累, 虫生其間, 蝕腸穿穴. 與下痔漏同治法〔綱目〕[58].

五痔散

治五痔及諸痔.

猪左懸蹄甲 治腸痔[59], 鱉甲 治牡痔, 猬皮 治牝痔[60], 露蜂房 治脈痔, 蛇退 治氣痔.

右各燒存性, 爲末和勻, 每二錢, 入麝少許, 空心, 井水調下〔三因〕[61]. ○ 一名五灰散, 五味各等分〔丹心〕[62].

神應散

治五痔.

黃牛角鰓 一枚 槌碎, 蛇脫皮 一條, 猪牙皂角 七箇, 穿山甲 七片, 猬皮 一兩 剉.

右各細剉, 入缸內, 黃泥固濟, 火煅通紅, 候冷細硏爲末, 臨臥時, 細嚼, 胡桃仁一箇如糊, 用好酒一盞, 送下便睡至, 五更時, 以溫酒調下藥末三錢, 至辰時更進一服, 雖久病, 不過三服, 立效〔綱目〕[63].

누치

누치瘻痔는 진물이 나서 축축하고 짓무르며 시간이 오래되면 그 사이에 벌레가 생겨 장腸을 파먹어 구멍이 뚫린다. 뒤에 나오는 치루와 같은 방법으로 치료한다(『의학강목』).

오치산

다섯 가지 치질과 그 밖의 모든 치질을 치료한다.

저좌현제갑(장치를 치료한다), 별갑(모치를 치료한다), 위피(빈치를 치료한다), 느봉방(맥치를 치료한다), 사태(기치를 치료한다).

위의 약들을 소존성으로 태워 가루내어 고루 섞은 후 빈속에 두 돈씩 사향을 조금 넣고 우물물에 타서 먹는다(『삼인극일병증방론』). ○ 오회산이라고도 하는데, 다섯 가지 약을 각각 같은 양으로 한다(『단계심법부여』).

신응산

다섯 가지 치질을 치료한다.

황우각새 한 개(두드려 부순다), 사탈피 한 개, 저아조각 일곱 개, 천산갑 일곱 쪽, 위피 한 냥(썬다).

위의 약들을 각각 잘게 썰어서 항아리에 넣고 황토 진흙으로 〔주둥이를〕 잘 싸발라 불에 벌겋게 되도록 달군 다음 식혀 〔약들을〕 곱게 가루낸다. 잠자기 직전에 호두 씨 한 개를 풀처럼 되도록 곱게 씹어 좋은 술 한 잔으로 넘기고 자다가 오경五更이 되면 약가루 서 돈을 따뜻한 술에 타서 먹는다. 진시辰時가 되면 다시 한 번 더 먹는다. 비록 오래된 병일지라도 세 번을 먹지 않아 바로 효과가 있다(『의학강목』).

縮尿, 化瘀止血한다.

61 『三因極一病證方論』 卷之十五 「五痔證治」(앞의 책, 210쪽).

62 『丹溪心法附餘』 卷之十一 火門 「漏瘡」(앞의 책, 424쪽).

63 『醫學綱目』 卷之二十七 肺大腸部 「痔」 '治痔神應散'(앞의 책, 625쪽). '世', 곧 『世醫得效方』을 인용하였다.

槐角元

治五痔及諸痔.

槐角 四兩, 地楡, 黃芩, 防風, 當歸, 枳殼 各二兩.

右爲末, 酒糊和丸梧子大, 空心, 米飮下五七十丸〔局方〕[64].

神應黑玉丹

治五痔及諸痔.

猬皮 四兩, 猪懸蹄 二十五隻, 牛角鰓 三兩, 亂髮, 敗棕 各二[65]兩, 槐角 一兩半, 苦練根 一兩二錢半, 雷丸, 脂麻 各一兩.

右剉碎, 盛磁缸內, 火煅存性, 爲末, 入乳香五錢, 麝香二錢, 和勻, 酒糊和丸梧子大, 先嚼胡桃肉一枚, 以溫酒呑下三五十丸, 空心, 晚食前, 三日除根〔得效〕[66].

釣腸丸

治諸痔及久瘻, 脫肛下膿血.

黃瓜蔞, 猬皮 各一箇, 胡桃肉 七箇 俱燒存性, 雞冠花 二兩半, 白附子, 天南星, 半夏 三味並生, 枳殼, 訶子皮 各一兩, 綠礬, 白礬 並煅, 附子 生 各五錢.

右爲末, 醋糊和丸梧子大, 空心, 溫酒下三五十丸〔得效〕[67].

64 『太平惠民和劑局方』 卷八 雜病 「槐角圓」(앞의 책, 258-259쪽).

65 '敗棕'은 棕櫚子의 異名이다. 『本草拾遺』에서 棕櫚

子는 平無毒하고 "澁腸止瀉痢腸風, 崩中帶下及養血"한다고 하였다(陳藏器 撰尙, 志鈞 輯釋, 『本草拾遺輯釋』, 安徽科學技術出版社, 2003, 171쪽).

괴각원

다섯 가지 치질과 그 밖의 모든 치질을 치료한다.

괴각 넉 냥, 지유 · 황금 · 방풍 · 당귀 · 지각 각 두 냥.

위의 약들을 가루내어 술로 쑨 풀로 반죽하여 오자대의 알약을 만들어 빈속에 쉰에서 일흔 알씩 미음으로 먹는다(『태평혜민화제국방』).

신응흑옥단

다섯 가지 치질과 그 밖의 모든 치질을 치료한다.

위피 넉 냥, 저현제 스물다섯 개, 우각새 석 냥, 난발 · 패종 각 두 냥, 괴각 한 냥 반, 고련근 한 냥 두 돈 반, 뇌환 · 지마 각 한 냥.

위의 약들을 썰거나 부수어 자기 항아리 속에 넣고 불로 달구어 소존성으로 태워 가루낸 후 유향 닷 돈과 사향 두 돈을 넣고 잘 섞어 술로 쑨 풀로 반죽하여 오자대의 알약을 만든다. 먼저 호도육 한 개를 씹어 먹은 다음 빈속이나 저녁을 먹기 전에 서른에서 쉰 알씩 따뜻한 술로 먹는다. 사흘이면 〔병의〕 뿌리를 뽑는다(『세의득효방』).

조장환

여러 치질과 오래된 치루, 탈항, 피고름 똥을 누는 것을 치료한다.

황과루 · 위피 각 한 개, 호도육 일곱 개(모두 소존성으로 태운다), 계관화 두 냥 반, 백부자 · 천남성 · 반하(세 가지 약은 모두 날것을 쓴다), 지각, 가자피 각 한 냥, 녹반 · 반반(모두 불에 달군 것), 부자(날것) 각 닷 돈.

위의 약들을 가루내어 식초로 쑨 풀로 반죽하여 오자대의 알약을 만들어 빈속에 서른에서 쉰 알씩 따뜻하게 데운 술로 먹는다(『세의득효방』).

---

66 『世醫得效方』 卷第七 諸痔 「冷症」 ‘黑玉丹’(앞의 책, 120쪽). 處方은 卷第七 大方脈雜醫科 「失血」(앞의 책, 118쪽)에 있다.

67 『世醫得效方』 卷第七 諸痔 「冷症」(앞의 책, 120쪽).

逐瘀湯

治諸痔, 通利大小便, 取下惡物.

大黃, 桃仁 各一錢, 川芎, 白芷, 生乾地黃, 赤芍藥, 枳殼, 蓬朮, 五靈脂, 阿膠珠, 赤茯苓, 茯神, 木通, 生甘草 各七分.

右剉作一貼, 薑五片, 蜜三匙, 同煎服〔直指〕[68].

加味香蘇散

治氣痔.

陳皮, 枳殼, 川芎, 槐花 各一錢, 紫蘇莖, 檳榔, 木香, 桃仁, 香附子, 甘草 各五分.

右剉作一貼, 薑三片棗二枚, 同煎服〔入門〕[69]. ○ 一名橘皮湯〔得效〕[70].

乾葛湯

治酒痔.

乾葛, 枳殼, 半夏, 赤茯苓, 生地黃, 杏仁 各一錢, 條苓, 甘草 各五分.

右剉作一貼, 黑豆百粒, 薑三片, 白梅一箇, 同煎服〔入門〕[71].

68 『仁齋直指』 卷二十三 諸痔 「諸痔論」(앞의 책, 479-480쪽).

69 『醫學入門』 外集 卷七 婦人小兒外科用藥部 「痔」(앞의 책, 581쪽).

70 『世醫得效方』 卷第七 大方脈雜醫科 諸痔 「冷症」 '橘皮湯' (앞의 책, 120쪽).

축어탕

여러 가지 치질을 치료하며, 대변과 소변을 잘 보게 하여 더러운 것을 내보낸다.

대황 · 도인 각 한 돈, 천궁 · 백지 · 건지황 · 적작약 · 지각 · 봉출 · 오령지 · 아교주 · 적복령 · 복신 · 목통 · 생감초 각 일곱 푼.

위의 약들을 썰어 한 첩으로 하여 생강 다섯 쪽, 꿀 세 숟가락을 넣고 같이 달여 먹는다(『인재직지』).

가미향소산

기치를 치료한다.

진피 · 지각 · 천궁 · 괴화 각 한 돈, 자소경 · 빈랑 · 목향 · 도인 · 향부자 · 감초 각 닷 푼.

위의 약들을 썰어 한 첩으로 하여 생강 세 쪽, 대추 두 개를 넣고 같이 달여 먹는다(『의학입문』). ○ 귤피탕이라고도 한다(『세의득효방』).

건갈탕

주치를 치료한다.

갈근 · 지각 · 반하 · 적복령 · 생지황 · 행인 각 한 돈, 황금 · 감초 각 닷 푼.

위의 약들을 썰어 한 첩으로 하여 검은콩 백 알, 생강 세 쪽, 흰 매실 한 개를 넣고 같이 달여 먹는다(『의학입문』).

---

71 『醫學入門』外集 卷五 外科 臀腿部 「五痔」(앞의 책,
　　478쪽). 『醫學入門』外集 卷七 婦人小兒外科用藥部
　　「痔」(앞의 책, 581쪽).

加味槐角丸

治諸痔及腸風, 藏毒通用.

槐角, 生乾地黃 各二兩, 當歸, 黃芪, 黃連, 條芩, 枳殼, 秦艽, 防風, 連翹, 地楡, 升麻 各一兩, 阿膠, 川芎, 白芷 各五錢.

右爲末, 酒糊和丸梧子大, 溫酒或米飮下五七十丸, 空心〔丹心〕[72].

秦艽蒼朮湯

治濕熱風燥合而爲痔. 其腸頭成塊者, 濕與熱也. 作大痛者, 風也. 大便秘結者, 燥也. 此藥神效.

秦艽, 皂角仁 燒存性, 桃仁 泥 各一錢, 蒼朮, 防風 各七分, 黃柏 酒洗 五分, 當歸梢 酒洗, 澤瀉, 檳榔 末 各三分, 大黃 各二分.

右除檳榔桃仁皂角仁外, 餘藥剉作一貼, 水三盞, 煎至一盞二分, 去滓, 入三味末, 再煎至一盞, 空心熱服, 以美饍壓之, 一服卽愈〔東垣〕[73].

72 『丹溪心法附餘』卷之十一 「漏瘡五十三」(앞의 책, 429쪽).

73 『蘭室秘藏』卷下 痔漏門 「痔漏論」(앞의 책, 226-227쪽).

가미괴각환

여러 치질과 장풍, 장독을 치료하는 데 두루 쓴다.

괴각 · 건지황 각 두 냥, 당귀 · 황기 · 황련 · 황금 · 지각 · 진교 · 방풍 · 연교 · 지유 · 승마 각 한 냥, 아교 · 천궁 · 백지 각 닷 돈.

위의 약들을 가루내어 술로 쑨 풀로 반죽하여 오자대의 알약을 만들어 빈속에 쉰에서 일흔 알씩 따뜻한 술이나 미음으로 먹는다(『단계심법부여』).

진교창출탕

습濕, 열熱, 풍風, 조燥가 합쳐져서 치질이 된 것을 치료한다. 항문에 덩어리가 생긴 것은 습과 열 때문이고, 몹시 아픈 것은 풍 때문이며 대변이 굳어지는 것은 조 때문인데, 이 약은 효과가 매우 좋다.

진교, 조각인(소존성으로 태운 것), 도인(짓이긴 것) 각 한 돈, 창출 · 방풍 각 일곱 푼, 황백(술로 씻은 것) 닷 푼, 당귀초(술로 씻은 것), 택사, 빈랑(가루낸 것) 각 서 푼, 대황 두 푼.

위의 약에서 빈랑과 도인 · 조각인을 뺀 나머지 약들을 썰어 한 첩으로 하여 물 세 대접을 넣고 한 대접과 두 푼이 되도록 달인다. 찌꺼기를 버리고 세 가지 약〔빈랑 · 도인 · 조각인〕가루를 넣어 한 잔이 되도록 다시 달여 빈속에 뜨겁게 먹은 다음 맛있는 음식을 먹어 약 기운을 내려가게 한다. 한 번만 먹으면 바로 낫는다(『난실비장』).

腸風臟毒

卽血痔也. ○ 腸澼者, 大便下血, 所謂腸風藏毒也〔醫鑑〕[74]. ○ 如
下淸血色鮮者, 腸風也. 血濁而色黯者, 藏毒也〔本事〕[75]. ○ 腸風
者, 邪氣外入, 隨感隨見, 所以其色淸也. 藏毒者, 蘊積熱毒,
久而始見, 所以其色濁也. 治腸風, 以散風行濕, 治藏毒, 以淸
熱凉血〔丹心〕[76]. ○ 腸風下血, 必在糞前, 是名近血, 色淸而鮮,
宜用敗毒散 方見寒門. 藏毒下血, 必在糞後, 是名遠血, 色黯而
濁, 宜用香連丸 方見大便. 藏寒[77]下血無痛, 宜用薑桂之屬. 積熱
下血, 純下鮮血, 甚則兼痛, 宜用三黃湯丸 方見火門〔醫鑑〕[78].
○ 大便下血曰腸風, 切勿止澁, 究其本末證狀, 先淸其表, 後攻
其裏, 其血自止. 如脈洪大, 四物湯 方見血門 合黃連解毒湯 方見
寒門 調治〔綱目〕[79]. ○ 大便後下血, 腹中不痛者, 謂之濕毒下血,
黃連湯主之. 腹中痛者, 謂之熱毒下血, 芍藥黃連湯主之〔易老〕[80].

74 『古今醫鑑』卷八「腸澼」‘病’(앞의 책, 221쪽).

75 『普濟本事方』卷第四「玉屑丸」(앞의 책, 394쪽).

76 『丹溪心法』卷二「腸風臟毒二十五」‘附錄’(앞의 책,
　　282쪽).

77 ‘藏寒’은 뱃속이나 脾胃가 虛寒한 것을 말한다.

78 『古今醫鑑』卷八「腸澼」‘治’(앞의 책, 221쪽). 원문
　　을 인용하면서 맥에 관한 언급을 모두 제외하였다.

79 『醫學綱目』卷之十七 心小腸部「下血」(앞의 책, 339

장풍과 장독

장풍腸風과 장독臟毒은 곧 혈치이다. ○ 장벽은 대변에 피가 섞여 나오는 것으로, 장풍과 장독을 말하는 것이다(『고금의감』). ○ 맑고 색이 새빨간 피가 나오는 것은 장풍이고, 탁하고 색이 어두운 피가 나오는 것은 장독이다(『보제본사방』). ○ 장풍은 외부에서 침입한 사기를 받는 대로 바로 나타나기 때문에 피의 색이 맑다. 장독은 쌓인 열의 독기가 오래되어야 비로소 나타나기 때문에 피의 색이 탁하다. 장풍은 산풍행습하여 치료하고, 장독은 청열량혈하여 치료한다(『단계심법』). ○ 장풍으로 피가 나오는 경우는 반드시 대변보다 먼저 나오기 때문에 '근혈'〔가까이에서 난 피〕이라고 한다. 피의 색이 맑고 새빨간 경우에는 패독산(처방은 「한문寒門」에 있다)을 쓴다. 장독으로 피가 나오는 경우는 반드시 대변이 나온 후에 나오기 때문에 '원혈'〔먼데서 난 피〕이라고 한다. 피의 색이 어둡고 탁한 경우에는 향련환(처방은 「대변문」에 있다)을 쓴다. 장한으로 피똥을 누는데 아프지 않은 경우는 건강과 육계 같은 약을 쓴다. 쌓인 열로 피똥을 누는 경우는 오직 새빨간 피만 나오는데 심하면 아프기도 하다. 삼황탕이나 삼황환(처방은 「화문」에 있다)을 쓴다(『고금의감』).

○ 대변에 피가 섞여 나오는 것을 장풍이라고 하는데 절대로 〔설사나 피를〕 막아서는 안 된다. 병의 본말本末과 증상을 잘 살펴서 먼저 겉〔表〕을 맑게 한 후에 속〔裏〕을 치면 피가 저절로 멎는다. 만일 맥이 홍대洪大하면 사물탕(처방은 「혈문」에 있다)과 황련해독탕(처방은 「한문寒門」에 있다)을 합하여 쓴다(『의학강목』). ○ 대변이 나온 다음에 피가 나오고 배는 아프지 않는 경우를 습독하혈이라고 하는데, 황련탕이 주치한다. 배가 아픈 경우는 열독하혈이라고 하는데, 작약황련탕이 주치한다(역로).

쪽).

80 『醫學綱目』 卷之十七 心小腸部 諸見血門 「下血」(앞
의 책, 339쪽). '潔', 곧 張元素의 글을 인용하였다.
'黃連湯'과 '芍藥黃連湯'의 내용을 재구성한 것이다.

○ 腸澼者, 爲水穀與血另作一派, 如唧桶涌出也. 長夏濕熱太甚, 正當客氣盛而主氣弱, 故腸澼之病甚也. 宜凉血地黃湯, 當歸和血散, 升陽除濕和血湯〔東垣〕[81]. ○ 腸澼下血, 宜香殼丸, 加味香連丸, 升麻補胃湯, 益智和中湯. ○ 腸風, 宜香附散, 止血散, 柏葉湯, 斷紅元. ○ 藏毒, 宜解毒湯, 槐花散, 枳殼散, 絲瓜散. ○ 腸風藏毒, 通用玉屑丸, 剪紅元, 芎歸丸, 槐黃丸, 槐花散, 腸風黑散, 槐黃湯, 清榮槐花飮.

黃連湯

治大便下血, 腹不痛.

黃連, 當歸 各二錢, 甘草 一錢.

右剉作一貼, 水煎服〔易老〕[82].

芍藥黃連湯

治大便下血腹痛.

白芍藥, 黃連, 當歸 各二錢半, 甘草 灸 一錢, 大黃 五分, 桂心 二分半.

右剉作一貼, 水煎服〔易老〕[83].

---

81 『脾胃論』卷上「腸澼下血論」(앞의 책, 96쪽).

82 『醫學綱目』卷之十七 心小腸部 諸見血門「下血」 '黃連湯'(앞의 책, 339쪽). '潔', 곧 張元素의 글을 인용하였다.

83 『醫學綱目』卷之十七 心小腸部 諸見血門「下血」 '芍藥黃連湯'(앞의 책, 339쪽). '潔', 곧 張元素의 글을 인용하였다.

○ 장벽은 수곡과 피가 나뉘어 각각 하나의 줄기를 이루어 마치 펌프에서 쏟아져 나오는 것과 같은 것이다. 장하長夏에는 습기와 열기가 매우 심하며, 이때에는 객기가 성하고 주기는 약하므로 장벽의 병이 더욱 심해진다. 양혈지황탕, 당귀화혈산, 승양제습화혈탕 등을 쓴다(『비위론』). ○ 장벽으로 피똥을 누는 데는 향각환, 가미향련환, 승마보위탕, 익지화중탕 등을 쓴다. ○ 장풍에는 향부산, 지혈산, 백엽탕, 단홍원 등을 쓴다. ○ 장독에는 해독탕, 괴화산, 지각산, 사과산 등을 쓴다. ○ 장풍과 장독에는 옥설환, 전홍원, 궁귀환, 괴황환, 괴화산, 장풍흑산, 괴황탕, 청영괴화음 등을 두루 쓴다.

황련탕

대변에 피가 섞여 나오면서 배는 아프지 않은 것을 치료한다.

황련 · 당귀 각 두 돈, 감초 한 돈.

위의 약들을 썰어 한 첩으로 하여 물에 달여 먹는다(역로).

작약황련탕

대변에 피가 섞여 나오면서 배가 아픈 것을 치료한다.

백작약 · 황련 · 당귀 각 두 돈 반, 감초(구운 것) 한 돈, 대황 닷 푼, 계심 두 푼 반.

위의 약들을 썰어 한 첩으로 하여 물에 달여 먹는다(역로).

凉血地黃湯

治腸澼射血.

知母, 黃柏 各一錢半, 熟地黃, 當歸, 槐花 炒, 靑皮 各七分.

右剉作一貼, 水煎服〔東垣〕[84].

當歸和血散

治腸風射血, 及濕毒下血.

當歸, 升麻 各一錢半, 槐花 炒, 靑皮, 荊芥, 白朮, 熟地黃 各七分, 川芎 五分.

右爲末, 每二錢, 空心, 米飮調下. ○ 一名槐花散〔拔粹〕.

升陽除濕和血湯

治腸澼下血作波, 其血嘲出, 有力而遠射, 四散如篩, 腹中大痛.

白芍藥 一錢半, 黃芪, 甘草 灸 各一錢, 陳皮, 升麻 各七分, 生地黃, 牡丹皮, 生甘草 各五分, 當歸, 熟地黃, 蒼朮, 秦艽, 肉桂 各三分.

右剉作一貼, 水煎, 空心服〔東垣〕[85].

84 『脾胃論』 卷上 「腸澼下血論」 '凉血地黃湯'(앞의 책, 96-97쪽).

85 『脾胃論』 卷上 「腸澼下血論」 '凉血地黃湯'(앞의 책, 97쪽).

양혈지황탕

장벽으로 피가 [활을] 쏘듯이 [한 줄기로] 나오는 것을 치료한다.

지모·황백 각 한 돈 반, 숙지황, 당귀, 괴화(볶은 것), 청피 각 일곱 푼.

위의 약들을 썰어 한 첩으로 하여 물에 달여 먹는다(『비위론』).

당귀화혈산

장풍으로 피가 [활을] 쏘듯이 [한 줄기로] 나오는 것과 습독하혈을 치료한다.

당귀·승마 각 한 돈 반, 괴화(볶은 것), 청피, 형개, 백출, 숙지황 각 일곱 푼, 천궁 닷 푼.

위의 약들을 가루내어 빈속에 두 돈씩 미음에 타서 먹는다. ○ 괴화산이라고도 한다(발수).

승양제습화혈탕

장벽으로 피똥을 누는데 물줄기같이 피가 뿜어 나와 힘있게 멀리 쏘아져서 체로 치듯이 사방으로 흩어지고 배가 몹시 아픈 것을 치료한다.

백작약 한 돈 반, 황기·감초(구운 것) 각 한 돈, 진피·승마 각 일곱 푼, 생지황·목단피·감초(날것) 각 닷 푼, 당귀·숙지황·창출·진교·육계 각 서 푼.

위의 약들을 썰어 한 첩으로 하여 물에 달여 빈속에 먹는다(『비위론』).

升陽補胃湯[86]

治腸澼下血, 唧出遠散如菲, 色紫黑, 腰腹沈重[87], 名曰濕毒腸澼

白芍藥 一錢半, 升麻, 羌活, 黃芪 各一錢, 生地黃, 熟地黃, 獨活, 柴胡, 防風, 牡丹皮, 甘草 灸 各五分, 當歸, 葛根 各三分, 肉桂 二分.

右剉作一貼, 水煎服[東垣][88].

益智和中湯

治腸澼下血, 色紫黑, 腹痛惡寒, 右關脈按之無力[89]. 喜熱物熨之, 內寒明矣.

白芍藥 一錢半, 當歸, 黃芪, 升麻, 灸甘草 各一錢, 牡丹皮, 柴胡, 葛根, 益智, 半夏 各五分, 桂枝 四分, 肉桂, 乾薑 炮 各二分.

右剉作一貼, 水煎服[東垣][90].

香殼丸

治因飲食, 發爲腸澼, 及諸痔瘻.

黃連 一兩, 枳殼, 厚朴 各五錢, 當歸 四錢, 荊芥穗, 木香, 黃柏 各三錢, 猬皮 一箇 燒灰.

右爲末, 麪糊和丸梧子大, 溫水下五七十丸, 日二[宣明][91]. ○ 一名加味連殼丸[入門][92].

승마보위탕(승양보위탕)

장벽으로 피똥을 누는데 〔피가〕 뿜어 나와 체로 치듯이 멀리 흩어지고 〔피의〕 색이 자흑색이며, 허리와 배가 묵직하다. 습독장벽이라고 한다.

백작약 한 돈 반, 승마 · 강활 · 황기 각 한 돈, 생지황 · 숙지황 · 독활 · 시호 · 방풍 · 목단피 · 감초(구운 것) 각 닷 푼, 당귀 · 갈근 각 서 푼, 육계 두 푼.

위의 약들을 썰어 한 첩으로 하여 물에 달여 먹는다(『난실비장』).

익지화중탕

장벽으로 자흑색의 피똥을 누는데, 배가 아프고 추위를 싫어하며 오른쪽 관맥關脈을 누르면 힘이 없는 것을 치료한다. 뜨거운 것으로 찜질하기를 좋아하므로 속에 한기가 있음이 분명하다.

백작약 한 돈 반, 당귀 · 황기 · 승마 · 감초(구운 것) 각 한 돈, 목단피 · 시호 · 갈근 · 익지인 · 반하 각 닷 푼, 계지 너 푼, 육계 · 건강(싸서 구운 것) 각 두 푼.

위의 약들을 썰어 한 첩으로 하여 물에 달여 먹는다(『난실비장』).

향각환

〔습열이 심한데〕 음식을 너무 배부르게 먹어서 생긴 장벽과 여러 가지 치루를 치료한다.

황련 한 냥, 지각 · 후박 각 닷 돈, 당귀 너 돈, 형개수 · 목향 · 황백 각 서 돈, 위피 한 개(태워서 재를 낸다).

위의 약들을 가루내어 밀가루 풀로 반죽하여 오자대의 알약을 만들어 하루에 드 번 쉰에서 일흔 알씩 따뜻한 물로 먹는다(『황제소문선명론방』). ○ 가미연각환이라고도 한다(『의학입문』).

---

90 『蘭室秘藏』 卷下 瀉痢門 「益智和中湯」(앞의 책, 232쪽).

91 『黃帝素門宣明論方』 痔瘻門, 「痔瘻總論」(앞의 책, 312쪽). "治濕熱內甚, 因而飽食腸癖, 成痔久而成瘻."

92 『醫學入門』 外集 卷七 婦人小兒外科用藥部 「痔」 '加味連殼丸'(앞의 책, 581쪽).

香附散

治腸風.

香附子 炒 一兩, 枳殼 七錢半, 當歸, 川芎 各五錢, 槐花 炒,
甘草 各二錢半.

右麤末, 每三錢, 薑三片, 棗二枚, 水煎服〔本事〕[93].

止血散

治腸風. 在糞前爲近, 肝腎血也. 在糞後爲遠, 心肺血也.

胡桃仁, 破故紙 炒, 槐花 炒 各三兩半, 皂角刺 燒灰 二兩.

右爲末, 米飮或溫酒調下二錢, 空心〔御院〕[94].

柏葉湯

治腸風.

側柏葉, 當歸, 生乾地黃, 黃連, 荊芥穗, 枳殼, 槐花 炒, 地楡
各一錢, 甘草 炙 五分.

右剉作一貼, 薑三片烏梅一箇, 同煎服〔回春〕[95].

斷紅元

治腸風.

猬皮 燒, 黃連 炒, 秦艽, 槐角子 各一兩, 當歸, 檳榔, 皂角仁
燒, 黃柏, 荊芥穗, 枳殼 各五錢, 大黃 煨, 桃仁 泥 各三錢.

右爲末, 麪糊和丸梧子大, 白湯下五十丸, 血多加棕櫚蓮房灰各
五錢〔正傳〕[96].

93 『丹溪心法附餘』 卷之十一 火門 「痔瘡」(앞의 책, 422
　　쪽). 『本事方』에서 인용하였다고 하였다.

94 『御藥院方』 卷之八 「止血散」(앞의 책, 149쪽).

95 『萬病回春』 卷之四 「失血」(앞의 책, 211쪽).

향부산

장풍을 치료한다.

향부자(볶은 것) 한 냥, 지각 일곱 돈 반, 당귀·천궁 각 닷 돈, 괴화(볶은 것), 감초 각 두 돈 반.

위의 약들을 거칠게 가루내어 서 돈씩 생강 세 쪽, 대추 두 개를 넣고 물에 달여 먹는다(본사).

지혈산

장풍을 치료한다. 대변이 나오기 전에 〔피가〕 나오면 근혈인데, 이것은 간신肝腎의 피이다. 대변이 나온 뒤에 〔피가〕 나오면 원혈인데, 이것은 심폐心肺의 피이다.

호도인, 파고지(볶은 것), 괴화(볶은 것) 각 석 냥 반, 조각자(태워서 재를 낸 것) 두 냥.

위의 약들을 가루내어 빈속에 두 돈씩 미음이나 따뜻한 술에 타서 먹는다(『어약원방』).

백엽탕

장풍을 치료한다.

측백엽, 당귀, 건지황, 황련, 형개수, 지각, 괴화(볶은 것), 지유 각 한 돈, 감초(구운 것) 닷 푼.

위의 약들을 썰어 한 첩으로 하여 생강 세 쪽, 오매 한 개를 넣고 같이 달여 먹는다(『만병회춘』).

단홍원

장풍을 치료한다.

위피(태운 것), 황련(볶은 것), 진교, 괴각자 각 한 냥, 당귀, 빈랑, 조각인(태운 것), 황백, 형개수, 지각 각 닷 돈, 대황(잿불에 묻어 구운 것), 도인(짓이긴 것) 각 서 돈.

위의 약들을 가루내어 밀가루 풀로 반죽하여 오자대의 알약을 만들어 쉰 알씩 끓인 물로 먹는다. 피가 많이 나오면 종려피·연방(태운 재) 각 닷 돈을 넣어 쓴다(『의학정전』).

---

96 『醫學正傳』 卷之五 「血症」 方法 ‘一方’(앞의 책, 289-290쪽).

解毒湯

治藏毒.

黃連, 黃芩, 黃柏, 梔子, 連翹, 槐花 炒 各一錢, 細辛, 甘草 各五分.

右剉作一貼, 水煎服. 一名八寶湯〔回春〕[97].

槐花散

治藏毒.

當歸, 地楡 各一錢, 槐花 炒, 枳殼, 阿膠珠 各八分, 生地黃, 白芍藥, 黃芩, 升麻 各七分, 防風, 側柏葉 各五分.

右剉作一貼, 空心, 水煎服〔回春〕[98].

枳殼散

治藏毒.

枳殼 二兩, 黃連, 白芍藥 各一兩, 槐花 炒, 地楡 各五錢, 甘草 二錢半.

右剉, 每一兩, 空心, 水煎服〔醫鑑〕[99].

97 『萬病回春』卷之四「失血」(앞의 책, 212쪽).
98 『萬病回春』卷之四「失血」(앞의 책, 212쪽).
99 『古今醫鑑』卷八「腸澼」‘方’(앞의 책, 222쪽). 처방 명이 ‘海上方’으로 되어 있다.

해독탕

장독을 치료한다.

황련 · 황금 · 황백 · 치자 · 연교 · 괴화(볶은 것) 각 한 돈, 세신 · 감초 각 닷 푼.

위의 약들을 썰어 한 첩으로 하여 물에 달여 먹는다. 팔보탕이라고도 한다(『만병회춘』).

괴화산

장독을 치료한다.

당귀 · 지유 각 한 돈, 괴화(볶은 것), 지각, 아교주 각 여덟 푼, 생지황 · 백작약 · 황금 · 승마 각 일곱 푼, 방풍 · 측백엽 각 닷 푼.

위의 약들을 썰어 한 첩으로 하여 물에 달여 빈속에 먹는다(『만병회춘』).

지각산

장독을 치료한다.

지각 두 냥, 황련 · 백작약 각 한 냥, 괴화(볶은 것), 지유 각 닷 돈, 감초 두 돈 반.

위의 약들을 썰어 한 냥씩 물에 달여 빈속에 먹는다(『고금의감』).

絲瓜散

治腸風藏毒, 痔漏脫肛.

絲瓜根 經霜一二次, 收採洗淨, 夜露十餘宿, 懸當風處陰乾.

每服三錢, 剉散. 水煎熟, 去滓, 滴香油如錢大, 空心, 溫服. 忌
雞猪燒酒, 一服卽效 〔醫鑑〕[100].

槐花散

治腸風藏毒.

槐花 炒, 柏葉 焙, 荊芥, 枳殼 各等分.

右爲末, 每二錢, 空心, 米飲調下 〔本事〕[101].

腸風黑散

腸風藏毒並治之.

荊芥穗 二兩, 猬皮 一兩半, 亂髮, 槐花, 槐角 各一兩 同入罐內,
塩泥固濟, 燒存性, 出火毒, 再入甘草炒, 枳殼 炒 各一兩.

右爲末, 每二錢, 空心, 米飲或溫酒調下 〔得效〕[102].

100 『古今醫鑑』卷八「腸澼」‘方’(앞의 책, 222쪽). 처
　　방 명이 ‘海上方’으로 되어 있다.
101 『普濟本事方』卷第五「治腸風瀉血痔漏藏毒」(앞의

책, 395쪽).
102 『世醫得效方』卷第七 大方脈雜醫科 失血「大便下
　　血虛證」(앞의 책, 118쪽).

사과산

장풍, 장독, 치루, 탈항을 치료한다.

사과근(서리를 한두 차례 맞히고 거두어들여 깨끗이 씻는다. 밤이슬을 열흘 밤 정도 맞힌 다음 바람이 잘 통하는 그늘에 걸어서 말린다).

위의 약을 서 돈씩 썰어 [뭉쳐 있는 것을] 흩뜨려서 물에 달여 익혀 찌꺼기를 버린 다음 참 기름을 동전 크기만큼 넣어 빈속에 따뜻하게 먹는다. 닭고기, 돼지고기, 소주를 먹지 말아야 하며, 한 번 먹으면 바로 효과가 있다(『고금의감』).

괴화산

장풍과 장독을 치료한다.

괴화(볶은 것), 측백엽(약한 불에 말린 것), 형개, 지각 각 같은 양.

위의 약들을 가루내어 빈속에 두 돈씩 미음에 타서 먹는다(『보제본사방』).

장풍흑산

장풍과 장독을 모두 치료한다.

형개수 두 냥, 위피 한 냥 반, 난발 · 괴화 · 괴각 각 한 냥(약들을 함께 항아리에 넣고 소금 을 넣어 반죽한 진흙으로 [주둥이를] 단단히 싸발라서 소존성으로 태운다. 불기운이 빠진 뒤 에 다시 볶은 감초와 볶은 지각 각 한 냥을 넣는다).

위의 약들을 가루내어 빈속에 두 돈씩 미음이나 따뜻한 술에 타서 먹는다(『세의득효방』).

淸榮槐花飮

治腸風藏毒.

當歸, 白芍藥, 生地黃, 槐花 炒 各一錢, 槐角, 黃連 酒炒, 蒼朮, 荊芥 各八分, 枳殼, 條芩 酒炒 各七分, 川芎, 防風 各六分, 升麻, 生甘草 各四分.

右剉作一貼, 水煎服〔回春〕[103].

槐黃湯

治腸風藏毒.

槐花 炒, 生地黃, 樗根白皮 炒 各一錢, 防風, 當歸, 白芍藥, 荊芥穗, 川芎, 黃連, 枳殼 各八分, 地楡, 烏梅, 甘草 各五分.

右剉作一貼, 水煎, 空心服〔必用〕.

玉屑丸

治腸風藏毒久不止.

椿根白皮 晒乾 四兩, 槐根白皮, 苦練根, 寒食麪 各三兩, 威靈仙 一兩, 天南星, 半夏 並生用 各五錢.

右爲末, 滴水和丸梧子大, 每三十丸, 以水一盞煎丸子令浮, 以匙抄呑送下, 不嚼, 甚妙〔本事〕[104].

103 『萬病回春』卷之四「失血」(앞의 책, 212쪽).
104 『普濟本事方』卷第五「治腸風瀉血痔漏藏毒」(앞의 책, 394쪽).

청영괴화음

장풍과 장독을 치료한다.

당귀 · 백작약 · 생지황 · 괴화(볶은 것) 각 한 돈, 괴각, 황련(술에 축여 볶은 것), 창출, 형개 각 여덟 푼, 지각, 황금(술에 축여 볶은 것) 각 일곱 푼, 천궁 · 방풍 각 여섯 푼, 승마 · 감초(날것) 각 너 푼.

위의 약들을 썰어 한 첩으로 하여 물에 달여 먹는다(『만병회춘』).

괴황탕

장풍과 장독을 치료한다.

괴화(볶은 것), 생지황, 저근백피(볶은 것) 각 한 돈, 방풍 · 당귀 · 백작약 · 형가수 · 천궁 · 황련 · 지각 각 여덟 푼, 지유 · 오매 · 감초 각 닷 푼.

위의 약들을 썰어 한 첩으로 하여 물에 달여 빈속에 먹는다(필용).

옥설환

장풍과 장독이 오랫동안 멎지 않는 것을 치료한다.

춘근백피(햇볕에 말린 것) 넉 냥, 괴근백피 · 고련근 · 한식면 각 석 냥, 위령선 한 냥, 천남성 · 반하(둘 다 날것) 각 닷 돈.

위의 약들을 가루내어 물을 뿌려가며 반죽하여 오자대의 알약을 만든다. 물 한 대접에 서른 알씩 넣고 달이다가 알약이 물에 뜨면 숟가락으로 떠서 씹지 않고 삼키는데, 효과가 매우 좋다(『보제본사방』).

剪紅元

治腸風藏毒, 下血久不止, 面色萎黃, 日漸羸瘁.

當歸 酒浸 一兩, 側柏葉 炒, 鹿茸 去毛醋煮, 附子 炮, 續斷 酒浸, 黃芪 蜜炒, 阿膠珠, 白礬枯 各五錢.

右爲末, 醋糊和丸梧子大, 空心, 米飮下七八十丸〔入門〕[105]. ○ 下血久不愈者, 後用溫劑, 此方正合其宜〔丹心〕[106].

芎歸丸

治腸風藏毒久不止.

川芎, 當歸, 黃芪, 神麴 炒, 地楡, 槐花 炒 各一兩, 阿膠, 荊芥, 木賊, 髮灰 各五錢.

右爲末, 蜜丸梧子大, 空心, 米飮下五七十丸〔醫鑑〕[107].

槐黃丸

治腸風藏毒, 痔漏便血, 神效.

槐花 炒, 黃連 酒炒 各四兩.

右爲末, 入猪大腸一尺內札住, 用韭菜二斤, 水同煮爛, 去韭取腸藥, 爛擣丸如梧子大, 空心, 米飮下八九十丸〔醫鑑〕[109].

105 『醫學入門』 外集 卷六 雜病用藥賦 「煎紅」 ‘煎紅丸’(앞의 책, 535쪽).

106 『丹溪心法』 卷二 「下血二十四」(앞의 책, 278쪽). "下血, 其法不可純用寒涼藥, 必於寒涼藥中加辛味爲佐, 久不愈者, 後用溫劑, 必兼升擧, 藥中加酒浸, 炒涼藥, 如酒煮黃連丸之類, 寒因熱用故也."

107 『古今醫鑑』 卷八 「腸澼」 方 ‘解毒四物湯’(앞의 책, 222쪽). "解毒四物湯, 京師傳. [批] 按此方治下血虛弱之劑. 治大便下血, 不問糞前糞後, 腸風臟毒等證. 當歸酒洗八分, 川芎五分, 白芍炒六分, 生地黃

전홍원

장풍과 장독으로 피똥을 누는 것이 오랫동안 멎지 않고 얼굴색이 누렇게 뜨고 날마다 여위어가는 것을 치료한다.

당귀(술에 담갔던 것) 한 냥, 측백엽(볶은 것), 녹용(털을 제거하고 식초에 삶은 것), 부자(싸서 구운 것), 속단(술에 담갔던 것), 황기(꿀에 축여 볶은 것), 아교주, 고백반 각 닷 돈.

위의 약들을 가루내어 식초로 쑨 풀로 반죽하여 오자대의 알약을 만들어 빈속에 일흔에서 여든 알씩 미음으로 먹는다(『의학입문』). ○ 피똥을 누는 것이 오랫동안 낫지 않는 경우는 나중에 따뜻한 약들을 쓰는데, 이 처방이 거기에 꼭 들어맞는다(『단계심법』).

궁귀환

장풍과 장독이 오랫동안 멎지 않는 것을 치료한다.

천궁, 당귀, 황기, 신곡(볶은 것), 지유, 괴화(볶은 것) 각 한 냥, 아교·형개·목적·난발회 각 닷 돈.

위의 약들을 가루내어 꿀로 반죽하여 오자대의 알약을 만들어 빈속에 쉰에서 일흔 알씩 미음으로 먹는다(『고금의감』).

괴황환

장풍, 장독, 치루와 대변에 피가 섞여 나오는 것을 치료하는데, 효과가 매우 좋다.

괴화(볶은 것), 황련(술에 축여 볶은 것) 각 넉 냥.

위의 약들을 가루내어 한 자[尺] 길이의 돼지 대장 속에 채워 넣고 [양 끝을 묶어 빠져나오지 않게 하여] 부추 두 근과 함께 푹 삶아 부추는 버리고 돼지 대장과 약을 짓이겨 오자대의 알약을 만든다. 빈속에 여든에서 아흔 알씩 미음으로 먹는다(『고금의감』).

一錢, 黃連炒六分, 黃芩炒八分, 黃柏炒七分, 梔子炒七分, 地楡八分, 槐花炒五分, 阿膠珠六分, 柏葉炒六分. 上水煎, 空心服. 腹脹加陳皮六分, 氣虛加人蔘三分白朮三分木香三分, 腸風加荊芥五分, 氣下陷加升麻五分, 心血不足加茯苓六分, 虛寒加炒, 乾薑五分.”

108 ‘札住’는 駐札로, 군대 등이 駐屯하는 것을 말한다.

109 『古今醫鑑』卷八「腸澼」‘方’(앞의 책, 222쪽).

痔漏

卽瘻痔也. ○ 痔核已破, 謂之痔漏﹝東垣﹞[110]. ○ 瘻痔亦謂之虫痔, 歲月積久, 虫蝕其間, 痒痛不堪. 或肛門間射血如線, 乃虫痔也. 虫痔宜熏, 千金用猬皮艾者佳 方見下﹝本事﹞[111]. ○ 痔瘻之源, 由乎酒色, 痔久成瘻, 痔輕而瘻重, 痔實而瘻虛. 治痔之法, 不過凉血淸熱而已. 治瘻則初宜凉血淸熱燥濕, 久則宜澁竅殺虫, 而兼乎溫散. 盖初作則腸胃氣實爲熱, 久則腸胃氣虛而爲寒矣﹝丹心﹞[112]. ○ 痔瘻先須服補藥, 生氣血用蔘朮芪芎歸爲主, 大劑服之. 外用附子灸法 方見下鍼灸條﹝丹心﹞[113]. ○ 痔漏專以凉血爲主, 宜用凉血飮, 外用澁藥塞竅﹝丹心﹞[114]. ○ 痔漏宜黑玉丹, 猬皮丸, 活龜丸, 加味槐角丸 方見上, 豚胃丸, 秘傳神應膏, 蓮花藥散, 釣腸丸 方見上, 取瘻膿法, 取虫方, 塞漏孔方. ○ 狐惑亦是虫蝕肛 詳見傷寒.

---

110 『蘭室秘藏』 卷下 「痔漏門」 ‘秦艽蒼朮湯’(앞의 책, 226쪽). "痔疾若破, 謂之痔漏." 『普濟方』 卷二百九十七 「痔漏門」 ‘秦艽蒼朮湯’에는 "腸風痔漏者, 總辭也. 分則異, 若破者, 謂之痔漏"라고 하였고, 『衛生寶鑑』을 인용하였다고 하였다.

111 『普濟本事方』 卷第五 「治腸風瀉血痔漏藏毒」 ‘玉屑丸’(앞의 책, 394쪽).

112 『丹溪心法附餘』 卷之十一 「漏瘡」(앞의 책, 434쪽).

113 『丹溪心法』 卷二 「漏瘡二十七」(앞의 책, 287쪽).

114 『丹溪心法』에는 ‘痔漏’가 ‘痔瘡’으로 되어 있다.

115 『丹溪心法』 卷二 「痔瘡二十六」(앞의 책, 284쪽). 원문과 들고남이 있다.

치루

치루痔漏는 곧 '누치'이다. ○ 치핵이 터진 것을 치루라고 한다(『난실비장』). ○ 누치는 '충치蟲痔'라고도 한다. 병이 오래되어 벌레가 그 사이를 파먹어서 견딜 수 없이 가렵고 아프며 또한 항문 사이에서 실과 같이 피가 쏟아져 나오는 것이 바로 충치이다. 충치는 연기를 쏘여야 하는데, 『천금방』에서는 위피와 애엽을 쓰는 것이 좋다고 하였다(처방은 뒤에 있다)(『보제본사방』). ○ 치루는 근본적으로 술과 성생활 때문에 생기는데 치질이 오래되면 누치가 된다. 치질은 병이 가볍고 누치는 병이 중하며, 치질은 실증이고 누치는 허증이다. 치질의 치료 방법은 피를 서늘하게 하고 열을 내리는 것뿐이다. 누치를 치료할 때 처음에는 피를 서늘하게 하고 열을 내리며 습을 말려야 하고, 오래되면 구멍을 막고 벌레를 죽이면서 더불어 따뜻하게 하여 〔찬 기운을〕 흩어주어야 한다. 대체로 초기에는 장腸과 위胃의 기가 실하여 열증이 되고, 오래되면 장과 위의 기가 허하여 한증寒證이 된다(『단계심법부여』). ○ 치루에는 우선 보약을 먹어 기혈을 기르는데 인삼 · 백출 · 황기 · 당귀 · 천궁을 위주로 한 대제大劑를 먹고, 외용약으로 부자를 써서 뜸을 뜬다(치료 방법은 뒤의 「침구법」에 있다)(『단계심법』). ○ 치루는 오로지 피를 서늘하게 하는 것을 위주로 하여 양혈음을 쓰고, 외용으로 막는 약을 써서 구멍을 막아야 한다(『단계심법』). ○ 치루에는 흑옥단, 위피환, 활구환, 가미괴각환(처방은 앞에 있다), 돈위환, 비전신응고, 연화예산, 조장환(처방은 앞에 있다), 치루에서 고름을 빼내는 방법, 치질 벌레를 없애는 방법, 치루 구멍을 막는 방법 등을 쓴다. ○ 호혹도 벌레가 항문을 파먹는 것이다(자세한 것은 「상한문」에 있다).

涼血飮

治痔漏, 因風熱燥歸于大腸, 故涼血爲主.

人蔘, 黃芪, 黃連, 生地黃, 當歸, 川芎, 槐角, 條芩, 枳殼, 升麻 各一錢.

右剉作一貼, 水煎, 空心服, 或丸服〔丹心〕[116].

黑玉丹

治痔漏及五痔, 皆因酒色過度, 卽成此疾. 人多以外治付洗, 不知病在腸中有虫, 若不去根, 其病不除, 與上神應黑玉丹同〔入門〕[117]. ○ 一名烏玉丸〔丹心〕[118].

猬皮丸

治瘻漏.

槐花, 艾葉 炒黃, 枳殼, 地楡, 當歸, 川芎, 黃芪, 白芍藥, 白礬枯, 貫衆 各五錢, 猬皮 燒 一兩, 髮灰 三錢, 猪蹄甲 十枚 灸焦, 皂角 一挺 醋灸.

右爲末, 蜜丸梧子大, 空心, 米飮下五七十丸〔入門〕[119].

116 『丹溪心法』 卷二 「痔瘡二十六」 ‘入方’(앞의 책, 284쪽). ‘涼血飮’이라는 처방 명은 나오지 않는다.

117 『醫學入門』 外集 卷七 婦人小兒外科用藥部 「漏」(앞의 책, 582쪽). 이 문장은 『太平惠民和劑局方』에서 인용한 것으로 보인다. “治丈夫婦人久新腸風, 痔漏著牀頭痛不可忍者. 服此藥不過三四次見功效. 初得此疾, 發痒或疼, 穀道周回多生硬核, 此是痔. 如破是瘻, 只下血是風, 皆因酒色氣風食五事過度, 卽成此疾. 人多以外醫塗治, 病在腸自有蟲, 若不去根本, 其病不除, 此藥的有功效”(『太平惠民和劑局方』 卷六 ‘神應黑元丹’, 앞의 책, 224쪽). 『世醫得效方』에도 같은 문장이 나온다(『世醫得效

양혈음

치루를 치료한다. 〔치루는〕 풍風, 열熱, 조燥가 대장에 몰려 생기므로 피를 서늘하게 하는 것을 위주로 한다.

인삼 · 황기 · 황련 · 생지황 · 당귀 · 천궁 · 괴각 · 황금 · 지각 · 승마 각 한 돈.

위의 약들을 썰어 한 첩으로 하여 물에 달여 빈속에 먹거나 알약을 만들어 먹는다(『단계심법』).

흑옥단

치루와 다섯 가지 치질을 치료하는데, 모두 술과 성생활이 지나쳐서 생긴다. 사람들은 대부분 외치법으로 〔약을〕 붙이거나 씻을 뿐 장 속에 벌레가 있어서 병이 생긴 것을 모른다. 〔그러나 장 속에 있는〕 병의 근본을 없애지 않으면 이 병은 낫지 않는다. 〔처방은〕 앞의 신응흑옥단과 같다(『의학입문』). ○ 오옥환이라고도 한다(『단계심법부여』).

위피환

누치와 치루를 치료한다.

괴화, 애엽(누렇게 되도록 볶은 것), 지각, 지유, 당귀, 천궁, 황기, 백작약, 고백반, 관중 각 닷 돈, 위피(태운 것) 한 냥, 난발회 서 돈, 저제갑 열 개(눋게 굽는다), 조각자 한 꼬투리(식초를 발라 굽는다).

위의 약들을 가루내어 꿀로 반죽하여 오자대의 알약을 만들어 빈속에 쉰에서 일흔 알씩 미음으로 먹는다(『의학입문』).

方』 卷第七 大方脈雜醫科 失血 「大便下血虛證」

　　‘黑元丹’, 앞의 책, 118쪽).

118 『丹溪心法附餘』 卷之十一 火門 「漏瘡」 ‘烏玉丸’(앞

　　의 책, 431쪽).

119 『醫學入門』 外集 卷七 婦人小兒外科用藥部 「痔」

　　(앞의 책, 582쪽).

活龜丸

治腸風痔漏.

大烏龜一箇, 先以柴火燒熱地, 以罩¹²⁰盖龜, 地熱逼出臭屁¹²¹, 待屁盡以稈繩¹²², 都身包縛, 外用黃泥固濟, 灰火中煨熟, 撈起剝淨, 取肉研如泥, 其殼用牛骨髓塗, 灸¹²³五七次, 心¹²⁴透酥¹²⁵乾, 爲末. 又用黃連一兩, 九蒸九晒, 當歸尾三錢三分爲末, 和前龜肉擣丸梧子大, 白湯下五七十丸〔入門〕¹²⁶.

豚胃丸

治痔漏, 亦治諸瘻.

槐花 二兩, 黃連, 牡丹皮 各一兩, 猬皮 七錢, 羌活 六錢.

右剉, 入猪肚內, 縫定煮爛, 去藥食肚, 如硬再服. 以患處軟方止, 或同上藥爲丸服, 亦可〔入門〕¹²⁷.

秘傳神應膏

治痔漏如神.

片腦, 熊膽, 血竭, 牛黃, 乳香, 沒藥 各五分.

右爲末, 蝸牛取肉, 擣成稀膏, 每夜洗浮拭乾, 將此膏搽上患處, 數遍卽愈. 宜磁罐收貯, 不要乾了〔回春〕¹²⁸.

활구환

장풍과 치루를 치료한다.

먼저 섶으로 불을 때서 달구어진 흙으로 큰 검은 거북 한 마리를 완전히 덮으면 흙의 열기로 냄새 나는 방귀를 뀌게 된다. 더 이상 방귀를 뀌지 않게 되면 짚으로 꼰 새끼줄로 거북의 온 몸을 묶고 겉에는 황토로 단단히 싸바른다. 잿불 속에 넣고 구워 익힌 다음 꺼내어 [겉에 쌌던 것을] 깨끗이 벗겨낸다. 살을 발라 진흙같이 곱게 갈고 껍질은 소의 골수를 발라가면서 다섯에서 일곱 차례 굽는다. 소의 골수가 깊숙이 스며들어 바삭바삭하게 마르면 가루낸다. 그리고 황련 한 냥(아홉 번 찌고 아홉 번 햇볕에 말린다)과 당귀미 서 돈 서 푼을 가루내어 미리 준비해놓은 거북의 살과 섞어 찧어 오자대의 알약을 만들어 쉰에서 일흔 알씩 끓인 물로 먹는다(『의학입문』).

돈위환

치루와 여러 가지 누치를 치료한다.

괴화 두 냥, 황련 · 목단피 각 한 냥, 위피 일곱 돈, 강활 엿 돈.

위의 약들을 썰어 돼지 위장 안에 넣고 잘 꿰매어 푹 삶는다. 약은 버리고 [돼지] 위장만 먹는데 [아픈 곳이] 단단해지면 다시 먹고 아픈 곳이 부드러워지면 먹지 않는다. 우의 약들로 알약을 만들어 먹어도 좋다(『의학입문』).

비전신응고

치루를 치료하는데 효과가 매우 좋다.

편뇌 · 웅담 · 혈갈 · 우황 · 유향 · 몰약 각 닷 푼.

위의 약들을 가루내어 달팽이의 살만 발라낸 것과 함께 찧어 묽은 고약처럼 만든다. 매일 밤 [아픈 부위를] 깨끗이 씻고 닦아 말린 후 이 고약을 아픈 부위에 몇 번 붙이면 바로 낫는다. 자기 항아리에 넣어 보관하는데 말려둘 필요는 없다(『만병회춘』).

---

126 『醫學入門』外集 卷六 雜病用藥賦 「便血」(앞의 책, 535쪽).

127 『醫學入門』外集 卷七 婦人小兒外科用藥部 「痔」 (앞의 책, 582쪽).

128 『萬病回春』卷之四 「痔漏」(앞의 책, 252쪽).

蓮花藥散

治痔漏, 二三十年不愈者, 三服效.

蓮花藥, 黑丑 頭末 各一兩半, 當歸 五錢, 礬紅 二錢.

右爲末, 先忌食肉六七日, 空心, 食肉一頓, 取溫酒下藥三錢,
取下膿血或虫, 是效〔丹心〕.

取漏膿法

治內痔久漏, 取膿最妙.

焰硝 三兩, 苦參 一兩半.

右爲末, 用布四寸長三寸闊縫一袋, 入藥半袋, 以砒三分放藥末
中間, 方入全藥, 裝滿縫袋中, 兩頭安帶子, 如騎馬繫住〔入門〕.

---

129 '礬紅'은 紅斑으로, 녹반을 불에 벌겋게 달구어 식
    초에 담그는 조작을 여러 번 거듭한 것이다. 홍반
    은 녹반보다 습을 없애는 효능이 더 강하다(『동의
    학사전』, 993쪽).
130 『醫學綱目』卷之二十七 肺大腸部 「痔」(앞의 책,
    623-624쪽). '丹', 곧 주진형의 글을 인용하였다.

"二三十年不愈者, 三服止, 用蓮花蕊散. 蓮花蕊黑
牽牛頭末各一兩半, 當歸半兩, 礬紅少許. 上爲末,
先忌食肉五七日, 空心令食肉一頓, 就取溫酒下三
錢, 約兩時辰, 取下膿血或虫, 是效."
131 『醫學入門』外集 卷七 拾遺 「取漏膿法」(앞의 책,
    598쪽).

연화예산

치루가 2, 30년 되도록 낫지 않는 경우를 치료하는데, 세 번만 먹으면 효과가 있다.

연화예 · 흑축(두말한 것) 각 한 냥 반, 당귀 닷 돈, 반홍 두 돈.

위의 약들을 가루내어 먼저 6~7일 동안 고기를 먹지 않다가 빈속에 고기로 한 끼를 먹은 다음 이 약 서 돈을 따뜻한 술로 먹는다. 피고름이나 벌레가 나오면 효과가 있는 것이다(단심).

치루에서 고름을 빼내는 방법

내치와 오래된 치루를 치료하는데, 고름을 빼내는 데 가장 효과가 좋다.

염초 석 냥, 고삼 한 냥 반.

위의 약들을 가루내어 무명천으로 길이 네 치, 너비 세 치의 주머니를 만들어 약을 주머니에 반 정도 넣는다. 비상 서 푼을 약가루 중간에 넣고 나머지 약을 모두 넣어 채운 후 꿰맨다. 주머니의 양 끝에 띠를 달아 말을 타듯이 〔다리를 벌린 다음 사타구니 사이에〕 매단다(『의학입문』).

取痔蟲方

痔漏, 有虫如細絲黑頭, 取去除根.

瞿麥 半升, 猪牙皂角 一寸.

右爲末, 入猪腰子一隻內, 用米泔煮, 空心食之, 少頃腹痛, 上廁虫皆隨出, 作地坑埋之, 薄粥補之〔丹心〕[132].

○ 虫蝕痒痛, 下膿血. 槐白皮, 濃煎湯盛盆中, 坐其上熏穀道, 冷則易煖湯, 良久欲大便, 當有虫出, 三度愈〔本草〕[133].

○ 蠡魚腸, 以五味炙, 貼痔漏上, 良久虫出, 卽去之, 三次盡出〔本草〕[134].

○ 蜣蜋生擣爲丸, 塞肛門孔中, 引痔虫出盡, 永差〔本草〕[135].

○ 痔漏決洞者, 桃皮葉杵爛水漬令濃, 去滓盛盆中漬之, 虫自出〔本草〕[136].

○ 痔漏濕䘌, 猪膽一枚苦酒一合, 同煎三兩沸, 滿口飲之, 虫立死, 出卽愈, 或灌肛內, 亦下虫及惡物〔本草〕[138].

○ 痔漏虫痒. 蒸棗取肉, 入水銀和勻, 撚如棗核, 長三寸許, 臨臥綿裹納肛內, 明日虫盡出. 若痛加甘草末〔本草〕[139].

132 『醫學綱目』卷之二十七 肺大腸部 「痔」(앞의 책, 624쪽).

133 『證類本草』卷十二 木部上品總七十二種 「槐實」(政和本 270쪽, 四庫本 581쪽). 원문과 들고남이 있다.

134 『證類本草』卷二十 蟲魚部上品總五十種 「蠡魚」(政和本 394쪽, 四庫本 847쪽). 원문과 들고남이 있다.

135 『證類本草』卷二十二 蟲部下品總八十一種 「蜣蜋」(政和本 428쪽, 四庫本 917쪽). 원문과 들고남이 있다.

136 『證類本草』卷二十三 果部三品總五十三種 「桃核人」(政和本 448쪽, 四庫本 962-963쪽). 원문과 들고남이 있다.

치질 벌레를 없애는 방법

치루에 실같이 가늘고 머리가 검은 벌레가 있는데, 이 벌레를 없애서 뿌리를 뽑아야 한다.

구맥 반 되, 저아조각 한 치.

위의 약들을 가루내어 돼지 콩팥 한 보 속에 넣고 쌀뜨물로 달인다. 빈속에 먹으면 조금 지나 배가 아프고 대변을 보면 벌레가 모두 따라 나오는데 땅을 파서 벌레를 묻고 묽은 죽으로 보해준다(단심).

○ 벌레가 항문을 파먹어 가렵고 아프며, 고름과 피가 나올 때는 괴백피를 진하게 달여 동이 안에 가득 담고 그 위에 앉아서 항문에 김을 쏘인다. 차가워지면 뜨거운 것으로 바꾼다. 한참 지나서 대변을 보려고 하면 벌레가 나올 것이다. 세 번만 하면 낫는다(『증류본초』).

○ 가물치의 내장을 갖은 양념을 하여 구워서 치루 위에 붙이면 한참 있다가 벌레가 나오는데, 나온 벌레는 즉시 없애야 한다. 이와 같이 세 번만 하면 모두 나온다(『증류본초』).

○ 말똥구리를 날로 찧어 알약을 만든다. 〔이 알약으로〕 항문 구멍을 막으면 벌레가 모두 나오고 완전히 낫는다(『증류본초』).

○ 치루에 구멍이 난 데에는 복숭아나무 껍질과 잎을 찧어 물에 담가 진하게 우려서 찌꺼기를 버리고 동이 안에 가득 붓는다. 여기에 항문을 담그면 벌레가 저절로 나온다(『증류본초』).

○ 치루와 습닉에는 돼지 쓸개 하나, 식초 한 홉을 두세 번 끓어오르게 달여서 한 입 가득 마시면 벌레가 곧 죽는데 이 벌레가 나오면 바로 낫는다. 또는 약물을 항문 속에 넣어도 벌레와 오물이 나온다(『증류본초』).

○ 치루에 벌레 때문에 가려울 때는 대추를 쪄서 살을 발라 수은에 넣어 반죽한 다음 대추씨 모양으로 길이가 세 치쯤 되게 꼰다. 잠잘 때 약을 솜에 싸서 항문 속에 넣으면 그 다음 날 벌레가 모두 나온다. 만약 아프면 감초가루를 더 넣는다(『증류본초』).

---

137 '濕䘌'은 痔濕으로, 痔疾의 하나이다. 감질 때 비위 허약으로 위장에 몰린 습열이 위로는 입과 코에, 아래로는 항문에 영향을 주어 생긴다. 입 안 점막, 혀, 잇몸, 코에 헌데가 생겨 헤지고 딱지가 않으며 항문이 가려우면서 헌다(『동의학사전』, 36쪽).

138 『證類本草』 卷十八 獸部下品總二十一種 「豚卵」 (政和本 365쪽, 四庫本 790-792쪽). 원문과 들고남이 있다.

139 『證類本草』 卷二十三 果部三品總五十三種 「大棗」 (政和本 439쪽, 四庫本 942쪽). 원문과 들고남이 있다.

塞漏孔方

痔漏有竅, 用赤石脂白石脂枯白礬黃丹腦子同爲末塞之, 或飯和撚條挿入〔丹心〕[140]. ○ 澁藥塞竅, 用童便煅爐甘石, 牡蠣粉龍骨密陀僧〔丹心〕[141].

○ 秘方

用煉蜜半盞, 入熊膽一分再煉, 入水成珠不散, 將猪鬃綿裹[142], 撚成撚子, 將蜜塗在撚子上, 仍用片腦熊膽各半分硏細, 搽在撚子上, 挿入漏眼內底, 至盡頭則止. 如眼多, 醫得一箇, 又醫一箇, 不可一齊上藥. 如外皮潰爛, 用黃蠟黃丹麻油煎膏, 貼瘡上, 縛緊一七日, 效〔醫鑑〕[143]. ○ 塞竅, 宜辰砂膏, 生肌散, 上品錠子, 寸金錠子.

辰砂膏

痔漏塞竅.

信砒[144] 一錢, 白礬 二錢, 密陀僧, 辰砂 各五錢.

右先硏信砒細, 鋪鍋底, 次用礬末鋪砒上, 火煅烟盡爲度, 次將陀僧辰砂硏細[145], 白糕和勻, 作尖挺子, 如小麥大. 取一粒, 納漏孔內, 去敗肉盡, 後貼生肌散〔丹心〕[146].

치루 구멍을 막는 방법

치루로 구멍이 났으면 적석지 · 백석지 · 고백반 · 황단 · 장뇌를 함께 가루내어 구멍을 막는다. 혹은 밥에 반죽하여 가지처럼 길쭉하게 꼬아서 좌약을 만들어 넣기도 한다(『단계심법』). ○ 삽약으로 구멍을 막으려면 동변으로 담금질한 노감석이나 모려분 · 용골 · 밀타승을 쓴다(『단계심법』).

○ 비방

졸인 꿀 반 잔에 웅담 한 푼을 넣어 다시 졸이는데, 물에 떨어뜨려 보아 구슬처럼 되면서 흩어지지 않을 때까지 졸인다. 그런 다음 솜 안에 돼지 머리털을 싸서 심지를 꼬아서는 꿀을 심지 위에 바른다. 이어 용뇌 · 웅담 각 반 푼씩을 곱게 가루내어 심지에 바르고 그 심지를 치루 구멍 안으로 끝이 닿을 때까지 밀어 넣는다. 구멍이 많을 때는 하나를 치료한 후 또 하나를 치료해야지 한꺼번에 약을 써서는 안 된다. 바깥 피부가 짓물렀으면 황랍과 황단을 참기름에 넣고 고약같이 되게 달여 헌데에 일주일 동안 싸매어두면 효과가 있다(『고금의감』). ○ 구멍을 막는 데는 진사고, 생기산, 상품정자, 촌금정자 등을 쓴다.

진사고

치루로 생긴 구멍을 막는다.

비석 한 돈, 백반 두 돈, 밀타승 · 진사 각 닷 돈.

먼저 비석을 곱게 가루내어 솥 안에 깔아놓고 그 위에 백반을 깔고 연기가 나지 않을 때까지 굽는다. 여기에 밀타승과 진사를 넣고 곱게 가루내어 흰떡으로 잘 반죽하여 끝이 뾰족한 작은 보리알만한 심지를 만들어 한 알을 치루 속에 넣는다. 썩은 살이 모두 없어지면 생기산을 붙인다(『단계심법부여』).

---

146 『丹溪心法附餘』 卷之十一 火門 「漏瘡」 ‘辰砂梃子’
　　(앞의 책, 433쪽).

生肌散

生肌合瘡口.

龍骨 煅 五錢, 寒水石 煅, 輕粉 各一錢, 乾胭脂 三分.

右爲末, 乾糝之[147]〔丹心〕[148].

上品錠子

專治十八種痔漏.

紅礬 一兩二錢半, 信砒 火煅 五錢, 乳香, 沒藥, 朱砂 各二錢
半, 牛黃 二分半, 硇砂 五分熟二分生.

右爲末, 麪糊和勻, 捻成錠子. 看瘡大小深淺插入竅內, 如肉內
黑色, 勿上生肌散, 直待黑肉去盡, 方上生肌散[149]〔入門〕.

寸金錠子

牡蠣粉, 紅藤根[150], 乾漆 各五錢, 藤黃[151], 雄黃[152], 雌黃[153], 硫黃, 輕粉,
粉霜[154], 麝香, 砒礵[155], 枯黃丹[156] 各一錢.

右爲末, 陳米飯和, 擣丸如棗核大, 每一丸, 納肛內深二寸, 用
新塼毬子二箇[157], 炭火燒赤, 淬醋中, 綿裹一箇, 於肛門熨之, 冷
卽換, 下惡物, 除根[158]〔東垣〕.

---

147 '糝', 섞을 삼.

148 『丹溪心法附餘』卷之十一 火門「漏瘡」(앞의 책,
　　433쪽).

149 『醫學入門』卷七 婦人小兒外科用藥部「線有三品」
　　(앞의 책, 592쪽).

150 '紅藤根'은 血藤의 뿌리를 말하는 것으로 보인다.
　　『本草圖經』에서 血藤은 紅藤의 異名이라고 하였
　　다.

151 '藤黃'은 가르키니아(garcinia)속 나무에서 채취한
　　고무수지이다. 酸澁有毒하며, 消腫殺蟲한다.

152 '雄黃'은 황화비소를 함유한 금속이다. 辛溫有毒
　　하며, 心肝經으로 들어가고 解毒殺蟲한다.

153 '雌黃'은 삼황화이비소(As2S3)를 주성분으로 하
　　는 광석(Orpiment)이다. 맛은 맵고 성질은 平하며
　　독이 있다. 肝經으로 들어가 습을 없애고 벌레를
　　죽이며 독을 푼다.

생기산

새살을 나게 하여 헐어서 생긴 치루 구멍을 아물게 한다.

용골(불에 달군 것) 닷 돈, 한수석(불에 달군 것), 경분 각 한 돈, 연지(마른 것) 서 푼.

위의 약들을 가루내어 잘 섞어서 [구멍 난 곳에] 바른다(『단계심법부여』).

상품정자

18가지 치루를 모두 치료한다.

홍반 한 냥 두 돈 반, 비석(불에 달군 것) 닷 돈, 유향·몰약·주사 각 두 돈 반, 우황 두 푼 반, 노사(볶은 것 닷 푼, 날것 두 푼).

위의 약들을 가루내어 밀가루 풀로 잘 반죽하여 심지를 꼬아서 헌 구멍의 크고 작음과 깊고 얕음에 맞추어 구멍 안으로 집어넣는다. 살 속이 검은색일 때는 생기산을 붙이지 말고 검은 살이 모두 없어질 때까지 두었다가 비로소 생기산을 붙인다(『의학입문』).

촌금정자

모려분·홍등근·건칠 각 닷 돈, 등황·웅황·자황·유황·경분·분상·사향·비상·고황단 각 한 돈.

위의 약들을 가루내어 묵은쌀로 지은 밥으로 반죽하여 조핵대의 알약을 만들어 한 알씩 두 치 깊이로 구멍 안에 넣는다. 그리고 새로 만든 둥근 벽돌 두 장을 불에 붉게 달구어 식초에 담갔다가 솜으로 한 개를 싸서 항문을 찜질하는데 식으면 더운 것으로 바꾸어준다. 이와 같이 하면 오물이 나오면서 뿌리가 빠진다(동원).

---

154 '粉霜'은 輕粉을 정제한 것이다.

155 '砒礵'은 삼산화비소(As2O3)를 주성분으로 하는 광석인 信石을 승화시켜 정제한 것이다. 맛은 맵고 시며, 성질은 몹시 따뜻하고 독이 있다. 비경, 폐경, 간경에 작용한다. 담을 삭이고 학질을 낮게 하며, 벌레를 죽이고 궂은살을 없앤다. 한담으로 숨이 찬데, 학질, 휴식리, 매독, 치질, 연주창, 주마감, 궤양 등에 쓴다(『동의학사전』, 424쪽).

156 '黃丹'은 鉛丹으로, 사산화삼납(P₃O4)의 분말이다. 辛鹹寒하며 有毒하다. 拔毒生肌殺蟲한다.

157 '塼', 벽돌 전.

158 『外科精義』卷下「寸金錠子」(齊德之 撰, 何淸湖 整理, 『外科精義』, 中華醫書集成 第十三冊 外科類1, 中醫古籍出版社, 29쪽).

脫肛

卽腸痔也. ○ 脫肛者, 肛門飜出也. 肺與大腸爲表裏, 腎主大便, 肺腎虛者, 多有此證, 參芪湯升之〔回春〕[159]. ○ 脫肛一證, 氣聚不散也, 裏急而不得出, 外脹而不得入. 先以枳殼散糝付, 則氣散腫消矣〔直指〕[160]. ○ 難經曰, 病之虛實, 出者爲虛, 入者爲實[162]. 肛門之脫, 非虛無故然哉. 其有産婦用力過多, 及小兒叫號努氣, 幷久痢不止, 風邪襲虛, 亦有此證〔直指〕[163]. ○ 脫肛者, 氣下陷也. 肺主魄門, 肺熱則肛門縮入, 肺寒則肛門脫出, 必須溫肺補胃, 補中益氣湯 方見內傷 加訶子樗根白皮少許. 或猬皮散, 釣腸丸 方見上. 血熱者, 四物湯加黃柏升麻, 虛熱者, 縮砂散〔入門〕[164]. ○ 脫肛宜龍骨散, 二槐丹, 獨虎散, 蚊蛤散, 浮萍散, 孩兒散, 熏鱉法. 久脫肛黑色生殼方, 小兒脫肛.

159 『萬病回春』卷之四 「脫肛」(앞의 책, 254쪽).
160 『仁齋直指』에는 '枳殼散'이 '枳殼燒灰存性細末'로 되어 있다.
161 『仁齋直指』卷二 「脫肛」(앞의 책, 37쪽).
162 『難經』「第四十八難」.
163 『仁齋直指』卷十四 脫肛 「脫肛方論」(앞의 책, 292쪽).
164 『醫學入門』外集 卷四 雜病分類 火類 「脫肛」(앞의 책, 383쪽).

탈항

    탈항脫肛이란 바로 장치이다.　○ 탈항은 항문이 뒤집어져 밖으로 빠져나오는 것이다. 폐肺와 대장은 표리가 되고, 신腎은 대변을 주관하기 때문에 폐와 신이 허하면 흔히 이런 병증이 생긴다. 삼기탕으로 기를 끌어올려야 한다(『만병회춘』).　○ 탈항이라는 병증은 기가 모여 흩어지지 않기 때문에 대변이 급하나 나오지는 않고〔항문만〕밖으로 불거져 나와 들어가지 않는다. 먼저 지각산을 뿌리면 기가 흩어지고 부은 것이 수그러든다(『인재직지』).　○『난경』에서 "병에는 허실이 있는데, 나오면 허한 것이고 들어가면 실한 것이다"라고 하였는데, 항문이 빠지는 것은 허한 것이 아니라면 어떤 원인으로 그러하겠는가? 산모가 해산할 때 힘을 지나치게 주거나 아이가 울부짖으면서 힘을 주면 생기고, 또한 오랫동안 이질을 앓아 낫지 않으면 풍의 사기가 허한 틈을 타고 들어와 이런 병증이 생긴다(『인재직지』).　○ 탈항은 기가 아래로 꺼진 것이다. 폐는 항문〔魄門〕을 주관하므로 폐가 뜨거우면 항문이 쪼그라들고 폐가 차면 항문이 빠져나오니 반드시 폐를 따뜻하게 하고 위胃를 보해야 하는데, 보중익기탕(처방은 「내상문」에 있다)에 가자와 저근백피를 조금 넣거나〔少許〕, 위피산이나 즈장환(처방은 앞에 있다)을 쓴다. 혈열이 있는 데는 사물탕에 황백과 승마를 넣어 쓰고, 허열이 있는 데는 축사산을 쓴다(『의학입문』).　○ 탈항에는 용골산, 이괴단, 독호산, 문합산, 부평산, 해아산, 훈별법 등을 쓴다. 탈항이 오래되어 피부가 검어지고 딱지가 생긴 것을 치료하는 처방과 어린아이의 탈항을 치료하는 방법도 있다.

參芪湯

治肛門虛寒脫出.

人蔘, 黃芪 蜜炒, 當歸, 白尤, 生地黃, 白芍藥 酒炒, 白茯苓 各
一錢, 升麻, 桔梗, 陳皮, 乾薑 炒 各五分, 甘草 灸 三分.

右剉作一貼, 水煎服〔回春〕[165].

猬皮散

治因泄痢, 或努力脫肛.

猬皮, 鱉甲 各一箇 燒存性, 磁石 煅醋淬七次 五錢, 桂心 三錢.

右爲末, 每二錢, 空心, 米飮下, 仍用草鞋底灸熱, 按入, 忌房
事〔入門〕[166].

縮砂散

治虛而挾熱, 肛脫紅腫[167].

縮砂, 黃連, 木賊 各等分.

右爲末, 每二錢, 米飮調下〔入門〕[168].

---

165 『萬病回春』 卷之四 「脫肛」 (앞의 책, 255쪽).

166 『醫學入門』 外集 卷六 雜病用藥賦 「脫肛」 (앞의 책,
　　527쪽).

167 『醫學入門』에는 '虛'가 '大腸虛'로 되어 있다.

168 『醫學入門』 外集 卷六 雜病用藥賦 「脫肛」 (앞의 책,
　　527쪽).

삼기탕

항문이 약하고 차서 빠져나온 것을 치료한다.

인삼, 황기(꿀물에 축여 볶은 것), 당귀, 백출, 생지황, 백작약(술에 축여 볶은 것), 벅복령 각 한 돈, 승마 · 길경 · 진피 · 건강(볶은 것) 각 닷 푼, 감초(구운 것) 서 푼.

위의 약들을 썰어 한 첩으로 하여 물에 달여 먹는다(『만병회춘』).

위피산

설사나 이질을 앓거나 힘을 주어서 생긴 탈항을 치료한다.

위피 · 별갑 각 한 개(소존성으로 태운다), 자석(불에 달구어 식초에 담그기를 일곱 번 한 것) 닷 돈, 계심 서 돈.

위의 약들을 가루내어 빈속에 두 돈씩 미음에 타서 먹고, 짚신 바닥을 구워 뜨겁게 하여 〔항문을〕 밀어 넣는다. 성생활을 피하여야 한다(『의학입문』).

축사산

허한데다가 열을 끼고 있어서 항문이 빠지고 벌겋게 붓는 것을 치료한다.

사인 · 황련 · 목적 각 같은 양.

위의 약들을 가루내어 두 돈씩 미음에 타서 먹는다(『의학입문』).

龍骨散

治大腸虛, 肛門脫出.

龍骨, 訶子 各五錢, 罌粟殼, 赤石脂 各四錢, 沒石子 大者 四箇.

右爲末, 每二錢, 空心, 米飮調下〔得效〕[169]. ○ 一名提肛散, 亦治小兒脫肛〔回春〕[170].

二槐丹

治脫肛.

槐角, 槐花 各等分.

右爲末, 生羊血調成塊, 晒令乾, 勿使血熟[171], 每二錢, 黃酒送下〔醫鑑〕[172].

獨虎散

治脫肛.

五倍子 半兩.

水三椀, 煎至半, 入焰硝荊芥各一錢, 乘熱熏洗, 用五倍子末糝之〔直指〕[173].

---

169 『世醫得效方』卷第十二 小方科 「脫肛」(앞의 책, 213-214쪽).

170 『萬病回春』卷之七 「小兒雜病」 '提肛散'(앞의 책, 413쪽).

171 『古今醫鑑』에는 '熟'이 '熱'로 되어 있다.

172 『古今醫鑑』卷八 「脫肛」 '方'(앞의 책, 223쪽).

173 『仁齋直指』卷十四 脫肛 「脫肛方論」(앞의 책, 294쪽).

용골산

대장이 허虛하여 항문이 빠져나온 것을 치료한다.

용골·가자 각 닷 돈, 앵속각·적석지 각 너 돈, 몰석자(큰 것) 네 개.

위의 약들을 가루내어 빈속에 두 돈씩 미음에 타서 먹는다(『세의득효방』). ○ 제항산이라고도 하며, 어린아이의 탈항도 치료한다(『만병회춘』).

이괴단

탈항을 치료한다.

괴각·괴화 각 같은 양.

위의 약들을 가루내어 양의 피(날것)와 섞어 덩어리지게 만들어 햇볕에 말리는데, 피가 익지 않도록 한다. 두 돈씩 약주로 먹는다(『고금의감』).

독호산

탈항을 치료한다.

오배자 반 냥.

물 세 대접을 넣고 반이 되도록 달여 염초·형개 각 한 돈씩을 넣고 뜨거울 때 김을 쐬면서 씻어내고 오배자가루를 항문에 뿌린다(『인재직지』).

蚊蛤散

治脫肛不收.

五倍子末入白礬蛇床子煎湯熏洗, 後以赤石脂末, 糝芭蕉葉上托
入, 或長尺餘者, 以兩床相接, 中空以器盛藥水滿, 架起與床平,
令病者仰臥, 浸器中, 逐日如此, 縮盡爲度〔得效〕.

浮萍散

治脫肛.

於秋暮, 取霜露打過浮萍, 不拘多少, 以淨瓦攤開陰乾, 其瓦一
日一易, 不可見日, 務要陰乾, 用紙包起. 研爲細末, 先以井水
洗淨肛門, 取藥末摻上, 其肛徐徐卽入〔回春〕. ○ 一名水聖散.

孩兒散

治肛脫熱腫.

熊膽 五分, 孩兒茶 二分, 片腦 一分.

右爲末, 人乳調塗肛上, 熱汁自出, 而肛收〔入門〕.

---

174 『世醫得效方』에는 ‘逐日’이 ‘換藥逐日’로 되어 있
　　다.
175 『世醫得效方』卷第七 大方脈雜醫科 「脫肛」(앞의
　　책, 120쪽).

176 『萬病回春』卷之四 「脫肛」(앞의 책, 255쪽).
177 『醫學入門』外集 卷六 雜病用藥賦 「脫肛」‘洗藥’
　　(앞의 책, 527쪽).

문합산

항문이 빠져나와 들어가지 않는 것을 치료한다.

오배자가루에 백반·사상자를 넣고 달인 것으로 김을 쐬면서 씻어낸 다음 적석지가루를 파초 잎에 뿌리고 〔파초 잎을 탈항된 곳에 대고〕 밀어 넣는다. 〔빠진 항문의〕 길이가 한 치 정도 되면 평상 두 개를 간격이 벌어지게 대놓고 그릇에 약물을 가득 담아 평상 사이에 가지런하게 놓는다. 환자를 그 위에 반듯이 눕혀 약 그릇에 〔항문을〕 담그게 한다. 항문이 다 들어갈 때까지 여러 날 동안 〔약을 갈아가며〕 이렇게 한다(『세의득효방』).

부평산

탈항을 치료한다.

늦가을에 서리 맞은 부평 적당량을 채취하여 깨끗한 기와에 펼쳐 그늘에서 말리는데, 매일 기와를 한 번씩 바꿔준다. 햇볕을 쪼이면 안 되므로 반드시 그늘에서 말린 다음 종이에 싸둔다. 〔약을 쓸 때는〕 곱게 가루내어 먼저 우물물로 깨끗이 항문을 씻고 약가루를 〔탈항된 곳에〕 뿌리면 서서히 항문이 들어간다(『만병회춘』). ○ 수성산이라고도 한다.

해아산

항문이 빠져나와 열이 나면서 붓는 것을 치료한다.

웅담 닷 푼, 해아다 두 푼, 편뇌 한 푼.

위의 약들을 가루내어 사람 젖에 개서 빠진 항문 위에 바르면 뜨거운 진물이 저절로 흘러나오면서 항문이 들어간다(『의학입문』).

熏鱉法
治脫肛[178].
取鱉一箇放罈[179]內, 入麝香一二分, 將滾水傾入罈內泡鱉, 坐其上熏之, 良久. 將水洗痔, 後將肉作羹食之, 將鱉頭作末, 糝肛上〔醫鑑〕[180].

一方
治久痢脫肛, 黑色生殼者.
巴豆殼燒灰, 芭蕉自然汁煮, 入朴硝少許, 洗軟, 用淸油, 點三滴, 放三角, 取白礬煅過, 龍骨少許爲末, 乾糝肛頭, 以芭蕉葉托上, 便臥, 勿令出入〔入門〕[181].

又方
一女子脫肛, 以糯米濃煎汁洗肛, 却取塼燒紅沃醋, 靑布鋪其上, 令溫坐布上, 肛自吸入〔綱目〕[182].

---

178 『古今醫鑑』에는 '脫肛'이 '痔漏'로 되어 있다.
179 '罈', 술단지 담.
180 『古今醫鑑』 卷八 「痔漏」 方 '秘方'(앞의 책, 219쪽).
　　『古今醫鑑』에서 자라 대가리는 태워서 재를 낸다

고 하였으며, 자라 고기는 국을 끓여 먹으면 효과가
매우 좋다고 하였다.

181 『醫學入門』 外集 卷五 小兒門 「誤補脫肛」(앞의 책, 445쪽).

훈별법

탈항을 치료한다.

자라 한 마리를 술 단지 안에 넣고 여기에 사향을 한두 푼 넣는다. 끓는 물을 자라가 잠기도록 술 단지에 붓고 그 위에 앉아 오랫동안 김을 쏘인다. 그런 다음 그 물로 치질 부위를 씻고 나서〔자라〕고기로 국을 끓여 먹고 자라 대가리는〔재가 되게 태워〕가루내어 항문 위에 뿌린다(『고금의감』).

다른 처방

오래된 이질로 탈항이 되어 검게 되고 딱지가 생긴 것을 치료한다.

파두 껍질 태운 재를 파초즙에 넣고 끓이다가 박초를 조금 넣어〔항문을〕씻어서 부드럽게 한 다음 참기름 세 방울을〔삐져나온 항문 주위에〕떨어뜨려 삼각형 모양으로 바른다. 그 다음 백반과 불에 달군 용골을 각각 조금씩 가루내어 삐져나온 항문 끝에 뿌리고 파초 잎으로 밀어 넣는다. 그런 다음 바로 누워서 돌아다니지 말아야 한다(『의학입문』).

또 다른 처방

여자의 탈항에는 찹쌀을 진하게 달인 물로 항문을 씻는다. 그 다음 벌겋게 달군 벽돌에 식초를 붓고 그 위에 쪽물을 들인 천을 덮어 따뜻할 때 천 위에 앉아 있으면 항문이 저절로 빨려 들어간다(『의학강목』).

---

182 『醫學綱目』 卷之二十七 肺大腸部 「脫肛」(앞의 책,
　　621쪽).

肛門痒痛

虫痔多痒. ○ 肛門作痒, 乃腸中有虫. 生艾苦練根煎湯熏洗, 仍以乾艾生薑煎服〔直指〕[183]. ○ 肛痒宜黑玉丹 方見上, 秦芃羌活湯, 又宜熏法 見下. ○ 治痒. 槐白皮[184]或五加皮濃煎湯, 熏洗肛門〔本草〕[185]. ○ 虫蝕肛痒. 萹蓄葉一握水一升, 煮取五合, 去滓, 隔夜不食, 明晨空腹飲之, 虫卽下. 小兒同法〔丹心〕[186]. ○ 肛頭作大痛者, 火也. 又大便秘澁, 亦作大痛. 凡人醉飽行房忍泄, 前陰之氣歸於大腸, 木乘火熱, 而侮燥金[187], 故火就燥也, 大便必閉. 其疾甚者, 當以苦寒瀉火, 以辛溫和血潤燥, 疎風止痛, 是其治也[188]. 宜秦芃白术丸, 七聖丸, 秦芃當歸湯, 當歸郁李仁湯, 逐瘀湯 方見上, 寬腸丸, 血竭散, 淸心丸, 枯礬散.

183 『仁齋直指』卷十四 「脫肛」 ‘肛門方論’(앞의 책, 292쪽).

184 ‘槐白皮’는 홰나무(회화나무) 속껍질로, 楡皮라고도 한다. 콩과에 속하는 넓은잎키나무인 홰나무의 줄기 또는 뿌리의 속껍질을 말린 것이다. 맛은 쓰고, 성질은 평하다. 풍습을 없애고 부은 것을 내리며 통증을 멈춘다. 풍사로 경련, 지각마비, 입 안이나 잇몸이 헌데, 후비, 장출혈, 부스럼, 치질, 덴 데, 음부가 가려운 데 등에 쓴다(『동의학사전』, 1,043쪽).

185 『證類本草』卷十二 木部上品總七十二種 「槐實」(政和本 270쪽, 四庫本 581쪽)과 같은 책 卷十二 木部上品總七十二種 「五加皮」(政和本 280쪽, 四庫本

항문이 가렵고 아픈 것

충치는 대개 가렵다. ○ 항문이 가려운 것은 곧 장腸 속에 벌레가 있기 때문이므로 생쑥과 고련근 달인 물로 김을 쐬고 그 물로 씻은 다음 마른 쑥과 생강을 달여 먹는다(『인재직지』). ○ 항문이 가려운 데는 흑옥단(처방은 앞에 있다)과 진교강활탕을 쓰며, 훈법(처방은 뒤에 있다)을 쓴다. ○ 항문이 가려운 것을 치료하는 데는 괴백피나 오가피를 진하게 달인 물로 항문에 김을 쐬고 그 물로 씻어낸다(『증류본초』). ○ 벌레가 항문을 파먹어 가려운 데는 편축엽 한 줌에 물 한 되를 붓고 닷 홉이 될 때까지 달여 찌꺼기는 버린다. 〔환자가〕 하룻밤 동안 음식을 먹지 않고 있다가 다음 날 새벽 빈속에 약을 마시면 벌레가 바로 나온다. 어린아이들도 같은 방법을 쓴다(단심). ○ 항문 끝이 매우 아픈 것은 화火가 원인이다. 또한 대변이 막히거나 잘 나오지 않아도 항문이 매우 아프다. 일반적으로 술에 취하거나 배부른 상태에서 성관계를 하며 사정을 참으면 전음前陰의 기가 대장으로 몰려가고, 목木이 화의 열熱을 올라타고 조금燥金을 업신여겨 화가 금金을 말리므로 대변이 반드시 막힌다. 병이 심할 때는 마땅히 쓰고 찬약으로 화를 몰아내고, 맵고 따뜻한 약으로 피를 고르게 하며 마른 것을 눅여주고 풍風을 흩어주며 통증을 가라앉히는 것이 치료 방법이다. 진교백출환, 칠성환, 진교당귀탕, 당귀욱리인탕, 축어탕(처방은 앞에 있다), 관장환, 혈갈산, 청심환, 고반산 등을 쓴다.

601쪽)의 내용을 재구성한 것이다.

186 『普濟方』卷三百九十九 嬰兒諸疝諸蟲「治小兒蟯蟲攻下部痒」. "用萹蓄葉一握, 以水一升煎, 取五合去滓, 空心飮之, 蟲卽下. 用其汁煮, 粥亦佳. 一方搗汁服, 並差." 『聖惠方』에서 인용하였다고 하였다.

187 『蘭室秘藏』에는 '熱'이 '勢'로 되어 있다.

188 『蘭室秘藏』卷下 痔漏門「痔漏論」(앞의 책, 225-226쪽).

秦艽羌活湯

治痔漏, 成塊下墜, 不任其痒.

羌活 一錢五分, 秦艽, 黃芪 各一錢, 防風 七分, 升麻, 麻黃, 柴胡, 甘草 炙 各五分, 藁本 三分, 細辛, 紅花 各二分.

右剉作一貼, 空心, 水煎服 〔東垣〕[189]. ○ 一名秦艽湯 〔入門〕[190].

秦艽白朮丸

治痔, 大便燥硬, 痛不可忍.

秦艽, 桃仁 泥, 皂角仁 燒存性 各一兩, 當歸梢, 澤瀉, 枳實, 白朮 各五錢, 地楡 三錢.

右爲末, 麪糊和丸芡實大, 令藥丸光滑焙乾, 白湯下五七十丸, 美饍壓下 〔東垣〕[191].

七聖丸

治肛門痛不可忍. 脈訣曰, 積氣生於脾臟傍, 大腸疼痛陣難當, 此藥主之.

郁李仁 泥 一兩半, 羌活 一兩, 大黃 煨 八錢, 檳榔, 桂心, 木香, 川芎 各五錢.

右爲末, 蜜丸梧子大, 白湯下三五十丸, 微利卽愈, 切不可快利, 其痛滋甚 〔正傳〕[192]. ○ 一名止痛丸 〔入門〕[193].

189 『蘭室秘藏』 卷下 「痔漏門」 (앞의 책, 227-228쪽).
190 『醫學入門』에서는 '秦艽湯'이라고 하였다. 『醫學入門』 外集 卷七 婦人小兒外科用藥賦 「痔」 (앞의 책, 581쪽).
191 『蘭室秘藏』 痔漏門 「痔漏論」 (앞의 책, 226쪽).
192 『醫學正傳』 卷之五 「痔漏」 '方法' (앞의 책, 299쪽).
193 『醫學入門』 外集 卷七 婦人小兒外科用藥部 「痔」 '止痛丸' (앞의 책, 581쪽).

진교강활탕

치루로 멍울이 생겨 항문이 아래로 빠지고 참을 수 없이 가려운 것을 치료한다.

강활 한 돈 닷 푼, 진교·황기 각 한 돈, 방풍 일곱 푼, 승마·마황·시호·감초(구운 것) 각 닷 푼, 고본 서 푼, 세신·홍화 각 두 푼.

위의 약들을 썰어 한 첩으로 하여 물에 달여 빈속에 먹는다(『난실비장』). ○ 진강탕(진교탕)이라고도 한다(『의학입문』).

진교백출환

치질에 대변이 말라 딱딱해져서 참을 수 없이 아픈 것을 치료한다.

진교, 도인(짓이긴 것), 조각인(소존성으로 태운 것) 각 한 냥, 당귀초·택사·지실·백출 각 닷 돈, 지유 서 돈.

위의 약들을 가루내어 밀가루 풀로 반죽하여 감실대의 알약을 반들반들하게 만들어 약한 불에 말린다. 쉰에서 일흔 알씩 끓인 물로 먹은 다음 맛있는 음식을 먹어 약 기운을 내려보낸다(『난실비장』).

칠성환

항문이 참을 수 없이 아픈 것을 치료한다. 『맥결』에서는 "쌓인 기〔積氣〕가 비장 곁에 생겨나면 대장〔항문〕이 한차례 참을 수 없이 아프다"고 하였는데, 이 약이 주치한다.

욱리인(짓이긴 것) 한 냥 반, 강활 한 냥, 대황(잿불에 묻어 구운 것) 여덟 돈, 빈랑·계심·목향·천궁 각 닷 돈.

위의 약들을 가루내어 꿀로 반죽하여 오자대의 알약을 만들어 서른에서 쉰 알씩 끓인 물로 먹는다. 약간 설사가 있으면서 바로 낫는다. 절대로 심하게 설사시키지 말아야 한다. 그러면 통증이 더욱 심해진다(『의학정전』). ○ 지통환이라고도 한다(『의학입문』).

秦艽當歸湯

治痔漏, 大便結燥疼痛.

大黃 煨 四錢, 秦艽, 枳實 各一錢, 澤瀉, 當歸梢, 皂角仁 燒,
白朮 各五分, 紅花 二分, 桃仁 二十粒 爲泥.

右剉作一貼, 水煎服〔東垣〕[194].

當歸郁李仁湯

治痔漏, 大便硬, 努出腸頭, 下血苦痛.

郁李仁, 皂角仁 燒 各一錢, 枳實 七分, 秦艽, 麻仁, 當歸梢,
生地黃, 蒼朮 各五分, 大黃 煨, 澤瀉 各三分.

右剉作一貼, 水煎, 去滓, 入兩仁和服〔東垣〕[195].

寬腸丸

治痔大便秘澁痛, 用此寬腸.

黃連, 枳殼 等分.

右爲末, 麪糊和丸梧子大, 米飮下五十丸.

○ 又用藥枯痔後, 大便堅硬難下.

大黃 煨, 枳殼, 當歸 酒洗 各等分.

右爲末, 蜜丸梧子大, 服如上法〔得效〕[196].

---

194 『蘭室秘藏』 痔漏門 「痔漏論」(앞의 책, 228쪽).

195 『蘭室秘藏』 痔漏門 「痔漏論」(앞의 책, 228쪽). 『東
醫寶鑑』에서는 약을 달일 때 욱리인과 조각인을
제외한 나머지 약만 달여서 여기에 욱리인과 조각
인을 가루내어 타서 먹도록 되어 있다. 참고로 『蘭

室秘藏』에서 약을 조제하는 방법은 다음과 같다.
"右剉如麻豆大, 除皂角仁別爲末, 水三盞, 煎至一
盞, 去粗, 入皂角仁末調, 空心食前服之, 忌如前."
이 방법에 따르면 皂角仁만 가루내어 쓴다. 금기는
'風寒處大小便'이다.

진교당귀탕

치루에 대변이 말라 굳어서 아픈 것을 치료한다.

대황(잿불에 묻어 구운 것) 너 돈, 진교·지실 각 한 돈, 택사, 당귀초, 조각인(태운 것), 백출 각 닷 푼, 홍화 두 푼, 도인 스무 알(짓이긴다).

위의 약들을 썰어 한 첩으로 하여 물에 달여 먹는다(『난실비장』).

당귀욱리인탕

치루에 대변이 굳어서 힘을 주어 항문이 빠져나오고 피가 나오면서 심하게 아픈 것을 치료한다.

욱리인·조각인(태운 것) 각 한 돈, 지실 일곱 푼, 진교·마자인·당귀초·생지황·창출 각 닷 푼, 대황(잿불에 묻어 구운 것), 택사 각 서 푼.

위의 약들을 썰어 한 첩으로 하여 물에 달여 찌꺼기를 버리고 두 가지 씨(욱리인과 조각인)를 타서 먹는다(『난실비장』).

관장환

치질에 대변이 막히고 아픈 것을 치료하는데, 이 약으로 장을 풀어준다.

황련·지각 각 같은 양.

위의 약들을 가루내어 밀가루 풀로 반죽하여 오자대의 알약을 만들어 쉰 알씩 미음으로 먹는다.

○ 약으로 치질을 말린 다음 대변이 딱딱해져 잘 나오지 않는 데 쓴다.

대황(잿불에 묻어 구운 것), 지각, 당귀(술로 씻은 것) 각 같은 양.

위의 약들을 가루내어 꿀로 반죽하여 오자대의 알약을 만들어 위와 같은 방법으로 먹는다(『세의득효방』).

---

196 『世醫得效方』 卷第七 大方脈雜醫科 諸痔 「熱證」
　　'寬腸圓'(앞의 책, 121쪽).

血竭散

治痔漏, 痛不可忍.

血竭, 牡蠣粉, 髮灰 各等分.

爲末, 入麝香小許, 津唾調付, 或杏仁泥調付〔直指〕[197].

清心丸

治痔痒痛. 內經曰, 諸痛痒瘡瘍, 皆屬心火[198], 此諸痔受病之源也, 此藥主之.

黃連 一兩, 茯神, 赤茯苓 五錢.

右爲末, 蜜丸梧子大, 空心, 米飮下百丸〔丹心〕[199].

枯礬散

治五痔痒痛.

枯白礬 一錢, 片腦 五分.

右爲末, 先以藥湯洗, 後糝少許〔得效〕[200].

一方

治穿臀痔漏極痛, 魚鰾擣如泥, 貼之, 其痛卽止〔回春〕[201].

197 『仁齋直指』卷二十二 漏瘡「漏瘡論治」(앞의 책, 464쪽).

198 『素問』「至眞要大論篇第七十四」. "諸濕腫滿, 皆屬於脾, 諸熱瞀瘛, 皆屬於火, 諸痛瘡瘍, 皆屬於心."

199 『丹溪心法』卷二「痔瘡二十六」(앞의 책, 285쪽).

200 『世醫得效方』卷第七 大方脈雜醫科「諸痔」'敷法'

혈갈산

치루로 참을 수 없이 아픈 것을 치료한다.

혈갈 · 모려분 · 난발회 각 같은 양.

위의 약들을 가루내어 사향 조금과 섞어 침에 개어 항문에 붙이거나, 행인을 진흙처럼 짓이긴 것에 개어 붙인다(『인재직지』).

청심환

치질로 가렵고 아픈 것을 치료한다. 『내경』에서는 "여러 가지 아프고 가렵고, 헌데가 생기는 것 모두 심화心火에 속한다"고 하였다. 이것〔心火〕이 여러 가지 치질을 생기게 하는 근본 원인인데, 이 약이 주치한다.

황련 한 냥, 복신 · 적복령 각 닷 돈.

위의 약들을 가루내어 꿀로 반죽하여 오자대의 알약을 만들어 빈속에 백 알씩 미음으로 먹는다(『단계심법』).

고반산

다섯 가지 치질로 가렵고 아픈 것을 치료한다.

고백반 한 돈, 편뇌 닷 푼.

위의 약들을 가루내어 먼저 약 달인 물로 씻은 다음 〔약가루를〕 조금 바른다(『세의득효방』).

다른 처방

치루로 엉덩이에 구멍이 나서 몹시 아픈 데는 부레를 짓이겨 붙이면 아픈 것이 바로 멎는다(『만병회춘』).

(앞의 책, 122쪽).

201 『萬病回春』 卷之四 「痔漏」 ‘治痔漏效方’(앞의 책, 252쪽).

痔兼諸病

痔疾有兼下疳瘡者, 有莖中出白津者, 有兼瘦者, 皆肝腎不足變
出. 勿專服寒凉藥〔入門〕[202].

치질에 여러 가지 병을 겸한 경우

치질에 하감창을 겸하였거나 음경에서 허연 진물이 나오기도 하고 몸이 여위기도 하는 것은 모두 간신肝腎의 기가 부족하여 생기는 것이기 때문에 절대로 차고 서늘한 약만을 먹어서는 안 된다(『의학입문』).

痔病治法

痔以凉血爲主. 盖熱則傷血, 血滯則氣亦不運, 而大腸下墜作痛,
大要以槐花槐角生地黃凉血, 川芎當歸桃仁和血生血, 枳殼行氣
寬腸, 黃芩黃連梔子淸熱, 黃柏防己澤瀉去濕, 麻仁大黃潤燥,
秦艽荊芥踈風〔入門〕. ○ 治法, 以苦寒瀉火, 芩連梔子槐花之類,
以辛溫和血, 當歸川芎桃仁之類, 風邪在下, 秦艽防風升麻之類
提之, 燥熱怫鬱, 大黃枳殼麻仁之類, 潤之〔正傳〕. ○ 諸痔皆由
房酒過度, 久嗜甘肥, 不愼醉飽以合陰陽, 勞擾血脈, 腸澼滲漏,
衝注下部, 肛邊生瘡, 變爲痔疾. 初發便服槐角丸, 熱實服湯藥
踈利藏府, 及浴洗熏熨, 以取內消, 若變成痔瘻, 須用寸金錠子,
三五次痊愈〔東垣〕.

203『醫學入門』外集 卷五 外科 臀腿部 五痔「凉血和
　　氣」(앞의 책, 478쪽).

204『醫學正傳』卷之五「痔漏」‘論’(앞의 책, 296쪽).
205『外科精義』卷上「論痔瘻」(앞의 책, 17쪽).

치질을 치료하는 방법

치질의 치료는 피를 서늘하게 하는 것을 위주로 한다. 대개 열이 있으면 피가 상하게 되고 피가 막히면 기氣도 잘 돌지 못하여 대장이 아래로 처져 아프게 된다. 대체로 괴화·괴각·생지황으로 피를 서늘하게 하고, 천궁·당귀·도인으로 피를 고르게 하고〔和〕 피가 생기게 하여야 한다. 또한 지각으로 기를 돌리고 장腸을 느긋하게 해주며〔寬〕 황금·황련·치자로 열을 내리고, 황백·방기·택사로 습을 없애며 마자인·대황으로 마른 것을 눅이고 진교·형개로 풍을 흩어준다(『의학입문』). ○ 치료 방법으로는 쓰고 찬약으로 화를 몰아내는 데는 황금·황련·치자·괴화와 같은 약을 쓰고, 맵고 따뜻한 약으로 피를 고르게 하는 데는 당귀·천궁·도인과 같은 약을 쓰며, 풍의 사기가 아래에 있으면 진교·방풍·승마와 같은 약으로 끌어올리고, 조열이 답답하게 막혀 있으면 대황·지각·마자인과 같은 약으로 눅여준다(『의학정전』). ○ 모든 치질은 성생활과 음주가 지나치거나, 오랫동안 달고 기름진 음식을 즐겨 먹거나, 술에 취하거나 너무 배부른 때 성관계를 삼가지 않아서 생기는데 홑맥이 흔들리면 장벽이 되어 새어나와 아래로 세차게 흘러들면 항문 주위에 종기가 생겨 치질이 된다. 처음 생겼을 때는 바로 괴각환을 먹고, 열이 실하면 달인 약을 먹어 장부를 풀어 잘 통하게 하고, 씻고 김을 쐬어 찜질하여 속에서 삭게 한다. 만일 치루가 되었다면 촌금정자를 세 번에서 다섯 번 정도 써야 낫는다(동원).

痔病通治

一切痔病通治, 宜槐膽丸 方見身形, 槐角丸, 加味槐角丸, 秦艽蒼
朮湯, 猬皮丸, 釣腸丸, 黑玉丹, 五痔散, 神應散 八方皆見上, 水
馬散, 三神丸. ○ 久痔宜用黑地黃丸, 蓮花蘂散 方見上.

水馬散

治一切痔.

夏月三伏內, 於止水中採婆子[206], 一名水馬兒, 高脚水面, 跳走者,
是也. 採取三十箇, 用三箇紙包, 每包十箇, 於背陰處懸掛陰乾,
每包作一服, 硏爛, 空心, 溫酒調下, 良久乃喫飯, 三日連三服,
十日內見效. 久痔膿血者, 二三十服絶根〔秘方〕.

---

206 '婆子'는 수맹(水䖟)의 異名이다. 『本草拾遺』에서
는 水馬라고 하였고, 『本草綱目』에서는 水爬蟲이
라고 하였다. 『中藥大辭典』에서는 물맴이과의 곤
충으로 Hydrotrechus remigator Hor.이라 하였고
(『中藥大辭典』上冊, 515쪽), 『中藥辭海』에서는
Rhagadotarsus kraepelimi(Breddin)라고 하였다

(『中藥辭海』第一卷, 中國醫藥科技出版社, 1993,
991쪽). 수맹을 치질에 쓰는 것은 『東醫寶鑑』에
처음으로 나오며, 여기에서 말하는 수맹은 노린재
목 소금쟁이과로 분류되는 소금쟁이(Gerris
(Aquarius) paludum insularis)를 가리키는 것으로
보인다.

치질을 두루 치료하는 방법

모든 치질을 두루 치료하는 데는 괴담환(처방은 「신형문」에 있다), 괴각환, 가미괴각환, 진교창출탕, 위피환, 조장환, 흑옥단, 오치산, 신응산(여덟 가지 처방 모두 앞에 있다), 수마산, 삼신환 등을 쓴다. ○ 오래된 치질에는 흑지황환이나 연화예산(처방은 앞에 있다)을 쓴다.

수마산

모든 치질을 치료한다.

여름철 삼복 중에 고여 있는 물에서 파자를 채취하는데, 파자란 '수마아' 라고도 하며 다리를 높이 세우고 물 위를 뛰어다니는 것이다. 서른 마리를 잡아서 세 개의 종이 봉지에 열 마리씩 나누어 싸서 그늘진 곳에 매달아 말린다. 한 봉지씩 먹는데, 파자를 곱게 가루내어 빈속에 따뜻한 술에 타서 먹고 한참 있다가 음식을 먹는다. 이렇게 3일 동안 세 번 먹으면 열흘 안에 효과가 있다. 오래된 치질로 피고름이 나올 때는 20~30번 먹어 뿌리를 뽑는다(비방).

黑地黃丸

治久痔痔漏, 下膿血. 虛者服之, 神妙. 治痔之聖藥也.

蒼朮 一斤 泔浸, 熟地黃 一斤, 五味子 八兩, 乾薑 秋冬一兩, 春七錢, 夏五錢.

右爲末, 棗肉和丸梧子大, 空心, 米飮或溫酒下百丸〔保命〕[207].

三神丸

治僧道流, 因久坐飽食, 發爲諸痔.

枳殼, 皂角 煅, 五倍子 炒 各等分.

右爲末, 蜜丸梧子大, 空心, 溫水下七十丸〔東垣〕[208].

207 『素門病機氣宜保命集』 卷下 「虛損論第二十二」(앞의 책, 478쪽). "加五味子, 名腎氣丸."

208 『醫學入門』 卷七 婦人小兒外科用藥部 「痔」(앞의 책, 581쪽). 이 문장은 『外科精義』에 나온다. "治僧道痔疾, 因讀養生必効方, 見乾義傳僧覺海少年患痔疾, 其行業比氷霜, 緣此飽食久坐, 知痔疾者, 不必酒色過度矣. 故素問云, 因而飽食, 筋脈橫解, 腸澼爲痔. 治之故不同也"(『外科精義』 卷下, 앞의 책, 30쪽).

흑지황환

오래된 치질과 치루로 피고름이 나오는 것을 치료하는데, 허한 경우에 먹으면 효과가 매우 좋다. 치질을 치료하는 매우 좋은 약이다.

창줄 한 근(쌀뜨물에 담근다), 숙지황 한 근, 오미자 여덟 냥, 건강(가을과 겨울에는 한 냥, 봄에는 일곱 돈, 여름에는 닷 돈).

위의 약들을 가루내어 대조육으로 반죽하여 오자대의 알약을 만들어 빈속에 백 알씩 미음이나 따뜻한 술로 먹는다(『소문병기기의보명집』).

삼신환

스님이나 도사와 같이 오래 앉아 있거나 너무 배부르게 먹어서 생기는 모든 치질을 치료한다.

지각, 조각자(불에 달군 것), 오배자(볶은 것) 각 같은 양.

위의 약들을 가루내어 꿀로 반죽하여 오자대의 알약을 만들어 빈속에 쉰에서 일흔 알씩 따뜻한 물로 먹는다(동원).

洗痔法

凡痔疾, 內服湯丸疎利藏府, 外用藥水洗浴, 以取內消[東垣][209].

○ 凡痔漏脫肛腸風者, 登溷後, 須用溫湯一洗, 江河水尤妙[直指][210].

○ 腸虛熱湊, 脫肛紅腫, 荊芥穗朴硝泡湯, 溫洗[直指][211].

○ 治痔腫痒痛

威靈仙, 枳殼 各一兩 麤末.

煎湯, 先熏後洗, 冷則易. 枳實亦好[綱目][212].

○ 洗痔方

槐花, 荊芥, 枳殼, 艾葉.

煎湯入白礬, 先熏後洗[得效][213]. ○ 無花果葉, 煮水熏洗亦可[丹心][214].

○ 洗痔瘻方

川椒, 艾葉, 葱白, 五倍子, 焰硝, 馬齒莧, 茄子根.

右剉, 水煎, 先熏後洗[醫鑑][215].

○ 翻花痔

荊芥, 防風, 焰硝.

煎湯熏洗. 次用木鱉子鬱金硏末, 入龍腦少許, 水調塗之[丹心][216].

209 『外科精義』 卷上 「論痔瘻」(앞의 책, 17쪽). "治法, 始覺痔作, 便服通氣丸槐角丸. 熱實者, 服諸利湯疏利臟腑, 及浴洗熏熨以取內消."

210 『仁齋直指』 卷十四 「脫肛」 '脫肛方論'(앞의 책, 292쪽).

211 『仁齋直指』 卷十四 「脫肛」 脫肛方論 '黃連阿膠丸'(앞의 책, 293쪽).

212 『醫學綱目』 卷之二十七 肺大腸部 「痔」 '淋渫藥'

치질을 씻는 방법

치질은 내복약으로는 탕약이나 알약을 먹어서 장부를 풀어 잘 통하게 하고, 외용으로는 약물로 씻어서 안에서 삭게 한다(동원). ○ 치루, 탈항, 장풍의 경우에는 대변을 본 후에 반드시 따뜻한 물로 씻어주는데, 강물이면 더욱 좋다(『인재직지』).

○ 장腸이 허한데 열이 몰려 항문이 벌겋게 붓는 데는 형개수와 박초를 끓는 물에 우려서 따뜻하게 씻는다(『인재직지』).

○ 치질로 붓거나 가렵고 아픈 데

위령선 · 지각 각 한 냥(거칠게 가루낸다).

위의 약들을 달인 물로 김을 쏘인 다음 씻는데, 식으면 따뜻한 것으로 바꾸어준다. 지실을 써도 좋다(『의학강목』).

○ 세치방

괴화 · 형개 · 지각 · 애엽.

위의 약들을 달인 물에 백반을 넣고 김을 쏘인 다음 씻는다(『세의득효방』). ○ 두화과 잎 달인 물로 김을 쐬고 씻어도 좋다(『단계심법』).

○ 세치루방

천초 · 애엽 · 총백 · 오배자 · 염초 · 마치현 · 가자근.

위의 약들을 썰어 물에 달여 김을 쏘인 다음 씻는다(『고금의감』).

○ 번화치

형개 · 방풍 · 염초.

위의 약들을 넣고 달인 물로 김을 쐬고 씻은 다음 목별자와 울금을 가루내어 여기에 용뇌를 조금 넣고 물에 개어 바른다(『단계심법』).

(앞의 책, 624쪽).

213 『世醫得效方』 卷第七 大方脈雜醫科 「通治」 ‘洗方’
(앞의 책, 121쪽).

214 『丹溪心法』 卷二 痔瘡二十六 「熏痔方」(앞의 책,

287쪽).

215 『古今醫鑑』 卷八 「痔漏」 ‘方’(앞의 책, 220쪽).

216 『丹溪心法』 卷二 痔瘡二十六 「翻花痔」(앞의 책,
287쪽).

○ 洗痔漏神效. 隨河柳根上鬚一把, 花椒芥菜子不拘多少, 煎水先熏後洗, 其虫頭黑身白, 俱從漏瘡, 而出立愈〔回春〕[217].

○ 痔痛不可忍

木棉花煎湯, 入焰硝熏洗, 單用硝水極妙〔綱目〕[218].

○ 痔痒

取河水頻洗研, 蝸牛塗之〔綱目〕[219].

○ 脫肛

苦參, 五倍子, 東壁土.

煎湯熏洗, 又熱童尿和白礬末, 熏洗, 以烘熱鞋底搽入〔回春〕[220].

○ 痔漏

宜用却毒湯.

却毒湯

洗痔漏.

焰硝 一兩, 瓦松, 馬齒莧, 甘草 各五錢, 五倍子, 川椒, 防風, 側柏葉, 枳殼, 葱白, 蒼朮 各三錢.

右水五椀煎至三椀, 熏洗, 日三次〔回春〕[221].

217 『萬病回春』 卷之四 「痔漏」 ‘又方’(앞의 책, 248-249쪽).

218 『醫學綱目』 卷之二十七 肺大腸部 「痔」(앞의 책, 624쪽).

219 『醫學綱目』 卷之二十七 肺大腸部 「痔」(앞의 책, 626쪽).

220 『萬病回春』 卷之七 小兒雜病 「脫肛」 ‘脫肛洗方’(앞의 책, 413쪽)과 『萬病回春』 卷之四 「脫肛」 ‘脫

○ 치루를 씻으면 효과가 매우 좋다. 강변에서 자라는 버드나무 잔뿌리 한 줌, 화초와 개채자 적당량을 함께 넣고 달인 물로 김을 쏘인 다음 씻으면 대가리가 검고 몸은 흰 벌러가 모두 치루의 헌데를 따라 나오는데, 바로 낫는다(『만병회춘』).

○ 치루로 아파서 참을 수 없는 데

목면화 달인 물에 염초를 넣어 김을 쐬고 씻는다. 염초 물만 써도 효과가 매우 좋다(『의학강목』).

○ 치질로 가려운 데

강물로 자주 씻고 달팽이를 갈아서 바른다(『의학강목』).

○ 탈항

고삼 · 오배자 · 동벽토.

위의 약들을 넣고 달인 물로 김을 쐬고 씻는다. 또 뜨거운 동변에 백반가루를 섞어 김을 쐬고 씻은 다음 불에 쬐인 짚신 바닥으로 비비면서 밀어 넣는다(『만병회춘』).

○ 치루

각독탕을 쓴다.

각독탕

치루를 씻는다.

염초 한 냥, 와송 · 마치현 · 감초 각 닷 돈, 오배자 · 천초 · 방풍 · 측백엽 · 지각 · 총백 · 창출 각 서 돈.

위의 약들을 물 다섯 사발에 넣고 세 사발이 되도록 달여 김을 쐬고 씻는데, 하루에 세 번 한다(『만병회춘』).

肛方'(255쪽)의 해당 구절을 재구성한 것이다.

221 『萬病回春』 卷之四 「痔漏」 '薰洗痔漏欲毒方'(앞의 책, 252쪽).

熏痔法

治五痔及瘻漏, 虫蝕下膿血.

猬皮 三指大剉, 雄黃 如棗子大, 熟艾[222] 雞子大.

爲䗥末, 入瓦缸內火燒, 坐其上熏之, 取烟氣從口中出爲佳. 三日將息, 更熏之, 三度永差. 忌雞猪魚生冷毒物〔三因〕[223].

○ 治五痔痔漏.

鰻鱺魚火燒熏肛門, 痔虫盡死. 蠡魚亦佳〔本草〕[224].

○ 又法

死蛇一條, 掘地作坑, 盤屈置其中火燒, 以有孔板子覆, 坑坐板孔上熏之, 瘻虫出盡, 大效〔本草〕[225].

---

222 '熟艾'는 묵은 쑥을 비벼서 솜처럼 곱게 만든 쑥을 말한다.

223 『三因極一病證方論』卷之十五 五痔證治「薰法」(앞의 책, 210쪽). 원문과 들고남이 있다.

224 『證類本草』卷二十一 蟲魚部中品癖五十六種「鰻鱺魚」(政和本 407쪽, 四庫本 874쪽). 원문과 들고남이 있다.

225 『證類本草』卷二十二 蟲部下品總八十一種「蛇蛻」(政和本 420쪽, 四庫本 900쪽).

훈치법

다섯 가지 치질과 누치, 치루에 벌레가 파먹어 피고름이 나오는 것을 치료한다.

위피(세 손가락 크기로 자른 것), 웅황(대추씨만한 것), 숙애(계란만한 것).

위의 약들을 거칠게 가루내어 질그릇에 넣고 태워 그 위에 앉아 연기를 쐬는데, 입에서 연기 냄새가 나면 좋다. 〔한 번 하고〕 3일 동안 쉬었다가 다시 연기를 쐬는데, 이렇게 세 번만 하면 완전히 낫는다. 닭고기, 돼지고기, 생선, 날것, 찬 음식, 맛이나 향이 강한 음식을 먹지 말아야 한다(『삼인극일병증방론』).

○ 다섯 가지 치질과 치루를 치료한다.

뱀장어를 불에 태워 항문에 연기를 쏘이면 벌레가 모두 죽는다. 가물치도 좋다(『증류본초』).

○ 또 다른 방법

구덩이를 파서 그 안에 죽은 뱀 한 마리를 둘둘 말아 넣고 태운다. 구멍이 나 있는 판자로 구덩이를 덮고 판자 구멍 위에 앉아 연기를 쐬면 치루 벌레가 모두 나온다. 효과가 매우 좋다(『증류본초』).

塗痔藥

治諸痔宜塗熊氷膏, 痔藥膏子, 蝸牛散, 田螺膏, 蜈蚣油, 枯痔方, 黑聖散.

熊氷膏

治五十年久痔及一切諸痔痔漏, 脫肛腫痛, 絶勝他藥.

熊膽 二分半, 片腦 半分 硏勻, 白雄雞膽 三箇.

取汁調勻, 以雞羽蘸塗痔上, 先以藥水洗淨, 乃上藥神效〔入門〕[226].

○ 一方

熊膽, 片腦 各少許.

井水硏, 調塗痔上, 名曰熊膽膏〔得效〕[227].

○ 又方

治諸痔.

雄雞膽, 片腦.

硏勻塗之〔綱目〕[228].

226 『醫學入門』 外集 卷七 婦人小兒外科用藥部 「漏」 ‘古態氷膏’(앞의 책, 582쪽).

227 『世醫得效方』 卷第七 大方脈雜醫科 「諸痔」 熨法

‘熊膽膏’(앞의 책, 122쪽).

228 『醫學綱目』 卷之二十七 肺大腸部 「痔」 (앞의 책, 626쪽).

치질에 바르는 약

모든 치질을 치료하는 데는 웅빙고, 치약고자, 와우산, 전라고, 오공유, 고치방, 흑성산 등을 바른다.

웅빙고

50년 동안 낫지 않은 오래된 치질과 모든 치질, 치루, 탈항으로 붓고 아픈 것을 치료하는데, 다른 약보다 훨씬 뛰어나다.

웅담 두 푼 반, 편뇌 반 푼(곱게 간다), 백웅계의 쓸개 세 개.

웅담과 백웅계의 쓸개에서 채취한 담즙에 편뇌가루를 고루 섞어서 닭의 깃털로 찍어 치질 위에 바른다. 먼저 위의 약물로 깨끗이 씻은 다음 위의 약을 바르면 효과가 매우 좋다(『의학입문』).

○ 다른 처방

웅담 · 편뇌 각 조금.

위의 약들을 갈아 우물물로 개어 치질 위에 바르는데, 웅담고라고도 한다(『세의득효방』).

○ 또 다른 처방

모든 치질을 치료한다.

웅계담 · 편뇌.

위의 약들을 잘 갈아 바른다(『의학강목』).

痔藥膏子

治外痔及反花痔, 脫肛腫痛, 濃水不止.

柴灰[229]淋濃汁兩椀, 熬至一椀, 却入草烏片, 大黃片各二錢, 慢火熬至半椀, 入甘草一錢, 數沸, 下淨石灰末半匙, 略沸三五次, 用絹兩重濾過, 再熬成膏, 候冷, 入膽礬五分, 硏極細, 瓦器盛貯. 臨用入龍腦末少許和勻, 以銀箆蘸藥塗付, 日一次, 重者三五次. 先以藥水洗乾乃塗之, 神效〔綱目〕[230].

蝸牛散

治痔瘡腫脹, 作熱如火.

蝸牛 一箇, 入片腦, 麝香 各少許.

同入瓦器內盛, 頓[231]半日, 自化成水, 取塗痔上, 痛止腫消, 立愈〔得效〕[232]. ○ 一名蝸牛膏, 用法同上〔入門〕[233]. ○ 脫肛不收, 蝸牛燒爲末, 猪脂和付之, 立縮. 緣[234]桑蝸牛尤妙〔直指〕[235].

---

229 『醫學綱目』에는 '柴灰'가 '眞桑灰'로 되어 있다.

230 『醫學綱目』 卷之二十七 肺大腸部 「痔」(앞의 책, 623쪽). 원문과 들고남이 있다.

231 '頓', 머무를 돈. 안치하다.

232 『世醫得效方』 卷第七 大方脈雜醫科 「諸痔」 '敷法'

(앞의 책, 122쪽).

233 『醫學入門』 外集 卷七 婦人小兒外科用藥部 「漏」(앞의 책, 582쪽).

234 '緣', 탈 연. 기어오르다.

235 『仁齋直指』 卷十四 「桑螺膏」(앞의 책, 293쪽). "治

치약고자

외치질과 번화치, 탈항으로 붓고 아프면서 고름이 멈추지 않는 것을 치료한다.

〔뽕나무〕 섶을 태운 재에서 진하게 내린 잿물 두 사발을 한 사발이 될 때까지 졸인 다음 초오 조각과 대황 조각을 각 두 돈씩 넣어 약한 불로 반 사발이 될 때까지 졸인다. 감초 한 돈을 넣고 몇 차례 끓어오르게 달인 다음 깨끗한 석회가루 반 숟가락을 넣고 다시 세 번에서 다섯 번 정도 끓어오르게 달여서 명주 두 겹에 걸러 다시 고약이 되게 졸인다. 이것을 식혀서 담반 닷 푼을 매우 곱게 가루내어 넣고 질그릇에 담아둔다. 쓸 때마다 용뇌가루를 조금씩 넣고 잘 섞어 은빗치개로 찍어 바른다. 하루에 한 번 바르는데, 병증이 중하면 세 번에서 다섯 번 바른다. 먼저 약물로 씻고 마른 다음에 또 바르면 효과가 매우 좋다(『의학강목』).

와우산

치질로 헐고 부어서 불과 같이 뜨거운 것을 치료한다.

와우 한 개, 편뇌·사향 각 조금.

위의 약들을 함께 질그릇에 담아 반나절 동안 놓아두면 저절로 물이 되는데, 이 물을 치질 부위에 바르면 아픈 것이 멎고 부은 것도 가라앉으면서 바로 낫는다(『세의득효방』). ○ 와우고라고도 하는데, 쓰는 방법은 치약고자와 같다(『의학입문』). ○ 탈항으로 항문이 들어가지 않을 때는 달팽이를 태워 가루내어 돼지기름에 개어 붙이면 바로 들어간다. 뽕나무에 기어오르는 달팽이가 더욱 좋다(『인재직지』).

田螺膏

治痔瘡腫痛, 坐臥不得, 諸藥不效, 惟此極妙, 一點卽好.

大田螺八九箇, 鍼破頂盖, 入白礬末少許, 置地上, 尖底埋土中, 其頂盖仰天, 經一宿, 次日取盖上水汁, 以雞羽塗痔上, 五七次卽消〔種杏〕[236].

○ 治痔瘻

田螺一箇挑開靨, 入片腦少許, 過一宿, 先以冬瓜煎湯洗, 後取藥塗之〔丹心〕[237].

蜈蚣油

治諸痔.

端午日, 取大蜈蚣一條, 竹簽陰乾, 臨發, 剪一寸煅存性, 麻油調塗. 輕則不發, 重則次年對周日又發再剪一寸煅塗, 斷根〔入門〕[240].

○ 治痔

活蜈蚣一條, 浸香油內, 候生黴略熬, 塗痔上, 累驗. 陳久, 愈妙〔綱目〕[242].

○ 枯痔方

赤足蜈蚣 一條 香油煎酥, 挹乾, 加乳香, 沒藥 各二錢[243], 麝香, 粉霜 各五分, 人指爪甲 五錢[244].

泥裏煨乾爲末, 以鵝翎管吹上患處, 如有水, 卽時出盡, 不疼〔綱目〕[245].

236 『種杏仙方』卷二 「痔漏」(앞의 책, 66쪽).

237 『丹溪心法附餘』卷之十一 火門 「漏瘡」 '又方'(앞의 책, 432쪽). '冬瓜'가 '冬瓜瓤'으로 되어 있다. '瓤'은 박 속에 씨가 박혀 있는 부분을 말한다.

238 '簽', 농 첨. 竹簽은 竹籤, 곧 한쪽 끝이 뾰족한 가늘

고 긴 대나무 꼬치를 말한다.

239 '煅存性'은 燒存性과 같은 말이다.

240 『醫學入門』外集 卷五 外科 臀腿部 五痔 「斷根滋補」(앞의 책, 478쪽).

241 '黴', 곰팡이 미.

전라고

치질로 헌데가 생겨 붓고 아파서 앉지도 눕지도 못하는 것을 치료한다. 모든 약이 효과가 없었는데 이 약만이 효과가 매우 좋았다. 한 번만 찍어 발라도 바로 좋은 효과가 있다.

큰 우렁이 여덟아홉 개에 침으로 꼭대기 딱지를 뚫고 백반가루를 조금 넣는다. 꼭대기 딱지가 위를 향하게 하고 뾰족한 부분이 아래로 땅에 묻히게 하여 하룻밤 두었다가 다음 날 딱지 위에 생긴 즙을 닭의 깃에 찍어 치질 위에 바른다. 다섯 번에서 일곱 번 바르면 치질이 삭는다(『종행선방』).

○ 치루를 치료한다

우렁이 한 개를 딱지를 떼고 용뇌를 조금 넣어 하룻밤 둔다. 동과 달인 물로 씻은 다음 약을 바른다(『단계심법부여』).

오공유

모든 치질을 치료한다.

단옷날 큰 지네를 한 마리 잡아 대나무 꼬치에 꿰어 그늘에서 말린다. 병이 생기려고 할 때 지네를 한 치 정도 잘라 소존성으로 태워 참기름에 개어 바른다. 병증이 가벼우면 재발하지 않고 중한 경우에는 〔나았다가〕 다음 해 그날에 재발하는데, 다시 지네를 한 치 정도 잘라 태워서 바르면 병의 뿌리를 뽑을 수 있다(『의학입문』).

○ 치질을 치료한다

살아 있는 지네 한 마리를 참기름에 담가두었다가 곰팡이가 약간 필 때쯤 졸여서 치질 위에 바른다. 여러 번 효험을 보았는데, 오래된 것일수록 더 잘 낫는다(『의학강목』).

○ 치질을 말리는 처방

적족오송 한 마리(참기름에 바삭바삭하게 졸여서 꺼내어 〔종이 위에서〕 말린다), 유향 · 몰약 각 두 돈, 사향 · 분상 각 닷 푼, 인지조갑 닷 돈.

위의 약들을 진흙으로 싸서 잿불에 묻어 구워 가루내어 거위 깃 대롱으로 아픈 곳에 불어 넣는다. 물 같은 것이 바로 다 나오고 아픈 것이 멎는다(『의학강목』).

---

242 『醫學綱目』 卷之二十七 肺大腸部 「痔」(앞의 책, 626쪽).

243 '挹', 뜰 읍.

244 『醫學綱目』에는 '香油煎酥, 挹乾'이 '香油煎酥, 紙上挹乾'으로 되어 있다.

245 『醫學綱目』 卷之二十七 肺大腸部 「痔」 '痔方'(앞의 책, 626쪽).

枯痔方

治諸痔消腫.

雄黃, 硫黃, 明礬 各等分.

右爲末, 用新盞, 先鋪礬末一半, 次鋪餘藥. 又以礬末盖上火煅,
候礬枯爲度, 研爲末. 津唾調付, 乾落爲度, 後用石膏, 五倍子
爲末, 付收瘡口, 神效〔綱目〕[246].

黑聖散

治脫肛疼痛.

大蜘蛛 一箇 瓠葉重裹, 線擊定合子內, 燒黑色, 取出細研, 入黃丹少許, 研
勻.

先以白礬葱椒煎湯, 洗浴拭乾, 將藥末, 糝在肛上, 以手托入妙
〔本草〕[247].

246 『醫學綱目』卷之二十七 肺大腸部 「痔」(앞의 책,
     626쪽).

247 『證類本草』卷二十二 蟲部下品總八十一種 「蛇蛻」
     (政和本 421쪽, 四庫本 901쪽).

고치방

모든 치질로 부은 것을 삭인다.

웅황 · 유황 · 백반 각 같은 양.

위의 약들을 가루내어 먼저 새 잔에 백반가루 절반을 펴놓은 다음 나머지 약들을 그 위에 펴놓고 다시 백반가루로 그 위를 덮는다. 백반이 마를 정도로 불에 구워 가루내서 침어 개어 붙이는데, 치질이 말라 떨어질 때까지 붙인다. 치질이 말라서 떨어지면 석고와 오배자를 가루내어 붙여 헌데가 아물게 하는데, 효과가 매우 좋다(『의학강목』).

흑성산

탈항으로 아픈 것을 치료한다.

지주 한 마리(큰 거미를 박잎에 여러 번 싸서 실로 동여매어 뚜껑 있는 그릇에 넣고 검은 빛이 나도록 태워 꺼낸다. 이것을 곱게 가루내어 여기에 황단을 조금 갈아 넣는다).

먼저 백반 · 파 · 호초 달인 물로 씻어 닦아 말린 다음 약가루를 항문 위에 뿌리고 손으로 빠져나온 것을 밀어 넣으면 효과가 좋다(『증류본초』).

痔病禁忌

久痔虛者, 當服補藥, 如黑地黃丸 方見上, 腎氣丸 方見虛勞, 以滋化源, 更節嗜慾, 謹起居, 方可斷根〔入門〕[248]. ○ 治痔忌喫生冷硬物, 冷藥之類, 及酒濕麪, 五辢辛熱大料物[249], 及薑桂之類, 犯之則服藥無效, 此東垣格言也〔綱目〕[250]. ○ 痔根本是冷, 愼冷飮食及房勞, 雞肉最毒, 而房勞爲尤甚, 蕎麥麪亦須忌之〔綱目〕. ○ 宜常服茯苓麪〔入門〕[251].

茯苓麪

白茯苓, 麻子 去皮.

爲末, 和勻, 九蒸九晒, 入蜜少許, 常食之. 能斷酒肉鹽醬, 可治久痔〔入門〕[252].

248 『醫學入門』 外集 卷五 外科 腎腿部 五痔 「斷根滋補」 (앞의 책, 478쪽).

249 '大料'는 향신료의 일종으로, 八角茴香을 말한다.

250 『醫學綱目』 卷之二十七 肺大腸部 「痔」 (앞의 책, 622쪽).

251 『醫學入門』 內集 卷二 本草分類 食治門 附食治方 「痰」 (앞의 책, 249쪽).

252 『醫學入門』 內集 卷二 本草分類 食治門 附食治方 「痰」 (앞의 책, 249쪽).

치질의 금기

오래된 치질로 허한 경우는 흑지황환(처방은 앞에 있다)이나 신기환(처방은 「허로문」에 있다)과 같은 보하는 약을 먹어서 원기〔腎氣〕를 길러야 한다. 기욕을 절제하고 기거에 삼가야만 병의 뿌리를 뽑을 수 있다(『의학입문』). ○ 치질을 치료할 때는 날것, 찬 음식, 딱딱한 음식, 성질이 찬약과 술, 밀가루 음식, 다섯 가지 매운 것, 맵고 뜨거운 것, 회향 같은 〔향이 강한〕 향신료, 생강, 계피 등을 삼가야 되는데, 만일 삼가지 않으면 약을 먹어도 효과가 없다. 이것은 이고李杲가 한 말이다(『의학강목』). ○ 치질의 근본은 냉冷이므로 찬 음식과 성관계를 삼가야 한다. 닭고기가 가장 나쁜데 성생활은 더욱 나쁘다. 메밀, 보리, 밀가루도 반드시 삼가야 한다(『의학강목』). ○ 항상 복령으로 반죽한 국수를 먹는 것이 좋다(『의학입문』).

복령면

백복령 · 마자인(껍질을 벗긴다).

위의 약들을 가루내어 고루 섞어서 아홉 번 찌고 아홉 번 햇볕에 말린다. 여기에 꿀을 조금 넣어서 늘 먹는데 술, 고기, 소금, 장을 먹지 않는다면 오래된 치질도 치료할 수 있다(『의학입문』).

痔病凶證

久痔與陰相通者，死〔甲乙〕[253]．　○痔漏成穴，大小便相通者，亦死〔甲乙〕[254]．

253 『鍼灸甲乙經』卷之九「足太陽脈動發下部痔脫肛
　　第十二」(앞의 책, 106쪽).

254 『鍼灸甲乙經』卷之九「足太陽脈動發下部痔脫肛
　　第十二」(앞의 책, 106쪽). "痔, 會陰主之. 凡痔與陰
　　相通者, 死. 陰中諸病, 前後相引痛, 不得大小便, 皆
　　主之."

치질의 예후가 나쁜 증상

치질이 오래되어 〔항문이〕 전음前陰과 서로 통하게 되면 죽는다(『침구갑을경』). ○ 치루로 구멍이 생겨서 대변과 소변이 서로 통하게 되어도 죽는다(『침구갑을경』).

單方

凡三十三種, 有槐花散, 猪甲散.

生鐵汁

治痔瘻脫肛.

生鐵三斤, 水一斗, 煮取五升, 日再洗〔本草〕[255].

東壁土

治脫肛.

取土湯泡, 先熏後洗, 亦治小兒脫肛〔丹心〕[256].

車前草

治藏毒下血.

車前草, 連根 一握, 生薑 一小塊.

新水研碎, 取汁. 候血欲下時, 腰間必覺重, 便服一盞, 血卽止.
甚者, 不過再服〔丹心〕[257].

白芷

治痔.

以白芷煮白芧作線, 快手緊繫痔上, 微疼不妨, 其痔自然乾萎而
落〔得效〕[258].

---

255 『證類本草』卷四 玉石部中品總八十七種 「生鐵」(政
　　和本 93쪽, 四庫本 157쪽). 원문과 들고남이 있다.
256 『丹溪心法』卷三 脫肛二十八 「東北方壁土」(앞의
　　책, 290쪽). 원문과 들고남이 있다.

257 『醫學綱目』卷之十七 心小腸部 諸見血門 「下血」
　　(앞의 책, 341쪽). ‘丹’, 곧 주진형의 글을 인용하였
　　다. "臟毒下血, 車前草連根一握, 生薑一小塊, 新水
　　研碎去渣, 候血欲下時, 腰間必覺重, 便服此藥一盞.

단방

모두 서른세 가지로, 여기에는 괴화산과 저갑산이 들어 있다.

생철즙(무쇠 달인 물)

치루와 탈항을 치료한다.

무쇠 서 근에 물 한 말을 넣고 닷 되가 되도록 끓여 하루 두 번 씻는다(『증류본초』).

동벽토(햇볕을 받는 동쪽 벽의 흙)

탈항을 치료한다.

동벽토를 물에 끓여서 김을 쏘인 다음 씻는다. 어린아이의 탈항도 치료한다(『단계심법』).

차전초(질경이)

장독으로 피가 나오는 것을 치료한다.

차전초 · 연근 한 줌, 생강 작은 것 한 덩어리.

위의 약들을 새로 길어온 물로 갈아 즙을 낸다. 〔치질에〕 피가 나오려고 할 때는 반드시 허리가 무거워지는데, 이때 바로 약을 한 대접 마시면 피가 곧 멎는다. 심할 때도 두 번간 먹으면 낫는다(단심).

백지(구릿대의 뿌리)

치질을 치료한다.

백지와 함께 삶은 흰 모시로 실을 만들어 빠른 손놀림으로 치질의 윗부분을 묶는데, 약간 아프게 묶어도 상관없다. 치질이 저절로 말라서 떨어진다(『세의득효방』).

少坐漸覺冷下腹中, 卽登厠, 已不見血矣, 甚者不過
再服."
258 『世醫得效方』 卷第七 大方脈雜醫科 「諸痔」 通治
'又方'(앞의 책, 121쪽).

艾葉

治痔漏, 虫蝕肛門.

熟艾 一團, 雄黃 少許.

同燒火, 以竹筒納下部, 引烟熏之良 〔本草〕[259].

雞冠花

治血痔.

取花不拘多少.

濃煎湯, 空心, 服一盞 〔綱目〕[260].

木賊

主腸風血痔及脫肛.

同槐花及桑耳, 水煎. 脫肛, 爲末糝肛托入 〔得效〕[261].

槐花

主五痔及腸風藏毒.

槐花炒, 水煎服, 或同荊芥, 側柏葉爲末, 米飮下二錢, 名曰槐花散 〔丹心〕[262]. ○ 腸風, 槐花炒爲末, 塡入猪腸內, 縛托兩頭, 醋煮, 爛硏爲丸, 酒下三十丸 〔得效〕[263].

---

259 『證類本草』 卷九 草部中品之下總七十八種 「艾葉」
　　(政和本 195쪽, 四庫本 401쪽). 원문과 들고남이
　　있다.
260 『醫學綱目』 卷之二十七 肺大腸部 「痔」(앞의 책,

　　623쪽).
261 『世醫得效方』 卷第七 大方脈雜醫科 脫肛 「木賊」
　　(앞의 책, 120쪽). 원문과 들고남이 많다.
262 『丹溪心法附餘』 卷之十一 火門 「痔瘡」 '槐花散'

애엽(약쑥)

치루에 벌레가 항문을 파먹는 것을 치료한다.

숙애 한 움큼, 웅황 조금.

위의 약들을 함께 불에 태워 대나무 통으로 연기를 항문 부위로 끌어들여 쐬면 좋다(『증류본초』).

계관화(맨드라미 꽃)

혈치를 치료한다.

계관화 적당량.

맨드라미 꽃을 진하게 달여 빈속에 한 대접 먹는다(『의학강목』).

목적(속새 줄기)

장풍, 혈치, 탈항을 주치한다.

속새 줄기를 괴화·상이와 함께 물에 달여 먹는다. 탈항에는 가루내어 항문에 바르고 밀어 넣는다(『세의득효방』).

괴화(회화나무의 꽃)

다섯 가지 치질과 장풍, 장독을 주치한다.

괴화(볶은 것)를 물에 달여 먹거나 형개·측백엽과 함께 가루내어 두 돈씩 미음으로 먹는데, 괴화산이라고 한다(『단계심법부여』). ○ 장풍腸風에는 괴화(볶은 것)를 가루내어 돼지 창자에 채워 넣고 양쪽 끝을 묶어 식초에 삶아 문드러지게 갈아 알약을 만들어 서른 알씩 술로 먹는다(『세의득효방』).

(앞의 책, 422쪽). 처방에 '枳殼'이 더 있다.

263 『世醫得效方』 卷第七 大方脈雜醫科 「脫肛」 '槐花
    散'(앞의 책, 120쪽). 원문과 들고남이 많다.

槐實

治五痔及腸風藏毒.

剉擣爲末, 米飮下一錢, 或蜜丸服亦佳 〔本草〕[264].

槐木上耳

治諸痔及腸風藏毒.

取耳爲末, 米飮下一錢, 日三 〔本草〕[265].

桑木耳

治五痔及腸風下血痔漏.

桑耳 二兩, 粳米 三合.
煮粥, 空心食之 〔入門〕[266].

大樹木上寄生

治腸風痔漏如神.

取葉乾爲末, 水酒米飮任下一錢, 或爲丸服, 亦佳 〔丹心〕[267].

馬藺根

治痔漏.

取根, 研細付上片, 時看肉平去藥, 稍遲恐肉反出, 以爐甘石煅,
牡蠣粉末塞之 〔丹心〕[268].

---

264 『證類本草』 卷十二 木部上品總七十二種 「槐實」
　　(政和本 270쪽, 四庫本 581쪽). 원문과 들고남이
　　있다.
265 『證類本草』 卷十三 木部中品總九十二種 「桑根白

皮」(政和本 293쪽, 四庫本 629-630쪽). 원문과 들
고남이 있다.
266 『醫學入門』 內集 卷二 本草分類 食治門 附食治方
　　「血」 '桑耳粥'(앞의 책, 249쪽).

괴실(회화나무 열매)

다섯 가지 치질과 장풍, 장독을 치료한다.

회화나무 열매를 쪼개 찧어서 가루내어 한 돈씩 미음으로 먹는데, 꿀로 반죽하여 알약을 만들어 먹어도 좋다(『증류본초』).

괴목상이(회화나무버섯)

여러 가지 치질과 장풍, 장독을 치료한다.

회화나무버섯을 가루내어 하루 세 번 한 돈씩 미음으로 먹는다(『증류본초』).

상목이(뽕나무버섯)

다섯 가지 치질과 장풍으로 피가 나오는 것, 치루를 치료한다.

뽕나무버섯 두 냥, 멥쌀 서 홉.

위의 약으로 죽을 쑤어 빈속에 먹는다(『의학입문』).

대수목상기생(큰 나무에 있는 겨우살이)

장풍과 치루를 치료하는데, 효과가 매우 좋다.

겨우살이 잎을 따서 말려 가루내어 한 돈씩 물이나 술, 미음 등으로 먹는데, 알약을 만들어 먹어도 좋다(단심).

마린근(타래붓꽃 뿌리)

치루를 치료한다.

타래붓꽃의 뿌리를 캐서 곱게 가루내어 치루 위에 붙인다. 때때로 살펴보아 〔구멍이 나서 들어가 있던 곳의〕 살이 나와 〔다른 살과〕 고르게 되면 약을 떼내는데, 조금이라도 지체하면 도리어 살이 삐져나올 수 있다. 이때에는 노감석(달군 것)과 모려가루로 치루 구멍을 막는다(단심).

---

267 『醫學綱目』 卷之二十七 肺大腸部 「痔」(앞의 책, 625쪽). '丹', 곧 주진형의 글을 인용하였다. "治腸風痔漏如神. 大樹木上寄生葉取乾爲末, 酒水米飮任下, 或丸桐子大, 服三十丸亦得."

268 『醫學綱目』 卷之十八 心小腸部 「久漏瘡」(앞의 책, 388쪽). '丹', 곧 주진형의 글을 인용하였다. "治漏外寒藥. 爐甘石童便煅牡蠣粉, 上爲極細末敷之." 인용된 글 중 앞부분은 없다.

五倍子

主五痔及腸風脫肛.

五倍子, 白礬 各五錢.

爲末, 順流水丸如梧子, 米飮下七丸〔綱目〕[269].

○ 脫肛

五倍子 末 三錢, 白礬 一塊.

同煎湯, 先熏後洗, 又取末糝肛托入〔綱目〕[270].

樗根白皮

主血痔腸風藏毒.

取皮切酒浸蜜炒爲末. 棗肉和丸. 酒下三五十丸〔丹心〕[271]. ○ 又取
皮人參等分爲末, 空心, 米飮下二錢, 亦佳〔丹心〕[272].

蠡魚

主五痔及腸痔下血.

作膾, 和薑蘿食之, 又和五味, 作羹食之亦佳〔本草〕[274].

269 『醫學綱目』卷之十七 心小腸部 諸見血門 下血
　　「本」(앞의 책, 342쪽).

270 『醫學綱目』卷之二十七 肺大腸部 「脫肛」(앞의 책,
　　621쪽).

271 『丹溪心法附餘』卷之十一 火門 「腸風臟毒五十一」
　　'一方'(앞의 책, 420쪽).

272 『丹溪心法附餘』卷之十一 火門 「腸風臟毒五十一」
　　'一方'(앞의 책, 419-420쪽).

오배자(붉나무 열매)

다섯 가지 치질과 장풍, 탈항을 주치한다.

오배자·백반 각 닷 돈.

위의 약들을 가루내어 순류수로 반죽하여 오자대의 알약을 만들어 일곱 알씩 미음으로 먹는다(『의학강목』).

○ 탈항

오배자(가루낸 것) 서 돈, 백반 한 덩어리.

위의 약들을 함께 달인 물로 먼저 김을 쏘인 다음 씻고 오배자가루를 항문에 바르고 밀어 넣는다(『의학강목』).

저근백피(가죽나무 뿌리껍질)

혈치, 장풍, 장독을 주치한다.

저근백피를 잘라 술에 담갔다가 꿀에 축여 볶아서 가루내어 대조육으로 반죽하여 알약을 만들어 서른에서 쉰 알씩 술로 먹는다(『단계심법부여』). ○ 저근백피와 인삼 각 같은 양을 가루내어 빈속에 두 돈씩 미음으로 먹는다(『단계심법부여』).

여어(가물치)

다섯 가지 치질과 장치로 피가 나오는 것을 주치한다.

가물치의 회를 떠서 생강과 버무려 먹거나 갖은 양념을 하여 국을 끓여 먹어도 좋다(『증류본초』).

---

273 '虀', 버무릴 제.

274 『證類本草』 卷二十 蟲魚部上品總五十種 「蠡魚」(政
　　和本 394쪽, 四庫本 847쪽). 원문과 들고남이 있다.

鯽魚

治五痔及血痔.

作膾, 和薑醋芥醬食之, 又作羹飽食良〔本草〕[275].

○ 痔漏

鯽魚一箇去腸, 入白礬令滿, 合之於瓦上燒過爲末, 以雞羽掃藥付之, 立效〔綱目〕[276].

猬皮

主五痔痔漏, 腸風脫肛, 一切痔病.

取皮燒爲末, 米飮下一錢, 空心〔本草〕[277].

○ 氣痔

猬皮, 穿山甲 等分, 肉豆蔲 減半.

爲末, 米飮下一錢〔本草〕[278].

○ 痔漏

猬膽 一箇 汁, 膩粉, 麝香 各少許.

和入一箇牛膽內, 懸簷前四十九日, 旋取如大麥許, 插入瘡口內, 追出惡物, 是驗〔本草〕[280].

---

275 『證類本草』卷二十 蟲魚部上品總五十種 「鯽魚」（政和本 394쪽, 四庫本 849쪽）. 원문과 들고남이 있다.

276 『醫學綱目』卷之二十七 肺大腸部 「痔」（앞의 책, 625쪽）.

277 『證類本草』卷二十一 蟲魚部中品癖五十六種 「蝟皮」（政和本 400-401쪽, 四庫本 859-860쪽）. 원문과 들고남이 있다.

278 『證類本草』卷二十一 蟲魚部中品癖五十六種 「蝟皮」（政和本 401쪽, 四庫本 860쪽）. 원문과 들고남

즉어(붕어)

다섯 가지 치질과 혈치를 치료한다.

붕어의 회를 떠서 생강, 식초, 겨자, 장과 함께 먹거나 국을 끓여서 배불리 먹으면 좋다(『증류본초』).

○ 치루

붕어 한 마리의 배를 갈라 내장은 버리고 그 속에 백반을 가득 채워 넣은 다음 꿰매서 기와 위에 놓고 태워 가루낸다. 이것을 닭의 깃에 묻혀서 바르면 바로 효과가 있다(『의학강목』).

위피(고슴도치 가죽)

다섯 가지 치질, 치루, 장풍, 탈항과 모든 치질을 주치한다.

위피를 태워 가루내어 빈속에 한 돈씩 미음으로 먹는다(『증류본초』).

○ 기치

위피 · 천산갑 각 같은 양, 육두구 앞 양의 절반.

위의 약들을 가루내어 한 돈씩 미음으로 먹는다(『증류본초』).

○ 치루

위담 한 개(즙을 낸다), 경분 · 사향 각 조금.

위의 약들을 섞어 우담 한 개 속에 넣고 처마 밑에 49일 동안 걸어두었다가 보리알만큼씩 떼어서 헌 구멍 속에 넣는데, 나쁜 것들이 빠져나오는 것이 효험이 있는 것이다(『증류본초』).

이 있다.

279 '簷', 처마 첨.

280 『證類本草』卷十七 獸部中品總一十七種 「牛角」
　　(政和本 355쪽, 四庫本 770쪽). 원문과 들고남이 있
　　다. "蝟膽各一箇, 用膩粉五十文, 麝香二十文, 將膽

汁膩粉麝香和勻, 入牛膽內, 懸於簷前四十九日, 熟.
旋取爲丸如大麥, 用紙拈送入瘡內後, 追出惡物是
驗, 瘡口漸合, 生面蓋瘡內一遍, 出惡物 ”

露蜂房

主腸痔及痔漏.

有子蜂房焙乾爲末, 麪糊和丸梧子大, 空心, 酒下二三十丸〔回春〕[281].

鱉頭

治脫肛不收.

灸作末, 米飮調下一錢, 又取末, 油調付肛, 托入〔本草〕[282].

鰻鱺魚

治五痔瘻瘡.

取魚, 治如食法, 煮熟. 入椒鹽醬調和, 食之〔本草〕[283].

蛙

虫蝕肛腸穿者, 取金線蛙一枚, 雞骨二錢半, 燒爲灰, 合吹下部, 令深入, 數用大驗〔本草〕[284].

281 『萬病回春』卷之四「痔漏」'攻毒丸'(앞의 책, 251쪽).

282 『證類本草』卷二十一 蟲魚部中品癬五十六種「鱉」(政和本 402쪽, 四庫本 862쪽). 원문과 들고남이 있다.

283 『證類本草』卷二十一 蟲魚部中品癬五十六種「鰻鱺魚」(政和本 407쪽, 四庫本 874쪽). 원문과 들고남이 있다.

노봉방(말벌의 집)

장치와 치루를 주치한다.

벌 새끼가 들어 있는 말벌의 집을 약한 불에 말려 가루내어 밀가루 풀로 반죽하여 오자대의 알약을 만들어 빈속에 스물에서 서른 알씩 술로 먹는다(『만병회춘』).

별두(자라 대가리)

탈항으로〔항문이〕들어가지 않는 것을 치료한다.

자라 대가리를 구워 가루내어 한 돈씩 미음에 타서 먹거나, 가루내어 기름에 개어 항문에 붙이고 밀어 넣는다(『증류본초』).

만려어(뱀장어)

다섯 가지 치질과 누치로 헌 것을 치료한다.

뱀장어를 잡아서 보통 먹는 방법으로 손질하여 삶아 익혀 후추, 소금, 장을 넣어 먹는다(『증류본초』).

와(개구리)

벌레가 항문을 파먹어 장까지 뚫린 데는 금빛 줄이 있는 개구리〔금개구리〕 한 마리를 잡아 닭 뼈 두 돈 반과 함께 재가 되도록 태운 다음 섞어서 항문 깊이 들어가도록 불어넣는다. 여러 번 써서 큰 효험을 보았다(『증류본초』).

---

284 『證類本草』卷二十二 蟲部下品總八十一種「蝦蟇」
　　(政和本 417쪽, 四庫本 892쪽). "又方蟲已食下部,
　　肛盡腸穿者. 取長股蝦蟇靑背者一枚, 雞骨一分, 燒
　　爲灰, 合吹下部, 令深入. 又云數用大驗."

蘿蔔

治酒痔下血.

取二十枚, 留葉寸許及根, 入罐內, 水煮極爛, 以薑鹽醋同淹, 空心食之, 立止〔入門〕[285].

胡荽子

治五痔.

水煮取汁冷服, 半升日二.

○ 腸頭出

取子燒烟熏卽入, 又醋煮熨之, 亦效〔本草〕[286].

葱白

治腸痔下血.

多取濃煮作湯, 盛盆熏之, 立差.

○ 肛熱腫

取靑葉刮取涎, 對停入蜜調勻, 先以藥水洗, 後付痔上, 其冷如氷〔得效〕[288].

285 『醫學入門』 內集 卷二 本草分類 食治門 附食治方 「血」 ‘蘿蔔菜’(앞의 책, 249쪽).

286 『證類本草』 卷第二十七 菜部上品總三十種 「胡荽」 (政和本 476쪽, 四庫本 1,024쪽). 원문과 들고남이 있다.

287 『世醫得效方』에는 ‘先以藥水洗’가 ‘先以木鱉子煎湯熏洗’로 되어 있다.

288 『世醫得效方』 卷第七 大方脈雜醫科 「諸痔」 敷法 ‘葱靑山’(앞의 책, 122쪽).

나복(무)

주치酒痔로 피똥을 누는 것을 치료한다.

무 스무 개를 잎이 한 치 정도 남게 다듬어 뿌리와 같이 항아리에 넣고 물과 함께 푹 물러지도록 삶는다. 생강, 소금, 식초와 함께 재워두었다가 빈속에 먹으면 바로 멎는다(『의학입문』).

호유자(고수 씨)

다섯 가지 치질을 치료한다.

물에 달여 즙을 우려내어 식혀서 하루 두 번 반 되씩 먹는다.

○ 항문이 빠진 데

고수 씨를 태워 연기를 쐬면 바로 들어간다. 또는 식초에 끓여서 항문을 찜질하여도 효과가 있다(『증류본초』).

총백(파흰밑)

장치로 피똥을 누는 것을 치료한다.

많이 캐서 진하게 달인 물을 그릇에 담아 김을 쐬면 효과가 바로 있다.

○ 항문이 열이 나고 부은 데

푸른 잎을 짓찧어 나오는 끈끈한 즙에 꿀을 넣고 고루 섞어 먼저 〔목별자 달인〕 약물로 씻은 다음 〔이 약을〕 치질에 바르면 항문이 얼음같이 차가워진다(『세의득효방』).

冬瓜藤

主痔瘻.

取藤濃煮湯, 熏洗卽愈〔丹心〕[289].

啄木鳥

主痔漏.

燒爲末, 納孔中, 不過二三度差〔本草〕[290].

牛脾

治諸痔.

臘月牛脾一具, 熟食之, 勿與鹽醬, 未差再喫〔本草〕[291].

鼠狼皮

治痔瘻.

取皮缸內燒烟, 坐其上熏之, 三五度除根〔綱目〕[292].

---

289 『醫學綱目』卷之二十 心小腸部 丹爍瘟疹「疥」(앞
　　의 책, 414쪽). '丹', 곧 주진형의 글을 인용하였다.
　　"洗諸瘡疥, 取冬瓜藤皮煎湯妙."
290 『證類本草』卷十九 禽部三品總五十六種「啄木鳥」

(政和本 382쪽, 四庫本 825쪽). 원문과 들고남이
있다.
291 『證類本草』卷十七 獸部中品總一十七種「牛角」
(政和本 355쪽, 四庫本 769쪽).

동과등(동아덩굴)

치질과 누치를 주치한다.

동아 덩굴을 진하게 달인 물로 김을 쏘이고 그 물로 씻으면 바로 낫는다(단심).

탁목조(딱따구리)

치루를 주치한다.

딱따구리를 태워서 가루내어 치루 구멍에 넣으면 두세 번 만에 효과가 있다(『증류본초』).

우비(소의 지라)

모든 치질을 치료한다.

음력 섣달에 잡은 소의 지라 한 개를 익혀서 먹는데, 소금과 장을 함께 먹으면 안 된다. 낫지 않으면 다시 먹는다(『증류본초』).

서랑피(족제비 가죽)

치질과 누치를 치료한다.

족제비 가죽을 항아리 안에 넣고 태워 그 위에 앉아 연기를 세 번에서 다섯 번 쏘이면 병의 뿌리를 뽑는다(『의학강목』).

---

292 『醫學綱目』卷之二十七 肺大腸部 「痔」(앞의 책,
　　626쪽). "熏痔方. 用鼠郎皮一味, 瓶內燒烟, 坐身於
　　瓶上, 熏三五次, 除根."

狸肉

主五痔, 甚妙.

取肉作羹食之, 空心, 作脯食亦良[293].

○ 痔漏

狸骨灸, 和麝香雄黃爲丸服, 或爲末酒下二錢, 十服見效〔綱目〕[294].

猪懸蹄

主五痔.

蹄甲不以多少, 燒爲末, 米飮下二錢[295]. 名曰猪甲散〔丹心〕[296].

野猪肉

主血痔腸風瀉血.

取肉二斤切, 着五味灸熟, 空心食之, 作羹亦得, 又取外腎連皮,
燒作末, 米飮下, 空心, 卽止〔本草〕[297].

鼺鼠

主痔漏陰蝕爛瘡.

燒爲灰, 空心, 米飮下二錢, 又取油塗之妙〔本草〕[298].

293 『醫學綱目』卷之二十七 肺大腸部「痔」(앞의 책, 624쪽).

294 『醫學入門』外集 卷二 本草分類 食治門「獸部」'狸肉'(앞의 책, 236쪽).

295 『丹溪心法附餘』에는 '米飮下二錢'이 '陳米湯調二錢'으로 되어 있다.

296 『丹溪心法附餘』卷之十一 火門「痔瘡」'猪甲散'(앞의 책, 424쪽).

이육(살쾡이 고기)

다섯 가지 치질을 주치하는데, 효과가 매우 좋다.

고기로 국을 끓여 먹거나, 포를 떠서 빈속에 먹어도 좋다.

○ 치질과 누치

살쾡이의 뼈를 구워 사향·웅황과 함께 알약을 만들어 먹거나 가루내어 두 돈씩 술로 먹는데, 열 번 먹으면 효과를 본다(강목).

저현제(땅에 닿지 않은 돼지 뒷발굽)

다섯 가지 치질을 주치한다.

저현제 적당량을 태워 가루내어 두 돈씩 미음으로 먹는다. 저갑산이라고 한다(『단계심법부여』).

야저육(멧돼지 고기)

혈치, 장풍으로 피가 나오는 것을 주치한다.

멧돼지 고기 두 근을 썰어 갖은 양념을 하여 구워 익혀서 빈속에 먹는데, 국을 끓여 먹어도 좋다. 또 음낭을 가죽이 붙어 있는 채로 태워 가루내어 빈속에 미음으로 먹으면 피가 바로 멎는다(『증류본초』).

언서(두더지)

치루와 음식창으로 문드러지고 헌 것을 주치한다.

두더지를 재가 되도록 태워서 빈속에 두 돈씩 미음으로 먹거나, 기름에 개어 발라도 효과가 좋다(『증류본초』).

---

297 『證類本草』卷十八 獸部下品總二十一種「野猪黃」 (政和本 370쪽, 四庫本 801쪽). 원문과 들고남이 있다.

298 『證類本草』卷十八 獸部下品總二十一種「鼴鼠」 (政和本 370쪽, 四庫本 800쪽). 원문과 들고남이 있다.

鍼灸法

痔疾取足太陽，卽承山穴．取督脈，卽長强穴(靈樞)．○五痔便血，灸脊中百壯，又灸回氣[299]百壯(得效)[300]．○治痔．平立量脊，與臍平處顀上，灸七壯．或年深，更於顀骨兩傍各一寸，灸七壯，除根(得效)[301]．○痔痛取承筋，飛揚，委中，承扶，攢竹，會陰，商丘(甲乙)[302]．○治諸痔及腸風．取脊十四顀下，各開一寸，灸之．久痔尤效(入門)[303]．○脫肛取大腸兪，百會，長强，肩井，合谷，氣衝(綱目)[304]．○脫肛灸臍中，隨年壯，又灸橫骨百壯，又灸脊窮骨上七壯(得效)[305]．○痔瘡先取頭垢，捏成餠子，安痔頭上，其上又安大蒜片，以艾灸之(丹心)[306]．○痔漏以附子末，津唾和作餠子，如錢大，安漏上，以艾灸令微熱，乾則易新餠子再灸．明日又灸，直至肉平爲效(丹心)[307]．○一人行路得痔疾，狀如胡瓜，貫於腸頭，熱如火，僵仆不能起．有人敎之，先以槐枝濃煎湯，洗患處，以艾炷灸，其上三五壯，忽覺一道熱氣入腸中，因瀉鮮血．雖一時暫痛，其疾如失(本草)[308]．

---

299 '回氣'는 廻氣라고도 하며, 經外奇穴로 꽁무니뼈 끝에 있다.

300 『世醫得效方』 卷第七 大方脈雜醫科 「諸痔」 數法 '灸法'(앞의 책, 122쪽).

301 『世醫得效方』 卷第七 大方脈雜醫科 「諸痔」 數法 '灸法'(앞의 책, 122쪽).

302 『鍼灸甲乙經』 卷之九 「足太陽脈動發下部痔脫肛第十二」(앞의 책, 106쪽). 해당하는 내용을 재구성한 것이다.

303 『醫學入門』 內集 卷一 鍼灸 「治病奇穴」 '灸腸風諸痔'(앞의 책, 122-123쪽).

304 『醫學綱目』 卷之二十七 肺大腸部 「脫肛」(앞의 책,

침구법

치질에는 족태양경인 승산혈과 독맥경인 장강혈에 침을 놓는다(영추). ○ 다섯 가지 치질로 대변에 피가 섞여 나오는 데는 척중에 뜸을 백 장 뜨거나 회기에 뜸을 백 장 뜬다(『세의득효방』). ○ 치질을 치료하는 데는 똑바로 서서 배꼽 높이의 척추 뼈 위에 일곱 장 뜸을 뜨는데, 병이 오래되었으면 다시 척추 뼈 양쪽 한 치 되는 곳에 뜸을 일곱 장 뜬다(『세의득효방』). ○ 치질로 아픈 데는 승근, 비양, 위중, 승부, 찬죽, 회음, 상구에 놓는다(『침구갑을경』). ○ 여러 가지 치질과 장풍을 치료하는 데는 열네 번째 척추 뼈의 양쪽 한 치 되는 곳에 뜸을 뜬다. 오래된 치질에 더욱 효과가 좋다(『의학입문』). ○ 탈항에는 대장수, 백회, 장강, 견정, 합곡, 기충에 침을 놓는다(『의학강목』). ○ 탈항에는 배꼽 위에 환자의 나이 수만큼 뜸을 뜨거나 횡골에 뜸을 백 장 뜨거나 꽁무니뼈에 뜸을 일곱 장 뜬다(『세의득효방』). ○ 치질로 헌데는 먼저 머리때를 모아 떡처럼 만들어 치질 위에 놓고 그 위에 마늘 조각을 놓은 다음 쑥으로 뜸을 뜬다(『단계심법』). ○ 치루에는 부자가루를 침에 개어 동전 크기만하게 떡을 만들어 치루 위에 놓고 쑥으로 뜸을 떠서 약한 열이 느껴지게 하는데, 떡이 마르면 새것으로 바꾸고 다시 뜸을 뜬다. 다음 날에도 뜸을 뜨는데〔헌데 살이 생겨나〕 살이 평평해지면 효과가 있는 것이다(『단계심법부여』). ○ 어떤 사람이 길을 가다가 치질이 생겨 오이같이 생긴 것이 항문으로 나와서 불같이 뜨거워 쓰러져 일어나지 못하였다. 한 사람이 회화나무 가지를 진하게 달인 물로 아픈 곳을 씻은 다음 쑥으로 그 위에 뜸을 열다섯 장 뜨게 하였다. 〔아픈 사람이〕 갑자기 한 줄기의 뜨거운 기운이 장腸 속으로 들어가는 것을 느끼고 맑은 피를 쏟았는데 잠시 아프고 씻은 듯이 나았다(『증류본초』).

622쪽). 여러 문장을 재구성한 것이다.

305 『世醫得效方』 卷第七 大方脈雜醫科 「脫肛」 ‘灸法’(앞의 책, 120쪽).

306 『丹溪心法』 卷二 「痔瘡」 ‘又方’(앞의 책, 287쪽).

307 『丹溪心法附餘』 卷之十一 火門 「漏瘡」(앞의 책, 428-429쪽). 원문과 들고남이 있다.

308 『證類本草』 卷十二 木部上品總七十二種 「槐實」 (政和本 271쪽, 四庫本 581쪽). 원둔과 들고남이 있다.

동의보감 외형편 역자 후기

『동의보감』은 완전히 독창적인 의서이다

동의과학연구소에서 『동의보감』제일권의 번역본을 발간한 뒤 『동의보감』과 연관된 몇 가지 변화에 대해 간단히 언급해보고자 한다.

첫 번째는 동의과학연구소에서 『동의보감』제일권을 발간한 시기를 전후로 하여 한의계에 『동의보감』번역본이 몇 가지 더 나왔다. 매우 반가운 일이 아닐 수 없다. 허민 선생의 남산당 번역본 하나였던 90년대까지의 사정과 비교해보면 격세지감이 아닐 수 없다.

두 번째는 동의과학연구소의 번역본이 나온 이후 『동의보감』을 유네스코 세계문화유산으로 등록하려는 움직임이 있었다. 유네스코에 문화유산으로 등록하기 위해서는 먼저 『동의보감』의 역사적 가치, 곧 그 독자성이 전제되어야 한다. 이를 계기로 『동의보감』이 단순한 기존 중국 의서의 정리물이 아니라 독자적인 것이라는 인식이 어느 정도 널리 자리를 잡은 듯하다. 만일 『동의보감』이 수많은 의서, 그것도 중국의 것을 그대로 베낀 것이라면 역사적 가치를 인정받을 수 없기 때문일 것이다. 그러나 이러한 움직임이 있었음에도 아직까지 『동의보감』의 독자성에 대한 구체적인 인식에는 미치지 못하고 있는 것으로 보인다. 이러한 원인 중 하나는 『동의보감』에 대한 올바른 역주서가 없었기 때문일 것이다. 이에 대해서는 뒤에서 다시 언급하기로 하겠다.

세 번째는 보건복지부에서 『동의보감』발간 400주년이 되는 2013년을 기념하기 위한 사업을 계획하였다. 이 사업은 김교빈(호서대 철학과 교수), 강신익(인제대 의대 교수), 보리 출판사의 관계자, 그리고 본인(당시 대구한의대 한의과 교수)이 2004년 12월부터 약 2년간 매주 일요일 오후에 만나 밤늦게까지 토론하고 고민한 결과물이었다(이 자리를 빌려 바쁜 와중에도 거의 예외 없이 일요일 오후를 온전히 바쳐 토론에 참여해준 두 분께 감사의 말씀을 전한다). 이와 같은 과정에서 이 사업을 본격적으로 담당할 주체의 설립이 필요하여 참으로 힘겨운 과정을 거쳐 마침내 민족의학연구원(이사장 윤구병)이 탄생하게 되었다. 민족의학연구원은 일차적으로 『동의보감』을 번역하고(그런 의미에서 이 번역본은 민족의학연구원의 한 사업이 되었다), 이를 토대로 영역英譯을 하여 전세계에 '한의학'을 알릴 계획이다. 우리는 『동의보감』의 영역은 반드시 『동의보감』한글 번역본을 저본으로 하여 이루어져야 한다고 생각한다. 이는『동의보감』의 독자성을 인정하는가 아닌가의 문제와 깊은 관계가 있다. 다시 말하면『동의보감』을 단순한 기존 의서의 정리물로 보면 굳이 한문을 한글로 바꾸어 다시 이것을 영역할 이유가 없다. 중역重譯의 오류를 피하기 위해서라도 한문에서 직접 영역하는 것이 원칙이다. 그러나 우리의 번역본을 보면 알 수 있듯이『동의보감』은 단순한 기존 의서의 정리물이 아니다. 물론 여기에는 편집이나 인쇄상의 명백한 오식誤植으로 보이는 부분도 있다. 그러나 대부분의 출전과 인용문의 차이는 의도적인 변용으로 보인다. 따라서 이러한 명백한 오류와 의도적인 변용의 차이를 규명하여『동의보감』의 원래 의도를 온전하게 드러낸 번역본에 기초하지 않는다면 그것은 오히려『동의보감』의 의미를 왜곡시키는 일이 될 것이며, 그런 영역본은 차라리 없느니만 못하다.[1]

한편 민족의학연구원에서는 앞으로『동의보감』에 나오는 본초를 비롯하여 한의계에서 사용되는 본초를 엄밀하게 고증하여 세밀화로 그려내고자 한다. 그리고 장기적으로는 한의학의 원리에 입각하여 살아가는 공동체 마을을 만들고, 의학사박물관과 도서관을 설립하는 등 민족의학원의 사업은 무궁무진하게 전개될 것이다. 그러나 더욱 중요한 것은 민족의학연구원이 앞으로 이런 사업을 바탕으로 남북이 함께 공유할 민족의학의 내용을 새롭게 편찬하려는 사업이다. 그것은 한마디로 오늘날 우리(남녘과 북녘 모두)의『동의보감』을 편찬하는 사업이다. 이 사업은 의학적으로는 근대 서양의학과 한의학의 통일(물론 여기에는 민속의학도 포함된다), 시간적으로는 고금의 통일, 공간적으로는 남북의 통일을 지향하고 있다. 무엇보다도 이 사업은 통일 이후를 준비하는 사업인 동시에 통일을 열어가는 사업이라는 점에서 그 의미가 있을 것이다.

번역과 역주의 관점에 대하여

여러 번역본의 출간뿐만 아니라 확실히 최근 들어 한의계에서는 과거와 달리『동의보감』에 대한 관심이 높아지고 있으며, 다른 학문 영역에서도『동의보감』에 대한 관심 역시 높아지고 있는 것으로 보인다.[2] 그러나 다른 한편『동의보감』에 대한 이해가 아직 온전하다고 할 수는 없다. 흔히 한국의 한의학은『동의보감』에서 시작하여『동의보감』으로 끝난다고도 하지만 과연 지금까지『동의보감』에 대한 이해가 어떠했는지를 다시 돌이켜볼 필요가 있다. 그것은 전근대 의학을 체득하여 이해하고 있는 세대가 아니라 근대적 학문 체계로『동의보감』

---

1 이와 연관하여 중국의 한 중의사가『동의보감』을 영역하였다는 소식을 들었다. 번역문을 확인해보아야 겠지만『동의보감』원문의 교정을 보았는지, 보았다면 어떤 관점에서 보았는지 등에 대해 검토해보아야 할 것이다. 또한 역어의 문제에 있어서 기존의 중의학 용어만을 고집하고 있는 것은 아닌지 역시 검토해야 할 것이다. 중국에서 나온 기존의『황제내경』등 다른 의서의 영역본과 다른 의서의 영역본은 대부분 그 수준이 낮을 뿐만 아니라 중화주의에 바탕을 두고 있는 것들이다.

을 배울 수밖에 없었던 세대에 더욱 해당하는 말이다. 또한 근대 서양과학의 세례를 받고 오히려 서양의 근대보다 더욱 근대화된 세대에 해당하는 말이다. 따라서『동의보감』을 온전하게 이해하기 위해서는 무엇보다『동의보감』이 기초하고 있는 세계관과 방법론에 대한 이해가 선행되어야 하며, 둘째로『동의보감』이 당대의 사회 속에서 의료 체계로서 어떻게 실현되고 있었는지를 확인해야 한다.[3] 그리고 이런 작업의 기초는 바로『동의보감』에 대한 올바른 번역이다. 이 번역은 단순히 한자를 한글로 옮기는 것이 아니라 역사적·임상적 문맥 속에서의 의미를 밝히는 번역이어야 하며, 그러기 위해서는『동의보감』의 편차를 올바로 이해할 뿐만 아니라『동의보감』이 인용하고 있는 문장의 원래 의미와 이것이 새로운 편제 속에서 어떤 의미로 변용되고 있는지를 추적하는 것이어야 한다.

이를 위해 출전을 확인하고 어떤 문장이 어떻게 변화되었는지를 확인하는 작업이 기초가 되어야 한다. 이는 인쇄와 편집상에서의 오류를 제외하면『동의보감』이 잘못되었다는 전제 하에 원문에 근거하여『동의보감』을 '교정' 하려는 것이 아니라,『동의보감』이 어떤 의도로 그런 문장들을 인용하고 또 변용했는지를 밝히기 위한 기초 작업이다. 우리는『동의보감』이 기존의 의서와는 '완전히 다른' 내용의 의서라는 관점에서 번역하고 역주를 달았다. 우리가『동의보감』제일권의 번역본에서 굳이 3,000개가 넘는 역주를 달고 가능한 한 출전을 확인하고자 한 것은 단순한 학문적 엄밀성에 대한 집착이 아니라,『동의보감』이 기존의 의서를 인용하되 그 편차를 완전히 바꾸고, 더구나 문장의 글자를 변용하여 인용함으로써 새로운 의서가 되었다는 전제하에 주를 단 것이었다.

그러나 지금까지 이런 의미에서 번역이 시도된 적은 한 번도 없었다.[4] 우리가『동의보감』을 번역하는 목적과 의도는 바로 이런 것이다. 그러므로 역주를 다는 데 있어서 원문과의 단

---

2 이러한『동의보감』에 대한 관심이 다른 한편 왜곡된 형태로 나타나기도 하였다. 유용상,『허준이 죽어야 나라가 산다』(군자출판사, 2005), 김동영,『이 땅에 한의학은 없다』(산해, 2006), 남복동,『미안하다 한의학, 보약이 있다구요! 그게 뭔데요!!』(아이올리브, 2007) 등이 그것이다. 이 중 유용상과 남복동의 것은 의사가 쓴 것이고, 김동영의 것은 중의사가 쓴 것이다. 이 책들은 협소한 과학주의(유용상, 남복동)와 퇴색한 중화주의(김동영)의 관점이 각 이익 집단의 이해관계와 얽혀 서술된 것으로, 역설적으로 한의계와 일반 학계에『동의보감』과 한의학에 대한 이해가 얼마나 필요한지를 보여주고 있다.

3 이런 점들을 밝히려고 하였던 것이 역자가 쓰게 된 「동아시아 전근대 의학과 동의보감의 역사적 성격」(경희대 한의대 2004년도 박사학위 논문)이라는 논문

이다. 이 논문은『동의보감』을 번역하면서, 그리고 역주를 달면서 배우고 느낀 점들을 정리한 글이다.

4 유일한 예외로 완진희 선생이 번역한『동의보감』은 최소한의 출전을 밝히고 바뀐 문장을 꼼꼼하게 짚어 주고 있다. 다만 이 작업은『동의보감』의 '교정' 과 자신의 관점에서의 공부라는 차원에서 진행된 것으로 보인다. 그리고 아쉬운 점은 이러한 작업이 주요한 인용 서적에 대해서만 이루어졌으며, 역자의 의도로 보이지만 인용한 문장의 출전이 아닌 다른 서적을 참고하여 역주를 단 경우도 보인다. 또한 처방의 약재 부분과 일부는 약의 제조 방법을 번역하지 않았고 출전을 밝히는 경우에도 예를 들어『단계심법』을 그저 '단심'이라고 기재하는 방식을 취하고 있다는 점도 아쉬운 점이다.

순한 차이를 보이기보다는 그것이 어떤 의미로 바뀌었는지를 확인할 수 있는 주를 달려고 노력하였다.

구체적으로 우리는 뜻의 변화가 없거나 무시할 만한 것으로 인용 문장이 간략한 것이나 일부 첨가한 것은 '원문과 들고남이 있다' 정도로 표기하였다. 반면 인용하면서 글자를 바꿈으로써 의미가 변하거나 오늘날의 관점에서 내용을 이해하기 어려운 경우에는 원문을 적시摘示하였다.

『동의보감』은 왜 독창적인 의서인가

이 문제는 역자 후기에서 다룰 수 있는 문제가 아니므로 몇 가지만 간단하게 언급하기로 하겠다.[5]

『동의보감』은 무엇보다도 첫째, 기존의 어떤 의서와는 달리 정기신精氣神이라는 관점에서 몸을 보고 처음부터 끝까지 수미일관되게 관철시키고 있는 유일한 의서이다.[6] 둘째, 『동의보감』은 「내경편」과 「외형편」 그리고 「잡병편」이라는 기존의 어떤 의서와도 다른 편제를 가지고 있다. 이는 『동의보감』이 정기신을 수련한다는 관점에서 편제되었기 때문이다. 셋째, 『동의보감』은 문장의 인용에 있어서 동일한 문장이라도 인용한 출전의 맥락과는 대부분 다른 맥락에서 배치하고 있으며, 필요에 따라 적절하게 문장을 수정하여 인용하고 있다. 이러한 글쓰기 방식의 특징에 대해서는 제일권의 역자 후기에서도 일부 언급하였다. 이 문제는 뒤에서 더 자세히 다루도록 하겠다. 넷째, 『동의보감』은 기존의 의서를 인용하되 대부분의 경우 그 의서의 주요 이론을 배제하고 있다.[7] 이러한 예는 다른 모든 인용서에도 해당한다. 인용을 함에 있어서 어디에서 무엇을 인용하고 있는가도 중요하지만, 그 인용된 문장이 어떤 맥락에 배치되어 어떤 의미를 갖게 되는지도 중요하다. 또한 더욱 중요한 것은 '무엇을 인용하고 있지 않는가' 하는 문제이다. 다섯째, 처방의 구성에 있어서 기존 의서의 처방을 상당 부분 가감하여 사용하고 있으며, 그대로 쓰는 경우에도 일부 처방을 제외하면 대부분 그 용량을 바꾸었다. 이는 병과 치료에 관한 이론적인 차이뿐만 아니라 사용되는 약재(향약)의 차이 역시 반영한 것으로 보인다.

---

5 이하의 내용에 대해서는 앞에서 언급한 역자의 졸고를 참고하기 바란다.

6 정조가 편찬한 『壽民妙詮』과 같이 『동의보감』의 축약본에 해당하는 책은 제외하였다.

7 대표적인 예를 들면 『의학입문』의 경우, 『동의보감』은 『의학입문』 외감外感의 풍한서습조화風寒暑濕燥火와 내상內傷의 기혈담울氣血痰鬱이라는 틀을 받아들이지 않았을 뿐만 아니라, 그것을 허체하여 새로운 자신의 정기신 체계 속에 편입시키고 있다. 주진형朱震亨의 경우에는 『단계심법』을 빈번히 인용하면서도 그의 "양기는 늘 남아나고 음기는 늘 부족하다(陽常有餘, 陰常不足)"라는 말을 한 번도 인용하지 않았을 뿐만 아니라 그런 의미에서의 다른 어떤 글도 인용하지 않고 있다.

이러한 몇 가지 점에서 『동의보감』은 기존의 의서를 이용하여 자신의 글을 쓰는 전형적인 글쓰기의 모습을 보이고 있고, 이런 점에서 우리는 『동의보감』은 기존의 의서와는 다른 완전히 독창적인 의서라고 판단한다.[8]

본초의 문제에 대하여

『동의보감』에 나오는 본초에 대해 우리의 입장을 정리하고자 한다. 한의학 임상을 하는 사람이라면 누구나 맞닥뜨리는 것이 과연 『동의보감』에서 말하는 약재가 무엇인가라는 문제이다. "길경은 오늘날의 도라지인가, 인삼은 오늘날의 인삼인가?" 너무 상식적인 질문이라고 생각할지 모르겠지만 이 문제는 그렇게 간단하지가 않다.

우리에게는 향약이라는 전통이 있다. 『동의보감』은 바로 이 향약의 전통 속에서 나온 저작이다. 그러므로 상당수의 약재가 중국의 것이 아닌 우리의 것으로 바뀌었을 것으로 볼 수 있다. 『동의보감』의 처방에 나오는 약재의 구성과 각 약재의 용량은 출전에 나오는 것과 대부분 다르다. 이는 중국의 처방이 우리의 풍토와 체질에 맞지 않기 때문이기도 하지만, 다른 한편으로는 약재가 당재唐材에서 향약으로 바뀌었기 때문에 일정한 가감을 하지 않을 수밖에 없었을 것이다. 이러한 향약의 임상에서의 활용은 고려시대에 시작하여 조선 중기에 와서 거의 완성되었을 것으로 보인다. 따라서 『동의보감』(그리고 그 전통을 그대로 이어받은 『방약합편』 등 근대 이전 대부분의 의서)에서 말한 약재가 오늘날 어떤 것을 가리키는 것인지에 대해 엄밀한 고증과 임상에서의 검증이 필요하다. 그런데 오늘의 현실은 분명히 『동의보감』에서 사삼沙參을 더덕이라고 했음에도 불구하고 이를 중국의 기준에 맞추어 잔대로 바꾸어야 한다고 주장하는 사람들이 있다. 이는 생명을 다루는 의학에서 그 의학이 기반하고 있는 전통(이 전통은 복고주의나 민족주의적인 것이 아니라 풍부한 임상 경험의 전통이다)에 근거하지 않고 무조건 외국의 기준에 맞추려고 하는 학문적 사대주의에 불과하다.[9] 만일 이들이 사삼을 잔대라고 주장하고자 한다면 적어도 『동의보감』을 비롯한 근대 이전 한국의 모든 의서에 나온 처방을 그것도 임상을 통한 검증을 거쳐서 재구성해야 할 것이다.

---

8 이런 의미에서 현재 『동의보감』의 각 문을 분리하여 독립적인 科 체계로 구성해놓은 한의대의 교육은 아무리 『동의보감』을 그대로 인용하고 있다고 하여도 이미 그런 행위 자체가 『동의보감』의 특성을 파괴한 것이라고 할 수 있다.

9 이런 주장을 하는 많은 사람들이 실질적으로 한의학이라기보다는 '중의학'을 배운 세대이기 때문일 것이다. 중의학이 전세계의 한의계를 지배하고 있는 현실에서 이러한 중의학에 의한 표준화는 중의 제품에 의한 세계의 지배를 의미한다. 예를 들어 현재 미국 등 대부분의 나라에서 채택하고 있는 중의학 교재의 영어판에서 팔물탕八物湯의 인삼이 당삼黨參 혹은 화기삼花旗參으로 바뀌고 있는데, 이는 곧 한국의 인삼을 중국의 당삼이나 미국의 화기삼으로 대체한다는 의미가 된다. 이렇게 바꾸면서 이들은 당연히 인삼 대신 쓰게 되는 당삼이나 화기삼의 용량을 바꾸며 필요에 따라 한두 가지 약물을 더 넣기도 한다.

우리는 지난번의 제일권에서와 같이 이번의 제이권에서도 『동의보감』의 본초를 제대로 번역하지 못하였음을 명백하게 밝히고 우리의 한계를 충분히 인정한다. 변명을 하자면 앞에서도 이야기한 것처럼 『동의보감』에서 언급하고 있는 약재가 과연 오늘날의 무엇을 가리키고 있는지를 분명하게 말할 수 없기 때문이다. 그러므로 이번 번역본에서 '어떤 약은 우리말로 무엇이다'라고 표기하였지만 이는 잠정적인 것일 뿐이다. 이러한 한계는 한 개인 혹은 사설단체가 해결할 일이 아닐뿐더러 한의계만의 힘으로 이룰 수 있는 일도 아니다. 이는 국민의 건강과 직결된 문제이니만큼 이 문제만을 다루는 별도의 기관을 두어 정부 차원에서 해결해야 할 것이다. 그러나 아직도 정치나 행정 쪽은 물론 한의계에서도 이 문제의 심각성에 대하여 고려하고 있지 않은 듯하다. 이는 고려시대의 향약이 그랬던 것처럼 오늘날 의약품의 자주화를 이루기 위한 출발이 되는 작업이다. 그러나 한의학계뿐만 아니라 생물학계에서도 우리의 생물종에 대한 조사가 초보 단계인 것을 보면 앞으로도 이 작업은 요원한 것으로 보인다. 그러나 민족의학연구원을 중심으로 동의과학연구소 등 뜻있는 사람들이 모여서(그리고 진정 바란다면 북녘의 학자들과 함께) 하나씩이라도 시작한다면 언젠가는 우리의 한약, 제2의 향약을 만들 수 있을 것이며 나아가 의약품의 자주화도 실현시킬 수 있을 것이다.

이번 번역본에서 이러한 본초의 한계를 분명히 밝히면서 앞으로 간행될 『동의보감』의 「탕액편」만큼은 동의과학연구소의 모든 역량을 총동원하여 최소한의 성과라도 밝힐 예정이다.[10]

도량형의 문제에 대하여

최근 금을 비롯한 모든 무게의 단위를 그램으로 사용하고 집의 평수와 같은 넓이를 제곱미터로 통일해야 한다는 정부의 지침 아래 많은 곳에서 단위를 바꾸고 있다. 이러한 변화는 도량형의 통일이라는 수학적인 차원에서의 변화뿐만 아니라 삶의 방식과 더불어 사고방식의 변화를 요구하고 있다. 기존의 도량형이 대부분 몸이나 사물이 갖고 있는 본성, 그리고 몸과 사물과의 관계에 따라 정해진 것이라는 점을 고려해보면 도량형의 통일은 몸과 자연의 질서에 거스르는 결과를 가져올 수도 있는 매우 심각한 문제이다.

이와 마찬가지로 기존에는 하나의 처방에 들어가는 약재의 용량에 대해 보통 한 돈을

---

10 이 작업을 위해 역자는 2007년 고전아카데미라는 인문학·한의학 연구 및 강의 공간을 마련하여 이곳에서 『신농본초경』의 역주를 시작하였다. 『동의보감』 「탕액편」을 제대로 이해하려면 최소한 『신농본초경』과 『증류본초』, 『본초강목』 등에 대한 이해가 필수적이라고 보았기 때문이다. 이러한 이해의 바탕 위에서 향약에 대한 최초의 본격적인 조사가 이루어지는 일제시대부터 시대를 거슬러 올라가는 역추적 작업이 가능할 것으로 보인다.

3.75gm으로 잡았다. 그런데 언제부터인가 한 돈을 4gm으로 '간략하게' 쓰기 시작하더니 이제는 그것이 대세처럼 되어버렸다. 이는 새로운 도량형의 통일로도 보인다. 그러나 예를 들어 어떤 약은 '두 돈 서 푼'으로 되어 있고, 또 어떤 약은 '한 돈 두 푼 반'으로 되어 있을 때 이것을 어떻게 계산해야 할까? 별 의미가 없으므로 한 돈 뒤의 숫자는 반올림해버릴 수 있는 것일까? 숫자는 고정적인 것이 아니라 다른 사물들과의 관계에서 정해진 비율이다. 따라서 3.75＝4라는 명백한 오류를 다른 모든 숫자의 법칙, 곧 사물 상호간의 비율 혹은 질서에 적용할 때 나타나는 오류를 어떻게 해결할 것인가. 한 돈이 4그램이라는 규정은 기존의 돈수로 표시되는 숫자가 갖고 있는 다른 약재들과의 비례 관계를 어떻게 반영할 수 있을까. 그러한 비례 관계를 모두 무시할 만한 임상적인 근거가 있는 것일까. 이런 문제를 해결하기 전에는 도량형의 통일은 무모한 짓이다. 적어도 2000년을 이어온 한의학의 이론 및 임상적 전통을 하루아침에 폐기하는 일이다. 이런 의미에서 우리는 번역에 있어서 기존의 돈수를 그대로 표기하였다.

감사의 말씀

『동의보감』제일권의 번역본이 나온 지 6년이 지났다. 격년으로 한 권씩 내겠다는 독자와의 약속을 지키지 못하여 죄송한 말씀을 전한다. 『동의보감』제일권이 나온 후 주위에서 과분한 격려의 말씀도 들었지만 적지 않은 오류 역시 지적받았다. 따끔한 질정을 해주신 분들께 감사의 말씀을 전하고, 다음에 판을 거듭하게 될 때 충분히 반영할 것을 약속드린다.

『동의보감』제일권의 출간 때도 그러했지만 이번 제이권 역시 적지 않은 시간이 걸렸다. 역자로서는 2006년 8월 대구한의대학교를 그만두고 곧바로 이 일에 매달렸지만 이제야 출간할 수 있게 되었다. 당연한 일이지만 그나마 주위 여러분의 도움이 없었다면 제이권의 출간은 불가능했을 것이다. 출간에 도움을 주신 분들께 감사의 말씀을 전한다.

먼저 스스로 나서서 마지막 교정을 보아주신 조남호 선생(국제뇌교육종합대학원대학교 교수)께 감사의 말씀을 드린다. 조 선생이 아니었다면 놓쳤을 적지 않은 구절을 생각하면 지금도 큰 행운이라고 생각한다. 김태완 선생(숭실대 동양철학 박사)은 『동의보감』 강독에 직접 참여하면서 해박한 지식과 글을 보는 폭넓고도 깊이 있는 시각을 우리 강독 팀에게 보여주었다. 또한 본초 부분의 출전을 찾아 입력하고 교정을 보아준 구태환 선생(숭실대 동양철학 박사)과 김규철 선생(서강대 사학과)께도 감사드린다. 두 분 선생이 아니었다면 아마도 제이권의 출간은 더 늦어졌을지 모른다. 오재근 선생(대전대 한의대, 한의사)은 색인과 교정, 참고문헌 정리에 도움을 주었다. 그리고 주요 의서의 내용을 전산화하여 공개한 이중길 원장(청정한의원장)께 진심으로 감사의 말씀을 전한다. 이 원장님이 공개하신 파일 덕분에 일일이 책을 뒤지던 시간을 줄일 수 있었다. 또한 감사의 말씀을 전하러 불쑥 찾아간 역자를 반갑게 맞이해주신 이 원장님의 건승을 빈다. 제일권과 마찬가지로 박민애 편집장의 정확한 교정과 약속을 지키지 못하는 역자를 참을성 있게 기다려준 것에 대해 감사한다.

마지막으로 '역자 서문'에서도 밝혔지만 지금까지의 모든 작업을 가능하게 해주신 분께 감사의 말씀을 드려야겠다. 동의과학연구소의 정신적 지주이시며, 물질적 지주이신 우천又川 박인상朴寅商 선생님이 그분이시다. 아마도 그분이 없었다면 이 모든 일이 불가능했을 것이다. 팔십을 넘긴 연세에도 아직 일선에서 환자를 보고 계시며, 불초한 제자들과 자식을 거둬주시고 계신 선생님께 이 부족한 책을 바친다.

2008년 2월 박석준이 삼가 쓰다.

참고 문헌[1]

사서류 辭書類

김동일 외 책임 편찬,『고려의학대사전』, 평양 의학과학출판사, 2005.

李經緯 外 主編,『中醫大辭典』第2版, 人民衛生出版社, 2005.

의서류 醫書類

龔廷賢 纂輯, 張鎬京 外 點校,『種杏仙方 內府藥方 藥性分類』, 海南出版社, 2002.

郭靄春 等 校注,『東醫寶鑑』, 中國中醫藥出版社, 1995.

裘沛然 主編,『中國醫學大成三編』, 岳麓出版社, 1994.

唐愼微 撰,『重修政和經史證類備用本草』(裘沛然 主編,『中國醫學大成三編』第三冊, 岳麓出版社, 1994 所收).

杜琮 張超中 注釋,『黃庭經今釋 太乙金華宗旨今釋』, 中國社會科學出版社, 1996.

木村康一 等 校注, 鈴木眞解 譯,『新註校定國譯 本草綱目』, 春陽堂書店, 1979.

方賢,『奇效良方』, 商務印書館, 1977.

福州市人民醫院 校注,『脈經校釋』, 人民衛生出版社, 1984.

徐彦純 撰,『玉機微義』(姜典華 主編,『劉純醫學全書』, 明淸名醫全書大成, 中國中醫藥出版社, 1999 所收).

孫思邈 撰, 李景榮 等 校釋,『備急千金要方校釋』, 人民衛生出版社, 1997.

孫應奎 撰,『醫家必用』(馬興繼 等 選編,『日本現存中國稀觀古醫籍叢書』, 人民衛生出版社, 1999 年 所收).

양예수 원저, 조헌영 외 공역,『의림촬요』, 해동의학사, 1999.

嚴用和 撰, 李佑生 · 李和生 整理,『濟生方』(蔡鐵如 主編,『中華醫書集成』第八冊 方書類 1, 1999 所收).

---

1 외형편 참고 문헌은『동의보감』제일권에서 추가된 부분만 적었다.

王肯堂 撰, 陳拯 主編, 『王肯堂醫學全書』, 中國中醫藥出版社, 1999.

王綸, 沈鳳閣 點校, 『明醫雜著』, 人民衛生出版社, 1995.

王叔和 撰, 오기용 역, 『국역 왕숙화맥결』, 성보사, 1995.

王維一 撰, 黃竹齋 等 整理, 『重訂銅人腧穴鍼灸圖經』(蔡鐵如 主編, 『中華醫書集成』第十八冊 鍼灸類, 1999 所收).

王執中 撰, 向顯衡 等 整理, 『鍼灸資生經』(蔡鐵如 主編, 『中華醫書集成』第十八冊 鍼灸類, 1999 所收).

王肯 撰, 四庫醫學叢書『病機機宜保命集 外七種』, 上海古籍出版社, 1991.

王肯 撰, 四庫醫學總書『醫說 鍼灸資生經 婦人大全良方』, 上海古籍出版社, 1991.

王肯 撰, 四庫醫學總書『仁齋直指 外四種』, 上海古籍出版社, 1991.

王肯 撰, 四庫醫學總書『全生指迷方 外五種』, 上海古籍出版社, 1991.

王肯 撰, 四庫醫學總書『證類本草』, 上海古籍出版社, 1991.

劉純 撰, 全令靑 整理, 『玉機微義』(蔡鐵如 主編, 『中華醫書集成』第二十三冊 綜合類二, 1999 所收).

陸羽, 박양숙 옮김, 『茶經』, 자유문고, 1998.

李梴 編纂, 『醫學入門』, 南山堂, 1985.

張機·李克光 主編, 『金匱要略譯釋』, 上海科學技術出版社, 1993.

張機·李克光 主編, 『金匱要略』, 人民衛生出版社, 1989.

張機·蔡仁植 譯, 『金匱要略精解』, 東洋綜合通信敎育院出版社, 1965.

張文江 常近 編著, 『中國傳統氣功學辭典』, 山西人民出版社, 1989.

錢乙, 김달호 옮김, 『소아약증직결』, 의성당, 2002.

齊德之 撰, 何淸湖 整理, 『外科精義』(『中華醫書集成』第十三冊 外科類一, 中醫古籍出版社, 1999 所收).

朱橚 等撰, 李翼·李笑然 主編, 『普濟方注錄』, 黑龍江科學技術出版社, 1996.

中國醫學大成續篇編委會, 『中國醫學大成續篇』第五冊, 岳麓出版社, 1992.

陳承 等 撰, 韓剛·主審·任廷蘇 等 點校, 『增廣太平惠民和劑局方』, 海南出版社, 2002.

陳言·路振平 整理, 『三因極一病證方論』(蔡鐵如 主編, 『中華醫書集成』第二十二冊 綜合類一, 1999 所收).

陳自明 撰, 余瀛鰲 外 點校, 『婦人大全良方』, 人民衛生出版社, 1992.

陳藏器 撰尙, 志鈞 輯釋, 『本草拾遺輯釋』, 安徽科學技術出版社, 2003.

許叔微 述, 何耀榮 整理, 『普濟本事方』(蔡鐵如 主編, 『中華醫書集成』第八冊 方書類一, 1999 所收).

허준 엮음, 동의과학연구소 옮김, 『동의보감』제일권, (주)휴머니스트, 2002.

許浚 撰, 高光震 等 校釋, 『東醫寶鑑校釋』, 人民衛生出版社, 2001.

許浚 撰, 元秦喜 옮김, 『精校註譯 東醫寶鑑(外形篇)』, 신우문화사, 2004.

華佗 撰, 李聰甫 主編, 『中臟經校注』, 人民衛生出版社, 1990.

구기자(枸杞子) 272
구뇨(龜尿) 558
구두골회(狗頭骨灰) 624
구두회(狗頭灰) 624
구맥(瞿麥) 328
구육(狗肉) 1242
구인(蚯蚓) 910
구인즙(蚯蚓汁) 562
구즙(韭汁) 1124
구판(龜板) 1286
구해(韭薤) 1484
궁궁(芎藭) 162, 622
권백(卷柏) 1708
귀갑(龜甲) 1936
귤핵(橘核) 1324, 1952
금은화(金銀花) 888
길경(桔梗) 906, 1240
꿀(蜜) 224, 720, 1120

〔ㄴ〕

나마초(蘿摩草) 1444
나복(蘿蔔, 蘿葍) 168, 2090
나복즙(蘿蔔汁) 914
난발(亂髮) 664
난발회(亂髮灰) 724, 1948
남성(南星) 72
남엽즙(藍葉汁) 1440
납다(臘茶) 834
낭아(狼牙) 1944
노감석(爐甘石) 312, 460
노근(蘆根) 346
노봉방(露蜂房) 810, 1446, 2088
노자시(鸕鷀屎) 228
녹각(鹿角) 230, 1180, 1326
녹두(菉豆) 168, 1554

녹수(鹿髓) 1598
녹수지(鹿髓脂) 1682
녹신(鹿腎) 1954
녹용(鹿茸) 814, 1326, 1630
녹제육(鹿蹄肉) 1768
누고(螻蛄) 720, 912
능소화(凌霄花) 1446

〔ㄷ〕

단삼(丹參) 1156
단웅계관혈(丹雄雞冠血) 1448
달걀(雞卵) 1124, 1450
달담(獺膽) 482
담반(膽礬) 710, 802
당귀(當歸) 164
대두황말(大豆黃末) 1484
대마자(大麻子) 328
대맥(大麥) 1484
대맥면(大麥麪) 916
대맥즙(大麥汁) 474
대복자(大腹子) 1724
대수목상기생(大樹木上寄生) 2082
대저제(大猪蹄) 230
대조(大棗, 대추) 1552
대황(大黃) 82
도노(桃奴) 1120
도엽(桃葉) 936, 1952
도인(桃仁) 1120
도지(桃枝) 1122
도화(桃花) 226
독활(獨活) 966, 1594
동과(冬瓜) 1488
동과등(冬瓜藤) 2092
동과인(冬瓜仁) 228
동록(銅綠) 438

복룡간(伏龍肝) 1108
복분자(覆盆子) 226, 1598, 1952
복신(茯神) 80
부어(鮒魚) 1482
부자(附子) 108
부평(浮萍) 1386
붕사(鵬砂) 460, 712, 904
비마엽(草麻葉) 936, 1762
비마자(草麻子) 556, 724, 908
비해(萆薢) 1320
빈랑(檳榔) 718, 1764

〔ㅅ〕

사간(射干) 714, 906
사고(蛇膏) 560
사과(絲瓜) 812
사삼(沙參) 1942
사상자(蛇床子) 1942
사태(蛇退) 280
사태(蛇蛻) 478, 720, 910, 1448
사향(麝香) 564, 1124
삭조(蒴藋) 1444
산(蒜) 1124
산사육(山査肉) 1034
산수유(山茱萸) 166
산약(山藥) 1174
산조인(酸棗仁) 1596
삼릉(三稜) 312
상기생(桑寄生) 1716
상목이(桑木耳) 2082
상백피(桑白皮) 208
상시회(桑柴灰) 224
상엽(桑葉) 224
상지전탕(桑枝煎湯) 468
상지차(桑枝茶) 1488, 1680, 1764

생강(生薑) 1110, 1372
생강즙(生薑汁) 222
생건지황(生乾地黃) 74
생률(生栗) 1766
생지황(生地黃) 556, 1110
생철즙(生鐵汁) 2078
서각(犀角) 106
서과(西瓜) 722
서담(鼠膽) 560
서랑피(鼠狼皮) 2092
서여(薯蕷) 1480
서점자(鼠粘子) 296
석결명(石決明) 470
석고(石膏) 160, 1174, 1554
석곡(石斛) 1320, 1626, 1760
석창포(石菖蒲) 460
석해(石蟹) 912
석회(石灰) 218, 1438
선각(蟬殼) 476
선복화(旋覆花) 1372
선태(蟬退) 280
섬수(蟾酥) 810
세신(細辛) 162, 462, 622, 712, 806, 1678
속단(續斷) 1320
송연묵(松烟墨) 1720
송절(松節) 1594
송지(松脂) 1682, 1762
송향(松香) 526
수생남자유(首生男子乳) 476
숙지황(熟地黃) 80
술(酒) 1554
승마(升麻) 712, 804, 904
시호(柴胡) 86
신곡(神麴) 118
신이(辛夷) 622

〔ㅇ〕

아교(阿膠) 1546
아다(芽茶) 338
악실(惡實, 우방자) 202
애엽(艾葉) 1240, 2080
야명사(夜明砂) 472
야저육(野猪肉) 2094
야저지(野猪脂) 1182
약양제물(弱陽諸物) 1956
양강(良薑) 760
양경골회(羊脛骨灰) 814
양분(羊糞) 1818
양유(羊乳) 724
양육(羊肉) 1486
양제근(羊蹄根) 1444
양척골(羊脊骨) 1326
어성초(魚腥草) 1930
언서(鼹鼠) 2094
여로(藜蘆) 150
여생지(驢生脂) 564
여어(蠡魚) 1764, 2084
여어담(蠡魚膽) 908
여회(藜灰) 220
연교(連翹) 202
연복자(燕覆子) 1552
연자(蓮子) 1552
연화(蓮花) 654
염(鹽) 456, 554, 1108, 1238
염초(焰硝) 160
염탕(鹽湯) 218, 1438
영양각(羚羊角) 1598
영지(靈脂) 986
오가피(五加皮) 1322, 1480, 1596, 1764
오계(烏雞) 782
오령지(五靈脂) 302
오매육(烏梅肉) 226

오미자(五味子) 1628
오배자(五倍子) 470, 716, 1680, 2084
오수유(吳茱萸) 1240
오약(烏藥) 966
오우뇨(烏牛尿) 1768
오웅계담즙(烏雄雞膽汁) 478
오적어골(烏賊魚骨) 472, 1950
오적어묵(烏賊魚墨) 1120
온천(溫泉) 1594
올눌제(膃肭臍) 966, 1956
와(蛙) 2088
와송(瓦松) 150
왕과근(王瓜根) 1176
용골(龍骨) 516
용뇌(龍腦) 106
용담초(草龍膽, 초룡담) 462
우(芋) 1482
우간(牛肝) 478
우담(牛膽) 276
우담남성(牛膽南星) 1114
우락(牛酪) 1450
우방자(牛蒡子) 906, 1442
우비(牛脾) 2092
우비(牛鼻) 1182
우수(牛髓) 1630
우슬(牛膝) 1318, 1550, 1626, 1760, 1812, 1940
우외신(牛外腎) 1956
우유(牛乳) 1486
우치(牛齒) 814
우황(牛黃) 336
욱리근(郁李根) 808
욱리인(郁李仁) 300, 408
웅담(熊膽) 478, 1124
웅묘뇨(雄猫尿) 564
웅작분(雄雀糞) 912
웅작시(雄雀屎) 478, 812
웅지(熊脂) 228, 1818

웅황(雄黃) 620, 802
원잠아(原蠶蛾) 1950
원지(遠志) 88
위령선(威靈仙) 1322, 1760
위피(猬皮) 2086
유목중충설(柳木中蟲屑) 1446
유인(蕤仁) 270
유자(柚子) 722
유향(乳香) 72
유황(硫黃) 620, 1440, 1940
육계(肉桂) 374
육종용(肉蓯蓉) 1320
율피(栗皮) 226
음양곽(淫羊藿) 1594, 1680, 1942
의이인(薏苡仁) 1594, 1760
이당(飴糖) 916
이어담(鯉魚膽) 470, 560
이육(狸肉) 2094
이즙(梨汁) 474, 914
익모초(益母草) 220, 1174
익지인(益智仁) 188
인뇨(人尿) 476, 1768
인삼(人蔘) 70
인유즙(人乳汁) 722, 1484
인진(茵蔯) 1442
인포(人胞) 1486

〔ㅈ〕

자석(磁石) 554, 1238, 1318, 1626
자설(紫雪) 668
자소(紫蘇) 1768
자소엽(紫蘇葉) 724
작란(雀卵) 1954
작약(芍藥) 1238
작육(雀肉) 1954

잠퇴(蠶退) 280
장미근(薔薇根) 716
장수(漿水) 220
장청(醬淸) 1682
저간(猪肝) 482, 1768
저근백피(樗根白皮) 2084
저기고(猪䐗膏) 1818
저담(猪膽) 152
저령(猪苓) 1016
저목엽(楮木葉) 1946
저사제(猪四蹄) 1182
저신(猪腎) 1326
저실(楮實) 382
저실자(楮實子) 466
저현제(猪懸蹄) 2094
적복령(赤茯苓) 86
적석지(赤石脂) 538
적소두(赤小豆) 1178, 1488, 1766
적작약(赤芍藥) 342
적토(赤土) 1438
전갈(全蝎) 72, 206, 500
전라(田螺) 1766
전라각(田螺殼) 1118
전라즙(田螺汁) 472
전호(前胡) 84
정력자(葶藶子) 278
정향(丁香) 1240
정화수(井華水) 458, 712
제근(諸筋) 1598
제조(蠐螬) 470, 910, 1372, 1446
제채자(薺菜子) 474
조각(皂角) 622
조각자(皂角刺) 1154
조중열회(竈中熱灰) 1238
조협(皂莢) 166, 908
종유분(鍾乳粉) 1136
주사(朱砂) 220

문합산(蚊蛤散) 2034, 2040
밀몽화산(密蒙花散) 268, 280
밀부탕(蜜附湯) 1848

〔ㅂ〕

박하밀(薄荷蜜) 680
반초환(半硝丸) 1658
반총산(蟠蔥散) 1020, 1028, 1844, 1846, 1858
반하계감탕(半夏桂甘湯) 868
반하금출탕(半夏芩朮湯) 1658, 1660
반하백출천마탕(半夏白朮天麻湯) 116, 118
반하복령탕(半夏茯苓湯) 84, 1092, 1094
반하사심탕(半夏瀉心湯) 1082, 1100
반하좌경탕(半夏左經湯) 1708, 1710
발독산(拔毒散) 1414, 1416
발성산(發聲散) 870, 872
발운산(撥雲散) 308, 342
발운탕(撥雲湯) 372, 384
발운퇴예환(撥雲退翳丸) 372, 380
발운퇴예환정환(撥雲退翳還睛丸) 268, 282, 448
방풍산(防風散) 94, 130, 156
방풍탕(防風湯) 578, 580
방풍통성산(防風通聖散) 156, 312, 580, 596, 884,
    1404, 1410, 1798
백강잠산(白殭蠶散) 332, 364
백개자산(白芥子散) 1652, 1656
백라각환(白螺殼丸) 1036
백련산(柏連散) 204, 206
백룡산(白龍散) 456, 532, 538
백룡환(白龍丸) 604, 608
백미원(白薇元) 318, 352
백반산(白礬散) 848, 850
백배환(百倍丸) 1280, 1286
백부자산(白附子散) 112, 114, 204, 206
백부자환(白附子丸) 84

백아산(白牙散) 754
백아약(白牙藥) 768
백엽탕(柏葉湯) 2004, 2010
백점고(百點膏) 334, 432, 436
백정산(白丁散) 1146, 1150
백지산(白芷散) 70, 72
백지탕(白芷湯) 734, 736
백지환(白芷丸) 140
백호탕(白虎湯) 160, 1390
백황산(白黃散) 596, 598
백회산(白灰散) 664, 666
벽설(碧雪) 694, 698
보간산(補肝散) 268, 274, 284, 294, 296, 372,
    384, 394, 412
보골지환(補骨脂丸) 520
보기탕(補氣湯) 1546, 1548
보수단(補髓丹) 1280, 1284
보순설방(補脣舌方) 708
보신원(補腎元) 284, 296, 314
보신탕(補腎湯) 1280, 1286, 1312
보신환(補腎丸) 268, 278, 386, 500, 504
보양탕(補陽湯) 372, 374, 376
보제소독음자(普濟消毒飮子) 878
보중익기탕(補中益氣湯) 90, 518, 1420, 1930,
    1936, 2034
보허음(補虛飮) 88
복령면(茯苓麪) 2074
복령환(茯苓丸) 950
복맥탕(復脈湯) 1546
복신탕(茯神湯) 1546, 1548
복원통기산(復元通氣散) 1014, 1296, 1340, 1856,
    1912
복원활혈탕(復元活血湯) 1346
복총탕(復聰湯) 500, 504
본사방양간원(本事方羊肝元) 268, 278
봉와산(蜂窩散) 750, 792, 794
부양조위탕(扶陽助胃湯) 1000

혈갈산(血竭散)　766, 2044, 2050

형개산(荊芥散)　166

형개연교탕(荊芥連翹湯)　532, 534, 578, 580

형개탕(荊芥湯)　84, 320, 746, 792, 868, 874

형방패독산(荊防敗毒散)　200, 862

형황탕(荊黃湯)　82, 862, 864

호골산(虎骨散)　1618

호로파원(胡蘆巴元)　1884, 1886

호로파환(胡蘆巴丸)　1912

호마산(胡麻散)　1404, 1406, 1428

호박고(琥珀膏)　1338, 1344, 1358

호박서각고(琥珀犀角膏)　668, 670, 680, 886

홍면산(紅綿散)　532, 536

홍옥산(紅玉散)　204, 210

화독법(化毒法)　702, 704

화반탕(化斑湯)　1390, 1394, 1402

화울탕(火鬱湯)　1698

화제추도산(和劑抽刀散)　1216

화초고(花草膏)　318

화충산(化虫散)　988

화충환(化虫丸)　988

화피산(樺皮散)　1404, 1406

환금산(換金散)　694, 698

환소단(還少丹)　754, 1892

환원추석환(還元秋石丸)　1788, 1790

환정산(還睛散)　288, 290, 292, 314, 328, 332

환정자금단(還睛紫金丹)　312, 432, 434

환정환(還睛丸)　268, 294, 302, 386, 388, 398,
　　402, 448, 450

활구환(活龜丸)　2020, 2024

활락탕(活絡湯)　1652, 1654

활룡산(活龍散)　1098

활신환(活腎丸)　1880, 1882

활혈구풍산(活血驅風散)　1906

황금작약탕(黃芩芍藥湯)　1202

황금탕(黃芩湯)　600

황기건중탕(黃芪建中湯)　1398, 1798

황기산(黃芪散)　352

황기산급점약(黃芪散及點藥)　318

황기익기탕(黃芪益氣湯)　124, 126

황기환(黃芪丸)　500, 506

황랍고(黃蠟膏)　1676

황련소비환(黃連消痞丸)　1062, 1064, 1070, 1074

황련탕(黃連湯)　668, 670, 1218, 2002, 2004

황련통성산(黃連通聖散)　578, 580

황련해독탕(黃連解毒湯)　2002

황룡산(黃龍散)　516, 532

황백산(黃柏散)　664, 666, 694, 696

황제도용금면방(皇帝塗容金面方)　204, 210

회수산(回首散)　926, 930

회춘산(回春散)　1896, 1900, 1936

회춘양격산(回春凉膈散)　656, 658

회향안신탕(茴香安腎湯)　1876, 1878

회향연실환(茴香練實丸)　1862, 1912

후박온중탕(厚朴溫中湯)　1198

후박지실탕(厚朴枳實湯)　1072

후박탕(厚朴湯)　1028, 1030

후비법(嚤鼻法)　104

흑고(黑膏)　1390, 1392

흑삼환(黑參丸)　656, 660

흑석단(黑錫丹)　90

흑성산(黑聖散)　2066, 2072

흑수산(黑水散)　410

흑옥단(黑玉丹)　2020, 2022, 2044, 2056

흑지황환(黑地黃丸)　2056, 2058, 2074

안동(眼疼)　312, 392, 482

안릉급(眼楞急)　386

안목종통(眼目腫痛)　420

안목혼화(眼目昏花)　270, 420, 438

안생치분(眼生眵糞)　410

안암(眼暗)　294

안양(眼痒)　334, 368, 480

안적(眼赤)　308, 342

안적종(眼赤腫)　308, 342, 456

안정상등(眼精上騰)　430

안정통(眼睛痛)　448, 484

안중생화(眼中生火)　424

안치(眼痔)　1970

안편시(眼偏視)　320, 356

안포적종(眼胞赤腫)　240, 448

안포홀함(眼胞忽陷)　430

안폭적종(眼暴赤腫)　344, 362, 394, 484

안피당자(眼被撞刺)　360

안혼(眼昏)　270, 390, 396, 398, 400, 404, 440,
　　448, 456, 482

안화(眼花)　258, 386

안흑(眼黑)　118, 128

안흑(顔黑)　190

알치(戛齒)　778

액기(腋氣)　1366

액역(飢逆)　1106

액종(腋腫)　1684

액취(腋臭)　1366

액하통(腋下痛)　1568

야계병(野雞病)　1970

양각위연(兩脚痿軟)　1740, 1742, 1744

양갑통(兩胛痛)　1684

양강(陽强)　676

양검적란(兩瞼赤爛)　446, 454, 470

양검점정(兩瞼粘睛)　306, 312

양검종경(兩瞼腫硬)　346

양극난임(痒極難任)　306, 334

양독(陽毒)　1390, 1392, 1394

양독결흉(陽毒結胸)　1082, 1098

양독발반(陽毒發癍)　1390, 1402

양명경두통(陽明經頭痛)　164

양명두통(陽明頭痛)　136, 160, 164

양안추체(兩眼抽掣)　100

양통(痒痛)　1386, 1410, 1412, 1442

어경(魚鯁)　892

어골경(魚骨鯁)　892, 894, 916

어돌(瘀突)　460

어육(瘀肉)　420

어육고기(瘀肉高起)　462

어육침정(瘀肉侵睛)　470

어혈복통(瘀血腹痛)　1204

어혈심통(瘀血心痛)　1038, 1114

어혈요통(瘀血腰痛)　1296

어혈위완통(瘀血胃脘痛)　1038

어혈통(瘀血痛)　1296

어화부진(語話不眞)　680

언월예(偃月瞖)　268, 286

얼애(噦噫)　114, 1840

여자탈항(女子脫肛)　2042

역기(逆氣)　954, 1920

역양풍(癧瘍風)　1428, 1432, 1438, 1444, 1448,
　　1450, 1452

역절통(歷節痛)　1750

열결(熱結)　828, 848, 1080

열궐(熱厥)　1694, 1698, 1748

열궐두통(熱厥頭痛)　98, 130, 160, 162

열궐심통(熱厥心痛)　1008, 1024

열기목통(熱氣目痛)　464

열독(熱毒)　204, 206, 290, 332, 336, 352, 422,
　　464, 482, 1390, 1392, 1968, 2002

열독발반(熱毒發癍)　1390

열루(熱淚)　246, 284, 318, 360

열복통(熱腹痛)　1202

열비(熱痞)　1062, 1070

東醫寶鑑 제이권 외형편
—C형(46판)

엮은이 | 허준
옮긴이 | 동의과학연구소

1판 1쇄 발행일 2008년 3월 10일
1판 1쇄 발행부수 1,500부 총 1,500부 발행

발행인 | 김학원
편집인 | 한필훈 선완규
경영인 | 이상용
기획 | 최세정 홍승호 황서현 유소영 유은경 박태근 유소연
디자인 | 송법성
마케팅 | 하석진 김창규
저자 · 독자 서비스 | 조다영(humanist@humanistbooks.com)
스캔 · 출력 | 이희수 com.
조판 | 홍영사
용지 | 화인페이퍼
인쇄 | 청아문화사
제본 | 이룸프레스

발행처 | (주)휴머니스트 출판그룹
출판등록 | 제313-2007-000007호(2007년 1월 5일)
주소 | (121-869)서울시 마포구 연남동 564-40
전화 | 02-335-4422 팩스 | 02-334-3427
홈페이지 | www.humanistbooks.com

ⓒ 동의과학연구소, 2008

ISBN 978-89-89899-26-6 94510(세트)
      978-89-89899-28-0 94510

만든 사람들

기획 | 선완규(swk2001@humanistbooks.com)
책임 편집 | 박민애
편집 | 김애란
디자인 | 이준용 김준희
사진 | 안해룡
색인 | 강경임

* 이 책은 저작권법에 따라 보호받는 저작물이므로 무단전재와 무단복제를 금합니다.
* 이 책의 전부 또는 일부를 이용하려면 반드시 저자와 (주)휴머니스트 출판그룹의 동의를 받아야 합니다.